BIBLIOTHÈQUE DES SCIENCES MÉDICALES

NOUVELLES LEÇONS SUR LES MALADIES VÉNÉRIENNES
PROFESSÉES A L'HOPITAL DU MIDI

SYPHILIS TERTIAIRE

ET

SYPHILIS HÉRÉDITAIRE

PAR LE DOCTEUR

CHARLES MAURIAC

MÉDECIN DE L'HOPITAL DU MIDI
Lauréat de l'Institut et de l'Académie de Médecine, etc.

PATHOLOGIE GÉNÉRALE DE LA SYPHILIS TERTIAIRE
SYPHILIS TERTIAIRE DES ORGANES GÉNITO-URINAIRES,
DU SYSTÈME LOCOMOTEUR, DE L'APPAREIL RESPIRATOIRE,
DU TUBE DIGESTIF, DU SYSTÈME CIRCULATOIRE
DU SYSTÈME NERVEUX, ET DES ORGANES DES SENS
SYPHILIS HÉRÉDITAIRE

PARIS
LIBRAIRIE J.-B. BAILLIÈRE ET FILS
19, rue Hautefeuille, près du boulevard Saint-Germain
1890

SYPHILIS TERTIAIRE

ET

SYPHILIS HÉRÉDITAIRE

Paris. — Imp. E. CAPIOMONT et Cie, rue des Poitevins, 6.

NOUVELLES LEÇONS SUR LES MALADIES VÉNÉRIENNES

PROFESSÉES A L'HOPITAL DU MIDI

SYPHILIS TERTIAIRE

ET

SYPHILIS HÉRÉDITAIRE

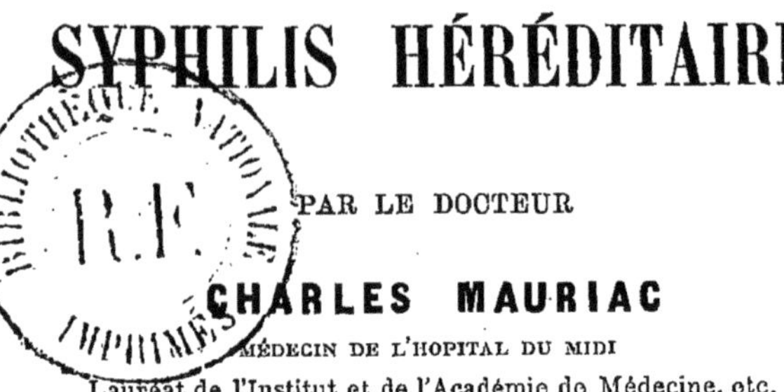

PAR LE DOCTEUR

CHARLES MAURIAC

MÉDECIN DE L'HOPITAL DU MIDI

Lauréat de l'Institut et de l'Académie de Médecine, etc.

PATHOLOGIE GÉNÉRALE DE LA SYPHILIS TERTIAIRE.
SYPHILIS TERTIAIRE DES ORGANES GÉNITO-URINAIRES,
DU SYSTÈME LOCOMOTEUR, DE L'APPAREIL RESPIRATOIRE,
DE L'APPAREIL DIGESTIF, DU SYSTÈME CIRCULATOIRE,
DU SYSTÈME NERVEUX ET DES ORGANES DES SENS.
SYPHILIS HÉRÉDITAIRE.

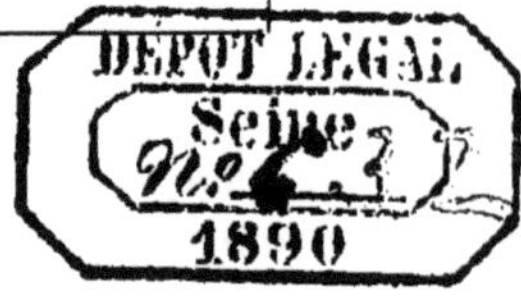

PARIS

LIBRAIRIE J.-B. BAILLIÈRE ET FILS

19, rue Hautefeuille, près du boulevard Saint-Germain

1890

AVANT-PROPOS

En 1883, parut mon premier volume de *Leçons cliniques sur les Maladies vénériennes*. Après avoir fait un exposé de leur pathologie générale, qui était destiné non pas seulement à ce volume, mais à ceux qui devaient le suivre, je commençai l'histoire de la syphilis.

L'étude complète de cette grande maladie me parut exiger des développements que justifient son importance pathologique et sociale, sa gravité, sa diffusion et les nombreux travaux qu'on a publiés sur elle depuis un demi-siècle. Aussi, je ne pus aller au delà de la période secondaire, et je ne fis qu'une courte excursion dans la période tertiaire, en décrivant les syphilides ulcéreuses et les gommes du tissu cellulaire sous-cutané.

Ce premier volume sur la *syphilis primitive* et la *syphilis secondaire*, devait donc être suivi d'un second sur la *syphilis tertiaire* et la *syphilis héréditaire*.

Voici ce second volume. Il est la continuation du premier et forme avec lui un *Traité de la syphilis* aussi complet qu'il m'a été possible de le faire.

J'ai décrit cette maladie dans tous les tissus et tous les

viscères de l'organisme, sous les modes si variés et si multiples de ses innombrables manifestations, depuis l'accident initial ou chancre infectant, jusqu'aux conséquences les plus lointaines de la syphilis héréditaire.

J'emploie à dessein le mot de *Traité*, parce que ces leçons se succèdent et s'enchaînent comme les chapitres d'un ouvrage didactique, avec la même unité dans le plan, la même homogénéité dans la composition, et parce que, tout en étant inspirées par les faits, elles les encadrent méthodiquement, au lieu de courir après eux, suivant les hasards de l'observation clinique.

Autrefois, dans les traités sur la syphilis, le tertiarisme occupait moins de place que la syphilis primitive et que la syphilis secondaire. Aujourd'hui, c'est le contraire. Et comment en serait-il autrement ? Est-ce que le domaine de la syphilis ne s'est pas agrandi et ne s'agrandira pas toujours encore dans le sens des lésions viscérales profondes et à longue échéance ? Ne sont-ce pas elles qui, depuis nombre d'années, font partout l'objet, ainsi que la syphilis héréditaire, des recherches persévérantes de la syphiliographie ?

Il fallait donc s'attendre à ce que cet ouvrage sur la syphilis tertiaire et la syphilis héréditaire prît de grandes proportions, pour rester en harmonie avec les développements que j'avais donnés à la syphilis primitive et à la syphilis secondaire.

Aussi, a-t-il un nombre de pages plus considérable que celui des volumes ordinaires, et encore ai-je été obligé, afin d'y faire entrer tout ce que j'avais à dire, de recourir beaucoup plus que je ne l'aurais voulu, à de petits caractères.

Il était indispensable d'accorder une grande place à

l'anatomie pathologique. Elle n'occupe pas moins de deux cents pages. Quant aux observations complètes ou résumées, personnelles ou empruntées à d'autres auteurs, il y en a plus de quatre cents.

Les divisions de ce volume sont très simples. Après un discours préliminaire sur la pathologie générale de la syphilis tertiaire, pp. 1-112, j'ai décrit successivement ses manifestations dans chacun des grands appareils de l'économie :

1° Organes génito-urinaires, pp. 113-338;

2° Système locomoteur, pp. 339-479 ;

3° Appareil respiratoire, pp. 480-677 ;

4° Appareil digestif, pp. 678-783 ;

5° Système circulatoire, pp. 784-849 ;

6° Cerveau, moelle épinière, nerfs et organes des sens, pp. 850-1071.

Ce livre se termine par la syphilis héréditaire, pp. 1073-1158.

Tel est, en résumé, le contenu de cette deuxième série de *Leçons*.

Une troisième série sera consacrée au chancre simple et à la blennorrhagie, ainsi qu'aux maladies des voies génito-urinaires qui sont la conséquence de cette dernière.

CHARLES MAURIAC.

Le 18 novembre 1889.

LEÇONS
SUR LA SYPHILIS TERTIAIRE

NOUVELLES LEÇONS

SUR LES

MALADIES VÉNÉRIENNES

DISCOURS PRÉLIMINAIRE

PATHOLOGIE GÉNÉRALE DE LA SYPHILIS TERTIAIRE

Messieurs,

La syphilis tertiaire et la syphilis héréditaire feront l'objet de cette nouvelle série de leçons.

Avant de décrire séparément les affections que produit la syphilis tertiaire, je vais consacrer quelques séances à l'étude de sa pathologie générale.

On a déjà fait un grand pas dans la connaissance d'une maladie, lorsque, d'un coup d'œil d'ensemble, on en a embrassé, même de loin et dans une demi-teinte, tous les horizons. Avant d'aborder les détails, il est essentiel que, d'un point dominant, notre regard se soit accoutumé aux larges perspectives pathologiques.

En commençant la première série de mes leçons sur la période primitive et sur la période secondaire de la syphilis, j'ai esquissé, il y a quelques années, la pathologie générale de cette grande maladie. Je vais la reprendre et la compléter aujourd'hui.

PREMIÈRE PARTIE

ÉVOLUTION DE LA SYPHILIS

Période virulente et contagieuse ; période non virulente et constitutionnelle.

I. Doctrine chronologique de l'évolution ; syphilis primitive, syphilis secondaire, syphilis tertiaire. — Où commence la virulence, où finit-elle? Elle a disparu dans les accidents tertiaires. — Époque où s'effectue la transformation de la syphilis virulente ou secondaire en syphilis non virulente ou constitutionnelle. — Incertitude sur les limites précises

La pénétration du virus syphilitique dans l'organisme, sous quelque mode que ce soit, y crée un état morbide dont le caractère le plus essentiel, à toutes ses phases, est d'être général, c'est-à-dire d'exprimer par l'ensemble de ses manifestations successives, l'imprégnation permanente et profonde des parties les plus intimes de l'être, des éléments qui constituent la substance primordiale de la vie.

Le principe virulent commence son œuvre dès le jour où il a été mis en contact avec les tissus et il la poursuit pendant des années. Quelquefois il l'interrompt si longtemps et d'une façon si complète en apparence, qu'on pourrait croire qu'il l'a définitivement abandonnée ; mais trop souvent aussi il donne, jusqu'au terme de l'existence, des preuves multipliées de son activité.

Quoique la syphilis reste toujours identique à elle-même et que toutes ses manifestations émanent d'une source immuable, dont la nature n'a subi avec les siècles aucune transformation, il y a cependant, entre les produits morbides qu'elle crée, des propriétés différentes suivant l'époque de leur élaboration.

I

Parmi ces propriétés il en est une qui prime toutes les autres. Elle ne tient pas en effet à des particularités plus ou moins importantes de forme, de localisation, de processus anatomo-pathologique, mais à une circonstance capitale dans l'évolution de la maladie.

Cette propriété, c'est la virulence et la contagiosité.

L'accident primitif, le chancre infectant, la possède au plus haut degré. Mais on la retrouve aussi dans toutes les lésions qui surviennent pendant les premières années de la syphilis. On la retrouve dans le sang lui-même. La plaque muqueuse en est le foyer le plus actif et le plus répandu.

A mesure qu'on s'éloigne du début de l'intoxication le principe contagieux et inoculable ne se multiplie plus avec la même activité sous forme de lésions virulentes. Les poussées éruptives des papules humides se font à des intervalles de plus en plus éloignés ; les éléments morbides qui les constituent diminuent de nombre et finissent même par perdre leur spécificité morphologique ; puis ils disparaissent complètement pour ne plus se reproduire.

A partir de ce moment la syphilis a perdu son caractère initial de maladie contagieuse.

Il se peut qu'elle sommeille pendant longtemps, qu'elle semble même s'éteindre définitivement et qu'elle se réduise à ces explosions successives d'accidents qui constituent ce qu'on est convenu d'appeler sa période secondaire.

Rien ne nous donne cependant une garantie positive qu'elle n'ira pas plus loin. On ne peut faire à cet égard que des conjectures basées sur une somme plus ou moins grande de probabilités.

Mais ce qu'il est à peu près permis d'affirmer, c'est que si elle suscite dans l'organisme de nouvelles lésions, leurs produits auront perdu ce pouvoir de virulence contagieuse qui la rendait si redoutable au point de vue de la propagation syphilitique, pendant la première phase de l'évolution.

C'est là un grand fait, d'une immense portée, quand on en mesure toutes les conséquences pratiques. Eu égard à la conception théorique du processus général de la syphilis, il n'est pas d'une importance moins considérable.

N'établit-il pas en effet une ligne de démarcation profonde entre les deux grandes étapes de la syphilis? Quel autre signe distinctif plus tranché pourrait-on trouver entre elles? Lequel aurait une aussi haute valeur clinique, pathologique et on peut ajouter sociale?

Oui sociale, car pendant la phase virulente le syphilitique est dangereux pour le milieu dans lequel il vit. Bien plus, il l'est aussi pour l'espèce, puisque la transmission de la maladie par l'hérédité est en raison directe de la puissance virulente.

Lorsque le virus a disparu dans les déterminations morbides, le syphilitique est inoffensif pour ceux qui l'entourent et pour sa progéniture. Il n'est plus dangereux que pour lui-même ; et, chose curieuse, il l'est bien autrement que pendant la période virulente. Qu'est-ce qu'une petite plaque muqueuse comparée à une gomme?

Il y a moins d'un demi-siècle on croyait que la virulence de la syphilis n'existait que dans le chancre et qu'elle finissait avec lui. Aussi ne la faisait-on pas intervenir comme caractère différentiel entre les diverses phases du processus. On se bornait alors à diviser la maladie en période secondaire et période tertiaire, sans rien ajouter à ce qu'avaient dit sur ce sujet Thierry de Héry et Hunter.

Du jour où la clinique et l'expérimentation eurent démontré d'une façon indéniable la contagiosité et l'inoculabilité des accidents dits secondaires, et la non-contagiosité et la non-inoculabilité des produits morbides scléro-gommeux appartenant aux périodes ultérieures, la doctrine chronologique de l'évolution fut ébranlée. On continua à diviser les accidents en accident primitif, accidents secondaires, accidents tertiaires; on y ajouta même des accidents quaternaires. Mais on sentait déjà vaguement que la notion simple et un peu trop élémentaire de la succession des phénomènes était insuffisante et qu'il fallait lui substituer une base plus solide. Où la trouver sinon dans la nature intime des lésions et dans les grands caractères communs que leur imprime la maladie générale, à travers toutes les vicissitudes pathologiques qu'elle fait subir à l'organisme pendant la durée indéfinie de son évolution?

Plus j'ai réfléchi à cet important sujet, et plus j'ai été convaincu que la vraie base de la classification évolutive des accidents résidait dans la virulence, ou la non-virulence des produits morbides. Il y a plusieurs années que j'ai exposé ma manière de voir sur le processus de la syphilis. Le temps ne l'a point modifiée. Aujourd'hui, comme autrefois, je pense que la syphilis consécutive ou généralisée, prise dans son ensemble, doit être divisée en deux grandes périodes, la période virulente et la période non virulente. Ces deux périodes correspondent assez exactement l'une à la période secondaire, l'autre à la période tertiaire. Aussi comme ces dernières qualifications sont consacrées par l'usage je les emploierai fréquemment. Elles sont restées dans le langage commun; tout le monde, même les personnes étrangères à la médecine, sait à peu près ce que veulent dire les mots accident primitif, accidents secondaires, accidents tertiaires. Je donnerai même pour titre à cette nouvelle série de leçons celui de *Syphilis tertiaire*.

Ces préliminaires posés, étudions de plus près les différences ou les ressemblances qui permettent de réunir sous des groupes distincts les nombreuses déterminations de la syphilis pendant toute sa durée.

Mais d'abord où commence la virulence, où finit-elle?

Rien ne paraît plus aisé que de répondre à la première question. Qui ne dira que la virulence commence avec le chancre? Matériellement cela est vrai. Avant l'apparition de l'accident primitif il n'existe en effet dans l'organisme aucune lésion, aucun trouble fonctionnel qui puissent faire soupçonner que l'intoxication syphilitique est en train de se faire ou même qu'elle est déjà un fait accompli. Et cependant il est fort probable qu'une certaine virulence vague et encore incomplète s'empare peu à peu de l'économie pendant la longue incubation de la sclérose initiale. Est-il admissible *a priori* que, dans la durée moyenne de vingt-cinq à quarante jours, entre le moment précis de la contamination et celui de l'apparition du chancre, tout le travail morbide se réduise à une élaboration virulente sur un point presque imperceptible de la peau ou des muqueuses? Je ne le pense pas.

Dans plusieurs de mes écrits j'ai cherché à élucider ce point si obscur de la pathologie syphilitique et à découvrir la signification du phénomène mystérieux de l'incubation chancreuse.

J'ai pratiqué de nombreuses excisions du néoplasme primitif, sans jamais empêcher l'empoisonnement de s'effectuer. Deux fois j'ai enlevé largement des chancres à l'état naissant puisqu'ils n'étaient apparus que quelques heures auparavant. L'opération ne pouvait pas être faite dans des conditions plus favorables à sa réussite, et cependant elle n'a eu aucun résultat préventif. Les tentatives dans cette voie faites par d'autres expérimentateurs n'ont pas été plus heureuses que les miennes. L'espoir qu'on fondait sur l'excision et dont on avait fait grand bruit s'est évanoui peu à peu devant la triste réalité. Les prétendus succès n'ont pas résisté jusqu'ici à une critique sévère et je crois que la méthode tombera bientôt dans l'oubli.

Néanmoins beaucoup de syphiliographes persistent à penser que l'économie est indemne de tout empoisonnement pendant l'incubation, et qu'elle est aussi intacte, aussi saine qu'avant la contamination. Pour eux le chancre est au premier plan comme date et comme acte morbide. La virulence ne commence qu'avec lui. C'est par lui seul que s'effectue graduellement l'empoisonnement de l'organisme. Il est la cause primitive et locale de cette immense maladie générale. Il devient le laboratoire où naissent, croissent et se multiplient les particules virulentes qu'il jette dans la circulation du sang et de la lymphe.

Cette conception du processus d'intoxication est nette et péremptoire. Elle se comprend plus aisément que celle où l'on suppose que l'absorption du virus s'est opérée immédiatement après la contamination ou en même temps qu'elle, et où l'on admet que l'organisme ayant été intoxiqué d'emblée, n'a cependant révélé le grand fait de son imprégnation que par une lésion locale sur le point précis où s'est effectuée la contagion. Mais est-elle plus vraie? Entre ces deux hypothèses sur le début de la virulence quelle est celle qu'il convient d'adopter?

Les insuccès répétés de l'excision chancreuse ne plaident-ils pas en faveur de la seconde? N'est-on pas tenté et presque forcé de supposer qu'au moment où apparaissent les premières traces de l'accident primitif, l'empoisonnement a déjà commencé, qu'il est même un fait accompli et inéluctable?

Je ne puis pas me persuader que l'incubation chancreuse soit une période d'inertie absolue et qu'elle ne joue aucun rôle. Mais je reconnais que ce rôle est simplement préparatoire et que son œuvre a besoin d'être complétée par le chancre. En me plaçant à ce point de vue, voilà ce que je disais autrefois au sujet de l'incubation primitive; je n'ai rien à y changer :

« Est-ce là un véritable empoisonnement semblable à celui qui s'effectue par le chancre? Comment l'organisme resterait-il silencieux s'il en était ainsi? Pourquoi un seul point serait-il atteint, celui précisément où a été déposé le virus? Tout est obscur, inexplicable, mystérieux dans cette hypothèse que les faits nous forcent d'admettre. Mais du moins pouvons-nous dire que l'empoisonnement de l'économie pendant l'incubation est incomplet, insuffisant et que l'accident primitif qu'il suscite lui est indispensable pour aller plus avant dans les voies de l'infection progressive et de la diathèse.

« Aussi, tout en étant un *résultat*, le chancre est-il une *cause* et une cause puissante sans laquelle le premier empoisonnement n'aboutirait à rien. Il faut que ce foyer morbide crée de nouvelles particules virulentes, ou renforce celles qui existaient déjà, en leur communiquant des propriétés infectieuses plus actives et plus pénétrantes.

« Ce n'est pas tout encore. Il faut que son processus, s'emparant des voies lymphatiques, y crée d'autres foyers qui multiplient le virus et en inondent le liquide sanguin. N'est-ce pas le rôle pathologique des lympho-adénopathies qui accompagnent toujours le chancre et servent comme de trait d'union entre la lésion locale et les accidents consécutifs[1] ? »

Que le processus de la virulence ne commence qu'au moment précis où le chancre apparaît, ou bien qu'il remonte jusqu'à l'époque de la contagion, toujours est-il que les conséquences matérielles de sa géné-

1. Charles Mauriac. *Leçons sur les maladies vénériennes*, 1 vol. grand in-8°, p. 54. Paris, J.-B. Baillière et fils, 1883.

ralisation dans l'organisme n'apparaissent que plus tard et après une deuxième incubation. Cette deuxième incubation qu'on pourrait appeler syphilitique est habituellement un peu plus longue que l'incubation chancreuse. Elle dure en moyenne de quarante-cinq à soixante jours. Quoique aucun trouble apparent, aucun signe sensible, en dehors du chancre et de sa sphère lymphatique, ne trahissent, pendant cette période, l'existence d'un état morbide de toute la substance, l'intoxication ne s'en effectue pas moins avec une grande activité.

Voilà donc comment débute la phase virulente de la syphilis. Ainsi dans un intervalle de soixante-dix à quatre-vingt-dix jours, à partir du moment de la contagion, le principe virulent se multiplie dans le chancre, dans les voies lymphatiques, inonde de toutes parts l'économie, et, quand il l'a suffisamment saturée, il provoque de sa part ce mouvement synergique d'élimination qui se traduit sous forme d'éruptions généralisées sur le tégument et sous forme de troubles fonctionnels et de lésions variées du côté des organes splanchniques, etc., etc.

Si nous savons, à quelques jours près, l'époque à laquelle commence la phase virulente, nous sommes loin d'être aussi bien fixés sur le moment où elle finit.

Et d'abord finit-elle? Arrive-t-il un moment où le virus disparaît pour toujours dans le sang et dans les produits morbides des lésions syphilitiques? On peut répondre jusqu'à présent par l'affirmative en invoquant deux ordres de preuves, les unes expérimentales et les autres cliniques.

De nombreuses tentatives ont été faites pour inoculer, chez les individus sains, le pus provenant de gommes et d'ulcérations tertiaires et jamais on n'a obtenu aucun résultat positif. Le fait était d'autant plus frappant qu'à la même époque, où sévissait une véritable rage d'expérimentation, les inoculations faites sur des sujets exempts de toute teinte spécifique, soit avec le sang récemment intoxiqué, soit avec le liquide sécrété par des plaques muqueuses ou des éruptions d'ordre secondaire, ne furent presque jamais négatives et donnèrent lieu au néoplasme initial, aux lympho-adénopathies concomitantes et à la longue série des accidents consécutifs généralisés.

La pratique de tous les jours montre des faits qui, sans être aussi précis dans leurs détails respectifs, fournissent par leur ensemble un argument péremptoire en faveur de toute absence de virulence et de contagiosité dans les produits morbides tertiaires. Pourrait-on citer un seul exemple d'individus communiquant la syphilis passé la dixième, la quinzième année de leur syphilis? Non. Si à cette époque avancée, en pleine constitutionnalité, la maladie est souvent dangereuse et toujours sérieusement malfaisante, même dans ses moindres manifestations, elle ne l'est que pour le patient et reste inoffensive pour son entourage et pour sa progéniture.

Ceux qui croient que le virus syphilitique intervient constamment dans toutes les poussées de la syphilis et qu'il suscite le processus tuberculo-gommeux de la phase tertiaire aussi bien que le processus papuleux de la phase secondaire, objectent que l'infectiosité moindre du premier tient à des causes accidentelles extérieures, telles que, par exemple, la rareté des gommes et leur petit nombre, leur siège sur des régions peu favorables à la transmission, etc. ; tandis que les plaques muqueuses dont le siège de prédilection est à la bouche et aux organes génitaux, ont une tendance caractéristique à pulluler et à récidiver sans cesse sur ces deux régions qui servent d'intermédiaire aux rapports intimes si favorables à la contagion, etc., etc.

Mais ne peut-on pas répondre que si les lésions gommeuses sont moins fréquentes et en plus petit nombre que les plaques muqueuses, en revanche elles durent beaucoup plus longtemps ; et, quant à leur siège, qu'il existe des glossopathies tertiaires, ulcérées, diffuses ou circonscrites, des pharyngopathies, des rhinopathies suppurantes, des tubercules ou des gommes ramollies siégeant sur les organes génitaux, et que, sur tous ces points, si propices à la contagion, les produits morbides du tertiarisme ne donnent aucun signe positif de virulence et ne font point naître, chez ceux qui subissent leur contact, le néoplasme primitif et la syphilis qui en est la conséquence? Et d'ailleurs, parmi les nombreuses confrontations qui ont été faites, a-t-on trouvé quelquefois des lésions tertiaires chez le sujet contaminant? Non. Et il en est de même dans les transmissions héréditaires. Jamais les génitaux n'étaient atteints de tertiarisme.

Ainsi on peut admettre comme un fait démontré par l'expérimentation et par la clinique qu'il arrive une époque où la syphilis perd ses propriétés virulentes.

Est-ce une métamorphose radicale qu'elle subit alors? Ne reste-t-elle plus identique à elle-même? Quelles sont les transformations qui s'effectuent avec le temps dans la matière organique, lorsque ses réactions saines ne parviennent pas à la débarrasser du principe toxique? A quelles combinaisons plus intimes avec ce principe est-elle condamnée par la fatalité d'une imprégnation morbide indestructible? Nous l'ignorons encore. Toujours est-il que la syphilis, à partir de l'époque où se produit en elle l'extinction du virus, change de physionomie et diffère profondément de ce qu'elle était auparavant. C'est si vrai que les anciens syphiliographes voyaient dans le tertiarisme une autre maladie, ne se rattachant à la phase initiale que par les liens vagues et flottants d'une parenté lointaine.

Et cependant c'est bien toujours la syphilis. Mais quelle œuvre accomplit-elle à cette phase de son processus pour se montrer ainsi sous un nouvel aspect? Elle se concentre sur elle-même afin d'acquérir une plus grande puissance destructive. De diffuse et superficielle qu'elle avait été jusqu'alors, elle devient circonscrite et profonde. Les cellules embryonnaires qu'elle jette à profusion dans les tissus sous forme de suffusions diffuses ou de nodosités tuberculo-gommeuses, étouffent les tissus, les font disparaître, les sclérosent, les ulcèrent, les anéantissent; membranes tégumentaires, tissu cellulaire sous-cutané ou interstitiel, périoste, os, muscles, nerfs, viscères, rien n'est respecté. La maladie s'attaque à tout. Tantôt elle se réveille après des années de silence pour rentrer ensuite dans son repos ; tantôt elle frappe coup sur coup, sans trêve ni merci. Prévus ou inattendus, ses assauts, même les moins graves, sont toujours à craindre et ils laissent après eux une empreinte qui ne disparaît pas ou des désordres qu'on ne peut réparer. La prise de possession est plus forte, plus invincible, et si la maladie embrasse moins à la fois, elle étreint plus énergiquement. On dirait que ses racines ont plongé plus avant dans l'organisme, bien au delà du sang, dans la partie la plus élémentaire des tissus, jusqu'aux confins les plus reculés de la vie végétative.

La syphilis est devenue constitutionnelle. Elle a fini par une diathèse après avoir commencé par une intoxication.

Ainsi, virulence diffuse, imprégnant toute l'économie dès le début, et pendant une période de quatre ou cinq années et même plus ; — puis dyscrasie permanente, constitutionnalité profonde, indéfinie, probablement indestructible; tels sont les caractères fondamentaux de la syphilis à ses deux grandes phases. Il lui donnent la double consécration d'une maladie générale par excellence.

Mais il ne suffit pas d'avoir la certitude que la syphilis est virulente dans la première phase de son évolution et qu'elle cesse de l'être dans la dernière. La clinique et la physiologie pathologique exigent plus de précision. Il importe au plus haut degré d'être fixé sur l'époque où s'effectue cette transformation et de déterminer les signes par lesquels se traduit un événement d'une aussi grande portée.

Malheureusement nous sommes obligés de rester un peu dans le vague sur ces deux points, comme du reste sur tant d'autres. La science biologique ne se prête pas aux solutions mathématiques, et, malgré l'apparente régularité de son cycle, la syphilis ne peut être supputée jour par jour, dans le vaste ensemble de ses déterminations morbides, que pendant les premières semaines de son processus.

Aussi est-il extrêmement difficile de fixer le mois, l'année où les produits morbides cesseront de posséder leurs propriétés virulentes du début. La date de ce moment est variable. De nombreuses circonstances contribuent à l'avancer ou à la reculer. Parmi elles les plus importantes sont : certaines prédispositions inexplicables du patient, des particularités propres à la syphilis elle-même, et tout ce qu'implique la question du traitement et de l'hygiène.

Plus une syphilis est ancienne, moins elle est dangereuse au point de vue de la contagion. Qu'elle soit acquise ou héréditaire, au bout de dix ou douze années, par exemple, on n'a probablement plus rien à craindre d'elle, eu égard à la virulence.

Mais bien avant, dans la grande majorité des cas, il en est de même. Aujourd'hui on peut considérer comme à peu près démontré qu'une syphilis de moyenne intensité, convenablement traitée pendant toute la durée de sa première phase, offre de grandes garanties d'innocuité sous le rapport de la contagion et de la transmission par hérédité, vers la fin de la troisième et de la quatrième année de sa durée, à partir du début de l'accident primitif. Quelques exceptions, heureusement très rares, doivent engager le médecin à redoubler de prudence quand il est consulté sur cette question capitale. J'ai vu un cas dans lequel une syphilis peu grave et soumise pendant longtemps à une médication hydrargyrique et iodurée, conserva ses propriétés contagieuses jusqu'à la fin de la cinquième année, car le malade s'étant marié à cette époque, communiqua au bout de trois mois à sa femme une syphilis des plus graves. Et cependant il se croyait exempt de toute manifestation depuis plus de deux ans, et il ne sut jamais, malgré tout le soin avec lequel il s'étudiait, à quelle lésion imperceptible attribuer un malheur dont il assumait avec raison toute la responsabilité. J'ai été témoin de ce fait et après l'avoir examiné sous toutes ses faces et soumis à la critique la plus sévère, je crois pouvoir en garantir l'authenticité[1].

1. *Syphilis transmise à la femme par le mari, neuf ans et demi après l'accident primitif.*

Je venais d'écrire ces lignes, lorsque le hasard de la clientèle me fit observer précisément un cas de contagion syphilitique dans le mariage, qui m'a vivement frappé, car

Il est à remarquer que, quand l'infection s'effectue à une période très avancée de la syphilis, à sa cinquième, sixième année et plus tard,

il m'a prouvé que la contagiosité de la syphilis pouvait persister *neuf ans et demi après l'accident primitif.* Voici ce fait. Un jeune homme, alors âgé de 19 ans, entra le 22 décembre 1876 dans mon service, salle 7, n° 4. Il avait eu récemment un chancre induré et présentait alors les premières manifestations consécutives, c'est-à-dire une éruption roséolique et des plaques muqueuses. Il eut plus tard d'autres accidents secondaires de même ordre et même un peu plus graves, tels que des onyxis aux mains et aux pieds. Il était très soucieux de sa santé et venait souvent se faire examiner par moi. Puis, étant soldat, il se fit soigner par le médecin de son régiment. Sa syphilis était peu grave comme lésions, mais elle se montrait fort rebelle. A la fin de 1884 et au commencement de 1885, il me consulta plusieurs fois pour me demander s'il était en état de se marier. Je lui en donnai l'autorisation, car je ne découvris chez lui rien de suspect.

Il épousa le 3 mai 1885, *neuf ans et six mois*, après l'accident primitif, une jeune fille de la campagne, sur la moralité de laquelle il n'y avait aucun soupçon à élever. En août, quatre mois après son mariage, cette personne dont la santé avait été excellente jusque-là, commença à éprouver des maux de tête, des douleurs vagues partout; et, bientôt après, elle aperçut quelques taches sur sa peau. Cette situation alarma son mari; il soupçonna tout de suite la syphilis et me conduisit sa femme. Le 20 septembre 1885, je constatai chez elle l'existence d'un gros chancre induré, en partie cicatrisé, sur la grande lèvre gauche. Elle avait en outre une roséole confluente, des croûtes dans les cheveux, etc.

Le mari, désolé, me raconta qu'il lui était survenu, quelques semaines après son mariage, une petite lésion au bout de la langue, que la croyant inoffensive, il avait eu des rapports *ab ore* avec sa femme, et que c'était ainsi qu'il avait dû la contagionner. L'idée qu'elle l'eût été par un autre lui paraissait absolument inadmissible, attendu que, sans compter les garanties morales qu'elle présentait, il l'avait épousée vierge et ne l'avait pas quittée depuis son mariage. Il existait encore à la langue de cet homme, quand je l'examinai, une petite fissure médiane entourée d'un cercle de desquamation épithéliale. Quelques autres cercles semblables, mais sans fissure, étaient disséminés sur la face supérieure de cet organe. Je ne découvris aucune autre lésion ni sur les parties génitales, ni ailleurs.

Tel est ce cas. Si je le relate ici, c'est que, après une enquête sévère et minutieuse, je crois qu'il fournit un exemple de syphilis possédant encore ses propriétés contagieuses après neuf ans et demi d'existence.

On objectera peut-être que le mari avait dû contracter récemment une deuxième syphilis. Je l'ai interrogé très soigneusement à cet égard, et je n'ai rien découvert de semblable. Il était si soigneux de sa personne et si timoré, qu'il n'aurait pas manqué de constater un retour des mêmes accidents que ceux de la première syphilis, s'ils s'étaient produits. Du reste, je ne crois guère aux réinfections syphilitiques; je n'en ai pas vu jusqu'ici un seul cas bien authentique.

Une autre objection, c'est celle qui vise la moralité de la femme. On peut l'élever dans tous les cas semblables. Il est difficile de lui opposer des preuves matérielles et irréfutables. Je me contenterai de dire : Oui, tout bien considéré, je crois fermement que cette femme n'a été contagionnée que par son mari. M. Ricord et son école n'auraient pas manqué de rire d'une pareille naïveté. C'est en riant ainsi qu'ils ont commis et perpétué, par leurs facéties, pendant trente ans, l'une des plus monstrueuses et des plus funestes erreurs de leur doctrine : celle de la non-contagiosité des accidents secondaires.

Syphilis transmise à la femme par le mari, quatre ans et demi après le chancre infectant.

Tout récemment encore, j'ai observé un cas de contagion syphilitique très tardive, dans

on ne constate point, chez le sujet infectant, de lésion tertiaire qu'on puisse accuser d'être l'agent direct de la contagion. Ou bien on ne découvre aucune lésion, ou bien celles qui existent sont, anatomiquement parlant, des accidents secondaires, presque toujours des plaques muqueuses très tardives ; car les plaques muqueuses peuvent être beaucoup plus tardives que je ne l'avais dit autrefois.

Dans un grand nombre de cas j'ai vu la syphilis rester contagieuse et se transmettre du mari à la femme ou réciproquement avant la fin de la deuxième année et au commencement de la troisième. Par contre j'ai observé d'autres cas où le mariage ayant eu lieu malgré ma défense expresse, quelques maris, syphilitiques depuis moins d'une année, ont eu la chance de ne rien communiquer à leur femme et de procréer des enfants très sains.

Cette incertitude sur les limites précises de la virulence et de la non-virulence fournit un argument dont on ne peut nier la valeur, contre la division du processus syphilitique reposant sur cette base. Mais quelle est celle qui est inattaquable ?

S'il était possible d'apporter à l'appui de la clinique des preuves expérimentales, il n'est pas douteux que nous arriverions à être fixés sur ces limites. Mais l'expérimentation sur l'homme n'est licite dans aucun cas, et l'expérimentation sur les animaux n'a donné jusqu'à présent que des résultats négatifs ou équivoques.

Trouverons-nous dans l'examen des déterminations de la syphilis, dans l'analyse de ses produits morbides, des preuves de sa virulence ou de sa non-virulence ? Ici encore nous sommes obligés de rester très souvent

le mariage. Le mari, âgé de 56 ans, avait eu, en janvier 1881, un chancre infectant constaté par moi. Je l'ai ensuite soigné pendant plusieurs années pour des accidents consécutifs peu graves. Il y avait plus de dix-huit mois qu'il n'en avait eu aucun. Aussi je fus fort étonné lorsqu'il vint, le 7 octobre 1885, me dire qu'il avait donné la syphilis à sa femme. Il avait repris ses rapports avec elle depuis dix-huit mois et n'avait eu dans ses derniers temps aucune lésion ni à la verge, ni à la bouche, ni ailleurs, sa femme non plus du reste. — J'examinai cette dame, âgée d'une cinquantaine d'années, et je trouvai chez elle une syphilide papuleuse récente, du psoriasis corné dans les mains, des croûtes dans les cheveux, des plaques confluentes aux grandes lèvres et à l'anus, etc. Elle ne se doutait point de ce qu'elle avait et ne se plaignait pas d'avoir eu antérieurement quoique ce soit aux parties génitales.

Là encore il y avait du côté de cette dame toutes les garanties morales qui peuvent permettre à un médecin de dire : la femme est innocente ; c'est le mari qui l'a infectée. — Comment l'avait-il infectée, dans le cas actuel ? je l'ignore. Le mariage offre des faits de contagion entre mari et femme qui sont très mystérieux et souvent sans lésions contagieuses manifestes. Toujours est-il que voilà encore un mari qui, bien traité pendant plus de trois ans, d'une syphilis bénigne, l'a communiquée à sa femme *quatre ans et demi* après l'apparition de son chancre.

dans le doute. Toutefois certaines lésions sont décisives dans le premier sens. Ainsi l'existence de plaques muqueuses est un signe infaillible de virulence. Mais les caractères de la plaque sont-il toujours absolus? Combien de fois n'est-on pas embarrassé sur ce point délicat de diagnostic? Entre la vraie plaque virulente et des lésions non virulentes, qui offrent avec elle la plus grande analogie morphologique, la transition se fait maintes fois d'une manière insensible. Les glossopathies superficielles et interminables de certains syphilitiques nous en offrent des exemples trop fréquents.

Quand il survient, pendant la phase secondaire ou virulente, des lésions qui, anatomiquement parlant, sont d'ordre tertiaire, faut-il les regarder comme non contagieuses? Ici, je réponds d'une manière catégorique par la négative. Qu'il s'agisse de tubercules, de néoplasies sous-cutanées, de gommes, du moment qu'elles se montrent dans les premières années de l'évolution, il faut les tenir pour suspectes, car j'estime qu'elles sont imprégnées de virus au même titre que les lésions superficielles papuleuses ou érythémateuses. Croit-on, par exemple, qu'un sujet atteint de syphilis maligne, n'offrirait aucun danger comme agent de contagion et comme générateur, parce que chez lui toutes les déterminations s'effectuent sous le mode tertiaire? Qui oserait soutenir un pareil paradoxe?

Je suis fermement convaincu que le criterium de la virulence et de la transmissibilité héréditaire ne doit pas être cherché et ne se trouve pas dans la forme, dans le processus, dans la constitution histologique, non plus que dans le siège des lésions spécifiques. Sans doute il faut en tenir grand compte; mais avant tout on doit calculer l'âge de la maladie et déterminer d'une manière exacte sa durée depuis son début jusqu'au moment où on est appelé à décider de sa virulence et de sa non-virulence. C'est une affaire de temps. Nous sommes ainsi ramenés à la chronologie, mais en la subordonnant à une considération d'ordre supérieur, puisqu'elle repose tout à la fois sur la clinique et sur la physiologie pathologique. Donc il faut toujours avoir en vue la question de la virulence ou de la non-virulence et ne négliger aucun des moyens qui peuvent permettre de la résoudre, même approximativement.

II

Une autre classification qui a joui d'une grande vogue et qui la conserve encore auprès de certains syphiliographes, c'est celle qui prend pour base l'anatomie pathologique des lésions de la syphilis.

Elle nous vient de l'Allemagne [1]. Sans doute on n'avait jamais omis entièrement ce côté de la question, mais on ne l'avait pas placé au premier rang et on s'était borné à consigner les différences que présentent les processus locaux des produits morbides aux diverses phases de la maladie. Les premiers syphiliographes n'avaient-ils pas remarqué, eux aussi, les tendances résolutives ou ulcéreuses des lésions tégumentaires ou sous-cutanées? N'avaient-ils pas constaté que les secondes prédominaient au plus fort de l'épidémie du quinzième siècle, tandis que les premières gagnaient peu à peu du terrain, à mesure que la violence de la maladie s'atténuait graduellement?

1. Parmi les pathologistes allemands qui se sont occupés de cette question, il faut placer en première ligne M. de Bœrensprung. C'est lui qui, avant tous ceux qui en ont parlé depuis, l'a envisagée au point de vue anatomo-pathologique, en se préoccupant moins du siège que de la nature des modifications. (Compte rendu du service des vénériens de la Charité de Berlin. *Annales de la Charité*, VI, p. 57 et VII, p. 173.)

Pour lui la syphilis secondaire se manifeste surtout par des hyperhémies et de simples exsudations, tandis que la syphilis tertiaire produit partout le tubercule. Les symptômes secondaires, d'après M. de Bœrensprung, se manifestent par des inflammations limitées de la couche superficielle du chorion, qui ne laissent pas de cicatrices ou en laissent de superficielles qui disparaissent peu à peu. Les affections tertiaires partent du chorion lui-même, du tissu sous-muqueux et sous-cutané. « Dans ce tissu se dépose un exsudat gélatineux qui se tuberculise ensuite. Le ramollissement amène des ulcérations profondes, suivies d'une cicatrice étoilée, à tout jamais indélébile. On peut comprendre ces formes sous la dénomination de lupus syphilitique. »

Sigmund admet l'expression de *symptômes tertiaires* dans le sens de l'école chronologique, mais en y ajoutant les nouvelles idées de l'école allemande. D'après lui les symptômes tertiaires, les affections des os exceptées, ne se manifestent pas avant six mois. En se fondant sur sa statistique, il déclare que tout ce qui paraît *six mois* après l'infection est tertiaire. Voilà une assertion singulière!

Presque tous les syphiliographes allemands ont admis deux grands groupes seulement parmi les divers processus syphilitiques : le premier est constitué par les produits papuleux, et le second par les produits gommeux. — D'après Zeissl, il y a dans la syphilis une période condylomateuse et une période gommeuse. — D'après M. Virchow, les deux grands processus de la syphilis sont, l'un inflammatoire, irritatif et hyperplasique, l'autre gommeux.

Dans son remarquable ouvrage sur la *Syphilis constitutionnelle* (traduit par Picard 1860), M. Virchow passe en revue les diverses théories sur l'évolution de la syphilis. En voici quelques extraits : « Après avoir vu, dit-il, les inoculations faites à Wurzburg par Rineker, je suis pleinement convaincu de la contagionabilité des symptômes secondaires. Si l'on me démontrait que *la syphilis tertiaire n'est jamais inoculable, je trouverais dans ce seul fait une différence tranchée entre les symptômes tertiaires et les symptômes secondaires*. Malheureusement on ne connaît rien de positif sur ce point. La même hésitation se remarque à propos de la transmission héréditaire..... J'ai vu des mères affectées d'accidents secondaires allaiter des enfants présentant des signes non équivoques de symptômes tertiaires. — En somme la question des propriétés physiologiques des symptômes constitutionnels est si compliquée, qu'il faudra bien du temps avant qu'on s'accorde sur ce point. Un sujet aussi scabreux permettra toujours à l'adversaire de s'en tirer par le doute ou par de mauvaises plaisanteries. » (Page 4, etc.)

Il ne faudrait pas croire que l'étude histologique des lésions de la syphilis nous ait fourni des éléments nouveaux de classification. Jusqu'à présent le microscope n'a point fait découvrir de caractères distinctifs entre les altérations qui sont propres aux grandes périodes chronologiques de la maladie. Qu'on prenne une gomme de la première ou de la vingtième année, on y trouvera non seulement la même conformation extérieure, mais les mêmes cellules, groupées de la même façon. Et si le processus n'aboutit pas à des résultats identiques dans les deux cas, ce n'est pas le microscope qui nous en donnera la raison.

Les nombreuses lésions que la syphilis fait naître sur la peau, sur les muqueuses ou dans les viscères, ont entre elles un air de famille et des signes de race, qui laissent rarement de l'incertitude sur leur origine. La puissante spécificité de la maladie constitutionnelle dont elles émanent s'imprime dans leurs caractères, dans leurs couleurs, leurs sécrétions, leurs groupements, etc. Voilà ce que le simple examen à l'œil nu, guidé par l'observation clinique, a fait constater dès les premiers temps de la maladie. Or, qu'est-il arrivé lorsque toutes ces lésions si variées ont été soumises à l'analyse microscopique? Un résultat auquel on était loin de s'attendre; car on a vu que tout, en réalité, se simplifiait, s'uniformisait, et que la spécificité morphologique si fortement accusée qu'elle fût, s'absorbait, se fondait pour ainsi dire, dans un processus qui est à peu près le même pour toutes les altérations symptomatiques de la syphilis. Quelle que soit leur date dans son évolution, on ne trouve que les produits ordinaires de l'inflammation, là où on aurait pu supposer, avec quelque apparence de raison, qu'il devait exister des produits spéciaux, ayant en eux-mêmes et dans les rapports qu'ils affectent entre eux et avec les tissus qu'ils envahissent, des particularités aussi tranchées, aussi absolues que la cause qui les avait produits.

Toutes les lésions de la syphilis, depuis les plus simples jusqu'aux plus compliquées, depuis les plus jeunes jusqu'aux plus anciennes, se rattachent à un processus d'inflammation dont les allures sont habituellement chroniques, mais qui aboutit à des terminaisons diverses. Quoi qu'il en soit, le fait prédominant, c'est toujours la prolifération, dans le tissu connectif, de cellules embryonnaires. Elles s'infiltrent entre les parties constituantes des organes sous forme de nappes dispersées, sans délimitation précise; ou bien elles s'accumulent dans un espace circonscrit, se condensent en foyers et forment ce qu'on nomme des tumeurs, des nodosités, des tubercules, des gommes. — Tantôt elles se résolvent peu à peu sans avoir causé de dommages permanents aux tissus, tantôt elles se modifient, s'organisent et, loin de perdre leur vitalité, elles la dirigent dans le sens d'une néoplasie conjonctive qui anémie, étouffe et sclérose définitivement les parties envahies. Tantôt, enfin, après une multiplication qui les épuise, elles subissent la dégénérescence granulo-graisseuse, meurent et s'éliminent avec les tissus qu'elles ont mortifiés par masses ou qu'elles ont détruit molécule par molécule.

Le processus aboutit donc : 1° à la résolution ; 2° à l'ulcération ou au phagédénisme ; 3° à la sclérose ; 4° à l'élimination nécrobiotique de la néoplasie.

Quel est le mode de processus qui prédomine aux différents âges de la syphilis ? Y a-t-il un rapport exact et invariable entre les tendances du processus local et la période chronologique ? Oui, d'une manière générale, et c'est là ce qui a permis de chercher dans l'anatomie pathologique de la syphilis un principe de classification. Mais on aurait tort de croire que ce principe soit absolu.

Il est bien vrai que, la plupart du temps, dans la syphilis secondaire, les lésions se manifestent surtout sous forme d'hyperhémies, d'exsudations simples, et qu'elles ont une tendance à peu près constante à la résolution. Elles ne détruisent pas les tissus ; elles disparaissent sans laisser de traces, et, au lieu de pénétrer profondément, elles restent à la surface. Elles sont donc tout à la fois résolutives et superficielles. C'est bien là le processus prédominant dans la phase secondaire ou virulente. Les déterminations sous-cutanées, sous-muqueuses, périostiques, profondes, viscérales, qui sont loin d'être rares à cette époque, participent des mêmes caractères. Leur processus est bénin en ce sens qu'il n'aboutit pas fatalement à la sclérose ou à la nécrobiose et qu'il est presque toujours résolutif.

Au contraire, plus tard, après les quatre ou cinq premières années de la syphilis, dans la phase qui n'est plus virulente, toutes les lésions morbides s'accentuent en un sens contraire. Au lieu de rester superficielles, elles deviennent profondes ou sont d'emblée interstitielles. Au lieu de parcourir leur évolution sans endommager les tissus, elles en attaquent et détruisent les éléments constitutifs, soit en les atrophiant par sclérose, soit en les entraînant dans la débâcle d'une nécrobiose brusque ou progressivement phagédénique. Enfin, les os, les viscères, tout ce qui n'est pas peau ou muqueuse, est alors plus fréquemment et plus dangereusement attaqué.

Il y a du reste des lésions qui sont plus particulièrement propres à chacune des phases chronologiques de la syphilis. Il y en a même qui ne se montrent jamais que dans l'une d'elles. Ainsi, les lésions érythémateuses qui n'intéressent que la couche la plus superficielle du derme, l'épiderme et les épithéliums, appartiennent d'une façon exclusive à la syphilis secondaire et virulente. Jamais on ne voit une roséole ou une éruption papuleuse généralisée ou des plaques muqueuses faire leur apparition dix, quinze ou vingt ans après l'accident primitif. Il est donc exact de dire qu'un des traits distinctifs de la période qui succède au chancre, c'est d'être exanthématique, tandis qu'un de ceux de la période qui vient après celle-ci est de ne l'être jamais.

Les cellules rondes, lymphatiques ou embryonnaires qui constituent l'élément essentiel de toute lésion syphilitique, affectent dans leur groupement et le mode de leur existence locale, des particularités d'où résultent trois types tranchés. Ces trois types sont le chancre induré ou néoplasme primitif, la papule et le tubercule ou la gomme.

Quand on étudie dans leur évolution ces trois types générateurs qui appartiennent chacun à une des trois phases de la syphilis et la caractérisent, on voit que les modes de terminaison sont plus nombreux pour les premiers et les derniers que pour le second, et qu'entre le chancre et la gomme, placés aux deux points extrêmes de la maladie, il y a des analogies frappantes. Ainsi le chancre qui est habituellement résolutif, peut cependant produire des ulcérations profondes ou se ramollir dans toute sa masse et s'éliminer par un bourbillon de tissu conjonctif sphacélé, comme une gomme. Il lui arrive quelquefois de produire autour de lui des irradiations scléreuses, des œdèmes durs transitoires qui, pour être souvent résolutifs, n'en ressemblent pas moins aux suffusions néoplasiques qui envahissent le tissu conjonctif interstitiel des organes profonds et qui sclérosent leurs enveloppes, ainsi qu'on le voit sur le péritoine, au foie, sur la pie-mère, la dure-mère, etc. Il y a une telle ressemblance de forme et d'évolution entre la néoplasie primitive et le tubercule ou la gomme qu'on les confond presque toujours sur les organes génitaux.

Dans la papule ou la plaque, les modes de terminaison présentent moins de variétés ; la résolution est la règle. Aussi toutes les syphilides qui ont ce type pour générateur guérissent-elles sans laisser aucune perte de substance et sans scléroser les tissus.

Il en résulte ce fait curieux au point de vue du processus général, c'est que la ligne de démarcation est plus prononcée, plus profonde entre la papule et la gomme, qu'entre le chancre et cette dernière. Et pourtant, chronologiquement parlant, le chancre et la papule ne sont-ils pas beaucoup plus rapprochés ? Une autre contradiction flagrante apparaît ici, non seulement entre l'âge des lésions et leur processus, mais aussi entre leur constitution intime, leur processus et leurs propriétés virulentes. Le chancre et la gomme sont des antipodes comme virulence et contagiosité, puisque le premier en est l'expression la plus élevée, le foyer le plus actif, tandis que la vraie gomme tertiaire, si identique à certains chancres, n'a jamais donné jusqu'ici que des résultats négatifs quand on l'a inoculée. La papule et le chancre qui quelquefois diffèrent tant l'un de l'autre comme processus, possèdent au contraire un pouvoir virulent et contagieux presque égal.

Les considérations qui précèdent ne prouvent-elles pas qu'il vaut beaucoup mieux prendre pour base d'une classification les caractères cliniques et le processus chronologique, que le mode d'évolution organique propre à chaque type générateur?

Au surplus le processus général est quelquefois soumis à des anomalies qui détruisent l'harmonie qu'on observe habituellement entre l'évolution du produit morbide et le moment auquel il fait son apparition. On en voit encore une preuve trop fréquente dans ces syphilis graves où la période secondaire n'est représentée que par les éruptions superficielles et résolutives fugaces, auxquelles succèdent rapidement les dermatopathies ulcéreuses d'emblée ou tuberculo-gommeuses. Ces types dans lesquels il n'existe pour ainsi dire aucun trait d'union entre l'accident primitif et le tertiarisme le plus profond et le plus généralisé étaient fréquents autrefois. Ils paraissent même avoir prédominé presque exclusivement pendant les premières années de l'invasion syphilitique en Europe, à la fin du quinzième siècle. On les retrouve aujourd'hui dans les syphilis malignes dont le caractère dominant est la suppression des accidents dits secondaires et l'irruption violente et généralisée, quelques mois après le chancre, des lésions les plus accentuées du tertiarisme cutané.

Sur quelle base de classification s'appuyer en pareil cas pour qualifier le processus général? Voilà des lésions qui, par tous leurs caractères cliniques, anatomo-pathologiques et en particulier par leur mode d'évolution organique, sont éminemment tertiaires, et cependant par leur date et leur généralisation, ne sont-elles pas secondaires?

Eh bien le criterium, en pareil cas, ne réside-t-il pas dans la virulence ou la non-virulence de ces lésions? Malheureusement l'expérimentation nous est interdite. A l'époque où on la pratiquait on n'a pas cherché à déterminer si les lésions tertiaires très précoces qui se substituent aux lésions secondaires étaient virulentes, contagieuses et inoculables comme ces dernières. D'un autre côté, la clinique est restée muette. Nous ne pouvons donc faire que des conjectures. Mais toutes les probabilités sont en faveur de la virulence. Entre un ecthyma, par exemple, qui apparaît au deuxième mois de la syphilis et celui qui ne survient que vingt ou trente ans après, il y a certainement des différences dans la qualité des produits de sécrétion. C'est peut-être difficile à concilier avec la théorie microbienne de la syphilis. Faut-il pour cela faire table rase des données que nous fournit l'observation sur la fréquence de moins en moins grande de la contagion syphilitique, à mesure qu'on s'éloigne de l'accident primitif et des poussées exanthématiques propres aux trois premières années de la maladie?

Il est à remarquer que, dans les anomalies de son évolution, la syphilis a beaucoup plus de tendance à avancer qu'à retarder. Ainsi l'apparition précoce du tertiarisme est beaucoup plus commune que la prolongation indéfinie des accidents qui appartiennent à la période secondaire. Les papulodermies ne sont-elles pas excessivement rares au delà de la septième ou de la huitième année[1]? Existe-t-il un seul exemple de plaque muqueuse bien authentique, dix ou douze ans après l'accident primitif? Combien de fois, au contraire, ne voit-on pas des lésions ulcéreuses, à type tertiaire plus ou moins accusé, se mêler aux accidents superficiels et résolutifs de la période secondaire, sans

1. MM. Ernest Besnier et Doyon, dans leurs annotations au livre de M. Kaposi sur les maladies de la peau, disent : « qu'il ne faut pas prendre à la lettre la possibilité des récidives de la syphilis papuleuse proprement dite; telle qu'on la rencontre dans les deux premières années, au bout de dix années. Ce que l'on peut affirmer seulement, c'est que des lésions certainement syphilitiques, assez superficielles pour ne pas dépasser le type papuleux, peuvent se produire longtemps après que la maladie est entrée dans la période dite tertiaire, sans aucune limitation du nombre des années. Les éléments éruptifs dans ce cas, ne sont jamais disséminés, alors même qu'ils sont généralisés (ce qui est rare, mais ce qui s'observe), toujours ils sont groupés en anneaux, en croissants, en corymbes. »

Le fait dont parlent ces auteurs est exact. Mais peut-être en est-il de ces papulodermies tardives, comme de certaines glossopathies superficielles qui se perpétuent jusqu'à une période très avancée de la syphilis, sans jamais prendre le caractère et les allures d'une syphilose linguale tertiaire franche. Sont-ce vraiment des glossopathies syphilitiques? Si elles sont nées sous l'influence de la syphilis, elles ne lui appartiennent pas toujours exclusivement. Elles dépendent en général d'une autre diathèse. Le traitement syphilitique ne peut rien contre elles. Ces papulodermies qui se produisent indéfiniment ne sont-elles pas quelquefois le produit indirect d'un autre état constitutionnel que la syphilis? Je serais tenté de les assimiler aux glossopathies pseudo-syphilitiques, qui sont en réalité du psoriasis lingual arthritique ou dartreux.

compter les cas où l'envahissement de la peau par le tertiarisme est si complet, si absolu qu'il ne se montre ou qu'il ne reste bientôt aucun vestige des lésions secondaires ? Les viscéropathies syphilitiques qui passent pour être toujours d'ordre tertiaire, sont loin d'être rares dans la phase secondaire et virulente de la maladie. Très fréquemment les organes internes sont plus ou moins touchés. Il y en a même tels que les centres nerveux, et surtout le cerveau qui le sont aussi souvent et aussi dangereusement que beaucoup plus tard, et cela sans que les lésions internes diffèrent sensiblement suivant l'époque où elles se produisent.

III

Ce dernier fait, qui est hors de doute, ne permet pas d'accepter une théorie de l'évolution syphilitique exclusivement basée sur le siège des déterminations. C'est une erreur de croire que la syphilis n'attaque l'organisme que couches par couches, en commençant par les plus extérieures, par les téguments, pour arriver peu à peu, avec le temps, vers les plus profondes, vers les viscères. Cette stratification morbide n'a jamais lieu systématiquement. Toute la substance organique est envahie par le virus dès le début de l'intoxication. Aucune molécule, aucun tissu, aucun organe ne lui échappent. Il n'existe pas une seule partie du corps qui ne soit susceptible de concevoir en tout temps l'action syphilitique et de la traduire à sa façon.

Au dix-huitième siècle et même dans la première moitié du dix-neuvième, cette théorie de l'évolution qu'on peut nommer l'évolution topographique, fut en grande faveur. Le principal reproche qu'on puisse lui adresser, comme du reste à toutes les autres, c'est d'avoir été trop exclusive. Hunter, qui en fut le créateur, l'appuya de raisons spécieuses et la mit trop au premier plan. Il ne perdit pas cependant de vue la notion chronologique, et, en associant la topographie des lésions à leur succession suivant le temps, il créa la division topo-chronologique des phases de la syphilis.

Dans cette théorie on rétrécissait outre mesure le domaine de la syphilis secondaire. On lui enlevait toutes les manifestations viscérales et on ne lui laissait à peu près que les syphilides cutanées et muqueuses.

Aujourd'hui la sphère d'action de la syphilis secondaire s'est considérablement agrandie. Sa pathologie, basée sur des faits cliniques irréfutables, a franchi les limites restreintes dans lesquelles l'enfermait la théorie systématique de l'évolution topographique. J'ai démontré que la syphilis, dès son début, remuait beaucoup plus profondément le terrain organique qu'on ne le croyait, et qu'elle y semait partout des germes dont trop souvent l'éclosion prématurée et soudaine dépassait les prévisions optimistes des doctrinaires de l'école topo-chronologique [1].

Il ressort de ce qui précède que la question du processus de la syphilis n'est pas encore résolue d'une façon nette, irrécusable. On a beau la retourner dans tous les sens, on ne parvient pas à lui trouver une formule unique, dans laquelle on puisse faire entrer toutes les circonstances pathologiques de l'évolution. Un mot n'est pas assez compréhensif à lui tout seul pour embrasser les notions de nature, de temps, de topographie, de durée, de modifications anatomo-pathologiques, etc, etc.

Il est vrai que s'il est insuffisant, on peut recourir à plusieurs et que le grand point est de s'entendre sur le fond des choses.

Ainsi j'emploierai comme synonymes, dans le cours de ces leçons, les mots *syphilis virulente* et *accidents secondaires ; syphilis constitutionnelle* et *accidents tertiaires*. Maintenant vous saurez d'une façon précise quelle est la signification qu'il faut leur attacher comme chronologie, nature, processus et topographie. Deux expressions dont je ferai également un fréquent usage sont celle de *tertiarisme* pour désigner les caractères communs, l'ensemble des accidents tertiaires, les manifestations de la syphilis tertiaire ; et celle de *syphilose* pour caractériser d'un seul mot toutes les variétés des déterminations morbides qui s'effectuent sur les organes, les systèmes et les tissus de l'économie, pendant la période constitutionnelle ou tertiaire de la syphilis.

On peut résumer sous forme de propositions les considérations que je viens d'exposer sur le processus de la syphilis.

1. La syphilis se divise en deux grandes périodes : la syphilis primitive et la syphilis consécutive.

2. La syphilis primitive est constituée par le chancre infectant et ses lympho-adénopathies. Elle est précédée et suivie d'une incubation. C'est toujours par elle que, dans la syphilis acquise, commence, s'élabore peu à peu et s'effectue progressivement, dans une sphère de plus en

1. Pour plus de développements, je renvoie aux travaux que j'ai publiés sur ce sujet : *Mémoire sur les affections syphilitiques précoces du système osseux.* — *Mémoire sur les affections syphilitiques précoces du système nerveux.* — *Mémoire sur les affections syphilitiques précoces du tissu cellulaire sous-cutané.*

plus étendue, l'intoxication de toute l'économie par le principe virulent.

3. La syphilis consécutive est le résultat de la saturation toxique généralisée. Elle commence de soixante-dix à quatre-vingt-dix jours après la contamination. Elle s'empare de toute la substance organique. On ne peut prédire à coup sûr ni quand elle finira, ni même si elle finira.

4. La syphilis consécutive ou généralisée peut être divisée en deux phases : une phase toxique ou virulente et une phase constitutionnelle.

5. Pendant la phase toxique, le sang et les produits de toutes les lésions morbides sont virulents et contagieux. La lésion de cette phase, la plus spécifique et la plus dangereuse à ce point de vue, est la plaque muqueuse. — En outre, la syphilis virulente est transmissible par hérédité.

6. Elle commence de quarante-cinq à soixante jours après le début de l'accident primitif et dure en moyenne trois ou quatre ans. Mais elle se prolonge quelquefois bien au delà.

7. L'expérimentation et la clinique semblent prouver d'une façon positive qu'après une durée qui varie entre trois et huit ans la syphilis consécutive a perdu pour toujours ses deux grands caractères de virulence et de transmissibilité héréditaire.

8. Dans la phase constitutionnelle de la syphilis, les lésions sont plus circonscrites, mais plus profondes et plus destructives que dans la phase virulente. Le tubercule et la gomme sont le type de ces lésions.

9. La division de la syphilis en syphilis primitive, syphilis virulente et syphilis constitutionnelle correspond à l'antique division chronologique en accidents primitifs, accidents secondaires, accidents tertiaires, qui doit être conservée.

10. La division moderne de l'évolution syphilitique, basée sur la forme, la nature, le siège, le processus des lésions spécifiques, est défectueuse et infiniment moins pratique que la précédente.

11. Les caractères de la lésion ne concordent pas, en effet, constamment avec le moment de leur apparition. Il y a des syphilis où les lésions d'ordre tertiaire au point de vue anatomo-pathologique, sont secondaires par leur date et probablement aussi virulentes et contagieuses.

12. La virulence et la contagiosité des produits morbides de la syphilis dépendent, non pas de la lésion prise en elle-même, mais de l'époque où elle fait son apparition.

13. Le tertiarisme anatomique précoce se montre dans les formes

graves et surtout malignes de la syphilis, immédiatement ou peu de temps après l'accident primitif. Il est alors tout à la fois secondaire par sa date, virulent et transmissible par hérédité.

14. Les accidents secondaires et virulents disparaissent fatalement pour ne plus se reproduire sous quelque forme que ce soit. Les accidents tertiaires ont, au contraire, une durée illimitée.

15. La syphilis consécutive est une maladie de toute la substance. Aussi la division de son processus fondée sur la topographie des lésions doit-elle être rejetée. La syphilis ne marche pas toujours comme on l'a dit, de la périphérie vers le centre du corps. Les viscères, le cerveau, par exemple, sont attaqués quelquefois, pendant la période secondaire, tout aussi gravement que pendant la période tertiaire. Par contre, il y a des syphilis tertiaires qui restent exclusivement périphériques.

DEUXIÈME PARTIE

SÉMÉIOLOGIE ET PROCESSUS DE LA SYPHILIS TERTIAIRE

I. Absence de prodromes généraux et locaux. — Insidiosité du début. — Latence des phénomènes pendant toute leur évolution. — Isolement des lésions. — Caractère destructif de l'action morbide tertiaire. — Incertitude sur le siège de la détermination.

II. Irrégularité caractéristique du processus dans la syphilis tertiaire. — Nombre, intervalle, siège des poussées dans le tertiarisme. — Processus de chaque lésion tertiaire prise isolément.

I

Un des caractères les plus remarquables de la syphilis tertiaire, c'est qu'elle ne se manifeste pas comme un effort réactionnel de l'organisme entier contre une cause morbide qui l'a envahi et dont ses énergies saines font effort pour se débarrasser. La maladie s'est combinée si intimement avec la vie normale, elle fait partie si intégrante de la nutrition élémentaire, de la végétation plastique, qu'elle agit presque comme une fonction naturelle. Ses actes, même les plus graves, les plus destructeurs, s'accomplissent sans que l'organisme paraisse en avoir conscience, tant il lui sont devenus naturels. Ils ne troublent pas le fonctionnement général des grands systèmes, à moins qu'ils ne les atteignent directement, et encore est-ce alors le point seul touché qui entre en souffrance. Ils ne suscitent aucune sympathie locale ou éloignée. Leur pouvoir réflexe est à peu près nul. Les plus graves troublent moins le mécanisme physiologique que la plus simple affection d'ordre commun. Dix, quinze, vingt gommes, par exemple, naîtront et évolueront dans le tissu cellulaire sous-cutané sans causer autant de trouble dans l'ensemble organique que quelques simples éruptions d'herpès labial ou guttural.

Toutes ces circonstances d'apparition, de processus, de vie pathologique latente, sourde et obscure, je serais presque tenté de dire ces mœurs, ce tempérament morbides, ne sont-ils pas l'indice le plus significatif de la constitutionnalité ?

Il en découle, comme conséquence, un état de santé apparente qu'interrompent à peine les manifestations tertiaires, même au plus fort de leur activité morbide, même lorsqu'elles se prolongent indéfiniment ou se succèdent à des échéances très rapprochées qui les rendent presque subintrantes.

Aussi les caractères généraux et essentiels de la séméiologie du tertiarisme sont-ils :

1° L'absence de prodromes généraux et locaux ;

2° L'insidiosité du début ;

3° La latence des phénomènes pendant toute leur évolution ;

4° La nullité des efforts synergiques et des phénomènes sympathiques ou réflexes ;

5° L'isolement des lésions ;

6° L'incertitude sur la topographie des points circonscrits de l'organisme où s'effectuera la détermination ;

7° La profondeur, la ténacité et le génie, pour ainsi dire, désorganisateur de l'action morbide.

N'est-ce pas une chose étrange de voir la santé persister, alors qu'il existe une imminence morbide, dont les effets peuvent, d'un moment à l'autre, ici ou là, produire les conséquences les plus désastreuses ? N'est-il pas plus étrange encore de la voir continuer lorsque l'action morbide a suivi l'imminence ? Je pourrais citer un grand nombre de faits saisissants pour prouver combien sont exacts les traits généraux du tertiarisme que je viens d'énumérer. Mais, comme les exemples abonderont plus tard, contentons-nous pour le moment de rester dans les généralités.

La latence, l'insidiosité sont propres à toutes les déterminations de la syphilis tertiaire, même à celles qui sont le plus spécifiques dans leur modalité. Quand ces déterminations se produisent sur le tégument externe, dans le tissu cellulaire sous-cutané, sur des muqueuses, sur des points du squelette accessibles à la vue et à l'exploration, etc. ; quand on peut les voir et les toucher, il y a de grandes chances pour qu'on ne méconnaisse pas leur nature et leur provenance. Le trait spécifique existe. Il est complet ou s'accuse du moins par quelque particularité plus ou moins appréciable ; et s'il est vague ou insignifiant, on peut trouver à côté de la lésion actuelle, des vestiges cicatriciels très caractéristiques sur une lésion plus ancienne, etc.

Il n'en est pas toujours ainsi dans le tertiarisme viscéral, surtout quand il attaque exclusivement le parenchyme des organes internes dérobés à nos regards. Si nous pouvions voir les lésions qu'il y produit, les disséquer, les analyser, nous découvririons sans doute qu'elles sont une émanation de la syphilis. Mais elles ne se traduisent que par des troubles fonctionnels. Or, ces troubles fonctionnels sont, la plupart du temps, des symptômes d'ordre commun, qui ne présentent dans leur physionomie aucun trait de provenance vénérienne et qui n'ont rien de spécifique dans leur expression phénoménale. Ils ressemblent beaucoup plus à une maladie ordinaire qu'à une maladie. suspecte. Aussi M. Ricord a-t-il eu raison de dire : « La vérole vieillie a la mine honnête. »

Dans la syphilis constitutionnelle, le tertiarisme des viscères est donc celui qui est le plus latent et le plus insidieux, parce que la spécificité s'y atténue souvent, et que ses symptomes s'effacent et se noient dans le grand courant de la phénoménalité pathologique vulgaire.

C'est ce qui fait que la syphilis viscérale a été si longtemps ignorée et méconnue. Elle est une conquête de la médecine moderne. Au dix-huitième siècle, Hunter, malgré tout son génie, n'en avait aucune idée, pas même le pressentiment. Que de milliers de malades, atteints de syphilis tertiaire, cérébrale, spinale, hépatique, rénale, pulmonaire, etc., depuis la fin du quinzième siècle, sont morts ou ont été frappés d'infirmités incurables, sans qu'on ait soupçonné l'origine et la nature du mal dont ils étaient victimes !

Il ne faudrait pas croire cependant que la séméiotique du tertiarisme viscéral soit absolument banale. Elle a quelquefois des signes de race qui la font reconnaître; mais il faut une grande expérience de cette pathologie spécifique pour les découvrir, et encore l'analyse la plus minutieuse, la plus subtile des phénomènes n'y parvient-elle pas toujours. On doit alors chercher la certitude dans les antécédents ou dans les résultats d'une médication spécifique, etc.

Ce qui obscurcit encore la symptomatologie du tertiarisme viscéral, c'est qu'il n'est pas toujours seul en jeu, surtout lorsqu'il survient à une époque avancée de la vie. D'autres causes morbides générales ou locales qui surgissent, se multiplient et s'accusent dans la période d'involution organique, peuvent aussi concentrer leur action sur les mêmes organes que la syphilis tertiaire. Il en résulte un complexus phénoménal qui passe souvent inaperçu et qui, lorsqu'on le découvre, est toujours difficile à débrouiller. Comment faire dans une mesure exacte la part qui revient à chacune de ces influences morbides? Rhumatisme, scrofule, alcoolisme, dégénérescence athéromateuse, tubercule, cancer, lésions viscérales d'ordre commun, etc., toute cette pathologie diathésique, toxique, dyscrasique ou locale, est susceptible d'amalgamer ses symptômes avec ceux de la syphilis tertiaire et d'en faire un ensemble morbide inextricable.

Ainsi, à mesure qu'elle vieillit, à mesure que les sujets, qu'elle frappe s'avançent dans la période d'involution de l'existence, la syphilis confond de plus en plus ses manifestations avec celles des maladies communes. Il semble qu'elle gagne en profondeur ce qu'elle perd en spécificité. C'est là une des causes qui contribuent le plus à obscurcir sa symptomatologie. L'ensemble des caractères qui la faisaient si aisément reconnaître à une autre période, dans sa phase toxique ou secondaire, et même dans sa phase tertiaire, quand elle attaquait la peau, les muqueuses, le tissu conjonctif, le squelette, cet ensemble si saisissant, si pathognomonique s'efface, se défigure ou disparaît tout à fait dans les viscéropathies, surtout lorsqu'elles surviennent dans la vieillesse et à une époque très éloignée de l'accident primitif.

Dans des leçons antérieures, j'ai exposé les caractères spécifiques que présentent les déterminations de la syphilis lorsqu'elles s'effectuent sur la peau et dans le tissu cellulaire sous-cutané pendant la phase tertiaire de la maladie. J'ai décrit avec tous les détails que comporte une aussi importante question, les symptômes, le processus du phagédénisme syphilitique et toutes les circonstances qui s'y rattachent[1]. Je n'ai donc pas à y revenir ici.

C'est du tertiarisme viscéral surtout dont nous avons à nous occuper. Pris individuellement, chacun de ses symptômes ne diffère en rien de ceux qui appartiennent aux lésions du même siège produites par une cause ordinaire. La seule spécificité qu'on y découvre consiste dans des nuances délicates d'intensité, de forme ou de

1. Charles Mauriac, *Leçons cliniques sur les maladies vénériennes*. J.-B. Baillère, éditeur, 1883, 16e, 17e, 18e, 19e et 20e leçons.

marche, qui du reste manquent souvent ou sont imperceptibles. Par lui-même, le phénomène ne révèle point sa provenance diathésique. Mais si, au lieu de l'envisager dans son isolement, on le rapproche des autres phénomènes de même date, on parvient presque toujours à découvrir des dissemblances entre les troubles fonctionnels produits par les lésions viscérales syphilitiques et ceux qui proviennent de lésions d'ordre commun. Voici en quoi elles consistent.

Les symptômes du tertiarisme ne présentent ni dans leur apparition, ni dans leur groupement, la même *systématisation* que ceux d'origine commune. Le syndrome est habituellement incomplet, soit au début, soit pendant toute la durée de l'affection. Souvent il n'existe pas, ou bien ses éléments frustes ne lui donnent qu'une physionomie vague, effacée, indéchiffrable.

Bien plus, on observe fréquemment tout l'opposé d'un syndrome, c'est-à-dire qu'au lieu d'une association harmonique et d'un processus physiologique des symptômes, il règne entre eux une sorte d'incompatibilité de siège, un défaut de proportion comme intensité relative, des incohérences de date et des irrégularités de développement. Ajoutez à cela des lacunes ou des superfétations, et vous commencerez à avoir une idée des irrégularités et des bizarreries de la séméiotique du tertiarisme viscéral.

Mais ce n'est pas tout : l'humeur capricieuse de la maladie se révèle encore par d'autres circonstances singulières qui sont significatives au point de devenir presque pathognomoniques. Parmi elles il faut signaler l'extrême *circonscription* des phénomènes ou bien leur *dissémination* sur les points les plus éloignés, l'apparition inattendue d'un phénomène que rien ne faisait prévoir, des associations et des coïncidences morbides qui sortent des habitudes de la pathologie commune, etc. N'y a-t-il pas dans toutes ces circonstances de quoi dérouter l'observateur ? Oui, s'il n'est pas averti et s'il n'a aucune expérience des affections syphilitiques viscérales. Mais que sa surprise même lui serve d'enseignement et qu'il songe alors au tertiarisme. D'autres particularités pourront lui venir en aide. Sans parler des antécédents et de la coexistence de lésions d'une spécificité indéniable, il faut noter un grand fait qui n'appartient point aux symptômes, mais qui trouve ici sa place, c'est que la syphilis viscérale étant susceptible d'attaquer l'individu à toutes les périodes de son existence, produit fréquemment des maladies qui sont *hors de saison*, c'est-à-dire qui appartiennent à un âge de la vie autre que celui où elles se développent.

Il résulte de ce qui précède que plus les anomalies sont nombreuses dans la phénoménalité morbide d'un organe, d'un système ou de toute l'économie, plus est grand le désaccord entre l'âge du sujet et sa maladie, plus aussi l'attention doit être en éveil sur la possibilité et la probabilité du tertiarisme viscéral.

N'exagérons point cependant ce côté très original de sa séméiotique. L'incoordination symptomatique et topographique n'est pas toujours la règle. Il existe dans la pathologie viscérale de la syphilis des syndromes quelquefois aussi complets dans leur expression, aussi réguliers dans leur apparition et leur développement, que ceux d'ordre commun. Tels sont, par exemple, le syndrome aphasie et hémiplégie droite, certaines épilepsies, quelques affections de la moelle épinière et du foie, etc. Eh bien, que de pareils syndromes se produisent dans la saison de la vie qui leur est propre, comme cela peut arriver ; que les commémoratifs soient obscurs ou douteux ; qu'il y ait intervention d'autres causes diathésiques ou locales, etc., etc., et la séméiotique spécifique du tertiarisme se confondra de plus en plus avec la séméiotique ordinaire, et à ce point qu'on sera fréquemment dans l'impossibilité de découvrir entre elles aucun caractère distinctif. C'est ce qui fait que chez les vieillards ou chez les personnes qui descendant la pente de la vie, le tertiarisme viscéral est beaucoup plus difficile à diagnostiquer que dans la jeunesse ou la période moyenne de l'existence.

Le retentissement des lésions syphilitiques tertiaires sur l'organisme est, d'ordinaire, nul ou peu prononcé. Mais pour qu'il en soit ainsi, il faut qu'elles soient circonscrites ou qu'elles ne troublent pas trop profondément les fonctions indispensables à la vie. Quand le tertiarisme attaque les constitutions déjà débilitées par d'autres causes ou des organismes qui n'offrent que peu de résistance, quand il multiplie ses atteintes et ne laisse entre elles aucun intervalle de calme, quand il amoindrit, compromet de plus en plus et finit par abolir le fonctionnement des grands systèmes, tout l'organisme entre en souffrance et se trouve fatalement entraîné à la longue dans le cercle de l'évolution morbide locale.

Il en résulte une *cachexie syphilitique tertiaire* qui est toujours grave par elle-même, mais qui le devient peut-être plus encore par l'obstacle qu'elle apporte à l'action curative des médicaments. Cette cachexie signalée et décrite depuis longtemps est moins fréquente qu'on ne l'a dit. Elle est loin, en outre, d'avoir des caractères spéciaux très accusés. Elle ressemble à beaucoup d'autres qui ont des causes toutes différentes. Elle est infiniment moins spécifique que celle qui précède ou accompagne l'explosion des premiers accidents syphilitiques. Il y a des déterminations tertiaires qui la produisent presque toujours, entre autres celles qui s'effectuent sur le foie, sur les reins et sur la rate. La syphilose cutanée, maligne et aiguë, la syphilose pulmonaire, le tertiarisme osseux invétéré doivent être comptés aussi parmi ses causes les plus ordinaires.

On avait cru d'abord que la dégénérescence amyloïde était un élément essentiel de la cachexie syphilitique. Mais il paraît démontré aujourd'hui que la syphilis ne produit pas par elle-même cette dégénérescence puisqu'on ne la trouve qu'exceptionnellement dans le foie, par exemple, lorsque cet organe présente des altérations syphilitiques caractéristiques. D'après M. Virchow, la dégénérescence amyloïde de la rate et du foie, des reins et de l'intestin, accompagne bien plus rarement les syphiloses que les affections scrofuleuses des os.

Dans la cachexie initiale ou cachexie d'intoxication, les symptômes qui prédominent sont ceux de l'appauvrissement globulaire du sang. On y constate aussi des tentatives avortées, irrégulières, intermittentes, de réaction fébrile, et des algies variées à foyers multiples, qui accusent la perturbation du système nerveux produite par la première impression des virus sur l'organisme.

Dans la cachexie ultime ou constitutionnelle, tous les éléments du sang paraissent atteints. Le marasme est progressif et la fièvre hectique atteste l'impuissance des efforts réactionnels de l'économie contre les nombreuses causes d'épuisement qui la détruisent peu à peu.

II

On a dit bien souvent que la syphilis était la plus régulière de toutes les maladies toxiques, diathésiques et constitutionnelles ; qu'on pouvait calculer mathématiquement et presque à jour fixe l'apparition successive de ses principales manifestations et qu'elle obéissait, dans son évolution, à des lois aussi immuables que les révolutions sidérales. On ne peut nier qu'il n'y ait quelque chose de vrai dans cette manière de voir, tout en blâmant l'habitude fâcheuse qu'on avait autrefois de la proclamer sur un ton doctrinaire et de la formuler d'une façon beaucoup trop absolue.

C'est quand on envisage la question du processus sous ce point de vue et qu'on le compare avec celui des autres maladies constitutionnelles, qu'on mesure la différence profonde qui existe entre les deux grandes phases de la syphilis généralisée, entre sa phase secondaire et sa phase tertiaire.

Dans sa période secondaire, virulente et toxique, la syphilis, en effet, présente les allures régulières d'une maladie aiguë, d'une fièvre éruptive à étapes prolongées mais nettement délimitées, comme celles de la variole, de la rougeole et de la scarlatine. Presque tous les syphiliographes en ont été frappés. A partir du moment où le principe toxique a pénétré dans l'organisme, il est possible de suivre le processus morbide pas à pas pendant un certain laps de temps, et de prédire alors ses conséquences à échéance fixe. L'accident primitif, toujours précédé d'une incubation, entraîne fatalement l'intoxication ; celle-ci, après une deuxième incubation, procède suivant des poussées d'accidents. On en peut déterminer la topographie et supputer la succession chronologique, approximativement, sans crainte d'écart trop considérable entre nos prévisions et la réalité, etc.

Mais remarquez combien l'horizon de notre pronostic en tant qu'évolution est limité. Il ne s'étend pas au delà de la première et de la seconde années. Les certitudes où les probabilités diminuent de jour en jour, pour ainsi dire, à mesure que les étapes régulières du commencement de l'intoxication s'éloignent dans le passé. Les conjectures font place aux affirmations. Nous tombons dans l'obscurité, dans l'inconnu des déterminations morbides produites par des maladies primitivement constitutionnelles, qui ont commencé on ne sait à quelle date lorsqu'elles sont acquises, et qui imprègnent l'organisme depuis la fécondation de l'ovule lorsqu'elles sont héréditaires.

Le processus du tertiarisme, contrairement à celui de l'accident primitif et de la syphilis virulente, est aussi capricieux, aussi irrégulier que celui de n'importe quelle autre maladie constitutionnelle, scrofule, dartre, arthritisme. Il échappe à tous nos calculs. Il n'est plus question pour lui de lois immuables. Qui oserait en formuler une seule aujourd'hui ? Quelles restrictions ne faut-il pas apporter à la doctrine, je serais tenté de dire à la légende de l'évolution fixe, puisque la syphilis primitive et la syphilis secondaire, si réglées qu'elles soient comme succession de phénomènes, ne sont qu'un point dans le temps, quand on les compare à la durée indéfinie du tertiarisme?

Le tertiarisme n'est-il pas la vraie syphilis? Que sont la plupart des accidents secondaires comparés à un seul accident tertiaire, n'importe lequel, même de moyenne intensité?

Dans les syphilis d'une évolution régulière typique et qui doivent devenir constitutionnelles, les manifestations d'ordre secondaire disparaissent peu à peu, au bout de deux ou trois ans. Puis, bientôt après, surviennent d'autres accidents plus circonscrits et plus profonds, qui se reproduisent çà et là indéfiniment, etc. Le malade est entré dans le tertiarisme sans que le processus général ait subi d'interruption notable.

Il y a même des cas où la transition entre les deux périodes est encore plus insensible : c'est lorsque les accidents secondaires se transforment d'eux-mêmes et peu à peu en accidents tertiaires ; que les papules, par exemple, s'érodent, s'ulcèrent et finissent par ne plus différer en rien des tubercules ulcéreux. C'est aussi dans cette phase intermédiaire que surviennent les syphiloses viscérales qui flottent, comme chronologie, entre la période virulente et la période constitutionnelle de la maladie.

Dans les syphilis d'une évolution irrégulière, le tertiarisme joue un grand rôle. Il n'y a même de sérieusement irrégulières que celles dans lesquelles il intervient. Un de leurs premiers types c'est celui dans lequel les manifestations tertiaires apparaissent d'emblée, avec ou sans mélange d'accidents secondaires, immédiatement après l'accident primitif. Ces syphilis sont généralement malignes. Un autre type, c'est celui dans lequel un intervalle extrêmement considérable de 20, 30, 40, 50 années et plus, sépare l'accident primitif d'une première poussée d'accidents tertiaires, sans qu'il y ait eu dans l'intervalle aucun trouble spécifique local ou général. Entre ces deux extrêmes, toutes les variétés comme chronologie tertiaire sont possibles, et aucune circonstance intrinsèque ou extrinsèque ne nous permet de les soumettre à un calcul quelconque, même à un calcul de probabilités.

Comme toutes les maladies constitutionnelles, le tertiarisme procède par poussées. Quelquefois il n'y en a qu'une seule, d'autres fois elles se succèdent à l'infini. Leur nombre, de même que l'intervalle qui les sépare, ne présente aucune fixité. Dans les syphilis tertiaires graves, les déterminations se multiplient de tous les côtés, à l'intérieur du corps, sur la peau et sur les muqueuses. Elles sont alors ordinairement subintrantes : à peine l'une est-elle guérie ou en voie de guérison, qu'une autre recommence et ainsi de suite indéfiniment. Les poussées sont donc : uniques, multiples, simultanées, subintrantes ou successives avec des intervalles d'une longueur très variable.

Le tertiarisme peut envahir en même temps la surface et la profondeur de l'organisme. Il n'y a point de balancement entre les manifestations internes et les manifestations externes. Qu'on ne cherche dans ces dernières aucune garantie compensatrice contre la syphilis viscérale. Il faut bien dire toutefois que, dans beaucoup de cas, les organes internes sont gravement atteints, sans que, pendant la longue durée de leur syphilose, apparaisse une seule manifestation du côté de la peau ou des muqueuses. Par contre, on voit les syphiloses cutanées, muqueuses, osseuses, se succéder indéfiniment, sans que, pendant les poussées, ou dans leur intervalle, aucun viscère soit attaqué.

Le processus du tertiarisme, étudié non plus dans son ensemble, mais dans chacune de ses déterminations, présente lui aussi de nombreuses variétés. Il y a des lésions tertiaires bénignes en ce sens qu'elles ont une tendance naturelle à guérir spontanément, ou du moins à guérir avec une extrême rapidité quand elles sont traitées. D'autres ont plus de ténacité et ne lâchent prise qu'à la longue, ou bien elles cèdent pour revenir, ou bien encore guérissent sur un point et se rattrapent sur d'autres qu'elles envahissent et détruisent par un phagédénisme lent et imperturbable. Il y a des plaques de tubercules qui durent des années. De guerre lasse, les malades finissent par ne plus s'en occuper. Chez eux, le tertiarisme cutané est inguérissable.

Pour les déterminations viscérales, la durée n'est pas moins variable. Leurs attaques sur le même point peuvent se réduire à une, ou bien, ce qui est le cas le plus commun pour le cerveau et la moelle épinière, par exemple, pour les yeux, le larynx, etc., présenter de nombreuses oscillations d'accalmie et de recrudescence, qui aboutissent généralement à des lésions irrémédiables.

Si on veut juger de la durée des déterminations avec exactitude, il faut distinguer en elles (chose souvent difficile) les phénomènes qui sont en *activité* de ceux qui ont cessé d'évoluer, qui sont devenus permanents et appartiennent à l'ordre des infirmités, des destructions, des déformations irréparables.

Dans la syphilose des téguments et du tissu cellulaire sous-cutané, les lésions tertiaires se produisent sans que rien les annonce. Il en est quelquefois ainsi dans les viscéropathies. Le cerveau et la moelle épinière, peuvent être frappés brusquement et en pleine santé, sans que rien mette en garde contre la brutalité d'une pareille attaque et permette de la prévoir. — Par contre, et c'est là le cas le plus ordinaire, le tertiarisme viscéral ne s'établit que peu à peu. Avant qu'il se formule d'une façon nette par des troubles fonctionnels indéniables, son attaque définitive a été précédée d'une période quelquefois extrêmement longue de prodromes qui, pour être plus ou moins vagues et indécis, n'en constituent pas moins un état maladif prémonitoire d'une haute signification pronostique et d'une valeur très grande comme indication thérapeutique, car c'est surtout quand la lésion se prépare qu'il faut la traiter et qu'on a quelque chance de la guérir.

La syphilis tertiaire, envisagée dans son ensemble, ne se termine pas. Je veux dire par là qu'il n'existe aucun signe qui permette d'affirmer positivement qu'elle est arrivée au terme de son évolution. Envisagée dans chacune de ses manifestations, elle a au contraire une fin, car la même poussée ne se perpétue pas pendant toute l'existence. Ou bien elle guérit seule, ou bien elle guérit sous l'influence d'un traitement spécifique. A cet égard, il y a une différence profonde entre les lésions tertiaires et les lésions malignes de l'épithélioma et du cancer.

Guérison toujours précaire, en ce sens qu'elle peut être momentanée, telle est l'éventualité la moins défavorable au tertiarisme. Demi-guérison entrecoupée de récidives; guérison de la lésion, mais avec pertes de substance, déformations, troubles fonctionnels définitifs, etc., etc. Toujours la même incertitude sur l'avenir, car une atteinte profonde de tertiarisme n'épuise point la diathèse et ne prémunit nullement contre ses atteintes ultérieures. L'imminence morbide persiste, quoi qu'il arrive, pendant toute la période tertiaire. Elle n'a pas de terme. Si elle varie comme intensité, ce qui est probable, aucun signe ne nous permet d'en juger, puisqu'elle se cache souvent sous les apparences de la santé la plus florissante.

La mort est fréquemment une des terminaisons du tertiarisme. Quelle que soit la bénignité et la rareté de ses atteintes, il doit contribuer à abréger l'existence. Mais souvent il tue brusquement ou à bref délai, surtout quand il se détermine sur les centres nerveux. J'ai vu des malades être emportés en quelques semaines par des myélopathies aiguës qu'on ne pouvait rattacher qu'à la syphilis. Enfin, il y a la mort qui est préparée par une période plus ou moins longue de cachexie syphilitique dont elle est presque inévitablemet la terminaison soit dans le tertiarisme aigu, généralisé et précoce des syphilides malignes, soit beaucoup plus tard dans les vieilles syphiloses du foie, de la rate et des reins.

TROISIÈME PARTIE

COEXISTENCES PATHOLOGIQUES; — ÉTIOLOGIE DE LA SYPHILIS TERTIAIRE

I. Conflit entre la syphilis tertiaire et diverses autres maladies constitutionnelles. — Affinités électives de la syphilis tertiaire avec l'arthritisme et la scrofule. — Aucune incompatibilité entre la syphilis tertiaire et les autres états morbides généraux et locaux. Ses rapports avec les maladies aiguës et le traumatisme.

II. Spontanéité des accidents tertiaires. — Insuffisance des causes banales pour provoquer le tertiarisme. — De l'absence et de l'insuffisance du traitement comme cause du tertiarisme.

I

Pendant la phase d'involution de l'existence, les causes de désorganisation se multiplient. Les germes morbides jusque-là inertes, latents et réduits à l'impuissance par les énergies saines de l'économie, éclosent et grandissent en toute liberté. Les diathèses, les états constitutionnels prennent possession de l'individu et bientôt la santé n'est plus qu'un compromis aléatoire entre la vie normale qui diminue de plus en plus et la vie morbide dont l'activité au contraire s'augmente, s'étend et se complique.

En pareil cas n'est-il pas inévitable que la syphilis tertiaire se rencontre sur le même terrain avec d'autres maladies générales? Je vous ai dit plus haut combien le complexus phénoménal qui en résulte était difficile à débrouiller.

Ce complexus peut se produire bien avant la période descendante de la vie. On voit le tertiarisme se manifester à tout âge, en même temps que la scrofule par exemple, que la tuberculose, le cancer, les dartres, l'arthritisme, etc.

Cette coexistence d'états morbides généraux, latents ou en activité, ne donne pas lieu à des événements pathologiques aussi considérables qu'on serait tenté de le croire. Et la preuve, c'est qu'on ne connaît pas encore d'une façon bien exacte quels sont les résultats d'un pareil conflit chez le même individu. Un fait cependant qui est bien établi, c'est qu'aucune maladie constitutionnelle ne prémunit contre les autres. Il n'y a entre elles aucune incompatibilité. L'immunité n'est point un de leurs privilèges, si tant est qu'elles en aient aucun. Tout au contraire, quelques-unes semblent se donner rendez-vous sur les mêmes systèmes et les mêmes organes et y vivre en très bonne intelligence.

Parmi les affinités électives de la syphilis tertiaire, une de celles que je mets en première ligne, c'est celle avec l'arthritisme. Combien de fois ne voit-on pas les déterminations de ces deux grandes maladies constitutionnelles se concentrer sur les mêmes points? Dans un grand nombre de glossopathies et de dermatopathies palmaires et plantaires, qui sont fréquemment réunies et forment comme un syndrome que j'ai déjà signalé [1], les deux influences diathésiques sont manifestes. Elles se combinent si intimement qu'on ne peut faire la part de chacune qu'après avoir institué le traitement spécifique de la syphilis, et encore n'arrive-t-on pas toujours à la certitude ni comme diagnostic ni comme pronostic.

Un autre organe sur lequel la syphilis tertiaire et l'arthritisme se rencontrent souvent, c'est la moelle épinière. Dans maintes myélopathies, principalement dans celles où se produit une incoordination vague ou peu systématisée, il est fort difficile de savoir si les deux maladies ou l'une d'elles seulement entrent en jeu.

J'en dirai autant de certaines affections musculaires partielles, de certaines cérébropathies dont la lésion matérielle primitive réside dans les artères intracrâniennes. Et les yeux, quel terrain commun et fécond pour la syphilis et l'arthritisme! Et les affections articulaires, et les affections syphilitico-goutteuses des reins etc.! Je crois que la syphilis et l'arthritisme peuvent se rencontrer partout. Mais, sauf sur la muqueuse de la langue et dans la paume des mains et la plante des pieds, leur conflit est beaucoup plus viscéral que tégumentaire.

Il n'en est pas ainsi de la dartre. Toutefois elle coïncide plus fréquemment avec les syphilides secondaires qu'avec les syphilides tertiaires. C'est surtout dans la première phase de la syphilis qu'elle fait sentir son influence et qu'elle imprime parfois une physionomie psoriasiforme à certaines manifestations cutanées et muqueuses. Ici aussi, la langue en même temps que les pieds et les mains sont le siège de prédilection des déterminations syphilitico-herpétiques.

L'affinité du tertiarisme est très grande, surtout en tant que lésion, avec la scrofule. Quelle étroite parenté n'y a-t-il pas, par exemple, entre les gommes scrofuleuses et les gommes syphilitiques et entre leurs dermatopathies tuberculeuses, entre leurs lupus [2]? Le théâtre sur lequel

1. Charles Mauriac, *Leçons sur les maladies vénériennes*, 13ᵉ et 14ᵉ leçons, p. 572, 594.

2. GOMMES SCROFULEUSES. Parmi les lésions qui expriment le plus complètement et sous la forme la plus saisissante les affinités très grandes qui existent sur beaucoup de points de l'organisme, entre la syphilis et la scrofule, il faut mentionner ici les *gommes scrofuleuses*. Elles ressemblent tellement aux gommes syphilitiques, que je crois utile

se déterminent les deux maladies, soit séparément, soit en même temps; celui sur lequel elles combinent et concentrent leur action à des degrés

d'en donner une courte description. C'est une annexe qui trouve naturellement sa place dans la pathologie générale de la syphilis.

C'est à mon savant ami, M. le docteur Ernest Besnier, médecin de l'hôpital Saint-Louis, que revient l'honneur d'avoir enrichi de ce chapitre nouveau et extrêmement important, l'histoire de la scrofule et de la scrofulo-tuberculose. C'est lui qui a inspiré les recherches histologiques faites sur les gommes scrofuleuses par ses élèves, MM. Brissaud, Josias, Balzer; et c'est lui qui en a fait une étude complète et magistrale, qu'on pourrait dire définitive, si rien l'était dans la science d'une manière absolue. (*Des Gommes scrofuleuses*, par Ernest Besnier, *Annales de Dermatologie et de Syphiligraghie*, mai 1883, page 257.)

Les gommes scrofuleuses avaient été entrevues vaguement par Alibert, et un peu plus nettement par Guersant et surtout par Bazin, etc.; mais c'est la monographie de M. le docteur Ernest Besnier qu'il faut lire si on veut les connaître. En voici le résumé :

I. Les gommes scrofuleuses correspondent au type gommeux de la manière la plus nette. A leur centre, il se fait une régression plus ou moins rapide; puis elles s'ouvrent, et on voit alors que leur cavité est remplie d'un véritable fongus semblable au bourbillon sphacélé des gommes syphilitiques. La matière qui constitue les gommes scrofuleuses envahit la peau sur un point seulement ou sur de vastes surfaces et donne lieu par ce fait à des scrofulides ulcéreuses, etc. Histologiquement, les gommes scrofuleuses appartiennent à l'ordre des tumeurs tuberculeuses.

Dans ces derniers temps, M. le professeur A. Pellizari a démontré qu'elles contenaient les bacilles de la tuberculose : « Les nodosités, dit-il, étaient exclusivement composées de cellules embryonnaires, avec de très nombreuses cellules géantes. Sur plus de soixante préparations, deux seulement m'ont fourni l'occasion de voir clairement le bacille tuberculeux... J'en ai vu deux très beaux dans l'intérieur d'une cellule géante. » C. Pellizari. *De la présence des bacilles de la tuberculose dans les gommes scrofuleuses* (*Annales de Dermatologie et de Syphiligraphie*, 1884, page 342). Ainsi, dans les gommes, de même que dans le lupus de la scrofule, on découvre le bacille tuberculeux.

Relativement à leur siège, ces gommes sont *dermiques*, *hypodermiques* et *sous-aponévrotiques.*

II. *a.* Les *gommes scrofuleuses dermiques*, circonscrites ou diffuses, produisent toutes les dermopathies vraiment ulcéreuses de la scrofule, soit par simple *atrophie* sans suppuration, comme dans les tubercules atrophiques de la syphilis, soit par fonte nécrobiotique de l'infiltrat spécifique. A toutes les scrofulides destructives, préside en effet, une cause unique, l'infiltration scrofulo-tuberculeuse du derme, suivie de la régression des éléments néoplasiques et de l'élimination des centres gommeux, quelle que soit leur disposition, en nodules isolées, en groupes tuberculiformes, en nappes irrégulières diffuses, gyroïdes, etc.

b. Les *gommes scrofuleuses hypodermiques* forment sous la peau des nodosités qui lui adhèrent au bout de quelque temps et finissent par l'infiltrer de leurs produits suivant un processus identique à celui de l'infiltration syphilomateuse du derme, qui arrive presque fatalement dans les gommes syphilitiques sous-cutanées. La peau est détruite, non point par inflammation, compression, atrophie, mais par l'infiltrat spécifique nécrobiosé, etc. Les gommes scrofuleuses hypodermiques ressemblent si exactement aux gommes syphilitiques du même siège, que leur diagnostic différentiel, sans les commémoratifs, les phénomènes concomitants, l'action de l'iodure, etc., est extrêmement difficile et quelquefois même impossible.

c. Les *gommes scrofuleuses sous-aponévrotiques* comprennent les gommes ganglionnaires, les gommes des muscles, des tendons et de la face externe de leurs gaines, des

variables, ce théâtre-là est très vaste. Il comprend la peau et le tissu cellulaire sous-cutané, les ganglions lymphatiques, les os, les muqueuses. Contrairement à celui où s'exerce l'action syphilitico-arthritique, il est plus externe qu'interne, peut-être plus tégumentaire que viscéral. Mais à cet égard-là, comme sur tous les points si complexes et partant si obscurs de ces rendez-vous morbides diathésiques, il n'y a aucune règle fixe à établir. Il faut se borner aux grands traits sans multiplier ni préciser les détails, surtout dans une vue d'ensemble de la pathologie générale du tertiarisme.

Aucune incompatibilité n'existe entre la tuberculose et la syphilis tertiaire. Toutes les deux sévissent quelquefois sur le même sujet, et alors elles aggravent réciproquement leur action respective. De plus, elles ont des organes de prédilection comme le larynx, les testicules, les poumons où elles produisent à peu près les mêmes désordres, avec un appareil symptomatique qui ne diffère souvent que par des nuances insensibles.

Fréquemment la syphilis tertiaire se rencontre avec l'alcoolisme. Le foie est l'organe sur lequel ces deux états morbides produisent simultanément des lésions identiques. Combien ne voit-on pas de cirrhoses syphilitico-alcooliques !

Sur le conflit de la syphilis avec d'autres maladies d'intoxication, telles que le saturnisme et l'impaludisme, nos connaissances sont nulles ou très bornées.

Une remarque importante à faire au sujet de ce qui précède, c'est que, dans ses rapports très fréquents avec les autres maladies chroniques, la

aponévroses d'insertion, de l'atmosphère externe du périoste. Dans les muscles, les gommes scrofuleuses du volume d'une noix à celui d'une orange restent longtemps latentes et sont souvent prises pour des collections ossifluentes. Elles guérissent quelquefois par résolution après s'être caséifiées. Dans l'atmosphère lamineuse du périoste, surtout au voisinage des apophyses osseuses, sur les épicondyles et les malléoles, sur les parties latérales des phalanges, les gommes scrofuleuses surviennent fréquemment et donnent lieu à des altérations très complexes qu'il est fort difficile de déterminer exactement. « Il nous a paru manifeste, dit M. Ernest Besnier, que certaines lésions épipériostiques simulaient des altérations sous-périostées, et d'autre part qu'une intervention chirurgicale active et précoce était de nature à arrêter dans leur développement des altérations consécutives très graves du tissu osseux et du système articulaire. » Les gommes scrofuleuses sous-aponévrotiques constituent un des chapitres les plus importants de la scrofulose. On les a confondus avec les gommes syphilitiques, les abcès ossifluents, les gommes tuberculeuses vraies, les synovites tuberculeuses, etc.

C'est surtout entre les gommes scrofulo-tuberculeuses et les gommes de la syphilis héréditaire que l'analogie est étroite et le diagnostic difficile. Les sujets syphilitiques par hérédité sont d'ordinaire si absolument semblables aux scrofuleux, que la médication antisyphilitique doit toujours être instituée, alors même qu'on aurait des raisons plus ou moins plausibles pour rattacher les gommes à la scrofule plutôt qu'à la syphilis.

syphilis forme des associations et non des combinaisons. Si grandes que soient les affinités de processus ou de topographie d'où résultent les complexus diathésiques, l'autonomie de chacun des facteurs persiste et peut se retrouver au moyen d'une analyse clinique minutieuse, ou bien grâce à l'emploi du traitement spécifique de la syphilis, qu'on doit toujours instituer en pareil cas.

J'ai vu une affection cancéreuse survenir chez une dame, en pleine syphilis tertiaire. Elle en fut atteinte peu de temps après une éruption de gommes du cuir chevelu, qui disparurent comme par enchantement sous l'influence de l'iodure de potassium. Les deux maladies évoluèrent chacune de leur côté. Je ne constatai point cette hybridité syphilitico-cancéreuse dont parle M. Verneuil. La syphilis n'a rien à voir avec les aberrations morphologiques des tissus qui aboutissent à la malignité dans les affections cancéreuses.

On a dit que la syphilis aggravait la dyscrasie albuminurique, tandis qu'elle guérissait momentanément la dyscrasie diabétique en faisant disparaître le sucre des urines pendant la durée de ses manifestations[1]. Ces assertions sont trop vagues ; elles ne reposent que sur un nombre très restreint de faits et elles ont besoin d'être soumises au contrôle d'une observation plus étendue.

Les maladies aiguës, brusques, violentes, qui exigent un effort synergique de réaction et suscitent un mouvement fébrile continu de quelque durée, ne manquent jamais d'exercer une action curative très prompte sur les manifestations des maladies constitutionnelles. Les pyrexies graves, les phlegmasies pulmonaires ou autres, l'érysipèle, etc., font quelquefois disparaître avec une merveilleuse rapidité les accidents syphilitiques même graves, profonds et rebelles à l'action thérapeutique. Les accidents tertiaires, tout aussi bien que les secon-

1. J'ai observé plusieurs fois la syphilis chez des diabétiques, et je n'ai point constaté ce fait. Les deux maladies ne m'ont semblé avoir l'une sur l'autre aucune influence manifeste et constante. Il y a quelques mois, un diabétique de longue date vint me consulter pour une lésion balano-préputiale qui ressemblait tellement à un furoncle que je crus, au premier abord, avec mon savant collègue, M. le Dr Lécorché, que ce n'était là qu'une manifestation de la glycosurie. Mais bientôt l'adénopathie inguinale vint nous prouver qu'il s'agissait réellement d'un chancre syphilitique. Ce chancre fut ulcéreux et produisit une perte de substance notable. Je m'attendais à une explosion d'accidents consécutifs graves, mais ils furent au contraire relativement modérés et consistèrent en papulodermies résolutives. La santé générale ne fut pas atteinte. La quantité de sucre dans les urines ne subit aucune variation sensible par le fait de la syphilis. Le malade négligea son diabète pour s'occuper exclusivement de sa nouvelle maladie. Depuis qu'il n'a plus que des manifestations syphilitiques insignifiantes, telles que des plaques muqueuses de temps en temps, il se traite pour le diabète, et en quelques jours la quantité moyenne de sucre, qui oscillait entre 50 et 80 grammes est tombée à 2 grammes par litre.

daires, subissent cette influence, mais à la condition qu'ils siègent sur la peau et sur les muqueuses. Les déterminations viscérales semblent lui échapper. Ainsi, j'ai vu plusieurs cas d'érysipèles graves qui avaient avantageusement modifié des syphilides ulcéreuses n'exercer aucune action résolutive sur des sarcocèles concomitants[1].

L'influence du traumatisme sur la syphilis, a été de la part de M. le professeur Verneuil le sujet d'études fort intéressantes. Qu'elle soit ou non accompagnée de perte de substance, une violence traumatique peut faire pousser sur le point de la région lésée, une syphilide circonscrite, qui présente, en général, les mêmes caractères qu'une syphilide qui serait survenue spontanément à cette date de la diathèse. Parmi les faits les plus curieux relatés par M. Verneuil et par son élève, M. Petit, il faut citer celui de ce vieillard de quatre-vingts ans, chez qui la syphilis *latente depuis soixante sept ans*, fut réveillée par une luxation de l'épaule et se manifesta par du rupia de la région deltoïdienne. Des gommes sous-cutanées et périostiques surviennent quelquefois au niveau des régions qui ont été plus ou moins violemment contusionnées. Si le traumatisme est susceptible de provoquer des manifestations tertiaires qui, sans lui, ne se seraient peut-être pas produites, de son côté le tertiarisme agit sur le traumatisme pour entraver son processus de guérison : ainsi les plaies se cicatrisent lentement, ou bien elles deviennent le siège d'une poussée tuberculeuse et ecthymateuse qu'il faut faire disparaître avec les spécifiques pour obtenir la guérison de la solution de continuité (Chambard). Éruption d'ecthyma au voisinage de deux écorchures de la jambe (Bazin); tubercules autour d'une légère plaie au dos du nez (Cazenave); conversion d'une plaie peu grave au poignet en une ulcération syphilitique (Chambard), etc., etc. Tels sont les faits et d'autres semblables qui attestent les rapports du traumatisme avec la syphilis tertiaire, du moins dans ses manifestations externes[2]. Quant aux

1. Charles Mauriac. *Étude clinique sur l'influence curative de l'érysipèle dans la syphilis*, 1873.

2. DU TRAUMATISME DANS LA SYPHILIS. Dans l'immense majorité des cas, la blessure évolue naturellement sans paraître influencée par la maladie constitutionnelle, parfois il en est autrement, le travail réparateur est plus ou moins compromis.

On peut rapprocher l'évolution de la syphilis de celle de la scrofule. Ce rapprochement permet de comprendre ce qui se passe parfois au foyer traumatique : en cas de fractures, retard et défaut de consolidation, cal filieux; en cas de simple contusion osseuse, ostéite, périostite, exostose, périostose, gommes suppurées, nécroses interminables.

La contusion, bornée aux parties molles, y provoque des phlegmons indolents, parfois à marche chronique, suppurant à peine et laissant des fistules, des ulcérations. Si la con-

déterminations viscérales, elles échappent sans doute à ces influences extérieures et attestent, encore plus que les syphilides, la spontanéité habituelle de l'action syphilitique, en quelque point de l'organisme qu'elle se détermine.

II

Les considérations qui précèdent nous conduisent naturellement à l'étude des causes du tertiarisme. Eh bien, cette étude ne sera pas longue, car, dans l'immense majorité des cas, on ne peut rapporter les accidents qu'à l'intoxication syphilitique elle-même. Au-dessus et à côté, on ne découvre rien qui rentre dans le cadre d'une étiologie raisonnable et qui ne se borne pas à l'énumération insipide de ces causes banales qui encombrent inévitablement le chapitre étiologique de toutes les affections chroniques et constitutionnelles.

Un premier point qu'on n'a pas encore expliqué, c'est le suivant : pourquoi la syphilis tertiaire ne se manifeste-t-elle pas fatalement chez tous les sujets ? On répond à cela que toutes les syphilis sont loin de se ressembler ; qu'il y en a de légères, de superficielles et de fugaces ; et que, par contre, d'autres sont malignes, graves et récidivent indéfiniment, etc. Ce sont là des faits, mais des faits dont on ne connaît pas la raison. Et de plus, pour nous en tenir au tertiarisme, ces faits n'expliquent nullement son apparition ; car

tusion est forte, il peut y avoir une eschare dont la chute met à découvert une plaie ayant tous les caractères des syphilides ulcéreuses.

Plus rarement, dans les plaies par instruments tranchants, on a noté le défaut de réunion immédiate, l'aspect ulcéreux, etc.

Les troubles peuvent survenir quelques jours ou quelques semaines, et même quelques mois après le traumatisme.

La syphilis se porte sur les parties atteintes, surtout quand elle est déjà ancienne. Elle envahit de préférence les tissus déjà altérés, même autrement que par la syphilis.

L'état constitutionnel antérieur du syphilitique blessé doit aussi contribuer à modifier la marche et la terminaison du traumatisme.

Chez les individus atteints de cachexie syphilitique, l'évolution des plaies est la même que dans toutes les cachexies, si la part de la syphilis y est très minime.

Le traumatisme agit peu sur la syphilis ; il peut l'attirer au point blessé, l'aggraver, la faire passer de l'état latent à l'état patent. Dans ce dernier cas les accidents revêtent la forme secondaire ou tertiaire, suivant la période à laquelle est arrivée l'intoxication. C'est la forme tertiaire qui prédomine quand la syphilis date de quelques années, alors même qu'elle n'aurait jamais produit que des manifestations secondaires.

Les manifestations diathésiques, ainsi provoquées, décèlent quelquefois l'existence de syphilis jusque-là méconnues. Généralement elles ne sont pas très graves et cèdent aisément à un traitement bien dirigé. — Verneuil, *Encyclop. internationale de chirurgie*, t. I, p. 143.

on voit maintes fois survenir des accidents tertiaires chez des individus qui ne soupçonnaient pas même qu'ils avaient la syphilis, tant elle avait été bénigne dans ses premières atteintes. Le caractère bénin de l'accident primitif et de la syphilis secondaire ne sont point une garantie contre le tertiarisme. Peut-être même l'observe-t-on plus souvent dix, vingt ou trente ans après les syphilis moyennes et de courte durée, qu'après les syphilis qui ont été très graves ou même malignes, dans les deux premières phases. Il est vrai que le nombre des premières est infiniment supérieur à celui des secondes. C'est là une circonstance dont il faut tenir compte.

Ainsi, on ne peut découvrir dans aucune des circonstances pathologiques que fait naître l'empoisonnement syphilitique, pendant les trois premières années de son processus, rien qui doive être regardé comme une condition étiologique de la syphilis tertiaire.

Si maintenant nous considérons non plus la maladie elle-même, mais l'individu qui est le théâtre de son action morbide, qu'y trouverons-nous comme cause du tertiarisme ? Rien encore ; et la preuve c'est que la syphilis tertiaire est tout aussi fréquente chez les individus d'une santé florissante que chez les cachectiques. On dit bien qu'elle atteint de préférence ceux dont l'organisme est entaché de faiblesse native ou acquise, ceux qui sont anémiques, lymphatiques, scrofuleux, scorbutiques, etc., qui présentent moins de résistance vitale, qui sont atteints d'affections chroniques ou toxiques, etc., etc. Mais tout cela n'est pas prouvé, et maintes fois la pratique montre des exemples du contraire. On n'en doit pas moins considérer les causes dépressives telles que les peines morales de toutes sortes, les fatigues, les excès vénériens, une alimentation insuffisante, l'alcoolisme, la vieillesse, etc., etc., comme des influences sans doute à peu près aussi mauvaises en fait de syphilis, qu'en fait de toute autre maladie constitutionnelle. Toutefois, je crois qu'il est permis d'affirmer qu'aucune d'elles n'est susceptible de créer le tertiarisme ; qu'il est nécessaire qu'il préexiste pour se manifester, et qu'en somme il en faut toujours revenir à ceci, c'est que nous ignorons absolument pourquoi le tertiarisme atteint quelques malades et respecte les autres.

Parmi les causes du tertiarisme, il importe de signaler l'omission ou l'insuffisance du traitement, ne fût-ce que pour engager les médecins et les malades à ne pas dédaigner, comme ils le font trop souvent, les accidents superficiels et relativement bénins des premières phases de la syphilis. Mais il ne faudrait pas croire que toutes les syphilis qui n'ont pas été soumises à une médication spécifique ou qui l'ont été incomplètement, soient condamnées à devenir tôt ou tard tertiaires. D'un autre côté, on s'exposerait à bien des déceptions si on croyait trouver, dans un traitement spécifique bien institué et administré suivant toutes les règles qu'enseigne une pratique consommée, une garantie absolue contre les accidents tertiaires. Pour ma part, je les ai vus un grand nombre de fois survenir en plein traitement, et j'étais stupéfait qu'aucun des deux spécifiques n'eût eu une action préventive suffisante pour retarder au moins leur apparition. Ces réserves, que je suis obligé de faire, et bien à contre-cœur assurément, ne doivent point diminuer notre confiance dans le mercure et l'iodure de potassium. Mais il faut que notre foi en eux ne soit pas trop aveugle, qu'elle ne nous empêche pas de voir les tristes exemples que nous donne parfois leur impuissance, quand il s'agit, non pas seulement de prévenir, mais souvent aussi de guérir les accidents syphilitiques, à toutes les phases de la maladie et principalement à la phase tertiaire.

QUATRIÈME PARTIE

ANATOMIE PATHOLOGIQUE DE LA SYPHILIS TERTIAIRE

I. Gommes syphilitiques viscérales. — Différence des gommes internes et des gommes hypodermiques. — Nécrobiose des gommes viscérales. — Classification anatomique des gommes. — Leur analogie avec les lésions de la tuberculose, de la lèpre et de la morve, c'est-à-dire avec des affections essentiellement microbiennes. — Infiltrats gommeux diffus à la surface ou au sein des viscères.

II. Sclérose syphilitique. — Rôle important qu'elle joue dans les affections tertiaires. — Association très fréquente et intime de la sclérose et des gommes. — Scléroses consécutives. — Lésions gommo-scléreuses et scléro-gommeuses. — Destruction des tissus par les gommes et par la sclérose.

L'anatomie pathologique de la syphilis diffère fort peu de celle des inflammations chroniques. Mais comment se fait-il que les mêmes éléments inflammatoires qui constituent les lésions de la syphilis à toutes ses périodes subissent des vicissitudes si diverses suivant l'âge ou suivant le génie particulier de la maladie ? Tout se réduit, en effet, non pas à une différence de nature, de composition, d'arrangement moléculaire, mais simplement à une différence de processus, de tendance, dont on ne trouve l'explication dans aucune circonstance histologique du produit morbide.

Il y a là une force mystérieuse qui est en dehors de la matière ou du moins que l'examen le plus minutieux des molécules organiques, dans la lésion elle-même ou à sa périphérie, ne nous a pas encore révélé. Certes, nous savons bien comment tel ou tel accident tertiaire arrive à désorganiser les tissus normaux, à étouffer, à détruire leurs éléments constitutifs et à se substituer définitivement à eux ; mais ce que nous ignorons, c'est le pourquoi du phénomène. Voici, par exemple, une papule survenue à la deuxième année de la syphilis et un tubercule qui a poussé quelques mois ou une année plus tard sur le même individu. Qu'on les examine au microscope, et on ne trouve entre eux aucune différence, ou bien cette différence est si minime qu'il sera permis d'hésiter et de ne pas formuler un diagnostic anatomique qui repose sur des nuances imperceptibles. Et cependant de ces deux lésions, la première disparaîtra sans laisser de traces, tandis que l'autre détruira les tissus par atrophie ou par ulcération. Même contraste entre l'identité ou la similitude de composition et la différence du processus, non plus entre des lésions contemporaines ou à peu près, mais entre des lésions survenues, l'une au début, les autres aux phases les plus reculées de la maladie constitutionnelle ; ainsi, le tissu dont se compose le chancre induré offre en tout la plus grande analogie avec celui des gommes syphilitiques des viscères et des tubercules cutanés les plus tardifs de la période tertiaire.

Le microscope n'a fait que préciser les connaissances qu'on avait acquises peu à peu sur l'anatomie pathologique de la syphilis. Pour proclamer hautement ses services, attendons qu'il ait découvert le microbe de la maladie. Jusqu'à présent, c'est encore l'anatomie topographique qui a fourni à la syphiliopathie les renseignements les plus utiles en déterminant la forme des lésions, leur répartition dans les différentes parties constituantes des tissus, des organes et des systèmes, leurs dimensions, leur nombre, etc. Aussi, est-ce à elle que nous aurons surtout recours lorsqu'il s'agira de décrire les lésions particulières que la syphilis tertiaire produit sur les différents points de l'organisme.

Dans ces généralités, au contraire, nous devrons nous borner à l'analyse histologique des éléments morbides, à l'examen de leurs métamorphoses et à l'étude du mécanisme matériel de leur processus destructif.

Je n'ai pas à revenir sur l'histologie générale des lésions tertiaires de la syphilose cutanée et sous-cutanée. On la trouvera exposée tout au long dans mon premier volume sur la syphilis.

I

Occupons-nous ici des lésions viscérales.

Au sein des organes internes, du foie, des reins, du cerveau, des poumons, des testicules, les gommes syphilitiques présentent, dans leur première phase, une structure qui les rapproche beaucoup de celles de la peau et du tissu cellulaire sous-cutané. Elles sont fondamentalement constituées par des cellules rondes embryonnaires, sorties en nombre considérable des vaisseaux, par diapédèse. Elles s'interposent entre les éléments propres des tissus, et si, à ce moment, elles ne ressemblent pas absolument aux gommes tégumentaires et sous-cutanées, ce sont des différences qui ne tiennent qu'à la structure des parties où elles se développent.

Mais plus tard leur physionomie change. La dissemblance s'accentue de plus en plus et s'établit définitivement entre le processus gommeux viscéral et le processus gommeux des parties superficielles du corps. Et, en effet, comme les gommes viscérales ne peuvent s'ouvrir à la surface du tégument muqueux ou cutané, qu'elles sont situées profondément et immobilisées au sein des tissus, elles finissent par subir une dégénérescence caséeuse à leur centre ; une véritable mortification s'empare des cellules qui les constituent. En même temps que ce processus nécrobiotique s'effectue dans la masse de la tumeur, un autre de nature néoplasique se développe à leur périphérie. Il consiste dans la création d'un tissu conjonctif chroniquement enflammé, qui aboutit à former autour d'elles une coque plus ou moins épaisse de tissu fibreux. Il est très probable que ce néoplasme de tissu conjonctif qui persiste et entoure la gomme est indépendant du virus lui-même, et qu'il se produit tout autour du foyer syphilitique nécrosé comme autour de tout foyer de mortification en voie de résorption, quelle que soit son origine.

Dans les gommes superficielles de la peau, dans celles de l'hypoderme il se fait une dégénérescence très précoce et graduelle des cellules d'infiltration, une fluidification du contenu, accompagnée de la formation d'une substance visqueuse muqueuse, analogue à la gomme. — Dans les gommes viscérales il se forme tout autour du foyer de fortes indurations calleuses du tissu, avec productions d'un foyer plus persistant, sec, caséeux, pâteux. Quelques gommes du poumon font exception à cette règle.

Examinons ce que sont les gommes arrivées à leur complet développement dans les viscères internes. Je dis viscères internes, et j'entends par là ceux qui ne sont pas en contact avec l'extérieur ; car il y a des organes tels que la langue, par exemple, et le larynx dont les gommes se comportent comme celles de la peau. Il en est de même des gommes de la bouche, du voile du palais, du pharynx, des cavités nasales. Vient un moment où elles s'ouvrent à la surface des muqueuses et y déversent leur contenu. Puis elles remplacent par un tissu de cicatrice les pertes de substance profondes irrégulières qu'elles ont fait subir aux tissus par leur ramollissement.

Les gommes des organes internes profonds ne se ramollissent pas, n'entrent pas en suppuration. Elles subissent une transformation caséo-fibreuse. On les trouve, sous forme de nodules, au milieu du parenchyme des viscères. Leur volume varie de celui d'un grain de chènevis à celui d'une noisette. Quelquefois elles font saillie à la surface des organes et se développent alors tout à fois dans leur capsule propre et dans leur parenchyme. — Ce sont d'abord de petites cellules rondes embryonnaires qui s'infiltrent dans la trame conjonctive des viscères, se groupent çà et là et forment des îlots isolés ou réunis. Leur dissémination et leur groupement n'ont rien de systématique et ne paraissent pas obéir comme les lésions tertiaires des parties externes du corps, à cette disposition curviligne si frappante dans toutes les dermatopathies spécifiques. L'élément actif des organes n'est jamais primitivement atteint, mais il ne tarde pas à subir un certain degré d'hypergenèse inflammatoire ; puis il finit toujours par s'atrophier à cause de la pression qu'exerce sur lui le tissu conjonctif épaissi et rempli de cellules lymphatiques. C'est par ce mécanisme que sont anéanties peu à peu les cellules hépatiques, les cellules et les tubes du tissu nerveux, les cellules rénales, les fibres musculaires, les tubes urinifères, les cellules des canaux spermatiques, etc. [1].

A l'œil nu, sur une section, les nodules gommeux, des viscères paraissent constitués par un tissu d'un rose grisâtre, ferme, un peu vasculaire mais sans suc, qui contraste avec le tissu mou et humide des bourgeons charnus. — Dans ce tissu on trouve des cellules variées comme forme et comme dimension : 1° cellules rondes embryonnaires mesurant de 10 μ à 15 μ ; 2° cellules fusiformes à contour irrégulier ; 3° cellules atrophiques de 5 μ à 6 μ, presque entièrement remplies par leur noyau, situées les unes à côté des autres au sein d'une matière fondamentale grenue.

Une grosse gomme en voie d'évolution résulte de l'agglomération de nodules possédant chacun un centre de formation et qui se distin-

1. Dans les poumons la coexistence du processus conjonctif et du procesus épithélial est frappante. En même temps, en effet, que s'épaississent les cloisons alvéolaires, les cellules épithéliales se multiplient, deviennent cubiques et finissent par remplir les alvéoles pulmonaires. Il en résulte une pneumonie interstitielle (*Pneumonia alba*) ; c'est celle que l'on observe chez les enfants nouveau-nés syphilitiques. Il y a là un mélange intime et simultané de processus gommeux et de prolifération épithéliale exubérante dans les alvéoles.

guent les uns des autres, dans la masse commune, par la présence à leur partie centrale de petits éléments cellulaires qui tombent en détritus moléculaires, tandis que ceux de leur périphérie sont volumineux, arrondis ou fusiformes et se confondent avec les tissus voisins.

Un caractère important de la gomme, c'est sa vascularisation. Les vaisseaux sanguins arrivent à la périphérie de chaque nodule, la pénètrent et se ramifient dans son centre. Ils restent perméables au sang, même lorsque les nodules sont au début de leur dégénérescence atrophique. Cette vascularisation distingue les gommes des tubercules, et persiste pendant toute la durée de leur période ascendante.

Mais les vaisseaux ne restent pas intacts dans le tissu gommeux. Ils subissent une prolifération conjonctive, et surtout endothéliale, qui diminue leur calibre, ralentit le cours du sang, provoque un encombrement de cellules lymphatiques dans leur intérieur et finalement des coagulations de fibrine qui enserre dans ses mailles les cellules sanguines et les cellules endothéliales. L'obturation est alors complète et une injection poussée par les artères de l'organe malade s'arrête à la périphérie de la gomme et ne pénètre plus dans son intérieur.

C'est là le commencement et la cause des métamorphoses régressives du produit gommeux et de son processus destructif. En effet, à partir de ce moment, ses parties constituantes sont fatalement vouées à la dégénérence caséeuse. Des îlots d'un jaune opaque se forment au centre du nodule. Ils sont constitués par des cellules embryonnaires qui se remplissent de fines granulations graisseuses et qui deviennent hyalines en même temps qu'elles perdent leur noyau. C'est toujours au centre que débute la destruction de la tumeur, par une atrophie des cellules correspondant à la nécrose de coagulation (Weigert) : atrophie des noyaux, coagulation du protoplasma cellulaire.

A mesure que le processus nécrobiotique se produit, le processus de néoplasie conjonctive ou de sclérose s'accentue de plus en plus à la périphérie de la gomme. Là le tissu sain s'épaissit et devient fibreux. Les quelques cellules embryonnaires vivantes qu'il contient deviennent bientôt fusiformes, s'aplatissent, pendant que de nouveaux faisceaux de tissu fibreux prennent naissance et, se réunissant les uns aux autres, entourent les parties en dégénérescence.

Ainsi le parenchyme des viscères est attaqué et détruit par deux processus successifs dont l'un se termine à mesure que l'autre grandit et qui sont : d'une part l'infiltration et l'accumulation en tumeurs gommeuses de cellules embryonnaires, et, d'autre part, l'hypergenèse conjonctive périphérique aboutissant à la sclérose fibreuse. — C'est ce dernier processus qui reste maître du terrain et comble la perte de substance causée par la nécrobiose du premier.

Il n'y a pas toujours équilibre parfait entre ces deux processus ni succession forcée. Nous verrons en effet, tout à l'heure, que la syphilis tertiaire peut procéder d'emblée par la sclérose qui reste seule pendant toute sa durée ou ne laisse s'établir ou subsister dans sa trame que des vestiges insignifiants du processus gommeux à cellules embryonnaires agglomérées.

Toujours est-il que ce tissu fibreux très dense, qui enveloppe d'une coque épaisse et dure les nodules gommeux primitifs, pousse des irradiations plus ou moins étendues autour de la petite tumeur et donne naissance à ces productions fibreuses périphériques qui causent la rétraction cicatricielle terminale des viscères atteints de syphilis tertiaire.

Ainsi, gomme condamnée à la nécrobiose par l'ischémie de la circulation sanguine, et sclérose rayonnée, fibreuse, cicatricielle, atrophiante qui la remplace et s'irradie autour d'elle : tel est un des modes les plus ordinaires des lésions viscérales produites par la syphilis tertiaire.

L'infiltration embryonnaire inflammatoire propre au processus gommeux aboutit-elle toujours à cette terminaison sur les viscères ? Non, et tout dépend ici, comme en beaucoup d'autres choses, de *l'âge de la syphilis*. Il est incontestable qu'il se produit, pendant la phase secondaire, des infiltrations embryonnaires comme il en survient beaucoup plus tard. N'ai-je pas démontré l'existence de gommes précoces dans le tissu cellulaire sous-cutané à une époque peu éloignée de l'accident primitif? Pourquoi ne s'en formerait-il pas de semblables, à la même date, dans les viscères. Les troubles fonctionnels graves qui se manifestent à cette phase dans quelques grands systèmes de l'économie ne tiennent-ils pas à ces lésions ? Il est permis de répondre par l'affirmative. Mais la grande différence dans la gravité des lésions internes viscérales secondaires et tertiaires[1] tient à ce que le processus anatomique s'arrête dans les pre-

1. Dans l'appréciation de cette gravité relative, on doit toujours mettre à part les organes d'une structure extraordinairement délicate, et par suite d'un fonctionnement supérieur et compliqué, dont le mécanisme peut être détraqué et détruit par des lésions matérielles très légères, circonscrites, transitoires, résolutives. Cette restriction s'applique à l'œil et aux centres nerveux. Il y a longtemps que j'ai démontré par un grand nombre de faits authentiques, que j'avais observés depuis leur début jusqu'à leur terminaison, que les affections syphilitiques des centres nerveux étaient souvent : 1° très précoces et contemporaines des premières manifestations cutanées et muqueuses; 2° aussi graves que

mières et va jusqu'à ses conséquences les plus extrêmes dans les secondes. Les gommes secondaires ne subissent pas la nécrobiose; leurs cellules se dissocient tout en restant vivantes, et se résorbent. A leur périphérie une sclérose s'ébauche, mais ne va pas loin, ne s'organise pas; elle est transitoire et n'a pas le temps d'étouffer, d'atrophier, de détruire pour toujours les tissus sains. C'est ainsi que les choses doivent se passer. La clinique autorise à le supposer. Mais comme la guérison et la résolution sont la règle, l'anatomie pathologique des viscéropathies secondaires est loin d'être aussi complète que celle des viscéropathies tertiaires.

Revenons à ces dernières. Quelle est la place qu'on doit leur assigner en anatomie pathologique générale? Faut-il les classer parmi les néoplasmes ou parmi les inflammations? Cette question a été très diversement résolue. M. Virchow les a rangées dans les tumeurs formées par un tissu de granulations, analogue au tissu embryonnaire et à celui qu'on trouve dans les bourgeons charnus. MM. Cornil et Ranvier ont rangé les gommes parmi les tumeurs, parce que, pour eux, les tumeurs étant des masses constituées par un tissu de nouvelle formation, les gommes répondaient mieux à cette définition qu'à celle de l'inflammation. Ce sont là des questions de mots qui ne me paraissent pas avoir une grande importance. Le point essentiel à savoir, c'est que le tissu gommeux reproduit un tissu semblable à celui qui caractérise les inflammations, les bourgeons charnus et la sclérose; qu'il est le résultat d'un processus anatomique complexe et son dernier terme; et qu'il ne donne pas lieu comme les tumeurs typiques à des métastases reproduisant toujours et d'*emblée*, le type complet de la tumeur primitive.

Les tissus morbides qui offrent le plus d'analogie avec celui des gommes sont ceux qui constituent les lésions de la tuberculose, de la lèpre et de la morve. Depuis une dizaine d'années, on a découvert dans ces dernières des microbes qui occupent une place capitale dans l'étiologie et dans l'anatomie pathologique de ces affections. Ils sont aujourd'hui parfaitement connus. On les a cultivés et, avec les produits de leur culture, on a reproduit les lésions les plus caractéristiques de ces maladies. Ces lésions avec leurs micro-organismes spécifiques sont moins des tumeurs proprement dites que des inflammations chroniques causées par des bactéries. Leur invasion dans l'économie s'effectue

les affections du névraxe qui surviennent pendant la période tertiaire de la maladie (Voy. mon *Mémoire sur les affections syphilitiques précoces des centres nerveux*. G. Masson, édit., Paris, 1879).

comme celle des micro-organismes de la septicémie par une série de processus inflammatoires analogues aux suppurations diffuses ou aux abcès métastatiques. Seulement ces processus inflammatoires, diffus ou nodulaires, sont chroniques et ils présentent dans leurs symptômes, leur siège, leur dissémination, des caractères particuliers en rapport avec la nature et le modus vivendi de leur bacille respectif.

Eh bien, n'en est-il pas absolument de même dans la syphilis? Quelle analogie frappante entre son processus anatomique et celui de ces affections microbiennes. Ne sont-ce pas les mêmes inflammations chroniques qui se disséminent un peu partout dans l'organisme et peuvent s'y reproduire indéfiniment. Pour qu'il y ait identité complète qu'y manque-t-il? Le microbe.

Le tissu gommeux de la syphilis tertiaire, tout en restant semblable à lui-même, présente des différences morphologiques qu'il faut connaître, parce qu'elles sont très communes. Et puis, comme elles s'éloignent du type classique de la nodosité et de la tumeur syphilitique, on courrait risque de se méprendre sur leur origine et sur leur nature, si on n'en faisait pas une étude approfondie.

Ce tissu, au lieu de se condenser, de s'agglomérer en masses circonscrites sur un ou plusieurs points, se répand en nappes illimitées dans les téguments, les séreuses et leur tissu conjonctif sous-jacent, ou bien il s'infiltre d'une façon diffuse dans l'épaisseur des parenchymes. C'est alors que le processus anatomique de la syphilis s'éloigne le plus de celui qui appartient aux tumeurs proprement dites et se confond avec celui des inflammations chroniques. Du reste, le siège primitif de la lésion est toujours dans le tissu conjonctif et les éléments actifs des organes ne sont atteints que consécutivement.

Dans mes leçons antérieures, j'ai souvent insisté sur le mode diffus de la néoplasie spécifique. J'ai décrit longuement l'aspect des lésions qui en résultent et sur le tégument externe et dans le tissu cellulaire sous-cutané. J'ai fait voir que ces grandes nappes de néoplasie étaient quelquefois seules, mais que, le plus souvent, elles s'associaient à la néoplasie condensée sous forme de tubercules ou de gommes ; qu'elles en étaient une annexe, la complétaient et servaient comme de trait d'union aux foyers tuberculo-gommeux disséminés. J'ai insisté sur les conséquences graves qui résultaient de leur fonte et sur le rôle considérable qu'elles jouaient dans le phagédénisme syphilitique. Dans le cours de ces nouvelles leçons, j'aurai souvent à m'occuper des néoplasies gommeuses diffuses. Ce sont elles qui produisent les délabrements les plus considérables dans les déterminations de la syphilis tertiaire sur les muqueuses ; ce sont elles qui, peut-être plus encore que les tumeurs gommo-scléreuses, président à l'altération progressive du tissu normal des viscères et à sa destruction définitive.

Elles n'appartiennent pas exclusivement à la syphilis tertiaire ; on les observe aussi dans la syphilis secondaire et même dans l'accident primitif. Ne constituent-elles pas, en majeure partie, les grandes plaques cutanées des papulodermies, et l'œdème dur ou éléphantiasique des organes génitaux, du scrotum, du fourreau chez l'homme, et des grandes lèvres chez la femme, qui accompagnent fréquemment le chancre induré ? Mais dans la syphilis secondaire et dans la syphilis primitive ces néoplasies diffuses sont résolutives. Les éléments embryonnaires qui les constituent disparaissent peu à peu, spontanément ou sous l'influence d'un traitement spécifique ; l'hyperplasie des cellules du tissu conjonctif s'arrête, et l'on ne voit jamais ou bien rarement le processus, à cette date de la maladie, atteindre ce point extrême où les molécules descendent à un degré d'organisation inférieure, ou deviennent des produits de déchéance sans connexion avec la vie générale.

Il n'en est pas ainsi dans la syphilis tertiaire. Les inflammations, les néoplasies diffuses qu'elle suscite aboutissent presque toujours d'elles-mêmes et quand elles ne sont pas arrêtées de bonne heure par un traitement spécifique, à la nécrobiose ou à la sclérose ou mieux encore à la nécrobio-sclérose.

II

La nécrobiose dans les infiltrations néoplasiques tertiaires diffuses est partielle ou générale, rapide ou lente dans son évolution. On l'observe principalement sur les muqueuses. Elle reste, généralement circonscrite, soit au milieu des parenchymes infiltrés, soit à leur surface. Elle ne constitue, en quelque sorte, qu'un épisode du processus. Son rôle est infiniment moins considérable que dans les nodosités gommeuses. Il s'efface devant la prépondérance que prend et que conserve jusqu'au bout la sclérose.

La sclérose est, en effet, le terme auquel arrivent fatalement les néoplasies diffuses du tertiarisme. La place qu'elle occupe dans l'anatomie pathologique de la syphilis est immense. Tous les tissus, tous les organes, tous les systèmes peuvent en être atteints. Qu'il me suffise de dire ici qu'on la trouve sous sa forme primitive et directe dans les méninges, dans le péritoine, dans les plèvres; qu'elle constitue une des lésions les plus communes et les plus graves de la syphilis intra-crânienne, l'artérioso-sclérose des artères de la base, principalement des artères dévolues à l'irrigation sanguine du lobe antérieur gauche; que c'est elle qui produit les cirrhoses spécifiques du névraxe, des organes splanchniques, foie, reins, rate, etc.; qu'elle est la cause des rétrécissements et des déformations qu'on observe dans les cavités et les conduits, à l'isthme du gosier, dans les arrière-narines, dans le larynx, la trachée et les bronches, dans l'œsophage, dans le rectum, etc., etc.; enfin que toutes les parties constituantes de l'organisme sont susceptibles de subir son action qui détruit leur élément spécifique et paralyse leur activité fonctionnelle.

Un grand nombre de maladies constitutionnelles, de dyscrasies congénitales ou acquises, d'intoxications, etc., suscitent des inflammations chroniques dont le terme fatal est la sclérose. Anatomiquement, il n'est pas toujours facile de distinguer la sclérose syphilitique des scléroses provenant d'une autre cause. La spécificité morphologique réside principalement pour la syphilis dans la présence au milieu des tissus sclérosés de nodosités gommeuses ou de traînées d'éléments embryonnaires dégénérés, qu'on observe çà et là, soit au milieu d'un tissu fibreux de nouvelle formation, soit à côté de lui dans les parties qu'il n'a pas encore envahies.

La distribution topographique de la sclérose dans la syphilis, présente aussi quelques caractères particuliers. Le plus remarquable, c'est l'absence de toute régularité, de toute systématisation. Aucun groupement coordonné et toujours le même; aucune série de lésions successives, limitées exclusivement et d'une manière constante dans telle ou telle partie constituante d'un organe; rien de fixe, rien de permanent, ni de soumis à une loi susceptible de recevoir une formule. Que vous considériez la sclérose de la syphilis dans ses rapports avec l'ensemble de l'organisme ou bien avec chacune de ses parties prises isolément, vous trouverez toujours que le choix de ses localisations n'a pour règle que le caprice et pour résultat que l'incoordination. Qu'y a-t-il d'étonnant à cela, puisque le trait le plus saillant de la syphilis tertiaire est l'inattendu en tout, dans l'époque comme dans la modalité particulière de ses manifestations, etc. ?

La même humeur bizarre semble présider à la répartition, au milieu des néoplasies tertiaires, des deux éléments gommeux et scléreux, qui s'y trouvent toujours dans des proportions relatives qu'on ne peut ni prévoir ni calculer. Depuis leur mélange à parties plus ou moins égales jusqu'à la prédominance presque exclusive de l'un ou de l'autre mode de terminaison du processus, on constate tous les degrés intermédiaires. La spécificité syphilitique de ces lésions est en raison directe de la quantité des tissus gommeux qu'elles contiennent. Il ne faut pas en effet considérer comme une émanation directe de la syphilis toutes les scléroses qu'on observe à la surface ou dans l'intérieur des viscères. Il y en a beaucoup qui sont *consécutives*, c'est-à-dire qui résultent de l'irritation suscitée par les gommes à leur périphérie, et qui rentrent, par conséquent, dans la catégorie des inflammations productives locales et non diathésiques. Ce processus d'ordre commun est beaucoup moins rare qu'on ne se l'imagine, dans la syphilis tertiaire; et c'est ce qui fait que non seulement par sa séméiotique, mais aussi par son anatomie pathologique, elle n'a pas toujours la physionomie d'une affection spécifique et se confond si aisément avec les affections ordinaires ou d'une toute autre origine.

Pour caractériser par une épithète les variétés que présentent les lésions tertiaires, on pourrait dire qu'elles sont *gommeuses* et *gommo-scléreuses*, *scléreuses* et *scléro-gommeuses*, en ayant soin d'ajouter que la sclérose est tantôt primitive et directe, tantôt consécutive ou indirecte. Mais cette dernière distinction se préjuge et ne se constate que difficilement.

Pendant le travail productif de ces inflammations syphilitiques tertiaires, les éléments propres des tissus et des viscères progressivement envahis par la sclérose, subissent une évolution rétrograde. Enclavés au milieu du tissu conjonctif, étranglés par lui, ils disparaissent généralement par atrophie granulo-graisseuse, et ne sont plus représentés que par des îlots de parenchyme épars au milieu des foyers fibreux. Quelquefois on trouve des éléments hypertrophiés à côté de ceux qui sont en voie d'atrophie. C'est aux organes parenchymateux, aux viscères, poumons, foie et reins, etc., qu'appartient plus spécialement l'atrophie granulo-graisseuse.

De même que dans l'ensemble d'une lésion tertiaire viscérale, il y a des scléroses consécutives et indirectes, de même aussi, il y a des amas granulo-graisseux qui ne proviennent pas directement de la régression des gommes, mais de la dégénérescence des éléments actifs.

Ces éléments actifs et physiologiques des viscères, restent-ils toujours inertes et passifs dans la sclérose? La trame conjonctive est-elle primitivement le seul théâtre de l'action morbide? C'est une question d'anatomie pathologique générale qui n'est pas encore complètement élucidée[1].

Pour terminer ces considérations sur l'anatomie pathologique générale du tertarisme, il faut mentionner deux altérations qui se rencontrent quelquefois dans les lésions de cette nature : l'altération amyloïde et la dégénérescence colloïde. Elles n'ont, du reste, rien de spécialement propre à la syphilis et occupent dans sa cachexie viscérale ultime une place beaucoup moins considérable qu'on ne l'avait supposé d'abord.

CINQUIÈME PARTIE

DIAGNOSTIC, PRONOSTIC ET TRAITEMENT DE LA SYPHILIS TERTIAIRE

I. Diagnostic. — Causes des difficultés qu'il présente : âge avancé de la syphilis, âge avancé des malades et existence chez le même sujet de plusieurs diathèses. — Signes diagnostiques principaux.

II. Pronostic du tertiarisme constitué. — Gravité du tertiarisme viscéral.

III. Traitement. — Action curative et action préventive du mercure et de l'iodure de potassium. — Objections contre l'action préventive radicale. — Traitement mixte curatif.

I

La question du diagnostic est d'une importance capitale dans la syphylis tertiaire. Pour la résoudre, on n'aura qu'à grouper méthodiquement et à analyser, au point de vue des signes qu'on en peut tirer, toutes les circonstances pathologiques que j'ai énumérées en parlant des symptômes, des causes, du processus.

Lorsque les déterminations de la syphilis s'effectuent à la surface du corps, sur la peau, sur les muqueuses, dans des cavités accessibles à nos moyens d'exploration, dans le tissu cellulaire sous-cutané, sur la plupart des os du squelette, etc., elles sont faciles à reconnaître, car

1. Ce n'est pas ici le lieu d'étudier dans ses détails les plus minutieux l'histogenèse de la sclérose en général. Les notions classiques nous suffisent pour expliquer le processus anatomique du tertiarisme. Cependant je ne puis passer sous silence les recherches récentes de MM. Kelsch et Kiener sur les scléroses parenchymateuses. En étudiant l'hépapatite paludéenne, ils se sont convaincus que les éléments propres des organes n'ont pas toujours ce rôle absolument passif qu'on leur assigne généralement ; que bien au contraire ils peuvent concourir par une évolution hyperplasique à la formation du tissu pathologique. Kelsch et Kiener, *Traité des maladies des pays chauds*, 1886.

elles présentent presque toutes des caractères spécifiques très tranchés, qui ont été reconnus et décrits dans toutes leurs particularités cliniques et anatomiques, depuis l'invasion de la syphilis en Europe.

On rencontre cependant quelquefois des difficultés qui tiennent à diverses causes et principalement aux suivantes :

1° L'âge très avancé de la syphilis : plus la maladie s'éloigne de son début, plus, en général, son type subit d'altérations ;

2° L'âge de l'individu, qui entraîne aux diverses périodes de la vie, une fréquence plus grande de telle ou telle maladie, ayant plus ou moins de ressemblance dans ses symptômes et le siège de ses déterminations, avec les accidents propres à la syphilis : scrofule dans l'enfance et la jeunesse ; arthritisme, dartres à l'âge de maturité ; plus tard, cancer et toutes les altérations organiques et les dyscrasies qui tiennent à l'usure progressive de la vie ;

3° Convergence sur les mêmes points de lésions diathésiques d'origines constitutionnelles diverses, etc.

Dans mes leçons antérieures, j'ai étudié toutes les questions de diagnostic qui ont trait aux déterminations tertiaires de la syphilis sur la peau et le tissu cellulaire sous-cutané. Qu'il me suffise d'avoir rappelé les points qui doivent servir de jalons dans la question du diagnostic, quand le tertiarisme externe présente des caractères obscurs, incomplets ou trop complexes.

Les déterminations viscérales de la syphilis tertiaire sont incomparablement plus difficiles à diagnostiquer que les précédentes. Mais du moment qu'on est pénétré de cette idée qu'elles sont possibles, un grand pas est déjà fait et le problème est à moitié résolu. La défiance est ici, on peut le dire, la mère de la sûreté, en matière de diagnostic, surtout si on a le bon esprit de ne pas trop l'exagérer et de la maintenir dans des limites raisonnables. Encore vaudrait-il mieux pécher par excès que par défaut, car il ne faut jamais oublier qu'une syphilis tertiaire a besoin d'être reconnue de très bonne heure pour être guérie. Tout retard, toute tergiversation font courir le risque de lésions incurables.

Nous retrouvons, à propos du tertiarisme viscéral, les mêmes causes de difficulté dans le diagnostic que pour le tertiarisme externe, mais plus nombreuses et plus grandes, et avec quelques autres bien autrement compliquées.

Et d'abord, que l'époque très reculée dans un passé lointain et presque oublié, de l'accident primitif et des premières manifestations diathésiques, ne vous porte pas à nier l'existence de la syphilis viscérale, ni à douter de ses manifestations internes. Il est fréquent d'observer un intervalle quelquefois très considérable et dépassant même toute limite croyable, entre le chancre contracté dans la jeunesse et telle ou telle syphilose viscérale de l'âge mûr ou de la vieillesse. Par contre, on ne voit qu'assez rarement l'évolution diathésique se faire avec une régularité telle, que la succession, l'enchaînement, la topographie et le caractère de plus en plus accusé des déterminations, conduiraient les plus aveugles à les reconnaître, alors même qu'elles se cacheraient au plus profond des viscères.

La forme, le nombre, l'intensité et la durée de la syphilis primitive et secondaire, n'ont aucune importance dans la question du diagnostic et même du pronostic de la syphilis viscérale. Ainsi, il serait très téméraire de conclure qu'une viscéropathie n'est pas syphilitique parce que le malade n'a eu récemment ou à une époque plus ou moins éloignée, que des accidents toujours insignifiants.

Néanmoins, la question des antécédents est d'une importance si grande pour le diagnostic de la syphilis viscérale, qu'on ne saurait mettre trop de soin, de temps et de patience à l'élucider. Par cela seul qu'on aura la certitude qu'antérieurement à la maladie actuelle le malade a eu la syphilis, on sera autorisé à se demander et on devra rechercher par tous les moyens possibles, si son affection ne pourrait pas émaner de cette diathèse.

Mais ces antécédents ne sont pas toujours, il s'en faut de beaucoup, faciles à découvrir ou à éclaircir. Bien plus, maintes fois ils font complètement défaut, parce que les malades les ont oubliés, méconnus ou parce qu'ils veulent les dissimuler. Ce genre de malades est beaucoup moins fréquent aujourd'hui qu'autrefois. La génération actuelle est moins ignorante en syphiliographie que celle d'il y a seulement vingt ou trente ans. Elle n'est pas étrangère aux progrès que nous avons faits dans l'étude de la syphilis tertiaire. Elle en connaît l'imminence, la possibilité à tout âge et les dangers. A cet égard, nous avons fait son éducation. Pour ma part, sans alarmer mes malades atteints de syphilis, je ne manque jamais de leur dire de tenir pour suspects tous les troubles, toutes les lésions qui peuvent leur survenir, alors même que ces lésions et ces troubles ne leur sembleraient avoir absolument aucun rapport avec la syphilis. Les femmes sont moins initiées à la pathologie spécifique que les hommes. Elles sont encore moins enclines qu'eux à révéler leur passé morbide, quand elles le connaissent et qu'on ne le leur a pas caché. Aussi, toutes choses égales d'ailleurs, le diagnostic du tertiarisme viscéral est-il plus malaisé chez elles. Ne l'oubliez pas.

Cela posé, il faut maintenant entrer plus au cœur de la question et chercher les signes diagnostiques dans la viscéropathie elle-même, indépendamment de toutes les conditions extrinsèques que je viens de passer en revue. Nous les étudierons plus tard minutieusement, au sujet de telle ou telle syphilose interne. Bornons-nous ici à les énumérer:

Tenez compte surtout des circonstances suivantes : *a* isolement excessif ou profusion et dissémination irrégulières des phénomènes ; — *b* leur discordance, leur dissociation ; — *c* leur développement insidieux ; — *d* leur état ébauché, incomplet qui ne leur permet pas de former des syndromes à physionomie franche, comme le font d'autres affections ; — *e* leur augmentation progressive et puis leur temps d'arrêt, comme s'ils hésitaient à aller jusqu'au bord de leur processus ; — *f* leurs alternatives inattendues et insolites de mieux et de plus mal ; — *g* leur complexité désordonnée, avec absence de systématisation catégorique et définitive.

Dans l'appréciation de tous ces signes diagnostiques, il faut avoir en vue, non seulement la syphilis, mais aussi toutes les autres maladies générales et toutes les affections locales qui sont susceptibles de produire les mêmes désordres qu'elle.

On songera plus particulièrement à la scrofule, à l'arthristisme, aux artério-scleroses de toute provenance, aux grandes intoxications, surtout à l'alcoolisme. Eh bien, quoi que vous fassiez ; avec quelque soin que vous soumettiez à l'analyse la plus minutieuse et la plus exacte toutes les circonstances qui doivent servir de base au diagnostic; quelque largeur de vue que vous apportiez dans l'appréciation de leur attache étiologique, etc., etc.; vous n'arriverez pas toujours à sortir du doute, à vous faire une conviction absolue sur la nature syphilitique ou non de telle ou telle viscéropathie.

Peut-être alors le traitement vous fournira-t-il un précieux élément de diagnostic. Dans tous les cas douteux et à plus forte raison dans les autres, il faut y recourir et administrer l'iodure de potassium à hautes doses. Il est vrai que ce sel améliore aussi d'autres affections que celles qui sont syphilitiques, mais pas au même degré cependant, ni avec la même promptitude.

Mettez enfin, au nombre des bons signes indicateurs de la syphilis, la discordance qui existe entre l'âge du sujet et l'affection interne dont il est atteint.

II

Le pronostic général de la syphilis tertiaire implique l'étude des circonstances qui peuvent faire prévoir qu'à tel ou tel moment la maladie, jusque-là secondaire seulement ou bien latente et en apparence guérie depuis longtemps, se modifiera ou se réveillera en se formulant sur le mode spécial des lésions profondes et destructives, et des localisations viscérales qui sont propres à sa période constitutionnelle. J'ai examiné cette question et je ne vois pas la nécessité d'y revenir aujourd'hui [1].

Mais il y a, en outre, le pronostic du tertiarisme constitué. Eh bien, ai-je besoin de dire que, envisagé dans l'ensemble de ses manifestations multiples et de ses tendances destructives, le tertiarisme est toujours sérieux, souvent grave, et que, dans nombre de cas, il peut tuer ou rendre irrémédiablement infirme.

Il y a de grandes différences toutefois entre les dangers du tertiarisme, suivant qu'il est externe ou interne. Au dehors, c'est la malignité de la lésion elle-même qui est à craindre. Dans la syphilis viscérale, le siège de la localisation est souvent d'une plus grande importance que le désordre anatomique. Au premier rang des déterminations vicérales dangereuses, il faut placer celles qui s'effectuent sur le névraxe et sur les yeux ; ce sont les plus précoces et les plus fréquentes. Celles du larynx peuvent mettre aussi quelquefois la vie rapidement en danger. Les syphiloses hépatique, rénale, pulmonaire, viennent peut-être en seconde ligne. Les déterminations syphilitiques tertiaires sur les cavités de la face, sur l'œsophage, l'anus et les organes génitaux externes sont fécondes en désordres matériels très graves, mais ne portent pas des atteintes aussi sérieuses à la vie.

L'âge du malade doit entrer en ligne de compte dans le pronostic. Il est plus grave dans la vieillesse qu'aux autres périodes de la vie.

Enfin, il faut prendre également en considération la coexistence d'autres maladies constitutionnelles, la santé antérieure et actuelle des malades, surtout leur passé syphilitique, et aussi leur plus ou moins grande aptitude à éprouver promptement et dans toute sa plénitude l'action curative des spécifiques.

1. Charles Mauriac, *Leçons sur les maladies vénériennes*, p. 411 à 421.

III

Dans le traitement de la syphilis tertiaire, il importe de considérer séparément l'action préventive et l'action curative des deux grands spécifiques de la maladie, le mercure et l'iodure de potassium.

On a dit que le meilleur et peut-être le seul moyen d'empêcher la diathèse d'aboutir au tertiarisme, c'était de traiter l'accident primitif et les accidents secondaires, suivant certaines méthodes fixes et infaillibles, pendant des années, jusqu'à l'épuisement présumé de l'action morbide propre aux deux premières phases de la maladie constitutionnelle. — Que ce soit là un sage conseil qu'il est utile et même habile de suivre dans la pratique pour donner aux malades toutes les chances possibles de guérison et mettre à l'abri notre responsabilité médicale, je le concède bien volontiers. Mais quand on vient affirmer hautement qu'en fait de syphilis il est plus facile de *prévenir* que de *guérir*, on commet une erreur qu'un trop grand nombre d'observations démontrent malheureusement tous les jours.

La question de savoir dans quelle mesure les spécifiques qui combattent et font disparaître les accidents *actuels* en voie d'évolution, sont susceptibles d'empêcher les accidents *possibles* dans un avenir plus ou moins éloigné, est une des plus délicates à résoudre. Je ne vois rien, en effet, qui puisse nous permettre de calculer d'une façon exacte, et en ne sortant pas des données physio-pathologiques, l'influence que le mercure et l'iodure de potassium exercent sur une chose aussi insaisissable, aussi mystérieuse, aussi inaccessible à une appréciation positive, que la diathèse au repos, c'est-à-dire que la diathèse qui ne se manifeste plus par aucun phénomène actif ou vivant, dont les atteintes antérieures se perdent dans un passé plus ou moins éloigné, et dont les atteintes futures sont tellement problématiques qu'elles déjouent toutes nos prévisions. Ce n'est qu'avec la statistique qu'on peut, non pas prouver l'action préventive, mais donner en sa faveur quelque semblant de preuve. Or, à ces statistiques il serait facile d'en opposer d'autres qui prouveraient le contraire. Les chiffres auraient beau s'accumuler, se mettre en bataille rangée sur leurs colonnes respectives, nous n'arriverions jamais à une conviction inébranlable ; car les statistiques, en thérapeuthique comme en pathologie, ne donnent jamais la raison biologique des phénomènes morbides. Avec elles, on ne sort point de l'éventuel ni des probabilités.

Dans le traitement de la syphilis, peut-être plus encore que dans celui des autres maladies, parce qu'on possède pour la combattre deux spécifiques, on est enclin à des exagérations de croyance qui touchent au fanatisme. Mais, tout en ayant une juste confiance dans l'efficacité de la thérapeutique spécifique, il faut se mettre en garde contre une foi aveugle. Elle obscurcit le jugement et empêche de voir dans leur triste réalité les faits qui éclatent en pleine lumière et confondent si souvent nos prétentions, non seulement à guérir, mais aussi à prévenir les manifestations de la syphilis.

Il saute aux yeux que si le mercure et l'iodure de potassium possédaient une *action préventive radicale*, ou tout au moins aussi efficace que leur action curative, bien peu de personnes seraient longtemps victimes de la maladie. Une première, une seule cure sauvegarderait l'avenir. On ne verrait jamais ces récidives, ces poussées successives qui font partie intégrante de la *vérole traitée ou non traitée*. Or, comme aujourd'hui tous les syphilitiques, à peu d'exceptions près, se soumettent à une médication spécifique bien dirigée et poursuivie pendant de longues années, le tertiarisme deviendrait une rareté, et la syphilis ne parcourrait le cycle entier de son évolution que chez ceux qui seraient assez mal inspirés pour ne pas se soigner.

Or, est-ce ainsi que les choses se passent? Évidemment non, car, d'une part, on voit, et j'en ai été témoin maintes fois, les accidents les plus graves survenir en plein traitement, alors qu'on faisait tout ce qu'il était spécifiquement possible de faire pour les prévenir; tandis que, d'autre part, on voit la syphilis rester bénigne, superficielle et s'arrêter court chez des individus insouciants, qui ne se sont pas donné la peine d'absorber un centigramme de mercure ou un gramme d'iodure de potassium.

L'ensemble des faits fournit donc, à première vue, un argument péremptoire contre l'action *préventive absolue*. On se retranche alors dans les cas particuliers et on dit : tel malade, fâcheusement prédisposé a passé par de rudes épreuves, malgré le traitement spécifique; mais son sort eût été bien plus funeste s'il ne s'était pas traité du tout... Sans doute cela est vrai dans une certaine mesure, et je l'accorde volontiers, quoiqu'on en soit forcément réduit, en pareil cas, à une supposition.

Mais par contre, ne peut-on pas dire aussi : voici un malade heureusement prédisposé qui n'a eu que des accidents bénins et éphémères, et qui a fait prompte justice lui-même de sa syphilis, quoiqu'il n'ait pris aucun remède. Que serait-il arrivé de mieux s'il s'était gorgé de mercure et d'iodure de potassium?

Ne faut-il pas conclure de ce qui précède que si l'action préventive existe, elle est *incomplète*, puisqu'elle n'empêche pas, la plupart du temps, les accidents de se produire à brève échéance, quand ils sont condamnés à survenir par le processus naturel de la maladie.

Or, si cette action est incomplète et de plus *très courte*, attendu que presque toujours ces manifestations se reproduisent cinq ou six fois sous une forme ou sous une autre, pendant les deux ou trois premières années que dure la période virulente ; comment cette action aurait-elle *une longue portée*, une puissance assez profonde et assez permanente pour dominer la situation morbide, vingt ou trente ans après l'administration des spécifiques, alors qu'elle leur échappait en pleine période active du traitement.

Et dans la période tertiaire, est-ce que les récidives ne sont pas la règle aujourd'hui comme autrefois, avant qu'on eût découvert les applications de l'iodure de potassium? Malgré les propriétés merveilleuses de ce médicament, ne voyons-nous pas tous les jours des malades qui en absorbent des quantités considérables, retomber sans cesse dans le même ordre d'accidents? Certes, il y a tout lieu de croire que ces accidents de récidive auraient été plus graves sans une médication iodurée antérieure ; mais enfin cette médication ne les a pas empêchés de se produire à leur heure et de déjouer notre trop grande confiance dans la spécificité thérapeutique préventive.

Mon intention n'est pas de faire pénétrer dans vos esprits un doute décourageant. Elle a plutôt pour but de vous prémunir contre des méthodes exclusives, formulées mathématiquement, qui promettent beaucoup plus qu'elles ne tiennent et qui exposent ceux qui croient naïvement en elles à de nombreuses déceptions.

Voilà ce que j'ai professé autrefois. Le temps et l'expérience n'ont point modifié mes idées à cet égard. Je puis, comme dans mes leçons antérieures, résumer ma manière de voir à cet égard de la façon suivante :

1. La syphilis possède deux spécifiques, le mercure et l'iodure de potassium.

2. Chacun d'eux est doué d'une *action curative* puissante qui ne fait que bien rarement défaut dans l'ordre des manifestations que chacun d'eux est plus spécialement appelé à combattre.

3. Leur *action préventive* est très inférieure à leur action curative, si tant est qu'elle existe, ce qui est probable, mais difficile à démontrer d'une façon positive. Toujours est-il qu'elle est fort *incomplète* puisque les poussées successives de la maladie s'effectuent à peu près fatale-

ment de la même façon chez ceux qui sont traités ou chez ceux qui ne le sont pas.

4. Il ne faut donc pas diriger systématiquement la médication spécifique contre la diathèse, en dehors de ses manifestations, car, sans cela, on serait condamné à traiter les syphilitiques pendant toute la durée de leur existence. On doit attaquer les accidents par l'un ou l'autre spécifique ou par les deux, suivant la durée et la mesure qu'exigent leur intensité, leur généralisation, leur nature, leur date et leurs localisations.

5. Dans l'intervalle des poussées, quand l'organisme est revenu à son état normal et qu'il n'existe plus aucun vestige de l'attaque qui vient de finir, ni aucun prodrome si simple qu'il soit de l'attaque future, il est indiqué de suspendre jusqu'à nouvel ordre, la médication spécifique.

6. En un mot, la source des indications se trouve, non pas dans l'idée forcément hypothétique qu'on se fait de la diathèse à l'état virtuel, mais bien dans les effets matériels de cette diathèse, dès qu'elle commence à passer du repos à l'action. Quand elle est absolument à l'état de latence, c'est le moment qu'il faut choisir pour ne pas troubler l'organisme par une médication qui s'émousse et qui attaque vainement une chose invisible et insaisissable.

L'iodure de potassium est le spécifique par excellence du tertiarisme. Lorsque ses propriétés syphilio-thérapiques furent découvertes par M. Wallace, en 1832, la pathologie de la syphilis tertiaire était encore à l'état d'ébauche. On n'en connaissait guère que les manifestations externes. C'est donc contre elles surtout qu'on dirigea le nouveau remède. Sa grande efficacité curative fut universellement admise. A mesure que les recherches modernes agrandissaient le domaine du tertiarisme, les indications se multipliaient et l'iodure de potassium ne manqua jamais de répondre à ce qu'on attendait de lui, avec une rapidité et une certitude qu'on ne trouve peut-être au même degré dans aucun autre médicament, sauf le sulfate de quinine. Ses merveilleuses vertus furent proclamées partout et l'enthousiasme qu'il inspira dans les premiers jours de son application ne s'est pas affaibli. Il n'y a pas eu contre lui ces mouvements de réaction violente, de haine féroce et superstitieuse comme pour le mercure. Chose rare en thérapeutique, à sa période de grandeur n'a point succédé une période de décadence. Au contraire, ses applications se sont étendues et ne sont plus exclusivement limitées aux accidents syphilitiques.

L'action du mercure dans la syphilis est peut-être plus profonde et plus durable que celle de l'iodure. On croit qu'elle a plus de portée et que, ne se bornant pas aux manifestations de l'heure présente, elle attaque la diathèse et prévient ainsi plus sûrement que l'iodure les éventualités des déterminations lointaines et graves. Cette manière de voir peut se soutenir. Toutefois elle est plutôt le résultat d'une impression générale et un peu vague, que la conséquence d'expériences méthodiquement faites et longtemps poursuivies. Les cas ne manquent pas cependant. Mais qui ne sait combien sont délicates, difficiles, aléatoires et toujours contestables les appréciations que l'on porte sur les effets à très longue échéance d'une action curative ou préventive ? Ce sont des conjectures et non point des preuves. Malgré cette incertitude forcée, la tradition s'établit peu à peu et c'est elle seule bien souvent qui guide la pratique de chaque jour.

Quoi qu'il en soit, ne soyez jamais exclusifs dans l'emploi du mercure et de l'iodure de potassium. Tous les deux dans une mesure inégale, il est vrai, trouvent leurs indications et présentent leur opportunité aux diverses phases de la syphilis. J'ai traité longuement cette question dans un autre ouvrage ; qu'il me suffise ici de rappeler que l'iodure doit être administré dans tous les cas où il y a, soit comme forme et processus de la lésion, soit comme date de son apparition, quelque apparence de tertiarisme. Ainsi je le donne largement dans l'accident primitif lui-même, chaque fois que sa sclérose est volumineuse et ressemble à une gomme, ou chaque fois qu'il devient ulcéreux et à plus forte raison phagédénique. Dans tous les troubles constitutionnels de la phase secondaire, dans la cachexie initiale, il est tout aussi efficace que dans les phénomènes morbides du même ordre qui appartiennent à la phase tertiaire de la maladie. Je l'emploie aussi dans les syphilis secondaires attardées, etc.

Ses indications sont certainement plus nombreuses et plus variées que celles du mercure. Mais ce vieux spécifique de la syphilis ne doit point être exclusivement limité aux accidents secondaires. Il trouve aussi d'utiles applications dans le tertiarisme externe ou interne. J'y ai recours dans le traitement de presque toutes les viscéropathies spécifiques, soit conjointement avec l'iodure, soit en alternant avec lui, quand il y a urgence de recourir aux doses massives de ces deux spécifiques.

Et, à propos de doses, sachez que l'iodure ne possède la plénitude de son efficacité thérapeutique, surtout en matière de tertiarisme, que lorsqu'on l'emploie à doses élevées. Je ne prescris jamais moins d'un gramme d'iodure et, dans les circonstances graves, je débute d'emblée par 4 ou 5, pour aller progressivement jusqu'à 6 ou 8. La même règle est applicable au mercure en pareil cas, mais il faut alors procéder avec infiniment plus de circonspection, parce qu'il est moins maniable et beaucoup plus dangereux.

L'école des abstentionnistes dans le traitement de la syphilis a soutenu qu'il était inutile d'administrer des spécifiques. Elle a même été plus loin : elle a prétendu que cette pratique était nuisible et qu'en l'appliquant dans les premières phases de la syphilis, on prédisposait les malades aux accidents plus ou moins éloignés du tertiarisme. Et puis on invoquait la spontanéité curative de l'organisme. Certes cette spontanéité existe. Elle est même manifeste dans les premières déterminations superficielles de la diathèse. Mais elle décroît peu à peu et il arrive un moment où elle est à peu près nulle. Dans le tertiarisme, il ne faut donc pas compter sur cette spontanéité curative, et c'est encore là une preuve du caractère constitutionnel de la syphilis à cette période. On doit pour ainsi dire violenter l'organisme pour qu'il se débarrasse des accidents tertiaires ; car il semble les accepter et n'avoir contre eux aucune velléité de résistance, tant ils font partie intégrante et intime de sa nouvelle manière d'être.

Au sujet de la spontanéité curative de l'organisme dans la syphilis et des prétendus dangers que fait courir l'intervention prématurée d'un traitement radical, je répéterai ici, en terminant, ce que je disais à propos des premières manifestations de la syphilis. Faut-il les traiter? Je n'entends point par là les entourer de soins hygiéniques convenables et propres à faciliter ou à hâter leur guérison spontanée. Je veux dire : faut-il administrer les spécifiques que nous possédons contre eux à doses assez élevées pour les interrompre brusquement dans leur processus, les juguler, pour ainsi dire, et en faire justice le plus promptement possible? On a comparé les premières formes érythémateuses des syphilides à celles d'un exanthème fébrile virulent, et cette analogie n'est pas dépourvue de fondement. Eh bien, si on était en possession d'un spécifique puissant contre la variole, la rougeole et la scarlatine, oserait-on l'employer pour arrêter, en pleine crise réactionnelle, l'une de ces pyrexies? Ne craindrait-on pas de placer les malades dans l'imminence d'un danger prochain ou éloigné, en troublant ainsi l'ordre évolutif. Qui pourrait garantir que ce travail d'élimination, de dépuration qui se fait à la surface de la peau et des muqueuses, n'irait se porter ailleurs si on l'interrompait dans ses opérations salutaires? Ne voit-on pas des enfants dont l'éruption, pour une cause ou pour une autre, n'a pu atteindre la plénitude de son efflorescence, tomber dans la cachexie ou passer d'une maladie aiguë et accidentelle à une maladie constitutionnelle et chronique qui a pris naissance dans les germes momentanément avortés de la pyrexie dermique ?

C'est ici que l'analogie entre les fièvres éruptives et la syphilis, légitime sur certains points, se trouve en défaut ou du moins n'est pas rigoureusement exacte.

Et en effet, une fièvre virulente est une intoxication accidentelle qui n'a point de tendance à devenir permanente, et qui, par cela même, suscite une synergie réactionnelle, d'autant plus puissante qu'elle doit être de moindre durée. Malgré qu'un ordre parfait préside à l'évolution dans les formes régulières de ces sortes de fièvres, les fonctions organiques sont trop fortement surexcitées pour rester en état d'équilibre stable. De là, des rétrocessions, des délitescences dangereuses. Quand la détermination cutanée s'évanouit, le mouvement morbide se déplace et va s'effectuer sur un organe interne.

En est-il ainsi pour la syphilis ? Non. Sans doute, dans les formes généralisées et aiguës de ses premières poussées, elle manifeste bien quelque velléité de réaction fébrile. Mais quelle insignifiance dans cette tentative, quand on la compare aux efforts tenaces, prolongés, et toujours sur la récidive, ici ou là, à un moment ou à un autre, des syphilodermies de la phase virulente ! En attaquant ces syphilodermies, en les faisant disparaître à n'importe quelle phase de leur évolution, en les guérisant ou en les prévenant, on améliore la situation générale, bien loin de l'aggraver.

On a dit que les manifestations viscérales de la syphilis devenaient plus nombreuses depuis que les manifestations cutanées diminuaient de nombre et de gravité. Cette assertion est-elle bien exacte ? N'est-il pas plus naturel de croire que si les viscéropathies spécifiques sont plus fréquentes, c'est qu'on sait mieux les découvrir ?

Le balancement morbide entre les déterminations cutanées et les déterminations viscérales de la syphilis est loin d'être aussi bien établi que dans les pyrexies exanthématiques ou même que dans les accidents propres à la dartre et surtout au rhumatisme et à la goutte. A cet égard, la syphilis et la scrofule se ressemblent : elles sont plus fixes, moins mobiles que les autres maladies constitutionnelles dans leurs déterminations.

Plus on avance dans la diathèse et plus ses accidents réclament l'emploi des spécifiques. Contre les formes ecthymateuses, tuberculeuses et gommeuses elles sont impérieusement indiquées, et à plus forte raison contre le tertiarisme viscéral.

Pour le combattre efficacement sous toutes ses formes, il est indispensable de recourir à l'iodure de potassium, seul ou combiné avec l'hydrargyre. Très souvent, mais pas toujours, on obtient alors des résultats merveilleux de l'emploi des deux spécifiques. — Que notre foi dans leur infaillibilité ne soit pas trop absolue. Il faut, pour le développement de leurs vertus curatives, que l'organisme ne se montre pas réfractaire, qu'il consente et qu'il ne leur fournisse pas un terrain trop inerte ou trop épuisé pour laisser germer et grandir l'action thérapeutique. En pareil cas, notre tâche ne doit pas être de gorger à saturation nos malades d'iodure et de mercure, mais bien de relever leurs forces, de donner un peu de résistance et d'énergie à leur organisme et de le rendre apte à se laisser impressionner par l'intervention spécifique, de façon à en développer et à en féconder les effets curatifs.

Et puis il ne faut pas demander à l'iodure et au mercure plus qu'ils ne peuvent donner. Ils ont la propriété d'arrêter les processus syphilitiques, mais à une condition, c'est que ceux-ci soient à leur période d'invasion, ou même en pleine activité formative. Mais du moment que le mal est accompli, que la régression est faite par nécrobiose ou dégénérescence scléreuse, que les organes sont détruits, comment pourraient-ils réparer ce qui est irréparable. Ils guérissent ce qui est atteint, mais ne créent pas ce qui est détruit.

SIXIÈME PARTIE

PARALLÈLE ENTRE LES ACCIDENTS DES TROIS PHASES DE LA SYPHILIS

Caractère absolument original de l'accident primitif. Son unité sous les masques nombreux de son polymorphisme. Il résume et exprime dans ses variétés toutes les lésions de la syphilis.

Généralisation, multiplicité des phénomènes propres à la phase secondaire. Ils ont un terme et ne se reproduisent pas indéfiniment pendant toute la durée de l'évolution syphilitique.

Circonscription des phénomènes tertiaires. Ils n'ont pas de terme et peuvent se reproduire indéfiniment.

L'étude comparative des différentes phases de la syphilis est féconde en enseignements de toute sorte. Ne nous fournit-elle pas en effet les notions les plus claires et les plus justes sur les changements si remarquables que subit cette grande maladie dans le cours de son évolution indéfinie ? N'est-ce pas à elle que nous devons les vues théoriques les moins hypothétiques sur sa nature intime ? N'y trouvons-nous pas enfin une source précieuse d'indications thérapeutiques ?

Aussi, pour résumer et compléter les longues considérations que je viens d'exposer sur la pathologie générale du tertiarisme, je terminerai par un parallèle entre les trois ordres d'accidents de la syphilis.

Ils ont cela de commun qu'ils sont tous les trois, mais à des degrés divers, l'émanation d'une maladie générale. L'intoxication commence quelques minutes après la contamination et va grandissant de jour en jour, jusqu'à ce qu'elle aboutisse à ces deux résultats, qui arrivent fatalement et qui sont : d'une part, l'accident primitif, et, de l'autre, les accidents secondaires, tous les deux si étroitement unis, qu'ils ne peuvent pas exister l'un sans l'autre, du moins dans la syphilis acquise, la seule qui nous occupe en ce moment. Plus tard, l'intoxication se combine plus intimement avec la vie et devient constitutionnelle.

Il n'y a qu'un moment, et il est court, où la maladie est *locale ;* c'est celui où le virus se met en contact avec la solution de continuité qui lui donne accès dans l'organisme. Je ne puis pas admettre que ce virus reste sur place jusqu'à l'apparition du chancre, pendant trente, quarante, soixante jours, et qu'il n'en pénètre pas une parcelle dans la circulation générale. Quelle est la maladie virulente où les choses se passent ainsi ? Est-ce que le virus-vaccin, par exemple, ne franchit pas immédiatement les limites de la petite plaie d'inoculation pour se répandre dans l'organisme ? On m'objectera que le virus du chancre simple ne produit que des effets locaux. C'est vrai, mais ils sont immédiats. Et puis, s'il n'y en a pas de généraux, cela ne prouve point que l'absorption n'ait pas eu lieu, mais seulement qu'elle est incapable de produire un empoisonnement de toute l'économie.

Il faut convenir du reste que l'accident primitif de la syphilis est un des phénomènes morbides les plus étranges, les plus mystérieux de la pathologie. Songez à toutes les interprétations qui en ont été données. Mais sans nous perdre en des vues théoriques, examinons-le dans la multiplicité infinie de ses formes, de son apparence extérieure. N'est-ce pas une lésion absolument originale, unique, sans analogue comme variétés morphologiques ? Et cependant, n'est-elle pas toujours identique à elle-même sous les masques si nombreux de son polymorphisme ? N'aboutit-elle pas aux mêmes conséquences ?

Ce néoplasme résume en lui toutes les lésions ultérieures dont il est le principe ; depuis la tache de roséole que représentent les petits chancres épithéliaux, foliacés, nains, jusqu'aux gommes et aux vastes plaques de tubercules tertiaires que simulent, dans la période primitive, des chancres hémisphériques, globuleux quelquefois énormes, et des chancres géants diffus et phagédéniques[1]. Et non seulement il y a similitude dans l'aspect, mais aussi dans le processus : durée éphémère, érosions superficielles, nécrobiose en masse, ulcération phagédénique, etc. Vous retrouvez dans le chancre tous les modes d'évolution que présente la matière syphilitique à n'importe quelle phase de la maladie.

Rien de curieux comme ce parallèle entre le néoplasme primitif et la série entière des autres néoplasmes consécutifs. Rappelez-vous ce malade que nous avons vu dernièrement à la consultation. Il avait sur la pointe du nez, sur le menton, sur les lèvres, de grosses croûtes noirâtres, larges, épaisses, stratifiées, reposant sur des tissus rouges et tuméfiés. Je vous disais : voilà un bel exemple de syphilide tertiaire de la face. Eh bien, cette syphilide tertiaire n'était autre chose que des chancres, car une roséole typique était répandue sur toute la peau ; et, sur la verge, il y avait deux ou trois chancres indurés sous-préputiaux avec balano-posthite également typiques, qui étaient survenus en même temps que les rupias et les ecthymas chancreux de la face[2].

1. J'ai vu ces contrastes sur tous les points du corps où siègent habituellement les chancres syphilitiques. Ainsi, sur la lèvre inférieure, j'ai constaté comme expressions extrêmes de la néoplasie primitive : une fois, un chancre pas plus large qu'une lentille et moins épais qu'elle, et, une autre fois, un chancre globuleux ayant les dimensions d'une grosse mandarine et dont le poids avait entraîné la lèvre inférieure en prolapsus sur le menton.

2. *Chancres infectants ulcéro-crustacés des lèvres et du nez, simulant une syphilide tertiaire de la face.*

Voici ce fait : M. D. J., âgé de 50 ans, n'avait eu d'autre maladie vénérienne qu'une blennorrhagie compliquée d'orchite gauche, en 1875, lorsque, vers le milieu de juillet 1885, après une continence de quinze jours, il eut commerce avec une femme, mais sans application de la bouche aux parties génitales. Cette femme avait, paraît-il, des érosions sur les lèvres. Deux semaines après, au commencement d'août, balano-posthite ; et, huit jours après le début de la balano-posthite, apparition de petits boutons sur la région labio-nasale : deux sur la lèvre inférieure, au voisinage du menton, un sur la lèvre supérieure, un à la pointe du nez. Bientôt après, ulcération progressive de ces boutons qui se recouvrirent de croûtes épaisses ; ganglion pré-auriculaire gauche, petits ganglions sous-maxiliaires.

Lors de son entrée (55e jour de la balano-postithe, 48e des lésions de la face) : pointe du nez très tuméfiée et d'un rouge inflammatoire vif, sur sa partie latérale, en avant de la narine ; croûte brunâtre, épaisse, stratifiée, enchâssée dans le derme, d'une forme ovalaire et ayant environ deux centimètres de longueur sur un centimètre de largeur. — Sur la lèvre supérieure, en dehors de l'aile du nez, et à gauche, croûte également stratifiée et brunâtre, un peu déprimée à son centre, recouvrant une ulcération large comme une pièce de 50 centimes. Aucune induration à la base de ces deux lésions. — Les deux autres qui siégeaient sur la lèvre inférieure étaient recouvertes de croûtes semblables, mais

Ainsi l'accident primitif reproduit et résume pour ainsi dire toutes les autres lésions syphilitiques de la peau et des muqueuses. Au point de vue morphologique et anatomo-pathologique, il n'en diffère que par des nuances délicates et parfois insaisissables[1]. Mais le milieu orga-

elles étaient moins ulcéreuses et faisaient une légère saillie, notablement indurée à sa base. Il était impossible de supposer, au seul aspect de ces lésions, qu'elles fussent des chancres; elles suggéraient au contraire l'idée d'un accident tertiaire de nature ecthymateuse. Comme il arrive souvent dans les chancres syphilitiques ulcéreux, l'adénopathie était fort peu prononcée et tout à fait insuffisante à elle seule pour le diagnostic. Mais le malade avait une balano-posthite accompagnée, elle, d'une adénopathie inguinale des plus caractéristiques et il était en pleine roséole. Donc, aucun doute sur la nature chancreuse des lésions de la face. Ces lésions ont laissé des cicatrices; cependant les premiers accidents consécutifs ont été légers et résolutifs.

1. Spécificité histologique du chancre infectant. On peut varier sur la façon de concevoir la nature de la syphilis et d'interpréter la genèse de ses manifestations; mais il est un point sur lequel tout le monde est d'accord; c'est que l'accident primitif ne peut pas se reproduire indéfiniment sur le même individu. En cela il diffère profondément des gommes. Aussi, d'après quelques pathologistes, entre autres d'après M. Baümler, les gommes ne dépendraient-elles pas de l'action du virus spécifique sur un tissu normal, mais bien de la réaction spécifique des tissus altérés par l'empoisonnement préalable du sang, réaction qui serait provoquée par une irritation quelconque. Comment, en quoi et pour combien de temps tous les tissus de l'économie sont-ils modifiés par le chancre syphilitique; c'est ce que nous ignorons; mais il faut bien admettre ce résultat, puisque l'immunité permanente ou temporaire est conférée par une seule intoxication syphilitique. Les exemples de réinfection sont excessivement rares, et le syphilome primitif ne peut survenir que chez des individus indemnes de syphilis.

En quoi donc la tumeur syphilitique primaire diffère-t-elle de toutes celles qui la suivent? En elle-même, c'est une tumeur ordinaire de cellules de granulations, c'est-à-dire de corpuscules blancs du sang, inflammatoires, venues par migration. Elles se transforment en cellules fusiformes qui, le plus souvent, disparaissent avant de s'organiser en tissu conjonctif fibreux, ce qui est la période finale et dernière dans l'inflammation normale. Cette disparition paraît avoir lieu sous l'influence du virus sur les cellules elles-mêmes; c'est un phénomène analogue à celui qu'on observe dans les infiltrats lépreux. Les vaisseaux s'hyperplasient par prolifération de leurs éléments cellulaires ou par diapédèse et contribuent à former la tumeur.

Mais, outre les cellules migratrices, il existe ici un processus hyperplasique de cellules fixes du tissu conjonctif. Cette hyperplasie est exceptionnellement abondante dans le tissu qui est au-dessous de l'induration. « *Ces cellules hyperplasiques sont absolument spécifiques* du chancre induré, dit M. Neisser. On n'a pas une seule fois, dans de très nombreuses recherches, constaté leur absence. Elles sont surtout très visibles si on colore avec le brun de Bismark, et elles ne se colorent pas dans les solutions de dahlia fortement acides, ce qui dénote qu'il ne s'agit pas des *Mastzellen* d'Ehrlich (produits de désintégration des noyaux qui, par leur forme, peuvent en imposer pour des schizomycètes sphérulaires, et qui ont en outre la singulière propriété de se colorer comme ces derniers par les couleurs d'aniline employées suivant le mode connu, institué par MM. Weigert, Ehrlich et Koch). Il se peut que ce soient des cellules complètement remplies par les micro-organismes de la syphilis. »

L'*hypertrophie fibrillaire du tissu conjonctif*, avec dépôt de substance collagène et d'un produit solide peu variable de substance conjonctive jeune, a été considérée par

nique dans lequel il se produit n'est pas le même. C'est encore un milieu relativement sain; il n'est que faiblement intoxiqué ou ne l'est pas

MM. Auspitz et Unna comme caractéristique de la sclérose initiale qu'elle occasionnerait. « La description donnée par ces auteurs, dit M. Neisser, est juste pour quelques indurations particulièrement développées, dans lesquelles il se forme non seulement des cellules fusiformes, mais encore un tissu conjonctif fibreux. Mais cette hypertrophie du tissu conjonctif n'existe que dans quelques cas, tandis que, la tumeur cellulaire, on la trouve toujours. Il existe microscopiquement une différence entre le chancre induré et le chancre mou. Dans celui-ci il y a une infiltration moins compacte de cellules rondes et petites. Autrement dit, *dans le chancre induré on a des cellules inflammatoires en voie de développement progressif; dans le chancre mou, ces cellules sont nécrosées par le virus purulent.* » D'après le même auteur, l'apparition des cellules hyperplasiées du tissu conjonctif serait un moyen infaillible de diagnostic dans les cas douteux. Lorsque ces cellules existaient, la syphilis générale apparaissait, même dans les cas où l'excision avait été pratiquée à un moment où il n'y avait pas d'induration. Si les grosses cellules du tissu conjonctif manquaient, quelque considérable que fût l'infiltration, c'était un processus purement local.

« On comprend ainsi pourquoi, après l'excision du chancre, il se développe si fréquemment une induration secondaire de la cicatrice guérie par première intention. Macroscopiquement, en effet, et à la palpation, tout ce qui était malade paraissait enlevé. Mais, microscopiquement, l'hyperplasie cellulaire du tissu existait encore dans les couches les plus profondes de la partie qu'on avait enlevée, au voisinage immédiat de la surface de section. D'où l'on doit conclure que les couches limitrophes du tissu conjonctif, couches non enlevées avec la sclérose, contenaient des cellules hyperplasiques, autrement dit étaient déjà devenues malades. On devra donc toujours, en s'aidant du contrôle microscopique des portions restantes du tissu conjonctif, exciser plus profondément dans le tissu paraissant sain, ou bien faire une cautérisation énergique de la surface excisée. » *Diday et Doyon.* »

A ces caractères histologiques, dit M. Neisser, vient s'ajouter un autre facteur, et celui-là augmente d'importance avec l'ancienneté de la maladie: *c'est l'altération chimique des tissus, une plus grande fragilité des masses cellulaires produites, indiquée anatomiquement par le faible degré de développement qu'offrent les cellules migratrices.*

Les cellules peuvent bien encore grossir, on peut trouver des formes épithélioïdes, mais la *cellule fibreuse* ne se produit plus. La genèse de cette altération par l'infection syphilitique peut tenir : 1° à ce que les divers éléments fournis par l'organisme, et qui composent le syphilome, ont, dès leur origine, moins de vitalité et se nécrosent plus rapidement sous l'influence du virus que les cellules fournies par un corps sain; 2° à ce que cette altération peut avoir influencé le mode de croissance des vaisseaux. Leur nouvelle formation n'est pas assez active et, par conséquent, ils ne participent pas suffisamment, comme dans un organisme normal, à la nutrition de la tumeur de granulation. Peut-être aussi les jeunes ramuscules vasculaires sont-ils détruits par le virus bientôt après leur formation. Mais, à côté de ce nouvel élément pathogénique réel, l'altération des tissus, il faut aussi tenir compte, comme facteur déterminant, de l'*intensité du virus*, dans la formation des divers processus syphilitiques, tenir compte, dis-je, surtout de la *quantité variable* du virus circulant dans l'organisme et agissant localement. »

Je ne suivrai point l'auteur dans ses réflexions sur des points aussi délicats et difficiles à préciser que l'*intensité et la quantité du virus syphilitique*. Qu'il me suffise d'en citer quelques extraits : « Dans la syphilis, la quantité de virus en circulation est plus consi-

de la même façon qu'il le sera plus tard ; il y en a qui croient qu'il ne l'est pas du tout. Quoi qu'il en soit, il s'intoxique durant le processus

dérable dans les premières périodes que dans les périodes tardives ; mais, pour chaque point considéré isolément, le nombre des bactéries qui y agissent est habituellement plus faible. »

Qu'en sait M. Neisser ? Et comment le saurait-il, lui, qui avoue qu'on n'a pas encore découvert le microbe de la syphilis ? Il parle cependant du nombre de ces microbes comme s'ils existaient et s'il les avait comptés. Au lieu de procéder par affirmations aussi tranchées, n'eût-il pas été plus correct de prévenir qu'il ne s'agissait là que d'une hypothèse et que les faits portaient à croire que les choses se passaient comme il le supposait. Je trouve même que l'hypothèse n'est pas logique dans son développement, car, d'après M. Neisser, il y a une grande analogie entre les exanthèmes précoces et l'accident primitif ; et cependant il croit que les bactéries sont peu nombreuses dans ces exanthèmes. Eh bien, s'il y a une lésion où elles pullulent, n'est-ce pas dans le néoplasme initial ?

« L'analogie de ces modalités avec l'affection primaire, dit-il, est visible : dans les deux cas, développement ultérieur proportionnellement élevé des divers éléments cellulaires, formation suffisante de vaisseaux, enfin guérison par résorption du néoplasme, sans perte de substance. Tout autrement en est-il de l'évolution de la forme gommeuse : sur très peu de points, accumulation lente, furtive, de corpuscules d'exsudat à développement vasculaire peu abondant. Pendant des mois, ces masses restent sans changement, jusqu'à disparition finale des cellules dont le développement ultérieur avait été de prime abord très peu actif. Il en résulte une perte de substance qui ne guérit que par une cicatrice, une induration. »

Je ne vois rien là qui prouve que le nombre des bactéries est plus considérable dans les gommes que dans les manifestations précoces de la syphilis. — Ce sont sans doute les recherches de M. Birch-Hirschfeld qui suggérèrent à M. Neisser cette manière de voir. D'après M. Birch-Hirschfeld, les bactéries se trouveraient dans les foyers gommeux de date récente, surtout en grande quantité à la limite du tissu de granulations, vers les parties en désagrégation granuleuses des infiltrats situés plus au centre de la gomme. Il y a dans la description de ces bactéries un luxe de détails sur leur siège extra ou intracellulaire, sur leur groupement, leurs colonies, etc., etc., qui serait d'un grand intérêt s'il s'agissait réellement du vrai microbe de la syphilis ; mais ce microbe est encore à découvrir.

« Que ces résultats se confirment ou non, dit M. Neisser, en parlant des recherches de MM. Birch-Hirschfeld, Peschel, Robert Morisson, je dois dire que, malgré des travaux continués pendant plusieurs années, *malgré les méthodes de coloration les plus variées, je n'ai jamais pu constater d'une manière absolument satisfaisante, la présence de bactéries dans les néoplasmes syphilitiques.* Je n'ai pas réussi, pas plus que Leistikow, à découvrir des organismes caractéristiques, ni dans les tissus (après des examens portant sur environ cinquante affections primaires fraîchement excisées), ni dans le suc de tissu provenant d'indurations, d'efflorescences papuleuses, etc. ; *on remarquait notamment qu'ils n'étaient pas en proportion avec le volume du néoplasme.* » — Comment l'auraient-ils été, puisqu'on ne les a pas trouvés.

« Malgré toute l'incertitude qui règne encore sur cette question, ajoute M. Neisser, NOUS TENONS POUR COMPLÈTEMENT JUSTIFIÉE L'HYPOTHÈSE QUI CONSIDÈRE LA SYPHILIS COMME UNE MALADIE BACTÉRIENNE, et nous allons chercher à expliquer à ce point de vue les conditions de l'évolution de la maladie, de l'infection, de l'hérédité, etc., etc. »

C'est en effet à cet essai de théorie bactérienne qu'est consacré le mémoire de M. Neisser, traduit et annoté par MM. P. Diday et A. Doyon dans les *Annales de dermatologie et de syphiligraphie*, novembre et décembre, année 1881. L'original avait paru

du chancre, sous le mode irrévocablement syphilitique. Il en résulte que le néoplasme est un phénomène isolé dans la période primitive, et qu'il n'est accompagné d'aucune autre production morbide traduisant un effort réactionnel de l'organisme contre la virulence qui l'envahit progressivement. Il peut être multiple et il l'est souvent, même sur des points très éloignés les uns des autres; mais il n'en reste pas moins local, et il ne se développe qu'aux endroits contaminés, et jamais il ne présente les caractères d'une éruption généralisée, produite par une cause interne partout présente et partout active au même moment.

Un autre caractère de la phase primitive, c'est le développement de l'adénopathie, satellite du chancre. Aucune lésion syphilitique n'agit sur les ganglions lymphatiques au même degré que le chancre. Entre eux et lui il existe une solidarité qui en fait un syndrome éminemment spécifique. Assurément le système lymphatique est très entraîné dans le mouvement morbide général pendant la période secondaire; mais il semble que son hyperplasie perde en intensité ce qu'elle gagne en étendue.

Pendant la période tertiaire, les déterminations sur ce système sont très rares. Les lésions cutanées les plus profondes et les plus destruc-

dans l'*Encyclopédie de pathologie et de thérapeutique spéciales* de Ziemssen, première partie, maladies de la peau.

Quelques pathologistes affirment que le virus pénètre dans l'organisme exclusivement par la voie des lymphatiques et que les vaisseaux sanguins sont tout à fait étrangers au processus pendant la période primitive de la maladie. Cette assertion mise en avant par Nisbet en 1778, soutenue par M. Spérino en 1863 et, depuis, par baucoup d'autres, est loin d'être rigoureusement prouvée. C'est en se l'appropriant que M. Otis a donné en 1871 une théorie de l'accident initial. Pour lui la période de l'incubation chancreuse est consacrée au passage des germes morbides à travers les tissus. Ce passage dure plus ou moins, suivant la profondeur des lymphatiques et la résistance des tissus. Il croit que le virus syphilitique coagule les liquides en circulation dans ce réseau lymphatique superficiel et qu'il l'obstrue ainsi; qu'il attire autour de lui et fixe les corpuscules blancs lesquels par leurs mouvements amiboïdes enchassent les germes morbides. Ces germes se multiplient dans ces corpuscules blancs qui eux-mêmes prolifèrent. Ainsi le nodule initial n'est qu'une simple agrégation de corpuscules blancs malades. Ces corpuscules blancs passent dans les ganglions où ils prolifèrent de nouveau. Enfin des lymphatiques ils se rendent dans la circulation sanguine. — Tout cela n'est pas très nouveau; mais en revanche c'est de la fantaisie pure.

Il est probable que l'infection s'effectue tout à la fois par les lymphatiques et par le sang. Les lymphatiques paraissent être au début le chemin le plus habituel du virus syphilitique, comme ils sont celui du virus de la lèpre et de certaines tuberculoses miliaires aiguës. Mais qui nous démontre que ce virus ne pénètre pas aussi dans les vaisseaux sanguins et que l'intoxication ne se fait pas alors par le sang, comme cela a lieu, d'après M. Weigert, pour la plupart des cas de tuberculose miliaire aiguë? — Les syphilis malignes, où les ganglions sont si peu touchés, ne seraient-elles pas le résultat de ce processus direct et primitif par la voie sanguine?

tives ne retentissent pas sur les ganglions de la région où elles siègent. Quand ceux-ci sont attaqués, ce qui arrive quelquefois, ils le sont directement, et jamais par l'intermédiaire d'une syphilose tégumentaire. Cette absence complète de solidarité est un fait très remarquable. Quelle est sa signification théorique ? Pendant l'évolution du chancre le virus suit les voies lymphatiques et s'y multiplie. Plus tard il est partout et n'a point besoin d'elles pour accomplir son œuvre. Toujours est-il que dans la syphilose tertiaire des organes génitaux, si semblable bien des fois au néoplasme primitif, l'adénopathie n'existe pas, et c'est là une circonstance capitale pour le diagnostic, la seule qui permette de distinguer le chancre primitif du pseudo-chancre tertiaire. Et ce qui est vrai pour la syphilose génitale l'est aussi pour les lésions tertiaires cutanées ou muqueuses qui, sur d'autres points de l'organisme, peuvent simuler plus ou moins la lésion de la phase primitive.

La période secondaire, quand on la compare aux deux autres, présente comme caractères distinctifs une généralisation, une multiplicité, une explosion de phénomènes morbides, qui suggèrent tout de suite l'idée d'un envahissement total de l'organisme par une cause morbigène et d'une synergie réactionnelle contre elle de toutes les forces vives de l'économie.

Les troubles constitutionnels prodromiques, les poussées éruptives n'offrent-ils pas une ressemblance frappante avec les troubles constitutionnels prodromiques et les exanthèmes des fièvres éruptives?

Il se produit dans les premiers mois de l'intoxication secondaire une surabondance, une simultanéité, un groupement de manifestations, qu'on ne rencontre jamais plus tard à un pareil degré, même sans sortir de cette phase de la maladie.

Les affections spécifiques qui succèdent au chancre ont un début fixe ; elles affectent en général une grande régularité dans leur processus.

Elles récidivent souvent et se succèdent à des intervalles plus ou moins éloignés ; mais leurs poussées ont un terme qu'on peut mesurer d'une manière approximative, car elles ne se reproduisent pas indéfiniment pendant toute la durée de l'évolution syphilitique.

— Les affections tertiaires n'ont aucune analogie, même éloignée, avec les fièvres éruptives, sauf dans les syphilides malignes.

Elles ne s'étalent pas simultanément sur une grande étendue, ni à plus forte raison sur la totalité des téguments.

Elles sont et restent confinées sur une région limitée du corps.

Elles n'ont rien de fixe dans leur début et peuvent se reproduire indéfiniment sous tous leurs modes, etc.

Ajoutez à ces caractères ceux dont il a été souvent question dans ce discours : la discrétion comme nombre, l'isolement comme topographie, l'insidiosité comme début, la lenteur comme durée, l'échéance illimitée comme terminaison, la profondeur et la tendance nécrobiosclérotique comme processus anatomique, etc.

Je n'y joindrai point l'asymétrie quoiqu'on l'ait donnée comme un caractère pathognomonique du tertiarisme. Sans doute elle existe souvent ; mais il n'est pas rare cependant de trouver des gommes et des affections osseuses symétriques. — Du reste c'est une particularité qui se rattache à la circonscription des phénomènes dans la période tertiaire.

Les caractères distinctifs sont bien tranchés entre la période secondaire et la période tertiaire, lorsque leurs déterminations respectives s'effectuent sur les téguments, le tissu cellulaire sous-cutané, les muscles, le périoste et les os.

Mais il n'en est plus tout à fait ainsi lorsqu'on met en parallèle leurs déterminations viscérales. Ainsi les affections syphilitiques du névraxe et de ses enveloppes présentent absolument la même physionomie et la même gravité, quelle que soit leur date dans l'évolution générale de la maladie constitutionnelle. De plus elles sont tout aussi fréquentes dans la période secondaire que dans la période tertiaire. Je serais tenté d'en dire autant pour les affections des yeux.

Les affections de l'appareil respiratoire, de l'appareil digestif et peut-être aussi des reins appartiennent au contraire plutôt à la période tertiaire qu'à la secondaire. Ce sont là des questions qui seront discutées plus tard.

Qu'il me suffise ici de faire remarquer que cette similitude entre beaucoup de déterminations internes de la syphilis, quelle que soit l'époque où elles s'effectuent sur certains viscères, rend difficile une classification rigoureuse des accidents secondaires et des accidents tertiaires.

Mais est-elle bien nécessaire ? Non ; et il serait superflu de dogmatiser sur ce sujet comme on le faisait autrefois. Les théories subtiles sont vaines en pareille matière. Dans la pratique, toutefois, il est essentiel de préciser autant que possible la date de l'accident primitif, parce que c'est d'elle que découlent toutes les notions chronologiques sur les accidents ultérieurs, et ces notions, outre qu'elles sont utiles à beaucoup d'égards, fournissent quelques indications thérapeutiques sur l'emploi respectif du mercure et de l'iodure de potassium, dont il faut tenir compte, quoiqu'elles soient beaucoup moins absolues qu'on ne l'a prétendu[1].

Je décrirai les affections de la syphilis tertiaire dans l'ordre suivant :

1° Affections des organes génito-urinaires ;
2° Affections du système locomoteur ;
3° Affections de l'appareil respiratoire ;
4° Affections de l'appareil digestif ;
5° Affections du système circulatoire ;
6° Affections du système nerveux ;
7° Affections des organes des sens.

SEPTIÈME PARTIE

NATURE DE LA SYPHILIS

I

Avant d'arriver à sa période tertiaire et de devenir essentiellement constitutionnelle et diathésique, la syphilis offre le type parfait des maladies les plus infectieuses et les plus virulentes.

Dans les considérations qui précèdent, j'ai longuement parlé de la virulence, du moment où elle commence, de celui où elle semble disparaître, des produits morbides et des liquides normaux où elle s'élabore pendant les premières années de la maladie, d'une façon si surabondamment prouvée par la clinique et par l'expérimentation.

Jusqu'à présent je n'ai encore rien dit de ce qui constitue le *principe*

1. Pour de plus amples développements sur le parallèle des accidents secondaires et tertiaires, je renvoie le lecteur aux leçons que j'ai consacrées à la pathologie générale de la syphilis. *Leçons sur les maladies vénériennes*, p. 55-66.

virulent. Je voulais d'abord envisager la syphilis dans son ensemble, à un point de vue purement pathologique et sans me préoccuper des hypothèses qui ont été faites sur sa nature intime.

Autrefois ces hypothèses étaient si singulières, si extravagantes même, qu'il y avait tout intérêt à les passer sous silence. Mais aujourd'hui il en est une qui s'impose à nous, et dont il serait impardonnable de ne pas se préoccuper dans une dissertation sur la pathologie générale de la syphilis. Ai-je besoin de dire que cette hypothèse, qui deviendra sans doute bientôt une réalité, est celle qui fait dépendre tous les accidents syphilitiques de l'introduction d'un parasite dans l'organisme?

Depuis quelques années, la science des virus a merveilleusement progressé. Elle fit un pas décisif le jour où M. Pasteur montra le rôle capital que jouent, dans l'étiologie des maladies infectieuses et virulentes, les micro-organismes pathogènes, les microbes. Grâce aux magnifiques expériences de cet illustre savant, les vieilles conceptions du parasitisme sont sorties de leurs nuages scolastiques, pour se montrer à nous rajeunies et triomphantes. Les voilà maintenant qui vivent, non pas d'une vie chimérique et obscure, mais d'une vie puissante, active, au grand jour de l'expérimentation et en pleine réalité clinique. Elles ont révolutionné victorieusement les vieux systèmes surannés sur lesquels on se perdait jadis en discussions subtiles et interminables. Elles se sont emparées pour toujours du vaste département de la pathologie virulente.

Aujourd'hui, qui dit maladie virulente, dit maladie due à l'intervention d'un organisme pathogène, d'un microbe. Or, comment ne pas supposer que la syphilis procède du même mode pathogénique que les maladies analogues dont la microbiogénèse ne fait plus aucun doute pour personne?

Les analogies les plus étroites unissent entre elles, au point de vue étiologique et anatomo-pathologique, les quatre grandes maladies suivantes : la syphilis, la morve, la tuberculose et la lèpre. Toutes les quatre sont infectieuses et virulentes. Toutes les quatre sont caractérisées anatomiquement par des productions nodulaires (granulations infectieuses de Cohnheim). Toutes les quatre offrent, avec quelques variantes, le même type histologique. Aussi, y a-t-il plus de vingt ans déjà, que M. Virchow, dans ses *Leçons sur les Tumeurs*, a rapproché ces quatre maladies pour en former une classe naturelle.

Lorsque les expériences célèbres de M. Villemin eurent démontré péremptoirement la contagiosité et la virulence de la tuberculose, la spécificité de cette maladie fut établie du même coup. Elles prouvèrent qu'il ne suffisait pas pour la produire des causes banales qu'on avait invoquées jusqu'alors; qu'elle n'était engendrée que par la tuberculose elle-même. C'était un nouveau point de parenté qui la rattachait plus étroitement encore à la morve, à la lèpre et surtout à la syphilis.

La théorie des germes fut accueillie avec une grande faveur, et elle exerça rapidement un ascendant considérable sur les idées médicales, surtout à partir du moment où l'expérimentation lui donna pour base des faits indéniables et de plus en plus nombreux. On l'accepta presqu'à l'unanimité et sans objection pour les maladies infectieuses aiguës, telles que la variole, la rougeole, la fièvre typhoïde, la pneumonie, etc., etc. Ne s'adaptait-elle pas en effet, comme à souhait, aux conceptions classiques qui nous ont été transmises de siècle en siècle depuis l'origine de la médecine? C'était une matière morbigène qui différait peu de celle qu'on avait imaginée jusqu'ici. On l'avait mieux analysée, voilà tout. Elle avait perdu son caractère nébuleux; on savait ce qui la constituait essentiellement; sa nature microbienne ne choquait en rien nos préjugés.

Et qu'y avait-il de plus simple, de plus facile à expliquer que son conflit avec l'organisme?

Les microbes pénétraient accidentellement dans l'économie et tout aussitôt la lutte s'engageait entre eux et l'ensemble des forces réactionnelles qui défendent la vie contre les causes innombrables qui l'attaquent sans cesse. De cette lutte résultait la fièvre.

Or, la fièvre, dans son évolution turbulente et aiguë, n'offre-t-elle pas avec les fermentations une similitude qui de tout temps a tellement frappé les médecins et les chimistes, qu'elle a été la source d'une infinité de systèmes chimiatriques.

Dans cette lutte qui constituait toute la maladie, les microbes triomphaient et tuaient, ou bien ils étaient expulsés de l'organisme, et le malade guérissait peu à peu, et *définitivement*, après une convalescence, qui était comme l'apaisement immédiat du violent conflit qui avait eu lieu.

En quoi, je vous le demande, la théorie de la microbiogenèse sur ce terrain aurait-elle contrarié la tradition médicale?

Aussi lorsque les immortelles recherches de M. Pasteur eurent démontré que les prétendues fermentations des pyrexies doivent toujours être rapportées à l'action morbigène d'organismes inférieurs, l'application qu'on en fit aux maladies infectieuses ne se fit pas longtemps attendre. La théorie parasitaire fut créée et se propagea par une sorte d'entraînement invincible. Tout le monde admit avec enthousiasme la nature animée du contage des pyrexies, même avant que la démonstration rigoureuse, par les méthodes actuelles si pénétrantes et si fécondes, eût été faite pour quelques-unes d'entre elles, pour le charbon, le choléra des poules, certaines septicémies, etc., etc.

Mais il fut loin d'en être ainsi pour les maladies infectieuses chroniques, telles que la syphilis, la tuberculose et la lèpre. Ces maladies, en effet, sont tout l'opposé des infections aiguës. Elles évoluent avec une extrême lenteur et peuvent durer dix, vingt ans et plus; elles s'emparent souvent de l'organisme pour toute l'existence. Bien plus, elles lui survivent, puisqu'elles se transmettent par hérédité. Ne présentent-elles pas presque tous les caractères que dans le langage de l'école on attribue aux diathèses, c'est-à-dire à ces dispositions morbides mystérieuses, toujours en imminence d'action, essentiellement chroniques, d'une durée indéfinie et si intimement combinées avec la vie saine qu'elles semblent en être une déviation spontanée?

Et comment aurait-on admis sans répugnance que ces interminables manifestations morbides, au lieu d'être, ainsi qu'on le pensait, la conséquence d'un vice constitutionnel créé de toutes pièces par la vie elle-même, ou bien héréditaire, mais toujours immanent, étaient l'œuvre d'un organisme inférieur? Lui, que dans les infections aiguës, l'économie combattait si violemment par la révolte synergique de toutes ses forces saines, avec tout le fracas complet, rapide, tumultueux d'un combat décisif, le voilà qui s'emparait audacieusement de l'organisme, en faisait sa proie, une chose à lui qu'on ne pouvait plus lui arracher, dont il imprégnait tous les actes, qu'il souillait dans sa transmission héréditaire, à travers plusieurs générations!...

Assurément il y avait bien là, et il y a encore de quoi être surpris, et cependant telle est la vérité. La nature parasitaire de la lèpre a été démontrée par M. A. Hansen et par M. Neisser, celle de la tuberculose par M. Koch, et celle de la morve simultanément par MM. Schutz et Lœffler et par M. Bouchard et ses élèves. Nous savons aujourd'hui d'une façon certaine que ces trois maladies sont produites et caractérisées chacune par un bacille spécial.

Eh bien, parmi cette classe de maladies dont les trois précédentes sont à peu près universellement aujourd'hui regardées comme parasitaires, la syphilis n'est-elle pas celle qui présente le type le plus accompli de l'infectiosité et de la virulence? Aussi l'hypothèse du microbe syphilitique s'impose-t-elle aujourd'hui plus que jamais. Beaucoup de bons esprits et d'éminents praticiens vont même un peu trop vite, car ils en parlent déjà comme d'un être qui n'est plus à l'état virtuel, mais réel, qu'on connaît d'avance, et dont les actions et les mœurs, détaillées d'une manière précise ne doivent plus être un mystère pour personne. Les hypothésistes (pardon pour ce mot qui abrège le discours), ne s'arrêtent pas en chemin quand ils font tant que de lâcher la bride à leur imagination [1].

HYPOTHÈSES ET THÉORIES SUR LA NATURE DE LA SYPHILIS. La plupart ne méritent même pas d'être mentionnées. Ne nous occupons que des plus récentes.

I. — J'ai parlé plusieurs fois de l'analogie qui existe entre le processus de la syphilis à ses débuts et celui des fièvres éruptives, sans assimiler toutefois ces deux ordres de maladies, entre lesquelles il existe de profondes différences qu'il est inutile ici de faire ressortir. Quelques pathologistes cependant ont tenté de placer la syphilis dans le groupe *des fièvres spécifiques*. M. Hutchinson, de Londres, est de ce nombre. Il a même poussé les conséquences de sa doctrine jusqu'à soutenir que les lésions tertiaires de la syphilis ressemblent exactement aux résidus pathologiques qui survivent quelquefois aux exanthèmes. Aussi, pour lui, la syphilis finit-elle avec la période secondaire. Toutes les lésions d'ordre tertiaire qui se produisent plus tard, n'ont, en elles-mêmes, rien de spécifique, et ne procèdent point du principe virulent; ce sont des lésions d'ordre commun, suscitées, à des intervalles de temps plus ou moins éloignés, par les accidents secondaires, etc. Supprimer le tertiarisme dans la conception de la syphilis me paraît une monstrueuse hérésie pathologique. Tout ce que j'ai exposé dans ce discours préliminaire proteste contre une pareille manière de voir. L'unité spécifique existe depuis le chancre jusqu'aux conséquences les plus extrêmes et les plus tardives de la syphilis. Je ne vois, dans les résidus que laissent parfois après elles les fièvres éruptives, aucune série de processus identiques à eux-mêmes, et de lésions systématiquement semblables comme constitution anatomique, qu'on puisse comparer à la période tertiaire de la syphilis.

Pour M. le docteur Desprès, la syphilis est une diathèse purulente. Mais l'épithète de *purulente* appliquée à la syphilis n'est-elle pas déjà une de ces erreurs qui sautent aux yeux de quiconque a un peu étudié cette maladie? La néoplasie primitive elle-même ne sécrète pas de pus, lorsqu'elle n'a pas été irritée. Et où existe le pus dans tout ce groupe considérable des syphilides sèches qui constituent les lésions les plus communes de la syphilis secondaire? Comment peut-on assimiler les gommes à des abcès métastiques, quand on les voit survenir vingt ou trente ans et plus, après un petit chancre qui n'a pas suppuré, qui n'a duré que quelques jours et a souvent passé inaperçu? En réalité, la suppuration est exceptionelle dans la syphilis et ne doit pas être considérée comme faisant partie intégrante et essentielle du processus.

On a proclamé pendant longtemps que le système lymphatique était l'agent actif de l'infection syphilitique et même qu'il était le seul. M. Virchow est l'auteur de cette théorie très en vogue encore aujourd'hui, et que les hypothèses sur la nature bactérienne de la syphilis n'ont fait que corroborer. — Que les ganglions jouent un grand rôle dans le processus de l'empoisonnement, cela n'est pas douteux. Mais le virus ne reste point confiné dans les voies lymphatiques. Il envahit le sang, et la preuve, c'est que ce liquide en est contaminé dès le début, ce qui le rend contagieux et inoculable.

Quoi qu'il en soit, le virus syphilitique en circulation se fixe dans le tissu conjonctif. Il y prend racine, et toutes les lésions qu'il est susceptible de produire, n'importe sur quel point de l'organisme, ne sortent pas de ce milieu, le seul qui leur soit favorable. Aussi a-t-on raison de dire que la *syphilis est une maladie du tissu cellulaire*.

Elle procède pendant toute son évolution par poussées successives, entre lesquelles existent des périodes de repos, exemptes de tout travail spécifique apparent. Cette espèce d'intermittence peut être considérée comme une des lois qui régissent le processus. Elle a beaucoup intrigué, et avec raison, les théoriciens. Ils ont cherché à l'expliquer de la

Chose curieuse, lorsque la tuberculose, la lèpre et la morve ont trouvé définitivement leur organisme spécifique, celui de la syphilis est

façon suivante : chaque explosion des accidents est provoquée par le développement et la multiplication des cellules virulentes. Ces cellules subissent leur évolution, et, après avoir vécu quelque temps, finissent par disparaître. Mais quelques-unes restent, et, plus tard, sous l'action de causes inconnues, elles entrent en activité et se mettent à proliférer. De là une nouvelle poussée, et ainsi de suite ; mais chaque poussée est moins active, moins prolongée que celle qui précède, et il arrive un moment où l'activité des cellules, vieillies et usées, s'épuise, s'éteint, et la maladie disparaît.

Cette explication s'adapte imparfaitement aux cas où les intervalles qui séparent les poussées sont très considérables et exempts de toute manifestation spécifique. M. Virchow pense qu'alors ce sont les ganglions lymphatiques qui ont été les magasins où se sont réfugiées et conservées les cellules spécifiques. Que ce soit là ou ailleurs, toujours est-il que l'apparition de nouveaux accidents implique leur existence, alors même que ces accidents ne se montreraient, comme cela arrive quelquefois, qu'à une époque extrêmement éloignée de l'accident primitif.

II. — Nous voici, par ces hypothèses et ces théories un peu vagues, conduits tout naturellement aux hypothèses et aux théories plus précises et sans doute plus exactes du parasitisme syphilitique. Qu'on remplace le mot *cellule virulente* par le mot *microbe* et l'on aura pas grand effort à faire pour comprendre et pour expliquer de cette façon nouvelle la *nature bactérienne de la syphilis*.

Parmi les syphiliographes de notre époque, M. Diday est celui qui, bien avant les recherches microscopiques modernes, avait le mieux entrevu et formulé le plus nettement l'origine parasitaire de la syphilis. Il en cherchait et il en trouvait les preuves dans la clinique : « Ne repoussons pas, disait-il en 1881, dans ces grandes et délicates déterminations, le concours de la clinique ; car, au sujet du rôle des microbes dans les maladies contagieuses, si le microscope dit avec pleine autorité : ils peuvent en être cause ; la clinique dit non moins valablement : ils doivent être cause. Je n'y croirai, moi, que lorsque le microscope et la clinique pourront dire ensemble : ils sont cause. » DIDAY. *Panparasitisme démontré par la clinique*. Lyon, médical 1881, t. XXXV, p. 181-89.

M. Diday oublie l'expérimentation, sans laquelle la clinique et le microscope seraient incapables d'établir irrévocablement l'existence du microbe de la syphilis. C'est ce qui me faisait dire à peu près à la même époque : « Et encore ne suffirait-il pas de découvrir un parasite spécial de la vérole ; il faudrait, comme l'a fait M. Pasteur pour d'autres parasites virulents, le soumettre à une culture compliquée, en s'entourant des précautions les plus minutieuses. Voyez comment procède l'expérimentateur pour le sang d'un animal atteint de charbon. Il en place une goutte dans le milieu le plus apte à la culture de la bactérie. Cette bactérie se reproduit au sein du liquide de culture. On la cultive de nouveau, si l'on veut, de manière à obtenir plusieurs générations du parasite ; et c'est avec ces parasites isolés, soustraits à l'action immédiate de l'organisme, procréés artificiellement, dégagés de toute attache directe avec la maladie qu'ils ont faite et d'où ils procèdent, qu'on pratique l'inoculation sur des animaux sains et qu'on parvient ainsi à leur transmettre le charbon. — Ici nous n'avons plus un liquide morbide virulent, nous n'avons plus un milieu organique au sein duquel vivent les bactéries, pendant l'évolution de la maladie virulente ; nous possédons l'agent direct, actif et indiscutable du virus, le parasite, et c'est bien lui qui était la cause et non l'effet de l'intoxication, puisque, introduit seul dans un autre animal, il l'a reproduit de toutes pièces. — Il est fort possible qu'on arrive à découvrir qu'un parasite est le principe générateur du virus syphilitique ; mais il sera toujours difficile d'en donner la preuve expérimentale. Il faudrait pour cela

encore à démontrer! C'est là certainement une lacune fort regrettable au point de vue de la pathologie générale. Et cependant si elle existe

que la syphilis fût inoculable aux animaux, etc. » (*Leçons sur les maladies vénériennes* p. 19.) Depuis que j'ai écrit ces lignes, la question n'a pas fait un pas et nous en sommes toujours au même point.

De tous les syphiliographes modernes, M. Diday est certainement celui qui est le plus convaincu que la syphilis est produite par un parasite. Et, comme il reste toujours jeune d'esprit et que son ardeur militante se plaît aux combats pour les idées, il a, dans plusieurs publications, entrepris une campagne brillante en faveur du parasitisme syphilitique. Parmi les hypothésistes, c'est lui qui est le plus fécond et le plus amusant par la variété et l'imprévu de son argumentation. — Un pathologiste qui a le rare privilège de lui ressembler d'une manière frappante, puisqu'il est doué d'autant d'esprit, de verve, d'imagination, avec la même expérience clinique et les mêmes vues profondes sous des dehors fantaisistes, celui dont l'humour nous a égayé en prenant pour signature *l'Anonyme du parasitat*, s'exprimait ainsi en 1881, dans une *note sur la contingence des résultats de l'excision chancreuse* (Lyon médical, n° 27, février 1881).

« Supposons, — il y a des hypothèses plus hasardées, — la nature parasitaire de la syphilis. Le parasite est un être perceptible : on connaît ses lois d'origine, de migration, de développement, de multiplication ainsi que de léthalité. Ce n'est pas le classique et fabuleux *virus* dont un atome, professait-on, est aussi délétère qu'une tonne ; — un dogme toutefois légèrement atteint et convaincu de paradoxe depuis qu'on sait, à n'en pas douter, les vaccinés beaucoup mieux préservés par six que par deux piqûres, contre les atteintes de la variole.

« Le parasite de la vérole, — appelons-le *Syphilobe*, — est donc entré dans l'organisme; et l'on y suit de l'œil et du doigt ses progrès avec une précision, une facilité parfaites. Pourquoi s'enquérir s'il pénètre par le système sanguin où par le système lymphatique? Pourquoi demander s'il a d'abord envahi la constitution pour revenir ensuite évoluer à son premier lieu d'entrée? Ne le voyez vous pas? Ne voyez-vous pas, — et invariablement chez tous les sujets et invariablement dans le même ordre, — se former d'abord autour de la porte d'entrée, peu après dans les ganglions correspondants, ces foyers, ces amas, ces véritables *nids à syphilobes*, où le parasite va s'établir, habiter, puis, tôt ou tard, se multiplier selon que l'état de l'organisme favorisera sa prolifération? Je lisais hier, dans un journal politique, l'histoire naturelle, mise à la portée de tous, — d'un autre parasite actuellement populaire, de la trichine, et je n'ai qu'à répéter pour mes *syphilobes*, ce qui est aujourd'hui de notion vulgaire pour les larves de la trichine. Retenons du parallèle, que les uns comme les autres choisissent le système organique le mieux fait pour leur servir d'habitacle; que les uns comme les autres ont une vie et une force de multiplication variable selon la santé, la résistance vitale de l'être qu'ils ont envahi; enfin que leur développement est progressif et que leur influence assurée sur l'être envahi, est, par conséquent, de plus en plus forte, à mesure que l'on s'éloigne du moment où ils sont entrés dans cet être.

« Eh bien, que fait l'excision du chancre ou pour parler plus exactement, de l'aire chancreuse? Elle supprime une légion de ces petits ennemis. Et si elle les supprime avant qu'ils n'aient *pondu*, ou avant que leurs *petits* ne se soient trop éloignés du *nid*, elle emporte *avec la seule couvée*, toute la cause du mal, et la préservation est d'emblée réalisée complète. — Opère-t-on dans d'autres conditions? On manque le but.

« Peut-être cependant ne le manque-t-on ni aussi constamment ni aussi complètement dans ce second cas qu'on l'avait atteint dans le premier. Peut-être les forces de l'organisme, les médicaments spécifiques, l'action de quelques influences hygiéniques, peuvent-elles, une fois le foyer principal supprimé, avoir raison de quelques enfants perdus, de quelques syphilobes isolés. Mais ceci nous entraînerait trop loin, et je m'arrête satisfait

encore, ce n'est point parce que les tentatives pour la faire disparaître ont été inactives. Les investigateurs du microbe syphilitique se sont

d'avoir pu concilier l'immortel dogme du dualisme avec les succès de l'excision chancreuse; d'avoir expliqué comment ces succès, même balancés par quelques échecs avérés, méritent créance, même de ceux de nos collègues qui croient, et avec toute raison, que dès avant l'apparition du chancre, le principe syphilitique est déjà dans la constitution. »

Ainsi s'exprime l'*Anonyme du parasitat.* M. Diday désavouerait-il cette doctrine et ce langage? — Quoi qu'il en soit, l'éminent syphiliographe de Lyon a défendu, lui aussi, la cause du *syphilobe* avec la même ingéniosité et une aussi grande abondance d'arguments. Mais le mot syphilobe est-il bien exact? Doit-on l'adopter? Je ne le pense car il ne rend pas l'infime petitesse du micro-organisme spécifique. Ne vaudrait-il pas mieux dire le *syphilio-microbe?* Au surplus, peu importe.

Dans les théories sur la nature de la syphilis, qu'on se place au point de vue ancien ou nouveau, il est toujours difficile d'expliquer pourquoi la maladie procède par poussées, au lieu de se développer sur le mode continu comme la plupart des pyrexies. On comprend, jusqu'à un certain point, qu'il en soit ainsi dans les premiers mois de l'infection. La lutte entre le principe morbide et la réaction de l'organisme peut présenter des péripéties qui se traduisent par des trêves et des reprises de combat. On a déjà vu plus haut que quelques syphiliographes admettent qu'à certains moments les microbes cèdent du terrain et finissent par l'abandonner peu à peu sur presque tous les points, pour s'enfoncer dans les ganglions qui leur servent comme de camp retranché. Puis, ils font des sorties, la lutte recommence, et ainsi de suite. Dans tout cela, M. Diday voit une diminution de la résistance et une augmentation dans la force du principe morbide. Mais s'il comprend que la force de résistance puisse diminuer avec les poussées, il comprend moins que le principe morbide augmente et diminue alternativement, et qu'il se transforme dans ses manifestations. Suivant lui, les raisons qui agissent sur les microbes du règne végétal ne seraient pas sans influences sur celui de la syphilis et il en trouve la preuve dans la fréquence des *syphilis vernales.*

« Étant donnée une maladie chronique, à intermittences bien tranchées, telles qu'on observe la syphilis, disent MM. Diday et Doyon, dans leurs notes sur la *syphilis bactérienne* du professeur Neisser, comment expliquer cette évolution par l'hypothèse que cette maladie résulte de la présence de microbes?

« D'une seule manière, répondra le zoologiste. Ces micro-organismes vivent pour la reproduction de leur espèce, autant au moins que pour leur nutrition propre. Par conséquent, durant les périodes d'exacerbation des symptômes, ils sont à l'état d'être actif, fonctionnant; entre les paroxysmes, au contraire, ils sont à l'état de germes (spores, corpuscules brillants, mycelium).

« Or c'est pour la nature une loi, parce que c'est son but primordial, que, dans les deux règnes, l'être à l'état de germe résiste aux causes qui, agissant sur lui à l'état de vie, ont une force suffisante pour le détruire.

« Appliquant ces données à la syphilis, M. Diday demande à quel moment on a le plus de chance pour tuer ses bactéries? Si c'est en administrant le mercure durant leur état de non-éclosion (caractérisé par l'absence de symptômes), ou durant leur état consécutif à l'éclosion (caractérisé par le retour des symptômes)? Dans les termes où la question se pose, ne suffit-il pas de l'avoir posée?

« Cliniquement, d'ailleurs, il est un exemple qui, à lui seul, pourrait suggérer la réponse, en démontrant l'impuissance des traitements institués dans un but uniquement préventif. C'est le cas trop fréquent pour être nié, où, en pleine période secondaire, tel malade qui vient de terminer une cure mercurielle de trois ou quatre mois, on ne peut plus régulière, on ne peut mieux supportée, voit à ce moment même reparaître les

multipliés depuis quelques années. Je vais exposer leurs recherches, et cet historique sera le juste tribut d'hommage que nous devons

lésions dont, au moins temporairement, il avait tout lieu de se croire à l'abri... pour peu que l'effet dit préventif du spécifique eût réellement quelque efficacité. »

— Ce sont là des vues théoriques fort séduisantes, sans doute, mais qui n'expliquent pas pourquoi certaines syphilis passent de l'état virulent à l'état diathésique ou constitutionnel, de l'état latent à l'état d'activité, après des guérisons apparentes d'une très longue durée. Sur ce sujet, je ne puis qu'exprimer les mêmes incertitudes, les mêmes doutes qu'autrefois :

« Les accidents tertiaires, disais-je, dans mes premières leçons, résultent-ils de l'éclosion plus ou moins prématurée ou tardive de germes laissés dans les tissus par les premières manifestations de la maladie pendant sa phase virulente? Telle est encore une de ces questions que les théoriciens de la syphilis ont longuement discutée sans la résoudre. Elle fut suggérée sans doute par les idées de M. le professeur Virchow sur les récidives où les poussées successives des lésions dans les maladies chroniques. D'après lui ces rechutes proviennent toujours d'un stock de cellules toxiques qui, restées plus ou moins à l'état de latence et d'inertie, en diverses parties de l'organisme, spécialement dans les glandes lymphatiques, se réveillent tout à coup, entrent en activité et produisent une nouvelle infection du sang.

« En est-il ainsi pour la syphilis? Une gomme du foie ou du cerveau, par exemple, résulte-t-elle de produits morbides déposés là ou ailleurs pendant la période chancreuse et la période exanthématique? Sans le nier d'une manière absolue, il est difficile cependant de l'admettre. Les objections à cette manière de voir se présentent en foule à l'esprit.

« Et d'abord, pourquoi les germes morbides s'arrêteraient-ils dans leur évolution? Est-ce parce que le malade a été soumis à l'action des spécifiques et que les cellules toxiques ont été entravées dans leur activité avant qu'elle fût épuisée? Mais alors le traitement au lieu d'être salutaire serait dangereux, et, loin de prévenir le tertiarisme, il le favoriserait.

« D'un autre côté, il faut avoir une foi robuste dans l'intensité de vie des germes morbides, pour croire qu'après vingt, trente, cinquante années et même plus, d'un sommeil innocent et paisible au sein des tissus, ils seront capables de développer une malignité qu'ils étaient loin d'avoir dans un âge moins avancé.

« Je sais bien que les graines soustraites à leur milieu fécondant et abritées contre les causes qui les pouvaient détruire, conservent pendant des siècles leur force germinative. Mais peut-on comparer un pareil fait à celui qui nous occupe? Comment admettre que des cellules toxiques, vivant au sein de l'organisme, y conservent tout à la fois leur structure moléculaire et leurs propriétés spécifiques? Par quel privilège étrange d'immunité résisteraient-elles aux mutations incessantes que le mouvement de la vie imprime à tous nos tissus?

« Et ce sont ces reliquats avortés qui, d'abord impuissants dans la phase des manifestations bénignes, acquerraient de nouvelles forces en vieillissant, et, après avoir bravé pendant des années les forces saines et réactionnelles de l'économie, l'infecteraient de nouveau et lui infligeraient des altérations morbides incomparablement plus profondes et plus irrémédiables qu'aux premiers jours de la maladie constitutionnelle!... » (*Leçons sur les maladies vénériennes*, p. 478.)

III. — J'ai parlé plus haut du travail de M. Neisser sur la syphilis bactérienne, et j'en ai cité quelques extraits. Je pourrais le suivre et le commenter dans le développement qu'il donne à sa théorie, mais, comme il ne s'agit en définitive que d'hypothèses qui ne sont pas neuves, ni fortifiées et rajeunies par des arguments bien nouveaux, je me conten-

à leurs persévérantes recherches, bien qu'elles n'aient pas encore été couronnées du succès de la découverte[1].

II

C'est en 1659 qu'apparurent les premières ébauches de la théorie parasitaire. Le P. Kircher professait déjà que la peste était produite par des

1. J'ai beaucoup mis à contribution, pour les détails historiques qui vont suivre, l'excellente revue critique de M. Bricon, parue dans le *Progrès médical* (1884. Nos 37-38 et 41) sous ce titre : *Du Syphilococcus.*

terai de reproduire les propositions de l'auteur, qui résument le sens doctrinal et pratique de cet exposé. N'oublions pas que M. Neisser parle du microbe de la syphilis comme s'il existait réellement, mais qu'il avoue qu'on ne l'a pas encore découvert.

« 1. *Infection.* Les bactéries pénètrent dans l'organisme par un point quelconque de la surface du corps, quand l'absence de l'épiderme ou de l'épithélium en ce point permet leur introduction dans les voies lymphatiques. Le virus séjourne au point infecté ; toutefois quelques germes arrivent immédiatement dans la circulation et restent localisées aux ganglions lymphatiques de la partie infectée.

2. Puis, vient la période de la première incubation, dans laquelle la présence et l'action des bactéries ne sont pas manifestes, mais où, certainement, elles se multiplient au point d'infection, ainsi que dans les ganglions qui en dépendent. Enfin, apparition de l'affection primaire et de l'engorgement des ganglions lymphatiques primaires.

MM. Diday et Doyon reprochent à M. Neisser ces deux migrations successives des bactéries de la périphérie aux ganglions. « En restant dans le champ des hypothèses, puisqu'on nous y confine, pourquoi, disent-ils, supposer ces migrations préalables ? On comprend l'intérêt qu'y peuvent avoir ceux qui professent que l'infection constitutionnelle est réalisée avant l'apparition du chancre (je suis de ceux-là), mais, de la part de ceux qui, comme Neisser, croient avec raison à la possibilité de prévenir l'infection avant que le chancre ait paru, n'y a-t-il pas une sorte de contradiction à enseigner que le virus s'est déjà auparavant introduit à deux reprises jusque dans les ganglions ? » — Mais, demanderons-nous à notre tour à MM. Diday et Doyon, comment pouvez-vous admettre que des bactéries, dont vous ne mettez pas en doute l'humeur voyageuse, aient la patience et la sagesse de rester sur place pendant la longue durée de l'incubation, quand s'ouvrent largement devant elles les deux grandes voies du sang et de la lymphe ?

3. Envahissement de l'organisme par les bactéries qui sont en voie de multiplication dans l'affection primaire et dans les ganglions lymphatiques.

4. Les différents systèmes sont graduellement pris : ganglions, peau, muqueuses, etc. Les ganglions sont des entrepôts (des *fabriques*, d'après Diday) de bactéries et les abritent dans les *périodes* dites *latentes*.

5. Ou bien ces germes disparaissent finalement, et cela soit spontanément, soit par l'effet d'un traitement énergique persévérant ; ou bien ils persistent, et dans ce cas :

6. On voit survenir des récidives après la période d'état latent, les bactéries pénétrant de nouveau et en grand nombre dans la circulation.

7. Plus on est rapproché du moment de l'infection, plus les bactéries sont nombreuses dans le corps et dans quelques organes. Par conséquent, durant les dernières périodes : 1° diminution graduelle de l'infectiosité ; 2° diminution graduelle de la possibi-

animalcules morbides et très petits. Quelques médecins, au dire d'Astruc et de Cazenave, ne tardèrent pas à s'emparer de cette idée pour l'appliquer à la syphilis. Ils supposèrent qu'elle avait aussi pour cause

lité de transmission héréditaire ; 3° apparition plus rare, et seulement par points isolés, de foyers morbides.

8. En outre, il est peu à peu survenu, peut-être sous l'influence de produits chimiques accessoires, provoqués par les bactéries, une altération des tissus, laquelle constitue dans les périodes ultérieures la base des formes gommeuses.

9. Le mercure est un poison direct pour les bactéries, et, par conséquent, si on l'emploie en dose suffisante et pendant longtemps, il peut avoir une action préventive contre l'apparition de la période gommeuse. L'iodure de potassium accélère la résorption des néoplasmes à faible dose, celle des symptômes du début, et de la manière la plus éclatante celle des produits gommeux.

10. En ce qui concerne la malignité variable de la maladie, il faut, abstraction faite des anomalies constitutionnelles originaires, tenir compte : 1° principalement de la quantité de virus qui a envahi tout à coup l'organisme ; par conséquent l'évolution dépend de l'énergie du traitement ; 2° peut-être aussi de la qualité variable du virus qui, par l'immunité due à une première infection et à l'hérédité de cette immunité dans le cours de plusieurs générations, peut avoir subi une atténuation. Relativement à la qualité variable, c'est-à-dire à la malignité variable d'un seul et même parasite, nous avons récemment acquis des données certaines. Comme dans beaucoup d'autres affections bactériennes, c'est sur le bacille charbonneux qu'on a étudié cet état. Déjà Pasteur, Toussaint et Chauveau avaient trouvé que l'on réussissait par des dispositions spéciales d'expérimentation, notamment par l'élévation de la température nécessaire à l'incubation, à enlever de plus en plus leur virulence aux bactéries du charbon, de telle sorte que finalement elles devenaient, au bout de quelques semaines, tout à fait inoffensives, les propriétés morphologiques, la faculté de reproductivité ne subissant pas de changement. Les parasites, ainsi modifiés, transmettent même à leurs descendants le degré de virulence acquis. Koch (*Inoculation du sang de rate; réponse au discours de Pasteur à Genève*, 1881) a confirmé ces expériences.

Nous avons donc maintenant à tenir compte, dans la doctrine de l'infection, d'une variation imprimée, par le fait de conditions extérieures, à la virulence de bactéries restant morphologiquement identiques. C'est là un point de vue entièrement nouveau. En s'y plaçant, il est possible que, dans un avenir très prochain, on comprenne mieux la différence de malignité des épidémies, par conséquent peut-être aussi celle de la syphilis. — Outre la température, il y a certainement encore toute une série d'autres facteurs (par exemple immunité acquise et héréditaire) qui peuvent modifier le développement et les propriétés des bactéries. On sait depuis longtemps que chaque espèce animale possède une réceptivité différente pour les diverses maladies ; on a même vu des animaux de même race, comme des souris des champs et des souris de maison, ou différentes races de moutons, réagir diversement sous un même virus. Il nous semble par conséquent plausible d'admettre que les races humaines présentent, elles aussi, des différences analogues, voire que, dans la même race, la réceptivité de chaque individu n'est pas égale pour les agents morbides.

L'histoire de la lèpre, de la fièvre jaune, enfin l'observation journalière de ce qui se passe dans la fièvre scarlatine, le typhus, etc., démontrent ce qui a été dit ci-dessus. Ces phénomènes sont analogues à ce qu'on observe dans les cultures de bactéries, c'est-à-dire que des changements en apparence insignifiants dans les conditions d'expérimentation, par exemple dans la composition des liquides de culture, peuvent modifier et même entraver le développement des organismes. »

l'introduction dans l'organisme de petits parasites à peu près semblables à ceux auxquels Kircher attribuait la peste. Aucune recherche sérieuse ne justifiait cette manière de voir qui n'était pas encore sortie du domaine de l'hypothèse.

A une époque plus rapprochée de nous, Cullerier croyait à l'existence d'animalcules particuliers dans les ulcères syphilitiques et, sous son inspiration, Donné rechercha et finit par découvrir, dans les sécrétions des chancres et des bubons syphilitiques, un petit parasite qu'il a décrit et dessiné. Ce parasite n'est autre chose que le *vibrio lineola*, déjà mentionné par F. Müller. Donné, du reste, déclara que la présence de ce parasite était purement accidentelle et sans aucun rapport avec la nature même de la maladie [1].

Hallier, dont le nom ne peut être évité dans aucun historique d'une maladie infectieuse, puisqu'il a décrit et tenté de cultiver les microphytes de la plupart des maladies, signala en 1869, dans le sang des syphilitiques, la présence de très nombreux micrococcus. Ils pénétraient, d'après lui, dans les globules rouges, y creusaient des vacuoles d'où l'apparence radiée et la forme irrégulière de ces globules. Ces recherches de Hallier n'ont aucune valeur sérieuse ; elles sont tombées dans un discrédit mérité et je ne les mentionne que pour mémoire. J'en dirai autant des publications de M. Salisbury qui crut, lui aussi, comme tant d'autres l'on cru et proclamé depuis, avoir découvert le parasite de la syphilis (*crypta syphilitica*).

En 1872, M. Lostorfer [2] fit à la Société des médecins de Vienne, une communication qui causa pendant quelque temps une vive émotion parmi les syphiliographes. Il annonça « la possibilité du diagnostic de la syphilis par l'examen microscopique du sang. » En plaçant une gouttelette de sang syphilitique dans une chambre humide, et en examinant la préparation jour par jour, à l'aide d'un objectif à immersion. M. Lostorfer vit apparaître, vers le troisième ou le quatrième jour, des corpuscules très brillants, les uns immobiles, d'autres en mouvement. Ils présentaient une réfringence toute particulière. Quelques

1. Donné, *Recherches microscopiques sur la nature du mucus et de la matière des divers écoulements des organes génito-urinaires* (1837). — *Cours de microscopie*, Paris, J.-B. Baillière et fils (1844, 1 vol. in-8, p. 201).

2. Lostorfer. *Die Möglichkeit der Erkentniss der Syphilis mittelst der mikroskopischen Blutuntersuchung* (Wiener med. Presse nº 4, 1872). On trouvera l'analyse des publications ultérieures de Lostorfer, ainsi que celle des recherches de contrôle de Wedl, Biesiadecki, Vajda, Stricker, Köbner, etc., dans la revue de M. Zeissl sur la syphilis, dans Virchow's und Hirsch's Jahresber, pour l'année 1872.

jours plus tard, ils augmentèrent de nombre et de dimensions, et poussèrent des prolongements en forme de bourgeons pédiculés ou sessiles. Vers le sixième ou le huitième jour, ces corpuscules, dont quelques-uns avaient atteint le diamètre d'un globule rouge, se creusèrent de vacuoles. Leur nombre était extrêmement variable. Cette communication fit d'autant plus de sensation à Vienne, que M. Lostorfer parvint effectivement à reconnaître à l'aide de l'examen microscopique, parmi divers échantillons de sang, ceux qui provenaient de sujets syphilitiques. Une vive polémique s'engagea et provoqua plusieurs recherches de contrôle. M. Wedl considéra « les corpuscules de Lostorfer » comme des fragments de protoplasma et de particules graisseuses, modifiés par le séjour dans la chambre humide. Biesiadecki déclara qu'ils étaient des cristaux de paraglobuline, que l'on trouve aussi dans le sang des sujets non syphilitiques. Enfin M. Köbner répéta exactement les observations de M. Lostorfer, sur du sang syphilitique, du sang d'autres maladies et du sang de sujets sains, et il arriva aux résultats suivants : Les corpuscules découverts par M. Lostorfer ne sont ni des corpuscules graisseux, ni des spores de champignons. On les observe dans le sang d'individus indemnes de syphilis, chez des varioleux, des eczémateux, des malades atteints de lupus et enfin dans le sang d'individus bien portants. C'est une apparence trompeuse ; elle est simplement produite par des goutelettes d'eau, qui se condensent sous la lamelle dans la chambre humide et s'entourent d'une couche albumineuse. — C'est bien là, en effet, l'interprétation la plus plausible du fait observé par M. Lostorfer et le travail de ce dernier n'est plus cité que comme un exemple très bruyant des nombreuses erreurs auxquelles on est exposé dans ces délicates investigations.

En 1878, M. Klebs[1] fit paraître ses recherches sur la contagion de la syphilis. Dans des préparations fraîches du chancre induré il trouva un grand nombre de corpuscules animés de vifs mouvements, et de courts bâtonnets de 2 μ de longueur et de 1 μ d'épaisseur. En même temps il inoculait des fragments de productions syphilitiques à des singes et disait avoir provoqué chez ces animaux des lésions se rapprochant beaucoup de celles de la syphilis humaine : ulcérations buccales, éruptions papuleuses... Il cultiva sur de la gelée d'ichthyocolle le sang d'une guenon ainsi infectée et il vit s'y développer des masses brunâtres composées de bâtonnets étroitement serrés les uns contre les

1. Klebs, *Das Contagium der Syphilis, eine experimentelle Studie* (Arch. f. exp. Pathol. und Pharmakol., 1879).

autres, bâtonnets identiques à ceux qu'il obtenait en cultivant les micro-organismes provenant du chancre induré de l'homme. A un âge plus avancé de la culture, il voyait apparaître des corps de forme spirale, formés d'un amas de masses granuleuses et de bâtonnets. (hélico-monades). Malgré l'autorité de cet anatomo-pathologiste, ses recherches rencontrèrent peu de crédit et M. Klebs lui-même n'est plus revenu sur ce sujet.

En 1881, M. Aufrecht (de Magdebourg)[1], découvrit des micrococcus dans du sérum provenant de papules syphilitiques ; ces micrococcus étaient accouplés deux à deux ou disposés en chaînette et ils se coloraient énergiquement par la fuschine.

A la même époque, M. Obrasczow[2] décrivit des micrococcus qu'il avait trouvés en grand nombre dans les ganglions lymphatiques engorgés à la suite du chancre induré. Il constata même leur présence dans les adénopathies du chancre mou, mais en moins grande quantité.

En 1882, Birch-Hirschfeld[3] signala, non seulement dans les plaques muqueuses, mais aussi dans les gommes de différents organes, l'existence de micrococcus très petits, un peu allongés, quelquefois alignés par deux ou trois, rarement plus nombreux. Comme la séparation des coccus les uns des autres était peu accusée, on pouvait aisément les confondre avec des bâtonnets. Les micrococques se coloraient aisément par la fuchsine et le violet de gentiane. Mais, somme toute, ils étaient peu abondants et faisaient défaut dans les gommes, même caséeuses, et dans les cicatrices gommeuses. M. Hirschfeld s'est montré beaucoup moins affirmatif sur la nature syphilitique de ces micrococcus dans la deuxième édition de son traité d'anatomie pathologique (1882, t. Ier, p. 187).

En 1882 MM. Martineau et Hamonic[4] communiquèrent à l'Académie de médecine et à la Société médicale des hôpitaux, la découverte faite par eux de ce qu'ils appellent la *bactéridie syphilitique*. Ils cultivèrent dans du bouillon un chancre induré fraichement excisé, et virent se développer dans le liquide, au bout de vingt-quatre heures, deux espèces différentes de bactéridies et des micrococcus.

Ils inoculèrent ce liquide à un porc et dès le lendemain ils trouvèrent

1. Aufrecht, *Ueber den Befund von Syphilococcen* (Centralbl. f. med. 1881, p. 13).

2. *Veränderungen der Lymphdrüsen beim weichen und harten Schanker* (Petersb., Woch. 1881, nº 30).

3. Birch-Hirschfeld, *Bacterien in syphilit. Neubildungen* (Centralbl. f. med. Wiss. 1882, nºs 33, 34).

4. Martineau et Hamonic (Acad. de Médecine, 5 septembre 1882, p. 1007).

des bactéridies dans le sang de cet animal qui, un mois plus tard, aurait présenté une syphilide papulo-squameuse. Nous aurons à revenir plus tard sur ces tentatives d'inoculation.

Au commencement de l'année 1883, un médecin américain, travaillant à Vienne, M. Morison, décrivit des bactéries qu'il avait trouvées dans les sécretions du chancre induré, des plaques muqueuses, ainsi que dans les sucs exprimés des chancres et des plaques excisées. Mais quelques semaines plus tard, avec une bonne foi scientifique qui l'honore, M. Morison revint sur sa communication et reconnut qu'il avait rencontré les mêmes bactéries dans l'acné simple et l'eczéma.

MM. Tornery et Marcus [1] ont cultivé sur du bouillon gélatiné de la secrétion de chancre induré et de plaques muqueuses et ont obtenu un micrococcus qu'ils considèrent comme l'agent de la syphilis. Ils auraient retrouvé ces mêmes micrococcus en colorant des coupes de chancre induré et de ganglions syphilitiques.

Enfin il me reste à vous parler des recherches toutes récentes de M. Lustgarten qui ont eu déjà un grand retentissement. Dans une communication faite à la Société de médecine de Vienne [2], ce dermatologiste a présenté des préparations où il aurait réussi à colorer le microbe pathogène de la syphilis. Ce microbe serait un bacille rappelant pour les dimensions et pour l'aspect le bacille de la tuberculose. On le constaterait dans les productions syphilitiques (néoplasme primitif, plaques muqueuses et gommes), aussi bien que dans la secrétion du chancre induré. Enfin, il serait caractérisé par des réactions colorantes spéciales, à l'aide de la technique suivante donnée par l'auteur :

Les productions syphilitiques (chancres, plaques muqueuses, etc.,) sont durcies dans l'alcool absolu, et des coupes fines y sont pratiquées à l'aide du microtome. Pour les colorer, on les laisse séjourner pendant vingt-quatre heures dans le liquide d'Ehrlich, (solution alcoolique concentrée de violet de gentiane, additionnée de neuf fois son volume d'eau d'aniline), à la température ordinaire, puis pendant deux heures encore à l'étuve, à la température de 40 degrés. Pour décolorer les coupes, on les agite pendant quelques minutes dans de l'alcool absolu, puis on les place pendant quelques secondes, d'abord dans une solution de 1 1/2 pour 100 de permanganate de potasse, ensuite dans une

1. Société de biol., 12 juillet 1884 et Marcus (*Nouvelles recherches sur le microbe de la syphilis*, thèse de Paris, 1885, nº 362).

2. Lustgarten, *Die Syphilis-bacillen* (Mediz. Jahrbücher, Wien. 1885, tirage à part avec 3 planches).

solution d'acide sulfureux. Si la décoloration n'est pas suffisante, on reporte la coupe pendant quelques secondes dans le permanganate de potasse, puis dans l'acide sulfureux, et on opère ainsi jusqu'à ce que la décoloration soit à peu près complète. On lave ensuite à l'eau distillée; on déshydrate la coupe à l'aide de l'alcool absolu ou de l'essence de clou de girofle; on la monte dans le baume et on examine à l'aide d'un objectif à immersion homogène. La sécrétion du chancre, séchée sur une lamelle à couvrir, est traitée de la même façon, sauf qu'au sortir du bain de matière colorante, on la lave à l'eau distillée au lieu de se servir de l'alcool qui décolore trop énergiquement.

Par ce procédé, tous les microbes sont décolorés. Celui de la syphilis conserverait seul sa coloration.

Ce bacille est, de l'aveu de M. Lustgarten, très peu abondant dans les coupes des productions syphilitiques. Il l'est davantage dans les sécrétions. Sur les coupes on n'en rencontre que quelques unités par préparation. Il siège de préférence dans les cellules lymphoïdes des néoplasmes syphilitiques, ou dans la sécrétion du chancre induré.

M. Lustgarten dit avoir rencontré ce bacille dans seize cas de syphilis examinés par lui. Il n'hésite pas à lui attribuer, au point de vue du diagnostic, une valeur égale à celle qui revient au bacille de Koch pour le diagnostic de la tuberculose. Quant aux tentatives de culture et d'inoculation, elles n'ont donné aucun résultat.

Les faits annoncés par M. Lustgarten furent d'abord accueillis très favorablement par un certain nombre de savants. L'on se crut enfin en possession (ce qui serait déjà une acquisition précieuse) d'une méthode anatomique capable de mettre en évidence le microbe de la syphilis. Je n'en veux pour preuve que la déclaration suivante qu'on trouve dans le remarquable traité de MM. Cornil et Babès : « Il nous semble bien probable, disent-ils, que ces bacilles sont tout à fait caractéristiques par leur siège, leurs réactions et leurs formes, et qu'ils pourraient servir pour le diagnostic de la syphilis dans les cas douteux[1]. » Toutefois des réserves très sérieuses furent faites par d'autres histologistes. Le très petit nombre de bacilles que l'on parvient à grand'peine à déceler par le procédé exposé plus haut, dans la coupe de produits syphilitiques, n'est-il pas fait pour inspirer une certaine défiance ? En outre, à l'aide de ce procédé, on ne réussit pas constamment à colorer ces bacilles dans des produits dûment syphilitiques. Quelle différence à cet égard avec le bacille de la tuberculose ! A peine le travail de Koch

1. Cornil et Babès, *Les Bactéries* (Paris 1885, page 666).

eût-il paru, que, de toutes parts, la confirmation des faits annoncés par lui se manifesta, unanime et éclatante. C'est que la méthode était sûre et les résultats faciles à contrôler.

Aussi les recherches de contrôle ne paraissent-elles guère jusqu'ici favorables à la découverte de M. Lustgarten.

M. Cornil qui d'abord avait, sans restriction, accepté la découverte de Lustgarten, communiquait récemment à l'Académie de médecine[1] les conclusions des recherches faites sur son conseil et dans son laboratoire par MM. Alvarez et Tavel. Ces habiles micrographes ont trouvé dans les sécrétions normales et dans quelques sécrétions pathologiques, mais non syphilitiques, des organes génitaux, de l'orifice anal et rarement ailleurs, un bacille identique, quant à la forme et aux réactions colorantes, à celui que M. Lustgarten avait signalé comme spécial à la syphilis. Ils l'ont surtout rencontré dans le smegma préputial et vulvaire (quatorze fois sur dix-huit cas),

Cette constatation contredit donc le fait annoncé par M. Lustgarten qui dit n'avoir jamais trouvé son microbe, dans des cas normaux ou pathologiques, en dehors de la syphilis.

D'autre part, MM. Alvarez et Tavel n'ont jamais pu trouver dans des coupes de produits syphilitiques le bacille décrit par M. Lustgarten, quoiqu'ils aient exactement suivi le procédé qu'il a prescrit. La présence de ce bacille, auquel son inventeur attribue une spécificité si absolue, dans les sécrétions pathologiques et dans certaines sécrétions normales des organes génitaux, doit donc rendre très circonspect. Il se peut très bien que le bacille trouvé dans les coupes des produits et dans les sécrétions syphilitiques ne soit autre qu'un bacille banal.

A la *Société de médecine interne* de Berlin, (séance du 2 novembre 1885), le bacille de M. Lustgarten a été l'objet de communications intéressantes. M. Klemperer a répété les recherches de MM. Alvarez et Tavel sur le smegma préputial et a constaté, comme eux, la présence dans ce produit de sécrétion, de bacilles offrant une forme et des réactions colorantes identiques à celles du bacille de M. Lustgarten. Examinant le produit du raclage de quatre plaques muqueuses, il y a trouvé, dans les quatre cas, un bacille identique à celui de M. Lustgarten et à celui du smegma.

Il a en outre examiné des sécrétions de produits syphilitiques (plaques muqueuses), siégeant *ailleurs qu'aux parties génitales*, et n'y a

1. Cornil. *Sur le microbe de la syphilis* (Bulletin de l'Acad. de médecine, 4 août 1885). — Alvarez et Tavel, *Recherches sur le bacille de Lustgarten* (Archives de physiologie. 1885, t. VI, p. 303).

point trouvé le bacille en question. Enfin, il a fait la même recherche sur les tissus syphilitiques eux-mêmes (une plaque muqueuse de la grande lèvre, un chancre induré récent et une gomme cutanée de la cuisse). Or quoiqu'il ait suivi jusque dans les détails les plus minutieux le procédé indiqué par M. Lustgarten, M. Klemperer n'a *jamais* réussi, dans aucune coupe, à colorer le moindre bacille.

Dans la même séance, M. Köbner communiqua quelques résultats de ses recherches sur le même objet. Dans la plus grande majorité des cas, sur des coupes de produits syphilitiques fraîchement extirpés, ou conservés depuis un temps plus ou moins long dans l'alcool, il n'a que *très rarement* rencontré des bacilles, quelque soin qu'il ait mis à suivre la méthode indiquée par M. Lustgarten; encore, dans les cas très rares où le bacille s'observait, il s'agissait de produits syphilitiques ayant siégé aux parties génitales. M. Köbner a appris en outre qu'un jeune histologiste viennois, le docteur Nega, qui travaille dans le laboratoire de M. Fritsch, a également échoué presque constamment dans la recherche du bacille de Lustgarten sur les coupes.

M. Köbner le trouva au contraire très fréquemment, mais *non constamment*, dans les produits de sécrétion du chancre et surtout des plaques muqueuses. Mais il ne put jamais le rencontrer dans la sécrétion des plaques muqueuses de la gorge, des lèvres, de la langue, du voile du palais. Tout aussi négatives furent les recherches portant sur le sang à toutes les périodes de la syphilis, et sur le pus dans un cas d'ecthyma et de rupia syphilitiques.

Il ne saurait donc être question, dit M. Köbner, d'un bacille existant, d'une façon constante, dans les productions syphilitiques. D'autre part, le bacille ainsi trouvé n'a pas, contrairement à l'assertion de M. Lustgarten, de réaction tinctoriale spécifique, après les constatations de MM. Alvarez et Tavel. Il faut donc renoncer, jusqu'à nouvel ordre, à le considérer comme étant la cause de la syphilis [1].

Tels sont les principaux travaux qui ont eu pour objet la recherche du microbe de la syphilis. On voit combien les résultats sont problématiques et contradictoires. Est-ce à dire qu'il faille désespérer et renoncer à une recherche si décevante jusqu'ici ? Non assurément. Après les récentes et solides acquisitions qui établissent si péremptoirement le rôle pathogénique des organismes inférieurs dans le domaine des maladies infectieuses, il est à peine permis de douter que la syphilis,

1. *Deutsche med. Wochenschr.* 19 nov. 1885, p. 811.

elle aussi, ne soit une maladie parasitaire. Si l'on songe que les découvertes de MM. Pasteur, Davaine, Koch, etc., ne datent pour ainsi dire que d'hier, que les méthodes sont encore toutes récentes et presque à leur période d'essai, on doit se féliciter que la microbiopathie ait déjà fait tant de progrès et que, pour bon nombre de maladies, la preuve soit en dehors de toute contestation.

Dans la grande classe des maladies infectieuses, la syphilis qui est une des plus graves et des plus vastes nous a, jusqu'à présent, dérobé son secret. Mais espérons que bientôt la technique microbiologique qui se perfectionne tous les jours démontrera irrévocablement l'existence de ce mystérieux microbe, et que nos hypothèses si légitimes sur la nature parasitaire de la syphilis ne tarderont pas à devenir une certitude.

III

Et cependant tous les micrographes s'accorderaient à reconnaître l'existence du même microbe pour la syphilis, que l'unanimité de leur témoignage ne nous suffirait pas encore. Ils auraient beau en multiplier les démonstrations techniques, nous n'en resterions pas moins dans un certain doute. Si fortement accusée que fût la spécificité histologique de ce microbe, elle n'entraînerait pas la conviction entière. Un grand pas sans doute serait fait dans la découverte du parasitisme de la syphilis; mais il resterait encore à en faire un plus grand. Il faudrait fournir la preuve expérimentale de la spécificité du microbe. Mais comment y arriver? Là est la principale difficulté.

L'inoculation à l'homme nous est interdite. Outre qu'elle est illicite, elle n'entre plus dans nos idées, et serait aujourd'hui universellement réprouvée. Autrefois, et il n'y a pas un demi-siècle de cela, on ne se faisait guère scrupule d'y recourir. Cette période de l'histoire de la syphilis, que j'ai nommée période expérimentale, commença avec Hunter, et atteignit son apogée de 1835 à 1850. Ce fut son âge d'or et il est vraiment dommage que la découverte histologique du microbe de la syphilis n'ait pas eu lieu à cette époque, car la preuve expérimentale et humaine l'aurait vite confirmée. De nos jours on se contente d'inoculer la syphilis aux animaux, ou du moins on essaie de le faire. Je n'ai pas besoin d'insister sur l'immense portée qu'aurait la constatation positive de ce résultat si on parvenait à l'obtenir. Il nous donnerait un moyen de contrôle certain, et, pour employer une expression que la pathologie expérimentale emprunte au langage des chimistes, on aurait en lui un véritable *réactif*, ce qui est d'une importance capitale pour l'étude des maladies infectieuses. Si, dans ces derniers temps, la question de la tuberculose a fait de si merveilleux progrès, n'est-ce pas, en grande partie, parce que M. Villemin a découvert qu'il était possible de transmettre par inoculation cette maladie aux animaux ?

Mais ce n'est pas seulement la science pathologique qui gagnerait à une pareille découverte. Ses conséquences pourraient devenir incalculables à un autre point de vue plus important, celui de la prophylaxie de la syphilis. Ne pourrait-il pas arriver en effet que le passage du virus syphilitique à travers des espèces animales différentes lui imprimât certaines modifications heureuses qui l'atténueraient sans le détruire et le transformeraient en un véritable vaccin? Ainsi, à tous les points de vue, ce problème de l'inoculation syphilitique aux animaux offre un intérêt capital. Examinons donc à quoi ont abouti les principales tentatives faites pour le résoudre.

C'est Hunter qui, ici comme pour tant de choses relatives à la syphilis, a ouvert la voie et institué les premières expériences. « On ne connaît aucun autre animal que l'homme, dit-il, qui soit susceptible de contracter l'affection vénérienne, car des essais répétés ont démontré qu'il est impossible de la communiquer à un chien, à une chienne ou à un âne.

« Il m'est arrivé souvent de tremper de la charpie dans le pus d'une gonorrhée, d'un chancre ou d'un bubon et de l'introduire dans le vagin d'une chienne, sans produire aucun effet. J'ai fait la même expérience sur des ânesses sans aucun résultat. J'ai placé aussi inutilement de la charpie imbibée du même pus sous le prépuce chez des chiens ; j'ai même pratiqué des incisions, afin de porter le pus au-dessous de la peau, et il n'en est résulté qu'une plaie ordinaire ; j'ai fait également cette dernière expérience sur des ânes et je n'ai rien pu obtenir. »

M. Ricord est arrivé aux mêmes résultats négatifs. « L'opinion de Hunter dit-il, est vraie. J'ai tenté l'inoculation du pus syphilitique pris dans toutes les conditions possibles, sur des chiens, sur des chats, sur des lapins, sur des cochons d'Inde, sur des pigeons, qu'on avait dit être bientôt tués par l'absorption du virus vénérien. Dans aucun cas, et malgré la diversité des expériences, il n'a été possible de transmettre la maladie. »

C'est en 1844, qu'Auzias-Turenne [1] entreprit les premières expé-

1. Auzias-Turenne.— *De la syphilisation ou vaccination syphilitique* (Acad. de Médecine ; juin et août 1854). Lettre sur la syphilis des animaux (Académie de Médecine ; 29 mai 1866).

riences où il prétendit avoir communiqué la syphilis au singe. Il était uniciste au premier chef, et croyait fermement à l'identité de la syphilis et du chancre simple. Ce qu'il inoculait à son singe, c'était le chancre simple qui paraît effectivement être transmissible par l'inoculation de l'homme au singe, du singe au singe et du singe à l'homme (expériences de Robert de Welz). Auzias-Turenne crut encore inoculer la syphilis à un chat et déterminer chez cet animal, outre l'accident primitif, des manifestations générales (ulcérations, acné, alopécie, etc., Mais ces expériences faites avec plus de bonne foi que de sévérité, ne convainquirent personne et l'on sait aujourd'hui que ce qu'Auzias-Turenne inoculait au chat n'était aussi que le chancre simple.

En 1871. S. Messinger-Breadley (de Manchester) communiqua à l'association britannique les résultats d'expériences entreprises par lui sur divers animaux. Il affirma avoir eu deux succès. « Dans deux cas, chez un cobaye et chez un jeune chat, l'inoculation fut suivie, au bout de deux ou trois semaines, d'une induration locale, et plus tard de symptômes constitutionnels. Le cobaye mourut un mois après l'apparition de l'induration, avec la destruction d'un œil et une ulcération étendue de la bouche et du voile du palais. Je tuai le chat au bout de huit semaines, et trouvai des gommes syphilitiques dans les reins et le foie [1]. »

En 1874, Ch. Legros fit quelques expériences sur le rat et le cochon d'Inde. Le rat se montra réfractaire. Sur un cochon d'Inde auquel il avait inséré sous la peau de la cuisse un fragment de chancre induré, il se développa un ulcère à fond induré. Quand cet ulcère se cicatrisa, l'animal devint cachectique et mourut cinq mois et demi après l'inoculation. A l'autopsie on trouva une tuméfaction des ganglions lymphatiques, une hypertrophie du foie avec des dépressions cicatricielles de sa surface, quelques nodules d'apparence gommeuse dans le tissu sous-cutané, et enfin un noyau dur, jaunâtre, de la grosseur d'un pois dans un épididyme. Était-ce bien la syphilis?

Zeissl (cité par Baümler) inocula vainement du sang syphilitique à des lapins et à des pigeons.

Le 16 novembre 1882, M. Martineau, avec l'aide de son interne M. Hamonic, inocula sur la peau du fourreau d'un singe de la sécrétion d'un chancre syphilitique. Vingt-huit jours après l'inoculation, on constata sur le prépuce deux chancres à base indurée, et, dans l'aine gauche, un ganglion volumineux. Les chancres se cicatrisèrent, mais

1. *British med. Journal* (1871, 30 septembre, page 376).

l'adénopathie se généralisa. Vers le cinquante-quatrième jour, syphilides papulo-érosives sur le prépuce. En septembre 1883, syphilide ulcéreuse du voile du palais qui dura trois semaines. Le 21 octobre, accès épileptiforme d'une durée de 4 à 5 minutes; et enfin, le 3 décembre, éruption papuleuse hypertrophique sur le scrotum. Depuis, le singe est bien portant et semble guéri [1].

M. Köbner a repris la question de l'inoculation de la syphilis aux animaux [2] et rappelé des expériences nombreuses et inédites qu'il avait faites en 1861 déjà, dans le laboratoire de Claude Bernard. M. Köbner institua une série d'expériences intéressantes sur l'injection intra-veineuse, chez des lapins, du pus de *chancre mou*, délayé dans de l'eau. Il ne détermina ainsi aucun accident local ni général. Du sang de ces lapins fut retiré, quelques minutes, quelques heures et plusieurs jours après l'injection intraveineuse, et Köbner se l'inocula à lui-même sur le bras, sans aucun effet.

Par contre, en insérant, à l'aide d'une piqûre de lancette, du pus de chancre simple sous la peau et la conjonctive des lapins, M. Köbner obtint des résultats positifs et reproduisit des ulcérations chancreuses.

Pour ce qui est des produits syphilitiques, M. Köbner obtint constamment des résultats négatifs. Ses expériences furent faites sur des lapins et sur des chiens. Il leur inocula à la cornée de la sécrétion de plaques muqueuses ; il leur injecta dans les veines cette même sécrétion ainsi que le suc exprimé de chancres indurés fraîchement extirpés, il inséra dans leur tissu cellulaire sous-cutané des fragments de chancres et de syphilides papuleuses et, par aucun de ces procédés, il n'arriva à provoquer ni accidents constitutionnels, ni même de lésions syphilitiques locales. Il en conclut que les expériences de transmission à ces animaux ne doivent être acceptées qu'avec les plus extrêmes réserves. Il est fâcheux que M. Köbner n'ait pas répété sur le singe ses expériences qui paraissent avoir été très bien instituées.

M. J. Neumann [3] a relaté une série d'expériences d'inoculations faites par lui sur un grand nombre d'animaux d'espèces diverses. Il inoculait du pus de chancre mou, de chancre induré et de plaques muqueuses, en l'insinuant sous l'épiderme, ou bien il extirpait des chancres indurés

1. Martineau. — *Société médicale des hôpitaux*, 22 décembre 1882, 12 janvier 1883, 26 janvier 1883.

2. Köbner. — *Zur Frage der Nichtübertragbarheit der syphilis auf Thiere.* (Wien. med. Woch, 1883, p. 898.)

3. *Ist die Syphilis ausschliesslich eine Krankheit des menschlichen Geschlechtes oder unterliegen derselben auch Thiere.* (Wien. med. Woch 1883, nos 7, 8, 9, et 24.)

entiers et les plaçait dans le tissu cellulaire sous-cutané. Il fit ces expériences sur trois singes : l'un fut observé pendant quinze jours ; le deuxième pendant un mois et demi ; le troisième, inoculé depuis trois mois, était encore en observation au moment de la publication du travail de M. Neumann et avait été soumis à une réinoculation. Un cheval reçut sous la peau un chancre induré, un autre cheval fut inoculé cinq fois avec du pus de chancre simple. Furent également inoculés : un lièvre, trois lapins, une martre (Mustella Martis), un rat blanc et un chat. Le nombre total des inoculations fut de cinquante-quatre. Toutes demeurèrent négatives au point de vue de la transmission de la syphilis, et M. Neumann en conclut que la syphilis est une maladie exclusivement humaine. Il a répété, depuis, ces inoculations, avec M. le professeur Beyer sur un porc, un bouc et d'autres singes, sans obtenir aucun résultat positif. Le chancre mou seul se transmet aux animaux.

MM. Horand et Cornevin[1] ont fait des expériences très bien conduites dans le but d'étudier la transmissibilité de la syphilis au porc. Un porc fut inoculé à la lancette avec la sécrétion d'une plaque muqueuse de l'amygdale. Un autre reçut une injection sous-cutanée de fragments de plaque muqueuse délayés dans de l'eau. Sur un troisième porc, on inséra sous la peau un fragment de plaque muqueuse excisée et l'on réunit la plaie par une suture. Les produits d'inoculation montrèrent un peu de rougeur ou un empâtement non douloureux. Le tout se dissipa au bout de quelques jours, et les animaux gardés en observation pendant très longtemps n'eurent aucune manifestation syphilitique. L'inoculation de produits non syphilitiques faite simultanément s'accompagna des mêmes effets.

L'inoculation syphilitique ne produisit également aucun résultat sur deux truies pleines, ainsi que sur leurs petits, tenus longtemps en observation après leur naissance. MM. Horand et Cornevin conclurent de leurs recherches, que le porc est « réfractaire à la syphilis. Il ne pourrait donc être employé expérimentalement comme terrain de propagation du virus syphilitique, ou, cliniquement, comme moyen des diagnostics des différentes affections vénériennes. »

M. Cognard[2] prétendit avoir inoculé la syphilis à un singe avec la culture de la sécrétion d'une plaque muqueuse. Au lieu d'insertion se serait développée une induration, plus tard, sur la peau, de l'ecthyma et, dans la cavité buccale, des plaques ressemblant à des plaques

1. *Essais de transmission de la syphilis au porc.* (Annales de dermat. et de syphiliographie, 1884, page 323.)

2. *Lyon Médical.* (1884, 8 juin).

muqueuses. Lors de la discussion que cette communication provoqua à la *Société médicale de Lyon*, MM. Dron et Horand inclinèrent à penser que ce que M. Cognard avait inoculé au singe était une sorte de septicémie. L'animal en effet a été très malade après l'inoculation; les éruptions avaient l'aspect d'ecthyma cachectique et les plaques de la bouche, à l'examen microscopique, se montrèrent être des plaques de muguet.

M. Vittone a inoculé sous la conjonctive de l'œil, chez des cobayes, des lapins, des chats et des chiens, de la sécrétion et des fragments de six chancres indurés. Ces animaux observés pendant quatre mois ne présentèrent pas de trace de syphilis. Sur un lapin et sur un cobaye, il se développa à la suite de l'inoculation une tuberculose du globe oculaire, et à l'autopsie on constata des lésions tuberculeuses disséminées dans les poumons, dans la plèvre, dans le péritoine, avec présence des bacilles de Koch. La syphilis ne serait pas, d'après M. Vittone, transmissible aux animaux et il est fort possible que les cas décrits comme preuve de cette transmission n'aient été autre chose que des contaminations accidentelles de tuberculose [1].

Tel est l'état actuel de la question. On a eu beau multiplier et varier les tentatives de l'inoculation syphilitique aux animaux, on n'est arrivé jusqu'ici à aucun résultat. Ceux qui ont été considérés comme positifs, ne doivent être acceptés qu'avec la plus grande réserve. Dans l'expérimentation comme dans la détermination histologique de son microbe, la syphilis déjoue tous nos efforts. Faut-il donc désespérer d'établir sur des bases positives et indéniables sa nature parasitaire? Devrons-nous sur ce point-là nous contenter toujours d'hypothèses? Non, car assurément la technique histologique est loin d'avoir dit son dernier mot. D'un autre côté il serait d'un intérêt si grand, à la fois scientifique et pratique, d'inoculer la syphilis aux animaux, qu'on ne manquera pas de recommencer et de répéter sous toutes les formes possibles l'expérimentation. Peut-être finira-t-on par arriver au but si vainement poursuivi, en variant encore le mode d'inoculation ou le choix de la matière inoculée, les espèces, l'âge des animaux etc., en un mot en employant tous les artifices dont dispose aujourd'hui la pathologie expérimentale. Ayons confiance dans le zèle, l'habileté, la persévérance des investigateurs et comptons aussi un peu sur le hasard.

1. Vittone. *Sulla trasmissione della syphilide agli animali*, Nota sperimentale, Gazzetta med. ital. lomb. 1884, p. 315.

HUITIÈME PARTIE

FRÉQUENCE ET CHRONOLOGIE DE LA SYPHILIS TERTIAIRE

I

Parmi tant de questions obscures qu'on rencontre à chaque instant dans l'histoire de la syphilis tertiaire, il en est une, celle de sa fréquence, sur laquelle il semblerait, au premier abord, qu'il fût facile de se prononcer.

Il n'en est rien, cependant. Aucune statistique valable ne permet d'y répondre.

Parmi tous ceux qui contractent la syphilis, il y en a relativement un petit nombre qui aboutissent au tertiarisme. Voilà tout ce qu'on peut dire. Quant à fournir une proportion relative exacte, la chose me paraît aujourd'hui tout à fait impossible.

Pour arriver à un résultat positif, il faudrait qu'une statistique, embrassant un nombre très considérable de syphilis, contractées à peu près au même moment et dans le même milieu, pût suivre les individus jusqu'à leur mort. Et encore elle serait passible de certaines objections ; car, pour ceux d'entre eux dont la durée moyenne de l'existence serait abrégée par une cause étrangère à la syphilis, on aurait le droit de se demander si, ayant vécu plus longtemps, ils ne seraient pas devenus tertiaires.

Les conditions d'une statistique ayant devers elle, pour asseoir son autorité et garantir son exactitude, un nombre très considérable de cas authentiques, avec l'observation exacte, rigoureuse et persévérante de tous les événements syphilitiques qu'auraient présentés ces cas jusqu'à l'apparition du tertiarisme ou jusqu'au terme normal de la vie : ces conditions-là sont presque irréalisables.

Et puis, combien n'y a-t-il pas d'affections viscérales qu'on rattache encore à la pathologie commune et qui ont une origine syphilitique?

Par contre, et en vertu d'une sorte de réaction qui va toujours au delà de son but, n'est-on pas trop enclin aujourd'hui à mettre sur le compte de la syphilis des viscéropathies qui lui sont étrangères?

La clientèle particulière des syphiliographes ne leur permet d'apporter à la solution de ce problème aucun élément numérique assez compréhensif, assez général pour faire autorité. Elle peut donner des faits bien et longuement observés ; mais, si vaste qu'elle soit, elle pêche par l'insuffisance du nombre.

D'autre part, plus ce nombre serait considérable et plus il devrait être tenu en suspicion? Car où vont, en effet, les cas graves de syphilis, sinon chez les syphiliographes les plus répandus, ou chez ceux qui se sont occupés plus particulièrement de telle ou telle affection syphilitique tertiaire? Leurs statistiques donneraient donc, en faveur du tertiarisme, des résultats exagérés dans un sens ou dans un autre, ou bien une proportion générale beaucoup plus grande qu'elle ne l'est en réalité.

La clientèle hospitalière nous fournira-t-elle des documents plus dignes de confiance, pour établir sur une base statistique à peu près certaine, la fréquence de la syphilis tertiaire par rapport à la syphilis primitive et à la syphilis secondaire?

Assurément nous trouvons dans nos hôpitaux spéciaux et même dans les hôpitaux consacrés aux maladies communes, une grande masse de faits, qui n'ont point été triés, qui se présentent à nous par la force des choses et traduisent la réalité mieux que ne le fait l'espèce de sélection qu'impose la clientèle privée. Mais, là encore, rien de précis, rien de positif sur cette question ; rien qui permette d'exprimer la fréquence du tertiarisme par une formule numérique[1].

1. J'espérais trouver dans les hôpitaux de Paris les éléments d'une statistique, mais je n'ai pas pu parvenir même à en ébaucher une. A l'hôpital Saint-Louis, par exemple, où il y a certainement la plus forte proportion de syphilis tertiaire, on a coutume de ne pas désigner sur la pancarte des malades la phase de la maladie. On met simplement au diagnostic : Syphilis. Il en est ainsi dans presque tous les autres hôpitaux.

Cependant, grâce à l'obligeance de mon ami M. le docteur Ernest Besnier, je puis fournir quelques documents statistiques sur le nombre des syphilitiques qui sont traités chaque année par lui à l'hôpital Saint-Louis. Voici la note qu'il a bien voulu me communiquer :

« Je reçois, en moyenne, par année, dans mon service de Saint-Louis :

« 120 malades atteints de syphilis primitive et secondaire,

« Et 200 malades atteints de syphilis tertiaire.

« En outre, un nombre à peu près égal de malades est soigné dans mon service, polycliniquement, soit au spéculum, soit à la consultation. Parmi les malades de la consultation externe et de la polyclinique, ce sont surtout les primitifs et les secondaires qui dominent. »

Dans les six services de l'hôpital Saint-Louis, il se traiterait donc en moyenne chaque année 1200 syphilis tertiaires.

A l'hôpital du Midi et à Lourcine, la proportion est beaucoup moins considérable. Ces deux hôpitaux réunis ne donnent pas une pareille moyenne de cas tertiaires. Dans les

Un des maîtres les plus éminents de la syphiliographie moderne, non seulement en France et dans l'École de Lyon qu'il a illustrée, mais partout où la science médicale est le plus cultivée, M. le professeur Rollet, a bien voulu me faire connaître sa manière de voir sur cette importante question de la fréquence relative du tertiarisme. Je la tiens en si haute estime que je cite textuellement et presque en entier la lettre qu'il m'a fait l'honneur de m'écrire :

« Les malades de ma clientèle, que je traite suivant les bons prin- « cipes et que je puis suivre pendant une assez longue suite d'années, « ne présentent des accidents tertiaires que très exceptionnellement. « J'ai estimé autrefois approximativement à *moins* de 5 pour 100 la « proportion de ces accidents. Je connais d'anciens syphilitiques en « très grand nombre, placés dans ces conditions, qui n'ont eu que « des accidents primitifs et secondaires très légers ; ils ont pu se ma- « rier, avoir des enfants et même des petits-enfants, sans transmettre « aucune trace de maladie, ni aux uns, ni aux autres.

« Les malades de l'Antiquaille, dont les uns ont négligé leur ma- « ladie avant d'y entrer, et dont la plupart n'ont fait que des traite- « ments incomplets, figurent au contraire dans les statistiques, avec « une proportion d'accidents tertiaires d'environ 15 pour 100. Mes « statistiques, sous ce rapport, sont conformes à celles de mes con- « frères. On traite à l'Antiquaille, annuellement, dans le service des « hommes, 3 ou 400 syphilitiques, et, dans le nombre, il y en a 45 à « 60 qui sont cotés comme tertiaires.

« La proportion des accidents tertiaires est bien plus forte chez les « malades tout à fait abandonnés à eux-mêmes, sans traitement. Dans « les endémo-épidémies de syphilis dont divers pays ont eu à souffrir, « chez des populations misérables, peu civilisées, dénuées de secours « médicaux, les accidents tertiaires sont très fréquents, très précoces « et très graves.

« Je crois donc que, dans cette question, il faut tenir le plus grand « compte de la *médication*. Abandonnée à elle-même, la syphilis par- « court, dans beaucoup de cas, peut-être dans la majorité, son évolu- « tion intégrale. Mais, à ce sujet, on n'a que des présomptions ; les « statistiques manquent.

« Au contraire, lorsqu'elle est traitée, bien traitée, la syphilis est

autres hôpitaux de Paris, les cas de tertiarisme viscéral sont relativement rares. Par conséquent la pratique hospitalière ne fournit, en somme, chaque année, qu'un nombre assez restreint de syphilis tertiaires, peut-être 1800 à 2000 au plus. Dans la pratique civile il y en a incomparablement moins.

« presque toujours réduite à ces deux phases : primitive et secondaire.
« On n'observe des accidents tertiaires que chez les malades dont le
« traitement a été peu méthodique ou incomplet.

« Voilà ce que m'ont enseigné mon expérience personnelle et l'étude
« des observations recueillies par nos devanciers ou nos contemporains
« sur la syphilis depuis son origine. Je ne crois pas que la maladie se
« soit beaucoup modifiée depuis qu'elle nous est venue d'Amérique ;
« mais ma conviction profonde est que nous sommes armés de puis-
« sants moyens, soit pour la guérir radicalement, soit pour en atténuer
« les effets. A nous de bien nous en servir. »

Un autre maître en syphiliographie dont l'autorité est aussi très grande, M. Diday de Lyon, à qui j'ai également demandé son avis sur la fréquence du tertiarisme, a bien voulu me répondre. Voici quelques extraits de sa lettre :

« Je n'ai jamais pris de notes capables de me servir à édifier une
« statistique valable sur le nombre relatif des tertiaires. J'avais
« autrefois porté par approximation ce chiffre à 6 pour 100, mais
« je crois qu'il devrait être au moins doublé. »

« Nous savons tous, d'ailleurs, continue l'éminent syphiliographe,
« que ce mot tertiaire est vague, que sa compréhension dont chacun
« fixe arbitrairement les limites, est antiscientifique. En causant
« avec mes collègues de l'Antiquaille, avant le congrès de Grenoble
« de 1885, où nous nous occupions de créer une section de dermato-
« syphiliographie, j'avais proposé une question dont le sens eût été
« compris de tous les praticiens : « Des véroles qui *tournent mal;*
« leurs origines, leurs avant-coureurs, leur évolution et leur traite-
« ment. » Cette idée pourra être reprise dans un prochain congrès ;
« à mon sens elle comprend toute la pathogénie de la syphilis. C'est
« avouer que celui qui l'a posée, se chargerait bien de la traiter mais
« non de la résoudre. » Lyon, 7 avril 1885.

Je serais porté, moi aussi, à admettre comme les deux syphiliographes de Lyon que la proportion des syphilitiques qui aboutissent au tertiarisme doit osciller entre 5 et 15 à 20 pour 100.

J'ai fait autrefois, vers 1876-77-78, beaucoup de statistiques sur la contagion des maladies vénériennes dans la ville de Paris. Elles me conduisirent à rechercher quel était à peu près le nombre de syphilis qui se contractaient tous les ans dans cette ville. J'arrivai à une moyenne de 5 000. C'est un chiffre qui est très approximatif et je crois qu'aujourd'hui il serait exagéré, car la syphilis a considérablement diminué depuis trois ou quatre ans. Mais, peu importe pour la proportion que nous voulons établir.

Admettons qu'il se contracte tous les ans à Paris 5000 syphilis.

« Au bout de dix ans disais-je alors, il y en aurait 50 000, si la mort ou le mouvement d'importation et d'exportation d'une denrée pathologique, dont le transit est si facile, ne dérangeaient pas cette accumulation progressive.

« Mais les dix années antérieures ayant jeté dans la population le même nombre de syphilitiques, voyez à quel énorme chiffre on aboutirait ! Il est impossible de dire combien il y a actuellement à Paris de gens ayant ou ayant eu la vérole, et je ne donne là que des à peu près. Si on vous avait demandé à brûle-pourpoint, avant cette leçon, quel était le nombre de syphilitiques à Paris, vous auriez été sans doute fort embarrassés. Peut-être le seriez-vous un peu moins maintenant. Je vous ai fourni quelques jalons, voilà tout. »

Eh bien, je voudrais pouvoir fournir de pareils jalons pour la fréquence de la syphilis tertiaire.

Calculons afin d'y arriver — tout à fait approximativement, ai-je besoin de vous le dire ? — calculons sur la moyenne de 50 000 syphilitiques de tout âge, de toute condition, formant, dans l'ensemble de la population parisienne, une catégorie de malades en permanence et sensiblement la même à toutes les époques.

Si, sur ces 50 000 syphilitiques, 20 pour 100 devenaient tertiaires, nous en aurions tous les ans un total de 10 000.

Ne vous semble-t-il pas que ce chiffre-là est très exagéré et hors de proportion avec ce que nous montrent la clientèle privée et la clientèle hospitalière ?

Peut-être que la moitié, c'est-à-dire 5 000 cas de syphilis tertiaire, serait encore au-dessus de la réalité.

En prenant la proportion de 5 pour 100, on arriverait à 2 500 syphilitiques tertiaires. Dans une ville comme Paris, est-ce trop ou trop peu ? — Je crois que c'est trop peu.

Choisissez parmi les trois chiffres que je viens de vous donner.

Ce sont des calculs qui, sans être de pure fantaisie, n'ont aucune prétention à une exactitude rigoureuse. Si je vous les soumets, c'est pour vous montrer quels résultats on obtient quand on applique telle ou telle proportion à un nombre très considérable de cas. A défaut d'autres renseignements, ces chiffres peuvent un peu nous éclairer.

Mais pour vérifier l'exactitude de ces calculs, il faudrait d'abord supputer le nombre de syphilitiques atteints d'accidents d'ordre tertiaire, qui sont soignés chaque année dans les hôpitaux spéciaux et dans les autres, et ne tenir compte que de ceux dont le tertiarisme est récent, car on voit beaucoup de tertiaires qui, pendant des années, roulant d'hôpital en hôpital, pourraient faire illusion sur le nombre.

Il faudrait rechercher aussi quels sont ceux qui entrent, pour n'en pas sortir, dans les asiles d'aliénés ou d'incurables. Et puis resteraient encore à supputer les syphilis tertiaires qui appartiennent à la clientèle privée. Là, les difficultés sont encore plus grandes que pour la clientèle hospitalière.

Ainsi, il est extrêmement difficile de répondre à cette question : Sur cent syphilis par exemple, combien y en a-t-il qui deviendront tertiaires, ou qui *tourneront mal*, pour employer une expression très juste de M. Diday?

Sera-ce 5, 10, 15, 20?

Pas plus de 20, je ne crois pas. Mais certainement pas moins de cinq.

Peut-être que 8, 10, 12, 15 donneraient une moyenne assez exacte.

Il serait d'une importance très grande d'être fixé sur la fréquence du tertiarisme. Qu'on songe en effet à toutes les incertitudes que présente le pronostic de la syphilis à ce point de vue de l'éventualité des accidents tertiaires.

Dans la grande majorité des cas nous ne savons à quoi nous en tenir sur un avenir prochain ou éloigné, alors même que nous tenons compte de tous les éléments qui nous sont fournis par le malade lui-même et par sa maladie. Nous en sommes réduits à nous dire dans les cas ordinaires : c'est une affaire de chance ; il est probable que tel ou tel malade échappera au tertiarisme, parce que ce dernier est relativement peu fréquent par rapport à l'ensemble des syphilis qui *tournent bien*. C'est un calcul de probabilité, mais malheureusement les statistiques sur lesquelles nous pourrions le baser sont encore trop vagues et trop incomplètes.

II

Nos connaissances sur la chronologie de la syphilis tertiaire sont aussi incertaines que celles que nous possédons sur sa fréquence. On ne s'en étonnera pas si on se reporte à ce que j'ai dit si souvent sur l'absence de toute règle dans le processus, à partir des exanthèmes généralisés du début de l'intoxication. L'échéance du tertiarisme, à supposer qu'il doive se produire, échappe à tout calcul dans un grand nombre de cas. On peut dire que l'inattendu est la règle. Certes, il ne serait pas difficile de réunir un grand nombre de chiffres et d'établir des moyennes. Mais sur ce point il existe une telle variabilité dans les résultats, qu'on finit par perdre toute confiance en eux.

Sur 218 cas de syphilis tertiaire relatés par M. Jullien, où l'intervalle entre l'accident primitif et la première invasion des accidents tertiaires a été notée, j'ai trouvé une moyenne de 4 ans 1/2 environ.

En compulsant les nombreuses observations de syphilis tertiaires, que j'ai prises moi-même et qui ont servi de matériaux à mes mémoires sur différentes questions de syphiliopathie, j'arrive à une moyenne plus faible. Il est vrai que je me suis occupé principalement des manifestations précoces du tertiarisme. Par conséquent les résultats que j'ai obtenus sur la brièveté de l'*incubation*[1] du tertiarisme pourraient à bon droit être suspects d'exagération.

Laissant de côté les affections syphilitiques précoces du système osseux et du tissu cellulaire sous-cutané, ainsi que les syphilides malignes, nous avons, comme déterminations essentiellement tertiaires, dont il faut toujours se préoccuper, parce qu'elles sont fréquentes et dangereuses, celles du cerveau, de la moelle épinière et la syphilose pharyngo-nasale.

Celles du cerveau sont incomparablement les manifestations viscérales les plus précoces. Ajoutez que, comme fréquence, elles ne le cèdent qu'aux déterminations cutanées.

La syphilose pharyngo-nasale qui constitue, elle aussi, une des manifestations communes du tertiarisme, survient en général à une époque de la syphilis plus avancée que les affections du névraxe. Les nombreux cas que j'ai réunis dans mes leçons sur cet important sujet m'ont donné comme intervalle moyen entre l'accident primitif et l'invasion des premières manifestations tertiaires naso-pharyngiennes un intervalle de quatre années.

Je reviendrai sur cette question de la chronologie tertiaire quand je traiterai chacune des grandes divisions de la syphilis pendant sa troi-

1. Je n'attache ici à ce mot incubation aucune idée théorique ; il n'implique point, par exemple, la continuité d'une action morbide, sourde, latente qui s'élabore discrètement et sans intermittences dans la profondeur de l'organisme, sous l'influence du virus, pour aboutir fatalement à tels ou tels résultats dont il soit à peu près possible de prédire la date et de fixer la nature.

sième période. Plus tard, en réunissant les résultats partiels, peut-être arriverons-nous à quelque précision pour l'ensemble.

Il faudra rechercher aussi quelle est à peu près la fréquence relative des diverses déterminations du tertiarisme.

A défaut de statistiques assez nombreuses et assez précises pour répondre d'une manière satisfaisante à toutes les questions qu'implique l'étude de la chronologie et de la fréquence des accidents tertiaires, je vais résumer les impressions qui résultent pour moi d'une pratique de 17 années.

Il ne s'agit, bien entendu, dans ce qui va suivre comme dans ce que j'en ai dit déjà, que de la *syphilis acquise* telle qu'on l'observe de nos jours en France et à Paris particulièrement. On peut ajouter qu'elle est à peu près semblable dans tous les pays du monde qui sont depuis longtemps soumis aux règles d'une hygiène et d'une médecine éclairées.

Au point de vue qui nous occupe, la *syphilis héréditaire* diffère complètement de la syphilis acquise. Elle est le terrain de prédilection du tertiarisme. Il y règne en maître, souvent d'emblée et sur tous les points. Aussi ne peut-on s'en faire une idée exacte que si on étudie là, à part, son processus et ses localisations.

A. Dans la syphilis acquise, l'apparition des accidents d'ordre tertiaire n'est point un événement fatal, inévitable comme l'apparition des accidents secondaires. On a de 80 à 90 chances sur 100, environ, de les éviter, dans les conditions ordinaires où se fait actuellement l'évolution de la syphilis.

La proportion approximative du tertiarisme, qui est de 10 à 20, de 5 à 15 pour 100, augmente lorsque la contagion syphilitique s'empare brusquement d'un milieu où elle n'avait pas régné jusqu'alors et y constitue un foyer d'endo-épidémie.

Les exemples de tertiarisme dans la syphilis acquise diminuent depuis plusieurs années. Si je m'en tenais à mon observation personnelle, je dirais qu'il me semble moins fréquent aujourd'hui qu'il y a 10 ou 15 ans.

B. La chronologie des accidents tertiaires est très variable. Dans les endo-épidémies, comme dans la syphilis héréditaire, ils surviennent de très bonne heure, pendant la première année et même pendant les premiers mois. Il y a des cas exceptionnels où ils ne se produisent au contraire que 40, 50 ou 60 ans après le chancre. L'époque moyenne de leur apparition est comprise entre la deuxième et la cinquième année de la syphilis.

Il y a des syphilis viscérales qui sont remarquables par leur précocité.

Parmi elles la syphilose cérébrale occupe de beaucoup le premier rang comme fréquence et comme gravité.

C. Les déterminations d'ordre tertiaire les plus féquentes sont celles qui s'effectuent à l'extérieur, sur la peau, sur les muqueuses et dans le tissu cellulaire sous-cutané.

Les néoplasies gommeuses dermo-hypodermiques, circonscrites ou diffuses, disséminées ou confluentes, quoique beaucoup moins communes qu'autrefois, comprennent encore presque la moitié des cas de la syphilis tertiaire. Ce sont elles qui constituent, par leur précocité, leur abondance, la rapidité de leur évolution, la syphilis maligne qui est toujours d'ordre tertiaire malgré sa précocité.

Le tertiarisme externe est le moins difficile à prévoir que le tertiarisme interne ou viscéral, parce qu'il se produit fréquemment à assez brève échéance lorsque l'accident primitif a été ulcéro-phagédénique.

Les accidents tertiaires osseux sont devenus beaucoup plus rares qu'autrefois. Ceux qui s'observent le plus souvent sont ceux que produit la syphilose pharyngo-nasale.

Parmi les syphilis internes ou viscérales, celle du névraxe vient en première ligne. C'est là un fait capital et sur lequel je ne cesse d'insister. Je serais tenté de dire qu'il est devenu tout à fait prédominant dans la question du tertiarisme. Et en effet ce qu'il y a de plus à redouter pour un malade atteint d'une faible ou d'une moyenne syphilis, c'est incomparablement la détermination spécifique sur le névraxe et principalement sur le cerveau.

Je placerais en seconde ligne comme fréquence, la syphilose pharyngo-nasale sous toutes ses formes.

Les syphiloses du foie, du poumon, des reins, du cœur sont infiniment moins communes que les déterminations précédentes. Quelques-unes sont précoces parfois, celles des reins par exemple. L'éventualité des autres n'est pas à craindre dans les premières années de la syphilis.

D. Il n'existe point une loi de balancement entre les déterminations externes et les déterminations viscérales du tertiarisme. Cependant on observe un grand nombre de syphilis viscérales, entre autres celle du cerveau, dans lesquelles les accidents cutanés n'ont jamais dépassé la phase secondaire et s'y sont même montrés très rares ou fort bénins. Réciproquement, combien de syphilitiques ont, pendant des années, la peau labourée par les plus graves dermatopathies tertiaires, sans que leurs viscères soient atteints. Les viscéropathies ne constituent-elles pas l'exception dans les syphilides malignes ?

Documents statistiques sur la syphilis tertiaire. Parmi les ouvrages qui contiennent les statistiques les plus étendues et les plus intéressantes sur la syphilis tertiaire, il faut mentionner particulièrement celui que M. le docteur Jullien fit paraître, en 1874, sous ce titre : *Recherches sur l'étiologie de la syphilis tertiaire*. Bien que l'auteur ait eu principalement pour but de découvrir, au moyen de l'analyse numérique, la part qu'il fallait faire à telle ou telle méthode de traitement, dans ses rapports avec le tertiarisme en général et avec ses diverses manifestations en particulier, son travail a une portée plus grande et nous donne des notions nouvelles sur plusieurs points importants de la syphilis tertiaire. Il est vrai qu'on y trouve parfois des résultats si inattendus et même si extraordinaires, qu'on est tenté de croire qu'ils sont l'effet du hasard des chiffres, plutôt que l'expression de la réalité. Quoi qu'il en soit, ils sont très instructifs, grâce surtout au talent avec lequel l'auteur a su traiter son sujet et mettre en œuvre les nombreux matériaux qu'il était parvenu à réunir.

Après un triage sévère, M. Jullien a gardé 237 cas de syphilis tertiaire sur tous ceux qui lui ont été communiqués ou qu'il a recueillis lui-même. Dès le début il nous avertit que ses recherches ne lui ont rien appris sur *la fréquence relative du tertiarisme.*

A. Une première catégorie comprend 59 cas de syphilis tertiaire survenue chez des syphilitiques qui, à aucune époque de leur maladie, n'avaient été soumis à un traitement quelconque. C'est donc le tertiarisme de la syphilis naturelle. L'intervalle entre l'accident primitif et l'apparition des premiers accidents tertiaires a été de 28 ans au plus et de quelques mois au moins, et de 4 ans en moyenne. Sur ces 59 malades non hydrargyrisés, il n'y a eu qu'un seul cas d'affection encéphalique, et encore était-il un peu douteux.

Voilà certes un résultat peu prévu. Mais faut-il le prendre à la lettre, et dire que les syphilitiques restés vierges de mercure, ne sont que très rarement, pour ne pas dire jamais, atteints par les lésions tertiaires de l'encéphale. C'est une question que nous discuterons plus tard.

L'analyse des diverses déterminations tertiaires dans ces 59 cas a donné :

Gommes cutanées ou muqueuses......	64	pour 100
Affections osseuses....................	28	—
Affections testiculaires...............	5	—
Affections nerveuses..................	1,69	—

Ainsi les gommes tégumentaires tiennent incontestablement le premier rang pour la fréquence. Celles qui étaient précoces occupaient de préférence les orifices naturels et les cavités muqueuses, où elles produisaient en peu de temps des ravages épouvantables. Celles qui étaient tardives, se montraient un peu partout, mais disséminées, et, en outre elles étaient beaucoup plus lentes dans leur processus et moins malignes que les précoces.

Voici les diverses conclusions auxquelles M. Jullien a été conduit par l'analyse de ces 59 cas, en tenant compte non pas seulement du nombre, mais de la gravité des accidents tertiaires :

« Quand une vérole est livrée à sa marche naturelle, c'est durant les quatre premières années que les affections tertiaires, surtout celles du système osseux, *sont à redouter*. Elles sont alors en effet et très sérieuses et très fréquentes. — Ce laps de temps écoulé, les accidents auxquels le sujet est exposé sont aussi rares que bénins. Les chancres primitifs bénins sont suivis avec une égale fréquence d'accidents secondaires et tertiaires, soit graves, soit bénins. La gravité de l'accident primitif implique le plus souvent celle des tertiaires, sans que les secondaires y participent invariablement. La bénignité des secondaires ne préjuge en aucune façon celle des tertiaires. Des accidents secondaires graves présagent généralement des tertiaires de même intensité.

B. Une deuxième catégorie de syphilis tertiaire comprend 47 cas, dans lesquels le mercure a été administré dès le début de l'accident primitif: syphilis mercurialisées *ab initio*. — Un premier fait qui ressort de leur analyse, c'est que le mercure éloigne les accidents tertiaires, puisque, en moyenne ils ne sont survenus que huit ans environ après le chancre infectant.

Voici le tableau relatif à la nature et à la fréquence des diverses lésions tertiaires:

Gommes cutanées ou muqueuses.......	51	pour 100
Affections osseuses..................	21	—
Affections testiculaires.............	14	—
Affections nerveuses.................	13	—

Le fait le plus important qui en ressort, c'est la fréquence étonnante des accidents nerveux. Il y en a 6 cas sur 47, tandis que, dans la première catégorie de 59 cas non merculiarisés, il n'y avait eu qu'un cas douteux.

L'analyse qualitative des cas a conduit M. Jullien aux conclusions suivantes :

« C'est de 4 à 8 ans après le chancre qu'un sujet mercurialisé *ab initio* doit craindre les accidents tertiaires les plus redoutables, et surtout ceux qui attaquent le système osseux. — A la période des accidents précoces, les lésions du testicule, du système nerveux, des os, s'observent dans une égale proportion. Ce sont les gommes tégumentaires qui dominent. — Si, chez un syphilitique soumis au mercure *ab initio*, les manifestations secondaires se montrent graves, elles annoncent le plus souvent, pour ne pas dire constamment, des tertiaires de même intensité. On ne peut tirer aucune induction ayant quelque valeur pronostique de la bénignité des mêmes manifestations. »

C. Une troisième catégorie de syphilis tertiaire comprend 112 cas, dans lesquels le traitement hydrargyrique a été administré seulement à l'époque où sont apparus les accidents secondaires : syphilis mercurialisées *a secondariis*. Il semblerait au premier abord que les résultats fournis par cette troisième catégorie de cas devraient différer fort peu de ceux que donne la seconde. Qu'importe, en effet, dira-t-on, que le mercure soit pris quelques semaines plus tôt ou plus tard? Eh bien, on va voir qu'il n'en est pas ainsi quand on laisse la parole aux chiffres ; mais ils conduisent à des conclusions si extraordinaires et si contraires à la logique qu'il est bien permis de ne pas s'en rapporter à eux.

Ainsi l'intervalle, dans ces cas mercurialisés *a secundariis*, entre le chancre et les accidents tertiaires, n'a été *en moyenne que de trois ans*, c'est-à-dire moindre que dans les syphilis non traitées, ce qui conduirait à cette proposition choquante que : attendre pour mercurialiser une vérole, qu'elle soit arrivée à son second acte, c'est hâter l'apparition du troisième !

Sur le nombre total, en réduisant comme plus haut les proportions à tant pour cent on trouve :

Gommes cutanées ou muqueuses	48	pour 100
Affections osseuses	25	—
Affections nerveuses	15	—
Affections testiculaires	11	—

L'ensemble de ce tableau, ainsi que le fait remarquer M. Jullien, est plus sombre que celui des deux séries précédentes : les gommes cutanées ou muqueuses, qui constituent une bonne partie des lésions bénignes du tertiarisme, y sont en moins grand nombre que dans les précédentes catégories ; mais, en revanche, la proportion des affections nerveuses et osseuses s'est beaucoup accrue.

« Les affections testiculaires, dans cette catégorie, sont relativement plus fréquentes dans la période tardive. Les affections nerveuses se produisent le plus souvent dans les quatre premières années de l'infection. C'est surtout au delà de huit ans que le système osseux paye un tribu à la diathèse. »

M. Jullien pose les conclusions suivantes, mais avec réserve, et selon nous il a grandement raison :

« C'est en général au bout de trois ans que surviennent les manifestations tertiaires d'une vérole mercurialisée *a secundariis*. Ces manifestations, toutes choses égales d'ailleurs, se montrent, quelle que soit l'époque à laquelle elles apparaissent, plus graves que celles qui atteignent les véroles non mercurialisées ou celles qui l'ont été *ab initio*. Dans la grande majorité des cas, une vérole qui s'est d'emblée affirmée grave, et à laquelle on n'oppose que l'hydragyre *a secundariis*, reste grave à toutes ses périodes.

Les accidents secondaires et tertiaires apparaissent avec une égale fréquence, graves ou légers, à la suite des chancres bénins. La gravité de la période secondaire implique presque sûrement celle de la tertiaire. La bénignité d'une période ne saurait constituer ni une garantie, ni même une espérance. »

D. Une quatrième catégorie de syphilis tertiaire comprend sept cas seulement, dans lesquels la maladie avait été exclusivement traitée par l'iodure de potassium avant l'apparition du tertiarisme. C'est une série très pauvre, et les résultats qui découlent de l'analyse des faits ne doivent inspirer que peu de confiance. Aussi, M. Jullien la formule-t-il avec réserve.

« L'iodure de potassium, administré à l'exclusion de tout autre spécifique dès la période du chancre, retarde considérablement les accidents tertiaires. Pas plus dans cette catégorie que dans la première on ne compte d'affections nerveuses. »

M. le Dr Jullien a résumé par quelques propositions son important travail. Voici les principales.

« Les syphilitiques mercurialisés *a secundariis* constituent la grande majorité des tertiaires qui se rencontrent soit dans les hôpitaux, soit dans la clientèle privée. Viennent ensuite, par ordre de fréquence, les syphilis naturelles, puis celles qui ont été traitées *ab initio* par les spécifiques.

« La syphilis, soumise d'emblée au mercure, est celle qui évolue le plus lentement ; vient ensuite la syphilis naturelle, puis la syphilis mercurialisée dès les secondaires.

« Les lésions tertiaires du testicule et du système nerveux sont l'apanage presque exclusif du traitement hydrargyrique. Elles se rencontrent avec une égale fréquence dans les deux conditions, suivant lesquelles le traitement est administré.

« Quel que soit le traitement infligé à la vérole, les affections gommeuses des téguments en premier lieu, les lésions osseuses en second, constituent la grande majorité de celles auxquelles le tertiarisme les expose.

« S'il fallait ranger les trois premiers de ces cas par ordre de bénignité, on adopterait l'ordre suivant : 1° syphilis naturelles ; 2° syphilis mercurialisées d'emblée ; 3° syphilis mercurialisées secondairement. »

Assurément, je suis loin de souscrire à toutes les conclusions que l'analyse des faits a imposées pour ainsi dire à M. Jullien ; lui-même, du reste, n'en a formulé quelques-unes qu'à contre-cœur et parce que la rigueur des chiffres ne lui permettait pas de faire autrement. Mais son ouvrage n'en est pas moins digne d'être lu et médité. Tous les cas de syphilis tertiaire, au nombre de 237, y sont résumés avec soin ou exposés *in extenso*. C'est un très vaste recueil qui fournit de nombreux matériaux à l'histoire du tertiarisme.

En résumant les recherches statistiques de M. Jullien sur l'étiologie de la syphilis tertiaire, on trouve :

1° Au point de vue de la fréquence relative des déterminations :

Gommes dermiques et hypodermiques....	54,3	pour 100.
Affections osseuses......................	27,7	—
Affections testiculaires..................	11,3	—
Affections nerveuses....	8,3	—

2° Au point de vue chronologique, ces 218 cas donnent, comme moyenne de l'incubation du tertiarisme, 4 *années* 1/2 environ.

Mes recherches personnelles m'ont conduit à une incubation plus courte qui serait de 3 à 4 années. Sur ce point, comme sur tant d'autres, les statistiques sont illusoires. Il y a, en effet, quelques cas rares, il est vrai, d'incubations tertiaires très longues, qui, à elles seules, contrebalancent 10, 15, 20 cas d'incubation courte ou moyenne et font reculer de beaucoup, dans une statistique, l'échéance approximative des accidents tertiaires. Tels sont, par exemple, ces faits authentiques où le tertiarisme ne s'est montré que 50 et 73 ans après l'accident primitif.

Je n'ai pas fait entrer en ligne de compte, dans la fréquence relative des diverses déterminations du tertiarisme, les affections des testicules et des yeux, parce que beaucoup d'entre elles appartiennent aux accidents de transition.

La femme présente les mêmes manifestations tertiaires que l'homme, mais peut-être y est-elle moins sujette que lui. Elle a, en moins d'abord, les déterminations qui correspondent au sarcocèle syphilitique. Les ovariopathies spécifiques sont en effet excessivement rares. Enfin je crois que le cerveau, la moelle et le foie sont beaucoup moins souvent attaqués par la syphilis chez la femme que chez l'homme, ce qui tient sans doute à ce qu'elle est moins exposée que lui à l'action des causes occasionnelles susceptibles de favoriser l'apparition du tertiarisme.

PREMIÈRE LEÇON

SYPHILIS TERTIAIRE DES ORGANES GÉNITO-URINAIRES

MESSIEURS,

Lorsque la syphilis tertiaire attaque les organes génito-urinaires, elle concentre son action sur trois points principaux qui sont : dans les deux sexes, le tissu dermo-hypodermique de l'appareil externe et les reins ; chez l'homme, le testicule. Cette dernière détermination n'a point son analogue chez la femme. Les affections syphilitiques de l'ovaire, en effet, ne peuvent être comparées à celles du testicule, ni comme fréquence, ni comme gravité.

Il n'y a entre les trois foyers de syphilose génito-urinaire aucune solidarité. L'existence de l'un d'eux n'implique nullement l'éventualité des deux autres. Leur simultanéité qui est fort rare résulte d'un simple effet du hasard. Leur époque d'apparition, leur forme, leur processus ne sont soumis à aucune règle commune, en dehors de celle qui gouverne les syphiloses de la période tertiaire. Les troubles fonctionnels que suscitent ces affections restent aussi circonscrits que possible et ne vont pas au delà de leur foyer respectif. — Si elles ne sont pas solidaires les unes des autres, elles ne présentent non plus entre elles aucune incompatibilité.

Envisagée dans ses rapports avec les autres syphiloses, celle des organes génito-urinaires n'offre aucun caractère particulier d'indépendance absolue ou de subordination habituelle. Ses coïncidences spécifiques sont fortuites, et ses coexistences avec les manifestations de maladies constitutionnelles ou locales, étrangères à la syphilis, ne sont soumises à aucune loi.

La gravité de la syphilose génito-urinaire varie dans de larges limites suivant la hiérarchie fonctionnelle des parties qui sont atteintes, et aussi suivant la rareté ou l'abondance, la dissémination ou la confluence, l'aptitude résolutive ou la tendance destructive des néoplasies scléro-gommeuses.

Le terrain constitutionnel et l'état de la santé générale, ne sont pas sans influence sur la manière d'être de ces lésions. Quelques-unes, par exemple celles qui constituent le foyer externe et le foyer testiculaire, ne paraissent pas avoir avec ces causes de connexion précise. Mais le foyer rénal n'en est pas aussi indépendant. Il semble subir leur action ou leur faire sentir la sienne. C'est du moins ce qui arrive pendant les dernières périodes de la syphilis. On le trouve souvent alors engagé dans des complexus dyscrasiques où le foie, les reins, et la rate paraissent combiner leurs effets morbides pour produire ces cachexies ultimes dont les origines, obscures sur bien des points, aboutissent à la dégénérescence de ces trois organes abdominaux et surtout à celle des deux premiers.

Chacun des foyers de la syphilose génito-urinaire étant indépendant des deux autres, il faut, après ces considérations générales sommaires sur l'ensemble de la détermination, les étudier séparément.

PREMIÈRE PARTIE

SYPHILOSE DERMIQUE ET HYPODERMIQUE DES ORGANES GÉNITO-URINAIRES

Cette syphilose présente une physionomie spéciale dont il importe d'indiquer d'avance les principaux traits.

Il arrive très souvent qu'elle se produit seule, comme une affection qui n'a sa raison d'être qu'en elle-même, qui ne se rattache à rien de ce qui la précède, et qui, loin d'avoir des racines constitutionnelles, ne présente, comme cause plausible et presque forcée, qu'une contamination récente.

Cette illusion étiologique qu'inspire si naturellement l'insécurité habituelle des rapports sexuels dans certains milieux, se trouve encore justifiée, dans la syphilose génitale, par la ressemblance très frappante que les lésions qui lui sont propres présentent avec un chancre simple ou un chancre infectant. Son syphilome[1], en effet, revêt toutes les formes, présente tous les modes d'évolution qui appartiennent à ces deux lésions primitives et si éminemment contagieuses. Aussi, sur cent malades, n'y en a-t-il peut-être pas un qui ne l'attribue au der-

1. L'expression *Syphilome* est employée par beaucoup de syphiliographes. Son acception n'est pas très nettement définie. Elle s'applique à toutes les lésions que produit la syphilis, à quelque période que ce soit. En définitive, dans son sens le plus large, le syphilome comprend les néoplasies primitives et secondaires aussi bien que les tertiaires. Il est moins applicable aux syphilides ulcéreuses d'emblée. Toutefois, afin d'abréger le discours, je m'en servirai pour désigner *toutes* les lésions qui émanent directement de la syphilis.

nier coït. Beaucoup de médecins s'y sont trompés et s'y trompent encore. Les plus experts eux-mêmes sont obligés quelquefois de suspendre leur jugement et il leur arrive, dans des cas rares, il est vrai, de ne pouvoir formuler un diagnostic positif et catégorique, sans en chercher les éléments en dehors du syphilome.

La similitude si parfaite qui existe, entre les lésions tertiaires ulcéro-gommeuses des organes génitaux dans les deux sexes, et les nombreuses variétés du néoplasme primitif, est une circonstance si extraordinaire qu'on a peine à y ajouter foi, quand on ne l'a pas maintes fois constatée. Il faut une observation réitérée pour s'en convaincre. Comment donc s'étonner que cette similitude ait si souvent jeté la confusion dans les esprits ? C'est elle qui est devenue la source de nombreuses erreurs de doctrine et de pratique. Encore aujourd'hui ne faut-il pas lui attribuer les cas qu'on nous donne comme des exemples authentiques de réinfections syphilitiques ?

Ce sujet me paraît si important que je crois utile d'exposer et d'analyser quelques faits de syphilose génitale. Je prendrai les plus typiques parmi les observations nombreuses que j'en ai recueillies.

EXPOSITION DES FAITS

Les lésions que la syphilis tertiaire suscite dans les téguments et l'hypoderme des organes génitaux présentent, comme les syphilides de cette période, deux types qui sont : le type pustulo-ulcéreux et le type tuberculo-gommeux. Presque tous les faits peuvent assez aisément se rattacher à l'un ou à l'autre de ces types, surtout au début. Il y en a qui les réunissent tous les deux. Très souvent aussi, quand on ne voit que les dernières phases de l'affection génitale, on est embarrassé pour savoir quel a été son mode de début, parce que l'ulcération et même le phagédénisme ont à peu près le même aspect, quel qu'ait été leur point de départ.

PREMIER GROUPE : *Syphilose génitale pustulo-ulcéreuse.*

Dans ce groupe, le syphilome n'est point néoplasique ou il l'est à peine. Les éléments embryonnaires n'ont pas le temps de former des tumeurs ou des plaques d'induration. Ils détruisent d'emblée les tissus. Une pustule se forme et se change très vite en une ulcération fongueuse, saignante, taillée à pic, qui dévore plus ou moins vite toutes les couches de la peau ou des muqueuses. C'est un processus semblable à celui du chancre simple. Aussi les lésions qui en dérivent offrent-elles avec lui la plus grande ressemblance. Elles sont recouvertes de croûtes sur la peau, mais elles restent à nu sur les muqueuses. Ces croûtes, plus épaisses et plus stratifiées que celles du chancre mou, offrent rarement une physionomie aussi accentuée que dans les ecthymas et les rupias des autres régions. Cependant on en voit quelques cas. Le suivant, entre autres est très caractéristique.

1. *Rupia de la portion cutanée du prépuce, survenu à la quatrième année révolue d'une syphilis à manifestations papuleuses et tuberculeuses.*

V..., 26 ans, entra dans mon service en 1878. — Chancre infectant ulcéreux du filet, en novembre 1874. Puis syphilide papulo-squameuse en plaques sur diverses parties du corps et même plaques tuberculeuses; plus tard rupia sur les extrémités inférieures. — Tous ces accidents cutanés s'étaient succédé presque sans interruption pendant quatre années. Il avait été traité tantôt à l'hôpital du Midi, tantôt à Saint-Louis.

En août 1878 (quatrième année révolue de la syphilis), il lui survint, sur la face cutanée du prépuce et vers la ligne médiane, un petit bouton qui s'ulcéra promptement et se couvrit d'une croûte noire. Bientôt la lésion s'agrandit beaucoup et offrit le type d'un rupia, c'est-à-dire d'une ulcération à sécrétion abondante qui se concrétait en couches stratifiées, noirâtres. La croûte ostréacée finit par s'élever de 2 ou 3 centimètres au-dessus des parties voisines. Quand elle tomba, elle mit à découvert une ulcération taillée à pic, arrondie, fongueuse, reposant sur une base souple et entourée d'une aréole inflammatoire. — Rien aux ganglions; santé générale très bonne. — Aucune autre manifestation en activité. Le rupia s'était produit spontanément et en dehors de toute contagion. Le malade n'avait jamais eu aucune détermination sur les muqueuses.

Le syphilome primitivement ulcéreux est de beaucoup le moins commun sur les organes génitaux. Il siège presque toujours sur la peau du fourreau ou des bourses. Quelquefois il s'étend de là sur les parties voisines, sur le pubis et le périnée. Ou bien il part de ces deux régions pour envahir le tégument génital. Quoique ses sécrétions soient très concrescibles, cependant elles font quelquefois complètement défaut comme dans le cas suivant :

2. *Ulcérations tertiaires du fourreau simulant des chancres simples et survenues six ans après le début d'une syphilis à tendance ulcéreuse.*

M. X..., âgé de 27 ans, vit naître sur la peau du fourreau, à la racine de la verge, sept ou huit jours après le dernier coït, deux ulcérations suppurantes qui s'agrandirent peu à peu en surface et en profondeur. Quand il me consulta, elles ressemblaient exactement à des chancres simples; leurs bords étaient épais, empâtés, relevés, et leur fond présentait des fongosités pultacées. Une étroite languette de peau saine les séparait.

Le malade avait eu, à plusieurs reprises, des ulcérations à peu près identiques, qu'on prenait invariablement pour des chancres simples et qui ne guérissaient pourtant qu'avec le mercure. C'est qu'il avait contracté la syphilis six ans auparavant et elle s'était toujours manifestée par deux ou trois poussées de plaques gutturales, labiales et génitales à tendance ulcéreuse. Il avait été soumis à plusieurs traitements iodurés et hydrargyriques.

J'inoculai le pus de ces ulcérations tertiaires du fourreau ; le résultat fut négatif. Les ganglions inguinaux étaient intacts.

Ces deux pseudo-chancres simples furent guéris en quinze jours, grâce à un traitement énergique au biiodure ioduré, et grâce aussi à des pansements avec l'onguent napolitain. Le malade était très sensible à l'action des spécifiques.

Il n'y avait chez lui aucune autre manifestation syphilitique.

Le diagnostic était loin d'être aussi facile dans ce cas que dans l'observation 1, car un coït suspect avait précédé de peu l'apparition des ulcères et ceux-ci ne présentaient point de croûtes ostréacées. Lorsqu'il n'y a pas eu de rapports sexuels récents et que le malade est manifestement syphilitique, il n'est pas difficile de se prononcer sur l'origine des lésions génitales, malgré leur ressemblance avec la chancrelle. L'ulcération phagédénique suivante pouvait-elle laisser aucun doute sur sa nature syphilitique ?

3. *Ulcération phagédénique isolée, ressemblant à un chancre simple, siégeant dans l'angle péno-scrotal et survenue au vingt-quatrième mois d'une syphilis bénigne.*

A la deuxième année révolue d'une syphilis bénigne dans son accident primitif et ses premières manifestations, mais très incomplètement traitée, M. S..., 27 ans, entré dans mon service, vit survenir, quatre mois après le dernier coït, des érosions croûteuses dans l'angle péno-scrotal. Elles ne tardèrent pas à se réunir et formèrent une vaste ulcération qui, deux mois après son début, mesurait trois centimètres transversalement et quatre d'avant en arrière. Elle occupait tout à la fois les bourses et le scrotum. Ses bords taillés à pic étaient un peu boursouflés et entourés d'un empâtement inflammatoire diffus. Son fond granuleux était couvert de concrétions pultacées. Elle ressemblait à un chancre phagédénique simple. — Douleurs vives surtout pendant la nuit. — Rien du côté des ganglions inguinaux. — Inoculation négative. Un traitement vigoureux à l'iodure de potassium en modifia rapidement l'aspect ulcéro-fongueux et la guérison marcha à grands pas.

Aucune autre manifestation syphilitique, sauf peut-être des douleurs dans chaque tempe, avec difficulté d'ouvrir la bouche, au point que le malade ne put se nourrir que de bouillons pendant vingt-cinq jours. C'était une arthropathie des deux articulations temporo-maxillaires, sans lésion apparente. Il n'y avait aucune contraction des masséters. Cette singulière affection persista longtemps. Je ne lui trouvai d'autre cause que la syphilis. Bonne santé générale. Muqueuse buccale d'une sensibilité excessive à l'action des mercuriaux.

L'existence incontestable d'une syphilis même très grave, chez les sujets atteints de syphilose génitale chancrelliforme, n'est pas toujours suffisante pour établir le diagnostic. Il est alors nécessaire de recourir à l'inoculation qui est le seul criterium en pareille occurence.

4. *Ulcérations tertiaires des organes génitaux simulant des chancres phagédéniques, survenues trente-six ans après le chancre induré, et après seize ans de bonne santé.*

Un homme de cinquante-quatre ans vint me consulter en 1880, pour de grandes et profondes ulcérations qui avaient envahi le gland et le fourreau. Dans les parties non encore détruites par le phagédénisme, on voyait des cicatrices résultant de lésions semblables anciennes. Affaissement caractéristique du nez. Nasonnement. — Destruction d'une partie du voile du palais. Il était indubitable que ce malade avait eu une syphilis des plus graves. — Mais ces ulcérations de la verge ressemblaient d'une manière si frappante à des chancres phagédéniques récents, que je fus tenté un instant de ne pas les rapporter à la syphilis. Elles suppuraient abondamment, étaient déchiquetées, taillées à pic, et surtout excessivement douloureuses. L'inoculation seule pouvait fixer le diagnostic. Elle donna un résultat négatif.

C'était donc d'ulcérations phagédéniques tertiaires des organes génitaux qu'il s'agissait. Je les traitai par de l'iodure de potassium à haute dose, mais elles furent longues à guérir.

Ce que je trouvai de remarquable et d'exceptionnel dans ces lésions, ce furent les trois caractères suivants :

1° Identité de forme, d'aspect, de couleur, de contours, etc... avec les chancres mous, et pourtant irréinoculabilité.

2° Douleurs excessives.

3° Résistance au traitement interne et aux topiques.

Ce malade avait eu un chancre induré *trente-six* ans ans auparavant, puis des syphilides superficielles, des plaques muqueuses, un sarcocèle spécifique; à la huitième année une rhinopathie avec affaissement de la charpente et nasonnement; à la neuvième, des ulcérations du voile.

Aucune manifestation depuis la pharyngopathie tertiaire jusqu'à la syphilose phagédénique des organes génitaux survenue, sans cause appréciable, seize ans après, sous forme de chancres simples dont il fut traité une première fois à l'hôpital Saint-Louis. L'affection générale dont je le soignai un an après était la deuxième détermination tertiaire sur les organes génitaux.

Dans la syphilose génitale, quel que soit le mode de son processus, la douleur est souvent très modérée et même à peu près nulle ; mais lorsqu'elle prend les allures du phagédénisme chancrelleux, comme dans les deux cas précédents, elle devient quelquefois extrêmement vive et c'est ce qui la fait ressembler encore plus au chancre simple.

Le syphilome primitivement ulcéreux et le syphilome néoplasique se trouvent quelquefois réunis sur deux points très voisins des organes génitaux. En voici un exemple :

5. *Affection ulcéreuse et scléro-gommeuse du gland, survenue à la huitième année d'une syphilis bénigne dans ses débuts, et restée latente depuis les accidents secondaires.*

M. X... 40 ans. Syphilis à accidents consécutifs superficiels et légers, à la fin de l'année 1870. — Jusqu'en 1877, aucun accident spécifique. A cette époque ulcérations survenues spontanément sur le gland. Le malade marié et père d'enfants bien portants ne voyait que sa femme.

En 1878 (huitième année de la syphilis), ces ulcérations se reproduisirent et M. X... vint me consulter. Il y en avait trois sur le gland, qui étaient ulcéro-croûteuses, taillées à pic, profondes et ressemblaient à des chancres mous ; tandis que, à droite, dans le sillon balano-préputial, il existait une induration cartilagineuse, absolument semblable à celle d'un chancre infectant cicatrisé. Elle ne paraissait avoir, pour le moment, aucune tendance au ramollissement. — Rien dans les aines ni sur les autres parties du corps. Aucun coït suspect.

Je jugeai que ces lésions étaient syphilitiques et je prescrivis 4 grammes d'iodure de potassium par jour. Le malade m'écrivit de Strasbourg, six semaines après, qu'au bout de quinze jours de traitement, trois ulcérations sur quatre étaient cicatrisées et qu'ensuite la quatrième avait été rapidement guérie et la gomme du sillon considérablement diminuée.

Il est très rare que le syphilome génital primitivement ulcéreux reste circonscrit pendant toute sa durée et se comporte comme un chancre simple exempt de toute complication. Presque toujours il est envahissant et aboutit par une pente naturelle au phagédénisme, quand il n'est pas traité convenablement. J'en ai vu de nombreux exemples et j'en vais rapporter quelques-uns :

6. *Ulcération syphilitique de la base de la verge, simulant un chancre phagédénique et survenue comme manifestation isolée, à la quatrième année révolue d'une syphilis ulcéreuse.*

M. H...., 31 ans, entré dans mon service le 20 mai 1884, salle 8, n° 15. En août 1880, trois chancres infectants dont l'un ulcéreux. Syphilide ulcéreuse, à cicatrices superficielles sur le tronc, profondes sur les membres inférieurs. Jamais rien à la gorge ni sur les muqueuses. Traité pendant plusieurs mois dans le service de M. Horteloup. Aucune nouvelle poussée depuis la fin de 1881. Santé générale très bonne. — Pas de traitement.

Vers la fin de mai 1884 (quatrième année de la syphilis), boutons survenus sans cause appréciable, dans l'angle péno-scrotal à gauche, un mois au moins après le dernier coït. A ces boutons succéda une ulcération profonde qui devint rapidement phagédénique et contourna la base de la verge. Ses deux extrémités s'avançaient l'une vers l'autre et n'étaient plus séparées que par une mince languette de peau saine, quand le malade entra dans mes salles. La lésion était alors stationnaire depuis quelques semaines. Il y avait deux mois qu'elle avait débuté. Elle avait détruit le fourreau sur une largeur de 3 centimètres. Elle s'insinuait sous la peau des bourses et du pubis ; ses bords taillés à pic et décollés, son fond tomenteux, sa sécrétion ichoreuse, la douleur dont elle était le siège, son allure inflammatoire, l'œdème du fourreau, l'absence de toute induration au-dessous d'elle et à sa périphérie, lui donnaient l'apparence d'un chancre mou phagédénique. Mais l'inoculation faite plusieurs fois avait toujours été négative. Du reste l'intervalle de plus d'un mois entre l'apparition de cette ulcération et le dernier coït, écartaient l'idée d'une chancrelle. Enfin le malade avait eu des manifestations syphilitiques ulcéreuses. Il s'agissait bien là d'une syphilose génitale isolée. Rien du côté des ganglions.

Je fis prendre d'emblée six grammes d'iodure de potassium par jour et je prescrivis un pansement très simple. L'amélioration fut presque instantanée. Au bout de quinze jours la cicatrisation était à peu près complète. Le malade sortit guéri en moins d'un mois. Il ne lui restait qu'une cicatrice profonde à la base de la verge. Les fonctions de l'organe étaient intactes. — Aucune autre manifestation spécifique.

Dans le cas suivant, la syphilose pseudo-chancrelleuse avait attaqué exclusivement la muqueuse génitale. Au début, le syphilome n'avait pas été ulcereux d'emblée ; mais son existence sous forme néoplasique n'avait présenté qu'une très courte durée.

7. *Ulcération phagédénique superficielle et décorticante du gland, survenue trois ans et neuf mois après le début du chancre infectant.*

Chancre infectant en octobre 1880, non cicatriciel et suivi au bout de quelques mois de plaques muqueuses et d'éruptions cutanées superficielles. Traitement hydrargyrique. — En juillet 1882, psoriasis palmaire, traité à l'hôpital Saint-Louis. — En 1883, éruption spécifique sur les organes génitaux et le cuir chevelu. Guérison au bout de trois mois.

Dans les premiers jours de juin 1884 (trois ans, neuf mois après le début du chancre), apparition spontanée d'un bouton au voisinage du méat. Ce bouton s'était rapidement ulcéré et avait produit une érosion serpigineuse en surface qui avait gagné la face supérieure du gland. Quand le malade entra dans mon service, l'érosion était devenue une ulcération qui avait rongé la pointe de la verge et s'était propagée de là sur tout le gland qu'elle avait décortiqué en partie : bords déchiquetés, sécrétion purulente, croûtes sur quelques points, et sur d'autres, ilôts de cicatrisation, base souple et fond tomenteux. C'était un type de phagédénisme syphilitique superficiel et sans malignité. Aucune trace d'adénopathie inguinale.

Inoculations toutes négatives. Il n'y avait pas à hésiter sur le diagnostic : ce n'était point un chancre mou, ce n'était pas non plus un chancre infectant, puisque le malade avait eu la syphilis trois ans auparavant. Guérison rapide par un traitement mixte. Aucune autre manifestation spécifique.

J'étais tellement habitué à n'obtenir aucun résultat positif à la suite des inoculations faites avec le pus ou la sérosité purulente secrétés par ces sortes de lésions génitales, que je fus grandement étonné une fois d'obtenir la pustule caractéristique du chancre simple. Tout me portait à croire cependant qu'il s'agissait là, non point d'une chancrelle, mais d'un de ces pseudo-chancres infectants dont je vais m'occuper tout à l'heure, Ce fait est des plus instructifs. Il montre combien on doit être réservé sur le diagnostic, même quand on a de nombreuses raisons de le poser dans tel ou tel sens. La prudence la plus grande est de rigueur surtout dans les lésions des organes génitaux, quand il s'agit de déterminer leur espèce et de savoir si elles sont ou ne sont pas contagieuses :

8. *Chancre mou reposant sur une base scléreuse et ressemblant à un pseudo-chancre infectant. — Inoculation positive. Cette lésion, d'un diagnostic difficile, était survenue à la troisième année révolue d'une syphilis bénigne.*

M. X..., âgé d'une trentaine d'années vit se développer sur la muqueuse du prépuce, à la troisième année révolue d'une syphilis bénigne, une lésion qu'il jugea vénérienne et qu'il vint me montrer. C'était une érosion reposant sur un disque sclérosé, parfaitement semblable à un chancre infectant. — Pas d'adénopathie. — Je ne doutai point au premier abord qu'il ne s'agît là d'une détermination de la syphilis sur la verge. Néanmoins, je pratiquai l'inoculation et, à ma grande surprise, cette inoculation donna un résultat positif. — C'était donc, non pas un pseudo-chancre syphilitique, mais une vraie chancrelle. Je cite ce cas comme un exemple des modifications que la syphilis peut faire subir au chancre mou en hyperplasiant sa base.

Est-ce bien à la syphilis qu'il faut attribuer l'hyperplasie en disque scléreux qui servait de base à la chancrelle? Il est difficile de l'affirmer. J'ai vu en effet, chez des sujets exempts de syphilis, des chancres mous s'élever au-dessus des parties voisines au lieu de creuser les tissus. C'est une sorte d'*ulcus elevatum*, de *chancre mou hypertrophique*. On le rencontre le plus ordinairement au limbe du prépuce, dans le sillon balano-préputial et sur la face supérieure du gland. Son diagnostic est toujours difficile.

Deuxième groupe : *Syphilose génitale tuberculo-gommeuse.*

Ce deuxième groupe est beaucoup plus riche que le premier. Le syphilome génital néoplasique a une supériorité numérique très grande sur le syphilome génital primitivement ulcéreux. Et il n'en est pas seulement ainsi dans la phase tertiaire de la maladie. Dans sa phase primitive combien y a-t-il plus de chancres infectants indurés que de chancres infectants ulcéreux d'emblée ?

A. Syphilome balano-préputial gommeux. — Il n'est pas très commun de voir des gommes dermo-hypodermiques se montrer avec leurs formes et évoluer avec leur régularité classique sur les organes génitaux depuis leur début jusqu'à leur terminaison. En voici cependant un exemple typique :

9. *Gomme pisiforme du prépuce, survenue en plein traitement, au vingt-neuvième mois d'une syphilis bénigne. Ramollissement et ulcération de la tumeur.*

Chez un jeune homme que je soignais pour une syphilis d'apparence bénigne, il survint, sans cause autre que la syphilis, au vingt-neuvième mois, une tumeur sur la muqueuse préputiale, près du filet. Elle était grosse comme un pois, d'une dureté chondroïde, indolente et aphlegmasique. Au bout de trois semaines elle se ramollit, s'ouvrit et se transforma en une excavation semblable à celle qui est entretenue par un pois à cautère.

Au début, cette tumeur ressemblait aux indurations qui persistent après le chancre infectant, mais elle n'avait pas poussé sur le siège de la néoplasie primitive. Le malade était en plein traitement mercuriel. Je prescrivis du biiodure iodure, qui ne put pas empêcher cette petite gomme de se ramollir et de s'ulcérer. Du reste la guérison fut rapide. — Rien dans les aines. — Aucune autre manifestation spécifique.

Dans le cas suivant s'agissait-il bien d'une gomme ? Je ne vois pas qu'il soit possible de qualifier autrement la lésion. A quoi la rattacher si ce n'est à la syphilis ? Mais l'existence de celle-ci était fort problématique. Alors ce cas appartiendrait à la catégorie de ceux que j'ai rapportés dans mon mémoire sur les *Affections non virulentes des organes génitaux*. Comme tous les cas obscurs il est fort instructif, parce qu'il donne beaucoup à réfléchir. Aussi mérite-t-il d'être étudié avec attention. Je dois ajouter, pour compléter cette observation, que j'ai vu plusieurs fois le malade depuis l'époque où elle a été prise et que je n'ai jamais constaté chez lui aucune manifestation syphilitique.

10. *Gomme du prépuce, survenue comme unique manifestation quatorze ans après un chancre et des accidents spécifiques éphémères et douteux. Depuis l'apparition de cette gomme, aucune autre manifestation spécifique.*

M. X... s'aperçut, le 20 avril 1884, de l'existence d'un petit noyau très dur sur la muqueuse préputiale à gauche. Ce noyau grossit peu à peu sans s'ulcérer et sans provoquer d'adénopathie dans les aines. — Quand le malade vint me consulter un mois après, la tumeur préputiale avait le volume et la forme d'un noyau de prune; sa consistance était chondroïde, sa couleur blanchâtre et il n'existait aucune érosion à sa surface. — Plus tard elle augmenta de volume et finit par se creuser d'une ulcération, mais les ganglions de l'aine restèrent toujours intacts.

Le 24 octobre (deuxième mois révolu de la lésion), l'ulcération était profonde et la tumeur lui formait une coque épaisse et indurée. — Rien dans les aines ni ailleurs.

Le malade disait qu'il n'avait jamais eu aucun accident syphilitique. Cependant il accusait dans ses antécédents un chancre éphémère guéri en dix jours, contracté *quatorze ans* auparavant. Il disait aussi que, quelques semaines après le chancre, il lui était survenu des boutons à l'anus et des aphtes dans la bouche. — Aucun traitement spécifique n'avait été prescrit.

On pouvait avoir quelques doutes sur l'existence de la syphilis, toutes ses manifestations s'étant bornées à ces accidents vagues et lointains. Néanmoins je jugeai que cette tumeur préputiale était une gomme et je fis prendre de l'iodure de potassium qui ne produisit pas grand effet.

Elle fut remarquable par la lenteur de son évolution, car elle ne commença à s'ulcérer que au quarantième jour environ de sa durée.

La cicatrisation ne fut complète que dans les premiers jours de décembre 1884 (troisième mois et demi). La cicatrice était un peu enfoncée et entourée d'une néoplasie épaisse et dure qui pourtant avait beaucoup diminué. Elle persista jusqu'au sixième mois.

A aucun moment il n'avait existé dans cette tumeur la moindre trace de processus inflammatoire ni de nécrobiose brusque. Indolence et lenteur de son évolution : tels étaient ses deux traits dominants.

Jamais, ni avant ni depuis, aucune autre manifestation syphilitique cutanée, muqueuse, osseuse ou viscérale. — Pendant cinq mois le malade a été soumis à un traitement ioduré ou mixte. La santé générale a toujours été excellente.

Huit fois sur dix peut-être le syphilome génital néoplasique siège dans le sillon balano-préputial. J'en ai observé un très grand nombre de cas. Je ne rapporterai que les plus caractéristiques ou ceux qui présentent dans leur histoire quelques particularités intéressantes. Ainsi, dans le fait suivant il s'était produit depuis longtemps, sur la peau, en divers points du corps, des tumeurs *pseudo-gommeuses*, lorsque les véritables gommes génitales se montrèrent :

11. *Affection scléro-gommeuse du sillon balano-préputial, survenue à la neuvième année de la syphilis. — Tumeurs sous-cutanées de nature inconnue, datant de sept ans et ayant résisté à tous les traitements spécifiques.*

M. X..., âgé de 31 ans, avait contracté, neuf ans avant l'époque où il vint me consulter, une syphilis avec éruptions érythémateuses, dont il avait été traité par des pilules mercurielles. — Deux ans après le chancre, il eut une éruption cutanée qu'on jugea spécifique et qui fut traitée comme telle à l'hôpital du Midi. En même temps que cette éruption, il lui survint plusieurs tumeurs arrondies sous la peau.

Au moment où je le vis, il les avait encore et tous les traitements spécifiques n'avaient pu les faire disparaître. Elles duraient depuis sept ans, sans augmentation ni diminution. Au nombre d'une vingtaine elles étaient un peu disséminées partout mais principalement sur les avant-bras. Elles avaient le volume d'une noix, étaient homogènes, dures, indolentes et mobiles dans le tissu cellulaire sous-cutané, sans adhérence aucune avec la peau. Quelle était leur nature? Ce n'était certainement pas des gommes. Pourtant le malade avait alors de vraies gommes dans le sillon balano-préputial, l'une était ramollie et réduite à l'état de coque ulcéreuse; l'autre formait une tumeur d'une consistance cartilagineuse.

Dans les gommes balano-préputiales, l'ulcération se fait souvent peu à peu ; la destruction du néoplasme ainsi que celle des parties qu'il englobe est lente et moléculaire. D'autres fois, la nécrobiose s'en empare brusquement, mais toujours sans susciter de phénomènes inflammatoires vifs, car le propre de la syphilose génitale scléro-gommeuse, c'est de naître et d'évoluer à froid, d'être dès le début et de rester toujours par la suite absolument aphlegmasique. Le cas suivant est un type de cette nécrobiose du syphilome scléro-gommeux.

12. *Affection scléro-gommeuse balano-préputiale, survenue à la septième année d'une syphilis remarquable par la précocité et la gravité de ses déterminations sur l'encéphale.*

Chez un malade qui avait eu en 1872 une encéphalopathie très précoce et des plus graves, dont j'ai rapporté tout au long la curieuse observation dans mon *Mémoire sur les affections syphilitiques précoces des centres nerveux*, il se produisit spontanément, en mai 1878 (septième année de la syphilis), une affection tertiaire du gland.

Voici ce que je constatai : Dans le sillon balano-préputial à gauche, eschare noirâtre, humide, de la largeur d'une pièce de 0,20 centimes, reposant sur une base dure et entourée par une zone également dure et nettement circonscrite. On aurait dit un vrai chancre infectant, demi-sphérique, arrivé à la période où la partie centrale tombe en déliquium gangréneux, sans odeur. Peu d'inflammation périphérique. Suintement d'une sérosité sanieuse. Pas de douleur. Sur la muqueuse préputiale érosion pseudo-membraneuse.

Aucune violence extérieure pour expliquer cette lésion. Pas de coït; du reste le malade était depuis six ans incapable de le pratiquer. Pas d'attouchement suspect.

Les ganglions inguinaux étaient intacts. Il n'existait aucune autre manifestation syphilitique. Je reconnus là une *balano-posthite gommeuse tardive*. Le malade en avait eu une première atteinte trois ou quatre mois auparavant, car il y avait une échancrure cicatricielle de la couronne vers la ligne médiane, et il me raconta tant bien que mal que cette perte de substance avait été consécutive à une tumeur ulcéreuse, survenue dans les mêmes conditions que la dernière. Il était toujours dans le même état mental : demi-idiotie, très grand embarras de la parole, faiblesse de tout le côté droit. — Ramollissement chronique. Ce malade avait tout fait pour se guérir, sans arriver à aucun résultat. Il vit encore au commencement de 1886 (15e année de son encéphalopathie), et on peut embrasser dans son ensemble l'évolution de sa syphilis : elle débuta par un petit chancre suivi de faibles accidents cutanés et muqueux; puis survint, à une époque très voisine du chancre, l'encéphalopathie, dont on trouvera le récit plus tard. — Ce n'est que sept ans après le début, qu'il fut atteint d'une lésion vraiment tertiaire et cette lésion scléro-gommeuse siégeait exclusivement sur les organes génitaux.

B. Syphilome balano-préputial en plaques. — L'évacuation des gommes balano-préputiales donne lieu à de vraies cavernes qui laissent après leur cicatrisation une profonde perte de substances. Il ne faudrait pas croire toutefois que les dégats soient toujours considérables. — Il y a en effet un assez grand nombre de cas où la lésion scléro-gommeuse s'étale sous forme d'une plaque peu épaisse qui ne fait que s'éroder et dont la cicatrice est presque imperceptible. Ce sont ces cas qui offrent avec le chancre infectant la ressemblance la plus parfaite. Voici un fait qui est le type parfait du syphilome tertiaire en plaque, du pseudo-chancre infectant, de celui que la plupart des syphiliographes ont longtemps considéré comme un fait de réinfection syphilitique. J'ai souvent combattu dans mes écrits et dans mes leçons cette manière de voir[1]. parce que j'ai maintes fois observé des cas semblables au suivant :

13. *Pseudo-chancre syphilitique ou tubercule plat, chondroïde et érosif du sillon balano-préputial, survenu comme accident isolé vers la quinzième année d'une syphilis grave. — Pas d'adénopathie. — Aucune manifestation depuis quatre ans. — Aucun symptôme d'ordre secondaire après, annonçant une réinfection.*

M. X....., âgé de 42 ans, vint me consulter pour une lésion qui lui était apparue dans le sillon balano-préputial à gauche, 23 jours après le dernier coït qu'il considérait comme suspect. Cette lésion consistait en une plaque indurée, mince, sèche, chondroïde, de 1 centimètre et demi carré de surface, détachée des parties sous-jacentes, à bords nets qui dépassaient un peu une érosion granuleuse occupant sa partie centrale. Il suintait de cette érosion un liquide séreux. Le filet qui était très près de cette sclérose était induré, mais sans érosion. Je trouvai là tous les caractères d'un chancre syphilitique dans sa période d'état. Mais il n'y avait pas trace d'adénopathie.

Je pensai alors à une lésion scléro-érosive tardive de la verge. Le récit du malade me montra que je n'avais pas eu tort. Le voici en quelques mots : Syphilis à l'âge de vingt-huit ans, accidents secondaires interminables, sous toutes les formes, plaques cutanées et muqueuses, etc. Traitement mercuriel pendant trois ans. — Vers la sixième année de cette syphilis, après trois ans d'une guérison apparente, douleurs ostéocopes très violentes, exostoses sur le tibia gauche; tubercules disséminés sur les côtés du tronc. Les douleurs ostéocopes durèrent cinq années. — Traitement prolongé par l'iodure.

Il y avait quatre ans que le malade n'avait plus aucune manifestation spécifique, quand se produisit (quinzième année de la syphilis), ce pseudo-chancre infectant du sillon balano-préputial.

Le malade crut à une contagion nouvelle. M. Ricord, après beaucoup d'hésitation, fut du même avis, tant la ressemblance de cette sclérose érosive tertiaire avec la sclérose initiale était saisissante. Je persistai dans mon opinion qui se trouvait corroborée par les traces de syphilis que je découvris sur d'autres parties du corps : plaques de cicatrices tuberculeuses sur les flancs, rugosités et épaississement du bord antérieur des tibias. J'annonçais à M. X... qu'il guérirait très vite et qu'il n'aurait ni roséole, ni éruptions papuleuses généralisées, ni plaques muqueuses, etc., en un mot qu'il ne recommencerait pas une seconde vérole. Il avait très bien soigné la première. Pendant neuf ans il s'était soumis à un traitement thermal à Luchon, à Aix, à Aulus, etc. Je lui fis prendre du sirop de biiodure ioduré.

Six mois après, ce malade m'écrivit que, malgré tout le soin avec lequel il s'était observé, il n'était parvenu à découvrir chez lui aucune trace de ces accidents secondaires dont il avait eu à souffrir pendant trois années, au début de l'intoxication. Son pseudo-chancre avait été guéri très rapidement.

1. Voyez mes *Leçons sur les maladies vénériennes*, p. 286. J.-B. Baillière et fils, 1883.

Cette question est trop importante pour que je ne donne pas ici encore quelques spécimens de ces syphiloses génitales superficielles et bénignes, dans lesquelles la néoplasie s'étale, s'érode à peine et ne se nécrobiose jamais brusquement. Elles ont une grande signification pronostique, puisqu'elles indiquent que la diathèse n'est pas éteinte, et, au point de vue du diagnostic et de la doctrine, elles présentent un intérêt d'une importance incontestable.

14. *Érosion tertiaire et indurée du gland, survenue neuf ans après l'accident primitif.*

M. X..., 33 ans. Chancre infectant en août 1871. Accidents consécutifs légers et peu précis pendant les premières années. Jamais de blennorrhagie. — Aucun traitement spécifique. — En février 1880 (neuvième année), double sarcocèle syphilitique.

Il était marié depuis quatre mois et n'avait pas vu d'autre femme que la sienne, lorsqu'il constata, dix ans après le chancre, une induration sans érosion sur le côté gauche du gland. Au bout de cinq jours, cette induration, sous forme de plaque nettement circonscrite, devint érosive. Trois ou quatre jours après, quand je vis ce malade, il portait sur le gland une lésion qui ressemblait trait pour trait à un chancre syphilitique : érosion ovoïde reposant sur une base indurée qui la dépassait ; teinte violacée, entremêlée de quelques filaments pseudo-membraneux, sécrétion séreuse. — Mais il n'y avait aucun gonflement des ganglions inguinaux. Indolence complète de ce pseudo-chancre. Je prescrivis du biiodure ioduré qui amena une guérison rapide.

15. *Affection pseudo-chancreuse du filet, survenue spontanément à la douzième année d'une syphilis légère.*

M. X..., 38 ans, me consulta plusieurs fois en mai, juin, et juillet, pour une ulcération qui occupait tout le filet et les parties voisines. Elle était apparue spontanément après un an de continence. — Pas d'adénopathie. — Douze ans auparavant, syphilis à accidents consécutifs bénins traités par moi. — La lésion scléro-ulcéreuse ressemblait à un chancre infectant; elle dura trois mois et laissa une cicatrice reposant sur une base indurée qui ne disparut qu'à la longue. C'était la seule manifestation spécifique qui se fût produite depuis les accidents secondaires.

16. *Néoplasme gommeux érosif du prépuce et du gland, simulant un chancre syphilitique, et survenu à la dixième année d'une syphilis légère, après cinq mois de continence.*

Chez un malade âgé de 55 ans, qui avait, dix ans auparavant, contracté un chancre syphilitique suivi de maux de gorge, je constatai l'existence d'une ulcération balano-préputiale absolument semblable à un chancre infectant. — Le malade en était d'autant plus étonné qu'il n'avait eu aucun rapport sexuel depuis cinq mois.

Ce pseudo-chancre infectant présentait, douze ou quinze jours après son apparition, les caractères suivants : il était double, c'est-à-dire qu'une partie occupait la couronne et l'autre le filet et la muqueuse préputiale. Sa surface était plutôt érodée qu'ulcérée et secrétait un liquide séreux. Sa base d'une dureté cartilagineuse était un peu diffuse et on sentait autour d'elle, dans le tissu cellulaire sous-muqueux, de petites nodosités pisiformes et chondroïdes.

Les ganglions inguinaux ne présentaient aucune tuméfaction.

Je jugeai que ce pseudo-chancre n'était autre chose qu'un néoplasme gommeux et je le guéris rapidement avec du sirop de biiodure ioduré. — Il n'existait ailleurs aucune autre détermination spécifique.

C. Syphilome génital cutané tuberculeux. — C'est incontestablement la muqueuse et le tissu conjonctif sous-muqueux qui sont le lieu d'élection du syphilome génital. Chez l'homme le sillon balano-préputial, le méat, le voisinage du filet constituent ses principaux foyers. Mais la peau du fourreau, des bourses et des régions périgénitales peut également être atteinte. On y observe des tubercules isolés ou confluents, des plaques cutanées tertiaires, des gommes sous-cutanées, circonscrites ou diffuses. Ces lésions offrent moins d'intérêt que celles dont il a été question jusqu'ici. Néanmoins elles présentent parfois des particularités assez curieuses, ainsi que le prouvent les cas suivants :

17. *Tubercule serpigineux du fourreau de la verge.*

M. C..., âgé de 28 ans, avait eu une de ces syphilis dont l'accident primitif reste ignoré ou méconnu et dont il est difficile par conséquent de déterminer l'âge. Toujours est-il qu'en 1869, à l'hôpital Saint-Louis, on lui avait dit qu'il était syphilitique, et qu'en 1875, M. Ricord lui avait fait prendre du sirop de biiodure ioduré pour de grands maux de gorge dont il n'avait été guéri qu'au bout de plusieurs mois. — Rien depuis cette époque; mais, au mois de décembre 1876, bouton sec sur le côté du fourreau. Ce bouton ne tarda pas à s'ulcérer. L'ulcération présenta cette particularité qu'elle se cicatrisait d'un côté pendant qu'elle s'agrandissait du côté opposé, de telle façon que, un mois après son début, au moment où le malade me consulta, il y avait sur le fourreau une grande bande de cicatrice d'un blanc rosé, longue de 5 ou 6 centimètres et large de 3 centimètres, jetée comme en écharpe sur la verge, vers le milieu de laquelle elle se terminait par une ulcération arrondie, d'un rouge sanguinolant, croûteuse et suppurante. Elle reposait sur une base parcheminée et on aurait pu la prendre pour un chancre infectant, sans sa longue queue cicatricielle et serpigineuse. — Pas d'adénopathie. Isthme du gosier déchiqueté par des cicatrices, mais sans perte de substance du voile. Rien sur la peau. — Un traitement interne mixte guérit rapidement cette lésion sans le secours d'un traitement local, ce qui n'aurait pas eu lieu si la lésion eût été chancrelleuse. Comme coïncidence spécifique, il y avait sur le repli du fourreau trois petits tubercules érodés.

Voici un fait de syphilose tuberculeuse du prépuce qui est remarquable par l'énorme intervalle qui s'était écoulé entre l'époque de son apparition et le chancre infectant.

18. *Plaque tuberculo-ulcéreuse de la peau du prépuce, survenue quarante ans après*

un chancre syphilitique, suivi d'accidents consécutifs très bénins, constatés et traités par M. Ricord. — Aucune manifestation spécifique dans l'intervalle.

M. X..., âgé de 60 ans, vint me consulter pour une affection de la peau du prépuce qui était apparue dix-huit mois auparavant, sans qu'il se fût exposé à une contamination quelconque. Elle avait débuté spontanément par douze petits tubercules qui s'étaient réunis en une grande plaque scléreuse et avaient fini par s'ulcérer et se couvrir de croûtes. Puis il s'était formé sur cette plaque une ou deux pustules d'ecthyma.

Le malade avait consulté beaucoup de médecins qui avaient été d'opinions différentes. Je jugeai au premier coup d'œil qu'il s'agissait d'une affection tuberculeuse du prépuce. A cette époque la surface de la lésion, cicatrisée en partie sous forme alvéolaire, et ses bords irréguliers étaient un peu déprimés. Sur sa couleur, d'un rouge sombre, tranchaient cinq ou six croûtes stratifiées, d'un brun verdâtre, couvrant une ulcération.— Rien dans les aines. — Aucune autre manifestation syphilitique.

M. X..... avait contracté un chancre infectant à l'âge de 19 ans. Il avait eu des accidents secondaires légers dont il avait été traité par M. Ricord pendant très peu de temps. Il n'avait pris aucun spécifique depuis, et sa syphilis n'avait plus donné signe de vie jusqu'à l'époque où, quarante ans après, il lui survint cette lésion tuberculeuse du prépuce.

Enfin, en voici un troisième où la plaque tuberculeuse qui ressemblait à un grand chancre cutané était accompagnée d'une adénopathie inguinale semblable à celle de l'accident primitif. C'est une circonstance tellement exceptionnelle qu'elle mérite d'être signalée.

19. *Plaque tuberculo-ulcéreuse des organes génitaux, siégeant à la partie postérieure des bourses et au périnée, survenue comme manifestation solitaire à la troisième année révolue d'une syphilis à accidents secondaires superficiels.*

Chancre balanique, en mars 1881, ayant laissé une petite cicatrice; puis éruptions superficielles de la peau, plaques muqueuses, alopécie pendant deux ans.

Il y avait une année qu'il n'était apparu aucune manifestation, lorsque, sans cause appréciable, quelques boutons poussèrent vers la racine des bourses, en arrière. Un mois après, il existait sur la moitié antérieure du périnée et la racine des bourses, deux ulcérations: l'une entourée d'un bourrelet tuberculeux épais, l'autre taillée à pic et fissuraire. Elles reposaient toutes les deux sur une grande plaque indurée d'infiltration tuberculeuse. L'inoculation fut faite trois fois, sans donner aucun résultat. Un peu d'adénopathie à droite.

Ces lésions ressemblaient à certains chancres géants de la peau, tels qu'on en observe sur la face externe des cuisses et sur les bras, après les vaccinations souillées du virus syphilitique. L'adénopahie elle-même ne faisait pas défaut. La question du diagnostic ne pouvait être résolue que par les antécédents du malade. Si je n'avais pas eu la certitnde que trois ans auparavant il avait eu la syphilis, j'aurais cru à un chancre cutané du périnée et des bourses. Mais il s'agissait bien là d'une syphilose tertiaire génitale, solitaire unique et séparée par un long intervalle des dernières manifestations spécifiques. — Un traitement mixte énergique en fit promptement justice.

D. Syphilome génital phagédénique. — Dans les observations précédentes, le néoplasme génital, quels que fussent son siège, son âge et sa forme, a présenté une évolution régulière. Aussi n'a-t-il donné lieu qu'à des lésions superficielles, ou très limitées quand elles étaient profondes. Il est loin d'en être toujours ainsi. Cette affection offre au contraire, assez fréquemment, une tendance marquée à cette malignité locale qui n'est pas une conséquence nécessaire de l'état général et qui peut, à diverses reprises, se déclarer sur le même point et poursuivre son œuvre jusqu'au bout, sans qu'il coexiste ailleurs aucune lésion semblable. Cet état d'isolement, cette sorte d'autonomie qu'on observe maintes fois dans toutes les variétés de la syphilose génitale phagédénique, sont un des traits les plus frappants de sa physionomie, un de ceux qui contribuent le plus à la faire prendre, par ceux qui n'y regardent pas de près, pour un accident primitif. Je rapporte avec quelques détails le fait suivant, parce qu'il est aussi caractéristique que possible de la forme gommeuse tout à la fois nécrobiotique et phagédénique.

20. *Tumeurs gommeuses balano-préputiales, survenues, à un an d'intervalle, sur le gland, dix ans après un chancre infectant et des accidents secondaires légers. — Aucune autre manifestation tertiaire. Ressemblance frappante de ces gommes avec le chancre infectant. — Fistule uréthrale consécutive à leur fonte.*

M. L., peintre, âgé de 38 ans, avait contracté dix ans avant de venir me consulter, un chancre infectant suivi de roséole, d'angines spécifiques, et de quelques autres poussées d'accidents superficiels dont il fut traité par de la liqueur de Van Swiéten, à l'hôpital du Midi. Il prit pendant dix mois du mercure sans interruption.— Depuis cette époque, il ne lui était rien survenu et il n'avait pas refait de traitement spécifique.

Vers le 20 janvier 1874, M. L... eût commerce avec une femme publique. Trois semaines après, une lésion semblable à un chancre se déclara dans le sillon balano-préputial à gauche.

Le 6 mars, je constatai que cette lésion avait tous les caractères d'un chancre infectant : base dure et comme cartilagineuse, surface érosive avec quelques petits points de sphacèle au centre. Il existait même dans une des aines un ganglion peu volumineux mais sensible à la pression et comme spécifiquement induré. — Je ne découvris aucun accident consécutif cutané ni muqueux.

Le 13 mars, toute la partie centrale de l'induration s'était mortifiée sous forme d'un bourbillon grisâtre, encore adhérant de tous côtés à la coque cartilagineuse qui l'entourait.

Le 19 mars (5e semaine de la lésion), la cavité centrale s'était beaucoup agrandie par suite de l'élimination des eschares. La coque qui la circonscrivait avait une consistance cartilagineuse. Outre le premier ganglion, d'autres s'étaient un peu tuméfiés et étaient devenus sensibles à la pression. — Rien sur la peau ni sur les muqueuses. — L'inoculation avait été négative.

Le 26 mars, la cavité s'était encore agrandie aux dépens du gland et des corps caverneux: induration chondroïde de ses parois, débris de sphacèle gris, sécrétion séreuse teintée de rouge; peu ou pas de douleur. — Aucun accident consécutif. — Je prescrivis du biiodure ioduré, convaincu que j'avais affaire, non pas à un chancre infectant, mais à une gomme. — Au bout de huit jours l'amélioration était très grande, la coque présentait moins de dureté et d'épaisseur et ses parois internes s'étaient dégorgées.

Le 30 avril (3e mois révolu de la lésion, 36e jour du traitement interne ioduré), la cavité se comblait à vue d'œil et la cicatrisation marchait à grands pas. Le 16 mai elle était complète. Il y avait une perte considérable de substance, qui avait détaché le filet des tissus sous-jacents. Aucune manifestation autre que cette gomme balano-préputiale.

Pendant un an la santé de M. L... fut parfaite; mais après trois coïts pratiqués avec la même femme, à huit ou dix jours d'intervalle, il lui survint deux ulcérations placées symétriquement de chaque côté du filet. — Elles reposaient sur une base dure, cartilagineuse, à côté de la cicatrice gommeuse de l'année précédente. — Inoculations négatives. — Rien du côté des ganglions. — Aucune manifestation cutanée muqueuse ou autre. Au bout de quinze jours, l'une des ulcérations était guérie; mais l'autre s'était agrandie et creusée si profondément qu'elle allait presque jusqu'au canal de l'urèthre; son fond était sphacélé et grisâtre; elle était entourée d'une coque cartilagineuse qui était fort épaisse et s'irradiait sur toute la partie inférieure du gland. Le traitement mixte parut enrayer le processus de nécrobiose et l'empêcher d'atteindre le canal; la cavité se rétrécit et se combla sur ses bords; mais son fond restait un peu grisâtre. Néanmoins la guérison complète semblait prochaine, lorsqu'il se produisit une fistule d'abord imperceptible, et qui ensuite s'agrandit assez pour laisser passer à chaque miction une grande quantité d'urine.

Cette deuxième gomme ulcérée, siégeant dans la même région que la première, en avait achevé l'œuvre en perforant le canal. Sa guérison, du reste, avait marché assez rapidement et n'avait pas demandé plus de quatre ou cinq semaines. — La fistule persista pendant longtemps. Je ne sais pas si elle a fini par se boucher. J'en doute : M. L. s'en souciait peu; elle ne lui causait aucune gêne. Sa santé générale était excellente et il n'avait aucune manifestation syphilitique ailleurs. Je ne pense pas qu'il en ait eu depuis. Je lui fis suivre pendant longtemps un traitement mixte.

Ainsi, dix ans après une syphilis à accidents secondaires légers, il survint, exclusivement sur la verge, à un an d'intervalle, deux lésions, tertiaires par leur date et par leur nature, qui simulaient de tous points l'accident primitif et qu'on aurait pu prendre à première vue pour des chancres de réinfection. — N'est-ce pas là ce qui a été fait souvent?

Dans le cas suivant l'affection génitale tertiaire fut précoce, puisqu'elle survint au dix-huitième mois de la syphilis. Elle n'en eut pas moins une très grande gravité au point de vue des désordres locaux. Rien de semblable ne se produisit sur d'autres parties du corps. Ce fut un tertiarisme très localisé, dont le processus présenta deux phases :

une bénigne, scléro-gommeuse ; l'autre maligne, c'est-à-dire rapidement destructive, puis phagédénique.

21. *Affection scléro-gommeuse du gland et du prépuce, survenue au dix-huitième mois d'une syphilis peu grave et bien traitée. Cette affection simula d'abord un chancre induré, puis se transforma brusquement en une ulcération envahissante ressemblant à un chancre mou phagédénique.*

M. B..., 26 ans, dessinateur, entré le 6 mars 1883, dans mon service à l'hôpital du Midi, salle 8, était grand, vigoureux, bien constitué et n'avait jamais eu aucune maladie locale des organes génitaux, sauf de petits chancres survenus au mois de mai 1881. Il me fut envoyé par M. le docteur Goguel pour une ulcération phagédénique datant de deux mois, qui avait rongé le tiers inférieur du gland, détruit le filet, le méat et une grande étendue de la muqueuse correspondante. Les ganglions inguinaux étaient intacts. L'aspect de cette lésion ressemblait trait pour trait à un chancre mou phagédénique. Aussi l'inoculation fut-elle pratiquée plusieurs fois, mais toujours sans résultat positif. — Il y avait deux ulcérations : celle du gland et du méat avait 2 centimètres carrés et s'enfonçait profondément dans le canal ; celle de la partie inférieure du prépuce avait 2 centimètres en travers sur 3 en hauteur ; elle était profonde, à pic, et reposait sur des tissus engorgés par un œdème subinflammatoire.

Les antécédents de ce malade me firent supposer qu'il s'agissait là non pas d'un chancre mou phagédénique, mais bien d'une affection tuberculo-gommeuse de la verge. Les petits chancres du sillon contractés en 1881, quoique très rapidement guéris, n'en avaient pas moins été suivis de roséole et de plaques muqueuses, accidents contre lequels M. le docteur Goguel institua un traitement mercuriel long et énergique.

Il y avait cinq mois que le malade l'avait interrompu, quand il lui survint, sans cause appréciable, en décembre 1882 (dix-huitième mois de la syphilis), une petite érosion réposant sur une base indurée large et profonde qui envahit successivement les deux lèvres du méat, puis la partie intérieure du gland. L'érosion se transforma peu à peu en une ulcération superficielle, large comme une pièce de 50 centimes, à fond plat, à surface irisée, à bords durs, etc., ressemblant d'une manière frappante à un chancre infectant, mais sans adénopathie. Le traitement mercuriel fut repris, et, au bout d'un mois et demi, la cicatrisation de cette lésion tuberculo-gommeuse était à peu près complète. Mais alors vers la fin de janvier 1883, tout à coup et sans aucune raison plausible, elle se transforma en une ulcération profonde ayant l'aspect d'un chancre mou.

Le processus avait donc eu deux phases distinctes : 1° induration érosive et ulcération superficielle pseudo-chancreuse, d'un mois et demi de durée, à peu près guérie ; 2° brusque ulcération phagédénique ayant détruit en peu de temps tout le néoplasme tuberculo-gommeux et même les parties saines circonvoisines.

Cette transformation presque instantanée de la néoplasie en phagédénisme s'accompagna d'une douleur vive et d'une sécrétion très abondante entremêlée de détritus sphacélés.

Je prescrivis de l'iodure de potassium à haute dose, du sirop de biiodure ioduré et des pansements à l'iodoforme, qui firent disparaître rapidement la douleur. Le phagédénisme continua encore pendant quelques jours, mais bientôt les ulcérations se détergèrent et prirent un bon aspect après quinze jours de traitement. Dès lors la guérison se fit avec une extrême rapidité et le malade sortit guéri après vingt-six jours de traitement. — Cette affection tuberculo-gommeuse avait duré en tout quatre mois. — Aucune autre manifestation syphilitique ne s'était produite ailleurs. — Santé génerale excellente. Pas d'excès de coït ni de boisson. Bonnes conditions hygiéniques. — Syphilis bénigne dans ses débuts et très bien traitée. — Rien en un mot qui pût faire prévoir, ni expliquer cette grave et unique détermination scléro-gommeuse et phagédénique sur les organes génitaux.

Dans le fait que voici, la précocité a été bien plus grande que dans le précédent. Je ne crois pas qu'il existe beaucoup de cas semblables. L'affection scléro-gommeuse balano-préputiale n'en fût pas moins aussi grave que si elle était survenue quinze ou vingt ans après l'accident primitif. Je ferai remarquer qu'elle n'eut aucune connexion avec les chancres superficiels infectants qui étaient guéris et n'avaient laissé aucune trace notable, lorsqu'elle apparut.

22. *Syphilose balano-préputiale survenue deux mois et demi après l'apparition de chancres syphilitiques. — Phagédénisme décorticant et térébrant de la lésion. Caverne balanique avec fistule uréthrale.*

M. T..., 28 ans, entré dans mon service, salle 12, lit 20, le 26 janvier 1886, avait, depuis le commencement de novembre 1885, une ulcération balano-préputiale qui avait décortiqué une grande partie de sa surface supérieure, crénelé la couronne, creusé profondément le sillon et produit, à droite au-dessus du filet, une large excavation qui pénétrait jusqu'au canal de l'urèthre et l'avait perforé. Cette lésion, abandonnée à sa marche naturelle, avait débuté quinze jours environ après le dernier coït et quatre ou cinq mois après l'avant-dernier. — Les ganglions inguinaux étaient un peu indurés, l'un d'eux s'était même abcédé, mais ce petit abcès n'avait point les caractères d'un abcès chancrelleux.

Cet ulcère balano-préputial décorticant et térébrant ressemblait d'une manière saisissante à certains chancres anciens, simples ou syphilitiques, compliqués de phagédénisme. Il eût été impossible d'en établir le diagnostic en ne tenant compte que de ses caractères intrinsèques.

Voici ce qui me permit de déterminer sa nature : 1° Les inoculations furent négatives ; 2° ce malade avait eu, au mois d'août 1885, deux chancres balano-préputiaux parcheminés, guéris sans cicatrice, que j'avais jugés syphilitiques et traités dans mon service en septembre. Il était sorti avant l'apparition des accidents généralisés, et il prétendait n'en avoir pas eu. Aussi considérait-il son affection balano-préputiale comme le résultat d'une nouvelle contamination.

Mais il apparut quelques jours après sa seconde entrée, une plaque cutanée papulo-squameuse du front, manifestement syphilitique; puis d'autres poussées de la même lésion se firent bientôt sur d'autres parties du corps. — L'ulcération balano-préputiale ne fut donc plus isolée, comme elle l'avait été jusque-là. Dès lors, son origine syphilitique ne pouvait plus être mise en question. Elle fut guérie au bout de trois mois et demi après avoir causé des pertes de substance considérables et une caverne balanique de la grosseur d'une noisette, au fond de laquelle existait une fente de l'urèthre longue de un centimètre.

Dans les deux cas suivants qui sont de beaux exemples de syphilose génitale phagédénique, le diagnostic était facile, parce que le passé des malades était assez chargé d'accidents syphilitiques graves et nombreux, pour qu'il fût permis de supposer, *à priori*, que ceux de la verge procédaient de la même source.

23. *Syphilis phagédénique du gland, du prépuce, du fourreau et des corps caverneux, avec destruction d'une grande partie de la verge; atrésie du méat et fistules uréthrales.*

M. M..., 50 ans, entré dans mon service, salle 8, n° 18, le 2 avril 1884, ne put, à cause de sa surdité et de son manque de mémoire et d'intelligence, me donner que des renseignements très incomplets sur ses antécédents. Il avait, paraît-il, contracté vingt ans auparavant un chancre à Constantinople, lequel ne fut point suivi d'accidents syphilitiques.

Toujours est-il que, trois ans avant son entrée dans mes salles, en 1881, il lui survint des éruptions ulcéreuses sur diverses parties du corps. J'en constatai les cicatrices caractéristiques sur le tronc et sur le poignet droit et aussi sur toute la face antérieure du voile du palais et sur les piliers. La pharyngopathie, bien qu'ulcéreuse, n'avait entamé la muqueuse que superficiellement et n'avait produit aucun délabrement considérable, ni troublé le jeu de l'organe.

Les principales déterminations de la syphilis, les plus profondes et les plus destructives s'étaient fixées, à cette époque, sur les organes génitaux et elles étaient encore en pleine activité. Le sillon balano-préputial, le gland avaient été déchiquetés et perforés jusqu'au canal, si bien que l'urine s'écoulait par cinq ou six fistules; le prépuce avait été complètement détruit ainsi qu'une partie du fourreau, etc.

Jamais le malade n'avait pris un atome de mercure ni d'iodure de potassium avant d'être soigné par moi. A l'époque où je l'examinai pour la première fois, quelques points de plaques tuberculeuses cutanées suppuraient encore sur le tronc. — Il ne restait du gland que sa partie la plus antérieure. Tout le reste, ainsi que le sillon et le prépuce avaient été détruits par une ulcération phagédénique, toujours en activité depuis trois ans. Cependant trois fistules s'étaient fermées spontanément. Deux ou trois persistaient encore et c'était par elles que se faisait la miction, car le méat était complètement obturé par une cicatrice. Les fistules étaient situées; l'une en bas au centre de l'ulcération qui avait détruit le filet, les autres sur les parties supérieures et latérales du sillon. Le fourreau et probablement aussi les corps caverneux étaient sclérosés et creusés de cavités et de fistules qui allaient jusqu'au pubis et suppuraient abondamment. Le pus de ces lésions fut inoculé plusieurs fois sans aucun résultat. Pas trace d'adénopathie. — Érections nulles.

Au bout de deux mois de traitement par l'iodure de potassium, cette grave syphilose génitale fut à peu près cicatrisée. Mais les fistules urinaires persistèrent et je ne fis rien pour les boucher, car l'atrésie du méat était si complète, qu'il aurait été impossible de rétablir par là le cours normal des urines.

Trois ou quatre mois après son entrée, ce malade sortit n'ayant plus aucune manifestation syphilitique en activité. L'apparition de sa syphilose pénienne n'avait été provoquée par aucune cause occasionnelle. Elle réduisit la verge à une incapacité fonctionnelle absolue comme organe de reproduction.

24. *Syphilose phagédénique du gland, survenue à la treizième année d'une syphilis maligne, comme seule manifestation, et après une accalmie de cinq années dans les ravages de la maladie.*

En 1872 et 1873, je donnai des soins à M. G..., Russe d'origine et âgé d'environ 35 ans, pour une des syphilis les plus malignes que j'aie vues. Il avait alors une grande nécrose du frontal. Depuis le chancre, la peau n'avait cessé d'être labourée partout d'ulcérations phagédéniques; aussi toute la surface du corps était-elle couturée de cicatrices.

Je le guéris de la grave lésion que j'avais été appelé à soigner et il revint en Russie. Il était alors à la huitième année de sa syphilis. A la treizième, c'est-à-dire en juillet 1878, il me consulta de nouveau, mais cette fois pour des accidents spécifiques qui siégeaient à la verge. Aucune autre manifestation ne s'était produite depuis 1873.

Cette syphilose génitale avait débuté spontanément et en dehors de toute relation sexuelle suspecte, sous forme de boutons à surface blanche, autour du méat et sur la partie inférieure du gland. Ils s'ulcérèrent, se réunirent et excavèrent profondément l'organe. Après quelque amélioration produite par l'iodure et le biiodure ioduré, l'affection balanique s'était aggravée et avait pris une extension considérable en surface et en profondeur.

Quand je vis le malade, sa santé était assez bonne, quoiqu'il eût un peu maigri. Il n'existait aucune autre lésion syphilitique que celle du gland, et celle-ci consistait en une vaste excavation en entonnoir, déchiquetée, creusée dans son fond d'arrière-cavités, à parois et à bords irréguliers et fongueux. Elle avait détruit la moitié antérieure du gland et réduit le reste à l'état de coque. Elle ne causait pas de douleur, mais seulement un peu de gêne dans la marche et rendait la miction très difficile. L'urèthre était détruit jusqu'à la portion spongieuse. Rien du côté des ganglions inguinaux.

Cette lésion, après plusieurs alternatives en bien et en mal, avait alors toute son énergie phagédénique. Je la guéris en six semaines avec une dose quotidienne de six grammes d'iodure de potassium, et M. G... repartit pour la Russie n'ayant pas eu d'autre manifestation syphilitique.

Cette grave syphilis n'avait pas cessé de détruire la peau pendant huit ans; puis elle s'était attaquée aux os. Après cinq ans de sommeil, elle se réveillait pour ronger le gland. — Depuis, quels méfaits a-t-elle produits? Je l'ignore. Mais il est bien remarquable que, pendant dix ans, elle n'ait attaqué aucun viscère : cerveau, moelle, foie, poumons, reins.

La syphilose génitale peut produire des désordres bien autrement graves que ceux qui précèdent, et cela à toutes les périodes de la maladie constitutionnelle. Au lieu de déchiqueter, de perforer, de ronger le gland petit à petit, et sous tous les modes du phagédénisme, elle le détruit quelquefois en totalité, très rapidement et ne laisse que les corps caverneux. Et encore ceux-ci, bien qu'offrant plus de résistance, ne sont-ils pas toujours à l'abri de ses atteintes. Ils peuvent être amputés partiellement ou même au ras du pubis. J'en ai rapporté quelques cas dans mon premier volume des *Leçons sur les maladies vénériennes.* Ce processus de destruction est parfois si brusque, si inattendu, qu'on n'a pas toujours le temps d'en suivre les phases et d'en analyser un à un tous les phénomènes. De pareils faits ne sont que très exceptionnellement, je serais même tenté de dire jamais, le résultat d'une chancrelle phagédénique, du moins aujourd'hui ; car depuis quelques années cette espèce vénérienne, outre qu'elle est devenue rare, a perdu presque toute malignité.

E. Syphilose scléro-gommeuse de l'urèthre. — L'affection tertiaire du pénis s'attaque parfois d'emblée à l'urèthre. Elle débute fréquemment par le méat. Mais ce qui est moins commun, c'est de la voir s'établir sous forme d'une blennorrhagie aux allures subaiguës. En voici un cas. Le catarrhe uréthral précéda la formation du syphilome uréthro-balanique. Le dommage causé par cette lésion ne fut pas grave. La fonte de la tumeur se fit dans le canal, et la caverne qui en fut la conséquence, au lieu d'être extérieure comme cela a lieu presque toujours, fut intrabalanique.

25. *Syphilose uréthro-balanique gauche avec écoulement muqueux, puis purulent, survenue à la dix-huitième année d'une syphilis ulcéreuse. — Caverne gommeuse intra-uréthrale. — Tubercules cutanés.*

M. A., âgé d'une quarantaine d'années, qui me consulte en janvier et février 1886, avait contracté, en octobre 1868, un chancre syphilitique ulcéreux qui fut suivi d'abord d'éruptions cutanées et de plaques muqueuses résolutives, puis, en 1871, de deux pustules d'ecthyma, et, en 1873, d'une rhinopathie spécifique avec expulsion d'un fragment des cartilages du nez, guérie depuis. — A partir de cette époque, aucune manifestation jusqu'au commencement de décembre 1885. Il apparut alors, sans contagion, un écoulement muqueux, incolore, visqueux, indolent, qui ne ressemblait nullement aux blennorrhagies qu'il avait eues autrefois. Quelques jours après, tout le côté gauche du gland fut le siège d'une induration et d'une tuméfaction énormes, et il se forma deux ulcérations taillées à pic sur la muqueuse balanique au voisinage du méat. L'induration englobait l'urèthre et s'étendait à toute sa portion balanique. L'écoulement devint purulent pendant quelques jours. — Rien dans les aines. L'iodure de potassium administré à des doses élevées par M. le docteur Culot, de Maubeuge, qui en saisit très bien l'indication, produisit des résultats merveilleux. La tuméfaction, l'induration, l'écoulement, les deux petits ulcères furent guéris en moins de un mois.

Au début, cette lésion était seule ; mais au bout de quelques jours, il poussa sur la fesse droite, deux tubercules qui ne tardèrent pas à s'ulcérer.

Après la guérison, il a persisté un écoulement semblable à celui du début, c'est-à-dire transparent, visqueux comme une solution de gomme.

La portion gauche du gland est indurée profondément tout le long du canal.

Il n'y a point de déformation, ni d'atrésie du méat, mais il doit exister une petite excavation balanique qui emmagasine les dernières gouttes d'urine, car on les fait jaillir en pressant le gland, comme on le ferait d'une vessie.

F. Syphilome balano-préputial non contagieux. — Une question très importante à résoudre, c'est celle de savoir si la syphilose génitale est contagieuse. Ici je répéterai ce que j'ai dit tant de fois : qu'en pratique il faut toujours la considérer comme telle. Je crois fermement qu'elle le serait pendant les premières années de la syphilis. Mais plus tard il n'en est peut-être pas ainsi. Le fait suivant par lequel je vais terminer cette exposition clinique, donne lieu de le supposer.

26. *Syphilose tuberculo-ulcéreuse du gland et du prépuce. — Syphilis ignorée ou méconnue. — Preuves de la non-contagiosité de cette affection.*

M. X..., 36 ans, n'a jamais eu de chancres ni d'accidents syphilitiques. Marié deux fois, ses femmes n'ont rien eu de spécifique et lui ont donné des enfants très bien portants. Cependant, à l'âge de 32 ans, il lui survint à la partie antéro-supérieure de la jambe droite des lésions ulcéreuses que M. Le Dentu considéra comme spécifiques et qui l'étaient en effet, car elles ont laissé trois ou quatre cicatrices arrondies, blanches, avec liséré noir, dont l'aspect est typique. — A 34 ans, rougeurs saillantes et grenues sur la surface supérieure du gland; après être restées dures et sèches pendant quatre ou cinq semaines elles s'ulcérèrent et ne furent guéries qu'au bout de six mois. On les considéra comme herpétiques et on donna de l'arséniate de soude. Elles laissèrent des pertes de substance considérables sur la couronne et dans le sillon. Comme elles ne causaient que peu de douleur, le malade ne cessa point, pendant toute leur durée, de voir sa seconde femme qui était très passionnée et mettait souvent, pour son plaisir, et malgré ces lésions, la bouche en contact avec le pénis de son mari. Les rapports conjugaux, sous toutes les formes, n'eurent aucune conséquence fâcheuse pour elle et ne communiquèrent aucune ulcération, ni à sa bouche, ni à ses organes génitaux.

L'affection guérit, puis se reproduisit vers le milieu de janvier 1886. Quand le malade vint me consulter, elle avait décortiqué presque toute la surface supérieure du gland et crénelé la couronne. La muqueuse du prépuce présentait deux érosions qui reposaient sur une base indurée, etc. En un mot, on trouvait là tous les caractères de la syphilose balano-préputiale. — Rien dans les aines. Aucune manifestation spécifique sur d'autres parties du corps. Je prescrivis un traitement mixte qui produisit une amélioration et une guérison rapides. Santé générale excellente.

La contagiosité ou la non-contagiosité du syphilome est une question de date. Dans l'observation précédente la syphilis était évidemment très ancienne. Aussi avait-elle perdu sa virulence. Mais qui oserait affirmer que le syphilome de l'observation 23, tertiaire par sa forme et son processus, quoique survenu au troisième mois de la syphilis, n'était pas contagieux ?

DESCRIPTION GÉNÉRALE

Chronologie et fréquence. — Des lésions d'ordre tertiaire peuvent se produire sur les organes génitaux à toutes les phases de la syphilis. Parmi celles que j'ai observées, les plus précoces se sont montrées deux mois après l'accident primitif et elles n'avaient aucune connexion avec lui (obs. 22); les plus tardives ne sont apparues qu'à la quarantième année de la maladie constitutionnelle (obs. 18). Entre ces deux limites, qu'on est en droit de considérer comme des limites extrêmes et exceptionnelles, la syphilose génitale se déclare à des époques très variables. En calculant leur moyenne, on trouve neuf années. C'est une date relativement tardive dans l'évolution, quand on la compare à celle de beaucoup d'autres syphiloses dermo-hypodermiques ou viscérales. Aussi cette circonstance chronologique me semble-t-elle devoir prendre place parmi les caractères de l'affection. N'explique-t-elle pas l'état d'isolement, l'absence de coïncidences spécifiques, qui sont un de ses principaux attributs? N'autorise-t-elle pas les malades à supposer que leur ancienne infection, si reculée dans le passé, n'existe plus qu'à l'état de souvenir, et que c'est bien une contagion de date récente qui vient encore une fois leur infliger une maladie nouvelle?

Les organes génitaux ne sont pas plus à l'abri que les autres de la syphilis tertiaire. Ils se trouvent souvent englobés dans les manifestations qu'elle dissémine un peu partout, au hasard de ses caprices. A cet égard, les lésions de cet ordre ne diffèrent pas des lésions d'ordre secondaire. Mais la syphilose génitale, telle qu'on la voit dans mes observations, c'est-à-dire isolée dans l'évolution générale, parce que de longs intervalles la séparent des accidents qui l'ont précédée, une telle syphilose génitale n'est pas très commune. Cependant, outre les faits que j'ai rapportés, j'en ai traité un grand nombre d'autres, trois fois plus peut-être, qui n'offraient aucun trait de physionomie digne d'être mentionné, mais qui n'en constituaient pas moins la syphilose génitale telle que je la décris ici, c'est-à-dire détachée pour ainsi dire de la maladie générale.

Symptômes. — Si on les envisage dans leur ensemble, on leur trouve des caractères communs qui font rarement défaut. Ainsi, la plupart du temps, leur invasion est insidieuse et passe inaperçue. Ils ne suscitent aucune réaction locale ni générale. Leur évolution se fait sourdement, d'une façon insidieuse; elle est lente, progressive; elle mine en dessous et se démasque brusquement par des dégâts sous-muqueux imprévus; ou bien elle prend une marche accélérée, sort de ses limites étroites, phagédénise en tous sens les tissus primitivement atteints et envahit ceux qui les avoisinent.

Il est très rare que l'inflammation modifie cette allure, car l'aphlegmasie est la règle dans la syphilose génitale. La sensibilité locale n'est point altérée, même par les lésions les plus graves. C'est ce qui fait qu'elles peuvent naître, croître, parcourir toutes les phases de leur processus, sans inquiéter les malades autrement que comme une affection nouvelle et toujours inopportune, dont ils redoutent plus ou moins les conséquences. Elles affectent surtout le moral, dans leurs formes bénignes. Elles ne s'opposent pas absolument à l'exercice des organes sexuels. En revanche, dans les formes malignes, ces mêmes organes sont quelquefois détruits en partie ou en totalité.

Il arrive quelquefois que les lésions de la syphilose génitale occupent précisément la même place que l'accident primitif. On dirait que le foyer morbide de celui-ci ne s'était éteint qu'imparfaitement; qu'il en restait encore quelques étincelles qui, après avoir couvé sous la cicatrice pendant des années, ont rallumé un nouvel incendie; ou bien, pour employer un langage moins métaphorique et plus moderne, que les microbes du chancre syphilitique n'avaient point tous disparu par la mort ou par l'émigration, et que leurs débris redevenus, avec le temps, vivaces et prolifiques, ont fini par recréer une colonie puissante, prospère et autochtone... Mais souvent aussi, la syphilose génitale n'a aucun lien, par sa localisation, pas plus que par ses formes et par son processus, avec l'accident primitif ni avec les accidents secondaires, Outre qu'elle est isolée dans le temps, elle est absolument indépendante par sa topographie de tout ce qui l'a précédée et même de tout ce qui la suit, sauf toutefois d'elle-même, car elle se reproduit fréquemment sous des formes identiques. Les germes qu'elle a semés sur tel ou tel point, survivent à une première attaque, et ce n'est parfois qu'après trois ou quatre récidives, que l'affection s'éteint définitivement, en apparence du moins, car, comme je l'ai dit bien des fois, rien n'est définitif dans la syphilis tertiaire.

Cette pullulation des foyers tertiaires génitaux présente une particularité bien singulière et tout à fait inexplicable. Elle s'effectue sur place et ne rayonne pas. Contrairement à ce qu'on voit dans l'accident primitif et même dans les accidents secondaires, parfois aussi, dans la chancrelle, le système lymphatique de la région n'est pas touché. Serait-il réfractaire au transport des matériaux morbides tertiaires?

Ou bien ceux-ci le parcourraient-ils sans lui causer aucun dommage? Toujours est-il que les ganglions inguinaux, qui sont fatalement engagés dans le processus du syphilome primitif, restent intacts dans le syphilome tertiaire, quelles que soient la gravité de ses désordres et la malignité de son allure. Aussi l'absence de toute adénopathie inguinale, multiple, indolente et dure, ou bien inflammatoire, phlegmoneuse et prompte à s'abcéder, est-elle une compensation comme diagnostic, aux ressemblances trompeuses de la syphilose génitale avec le chancre infectant et le chancre simple, surtout avec le premier, car, avec le second, les ganglions ne se prennent que fortuitement pour produire le bubon chancrelleux.

La syphilose génitale est identiquement la même chez la femme que chez l'homme. Elle n'exigerait donc pas une description spéciale pour chaque sexe, si quelques particularités tenant à la conformation et à la composition de leurs organes ne gagnaient à être mises en lumière.

SYPHILOSE GÉNITALE CHEZ L'HOMME

Au début de l'affection, il est presque toujours possible de déterminer quel est son élément générateur. Mais comme elle aboutit à l'ulcération, quel qu'ait été son point de départ, il arrive un moment où il est fort difficile de savoir s'il faut la rattacher aux syphilides pustulo-ulcéreuses ou aux syphilides tuberculo-gommeuses. Ces deux types de la syphilose cutanée n'en doivent pas moins être conservés et décrits séparément.

Type pustulo-ulcéreux. — On le rencontre à peu près exclusivement sur la peau des bourses, sur le fourreau et sur les régions périgénitales. Il ressemble à celui de toutes les autres parties du corps. L'ulcération, qui est sa lésion capitale, entame et détruit le derme d'emblée, sans indécision et d'une façon progressive, dans une partie ou dans la totalité de son épaisseur. Du premier coup elle produit une entaillure à pic, comme à l'emporte-pièce. Ses bords sont nettement découpés, abrupts et perpendiculaires à la peau; son fond inégal, déchiqueté, grisâtre, pultacé, jaunâtre ou livide, quelquefois noirâtre et gangréniforme. Dans sa cavité s'effectue sans cesse une sécrétion séro-purulente très copieuse, mêlée de débris organiques et de sang, qui se concrète par couches stratifiées au fur et à mesure qu'elle se forme et couvre la lésion d'une carapace ostréacée. La croûte ne fait jamais défaut; si elle tombe, elle se reproduit aussitôt; elle s'accroît et se rajeunit constamment par sa base. Au-dessous et autour, les tissus sont empâtés plutôt qu'indurés. Une zone d'un rouge sombre entoure la lésion. Ne sont-ce pas là tous les caractères de l'ecthyma et du rupia? Et quelle ressemblance frappante avec le chancre simple! Cependant la chancrelle s'en distingue par ses contours plus irréguliers et surtout par l'absence ou la moindre épaisseur de la croûte.

La syphilose génitale ecthymateuse ne se produit que très rarement sur les muqueuses. Les ulcérations tertiaires, survenues d'emblée, sont aussi rares sur la muqueuse balano-préputiale qu'elles le sont sur celle de l'isthme du gosier et du pharynx. Je crois néanmoins qu'on doit leur rapporter quelques-uns des syphilomes décorticants de la cavité glando-préputiale, dont la base toujours souple semble n'avoir jamais eu pour substratum une néoplasie diffuse.

Sur la peau des organes génitaux, la syphilose primitivement ulcéreuse, affecte parfois une configuration circinée et forme des arcs de cercle enchevêtrés ou des cercles complets, ou bien encore de petites ulcérations groupées circulairement autour d'une ulcération centrale.— L'épaisseur et la confluence des croûtes empêchent souvent de voir cette disposition qui ne devient évidente qu'après leur chute. Du moment qu'on l'a constaté, on peut être certain qu'il ne s'agit point d'une chancrelle, mais d'une syphilide tertiaire.

Type tuberculo-gommeux.—Beaucoup moins circonscrit que le précédent dans sa topographie, on le rencontre sur tous les points des organes génitaux externes et dans les régions périgénitales. Il y affecte les mêmes formes et les mêmes dispositions que partout ailleurs. Sur le scrotum et le fourreau, les tubercules isolés sont rares; et, quand ils se ramollissent et s'ulcèrent, ils ressemblent aux grosses papules converties en plaques muqueuses ulcérées. Parfois ils se juxtaposent en cercles et en demi-cercles et creusent de petits fossés ulcéreux dont les courbes sont caractéristiques. Mais presque toujours le groupement des tubercules, au lieu d'être linéaire, s'effectue sous forme de plaques dont la configuration n'a rien de systématique. Ces plaques tuberculeuses, de dimensions très variables et qui en atteignent quelquefois d'assez grandes pour couvrir tout un côté des bourses et engaîner la racine de la verge, s'observent principalement dans l'angle péno-scrotal, sur le périnée, à la racine des bourses, dans les sillons scroto-cruraux. En ces points, la chaleur, l'humidité, le frottement de leurs surfaces accélèrent et accentuent leur processus d'ulcération, et font au bout de peu de temps disparaître la néoplasie tuberculeuse sous-jacente. Aussi ressemblent-elles à des syphilides ulcéreuses d'emblée et à des ulcérations chancrelleuses. Une sécrétion abondante se fait à leur surface et s'y concrète en croûtes çà et là; leurs bords se tuméfient, se décollent un peu, s'entourent d'une aréole inflammatoire, si bien que l'ensemble de la lésion donne alors l'image à peu près exacte d'un chancre simple (obs. 2, 3, 4, 6). D'autrefois, au contraire, la surface de ces plaques, au lieu de se creuser, ne fait que s'éroder; la néoplasie reste prédominante, et ce n'est plus l'idée d'une chancrelle qu'elle suggère, mais bien celle d'un gros chancre infectant cutané (obs. 18, 19). Le diagnostic en pareil cas peut présenter quelques difficultés si aucune circonstance, en dehors de la lésion elle-même, ne vient révéler son origine. Il n'en est plus ainsi dans ces plaques tuberculeuses diffuses, très mamelonnées à leur surface, squameuses et labourées çà et là sur leurs bords de fossés ulcéreux circinés. Leur physionomie est alors trop évidemment tertiaire pour prêter à aucune confusion.

Le syphilome gommeux du scrotum et de la verge est, comme le précédent, circonscrit ou diffus. C'est ce dernier qui prédomine. Les tumeurs gommeuses hypodermiques, isolées et d'une configuration régulièrement sphérique, sont, en effet, rares sur le scrotum. Presque toujours la masse néoplasique s'étale largement sous la peau qu'elle ne tarde pas à englober, ainsi que les autres tuniques du testicule. La tumeur finit par faire corps avec cet organe, dont elle précède ou accompagne la syphilose. Elle sera décrite ultérieurement avec cette dernière. Les gommes des bourses, qui restent sous-cutanées, acquièrent quelquefois des dimensions considérables, surtout quand elles se produisent sous forme de néoplasie diffuse. Leur évolution est assez rapide. J'en ai même vu dans lesquelles le processus de ramollissement était presque suraigu et accompagné d'une destruction foudroyante, par sphacèle, de toute une moitié du scrotum. Il en résulte alors de vastes et profondes ulcérations qui mettent à nu les enveloppes fibreuses du testicule et deviennent quelquefois phagédéniques (voir la leçon II).

Sur le fourreau le syphilome hypodermique est plutôt diffus que circonscrit. Il occupe principalement la base de la verge qu'il entoure comme d'un anneau, et le prépuce, dont il fait une sorte de coque épaisse et solide qui pousse des prolongements en arrière, quelquefois jusqu'au pubis. Cet envahissement néoplasique de la verge à ses deux extrémités peut devenir très dangereux, lorsqu'il se fait avec rapidité et qu'un processus aigu de ramollissement s'en empare tout à coup. C'est à lui qu'il faut rapporter les décortications rapides du pénis et sa destruction partielle ou complète. Ce qui sauve l'organe ce sont les corps caverneux ; ils résistent et ne se laissent pas entamer, mais parfois ils n'en sont pas moins emportés dans la débâcle générale. — Le scrotum et le fourreau sont souvent infiltrés simultanément par le syphilome hypodermique diffus. Il franchit même les limites de la région génitale et pousse des prolongements vers le pubis, les aines ou le périnée.

Que la néoplasie gommeuse hypodermique, scroto-pénienne, forme une tuméfaction circonscrite ou diffuse, ses symptômes sont toujours les mêmes. La peau qui la recouvre ne tarde pas à lui adhérer, à s'épaissir et à devenir d'un rouge sombre, tout en conservant sa température normale, car la production morbide reste toujours aphlegmasique. Sa consistance est ferme, dure, uniforme sur tous les points; puis, à la longue, sur quelques-uns elle diminue, et on y perçoit une fluctuation, vague d'abord et plus tard très nette. Les téguments s'amincissent, se perforent et laissent échapper un liquide séro-gommeux. A mesure que l'orifice s'agrandit, on aperçoit dans le fond une masse bourbillonneuse grisâtre, qui s'élimine peu à peu, et la tumeur se trouve remplacée par une cavité profonde, anfractueuse, entourée d'une néoplasie qui disparaît peu à peu, à mesure que le processus cicatriciel s'établit définitivement dans l'ulcération gommeuse. Ces foyers de ramollissement, quand ils sont contigus, communiquent entre eux par des trajets fistuleux. Il en résulte des décollements plus ou moins étendus, et, dans les cas graves et à marche aiguë, la nécrobiose des parties intermédiaires et de vastes pertes de substance.

Les gommes circonscrites du fourreau sont des tumeurs en général petites, indolentes, aphlegmasiques et relativement très bénignes, si on les compare aux vastes syphilomes diffus hypodermiques (obs. 9). Elles sont pisiformes, uniques ou multiples et, dans ce cas, disséminées çà et là sans aucun ordre. Mobiles sur les corps caverneux, elles finissent toujours par adhérer à la peau qu'elles amincissent et perforent, quand elles se ramollissent pour former des altérations profondes qui restent circonscrites comme elles et n'ont aucune tendance à devenir phagédéniques. J'ai vu de grosses tumeurs sébacées du fourreau qui, au premier abord, ressemblaient beaucoup à des gommes. Avec un peu d'attention, il sera toujours facile de les en distinguer, car la peau, très amincie à leur surface, laisse voir par transparence la matière caséeuse blanche qu'elles renferment.

Malgré les particularités curieuses et variées que peuvent présenter les lésions précédentes, soit par elles-mêmes, soit par les circonstances qui les précèdent ou les accompagnent, leur physionomie n'a rien de saisissant. Sans doute elles font partie de la syphilose génitale, parce qu'elles naissent et évoluent dans la région qui lui est propre ; mais elles ne lui donnent aucun trait singulier. Cette affection n'est réellement personnelle et n'acquiert toute son originalité, que quand elle envahit le gland, le prépuce et l'urèthre. Or c'est là son siège de prédilection. Elle est *balano-préputiale* 7 ou 8 fois sur 10. L'urèthre est moins souvent envahi. Le sillon du gland, la couronne, les sinus du filet, le méat, tels sont les points où le syphilome se montre avec cette richesse de formes, qui fait qu'il reproduit et résume, en un espace très restreint, toutes les lésions de la syphilis, et cela à toutes ses périodes. On y retrouve le polymorphisme de l'accident primitif dans ce qu'il a de plus extrême, depuis le chancre lenticulaire, jusqu'aux grosses masses néoplasiques qui se creusent en cavernes ; depuis la néoplasie à peine érosive, jusqu'au chancre syphilitique à demi-induré et ulcéreux ou phagédénique d'emblée. Et que de contrastes dans l'évolution ! Que de degrés dans l'étendue, la durée, la gravité des lésions ! Combien de formes variées trouvent place entre le petit néoplasme résolutif ou à peine érosif et le phagédénisme le plus effréné ou la nécrobiose la plus foudroyante !

La syphilose balano-préputio-uréthrale appartient au type tuberculo-gommeux. Il est fort rare qu'on rencontre sur le gland et sur le prépuce des ulcérations survenues d'emblée, c'est-à-dire sans néoplasie préalable, au-dessous ou autour d'elles. Le syphilome gommeux se présente là comme partout ailleurs sous deux aspects qui dépendent de son âge et de son évolution. Quand il est jeune, il se traduit par des tumeurs solides ; quand il entre dans sa période d'involution, il se ramollit et devient ulcéreux.

Sur le prépuce poussent parfois des gommes typiques (obs. 9), comme forme et comme évolution. Mais en général, dans la région balano-préputiale, l'induration néoplasique, bien que fondamentalement la même, offre de grandes variétés dans sa configuration. On y distingue trois types morphologiques : la tumeur, la plaque, l'infiltrat diffus.

A. Le syphilome balano-préputial, qui est de beaucoup le plus fréquent, affecte toujours la forme d'une tumeur et se présente sous deux aspects principaux :

1° Noyau du volume d'un pois à celui d'une noisette et même plus, indolent, aphlegmasique, rond ou ovoïde, faisant au-dessus des parties voisines un relief plus ou moins prononcé; d'une consistance cartilagineuse; semblable par la netteté de ses contours à un corps étranger enchâssé dans des tissus qui restent absolument sains et ne montrent contre lui aucune intolérance; ayant ses racines dans le tissu conjonctif sous-muqueux, mais faisant corps néanmoins avec la muqueuse qui pâlit d'abord par la tension qu'il lui fait subir, devient ensuite rosée, puis d'un rouge sombre, suivant la phase plus ou moins avancée de la régression. N'est-ce pas là trait pour trait l'induration chancreuse balano-préputiale?

2° Tumeur moins circonscrite et moins régulière, mais toujours indolente, aphlegmasique et chondroïde, profonde et nettement enchâssée dans les tissus, envahissant la couronne et s'étendant en arrière, du côté des corps caverneux, semblant constituée par plusieurs gommes agglomérées, dont une habituellement est beaucoup plus volumineuse que les autres et devient le foyer principal de l'affection. — Prolongements dans le sens du sillon qui peut être envahi tout entier et irradiations dans tous les sens en avant, en arrière et profondément sous la base du gland et l'extrémité du corps caverneux. — Homogénéité de consistance et contours nettement accusés dans les premières phases; mais, plus tard, modifications considérables dans l'infiltrat, produites au sein de sa masse par son involution et autour de lui par une sclérose incomplète du tissu cellulaire sous-cutané du fourreau et du prépuce, etc., etc.

Entre la petite gomme du sillon et son infiltrat diffus et complet, avec irradiation périphérique, on trouve de nombreux intermédiaires. Il est inutile de les décrire minutieusement. Du reste, je ne pourrais que répéter ici ce que j'ai dit au sujet des chancres infectants balano-préputiaux. Ce syphilome tertiaire du sillon ne diffère en rien comme forme du syphilome primitif de même siège. Il n'est pas jusqu'à ces anneaux, à ces crêtes, à ces lames chondroïdes, formées par la sclérose des plis du prépuce, qu'on ne trouve dans les deux cas. Et toujours dans cet infiltrat diffus et multiforme, il se forme des foyers principaux où toute l'activité morbide se concentre peu à peu [1].

B. Sur la muqueuse du prépuce, dans les culs-de-sac du filet, à la face supérieure du gland, le syphilome s'étale sous forme de plaques superficielles, d'une consistance cartilagineuse. Leurs dimensions sont très variables; quelques-unes ne dépassent pas celle d'une lentille, d'autres peuvent atteindre celle d'une pièce de deux francs. Quelquefois la muqueuse préputiale est indurée dans presque toute son étendue

1. Voyez mes *Leçons sur les Maladies vénériennes*, pp. 331-413.

et le prépuce se trouve ainsi converti en une espèce de coque chondroïde et élastique. Leur couleur, qui est d'abord la même que celle des tissus voisins, devient rosée, puis très foncée et comme piquée de points ecchymotiques au centre. Leur base ne s'enfonce pas dans l'hypoderme; leurs contours sont très nets et tranchent brusquement par leur dureté avec la souplesse de la muqueuse dans laquelle ils sont enchâssés. Ces disques de sclérose sont plutôt dermiques qu'hypodermiques et n'adhèrent point au feuillet fibreux du prépuce. Autour d'eux il n'existe ni empâtement ni zone inflammatoire. Ils ne sont le siège d'aucune douleur, ni spontanée, ni provoquée par la pression. En un mot, leur ressemblance avec les chancres parcheminés, discoïdes et toutes leurs variétés, est parfaite, sauf qu'ils sont peut-être encore plus qu'eux indolents et aphlegmasiques.

Les syphilomes étalés en plaques ou condensés en tumeurs ne sont point exclusifs l'un de l'autre. On les trouve au contraire souvent sur des points voisins; ou bien même ils se réunissent et la plaque ne semble plus être qu'une expansion de la tumeur sous-épidermique.

En général les disques scléreux sont de niveau avec les parties saines; mais quelquefois ils sont bombés ou forment une saillie abrupte sur ses bords, comme certaines excroissances ou comme les chancres indurés décrits sous le nom d'*ulcus elevatum*. — Du reste, entre le disque et le nodus syphilomateux, on observe toutes les formes de néoplasie dermo-hypodermique, sur le gland, le prépuce et dans le sillon qui reste toujours son foyer principal, celui d'où elle semble irradier sur les parties voisines.

C. Un autre foyer du syphilome tertiaire c'est le méat, avec le filet et ses deux culs-de-sac. Tantôt l'infiltration très limitée se borne à tuméfier les lèvres du méat qui forment alors deux bourrelets et se renversent en dehors; tantôt elle gagne la portion inférieure du gland et englobe même toute sa moitié antérieure et toute la partie balanique de l'urèthre. Il y a dans ce foyer des scléroses qui s'étalent, restent superficielles, sont très peu épaisses et n'intéressent que la muqueuse; d'autres au contraire sont profondes et parenchymateuses. Elles durcissent toutes les parties constituantes du gland et de l'urèthre et les convertissent en un infiltrat sans limites précises, symétrique ou inégalement réparti des deux côtés, ou bien elles n'occupent qu'une moitié du gland. Quand l'urèthre seul est attaqué, ce qui est rare, il forme une tige dure, rigide qu'on sent à travers les tissus sains.

D. Toutes les formes, tous les degrés de l'infiltration syphilomateuse se trouvent quelquefois réunis et font de la portion balano-préputiale de la verge une grosse masse lourde, dure comme du bois et plus ou moins altérée dans ses contours. Il existe fréquemment alors un phimosis ou un paraphimosis. Cette infiltration générale et diffuse, superficielle et profonde ne s'effectue pas tout d'un coup; elle est successive et a presque toujours deux foyers principaux qui sont le méat et le filet, d'une part, et de l'autre, le sillon balano-préputial.

Le syphilome balano-préputial reste pendant plus ou moins longtemps stationnaire sous forme de noyaux, de tumeurs et de plaques circonscrites ou diffuses. Par là, il diffère du syphilome primitif. Mais son évolution naturelle le fait aboutir fatalement à la nécrobiose partielle ou totale des éléments embryonnaires qui le constituent. Il se présente, dans cette seconde phase de son processus, sous la forme d'érosions, d'ulcérations, de cavernes ulcéreuses, séparées des parties saines par une couche plus ou moins épaisse de néoplasie.

Entre les deux éléments dont se trouve alors formé le syphilome, c'est-à-dire entre l'élément ulcéreux et l'élément néoplasique, il existe en général des rapports inverses. Leur proportion respective est du reste très variable. Aussi observe-t-on dans la syphilose balano-préputiale tous les degrés de la perte de substance, depuis l'érosion qui ne fait qu'exfolier l'épiderme, jusqu'à l'ulcération profonde, taillée à pic et anfractueuse, jusqu'à la nécrobiose en masse de toutes les parties infiltrées.

Il y a des cas où la néoplasie qui précède et qui prépare toujours l'ulcération est si peu épaisse et d'une durée si éphémère, qu'elle passe inaperçue, quand on n'assiste pas au début de la lésion. Ce mode de processus se rapproche beaucoup du processus ulcéreux d'emblée; il s'observe principalement autour du méat et dans la portion antérieure du gland. C'est à lui qu'il faut rapporter les destructions en entonnoir du méat et les ulcérations décorticantes qui rongent la muqueuse balanique. Ce sont ces cas de néoplasie superficielle instable, fugace, à involution rapide, qui donnent lieu aux ulcérations pseudo-chancrelleuses. Il est bien rare qu'à un premier examen, et sans information préalable, on ne les prenne pas pour un chancre simple, circonscrit ou compliqué de phagédénisme. — Comme contraste à ce mode évolutif, on trouve — et c'est le cas de beaucoup le plus commun, — des plaques et des gommes balano-préputiales qui restent sèches pendant des semaines et des mois, qui ne s'érodent qu'à la longue, ne s'ulcèrent qu'après l'érosion, et dans lesquelles la néoplasie prédomine constamment, depuis le début jusqu'à la disparition complète de la tumeur.

Dans sa phase de régression le syphilome balano-préputial reste indolent et aphlegmasique, comme dans sa période de formation. Il y a cependant des cas où l'ulcération profonde et les cavernes creusées par la nécrobiose s'accompagnent d'un certain degré de réaction inflammatoire douloureuse, et même de douleurs très vives sans inflammation. Ces phénomènes ne troublent en rien la santé générale. Je n'ai jamais vu la nécrobiose, la fonte des gommes génitales, si rapide, si étendue qu'elle fût, donner lieu à de la fièvre, à de l'adynamie, à des sueurs profuses, comme ne manquent jamais de le faire les véritables gangrènes qui viennent compliquer les chancres simples ou indurés et les balano-posthites, ou bien ces gangrènes si singulières de la verge qui se développent spontanément et en dehors de toute contamination syphilitique ou chancrelleuse.

La physionomie de la syphilose balano-préputiale, arrivée à sa phase ulcéreuse, varie beaucoup suivant la forme du syphilome et le degré d'intensité qu'atteint la régression. Lorsque celle-ci ne sort pas de ses limites normales et ne se complique pas de phagédénisme, la perte de substance qui en résulte revêt trois types qui sont : l'érosion, l'ulcération creuse, dont les bords sont taillés à pic et l'excavation caverneuse. Il est inutile de décrire ici ces trois types, puisqu'ils reproduisent exactement les types de régression analogue qu'on trouve dans le chancre induré. Je ne pourrais que répéter ce que j'en ai dit dans mes premières *Leçons sur les maladies vénériennes*. Qu'on supprime du tableau que j'en ai tracé l'adénopathie inguinale double, qu'on allonge les étapes du processus, surtout l'étape de la néoplasie sans érosion ni inflammation, qu'on augmente la durée totale de l'affection, qu'on atténue tous les phénomènes de réaction locale déjà si faible dans le néoplasme initial, et on aura l'image exacte de la syphilose tertiaire balano-préputiale.

SYPHILOSE GÉNITALE CHEZ LA FEMME

Elle ne diffère point de ce qu'elle est chez l'homme, si ce n'est par quelques modifications accessoires qui tiennent à la configuration et à la structure des parties atteintes.

A. Type ulcéreux d'emblée. Le type ulcéreux d'emblée ou ecthymateux, et le type à néoplasie éphémère, rapidement détruite par l'ulcération, s'observent assez fréquemment sur les grandes lèvres et sur le pubis. Ce sont des entamures taillées à pic, plus ou moins profondes et à base souple et fongueuse. Elles sécrètent en abondance un pus qui se concrète en grosses croûtes sur la peau, tandis qu'elles restent à nu sur la muqueuse. — Dans leur groupement, lorsqu'elles sont multiples, on trouve quelquefois la disposition circinée ; et, dans chacune d'elles, cet attribut si précieux pour le diagnostic, s'observe aussi, plus souvent même que chez l'homme. Ces ulcérations courbes, en cercle, en demi-cercle, en fer à cheval, se montrent surtout à la face interne des grandes lèvres et sur les deux faces des petites lèvres.

Solitaires, multiples, groupées systématiquement ou disséminées un peu partout sur la vulve, ces ulcérations, lorsqu'elles ne sont pas bien nettement circinées, offrent une ressemblance parfaite avec la chancrelle vulvaire. Il arrive même un moment où ce n'est pas seulement par leurs caractères morphologiques qu'elles la reproduisent, mais aussi par leurs symptômes subjectifs. La syphilose vulvaire ulcéreuse offre en effet une allure moins indolente et moins aphlegmasique que ne l'est d'ordinaire le syphilome tertiaire. Sous l'influence des nombreuses causes irritantes qui abondent dans cette région : frottements pendant la marche, contact des urines et des sécrétions vaginales, hyperhémie cataméniale, règles, coït, etc., elles s'enflamment souvent, deviennent sensibles et douloureuses, comme des chancres simples. C'est en pareil cas qu'on voit parfois les ganglions inguinaux se tuméfier et s'endolorir, ce qui complique encore la question du diagnostic. Cette adénopathie sympathique peut aboutir à un abcès, mais à un abcès simple qui n'est jamais chancrelleux.

Il est rare que la syphilose ulcéreuse se borne à une ulcération pseudo-chancrelleuse unique, surtout quand elle envahit la muqueuse vulvaire. D'ordinaire ces lésions sont multiples. Quand elles s'accumulent sur un point et qu'elles se réunissent, elles donnent lieu à de vastes ulcérations allongées ou arrondies et à contours souvent régulièrement sinueux et polycycliques. Leur base est toujours molle ou vaguement empâtée, et leur fond inégal, baigné de sécrétions sanguinolentes et grisâtres, presque aussi vermoulu que celui du chancre simple. Cette syphilose est relativement précoce. Elle a beaucoup de points de contact avec les syphilides érosives ou papulo-érosives de la période secondaire, sans être résolutive comme elles, ni aussi bénigne, puisqu'elle détruit les tissus, et qu'en outre sa durée est longue et sa guérison parfois difficile. C'est elle qui produit les décortications superficielles et étendues de la muqueuse vulvaire.

B. Type tuberculo-gommeux. Chez la femme ce syphilome ne se condense pas en tumeurs arrondies et en plaques discoïdes aussi nettement circonscrites que chez l'homme. Il a plus de tendance à se répandre en nappes diffuses dans le tissu cellulaire sous-cutané. Aussi la syphilose qui en dépend est-elle moins originale que la syphilose balano-préputiale de l'homme, parce qu'elle a peut-être l'aspect moins pseudo-chancreux et plus tertiaire. Ce sont là, des nuances insignifiantes et, au fond, cette syphilose génitale est la même dans les deux sexes.

Le syphilome hypodermique des grandes lèvres, circonscrit ou diffus, présente d'étroites analogies avec celui du scrotum. Il se répand quelquefois sur les parties périgénitales, ou plus fréquemment il envahit le centre de la vulve, les petites lèvres, le capuchon, l'entrée du vagin, de telle sorte que l'infiltrat englobe, à droite, à gauche ou des deux côtés, sans aucune régularité systématique et comme au hasard, des segments plus ou moins considérables des organes génitaux... — Mais dans cette néoplasie des grandes lèvres, on n'a pas à se préoccuper, comme dans celle du scrotum, de savoir ce qu'il y a au-dessous d'elle, puisqu'il n'existe dans leur épaisseur aucun organe qui corresponde au testicule.

Les plaques ou les petites tumeurs de la face interne des grandes lèvres, et surtout les indurations partielles ou diffuses des petites lèvres sont le mode du syphilome tertiaire qu'on pourrait le plus facilement prendre pour des chancres syphilitiques, quand on n'observe pas l'affection dès son début et qu'on ne peut point avoir la certitude qu'elle est restée longtemps à l'état de néoplasie sèche, c'est-à-dire sans érosion ni ulcération. Cette particularité du processus, bien qu'elle ne soit pas constante dans tous les syphilomes tertiaires, est d'une grande importance pour les différencier du syphilome primitif.

Si la régression semble tardive, ce n'est pas toujours parce que les éléments embryonnaires subissent un long temps d'arrêt dans leur évolution. Ce retard est plus apparent que réel. La nécrobiose s'effectue sourdement au sein de l'infiltrat, sans se traduire au dehors par aucun signe sensible. Puis, tout à coup, la peau rapidement amincie et ulcérée, se déchire et démasque les profonds ravages qui se faisaient à la sourdine au-dessous d'elle. Comme le syphilome vulvaire est aussi indolent et aussi aphlegmasique que tous ceux de la même période, que le syphilome pharyngo-nasal par exemple, que celui des organes génitaux chez l'homme, etc, les malades n'éprouvent aucune souffrance locale ou générale et rien ne leur fait soupçonner la gravité des lésions dont elles sont menacées.

Ces lésions, quoique provenant toujours du même processus, c'est-à-dire de la régression du néoplasme, présentent de nombreuses variétés, suivant leur siège, leur étendue, leur mode de formation érosif, ulcéreux, nécrobiotique, leur période, leurs complications, etc. Ce sont : 1° des cavernes gommeuses plus ou moins vastes, à fond bourbillonneux ; on les trouve principalement sur les grandes lèvres ; — 2° des érosions reposant sur des plaques, des ulcérations profondes, taillées à pic et véritablement chancrelliformes, mais conservant toujours, au-dessous ou autour d'elles, des coques, des lames, des zones de néoplasie. — Ces lésions aboutissent toutes, dans une mesure très variable, à la destruction plus ou moins rapide des tissus vulvaires et il en résulte : des échancrures parfois énormes des grandes lèvres, le décollement, la perforation, l'entamure crénelée, l'anéantissement des petites lèvres ; la segmentation, l'ulcération totale ou partielle du capuchon et l'émoussement ou l'amputation du clitoris, l'excavation en entonnoir du méat, etc....

M. le professeur A. Fournier pense que l'urèthre de la femme est plus souvent envahi par le syphilome tertiaire que celui de l'homme. D'après lui, l'affection est rarement primitive, circonscrite et isolée. D'ordinaire toute la région péri-uréthrale et même d'autres points de la région vulvaire sont infiltrés du même coup ou successivement. L'urèthre devient remarquablement dur ; le méat et le bulbe semblent transformés en cartilage. Lorsque la régression se fait dans cette masse néoplasique, il en résulte une vaste ulcération creusée en entonnoir et absolument semblable à celle que présente le méat de l'homme, mais peut-être plus vaste et plus profonde, puisqu'elle peut envahir presque tout l'intérieur du canal jusqu'à la vessie. Va-t-elle jusque-là ? M. Virchow a vu une cicatrice blanchâtre et calleuse s'étendre du méat à la vessie. — Le syphilome ulcéreux de l'urèthre s'accompagne quelquefois de douleur comme la blennorrhagie. Cependant en général, ainsi que celui des autres parties de la vulve, il est indolent, à moins qu'il ne se complique d'un processus d'inflammation aiguë et franche, ce qui arrive fréquemment, beaucoup plus fréquemment chez la femme que chez l'homme, pour toutes les déterminations secondaires ou tertiaires de la syphilis sur la vulve.

Dans le vagin, c'est l'anneau vulvaire seul qui est atteint par la syphilose génitale, sous forme d'ulcérations de formes variées qui ont leur point de départ à la vulve. Les exemples d'atrésie vaginale, de rétrécissements, de brides, de cicatrices, d'ulcérations dans les culs-de-sac, donnés comme des conséquences fréquentes d'une détermination tertiaire de la syphilis sur cet organe, sont plus qu'hypothétiques. Il ressort clairement de l'observation courante, que si de pareilles lésions s'y développent, ce n'est que tout à fait exceptionnellement.

SYPHILIS TERTIAIRE DE L'UTÉRUS. — Quoique l'utérus n'appartienne pas à l'appareil génital externe, la syphilis tertiaire, dont il est quelquefois le siège, trouve ici sa place naturelle. Toutes ses parties ne sont pas également atteintes. On a même mis en doute que son parenchyme fût susceptible de l'être. Quelques très rares observations prouvent cependant qu'il en est ainsi, et, entre autres, celle qui est due à MM. Montanier et Velpeau : La femme, âgée de 50 ans, était cachectique et souffrait de vives douleurs abdominales, accompagnées d'un écoulement jaune verdâtre, copieux. Elle avait des antécédents syphilitiques très plausibles. On sentait dans le bas-ventre une tumeur arrondie qui remontait à trois travers de doigt au-dessus du pubis. Le toucher faisait reconnaître « au fond du vagin une masse de la grosseur environ d'une tête de fœtus de sept mois. Cette masse était plutôt dure que molle, un peu bombée, mais sans qu'aucun point parût mou ou fluctuant. Elle était libre dans le vagin, comprimait tout à la fois le rectum et la vessie. Elle ne paraissait ulcérée en aucun point. On cherchait vainement le col; on ne trouvait qu'une masse sans forme déterminée, avec un léger hiatus qui pouvait être le museau de tanche. L'examen au spéculum ne révélait aucune ulcération. »

MM. Montanier et Velpeau, après avoir passé en revue toutes les hypothèses, s'arrêtèrent à celle, *bien précaire* d'après eux, d'une affection syphilitique de l'utérus, et ils administrèrent de l'iodure de potassium, puis du sublimé. Le résultat de cette médication spécifique fut merveilleux : l'état cachectique en fut modifié très vite de la manière la plus favorable, et, en un mois, la tumeur *diminua de plus de moitié*. Le col s'en détacha, l'écoulement se tarit et les douleurs se calmèrent. Au bout de deux mois, la tumeur avait complètement disparu, l'utérus était revenu à l'état normal et la malade avait recouvré sa santé si *gravement* compromise par cette *syphilis parenchymateuse de l'utérus*. — Peut-on mettre en question la nature de cette singulière affection? N'est-il pas évident qu'il s'agissait là d'une infiltration spécifique du col et du corps? Sur quelle autre tumeur le traitement spécifique aurait-il exercé une action curative aussi prompte et aussi décisive?

Si la syphilose parenchymateuse de l'utérus est si rare, que le fait précédent est à peu près le seul bien authentique qui existe, il n'en est pas ainsi de celle du col. Sans être communes, les lésions syphilitiques de cet organe s'observent avec une certaine fréquence. M. A. Fournier dit qu'il en rencontrait une demi-douzaine de cas par année à l'hôpital de Lourcine. Elles sont exclusivement constituées par des ulcérations. Il ne se produit jamais de véritables gommes, sous leur forme classique, au col de l'utérus.

La syphilose ulcéreuse du col est indolente et aphlegmasique. Par conséquent, elle resterait larvée sans l'examen au spéculum, attendu qu'un de ses caractères principaux est de ne présenter aucun trouble fonctionnel du côté de l'appareil utéro-ovarien, qui pourtant s'émeut si facilement dans les affections érosives catarrhales ou inflammatoires du col. Les ulcérations syphilitiques cervicales entament le tissu du col et sont creuses, au lieu de rester plates ou de former une saillie granuleuse comme les érosions non spécifiques. — Elles ne fournissent qu'une sécrétion très peu abondante. Leurs dimensions sont fort variables. Elles envahissent quelquefois presque toute la surface du col. Leur couleur mélangée de rouge, de jaune, de gris, tranche nettement sur les parties voisines. Leur fond est lisse; leurs bords sont peu élevés.

L'ensemble de leurs caractères n'est pas suffisant pour les faire diagnostiquer. Voici, d'après M. Fournier, les principales considérations qui peuvent en faire présumer la nature : 1° coexistence fréquente avec d'autres lésions vulvaires manifestement produites par la syphilis tertiaire; 2° aspect diphtéroïde, avec coloration blanc-grisâtre ou blanc-jaunâtre; 3° quelquefois, contours circinés des bords; 4° absence de tout trouble utérin, de tuméfaction du col, de douleurs hypogastriques, d'irradiations ovariennes, rénales, inguinales, crurales, de perturbations cataméniales, d'hémorrhagies, de flux visqueux, etc; 5° résolution très hâtive, car soumises à un traitement approprié (médication interne spécifique, badigeonnage au nitrate d'argent ou à la teinture d'iode, pansements au tampon imbibé d'une solution de nitrate d'argent ou saupoudré d'iodoforme, etc.), elles se modifient et se cicatrisent en quelques semaines; 6° connexions moins fréquentes avec l'orifice du col dont elles sont indépendantes, ce qui est tout le contraire pour les érosions et les inflammations catharrhales et inflammatoires; 7° état sain des tissus sous-jacents et périphériques. — Ce sont donc des ulcérations sur un utérus sain, tandis que les ulcérations de cause commune reposent toujours sur un utérus plus ou moins malade.

Il résulte de ce qui précède que la syphilose ulcéreuse du col peut en général se diagnostiquer, et qu'elle ne présente aucun danger, du moins, pour la personne qui en est atteinte, car il n'en serait pas ainsi probablement pour les personnes qui auraient commerce avec elle. En pareil cas, et alors qu'on ne ferait que soupçonner la nature de la lésion, il faut interdire formellement les rapports sexuels. Qui pourrait affirmer, en effet, que ces ulcérations ne sont pas contagieuses? — Elles le seraient certainement dans les cinq ou six premières années de la syphilis.

Le chancre simple du col présente des bords plus déchiquetés, plus épais, un fond plus mou et plus mamelonné, une aréole inflammatoire très accentuée. Il s'accompagne en outre d'ulcérations semblables dans les culs de sac, et surtout de chancrelles vulvaires dont la nature se révèle par des signes plus ou moins évidents. D'ailleurs, si le diagnostic laissait des doutes, et qu'il y eût grand intérêt à les dissiper, on pourrait avoir recours à l'inoculation dont les résultats positifs ou négatifs trancheraient formellement la question.

Phagédénisme dans la syphilose génitale. Comme les lésions qui la constituent, ou bien le phagédénisme s'établit d'emblée et procède directement du mode ecthymateux, ou bien il est précédé d'une néoplasie tuberculo-gommeuse envahissante qui lui prépare les voies et dont il ne fait qu'achever l'œuvre destructive. En définitive le résultat est toujours le même, et les signes propres à chacun de ces processus ne sont sensibles qu'au début de l'affection ; ils finissent par se confondre, surtout lorsque le processus phagédénique est violent et rapidement désorganisateur.

Le phagédénisme tuberculo-gommeux est incomparablement plus commun que le phagédénisme ecthymateux. Il est aussi beaucoup plus dangereux, parce que, outre qu'il détruit les tissus molécule par molécule, comme le font tous les phagédénismes quelle que soit leur nature, il peut aussi les anéantir en masse, par une nécrobiose brusque, inattendue, foudroyante, irréparable.

Dans l'ensemble des syphiloses génitales, chez l'homme et chez la femme, il n'y en a que quelques-unes qui deviennent réellement phagédéniques d'une façon grave. Sans doute elles ont toutes une tendance ulcéreuse ; mais la plupart du temps cette tendance n'est pas menaçante, en ce sens qu'elle s'arrête spontanément, limite ses effets, cède vite au traitement, marche avec lenteur et reste superficielle. D'après ce que j'ai observé, on peut évaluer au quart environ le nombre des cas où la malignité du syphilome prend des proportions dangereuses pour l'intégrité des organes envahis. Mais combien de degrés entre la plaque tertiaire érosivo-ulcéreuse, la petite tumeur gommeuse qui élimine vite son bourbillon et guérit aussitôt, et ces vastes et profondes néoplasies qui déforment les parties, les sphacèlent en masse ou les labourent et les creusent par tous ces procédés ulcéreux dont le vrai phagédénisme est si prodigue !

Le degré le plus léger de la syphilose génitale phagédénique, c'est la *syphilose décorticante* qu'on observe habituellement sur le gland, sur les petites lèvres et la face interne des grandes lèvres, sur le prépuce et sur le fourreau. Il est bien difficile de dire si elle est néoplasique ou impétigineuse. Ce qui est certain, c'est que d'ordinaire elle ne fait qu'effleurer les téguments et ne détruit que leurs couches les plus superficielles. — Une de ses variétés, c'est l'ulcération serpigineuse (obs. 17). Elle provient d'un tubercule isolé ou d'un petit groupe tuberculeux ambulant, qui se reforme à mesure qu'il se guérit, et laisse derrière lui une traînée cicatricielle plus ou moins prolongée.

La syphilose génitale pour atteindre son degré le plus extrême de malignité, procède d'abord par une infiltration diffuse et profonde, dont les deux centres principaux sont le méat et le sillon balano-prépputial. Puis elle continue par un processus complexe et plus ou moins rapide, dans lequel la nécrobiose et le phagédénisme se combinent pour opérer les destructions instantanées ou progressives des tissus. On voit donc, qu'en pareil cas, tout ce qu'implique le tertiarisme dans ce qu'il a de plus grave est mis en œuvre. La nécrobiose de l'infiltrat avec bourbillon ne s'arrête pas, comme dans les syphilomes bénins, après l'élimination, pour réparer la perte de substance. Celle-ci continue à s'effectuer sous le mode du phagédénisme moléculaire. Des velléités de cicatrisation se manifestent çà et là. Elles sont quelquefois suivies d'effets plus fâcheux que l'ulcération progressive, car il en résulte ou bien des déformations ou bien des atrésies. C'est ce qui arrive pour le méat et toute la portion balanique de l'urèthre, qui deviennent alors imperméables par suite d'une atrésie cicatricielle souvent irréparable. Énumérons, sans les décrire longuement, les principaux désordres que produit la malignité syphilomateuse sur le pénis :

1° Ulcération profonde du sillon, s'étendant parfois jusqu'à l'urèthre, et détachant presque complètement le gland de l'extrémité du corps caverneux ;

2° Excavations caverneuses partant du sillon et s'insinuant, d'une part sous le gland et, d'autre part sous la peau du fourreau, plus ou moins loin, du côté du pubis ;

3° Destruction complète ou déchiquetures de la couronne ;

4° Amputation d'un quart, d'un tiers ou de la moitié antérieure du gland, lorsque le processus a son principal foyer dans cette région, ou bien ulcération en entonnoir du méat, avec destruction de toute la portion balanique de l'urèthre[1]. Le gland se trouve alors réduit à l'état de deux lames minces en bec de clarinette ;

5° Sillons ulcéreux, trous multiples à la surface du gland, canaux labyrinthiques et cavernes dans son épaisseur, etc. Enfin toutes les lésions si variées et si bizarres que produit le phagédénisme térébrant. Le gland durci par l'infiltrat, labouré et perforé dans tous les sens, ressemble alors à un morceau de vieux bois rongé par les vers ou à un morceau d'éponge solidifié ;

6° Fistules en nombre variable, ordinairement situées dans le sillon ou sur divers points du gland. L'urine s'en échappe goutte à goutte ou bien elle en jaillit comme d'une pomme d'arrosoir, quand l'atrésie du méat s'est produite, ce qui n'est pas rare en pareil cas. (Voy. obs. 23.)

1. Voici un bel exemple de syphilose phagédénique uréthrale, observée et relatée par M. le Dr A. Fournier. — « Un jeune homme, syphilitique depuis plusieurs années, était affecté d'une syphilide ulcéreuse de forme phagédénique, occupant la rainure et la couronne du gland. Tout à coup, pendant que je le traitais, il éprouva de forts picotements douloureux dans la miction et fut pris d'un écoulement uréthral jaune, purulent et d'aspect blennorrhagique. Cet écoulement, à coup sûr, ne pouvait dériver d'une contagion surajoutée; le malade avait la verge dans un état si monstrueux, que tout rapport lui eût été mécaniquement impossible. J'examinai très attentivement l'urèthre et ne découvris rien. Les jours suivants, l'écoulement ne fit que s'accroître, s'accompagnant de vives douleurs en urinant, comme dans une chaudepisse. L'exploration de l'urèthre ne fournissait toujours rien qui pût expliquer de tels symptômes. Ce fut seulement douze jours après le début de ces accidents inexplicables, qu'en entr'ouvrant l'urèthre, je commençai à apercevoir une ulcération exclusivement *intra-uréthrale*. — Cette lésion devint plus apparente les jours suivants, en progressant sur le méat. Bientôt, de l'intérienr de l'urèthre, elle gagna le méat et vint former à la surface du gland une large plaie, extensive de tendance, creuse,

Dans toutes ces lésions nécrobioso-phagédéniques, l'infiltration syphilomateuse ne manque jamais. Elle précède et prépare l'action destructive. Tant que les ulcérations sont entourées de ces coques de néoplasie qui infectent les tissus sains, il est à craindre que le phagédénisme ne s'arrête pas, et surtout qu'il aboutisse à des désordres brusques et étendus qui peuvent faire disparaître, du jour au lendemain, une partie ou la totalité de l'organe. Le phagédénisme primitivement ulcéreux et sans néoplasie préalable est loin d'être aussi dangereux. — C'est ce qui me faisait dire que la vraie malignité, dans la syphilose génitale, n'était complète qu'avec ses trois facteurs, qui sont : l'infiltrat diffus, la nécrobiose en masse et le phagédénisme ulcéroso-térébant[1].

jaunâtre, bourbillonneuse, véritable type de syphilis tertiaire. Nul doute donc ici ; de toute évidence, l'écoulement uréthral que nous avions vu naître dérivait de ces ulcérations intra-uréthrales, qui, primitivement larvées, arrivèrent plus tard à devenir extérieures, en se déversant du canal sur le gland. — Mais ce n'est pas tout encore. Soumis à un traitement énergique, ce jeune homme guérit, et guérit de toutes ses lésions. Il était absolument bien, complètement rétabli depuis plusieurs semaines, lorsque de rechef, et sans avoir eu le moindre rapport, il vit se reproduire un écoulement uréthral, écoulement qui, d'abord léger, augmenta bientôt, s'accompagna de douleurs dans la miction et de nouveau simula une blennorrhagie véritable. Était-ce là cependant une blennhorrhagie? Non, pas plus que la première fois. D'une part, en effet, le canal ne tarda pas à s'infiltrer, à s'indurer, à figurer sous la verge une sorte de tuyau de plume ou de baguette de fusil. Simultanément, d'autre part, il se produisit sur le gland une nouvelle poussée de syphilides ulcéreuses qui prirent bientôt la forme phagédénique. Puis le canal se perfora, s'ulcéra largement ; et, bref, tout le sommet et la face inférieure de la verge devinrent la proie d'un effroyable phagédénisme que, pendant plusieurs semaines, nul traitement ne put enrayer. » (*Leçons sur la syphilis tertiaire*, pag. 128-29.)

1. La nécrobiose peut s'emparer du syphilome à toutes les périodes de l'évolution. Quand elle ne franchit pas les limites de la néoplasie, elle n'a pas, à proprement parler, les caractères de la malignité locale qui conduit à toutes les formes du phagédénisme. C'est une exubérance de la prolifération des cellules embryonnaires et l'ischémie consécutive qui la produisent. Elle s'effectue quelquefois d'une façon très inattendue, sans qu'il existe ailleurs aucun indice d'un retour offensif de la diathèse. — Après la guérison de l'accident primitif, il arrive assez souvent que l'induration persiste et ne se résout qu'à la longue. D'autres petites indurations en plaques circonscrites, en tumeurs arrondies, ou bien en nappes diffuses, se forment quelquefois autour de la néoplasie primitive, sans s'éroder, et disparaissent à la longue comme elle. Car le syphilome primitif, même le plus volumineux et le plus induré peut s'effacer, sans laisser aucune trace, bien que certains syphiliographes prétendent le contraire.

Mais ce syphilome, si semblable aux gommes, peut subire une nécrobiose grave en pleine période secondaire et donner lieu à une syphilose génitale qui présente les attributs d'un tertiarisme local fort sérieux, quoique précoce et hors de saison.

En voici un exemple :

M. X..., 25 ans, eût un chancre infectant, le 8 septembre 1883, placé dans le sillon balano-préputial à droite ; il dura 40 jours et laissa une grosse induration. Accidents secondaires bénins. — Traitement hydrargyrique pendant cinq mois, dans mon service.

A la fin de mai 1884 (neuvième mois de la syphilis), après une continence de dix mois, le noyau persistant de l'induration primitive augmenta tout à coup de volume, devint

Chez la femme, la malignité de la syphilose aboutit aussi à des résultats désastreux : destruction totale ou partielle des grandes et des petites lèvres ; — ulcération infundibuliforme du méat et de l'urèthre ; — phagédénisme térébrant sur le capuchon, le clitoris, le bourrelet vaginal ; — ulcérations profondes et tortueuses labourant toute la vulve et détruisant l'anneau vaginal, etc., etc.

La plus haute expression de la malignité tertiaire sur les organes génitaux de la femme, est atteinte dans la syphilose phagédénique généralisée, qui attaque toute la vulve et ressemble d'une façon si frappante à l'*esthiomène* scrofuleux.

Ici trouveraient place quelques considérations sur le phagédénisme périgénital, mais je les ai exposées ailleurs et il est inutile de les reproduire[1]. Qu'il me suffise de dire que, s'il n'existe aucune solidarité absolue entre la syphilose génitale et les manifestations qui peuvent se produire fortuitement au voisinage des organes génitaux, on les trouve cependant réunies sur le même individu. J'en dirai autant de la syphilose ano-rectale, qu'on observe quelquefois, surtout chez les femmes, en même temps que la syphilose génitale. Les lésions périgénitales n'offrent d'intérêt qu'autant que, par leur phagédénisme, elles peuvent simuler le phagédénisme chancrelleux. Nous y reviendrons dans un instant.

Complications. — Durée et terminaisons. I. La syphilose génitale parcourt habituellement, dans les deux sexes, toutes ses périodes sans présenter aucune complication. Il n'y a rien d'étonnant à cela, puisqu'elle évolue à froid et ne suscite autour d'elle aucune réaction inflammatoire. Il arrive quelquefois cependant, surtout chez les femmes, que des causes physiques produisent une irritation qui se traduit par ses phénomènes ordinaires, par un érythème ou par un érysipèle, etc. Cette dernière affection est la seule qui mérite d'être considérée comme une complication. Elle peut être très dangereuse par elle-même ; aussi

un peu douloureux, se ramollit à son centre et il éclata, dit le malade, tout à coup pendant une érection. La cavité se convertit en une ulcération profonde qui s'agrandit sans cesse et dura fort longtemps ; car lorsque le malade vint me voir, deux mois et demi après le début de cette affection balano-préputiale, elle était large comme une pièce de 1 franc, avait détruit le tiers du gland jusqu'au canal qui n'était pas encore perforé. En arrière, elle s'enfonçait sous le fourreau et elle avait décollé la base du gland de la partie antérieure du corps caverneux. — Ses bords étaient irréguliers et son fond mamelonné, anfractueux, tapissé de fausses membranes, sa sécrétion séreuse. — Aucune autre manifestation spécifique. Ce phagédénisme fut promptement arrêté avec une médication mixte énergique ; mais la verge subit une perte de substance considérable.

1. Voyez : *Leçons sur les maladies vénériennes*, pp. 925-32, et *Étude clinique et critique sur quelques ulcérations spécifiques de l'aine et en particulier sur le bubon d'emblée*, 1879.

faut-il la craindre, la prévenir et la combattre. Mais, d'un autre côté, elle exerce une action salutaire sur le processus syphilitique ulcéreux ou phagédénique. C'est un fait que mes recherches ont mis hors de doute[1]. Il faut toutefois, pour qu'il en soit ainsi, que l'érysipèle soit bénin; car lorsqu'il est doué d'une malignité toxique considérable, ou sévit sur des organismes délabrés, il est susceptible d'aggraver singulièrement les lésions spécifiques dont il favorise habituellement la guérison.

Une complication érysipélateuse serait beaucoup plus à redouter chez l'homme que chez la femme dans la syphilose génitale. Elle ne manquerait pas en effet de provoquer un gonflement œdémateux considérable de la peau du fourreau et des bourses, de modifier le calibre du limbe préputial et de produire consécutivement un phimosis ou un paraphimosis. Or le phimosis et le paraphimosis sont dangereux dans toutes les affections ulcéreuses balano-préputiales, chancrelleuses ou syphilitiques, que ces dernières soient primitives, secondaires ou tertiaires. C'est à eux qu'il faut attribuer beaucoup de processus gangreneux qui viennent s'ajouter à la nécrobiose et au phagédénisme syphilomateux. Tout est à redouter et rien à espérer, en pareil cas, des complications érysipélateuses chez l'homme. Heureusement qu'elles sont extrêmement rares. J'en dirai autant des inflammations simples, des lymphites et des érythèmes.

Le paraphimosis aggrave beaucoup la syphilose balano-préputiale, quand on ne le réduit pas à temps. Outre que son action mécanique par étranglement est encore plus à craindre pour des tissus malades que pour des tissus sains, il est rare que ses bourrelets ne soient pas envahis par le syphilome, et que le processus ulcéreux qui s'en empare ne s'étende pas à une partie du fourreau. Je l'ai vu jouer un rôle décisif dans certaines affections syphilitiques du pénis qui certainement sans lui, n'auraient pas abouti, comme elles le firent quelquefois, à la destruction rapide par gangrène d'une partie ou de la totalité du pénis.

Il est important de noter, car c'est là un fait capital dans l'histoire de la syphilose génitale, qu'il ne survient jamais aucune complication hyperplasique, inflammatoire, ulcéreuse du côté des lymphatiques, ni des ganglions inguinaux. S'il existe de ce côté-là des déterminations syphilomateuses, on peut affirmer qu'elles sont purement fortuites et qu'il n'existe entre elles aucun lien de causalité.

II. La durée de la syphilose génitale est toujours très longue. On en

1. *Étude clinique sur l'influence curative de l'érysipèle dans la syphilis*, 1873.

peut juger par les observations que j'ai rapportées. Elle met des semaines et des mois à parcourir chacune de ses étapes. Et puis, quand elle guérit, il lui arrive fréquemment de récidiver.

Les syphilomes génitaux les plus caractéristiques, au point de vue du tertiarisme, sont ceux dont la première phase persiste très longtemps, sous forme de tumeur sèche, sans ramollissement, ni érosion (Obs. 10). Jamais le syphilome primitif ne se comporte ainsi, puisque la néoplasie et l'érosion sont d'ordinaire à peu près contemporaines. — La durée de la période érosive et ulcéreuse est aussi fort longue. Je l'ai vue se prolonger pendant plusieurs mois, malgré tous mes efforts pour l'abréger par le traitement spécifique interne vigoureusement poussé et par les topiques les mieux appropriés aux divers changements qui se produisaient dans la lésion [1]. — Il y a des phagédénismes interminables ; je signale en particulier comme tels ceux qui creusent des culs-de-sac sous le fourreau, ou bien ceux qui perforent, dans tous les sens, le gland sclérosé. Par contre, on voit des syphiloses, même assez graves, qui évoluent rapidement et dont les lésions se cicatrisent à vue d'œil sous l'influence d'un traitement spécifique.

De même, il y en a qui s'éteignent pour ne plus reparaître, tandis que d'autres récidivent trois ou quatre fois. Ces différences sont diffi-

1. En voici un exemple qui montrera en outre que le syphilome génital est quelquefois douloureux.

Syphilome balano-préputial du sillon, tertiaire et phagédénique. — Douleurs très vives à son niveau pendant trois mois.

M. L. B., 39 ans, affirme qu'il a eu la syphilis en 1873, qu'elle a été constatée et traitée par MM. Duguet et Labbé, que les accidents consécutifs du chancre ont été très légers et rares, qu'en 1884 (10e année de la syphilis), je l'ai traité par l'iodure de potassium, pour un épaississement du maxillaire intérieur à gauche.

Sans ces renseignements, j'aurais bien cru, le 4 novembre 1885, quand il vint me consulter pour une lésion de la verge, qu'il avait un chancre induré. Il est vrai qu'il n'existait pas d'adénopathie. Ce pseudo-chancre était survenu après quelques coïts suspects. Aussi le malade était-il convaincu qu'il s'agissait bien là d'une nouvelle infection.

Cette lésion, de date récente, était constituée par une tumeur très dure, discoïde, nettement détachée des tissus ambiants et un peu érodée à sa surface libre. — Pendant près de deux mois il y eut un *statu quo* presque complet. Vers le commencement de janvier (2e mois), le syphilome s'agrandit et se creusa. A la fin de janvier (3e mois), il avait pris un caractère manifestement phagédénique, malgré l'iodure et le biiodure administrés à haute dose, dès novembre. — En février (4e mois), sclérose de la partie antérieure du fourreau, prolongeant celle du sillon et creusée d'un cul-de-sac ulcéreux. Perte de substance considérable à bords abrupts, stratifiés ; sécrétion purulente excessive; douleurs très vives en janvier, février et mars, peu calmées par l'iodoforme. — Phagédénisme si vif et si purulent qu'on aurait pu croire à une chancrelle, mais la sclérose périphérique persistait. — Ce ne fut qu'au milieu de mars (5e mois), que le travail de réparation commença à se faire; à la fin de mars, il n'était pas encore terminé. Toujours rien du côté des aines, ni ailleurs.

ciles à expliquer, mais il faut bien les admettre puisqu'elles existent.

III. Quelle que soit soit sa durée, la syphilose génitale a toujours une fin, et en cela elle diffère des affections qui sont, comme les cancers, condamnées à une incurabilité absolue. Elle se termine donc par la guérison. Mais à quel prix ? Souvent aux prix de pertes de substance considérables, de déformations, de cicatrices vicieuses, d'atrésies et de fistules uréthrales, etc., etc. Il est vrai aussi que dans les cas bénins, le syphilome génital laisse à peine après lui quelques faibles vestiges cicatriciels attestant qu'il a existé. — A sa suite, il ne survient jamais ni troubles constitutionnels, ni éruptions généralisées, pouvant faire supposer qu'il s'est produit une nouvelle intoxication dont il serait l'accident initial.

Diagnostic et Pronostic. — I. Les difficultés du diagnostic sont très variables suivant les circonstances qui précèdent ou accompagnent la syphilose génitale, suivant la date de la syphilis et la certitude ou l'incertitude sur son existence, suivant les phases de l'affection, son type et ses formes, etc. Si la syphilose génitale coïncide avec d'autres manifestations de même nature, ou si elle se produit à une époque peu rapprochée du début de la maladie générale, et se rattache au néoplasme primitif par une chaîne non interrompue d'accidents spécifiques dont elle n'est pour ainsi dire qu'un anneau, son diagnostic s'imposera du premier coup. Et pourtant, même avec cette abondance de preuves, on pourra rester dans le doute, s'il n'y a sur les organes génitaux qu'une ulcération ecthymateuse, et aucune néoplasie sous-jacente ou contiguë. Comment affirmer en pareil cas, sans un examen approfondi, que cette ulcération pseudo-chancrelleuse n'est point réellement une chancrelle ? Comment l'affirmer surtout lorsque, outre les apparences, il y a encore les soupçons souvent trop fondés d'un coït impur, très rapproché. Prenons maintenant un exemple qui est l'opposé de celui-là : Le malade a eu incontestablement la syphilis, mais cela vingt ou trente ans auparavant ; et, depuis l'explosion des premiers accidents consécutifs, il ne lui est jamais survenu aucune manifestation syphilitique. Un mois après un coït suspect, il voit se produire une petite dureté sèche ou érosive sur la muqueuse. Il vient consulter cinq ou six jours après son apparition. Que penser et que dire ? s'agit-il d'une lésion d'ordre commun, sans aucune spécificité ? Est-ce un syphilome tertiaire ? Est-ce un syphilome primitif, avant-coureur d'une deuxième intoxication syphilitique généralisée ? Et supposons qu'au lieu de se présenter sous la forme d'un pseudo-chancre, la lésion génitale, chez ce même malade, prenne, ce qui est plus rare, les apparences d'une chancrelle, dès son début ? Dans ces deux cas ne sera-t-il pas impossible de se prononcer sur l'heure ? Ne faudra-t-il pas attendre quelques jours pour trouver des caractères différentiels dans les changements que le processus fait subir à la lésion ? On a beau connaître les caractères différentiels, si classiques et si souvent reproduits partout, du chancre simple, du chancre infectant, de l'ecthyma, de la gomme ulcérée, etc. ; dans la pratique ils ne suffisent pas toujours, et c'est pourquoi je dis que les difficultés du diagnostic varient suivant une multitude de circonstances inhérentes où étrangères à la lésion elle-même, et dont il serait impossible de faire une énumération complète. Du reste, on en trouvera les principaux éléments dans les considérations générales sur l'ensemble de la syphilose génitale, que j'ai présentées jusqu'ici. Il faut serrer maintenant la question de plus près, et étudier successivement le diagnostic de la syphilose génitale suivant qu'elle est pustulo-ulcéreuse d'emblée, tuberculo-gommeuse et phagédénique.

A. La syphilose génitale ulcéreuse d'emblée, c'est-à-dire à type ecthymateux, simule le chancre simple d'une façon si parfaite, qu'il arrive fréquemment qu'on ne puisse se prononcer sans avoir recours à l'inoculation. C'est là un moyen de diagnostic à peu près certain, mais auquel il ne faut recourir qu'avec le consentement formel du malade, et si on le juge absolument indispensable, ce qui est rare. N'est-il pas préférable du reste, au point de vue de l'art, d'arriver à la solution du problème, sans exposer aux chances d'une lésion provoquée dont on ne peut pas toujours venir facilement à bout ? Cette pratique de l'inoculation n'est-elle pas de notre part un aveu d'impuissance clinique ? Et puis, comme le traitement des deux ulcérations est à peu près le même, du moins localement, ne peut-on pas ajourner le diagnostic sans grands inconvénients ?

Ce n'est que par des nuances presque imperceptibles et qui manquent souvent, que la syphilose ulcéreuse et le chancre simple se distinguent l'un de l'autre. Dans la chancrelle, les bords sont en général plus épais, plus abrupts, plus décollés, plus inflammatoires, plus déchiquetés que dans la syphilose ulcéreuse ; le fond est plus mou, plus tomenteux, plus vermoulu ; son contour, surtout après quelques semaines de durée, n'affecte aucune configuration systématiquement courbe. — Dans le chancre simple il se produit presque toujours, au bout d'un certain temps, et autour de lui, de petites chancrelles, disséminées çà et là suivant les hasards de l'inoculation. Dans la syphilose génitale ulcéreuse, la lésion est unique, ou, s'il y en a plusieurs, elles ont une tendance à affecter le mode de groupement circiné, si caractéristique des syphilides. — La sécrétion du chancre simple est plus abondante, plus purulente et surtout moins concrescible que celle du syphilome génital ulcéreux. Elle ne se stratifie presque jamais sur la forme conique ostréacée. — Dans le chancre simple, les ganglions peuvent se prendre et devenir un foyer chancrelleux. Jamais ils ne sont affectés en quoi que ce soit par le syphilome génital.

B. Le syphilome tertiaire tuberculo-gommeux ressemble trait pour trait au syphilome primitif, lorsqu'il se présente, ce qui arrive sept ou huit fois sur dix, sous la forme d'une tumeur ou d'une plaque, circonscrite, dure et érodée ou ulcérée sur une partie de sa surface libre. — Au début, quand il est à l'état naissant, la muqueuse qui le recouvre n'est pas entamée. Elle reste même parfois intacte pendant plusieurs jours. Le contraire se produit dans le syphilome primitif, puisqu'il débute par une érosion, au dessous et autour de laquelle s'accumule progressivement la matière néoplasique pour former l'induration. Cette différence entre le processus initial propre à chaque syphilome serait précieuse pour le médecin s'il pouvait la constater. Mais il en est rarement témoin, parce qu'on le consulte trop tard et qu'il est obligé de s'en rapporter à des récits vagues ou obscurs qui n'inspirent qu'une médiocre confiance.

Une circonstance beaucoup plus significative et plus appréciable nous permettra, dès les premiers jours, de diagnostiquer la lésion : dans les chancres infectants les ganglions inguinaux s'indurent et se tuméfient. Leur adénopathie dont j'ai parlé maintes fois est un élément essentiel du syndrome primitif. — Dans la syphilose génitale au contraire, aucune irradiation morbide ne s'effectue du côté des aines et les ganglions restent muets. Sans doute, on rencontre quelques cas exceptionnels où les choses semblent se passer d'une façon inverse : l'adénopathie fait défaut ou est imperceptible dans le syphilome primitif, tandis qu'elle coïncide avec le syphilome tertiaire[1]. Mais il ne faudrait pas exagérer la portée de cette anomalie. En interrogeant avec soin le malade, on apprend en général que l'hyperplasie ganglionnaire préexistait à la syphilose. Pour ma part, je ne l'ai presque jamais vue se former sous mes yeux à aucune période du syphilome tertiaire, tandis que le processus lymphatique du syndrome primitif, s'il fait défaut au début, ce qui est rare, apparaît quelquefois plus tard et s'accroît à mesure que le chancre infectant poursuit son évolution, etc.

En dehors de la sphère morbide, on trouve des éléments de diagnostic

1. La syphilose inguinale peut coexister avec la syphilose génitale, mais elle n'en est pas la *conséquence*.

qui ont autant et plus de valeur que les caractères intrinsèques des deux lésions. Qu'il y ait par exemple, sur un point quelconque du corps, un ou plusieurs autres syphilomes tertiaires, et toute incertitude disparaît, puisqu'on n'a jamais vu un accident primitif se produire sur un organisme infecté par une syphilis en pleine activité. C'est un fait, ou mieux une loi, devant laquelle il faut s'incliner, alors même qu'on ne peut pas l'expliquer, et contre laquelle ne prévaudrait aucune théorie. Bien plus, s'il est positivement démontré que le malade a eu la syphilis autrefois, il y a de fortes présomptions pour admettre que sa syphilose génitale, si semblable qu'elle soit à l'accident primitif, n'est qu'un pseudo-chancre tertiaire. Certes, je n'oserais pas affirmer qu'il est impossible de contracter plusieurs fois la syphilis ; mais je suis convaincu que la plupart des cas qu'on a donnés comme des preuves de la réinfection n'étaient autre chose que des cas de syphilose tertiaire.

Et maintenant supposons que le jugement du médecin soit tenu en suspens par l'identité morphologique des deux syphilomes, il pourra sortir de son incertitude en tenant compte de la durée totale du syphilome et de la durée respective de ses différentes phases. — Enfin, en mettant les choses au pis, si au bout de six ou sept semaines il n'a pas pu se prononcer, quand il verra que les accidents secondaires ne se produisent pas, force lui sera bien de reconnaître qu'il n'y avait point une nouvelle syphilis, mais la manifestation très localisée et plus ou moins tardive de la première syphilis.

C. Lorsque la syphilose génitale est phagédénique d'emblée ou qu'elle le devient très vite, son diagnostic présente des difficultés encore plus grandes que celles dont il a été question jusqu'à présent. C'est alors qu'il est plus indispensable que jamais de recourir à tous les moyens d'information et de contrôle dont nous pouvons disposer. Il y a des cas en effet, où l'embarras est extrême et l'erreur presque inévitable, quand on a l'imprudence de se prononcer trop à la hâte. Dans un autre ouvrage j'ai traité cette question avec tous les développements qu'elle comporte, et montré avec quelle circonspection on doit se prononcer sur la nature du phagédénisme des organes génitaux et de la région inguinale [1]. Aussi me bornerai-je ici à de courtes considérations.

1° *Diagnostic de la syphilose ulcéreuse et du chancre simple phagédénique.* — Il implique, bien entendu, que le malade a eu la syphilis, car s'il était péremptoirement prouvé qu'il ne l'a jamais eue, la question serait tranchée du coup ou changerait de face ; il s'agirait alors de savoir si

1. Voyez l'appendice de cette leçon.

le phagédénisme génital a pour origine un chancre simple ou un chancre phagédénique, ce dont nous n'avons pas à nous occuper ici. Les caractères objectifs du phagédénisme sont à peu de chose près les mêmes quelle que soit sa nature. Toutefois, le phagédénisme de la chancrelle n'est jamais précédé ou accompagné de néoplasie au-dessous ou autour de lui, ce qui arrive dans toute une catégorie de syphiloses génitales phagédéniques ; il est plus aigu comme symptômes, plus inflammatoire, plus précipité dans sa marche ; sa suppuration est beaucoup plus abondante et ses complications inflammatoires et gangreneuses plus fréquentes et plus graves, etc. Enfin il est possible qu'il se complique d'un bubon chancrelleux ; mais ce n'est là qu'une éventualité dont on ne peut pas faire un signe diagnostique. Dans le doute absolu, il faut en venir à l'auto-inoculation lorsque le malade y consent et qu'on la juge indispensable. Mais l'est-elle ? Bien rarement, puisque, en pareille occurrence, il est toujours prudent de donner de l'iodure de potassium, comme on a l'habitude de le faire dans les tumeurs et les ulcérations de nature équivoque, etc. — Ce serait même un critérium, car ce sel agit avec beaucoup plus d'efficacité contre le phagédénisme syphilitique que contre le phagédénisme chancrelleux.

2° *Diagnostic de la syphilose ulcéreuse et du chancre infectant phagédénique.* — Il est d'autant plus difficile que le passé syphilitique du malade est parfois douteux et que le chancre infectant phagédénique ne s'accompagne presque jamais d'une adénopathie aussi typique, aussi considérable que celle du chancre induré néoplasique. Dans bien des cas, je l'ai même vu manquer tout à fait. En outre les caractères objectifs du phagédénisme primitif et du phagédénisme tertiaire non seulement se ressemblent, mais sont absolument identiques. Et enfin il arrive souvent que les accidents secondaires ne se produisent que très tardivement après le chancre infectant phagédénique. J'en ai vu plusieurs cas qui m'ont beaucoup étonné et ont déjoué toutes mes prévisions, si bien fondées qu'elles me parussent. Du reste, qu'importe au point de vue du traitement, qu'on ne sache pas si on a affaire à un chancre infectant ou à une syphilose génitale phagédéniques, puisque le mercure et l'iodure de potassium doivent, dans les deux cas, être administrés à doses élevées et qu'ils produisent d'ordinaire des résultats curatifs remarquablement rapides[1] ?

1. Dans les gros syphilomes tertiaires balano-préputiaux qui deviennent gangreneux, le diagnostic présente quelques difficultés, quand on n'a pas assisté aux premières phases de l'affection. On pourrait en effet être embarrassé pour savoir si c'est réellement un syphilome ou l'affection que j'ai décrite sous le nom d'*affection furonculo-gangreneuse*

3° *Diagnostic entre la syphilose et la scrofulose génitales.* — Il n'y a pas à s'en préoccuper chez l'homme, puisque le pénis a le privilège de n'être jamais atteint de lésions scrofuleuses, tandis que, chez la femme, les organes génitaux externes sont exposés à une affection phagédénique scrofuleuse, des plus graves et des plus rebelles, qui est l'analogue du lupus dévorant du visage. C'est l'*esthiomène* ou lupus génital, scrofulide lupiforme de la vulve, si bien décrit par Huguier et depuis par M. Bernutz.

Comme le lupus, l'esthiomène ulcère, perfore, hypertrophie les tissus. Mais la syphilose phagédénique ne fait-elle pas de même? Quels sont donc les caractères différentiels de l'esthiomène et de la syphilose phagédénique? Contours plus ansiformes (Huguier) que dans les ulcérations syphilitiques, c'est-à-dire plus irréguliers et plus sinueux, moins taillés à pic et plus inclinés vers le centre; — fond moins accidenté, plus uniforme et plus rouge; — sécrétion moindre et plutôt sanieuse que purulente; — absence de lambeaux décollés et escharifiés; — en certains cas, petites tumeurs pisiformes, verruqueuses, végétantes autour de la lésion ou sur la lésion elle-même; — boursouflement mollasse avec teinte violacée des téguments périphériques; — marche très lente dont les progrès ne deviennent sensibles qu'au bout de plusieurs mois; — siège exclusif sur la région génito-anale, sans irradiations sur l'abdomen et les aines, etc.: telles sont les principales particularités que présente l'esthiomène. Elles peuvent se rencontrer chez les femmes scrofuleuses atteintes de syphilose ulcéreuse des organes génitaux. Les deux phagédénismes, quand il y a coïncidence des deux maladies constitutionnelles sur le même sujet, confondent les nuances qui les séparent et sont extrêmement difficiles à distinguer. En pareil cas, c'est le traitement qui résout la question ; mais ce n'est pas toujours, tant s'en faut, un criterium infaillible, car parfois les ulcérations phagédéniques tertiaires sont rebelles à l'iodure ou ne se laissent qu'imparfaitement et lentement modifier par lui, tandis que les scrofulides ne restent pas complètement indifférentes à son action. Toutefois c'est là l'exception, et, à tous les points de vue, il est indiqué de donner l'iodure de potassium à haute dose dans le phagédénisme génito-anal, pour peu qu'on n'ait pas la certitude complète qu'il est scrofuleux[1]. »

4° *Diagnostic de la syphilose génitale et du cancroïde.* Il a un attrait de curiosité rétrospective plutôt qu'une véritable utilité pratique, car on en parle surtout afin de raconter qu'à une époque peu éloignée de nous, des chirurgiens prenaient pour un cancroïde des syphilomes tertiaires de la verge et s'armaient contre eux de leur couteau d'am-

ou anthracoïde du gland. Cette dernière qui n'est point le résultat de la contagion, et qui survient spontanément dans bien des cas, présente un processus beaucoup plus aigu et tourne à la gangrène franche dès les premiers jours. Et puis il y a les antécédents. Voyez mon *Mémoire sur les affections non virulentes des organes génitaux* où ce sujet a été traité avec tous les détails cliniques si nécessaires dans un sujet aussi obscur.

1. Charles Mauriac, *Leçons sur les maladies vénériennes*, pp. 931-32.

putation. M. Ricord et quelques autres syphiliographes se flattent, avec raison, d'avoir arrêté plusieurs fois la main qui allait aveuglément accomplir cette inutile et barbare mutilation. Je ne crois pas qu'aujourd'hui on commît une pareille erreur, ni qu'on en poussât si loin les conséquences. Je n'ai vu que deux ou trois cas dans lesquels il était possible à la rigueur de se tromper. Mais n'est-il pas entré maintenant dans nos habitudes thérapeutiques de ne recourir à l'instrument tranchant, quand il s'agit de tumeurs, qu'après avoir tenté la cure par l'iodure. Quoi qu'il en soit, voici les principaux caractères de l'épithélioma de la verge : tumeur sèche, tubéreuse, végétante, non ulcéreuse pendant des années; puis, quand elle s'ulcère, conservant toujours une saillie sèche, élastique, surmontée d'un bourgeonnement en forme de champignon. — L'ulcération sécrète une sanie ichoreuse et fétide; elle est grenue, rouge, fongueuse et quelquefois entourée d'une zone de végétation épithéliomateuse framboisée. — Il arrive un moment où les ganglions inguinaux sont envahis par le cancer. — Le traitement ioduré hydrargyrique n'a aucune action sur le cancroïde. — Qu'on mette en regard de ces caractères ceux de la syphilose ulcéreuse d'emblée ou de la syphilose génitale tuberculo-gommeuse, et on verra que la confusion de ces deux affections péniennes est facile à éviter.

II. Le pronostic de la syphilose génitale, en tant que manifestation tertiaire, ne diffère pas de celui qu'implique un accident du même ordre et de la même date, sur n'importe quelle autre partie du corps. Elle montre que la maladie générale, qu'on croyait éteinte ou guérie, est encore susceptible de se réveiller après un état de latence absolue, qui peut durer un grand nombre d'années. Mais la localisation n'a par elle-même aucune gravité particulière. Bien plus, je serais porté à penser que son pronostic est moins sérieux que celui d'une détermination tertiaire sur un point de l'organisme, vierge jusqu'alors de toute atteinte syphilitique. C'est qu'en effet la syphilose génitale a peut-être, plus qu'aucune autre, les caractères d'une autonomie circonscrite, qui s'est affranchie de tout lien fédératif et a fait œuvre de décentralisation diathésique. Je n'en veux pour preuve que l'absence habituelle de toute syphilose sur d'autres points du corps, et la prédilection que le syphilome témoigne pour le foyer de l'accident primitif, dont il prend le siège et revêt les formes, au point qu'on peut croire à une vraie résurrection, mais à une résurrection bien plus limitée, puisqu'elle n'a aucune velléité d'irradiation sur le système lymphatique du district génital mucoso-cutané.

La date de l'évolution à laquelle apparaît la syphilose génitale n'offre aucune particularité frappante au point de vue du pronostic. Je crois cependant que lorsqu'elle est précoce, elle présente plus de danger que lorsqu'elle survient à une époque très reculée de la maladie. La raison en est que son processus est alors plus aigu, et qu'il peut coexister des lésions périgénitales de même nature, qui combinent leur action avec la sienne pour produire des délabrements considérables sur les organes génitaux. C'est du moins ce que j'ai vu dans certains cas où de vastes suffusions sous-cutanées qui succédaient, presque sans aucun intervalle à l'accident primitif, englobaient le pubis, les bourses, la verge et détruisaient de vastes étendues de peau dans leur régression nécrobioso-phagédénique. Ces processus presque foudroyants, qui mutilent et emportent le pénis à bref délai, ne s'observent pas d'ordinaire à une période très reculée. La syphilis agit alors avec plus de lenteur et elle laisse un peu plus de temps pour la combattre. Et puis les syphiloses génitales précoces se trouvent souvent engagées dans des manifestations complexes et générales, surtout lorsque la syphilis est douée de cette malignité qui crée un milieu spécifique violent, dangereux, où toutes les déterminations, même les plus circonscrites, semblent condamnées au maximum de leur pouvoir destructeur. Il faut reconnaître cependant que, dans beaucoup de cas, la syphilose génitale précoce appartient au type pustulo-ulcéreux, et qu'elle se borne à produire des ulcérations qui n'attaquent que des points circonscrits des téguments ou n'enlèvent que leurs couches superficielles, dans le phagédénisme décorticant, par exemple. Il est juste aussi d'ajouter qu'elles subissent peut-être plus promptement l'action curative des spécifiques.

Le type de la syphilose doit être pris en considération pour le pronostic. Le tuberculo-gommeux expose les organes à plus de dangers que l'ulcéreux, mais sa gravité varie dans de très larges limites. Ne rencontre-t-on pas, en effet, nombre de cas où toute l'affection se borne à une petite tumeur gommeuse, à un disque tuberculeux, qui parcourent régulièrement leurs périodes et n'aboutissent qu'à une perte de substance insignifiante? Par contre, c'est dans ce type de la syphilose génitale que se produisent ces infiltrats, diffus et profonds, qui sclérosent le gland, l'urèthre, le prépuce, le pénis et s'accompagnent de délabrements si considérables, lorsque entrent en jeu la nécrobiose et le phagédénisme perforant, qui en sont la conséquence ordinaire.

Dans la syphilose génitale, les localisations les plus à craindre sont celles qui se fixent sur la partie la plus importante, la plus vitale des organes : chez l'homme, sur le gland, le méat, l'urèthre, le sillon, les corps caverneux ; chez la femme, sur le clitoris, le capuchon, l'urèthre, l'anneau vaginal, etc. En pareil cas, on doit toujours redouter que les fonctions génito-urinaires soient plus ou moins sérieusement compromises par les mutilations, les atrésies et les fistules qu'entraîne le phagédénisme des vastes syphilomes du gland et de la vulve.

LA SYPHILOSE GÉNITALE EST-ELLE CONTAGIEUSE? — En bonne pratique, il faut considérer comme virulentes, et par conséquent comme contagieuses, toutes les lésions qu'elle produit. Aussi les rapports sexuels doivent-ils être interdits d'une façon absolue. Cela est d'autant plus nécessaire, que l'aphlegmasie et l'indolence de l'affection permettent aux malades de se livrer au coït, sans qu'il en résulte pour eux aucune douleur, ni aucun dommage sensible. Leur témérité est souvent justifiée par l'innocuité du résultat (obs. 25); mais certainement ce résultat serait tout autre si les lésions génitales d'ordre tertiaire, au lieu d'être tardives, étaient précoces.

Je l'ai souvent dit et je le répète, la contagiosité en pareil cas est une question de date. — Nous sommes loin d'être fixés sur l'époque précise où la virulence finit ; aussi est-il prudent d'agir comme si elle se perpétuait indéfiniment.

Au sujet de la contagiosité qu'impliquent presque toutes les lésions génitales dans les deux sexes, je vais rapporter un cas où, à mon grand étonnement, elle fit complètement défaut. Ce fait aurait tout naturellement trouvé sa place dans mon mémoire sur les *Affections non virulentes des organes génitaux*, si je l'avais observé plus tôt. — Un de mes confrères me conduisit, le 2 novembre 1885, un de ses clients, âgé de 32 ans, qui avait sur la verge, dans le sillon et autour du sillon, cinq érosions reposant sur des bases nettement indurées ; une de ces érosions occupait les deux lèvres du méat et la pointe du gland. Elles reposaient sur une base très dure et montraient un peu de tendance à l'ulcération. Tout autour de ces plaques, les tissus étaient rouges et œdématiés. Les ganglions des aines étaient un peu tuméfiés. Tous les caractères du syphilome primitif se trouvaient réunis dans ces lésions génitales. Aussi je n'hésitai pas à dire qu'il s'agissait là de *chancres infectants*. Ils dataient de six semaines environ et étaient survenus un mois après le dernier coït. Or quelle ne fut pas ma surprise, quand le malade qui avait entendu mon diagnostic avec le plus grand calme, me dit qu'il s'était marié trois semaines après le début de cette affection, alors qu'elle était en pleine activité, et qu'il n'en avait pas moins pratiqué le coït avec sa jeune femme tous les jours et souvent plusieurs fois! Je lui déclarai que, selon toute probabilité il l'avait infectée ; mais il m'affirma qu'il était persuadé du contraire, parce que c'était la troisième ou la quatrième fois qu'il lui survenait de semblables accidents et qu'il avait toutes sortes de raisons pour les considérer comme non contagieux. Je l'interrogeai alors sur ses antécédents, convaincu que j'allais y découvrir une syphilis remontant à dix ou douze ans. Eh bien, pas du tout. Je n'avais pas même la ressource de me rattacher dans mon diagnostic, un peu ébranlé par le récit du patient, à la possibilité d'une syphilose génitale tertiaire.

Comme il y avait, par suite des excès du coït, une inflammation assez vive autour de ces cinq pseudo-chancres infectants, je prescrivis quelques émollients et une continence qui ne parut point indispensable au nouveau marié.

Le 1er décembre 1885, guérison à peu près complète de ces lésions. Celle du méat persistait encore. L'examen le plus complet de toute la surface du corps et de la muqueuse bucco-pharyngienne ne me fit découvrir aucun vestige de syphilis généralisée. Il y avait quatre mois que la verge était malade et l'intoxication ne s'était pas encore manifestée. Je commençais à douter qu'elle eût lieu. C'était à n'y rien comprendre. Et la femme, après deux mois de mariage, n'avait absolument pas la moindre lésion sur les organes génitaux ni ailleurs! — Le 18 février 1886, elle était tout aussi indemne. Évidemment les lésions génitales de son mari, quelle que fût leur provenance, n'étaient pas contagieuses.

Mais alors à quoi fallait-il les attribuer, puisque force était de renoncer au diagnostic : *chancres infectants?* Je revins à celui d'une *syphylose génitale tertiaire*, et je finis par y croire à peu près, parce que le méat avait été légèrement creusé en entonnoir par son pseudo-chancre infectant, et que le malade avait eu, en février 1886, une pustule sur la jambe droite qui me parut être un ecthyma syphilitique. Je donnai un traitement mixte. Le malade s'y soumit, tout en me soutenant qu'il n'avait jamais eu la syphilis et qu'il en avait la certitude absolue.

Que conclure de ce fait? Était-ce une lésion d'ordre commun? Était-ce une lésion syphilitique?.....

Je ne fus pas moins dérouté par un autre fait du même ordre, où mon diagnostic et mes prévisions reçurent un démenti dont je fus du reste fort heureux. — M. X...., époux modèle, menant une vie d'intérieur qui excluait toute probabilité de contagion vénérienne, vint, à ma grande surprise, me montrer une petite lésion qui lui était venue sur la verge et à laquelle il n'attachait aucune importance. Je fus extrêmement étonné de trouver à cette lésion, qui siégeait dans la fossette gauche du filet, *tous les caractères d'un chancre infectant:* base dure, chondroïde, nettement enchassée dans les tissus sains, érosion lisse, d'un rouge sombre, ecchymotique, sécrétant un liquide séreux, etc. — En outre, les ganglions de l'aine du même côté étaient un peu tuméfiés et presque indolents. Je procédai discrètement à son interrogatoire; je palpai la lésion plusieurs fois, je l'examinai à la loupe. J'en avais vu par milliers d'exactement semblables qui étaient des chancres infectants avérés, suivis des phénomènes généralisés de l'intoxication. Comment celle-là n'en serait-t-elle pas une? Il me répugnait étrangement de l'admettre, parce que je connaissais la femme qui m'avait consulté pour une phthisie pulmonaire dont elle est morte depuis, qu'il n'y avait aucun motif de la soupçonner, et que son mari m'affirmait avec la meilleure bonne foi du monde, qu'il n'avait point vu d'autre femme que la sienne et ne s'était exposé à aucun attouchement génital de nature à lui communiquer quoique ce soit. Je lui laissai entendre qu'on contractait quelquefois des chancres sur les lieux d'aisance (j'en ai vu un cas très probant), et que peut-être avait-il ainsi contracté le sien, dans la grande fabrique remplie d'ouvriers qu'il dirigeait, etc. Enfin j'arrangeai les choses de mon mieux et je déclarai que peut-être ce n'était rien, comme aussi il se pourrait qu'il survînt quelques petits accidents, etc. Au fond j'étais convaincu que c'était un chancre infectant. Je le traitai comme tel; je fis même prendre quelques pilules de protoiodure. La guérison n'eut lieu qu'au bout de quatre ou cinq semaines. Un des ganglions de l'aine s'enflamma et devint le siège d'un petit abcès qui guérit très vite.

J'attendais vers le 45e, le 50e, le 60e jour, l'apparition d'une syphilide érythémateuse, de plaques muqueuses, etc. Je voyais souvent le malade, je l'examinais de la tête aux pieds avec le plus grand soin. Mais les semaines s'écoulèrent, puis les mois, sans la moindre apparition d'accidents consécutifs. Voilà maintenant plus d'un an que s'est produit ce pseudo-chancre et rien n'est venu démontrer que le patient fût syphilitique. Ce qui est certain, c'est qu'il n'avait jamais eu avant cette lésion génitale aucune trace d'infection syphilitique ancienne. Par conséquent nous n'avons pas même ici la ressource de croire à une syphilose génitale. J'ajoute que, d'après les renseignements qui m'étaient donnés par le mari, sa femme n'avait jamais eu quoique ce soit qui ressemblât de près ou de loin à la syphilis.

Traitement. Les deux spécifiques, le mercure et l'iodure de potassium, doivent être employés simultanément contre toutes les syphiloses, quelles que soient leur forme et leur date dans l'évolution de la diathèse. C'est là une règle générale. Mais les proportions de ces deux médicaments doivent varier suivant toutes les circonstances de type, d'âge, de processus, d'étendue, etc. Dans les syphiloses génitales précoces, on insistera un peu plus sur les mercuriaux que dans les syphiloses tardives. Celles-ci pourront même être combattues uniquement avec l'iodure de potassium.

Les plus grands soins de propreté sont indispensables surtout chez les femmes ; car la malpropreté, l'incurie, le défaut de pansements aggravent les lésions, activent les processus destructeurs et provoquent des complications inflammatoires ou gangreneuses. Lotions fréquentes avec des liquides détersifs, émollients ou calmants et antiseptiques, séparation des surfaces malades avec des linges fins et de la charpie imbibés de ces liquides ; bains tièdes prolongés, injections de propreté ou médicamenteuses, etc. ; repos, bon régime ; tels sont les moyens, auxquels il faut toujours recourir bien qu'ils ne soient qu'accessoires.

Avant d'en venir aux topiques modificateurs, on fera disparaître par un traitement approprié, tout à la fois émollient et calmant, les complications inflammatoires qui auraient pu survenir. C'est alors seulement, et lorsque la syphilose est bien dégagée de tout ce qui l'entravait, qu'on prescrira des pansements deux ou trois fois par jour avec les divers topiques qu'on a coutume d'employer en pareil cas. Ceux que je préfère sont l'iodoforme et les pommades au calomel et à l'oxyde de zinc. Si le premier n'avait pas contre lui son odeur, il serait toujours indiqué. Quant aux badigeonnages avec des solutions iodées et iodurées, de la teinture d'iode, des solutions de nitrate d'argent, etc., etc. je n'en suis pas partisan. Les liquides détersifs les plus utiles sont l'alcool camphré, et le vin aromatique coupés d'eau par moitié, des solutions de borax ou d'acide borique, et de chloral. Les cautérisations de nitrate d'argent ne sont utiles que dans la phase de réparation, pour activer le bourgeonnement lorsqu'il est inerte, ou le réprimer lorsqu'il est exubérant. Elles trouvent cependant leur application dans les ulcérations syphilitiques du col.

Que la syphilose génitale soit bénigne ou grave, érosive ou phagédénique, son traitement rentre dans celui de toutes les autres manifestations tertiaires de la syphilis [1].

SCLÉROSE DU TISSU ÉRECTILE DES CORPS CAVERNEUX [2].

Parmi les affections de la verge qui siègent exclusivement dans les corps caverneux, une des plus bizarres et des plus mystérieuses, dans son origine et sa pathogénie, c'est incontestablement celle qui consiste en nodosités, cordons, bandes ou plaques de tissu fibreux, au sein de leur trame érectile. Je croyais autrefois, un peu comme tout le monde, que de pareilles lésions avaient presque toujours la syphilis pour cause unique et directe. Depuis que j'en ai observé et traité un grand nombre de cas, je ne puis plus accepter les opinions reçues. J'ai la conviction que la syphilis n'intervient que très rarement dans l'étiologie de cette étrange affection. Et, si je m'en rapportais à mon expérience personnelle, j'irais même plus loin et je dirais : la sclérose des corps caverneux n'est jamais syphilitique. Sans doute on trouve assez fréquemment, dans le passé des malades qui en sont atteints, des antécédents spécifiques remontant à une époque plus ou moins éloignée. Mais ce que je n'ai jamais rencontré en même temps qu'elle, c'est une de ces filiations ou

1. Voyez dans mes *Leçons sur les maladies vénériennes*, la 20e leçon, pp. 973-1032, consacrée au traitement de la syphilis, la 19e leçon sur le phagédénisme pp. 904-939; et, dans ce volume pp. 60-77.

2. Je dirai souvent, pour abréger : *sclérose des corps caverneux ;* mais il sera bien entendu qu'il ne s'agit que de celle du tissu érectile. Cette affection a été décrite sous différents noms : *Nœuds et ganglions des corps caverneux* ; *concrétions plastiques, fibreuses, fibro-plastiques, cartilagineuses, osseuses* ; *indurations plastiques des tissus érectiles du pénis* (Demarquay). Kirby en a rapporté quatre observations, sous le nom d'*affections particulières du pénis*. Galligo les a désignées sous le nom de *tumeurs spéciales du pénis*. Monteggia, Boyer, Patissier, Lerminier, Velpeau, Mac Clellan, Fabre, Erichsen, et plus tard, Vidal, Demarquay et M. Ricord etc., ont appelé l'attention sur ces productions morbides.

de ces coexistences d'accidents spécifiques, qui suggèrent à première vue l'idée qu'ils sont tous, elles et eux, de même race morbide, de même souche diathésique. Qu'il y ait ou qu'il n'y ait point de syphilis chez le patient, la sclérose des corps caverneux conserve une physionomie immuable. Son identité résiste à tout, même au traitement le plus spécifique, même au temps qui fait subir de si grandes modifications aux syphilomes. Le tissu qui la constitue n'évolue pas ou évolue peu. C'est un tissu fibreux qui ne paraît contenir aucune parcelle de ces infiltrats embryonnaires, toujours mêlés en des proportions variables au tissu conjonctif des scléroses syphilitiques. On dirait que, dans la trame érectile, il s'est formé un tissu de cicatrice, d'emblée ou d'une façon lente, sourde, insidieuse, et sans aucun travail morbide antérieur. Chose curieuse ! La lésion commence et se continue par où les autres finissent. Dès le début elle se trouve être, à peu près en ce qu'elle a d'essentiel, ce qu'elle sera et restera plus tard, après des années, et cela chez tous les sujets, quelle que soit la différence des terrains constitutionnels et la nature des maladies vénériennes qu'on peut considérer comme sa cause plus ou moins probable.

Un fait qui m'a beaucoup frappé, c'est que je n'ai jamais vu la sclérose des corps caverneux, sous forme de nodi, de cordons, de plaques fibreuses, coïncider avec aucune des nombreuses variétés de la syphilose génitale. Ces organes sont très réfractaires à l'invasion des syphilomes qui se développent dans leur voisinage. Ils leur résistent et ne se laissent englober que par les infiltrats les plus considérables. Je dis englober et non pénétrer, car je ne suis pas certain que le néoplasme franchisse habituellement la charpente fibreuse du pénis. Il étouffe plutôt l'organe ; il l'étrangle, l'asphyxie et le mutile ou le détruit par la débacle ischémique qu'entraîne sa nécrobiose foudroyante.

Entre le syphilome et le *nodi fibreux*, il y a donc des différences profondes malgré les apparences. C'est ce qui me fait douter qu'ils soient de même origine. J'ajoute que je n'ai jamais pu leur assigner une cause traumatique.

Qu'elle est donc leur étiologie ? Avant de discuter cette question qui est une des plus intéressantes de leur histoire, je vais résumer les principaux faits que j'ai observés.

EXPOSITION DES FAITS

Je les divise en quatre catégories. — Dans la première, je place ceux dans lesquels le développement de la sclérose paraît avoir été spontané. — Dans la seconde, sont compris ceux dont la sclérose semble provenir d'une ou de plusieurs blennorrhagies antérieures. — Dans la troisième, je mets ceux où, à la rigueur, on peut rattacher la sclérose à la syphilis, bien que cette provenance soit fort problématique. — Enfin, dans la quatrième qui est la moins étendue, il n'y a que deux faits de sclérose. Faut-il rapporter l'un à l'arthritisme, l'autre au diabète?

I. Voici d'abord un cas où il m'a été impossible de découvrir aucun antécédent vénérien. Le malade n'avait jamais eu ni chancre mou, ni blennorrhagie, ni syphilis. Je pense qu'il ne viendra à l'idée d'aucun syphiliographe de supposer que cette dernière avait pu lui être transmise par hérédité et que la sclérose des corps caverneux en était la conséquence. — C'est donc un cas bien authentique qui met hors de doute le développement spontané de l'affection.

1. *Tumeur fibreuse ou sclérose limitée au corps caverneux droit, sur sa surface supérieure, survenue spontanément chez un homme dont le pénis n'avait subi aucun traumatisme et qui n'avait jamais eu ni blennorrhagie, ni chancre, ni syphilis.*

M. X... âgé de 54 ans, n'avait jamais eu aucune maladie vénérienne et cependant, lorsqu'il vint me consulter, il était atteint d'une affection des corps caverneux qui avait débuté environ six mois auparavant, sans cause appréciable, constitutionnelle ou traumatique.

Il éprouvait depuis quelque temps comme une sensation de bridement et de constriction dans la verge, dont il ne se rendait pas compte, lorsque sa femme lui fit remarquer que cet organe pendant l'érection était devenu recourbé en haut et un peu à droite. Cette courbure augmenta peu à peu et finit par rendre le coït très difficile.

A l'époque ou je vis M. X..., je constatai, en palpant les corps caverneux, qu'il y avait un peu à droite de la ligne médiane, à 3 centimètres en arrière du gland, une bande fibreuse, dure, bosselée, inégale, épaisse, longue de 2 c. 1/2 environ. Elle occupait la face supérieure du corps caverneux droit et n'adhérait point à la peau. Elle était insensible à la pression. C'est à son niveau que se produisait la sensation de bridement pendant l'érection. Je prescrivis de l'iodure et je fis appliquer un emplâtre de Vigo hydrargyrisé sur la verge. Cette médication longtemps continuée ne produisit aucun résultat.

M. X... n'avait jamais fait d'excès vénériens. Il n'avait même commencé à voir des femmes qu'à l'âge de trente-trois ans.

La sclérose n'était-elle pas spontanée aussi dans les deux cas suivants? Les antécédents vénériens se bornaient à des chancres mous, sans aucune trace d'intoxication généralisée, qui avaient été contractés nombre d'années avant l'apparition de la sclérose et ne s'étaient compliqués d'aucune inflammation susceptible de se propager jusqu'au tissu érectile des corps caverneux. Je ne crois pas que la chancrelle ait été indiquée par personne comme une cause possible de cette sclérose.

Pour qu'il en fût ainsi, il faudrait qu'elle fût accompagnée d'un processus phlegmasique ou phagédénique, capable de traverser la charpente fibreuse des corps caverneux ou de provoquer un pénitis. Je n'en connais pas d'exemple.

On remarquera que, dans l'observation 3, il yavait aussi une blennorrhagie parmi les antécédents. Les cas sont nombreux où il en est ainsi, et je puis dire d'avance que cette maladie vénérienne est celle à laquelle paraissent se rattacher, le moins indirectement, beaucoup de scléroses des corps caverneux.

2. *Sclérose en noyau du corps caverneux droit, survenue spontanément, en dehors de toute cause locale, accidentelle et constitutionnelle.*

M. P... âgé de 47 ans, marié et père de plusieurs enfants bien portants, avait contracté, à l'âge de 32 ans, un chancre de la verge, qui s'inocula sur la cuisse et fut jugé chancre simple par M. le docteur Lagneau. Il ne survint jamais aucune manifestation spécifique et je ne suis parvenu à découvrir chez M. P... aucune trace de syphilis ancienne ou récente. Il était venu me consulter parce que, depuis quelque temps, sa verge s'infléchissait à droite pendant l'érection. L'angle qu'elle formait, d'abord très obtus, s'était rétréci de plus en plus, et maintenant ses deux branches étaient infléchies l'une sur l'autre de 45°, disait-il.

Cette déviation n'avait été précédée d'aucun trouble fonctionnel, ni provoquée par aucune cause appréciable. La verge n'avait point été contusionnée; le malade avouait du reste qu'il était très pacifique en amour et peu disposé à rompre des lances.

En palpant les corps caverneux, on trouvait dans celui de droite, à la réunion du 1/3 postérieur avec les 2/3 antérieurs, un noyau situé dans son épaisseur, isolé, sans irradiation périphérique, gros comme un pois, très dur et indolent. Impossible de savoir sous quelle influence il s'était formé. Je prescrivis inutilement l'iodure de potassium.

3. *Sclérose un peu diffuse de la partie antérieure des corps caverneux, survenue spontanément, sans l'intervention d'aucune cause traumatique, locale, ou diathésique.*

Un homme de 62 ans, d'une sante parfaite, s'aperçut que sa verge se recourbait peu à peu en haut, d'une façon inquiétante, pendant l'érection. Bientôt il sentit des nodosités dures dans la partie supérieure et antérieure des corps caverneux. — Il avait eu dix ans auparavant une blennorrhagie sans complication, et, vingt-quatre ans auparavant, un chancre non suivi d'accidents constitutionnels.

Je constatai chez lui une sclérose un peu diffuse occupant 1 ou 1 1/2 centimètres carrés sur la face supérieure et antérieure des deux corps caverneux, indolente et sans aucune connexion avec le gland. — Aspect normal de la verge au repos. Très peu de douleur à la pression; douleur un peu plus forte pendant les érections. — Pas trace de blennorrhagie, ni de syphilis. — Aucune cause traumatique. Impossibilité d'expliquer la genèse spontanée de cette sclérose. Inutilité du traitement ioduré.

II. Dans l'incertitude où l'on est sur l'étiologie de la sclérose des corps caverneux, il n'y a qu'une maladie vénérienne qui puisse dissiper un peu nos doutes et nous éclairer sur les causes et le processus de l'affection ; c'est la blennorrhagie. Et encore, dans la grande majorité des cas, n'en est-il pas ainsi; car elle ne fait souvent que figurer comme une de ces circonstances morbides banales et insignifiantes, ou bien vagues et très lointaines, qui ne paraissent avoir sur le tissu érectile du pénis aucune action immédiate et directe.

N'est-ce pas la proximité du siège qui nous fait illusion? Ou bien y a-t-il réellement une filiation pathogénique entre l'inflammation du canal de l'urèthre et la sclérose des corps caverneux? Eh bien, il est incontestable que cette filiation existe dans quelques cas. Je vais en citer un, le plus probant, selon moi, et le plus complet, que nous devons à feu mon ami, le docteur Enrico Rasori[1], un des jeunes médecins de Rome les plus distingués, dont la mort récente a été une vraie perte pour la médecine.

4. R. C., âgé de 28 ans, commis voyageur, n'ayant jamais eu de rhumatismes et né de parent vivants et bien portants qui ne présentent aucune trace de diathèse goutteuse, contracta, il y a deux ans, une blennorrhagie, compliquée, au bout du dix-neuvième jour, d'une épididymite droite qui fut guérie en deux semaines. L'écoulement se tarit de lui-même six mois plus tard. — Masturbation qui lui fit revenir une uréthrite de deux ou trois jours de durée, sous forme aiguë, suivie d'un flux catharral très peu abondant.

Nouvelle blennorrhagie en août 1881, suraiguë pendant deux mois, au bout desquels il lui survint une cystite du col avec ténesme, strangurie spasmodique et douleur au périnée, qui le condamna à l'immobilité.

Le 10 octobre (deuxième mois de la blennorrhagie), le docteur Rasori trouva le malade couché sur le flanc. La douleur qui régnait tout le long de l'urèthre le mettait dans l'impossibilité de s'asseoir. — Hémorrhagie uréthrale qui dura douze heures et fut provoquée par une pollution nocturne. Sensibilité à la pression de l'urèthre, surtout au périnée et à l'extrémité antérieure de la portion spongieuse. Érections fort douloureuses, strangurie. Écoulement purulent, copieux, crémeux, strié de sang. Miction toutes les demi-heures, très douloureuse au col et à la fosse naviculaire. Jet de l'urine petit et en spirale. Anorexie, selles douloureuses. — Bains, tisanes émollientes, glace dans le rectum, suppositoires contenant 5 centigrammes de chlorhydrate de morphine, toutes les vingt-quatre heures, et, peu de jours après, injection quotidienne de quatre grammes de caolin dans 100 grammes d'eau et 20 de glycérine, qui diminuèrent un peu le flux gonorrhéique. — Au bout de quinze jours, le malade put se lever et s'asseoir ; mais l'hémorrhagie uréthrale revenait facilement et l'urèthre était très sensible, même au contact du pantalon.

Le 2 novembre (deuxième mois et demi), les érections, nulles depuis plusieurs jours, revinrent très fréquentes et fort douloureuses. Jusqu'alors elles avaient

1. *Sopra una complicazione non comune della blennorragia. Lettura fatta alla Società lancisiana di Roma, dal socio dottor* Enrico Rasori, *aiuto dell'Istituto sifilipatico*. 1882.

produit dans la verge une légère courbure à concavité inférieure, tandis qu'alors, pour la première fois, elles s'accompagnèrent d'une brusque inflexion en haut, formant un angle très prononcé derrière le gland.

En palpant les corps caverneux, on sentait dans leur intérieur deux petites nodosités qui augmentèrent rapidement en cinq ou six jours et qui ensuite continuèrent à s'accroître, surtout en longueur, et devinrent de plus en plus dures. A l'extrémité du corps caverneux droit, il y en avait une grosse comme une cerise; du côté gauche, à cinq centimètres en arrière du gland, il en existait une autre, du volume d'une noisette, et, un peu plus en arrière, une troisième. Toutes étaient sensibles à la palpation, dures, à contours précis, et formaient pendant l'érection autant de petits centres douloureux qui faisaient éprouver au malade une sensation de tiraillement. Outre son incurvation en haut, la verge avait une forme bosselée, perçue par la vue et surtout par le toucher.

Dans les premiers jours de décembre (troisième mois et demi de la blennorrhagie, trentième jour de la sclérose), la nodosité de droite s'était un peu allongée, sans diminuer de volume, tandis que les deux autres, surtout la supérieure, avaient augmenté de longueur, s'étaient réunies au moyen d'un petit isthme. — Dureté plus grande et douleur moindre dans ces tumeurs. L'écoulement continuait sans brûlure pendant la miction. Cet amendement des symptômes fit négliger par le malade les injections uréthrales.

Mais, si la blennorrhagie diminuait, les nodosités n'en augmentaient pas moins. Le docteur Rasori ne revit le malade que le 20 février 1882 (sixième mois et demi de la blennorrhagie, quatrième de la sclérose). La nodosité de droite était divisée par une dépression médiane en deux parties, ayant chacune le volume d'une noisette. A gauche il existait trois petits noyaux en chapelet, semblables à de petits pois enfilés, dont le dernier se terminait par une sorte de prolongement caudal aminci, qui finissait par se confondre avec les tissus voisins. Ces tumeurs étaient toutes placées à un centimètre de l'urèthre et ne modifiaient en rien le jet de l'urine; — un peu douloureuses encore à la pression, elles avaient augmenté de consistance. — Persistance d'un léger écoulement jaune clair, plus dense dans la goutte du matin.

Les courbes de l'urèthre étaient de plus en plus accentuées pendant l'érection; la verge était un peu diminuée de volume dans son tiers antérieur et ne s'érigeait pas avec la même vigueur qu'auparavant. Le coït et l'éjaculation s'effectuaient normalement[1].

En mars (septième mois et demi de la blennorrhagie, cinquième de la sclérose), diminution de volume et augmentation de consistance dans les nodi, toujours sans aucune connexion avec l'urèthre qui était sain dans toute son étendue, comme on s'en assura par l'examen endoscopique. Aucun changement appréciable à la vue, dans la verge au repos. Érections un peu douloureuses si elles sont violentes. Regardé de haut en bas pendant l'érection, le pénis présente à droite un renflement auquel correspond à gauche une concavité; au delà il diminue

1. Rasori prescrivit des frictions mercurielles qui ne produisirent aucun résultat, et l'injection suivante du Dr Edoardo Cherubini, qu'il regarde comme extrêmement efficace: Faites infuser 6 grammes de feuilles de belladone dans 250 grammes d'eau; ajoutez-y 1 gramme de sulfate de zinc et 80 centigrammes d'acétate de plomb. (Trois injections quotidiennes.)

sensiblement de volume et présente une convexité à gauche et une concavité à droite. — De profil, la déformation de l'organe est encore plus grande : vers le pubis, le membre, robuste et rigide, se projette en décrivant une courbe à convexité supérieure ; puis il diminue de volume et présente une autre courbe, inverse de la première, convexe inférieurement et concave en haut, de telle sorte que le gland se trouve porté en haut. Cette seconde partie ne jouit pas d'une érection complète, puisque, au moment où celle-ci atteint son maximum, la simple pression du doigt peut infléchir la portion antérieure de la verge sur la portion postérieure, de manière à ce que toutes les deux soient à angle droit. Le coït n'est pas impossible, mais le malade fait de lamentables comparaisons avec ce qu'il était autrefois. Le 20 avril (sixième mois de la sclérose), les nodi avaient le même volume, mais ils étaient plus durs. Même déviation dans l'éréthisme du pénis. — Urèthre sain.

N'est-ce pas aussi à une blennorrhagie, et seulement à cette cause, qu'il faut rapporter la sclérose du corps caverneux gauche dans l'observation suivante? Quand le malade me consulta, l'affection datait de un an et demi environ ; par conséquent elle était arrivée à ce ***statu quo*** de dégénérescence fibreuse contre lequel échouent toutes les médications. Je n'ai pas été témoin du processus, mais je me figure qu'il a dû ressembler à celui qui a été observé et noté si scrupuleusement par le Dr Enrico Rasori. Seulement les phénomènes d'inflammation uréthrale avaient été beaucoup moins violents et beaucoup moins étendus.

5. *Sclérose sous forme de cordon noueux, dans le tiers antérieur du corps caverneux gauche, consécutive à une blennorrhagie. — Pas de pénitis. — Grande faiblesse génitale.*

M. X..., âgé de 28 ans, d'une bonne santé et n'ayant jamais eu ni chancres, ni accidents syphilitiques d'aucune sorte, contracta une première blennorrhagie, le 5 avril 1884. Elle fut très aiguë. On la traita pendant un mois ou six semaines par des tisanes et par des bains. Elle dura sept ou huit mois.

Trois mois après le début de cette blennorrhagie, les érections qui avaient été normales jusqu'alors, devinrent moins fréquentes et produisirent une incurvation notable de la verge à gauche. Sur le corps caverneux correspondant, on sentait, en arrière du gland, une induration, sous forme d'un cordon noueux, de 0,02 centimètres de longeur. Aucune douleur, aucun phénomène inflammatoire, actuel ou antérieur, dans le pénis.

Le malade attribuait cet état de choses à sa blennorrhagie qui, après avoir été régulièrement traitée pendant six semaines par des antiphlogistiques, l'avait été ensuite par des injections astringentes retenues très longtemps dans le canal. Elle était survenue à la suite d'excès de femmes. La verge n'avait jamais subi aucune violence traumatique.

Je fis prendre au malade chaque jour, pendant un mois et demi, deux grammes d'iodure de potassium. Quand il revint me consulter au bout de ce temps-là, sa situation, loin s'améliorer, s'était aggravée : l'énergie des érections et leur durée avaient beaucoup diminué et le cordon sclérosé s'était allongé et occupait le tiers antérieur du corps caverneux gauche.

L'obstacle mécanique à l'intromission, causé par cette sclérose, était peu considérable. Le phénomène prédominant était la faiblesse génitale. Je fis suspendre le traitement ioduré et je prescrivis des bains sulfureux. Je n'ai pas revu M. X...

Le cas suivant de sclérose des corps caverneux me paraît devoir, lui aussi, être rattaché à la blennorrhagie. Mais l'étiologie, ici, n'est pas aussi nette que dans les faits précédents, parce qu'un intervalle de temps considérable, de quatre années, s'était écoulé entre la fin de l'inflammation uréthrale et le commencement de la sclérose. Cette observation est intéressante à cause du degré de l'incurvation en haut, qui en vint au point d'empêcher le coït, et à cause de l'évolution spontanée et peu ordinaire de l'affection qui avait eu une période d'augment, une période d'état et une période de déclin.

6. *Sclérose en noyaux des corps caverneux, non syphilitique et survenue sans aucune cause plausible autre que la blennorrhagie. Période d'augment, période d'état et période de déclin dans le processus général de l'affection.*

M. G..., 26 ans, entra le 19 novembre 1879, dans les chambres payantes, pour une blennorrhagie légère qui datait de 6 mois et était réduite à l'état de suintement séreux. Ce qui l'inquiétait surtout, c'était la déviation survenue dans sa verge, pendant les érections, depuis huit ou dix mois. — Très bonne santé habituelle. Aucune trace ancienne ou récente de syphilis; jamais de chancres. Mais, à l'âge de vingt ans, blennorrhagie très violente qui avait duré un an et n'avait présenté aucune complication.

La verge s'était incurvée peu à peu en haut et la courbe qu'elle décrivait s'était tellement prononcée, que l'intromission de la verge dans le vagin devint difficile, puis impossible. Enfin les érections étaient douloureuses. Aucune cause accidentelle ni constitutionnelle pour expliquer cette lésion.

La blennorrhagie qui survint quelques mois après le début de cette sclérose n'eût aucune action sur elle. Elle fut contractée dans le coït unique que le malade parvint à pratiquer très péniblement.

Les érections avaient diminué de fréquence et les désirs s'étaient émoussés.

Au bout de huit mois, l'incurvation de la verge diminua beaucoup sans aucun traitement.

On sentait dans l'épaisseur des corps caverneux, depuis leur base jusqu'au gland, 4 ou 5 noyaux irrégulièrement pisiformes, situés symétriquement de chaque côté de la ligne médiane. Celui de la base, à droite, avait été et restait encore le plus volumineux, quoiqu'il eût beaucoup diminué; d'autres, au contraire, avaient grossi. — Tous indolents ou à peu près à la pression.

Les érections étaient presque droites. L'incurvation en haut était devenue insignifiante vers le milieu du neuvième mois. Il se formait dans le pénis, pendant sa turgescence, une dépression, une sorte d'échancrure à droite, au niveau du noyau de sclérose le plus prononcé. Il y avait donc tout à la fois déviation générale de l'axe, déformation locale et aussi diminution du volume de l'organe. — En général *les scléroses postérieures sont beaucoup plus déviantes que les antérieures*. Je soumis ce malade à l'iodure de potassium. Il ne resta que huit jours à l'hôpital. Je ne l'ai pas revu.

Dans l'observation ci-dessous, l'étiologie est plus nette. C'est bien en effet peu de temps après une blennorrhagie qu'a commencé la sclérose. Je ferai remarquer que le malade n'avait fait aucune injection. Il n'y a pas lieu, en général, d'incriminer ce mode de traitement, surtout quand on ne se sert que de liquides astringents.

7. *Sclérose des corps caverneux, survenue chez un homme qui n'était point syphilitique et avait eu, six mois auparavant, une blennorrhagie guérie sans balsamiques ni injections.*

M. D..., 31 ans, d'une bonne santé habituelle, n'avait jamais eu aucune maladie antérieure, héréditaire ou acquise, et n'avait point contracté la syphilis. Une blennorrhagie, survenue en juillet 1874, fut sa première affection vénérienne. Pendant un mois, écoulement jaune, verdâtre, épais, et très copieux. Érections douloureuses seulement pendant sept ou huit jours.

Au bout d'un mois et demi cette blennorrhagie guérit spontanément sans que le malade eût pris de balsamiques ni fait d'injections.

M. D..... recommença à voir des femmes; la blennorrhagie ne se reproduisit pas et sa verge ne fut soumise à aucune violence capable de la blesser.

Néanmoins, six mois après la blennorrhagie et après une continence de cinq semaines, M. D... s'aperçut que la verge s'incurvait fortement à droite pendant l'érection qui jusqu'alors avait été normale. Il découvrit ensuite l'existence d'un noyau d'induration sur le côté droit des corps caverneux. Ce noyau était dur, sans adhérence avec la peau et indolent au début. Peu à peu il s'étendit du côté de la racine de la verge et devint un peu douloureux. Les érections conservaient toujours la même énergie, mais l'incurvation s'accentua de plus en plus.

Quand je vis le malade, au quatrième mois de cette lésion, je constatai dans le tiers antérieur du corps caverneux droit, une induration oblongue, de 3 à 4 centimètres de longueur. Elle était insensible à la pression et légèrement douloureuse pendant les érections. Aucune adhérence avec la peau, pas trace d'inflammation. Canal sain. Pas le moindre vestige de syphilis.

Je prescrivis de l'iodure. N'ayant pas revu ce malade, j'ignore s'il a guéri. J'en doute.

Je puis encore ajouter aux faits précédents deux autres cas que je viens d'observer et dans lesquels la blennorrhagie a été, sinon la cause certaine, au moins la cause probable de l'affection.

8. *Sclérose légère de la partie antérieure des corps caverneux, survenue après une blennorragie compliquée de manifestations rhumatismales.*

M. X..., 28 ans, d'une bonne constitution. Ni syphilis, ni rhumatisme. Parents non arthritiques.

A l'âge de 25 ans, M. X... fit des excès de coït avec la même femme et il finit par contracter une uréthrorrhée à la suite de rapports pendant les règles. L'écoulement fut aphlegmasique et indolent. A peine se produisait-il quelques picotements uréthraux pendant l'éjaculation. Traitement antiphlogistique. Guérison au bout de quatre mois. — Mais, peu de temps après, M. X... contracta une vraie blennorrhagie inflammatoire, aiguë, douloureuse, purulente, qui se compliqua, vers le quinzième jour, de douleurs rhumatismales dans l'épaule droite, de l'inflammation synoviale des extenseurs de la main gauche et d'une petite périostite sur la face antérieure et moyenne des deux tibias. Il fut traité pour cette blennorrhagie à l'hopital Cochin, pendant 70 jours. Il en sortit à peu près guéri de son rhumatisme ; mais l'écoulement qui s'était arrêté ne tarda pas à reparaître et, depuis, il n'a pas cessé, sous forme très légère il est vrai, et avec les alternatives que présentent les catarrhes uréthraux séreux ou séro-muqueux.

Ce malade vint me consulter le 2 mars 1886. Je ne constatai rien du côté de la prostate ni de la vessie. Canal libre, miction normale, urines contenant quelques filaments muqueux.

Ce qui l'inquiétait, c'était moins ce catarrhe insignifiant que l'existence d'indurations dans la partie antérieure des corps caverneux. Il s'en était aperçu en octobre 1885.

La verge était alors devenue un peu sensible à ce niveau pendant les érections et surtout elle s'y était rétrécie et présentait une sorte d'encoche sur son bord gauche, derrière le gland.

Cette affection avait d'autant plus étonné le malade, qu'elle s'était produite d'une façon très insidieuse, sans cause traumatique, sans blennorrhagie uréthrale, sans excès de coït, sans recrudescence dans l'écoulement, sans injections caustiques, sans rien, en un mot qui pût l'expliquer.

En palpant les corps caverneux je sentis deux nodosités pisiformes derrière le gland, dans la partie la plus antérieure des corps caverneux. Il paraît qu'elles avaient été plus grosses. La gauche est plus volumineuse que la droite et c'est à son niveau que se produit l'encoche pendant l'érection. Entre les deux nodi, petite plaque mince, irrégulière et superficielle. Aucune déviation générale du pénis pendant les érections.

Est-ce bien aux blennorrhagies qui l'ont précédée qu'on doit rapporter la sclérose suivante? Je n'oserais l'affirmer. — Mais ce cas est intéressant, car il prouve que la *sclérose postérieure* des corps caverneux dévie et incurve beaucoup plus la verge que l'*antérieure*. C'est elle qui rend ordinairement le coït impossible.

9. *Sclérose symétrique de la moitié postérieure des corps caverneux. Deux blennorragies légères et un chancre dans les antécédents du malade.*

Un jeune homme, âgé de 26 ans, vint me consulter, en mars 1886, à l'hôpital du Midi, pour une diminution de volume et une incurvation de la verge en haut pendant l'érection, qui avaient commencé dix ou douze mois auparavant. Il avait eu une première blennorrhagie en novembre 1883 et une seconde à la même époque en 1884. Toutes les deux avaient été légères et n'avaient duré que deux ou trois semaines. — En décembre 1884, il contracta un chancre qu'il qualifie de volant. Ce chancre guérit très vite et ne fut pas suivi d'accidents constitutionnels, si j'en juge par les renseignements que me donna le malade et par le résultat négatif de mon exploration dans ce sens.

L'incurvation de la verge en haut s'était accentuée de plus en plus et en était arrivée à rendre le coït impossible. Elle était causée par l'existence de deux plaques scléreuses, situées à peu près symétriquement de chaque côté de la ligne médiane, sur la face supérieure et dans la moitié postérieure des corps caverneux.

La verge n'avait été soumise à aucune violence traumatique. La santé générale était excellente. L'affection s'était produite sourdement, sans inflammation ni douleur.

III. Je vais maintenant rapporter les faits dans les lesquels la sclérose des corps caverneux est survenue chez des sujets atteints de syphilis. Est-ce une raison pour la rattacher à cette maladie? Malgré qu'il n'existât aucune autre cause plausible, générale, locale ou traumatique, je ne le pense pas. Qui se hasarderait, par exemple, à affirmer que la syphilis contractée 29 ans auparavant avait, dans le cas suivant, suscité la sclérose des corps caverneux? Il est vrai que celle-ci, contrairement à ce qui a lieu dans la plupart de ces dégénérescences, guérit, puis récidiva, absolument comme auraient pu le faire des gommes. Par contre, l'iodure de potassium n'eut sur elle aucune action curative. Que chacun se prononce comme il l'entendra au sujet de cette étiologie obscure. L'observation n'en est pas moins fort intéressante à beaucoup d'égards.

10. *Affection scléreuse des corps caverneux, survenue à la trente-et-unième année d'une syphilis éteinte depuis vingt-neuf ans. — Guérison d'une première poussée. — Deuxième poussée au bout de deux ans, plus considérable que la première et réfractaire à tout traitement.*

M. X....., 53 ans, avait eu un chancre infectant à l'âge de 22 ans, suivi de roséole, de plaques muqueuses et autres accidents secondaires superficiels, dont M. Ricord le soigna, à diverses reprises, dans son service, pendant deux ans. — Depuis cette époque, c'est-à-dire depuis vingt-neuf ans, aucune manifestation spécifique, jusqu'au moment où M. X... vint me montrer sur sa verge, à 2 ou 3 centimètres du gland, quelques nodosités dont il s'était aperçu deux jours auparavant. L'une était à droite, l'autre près de la ligne médiane, à la surface supérieure des corps caverneux. Dures, à peu près indolentes, nettement circonscrites, elles n'avaient aucune adhérence avec le fourreau et paraissaient absolument aphlegmasiques. Je ne pus les rattacher à aucune cause autre que la syphilis. Aussi je prescrivis de l'iodure de potassium. — La verge s'incurvait un peu en haut et à droite pendant les érections.

Deux mois après, ces tumeurs existaient encore, mais elles me semblèrent avoir un peu diminué.

Au bout de trois ans, je revis M. X..... qui me raconta que ces nodosités avaient fini par disparaître à la longue, et que la verge était revenue à son état normal pendant les érections ; mais que d'autres tumeurs semblables s'étaient formées de nouveau depuis un an. Je constatai en effet qu'il y avait une grande plaque de sclérose superficielle un peu en avant du pubis, deux ou trois nodosités profondes et une bande longitudinale dans la gouttière des corps caverneux, qui s'arrêtait à 3 centimètres du gland. La grande plaque avait le diamètre d'une pièce de 1 franc; elle était un peu douloureuse. Aucune adhérence, aucun processus inflammatoire. Pas la moindre manifestation syphilitique ailleurs. — Santé générale excellente. Forte incurvation de la verge en haut pendant les érections qui étaient un peu douloureuses. Le calibre de l'organe dans l'éréthisme n'était plus uniforme : à la base en arrière des tumeurs il était plus considérable qu'auparavant, tandis qu'en avant il était très diminué et le pénis paraissait atrophié. Rien dans les testicules. (Il n'existe aucune solidarité entre la sclérose des corps caverneux et les affections de cette glande.) — Ce fut en vain que je fis reprendre de l'iodure et pratiquer des frictions mercurielles sur le fourreau. Les tumeurs ne diminuèrent pas. De guerre lasse, je cessai toute médication et je finis par perdre le malade de vue.

— Chez un malade de 63 ans, j'ai obtenu un peu d'amélioration. Il avait une tumeur fibreuse volumineuse sur la face supérieure et médiane des corps caverneux, et sa verge, pendant l'érection, s'incurvait au point de rendre le coït impossible. — Vingt-six ans auparavant, chancre, non suivi d'accidents constitutionnels; néanmoins, je prescrivis de l'iodure de potassium à hautes doses. Cinq mois après, la tumeur avait diminué de moitié et la verge ne s'incurvait presque plus. J'ignore si la guérison a été complète plus tard. J'en doute.

Dans cet autre fait, également très curieux, on pourrait aussi accuser la syphilis d'avoir causé la sclérose. Il est vrai qu'une blennorrhagie de date plus récente serait en droit de revendiquer l'affection avec plus de raison peut-être que la syphilis. — Les mêmes réserves étiologiques que pour l'observation 10 doivent être faites.

11. *Sclérose sous forme d'une bandelette fibreuse avec nodosités, s'étendant sur la ligne médiane supérieure des corps caverneux, depuis leur base jusqu'au gland, survenue spontanément chez un homme de soixante ans, à antécédents syphilitiques obscurs et éloignés.*

M. X..., âgé de soixante ans, croit avoir eu la syphilis vers l'âge de vingt-huit ans, et, entre autres accidents, tous légers, du psoriasis palmaire et des plaques muqueuses; mais ces antécédents sont fort obscurs. — Plusieurs blennorrhagies dont la dernière à quarante-cinq ans.

Quand il vint me consulter, il y avait un an que sa verge s'incurvait pendant les érections et décrivait une courbe à concavité supérieure qui, depuis, s'était accentuée de plus en plus. En même temps elle avait diminué de calibre à sa base et sur divers parties de sa longueur, excepté au gland. Aucune douleur du reste, ni pendant le coït, ni pendant les érections.

Il n'existait pas chez lui la plus petite trace de syphilis, ancienne ou récente. Aucune lésion des organes génitaux qui n'avaient jamais été blessés par aucune violence extérieure. L'affection dont il était atteint paraissait donc s'être produite spontanément.

Je constatai sur la face dorsale des corps caverneux une bande de sclérose occupant la ligne médiane; elle était entrecoupée de nodosités et s'étendait depuis la base de la verge jusqu'à celle du gland. Les érections n'avaient pas diminué d'énergie ni de fréquence; mais l'arc du cercle décrit par la verge était très prononcé et sa pointe venait toucher l'abdomen, ce qui rendait le coït assez difficile. — Indolence complète de la lésion, nettement limitée au milieu du tissu érectile.

Je prescrivis 2 ou 3 grammes d'iodure de potassium à prendre chaque jour, avec des interruptions toutes les deux ou trois semaines. Cette médication ne produisit pas le moindre résultat et, au bout d'un an, je constatai que la sclérose était dans le même état et avait même un peu augmenté.

Je ne découvris dans la santé de M. X... aucune circonstance morbide locale ou générale de nature à m'éclairer sur l'étiologie de cette singulière affection.

12. *Sclérose partielle du corps caverneux droit au huitième mois d'une syphilis très bénigne.*

M. X..., vingt-deux ans et demi, avait senti, huit mois après avoir contracté un chancre prétendu syphilitique, une vague douleur pendant les érections et il avait constaté que sa verge présentait une sorte d'échancrure, de dépression à droite et de déviation dans le même sens. Il disait avoir eu de l'alopécie et des plaques muqueuses; mais je dois avouer que je ne constatai chez lui aucune trace de vérole ancienne ou récente. Le malade était très affirmatif sur l'absence de toute cause traumatique. Il avait eu déjà deux blennorrhagies légères. Malgré mes doutes sur l'existence de la syphilis, je le soumis à un traitement spécifique fortement ioduré. Malheureusement je perdis ce malade de vue et j'ignore quelle action ont eu le mercure et l'iodure sur cette sclérose prématurée. — Quelle était la vraie cause de cette sclérose?

IV. Parmi les causes qui, en dehors des maladies vénériennes et des causes traumatiques ou des inflammations du pénis, sont susceptibles de produire la sclérose des corps caverneux, on a invoqué le rhumatisme et en particulier la goutte. Je ne serais pas éloigné d'attribuer à la diathèse arthritique une place notable dans l'étiologie de cette affection. Ne produit-elle pas ailleurs des dégénérescences fibreuses de même ordre? Je n'ai observé que le fait suivant où son influence pût être invoquée.

13. *Sclérose de la face supérieure des corps caverneux, probablement de cause arthritique.*

M. M..., cinquante-quatre ans, boulanger, s'aperçut cinq mois avant de venir me consulter, de l'existence d'une petite boule dans les corps caverneux. Elle était dure et causait un peu de douleur. Elle s'agrandit et s'étala dans les couches supérieure de la verge : de manière à former une plaque allongée. Deux mois après le début de cette sclérose, l'organe s'infléchissait fortement pendant les érections.

Quand je vis cet homme, la plaque de sclérose commençait au pubis et s'avançait, sous forme d'un cordon noueux, jusqu'au gland. Toute sensibilité douloureuse avait disparu. Verge très incurvée en haut pendant l'érection. — Je fis prendre, sans aucun résultat, de fortes doses d'iodure de potassium.

Le malade était rhumatisant. Je ne découvris chez lui aucune trace ancienne ou récente de syphilis, bien qu'il prétendit l'avoir eue six ans auparavant. — Deux ou trois blennorragies, dont la dernière, il y avait sept ans, sans aucune complication. Aucune cause traumatique.

Enfin je terminerai cette série d'observations par un cas où la sclérose, accompagné d'anaphrodisie et d'impuissance, était survenue chez un diabétique qui n'avait jamais eu aucune maladie vénérienne.

14. *Sclérose en plaque des corps caverneux chez un diabétique.*

J'ai observé la sclérose sous forme de plaque dans les couches supérieures des corps caverneux, chez un malade de quarante-deux ans qui vint me consulter pour de l'anaphrodisie et de l'impuissance. Il était diabétique depuis près d'une année. Y avait-il quelque relation de cause à effet entre la glycosurie et l'affection des corps caverneux? Toujours est-il qu'on ne découvrait aucun autre état morbide dans ses antécédents.

N'avais-je pas raison de dire, en commençant, que la sclérose des corps caverneux était une affection très singulière, dont l'étiologie était entouré d'incertitude et d'obscurité? En définitive, ce n'est que dans la section des cas à antécédents blennorrhagiques rapprochés, qu'on trouve des relations pathogéniques bien évidentes entre les nodi des corps caverneux et l'inflammation de l'urèthre.

DESCRIPTION GÉNÉRALE

L'affection que je décris sous le nom de *sclérose des corps caverneux*, est le résultat d'une transformation partielle du tissu érectile de ces organes en tissu fibreux. Quelles que soient les causes qui la produisent, elle reste invariablement la même dans tous les cas. Cette uniformité est un trait si caractéristique de sa physionomie, qu'on la retrouve à toutes ses périodes. A peu de chose près, en effet, ses lésions sont semblables depuis le début jusqu'à la terminaison du processus. Il est fort rare qu'elle soit douloureuse et inflammatoire; et, si elle l'est dans ses premières phases, c'est au degré le plus léger, de telle sorte qu'on peut mettre l'indolence et l'aphlegmasie parmi ses attributs. Il en résulte qu'elle est fort insidieuse, qu'on ne la découvre souvent que par hasard, qu'on ignore l'époque précise à laquelle elle a commencé, et qu'elle échapperait la plupart du temps aux malades, sans les changements de forme et les incurvations bizarres qu'elle produit dans le pénis pendant l'érection. Elle ne paraît avoir aucun lien avec les affections générales ou locales qui la précèdent, l'accompagnent ou la suivent. Elle est isolée, indépendante et très réfractaire à tous les moyens locaux ou généraux qu'on emploie pour la combattre. N'est-ce pas là l'impression que donnent les quatorze cas que j'ai rapportés ?

ANATOMIE PATHOLOGIQUE ET PATHOGÉNIE. — Nous ne connaissons pas l'anatomie pathologique de la sclérose des corps caverneux. Je ne crois pas qu'aucune autopsie en ait été faite, ni que nous possédions des connaissances positives sur sa composition histologique. Mais on arrive à s'en faire une idée à peu près exacte. — Cruveilher l'attribue à la transformation fibreuse d'une partie des corps caverneux de la verge. Cet illustre anatomo-pathologiste rapporte qu'il a été consulté trois fois pour cette affection qui faisait dévier la verge d'une façon singulière, dans l'état de relâchement et surtout dans l'état d'érection. La partie transformée était d'une dureté cartilagineuse et ne prenait aucune part à la turgescence de l'organe. Il y avait à la fois étranglement et courbure anguleuse du pénis. Dans l'un de ces cas, la transformation était le résultat d'une violence traumatique : la verge avait été fortement pressée et tordue pendant l'érection. Dans les deux autres cas la transformation avait été spontanée[1].

M. Ricord fait provenir la sclérose des corps caverneux d'une phlébite plastique : les aréoles s'oblitéreraient peu à peu et le tissu fibreux succéderait à l'exhalation plastique et s'organiserait de manière à faire obstacle à la pénétration du sang dans les points des corps caverneux où il existe. Cette manière de voir n'est pas admissible, du moins pour la généralité des cas. Tout au plus s'appliquerait-elle à ceux dans lesquels le processus débute par des phénomènes inflammatoires assez tranchés, mais ils sont extrêmement rares. Et puis est-ce que la physionomie générale de l'affection donne l'idée d'une phlébite? Non, assurément, car il y a là un travail très lent, très insidieux, qui implique l'idée d'une métamorphose dans laquelle l'inflammation ne joue qu'un rôle effacé, du moins en apparence. Ce rôle est pourtant réel, puisque *l'irritation inflammatoire*, prise dans son acception la plus large, préside à une infinité de processus auxquels elle paraît étrangère[2].

Aussi je crois que MM. Van Buren et Keyes sont ceux qui ont le mieux pénétré l'essence de l'affection lorsqu'ils ont dit « qu'elle était produite par une inflammation chronique d'une *espèce particulière*, s'emparant de certains points du tissu érectile, et ayant pour résultat d'épaissir, de durcir les minces parois des aréoles, de remplir préalablement leurs cavités d'une exsudation fibreuse, de façon qu'elles ne peuvent plus être distendues par le sang, pendant que s'opère la turgescence du reste de l'organe[3]. »

Si l'observation clinique prouve, comme je le crois, que l'affection est mani-

1. Cruveilher, *Anatomie pathologique*, t. III, p. 594.

2. Robert supposait que ces productions morbides pouvaient provenir d'un petit foyer sanguin qui s'effectuait dans le tissu érectile des corps caverneux et dont la cicatrisation entraînait la formation d'une certaine quantité de tissu plastique. Il est possible que les choses se passent ainsi quelquefois, à la suite de causes traumatiques, par exemple; mais ce n'est certainement pas là le processus habituel.

3. *A practical treatise on diseases of the genito-urinary organs*, New-York, 1874.

festement constituée, dès son début, par une sclérose d'un processus si peu irritatif qu'il ressemble à une dégénérescence d'emblée, elle ne nous éclaire point sur la série des phénomènes qui la préparent et qui la font naître. Aussi sommes-nous dans une ignorance à peu près complète sur son mode pathogénique. Je ne pense pas qu'il faille invoquer dans aucun cas, pour l'expliquer, des phénomènes de thrombose et d'embolie, quoique le tissu érectile leur soit un terrain très favorable. Le processus a-t-il son point de départ dans les veines ou dans les artères ? Ou bien est-ce primitivement sur le tissu conjonctif et élastique des parois alvéolaires, que s'établit et que se concentre le travail morbide? Faut-il supposer que le système lymphatique y joue aussi un rôle ?...

Toujours est-il que cette sclérose ne varie point au milieu des nombreuses conditions pathologiques, locales ou générales, qui semblent la tenir sous leur dépendance, et qu'il y a lieu d'admettre par conséquent que la filiation pathogénique reste toujours la même, quelle que soit la diversité de ses origines.

La sclérose des corps caverneux occupe toujours le tissu érectile de ces organes, et dans ce tissu, ce sont les couches les plus superficielles de la surface supérieure ou les bords qui sont à peu près exclusivement indurés. Au moyen de la palpation sur les pénis très flasques, on peut assez nettement se rendre compte de la situation des points sclérosés. On sent qu'ils ne font pas corps avec la *membrane d'enveloppe fibreuse*, ou *membrane albuginée*; qu'ils sont au-dessous d'elle, et n'adhèrent même pas la plupart du temps à sa face interne. Ils ne l'épaississent point, et surtout ils ne font pas une saillie sensible sous le fourreau, ce qui ne manquerait pas d'avoir lieu si la sclérose s'établissait sur la surface externe de l'enveloppe fibreuse. En y passant légèrement le doigt on ne sent rien. Pour les découvrir, il faut les chercher plus profondément, en appuyant davantage sur l'organe et en le pressant entre les doigts.

Mais ce qui prouve mieux encore que le tissu érectile est bien le siège primitif de la lésion, c'est que, si petite qu'elle soit, tout de suite il se produit quelque chose d'anormal dans la forme de la verge pendant l'érection. Les déviations, les renflements et les amincissements, la flaccidité partielle de l'organe, etc., sont *toujours* la conséquence des noyaux ou des plaques scléreuses, et cette conséquence est si prononcée, qu'elle ne manque jamais d'étonner quand on les compare à la petitesse de la lésion. Or, des résultats aussi considérables se produiraient-ils si la sclérose occupait la surface ou l'épaisseur de la membrane fibreuse? Assurément non. S'il y avait sclérose de cette membrane elle serait plus sensible extérieurement. A un faible degré elle ne déformerait point l'organe pendant l'érection ; à un degré considérable elle le déformerait au contraire, même à l'état de repos, ce que ne fait point la sclérose du tissu fibreux. J'ai donc eu raison de désigner cette affection sous le nom de *sclérose du tissu érectile des corps caverneux* [1].

1. Il n'est pas aisé d'établir cliniquement l'existence d'une inflammation chronique de la tunique fibreuse des corps caverneux, absolument indépendante de la sclérose du tissu érectile auquel elle sert d'enveloppe et de charpente. Je crois que dans les cas que j'ai observés, c'était surtout le tissu érectile qui était intéressé ; mais je ne puis donner aucune raison positive, irréfutable, que le cylindre fibreux était *tout à fait indemne*. Peut-être participe-t-il, lui aussi, dans une certaine mesure, au processus, surtout par sa surface intérieure et par sa cloison. Il me semble, néanmoins, que c'est surtout dans la

Ainsi, un premier point qui me semble bien établi par l'observation, c'est que la sclérose siège dans le tissu érectile du pénis, à sa surface supérieure ou sur ses bords, et cela depuis la racine de l'organe jusqu'au gland.

En palpant ces tumeurs, le doigt constate aisément que leurs contours se séparent avec netteté du tissu mou qui les environne. Il se rend compte de leur configuration latéralement et en haut, et il sent aussi qu'en dessous elles ne plongent pas profondément du côté de l'urèthre. Leur configuration s'accuse d'une façon si précise au toucher, qu'il est très aisé de la dessiner. C'est ce que je

partie active, vitale de l'organe, c'est-à-dire dans son tissu érectile, que s'effectue le travail morbide.

Quelques auteurs, entre autres, Johnson (*The Lancet*, 1854), ont tenté de décrire séparément l'*inflammation chronique de la membrane fibreuse des corps caverneux.* On pourrait appeler cette affection *albuginite pénienne chronique.* Johnson ne fait point intervenir la syphilis dans son étiologie. D'après lui, la blennorrhagie et les excès de coït seraient les deux causes les plus fréquentes de cette maladie. Demarquay est enclin à la considérer comme un *premier degré de l'altération du tissu érectile.*

Toutefois, dans les quatre observations qui servent de base clinique au mémoire de Johnson, une seule fois seulement, le tissu érectile, proprement dit, a paru intéressé. Dans les trois autres cas, la lésion portait principalement sur l'enveloppe de la paroi des corps caverneux.

Les symptômes de l'*albuginite pénienne*, notés par Johnson, consistent principalement en douleurs lancinantes tout le long de la verge. Ces douleurs sont exaspérées par l'érection. Quelquefois, il survient brusquement dans le pénis, pendant le coït, une douleur qui persiste un certain temps après l'érection.

Au toucher on constate que l'enveloppe fibreuse est irrégulièrement indurée, comme l'aponévrose palmane chez certains manouvriers. Indurations circonscrites et lisses, puis indurations diffuses, superficielles, parcheminées, telles sont les changements qu'on reconnaît dans l'albuginite pénienne, en la pinçant entre le pouce et l'index.

Chez un des malades de Johnson, qui avait eu beaucoup de blennorrhagies, la verge était devenue le siège de douleurs lancinantes, au devant du scrotum. Elle était douloureuse pendant l'érection, et peu à peu, au bout de six mois, elle prit la forme d'*une spirale*, plus tard, elle eut l'aspect d'un *appendice vermiforme.* En examinant le pénis, Johnson reconnut que la cause de cet état de choses se trouvait être dans le corps caverneux dont l'enveloppe fibreuse était irrégulièrement indurée, tandis que l'épaississement et l'induration avaient envahi, à l'intérieur, le tissu érectile. L'érection était devenue insupportable et imparfaite ; les souffrances étaient très vives. — Chez un autre malade, le pénis se recourbait en haut ; les rapports sexuels devinrent difficiles. L'érection, imparfaite, s'accompagnait de *douleurs très vives.* A mesure que l'induration fit du progrès, la verge prit une *forme spirale.*

Le traitement, dit Johnson, est resté constamment inefficace. Les fondants et les révolutifs n'eurent d'autre effet que de faire disparaître, à la longue, la sensibilité et les douleurs vives du pénis. Quant à l'induration et à la déformation de la verge, elles persistèrent toujours.

En somme, il résulte de ce qui précède que l'*inflammation chronique de l'enveloppe fibreuse des corps caverneux* ou l'*albuginite pénienne*, est beaucoup moins indolente et aphlegmasique que la sclérose du tissu érectile des corps caverneux ; qu'elle procède plus directement de l'inflammation ; qu'elle en présente les symptômes et la marche, etc. Mais, au fond, les deux affections se ressemblent beaucoup et elles aboutissent aux mêmes conséquences, c'est-à-dire à un amoindrissement et à des déformations plus ou moins graves et ordinairement irrémédiables de la verge.

faisais toujours, afin de constater les changements qui se produisent parfois dans leurs formes.

Ces formes sont variables. Leurs trois principaux types, souvent mélangés sur le même sujet, se rapportent à la tumeur arrondie, isolée, au cordon et à la bande unis ou noueux, et à la plaque. Les tumeurs globuleuses sont habituellement régulières, solitaires, uniques ou multiples. Dans ce dernier cas elles se réunissent souvent les unes aux autres au moyen d'un cordon ou d'une bande, de manière à former une sorte de chapelet. Quelques-unes sont munies d'un prolongement caudal, arrondi ou aplati, qui s'effile et se perd dans les tissus sains et dont la direction, toujours orientée d'avant en arrière, est parallèle à l'axe de la verge. Les plaques sont plus ou moins épaisses, ovoïdes ou très capricieusement découpées sur leurs bords, isolées ou réunies au moyen de bandes moins larges qu'elles, contiguës ou séparées par des intervalles plus ou moins considérables du tissu érectile.

Le nombre des tumeurs est variable. Quelquefois, mais assez rarement, il n'y en a qu'une. D'autrefois elles sont multiples, et alors on voit la sclérose prendre sur le même corps caverneux toutes les formes et constituer, de la racine du pénis au gland, une sorte de cordon aplati ou de bande renflée çà et là et terminée à ses deux extrémités par une tumeur arrondie ou par une plaque. Leur répartition dans les deux moitiés de l'organe n'offre rien d'absolument symétrique, soit comme nombre, soit comme volume. Quelquefois il n'y en a que d'un côté ; d'autrefois chaque corps caverneux est atteint par la sclérose à peu près au même degré. Sur chaque corps caverneux, les productions fibreuses sont généralement plus volumineuses, aux deux extrémités que dans la partie moyenne, plus rapprochées des bords que de la ligne médiane. Cependant il arrive parfois que celles de chaque côté semblent se confondre, tant elles sont contiguës ; mais en les examinant attentivement, on sent qu'elles sont séparées par la cloison médiane et même par une lame de tissus spongieux. Leur volume présente de grandes différences, depuis le nodus pisiforme jusqu'aux vastes plaques qui occupent presque toute l'étendue du dos de la verge. Leur consistance ferme, élastique, dure et parfois chondroïde, tranche avec la mollesse pâteuse de la verge à l'état de repos. C'est ce qui permet de les délimiter si exactement et de se convaincre que, dans tous les cas, elles sont enchassées au milieu du tissu érectile, comme un corps étranger, et ne présentent aucune connexion habituelle, ni avec l'urèthre, ni avec le gland, ni même avec l'enveloppe albuginée des corps caverneux.

Symptômes et physiologie pathologique. — La sclérose des corps caverneux ne donne lieu qu'à un très petit nombre de phénomènes subjectifs, qui sont à peu près toujours les mêmes. Il y a des cas où ils font complètement défaut, d'autres où ils n'ont qu'une durée très courte. Il est rare qu'ils ne disparaissent pas fort longtemps avant que les lésions diminuent ou se résolvent. Ils consistent en une douleur sourde qui n'est presque jamais spontanée, et qui ne se réveille que lorsqu'on presse les points malades ou lorsque le pénis entre en érection. Pendant cet état de turgescence, les malades accusent un sentiment de resserrement, d'étranglement, de constriction, une sorte de douleur crampoïde qui ne cessent que pendant le repos de l'organe. Les troubles de la sensibilité restent toujours très circonscrits. A aucun moment il ne se produit d'irradiations névralgiformes vers les autres parties de l'appareil génital ou du côté des membres inférieurs, comme cela arrive si fréquemment dans les affections du testicule. La pression augmente un peu les sensations de douleur, quand elles existent, ou les suscite lorsqu'elles sommeillent, ce qui a lieu pendant l'état de flaccidité du pénis. — Les symptômes subjectifs s'observent principalement au début de l'affection. D'ordinaire ils s'atténuent peu à peu et finissent par disparaître à la longue. Celui qui persiste le plus longtemps c'est la sensation d'étranglement et de constriction, au niveau des nodi et des plaques, pendant l'érection.

La peau du fourreau et son tissu cellulaire sous-cutané sont intacts. La verge au repos ne présente à la vue aucun changement dans sa forme ni ses dimensions. Il faut la palper avec le plus grand soin pour découvrir les points sclérosés.

Mais les choses se modifient singulièrement et de la façon parfois la plus étrange lorsque se produit l'érection. C'est alors qu'apparaissent les symptômes de l'affection. Le médecin ne peut pas les constater; on devine aisément pourquoi. Mais les malades ont soin de les lui décrire avec les détails les plus minutieux. La plupart illustrent même cette description de dessins destinés à la rendre plus saisissante.

Ces symptômes consistent dans des déviations et des inflexions ou incurvations de l'organe pendant son éréthisme. — Il se produit des déviations qui portent sur tout l'organe : son axe reste à peu près droit, mais il subit une orientation nouvelle qui le porte à droite, à gauche ou l'applique contre la paroi abdominale. — Quand il n'y a que des inflexions, l'axe, tout en gardant une partie de sa direction normale, se courbe plus ou moins sur lui-même à droite, à gauche ou en haut. — Ces déviations et ces inflexions coexistent presque toujours et s'effectuent dans tous les sens, excepté toutefois de haut en bas. Je n'ai jamais vu, en effet, dans la sclérose des corps caverneux, la verge décrire une courbe à concavité inférieure, comme elle le fait dans la blennorrhagie cordée, ou bien se diriger obliquement en bas au-dessous d'un plan horizontal passant par sa base. Ces sortes de déviations et d'inflexions appartiennent exclusivement aux affections phlegmoneuses ou aux scléroses aiguës du canal de l'urèthre. Leur absence dans la sclérose des corps caverneux prouve bien que les lésions, ainsi que je le disais plus haut, siègent sur la face supérieure et les bords du pénis[1].

Rien n'est plus facile à comprendre et à expliquer que ces déviations et ces inflexions. Que se passe-t-il en effet pendant l'éréthisme du pénis ? Toutes les alvéoles qui constituent son tissu érectile se remplissent de sang, d'une facon uniforme, simultanément et au même degré, dans toutes les parties de l'organe. Celui-ci se gonfle, se durcit, se relève, devient rectiligne dans sa rigidité, et prend une direction oblique de bas en haut, plus ou moins rapprochée de la perpendiculaire, et toujours dans le plan médian du corps. Eh bien, forcément, les choses ne peuvent plus se passer ainsi quand une partie des alvéoles de ce tissu érectile est oblitérée par la sclérose. Les points des corps caverneux où siège cette lésion ne sont plus susceptibles d'admettre du sang dans leurs mailles. Leur imperméabilité les empêche de se dilater et de s'ériger, de suivre les parties saines, quand l'afflux sanguin vient les distendre et les amplifier. L'égalité, l'uniformité dans la turgescence de tout l'appareil caverneux n'existent plus ; l'équilibre de la pression sanguine est rompu ; il y a des endroits où cette pression fait défaut, et ces endroits-là, ne pouvant pas participer à la tension des parties qui les entourent, laissent un vide autour duquel l'organe se gonfle et s'infléchit.

Les changements dans la direction du pénis ne sont pas les seuls résultats de la sclérose partielle de son tissu érectile. Il y a aussi diminution de volume au point sclérosé et même un peu en avant, ce qui fait paraître d'autant plus grosses les parties qui sont en arrière.

De plus, la rigidité pénienne est plus faible à ce niveau. Il peut arriver qu'elle fasse presque défaut dans tout un segment transversal, compris entre des points sclérosés qui se correspondent à peu près symétriquement dans l'un et l'autre corps caverneux. Il arrive alors que les segments de la verge situés en arrière et en avant, se durcissant tandis que la partie intermédiaire reste flasque, jouent l'un sur l'autre comme si l'organe était cassé en deux (obs. 4).

Ainsi les phénomènes objectifs qu'entraîne la sclérose des corps caverneux sont : 1° des déviations générales de l'axe et des inflexions sur lui-même ; — 2° une diminution du volume de l'organe au point sclérosé et en aval de ce point ; — 3° un affaiblissement de la rigi-

1. La sclérose des corps caverneux n'empêche point la turgescence du bulbe, de l'urèthre et du gland de se produire comme à l'état normal pendant l'érection. — On a noté dans quelques cas qu'il y avait aussi de l'ischémie et des déformations dans ces organes, et on l'a mis sur le compte de la sclérose caverneuse. On a eu tort ; cette affection, quand elle ne coïncide pas avec une sclérose de l'appareil érectile du canal et du gland, n'apporte aucun obstacle, ni à leur circulation sanguine, ni au cours de l'urine, ou au passage du sperme dans le canal de l'urèthre.

dité érectile au niveau et dans l'intervalle des nodi et des plaques.

Les principaux types dans les changements de direction que subit la verge pendant sa turgescence sont faciles à deviner et à expliquer, quand on se rend bien compte du mécanisme de l'érection et qu'on connaît le siège des lésions.

Il faut remarquer d'abord que souvent un seul corps caverneux est atteint, et que, quand les deux le sont, ce n'est jamais d'une façon symétrique. Par conséquent il y aura toujours un côté de la verge où l'afflux sanguin sera moindre, la tension plus faible, et qui se courbera latéralement.

A. Les changements dans la direction latérale sont les plus ordinaires. On peut même dire qu'ils ne font complètement défaut dans aucun cas; mais ils varient suivant le siège et le degré de la lésion. Ainsi, lorsque la base de la verge est affectée toute seule ou l'est beaucoup plus que les autres parties, il se produit *une déviation d'ensemble* et très oblique, soit à droite soit à gauche, l'axe pouvant rester à peu près rectiligne. — Lorsque, au contraire, la sclérose n'atteint que l'extrémité du pénis, l'organe conserve sa direction normale en avant et en haut, partout, sauf en un point où son axe s'infléchit sur lui-même de manière à former une courbe plus ou moins prononcée à droite ou à gauche. Lorsque la sclérose, sous forme de bande ou de cordon noueux, occupe toute la longueur des corps caverneux, il y a tout à la fois et à un haut degré, surtout lorsque l'affection est unilatérale, déviation générale et inflexion dans le sens latéral. Il se produit une infinité de nuances et de combinaisons qu'il est inutile de décrire. Qu'il me suffise d'insister sur ce point, c'est que l'anomalie de la direction et les autres conséquences de la sclérose sont d'autant plus prononcées et d'autant plus graves, que les lésions sont plus rapprochées de la racine de l'organe, plus volumineuses et plus inégalement réparties entre les deux moitiés. Quand toutes ces conditions se trouvent réunies, la verge, pendant l'érection, va s'appliquer irrésistiblement contre la partie supérieure des cuisses ou se loger dans les aines, de telle façon que le coït devient impraticable. Les petites inflexions de l'extrémité ne le gênent au contraire que très peu. Celles de la partie moyenne l'entravent, sans l'empêcher complètement. Dans les cas où la sclérose est pisiforme et très petite, il ne se produit ni déviation, ni inflexion latérale, mais une simple dépression, une sorte d'encoche à son niveau, sur le bord de l'organe. — Les déformations dans le sens latéral sont d'autant plus prononcées, que les lésions sont plus rapprochées du bord des corps caverneux; celles qui sont contiguës à la cloison de séparation, sur la ligne médiane, donnent lieu à des changements de direction beaucoup moins accentués.

B. Comme la verge pendant l'érection tend à devenir verticale et que chez beaucoup de personnes elle présente aussi alors une légère courbure à concavité supérieure, les déviations et les inflexions qui se produisent dans ce sens paraissent moins choquantes que les latérales. Et cependant j'ai vu plusieurs malades se plaindre de la gêne, de l'obstacle qu'elles apportaient au coït. Elles peuvent aller jusqu'à le rendre impossible. En pareil cas, la verge reste rarement dans le plan vertical. Elle s'incline à droite ou à gauche de la ligne médiane et s'appuie contre les parois de l'hypogastre.

Ici, comme dans le type précédent, les degrés de la déviation dépendent du siège et du volume des lésions. Celles de la base et de la partie moyenne sont, toutes choses égales d'ailleurs, plus déformantes que celles de l'extrémité. Cependant le pénis peut être coudé derrière le gland, presque à angle droit, et alors l'intromission devient impraticable. Les cas les plus singuliers sont ceux dans lesquels la verge se recourbe d'avant en arrière, au point de décrire un anneau presque complet ; la pointe du gland ou sa face inférieure viennent alors butter contre le pubis au voisinage de la racine des corps caverneux.

C. Les inflexions dans le sens latéral et dans le sens antéro-supérieur sont uniques ou multiples, suivant qu'il y a un ou plusieurs points sclérosés. Elles alternent à droite et à gauche, quand la lésion occupe les deux corps caverneux. Il en résulte des *ondulations* latérales et antéro-supérieures, des encoches nombreuses, des torsions obliques, des déviations mixtes, etc. — La verge est alors déformée en tire-bouchon et toujours très amoindrie comme volume et comme rigidité (obs. 4).

D. Je n'ai pas vu d'incurvations de la verge se produire de haut en bas, par le fait de la sclérose des corps caverneux. Ce type de déformation est plutôt le résultat des lésions du canal. Je ne l'exclus pas cependant d'une façon formelle, mais j'affirme qu'il est beaucoup plus rare que les précédents, parce que les nodi, les plaques, les cordons et les bandes scléreuses occupent, dans la grande majorité des cas, les couches supérieures du tissu érectile de la verge. Pourquoi ? Il est difficile de le dire. A priori, on pourrait croire que c'est tout le contraire qui doit se produire, à cause des connexions de l'urèthre avec les corps caverneux. Eh bien, il n'en est pas ainsi, même dans les cas où l'affection scléreuse procède manifestement d'une blennorrhagie, comme dans le cas observé par Enrico Rasori.

Les troubles fonctionnels qu'entraîne la sclérose varient beaucoup suivant les degrés des déformations péniennes. Quelquefois ces déformations altèrent à peine l'exercice des rapports sexuels. D'autres fois elles l'interdisent absolument par l'obstacle mécanique qu'elles apportent à l'intromission. Mais ce n'est pas la déformation seule qui est cause de ces troubles. Il faut tenir compte aussi de l'affaiblissement total ou partiel de la rigidité érectile, qui est une des conséquences habituelles de la sclérose des corps caverneux. Et puis la virilité se trouve, en outre, dans bien des cas, *frappée moralement*. Ce n'est pas alors l'instrument seul qui est défectueux, mais la force nerveuse qui le met en action. Ce collapsus, cette défaillance sont causés peu à peu par le chagrin, la morosité et même le désespoir qui s'emparent des malades, quand ils voient leur verge subir de jour en jour des déformations de plus en plus gênantes. Le sentiment qu'une pareille affection est trop ridicule pour ne pas prêter à rire, blesse au vif l'amour-propre de certains malades et les fait tomber dans l'hypochondrie la plus noire. Mais j'en ai vu qui prenaient très bravement leur parti de toutes ces misères et finissaient par ne plus s'en préoccuper.

La sclérose caverneuse n'exerce aucune influence directe sur la santé générale, Elle n'arrive à la troubler que chez les individus qu'elle rend névropathes par action réflexe, psychique plutôt que matérielle.

Elle ne présente aucune *complication*, ni du côté des vaisseaux sanguins et lymphatiques, ni du côté des testicules, de l'urèthre ou de la vessie. On a dit que les plaques et les nodi comprimaient quelquefois l'urèthre au point de rendre la miction et l'éjaculation difficiles. C'est là une erreur qui provient de ce qu'on a englobé dans une même description la sclérose du tissu spongieux de l'urèthre et celle du tissu érectile des corps caverneux. — L'émission du sperme n'éprouve d'autre gêne que celle qui peut résulter des incurvations de la verge quand elles sont extrêmement prononcées.

Les *coïncidences* pathologiques de cette affection sont nulles la plupart du temps; c'est même là une de ses étrangetés. N'est-il pas curieux, en effet, de ne découvrir chez ceux qui en sont atteints, aucun vestige des états morbides qu'on peut rationnellement admettre au nombre de ses causes? L'absence de toute manifestation syphilitique est surtout à noter. Dans aucun cas de sclérose pénienne, je n'ai observé des accidents spécifiques voisins ou éloignés. — Dans aucun cas de syphilose génitale, je n'ai observé de sclérose pénienne. De ces deux faits que conclure, sinon qu'on a admis beaucoup trop à la légère que la sclérose était toujours ou presque toujours d'origine syphilitique? Je crois, au contraire, qu'elle ne l'est jamais ou qu'elle ne l'est que très rarement.

ÉTIOLOGIE. — PROCESSUS. — I. Nous voici ramenés à l'étude des causes. Si, au lieu de se placer à un point de vue théorique et de raisonner par analogie, on interroge les faits, on se convaincra aisément que la syphilis est loin de figurer en première ligne parmi les causes de la sclérose des corps caverneux. Souvent on ne trouve dans les antécédents des malades aucune des trois maladies vénériennes. L'affection s'est développée spontanément; ou, pour être plus exact, nous sommes dans l'impossibilité absolue de découvrir les causes qui l'ont produite.

Parmi les maladies vénériennes, la blennorrhagie vient en première ligne, et la valeur de sa prédominance numérique est encore accrue par la constatation, dans quelques cas, du processus pathogénique qui établit des rapports incontestables de cause à effet entre l'inflammation du canal et la sclérose des corps caverneux (obs. 4).

C'est tout l'opposé lorsque la syphilis figure seule dans les antécédents. Je n'ai pas pu parvenir à établir un lien quelconque entre elle et les *nodi*. On m'objectera que cette absence de solidarité peut bien n'être qu'apparente, et qu'on rencontre souvent dans la maladie constitutionnelle, loin de ses premières phases, après une longue interruption de toutes ses manifestations ordinaires, des accidents qui semblent échapper à sa spécificité et qui pourtant en relèvent incontestablement. Oui, mais ne finit-on pas, à la longue, par découvrir dans de pareils accidents, de physionomie équivoque, des particularités de processus ou des docilités à l'action des spécifiques, qui décèlent leur origine? Rien de semblable dans la sclérose pénienne. En elle, la transformation du tissu érectile est primitivement fibreuse et reste telle jusqu'au bout, sans qu'il s'adjoigne à ce processus l'élément de néoplasie embryonnaire qui fait si rarement défaut dans les syphilomes et produit leur fonte, leur régression, leur phagédénisme, etc., etc. Ainsi, outre qu'on ne trouve presque jamais la sclérose des corps caverneux dans les syphiloses génitales, même dans celles qui attaquent et détruisent le pénis, on ne voit jamais se produire au sein des noyaux ou des plaques scléreuses, les changements de régression nécrobiotique dont tous les syphilomes tertiaires génitaux sont atteints à un plus ou moins haut degré. On m'objectera encore qu'il y a des scléroses syphilitiques qui ne subissent pas l'involution nécrobiotique. Je sais qu'il en est ainsi quelquefois, très exceptionnellement il est vrai. La sclérose de l'albuginée et du testicule, par exemple, reste souvent sèche pendant toute sa durée, mais il arrive aussi quelquefois des fontes de sa néoplasie, des fongus spécifiques, etc. Voit-on rien de pareil dans la sclérose des corps caverneux? Et pourtant c'est une sorte d'analogie trompeuse entre le sarcocèle syphilitique et les nodi caverneux qui a conduit quelques syphiliographes à les rattacher à la syphilis. Le processus de cette sclérose reste donc purement fibreux, comme le sont certaines scléroses goutteuses, rhumatismales et les tissus devenus définitivement cicatriciels. D'un autre côté, loin de se montrer docile ou même un peu sensible à la médication hydragyro-iodurée, la sclérose des corps caverneux lui oppose une résistance absolue. Si quelques changements favorables se produisent en elle, ils arrivent à la longue et indépendamment de toute intervention thérapeutique.

Tous ces arguments ne sont-ils pas de nature à ébranler la tradition un peu routinière qui fait accepter la sclérose des corps caverneux comme une détermination syphilitique?

Entre la blennorrhagie et cette sclérose il y a plus d'affinités et il est même démontré cliniquement que, dans quelques cas, la seconde s'est produite sous l'influence exclusive de la première. Comment, par quelle filiation pathogénique? Pourquoi dans un cas plutôt que dans un autre? Voilà ce qu'il est difficile de dire. — Le nombre des blennorrhagies est immense; celui des scléroses caverneuses, de provenance réellement uréthrale, est excessivement restreint. L'étiologie ne se perd-elle pas dans le chiffre énorme que donne la différence numérique des deux affections?

En résumé, ce que nous savons sur l'étiologie de la sclérose des corps caverneux se borne à fort peu de chose.

II. Le processus de la sclérose caverneuse est très uniforme. Cependant on constate parfois des changements qui font quelque diversion à sa monotonie. Ainsi, les lésions diminuent et même disparaissent; puis elles reviennent plus tard (obs. 10). — D'autres se déplacent en cheminant avec lenteur d'un point à un autre. — Il se produit aussi des modifications dans leurs formes : des noyaux s'aplatissent et deviennent des plaques; ceux qui sont isolés se réunissent au moyen de cordons ou de bandes fibreuses; ou bien ces bandes et ces cordons s'amincissent, s'effilent et finissent par disparaître, etc. Mais tout cela se fait avec lenteur et dans un petit nombre de cas [1].

1. Je n'ai pas vu l'ossification de la verge succéder à la sclérose des corps caverneux; mais il est fort probable que quand elle se produit, ce qui est fort rare, il y a eu d'abord une transformation fibreuse du tissu érectile. — Le pénis peut devenir complètement osseux. On en trouve un cas dans les *Éphémérides des Curieux de la nature* (1687, II, p. 71.) C'était un bouvier de la Hesse dont la verge, tout à fait osseuse, et par suite toujours en

Diagnostic et pronostic. — Le diagnostic est très facile et repose sur la constatation, par le palper, de nodosités, de plaques et de bandes ou de cordons d'une consistance dure et chondroïde, au milieu du tissu spongieux et mou des corps caverneux à l'état de flaccidité. Il repose aussi sur les déformations du pénis pendant l'érection.

Si nous ne les constatons pas, nous pouvons les deviner, et, du reste, les malades nous donnent sur elles tous les renseignements désirables [1].

Le pronostic est sérieux, en ce sens que l'affection est très longue et que même, dans la plupart des cas, elle ne guérit jamais. Il dépend du siège et de l'étendue des lésions. Celles de la base sont plus graves que celles de la partie moyenne et surtout que celles de l'extrémité du pénis, leur volume étant le même. Les incurvations ne sont pas les seules conséquences à considérer dans l'appréciation du pronostic; il faut tenir compte aussi de l'amoindrissement du pénis, de sa rigidité inégale et diminuée, des obstacles mécaniques qui en résultent pour le coït et, en outre, de la faiblesse génitale qui survient presque toujours et de la névropathie hypochondriaque qui en est la cause ou le résultat.

Traitement. J'ai tenté contre la sclérose des corps caverneux le traitement antisyphilitique, sous toutes ses formes et à hautes doses, sans qu'il m'ait jamais été possible de constater une amélioration qu'on pût légitimement lui attribuer. Néanmoins, j'y ai encore recours, et je donne de l'iodure de potassium, avec l'espoir, peu justifié, qu'il pourra réussir par hasard. Je prescris aussi des frictions sur la verge avec de l'onguent napolitain. Mais la plupart du temps tout cela est inutile et,

érection, était d'une telle rigidité que sa femme éprouvait de très vives douleurs dans le coït. — Ordinairement l'ossification est partielle. — L'ossification de la cloison a été observée et décrite par Mac Clellan (*Nouveau journal des sciences médicales*, mai 1828). Au musée anatomo-pathologique de Vienne, il y a un cas fort remarquable d'ossification du pénis; l'individu avait 50 ans et l'os mesurait 5 à 6 c. de longueur. On en trouve le dessin dans le livre de Demarquay, sur les *Maladies chirurgicales du pénis*, p. 253.

1. La question du diagnostic devient difficile si on veut distinguer absolument la sclérose du tissu érectile, de l'albuginite pénienne. Tout ce que l'on peut dire, c'est que ces deux affections doivent coexister fréquemment; que quand c'est la première qui prédomine, il y a des douleurs plus vives dans le pénis, une allure moins insidieuse, quelque chose de plus aigu, en un mot, un appareil inflammatoire qui provient ordinairement, soit de blennorrhagies répétées, soit d'excès de coït ou de violences extérieures, etc.

Quant au diagnostic des causes, il est fort embarrassant dans la plupart des cas, attendu qu'on en trouve plusieurs parmi les antécédents. Or, à laquelle attribuer l'affection, quand la sclérose caverneuse se produit des années après une blennorrhagie ou le début de la syphilis, comme cela arrive très fréquemment?

de guerre lasse, le médecin et les malades finissent par renoncer aux remèdes et aux topiques et abandonnent l'affection à elle-même.

CONCLUSIONS. — 1. La sclérose des corps caverneux est constituée par la transformation partielle en tissu fibreux du tissu érectile de ces organes.

2. Cette transformation ou dégénérescence se fait sous forme de noyaux, de plaques, de cordons et de bandes, qui occupent les couches supérieures les plus superficielles du tissu érectile des corps caverneux et leurs bords.

3. Les causes de cette affection sont très obscures. On a eu tort de l'attribuer exclusivement à la syphilis. — Elle n'a point les caractères du syphilome tertiaire. Elle ne coïncide pas avec la syphilose génitale. Presque jamais on ne peut saisir la moindre filiation directe entre elle et la syphilis.

3. La blennorrhagie est la cause la moins problématique et la plus fréquente de la sclérose des corps caverneux.

5. Cette affection peut survenir spontanément ou peut-être sous l'influence d'une cause traumatique. Il est possible que l'arthritisme joue un rôle dans son étiologie.

6. Quelles que soient ses causes, la sclérose des corps caverneux est toujours identique à elle-même.

7. Elle se développe la plupart du temps d'une façon sourde et insidieuse. Indolente et aphlegmasique, elle ne donne lieu qu'à peu de phénomènes subjectifs.

8. Ses symptômes consistent dans des déviations, des incurvations, des déformations de la verge pendant l'érection.

9. Ces déviations et ces incurvations sont latérales ou supérieures. Elles ne se produisent jamais de haut en bas, comme dans les blennorrhagies cordées.

10. Outre les déformations pendant la turgescence pénienne, il y a diminution dans le calibre de l'organe sur quelques points, affaiblissement de la rigidité érectile, collapsus du sens génital.

11. Il en résulte des troubles plus ou moins graves qui gênent ou empêchent l'acte du coït, et exercent une action psychique réflexe fâcheuse sur le moral des malades.

12. Le processus de cette affection est excessivement lent et ne présente que des modifications insensibles pendant des mois et des années. La plupart du temps, la dégénérescence fibreuse est définitive, immuable et se présente comme telle dès le début. Aussi tous les

traitements sont-ils inutiles. L'affection résiste aux mercuriaux et à l'iodure de potassium, ce qui prouve bien que la syphilis n'intervient jamais ou presque jamais dans sa production.

PÉNITIS. — On désigne sous ce nom toutes les espèces d'inflammations qui sont susceptibles de se développer sur les enveloppes de la verge. La plupart du temps ces inflammations ne franchissent pas la barrière que leur oppose l'enveloppe fibreuse des corps caverneux. Aussi n'ont-elles rien à voir avec la sclérose de ces organes. Quelles soient, phlegmoneuses, érysipélateuses, gangreneuses, traumatiques ou d'origine blennorrhagique, chancrelleuse, syphilitique, etc., etc., je ne les ai jamais vues aboutir à la sclérose.

Lorsque le pénitis au lieu d'être phériphérique est interstitiel, c'est-à-dire lorsqu'il se développe dans le tissu érectile, l'affection prend un caractère très grave. L'inflammation en effet devient rapidement phlegmoneuse, de nombreux abcès se forment et l'infection purulente en est ordinairement la conséquence, etc., etc.

Ce n'est pas le lieu de décrire les variétés et les formes de toutes les affections inflammatoires qu'on a englobées sous le nom de Pénitis. Si j'en dis quelques mots ici, c'est pour montrer combien elles diffèrent de la sclérose des corps caverneux, dont elles ne sont jamais ni la cause ni la conséquence.

APPENDICE

SYPHILOSE PHAGÉDÉNIQUE DE LA RÉGION INGUINALE.

I

Pour compléter l'histoire de la syphilose génitale externe, je vais donner ici quelques fragments d'un travail que je fis paraître, en 1880, sous ce titre : *Étude clinique et critique sur quelques ulcérations spécifiques de l'aine et, en particulier, sur le bubon d'emblée*. J'en détache la partie qui a trait à la *syphilose inguinale phagédénique*. Cette partie comprend trois observations : la première se trouve reproduite dans mes premières *Leçons sur les maladies vénériennes*, (dix-neuvième leçon consacrée au phagédénisme, p. 927).

Voici les deux autres :

1. M. D..., âgé de 34 ans, contracta une blennorrhagie violente à la fin de mars 1877, et, vers le 19 janvier 1878, il lui survint, sans autre cause appréciable et spontanément, un gonflement douloureux un peu au-dessous du pli de l'aine droite, à la partie supérieure du triangle de Scarpa, c'est-à-dire en un point où ne se produisent pas d'ordinaire les adénites symptomatiques de l'inflammation uréthrale. Du reste la tumeur ne suivit pas le même processus que ces adénites, car elle augmenta progressivement de volume jusqu'à atteindre celui d'un œuf de poule, devint rouge, douloureuse, se ramollit à son centre, puis dans toute son étendue, et s'ouvrit vers les premiers jours de février.

Il en sortit une grande quantité de pus, sans aucun soulagement pour le malade ; l'ouverture en effet s'agrandit rapidement, de jour en jour, si bien que la tumeur fut bientôt convertie en une vaste ulcération, profonde, déchiquetée, avec des bords taillés à pic, décollés et des anfractuosités fongueuses au-dessous d'eux.

Quand ce malade entra dans mon service, le 19 mars 1878, cette ulcération inguinale durait depuis plus d'un mois. Malgré la gêne et la douleur qu'elle lui causait, il avait pu continuer son travail jusqu'à la fin de février. Il l'avait cessé depuis les premiers jours de mars.

Il m'affirma qu'il examinait ses parties génitales avec la plus grande attention, surtout depuis sa blennorrhagie qu'il traitait par des injections, et qu'à aucun moment, à partir du dernier coït, il n'avait vu la moindre ulcération ou écorchure sur le gland, la verge, les bourses ou les régions adjacentes. L'anus non plus n'avait pas été malade, et il n'avait eu aucun bouton ou furoncle sur le membre inférieur correspondant. J'explorai minutieusement toutes ces parties et je n'y découvris l'existence actuelle ou les vestiges d'aucune lésion ayant pu produire l'ulcération inguinale.

Comme il n'était pas possible de l'attribuer à la blennorrhagie, il fallait bien admettre qu'elle s'était établie dans les mêmes conditions qu'un bubon d'emblée, c'est-à-dire sans chancre préalable.

Il s'agissait de déterminer sa nature. Le liquide séro-purulent qui s'en écoulait avec abondance fut soigneusement inoculé à plusieurs reprises, sans donner aucun résultat.

Voici quels étaient les caractères de ce pseudo-chancre inguinal, le 21 mars (septième ou huitième semaine de l'affection) :

Il occupait la base du triangle de Scarpa, et son bord supérieur se trouvait à deux centimètres au-dessous du pli inguinal. De forme oblongue dans le sens de ce pli, il mesurait cinq centimètres de longueur sur trois de largeur et deux de profondeur. Les bords étaient taillés à pic et anfractueux, et on voyait dans le fond des excavations en pleine activité ulcéreuse, tandis que, sur d'autres points, au contraire, il y avait un commencement de réparation. C'était en bas que se manifestait cette tendance; en haut au contraire le caractère phagédénique était très accusé. La sécrétion qui se faisait encore sur toute la surface, mais principalement dans sa zone phagédénique, était séreuse plutôt que purulente et elle produisait sur le linge des taches grises, homogènes, avec un liséré noir périphérique, semblable à des taches de sperme. Le fond n'était pas vermoulu comme dans le chancre simple, mais plutôt d'un rouge foncé avec une certaine transparence. Il existait tout autour un empâtement mal circonscrit et dur. Élancements douloureux et grande gêne pour la marche.

Aucune adénopathie ni dans les aines, ni sur d'autres parties du corps. Aucune trace d'éruption. Bonne santé à tous égards. Blennorrhagie purulente, mais peu inflammatoire actuellement. Aucune manifestation syphilitique.

C'est cependant à cette maladie constitutionnelle que je rattachai l'affection inguino-crurale, et je le fis sans hésitation, même avant d'en avoir infructueusement inoculé le muco-pus. Je vis là l'exemple d'une grosse tumeur gommeuse des ganglions, simulant une adénite sub-inflammatoire avant de s'ouvrir, et un chancre plus ou moins phagédénique après avoir évacué son contenu.

Je crois que la blennorrhagie n'avait pris aucune part à son étiologie, même comme cause excitante. Il n'en était pas moins bizarre que cette gomme fût survenue quelques jours après elle et à la suite d'un coït plus que suspect. N'y avait-il pas là un concours de circonstances propre à faire supposer qu'il s'agissait d'un bubon d'emblée? C'est ce qu'on n'aurait pas manqué de faire avant qu'il fût d'usage de recourir à l'inoculation comme moyen de diagnostic.

Le malade avait contracté, en 1872, un chancre balanique qui avait laissé une cicatrice déprimée et était survenu quinze jours après le dernier coït. Il ne s'était point compliqué de bubon. Deux mois après le chancre, taches sur le corps, boutons sur le front, croûtes dans les cheveux, plaques muqueuses à la bouche et à l'anus. Traitement par le mercure et l'iodure de potassium. Ces premières manifestations durèrent trois ou quatre mois. Il ne s'en est pas reproduit depuis. Le traitement n'a pas été poursuivi au delà des accidents, et, depuis la fin de 1872, il n'a plus été question de syphilis pour ce malade.

Je prescrivis un traitement composé de bi-iodure ioduré et d'iodure. On pansa l'ulcération avec du cérat simple. L'action curative des spécifiques ne tarda pas à se montrer. Leur premier effet fut de diminuer, de faire disparaître les phénomènes inflammatoires, et d'arrêter le phagédénisme ; le second, de combler les anfractuosités du fond, d'affaisser et d'amincir les bords, d'élever et de régulariser la base ; le troisième, d'amener la cicatrisation qui était à peu près complète vingt-trois jours après qu'on eut commencé à administrer les spécifiques.

Comme exemple des déterminations de la syphilis sur la région inguinale, je vais rapporter encore le cas suivant. Il eût été difficile sans doute de méconnaître ici la nature de la lésion, mais elle ressemblait tellement à certains bubons chancreux que je ne crois pas inutile de la décrire avec quelques détails.

2. M... (Jean), âgé de 54 ans, entré le 16 juin 1876, salle 7, lit 2, présentait dans chaque aine deux tumeurs symétriques, grosses à peu près comme un œuf, oblongues dans le sens du pli inguinal, rouges, fluctuantes dans toute leur étendue et semblables à deux vessies remplies de pus. A tous égards, leurs caractères physiques étaient identiques à ceux des bubons chancreux arrivés à leur pleine maturité et sur le point de s'ouvrir.

Il y avait environ trois semaines à un mois que le malade avait vu se former symétriquement dans les deux aines, vers le milieu du pli inguinal, un peu au-dessus de lui, deux grosseurs, assez indolentes au début, qui augmentèrent peu à peu de volume, restèrent ainsi pendant quelques jours, adhérèrent à la peau qui devint rouge, se ramollirent enfin et finirent par constituer deux poches liquides très nettement circonscrites.

La verge, les bourses, les cuisses, le périnée, l'anus, aucune des régions dont les lymphatiques se rendent aux aines, n'avait présenté une lésion quelconque, capable d'expliquer l'apparition de ces deux tumeurs.

Du reste, il y avait plus de six mois que le malade n'avait vu de femmes.

Il se portait habituellement bien. Il avait eu plusieurs blennorrhagies dans sa jeunesse, mais jamais de chancre. Marié et père de quatre enfants bien portants, il était resté vingt ans sans aucune maladie vénérienne, lorsque dans le courant du mois de mai 1874 il contracta un écoulement qui ne dura, dit-il, que trois ou quatre jours et fut guéri par des injections. Il ne se produisit aucun chancre. Néanmoins, en janvier 1875, plaques muqueuses sur les bourses et dans la gorge. Il se fit traiter par moi à ma consultation de l'hôpital, et je lui prescrivis un traitement hydrargyrique. Un an après, en janvier 1876, il entra dans mon service pour des éruptions syphilitiques superficielles sur les muqueuses. Il en était guéri depuis février, lorsqu'à la fin de mai se produisirent les deux tumeurs inguinales (dix-huitième mois des premiers accidents syphilitiques).

Il était impossible de ne pas établir une corrélation entre cette syphilis et les tumeurs. Aussi je diagnostiquai : gommes des ganglions inguinaux. Ce qu'il y avait de remarquable en elles, c'était la régularité de leur conformation et leur parfaite symétrie. J'ai observé ce fait fréquemment dans les productions gommeuses. Aussi ai-je toujours été étonné de voir un observateur aussi perspicace que M. Hutchinson regarder l'asymétrie comme un caractère distinctif des lésions tertiaires.

J'essayai d'évacuer le contenu de ces tumeurs inguinales avec l'appareil aspirateur; mais toutes les tentatives que je fis furent infructueuses. Plus tard, je fus obligé de les ouvrir à cause de l'amincissement de la peau qui compromettait sa vitalité sur de larges surfaces. Il en sortit une grande quantité de pus épais, exhalant une mauvaise odeur.

Une fois ouvertes, ces lésions ne manifestèrent aucune tendance à la cicatrisation. Au contraire, elles s'agrandirent et ne tardèrent pas à devenir phagédéniques. Les lambeaux de peau se couvrirent d'ulcérations et se perforèrent sur plusieurs points; on fut obligé de les exciser.

Les deux ulcérations phagédéniques des aines restèrent parfaitement symétriques. Elles mesuraient six ou sept centimètres de longueur sur trois ou quatre de largeur et deux de profondeur. Leurs bords déchiquetés, irréguliers, taillés à pic, rappelaient ceux des ulcérations consécutives aux bubons chancreux. Leur fond était granuleux et pultacé. Elles suppuraient abondamment.

Pour compléter la ressemblance de ces lésions avec des chancres simples, il se produisit d'une part au pubis, d'autre part sur l'une des cuisses, deux pustules d'ecthyma simulant deux chancres d'inoculation.

J'inoculai plusieurs fois le pus des ulcérations phagédéniques ainsi que celui de ces

II

Il n'est pas douteux que les localisations de la syphilis dans les régions des aines sont exceptionnelles. On n'en trouve pas beaucoup d'exemples dans les recueils scientifiques. M. le professeur Verneuil a publié en 1871 un mémoire sur les tumeurs gommeuses de la région inguinale. Il relate avec les plus grands détails l'histoire d'un malade qui, à la suite de la nécrose du calcanéum ayant nécessité l'amputation de la jambe, vit se former une tumeur au pli de l'aine correspondante. Cette tumeur se ramollit, puis se vida et devint le siège d'une ulcération envahissante qui dénuda l'artère fémorale. Une fissure du vaisseau se produisit, et elle entraîna une hémorrhagie mortelle. Ce malade était atteint d'une syphilis dont les débuts assez obscurs remontaient à une époque extrêmement éloignée; il portait sur le corps des traces de syphilides ulcéreuses et des cicatrices déprimées, consécutives à des nécroses.

Il est facile de voir, par la simple énumération des principales circonstances de ce fait, qu'il ne présente avec les nôtres qu'une ressemblance éloignée. Mais, à cette époque, M. Verneuil répétait, au sujet des gommes inguinales, ce qu'il avait déjà dit dans son article *Aine* du *Dictionnaire encyclopédique :*

« J'ai consacré jadis un court chapitre aux tumeurs gommeuses du pli de l'aine. Il en ressort que ces productions sont rares, qu'elles peuvent siéger dans le tissu cellulaire sous-cutané ou dans l'épaisseur du cordon spermatique, qu'elles se rencontrent à l'état solide ou à l'état d'ulcération, auquel cas *elles pourraient être confondues avec l'ucère scrofuleux ou le bubon chancreux*, dernière erreur que j'ai peut-être commise[1]. »

« Je ne suis pas sûr, disait M. Verneuil, dans le *Dictionnaire encyclopédique*, de n'avoir pas pris des gommes ulcérées pour des chancres lymphatiques et ganglionnaires inguinaux. L'inoculation, que je regrette de n'avoir pas tentée, aurait levé les doutes qui me sont venus trop tard à l'esprit[2].

Dans sa thèse sur la *Syphilis primitive* (Paris, 1853, p. 80), M. Sarrhos dit aussi que les tumeurs gommeuses inguinales sont très rares; que M. Ricord, en 1853, n'en avait vu que trois cas, et il rapporte l'observation suivante dont voici le résumé :

Chancre induré en 1847, suivi de roséole, etc., et traité par M. Ricord; en

pustules, sans obtenir aucun résultat. Évidemment le virus chancrelleux n'était pour rien dans leur production.

Après avoir abandonné pendant quelque temps ces lésions à leur marche naturelle, je fis prendre de l'iodure de potassium à haute dose. L'amélioration étonnante obtenue en quelques jours par l'administration de ce spécifique aurait levé tous mes doutes sur la nature de l'affection, si j'en avais eu. Les surfaces ne tardèrent pas en effet à se déterger et la suppuration diminua rapidement. Les bords s'amincirent, le fond s'éleva, et au bout de dix ou quinze jours, on vit se faire sur divers points un commencement de travail cicatriciel. Des pansements à l'iodoforme achevèrent la guérison commencée et continuée par les hautes doses d'iodure.

Les descriptions qu'on vient de lire me semblent avoir une importance clinique qui dépend tout à la fois de la rareté de ces ulcérations inguinales et de la manière dont elles sont survenues.

1. *Arch. de méd.*, 1871, t. II, p. 339.
2. *Dict. encyclop.*, t. III, article *Aine*.

1849, testicule syphilitique gauche et, en 1852, tumeur dans l'aine gauche, indolente malgré son grand volume, très dure et sans changement de couleur à la peau. Elle perça au bout de trois semaines, sans douleur aucune. Pas de diathèse strumeuse, ouverture en boutonnière, à bord d'un rouge foncé, cavité de la grosseur d'une noix remplie dans son tiers inférieur d'une sorte de bourbillon, d'un blanc sale, jaunâtre; insensibilité du bourbillon qui se liquifie peu à peu, etc. — M. Lebert reconnut dans cette tumeur tous les attributs du tissu gommeux.

Dans un très bon travail de M. le docteur Campana (de Naples), sur les adénopathies syphilitiques[1], j'ai trouvé un beau cas de gomme ulcérée des aines. La malade, âgée de trente-sept ans, avait été contaminée par son mari onze ans auparavant. Au bout de quatre ans, gommes sur le tibia gauche; elles se ramollirent et se changèrent en ulcérations profondes qui mirent plus de deux ans à guérir malgré les médications les plus variées. Mais, après la guérison de la jambe, engorgement de la glande inguinale gauche, d'abord indolent, puis inflammatoire. Il s'ouvre au bout d'un mois; il en sort un liquide jaunâtre mêlé de pus. Quelque temps après, une seconde glande s'engorgea et s'ouvrit comme la première dans la même région, puis une troisième, et les ulcérations qui succédèrent à ces gommes devinrent phagédéniques. Plus tard, pharyngopathie syphilitique ulcéreuse, avec destruction de l'amygdale et du pilier postérieur droit, etc. Formation d'une gomme dans l'aine droite. Les ulcérations serpigineuses de l'aine gauche étaient à bords décollés, irréguliers, déchiquetés, à fond recouvert de détritus puriformes et d'une substance nécrosique de couleur blanc jaunâtre, épaisse et adhérente. L'iodure de potassium améliora rapidement l'état de la malade.

Dans ce cas, comme dans celui de M. Sarrhos et de M. Verneuil, il eût été difficile de prendre la lésion inguinale pour des bubons d'emblée. Le mode du processus, la présence de bourbillons sphacelés, la concomitance d'autres accidents syphilitiques, la physionomie générale de l'affection et son encadrement, mettaient tout de suite sur la voie du diagnostic.

Il faut bien que les gommes inguinales soient rares pour qu'on n'en trouve pas un seul exemple dans les 221 cas de syphilis tertiaire réunis par M. le docteur Jullien.

Dans les dix-huit volumes du *Giornale italiano delle malattie veneree et delle malattie della pelle*, si habilement dirigé par le savant docteur G.-B. Soresina (de Milan), je n'ai vu que l'observation ci-dessus du docteur Campana.

Mais peut-être cette rareté n'est-elle pas aussi grande que le ferait supposer la pénurie des documents. Ne tiendrait-elle pas aussi à ce qu'on a toujours méconnu la nature de l'affection et qu'on l'a prise, comme M. Verneuil avoue l'avoir fait, pour un bubon chancrelleux?

J'ai dit que quelques circonstances exceptionnelles donnaient de l'importance à mes trois cas et surtout au premier. Parmi elles il y a des particularités de détail que le lecteur aura remarquées et sur lesquelles il est inutile d'insister.

1. *Delle linfadenopatie sifilitiche del dottor Campana. Giornale italiano delle malattie veneree*, 1871, vol. 12, p. 98.

Mais il en est d'autres qui méritent de fixer un instant notre attention. C'est surtout dans l'observation première qu'on les rencontre[1].

Assurément cet homme était syphilitique depuis 1867, c'est-à-dire depuis sept ans, quand se produisirent les lésions inguinales. Et pourtant la maladie constitutionnelle ne s'était révélée jusque-là par aucune manifestation. Elle était restée à l'état latent. Eh bien, rien n'est plus propre que cet état syphilitique latent, plus commun qu'on ne le croit, à faire commettre des erreurs de diagnostic. Il faut toujours s'en méfier et se tenir sur ses gardes, principalement quand on se trouve en face d'une affection qui présente quelque chose d'insolite et qui peut se rattacher de près ou de loin à une maladie vénérienne.

N'était-ce pas le cas chez ce patient? L'ulcération inguinale ressemblait par son mode de développement et par sa physionomie à un bubon d'emblée. Mais l'hypothèse du bubon d'emblée est la dernière qu'on doive admettre, puisque cet accident est tellement extraordinaire que beaucoup de pathologistes contestent son existence. Il fallait donc penser à la syphilis, quoique aucune affection ancienne ou récente n'en révélât l'existence.

Qu'on ne se laisse pas abuser non plus, quand il s'agit du diagnostic de la syphilis, par sa circonscription très limitée. J'ai observé, en effet, assez fréquemment, cette espèce de préférence inexplicable et exclusive de la maladie constitutionnelle pour certains organes ou portions d'organes dans lesquels elle se confine. On l'y voit rester longtemps en permanence, tantôt sous une forme tantôt sous une autre, le plus souvent sous la même, et, quand elle les quitte, c'est ordinairement pour les frapper de nouveau, à des intervalles plus ou moins éloignés.

Il y a dans ce fait une sorte d'*affinité topographique* dont il est bien difficile de pénétrer la cause. Quand ses effets se concentrent sur les organes génitaux et les parties voisines, on croit aisément à une lésion contractée récemment par contagion. Que d'erreurs de ce genre ont été commises! On y glisse d'autant mieux qu'on ne voit dans le passé du malade ou dans son état actuel, la trace ou l'existence d'aucune autre manifestation se rattachant au processus syphilitique.

La répétition des mêmes actes morbides dans le même lieu et suivant le même mode pathologique, lorsqu'elle se produit à courte échéance, peut mettre sur la voie du diagnostic. C'est ce qui m'est arrivé pour mon premier malade.

Il est évident que le meilleur critérium nous est encore fourni par l'inoculation. On doit y recourir dans tous les cas où il reste un peu d'incertitude dans l'esprit. Elle est formellement indiquée lorsqu'il s'agit d'une ulcération qu'on suppose provenir d'un bubon virulent.

Mais, ne fût-ce qu'au point de vue de l'art du diagnostic, il vaudrait mieux déduire la nature de l'affection des circonstances pathologiques qui président à sa formation, dirigent son processus et impriment un caractère spécifique à chacun de ses phénomènes. Ce serait là du bon déterminisme clinique. Il n'exclurait pas l'inoculation expérimentale; elle ne ferait alors que confirmer une vérité déjà connue, et on pourrait prédire avec certitude ses résultats positifs ou négatifs.

1. Pour comprendre ce qui suit il faut lire l'observation 1 soit dans mon mémoire sur *Le bubon d'emblée*, soit dans mes *Leçons sur les maladies vénériennes*, 1883.

Un pareil diagnostic rationnel est-il toujours possible dans les affections qui nous occupent? Oui; mais il faudrait pour cela assister à leur début, préciser leur siège initial et suivre leur processus dans toutes ses phases. Ces pseudo-bubons d'emblée n'ont pas toujours leur point de départ dans les ganglions lymphatiques. Quelquefois ils procèdent de gommes situées dans la peau ou dans le tissu cellulaire sous-cutané.

Quant à leur évolution, elle présente de grandes variétés. Rapide en général dans les syphilomes de la peau et du tissu cellulaire sous-cutané, elle est lente dans les adénopathies gommeuses, etc.

Sans entrer dans plus de détails et en nous fondant sur ce qui précède, nous pouvons poser les conclusions suivantes :

1° Il arrive parfois que des syphilis, latentes depuis l'accident primitif et n'ayant jamais donné lieu à aucune manifestation, se déterminent tout à coup, et sans aucune cause appréciable, sur la région des aines. Elles y font naître des syphilomes gommeux de la peau, du tissu cellulaire ou des ganglions, qui s'enflamment, se ramollissent et s'ouvrent avec la même rapidité que les adénites virulentes symptomatiques d'un chancre mou.

2° L'ulcération qui en résulte devient en général phagédénique, et présente absolument le même aspect et les mêmes caractères physiques que l'ulcération chancrelleuse consécutive au bubon virulent.

3° L'absence de toute autre lésion ulcéreuse sur les organes génitaux ou dans la sphère des lympathiques qui aboutissent aux ganglions inguinaux, pourrait faire croire, au premier abord, à l'existence de ce qu'on appelle le *Bubon d'emblée,* surtout si le malade s'était exposé récemment à contracter des-chancres ou une autre maladie vénérienne.

4° Quand il n'existe, comme celà arrive quelquefois, aucune trace de manifestation syphilitique ancienne, ou qu'on ne découvre aucun accident de la maladie constitutionnelle, contemporain de la lésion inguinale, l'inoculation peut seule donner les éléments d'un diagnostic positif.

5° Si elle ne pouvait pas être faite dans le temps et les conditions qu'elle exige pour être probante, le traitement spécifique fournirait un second critérium pour juger la nature de l'affection inguinale.

6° Les pseudo-bubons d'emblée, d'origine syphilitique, ne s'inoculent pas, et ils guérissent rapidement quand on fait prendre au malade du mercure et surtout de l'iodure de potassium à hautes doses.

7° Le retour de la même affection dans l'aine, après la guérison d'une première attaque, a lieu quelquefois en vertu de certaines affinités topographiques de la syphilis, qui circonscrivent exclusivement ses déterminations sur telles ou telles régions de l'organisme. Quand un fait pareil se produit dans la région inguinale, il doit faire soupçonner la nature diathésique de l'affection.

8° Parmi les adéno-syphiloses inguinales, quelques-unes ont un processus très lent. Leur fonte amène la formation d'un bourbillon qui reste longtemps au fond de la plaie. Il n'est pas possible de les confondre avec les ulcérations inguinales procédant du virus chancrelleux.

DEUXIÈME LEÇON

SYPHILIS TERTIAIRE DES ORGANES GÉNITO-URINAIRES

(*suite et fin.*)

MESSIEURS,

On constate parfois dans les déterminations de la syphilis un manque apparent de logique qui doit avoir sans doute sa raison d'être, mais dont nous ne parvenons pas encore à nous rendre compte. Voici, par exemple, deux organes, l'ovaire et le testicule, qui semblent fatalement voués aux mêmes vicissitudes pathologiques par leur structure et par leurs fonctions. A moins d'être absolument identiques, deux glandes ne peuvent pas pousser plus loin la ressemblance, ni s'unir par les liens d'une parenté plus étroite. Elles se complètent à ce point que l'existence de l'une implique celle de l'autre. Ne serait-il pas naturel d'en conclure que la syphilis, qui répartit ses accidents d'une façon à peu près égale dans les deux sexes, agira surtout de même pour les organes les plus haut placés, sur le même rang, dans la hiérarchie physiologique des organes génitaux? — Eh bien! il n'en est pas ainsi. Tandis que la syphilose du testicule et de ses annexes est une des plus fréquentes, c'est à peine si nous possédons quelques exemples de celle de l'ovaire et des trompes utérines. Son histoire est à peine ébauchée. On l'a faite plutôt *a priori* que par l'observation clinique. Sur quoi repose-t-elle en réalité? Sur quelques autopsies, voilà tout. Nous ne savons presque rien de ses symptômes ni de son processus.

A quoi cela tient-il? Les ovariopathies spécifiques seraient-elles aussi fréquentes que les sarcocèles et ne nous paraîtraient-elles rares, que parce que l'ovaire, situé profondément dans le bassin, se dérobe plus aisément que le testicule à notre investigation? J'ai peine à le croire. Il est évident que si la pathologie syphilitique de l'ovaire et de ses annexes était aussi commune, aussi variée, aussi riche que celle du testicule, elle ne resterait pas toujours latente, et qu'on ne serait pas obligé de la créer cliniquement de toutes pièces, en se fondant sur quelques lésions découvertes dans l'organe après la mort.

Pourquoi donc cette différence entre la syphilose génitale glandulaire dans les deux sexes? Est-ce que Hunter aurait eu raison de dire que les parties du corps les plus superficielles, les plus exposées au contact de l'air, étaient par cela seul les plus susceptibles de concevoir l'action syphilitique? Quel argument en faveur de sa théorie! Voyez les parties externes de la génération? Ne sont-elles pas égales, chez l'homme et chez la femme devant la syphilis? Pourquoi l'inégalité se prononce-t-elle d'une façon si frappante quand il s'agit du testicule et de l'ovaire, si ce n'est parce que le premier est en dehors des cavités splanchniques, exposé à toutes les causes morbides extérieures, tandis que le second leur échappe, protégé qu'il est par les parois du bassin et de l'abdomen etc., etc.? — Certes je suis loin de partager cette manière de voir; et si j'en parle ici, c'est que nulle part ailleurs elle ne paraît plus spécieuse.

Quelle que soit la façon dont on interprète la différence qui existe à tous les points de vue entre la syphilose ovarienne et la syphilose testiculaire, il faut bien l'admettre. — N'est-il pas singulier de voir que la syphilis, si absolument semblable dans les deux sexes, pour toutes ses autres déterminations, attaque si inégalement les deux organes caractériques de la sexualité? Voila le fait que je tenais à mettre en relief avant de décrire la syphilose parenchymateuse des organes génitaux.

DEUXIÈME PARTIE

SYPHILOSE PARENCHYMATEUSE DES ORGANES GÉNITAUX

Je vais m'occuper d'abord de cette syphilose chez l'homme. Sa place est considérable dans le tertiarisme. On l'observe aussi assez fréquemment pendant la période secondaire. Pour beaucoup de syphiliographes, c'est un accident de transition.

SYPHILOSE DU TESTICULE ET DE SES ANNEXES

Ce n'est pas la glande seule qui subit les atteintes de la syphilis. Il n'est pas rare sans doute qu'elle soit exclusivement le siège de la détermination, mais les parties qui l'entourent et qui la complètent se trouvent quelquefois englobées dans le même processus. Il y en a même une qui est attaquée séparément : c'est l'épididyme.

Affection syphilitique de l'épididyme[1]. — Elle est constituée par une

1. Historique. C'est à Dron (de Lyon) que revient le mérite d'avoir décrit le premier l'affection syphilitique de l'épididyme, comme indépendante du sarcocèle de même

tumeur ronde ou ovoïde, à peu près indolente et aphlegmasique, très dure et nettement circonscrite, qui se développe dans la tête de l'épididyme (*globus major*) à la partie supérieure du testicule, en arrière, plus rarement dans sa queue (*globus minor*). Elle reste indépendante de ce dernier organe et se résout comme la plupart des néoplasies syphilitiques précoces, sans subir de nécrobiose. — Le cas suivant résume ses principaux caractères.

1. *Tumeur de deux épididymes survenue spontanément, à la deuxième année révolue de la syphilis et comme seule manifestation, dix mois après les derniers accidents consécutifs.*

M. X....., 25 ans, avait contracté la syphilis deux ans juste avant de venir me consulter : chancre et blennorrhagie légère qui ne dura que quinze jours. Roséole, plaques muqueuses. Traitement régulier. — Au bout d'un an, iritis.

Depuis dix mois il n'avait eu aucune manifestation et se croyait guéri, lorsqu'il constata, par hasard, l'existence d'une tumeur indolente dans chaque épididyme. Il n'éprouvait là d'autre sensation qu'une douleur sourde, quand il avait beaucoup marché.

Ces deux tumeurs augmentèrent peu à peu. Au bout de deux mois elles avaient la grosseur d'une noisette, étaient ovalaires, situées en haut du testicule, sans aucune adhérence avec lui, ni avec la tunique vaginale, un peu dures et inégales à leur surface, douloureuses à la pression, mais pas spontanément. — Testicules intacts. Aucune autre manifestation spécifique. Traitement mixte. Cette affection fut assez longue à guérir. Il n'existait aucune trace de blennorrhagie ancienne ou récente.

Les deux épididymes sont presque toujours pris simultanément. Quand la tête et la queue de l'organe ont été envahis tous les deux, c'est par la tête que l'affection a débuté, et c'est presque toujours là qu'elle est le plus prononcée. L'absence de toute irradiation inflammatoire, l'isolement, l'indépendance de la tumeur par rapport au testicule, au cordon et à la tunique vaginale font si rarement défaut, qu'on doit les mettre au nombre des principaux caractères de cette affection.

D'après cet aperçu sommaire, on voit que la symptomatologie est peu compliquée. L'affection évolue en effet uniformément et sans péripéties. On ne rencontre en elle ni ces variétés, ni ces complications que pré-

origine. (Archives générales de médecine 1863). En six mois il avait pu en recueillir 16 observations à l'antiquaille de Lyon. Quatorze fois l'affection existait sans affection du testicule et deux fois il y eût en même temps sarcocèle. Il étudia séparément les lésions de la période secondaire et de la période tertiaire. Sur ses seize malades, dix n'avaient jamais eu de blennorrhagie et, chez les six autres, cette affection n'avait pris aucune part dans l'affection de l'épididyme. Dans ce remarquable mémoire auquel on n'a guère rien ajouté depuis, Dron discuta la question des tubercules, ainsi que toutes celles qui se rattachent de près ou de loin à l'*épididymite syphilitique*, ainsi qu'il nomme l'affection. La lésion siégeait, dans ses observations, toujours sur la tête, une seule fois sur la queue;

sentent beaucoup de syphilomes, surtout ceux de la phase tertiaire. Sa physionomie ne change pas ; on la trouve à peu près la même à toutes ses périodes. Aussi tous les cas offrent-ils la plus grande ressemblance. Quelle différence par exemple y a-t-il entre celui-ci et le premier ?

2. *Noyaux syphilitiques dans chaque épididyme, survenus au quatrième mois d'une syphilis légère.*

Un jeune homme s'aperçut à la fin du quatrième mois de sa syphilis, qu'il se produisait une induration dans chaque épididyme, à un ou deux centimètres en haut et un peu en arrière du testicule. Il s'était beaucoup fatigué à la chasse. Les accidents secondaires avaient été très légers. Il n'avait point de blennorrhagie.

Quand le malade vint me consulter, un mois et demi environ après le début de cette affection épididymaire, voici ce que je constatai : restes de roséole ; alopécie. Les deux tumeurs des épididymes étaient grosses environ chacune comme une fève, arrondies, isolées du testicule et libres de toute adhérence. Consistance ferme sans être très dure ; un peu de sensibilité à la pression, mais très peu et pas de douleur spontanée. Pas trace de blennorrhagie. Bien que le malade eût pris beaucoup de biiodure ioduré, aucun changement depuis le début qui remontait à un mois et demi ou deux mois. Je prescrivis séparément du sublimé et de l'iodure à assez fortes doses. Un mois après, ces deux noyaux avaient diminué d'un bon tiers. Au bout de deux mois il n'en restait plus aucune trace. — Deux ans après ce malade, que j'avais vu plusieurs fois, eut des vertiges très incommodes. Je jugeai qu'ils dépendaient plutôt du mauvais état de l'éstomac que de la syphilis. Rien dans les épididymes, aucune détermination spécifique depuis deux ans. — Guérison.

Il sera donc inutile de multiplier ces cas. Mais quelques-uns offrent certaines particularités intéressantes ou exceptionnelles, qui les distinguent du type ordinaire, et dont il sera question ultérieurement.

Fréquence et chronologie. — L'affection syphilitique de l'épididyme complètement isolée et indépendante de celle du testicule est assez rare. Il a fallu un hasard bien singulier pour que Dron ait pu en observer 16 cas en six mois, dans son service de l'Antiquaille. Depuis dix-sept ans que je suis médecin de l'hôpital du Midi, j'ai pu constater que

elle était bilatérale dans 9 cas. Ses symptômes étaient indolents. Par son apparition elle était presque toujours secondaire, rarement tertiaire, etc., etc.

Les déterminations de la syphilis sur l'épididyme avaient été entrevues par Hunter, mais il ne les avait pas isolées de celles qui s'effectuent sur le testicule. — Astley Coper signala plus explicitement la tuméfaction de l'épididyme. — Dupuytren reconnut que l'engorgement syphilitique avait pour siège l'épididyme chez les uns, le testicule chez les autres, et, chez la plupart, les deux organes.

M. Ricord nia l'affection syphilitique de l'épididyme. « La blennorrhagie, disait-il. donne lieu à l'épididymite, tandis que la syphilis, en déterminant l'infection constitu-

cette énorme proportion n'existait point ici et qu'elle était loin d'exprimer d'une façon exacte la fréquence habituelle de ce syphilome. L'affection du testicule ne survient peut-être pas aujourd'hui une fois sur cinquante cas. Or, le syphilome isolé de l'épididyme est certainement deux ou trois fois moins fréquent que le sarcocèle. Je mets donc en fait que sur cent cinquante ou deux cents syphilitiques pris au hasard, on ne le rencontrerait peut-être pas une fois.

On a dit que sa rareté n'était qu'apparente, parce qu'il passait souvent inaperçu des malades et des médecins. C'était possible autrefois; mais, depuis plusieurs années, les notions sur la syphilis se sont tellement vulgarisées, que les moindres manifestations de cette maladie nous échappent beaucoup moins maintenant. J'affirme donc que le syphilome épididymaire a toujours été ou du moins est devenu très rare.

La plupart du temps il se développe à une époque peu éloignée de l'accident primitif. C'est une manifestation de la phase secondaire. Il survient en moyenne vers le troisième mois de la syphilis. Je l'ai vu apparaître avant que le chancre induré fût cicatrisé. On le rencontre aussi pendant les trois ou quatre premières années de la maladie, en même temps que les exanthèmes, les plaques muqueuses, l'alopécie, les laryngopathies superficielles, les iritis, les périostoses résolutives, etc., etc. Cette affection, pendant les premières années de l'évolution, présente comme physionomie et comme processus les mêmes caractères que les manifestations spécifiques dont elle est contemporaine. Elle appartient à l'ordre des néoplasies qui se rapprochent le plus des exsudations inflammatoires simples, c'est-à-dire qui se résolvent d'elles-mêmes, qui subissent promptement l'action curative des spécifiques, qui n'aboutissent ni à la sclérose permanente, ni à la transformation caséeuse suivie de la nécrobiose et de l'élimination

tionnelle, produit le sarcocèle. » Cet aphorisme, comme tant d'autres assertions erronées du même auteur, devait recevoir de l'observation clinique, le plus formel démenti.

Timidement admise ou incomplètement décrite par quelques syphiliographes, ignorée ou contestée par la plupart des auteurs allemands, Zeissl, Ziemssen, Kocher, elle fut, à partir du mémoire de Dron, confirmée par M. Tanturri en 1872, par M. Fournier, à la même époque, par M. Balme 1876, par MM. Greenfield, 1877, Engelsted, Roberto Campana, 1878, Tédenat, 1881, Bumstead et Taylor, Reclus, 1882, Pascalis, 1884.

BIBLIOGRAPHIE. — DRON, *De l'épididymite syphilitique.* (Archiv. de méd. 6e série, t. II, p. 513 et 724, 1863). — BALME, *De l'épididymite syphilitique.* (Thèse, Paris 1876). — ROBERTO CAMPANA, *Épididymite gommeuse* (*Giorn. ital. delle mal. vén.* 1872, p. 88. — RECLUS, *De la syphilis des testicules* (Paris, 1882). — PASCALIS, *De l'épididymite syphilitique* (Th. Paris, 1884). — BERTHOLE, *Union médicale*, 1868. etc.

des produits morbides. — L'épididyme peut être atteint à une époque beaucoup plus tardive de la syphilis, pendant sa période tertiaire ; mais il est rare alors que son syphilome soit isolé et indépendant de celui du testicule. Quant à son processus, il devrait être semblable en pareille occurence à celui des lésions d'ordre tertiaire, c'est-à-dire à celui des gommes qui se fondent et s'ulcèrent, suppurent et forment des fistules, etc. Cette éventualité est aussi exceptionnelle dans la syphilose, qu'elle est commune dans la tuberculose orchi-épididymaire.

Anatomie pathologique. — On ne peut la faire que par analogie, car le syphilome de l'épididyme n'a été ni disséqué, ni soumis à l'analyse histologique. Selon toute probabilité, la détermination s'effectue sur l'enveloppe fibreuse de l'organe décrite par Robin. Cette enveloppe, qui est le pendant de l'albuginée, est résistante quoique mince et, de sa face profonde, se détachent des faisceaux et des cloisons qui séparent les lobes de l'épididyme, ceux de la tête en particulier. Elle est distincte extérieurement de la tunique vaginale dans la portion moyenne de l'organe que cette tunique ne tapisse pas; partout ailleurs elle lui adhère. La prolifération se fait sur cette membrane fibreuse et dans les cloisons qui partent de sa face interne ; c'est elle qui donne naissance à ces petites tumeurs dures, isolées qui se développent sur la tête principalement, mais quelquefois aussi sur la queue de l'organe. Il en résulte une véritable épididymite interstitielle, dans laquelle l'hypérémie vasculaire, l'agglomération des éléments embryonnaires, les néoformations de tissu conjonctif s'effectuent avec lenteur, sourdement et presque toujours sans aucune irradiation sur le cordon, sur la vaginale, ni sur le testicule. Sans doute il arrive parfois que la membrane séreuse est un peu touchée, mais c'est l'exception. M. Tédenat (*Montpellier médical* 1881), a constaté trois fois un épanchement appréciable qui coïncidait avec un syphilome nodulaire du globus major. Dans deux cas, il y avait une sensation de frottement indiquant une vaginalite sèche; sur un de ses malades une hématocèle, consécutive à une vaginalite chronique, survint trois ans après l'apparition d'un syphilome épididymaire.

Le cordon est encore plus rarement atteint que la vaginale. Enfin on voit assez souvent le syphilome de l'épididyme coïncider avec le sarcocèle et faire partie d'un complexus pathologique qui englobe tout l'appareil séminal et ses annexes. Sur quatorze cas recueillis par M. le Dr Reclus, huit fois testicules et épididymes étaient pris à la fois ; six fois le testicule seul était atteint. En pareil cas les bourses elles-mêmes peuvent être envahies par des gommes ou des suffusions néoplasiques, tandis qu'elles sont toujours respectées dans l'affection de l'épididyme isolée.

Un fait important et inattendu à noter, c'est que le syphilome ne paraît pas détruire, comme l'épididymite blennorrhagique, la perméabilité du canal tortueux de l'épididyme. Les fonctions génésiques sont conservées, l'excrétion du sperme se fait normalement. Dans deux cas on a constaté la présence des spermatozoïdes (*Arch. génér. de méd.* 1881, p. 519).

Symptômes. — L'affection syphilitique de l'épididyme est constituée, dans la grande majorité des cas, par un noyau dur, ovoïde, à peu près indolent, qui occupe la tête de l'organe, ne présente point d'adhérence avec les parties voisines et reste même très distinct du testicule. Ce syphilome se fixe aussi fréquemment à droite qu'à gauche et il est plus souvent bilatéral qu'unilatéral. Quand il occupe les deux côtés, ce n'est point successivement comme dans l'épididymite blennorrhagique, mais d'emblée et simultanément. Il est très peu douloureux spontanément. Quelquefois il se montre pendant plusieurs jours un peu sensible à la pression ou au contact des vêtements et cause quelque gêne dans la station debout ou dans la marche. Mais ces phénomènes subjectifs sont si atténués, que la plupart du temps ils n'éveillent pas l'attention des malades et que le hasard seul leur fait découvrir l'existence de la tumeur épididymaire.

Dans quelques cas peu nombreux, la queue de l'épididyme est envahie par la néoplasie, mais à un moindre degré que la tête et après elle. Quelquefois aussi, et plus rarement encore, elle est seule atteinte.

Les tumeurs syphilitiques de l'épididyme sont peu volumineuses, beaucoup moins en général que les indurations consécutives à l'épididymite blennorrhagique. — Leur forme est sphérique ou ovoïde, régulière, à contours très nets et à surface légèrement bosselée. — Leur volume varie de celui d'une lentille à celui d'une noix. Elles ont en moyenne la grosseur et la forme d'un haricot ou d'une noisette. Celles de la queue sont moins globuleuses et plus allongées que celles de la tête. — Leur consistance est toujours ferme, mais à des degrés divers : au début elles sont moins dures et moins bosselées que plus tard. Après quelques mois de durée, elles acquièrent une dureté chondroïde et leur surface devient plus mamelonnée qu'au début ; en même temps elles diminuent de volume. Tous ces caractères, joints à l'aphlegmasie et à l'indolence, donnent l'idée d'un corps étranger déposé au sein de l'organe. Il est rare que le nombre de ces tumeurs dépasse deux pour chaque épididyme; cependant quelquefois les indurations de la tête et de la queue sont comme fragmentées, et alors l'ensemble de la lésion est constitué par une série de nodosités groupées aux deux pôles de l'organe ; car il est à remarquer que sa partie moyenne est presque toujours respectée.

Dans la forme typique de l'affection, le cordon reste intact ainsi que le testicule, la vaginale et les bourses. De plus, la palpation, la pression de la tumeur ne causent que peu ou pas de souffrance et il n'existe aucun phénomène de réaction locale ou générale. Sa symptomatologie est donc extrêmement simple, et elle l'est d'autant plus que la présence de ces syphilomes dans l'épididyme n'altère point l'exercice des fonctions sexuelles. — Ils existaient dans bien des cas depuis longtemps, lorsque le malade ou le médecin les ont découverts, et quelquefois ils durent plusieurs mois, même quand on les traite, à plus forte raison quand on les abandonne à eux-mêmes.

J'en ai vu qui étaient tout à fait séparés du testicule par un intervalle de quelques millimètres. Lorsqu'ils lui étaient contigus primitivement et que par la suite ils s'en éloignent, c'est un signe que la guérison commence, et quand elle a commencé elle ne s'interrompt presque jamais jusqu'à la résolution définitive.

Pour compléter cette description, je vais donner encore deux cas qui présentent quelques particularités intéressantes. Le premier est remarquable par la longueur des deux incubations et par la précocité du syphilome épididymaire qui apparut presque en même temps que la roséole.

3. *Affection syphilitique des deux épididymes, survenue comme première manifestation d'une syphilis à évolution spontanée très irrégulière. L'incubation du chancre avait été de soixante-huit jours, et la roséole n'apparut que dix mois après le chancre.*

M. X... 27 ans. Après une continence de trois mois, coït le 15 août 1876. Aucun commerce sexuel et éloignement de toute source directe ou indirecte de contagion. — Pourtant *soixante-huit jours* après la contamination, le 28 octobre 1876 apparition d'un chancre balano-préputial typique.

La deuxième incubation fut encore plus longue que la première. — La roséole qui fut typique n'apparut que *dix mois* après le début de l'accident primitif. Ce malade s'observait avec le plus grand soin. Il était très souvent examiné par mon interne, aujourd'hui mon collègue, M. le docteur Jalaguier, et par moi. Nous ne parvînmes à découvrir aucune manifestation généralisée avant le *dixième mois* de la syphilis, sauf quelques plaques anales douteuses vers le septième mois.

Mais un autre accident spécifique était survenu au *huitième mois et demi* ou *neuvième mois* de l'intoxication. Bien que le malade n'eût jamais été atteint de blennorrhagie, il commença à éprouver du malaise et de la pesanteur dans les deux testicules. Quand il vint me consulter quelques jours après, je constatai l'existence d'une tumeur dure, ovoïde, un peu sensible à la pression, située à la partie supérieure de chaque épididyme. — Ces deux noyaux parfaitement égaux et symétriques ne présentaient aucune adhérence avec les testicules intacts, et ils étaient libres dans la tunique vaginale. — La roséole venait de se montrer et était en pleine efflorescence érythémateuse, avec quelques papules çà et là. Rien sur les muqueuses.

Je soumis le malade à un traitement mixte. Au bout de vingt jours les noyaux avaient diminué et il ne restait que quelques taches de roséole. Cette affection syphilitique de l'épididyme n'avait été produite ni occasionnée par aucune cause traumatique.

Il importe de faire remarquer que la syphilis de ce malade avait évolué spontanément, car il ne fut soumis au traitement qu'à l'époque où apparut la roséole. Jusque-là il n'avait pris aucun remède.

Dans l'observation suivante, l'affection syphilitique de l'épididyme loin d'être précoce, comme c'est l'ordinaire, n'apparut qu'à la huitième année de la syphilis. Elle était donc tertiaire par sa date. Néanmoins le syphilome unilatéral qui la constituait se comporta à peu près comme ceux qui surviennent au début de l'infection ; il ne subit point la fonte nécrobiotique et ne s'ulcéra pas. Seulement il se montra très réfractaire au traitement. Sa sclérose était devenue sans doute définitive et il est fort probable que le noyau n'a jamais complètement disparu. Une autre circonstance très curieuse ce fut la production, deux mois après le début du syphilome épididymaire, de plaques et de nodosités dans les corps caverneux. Bien que je sois peu disposé à admettre l'origine syphilitique de la sclérose caverneuse, force est bien de reconnaître qu'elle était fort probable dans ce cas. Si on la rejetait, il faudrait faire de même pour la tumeur épididymaire. Mais alors à quoi les attribuer ? Impossible de leur trouver une autre cause que la syphilis. Il est vrai qu'il n'existait non plus aucune de ces manifestations concomitantes dont la spécificité indéniable entraîne l'idée d'une communauté d'origine pour les affections à caractère douteux qui coïncident avec elles.

4. *Sclérose de l'épididyme du côté droit et des deux corps caverneux, survenue à la huitième année d'une syphilis peu grave dans ses premières manifestations. — Amélioration, mais guérison incomplète.*

Huit ans après le début d'une syphilis, à manifestations secondaires superficielles et bénignes, soignée à l'hôpital du Midi par des frictions mercurielles, M. X.... éprouva, à l'âge de 34 ans, et sans avoir eu aucun accident spécifique depuis six années, des douleurs dans tous les membres; puis il s'aperçut que son testicule droit se tuméfiait, bien qu'il ne fût point affecté à ce moment-là de blennorrhagie. Au bout de deux mois la verge, elle aussi, fut prise, devint douloureuse et commença à s'incurver en haut pendant les érections. — Les choses en étaient là, quand je vis le malade. Je constatai que toute la surface supérieure des corps caverneux des deux côtés, était parsemée de nodosités et de plaques dures et indolentes à la pression. — C'était une sclérose typique, avec incurvation très prononcée de la verge en haut, qui ne rendait pas encore le coït impossible. — L'épididyme seul du côté droit était induré comme après une orchi-épididymite blennorrhagique, quoique le malade n'eût pas eu de blennorrhagie depuis neuf ans.

Je fis prendre à cet homme de l'iodure à haute dose et du sublimé. Au bout de dix jours les tumeurs scléreuses des corps caverneux avaient un peu diminué. Aucun changement du côté de l'épididyme. — Au bout d'un mois les petits noyaux disséminés dans les corps caverneux ne se sentaient plus, mais deux larges plaques scléreuses persistaient encore et la verge se recourbait toujours en haut pendant les érections. L'épididyme droit n'était pas aussi volumineux et se séparait peu à peu du testicule.

Voilà tous les résultats que je parvins à obtenir. Six mois après les choses étaient dans le même état. Huit mois après, l'épididyme droit était encore sclérosé. Deux plaques fibreuses symétriques restaient toujours dans les corps caverneux, en avant, derrière le gland. Pendant l'érection, la verge décrivait une courbe à concavité supérieure.

L'affection n'était pas douloureuse, comme tout à fait au début, et elle avait diminué à peu près de moitié. Mais depuis des mois elle restait stationnaire et au bout d'un an de traitement elle n'était point guérie.

Il est de règle que la tête de l'épididyme soit toujours prise beaucoup plus fréquemment que la queue, avant elle, et d'une façon plus prononcée. Dans quelques cas exceptionnels l'infiltration n'envahit que la queue; la tumeur qui en résulte reste petite ou du moins n'atteint jamais la grosseur des indurations épididymaires blennorrhagiques. Elle est oblongue, bosselée, dure, indolente, un peu douloureuse, très distincte et même séparée quelquefois du testicule et libre de toute adhérence; elle présente, en un mot, les mêmes caractères que le syphilome du globus major. On a dit qu'elle était presque constamment unilatérale. Je ne vois aucune raison pour qu'il en soit ainsi. Du reste les statistiques sur la fréquence relative du syphilome épididymaire, à droite, à gauche ou des deux côtés, dans la tête seulement ou dans la tête et la queue, etc., etc., ne présentent aucun intérêt et sont aussi fastidieuses qu'inutiles.

Il y a des cas où l'aphlegmasie et l'indolence sont complètes. D'autres fois l'affection présente une sorte de subacuité dont l'intensité est très variable. Ainsi, chez quelques malades, il se produit, dès le début, certaines douleurs sourdes au niveau des bourses et même des irradiations névralgiformes le long du cordon. Chez d'autres, il existe de la pesanteur, du malaise, une sensibilité anormale au contact dans toute la région scrotale et principalement au niveau des syphilomes épididymaires. Ces troubles rendent la station debout pénible, gênent la marche et produisent un sentiment général de fatigue ou de lassitude. C'est toujours dans la première phase de l'affection qu'on les observe. Ils ne sont accompagnés d'aucune recrudescence appréciable dans l'infiltrat syphilitique et ne sont provoqués par aucune cause occasionnelle; mais ils coïncident quelquefois avec une poussée d'accidents secondaires ou tertiaires. Leur durée est de dix ou quinze jours, puis l'affection reprend son indolence qu'elle conserve jusqu'à sa terminaison.

Variétés. — I. Dans la forme véritablement aiguë de l'affection épididymaire, les phénomènes subjectifs peuvent s'élever d'emblée au même degré d'intensité que dans l'épididymite blennorrhagique. Le début est brusque : une douleur très vive et spontanée est ressentie d'une façon continue ou sous forme paroxystique dans les noyaux d'induration. La pression et même le moindre froissement l'exaspèrent. Elle projette des irradiations dans les cordons jusqu'aux aines ou au delà. La marche devient impossible, etc.

On pourrait croire qu'il s'agit là d'une orchite ou d'un engorgement très inflammatoire et énorme des épididymes. Il n'en est rien cependant. On trouve à peu de chose près les mêmes lésions que dans la forme aphlegmasique et indolente, c'est-à-dire une tumeur ronde ou ovoïde dans la tête seule, ou dans la tête et dans la queue, avec quelques bosselures à sa surface, mais sans aucune adhérence avec les parties voisines qui toutes sont intactes, y compris le testicule. La délimitation reste toujours très nette entre ce dernier organe et l'épididyme. Il n'y a pas d'épanchement dans la vaginale. Le scrotum et les autres enveloppes des testicules ne présentent aucun changement; mais il s'en produit quelquefois dans les tumeurs de l'épididyme qui grossissent, puis diminuent, deviennent parfois plus volumineuses à la queue qu'à la tête et ne conservent pas cette immobilité si commune dans la forme indolente. Sous cette forme aiguë l'affection peut récidiver. Dans un cas rapporté par M. Pascalis, l'inflammation spécifique de l'épididyme se montra une seconde fois à l'état aigu, deux mois après la première atteinte.

L'acuité des phénomènes subjectifs qui n'a aucun retentissement sur les fonctions générales, ni même sur les fonctions génitales, reste stationnaire pendant un ou deux septenaires; puis elle s'atténue spontanément et surtout sous l'influence d'un traitement ioduré et hydrargyrique. La forme subaiguë lui succède et enfin cet état chronique qui est l'état normal de l'affection. La guérison ne s'obtient qu'au bout de plusieurs mois.

Le cas suivant donnera une idée exacte de cette forme aiguë ou subaiguë et des modifications qui se produisent à bref délai dans l'état des tumeurs épididymaires :

5. *Chancre géant de la cuisse et syphilide papuleuse confluente. — Sept semaines après le début du chancre, induration spécifique subaiguë des deux épididymes, plus prononcée à droite qu'à gauche, occupant la tête et la queue de l'organe. Intégrité complète des testicules, des cordons et des bourses. — Syphilis grave.*

Lorsque M. D..., âgé de 23 ans, entra dans mon service, le 31 mars 1886, il avait la peau couverte d'une roséole et d'une syphilide papulo-squameuse. Le chancre qui l'avait infecté, situé à la partie externe et supérieure de la cuisse droite, était encore en pleine érosion et présentait des dimensions extraordinaires, car il ne mesurait pas moins de 7 centimètres dans tous ses diamètres. Son centre commençait à bourgeonner et était un peu élevé au-dessus des parties voisines. En dedans de ses bords, très régulièrement circulaires, régnait une zone de dépression érosive, large de 2 centimètres. Sa base ne présentait qu'une induration modérée. — Depuis trois mois le malade couchait avec un de ses camarades affecté d'un chancre syphilitique à l'extrémité de la verge. C'était évidemment par lui qu'il avait été contagionné.

En janvier, balano-posthite simple, guérie au bout de dix jours. — Jamais d'autre maladie vénérienne. — Le chancre avait débuté le 17 février. L'incubation des accidents consécutifs n'avait été que de quatre semaines.

Quoique sévère, cette syphilis évoluait régulièrement et ne présentait rien de particulier, lorsque, dans les premiers jours du mois d'avril, six semaines après le début du chancre, le malade commença à éprouver dans les deux testicules un sentiment de gêne et de pesanteur; puis il s'aperçut que ces organes étaient plus durs que d'habitude sans avoir notablement augmenté de volume. Leur sensibilité devint bientôt beaucoup plus vive au toucher et augmenta assez vite.

Je constatai le 19 avril (soixantième jour après l'apparition du chancre) l'existence d'une affection syphilitique des deux épididymes, qui remontait à 8 ou 10 jours et, par son caractère subaigu, méritait d'être qualifiée d'*épididymite*, mais qui différait beaucoup de l'épididymite blennorrhagique. Il n'y avait du reste aucune trace d'écoulement uréthral récent ou ancien. Le canal était sain, sauf à son méat, dont les deux lèvres étaient tuméfiées par une de ces indurations pseudo-chancreuses qu'on observe quelquefois sur les organes génitaux, pendant les premiers mois de l'intoxication.

Les testicules, les cordons, la vaginale, les bourses ne présentaient aucune altération. Les épididymes seuls étaient atteints, celui de droite plus que celui de gauche et tous les deux de la même façon. Leur affection consistait en une induration de leur tête et de leur queue, sous forme de deux noyaux à contours très nets et sans aucune adhérence avec les parties voisines. Le noyau de la tête était plus volumineux que celui de la queue. Entre ces deux noyaux, la partie moyenne de l'organe, quoiqu'un peu plus grosse qu'à l'état normal, avait conservé sa souplesse. Chacun des noyaux de l'épididyme droit était deux fois plus volumineux que les noyaux correspondants de l'épididyme gauche. Celui de la tête était gros comme une noisette et celui de la queue comme un haricot. Ils étaient contigus au testicule, sans faire corps avec lui, ni l'englober. Très sensibles à la pression, ils ne faisaient souffrir le malade que lorsqu'il était debout. Il ne pouvait marcher que très difficilement. Au lit, les douleurs disparaissaient. Il n'y avait pas d'irradiations réflexes. Cette double épididymite subaiguë s'était développée sans qu'aucune cause occasionnelle fût intervenue pour appeler sur ces deux organes l'action syphilitique.

On n'avait administré jusque-là que du mercure. Je prescrivis en outre 2 grammes d'iodure de potassium chaque jour.

Pendant huit jours environ les phénomènes inflammatoires augmentèrent, tout en restant circonscrits dans la tête et la queue des deux épididymes. Ils étaient subjectifs, c'est-à-dire que le malade éprouvait surtout des douleurs, de la gêne et du malaise. — Cependant les tumeurs s'accrurent un peu, principalement celles de la queue qui devinrent plus considérables que celles de la tête. La partie intermédiaire resta toujours libre. — Rien à la vaginale ni au testicule, ni au cordon, ni aux bourses. L'induration des deux lèvres du méat se ramollit et s'ulcéra.

Les phénomènes inflammatoires s'atténuèrent peu à peu. Le 6 mai (25e jour environ de l'affection épididymaire), les symptômes aigus et même subaigus avaient complètement disparu. Les noyaux des épididymes, diminués de moitié, étaient devenus insensibles à la pression. Il n'existait point de douleurs spontanées, locales ou réflexes. Le traitement ioduré et hydrargyrique, le repos, les topiques émollients et calmants avaient produit rapidement cet heureux résultat. Malheureusement, il n'en était pas ainsi de la syphilis ; de grave qu'elle était au début, elle tendait à devenir maligne et la peau se couvrait de larges pustules d'ecthyma très douloureuses.

Il y a des cas d'épididymites syphilitiques encore plus aigus que celui-ci, dans lesquels l'invasion douloureuse est plus brusque et qui, comme lésion, se rapprochent plus de l'épididymite blennorrhagique ou traumatique.

II. Les déterminations de la syphilis sur le canal déférent sont excessivement rares. Dans la plupart des cas de sarcocèle on le trouve indemne. — Il en est de même et bien plus encore dans le syphilome épididymaire. Je crois qu'il n'existe pas un seul cas d'épididymo-funiculite spécifique, isolée et indépendante du sarcocèle. Il est plus rare encore de trouver le cordon atteint seul par la syphilis. Cependant voici un cas qui semble prouver qu'il en peut être ainsi :

6. *Tumeur solide, survenue spontanément dans le cordon du côté droit, dix ans après les premières et les seules manifestations généralisées de la syphilis. — Difficultés du diagnostic.*

Syphilis à l'âge de 23 ans : psoriasis palmaire, maux de gorge, etc. Traité pendant six mois par M. Venot de Bordeaux. Depuis, aucune manifestation spécifique. Le malade a pris pendant huit ans de l'iodure de potassium, chaque année par précaution. Néanmoins, en juin 1884, il éprouva un peu de fatigue dans le membre inférieur droit, et même quelques douleurs irradiantes et il s'aperçut qu'il existait une petite grosseur dans le cordon du même côté, un peu au-dessus du testicule. Il vint me consulter quinze jours après. A 2 cent. environ de l'extrémité supérieure de la glande, tumeur grosse comme une amande, oblongue d'avant en arrière, peu sensible à la pression, non fluctuante, libre au milieu des enveloppes, mobile et appartenant au cordon plutôt qu'à l'épididyme. Un peu de varicocèle à gauche, aucune trace de blennorrhagie. Cette tumeur était survenue spontanément. Dépendait-elle d'une veine engorgée? Était-ce une tumeur syphilitique de l'épididyme? Aucune autre manifestation spécifique. Le malade avait eu plusieurs blennorrhagies, toujours sans orchite. Je prescrivis de l'iodure de potassium. Je n'ai pas revu ce malade qui était de passage à Paris. Je m'assurai que cette tumeur n'était pas un kyste du cordon. On sentait dans le cordon du côté droit quelques veines qui, sous forme variqueuse étaient plus développées qu'à l'état normal. Aussi la tumeur était-elle peut-être veineuse ?

Comme l'hydropisie de la tunique vaginale est très fréquemment causée par les indurations fibreuses de l'épididyme consécutives à l'épididymite blennorrhagique, il n'y aurait rien d'étonnant à ce que l'infiltration spécifique de cet organe eût une pareille conséquence. Pourtant l'hydrocèle est loin d'être commune dans le syphilome épididymaire, du moins pendant les premiers mois de sa durée. Mais à la longue, et lorsque la sclérose est devenue définitive, ne serait-il pas possible qu'il y eût ischémie et hydropisie consécutive de la vaginale ? — La vaginalite sous sa forme subaiguë et encore moins sous sa forme aiguë ne s'observe presque jamais dans l'affection syphilitique de l'épididyme.

La lésion qui lui est le plus fréquemment associée c'est incomparablement le sarcocèle. J'en ai vu de nombreux exemples. L'affection du testicule prime alors celle de l'épididyme, qui perd le double caractère d'isolement et d'indépendance d'où résulte sa physionomie originale.

III. L'affection syphilitique de l'épididyme se termine presque toujours par résolution, ou bien elle aboutit à une sclérose définitive. Mais il est extrêmement rare que les éléments qui la constituent subissent la dégénéresce granulo-graisseuse. Il n'existe donc pas, à proprement parler, de forme gommeuse. Aussi, toutes les fois qu'un épididyme induré adhère aux tuniques des bourses, suppure, forme une tumeur qui se creuse de clapiers et de fistules, y a-t-il de grandes probabilités pour qu'il soit non pas syphilitique mais tuberculeux. Un cas de syphilome épididymaire gommeux, c'est celui qui a été observé et relaté par mon ami le Dr Berthole : le sujet, syphilitique depuis vingt ans, était affecté de fistules épididymaires en même temps que de deux périostoses humérale et cubitale ; aucun traitement spécifique n'avait été institué, et depuis une année les fistules de l'épididyme étaient restées absolument stationnaires. Dès que le malade eut été soumis par le Dr Berthole au traitement spécifique par l'iodure et les frictions mercurielles, elles se modifièrent très rapidement et leur guérison ainsi que celle des périostoses fut complète en sept semaines. Il sera donc prudent de recourir toujours à une médication spécifique mixte, même dans les cas où chez un syphilitique avéré l'affection paraîtrait provenir exclusivement de la tuberculose et en aurait toutes les apparences.

Étiologie. — Processus. — Diagnostic. — Pronostic. — Traitement. — 1. Il est hors de doute que l'affection syphilitique de l'épididyme est un résultat direct de l'intoxication générale, et qu'elle se développe la plupart du temps sans l'intervention directe ou médiate d'aucune cause occasionnelle. Est-ce à dire que des marches forcées, des froissements, des coups, des excès vénériens, des blennorrhagies, etc., ne puissent pas favoriser son apparition en provoquant sur l'organe une fluxion ou une irritation? Assurément, oui. On peut en dire autant de la prédisposition scrofuleuse, etc. Mais le développement spontané de ce syphilome n'en reste pas moins la règle. Aussi l'apparition, sans cause connue, d'une tumeur épididymaire ou testiculaire chez un syphilitique doit-elle, à priori, faire soupçonner la nature spécifique de l'affection.

2. Le processus du syphilome épididymaire est chronique presque toujours, quelquefois subaigu, rarement aigu et, seulement dans ces cas-là, pendant un ou deux septenaires. Le début est indolent et se fait à la sourdine. Puis quelques troubles de la sensibilité se montrent, mais ne tardent pas à disparaître et la tumeur redevient indolente et aphlegmasique. Sa durée est relativement longue, de deux ou trois mois en moyenne et plus, si on ne fait aucun traitement. Les spécifiques l'abrègent sans avoir toutefois sur elle une action curative aussi prompte, aussi décisive que sur beaucoup d'autres lésions syphilitiques du même âge. A cet égard-là, j'ai éprouvé quelques déceptions. Je comptais sur des résultats beaucoup meilleurs que ceux que j'ai obtenus par l'administration à haute dose de l'iodure et du mercure. — Peu importe, du reste, puisque l'affection ne cause en général aucune gêne, n'apporte aucun trouble dans l'exercice des fonctions génitales et n'altère ni la nature du sperme, ni sa sécrétion, ni son excrétion. Cela tient sans doute à ce que la prolifération syphilomateuse s'effectue exclusivement dans le tissu cellulaire qui entoure les vaisseaux afférents et ne devient en général ni assez dense, ni assez rétractile pour les oblitérer. — La terminaison est toujours favorable.

3. Le diagnostic ne présente aucune difficulté. Les caractères de l'affection ne sont-ils pas en effet assez tranchés pour qu'on puisse les rapporter à leur véritable cause, alors même que le syphilitique serait atteint de blennorrhagie? L'épididymite blennorrhagique débute d'une façon brusque et violente, provoque une réaction générale fébrile et de très vives douleurs locales. La tumeur présente tous les signes d'une inflammation aiguë : rougeur, tension, œdème des bourses, adhérence intime avec le testicule qu'elle englobe, sensibilité extrême au con-

tact, etc. Qu'on y ajoute les troubles fonctionnels, les complications fréquentes de funiculite, d'orchite, de vaginalite aiguë, etc., les irradiations réflexes dans les lombes, dans l'abdomen, dans les membres inférieurs, la prédominance constante de l'affection dans la queue de l'organe, son unilatéralité ou son développement successif, mais jamais simultané dans les deux épididymes, etc., et on aura un tableau qui ne ressemble en rien à celui du syphilome épididymaire. Dans ses formes les plus aiguës, ce syphilome peut être facilement distingué de l'épididymite blennorrhagique par plusieurs particularités qui font rarement défaut et qui sont : la prédominance initiale de la lésion dans la tête, s'effectuant simultanément des deux côtés et, l'absence de toute adhérence avec les bourses, lesquelles ne prennent aucune part au processus.

Chez un syphilitique atteint de blennorrhagie, la détermination sur les épididymes pourrait être mixte et il serait alors assez malaisé de faire la part respective des deux influences pathogéniques. Cet embarras se présente assez fréquemment pour le sarcocèle. En pareil cas, c'est généralement par la détermination blennorrhagique que l'affection mixte débute ; puis la syphilis s'en empare et la marque plus ou moins de son empreinte à mesure que les phénomènes de l'invasion s'atténuent et s'effacent.

Une autre difficulté, c'est de préciser la nature des vieilles indurations de l'épididyme, quand on n'a pas assisté à leur formation ni à leur processus. Il faut alors interroger avec soin les antécédents. Ils font rarement défaut, car les manifestations syphilitiques abondent à l'époque où survient le syphilome épididymaire, et leur coexistence est d'un grand secours pour le diagnostic. Et puis les indurations épididymaires blennorrhagiques occupent toujours la partie inférieure de l'épididyme, tandis que le syphilome est situé au pôle opposé.

Il est moins aisé de distinguer l'affection syphilitique de l'affection tuberculeuse, lorsque la localisation se fait exclusivement sur les épididymes. Là encore il faut faire appel aux commémoratifs, rechercher les coïncidences pathologiques, recourir à toutes les sources d'information, parce que l'examen seul de la tumeur est souvent incapable de nous fournir des notions assez précises pour lever toute incertitude. Les tubercules, en effet, envahissent fréquemment la tête des épididymes et y produisent une tumeur qui présente à peu près les mêmes caractères que le syphilome, du moins au début. Mais, par la suite, les bosselures de la surface s'accentuent et deviennent plus creuses et plus saillantes quand l'affection est tuberculeuse. La tumeur reste moins longtemps stationnaire; elle augmente de volume et, en même temps, contracte de bonne heure des adhérences avec les bourses. Puis il se produit des abcès, des ulcères, des fistules interminables. On peut constater dans le pus la présence des bacilles de Koch. Le cordon envahi par le processus devient moniliforme. Plus tard ce sont les vésicules, la prostate, les poumons qui se tuberculisent, etc. — Là aussi il peut exister deux influences pathogéniques, et quand il y a lieu de soupçonner que la syphilis et la tuberculose concentrent leur action sur les épididymes, il est indiqué d'instituer le plus tôt possible un traitement mercuriel et ioduré.

4. Après tout ce qui a été dit précédemment, il est permis d'affirmer que le pronostic du syphilome épididymaire est bénin. Non seulement l'affection n'est pas grave par elle-même, mais elle n'indique point, comme le supposait Dron, que la syphilis dont elle dépend est ou deviendra sévère. A cet égard une syphilide ulcéreuse précoce, même circonscrite, a une signification beaucoup plus inquiétante. Il y a d'autres manifestations syphilitiques de même date qui sont l'indice d'une infection plus profonde. Du reste, la rencontre-t-on souvent dans les formes malignes? Non; presque toujours au contraire les accidents concomitants et consécutifs ont été très bénins. Loin de dominer la scène pathologique, elle subit l'influence des poussées qui se produisent en même temps qu'elle. M. Tanturri a vu, dans un cas, l'épididyme augmenter de volume au niveau de la tête et devenir douloureux à chaque récidive aggravante. Enfin pendant la dernière poussée, alors que la peau se gonflait de produits gommeux, on vit se dessiner une tuméfaction distincte au centre de l'épididyme; puis des symptômes de ramolissement survinrent et ils furent suivis bientôt d'une propagation diffuse au testicule et à la vaginale. Ce dernier fait n'est pas ordinaire; l'inverse aurait plutôt lieu, c'est-à-dire que le syphilome de l'épididyme envahit rarement le testicule et les parties voisines, tandis que le syphilome du testicule présente une plus grande tendance à l'expansion périphérique.

5. Le traitement doit être mixte, quelle que soit l'époque de la syphilis à laquelle apparaisse le syphilome épididymaire. Même dans les cas où il est très précoce, je donne de l'iodure, à plus forte raison lorsqu'il survient dans la phase tertiaire. La plupart du temps il est inutile de recourir à des topiques, sauf dans la forme aiguë. Celui qu'on doit employer de préférence, c'est l'onguent mercuriel belladonné en frictions sur les bourses.

Affection syphilitique du testicule, ou sarcocèle syphilitique [1]. — Le testicule est le principal foyer des déterminations de la syphilis sur les organes génitaux. Comme importance et peut-être aussi comme fréquence, son affection vient avant la syphilose génitale dermo-hypodermique. Dans la majorité des cas il est seul atteint. L'infiltration qui l'envahit peu à peu, à la sourdine, le convertit en une tumeur régulièrement piriforme ou ovoïde, uniformément dure, d'une densité et d'un poids considérables, à surface lisse ou le plus souvent parsemée de petites saillies, de rugosités nodulaires ou allongées, sans rien de systématique dans leur disposition. Sur cette tumeur ainsi constituée, l'épididyme finit bientôt par disparaître complètement, et il arrive un moment où la palpation n'en peut découvrir aucune trace. Le cordon au contraire conserve habituellement ses caractères normaux. Il en est de même de la tunique vaginale et des enveloppes des bourses. Le volume de cette tumeur est le double ou le triple de celui du testicule.

Elle est à toutes ses périodes aphlegmasique et à peu près indolente, ou bien elle ne cause que des troubles insignifiants et n'altère que fort peu les fonctions génitales. Elle peut persister à cet état pendant des mois et même des années, car elle est extrêmement lente dans son processus. Quand elle entre en résolution, ce qui est la règle, elle le fait peu à peu. A mesure qu'elle diminue de volume, de dureté et que le testicule retrouve sa sensibilité normale à la pression, qu'il avait perdue

1. Historique. — L'affection syphilitique du testicule avait été entrevue par Hunter; mais elle n'a réellement conquis sa place en nosologie qu'à la suite des travaux des médecins non identistes, Balfour, Swédiaur et Hernandez. — Une très curieuse observation de Fabrice de Hilden, rapportée par M. Jullien, montre que les auteurs du seizième et du dix-septième siècle ne l'ignoraient pas complètement. Astley Cooper en a donné dans ses *Œuvres chirurgicales* (Trad. Chassaignac et Richelot. Paris, J.-B. Baillière, 1837) une description complète dans sa brièveté et frappante d'exactitude. Dupuytren, Boyer, Roux, Velpeau ont écrit sur elle des articles qui méritent d'être signalés.

M. Ricord, en 1840, la fit connaître mieux que ses prédécesseurs; mais ses opinions se modifièrent cinq ans plus tard, et le conduisirent à nier l'épididymite syphilitique, et la terminaison du sarcocèle par suppuration, c'est-à-dire la forme gommeuse de la syphilose testiculaire. Cette erreur fit école. En 1846, M. Hélot (de Rouen), publia un excellent mémoire sur le testicule syphilitique. Il en décrivit tous les symptômes et toutes les complications; il nia lui aussi la fonte gommeuse de l'organe. Vidal de Cassis reconnut que quand l'orchite syphilitique double guérissait, elle ne produisait pas fatalement l'impuissance, et que le sperme était encore fécondant.

En 1858, M. le professeur Rollet fit faire un grand pas à la syphilose du testicule en décrivant dans un très remarquable mémoire le *fongus bénin* de cet organe. Il démontra que les enveloppes de la glande séminale peuvent s'ouvrir pour livrer passage à une masse fongueuse qui s'étale sur le scrotum et qui a pour point de départ des gommes profondes du parenchyme. Avant M. Rollet on croyait, d'après Lawrence, qui l'avait très bien décrit, puis d'après Curling et Jarjavay, que le fongus bénin du testicule dépendait de lésions accidentelles, d'orchites chroniques, etc. On ne l'attribuait pas à la syphilis. Le

progressivement, on voit l'épididyme se dessiner sur la surface de l'organe, dans sa situation habituelle et l'appareil séminal glandulaire reprendre graduellement tous ses caractères normaux. La sécrétion spermatique n'est point altérée, ni la vigueur génitale affaiblie. On dirait que la partie essentielle de la glande n'a pas été atteinte.

Et c'est en effet ce qui a lieu, car l'infiltration spécifique ne se fait pas dans les canalicules spermatiques, mais bien dans la tunique albuginée et dans la cloison fibreuse qui partent de sa surface interne et divisent le testicule en plusieurs lobules. Aussi quelques syphiliographes ont-ils décrit cette affection sous le nom d'*albuginite syphilitique.*

Telle est sommairement sa physionomie habituelle; mais elle est loin d'avoir toujours dès le début ou de conserver jusqu'au bout cette simplicité dans sa symptomatologie et dans son processus. La prolifération spécifique ne reste pas constamment confinée dans l'albuginée. De ce foyer primitif elle rayonne dans tous les sens sur les parties voisines : la vaginale se prend ; l'épididyme et le cordon sont envahis ; la tumeur, originairement régulière, se déforme, ses bosselures s'accentuent, adhèrent aux bourses, deviennent liquides, s'ouvrent comme un abcès à la surface du scrotum, évacuent leur contenu et se convertissent en profondes ulcérations, en larges fistules à travers lesquelles font hernie les débris sphacélés du tissu cellulaire et surtout les canalicules séminifères, sous forme d'un *fongus* dont la masse s'étale en champignon sur la surface du scrotum, etc., etc.

savant syphiliographe de Lyon prouva par des faits cliniques que la plupart des fongus bénins, c'est-à-dire non cancéreux, avaient pour origine des gommes testiculaires.

Depuis, la dégénérescence gommeuse du sarcocèle syphilitique a été fréquemment démontrée, par des observations cliniques; mais il a fallu longtemps pour détruire les assertions négatives de M. Ricord, corroborées par plusieurs pathologistes et, entre autres, par M. Virchow qui n'a pas constaté, dit-il, que les tumeurs gommeuses du testicule pussent s'ulcérer et s'ouvrir.

Parmi les ouvrages sur la syphilose testiculaire, parus dans ces derniers temps, il faut mentionner au premier rang, la monographie si complète et si remarquable, à tous les points de vue, que nous devons à M. le Dr Paul Reclus (1882), et à laquelle un histologiste du plus haut mérite, M. le Dr Malassez, a collaboré pour l'étude microscopique.

BIBLIOGRAPHIE. — A. COOPER, *Obs. on the structure and diseases of the Testes*, London, 1830. — CURLING, *Traité pratique des maladies du testicule et du cordon*, traduit et annoté par M. le professeur Gosselin. — ROLLET, *Mémoire sur le sarcocèle fongueux syphilitique*. Lyon 1858. — REGNIER, *Contribution à l'étude du sarcocèle gommeux* (*Ann. Derm. et Syph.*, 1878-79, p. 34). — TERRILLON, *Contribution à l'étude des gommes syphilitiques du testicule*, *Progrès médical*, 1878. — ROHMER, *Le sarcocèle syphilitique*, Th. agrég. 1883. — FOURNIER, *Du sarcocèle syphilitique* (*Ann. de Dermatol. et de Syph.* t. IV. p. 224, 1875). — RECLUS, *De la syphilis du testicule*. Paris, 1882.

Ce sont là des variétés, des complications qui modifient profondément l'aspect de la lésion primitive et en aggravent singulièrement le pronostic, car elles n'aboutissent à rien moins qu'à la destruction totale ou partielle du testicule. Cette éventualité n'arrive que fort rarement et par atrophie progressive dans certaines infiltrations scléreuses de l'albuginée. Mais ici l'anéantissement de l'organe est toujours imminent, par suite de la nécrobiose qui s'empare des masses gommeuses. Dans la forme commune et circonscrite de la syphilose testiculaire la néoplasie n'a pas de tendance à subir la dégénérescence granulo-graisseuse; ses éléments ne se liquéfient pas, ne forment pas des foyers gommeux. Ils se résorbent peu à peu ou se convertissent plus rarement en un tissu fibreux définitif qui peut étouffer l'organe, le détruire par atrophie. — Dans la forme exceptionnelle et expansive de cette syphilose, la néoplasie beaucoup plus exubérante ne reste pas circonscrite; elle envahit d'emblée ou peu à peu tout l'appareil et le ravage par sa tendance à subir cette nécrobiose destructive qui emporte avec elle les organes au sein desquels elle se développe.

Ces deux formes, qui sont l'une la *forme scléreuse* et l'autre la *forme gommeuse* de la syphilose testiculaire, ne constituent point deux affections absolument distinctes. Elles procèdent de la même source et n'aboutissent à des résultats si différents que par la prédominance que prennent les éléments gommeux ou scléreux, qui se trouvent constamment tous les deux dans n'importe quelle néoplasie syphilitique. Leurs proportions respectives y sont sans doute très variables au début et elles le deviennent surtout grandement par la suite; mais le germe de telle ou telle modalité symptomatique, de telle ou telle éventualité dans le processus existe au sein de tout néoplasme spécifique. Il n'y a donc aucune raison d'établir, comme l'ont fait beaucoup de syphiliographes, une ligne de démarcation très tranchée entre la syphilose scléreuse et la syphilose gommeuse des testicules. Par le fait, ici comme ailleurs, l'affection est toujours, à des degrés divers, une affection scléro-gommeuse sujette à des vicissitudes variées qui n'impliquent aucune incompatibilité.

Fréquence et chronologie. Parmi les syphiloses viscérales celle du testicule occupe le premier rang comme nombre. — Elle vient en troisième ligne parmi toutes les déterminations d'ordre tertiaire. Il n'y a, en effet, que les gommes dermiques et hypodermiques et les affections osseuses qui soient plus fréquentes qu'elle.

D'après les statistiques de M. Jullien, les lésions spécifiques des organes contenus dans les bourses s'observent à peu près dans un *dixième* des cas de syphilis tertiaire (25 cas sur 234).

La question de savoir quel est approximativement le nombre des syphilitiques susceptibles d'être atteints de cette syphilose n'est pas résolue d'une façon satisfaisante, parce que les statistiques qu'on en a données ne sont pas assez nombreuses. On la rencontre peut-être une fois sur 90 à 100 cas environ.

Cette affection peut se produire à toutes les périodes de la syphilis. Elle est commune en pleine phase secondaire. Dans un cas de Vidal de Cassis, elle survint au cinquantième jour du chancre. J'en ai observé quelques cas dont la précocité était presque aussi remarquable. Parmi les observations que j'ai recueillies et qu'on trouvera plus loin, la syphilose testiculaire la plus précoce s'est montrée au quatrième mois et la plus tardive à la vingtième année de la syphilis. L'époque moyenne de son apparition a été entre la deuxième et la troisième année, plus près de la troisième que de la deuxième.

La plupart des statistiques donnent à peu près les mêmes résultats que les miennes. L'affection syphilitique du testicule se montre avec une fréquence particulière pendant les deuxième, troisième et quatrième années de l'intoxication. Aussi M. Ricord a-t-il eu raison de dire : « Le sarcocèle appartient aux accidents tertiaires par la nature des tissus qu'il affecte, et aux secondaires par l'époque de son apparition. »

ANATOMIE PATHOLOGIQUE. — Lorsqu'on examine à l'œil nu un testicule syphilitique, on constate des lésions qui, bien que très variées d'aspect, proviennent toutes du même processus anatomo-pathologique. Elles sont scléro-gommeuses; mais chacun des deux éléments scléreux ou gommeux qui les constituent, y est réparti, suivant les cas et suivant l'âge de la syphilose, en des proportions très différentes. Ces lésions ne restent pas toujours confinées dans le testicule. Elles envahissent quelquefois tous ses annexes. C'est dans la glande qui est leur foyer primitif et principal qu'il faut d'abord les étudier.

A. 1. Le volume du testicule devenu syphilitique est doublé, triplé ou quadruplé. Sa forme n'en reste pas moins à peu près la même qu'à l'état normal. Cependant, au lieu d'être ovoïde, elle est plutôt sphérique ou piriforme.

Sur sa surface en arrière, le long de son bord postéro-supérieur, l'épididyme est aplati comme un ruban (Ricord) et à peine visible. Blanchâtre, anémié, comprimé, il n'en conserve pas moins sa perméabilité. M. Reclus a vu la colonne de mercure le pénétrer jusqu'au niveau des cônes.

La surface du testicule est quelquefois lisse, mais le plus ordinairement parsemé çà et là de petites verrucosités pisiformes, inégales de volume, isolées ou groupées en plaques, alignées en cordons et en bandes. A ces saillies qui proviennent de l'albuginée s'en ajoutent souvent d'autres constituées par des pseudo-membranes de la vaginale.

Sur une coupe de l'organe suivant son grand diamètre, on voit une surface semblable à celle d'une masse charnue, résistante, dense et plus congestionnée que ne l'est le tissu de la glande saine. Aussi sa coloration est-elle rosée avec un piqueté de points rouges, formés de nombreux orifices vasculaires. Cette masse charnue est constituée par l'épaississement de la tunique albuginée et des cloisons radiées qui partent de sa surface interne. C'est un tissu conjonctif de nouvelle formation qui comprime et étouffe les canalicules séminifères. On aperçoit leurs lobules plus ou moins rapetissés au milieu des travées épaissies qui les séparent. Ils se distinguent de la néo-formation par leur coloration chamois; mais, sur les bords des lobules, cette coloration perd sa netteté et devient un peu blanchâtre parce que la prolifération des fibres conjonctives s'y effectue comme dans les travées, quoiqu'à un moindre degré.

L'envahissement scléreux ne se fait pas toujours d'une façon régulière, ni complète. Il est rare que tout le parenchyme séminifère soit étouffé par la sclérose de l'albuginée et de ses cloisons. Fréquemment la lésion n'occupe que le tiers, la moitié, les deux tiers du testicule. Le pôle supérieur ou inférieur, quelques points de la partie moyenne peuvent rester intacts. Les canalicules conservent là leur aspect normal et s'étirent avec la pince à peu près comme dans un testicule sain.

Les lésions qui précèdent appartiennent à la période de début ou à la période d'état du sarcocèle. Elles expriment la plénitude de la néoplasie spécifique. Plus tard leur aspect change. Les canalicules séminifères reprennent peu à peu leurs dimensions ordinaires, pendant que l'albuginée et ses cloisons diminuent d'épaisseur et que leur masse charnue pâlit, s'atrophie et disparaît. C'est ainsi que s'effectue la guérison.

Mais quelquefois le processus persiste en se transformant. La néoplasie dégénère en un tissu fibreux définitif. Il en résulte une atrophie complète et une destruction irrémédiable de tous les lobules séminifères, dont on n'aperçoit plus aucune trace sur les coupes. La surface externe de l'albuginée se creuse de dépressions profondes produites par la rétraction des cloisons fibreuses qui du corps d'Highmore s'insèrent à sa surface interne. Sur une coupe on voit rayonner d'arrière en avant, comme un éventail, des travées fibreuses entre lesquelles il n'existe pas trace de canaux séminifères. Le testicule rapetissé, ratatiné, déformé, est converti en une sorte de fibrome aussi dur, aussi ligneux, aussi résistant qu'un tendon.

Telles sont, à l'œil nu, les lésions qui constituent *l'orchite syphilitique interstitielle, l'albuginite syphilitique, le sarcocèle*, qu'on observe le plus communément. Cette affection est bien scléreuse ; néanmoins on découvre souvent soit dans l'albuginée, soit dans les cloisons hyperplasiées, des traînées ou de petits noyaux de substance gommeuse qui sont comme le rudiment de la forme gommeuse à laquelle aboutit ou que prend d'emblée la syphilose du testicule. Chez les enfants atteints de syphilis héréditaire, M. Hutinel a toujours constaté dans les testicules scléreux « de petites gommes microscopiques, constituées par des amas de cellules rondes embryonnaires. »

2. La tunique vaginale n'est pas habituellement comprise dans le processus que je viens de décrire. Cependant des pseudo-membranes et la fusion des deux

feuillets séreux s'observent dans la moitié des cas environ durant la première phase de l'affection. Il est très exceptionnel de voir les bourses former une membrane unique fibro-cartilagineuse et une accumulation de dépôts scléreux autour de l'épididyme et le long du cordon, comme cela existait dans une des observations de M. Reclus.

Il peut y avoir dans la vaginale un mélange d'obstructions partielles et de petits épanchements, partiels également et pseudo-kystiques, qu'il ne faudrait pas prendre pour des gommes ramollies.

L'épididyme et le cordon sont rarement altérés dans cette forme de la syphilose testiculaire. Quand on les trouve augmentés de volume et indurés, c'est qu'il s'est fait tout autour une de ces néo-formations de tissus fibreux, si communes non seulement dans la syphilose, mais aussi dans la tuberculose du testicule.

B. Dans l'affection syphilitique de ces organes où il y a une prédominance très grande de l'élément gommeux, les lésions restent moins circonscrites que dans la précédente, et il n'est pas rare de constater que les bourses, les cordons, les épididymes sont englobés dans le processus. Mais le foyer est toujours situé dans le testicule. Il est très rare que la glande soit envahie consécutivement aux lésions de ses annexes et de ses enveloppes.

Le testicule gommeux double ou triple de volume, tout en conservant sa forme ovoïde. Sa surface est assez régulière malgré ses grosses bosselures, parce que leurs intervalles sont comblés par les pseudo-membranes de la vaginale. Comme dans le testicule scléreux, l'albuginée est épaissie, verruqueuse, blindée de plaques ou de bandes et très vasculaire. Sur quelques points l'épaississement est plus considérable par suite de l'accumulation et de la fusion des tubercules verruqueux qui forment alors une véritable tumeur gommeuse. Des gommes interstitielles peuvent aussi se produire çà et là dans son épaisseur ou à sa surface interne, etc.

Quand le testicule est complètement envahi par la matière gommo-scléreuse, on ne voit sur la coupe aucune trace de canalicules spermatiques. La surface de section est grisâtre et formée par un tissu dense, élastique, parsemé de dépôts jaunâtres, ou même par une masse uniformément jaune et semblable à un jaune d'œuf très cuit. — Presque toujours l'envahissement est partiel : il reste quelques îlots de canalicules spermatiques ; le reste de l'organe est converti en une néoplasie scléreuse qui rayonne du corps d'Highmore vers la face interne de l'albuginée épaissie et au sein de laquelle existent une quantité plus ou moins considérable de noyaux gommeux de dimensions variables : un seul parfois ; le plus souvent 2, 3, 5, jusqu'à 10, etc. Ces gommes interstitielles sont arrondies ou ovalaires, du volume d'un pois à celui d'une noisette, plus fermes que les tissus ambiants, presque fibreuses dans leur écorce dentelée, moins dures à leur centre, et d'une couleur jaune qui tranche sur le rose ou le blanc laiteux de la sclérose ambiante. Le centre de ces gommes est quelquefois constitué par une matière caséeuse et par des grumeaux qui s'enlèvent facilement et laissent à leur place une caverne aux parois irrégulières, anfractueuses, lardacées, se confondant extérieurement avec le parenchyme sclérosé.

Il y a des gommes miliaires le long des vaisseaux et des gommes géantes qui occupent tout l'intérieur de l'albuginée, la font éclater et débordent en dehors.

— Elles se continuent toutes avec les tissus environnants et ne peuvent être énucléées.

Jeunes, elles sont d'un gris rosé ou jaune et n'ont pas la couleur mate des noyaux crus du tubercule. Elles ne s'effritent pas comme lui, parce que leur substance jaune est enfermée dans les mailles de fibres enchevêtrées qui donnent de la consistance à la tumeur.

A mesure qu'elles vieillissent, leur substance jaune se résorbe et il ne reste bientôt plus que leur trame qui devient fibreuse et se convertit en cicatrice. — Quand, au lieu de se résorber, elles se ramollissent rapidement, les gommes testiculaires donnent lieu à une caverne d'où s'échappent les fibres sclérosées de leur trame, semblables à de la chair de morue, à de la filasse mouillée ou au bourbillon de l'anthrax. — L'intérieur de ces gommes prolifère, bourgeonne et donne lieu à des fongus qui s'étalent au dehors à la surface des bourses. Quand tout le testicule est envahi par de la matière gommeuse qui se ramollit et s'évacue, c'est l'albuginée qui forme la coque de la caverne bourbillonneuse puis végétante et fongueuse.

« Lorsque les foyers ramollis coexistent avec des gommes plus jeunes, grisâtres ou jaunes, séparées les unes des autres par de grandes travées de tissu scléreux, l'aspect de la tumeur peut rappeler certains sarcomes. L'erreur a été commise devant nous et le microscope seul révéla la nature réelle du néoplasme. » (Reclus).

2. Il s'en faut de beaucoup que l'épididyme soit aussi souvent atteint dans la syphilose que dans la tuberculose des testicules. Mais la néoplasie syphilitique l'envahit quelquefois après s'être emparée de la glande séminale. Elle épaissit sa coque ainsi que les tractus fibreux qui partent de sa face interne, et arrive quelquefois à produire une péri-épididymite plus considérable que la péri-orchite. La néoformation est plus souvent scléreuse que gommeuse; mais de véritables gommes peuvent s'y développer. — « Dans un cas nous avons trouvé, dit M. Reclus, au niveau de la tête, une masse infiltrée, jaunâtre, du volume d'une grosse amande; une moitié de ce syphilome pénétrait dans l'épididyme, tandis que l'autre moitié était juxtaposée à la glande et envahissait la gangue fibreuse circonvoisine. » M. Cornil a relaté un cas où des dépôts caséeux semblables à ceux du testicule étaient enchâssés dans toute l'étendue de l'épididyme, mais surtout dans la tête. — Sur quatorze cas où la distinction était bien établie entre ces deux parties de l'organe, le testicule et l'épididyme étaient, d'après les recherches de M. Reclus, envahis en bloc 8 fois; 6 fois seulement les altérations se limitaient au testicule.

J'ai constaté plusieurs fois que le cordon, lui aussi, était hyperplasié dans certaines syphiloses testiculaires scléro-gommeuses, mais son syphilome est beaucoup plus rare encore que celui de l'épididyme. C'est dans tout l'appareil des bourses la partie la moins souvent atteinte.

3. La vaginale et les bourses le sont au contraire très fréquemment lorsque l'affection devient gommeuse. Les gommes de l'albuginée ou du parenchyme ont de la tendance à se porter en dehors. Elles suscitent des adhérences entre les deux feuillets de la séreuse, une infiltration syphilomateuse sous-scrotale et scrotale, et elles arrivent à former à la surface des bourses une collection fluctuante qui s'ouvre, s'élimine et devient le point de départ d'un fongus. Le processus est presque toujours centrifuge et la syphilose des bourses est consé-

cutive à celle du testicule. Mais d'autres fois il semble s'effectuer en sens inverse. Les gommes scrotales se développent sans que le testicule se prenne. Rarement elles en sont tout à fait indépendantes; elles finissent tôt ou tard par adhérer à l'albuginée et par l'entraîner ainsi que le testicule dans leur mouvement d'involution nécrobiotique. Leur tissu, quand elles s'ouvrent, s'exfolie lentement ou s'élimine en bloc. Elles arrivent à produire de grands dégâts quand elles sont considérables, nombreuses et qu'elles se ramollissent rapidement : vastes ulcérations, cavernes, fistules, eschares, etc., telles en sont les conséquences. — Quelquefois, au contraire, elles sont très innocentes et se résolvent ou suppurent sans causer aucun dommage notable ni pour les bourses ni pour les organes qu'elles enveloppent. — Qu'elles soient primitives ou consécutives, elles jouent un rôle important dans l'affection désignée sous le nom de fongus du testicule.

II. L'étude microscopique des lésions de la syphilose testiculaire a été faite par M. Malassez avec une compétence, qui permet de considérer les résultats auxquels il est arrivé comme définitifs. Ils ont été exposés fidèlement par M. Reclus. C'est une question du reste qui a été l'objet de nombreuses investigations. Presque tous les histologistes s'en sont occupés plus ou moins. Je vais résumer les belles recherches de M. Malassez.

1. Dans la *forme scléreuse*, le microscope fait constater dès le début de l'affection une surabondance du tissu interstitiel, qui, à l'état normal, sépare les uns des autres les tubes séminifères, L'hyperplasie donne lieu à de larges bandes de tissu conjonctif infiltré de cellules rondes. Elle est exubérante surtout dans l'albuginée et dans ses cloisons. Feutrage lâche de fibrilles et de faisceaux conjonctifs, cellules embryonnaires ou migratrices abondantes, cellules plasmatiques, en voie de dégénérescence granulo-graisseuse, grands espaces tapissés d'endothélium et qui paraissent être des lymphatiques considérablement dilatés : telles sont les parties constituantes du milieu néo-fibreux qui entoure les canalicules spermatiques. Ceux-ci ne tardent pas à s'altérer progressivement. La lumière de leur canal se rétrécit peu à peu par suite de l'hypertrophie de leurs deux tuniques. Leur revêtement épithélial se convertit en grosses cellules à protoplasma granulo-graisseux. Plus tard, la cavité du tube est complètement comblée par les détritus épithéliaux; puis elle s'oblitère tout à fait par suite des adhérences et du fusionnement des festons de la membrane. Il en résulte que le conduit séminifère devient un véritable cordon fibreux et qu'il se confond à la longue avec le tissu interstitiel ambiant dont il est parfois difficile de le distinguer.

Mêmes lésions dans les vaisseaux de la glande, c'est-à dire hypertrophie des parois aux dépens du calibre, obturation de celui-ci et transformation des capillaires, des veines et des artères en cordons pleins et fibreux.

Quand les choses en sont arrivées à ce point, la dégénérescence de l'organe est achevée, sa destruction comme glande est complète. Ce n'est plus qu'une masse dure, résistante, tendineuse, dans laquelle il n'existe plus aucun vestige de la structure du testicule.

2. La *matière gommeuse* proprement dite se trouve au milieu de ce tissu scléreux, disséminée çà et là sous forme de traînées ou le plus souvent réunie en *nodules*. Leur agglomération forme les grosses tumeurs dont le volume varie

de celui d'un pois à celui d'une grosse noisette, et qui remplissent quelquefois toute la cavité de l'albuginée. Parmi les *nodules*, les uns sont uniquement formés de petites cellules rondes à protoplasma très peu abondant, à noyau volumineux et rempli de granulations. Ce sont des cellules migratrices et non des éléments de prolifération. Ces nodules sont séparés des tubes séminifères et des gros vaisseaux par des néoformations conjonctives. Dans la tuberculisation les éléments s'agglomèrent au contraire autour des canalicules. — Ces éléments sont parfois très serrés et toute la substance interstitielle a complètement disparu ; ou bien ils sont espacés et ne forment, au lieu de nodules, que des traînées irrégulières ou une simple infiltration peu abondante du parenchyme testiculaire.

D'autres nodules qui sont une variété ou plutôt un degré plus avancé des précédents, consistent uniquement en petites cellules rondes à protoplasma peu abondant. Les amas sont constitués en majeure partie par des éléments volumineux à un ou à deux noyaux. Leur forme est sphérique ou ovoïde et leur protoplasma fortement granuleux. Dans le tissu périphérique, on trouve, à côté des cellules conjonctives restées normales, des éléments hyperplasiés ou en voie de prolifération.

Les cellules granuleuses proviennent ou des cellules conjonctives ou des cellules migratrices ou de ces deux éléments à la fois. Elles ressemblent aux cellules épithélioïdes que l'on rencontre sur les follicules tuberculeux. Parfois même le nodule rappelle la structure de la granulation tuberculeuse et l'on voit des cellules épithélioïdes groupées autour d'éléments dont les dimensions ne diffèrent qu'à peine de celles des cellules géantes. Les parties centrales sont souvent dégénérées.

Les nodules réunis en masses plus ou moins volumineuses forment des dépôts caséeux, c'est-à-dire des tumeurs gommeuses. Sur les coupes de ces tumeurs on voit de dedans en dehors : 1° une partie centrale caséifiée ; 2° une bordure claire ; 3° une bordure rouge ; 4° une zone fibreuse.

1° *La masse centrale* ou mortifiée présente une disposition lobulaire. Les lobules caséeux sont séparés par des travées claires. La matière caséeuse est composée de détritus granuleux dont la plupart sont de nature graisseuse et d'autres protéiques. Ce sont du reste des cellules dégénérées dont la destruction est moins avancée à la périphérie, c'est-à-dire non loin de la bordure claire, qu'au centre. Ce sont toujours les détritus de cellules qui forment la plus grande partie des masses mortifiées ; au centre cellules rondo-embryonnaires ou lymphoïdes ; à la périphérie cellules conjonctives proliférées ou éléments migrateurs hypertrophiés.

Les travées claires sont des travées fibreuses dont les éléments cellulaires ont dégénéré, mais dont les fibrilles conjonctives ont résisté. Il y a des travées principales, des travées secondaires, des travées encore plus minimes qui fragmentent l'ensemble de la tumeur en lobes, lobules de plus en plus petits et qui en forment comme la charpente. Les plus minces travées sont des vaisseaux qui ont subi un certain degré de transformation fibreuse ; dans d'autres travées on trouve des tubes séminifères scléreux.

2° *La bordure claire*, qui limite les masses mortifiées, est constituée par des faisceaux fibreux étroits que séparent des traînées de cellules granuleuses dont quelques-unes s'anastomosent avec les cellules voisines par de grands prolongements. Entre ces éléments et les larges cellules conjonctives plates, on trouve tous les intermédiaires. On y voit aussi des cellules rondes lymphatiques, granuleuses, épithélioïdes. — Cette bordure claire peut être comparée à la membrane qui entoure les corps étrangers résorbables et placés, dans des expériences récentes, soit dans le péritoine, soit dans le tissu cellulaire sous-cutané. Elle serait chargée de digérer les parties en régression ; les masses caséeuses finiraient par disparaître, mangées progressivement de leur périphérie à leur centre par les cellules conjonctives jeunes de cette zone. Mais parfois cette bordure claire est elle-même envahie par la régression et au lieu de résorber les dépôts gommeux, elle contribue à les accroître.

3° *La bordure rouge* qui entoure la bordure claire est formée de faisceaux fibreux à strates parallèlement disposés ; mais on y trouve aussi des cellules conjonctives proliférées et de véritables îlots de cellules embryonnaires ou migratrices. Les capillaires qui les parcourent sont remplis de globules blancs. Cette bordure manque souvent sur quelques points de la tumeur.

4° *La zone fibreuse* appartient en propre au parenchyme testiculaire dont la sclérose en ce point atteint ses dernières limites. Ainsi les tubes séminifères y ont disparu ou sont devenus de véritables cordons fibreux. Il en est de même des vaisseaux. Cette transformation est beaucoup plus prononcée que celle qui existe au centre dans la masse caséeuse. Les faisceaux de production nouvelle qui constituent cette zone sont disposés parallèlement à la surface des masses caséeuses. L'épaisseur moyenne de la couche varie de quelques millimètres à un centimètre. Quelle est sa signification ? Quel est son rôle ? Eh bien, elle ressemble tellement à toutes les néoformations qui se forment autour des dépôts non syphilitiques, des corps étrangers par exemple, qu'on peut en conclure que l'exagération de son processus scléreux est provoquée, non par la syphilis, mais par l'irritation que causent les produits dégénérés. C'est donc une simple membrane d'enkystement. La bordure rouge est-elle aussi une portion de cette membrane d'enkystement en voie d'activité formative ?

Ainsi, agglomération de nodules caséeux, mortifiés par la surabondance de leurs éléments et l'ischémie progressive, et, tout autour, enveloppes de résorption et d'enkystement : telle est la constitution des tumeurs gommeuses du testicule. Elle ne présente comme spécificité que la présence, dans son centre ou à sa périphérie, des canaux séminifères oblitérés, hyperplasiés, atrophiés et métamorphosés en cordons fibreux.

Symptômes. — Processus. — Terminaisons. — Les symptômes varient suivant la prédominance que présentent les deux éléments scléreux et gommeux qu'on trouve en proportions très variables dans tous les sarcocèles syphilitiques. Il en est de même du processus et des divers modes de terminaison. Je répéterai ici, comme au sujet de l'anatomo-pathologique, que ces différences de forme dans l'affection n'impliquent aucune incompatibilité, puisqu'elles coexistent quelquefois et qu'on assiste alors à la transformation de l'une d'elles dans l'autre.

Que la sclérose l'emporte sur la gomme, ce qui est le cas le plus commun, ou que ce soit l'inverse, il n'est pas rare de voir les deux testicules envahis à peu près simultanément. On peut même dire qu'à la période moyenne de l'affection la bilatéralité est la règle. Toutefois on a constaté chez des malades qui ont été suivis pendant de longues années qu'un des testicules pouvait rester seul atteint.

Sauf de rares exceptions, le début est toujours insidieux et le processus fort lent dans la sclérose et la gomme des testicules. Elles ont beaucoup de symptômes qui leur sont communs, surtout dans l'ordre des phénomènes subjectifs et des troubles fonctionnels. Elles s'éloignent l'une de l'autre à une période plus ou moins distante de leur début, lorsque leurs processus respectifs tendent vers les trois terminaisons principales qui sont : la résolution avec retour de l'organe à son état normal, son atrophie totale ou partielle, sa destruction par la fonte des tumeurs gommeuses.

Les deux types principaux de la syphilose testiculaire sont le scléro-gommeux et le gommo-scléreux. Ce dernier comprend le fongus spécifique.

A. *Syphilose testiculaire scléro-gommeuse.* — C'est le type banal, le testicule syphilitique proprement dit, celui qu'on rencontre chez la plupart des malades ; ce sarcocèle a été décrit sous le nom d'*orchite interstitielle*, d'*albuginite syphilitique*. Il débute d'une façon si insidieuse, que les malades et le médecin ne constatent son existence que lorsqu'elle a déjà plusieurs jours ou plusieurs semaines de durée. Son invasion ne présente aucune douleur locale ou réflexe. Tout au plus existe-t-il un vague sentiment de gêne et de malaise, puis de pesanteur, à mesure que la tumeur prend un développement de plus en plus considérable. Le testicule atteint de syphilis grossit et durcit sans que sa forme s'altère d'une façon notable. Les tissus qui l'entourent restent intacts. Aussi, dans le premier temps, l'aspect des bourses ne subit aucun changement. A les voir, sans les palper, on les trouve les mêmes qu'à l'état normal. Mais, en poussant plus loin l'exploration, on constate que le testicule s'est transformé en une tumeur dont les caractères sont presque toujours les suivants :

Son volume est double ou triple de celui de l'état normal ; un gros œuf de poule, un petit citron, une poire de moyenne grosseur peuvent en donner une idée. Sa forme est régulièrement ovoïde et quelquefois arrondie, plus rarement aplatie d'un côté à l'autre comme un « galet » (Reclus) assez épais, placé de champ dans la vaginale. — Sa surface est lisse, uniforme et présente cette particularité singulière et très significative, qu'on ne perçoit plus du tout en arrière sur le bord postéro-supérieur de l'organe, la saillie qu'y fait l'épididyme. Quelquefois on sent vaguement cet appendice, mais il est rare de pouvoir le délimiter avec netteté et on n'arrive à lui qu'en suivant le canal déférent. Lorsqu'il n'est pas aplati comme un mince ruban sur la glande sclérosée et que la coque fibreuse qui l'enveloppe a été envahie, elle forme en arrière du sarcocèle une tumeur fort dure à laquelle aboutit le cordon. — Ce n'est pas la seule saillie que présente la surface du sarcocèle. Si elle est souvent lisse, il y a des cas où on la trouve parsemée de petites saillies hémisphériques grosses comme la moitié d'un pois sec ou d'un grain de plomb, ou bien, çà et là, de plaques, de bandes, de lames fibreuses aplaties ou en cordons, qui constituent des rugosités multiformes irrégulièrement disposées. — Sa consistance est dure, chondroïde, ligneuse et offre au doigt une résistance uniforme, sauf lorsque l'infiltration est très limitée. En pareil cas, on peut retrouver sur quelques points ou sur un seulement la souplesse du testicule à son état normal. — Son poids est considérable et en raison directe de sa consistance et de sa densité. — La constatation des changements survenus dans l'organe est facile, parce qu'il a perdu à peu près complètement sa sensibilité si exquise et si spéciale. On peut le manier, le presser énergiquement sans provoquer aucune douleur, à moins toutefois que le tissu normal n'ait été respecté dans une étendue plus ou moins considérable. La sensibilité de la tumeur est en raison inverse de sa dureté et de son volume.

Ainsi constituée, cette tumeur, si facile à reconnaître, est recouverte de ses enveloppes qui n'ont rien perdu de leur épaisseur, de leur souplesse, de leur couleur normales et qui glissent sur elle aussi librement que sur un testicule sain. Quand elles sont lisses, amincies, étendues, c'est qu'il existe autour du sarcocèle un peu d'épanchement dans la vaginale. Quand elles sont rugueuses, infiltrées, sclérosées et adhérentes, c'est que le sarcocèle se complique d'inflammation ou s'engage dans un processus gommeux envahissant.

Le canal déférent auquel la tumeur testiculaire, libre dans ses enveloppes intactes, semble appendue comme un fruit à sa tige, conserve, au milieu du cordon, sa consistance particulière. Dans l'immense majorité des cas, il ne perd rien de sa souplesse et n'augmente point de volume. C'est encore là un caractère très significatif du sarcocèle. La syphilis n'envahit pas le cordon. Il est extrêmement rare de le trouver dur, rigide, uniformément sclérosé ou bien moniliforme. M. Lancereaux a rapporté un cas dans lequel le cordon formait une baguette dure, grosse comme le pouce et renflée en plusieurs endroits. L'une des tumeurs située près de l'arcade de Fallope avait le volume d'un gros marron. Ces altérations du cordon s'observent plus souvent dans la forme gommeuse que dans la forme scléreuse. Dans cette dernière l'intégrité des bourses et du cordon est la règle.

Les symptômes subjectifs se réduisent à peu de chose, car le propre du sarcocèle est d'être indolent et aphlegmasique. Il s'établit sans qu'on s'en aperçoive, évolue insidieusement et à froid, et arrive souvent à une période avancée de son processus sans qu'on se doute de son existence. Elle est révélée par le poids et par le volume plutôt que par la sensibilité de la tumeur. Les malades accusent quelquefois des tiraillements désagréables au niveau du trajet inguinal et dans les lombes, ou bien une sensation pénible de pesanteur dans les bourses, que l'usage du suspensoir calme ou fait disparaître. Il y a des cas, au contraire, où les douleurs locales et réflexes sont excessivement pénibles. Il en sera question plus tard, quand je m'occuperai des variétés cliniques de l'affection.

Le sarcocèle scléro-gommeux présente la plupart du temps une grande uniformité dans son processus. Il se forme lentement et n'arrive à la plénitude de son développement qu'après des semaines. Puis il reste stationnaire pendant plusieurs mois. Enfin il décroît peu à peu, soit spontanément, soit sous l'influence du traitement spécifique. Les signes qui indiquent sa régression sont la diminution de son volume et de sa consistance, le retour de la sensibilité normale et la disparition progressive du fusionnement entre le testicule et l'épididyme. Du moment que ce dernier se montre avec ses attributs ordinaires sur le bord postéro-supérieur de la tumeur, on peut être certain que le sarcocèle est en voie de résolution. Mais il ne faut pas confondre la réapparition de l'épididyme avec la formation d'une tumeur scléro-gommeuse qui se substituerait à lui. Celle-ci serait au contraire l'indice d'un processus en avant.

C'est insensiblement que le testicule revient à son état normal. — D'autres fois, sans qu'aucun changement à grand fracas l'annonce, au lieu de récupérer son intégrité totale ou partielle, il disparaît. La tumeur diminue de volume, se rétracte, se ratatine, s'atrophie. Il n'existe plus de glande séminale. Le cordon se termine dans les bourses par un de ces fibromes que M. Ricord appelait avec raison des « haricocèles. »

Quand les deux testicules sont ainsi convertis en fibromes, c'est comme si le malade avait subi une double castration. La virilité est complètement abolie, la sécrétion spermatique ne se fait plus. Il y a stérilité et impuissance. Mais une abolition fonctionnelle aussi radicale est rare. Il est même à remarquer que, dans les sarcocèles doubles, les désirs vénériens peuvent persister longtemps sans subir de diminution sensible. Les érections sont aussi fréquentes et aussi énergiques que d'habitude. La sécrétion du sperme est peut-être diminuée, mais elle a conservé ses caractères normaux ; les spermatozoïdes s'y forment et restent fécondants, ce qui prouve deux choses, c'est que les canalicules séminifères n'ont pas été totalement étouffés et que l'épididyme malgré sa disparition apparente a conservé sa perméabilité.

B. Syphilose testiculaire gommo-scléreuse. — Ce type de syphilose testiculaire ne se développe pas toujours primitivement au sein de la glande séminale. Il est fréquemment précédé par le sarcocèle scléreux et n'en est alors qu'une des terminaisons. Mais d'autres fois le processus s'accentue dès l'origine de l'affection dans le sens gommeux, et l'on voit alors apparaître, plus ou moins longtemps après le début, des signes nouveaux qui modifient singulièrement la physionomie de la syphilose testiculaire. — Voici ce qui arrive :

L'évolution de la tumeur ne se fait plus avec la régularité qu'elle avait montrée jusque-là. Des poussées successives augmentent son volume et la déforment. Aux aspérités de sa surface succèdent de grosses bosselures irrégulières, dont les principales sont situées sur le bord antérieur de l'organe. Il peut n'y en avoir qu'une seule. Toujours est-il que les bourses, indolentes auparavavant, qui avaient conservé leur souplesse et glissaient aisément sur la tumeur, deviennent le siège de douleurs limitées, s'œdématient, rougissent, s'indurent, s'empâtent et adhèrent à la saillie la plus prononcée de la tumeur. L'envahissement du scrotum peut se faire sur une grande étendue. La tumeur est alors véritablement tout à la fois testiculaire et scrotale. La fusion entre le sarcocèle et les enveloppes devient de plus en plus intime. Pendant quelques jours ou quelques semaines l'infiltration des bourses est dure, uniforme, ou présente çà et là de petites tumeurs verruqueuses semblables à des tubercules. Mais il arrive un moment où la partie la plus proéminente se ramollit. La peau, soulevée par une collection liquide, s'ouvre, s'ulcère et laisse échapper une sérosité filante, mêlée de grumeaux grisâtres. L'ulcération, dont les bords sont durs, violacés et taillés à pic, aboutit intérieurement à une cavité déchiquetée et anfractueuse, remplie d'une matière bourbillonneuse formée par l'enchevêtrement de travées fibreuses et des amas de granulations jaunâtres. Les lambeaux de cette substance nécrobiosée sont éliminés peu à peu.

Quelquefois ils sortent par l'ouverture du cratère et forment à la surface du scrotum une hernie de la grosseur d'un haricot ou d'une cerise.

Cette phase du processus dure parfois fort longtemps. Entre le moment où les enveloppes du testicule sont envahies et celui où la gomme est complètement évacuée, il peut s'écouler plusieurs mois. L'élimination du bourbillon reste souvent stationnaire. Derrière les premiers lambeaux sphacélés s'en forment d'autres qui seront expulsés à leur tour. Puis l'ouverture du cratère augmente, la sclérose scrotale s'accentue et donne aux bourses l'aspect éléphantiasique. D'autres tumeurs se forment sur le testicule qui avait été respecté, et l'évolution de la syphilose se perpétue ainsi indéfiniment dans le sens d'un processus nécrobiotique, accompagné d'éliminations interminables, etc. Il est rare qu'il se produise spontanément une tendance franche à la réparation ; mais le traitement antisyphilitique possède, contre cette forme de syphilose testiculaire, une action curative extrêmement rapide qu'il est loin d'avoir au même degré contre la forme scléreuse. Dès qu'on administre à haute dose l'iodure, seul ou associé au mercure, la substance gommeuse disparaît très vite, la plaie se déterge et des granulations viennent promptement combler la caverne et son cratère. La cicatrisation marche à grands pas et bientôt il ne reste plus de cette vaste perte de substance qu'un cordon fibreux qui relie le testicule aux enveloppes scrotales. Puis ce cordon lui-même se résorbe, et le seul vestige qui persiste c'est la cicatrice déprimée du scrotum.

Tels sont les symptômes et le processus que présentent habituellement les syphilomes gommeux du testicule. L'ulcération s'effectue toujours au même endroit, c'est-à-dire en avant du testicule sur la partie antérieure du scrotum. Quelquefois il y a deux ou trois ouvertures fistuleuses qui s'ouvrent en ce point, se réunissent et ne forment qu'une seule ulcération cratériforme. La profondeur du cratère varie suivant la position du syphilome gommeux. Elle est très grande lorsque c'est en pleine substance séminifère, près du corps d'Highmore, que le néoplasme prend naissance. Elle est très peu considérable, au contraire, quand le syphilome est à la surface ou dans l'épaisseur de l'albuginée. Il n'existe pas de cratère dans les gommes qui sont sous-scrotales et sans aucune connexion avec le testicule et l'albuginée.

L'ouverture du syphilome à l'extérieur et l'élimination de la substance sphacélée sont d'autant plus douloureuses et plus longues qu'il est situé plus profondément. Le processus alors est beaucoup plus compliqué. Il présente des alternatives d'exacerbation et d'accalmie et n'aboutit à son terme qu'après six mois, un an, quinze mois et plus. — Ce qui allonge parfois singulièrement la phase d'élimination, c'est que de petits syphilomes testiculaires, voisins de celui qui s'est ouvert le premier, communiquent avec lui et expulsent peu à peu dans sa cavité leur matière bourbillonneuse.

Il ne faudrait pas croire que toutes les gommes de la glande séminale soient condamnées à subir l'évolution qui vient d'être décrite. Il y en a, et c'est le plus grand nombre, qui se résorbent et s'atrophient sans qu'aucun symptôme vienne révéler leur existence. D'autres s'enflamment quelquefois, mais sans aboutir à la suppuration et à l'évacuation, et se bornent à provoquer de temps en temps des souffrances vives, une augmentation de volume de la tumeur, l'adhérence et la rougeur des bourses. Ces phénomènes se calment spontanément ou disparaissent très vite avec des frictions mercurielles et de l'iodure de potassium. Ce sont là des gommes qu'on pourrait appeler bénignes. J'en ai vu qui cédaient au traitement antisyphilitique avec une rapidité merveilleuse.

A la suite de l'évacuation des cavernes gommeuses, il peut rester une fistule, lorsque les bourgeons charnus n'ont pas assez de vitalité pour combler la perte de substance et que le traitement a été nul ou insuffisant [1]. — D'autres fois, au contraire, la prolifération des bourgeons charnus sur les parois de la caverne gommeuse est si exubérante, que cette néoformation ne pouvant plus être contenue dans la cavité, sort par le cratère et s'étale sur le scrotum sous la forme d'un champignon fongueux.

C. Fongus syphilitique du testicule. — Cette lésion sur laquelle on a tant disserté et dont les origines ont été définitivement démontrées par les belles recherches de M. Rollet, ne constitue point une affection primitive et autonome du testicule. Elle est toujours une conséquence de lésions antérieures. Loin d'appartenir à l'ordre des néoformations malignes, comme l'épithélioma et le cancer, elle procède d'une réaction salutaire, du bourgeonnement qui s'effectue pour réparer les pertes de substance résultant de telle ou telle cause. Ce bourgeonnement, au lieu de rester dans les limites qui conviennent à une cicatrisation rapide, devient *morbide par son exubérance*. Il va au delà de son but et le manque. Mais il n'en est pas moins essentiellement bénin, quelles

1. C'est ce qui eut lieu dans le cas rapporté par mon ami le Dr Berthole. Son malade, âgé de 40 ans, atteint d'exostoses manifestement syphilitiques, avait depuis un an deux fistules épididymo-scrotales. Au bout de 15 jours de traitement elles furent cicatrisées, en même temps que disparaissaient les autres accidents spécifiques.

qu'en soient les causes. Parmi elles la plus commune, incontestablement, c'est le sarcocèle gommeux. M. Gosselin en avait eu l'intuition ; à M. Rollet revient le mérite d'en avoir donné la preuve clinique.

Le fongus syphilitique du testicule est constitué par une masse rougeâtre et bourgeonnante qui fait hernie à travers les enveloppes scrotales ulcérées. Il correspond à l'*hypersarcose* des anciens auteurs. L'analyse histologique a fait constater qu'il était constitué par des amas de granulations et des masses conjonctives plus ou moins vasculaires. Quelquefois, mais pas toujours, on y trouve des tubes séminifères altérés. Le fongus est surtout un tissu de granulations, un granulome. Il ne faut le confondre ni avec les débris sphacélés et bourbillonneux qui résultent de la nécrobiose des gommes, ni avec la hernie ou l'expulsion des tubes séminifères, bien que ceux-ci, dans une de ses variétés, se trouvent mélangés avec son tissu fondamental.

Il y a deux variétés de fongus syphilitique du testicule : le fongus superficiel et le fongus profond. Tous deux ont une ou plusieurs gommes ramollies pour point de départ ; mais dans le fongus superficiel, le parenchyme glandulaire n'est point intéressé ; il est séparé de la lésion par l'albuginée, tandis que dans le fongus profond, le foyer du bourgeonnement se fait au milieu de la glande séminale et communique à l'extérieur à travers une ulcération de l'albuginée et du scrotum.

1. *Le fongus superficiel* résulte de la fonte d'une gomme sous-scrotale, qui s'est formée soit dans le tissu cellulaire sous-cutané, soit sous la couche superficielle de l'albuginée.

Il y a des gommes hypodermiques des bourses qui sont très vastes et dont l'ouverture ulcéreuse devient bientôt assez grande pour laisser passer tout le testicule avec son enveloppe albuginée. Bientôt, quand cette hernie s'est effectuée, l'orifice scrotal, d'abord mobile autour du pédicule, lui adhère, et ses bords deviennent granuleux. La surface de l'albuginée mise à nu se couvre, elle aussi, de bourgeons charnus qui lui forment une membrane végétante fongueuse. Peu à peu cette néo-formation granuleuse s'organise, se rétracte et attire concentriquement les enveloppes scrotales. C'est ainsi que la glande s'entoure de nouveau de ses tuniques. — Cette variété a été décrite par Deville ; il n'admettait qu'elle et seulement chez les tuberculeux. Elle peut se produire dans un grand nombre de circonstances où la tuberculose et la syphilis n'ont rien à voir, et, entre autres, dans les grandes inflammations phlegmoneuses et gangreneuses des bourses.

Mais le fongus superficiel peut aussi exister sans que le testicule sorte entièrement hors de son enveloppe. La gomme hypodermique ou celle de l'albuginée s'élimine par une ouverture étroite qui ne met à nu qu'une portion de la glande. Des couches profondes de l'albuginée ainsi découverte s'élèvent des bourgeons qui franchissent l'orifice cutané et s'épanouissent en champignons à la surface des bourses. L'albuginée, en pareil cas, ne paraît pas ouverte, ses lames externes seules sont détruites ; il en reste au-dessous qui servent de racine au pédicule du fongus. Mais on est là tout à fait sur les limites qui séparent le fongus superficiel du fongus profond. Un pas de plus et celui-ci est constitué. La limite entre les deux variétés est souvent indécise et difficile à établir. — De même que le fongus résultant de la hernie de tout le testicule, le fongus superficiel circonscrit peut dépendre de causes autres que la syphilis, de toutes celles qui provoquent l'ulcération des téguments et mettent à découvert une partie de l'albuginée.

2. *Le fongus profond ou parenchymateux* est beaucoup plus syphilitique que le fongus superficiel. Il provient toujours ou presque toujours d'une gomme testiculaire intra-albuginéique, qui se ramollit et s'évacue selon le mode que nous avons décrit plus haut. Ici l'albuginée s'ouvre d'abord, puis les enveloppes scrotales, et c'est à travers cette double ulcération que passe le pédicule des bourgeons épanouis en champignon sur la peau des bourses. La masse fongueuse s'implante sur la face interne du kyste fibreux qui entoure la gomme évacuée. Quand tout le testicule a été transformé en substance gommeuse, c'est de la surface interne des vestiges de l'albuginée que naissent les granulations du fongus. — Dans le fongus profond, la perte de substance et le granulome qui lui succède se font aux dépens de la glande séminale elle-même. Il se peut donc qu'on trouve dans le fongus quelques tubes séminifères plus ou moins altérés. Il n'y en a jamais, au contraire, dans le fongus superficiel. — Lorsque le diagnostic du point de départ de la lésion est difficile, l'analyse histologique pourrait décider dans un sens ou dans un autre ; mais il faut faire remarquer cependant que les tubes séminifères doivent être extrêmement rares dans le fongus profond, puisqu'un kyste fibreux le sépare de ce qui reste de tubes séminifères sains dans la glande. Les tubes séminifères compris dans le processus gommeux ont été expulsés avec les bourbillons de la tumeur, et c'est dans les bourbillons bien plutôt que dans le fongus qu'on aurait quelque chance d'en découvrir les débris.

La masse formée par les fongus superficiels ou profonds est arrondie, granuleuse et s'étale sous forme de champignon en dehors de l'orifice qui donne passage à son pédicule. Elle est quelquefois sèche, dure et grisâtre ; d'autrefois rougeâtre, flasque, molle, visqueuse et saignante. Elle ressemble à une énorme végétation. Son tissu ne présente aucune sensibilité. — Autour et au-dessous du fongus la peau des bourses est souvent épaissie, indurée et couverte de petites tumeurs tuberculeuses. L'infiltration envahit aussi l'hypoderme sur une grande étendue et donne aux bourses l'aspect éléphantiasique, etc.

Voici du reste quelques exemples de fongus syphilitiques bénins que j'ai choisis parmi ceux qu'il m'a été donné d'observer. Ils compléteront utilement la description précédente.

1. *Syphilis scléro-gommeuse aiguë du testicule droit, avec fongus bénin, survenue en même temps que d'autres manifestations tertiaires de même nature, au onzième mois de la syphilis. L'affection avait les mêmes allures et les mêmes symptômes qu'une orchi-épididymite blennorrhagique.*

M. X..., 26 ans, avait contracté un chancre infectant, dix mois avant de venir se faire soigner dans mon service pour des accidents tertiaires graves. Le chancre siégeait au filet et avait laissé une cicatrice. Quelques semaines après, taches de roséole, éruption papulo-lenticulaire, plaques à l'anus, croûtes dans le tête, maux de gorge. Cette première poussée d'accidents dura trois mois environ et ne fut qu'incomplètement traitée.

Plusieurs mois se passèrent sans aucune manifestation ; mais au mois de mai 1884 (dixième mois de la syphilis), il se produisit sur chaque jambe une tumeur gommeuse qui se ramollit au bout de quatre ou cinq semaines et s'ulcéra. A la même époque, ulcérations d'emblée au nombre de trois ou quatre sur les extrémités inférieures et éruptions de plaques tuberculeuses sur divers points du tronc, etc., etc.

Ce ne fut pas tout : au commencement de juin 1884 (onzième mois de la syphilis), le testicule droit devint sensible et volumineux, sans cause occasionnelle et bien que le malade n'eût aucune blennorrhagie. La tumeur grossit très rapidement et prit une allure franchement inflammatoire comme dans les orchites aiguës. Au bout de quelques jours tous ces phénomènes se calmèrent et le sarcocèle diminua. — Mais, en même temps, une saillie se forma sur sa partie antérieure, puis ne tarda pas à s'ouvrir, à s'ulcérer et à laisser passer une masse granulo-filamenteuse grisâtre qui s'étala en champignon.

Ainsi chez ce malade le tertiarisme très précoce (dixième mois), et multiforme se traduisit : 1° par le mode gommeux (gommes des jambes et sarcocèle avec fongus du testicule droit), 2° par le mode ulcéreux d'emblée (deux ulcérations de rupia sur les cuisses), 3° par le mode tuberculeux sec (plaques de tubercules squameux disséminés sur le tronc et sur les bras, de tubercules croûteux sur le cuir chevelu).

La santé générale fut toujours très bonne. Le processus du sarcocèle syphilitique présenta des particularités exceptionnelles. Il eut, en effet, le même mode d'invasion que l'orchi-épididymite blennorrhagique, les mêmes symptômes inflammatoires, la même vivacité d'allures. Si le malade avait eu en ce moment-là une blennorrhagie, on n'aurait pas manqué de voir en elle la cause de cette affection testiculaire. Et, cependant, combien la terminaison aurait désillusionné! Il est rare, en effet, que dans les orchi-épididymites blennorrhagiques ce processus aboutisse à la formation d'un fongus bénin. En voici cependant un cas :

Le malade, âgé de 22 ans, avait eu quelques années auparavant une syphilis bénigue dont les premiers accidents consécutifs étaient guéris depuis longtemps lorsqu'il contracta une blennorrhagie. — Elle se compliqua d'une orchi-épididymite gauche, laquelle aboutit vers sa troisième semaine à la formation d'un abcès en avant, dans le bas de la tumeur. Le malade entra dans mon service. L'abcès fut ouvert; une masse grisâtre ne tarda pas à en sortir et à s'étaler sous forme de champignon; elle s'effilochait comme de la charpie. C'était un fongus bénin dans lequel la syphilis ne me sembla jouer aucun rôle. Sa marche fut très rapide, la masse fongueuse tomba au bout de 8 à 10 jours et la cicatrisation eut lieu presque aussitôt. Le testicule fut détruit en totalité par l'élimination de ce fongus. Il ne resta qu'un petit moignon dans la bourse correspondante.

Les choses n'en arrivèrent pas là dans le cas actuel. Un traitement spécifique énergique et un traitement local antiphlogistique approprié au mode inflammatoire de l'affection limitèrent rapidement le fongus. Après sa chute il restait encore dans l'albuginée une grande partie de la glande. La cicatrisation fut très rapide.

Ce cas est bien fait pour donner une idée de ce qu'est la forme aiguë du sarcocèle syphilitique, dont je dirai quelques mots plus loin. Le processus fut excessivement rapide. Il est très rare de le voir se précipiter de cette façon.

A peine ouverte, la gomme élimine habituellement assez vite ses masses bourbillonneuses qui constituent comme une sorte de *fongus sphacéleux*, avant la formation du vrai *fongus bourgeonnant ou granuleux*. Ces deux fongus se succèdent dans quelques cas si rapidement, qu'il n'est pas toujours aisé de les distinguer. Du reste, le bourgeonnement exubérant s'établit parfois avant l'élimination complète des débris fibreux sphacélés de la gomme, de telle sorte que la lésion est *mixte*. C'est alors sans doute que le microscope fait découvrir dans la masse du tissu hernié quelques vestiges de tubes séminifères.

Le fait suivant forme un contraste parfait avec le précédent et je le place ici parce qu'il démontre : 1° que l'affection syphilitique du testicule peut évoluer avec une lenteur extrême, puisqu'ici elle dura plus de cinq ans ; 2° que les tumeurs gommeuses des bourses ne sont pas fatalement suivies de la formation d'un fongus bénin. J'en ai vu un certain nombre dans lesquelles la cavité se comblait peu à peu sans aucune exubérance de bourgeonnement. Bien plus, il y en a dont le bourgeonnement est insuffisant, si bien qu'elles ne se comblent pas et restent *fistuleuses*.

2. *Sarcocèle syphilitique de très longue durée, survenu à la deuxième année révolue*

de la syphilis et compliqué, au bout de quatre ans, d'une gomme et d'une vaste ulcération des bourses sans fongus.

M. X..., avait contracté un chancre infectant en mars 1873. — Maux de gorge, taches rouges sur la peau en 1874 et 1875. Cette année-là, après quelques mois d'interruption dans les accidents, la bourse droite commença à se tuméfier, sans qu'il y eût eu blennorrhagie. La lésion était indolente dès le début et resta telle jusqu'à la fin; elle occupait le testicule lui-même. C'était un sarcocèle survenu à la deuxième année de la syphilis.

En 1879, (quatrième année du sarcocèle), il se forma une tumeur sur les bourses en avant du sarcocèle. Elle grossit très lentement, se ramollit peu à peu et finit par s'ouvrir et se changer en une ulcération profonde adhérente aux tissus sous-jacents.

Quand le malade vint à la consultation de l'hôpital du Midi, le 23 juillet 1880, (septième année de la syphilis, cinquième du sarcocèle), cette ulcération avait des bords très dentelés, irréguliers, épais, décollés, taillés à pic. Son fond était réuni au testicule par une grosse adhérence en forme de pédicule.

Le testicule était volumineux, piriforme, homogène, etc., et présentait tous les caractères du sarcocèle syphilitique. A aucun moment il n'y avait eu de fongus. Le testicule gauche était intact.

Voici un troisième exemple de fongus bénin, où le fongus est accompagné d'un grand nombre d'autres lésions syphilitiques : éléphantiasis des bourses, tumeurs gommeuses hypodermiques, pseudo-chancre infectant, etc. Certainement l'affection des testicules et des bourses n'en serait pas venue à ce point, si elle n'avait pas été abandonnée à elle-même, car du moment qu'on administra l'iodure, la guérison marcha avec une étonnante rapidité.

3. *Fongus syphilitique du testicule droit. — Ulcération et fistule scroto-albuginéique à gauche avec tumeurs gommeuses du même côté sur les bourses. — Sarcocèle double. Cette affection était survenue à la 3e année révolue de la syphilis, après une première tumeur gommeuse du scrotum à la 2e année. — Guérison extrêmement rapide au 5e mois de la lésion.*

M. M..., 27 ans, est petit, maigre, assez chétif. Il a contracté en 1882 des chancres infectants situés dans le sillon et sur le fourreau. C'est moi qui l'ai traité à cette époque. Il a eu ensuite des éruptions érythémateuses et des plaques dans la gorge et à l'anus.

Deux ans après, en 1884, il lui survint, sans aucune cause appréciable autre que la syphilis, une tumeur sur le testicule gauche. Elle se ramollit, s'ulcéra et fut guérie au bout de deux mois, mais en laissant une cicatrice déprimée.

Un an après, en juin et juillet 1885 (3e année de la syphilis), il éprouva les premières atteintes de l'affection testiculaire pour laquelle il vint me consulter au commencement de janvier 1886. A cette époque, ses deux testicules étaient malades et avaient triplé de volume. La peau des bourses épaissie, rugueuse et parsemée de tubercules était éléphantiasiée.

Les tubercules se groupaient et devenaient confluents autour d'une plaie située à la partie inférieure et externe du testicule droit. A travers cette plaie faisait hernie une substance suppurante, rosée, fongueuse, mamelonnée et étalée en champignon. La peau épaissie et le tissu conjonctif sous-cutané infiltrés ne laissaient palper que très imparfaitement le testicule et l'épididyme.

Cette sclérose dermo-hypodermique des bourses existait aussi à gauche. Là, il y avait sur le scrotum, en avant, une tumeur grosse comme une noisette, rouge, molle et fluctuante. Deux ou trois autres plus petites et également fluctuantes étaient disséminées çà et là sur le scrotum. Il y avait aussi une ulcération profonde, mais sans fongosités, qui se terminait par un trajet fistuleux allant jusqu'à l'albuginée.

Les deux testicules qui adhéraient aux bourses ne formaient chacun qu'une seule masse avec l'épididyme. — Cordons intacts.

Depuis huit ou dix jours, il s'était produit sur le fourreau une ulcération profonde à base indurée, semblable à un chancre infectant. Elle résultait de l'ouverture d'une petite gomme analogue aux gommes du scrotum. — Adénopathie multiple et très volumineuse des deux côtés. — Aucune autre manifestation.

Le fongus datait de cinq mois. — Aucun traitement n'avait été fait. Je fis prendre 4 grammes d'iodure. — Au bout de dix-sept jours une amélioration très considérable s'était produite. Le fongus avait diminué des trois quarts. Le pseudo-chancre du fourreau était guéri. Les tumeurs gommeuses à gauche s'étaient affaissées sans s'ouvrir. — Diminution de moitié dans l'ensemble de la tumeur testiculo-scrotale. Peau des bourses moins épaisse, plus souple. — On sentait mieux les deux testicules qui semblaient ne plus adhérer à leurs enveloppes qu'au niveau du fongus à droite et de l'ulcération à gauche. — Plus de fluctuation dans les gommes. Diminution de la sécrétion séro-gommeuse du fongus et de l'ulcération qui était en train de se cicatriser ainsi que la fistule. — Cette amélioration inespérée et si grande, en fort peu de temps, avait marché pour ainsi dire à vue d'œil pendant les quatre premiers jours du traitement.

Variétés et complications. — Il y a des cas qui réunissent toutes les conditions voulues pour être des types. C'est en leur comparant ceux qui s'éloignent d'eux plus ou moins par tel ou tel côté de leur histoire qu'on établit les variétés. Je crois que le fait suivant peut à bon droit passer pour le type du sarcocèle syphilitique qu'on rencontre le plus habituellement dans la pratique.

4. *Sarcocèle double, survenu au dixième mois d'une syphilis non traitée et évoluant en toute liberté. Marche, durée de cette affection qui fut rapidement améliorée et guérie par un traitement spécifique.*

M. P..., âgé de 22 ans, maçon, contracta la syphilis en 1868. Il eut plusieurs éruptions de larges taches et de papules généralisées, des maux de gorge, des traînées opalines sur la langue, de l'alopécie et des douleurs dans le genou gauche, avec engourdissement de tout le membre correspondant. Il ne suivit aucun traitement et laissa sa syphilis évoluer en toute liberté.

Dix mois après l'apparition du chancre, il s'aperçut que ses deux testicules grossissaient, mais lentement et sans douleur. Lorsqu'ils furent devenus très volumineux, ils lui causèrent un peu de gêne, et il fut obligé de porter un suspensoir deux mois après le début de cette affection. Il n'avait pas vu de femme depuis son chancre. Ce double sarcocèle n'eut d'autre effet sur les fonctions sexuelles que de faire cesser la pollution nocturne que le malade avait tous les mois.

Quand il vint me consulter au troisième mois révolu de ce sarcocèle (treizième de la syphilis), il avait bonne mine et se sentait à peu près aussi fort qu'autrefois. Il existait sur la peau huit ou dix larges plaques cutanées typiques, avec bourrelet périphérique saillant et squameux et centre déprimé et érosif, etc.

Les deux testicules avaient exactement le même volume et ce volume était double au moins de celui de l'état normal.

Le corps de l'organe et l'épididyme, intimement confondus, formaient une seule tumeur homogène, lisse à sa surface, régulièrement piriforme et libre dans les enveloppes des bourses qui étaient saines, ainsi que le cordon. La pression donnait la même sensation particulière qu'à l'état normal. Je prescrivis du protoiodure (0,06 cent.), et de l'iodure (2 gram.) : c'était les premiers remèdes que prenait le malade.

Au bout de cinq jours, les deux tumeurs avaient un peu diminué; on sentait quelques bosselures à leur surface et l'épididyme commençait à se distinguer du testicule. Les plaques cutanées s'affaissaient. J'augmentai les doses : au bout de 20 jours de traitement, il y avait une amélioration sensible qui continua lentement pendant deux mois.

Trois mois après le début du traitement et cinq après celui du sarcocèle double, les deux testicules étaient revenus à leur volume naturel. L'épididyme du testicule gauche était bien détaché ; celui du testicule droit faisait toujours corps avec son testicule, mais beaucoup moins qu'auparavant. Les érections et les désirs étaient plus fréquents; les pollutions nocturnes étaient revenues et avaient lieu tous les quinze jours. Les plaques cutanées avaient disparu en laissant des taches pigmentaires brunes. Cet état de choses durait depuis sept ou huit semaines, de sorte que le traitement mixte avait produit tout son effet au bout de un mois à cinq semaines. Néanmoins il avait été continué sous forme de biiodure ioduré. Cela n'empêcha pas le malade d'avoir ensuite, au dix-huitième mois de la syphilis, une profonde ulcération à la langue, des plaques sur les bourses et un retour de l'arthropathie spécifique du genou gauche.

Cet exemple de syphilose testiculaire scléro-gommeuse n'est-il pas parfait ? Tout s'y trouve : époque d'apparition un peu précoce il est vrai, mais qui n'a cependant rien d'extraordinaire puisque ce sarcocèle appartient beaucoup plus fréquemment à la période secondaire qu'à la tertiaire ; développement insidieux, lent et sans douleur ; bilatéralité ; symptômes tous caractéristiques ; processus régulier ; docilité assez grande à l'action des spécifiques ; durée longue malgré le traitement ; milieu syphilitique assez grave et donnant la moyenne des syphilis dans lesquelles se produit d'ordinaire la syphilose testiculaire.

Certes, il eût été difficile de ne pas reconnaître à première vue une pareille affection. Dans le cas suivant l'hésitation était permise avant le traitement, parce que le sarcocèle scléro-gommeux n'était apparu que vingt et un ans après un chancre non suivi d'accidents constitutionnels. Cette anomalie chronologique ne constitue point une variété, mais jointe à l'absence d'antécédents, elle est bien faite pour causer quelque embarras.

5. *Sarcocèle ayant toutes les apparences d'un sarcocèle syphilitique, survenu vingt et un ans après un chancre qui ne fut suivi d'aucun accident d'intoxication généralisée.*

Il est quelquefois difficile de savoir si une tumeur testiculaire est ou n'est pas syphilitique. En voici un exemple : M. X..., agé de 41 ans, avait eu à l'âge de vingt ans un chancre sur la peau du prépuce. On en voyait encore la cicatrice blanche entourée d'une zone pigmentaire. Et cependant ce chancre qui se compliqua de deux bubons suppurés ne fut jamais suivi d'aucun accident de syphilis. Pendant vingt et un ans, pas de maladie vénérienne nouvelle, ni aucune conséquence de la première.

Vers le 1er mars 1884, M. X..., s'aperçut un matin que le testicule droit était enflé. Cela s'était produit insidieusement, sans douleur, sans cause traumatique et sans écoulement blennorrhagique. — Un mois après le début de cette affection, le malade vint me consulter et je trouvai que le testicule droit, triplé de volume, présentait le type du sarcocèle syphilitique. Je prescrivis donc de l'iodure de potassium. — Il se produisit une amélioration rapide comme volume et comme consistance. Au bout de six semaines, la tumeur qui auparavant était uniformément dure dans toute son étendue, présentait en avant un peu de mollesse; elle restait indolente à la pression et la sensibilité spéciale du testicule n'était pas revenue, etc. Guérison prompte au bout de trois mois. — Aucune autre manifestation syphilitique.

L'action rapidement curative de l'iodure ne prouve-t-elle pas qu'il s'agissait bien là d'un sarcocèle syphilitique ?

1. Parmi les caractères de la syphilose testiculaire, on place avec raison l'indolence et l'aphlegmasie. Il y a cependant quelques cas dans lesquels l'évolution se fait sous un mode presque aussi aigu que celui de l'orchi-épididymite blennorrhagique. Cette variété avait été signalée par M. Ricord. D'autres observateurs en avaient rapporté des cas. M. Reclus l'a mise en relief et en a donné une description spéciale.

Le sarcocèle aigu débute comme une véritable orchite : tout à coup le malade est pris de douleurs violentes dans le testicule ; elles y sont fixes et permanentes, mais habituellement elles présentent des exacerbations pendant la nuit et des irradiations à toute heure dans les aines, dans les lombes et dans les cuisses. L'organe triple de volume et devient très sensible à la pression ; quelquefois le scrotum est épaissi, rouge, œdématié comme dans l'orchite blennorrhagique.

Il est à remarquer que, dans cette forme aiguë, il n'y a généralement qu'un seul testicule qui soit atteint. Si tous les deux deviennent syphilitiques sous le même mode, ce n'est pas simultanément mais à des intervalles plus ou moins considérables.

Cette infiltration rapide, douloureuse et phlegmasique ne conserve pas longtemps les symptômes d'acuité qu'elle présente brusquement dès le début. Au bout de quelques jours ils diminuent et disparaissent assez vite ; tout rentre dans le calme et l'on ne constate plus que la forme classique et commune du sarcocèle scléro-gommeux. Mais les recrudescences aiguës se produisent quelquefois spontanément.

La spontanéité, du reste, est un trait essentiel de cette variété; aucune cause traumatique ne la fait naître. S'il en était autrement, elle ne mériterait pas d'être signalée.

Ce sont les phénomènes douloureux qui l'emportent presque toujours sur les phénomènes inflammatoires. Il est fort rare que les bourses soient aussi rouges et aussi œdémateuses que dans l'orchi-épididymite blennorrhagique. Et puis, la tumeur testiculaire présente toujours la même forme et la même homogénéité que dans le sarcocèle froid. A cet égard-là elle diffère complètement de l'orchi-épididymite ordinaire où l'épididyme loin de s'effacer comme dans la syphilose testiculaire, devient énorme et enchâsse la glande.

Les exacerbations aiguës peuvent se reproduire fréquemment dans les deux testicules. Il en résulte que l'affection, tout en conservant pendant des mois un fond de chronicité qui ne change pas, se présente de temps en temps, et cela sans aucun prétexte, avec une physionomie d'orchite aiguë. Le cas suivant est un exemple très complet de ce mélange des deux processus et des deux modalités symptomatiques.

6. *Pendant la troisième année d'une syphilis bien traitée, invasion successive des deux testicules par un sarcocèle à forme aiguë et à douleurs réflexes vives. — Marche chronique de l'affection malgré l'intensité de ses phénomènes.*

M. A. C..., 28 ans, contracta la syphilis en mars 1866 et, quoi qu'elle fût légère, il ne cessa de se traiter pendant deux ans avec du mercure et de l'iodure de potassium. Néanmoins, vingt-quatre mois juste après le début du chancre, le testicule droit devint, sans aucune cause traumatique et sans blennorrhagie (le malade n'en a jamais eu), douloureux, gros et son cordon spermatique s'engorgea. Cette affection à allures aiguës occasionna de vives douleurs rénales qui se propageaient à la hanche et à la partie supérieure de la cuisse du même côté.

Pendant trois mois, malgré les topiques fondants et le traitement spécifique interne, ce sarcocèle ne s'améliora que fort peu. Il se produisit même une recrudescence aiguë sous l'influence de bains de rivière. M. le docteur Langlebert fut alors consulté ; il ordonna de l'iodure de potassium à la dose de trois ou quatre grammes par jour et des frictions avec l'onguent napolitain. Au bout de deux mois de ce traitement, l'affection testiculaire était à peu près guérie, après avoir causé de grandes souffrances. L'organe conservait encore une sensibilité exagérée et les désirs vénériens étaient éteints.

Il y avait un an environ que le testicule droit était guéri, lorsque le gauche se prit de la même façon et spontanément (troisième année et demie de la syphilis) : début un peu brusque ; gonflement rapide de l'organe et surtout douleurs irradiantes dans l'aine gauche et sur la cuisse correspondante. Traitement très énergique externe et interne sans grande amélioration. Le malade attribuait cette affection à la continence absolue qu'il gardait depuis deux ans.

Il vint me consulter au deuxième mois de ce second sarcocèle aigu et douloureux. L'épididyme et le testicule gauches ne formaient alors qu'une masse homogène, piriforme, lisse et libre dans la vaginale. Le cordon était induré. Peu de douleur à la pression ; mais irradiations réflexes dans l'aine, dans la hanche et dans la cuisse correspondantes. — Aucune autre manifestation syphilitique.

Le second sarcocèle quoique énergiquement traité, guérit très lentement. Ce ne fut qu'au cinquième mois de sa durée que l'épididyme commença à se séparer du testicule et que les douleurs réflexes cessèrent tout à fait. En même temps que cette amélioration se produisait, les érections qui avaient cessé revenaient avec l'appétence sexuelle. — Le testicule qui avait été pris le premier présentait un léger degré d'atrophie.

Enfin, au bout de sept mois, à partir du début de ce second sarcocèle, la guérison était à peu près complète et le malade put pratiquer cinq ou six fois, disait-il, le coït par nuit, après s'être abstenu de femmes depuis plus de deux ans. — Pendant toute la durée de ces sarcocèles, aucune autre manifestation syphilitique et rien du côté du canal de l'urèthre.

Il faut noter que le cordon fut pris dans les deux testicules dès le début de l'invasion aiguë. L'aphlegmasie et l'indolence pendant la longue durée de cette singulière syphilose testiculaire n'arrivèrent que très tard et furent, pour ainsi dire, obtenues de force par le moyen des topiques et des antisyphilitiques. Et remarquez que la syphilis n'était pas grave, qu'elle avait été très complètement traitée et que l'affection n'éclata que dans le courant de la troisième année ; que les testicules n'avaient jamais été malades antérieurement, etc., qu'il n'y avait, en un mot, aucune raison pour qu'elle prît un caractère si pénible d'acuité presque permanente.

L'acuité transitoire du début, l'acuité récidivante, comme celle-là, ne sont point une garantie que l'affection n'aura qu'une courte durée. C'est un élément qui s'ajoute à la chronicité sans modifier son processus, soit comme durée, soit comme tendance ; c'est-à-dire que l'affection dure aussi longtemps que si elle avait été constamment aphlegmasique et indolente et qu'elle n'aboutit pas plus qu'une autre à la dégénérescence gommeuse.

2. Dans la grande majorité des sarcocèles syphilitiques, la vaginale ne semble pas atteinte, ou du moins elle reste sèche, et si elle participe à la maladie du testicule c'est sous la forme pseudo-membraneuse. — Mais parfois elle devient le siège d'un épanchement. Je suis loin de partager l'opinion des auteurs qui ont fait de l'hydrocèle un symptôme habituel du sarcocèle scléro-gommeux, et qui lui accordent même une grande valeur au point de vue du diagnostic. Sans doute, à une époque quelconque de l'affection, il peut se produire un épanchement séreux; mais il disparaît souvent comme il est venu et il n'atteint jamais de grandes proportions. Quelquefois il est circonscrit sur un petit espace. La plupart du temps il s'étale en lame mince qui n'empêche point d'explorer le testicule. Il est très rare que l'hydrocèle soit assez volumineuse pour masquer la glande et empêcher son examen. Je ne crois pas que les grands épanchements de la vaginale qui nécessitent des ponctions réitérées ou la cure radicale, reconnaissent souvent pour cause unique une syphilose testiculaire. Pour ma part, je n'en ai pas rencontré dont cette étiologie fût bien catégorique, tandis que l'épididymite blennorrhagique est très commune dans leurs antécédents. — L'hydrocèle se réduit la plupart du temps à ce qu'elle était dans le cas suivant :

7. *Sclérose de l'albuginée avec léger épanchement dans la tunique vaginale, survenue deux ans après un chancre infectant ulcéreux, et un an après la disparition des premiers accidents qui furent superficiels. — Deux ou trois mois après, iritis.*

M. X..., âgé d'une trentaine d'années, entré dans mon service, avait eu en février 1882, un chancre syphilitique ulcéreux qui avait laissé une grande cicatrice blanche sur le fourreau. Néanmoins les premiers accidents consécutifs furent superficiels et bénins : roséole, alopécie, plaques muqueuses. Traité par le sirop de Gibert à plusieurs reprises.

Il y avait un an que les plaques n'étaient pas revenues et qu'il n'existait plus aucune manifestation spécifique, lorsque le testicule gauche devint malade, sans aucune cause occasionnelle, en mars 1884 (deuxième année révolue de la syphilis). Il se convertit peu à peu en une tumeur dure, homogène, piriforme, indolente, dégagée de toute adhérence avec les bourses. L'épididyme s'était absorbé dans la masse générale du sarcocèle; le cordon était sain. Aucune douleur ni spontanée, ni à la pression. En avant on percevait nettement de la fluctuation. Il y avait une mince couche de liquide dans cette partie de la vaginale. En la refoulant par la pression, le doigt sentait la surface sclérosée de l'albuginée. — Pas de blennorrhagie. — L'activité des fonctions sexuelles était la même qu'autrefois.

Traitement avec de l'iodure de potassium. Un mois après son entrée, ce malade, eut malgré le traitement spécifique interne, une iritis qui fut rapidement guérie. L'amélioration du sarcocèle fut beaucoup plus longue à se produire. L'hydrocèle resta toujours très peu abondante et ne nécessita point la ponction.

Quelquefois elle est plus prononcée, comme dans le cas suivant; mais elle n'atteint jamais de grandes proportions. C'est un épiphénomène qui n'a rien d'extraordinaire et qui s'explique très facilement. On a eu tort de lui attribuer une importance considérable.

8. *Hydrocèle et sarcocèle survenus à la sixième année de la syphilis.*

B..., 33 ans. Jamais de blennorrhagie. Chancre infectant en 1870: éruptions superficielles et plaques muqueuses pendant deux ans. — Rien depuis cette époque.

En mars 1876 (sixième année de la syphilis), à la suite de fatigues, les bourses se tuméfièrent, sans causer de douleurs vives, d'abord à droite, puis à gauche. On ne fit aucun traitement interne. — Un an après, le malade entra dans mon service pour cette affection qui persistait, bien qu'on eût fait une ponction de la tunique vaginale droite. — Il y avait à cette époque peu de liquide dans l'une et l'autre vaginale. — Rien aux cordons, ni dans les enveloppes où les deux testicules n'avaient contracté aucune adhérence. Tous les deux étaient durs, un peu augmentés de volume et ne formaient qu'une masse avec leur épididyme. Leur surface était couverte de rugosités. Canal très sain. Je soumis le malade à un traitement mixte, mais l'amélioration fut si lente qu'il sortit de mon service avant d'être guéri. L'hydrocèle ne prit jamais de grandes proportions. — Il n'y avait chez ce malade aucune cause autre que la syphilis à laquelle on pût rattacher cette affection testiculaire. Comme coïncidence spécifique je ne constatai chez lui que des douleurs nocturnes très vives dans les jambes, qui se calmaient en les exposant à l'air frais. — Marié en 1875. Petite fille bien portante.

Il est très rare qu'il survienne des complications sérieuses pendant la longue durée du sarcocèle scléro-gommeux. Peut-on donner ce nom à l'hydrocèle? Il faudrait qu'elle prît des proportions qu'elle n'atteint presque jamais. Les recrudescences inflammatoires spontanées ou provoquées par quelque cause accidentelle mériteraient plutôt d'être appelées ainsi. J'en dirai autant des douleurs réflexes qui furent si prononcées dans l'observation 9 [1].

1. Il est rare que le testicule syphilitique donne lieu à de violentes douleurs réflexes. On en observe au contraire quelquefois dans l'orchite chronique exempte de toute teinte spécifique ou mieux dans le cancer du testicule; car l'orchite chronique est très rare; les tumeurs qu'on lui attribuait sont des cancers ou des sarcocèles syphilitiques ou quelquefois des hématocèles. — C'est ce qui eut lieu dans le cas suivant: Le malade âgé de 27 ans, marié depuis huit ans et père de trois enfants bien portants, avait eu, à 18 ans, des chancres volants qui n'avaient jamais été suivis d'accidents constitutionnels. Je ne parvins à découvrir dans son passé aucune trace de syphilis. Sans cause appréciable interne ou externe, sans aucun écoulement uréthral, cet homme fut pris de douleurs rénales et il s'aperçut que le testicule gauche était enflé et descendait très bas. Les irradiations douloureuses des reins augmentèrent peu à peu et se propagèrent dans la face antéro-externe de la cuisse gauche sous forme d'accès névralgiques assez violents pour causer de la claudication. Elles revenaient surtout quand il faisait froid. Et,

Les vraies complications se montrent surtout dans la forme gommo-scléreuse, quand les enveloppes des bourses sont envahies par la syphilose testiculaire, ou quand elles deviennent primitivement le siège de tumeurs gommeuses hypodermiques qui gagnent l'albuginée par leur face profonde et se réunissent à celles du testicule. C'est, en pareil cas, que leur fonte peut entraîner des délabrements considérables, la destruction totale ou partielle du scrotum, des hernies du testicule, des fistules, des clapiers, des gangrènes et le fongus, qui est une exubérance vicieuse, une déviation du processus réparateur.

Cependant la coexistence du sarcocèle scléro-gommeux et des gommes sous-scrotales n'est pas toujours suivie de conséquences fâcheuses, et les deux affections évoluent séparément et guérissent chacune de leur côté, comme dans le fait suivant :

9. *A la dixième année d'une syphilis à accident primitif ulcéreux, mais bénigne cependant dans ses premières manifestations, petites tumeurs gommeuses inflammatoires de la peau. — Sarcocèle du testicule gauche et gomme du scrotum à droite.*

Chez un malade qui avait eu dix ans auparavant un chancre infectant ulcéreux du filet, suivi de roséole, de plaques gutturales et labiales, d'alopécie, etc., il se produisit une éruption de gommes cutanées inflammatoires, qui s'ulcérèrent rapidement. Presque en même temps, les deux testicules devinrent durs, volumineux, piriformes.

Au bout de trois ou quatre mois de traitement, ces manifestations tertiaires étaient à peu près guéries; mais il s'était formée sur le scrotum à droite une tumeur violacée, dure, en forme de plaque large et épaisse, saillante au-dessus des bourses et se prolongeant en arrière par un gros cordon qui semblait se réunir à un des épididymes. C'était bien néanmoins un néoplasme gommeux des bourses indépendant du testicule qu'on sentait libre au-dessous de lui dans son enveloppe séreuse, avec sa consistance et sa sensibilité normales.

La santé générale était très bonne. — La tumeur gommeuse du scrotum gué-

chose curieuse, la tumeur testiculaire était indolente spontanément et à la pression.

Quand je reçus cet homme dans mon service, il était malade depuis neuf mois et, depuis deux mois surtout, ses douleurs névralgiformes lombo-crurales étaient devenues très intenses. Le testicule gauche avait le volume d'une orange de moyenne grosseur, il était lourd, dur, rond, un peu bosselé à sa surface, sans trace d'épididyme et avec un cordon sain. La tumeur était libre dans la tunique vaginale, et, sauf qu'elle était arrondie au lieu d'être piriforme, elle ressemblait exactement à un sarcocèle syphilitique. Aussi je fis donner de l'iodure de potassium; mais ce fut inutilement, car, après un mois de traitement, le malade ne pouvait, à cause de ses douleurs, lombo-crurales se tenir debout plus d'un quart d'heure. La tumeur testiculaire n'avait pas bougé; elle restait toujours indolente. — Santé générale très bonne. Aucun affaiblissement génital. — Pas trace de varicocèle, d'affection uréthro-prostatique, d'infection syphilitique ancienne ou récente.

N'était-ce pas là un cas de diagnostic embarrassant? Je suis convaincu aujourd'hui que cette tumeur que je pris autrefois pour une orchite chronique et qui se montra si absolument rebelle à l'action de l'iodure de potassium était un cancer ou un lymphadénome du testicule. — Je perdis ce malade de vue.

rit sans se ramollir ni s'ulcérer. Le malade fut traité par moi avec de l'iodure de potassium à hautes doses. Malgré le sarcocèle double, les facultés viriles étaient restées à peu près intactes.

Étiologie. — En dehors de la syphilis, qui est la cause première et toute-puissante du sarcocèle, on n'en peut guère indiquer d'autres. La plupart du temps l'affection se développe spontanément. On ne découvre en dehors de la diathèse aucune circonstance qui permette d'expliquer pourquoi elle s'est produite à tel moment plutôt qu'à tel autre. Faut-il faire entrer en ligne de compte dans l'étiologie l'activité sexuelle, le surmenage de la glande spermatique? C'est une supposition assez rationnelle, mais en faveur de laquelle l'observation clinique ne donne que fort peu de preuves évidentes.

Parmi les causes occasionnelles, on doit mentionner les chutes, les contusions qui sont, pour beaucoup de syphiliographes, d'une grande importance. Dans un cas rapporté par M. West, le testicule violemment heurté par une balle en caoutchouc onze mois après un chancre infectant, se gonfla et adhéra aux téguments ; la tumeur resta longtemps stationnaire, puis, au bout de deux ans et demi, elle s'échauffa et il survint une gomme suppurée qui fut suivie d'un fongus. Il y a beaucoup d'autres exemples analogues qui prouvent que le traumatisme peut susciter la formation d'un syphilome testiculaire et son ramollissement. Le plus souvent néanmoins l'apparition du granulome fongueux est spontanée.

De toutes les causes occasionnelles, je n'en vois qu'une qui possède une influence pathogénique très marquée sur la syphilose testiculaire, c'est l'orchi-épididymite blennorrhagique. Pour moi le fait est hors de doute, et je m'étonne qu'Hélot l'ait contesté : « Souvent, dit-il, le testicule qui a été affecté par la gonorrhée n'est pas celui qu'envahit la syphilis, et il n'est pas rare de voir l'orchite syphilitique exister à droite, quand l'orchite blennorrhagique s'est montrée à gauche, comme aussi de rencontrer une affection syphilitique des deux testicules en l'absence de toute blennorrhagie antérieure. »

Il me sera facile de répondre à cette assertion erronée, car j'ai vu maintes fois les déterminations de la blennorrhagie sur les testicules provoquer celles de la syphilis. Il y a même toute une catégorie de cas dans lesquels l'action pathogénique des deux maladies se combine de manière à produire dans la glande séminale une véritable affection mixte blennorrhagico-syphilitique, dont les symptômes et le processus sont fort intéressants à analyser et à suivre. Elle est en général beaucoup plus longue, plus compliquée, plus difficile à guérir que le sarcocèle survenu sous la seule influence de la diathèse.

Voici deux cas qui peuvent donner une idée de cette affection mixte des testicules :

10. *Sarcocèle double très volumineux, consécutif à une orchite double blennorrhagique survenue à la cinquième année d'une syphilis assez grave. — Longue durée et incurabilité de cette affection testiculaire syphilitico-blennorrhagique.*

M. L....., 23 ans, entré le 2 mai 1882 à l'hôpital du Midi, dans mon service, contracta, en 1877, d'abord une blennorrhagie puis un chancre infectant suivi d'accidents secondaires peu graves, dont il fut soigné à Saint-Louis. — Un an après, il eut plusieurs gommes sur les membres inférieurs. — En 1880 (troisième année de la syphilis), blennorrhagie, orchite droite et ecthyma syphilitique, dont il fut traité dans mes salles. — Un peu plus tard, nouvelle blennorrhagie et orchite double à Oran, où il resta huit mois à l'hôpital.

Cette orchite double fut très longue à guérir et, sous l'influence de la diathèse syphilitique, elle se transforma en sarcocèle. Aussi le malade fut-il réformé. Il revint en France, fut reçu à Saint-Louis, à Saint-Antoine, etc., traité partout avec les spécifiques sous les formes les plus variées, mais sans grand résultat.

Quand je l'admis dans mon service (cinquième année révolue de la syphilis), il y avait un an que les testicules étaient malades. Leur volume était énorme (0,13 de long et 0,07 de large, pourtour 0,23), leur forme ovoïde ou en poire, leur consistance très dure et homogène, leur surface sans saillie, ni mamelons. L'épididyme ne se distinguait pas du testicule. — Pas trace d'inflammation. — Enveloppes des bourses intactes. — Aucune adhérence entre elles et les tumeurs. — Pas de douleur, mais sentiment de gêne de pesanteur, s'irradiant dans les lombes et quelquefois dans la vessie. — Rien du côté des voies urinaires — Sens génital conservé. — Érections assez fréquentes. — Aucune manifestation syphilitique autre que ce gros sarcocèle double.

Je soumis le malade à un traitement énergique mixte et ioduré pendant six mois. Les douleurs disparurent complètement, mais les testicules restèrent à peu près dans le même état et ne diminuèrent pas d'une façon notable.

Le deuxième cas est beaucoup plus grave et plus compliqué que le précédent. Il résume en lui une grande partie de la pathologie syphilitique du testicule.

11. *Affection blennorrhagico-syphilitique des deux testicules, survenue vers le douzième mois d'une syphilis à accidents gommo-ulcéreux très précoces. — Guérison du sarcocèle droit. — Persistance de l'affection syphilitique dans le testicule gauche. — Sa recrudescence. — A la quatrième année et demie de la syphilis, ulcération scléro-gommeuse du sarcocèle gauche, sans fongus.*

L'observation de ce malade se trouve résumée dans le premier volume de mes *Leçons sur les maladies vénériennes*, page 956. Il avait eu une syphilis tuberculo-gommeuse très grave d'emblée et, de plus, des blennorrhagies compliquées d'orchi-épididymites. — Ce qu'il y avait de remarquable chez lui, c'était la précocité du tertiarisme et le mélange de lésions gommo-ulcéreuses avec des plaques muqueuses résolutives.

Un autre côté fort intéressant de ce cas-là, c'est que les affections testiculaires qui, à leur début, avaient été aiguës, brusques et manifestement blennorrhagiques, devinrent peu à peu syphilitiques. Leur résolution ne fut pas franche. Parti de l'épididyme le processus spécifique envahit le testicule. Au bout de sept mois la métamorphose était complète. En effet, les deux testicules triplés de volume, libres dans les bourses, constituaient chacun une tumeur piriforme, régulière, homogène, sans funiculite, dure, lourde et dans laquelle l'épididyme et le testicule fusionnés ne présentaient plus aucune ligne de démarcation.

La syphilis datait des premiers mois de l'année 1881. C'est un an après, que les deux testicules furent atteints de cette affection blennorrhagico-syphilitique. Le malade sortit de mon service en juillet 1882, imparfaitement guéri.

Il y rentra en décembre 1883 pour une recrudescence de la syphilose du testicule gauche (le testicule droit s'était peu à peu guéri), et pour des ulcérations gommeuses aux extrémités inférieures, sortit amélioré et continua à prendre de l'iodure de potassium.

Il ne lui survint aucun accident grave jusqu'au mois de mars 1884 (quatrième année révolue de la syphilis).

A cette époque le malade revint de nouveau dans mon service, salle 8, lit 9, pour une tuméfaction considérable de son testicule gauche qui était redevenu douloureux. Cet organe et l'épididyme intimement réunis, formaient une seule tumeur, homogène, ovoïde, lourde, lisse, dure, sans adhérence et sans inflammation des téguments des bourses. Le scrotum avait une coloration violacée du côté malade et ses veines étaient distendues. La lésion ne causait que quelques douleurs le soir, après les fatigues de la journée; elles forçaient quelquefois le malade à se coucher, mais elles disparaissaient vite par le repos, et le gonflement testiculaire diminuait notablement. — La palpation de la tumeur était indolente à certains endroits, tandis que sur d'autres, et en particulier vers la partie postérieure, la pression devenait douloureuse. Ces endroits étaient moins durs que les endroits sensibles et se rapprochaient de la consistance ordinaire du testicule. Quelquefois aussi, douleurs très vives la nuit dans le testicule et sans irradiations réflexes. — Peu de liquide dans la vaginale. Dimensions de la tumeur : hauteur, 12 centimètres, — circonférence transversale 24 centimètres, — circonférence verticale 26 centimètres.

Sous l'influence du repos et de l'iodure de potassium, le testicule devint indolent sur tous ses points et diminua d'un tiers. — Deux mois après cette amélioration, en juin, le testicule se tuméfia de nouveau à la suite d'une chute sur la hanche ; puis il se forma sur sa face antérieure une bosse fluctuante qui s'ouvrit et se convertit en une ulcération large comme une pièce de 1 franc, à bords taillés à pic, à fond jaunâtre sur lequel se détachait un point de sphacèle noir. Le testicule mesurait alors 15 centimètres de haut en bas et 8 centimètres transversalement. Il avait au moins cinq fois son volume normal. Sa masse piriforme, était à peu près homogène et sans épididyme, lourde, dure, libre dans les enveloppes. — Cordon intact, scrotum un peu œdémateux et rouge.

L'ulcération s'agrandit rapidement. Au bout de quinze jours elle avait atteint les dimensions suivantes : hauteur, 5 centimètres et largeur 4. Bords taillés à pic et décollés. Fond constitué par une masse fongueuse, sphacélée, entièrement grise, inodore, ne faisant point encore hernie, sous forme de champignon fongueux étalé au-dessus de l'orifice.

Cette hernie était imminente et cependant elle n'eut pas lieu. L'iodure de potassium à haute dose, le repos, les topiques adoucissants arrêtèrent rapidement ce processus. Les bords de l'ulcération s'affaissèrent. Son fond s'éleva et se détergea; la cicatrisation marcha très vite et elle était à peu près complète quand le malade sortit de mon service. — Évidemment il s'était formé une gomme à marche aiguë dans le tissu cellulaire sous-cutané ou plutôt à la surface de l'albuginée épaissie par la sclérose spécifique, et le foyer resté superficiel n'avait pas pénétré jusqu'au testicule, ou bien s'il l'avait atteint, la promptitude de la cicatrisation n'avait pas laissé à la hernie fongueuse le temps de se faire. — Aucune autre manifestation syphilitique.

J'ai vu quelquefois, comme M. Hélot, des cas où le testicule, antérieurement atteint par la blennorrhagie, était respecté par la syphilis, tandis qu'elle se déterminait sur le testicule sain. En voici deux exemples :

12. *Blennorrhagie et orchite droite. — Plus tard syphilis et engorgement épididymaire gauche sans blennorrhagie. — Inflammation traumatique du testicule gauche. Comme conséquence de ces lésions d'origines diverses, cessation de l'éjaculation pendant le coït.*

M. M..., 28 ans, eut une première blennorrhagie à l'âge de 20 ans, avec épididymite du côté droit.

— A 25 ans et demi, il contracta la syphilis : chancre préputial, plaques muqueuses de la gorge, de la langue, etc.

— Au quatrième mois de cette syphilis légère, le testicule gauche devint engorgé et douloureux, sans qu'il y eût aucun écoulement uréthral et cet état dura trois semaines.

— A 26 ans, il se donna un coup sur le même testicule au niveau du cordon et il en résulta une inflammation qui le retint au lit pendant quinze jours.

Jusqu'alors les affections des deux testicules n'avaient eu aucune conséquence pour les fonctions génitales. Mais, à partir du dernier accident, le coït ne fut plus suivi d'éjaculation, quoique les érections fussent aussi énergiques qu'auparavant. La sensation voluptueuse ne fut pas diminuée. Deux ou trois minutes après le coït, il sortait par le méat, après que l'érection était tombée, un liquide glaireux.

Quand je vis le malade, je constatai que les deux épididymes étaient indurés surtout le gauche. Les testicules et les cordons étaient sains. — Pas de blennorrhagie. Santé générale excellente. — Aucune manifestation syphilitique actuelle ou récente.

M. M... était commis et se froissait souvent les testicules sur le rebord du comptoir; aussitôt l'épididyme gauche augmentait de volume. — Il pratiquait le coït deux ou trois fois par semaine et n'avait pas de pollutions nocturnes. L'absence d'éjaculation à la suite du spasme durait depuis deux ans et demi. Le canal urétral était libre et sain.

13. *Sarcocèle gauche survenu à la troisième année de la syphilis. Blennorrhagies*

avec détermination sur l'épididyme droit et petite induration persistante non syphilitique.

H..., 22 ans, chancre infectant sur la lèvre supérieure et sur l'inférieure à l'âge de 19 ans. Roséole papuleuse, plaques muqueuses dont il fut soigné à plusieurs reprises dans mon service.

Première blennorrhagie, un an avant la syphilis, compliquée d'épididymite droite. Il en restait encore un noyau d'induration. — Deuxième blennorrhagie un an après la syphilis, avec nouvelle épididymite droite.

Au carnaval de 1877 (troisième année révolue de la syphilis), il survint à la suite de marches forcées une tuméfaction un peu douloureuse du testicule gauche. — Le processus fut très long et ne prit jamais une allure franchement inflammatoire. Cependant il survint quelques irradiations réflexes lombo-abdominales. Aucun traitement. Deux mois après le début de cette affection, troisième blennorrhagie qui n'eût aucune influence sur le sarcocèle. — Fonctions génitales intactes.

Au troisième mois de l'affection testiculaire, le sarcocèle était gros comme un œuf d'oie, homogène, piriforme, ne faisant qu'un avec l'épididyme, lisse à sa surface, sans lésion du cordon, peu sensible à la pression. — A droite, le testicule était sain, mais l'épididyme formait une petite tumeur dure qui était, elle, blennorrhagique et non syphilitique.

Douleurs ostéocopes sans exostoses dans les extrémités supérieures.

Je n'en maintiens pas moins que, parmi toutes les causes qui appellent sur l'organe séminal l'action syphilitique, la blennorrhagie est une de celles qu'on doit placer au premier rang.

La tuberculose, le cancer, la syphilis et le rhumatisme sont les grandes maladies générales qui attaquent le plus fréquemment le testicule. Peuvent-elles se déterminer sur lui simultanément? Je ne le pense pas. La détermination de l'une d'elles prédispose-t-elle la glande à subir l'invasion des autres? On peut répondre par l'affirmative, puisque c'est un axiome d'étiologie que toute tare, quelle qu'elle soit, affaiblit la résistance d'un organe et le prédispose à d'autres maladies qui ne semblent avoir avec elle aucune affinité. Mais tout cela est fort vague, et la part respective qu'il faut faire à chacune de ces diathèses dans l'étiologie est toujours fort difficile à déterminer. On a vu quelquefois le cancer succéder au sarcocèle syphilitique. Mais n'est-ce pas là une circonstance fortuite ?

Diagnostic. — Il faut passer en revue, pour établir le diagnostic, non pas seulement les formes principales de la syphilose testiculaire, mais aussi ses variétés, ses complications, ses anomalies et les changements de physionomie qu'elle présente aux diverses périodes de son évolution. On trouve en général dans ses caractères intrinsèques des traits de spécificité très suffisants pour empêcher toute confusion avec les nombreuses maladies de la glande séminale qui se rapprochent le plus de sa syphilose. Mais quelquefois, par un concours de circonstances dont il est malaisé de démêler les causes complexes, l'affection perd sa physionomie ordinaire et ne permet plus de trouver en elle-même une base sûre pour le diagnostic. On doit alors le chercher en dehors de la tumeur. Il est presque toujours possible de l'y trouver. Le testicule, en effet, ne devient jamais malade primitivement. Toutes ses affections dépendent, sans parler des causes traumatiques, soit de la propagation d'un autre processus génito-urinaire voisin, soit d'un état général constitutionnel. Il est donc indispensable d'étudier avec soin tout ce qui est en dehors de lui, mais peut s'y rattacher par les liens d'une causalité prochaine ou éloignée.

Ce qui aide puissamment au diagnostic, dans les cas où la tumeur ne l'impose pas par ses symptômes et le laisse incertain, c'est qu'il existe habituellement sur d'autres parties du corps des lésions contemporaines ou de date récente, dont la spécificité est incontestable. Dans la grande majorité des cas, le sarcocèle se développe à une période de la syphilis où les accidents abondent. Leur coexistence est une ressource précieuse pour le diagnostic ; aussi faut-il la rechercher avec soin. Il est nécessaire aussi de se rendre un compte exact de l'état des voies génito-urinaires et de s'assurer que, avec ou sans la syphilis, il n'existe pas d'autres maladies générales susceptibles de se déterminer sur les testicules, telles que la tuberculose, la diathèse cancéreuse, l'arthritisme, les oreillons, les fièvres graves, etc.

Dans la tuberculose et les écoulements blennorrhagiques ou autres maladies génito-urinaires capables d'affecter le testicule, cet organe n'est jamais attaqué seul ni primitivement. L'action morbide se porte d'abord sur l'épididyme et en fait le foyer principal de sa détermination. Le testicule n'est attaqué que consécutivement. Et puis l'affection épididymo-testiculaire reste en pareil cas rarement circonscrite. Dans la tuberculose, par exemple, le cordon, les vésicules séminales et la prostate se prennent successivement. C'est là un fait d'une grande importance pour le diagnostic ; car une des particularités de la syphilose testiculaire, c'est de s'établir tout d'abord dans le testicule, de s'y cantonner et de laisser intacts le cordon, les vésicules et la prostate. La syphilis n'est pas la seule à agir ainsi. Le rhumatisme, les oreillons, les fièvres graves, les violences extérieures se déterminent d'emblée sur la glande séminale ; dans les cas où l'épididyme n'échappe pas au processus, il ne se tuméfie que plus tard.

Enfin un moyen de diagnostic dont la valeur est encore plus grande que les précédents, c'est l'influence qu'exerce sur une tumeur testiculaire douteuse le traitement hydrargyrique et ioduré. Aujourd'hui on a pris l'habitude d'y recourir toujours en pareille occurence. Aussi voit-on beaucoup moins de ces méprises chirurgicales si communes autrefois, qui faisaient amputer comme atteints de sarcome des sarcocèles syphilitiques.

Ces généralités posées, venons aux détails et à l'analyse comparative qu'exige la question du diagnostic.

1. *La forme scléro-gommeuse* ordinaire, non suppurée, se reconnaît avec la plus grande facilité lorsqu'elle se présente avec le cortège de ses caractères habituels. La glande tuméfiée a la grosseur d'un petit œuf de poule ; elle est régulièrement ovoïde ou en poire et en galet, d'une consistance très dure et uniforme, lourde, lisse à sa surface ou parsemée de rugosités peu saillantes. Les bourses intactes glissent sur elle comme sur un testicule normal. Le cordon a conservé son volume et sa souplesse. Il semble s'implanter directement sur la tumeur, car l'épididyme a disparu ; on ne le sent que très peu ou plus du tout. Le testicule et lui semblent fusionnés intimement. La lésion est bilatérale. La glande, devenue comme ligneuse, a perdu sa sensibilité ordinaire ; on peut la manier et la presser sans exciter aucune douleur.

Tel est le tableau classique de cette forme si commune de la syphilose testiculaire. S'il vient s'y joindre quelques coïncidences syphilitiques sur d'autres parties du corps, si les antécédents sont incontestablement spécifiques et remontent à une époque peu éloignée, l'erreur n'est pas possible.

On ne pourrait songer à la tuberculose testiculaire que si les épididymes étaient tuméfiés en même temps que le testicule. Mais l'induration spécifique de ces organes diffère beaucoup, comme on l'a vu plus haut, de celle qu'y produit la tuberculose, même avant la formation des fistules si caractéristiques dans l'affection tuberculeuse. Et puis, dans la syphilose testiculaire les vésicules et la prostate ne sont jamais engagées dans le processus, ce qui arrive presque toujours dans la tuberculose. Les fonctions génitales sont moins compromises, la dureté est plus ligneuse et plus uniformément répartie. Enfin le traitement antisyphilitique agit puissamment et vite sur la syphilose, tandis qu'il ne produit aucun effet curatif dans la tuberculose testiculaire.

Le diagnostic le plus difficile de cette forme scléro-gommeuse n'est pas là, mais bien avec le sarcocèle cancéreux. On disait autrefois que le cancer ne frappait jamais qu'un seul testicule. C'est vrai dans la plupart des cas, mais il y a des exceptions. Est-ce que la bilatéralité existe toujours dans le sarcocèle syphilitique? Le lymphadénome testiculaire, dont la détermination histologique a été faite par M. Malassez et l'étude clinique par MM. Monod et Terrillon, peut infiltrer à la fois ou séparément les deux glandes spermatiques. Il frappe le testicule et épargne l'épididyme. Il présente donc souvent la plus grande ressemblance avec le sarcocèle syphilitique. Il s'en distingue par sa dureté moins grande, par l'état plus lisse de l'albuginée, par une indolence moins prononcée. En outre, les accidents syphilitiques font défaut sur d'autres parties du corps, les commémoratifs sont muets, l'iodure est inefficace. Enfin, outre la tumeur du testicule, le malade présente souvent, sur un point quelconque du corps une autre tumeur lymphadénique. Malgré toutes ces particularités différentielles, il y a encore nombre de cas où le diagnostic offre les plus grandes difficultés. Il faut attendre pour se prononcer, quand on ne peut pas le faire sur l'heure, et administrer le traitement spécifique à haute dose. — On trouvera plus tard des éléments de diagnostic; ainsi, la vaginale et les autres enveloppes des bourses se prennent fréquemment dans le sarcocèle syphilitique, et la tumeur se couvre de plaques ou de petites rugosités. Dans les tumeurs malignes, la surface reste plus longtemps lisse et les enveloppes intactes. Quand il y a enchondrome, à côté de parties dures, on en trouve de molles. — Le processus du cancer est beaucoup plus rapide que celui du sarcocèle syphilitique. Les douleurs locales et les irradiations réflexes sont bien plus prononcées dans le premier que dans le second, et des signes non équivoques de cachexie cancéreuse ne tardent pas à se montrer [1].

1. TUMEURS DU TESTICULE. — Elles sont nombreuses et leur classification n'est pas encore rigoureusement établie. Voici celles que l'on admet généralement aujourd'hui : Le *chondrome;* — le *fibrome;* — le *sarcome pur*, sans formation kystique, qui se rapproche du myxome par sa substance fondamentale parcourue de grandes cellules fusiformes, et du sarcome encéphaloïde par ses petites cellules rondes; ce sarcome peut se généraliser; on l'a vu envahir les ganglions, même ceux du cou, et la plèvre; — le *sarcome kystique* qui se comporte comme une tumeur maligne, atteint d'assez grandes dimensions, est souvent parsemé d'îlots de chondrome, et dont les kystes sont remplis d'un liquide séreux ou colloïde; — l'*épithéliome myxoïde* de Malassez; — la *tuberculose*; — le *carcinome*.

Carcinome. — C'est une des tumeurs du testicule les plus fréquentes. Il n'occupe en général qu'un seul testicule, ce qui le distingue du sarcocèle syphilitique. Il se développe primitivement dans le testicule et n'est jamais secondaire. L'épididyme est presque toujours pris en même temps que le testicule. La vaginale, le cordon et les ganglions lymphatiques pelviens et rétro-périnéaux sont envahis aussi. — La variété la plus commune est l'*encéphaloïde*. Le *squirrhe* est extrêmement rare. Le *carcinome mélanique* a été noté comme tumeur secondaire dans le testicule. — Il faut mentionner la

Les formes multiples et les nombreuses variétés de l'hématocèle la font confondre parfois avec les affections du testicule qui, par leur nature, s'en éloignent le plus. Le sarcocèle syphilitique n'échappe pas à la possibilité de cette confusion. Il y a des cas où on est obligé de recourir à une ponction ou une incision exploratrices.

Si la présence d'un épanchement dans la tunique vaginale gênait le diagnostic, il faudrait l'évacuer. — Maintes fois, l'iodure de potassium décide seul la question du diagnostic.

Dans la forme aiguë du sarcocèle scléro-gommeux, le diagnostic se fait presque toujours par exclusion. Si le malade n'a pas reçu de coup sur la glande, s'il n'a ni blennorrhagie, ni une lésion quelconque des voies urinaires, s'il n'y a chez lui ni tuberculose, ni arthritisme, ni oreillons, etc., il faudra bien songer à la possibilité d'une orchite syphilitique aiguë, bien que l'appareil symptomatique contraste avec la physionomie et les allures ordinaires du sarcocèle. Au surplus, le doute ne serait jamais de longue durée, car, la fluxion aiguë passée, la tumeur

coexistence possible du carcinome et du sarcome kystique. On a admis que le sarcome pouvait se transformer en carcinome.

Lymphadénome.— Voici les conclusions du mémoire de MM. Terrillon et Monod : 1° « Le lymphadénome, ou tumeur constituée par un tissu de formation nouvelle, comparable à celui des ganglions lymphatiques, peut se développer dans le testicule. — 2° Il constitue une variété de sarcocèle parfaitement distincte au point de vue anatomique et dont le diagnostic sur le vivant n'est pas impossible, du moins au début. — 3° Il semble frapper de préférence la glande elle-même et épargner l'épididyme. — 4° La glande est atteinte dès le début dans sa totalité La dégénérescence paraît débuter dans le tissu cellulaire intertubulaire et gagner secondairement les parois des tubes séminifères, qui eux-mêmes disparaissent à la longue, à mesure que le tissu néoplasique prend de l'extension. — 5° Le lymphadénome testiculaire peut occuper à la fois ou successivement les deux glandes, fait qui paraît spécial à cette variété de néoplasme du testicule. — 6° La généralisation est précoce et rapide. Fréquente dans les viscères et dans les os, elle peut se faire aussi dans le tissu cutané et sous-cutané, à une grande distance du foyer primitif du mal; ce caractère ainsi que le précédent peut être d'un grand secours pour le diagnostic. — 7° Cette infection de l'économie peut, pendant une période relativement longue, n'entraîner aucune cachexie appréciable. — 8° Le lymphadénome du testicule ne paraît pas s'accompagner de leucémie. — 9° Le pronostic est fatal et l'intervention chirurgicale a été jusqu'ici sans effet utile. »

La plupart des tumeurs qu'on regardait, il n'y a pas longtemps, comme des orchites chroniques sont des cancers du testicule dans leur première phase. Aujourd'hui, on ne croit plus guère à l'orchite chronique, surtout à celle qui survient spontanément et d'emblée. Le traumatisme, les oreillons, le rhumatisme et la goutte qui attaquent principalement le parenchyme testiculaire, y déterminent une inflammation aiguë, en général résolutive, qui n'a aucune tendance à se perpétuer indéfiniment. Quand elle ne se résout pas, elle produit l'atrophie de l'organe ; mais elle ne se transforme pas en une tumeur subaiguë, ovoïde ou piriforme, de la grosseur d'un œuf de poule, sans trace d'épididyme, comme sont le sarcocèle scléro-gommeux et le cancer du testicule.

La blennorrhagie, les affections uréthro-prostatiques, la tuberculose, concentrent prin-

testiculaire reprend son aspect ordinaire. Dans le sarcocèle syphilitique aigu, il y a des particularités qui le distinguent de tout un groupe d'orchites inflammatoires. La détermination, en effet, s'effectue sur le testicule lui-même, tandis que, dans les orchi-épididymites uréthrales et tuberculeuses, c'est d'abord et surtout l'épididyme qui est attaqué. — Les orchites goutteuses et rhumatismales se rapprocheraient plus du sarcocèle aigu, mais il y a les antécédents et les coexistences pathologiques qui servent de guide, et la syphilose testiculaire quitte vite sa forme aiguë pour prendre sa forme scléro-gommeuse ordinaire.

2. *La forme gommo-scléreuse* du sarcocèle a été si complètement étudiée dans ces derniers temps, qu'on ne la confond plus, comme on le faisait autrefois, avec la tuberculose du testicule. N'a-t-elle pas une physionomie caractéristique? Une bosselure plus ou moins douloureuse se forme sur la partie antérieure d'un testicule tuméfié et indolent. Elle adhère aux téguments, les enflamme, les rougit, les amincit, les perfore et donne lieu à une ulcération cratériforme par laquelle s'échappent une sérosité poisseuse, des matières puriformes, puis des

cipalement leur action sur l'épididyme. La tumeur qui en résulte, quand elle devient chronique, peut se distinguer assez aisément du sarcocèle syphilitique et du cancer testiculaire.

Ces deux affections au contraire offrent entre elles la ressemblance la plus étroite. Leur diagnostic est extrêmement difficile et ne peut se faire parfois qu'avec de l'iodure de potassium, dans la première phase du cancer. — Plus tard la tumeur cancéreuse grossit et subit avec le temps des modifications si caractéristiques que le doute n'est plus permis. Il arrive un moment, même à une époque assez voisine du début, où le malade maigrit, pâlit et se cachectise, ce qui n'a jamais lieu dans le sarcocèle syphilitique.

Faut-il rejeter complètement l'orchite chronique? Voici un cas qui montrera combien le diagnostic des affections chroniques du testicule présente de difficultés. S'agissait-il là d'une orchite chronique, d'un cancer du testicule ou d'un sarcocèle syphilitique scléro-gommeux?

Le malade, âgé de 42 ans, d'une bonne santé habituelle, marié et père d'une jeune fille de 15 ans, très bien portante, n'avait jamais eu ni chancres, ni accidents syphilitiques généralisés. Très légère blennorrhagie en 1867, compliquée d'un peu de tuméfaction du testicule droit. Guérison très rapide. — Cinq ans après, sans aucune cause appréciable interne ou externe, le malade éprouva de la pesanteur dans l'aine droite, du malaise dans les lombes et il s'aperçut que le testicule droit grossissait. — Ces symptômes augmentèrent peu à peu et, au bout d'un mois et demi, après avoir eu recours inutilement à plusieurs médications externes, il vint me consulter. Le testicule droit était plus gros qu'un œuf de poule, dur, lisse, régulièrement piriforme, libre dans la vaginale, parfaitement homogène et ne formant qu'une seule tumeur avec l'épididyme qu'il était impossible d'en distinguer. — Peu ou pas de douleur à la pression; cordon sain. La ressemblance de cette tumeur avec le sarcocèle syphilitique était si exacte que je prescrivis de l'iodure bien que je fusse convaincu que le malade n'avait pas eu la syphilis. — Amélioration assez lente, mais certaine. Toutefois le testicule resta longtemps avec son épididyme à l'état de tumeur. Les désirs sexuels qui avaient diminué se réveillèrent assez vite. Aucune lésion du canal de l'urèthre.

masses d'un jaune grisâtre semblables à de la filasse mouillée, à de la chair de morue ou au bourbillon de l'anthrax. Comment méconnaître une tumeur aussi spécifique? Ajoutez à cela les commémoratifs et les coïncidences syphilitiques, etc.

Dans le sarcocèle gommeux, l'épididyme est ordinairement respecté, ou, s'il est infiltré, il ne suppure pas. Dans la tuberculose, au contraire, le principal foyer a pour siège l'épididyme. C'est là que se fait d'abord la suppuration et que s'établissent les fistules multiples qui lui donnent passage. Les gommes testiculaires s'ouvrent au contraire en avant. — La matière puriforme du testicule tuberculeux est séro-purulente et grumeleuse. Elle ne ressemble en rien à l'enchevêtrement des tractus fibreux sphacélés de la gomme. On peut y découvrir les bacilles de Koch. — La gomme reste confinée dans le testicule et les bourses; la tuberculose envahit le cordon, les vésicules et la prostate[1]. Enfin il y a l'état général si différent dans les deux affections. — La fistule gom-

1. Affections syphilitiques des canaux déférents, des vésicules séminales et de la prostate. — Autant les lésions de ces organes sont fréquentes dans la tuberculose de l'appareil génito-urinaire, autant elles sont exceptionnelles dans sa syphilose. Relativement au canal déférent, outre le cas de M. Lancereaux, il y a celui de M. Verneuil. Ce chirurgien a vu une tumeur gommeuse du cordon qui, au moment de son plus grand développement, formait une masse morbide du volume des deux poings. Dure, lardacée, remontant jusque dans la fosse iliaque, cette masse, qui était le siège de douleurs sourdes avec exacerbations, avait été prise tout d'abord pour un cancer. Une production pareille occupait la paroi antérieure de l'oreillette droite.

Il est probable que la prostate et les vésicules séminales échappent aux atteintes de la syphilis ; s'il n'en était pas ainsi, on finirait par découvrir les lésions qu'elle y produirait. Elles ne manqueraient pas tôt ou tard de se révéler par quelques troubles fonctionnels. Je sais bien que les affections de ces organes se dérobent aisément à l'exploration, et qu'elles peuvent rester longtemps latentes. Cependant on les connaît; leur histoire clinique est faite; leur anatomie pathologique, leur histologie nous ont été apprises par des milliers de cas. Pourquoi leur syphilose échapperait-elle à nos investigations? N'est-on pas aujourd'hui plus porté à voir la syphilis partout qu'à la méconnaître là où elle est? Le silence des cliniciens, des anatomo-pathologistes ne prouve-t-il pas que le syphilome est infiniment rare dans ces annexes de la glande séminale? Un seul cas, celui de M. le Dr Reliquet paraît démontrer qu'une intervention directe de la syphilis a contribué à produire l'affection complexe dont je vais donner le résumé :

Chez un jeune homme de 28 ans, uréthrorrhée chronique, datant de 7 ans, hématuries, envies fréquentes et impérieuses d'uriner. Orchites successives des deux côtés. — Il rendait en urinant, comme il le disait, de petits crachats blancs, parfaitement homogènes, consistants et présentant souvent un centre jaune.

Testicules gros, épididymes indurés, cordons volumineux et empâtés jusque dans les canaux inguinaux. Douleur spéciale du testicule à la pression. — Prostate volumineuse, d'une consistance moins dure que la normale, et présentant une masse plus saillante du côté droit. Pas de rétrécissement. — Sensibilité exagérée dans la partie profonde du canal et du col. — Injections uréthrales profondes avec une solution de nitrate d'argent au 200e. — A chaque injection faite, le malade évacuait aussitôt de petites masses muqueuses, parfaitement nummulaires, quelquefois tout à fait transparentes, qu'il compa-

meuse s'ouvre en avant du testicule, elle est ordinairement unique, tandis que les fistules tuberculeuses sont multiples et s'ouvrent en arrière ; de plus elles déversent au dehors une suppuration plus abondante et cette suppuration est entremêlée de grumeaux puriformes.

3. *Le fongus bénin syphilitique* n'a en lui-même rien de spécifique. Par son aspect, sa structure, son mode de formation, il ressemble à tous les autres fongus bénins quelle que soit leur origine. C'est donc bien moins dans ses caractères intrinsèques que dans les antécédents et les circonstances qui l'ont précédé et qui l'accompagnent qu'on trouvera les éléments du diagnostic.

On ne le confondra jamais avec le fongus malin ou cancéreux, pour peu qu'on y mette quelque attention. Le sarcocèle cancéreux envahit l'épididyme et le cordon ; il retentit sur les ganglions profonds. La tumeur qu'il forme est volumineuse, très bosselée, de consistance inégale. Quand ses bosselures semi-sphériques se ramollissent, elles le font très rapidement et leur fongus se complique d'hémorrhagies et de sphacèle. Elles sécrètent abondamment un ichor fétide. Douleurs lancinantes. Évolution précipitée. État général cachectique.

Le fongus produit par le sarcocèle tuberculeux ne diffère de celui du sarcocèle syphilitique que par sa vitalité moindre, sa pâleur, sa décoloration. Deville disait que les bourgeons y poussaient comme à regret. Ils sont au contraire rougeâtres et exubérants dans le fongus syphilitique. Et puis n'y a-t-il pas dans la tuberculose testiculaire, à la période où naît le fongus, un état cachectique qu'on ne trouve jamais dans la syphilose testiculaire? La peau du scrotum est épaissie, infiltrée, rugueuse, comme éléphantiasiée au-dessous et autour des champignons fongueux d'origine gommeuse, tandis qu'elle reste mince et souple dans le fongus tuberculeux. Ajoutez à ces traits différentiels l'action des spécifiques qui est nulle dans la tuberculose testiculaire et

rait à de petits crachats. — Soulagement immédiat après leur excrétion. — Il se produisit pendant le traitement une orchite gauche.

Les testicules, les cordons et la prostate restèrent dans le même état d'engorgement chronique jusqu'au moment où des manifestations spécifiques cutanées ayant prouvé l'existence d'une syphilis que le malade niait, on administra un traitement antisyphilitique. Ce traitement et deux saisons à Luchon confirmèrent le diagnostic en guérissant le malade. — Mais s'agissait-il bien d'une affection syphilitique du cordon, ou de la prostate? N'était-ce pas une simple inflammation chronique, provoquée par des blennorrhées interminables et répétées?... — J'en conclus que la pathologie syphilitique des vésicules et de la prostate n'est pas encore faite, et cela pour une bonne raison, c'est que la syphilis ne les attaque pas.

qui change si rapidement en membrane cicatricielle les bourgeons charnus exubérants du fongus syphilitique.

J'ai vu fréquemment des fongus bénins se former à la suite de certaines orchi-épididymites graves compliquées d'abcès des bourses. On ne les confondra pas avec le fongus bénin syphilitique, bien qu'il y ait quelque analogie dans le processus. La gomme suppure, il est vrai, mais elle ne ressemble pas à un abcès, et, avant que le fongus se produise, il y a élimination d'un détritus bourbillonneux, ce qu'on ne voit pas dans les abcès des bourses. L'appareil inflammatoire est beaucoup plus aigu dans les orchi-épididymites compliquées d'abcès que dans les gommes scroto-testiculaires même aiguës. Enfin il y a les antécédents qui sont très nets de part et d'autre.

Néanmoins on éprouve quelque embarras quand une orchi-épididymite suppurante et fongueuse se produit chez un syphilitique atteint de blennorrhagie. Cet embarras est encore plus grand si le malade, outre cela, est tuberculeux et cachectique. La concentration sur la glande séminale de plusieurs influences morbigènes donne lieu à des affections testiculaires complexes qui déroutent le diagnostic. Heureusement que ces cas mixtes, toujours graves, ne se rencontrent que très rarement. L'iodure, qu'il faut toujours administrer, fait le triage de ce qui appartient à la syphilis. L'analyse des phénomènes, l'étude des antécédents permettent aussi d'y arriver. D'ailleurs le fongus spécifique ne se produit jamais dans la forme aiguë du sarcocèle syphilitique. Il est toujours précédé par une affection testiculaire de longue durée, et dont la nature gommo-scléreuse ne laisse aucune incertitude[1].

1. Il y a des cas d'affection testiculaire dans lesquels il est fort difficile d'établir d'une manière exacte la part respective des trois grandes causes pathologiques qui se déterminent sur cet organe, c'est-à-dire de la blennorrhagie, de la syphilis et de la tuberculose. Le cas suivant en est un exemple :

P..., entré dans mon service le 11 avril 1879, salle 6, n° 39, avait eu trois mois auparavant, une blennorrhagie qui, au bout de quatre semaines, s'était compliquée d'une inflammation des deux testicules. Les premiers phénomènes aigus calmés, ces organes restèrent très gonflés, et, sur le scrotum du côté droit, il se forma une petite grosseur qui se convertit en une ulcération toujours grandissante. En même temps une ulcération semblable apparaissait sur un des bras. Le malade avait une laryngopathie chronique.

Je ne découvris cependant dans son histoire aucune trace de chancre initial, ni d'accidents consécutifs. Il n'y avait non plus aucun signe de tuberculose.

Lors de son entrée, l'ulcération du scrotum à droite était large comme une pièce de cinq francs en argent, taillée à pic, irrégulière, à fond inégal et rugueux, adhérente au testicule sous-jacent avec lequel elle ne communiquait cependant par aucun trajet fistuleux. Le testicule était dur, bosselé, couvert de nodosités très dures, parmi lesquelles l'épididyme formait la plus considérable. Cordon dur et volumineux.

A gauche, pas d'adhérence entre les enveloppes et le testicule qui était un peu aug-

Le diagnostic entre le fongus syphilitique superficiel et le fongus syphilitique profond, est en général assez facile, surtout quand on a suivi l'évolution du sarcocèle. La gomme superficielle sous-scrotale évolue plus rapidement et provoque peu de douleur. La gomme profonde ou parenchymateuse, au contraire, a une marche très lente et, avant de s'ouvrir, elle cause parfois beaucoup de souffrances. L'ulcération de la gomme superficielle est grande et livre souvent passage au testicule qui fait hernie à travers la perte de substance qu'elle a causée ; l'ulcération de la gomme profonde est étroite et cratériforme. Les fongus participent de tous les caractères des gommes qui les ont précédés. Après leur guérison, le testicule est intact lorsque le fongus n'a été que superficiel ; il est plus ou moins atrophié ou complètement détruit après la cicatrisation du fongus profond[1].

menté de volume, bosselé, dur, avec un épididyme et un cordon également durs et volumineux.

Toutes les apparences étaient en faveur de l'affection tuberculeuse du testicule. Mais la coïncidence de cette ulcération du bras, d'aspect si spécifique, me portait à penser que la syphilis n'était pas étrangère à cette affection testiculaire. Aussi, je prescrivis un traitement tonique et fortement ioduré. Sous son influence l'ulcération profonde du bras se combla vite et, au bout d'un mois, elle était presque cicatrisée dans toute son étendue.

Il en fut de même de celle du scrotum qui n'était point devenue fistuleuse comme il arrive ordinairement dans la tuberculose du testicule. Ses bords se rapprochèrent et son fond présenta un bourgeonnement de bonne nature. Quant aux nodosités des deux testicules et de leurs épididymes elles ne diminuèrent pas notablement. — Le malade se trouvant beaucoup mieux sortit de mon service et je le perdis de vue.

1. Quand on se trouve en présence d'une atrophie testiculaire, le diagnostic rétrospectif des lésions qui l'ont produite peut se faire. Dans l'atrophie consécutive au sarcocèle scléreux, le testicule, de la grosseur d'un haricot, est d'une dureté caractéristique et tout bosselé et déprimé par des travées cicatricielles. Suspendu au canal déférent intact, il flotte librement dans les bourses trop larges pour lui.

Les atrophies consécutives au traumatisme, à la métastase des oreillons, au rhumatisme, au varicocèle, à certaines orchi-épididymites, sont d'une dureté moins grande et leur surface est moins irrégulière.

Dans l'atrophie consécutive aux gommes et aux fongus profonds, la tumeur fibreuse qui remplace le testicule est très dure et très inégale à sa surface comme celle qui succède au sarcocèle scléreux ; mais elle n'est pas libre dans les bourses ; elle leur adhère par un cordon fibreux qui aboutit à une cicatrice des bourses ordinairement déprimée.

La sclérose épididymaire blennorhagique diffère aussi de celle qui est d'origine syphilitique. « Ce qui caractérise, dit M. Reclus, les vestiges d'une épididymite uréthrale, c'est qu'on peut suivre nettement les contours de l'anse formée par la réflexion de la queue de l'épididyme. On sent avec la plus grande facilité la dépression que cette anse circonscrit ; la sensation que l'on éprouve, rappelle celle que donne à la pulpe du doigt l'exploration du museau de tanche. Rien de semblable ne s'observe dans la syphilis, ni dans la tuberculose. Leurs dépôts englobent dans une masse compacte les flexuosités de la queue de l'épididyme. »

Pronostic. — La syphilose du testicule et de ses annexes est la moins dangereuse des déterminations viscérales de la syphilis. Alors même qu'elle est très grave, elle ne porte aucune atteinte à la santé générale. De plus, elle n'abolit que très rarement les fonctions génitales. Enfin, bien qu'elle se développe en général dans les syphilis sévères, elle n'est point l'indice d'une tendance de la diathèse à produire sans cesse et partout des accidents d'ordre tertiaire. Dans aucun cas, elle n'implique la malignité, et elle ne conduit jamais à la cachexie. Elle est susceptible de récidives.

Le sarcocèle syphilitique ne prédispose point au cancer ni à la tuberculose du testicule. Sans doute ces affections peuvent lui succéder. On a rapporté des cas où le cancer a envahi la glande séminale que la syphilis venait de quitter; mais n'est-ce pas là un effet du hasard? Tout au plus pourrait-on dire de la syphilose testiculaire que, comme toute autre affection, elle diminue la résistance organique et crée un terrain plus vaste à l'éclosion d'autres germes morbides.

La bilatéralité habituelle du sarcocèle est évidemment une circonstance fâcheuse. Cependant il est rare que le syphilome aboutisse dans les deux testicules à ses conséquences extrêmes, c'est-à-dire à la destruction complète des tubes séminifères. En général, un des organes est moins atteint que l'autre ou ne l'est pas du tout et supplée à l'insuffisance de son congénère.

Il est même étonnant de voir qu'une lésion qui s'infiltre si profondément dans le parenchyme séminal, qui comprime et sclérose un si grand nombre de canalicules, aplatit et fait disparaître l'épididyme, trouble aussi peu qu'elle le fait les fonctions génésiques et n'altère qu'à un très faible degré l'appétence sexuelle, l'énergie virile et la fécondité.

Le sarcocèle scléro-gommeux est moins grave que le sarcocèle gommo-scléreux, qui se fond, suppure et s'ouvre. L'organe peut recouvrer son intégrité complète soit spontanément, ce qui est rare, soit sous l'influence d'un traitement spécifique. Il n'existe presque jamais une infiltration totale; d'ordinaire plusieurs lobules de canalicules spermatiques sains sont disséminés au milieu du tissu morbide et suffisent pour conserver la spermatogenèse. On voit des malades qui ont leurs deux testicules sclérosés par la syphilis depuis fort longtemps et qui n'en continuent pas moins de posséder toutes leurs facultés viriles. L'éventualité la plus fâcheuse dans cette forme, c'est l'atrophie progressive de la glande séminale, quand elle a lieu des deux côtés. Le traitement spécifique ne l'empêche pas toujours de se produire. Aucun signe ne permet de prévoir cette dégénérescence fibreuse irrémédiable qui entraîne toujours une impuissance et une infécondité absolues.

Les gommes du parenchyme testiculaire compromettent beaucoup plus son intégrité que l'infiltration scléreuse. Le pronostic dépend du nombre et du volume de ces tumeurs et peut-être encore plus des tendances de leur processus. Les syphilomes gommeux, à marche relativement rapide et qui aboutissent promptement à la nécrobiose, sont plus dangereux que ceux dont l'évolution très lente désorganise moins vite le tissu, et laisse au traitement spécifique le temps de réparer le mal déjà fait et de conjurer celui qui pourrait se produire. Dans la forme gommo-scléreuse, la glande séminale ne récupère pas complètement son intégrité normale ; mais il est possible qu'elle ne soit détruite que partiellement et, dans ce cas, la spermatogenèse continue et les animalcules se forment dans les tubes séminifères conservés.

Le fongus n'a aucune signification mauvaise au point de vue de la spermatogenèse. Quand il survient, le syphilome a produit tout son effet. L'exubérance du bourgeonnement intrakystique, sa hernie au dehors sous forme de champignon peuvent retarder la cicatrisation ; mais elles ne compromettent pas ce qui reste de canalicules sains dans la coque de l'albuginée.

Dans les deux formes du sarcocèle syphilitique l'aspermie est l'exception, surtout aujourd'hui qu'on connaît bien et qu'on traite de bonne heure le sarcocèle. Pour qu'elle fût absolue, il faudrait que les deux testicules fussent radicalement détruits, soit par la dégénérescence fibreuse, soit par la fonte gommeuse de tout leur parenchyme ; on peut affirmer que ces graves terminaisons deviennent tous les jours de plus en plus rares.

Mais si la spermatogenèse n'est qu'exceptionnellement abolie, ne subit-elle pas de sérieuses altérations ? M. Virchow cite des observations de Lewin, où, malgré l'intégrité apparente d'une portion du parenchyme, il n'y avait pas d'animalcules. Trois fois sur six cette absence a été constatée. L'évolution des spermatozoïdes peut se trouver arrêtée dans des tubes séminifères en apparence sains par un trouble fonctionnel profond.

Le syphilome testiculaire peut aussi entraver l'excrétion du sperme. Il est même étonnant qu'il ne le fasse pas plus fréquemment. Qu'il existe, comme cela peut arriver, un dépôt gommeux dans le rete testis, au niveau des cônes, une infiltration très dense autour du canal tortueux de l'épididyme, et le sperme ne contiendra pas d'animalcules, bien que de grandes portions du parenchyme aient été respectées.

S'il y a quelques côtés très sérieux dans le pronostic du sarcocèle syphilitique, il y en a un qui diminue de beaucoup sa gravité : c'est la possibilité de rendre par un traitement spécifique la puissance et la fécondité que la syphilose testiculaire avait fait perdre. Vidal, MM. Gosselin, Reclus, etc., ont rapporté des cas où, sous l'influence de l'iodure de potassium à haute dose, les érections, les éjaculations, les propriétés fécondantes du sperme sont revenues, après avoir été détruites par des sarcocèles syphilitiques doubles.

Il ne faut cependant pas toujours compter sur une guérison parfaite. Malgré les apparences, il arrive parfois que le retour complet à l'intégrité primitive n'a pas lieu, Sans doute il n'y a pas atrophie, mais l'épithélium des tubes conservés ne donne plus naissance aux animalcules ; il a perdu sa faculté spermatogenésique et l'iodure de potassium ne peut pas la lui rendre. Enfin, il est possible que, dans des testicules qui paraissaient guéris, les voies spermatiques soient obstruées par quelque néoformation mal placée et définitivement fibreuse, contre laquelle échouent les spécifiques. Aussi, afin que le pronostic fût précis, faudrait-il faire l'analyse histologique du sperme à toutes les phases de la maladie.

Traitement. — Le sarcocèle syphilitique abandonné à lui-même ou traité par les moyens ordinaires reste stationnaire et dure indéfiniment. Sans doute il y en a qui peuvent guérir spontanément. Ce sont surtout ceux qui appartiennent à la période secondaire. En cela ils ressemblent à beaucoup d'autres accidents syphilitiques contemporains qui tendent d'eux-mêmes à la résolution, mais avec une lenteur désespérante. On voit aussi parfois de fausses améliorations qui annoncent, non pas que le testicule guérit, mais qu'il s'atrophie. Dans les gommes du testicule, le processus a encore bien moins de tendance que dans la forme scléreuse à se résoudre de lui-même. On peut même dire que, quand elles se développent à une période très avancée de la syphilis, elles sont fatalement condamnées à la nécrobiose, si on n'intervient pas énergiquement pour empêcher cette terminaison.

Le traitement mercuriel, dont J.-L. Petit avait obtenu des succès remarquables, trouve son opportunité dans presque toutes les syphiloses testiculaires. Il est indiqué principalement dans la forme scléreuse précoce et il ne le cède pas alors à l'iodure de potassium.

Ce dernier médicament est devenu le spécifique par excellence de la syphilose testiculaire comme de presque toutes les autres. Mais, pour en obtenir des résultats très promptement efficaces, il faut le donner d'emblée à la dose de quatre ou cinq grammes.

Le traitement mixte est celui qui convient le mieux dans la grande majorité des cas. On l'emploie toujours en ayant soin d'accentuer les proportions de l'hydrargyre ou de l'iodure suivant la phase de la diathèse ou la forme de l'affection. Le mercure prédominera dans le sarcocèle scléreux précoce ; ce sera l'iodure, dans les gommes testiculaires tardives.

Les doses des deux médicaments varieront suivant les individus et le caractère plus ou moins réfractaire des lésions, toutes n'obéissant pas aux spécifiques avec la même facilité ni la même promptitude. En général, il ne faut pas hésiter à recourir aux doses élevées et à les continuer avec des interruptions de plus en plus longues, jusqu'à ce que la tumeur ait complètement disparu, c'est-à-dire jusqu'à ce que la glande ait repris le volume, la souplesse, la sensibilité qu'elle possède à l'état sain, et aussi jusqu'à ce que l'énergie virile soit revenue avec les érections et un sperme fécondant.

Il est bien entendu qu'on ne poursuivra pas indéfiniment les lésions qui sont irrémédiables, telles que quelques nodosités de plaques fibreuses et encore moins l'atrophie fibreuse du testicule qu'il ne faudra pas confondre avec la maigreur, l'émaciation de l'organe.

Le traitement local n'est d'ordinaire de quelque utilité que lorsqu'il vient en aide au traitement général. C'est à ce titre que je prescris une ou deux onctions quotidiennes sur la tumeur testiculaire avec de l'onguent napolitain.

S'il existait un épanchement considérable dans la tunique vaginale, on pourrait l'évacuer par une ponction ; mais jamais il ne faudra faire d'injection iodée. Le liquide disparaît toujours avec la résolution du sarcocèle.

Il y a, dans le testicule comme ailleurs, des gommes même ramollies qui disparaissent sans s'ouvrir, sous la seule influence du traitement spécifique. Aussi je n'ouvre jamais les abcès gommeux, à moins qu'il n'existe visiblement aucune chance de résolution.

L'excision, l'abrasion, la cautérisation, l'écrasement des masses exubérantes du fongus syphilitique, sont des opérations chirurgicales superflues auxquelles on a renoncé, depuis qu'il est bien démontré que l'iodure à lui tout seul en fait promptement justice. Pour ma part je n'y ai jamais eu recours et j'ai guéri très vite beaucoup de fongus. J'en ai vu qui disparaissaient à vue d'œil dès qu'un traitement spécifique vigoureux était institué ; on n'emploierait le fer rouge, la ligature ou le bistouri que si, par exception, le granulome résistait à la médication iodurée et hydrargyrique, ou se résolvait avec trop de lenteur.

SYPHILOSE DES OVAIRES, DES TROMPES ET DES MAMELLES

La syphilis chez l'homme attaque directement le testicule, altère ou détruit sa structure, sans atteindre d'emblée ses fonctions. Chez la femme, elle agit d'une façon inverse : très souvent, en effet, elle suscite des troubles dans les fonctions menstruelles, surtout pendant sa première phase, et il est fort rare cependant qu'elle altère matériellement l'ovaire et ses annexes.

Dans son traité d'anatomie chirurgicale, M. le professeur Richet dit qu'il a rencontré dans les seins une variété de tumeurs qui s'y produit sous l'influence de la diathèse syphilitique. Il les compare aux tumeurs de même origine qui envahissent le testicule et il ajoute qu'il en a aussi recueilli quelques observations pour l'ovaire. — M. Lancereaux croit que les affections spécifiques des ovaires sont non moins importantes et non moins fréquentes que celles des testicules ; mais il avoue que leur histoire reste à faire tout entière et que leur fréquence relative n'est nullement connue. Il est probable que, quand ces organes sont atteints par la syphilis, elle y produit les mêmes lésions que dans les testicules. On pourrait donc admettre une forme scléro-gommeuse et une forme gommo-scléreuse. M. Richet a donné la description d'une tumeur ovarique évidemment constituée par une gomme : l'ovaire volumineux contenait une masse molle, sèche, jaunâtre qui trahissait son origine spécifique. — En 1856, M. Lécorché relata un cas de syphilome ovarique. La femme, dont il fit l'autopsie, était incontestablement syphilitique. « Les ovaires, dit-il, ont subi une transformation fibreuse. On y trouve à grand'peine quelques vésicules de de Graaf ; la coque entière est occupée par un stroma compact. A la surface de la coque on aperçoit des dépôts calcaires nombreux qui font effervescence avec l'acide azotique et qui se sont formés sans doute sous l'influence d'inflammations fréquemment répétées. » Est-ce bien là une sclérose syphilitique de l'ovaire?

« Chez une malade âgée de 34 ans que nous avons observée à l'Hôtel-Dieu, en 1859, dit M. Lancereaux, il existait, en même temps que des douleurs ostéocopes du crâne, deux tumeurs du volume d'un œuf, situées à la région des ovaires et allongées suivant la direction du ligament large. L'iodure de potassium administré dans l'hypothèse d'une affection syphilitique des ovaires amena une diminution rapide de ces tumeurs, et, après 20 jours de traitement, quand la malade demanda sa sortie, on put constater que l'une d'elles, celle de gauche, avait diminué ou disparu, car on ne la retrouvait pas à la pression. Une chute faite sur l'abdomen, telle était, au dire de la malade, l'occasion du développement de ces productions. »

Voilà à quoi se réduisent nos connaissances sur la syphilose ovarienne. Cette pénurie ne prouve-t-elle pas que l'ovaire est peu susceptible de subir l'action syphilitique?

Il en est de même des trompes. La seule observation de salpingite syphilitique que nous possédions est due à MM. Bouchard et Lépine. Les deux trompes étaient augmentées de volume, de la grosseur du doigt ; leur canal n'existait plus. L'incision fit reconnaître dans chacune trois gommes du volume d'une aveline, molles et rougeâtres.

Tumeurs syphilitiques des mamelles. Elles sont très rares. Il n'en existe que trente observations authentiques (Louis Jullien). Boissier de Sauvage fut le premier qui, en 1740, décrivit le *cancer vérolique des mamelles* [1].

Un médecin suédois, Bierkens, décrivit, en 1775, une tumeur syphilitique du sein chez un homme que le traitement mercuriel guérit complètement. M. Richet a observé et décrit un beau cas de tumeur syphilitique du sein chez la femme. MM. Zambaco, Yvaren, Maisonneuve, Lancereaux, Verneuil, Ambrosoli, Hennig, Chlever, Lang, en ont relaté d'autres observations. M. Antoine Gromo a publié une excellente thèse sur ce sujet en 1878.

Dans les mamelles comme dans les testicules, dans toutes les glandes et tous les viscères, il y a l'infiltration diffuse scléreuse et le syphilome gommeux.

Syphilose scléro-gommeuse. D'après M. Louis Jullien, cette forme se présente avec une certaine fréquence chez l'homme; il en a vu deux cas à l'Antiquaille. MM. Ambrosoli et Lancereaux en ont rapporté quelques exemples. Je l'ai observée moi aussi une ou deux fois. Elle consiste en une tuméfaction diffuse, sensible à la pression, subinflammatoire qui disparaît rapidement sous l'influence d'un traitement spécifique. Cette forme se montre principalement pendant la période secondaire. Son pronostic n'est pas grave.

Syphilose gommo-scléreuse. La syphilose mammaire dans laquelle la gomme prédomine, est un accident tardif, vraiment tertiaire, et qui est beaucoup plus fréquent chez la femme que chez l'homme (trois cas seulement chez l'homme et dix chez la femme).

Le syphilome mammaire gommeux naît habituellement dans les parties profondes de la glande sous la forme d'une tumeur qui grossit peu à peu, s'avance du côté de la peau et vient faire saillie à la surface du sein. Son volume peut atteindre celui d'un œuf de poule, d'une pomme et même d'une tête d'enfant. Elle est inégale, bosselée et s'accompagne quelquefois d'engorgement ganglionnaire. Sa consistance, dure dans le principe, se modifie avec le temps et, lorsque le syphilome arrive au-dessous de la peau, il donne souvent la sensation d'un tissu très ramolli où on perçoit quelquefois de la fluctuation. La peau ne tarde pas à lui adhérer et elle finit par se perforer et s'ulcérer. Il en résulte une perte de substance circulaire, à fond pultacé, à bords décollés et taillés en biseau aux dépens de la face profonde.

Le diagnostic des gommes du sein présente de très grandes difficultés, quand

1. Voici l'une de ses observations : « Une fille de trente ans avait aux deux mamelles une tumeur de la grosseur d'un œuf de poule, dure, bosselée, profonde, avec des douleurs lancinantes qui s'étendaient par intervalles, depuis l'aisselle jusqu'à la mamelle, le long d'une série de glandes également dures et bosselées. Elle se plaignait en même temps de douleurs nocturnes, d'ulcères à la bouche et au vagin, lesquels étaient les restes d'une vérole acquise depuis 10 ans. Les circonstances ne permettant point d'employer les frictions, j'eus recours aux pilules de Keyser, dont l'usage continuel pendant un mois et demi fit disparaître la douleur et la tumeur des mamelles, ainsi que tous les autres symptômes de la vérole qui n'ont pas reparu depuis ; d'où l'on peut conclure qu'il y a des carcinomes d'une espèce particulière, différente du carcinome ordinaire qu'on n'a jamais pu guérir par le seul remède mercuriel. » (*Nosologia methodica*, t. II).

elles surviennent à une époque très éloignée de l'accident primitif et que les antécédents syphilitiques sont oubliés ou inavoués. C'est surtout au début qu'on pourrait les confondre avec une tumeur adénoïde. Leurs principaux caractères qu'on opposera à ceux du cancer sont : 1° Leur multiplicité habituelle et la coïncidence assez fréquente de gommes sous-cutanées avec les syphilomes profonds; 2° leur bilatéralité; le cancer des deux seins et à plusieurs foyers est très rare ; 3° la subacuité de l'intumescence ganglionnaire, quand elle se produit, ce qui n'est pas commun ; l'adénopathie cancéreuse est constante, aphlegmasique, très envahissante et polyganglionnaire ; 4° l'absence d'un état général cachectique. Mais ce qui éluciderait le mieux la question du diagnostic, ce serait la coexistence de lésions spécifiques sur d'autres parties du corps et la certitude qu'il y a eu intoxication syphilitique à une époque plus ou moins éloignée. Ajoutez à cela l'action curative de l'iodure de potassium qui là, comme ailleurs, est décisive quand elle se produit d'une façon très manifeste. Y a-t-il des tumeurs mixtes syphilitico-cancéreuses? C'est possible; mais sur ce point-là les documents font complètement défaut.

Troubles que la syphilis produit dans les fonctions utéro-ovariennes. Ils ne sont pas une conséquence directe de la diathèse. Ils résultent plutôt de l'anémie, de la faiblesse de tout le système, que la syphilis produit à un bien plus haut degré chez la femme que chez l'homme. Aussi n'ont-ils rien de spécifique; ils font partie des phénomènes communs à toutes les cachexies. Dans certains cas cependant, ils semblent émaner immédiatement de la syphilis et ne se rattacher à aucune altération du sang, à aucun affaiblissement constitutionnel bien évident. Ils sont assez communs, mais il ne faudrait pas croire, cependant, qu'on les rencontre chez toutes les femmes. Beaucoup traversent les premières phases de la syphilis sans éprouver aucun trouble du côté des fonctions utéro-ovariennes. Voici en quoi consistent ces troubles fonctionnels :

1° *Leucorrhées séro-muqueuses* provenant des muqueuses génitales internes. Elles ne sont pas contagieuses.

2° *Névralgies utérines* produites par l'anémie et le nervosisme que suscite la syphilis chez certaines femmes pendant la phase de généralisation.

3° *Troubles menstruels :* Retards, irrégularités du flux cataménial ; diminution et appauvrissement du sang des règles; leur suppression plus ou moins complète, si bien que quelques femmes se croient toujours enceintes dans la première année de la syphilis.

4° *Troubles dans les fonctions de la reproduction.* — La syphilis ne rend point les femmes stériles, mais elle met souvent obstacle au développement de l'œuf. Elle est de beaucoup la cause la plus commune des *avortements*, parce qu'elle empoisonne et tue le fœtus par son principe morbide. En cela elle agit comme d'autres intoxications, celle du plomb par exemple : 19 femmes saturnines eurent ensemble 102 grossesses, dont 26 seulement se terminèrent heureusement; 76 aboutirent à l'expulsion prématurée du produit de la conception, soit 3 fausses couches pour un accouchement normal (Constantin Paul). La syphilis agit de la même façon : sur 390 grossesses observées à Lourcine, chez des syphilitiques, 249 sont arrivées à terme et 149 ont abouti soit à l'accouchement prématuré, soit à l'avortement. C'est un cas de mort pour le fœtus sur moins de 3 naissances. La syphilis est donc une des causes les plus puissantes et les plus fréquentes de l'avortement. Il y a sur ce point-là surabondance de preuves les plus frappantes et les plus variées. Parmi elles je ne signalerai que la suivante : Lorsque l'intoxication syphilitique s'affaiblit avec le temps chez la femme, ou bien lorsqu'elle est énergiquement combattue par les spécifiques, on voit la durée des grossesses suivre une progression régulièrement croissante, jusqu'à ce que le terme normal soit atteint. Souvent, alors, le premier enfant est syphilitique et meurt en naissant ; le second, bien que syphilitique, survit ; le troisième a quelque chance d'échapper à la syphilis, et à plus forte raison les suivants, etc., etc. Si une femme, saine au moment de la conception, devient syphilitique dans les 3 premiers mois de sa grossesse, il y a de grandes chances pour qu'elle avorte. Si elle n'est intoxiquée qu'après le quatrième mois, l'avortement ne se produit pas.

Y a-t-il une action directe de la syphilis sur les fibres utérines, qui déterminerait leur contraction et le décollement des membranes ? Y a-t-il congestion de l'organe et asphyxie consécutive de l'embryon ? Le placenta est-il spécifiquement atteint ? Il est difficile de répondre à ces questions, surtout aux deux premières. On a signalé la production assez fréquente de l'hydramnios chez les gravides syphilitiques, mais la vraie cause de l'avortement c'est presque toujours la syphilis du fœtus.

TROISIÈME PARTIE

SYPHILOSE DES REINS OU NÉPHROPATIES SYPHILITIQUES.

Parmi les déterminations viscérales de la syphilis, celles qui s'effectuent sur les reins sont moins exceptionnelles qu'on ne le supposait autrefois. Elles n'ont été sérieusement étudiées que de nos jours. C'est à Rayer que revient le mérite de les avoir découvertes. « J'ai vu des cas, dit-il, où l'influence de l'affection vénérienne constitutionnelle m'a paru si frappante, que je n'ai pas hésité à attribuer, au moins en grande partie, le développement de la maladie des reins à la cachexie vénérienne. » En même temps qu'il établissait d'une façon si formelle l'origine spécifique de certaines néphropathies, Rayer faisait remarquer avec raison toutes les difficultés qu'on éprouve à démêler, au milieu des causes si nombreuses qui président au développement de la néphrite albumineuse, celles qui procèdent directement de la diathèse syphilitique. Son esprit ne perdit jamais de vue la possibilité d'une pareille action étiologique, dans toutes les affections obscures et complexes des viscères abdominaux, qui s'observent fréquemment pendant la phase cachectique des maladies chroniques.

Je me rappelle que l'année qui précéda sa mort, dans une consultation que j'eus avec lui, au sujet d'un jeune homme atteint de tuberculose pulmonaire, mais dont l'abdomen était volumineux, tendu et douloureux, il explora soigneusement le foie et la rate, examina les urines et poussa très loin son enquête dans le sens d'une ancienne affection syphilitique qui aurait envahi depuis plus ou moins longtemps les reins ou les viscères des hypochondres. Il me disait que c'était là un côté de la pathologie abdominale trop négligé, et que maintes fois il avait soupçonné et diagnostiqué, au grand bénéfice du malade, une teinte spécifique dans des engorgements viscéraux vagues, méconnus, et dont on ne se donnait pas la peine de rechercher la cause constitutionnelle. Chez notre phthisique il n'y avait point d'antécédents spécifiques et par conséquent aucun espoir d'améliorer son état par l'administration de l'iodure de potassium. Il ne tarda pas à succomber.

Les anciens syphiliographes n'avaient aucune idée des néphropathies d'origine syphilitique. Astruc ne les fait même pas figurer parmi ses interminables hypothèses sur les lésions internes de la maladie constitutionnelle. Et comment les aurait-on reconnues? Elles ne se révèlent point par des symptômes ou des groupes symptomatiques qui attirent et fixent l'attention. On ne les devine pas aisément dans le complexus phénoménal dont elles font partie. Pour s'assurer de leur existence, il faut analyser les urines. Or la valeur séméiotique de l'albuminurie n'avait pas été établie à l'époque où la pathologie viscérale de la syphilis était encore dans l'enfance.

La question des néphropathies syphilitiques est donc toute moderne; aussi ne possédons-nous encore sur elle que des documents rares et incomplets. En Angleterre, où la goutte et les maladies des reins sont si communes, et d'où nous viennent sur ces affections les travaux les plus complets, Blackall, Grégory et Wells avaient observé, avant Rayer, les altérations de ces organes dans le cours de la syphilis, mais ils en avaient faussement interprété la pathogénie, car au lieu de les faire procéder directement de la maladie constitutionnelle, ils les attribuaient à l'action du mercure employé pour le traitement de la syphilis.

Une pareille erreur n'était pas difficile à réfuter. Pour en faire justice, Rayer répondit que les préparations mercurielles, lorsqu'on les administre contre les premiers accidents de la syphilis, ne rendent point les urines albumineuses, et que chez les individus réellement intoxiqués par l'hydrargyre, les doreurs, par exemple, atteints de tremblements et des autres symptômes de l'empoisonnement mercuriel, on n'observe ni des œdèmes généralisés, ni des urines coagulables.

Parmi les pathologistes qui se sont occupés des déterminations de la syphilis sur les reins, Frerichs, tout en reconnaissant que les syphilitiques sont quelquefois atteints d'albuminurie, ne croit pas à une action directe de la diathèse sur ces organes, semblable, par exemple, à celle qui s'empare des os et du foie. Pour lui la maladie de Bright n'est qu'une conséquence médiate et éloignée de la syphilis qui ne contribuerait à son développement que comme cachexie. Il doute de la spécificité des lésions qu'on observe aux phases ultimes de la maladie constitutionnelle.

Sans doute, il n'est pas toujours facile, dans la pratique, d'établir nettement chez les syphilitiques qui deviennent albuminuriques, la liaison qui rattache l'affection rénale à la maladie générale; mais il y a des cas cependant où, en l'absence de toute autre influence étiologique, il est impossible de n'être pas frappé par les rapports étroits qui les unissent.

Ici, comme dans toutes les déterminations de la syphilis sur les autres organes, la causalité constitutionnelle apparaît d'autant plus évidente et indéniable, que la viscéropathie se produit à une époque plus rapprochée de l'accident primitif et dans le plein épanouissement des manifestations si nombreuses et si variées de la phase virulente. Aussi me suis-je efforcé d'étudier les affections rénales, surtout à cet âge de la diathèse, comme je l'ai fait pour les centres nerveux, pour les os et pour le tissu cellulaire sous-cutané.

Mais avant d'exposer le résultat de mes observations et pour terminer cette entrée en matière, je tiens à donner les noms et les opinions des pathologistes qui ont traité le sujet qui va nous occuper[1]. Parmi eux, après Rayer, il faut citer d'autres médecins français, et, en première ligne, M. le Dr Lancereaux et mon savant ami, M. le Dr Cornil, qui a publié des travaux si remarquables sur les maladies des reins, sur l'albuminurie en particulier, soit dans différents mémoires, soit dans ses *Études sur la pathogénie du rein* faites en collaboration avec le Dr Brault.

BIBLIOGRAPHIE. — AXEL KEY, *Hygiea*, 1877. Deux cas de syphilis des reins et du cœur. — BURKMANN, *Deutsche med. Woch.*, n. 4, 1880. — BRADLEY, *British med. Journal*, Février 1871. — BAZIN, *Leçons sur la syph. et les syphilides*. 1886. — BELHOMME et MARTIN, *Traité de la syphilis*. 1876. — BOUCHARD, *Congrès méd. de Londres*. 1881. *Revue de Méd.* 10 août 1881. — BARTHÉLEMY, *Annales de dermat.* 1881. — BEER (ARNOLD), *Die Eingeweides syphilis*. 1867. — BAMBERGER, *Volkmann's Samml. klin. Vortr.* 1879, n. 173. — BARDE, *De syph. renum affectionibus*. Berlin. Diss. 1863. — CORNIL, *Mémoire sur les lés. anat. du rein dans l'albuminurie*. Th. Paris, 1864. — CORNIL, *Leçons sur la syphilis*. 1879. — CHARCOT, *Condit. pathogén. de l'alb. Progrès méd.* 20 nov. 1880, 22 janv. 1881. — COUPLAND, *Transact. of the path. soc.* 1876. 27, p. 303; *The med. Times and Gaz.* (vol. 1. 1880, janvier 20). — CHVOSTECK, *Wiener med. Wochenschr.*, n. 33. — CUFFER, *Bull. Soc. anat.* 1874, p. 814. — CHAUFFARD, *Progrès méd.* 1881. *Dégén. amyl. géné-*

Les recueils scientifiques français et étrangers contiennent aussi des documents cliniques et anatomo-pathologiques, dont nous sommes redevables à MM. Wirchow, Lallier, Engel, Finger, Jaksch, Tungel, Guiol, Thouvenel, Coupland, Wagner, etc., etc.

C'est avec ces documents qu'on a pu, depuis quarante ans, commencer, en la fondant sur des assises solides, l'histoire des reins syphilitiques.

Jusqu'en l'année 1879, on n'avait décrit que des néphropathies d'ordre tertiaire. On croyait même que ces lésions graves ne se produisaient qu'aux périodes les plus avancées de la syphilis. C'est l'opinion qui domine dans tous les écrits. Je me suis souvent étonné d'une pareille unanimité, non sans des raisons sérieuses et qui n'avaient rien de théorique, puisqu'elles m'étaient fournies par l'observation. Dès les premiers mois de l'année 1869, en effet, j'avais soigné dans mon service, à l'hôpital du Midi, un malade qui avait été pris d'une albuminurie des plus graves pendant la période virulente de la syphilis et à une époque très voisine de l'accident primitif. Plus tard, mais à de longs intervalles, je fus témoin de cas analogues. J'attendais d'en avoir un nombre suffisant pour les publier.

ralisée. Syph. tert. — COHADON, *Alb. dans le cours des acc. sec. de la syph.* Th. Paris, 1882. — DESCOUST, *Th.* Paris, 1878. — DRYSDALE, *Albuminurie syph.* (*Brit. med. Journ.*, 1879). — DAY (W.-H.), *Britisch med. Assoc.* (*Brit. med. Journ.*, 25 août 1877, p. 252). — FRERICHS, *Die Bright. Nierenk. und deren Behandlung.* Braunschweig, 1871. — FUNGEL, *Klin. Mittheilungen, etc.* Hamburg, 1861. — GUIOL, *Essai sur l'alb. syph.* Th. Paris, 1867. — GAETANO POLLUCCI (*Il Morgagni*, 1874). *Clinica Cantani.* HUBER, *Gommes du rein, etc.* (*Revue de Hayem.* Tome X). — GREENFIELD, *Syphil. gumm. in Kidney. Path. soc.* p. 711, 1870. — HARDY, *Union méd.* 1878, 1er avril. — JULLIEN, *Traité prat. des Mal. Vénér.* 2e édit., 1886. — HOMOLLE, *Mal. syph. des reins, in Nouveau dictionnaire de méd. et de chirurg. prat.* t. XXXIV, p. 810, 1883. — JAKSCH et FINGER, *Deutsche Klin.* 1850. — KLEBS, *Archiv. für exper. Path. und Pharmak.* t. X, p. 161. 1879; *Path. Anat.* 1870. — KEY, *Casi di sifilomi dei reni. Giornale delle mal. ven.* 1878, p. 365. — LANCEREAUX, *Études sur les lésions viscér.* (*Gaz. hebdom.* 1864), *Syphilis.* 1866. — LÉCORCHÉ, *Mal. des reins.* 1875. — LÉCORCHÉ et TALAMON, *Études médicales.* 1881. — LÉPINE, *Revue de Méd.* 1880 et 1882. — LABADIE-LAGRAVE, *Nouv. Dict. de Méd. et de Chir. prat.* 1881, art. Rein. — MANNINO, *Étude sur un cas d'hématurie paroxystique syph. Gaz. d. Ospit.*, n° 65. — MARTINET, *Union méd.* 1881. — MESSENGE-BARDLEY, *Hydrop. rénale syphil. Ann. derm. et syphil.* T. III, p. 384, 1871. — A. MURRI, *Emoglobinurie e sifilide. La rivista clinica di Bologna*, 1885. — OULMONT, *Syph. oss. et viscér. chez l'adulte* (*Soc. anat.* Avril 1878). — PERROUD, *Journ. de Méd. de Lyon.* 1867. — POTAIN, *Gaz. des hôpitaux*, n. 151. 1878. — PARROT, *Leçons clin. sur l'athrepsie.* 1877. — RAYER, *Tr. des mal. des reins.* Paris, 1840. — RAYMOND, *Maladie de Bright chez un syph. Progrès médical*, 1874, p. 428. — RIBBERT, *Med. Centralbl.* 1879, n° 47. 1881, n° 17. — RACCHI, *Sul morbo di Bright nella sifilide. Giornale delle mal. ven.* 1882, p. 230. — ROSENSTEIN, *Tr. pratique des mal. des reins*, traduit par Bottentuit et L. Lagrave. — ROKITANSKY, *Lehrbuch des pathol. Anat.* Bd 2. 1842. — RUNDOW, *Syphil. disease of the Kidney. St.-Petersb. med. Zeitsch.* T. VI, p 256. — SCHUMACHER, *Des rapports de l'hémoglobinurie avec la syph.*

D'autres observateurs avaient envisagé la question au même point de vue que moi. Ainsi M. Perroud, professeur à la faculté de Lyon, fit connaître, en 1867, deux faits d'albuminurie syphilitique précoce : le premier chez un vieillard, où le passage de l'albumine dans les urines avait probablement été favorisé par une altération sénile des artérioles rénales ; le second chez une jeune fille qui, auparavant, s'était exposée à un refroidissement, lequel n'avait peut-être pas été sans influence sur la production de la néphropathie.

En 1879, mon ami, M. le Dr Charles Drysdale, de Londres, publia une note sur les affections syphilitiques des reins, dans laquelle il disait qu'il lui était arrivé assez fréquemment de les rencontrer pendant la première phase de la maladie constitutionnelle.

En 1878, M. le Dr Descout étudia avec un soin minutieux, et en s'aidant de toutes les ressources de l'investigation chimique et microscopique, un cas fort curieux d'albuminurie syphilitique des plus précoces, puisque les chancres infectants s'étaient déclarés le 20 avril et que, le 13 juin, au bout de cinquante-trois jours par conséquent, les reins laissaient déjà filtrer une énorme quantité d'urines coagulables. M. Descout a donné une relation très détaillée de ce fait dans sa thèse inaugurale intitulée de l'*albuminurie survenant dans le cours des accidents secondaires de la syphilis*.

Les nombreux documents sur les néphropathies syphilitiques, disséminés çà et là, furent réunis en monographies. La meilleure et la plus complète qui ait été publiée sur ce sujet est la thèse de M. le Dr Négel, parue en 1882. Outre l'apport très considérable qui est dû aux recherches personnelles de l'auteur, on trouve dans ce travail un résumé de tout ce qui avait paru auparavant (*De la syphilis rénale* par Vassile L. Négel, thèse de Paris 1882).

L'histoire de l'albuminurie qui se développe dans le cours de la syphilis, à n'importe laquelle de ses périodes, ne diffère pas comme symptômes de celle qui se rattache à d'autres causes. Son pronostic, tout en étant très grave, l'est moins cependant que celui de l'albuminurie d'origine commune. On peut dire que l'époque à laquelle survient la néphro-

Berliner klinesche Wochenschrift, n° 22, p. 251, juin 84, *Ann. derm* 1885, 371. — SPIESS, *Ueber die verschiedenen nierenaff. bei Syph. Berl. Diss.* 1877. — SEMENDA, *Polyurie syph. Gaz. des Hôpit.* 1881, p. 260. — SYDNEY PHILIPS, *Diabites insipidus from Syphilis, British medic. Journal.* p. 1020, novembre 1883. — THOUVENEL, *Gaz. des hôp.*, n° 74. 1858. — VIRCHOW'S, *Arch.* 1858. XV, p. 314 et *Syph. constit.* (Trad. franç. 1859). — WINCKEL, Soc. *méd. de Dresde* (*Berlin Klin. Wochens.* 1874, N° 28, p. 343), pièces d'un enfant syph. dégén. amyl. du rein. — WAGNER, *Deutsch. Arch. für klin. Med.* 1880, *Morbus Brightii* 1882. — ZEISSL, *Tr. de la syph. et des aff. vénér.* Stuttgart, 1871.

pathie spécifique fait varier ses conséquences dans de larges limites. Ainsi il n'est pas douteux que l'albuminurie cachectique des époques ultimes, qu'on rencontre en même temps que les lésions du foie et de la rate, ne laisse que peu d'espoir de guérison. Mais il est loin d'en être ainsi lorsque l'affection rénale, dégagée du complexus viscéropathique dont elle est un des éléments pendant la phase tertiaire, se montre isolée au milieu des manifestations superficielles, cutanées et muqueuses de la syphilis, et ne constitue, pour ainsi dire, qu'un épiphénomène dans l'ensemble des accidents propres à la période virulente de la maladie. On peut alors la guérir, pas toujours il est vrai, puisque mon premier malade succomba, au bout de quelques mois, par le fait seul de son albuminurie. Mais il est incontestable que les lésions sont alors moins profondes, moins désorganisatrices que plus tard, et qu'elles présentent la bénignité relative des affections internes du même ordre qui surviennent du côté des autres organes. Il y a même probablement, dans beaucoup de cas d'albuminurie précoce, une tendance spontanée à la guérison. Et n'est-ce pas là ce qui fait que nous en observons si peu ? Combien doivent nous échapper quand elles ne déterminent pas d'anasarque ! Aussi les occasions d'étudier les lésions rénales de cette albuminurie précoce sont-elles excessivement rares. Son anatomie pathologique est encore à faire. A part quelques cas, nous ne pouvons que la conjecturer en nous appuyant sur les altérations anatomiques qu'on a constatées dans les reins pendant la première période des néphropathies tertiaires.

I. Anatomie pathologique des néphropathies syphilitiques. — L'action morbide syphilitique a pour théâtre principal dans le rein, comme dans les autres organes, le tissu cellulaire interstitiel. Aussi est-ce lui qui est le siège primitif et principal des lésions dans les néphropathies spécifiques tertiaires.

La néphrite interstitielle est donc de beaucoup la plus fréquente, surtout dans sa forme, ou plutôt son degré atrophique. Sur 20 observations de syphilis viscérale qui lui sont personnelles, M. Lancereaux a trouvé : néphrite interstitielle 4 fois, 2 fois avec dégénérescence cireuse ; petites tumeurs gommeuses 1 fois ; cicatrices de la surface avec atrophie plusieurs fois.

Dans la première phase de la néphrite interstitielle diffuse, les reins présentent leur volume et leur consistance ordinaires. Leur surface, d'abord lisse, est parsemée de points jaunes et de stries rougeâtres.

Mais l'organe ne tarde pas à subir des modifications plus profondes qui se traduisent, à la simple vue, par la diminution de son volume et la formation, sur sa surface, de points dispersés et mamelonnés. Il devient granuleux par suite de l'isolement et de la saillie des pyramides de Ferrein. C'est le commencement de la phase atrophique. Dans presque toutes les autopsies de reins syphilitiques tertiaires on a constaté son existence.

Rayer trouva les deux organes sensiblement diminués de volume, durs, ratatinés, jaunâtres, rugueux et couverts de mamelons et de bosselures. L'atrophie était portée à un tel degré, dans un des cas observés par M. Lancereaux, que la couche corticale n'avait que deux millimètres d'épaisseur ; en outre, les colonnes de Bertin étaïent petites et atrophiées, et la substance médullaire présentait une coloration jaunâtre avec aspect lardacé.

La dégénérescence atrophique du rein est donc le terme auquel aboutit fatalement le processus syphilitique qui se développe dans cet organe. Nous n'en voyons d'ordinaire que le terme ou la phase ultime, mais il est probable qu'au début, pendant la période fluxionnaire, il existe une hypertrophie congestive et un agrandissement des interstices tubulaires, produit par une accumulation abondante de corpuscules embryonnaires. Peu à peu, à cette végétation ou à cette infiltration cellulaire des éléments constitutifs du stroma, succède une formation de fibres nouvelles qui, par leur abondance et leur rétraction, arrivent à étouffer progressivement les éléments actifs ou sécrétoires du rein.

Dans les néphropathies syphilitiques en effet, l'examen microscopique a permis de constater que les corpuscules de Malpighi étaient tassés et comprimés par les fibres du tissu conjonctif de nouvelle formation, que leur bouquet artériel était déformé et avait ses anses unies par un tissu fibreux épaissi, contenant des éléments cellulaires et plus tard des cellules étoilées, et que, l'atrophie se prononçant de plus en plus, une petite masse de tissu fibroïde finissait par remplacer le peloton vasculaire du glomérule, lequel était alors réduit à l'état d'un bourgeon contenant, outre les vaisseaux sclérosés, des cellules granuleuses, un peu de graisse et parfois aussi des granulations calcaires.

Les altérations ne sont pas moins prononcées dans les tubes urinifères. Ceux qui partent des glomérules subissent une atrophie analogue à celle de ces derniers. Le tissu conjonctif qui les entoure est notablement épaissi par la formation de cellules et de fibres du tissu conjonctif, et ce tissu, en se rétractant, les aplatit, les étouffe et fait même souvent disparaître tout à fait les tubes sinueux voisins des glomérules.

A toutes les périodes de ce processus, le contenu des tubes, c'est à-dire leurs cellules sécrétoires, présentent de graves altérations. Si quelques-unes, dans les tubes qui ont été le moins comprimés ou qui ont encore leur calibre naturel, restent normales, la plupart deviennent granulo-graisseuses ou colloïdes, et la cavité centrale des tubuli montre des cylindres hyalins ou colloïdes.

Ainsi, en envisageant au point de vue anatomo-pathologique les principales lésions produites dans les reins par la syphilis, on voit que, jusqu'à présent, elles ne présentent aucun caractère réellement spécifique. C'est le mal de Bright dans une de ses formes les plus atrophiques, par prédominance excessive d'une néo-formation conjonctive, puis fibreuse, dans le stroma rénal. Il y a là une grande analogie avec les processus atrophiques de même origine qu'on observe dans le foie. On y retrouve le type du processus cirrhotique. Ce qui complète encore la ressemblance, c'est que les vaisseaux subissent constamment des altérations anatomiques profondes dans ces formes de néphropathies. Les artères s'épaississent, deviennent rigides et ne s'affaissent pas. Il existe une véritable sclérose de leurs tuniques externe et moyenne, et une endartérite caractérisée par la prolifération de leurs cellules internes. Il résulte de cette sclérose une diminution du calibre vasculaire et un rétrécissement notable dans le champ de l'irrigation sanguine, d'autant plus prononcé que les capillaires eux-mêmes montrent aussi leurs parois revenues à l'état embryonnaire, et que les veines, subissant les effets d'un processus de plus en plus envahissant et qui n'épargne aucun des éléments constitutifs du rein, se sclérosent par le fait de la phlébite chronique dont elles finissent par être atteintes.

En résumant les descriptions anatomo-pathologiques des lésions rénales syphilitiques, on voit donc que ces lésions consistent : 1° En une infiltration embryonnaire du tissu conjonctif du rein, suivie d'une sclérose atrophique ; 2° en une dégénérescence atrophique des glomérules et des tubuli, avec altération granulo-graisseuse des cellules sécrétoires ; 3° en une sclérose artérioso-veineuse, avec rétrécissement du champ de l'irrigation vasculaire.

Mais ce n'est pas tout. Il existe très fréquemment dans les néphropathies syphilitiques une dégénérescence amyloïde. C'est ce qu'on voyait dans le cas communiqué à la société médicale des hôpitaux par M. le Dr Lallier. La dégénérescence amyloïde toutefois n'est presque jamais pure ; ce n'est qu'une altération indirecte, surajoutée et qui n'émane pas directement de l'action syphilitique. Elle coïncide à peu près toujours dans les néphropathies spécifiques avec l'altération graisseuse de l'épithélium et avec les lésions du stroma interstitiel. Par ses caractères fondamentaux, elle ressemble à celle de la syphilose hépatique. Le produit pathologique siège dans la tunique moyenne des artères. Ce sont les glomérules de Malpighi qui sont les premiers envahis, puis les vaisseaux efférents, et quelquefois la totalité du réseau capillaire. Il en résulte une diminution de l'aire circulatoire et une ischémie qui peut s'étendre à tout un territoire vasculaire. Il est rare que le dépôt amyloïde se fasse dans les cellules épithéliales et dans la membrane des canalicules. La dégénérescence amyloïde a pour résultat d'augmenter le volume du rein et de compenser sa diminution prochaine par la sclérose. L'organe présente alors une consistance lardacée, et il est dur, lourd, d'une couleur jaune pâle.

Ici encore, point de spécificité dans la lésion rénale, encore moins, si c'est possible, que dans la sclérose sans dégénérescence amyloïde. Par quel produit morbide la maladie constitutionnelle attestera-t-elle donc son action sur le rein, d'une façon si évidente et si tranchée que l'on puisse dire à première vue : elle seule devait produire une pareille altération ? Eh bien, il n'y a que la gomme qui soit essentiellement syphilitique dans les néphropathies qui procèdent de la vérole ; et, chose curieuse, elle est excessivement rare, surtout si on la compare à la sclérose avec ou sans dégénérescence amyloïde. Mais quoique peu commune, elle n'en est pas moins incontestable. Des cas bien authentiques ont été rapportés par M. Tungel, par M. Cornil et par d'autres.

Dans le cas très net que nous devons à M. Cornil, les gommes du rein coïncidaient avec une altération amyloïde de cet organe et avec des gommes du foie. « Les gommes du rein, assez nombreuses, au nombre d'une vingtaine, isolées ou groupées, en forme d'étoiles ayant le volume d'un grain de chènevis ou d'un petit pois, étaient très caractéristiques à l'œil nu, par leur coque fibreuse, par leur dégénérescence caséeuse et par leur dureté. Elles siégeaient toutes dans la substance corticale. Examinées à un faible grossissement, ces nodosités montraient une partie périphérique transparente et une partie centrale opaque et caséeuse. La néoformation consistait en tissu conjonctif embryonnaire développé aux dépens des cloisons fibreuses préexistantes du rein, si bien que quelques glomérules de Malpighi se reconnaissaient très facilement de distance en distance, soit au milieu du tissu fibreux préexistant, soit au milieu de la zône centrale caséeuse de ces tumeurs. Dans la zône périphérique, le tissu conjonctif embryonnaire nouveau entourait les tubes urinifères encore visibles, mais atrophiés. Le tissu de la gomme ne différait en rien de celui de la gomme du foie observée dans ce même fait. » (Cornil.)

Les tumeurs gommeuses, quoique très spécifiques à tous égards, ont quelques ressemblances avec les tubercules et les infarctus hémorrhagiques.

Habituellement les tubercules coïncident avec l'existence de granulations grises dans les poumons et ils envahissent les reins du sommet à la base des pyramides. M. Lancereaux a trouvé dans la substance corticale des reins un tubercule qu'on aurait pu prendre pour une gomme, sans l'existence d'une phthisie granuleuse des poumons. « Dans ce cas pourtant, dit-il, la fusion assez complète du néoplasme tuberculeux avec le tissu rénal du voisinage, et le ramollissement diffluant des parties centrales de ce produit pouvaient, jusqu'à un certain point, le différencier des gommes syphilitiques. »

Quant aux infarctus, ils se rapprochent beaucoup moins des gommes, comme ressemblance, que les tubercules. Leur coloration est brunâtre ou violacée et, histologiquement, ils sont constitués par des globules sanguins en voie de régression et par les éléments propres du rein plus ou moins dissociés et altérés [1].

On a trouvé des gommes dans le rein d'enfants syphilitiques. M. Klebs en a relaté un cas observé chez un enfant de six mois. A ce propos, je signalerai une erreur commise par un observateur d'un grand mérite cependant, M. Jonathan Hutchinson : « Nous ne pouvons nous expliquer, dit-il, pourquoi dans les dernières périodes de la syphilis héréditaire, il n'existe aucune tendance à la formation de ces néoplasmes qu'on rencontre si fréquemment dans la syphilis acquise. » (*Notes on syphilis by J. Hutchinson*, *Archives of Dermatology*, 1876, *New-York*, *p.* 241). Rien n'est fréquent, au contraire, comme les productions gommeuses chez les enfants syphilitiques. On en trouve partout, dans les pou-

1. Le siège des gommes est dans la substance corticale ou dans les pyramides, rarement dans les deux à la fois. Elles ont la forme de noyaux d'un jaune pâle ou uniformément gris. Leur volume est ordinairement petit et varie de celui d'une grosse cerise à celui d'une parcelle de semoule, d'un grain de chènevis. Leur nombre aussi est très variable, de 1 (Coyne) à 80 (Axel Key). Leur centre est d'aspect caséeux. Leur processus s'associe à celui de la néphrite interstitielle, de la néphrite parenchymateuse et de la dégénérescence amyloïde. Dans leur centre, le microscope fait reconnaître quelques glomérules de Malpighi.

Les lésions rénales produites par la syphilis sont en général très complexes. Il est difficile à l'œil nu de reconnaître leur origine spécifique ; ce qui doit faire penser à la syphilis c'est la localisation des lésions. Elles n'envahissent que bien exceptionnellement les deux reins ou même un rein tout entier.

La dégénérescence amyloïde des reins n'est point essentiellement spécifique ; elle se produit à la suite de suppurations osseuses prolongées de toute origine, mais les pertes de substances et les ulcérations de nature syphilitique en sont une des causes les plus fréquentes et les plus positives. C'est une relation de cause à effet incontestable. Bien plus, d'après Wagner et Négel, cette dégénérescence peut émaner directement de la syphilis, sans la préexistence d'une suppuration osseuse ou autre.

mons, dans le thymus, dans le foie, dans les reins, dans le cerveau. Et elles n'attendent pas pour se produire que la maladie constitutionnelle ait parcouru successivement ses premières étapes ; elles se montrent, en général, de bonne heure, en même temps que les manifestations cutanées et muqueuses. Il est vrai que M. Hutchinson vise moins, dans ses remarques, la syphilis héréditaire des nouveau-nés, que la syphilis héréditaire se développant à un âge plus avancé de la vie, dans l'enfance, l'adolescence ou l'âge mur. « J'ai dit, ajoute-t-il, que le chapitre concernant la pathologie interne de la seconde période dans la maladie acquise, était encore à écrire, et je puis dire maintenant la même chose, en ce qui concerne la période tertiaire chez les sujets qui ont une teinte syphilitique héréditaire. A part de rares exceptions, ces derniers ne paraissent souffrir d'aucune des maladies qui raccourcissent la vie... Quoique je n'aie cessé d'observer de près nombre d'adolescents et d'adultes bien connus pour avoir été sévèrement éprouvés par la syphilis héréditaire, je n'ai jamais rencontré ni chez eux, ni chez leurs frères ou sœurs, aucune lésion spécifique d'un organe important. Ils ont eu les yeux, les oreilles ou la peau malades ; mais là, dans la plupart des cas, semblent s'arrêter leurs aptitudes morbides. Dans une demi-douzaine d'autopsies de pareils sujets, que j'ai faites, je n'ai jamais trouvé de lésions dignes d'intérêt. Dans deux de ces cas, la mort fut précédée par une albuminurie de longue durée et l'on supposa que l'usage longtemps continué de l'iodure de potassium pouvait y être pour quelque chose... »

En vérité, il est à regretter que M. Hutchinson se contente, relativement à ces deux derniers faits, d'une aussi courte mention. Il s'agit là pourtant d'une question encore bien obscure et sur laquelle nous possédons si peu de documents positifs, que quand on a la chance d'en rencontrer de relativement nombreux, comme il paraît être arrivé à M. Hutchinson, on n'en devrait négliger aucun et les étudier tous avec la plus scrupuleuse exactitude. Du reste, l'histoire de ces syphilis héréditaires qui peuvent ne se manifester que 20, 30 ou 40 ans après la naissance est loin d'être encore achevée.

De ce long chapitre sur l'anatomie pathologique des néphropathies syphilitiques, il faut tirer les conclusions suivantes :

1° Dans le plus grand nombre des cas de syphilose rénale tertiaire, c'est une lésion sans spécificité que l'on rencontre.

2° Cette lésion siège dans le stroma interstitiel des reins et dans les parois des vaisseaux, principalement dans le bouquet vasculaire des glomérules de Malpighi.

3° Elle consiste en une sclérose qui ratatine l'organe et atrophie surtout sa portion corticale.

4° Il en résulte un affaissement, une oblitération des tubes urinifères contournés et une dégénérescence granulo-graisseuse des cellules sécrétoires de l'urine, en outre une diminution dans l'aire de l'irrigation vasculaire.

5° La dégénérescence amyloïde s'empare quelquefois des parois vasculaires, mais elle est toujours consécutive à la sclérose.

6° Dans le plus petit nombre des cas, il se produit au sein d'un tissu rénal déjà sclérosé, des tumeurs gommeuses en nombre variable qui, constituent la lésion vraiment spécifique des néphropathies syphilitiques. On la trouve chez l'enfant nouveau-né atteint de syphilis héréditaire, comme aux périodes les plus reculées de la syphilis acquise.

Je ne parlerai pas des cicatrices, ou enfoncements plus ou moins prononcés qui labourent la surface des reins dans les cas de néphrite diffuse ou circonscrite et de néphrite gommeuse. Ce ne sont que les conséquences de lésions qui aboutissent à une dégénérescence atrophique fibreuse de plus en plus prononcée. — Dans le foie, ces déformations dues au même processus impriment à l'organe une configuration si particulière qu'elle en devient presque pathognomonique. Aussi occupent-elles une place considérable dans la symptomatologie de la syphilose hépatique. Il n'en est pas ainsi dans la syphilose rénale. Le rein est loin de subir dans sa forme des modifications aussi profondes que le foie. Mais quand même elles se produiraient, on ne pourrait en tirer aucun profit pour le diagnostic, puisque l'organe échappe à notre exploration à cause de son siège sur les côtés de la colonne lombaire.

Considérations générales sur les symptômes, le processus, le diagnostic, la curabilité des néphropathies syphilitiques. — S'il n'existe la plupart du temps aucune spécificité dans les lésions, en découvre-t-on au moins quelques traces dans les symptômes? Eh bien, non. L'albuminurie syphilitique ressemble à toutes les autres. Les troubles fonctionnels font défaut dans un grand nombre de cas, ou ils se confondent avec ceux qui appartiennent aux complexus hépato-spléniques dont la syphilose rénale est souvent une des parties constituantes.

Mais l'albumine filtre dans les urines; on peut constater sa présence; et c'est même souvent par la seule analyse de ce liquide qu'on arrive à diagnostiquer la détermination de la syphilis sur les reins.

L'œdème ou l'anasarque manque rarement. Là, comme dans certains cas de mal de Bright, se rattachant à une autre cause, la suffusion séreuse du tissu cellulaire sous-cutané peut faire complètement défaut. J'en ai vu un exemple chez un de mes amis, qui souffrait depuis plusieurs mois de troubles généraux vagues et de symptômes gastriques, semblables à ceux d'un embarras chronique de l'estomac. Rien ne révélait chez lui l'existence d'une affection aussi grave que le mal de Bright. Il n'existait pas trace d'œdème sur n'importe quelle partie du corps. Un jour j'examinai les urines, pensant y découvrir du sucre. Quel ne fut pas mon étonnement, quand je constatai qu'elles se solidifiaient presque par l'acide nitrique ou la chaleur, tant elles contenaient d'albumine! Le malade quitta Paris le lendemain du jour où je fis cette découverte et alla à Bordeaux. Trois jours après son arrivée, il fut emporté en trente-six ou quarante-huit heures, par une encéphalopathie urémique. — Cette néphropathie latente n'avait, je crois, rien de syphilitique.

L'albumine présente de grandes variations dans sa quantité. Lorsqu'elle persiste, elle est très souvent mais pas toujours l'indice d'une lésion grave des reins. — L'albuminurie syphilitique peut se compliquer du syndrome phénoménal connu sous le nom d'urémie : vomissements et diarrhée, désordres cérébraux, coma mortel, etc. « Dans le cas d'un malade, dit M. Lancereaux, qui, seulement deux ans plus tôt, avait été traité à l'hôpital du Midi pour une éruption syphilitique, la mort fit suite à un coma de courte durée ; la seule lésion qui vint expliquer un pareil dénouement fut une néphrite avec dégénérescence amyloïde. »

Mais s'il n'existe aucune spécificité ni dans les lésions, ni dans les symptômes, sur quoi peut-on se fonder pour déclarer que telle ou telle néphropathie est d'origine syphilitique ? — Trouverons-nous dans la marche, dans les terminaisons, quelque circonstance plus caractéristique que dans les symptômes ? Pas davantage. Le processus est lent, continu ou rémittent ; la terminaison le plus souvent fatale, du moins dans les néphropathies tertiaires. Le traitement produit quelques guérisons dans certains cas de sclérose rénale même déjà ancienne. On lui doit souvent un mieux inespéré ; aussi pourrait-il nous éclairer sur la nature et l'origine de la néphropathie, surtout si on y avait recours dès la première phase de l'affection. Plus tard, pendant la phase d'atrophie, après la destruction des éléments actifs de la sécrétion urinaire, comment espérer que l'iodure de potassium remédiera à une dégénérescence aussi profonde ?

Avouons-le, rien n'est plus délicat et plus difficile que de prouver d'une façon positive la nature syphilitique d'une néphropathie aux périodes ultimes de la diathèse. Parce qu'un individu a eu la syphilis, toutes les affections, dont il est ou dont il sera atteint, ne portent pas nécessairement l'empreinte de cette maladie et ne se rattachent pas à elle par les liens directs d'une pathogénie inéluctable. Une infinité d'autres causes peuvent les produire, sans que la syphilis intervienne. Or, la première chose à faire, lorsqu'on soupçonne une lésion, et surtout une viscéropathie, d'avoir une teinte spécifique, c'est de rechercher s'il n'y aurait pas dans le passé du malade d'autres circonstances étiologiques de nature à la produire. Si on n'en découvre aucune, malgré les investigations les plus minutieuses dirigées dans tous les sens, il faut bien alors, non seulement faire entrer la syphilis en ligne de compte, mais lui attribuer, exclusivement et jusqu'à nouvel ordre, la première place dans l'étiologie.

Ce diagnostic par élimination, quelque rationnel qu'il soit, est-il suffisant pour faire pénétrer la conviction dans les esprits difficiles à contenter et qui demandent des preuves catégoriques? Il est permis d'en douter. Mais il arrive fréquemment qu'à cette absence de toute autre cause que la syphilis, se joignent d'autres circonstances d'une valeur diagnostique considérable sinon absolue. Parmi elles viennent les manifestations syphilitiques concomitantes.

Elles ont une bien grande valeur si elles sont viscérales, et surtout si elles occupent le foie et la rate, car il y a une coïncidence qui semble se produire fatalement, dans les syphilis anciennes, entre les lésions qu'elles font naître dans les reins et dans les viscères des hypochondres. C'est une espèce de trilogie pathologique. On la rencontre sans doute dans d'autres maladies générales que la syphilis; mais elle la produit d'une façon si constante, avec une prédilection si particulière, qu'on est en droit de voir dans la simultanéité de ces trois viscéropathies quelque chose de réellement pathognomonique. — Ainsi :

1° Albuminurie et anasarque ;

2° Syphilis antérieure comme circonstance étiologique prédominante, et quelquefois unique ;

3° Concomitance de manifestations syphilitiques anciennes ou récentes, et surtout simultanéité d'une syphilose hépato-splénique. — Telles sont les trois bases sur lesquelles reposera le diagnostic d'une affection syphilitique des reins. Qu'on y ajoute l'action exceptionnellement curative du traitement spécifique et en particulier de l'iodure de potassium.

Il y a des faits de guérison remarquables. En voici quelques exemples :

« Un homme, âgé de 42 ans, contracta, en 1867, un chancre de la verge, qui fut suivi de plaques muqueuses de la bouche et d'une éruption douteuse. Admis, le 29 novembre 1871, dans un des pavillons de l'hôpital Saint-Antoine, cet homme y était un peu oublié. Dans le courant de l'hiver, il était d'une grande pâleur, et, vers le mois de mars, en même temps qu'il était atteint d'anasarque, il fut pris d'épistaxis, de vertiges et d'étourdissements, autant de phénomènes indicateurs du début d'une intoxication urémique. Je lui donnai un lit dans ma salle, et peu de temps après, il me fit remarquer qu'il était porteur d'une tumeur solide, ferme, arrondie, du volume d'une pomme d'api, siégeant dans la mamelle gauche, à la partie externe et supérieure du mamelon. Peu de temps après, une tumeur semblable apparaissait au-dessus du sein droit. L'iodure de potassium fut administré en avril, et bientôt la première tumeur, puis la seconde commencèrent à diminuer de volume. En même temps, la santé générale du malade s'améliora notablement; les forces et les couleurs revinrent en partie; l'anasarque disparut. L'albuminurie, quoique moins abondante, persistait encore le 10 juin, quand le malade nous quitta. » (Lancereaux.)

Voici un autre cas de guérison par l'iodure de potassium :

1. *Néphrite albumineuse consécutive à un refroidissement, chez un malade qui avait eu, vingt ans auparavant, une syphilis bénigne et de courte durée. — Gravité de cette affection.— Elle ne fut améliorée et guérie que par l'iodure de potassium.*

M. R..., sous-chef de gare, contracta un chancre infectant à l'âge de 30 ans, en 1856. Il n'avait jamais eu d'autres maladies. Ce chancre fut guéri en quinze jours, mais son induration a persisté pendant vingt ans. Cinq ou six semaines après son apparition, plaques muqueuses de la gorge, de la langue et de l'anus. Rien à la peau.

M. R..., étant de service dans la nuit du 13 août 1876 (20e année de la syphilis), fut exposé à un refroidissement très vif qui lui causa quelques frissons. Il venait de faire une longue course, était en sueur et très fatigué. Le lendemain, fièvre, rhume, courbature; le surlendemain, gonflement de la surface dorsale des pieds, qui disparut et se reproduisit les jours suivants, mais resta permanent à partir du quatrième. Bientôt cet œdème gagna très rapidement les jambes, les cuisses, le ventre et la figure. Au bout de deux semaines, l'anasarque était généralisée; le malade ne pouvait se lever; il éprouvait une oppression considérable. Dès le cinquième jour de l'affection, un besoin fréquent d'uriner s'était fait sentir; les urines étaient rares.

M. R... vint à Paris le 2 novembre 1876. Il était alors malade depuis deux mois et demi. Le médecin qu'il consulta lui fit appliquer de larges vésicatoires sur la poitrine pour diminuer l'oppression. M. le Dr Gallard l'engagea à repartir immédiatement et dit au père que son fils n'en avait plus que pour quelques jours. M. Ricord porta le même pronostic. M. Cadiat ordonna de l'iodure de potassium, à la dose de deux grammes par jour, avec recommandation d'augmenter de un gramme au bout de quelques jours.

A partir de ce traitement, il survint une amélioration très rapide. Au bout de quelques semaines, l'anasarque avait disparu. Le 1er mai 1877 (8e mois 1/2 de l'albuminurie), M. R... en parfait état de santé reprit son service. Il envoyait tous les quinze jours un flacon de son urine au laboratoire de M. Cadiat. Au début et avant le traitement par l'iodure, l'urine se coagulait presque complètement par la chaleur et l'acide azotique; mais peu à peu cette énorme proportion d'albumine diminua, surtout lorsque la convalescence fut établie. Cependant on en constata des traces longtemps après la guérison de l'anasarque. Enfin, en décembre 1877 (15e mois de la néphropathie), elle disparut définitivement. Depuis, M. R..., qui a appris à examiner ses urines, n'y en a jamais découvert. Sa santé est excellente. Il n'y a point eu de récidive.

Ce cas ne prouve-t-il pas que le seul moyen de diagnostiquer la nature d'une albuminurie, c'est parfois de recourir au traitement spécifique ? Assurément si l'iodure n'avait pas été administré, on aurait pu supposer (ce qui du reste avait été fait), qu'il ne s'agissait là que d'une maladie de Bright ordinaire. La syphilis remontait à vingt ans; elle avait été très bénigne et de courte durée. Comment admettre qu'elle fût pour quelque chose dans cette néphropathie qui s'était déclarée bien manifestement à la suite d'un refroidissement? Et pourtant il n'est pas douteux que la maladie constitutionnelle était sinon la cause unique, du moins la cause essentielle de cette affection, puisque l'amélioration n'a commencé à se produire et que la guérison n'a eu lieu, que grâce à l'iodure de potassium. N'en devons-nous pas conclure qu'il est formellement indiqué d'administrer ce médicament chez tous les syphilitiques qui deviennent albuminuriques, alors même que les apparences sont contraires à l'hypothèse d'une intervention de la syphilis dans la pathogénie de l'affection rénale?

I

Néphropathies syphilitiques précoces. — Avant d'en donner une description générale, je vais exposer et analyser quelques faits qu'il m'a été permis d'observer.

Le premier remonte à l'année 1869. Il était de nature à frapper vivement mon attention, car cette néphropathie précoce, que je crus devoir rattacher à la syphilis, fut beaucoup plus grave que ne le sont d'ordinaire les accidents qui se développent pendant la première phase de la maladie constitutionnelle. La terminaison fatale que faisait prévoir l'aggravation progressive des symptômes, survint peu de temps après l'apparition de l'albuminurie. Le malade avait du reste le pressentiment de sa fin prochaine et il voulut mourir chez lui. Aussi, à mon grand regret, n'ai-je pas pu faire cette autopsie, qui n'aurait pas manqué de fournir un document précieux pour ce chapitre encore si peu connu des déterminations de la syphilis sur le rein.

2. *Albuminurie et anasarque, survenues quatre mois après l'apparition du chancre infectant. — Syphilis de moyenne intensité. — Bronchite et épanchement pleural gauche. — Ascite. — Amélioration. — Rechute. — Œdème de la glotte. — Mort 3 mois après le début de la néphropatie syphilitique.*

M..... Jean, 29 ans, charretier, entré le 15 janvier 1869, dans mon service, à l'hôpital du Midi, salle 7, n° 13, était un homme très vigoureusement constitué, d'une bonne santé habituelle et qui n'avait jamais eu aucune affection sérieuse générale ou locale, héréditaire ou acquise. Vers le commencement de septembre 1869, à la suite de plusieurs coïts suspects, il lui survint un chancre dans la rainure balano-préputiale. Avant qu'il fût guéri, la peau se couvrit de taches rouges; il se produisit des croûtes dans les cheveux, et la gorge devint douloureuse.

Lorsque ce malade entra dans mes salles, il avait des plaques muqueuses et quelques érosions linéaires disposées en cercle sur les bourses; la peau était couverte d'une roséole érythémateuse au déclin. C'était alors le quatrième mois révolu de cette syphilis. Comme elle ressemblait beaucoup par ses manifestations banales aux syphilis les plus vulgaires, je n'y prêtai pas d'abord grande attention, et je prescrivis 6 à 9 centigrammes de protoiodure d'hydrargyre. — Mais cinq ou six jours après son entrée, le patient constata que sa verge et ses bourses étaient devenues du jour au lendemain le siège d'une énorme tuméfaction. Vingt-quatre ou quarante-huit heures après, les paupières se gonflèrent et, en très peu de jours, sans fièvre, sans troubles constitutionnels, l'œdème, d'abord localisé sur quelques points, envahit tout le tissu cellulaire sous-cutané. En présence de cette anasarque, survenue d'une façon si inopinée, je m'évertuai à en rechercher les causes, Je passai successivement en revue toutes les circonstances étiologiques qui sont de nature à produire l'albuminurie et je ne parvins à en découvrir aucune. Le malade s'était toujours parfaitement bien porté jusqu'à l'apparition du chancre. Il vivait dans de bonnes conditions hygiéniques, travaillait sans se surmener, ne faisait point d'excès alcooliques, et menait à tous égards une vie à peu près régulière. Il ne se rappelait point avoir eu à souffrir, dans les jours qui précédèrent son entrée à l'hôpital, du froid ou de l'humidité.

Ainsi, absence, apparente du moins et probablement très réelle, des conditions pathogéniques ordinaires de l'albuminurie, voilà quel fut le résultat de mes investigations. C'était là une raison et la principale, qui me fit supposer que l'affection rénale pourrait bien provenir d'une détermination directe de la syphilis sur les reins. La diathèse n'était-elle pas en pleine activité ? Et pourquoi aurait-elle épargné ces organes ? Ne frappe-t-elle pas à cette période d'autres viscères, le cerveau, le foie, par exemple ? J'étais alors, comme je le suis aujourd'hui, pénétré de cette idée que toutes les parties de l'organisme, les plus profondes comme les plus superficielles, sont tributaires de la syphilis dès que l'intoxication générale s'est accomplie.

Mais poursuivons le récit de cette syphilose rénale. — Dans les premiers jours de février (5e mois de la syphilis), je constatai l'état suivant : Phimosis et balano-posthite symptomatiques de plaques muqueuses sous-préputiales, roséole érythémateuse généralisée, un peu d'ascite et anasarque considérable. Les urines qui étaient coagulables depuis les premiers jours de l'infiltration œdémateuse, contenaient déjà une énorme quantité d'albumine.

Dans le milieu de février, la respiration devint peu à peu gênée et l'anasarque fit des progrès. Le 24, je trouvai des râles sibilants et ronflants dans les deux côtés de la poitrine et un épanchement qui occupait les quatre cinquièmes inférieurs de la plèvre gauche. Grande anxiété respiratoire, altération des traits, pouls 100, régulier ; rien au cœur, ni dans le péricarde. Le foie ne dépassait pas le rebord des fausses côtes.

Épanchement ascitique considérable, douleur dans le côté gauche de l'abdomen, diarrhée très abondante, quelques vomissements. Urines rares, rouges, un peu sanguinolentes et sédimenteuses, contenant une si forte proportion d'albumine qu'elles se solidifiaient presque complètement, quand on y versait de l'acide nitrique. La roséole avait pâli ; les taches des extrémités inférieures étaient devenues très squammeuses.

J'administrai de l'iodure de potassium, mais d'une façon un peu timide, car je ne commençai que par la dose d'un gramme.

Le 4 mars (6e semaine de l'albuminurie), il y avait un peu de mieux ; l'œdème de l'abdomen, des bourses et des extrémités inférieures avait diminué ; celui des extrémités supérieures et de la figure avait disparu, ce qui mettait en évidence l'amaigrissement considérable survenu chez le malade depuis le début de son affection rénale. L'épanchement pleurétique n'occupait que les deux tiers du côté gauche. Cette amélioration progressive se prolongea pendant toute la durée du mois de mars. La syphilide érythémateuse disparut. Quelques papules crustacées se développèrent sur les extrémités inférieures dont la peau présentait des vergetures causées par la distension œdémateuse. — Il s'était produit une sorte de diurèse qui avait coïncidé avec l'amendement des phénomènes; aussi, quoique l'ingestion des boissons fût faible, les urines étaient abondantes. Les troubles digestifs avaient aussi à peu près disparu. Cependant il était survenu une crise diarrhéique, et il y avait eu douze garde-robes pendant trois nuits consécutives.

Le 22 mars (2e mois de la syphilose rénale), la santé générale était bonne. Disparition complète de l'anasarque dans la moitié supérieure du corps; encore un peu d'œdème aux extrémités inférieures. Diminution de l'ascite et de l'épanchement pleurétique. La proportion de l'albumine dans les urines était beaucoup moindre; en février, elles en contenaient 23 pour mille et il n'y en avait plus maintenant que 4.

Malheureusement ce mieux ne fut pas de longue durée. Dans les deux ou trois derniers jours de mars, la proportion de l'albumine monta rapidement à neuf pour mille; le ventre augmenta de volume et l'œdème devint plus considérable aux extrémités inférieures. Un peu de diarrhée. Sonorité revenue dans tout le côté gauche de la poitrine. — Syphilide papulo-squammeuse formant deux groupes circinés à la partie supérieure des cuisses et inférieure de l'abdomen.

Cet état de choses alla en empirant dans les premiers jours d'avril. Pâleur, amaigrissement, œdème énorme des parois splanchniques et des extrémités inférieures; enrouement très prononcé et gêne de la respiration. Le malade tomba dans le découragement et voulut sortir, le 12 avril, pour rentrer chez lui. C'est là qu'il succomba trois ou quatre jours après, étouffé probablement par un œdème de la glotte.

Voilà un type des affections albuminuriques qui se développent pendant la phase virulente de la syphilis. Mais toutes sont loin de présenter un processus aussi rapide et de se terminer par la mort. Je crois même que la plupart guérissent.

Ce fait ouvre un champ vaste à la critique, et nous devons examiner et interpréter, au point de vue le plus rationnel et le plus pratique en même temps, les nombreuses questions qu'il soulève.

La première assurément est celle de savoir si le mal de Bright auquel cet homme a succombé était ou n'était pas syphilitique; s'il y avait une simple coïncidence entre la maladie générale et l'affection locale, ou si la seconde dérivait réellement de la première. Ce problème étiologique qui se présente à peu près toujours dans les mêmes conditions, est peut-être, de tous ceux qu'on rencontre à chaque pas dans les déterminations de la diathèse, un des plus difficiles à résoudre.

En somme, nous ne trouvons là que des preuves négatives. Je dis et je crois que la néphropathie de cet homme était syphilitique, parce que la recherche des causes communes de l'affection ne donnait aucun résultat. On verra à propos des autres faits, soit de ceux qui me sont personnels, soit de ceux qui ont été rapportés par d'autres observateurs, que nous ne possédons aucune donnée positive sur la question. Tout l'argument étiologique se réduit à ces deux termes : d'une part coïncidence et simultanéité entre l'apparition et le développement des manifestations ordinaires de la syphilis et la maladie de Bright; d'autre part impossibilité de la rattacher aux conditions dyscrasiques ou occasionnelles qui président à sa genèse dans les circonstances ordinaires.

Ici nous n'avons pas, comme à un âge plus avancé de la syphilis, ce secours important que fournit au diagnostic le développement simultané, antérieur ou consécutif, d'une affection syphilitique dans les viscères des hypochondres. Habituellement, en effet, la néphropathie précoce évolue seule; elle n'est pas subordonnée à un autre processus viscéropathique; elle ne fait pas partie d'un complexus phénoménal dont les caractères s'accumulent et se corroborent pour révéler plus clairement leur nature.

Mais trouve-t-on du moins dans ses symptômes et dans son processus quelque trait original? Y a-t-il dans l'ensemble de sa physionomie une empreinte, si faible ou si fruste qu'elle soit, de son origine constitutionnelle? — N'existe-t-il pas entre elle et d'autres manifestations de la syphilis propres à cette période, quelque affinité qui précise et resserre les rapports de causalité un peu vagues qui la rattachent à la maladie générale?

A toutes ces questions, je ne puis répondre que négativement, pour ce cas comme pour ceux qui vont suivre. Peut-être que si le malade avait vécu plus longtemps, et qu'on eût suivi attentivement l'affection rénale et la syphilis dans leurs processus respectifs, quelques épiphénomènes, certaines combinaisons fortuites de circonstances pathologiques, ou même l'évolution naturelle auraient mis en évidence et auraient permis de voir plus distinctement le lien mystérieux qui les unit.

Quoi qu'il en soit, et malgré le vague et l'obscurité des données étiologiques, malgré le manque absolu de spécificité dans les caractères symptomatiques et la marche de l'affection rénale, j'ai la conviction qu'il faut l'attribuer à la syphilis. Sans doute c'est un diagnostic qui est instinctif plutôt que basé sur des preuves matérielles; mais c'est un diagnostic cependant très pratique, puisqu'il implique logiquement l'emploi d'une médication spécifique.

C'est à l'iodure de potassium seul ou combiné avec l'hydrargyre qu'il faut recourir en pareil cas. J'apportai quelque hésitation dans le traitement, et je me reproche de ne l'avoir pas institué assez tôt et d'être resté au-dessous des doses qu'exigeait la gravité de l'affection. Aujourd'hui, en pareil cas, j'agirais avec beaucoup plus de décision et d'énergie, et je donnerais d'emblée quatre ou cinq grammes d'iodure de potassium. C'est en effet ce sel qui répond le mieux aux indications que fournit le mal syphilitique de Bright, comme les autres déterminations viscérales de la syphilis.

Le succès obtenu dans quelques cas par l'administration à doses élevées de ce spécifique est un argument précieux que je ne puis invoquer ici. Ce sont pourtant les néphropathies précoces qui devraient nous laisser quelque espoir de les guérir. Mais quand elles sont aussi graves dans leurs symptômes et aussi précipitées dans leur marche que celle dont le malade qui nous occupe a offert un si malheureux exemple, l'impuissance de l'iodure de potassium ne serait pas un argument décisif contre l'origine constitutionnelle de l'affection brightique.

Et puis, qu'on veuille bien prendre garde que la mort n'a pas eu lieu parce que la maladie était arrivée à cette phase de désorganisation incurable qui est au-dessus de toutes les ressources thérapeutiques. Il est fort probable, au contraire qu'elle était encore loin d'avoir atteint le terme naturel de son processus, quand l'œdème de la glotte a emporté le patient. Parmi les complications de la néphrite diffuse, l'œdème de la glotte est une des plus fortuites, des plus accidentelles et, je dirais presque, des plus mécaniques. Aussi je n'en vois pas qui soit moins susceptible que lui de nous donner des notions exactes sur l'insuffisance urinaire et sur l'état organique du rein, à telle ou telle période de la maladie. Il se montre au début aussi bien qu'au terme du processus; il n'entre pas dans la logique fatale des événements pathologiques qui naissent du trouble profond d'une des grandes fonctions de l'économie et trouvent en lui leur raison d'être et de se perpétuer ou de se reproduire, avec cette progression incessante qui aboutit presque toujours à une terminaison funeste.

L'albuminurie de ce malade a été de trop courte durée pour qu'on ait observé les oscillations qu'il n'est pas rare de rencontrer en elle, quelle que soit sa nature. Il y a eu cependant, après un début très grave, une phase d'amélioration spontanée qui a duré trois semaines environ; puis est survenue la recrudescence avec l'œdème de la glotte.

Est-il possible de dire à quelle époque précise s'est effectuée la détermination de la syphilis sur les reins? Je ne le pense pas. Il ne faudrait pas croire, en effet, que l'anasarque, survenue si inopinément au cinquième mois de la syphilis, marque d'une façon rigoureuse le début de l'affection rénale.

Très probablement la néphrite parenchymateuse avait commencé depuis quelques semaines, lorsque la suffusion œdémateuse est venue révéler clairement son existence. Si on avait analysé les urines, on les aurait trouvées sans doute albumineuses longtemps avant l'apparition de tout autre phénomène se rattachant à la néphropathie.

Tous les cas sont loin de présenter la même gravité et un processus aussi rapide. On observe quelquefois de longues intermittences dans l'œdème, malgré la persistance de l'albumine dans les urines. J'ai même vu des malades réellement albuminuriques, pendant des mois et des années, sans trouble de la santé générale et sans aucun phénomène morbide propre à déceler la nature de leur affection. L'observation suivante en est un exemple.

3. *Albuminurie et anasarque au huitième mois d'une syphilis bénigne dans ses premières manifestations. — Alternatives d'amélioration et de rechute. — Conservation de la santé générale. — Disparition de l'anasarque et persistance de l'albuminurie. — Longue durée et innocuité apparente de cette néphropathie spécifique.*

M. Ch..., terrassier, 34 ans, d'une bonne santé habituelle et n'ayant jamais eu aucune maladie vénérienne ou autre, contracta un chancre infectant en avril 1873. Ce chancre ne se manifesta que trois semaines après un coït suspect, précédé d'une continence de trois mois. Six semaines environ après l'apparition de l'accident primitif: croûtes dans les cheveux, boutons sur les bras, plaques muqueuses à la gorge, etc.

Il fut traité à plusieurs reprises dans une pharmacie par des pilules et des gargarismes, ce qui ne l'empêcha pas d'avoir plusieurs poussées successives sous la même forme. La santé du reste n'en fut pas altérée. Vers le 20 décembre 1873 (huitième mois et demi du chancre), cet homme s'aperçut pour la première fois qu'il avait les pieds gonflés. Il n'y prêta pas grande attention, d'autant plus que ce gonflement qui n'envahit ni le tronc, ni les mains, ni la figure, ne tarda pas à diminuer et à disparaître. Ce ne fut pas pour longtemps, car il se reproduisit en mars et, le 5 avril 1874 (douzième mois du chancre), le malade ayant quelque soupçon que cet accident pouvait bien se rattacher à sa syphilis, entra dans mon service.

A ce moment-là, il avait interrompu tout traitement depuis trois mois. Il n'avait aucune manifestation spécifique et il ne lui en survint aucune pendant le séjour d'un mois qu'il fit à l'hôpital du Midi.

Ce malade était très albuminurique; ses urines donnaient un abondant précipité par la chaleur et l'acide nitrique. Comment l'était-il devenu? Voilà ce que je cherchai à savoir. J'épuisai la série des questions en usage dans la recherche des causes complexes de l'albuminurie; je fis toutes les investigations nécessaires pour me rendre compte de cette étiologie, mais ce fut inutilement. Je ne parvins à découvrir aucune circonstance accidentelle, aucune condition hygiénique, aucune dyscrasie qu'on pût légitimement soupçonner d'avoir pris une part quelconque à un pareil état de choses. Par l'élimination successive de tous les facteurs pathogéniques, on arrivait forcément à conclure que la syphilis était la seule cause probable de cette affection des reins, mais on n'en avait aucune autre preuve.

Dix jours après son entrée, le malade n'avait plus d'œdème aux extrémités inférieures; cependant ses urines paraissaient contenir la même proportion d'albumine. On lui faisait prendre de l'iodure de potassium à dose convenable. Je n'oserais affirmer que la disparition de l'œdème avait été produite par l'usage de ce médicament, puisque le même fait s'était déjà produit auparavant, sans qu'on l'eût administré. Quoi qu'il en soit, ce patient qui se sentait très dispos, ne voulut pas prolonger son séjour à l'hôpital et il sortit le 7 mai. A cette époque ses urines étaient claires et citrines; elles contenaient toujours beaucoup d'albumine. L'œdème, qui avait envahi les cuisses, les bourses et était remonté jusqu'à l'abdomen, avait complètement disparu, et on n'en trouvait aucune trace ni aux extrémités inférieures, ni ailleurs. Le foie, le cœur et tous les viscères étaient sains en apparence et leur exploration ne donnait aucun résultat. Les urines n'avaient jamais contenu de sang.

Comme accident syphilitique, il n'existait qu'une petite plaque muqueuse insignifiante sur la muqueuse préputiale. Le traitement à l'iodure de potassium, qui avait été suivi pendant tout le mois d'avril, ne fut pas continué, parce que le malade se sentait assez bien pour se passer de drogues. C'est là du moins ce qu'il disait. Mais il n'en avait fini cependant ni avec sa syphilis ni avec son albuminurie.

En effet, le 11 juin 1874 (14e mois de la syphilis, 7e de l'albuminurie), il revint me consulter. Il avait alors des plaques muqueuses à la pointe de la langue et sur la lèvre supérieure. Les extrémités supérieures et inférieures étaient œdématiées et les urines contenaient toujours une grande quantité d'albumine. Je prescrivis un traitement mixte où l'iodure de potassium prédominait. Je doute qu'il ait jamais été ponctuellement suivi.

Vers le 20 juin, les extrémités inférieures furent envahies par l'œdème dans toute leur étendue.

En juillet, il y eut des alternatives d'augmentation et de diminution dans ce symptôme qui, cette fois, resta confiné aux jambes et aux cuisses et n'envahit ni les extrémités supérieures ni la figure.

Je revis le malade le 24 août (16e mois de la syphilis, 9e de l'albuminurie). Sa santé générale était toujours parfaite. Rien au cœur, ni au foie. Aucune manifestation syphilitique cutanée ou muqueuse. Les extrémités inférieures étaient œdématiées jusqu'au genou et leur peau, au niveau de la suffusion, était luisante et tendue. Il existait aussi un peu de tuméfaction aux mains. Ce faible degré d'anasarque contrastait singulièrement avec la forte proportion d'albumine que contenaient toujours les urines. Je conseillai de nouveau l'iodure qui avait été interrompu, comme je m'en étais douté. Le malade appartenait à la classe des optimistes et n'aimait pas à se soigner.

Il est vrai que sa santé générale, qui ne s'était jamais ressentie ni de la syphilis ni de l'affection rénale, devait le porter à croire que nous forcions un peu la note en lui parlant de la gravité de son état et de la nécessité de prendre pendant longtemps et à hautes doses l'iodure de potassium. Qu'est-il devenu? Au 24 avril 1874 s'arrête pour moi son histoire, car je ne l'ai pas revu après cette époque.

Nous trouvons dans cette observation, comme dans la précédente et dans tous les cas de néphropathie syphilitique précoce, la même incertitude ou plutôt le même manque de preuves positives et matérielles, relativement à l'origine constitutionnelle de l'albuminurie. J'ai la conviction qu'elle dépendait de la syphilis : 1° parce que n'ayant jamais existé auparavant, elle s'était montrée en même temps que les premières manifestations de la maladie; 2° parce que toutes les autres causes communes, locales ou générales, accidentelles ou persistantes, extrinsèques ou intrinsèques faisant défaut, on ne pouvait en appeler qu'à la syphilis pour expliquer l'apparition, en pleine santé, d'une néphropathie qui n'avait donné signe d'existence que huit ou neuf mois après l'intoxication.

Il y a bien là sans doute quelques garanties de certitude. N'est-il pas rationnel de supposer que l'action du virus est susceptible de se porter sur les reins, comme elle se porte sur le foie, sur le cerveau, sur le tissu cellulaire sous-cutané, etc., etc.? Oui, mais il faut convenir que nous ne pouvons pas suivre en pareil cas, ainsi que pour le cerveau, par exemple, la filiation des événements pathologiques. Entre la maladie générale et le fait brut de l'albuminurie, il n'existe pas cet enchaînement de phénomènes intermédiaires qui manque rarement d'éveiller l'attention du médecin et qui lui permet de rattacher, par une déduction logique et pour ainsi dire forcée, la détermination viscérale à sa cause diathésique.

Quoi qu'il en soit, admettons, sans en avoir toutes les preuves que nous pourrions souhaiter, la spécificité de cette albuminurie. Quelles sont les particularités intéressantes qu'elle a présentées?

La première et la plus remarquable, selon moi, c'est la conservation parfaite de la santé pendant toute la durée de la maladie, du moins pendant les neuf premiers mois et jusqu'au moment où je l'ai perdu de vue. Qu'il prît ou ne prît pas d'iodure de potassium, il restait imperturbablement bien portant, malgré l'œdème des extrémités inférieures. — La seconde c'est que l'affection rénale subissait des oscillations capricieuses qui ne trouvaient leur raison d'être ni dans la médication, ni dans le régime, ni dans le processus général de la maladie constitutionnelle. Les intermittences si prononcées dans l'anasarque ne pouvaient s'expliquer par une augmentation ou une diminution dans la quantité de l'albumine des urines. Cette quantité resta toujours à peu près la même. Il en faut conclure que, derrière cette variabilité des phénomènes, il y avait probablement là, comme dans beaucoup de cas, un état permanent de lésions qui ne s'est atténué que peu à peu et très à la longue.

La syphilis me semble avoir été dans le cas suivant, la seule cause de l'albuminurie. Le malade était arrivé, il est vrai, à un âge où les causes de dégénérescence organique se multiplient, s'enchevêtrent et se renforcent mutuellement pour produire les affections organiques graves du déclin de la vie. Néanmoins on ne découvrait chez lui aucune trace de néphropathie antérieure à l'intoxication syphilitique. Il n'y avait point d'alcoolisme et on ne pouvait pas raisonnablement faire entrer en ligne de compte dans l'étiologie, la fièvre intermittente contractée en 1832. — Ainsi cette albuminurie avec anasarque était bien syphilitique. De plus elle fut extrêmement précoce. Ce sont les seuls points que je puisse noter, car j'ai perdu de vue le malade peu de temps après la première constatation de sa néphropathie spécifique.

4. *Balano-posthite infectante de huit jours d'incubation, suivie au bout d'un mois d'accidents secondaires cutanés. — Vers le cinquante-cinquième jour du chancre, apparition des symptômes d'une albuminurie.*

B... André, 60 ans, homme de peine, entré le 9 avril 1870, au n° 19 de la salle 8, dans mon service à l'hôpital du Midi.

Constitution assez forte, bonne santé antérieure. N'a jamais eu d'autres maladies que des fièvres intermittentes, en Vendée, l'année 1832, qui ont duré onze mois. — Pas d'habitudes alcooliques. N'éprouvait avant la maladie actuelle d'autres dérangements que quelques vomituritions glaireuses. — Pas d'amaigrissement. Jamais les jambes n'avaient été enflées.

Vers les premiers jours de mars 1870, apparition d'un chancre syphilitique occupant presque toute la surface du gland et une partie de la muqueuse préputiale, survenu après huit jours d'incubation seulement. (N'avait pas vu de femme depuis 19 mois.) — Adénopathie inguinale double très volumineuse. — Depuis le chancre, un peu d'amaigrissement, de faiblesse et de pâleur.

Vers le trente-cinquième ou le quarantième jour du chancre, éruption d'une syphilide érythémateuse, confluente, très pâle, sans phénomènes congestifs et inflammatoires cutanés. Étouffements nocturnes avec sensation de constriction sternale. (Jamais il n'avait éprouvé de pareils accidents auparavant.)

Le 25 avril (55e jour du chancre), œdème des extrémités inférieures et des parois abdominales. Forte proportion d'albumine dans les urines.

Le 16 mai (76e à 80e jour du chancre), je constatai l'état suivant : Teint cachectique. — Pâleur, étirement des traits, comme dans les affections abdominales. Œdème très prononcé des membres inférieurs et des parois abdominales. — Rien au cœur ni aux poumons. — Légère augmentation du volume du foie, surtout dans son lobe gauche (n'a jamais eu la jaunisse). Rate normale. — Ascite dans le tiers inférieur de l'abdomen. — Pas de douleurs rénales. — Quelques vomituritions. — Rien d'organique à l'estomac. — Selles normales.

Traces de la roséole sur la peau du tronc. Adénopathie spécifique. — Induration énorme de tout le gland. La balano-posthite infectante n'est pas encore guérie. — La quantité d'albumine expulsée par les urines était de cinq grammes environ dans les vingt-quatre heures. — Même état quelques semaines après.

Parmi les observations de néphropathie syphilitique que j'ai recueillies, la suivante est une des plus remarquables. Les débuts de l'intoxication furent très exceptionnels, puisque, vers le trentième jour du chancre, 19 jours avant l'apparition de la roséole, il se produisit une volumineuse périostose crânienne, tout à fait typique. De plus le malade fut pris subitement, en pleine roséole, d'une dyspnée nocturne qui provenait d'une détermination très singulière de la syphilis sur l'extrémité supérieure des muscles grands droits de l'abdomen. Ces crises d'asthme durèrent dix jours. Elles n'avaient leurs foyers ni dans le cœur ni dans les poumons. Les algies thoraco-épigastriques, au niveau de l'insertion supérieure des muscles grands droits de l'abdomen, en étaient la seule cause.

Ces débuts étaient bien de nature à faire présager une syphilis très sévère et d'un processus anormal. Et en effet, après la détermination sur le crâne, après celle sur les muscles grands droits de l'abdomen, il s'en fit une bien autrement importante sur les reins, au cinquième mois du chancre. Le patient en souffrit pendant plus d'un an et faillit en mourir. Il finit par guérir de son anasarque, tout en ayant pendant des années de l'albumine dans ses urines. Il vit encore et se porte même très bien.

5. *Syphilis à début grave : périostose frontale au trentième jour du chancre, avant la roséole ; plus tard, crises de douleurs musculaires thoraco-épigastriques. — Albuminurie et anasarque au cinquième mois de la syphilis. Sévérité et complexité des accidents de la maladie de Bright pendant neuf mois. — Imminence de mort. — Guérison. — Persistance de l'albumine dans les urines au bout de quatre ans et demi.*

M. A..., 21 ans, menuisier, entré le 19 décembre 1876, dans mon service à l'hôpital du Midi, salle 7, n° 2, s'était toujours bien porté et n'avait jamais eu aucune maladie constitutionnelle ou acquise. Il voyait la même femme depuis six mois. Quatre ou cinq semaines après l'avoir quittée, et sans avoir eu commerce avec aucune autre, il lui survint sur la face inférieure du gland, de chaque côté, des boutons qui ne tardèrent pas à s'éroder et à se couvrir de croûtes. — Aucun traitement local ni général. — A son entrée, je constatai, aux lieux sus-indiqués, deux énormes chancres infectants, ulcéreux, à fond pultacé, mesurant deux centimètres de diamètre chacun, et encore en pleine activité. Adénopathie très volumineuse et spécifique. — Roséole érythémateuse au début (49e jour des chancres).

Dans les premiers jours de décembre (30e jour), avant d'avoir remarqué sur la peau aucune éruption, le malade avait éprouvé une violente douleur de tête, très circonscrite et limitée à un point unique au sommet du crâne. Sur ce point, il avait constaté, dès cette époque, l'existence d'une bosse douloureuse à la pression. — La céphalée était plus intense la nuit que le jour. Elle se généralisa dans tout le crâne vers le 15 décembre, tout en restant plus vive au niveau de la tumeur.

Le 23 décembre (50e jour de la syphilis), je constatai l'état suivant. Santé générale très bonne. Pas de fièvre (il n'y en avait pas eu antérieurement). — Chancres infectants phagédéniques. Roséole pâle, érythémateuse et confluente. Sur le sommet du crâne, à trois centimètres de la ligne médiane, tumeur du diamètre d'une pièce de un franc, saillante de un centimètre et demi, non adhérente au cuir chevelu un peu épaissi à son niveau, mais sans changement de couleur, immobile sur le crâne, très douloureuse à la pression et spontanément, surtout la nuit, dure à son centre, un peu pâteuse sur ses bords. Adénopathie cervicale très prononcée.

Quelques jours après son entrée, ce malade fut pris pendant la nuit de violentes douleurs très singulières. Elles occupaient le segment supérieur du muscle grand droit de l'abdomen à gauche, au niveau de l'insertion des fibres musculaires. Elles étaient survenues tout à coup, à six heures du soir. Grande anxiété, dyspnée violente qui força le malade de sauter à bas de son lit et de marcher. — Même douleur symétrique, mais moins forte à droite. Insomnie. — La crise ne se calma que vers deux heures du matin. Elle se reproduisit les nuits suivantes. Je la combattis avec des topiques calmants et surtout avec de l'iodure de potassium. Il n'existait aucun changement appréciable sur les points où les douleurs thoraco-épigastriques avaient leur principal foyer, c'est-à-dire à deux centimètres au-dessous du rebord des fausses côtes.

Ces crises durèrent une dizaine de jours environ. — Le 15 janvier 1877 (75e jour de la syphilis), un mieux notable se produisit; les chancres phagédéniques commencèrent à se cicatriser à vue d'œil; la tumeur du crâne diminua et fut moins douloureuse. Les douleurs thoraco-épigastriques avaient cessé depuis quinze jours. — Angine très intense, fissures sur le bord libre du voile, plaques ulcérées sur les amygdales, etc.

Il guérit peu à peu de cette première poussée si violente, qui était en rapport avec le phagédénisme des chancres infectants.

Je le soumis à un traitement mixte énergique. Mais je ne parvins pas à prévenir une deuxième poussée d'accidents beaucoup plus graves que les premiers.

En effet, dans les premiers jours d'avril, la peau se couvrit d'une syphilide papuleuse confluente, et, le 28 du même mois (5e mois révolu de la syphilis), il survint une anasarque. L'œdème débuta par la face, le thorax et n'envahit que consécutivement les extrémités inférieures. Pas de frissons ni de fièvre, aucun trouble de la santé générale. Le malade travaillait dans un atelier fortement chauffé. La veille du début de l'anasarque, il avait subi une averse et pris froid. Il entra le 2 mai dans le service de mon collègue et ami, M. le Dr Horteloup, qui nota toutes les circonstances de la longue néphropathie dont je vais donner le résumé.

Le 3 mai (7e jour de l'anasarque) : œdème généralisé très considérable. — Urines diminuées de quantité, très rouges, contenant beaucoup d'albumine, des cellules rénales altérées, des globules rouges et des tubes granulo-graisseux. Épanchement pleural énorme à droite, faible à gauche. — Un peu d'ascite. Anxiété respiratoire. On soumit le malade à un traitement ioduré. Aucun changement ne se produisit jusqu'au 9 mai (11e jour de l'anasarque). Après, le malade tomba dans un état d'assoupissement continu, mais peu profond. — Nuits un peu agitées. Jusqu'au 8 juin il ne survint aucun phénomène nouveau : l'anasarque, les épanchements pleuraux restaient à peu près stationnaires. L'assoupissement avait diminué peu à peu. A partir de cette époque, l'acuité visuelle s'affaiblit considérablement et ne revint qu'au bout de quinze jours.

Malgré le traitement spécifique, l'état du malade ne s'améliorait pas. Le 15 juillet (80e jour de l'anasarque), il était encore obligé de garder le lit. Infiltration très grande de l'abdomen et des parties génitales, œdème dur des membres inférieurs avec larges plaques érythémateuses, saillantes, mamelonnées, dans la région fessière et à la partie supérieure des cuisses. Ascite très abondante. Double épanchement pleural. Oppression très prononcée. Râles muqueux des deux côtés. Rien au cœur. Urines toujours très albumineuses.

Du 15 juillet au 15 août, la situation devint de plus en plus grave, les urines se chargèrent de plus en plus d'albumine et leur quantité tomba progressivement à 800, 700, 500 et 300 grammes par jour. Les accidents du côté du thorax s'accentuèrent : augmentation de l'anasarque et de l'épanchement thoracique dans les deux plèvres, orthopnée, insomnie complète. Plusieurs fois crises terribles de suffocation, imminence de mort. — Délabrement de la santé générale. Très grand amaigrissement.

Dans la seconde moitié d'août, il y eut un peu d'amélioration, puis une rechute en septembre. A partir de cette époque, ce fut du côté de l'abdomen que l'aggravation se produisit. L'ascite augmenta dans des proportions telles qu'on fut obligé de pratiquer la paracenthèse le 12 octobre (5e mois 1/2 de l'albuminurie, 10e 1/2 de la syphilis). On retira quatorze litres de liquide. Les jours suivants, amélioration générale; les épanchements pleuraux diminuèrent, les urines devinrent moins rares.

Le 8 novembre, on fit une nouvelle paracenthèse, et on retira six litres de liquide. Le mieux continua, mais fut lent et entrecoupé par de petites rechutes sans importance. En décembre, il n'y avait presque plus d'épanchement dans les plèvres et la respiration était facile ; l'anasarque avait beaucoup diminué; les urines étaient plus abondantes et moins albumineuses. — Le 8 janvier 1878 (9e mois 1/2 de la néphropathie, 14e mois 1/2 de la syphilis), bien que l'anasarque fut un peu revenue, tout danger avait disparu et la guérison paraissait prochaine et assurée. Il y avait cependant toujours une forte proportion d'albumine dans les urines.

Ce malade resta encore à l'hôpital du Midi, jusqu'au mois d'avril 1878. Après un séjour d'une année, il en sortit guéri de son anasarque et de ses épanchements pleuraux et abdominaux qui avaient, à un moment, compromis son existence. Il ne lui restait plus aucune manifestation syphilitique. Mais il avait de l'albumine dans les urines. Il était à la deuxième année et demie de sa syphilis et environ au douzième mois de l'anasarque et de l'albuminurie.

Je revis M. A... le 5 juillet 1880, quatre ans et huit mois après le début de sa syphilis, quatre ans et trois mois après le début de sa néphropathie. Il avait une mine excellente; sa santé était bonne; il était méconnaissable. Cependant il trouvait que ses forces avaient un peu diminué et qu'il se fatiguait plus vite qu'autrefois. Aucune manifestation cutanée, muqueuse ou autre, de nature syphilitique, n'était survenue depuis trois ans. L'œdème ne s'était pas reproduit depuis sa sortie de l'hôpital. — Aucune lésion cardiaque. Toutes les fonctions s'exécutaient bien. Pas de troubles de la vue depuis sa maladie. Rien du côté de l'abdomen. Urines d'apparence normale; elles contenaient cependant encore un peu d'albumine.

Dans les cas exposés et analysés avant celui-là, il avait été impossible de découvrir, en dehors de la syphilis, aucune circonstance étiologique capable d'expliquer l'apparition inattendue de la néphropathie. Chez M. A... il y avait eu, la veille du début de l'anasarque, un refroidissement. Faut-il lui rapporter la néphropathie? Cette grave affection des reins ne résultait-elle pas d'un de ces coups de froid auxquels le malade était si fréquemment exposé par sa profession? Doit-on exclure de la pathogénie cette sévère intoxication syphilitique dont la première poussée avait attaqué si violemment les muscles et le périoste et dont la seconde, confluente comme une fièvre éruptive, avait précédé de trois semaines l'apparition de la néphrite? N'y a-t-il pas, entre l'éruption papuleuse confluente et l'affection rénale, un rapport pathogénique plus profond, plus sérieux et plus durable, que celui que peut créer un simple refroidissement accidentel? La longue durée de l'affection n'atteste-t-elle pas sa constitutionnalité et la permanence de sa cause intime? Que ce refroidissement ait été une occasion sans laquelle la détermination syphilitique ne se serait peut-être pas faite sur les reins, je l'accorde. Mais je ne puis pas aller au delà de cette concession, et je suis fermement convaincu qu'il s'agissait bien là d'une vraie syphilose rénale très précoce.

Elle fut précoce et grave, puisque le patient faillit en mourir. Vers le milieu de juillet, il se produisit en effet des crises de suffocation terribles. Mais les symptômes de cette albuminurie spécifique furent absolument les mêmes que ceux d'une albuminurie d'ordre commun. Sans les antécédents et les manifestations syphilitiques coexistantes, il eût été impossible, d'après la physionomie générale de l'affection rénale et le caractère particulier de chaque phénomène morbide, de deviner sa cause. Rien non plus dans son processus n'était de nature à révéler son origine. Et ici nous ne pouvons même pas invoquer l'influence curative des spécifiques, parce que le délabrement rapide qui eut lieu dans la santé du patient, le mauvais état de ses voies digestives ne permirent pas de donner d'une façon suivie le mercure et l'iodure de potassium. C'est une difficulté qu'on rencontre fréquemment, pour peu surtout que le processus soit aigu. Le mercure n'est pas toléré. Son élimination au moyen de l'émonctoire rénal étant diminuée par les lésions du rein dont l'aire sécrétoire n'a plus la même surface, il se produit très rapidement de la salivation. Aussi faut-il l'administrer avec la plus grande circonspection. C'est à l'iodure surtout qu'il faut avoir recours, quand l'état des voies digestives ne s'y oppose pas.

Une particularité très curieuse, c'est la persistance de l'albumine dans les urines, après la disparition de l'anasarque. Chez A... il y en avait encore trois ans après une guérison qui ne s'était pas démentie.

Cette persistance de l'albuminurie eut lieu aussi dans le cas suivant qui est un exemple incontestable de néphropathie syphilitique survenue au début de l'intoxication, en dehors de toute autre cause constitutionnelle ou accidentelle.

6. *Albuminurie et anasarque, survenues sans autre cause que la syphilis, vers le deuxième mois et demi de cette maladie. — Disparition rapide de l'œdème en deux ou trois semaines. — Persistance de l'albuminurie, malgré la guérison apparente de cette néphropathie précoce.*

M. X..., âgé de 31 ans, vint me consulter le 24 novembre 1875. Il exhalait une très mauvaise odeur de plaques muqueuses, et sa figure était couverte de taches de roséole. Il me raconta qu'il n'était dans cet état que depuis quatre ou cinq jours, qu'auparavant il n'avait jamais eu qu'une blennorrhagie. Je constatai sur la verge une balano-posthite avec ulcérations larges et profondes du gland, en voie de cicatrisation. — Adénopathie spécifique des aines et du cou. Roséole érythémateuse, rouge, confluente.

Huit jours auparavant, cet homme avait été pris de fièvre, de maux de tête et de courbature, suivis deux ou trois jours après d'une anasarque, qui avait débuté par la face et bientôt envahi tout le corps. Depuis un mois environ les urines étaient épaisses, rouges, sanguinolentes et sédimenteuses. Pas de maux de reins.

Le patient ignorait qu'il eût eu des chancres infectants et ne pouvait pas par conséquent dire à quelle date précise remontait sa syphilis; mais il était visible qu'elle était récente et ne comptait pas plus de deux mois et demi à trois mois d'existence. — Je cherchai vainement des causes autres que la syphilis pour expliquer son anasarque. Je n'en découvris aucune. La suffusion séreuse généralisée était très considérable. Il n'y avait pas d'épanchement dans les cavités séreuses. Les urines troubles et légèrement teintées de sang contenaient une énorme proportion d'albumine. — La fièvre était tombée. L'anasarque ne datait que de six jours. Je prescrivis un traitement mixte ioduré et hydrargyrique.

Je revis ce malade le 25 janvier 1876, deux mois et quelques jours après le début de la néphropathie. Il avait une violente stomatite mercurielle, quoiqu'il n'eût pas pris plus d'hydrargyre que d'habitude. Il me raconta que le gonflement de tout le corps n'avait duré que quelques semaines, qu'il avait persisté un peu plus longtemps aux jambes, mais que celles-ci n'enflaient plus du tout depuis un mois. Je m'assurai que les urines étaient toujours troubles, sanguinolentes et contenaient encore beaucoup d'albumine. Cependant les extrémités inférieures, les supérieures, la figure ne présentaient pas trace d'œdème. — Aucun épanchement dans les séreuses. Santé générale très bonne. Toutes les manifestations syphilitiques avaient disparu. Cet homme ne voulait pas croire qu'il eût été et qu'il fût encore sérieusement malade. Il habitait la province et il y revint, convaincu qu'il était complètement guéri. Je ne l'ai pas revu.

Précocité, spécificité étiologique, bénignité et processus rapide de la néphropathie : tels sont les principaux caractères que présente cette observation. Ajoutons-y l'intolérance pour le mercure qui produisit très vite la salivation. Que de plus on fasse entrer en ligne de compte l'action curative de l'iodure de potassium, pour expliquer la courte durée et la guérison de l'anasarque albuminurique, et on aura le type moyen et très exact de la plupart des néphrophlegmasies subaiguës qui surviennent pendant les premiers mois de l'intoxication syphilitique, chez certains individus prédisposés aux déterminations rénales par je ne sais quelle mystérieuse idiosyncrasie.

Dans le cas suivant que mon ami, M. le docteur Horteloup, a bien voulu me communiquer, la néphropathie fut, aussi, exclusivement spécifique, très bénigne et de courte durée. Le malade eut la chance de ne point avoir de salivation, bien qu'il eût été soumis à un traitement mercuriel énergique par les frictions et le sublimé. — C'est une preuve que ses reins n'étaient pas sérieusement compromis.

7. *Albuminurie et anasarque, survenues sans autre cause que la syphilis, vers la cinquième semaine de cette maladie. — Double épanchement pleural. — Guérison de cette néphropathie précoce au bout de cinq semaines.*

M. Ch. ., 42 ans, palefrenier, entré le 22 septembre 1884, à l'hôpital du Midi, salle n° 9, avait eu, dans les derniers jours de juillet de la même année, un chancre préputial infectant. — Quatre ou cinq semaines après, roséole maculeuse confluente à teinte purpurine.

Cet homme s'était toujours bien porté jusque-là, et on ne découvrait dans ses antécédents aucune circonstance étiologique de nature à altérer les reins et à troubler leur fonctionnement. Santé parfaite avant le chancre ; pas d'excès alcooliques, pas de refroidissement, hygiène convenable, aucune trace de néphropathie dans ses antécédents.

Néanmoins, au commencement de septembre (5e semaine de la syphilis), les bourses, les pieds et les jambes s'infiltrèrent de sérosité, et un épanchement pleural double, plus prononcé à droite qu'à gauche, ne tarda pas à se produire. — Urines très albumineuses. — L'anasarque atteignit son maximum vers le 24 septembre. Le 16 octobre (5e semaine de la néphropathie), il avait disparu et il n'existait plus d'épanchement dans les plèvres. Le 30 octobre, le malade sortit guéri. Pendant son séjour à l'hôpital, il avait été soumis au régime lacté et sa syphilis avait été traitée par des pilules de sublimé et des frictions mercurielles.

Si les deux cas précédents furent très légers, il n'en fut pas ainsi du suivant que je dois encore à l'obligeance de M. le docteur Horteloup. Il est vrai que le sujet était naturellement très chétif et incomplètement développé. On ne découvrit chez lui aucune autre cause que la syphilis pour expliquer la néphropathie grave dont il fut atteint vers le douzième mois révolu de la syphilis. Les accidents furent fort sévères dès le début, et se montrèrent tout à la fois du côté du tube digestif, des poumons et surtout du cerveau. Le malade succomba un mois et demi après l'invasion de l'anasarque. Sa néphropathie était bien syphilitique.

Ce cas offre un grand intérêt parce que l'autopsie fut faite. Les reins présentèrent les lésions qu'on a toujours observées dans les cas rares de mort par néphropathie syphilitique précoce. C'était les lésions du *gros rein blanc*. Malheureusement les détails manquent et l'analyse histologique n'a pas été faite.

8. *Syphilis chez un sujet chétif et incomplètement développé. Deux mois après son début, anasarque et albuminurie. Gravité et processus rapide des accidents de cette néphropathie syphilitique. — Troubles cérébraux et gastro-intestinaux. — Mort à la cinquième semaine de la syphilose rénale. — A l'autopsie, lésion du gros rein blanc.*

M. S... Georges, âgé de 17 ans, garçon boucher, entré le 27 septembre 1884, salle 12, lit 6, à l'hôpital du Midi, avait toutes les apparences d'un adolescent dont la croissance avait été retardée par quelque cause pathologique constitutionnelle. Cependant on ne découvrait chez lui aucun antécédent scrofuleux. A l'âge de huit ans, il avait été atteint d'une fièvre typhoïde grave, de trois mois de durée. Incomplètement développé pour son âge, il n'avait pas encore de poils au pubis, ni dans les aisselles. Très précoce au point de vue génital, il avait contracté une uréthrite légère trois ans auparavant, à l'âge de quatorze ans. Et maintenant, il était atteint d'une syphilis dont le début remontait à deux mois et demi. Dans les premiers jours de juillet, il avait eu en effet un chancre préputial compliqué de phimosis.

Au moment de son entrée, syphilide papulo-squameuse généralisée récente. — Plaques muqueuses anales. — Alopécie.

Les antécédents de ce garçon si chétif n'étaient pas mauvais. Il était placé dans de bonnes conditions hygiéniques, n'avait point d'habitudes alcooliques et n'était pas exposé à des causes continuelles de refroidissement. Le 23 septembre, il avait cependant passé trois heures de nuit couché sur le trottoir, à la suite d'excès. Mais ce ne fut point la cause de la néphropathie dont nous allons parler, car les premiers symptômes de celle-ci s'étaient déclarés dès le 12 du même mois (2e mois révolu de la syphilis).

A cette époque, en effet, le malade avait remarqué que sa face était tuméfiée, surtout le matin, et que le soir les extrémités inférieures étaient et devenaient de plus en plus gonflées. — Au moment de son entrée, l'anasarque était très développée et presque tout le tissu cellulaire sous-cutané était infiltré d'une abondante quantité de sérosité. Urines rouges, sanguinolentes, rares et chargées d'albumine.

Des symptômes plus graves ne tardèrent pas à se montrer : troubles gastriques, vomissements. — Assoupissement presque continuel sans céphalalgie. — Pas d'amblyopie. — Anxiété respiratoire, palpitations, sans lésions cardiaques ni épanchement dans les plèvres.

La situation ne tarda pas à devenir très inquiétante. L'estomac était incapable de tolérer la médication spécifique, et tous les traitements successifs qu'on tenta pour enrayer les progrès rapides de la néphropathie n'eurent aucun résultat. Les urines contenaient toujours une grande quantité d'albumine et restaient sanguinolentes. L'anasarque avait beaucoup augmenté, le 9 octobre (4e semaine de la néphropathie); l'assoupissement devenait de plus en plus profond et continuel. — Ascite.

Dans les trois derniers jours d'octobre et les quatre premiers de novembre, l'œdème augmenta, les selles devinrent plus fréquentes, les phénomènes cérébraux s'accentuèrent de plus en plus et le malade succomba le 4 novembre, à dix heures du matin (42e jour de la néphropathie, 120e de la syphilis).

Autopsie faite vingt-quatre heures après la mort. Le foie était un peu augmenté de volume. Tous les autres organes étaient sains, sauf les reins qui offraient le type du *gros rein blanc*. La surface extérieure du rein gauche était plus blanche que celle du rein droit. Cette dernière présentait par place un semis rouge. Décortication facile, la capsule des reins n'étant pas adhérente au parenchyme sous-jacent. — On ne fit pas l'analyse histologique de ces lésions.

Pour compléter cette exposition clinique, je vais résumer quelques cas de néphropathies syphilitiques recueillis par différents auteurs.

9. *Deux ans et demi* après le début d'une syphilis à accidents consécutifs superficiels, circonscrits et peu tenaces, albuminurie et anasarque sans aucune cause occasionnelle. Symptômes graves. — Ponction abdominale. L'amélioration ne se produisit que quand on traita le malade par l'iodure et les frictions mercurielles. Guérison au bout de quatre mois. (Cohadon.)

10. Au *cinquième mois* d'une syphilis bénigne, apparition, sans autre cause que la maladie spécifique, d'une anasarque et d'une albuminurie. Dans les urines, présence de microbes mobiles, en forme de micrococcus ou de petits bâtonnets cylindro-granuleux, amas de cellules épithéliales, nombreux cristaux

d'urates. Globules rouges très abondants. — Guérison de l'anasarque, au bout d'un mois, par un traitement spécifique. Au bout de cinq mois, les urines contenaient encore 0,50 centigrammes d'albumine par litre. On y trouvait à peine quelques cylindres granuleux et quelques globules rouges. (Négel.)

11. *Deux mois* après le début d'une syphilis avec roséole intense, suivie d'une syphilide papulo-squameuse : albuminurie, anasarque, état général grave, gastralgie. — Traitement spécifique mixte ; régime lacté ; stomatite mercurielle.

L'albumine tomba de 110 grammes, chiffre qui fut son maximum quotidien, à 10 grammes en six jours, le traitement spécifique ayant été institué. — La quantité d'urée, de 40 grammes pour les vingt-quatre heures, s'éleva à 53 grammes et, après des oscillations, descendit jusqu'à 22 grammes. Il y eut ensuite deux nouveaux maxima de 44 à 48 1/2 pour se terminer par 28 grammes. — Guérison au bout de deux mois. La stomatite mercurielle fut très rebelle. (Descout).

12. P. S..., 22 ans, avait la syphilis depuis *deux mois :* plaques muqueuses, syphilide papuleuse, croûtes dans les cheveux, lorsqu'il fut pris d'anasarque avec albuminurie, sans cause plausible. Au bout de trente-cinq à quarante jours, érysipèle de la jambe gauche, pneumonie et mort. — *Autopsie :* Reins notablement augmentés de volume et pâles. Substance corticale plus altérée que la tubuleuse. Elle est hypertrophiée, légèrement rosée, parsemée de stries et de petites taches d'un blanc jaunâtre avec nombreux prolongements entre les pyramides qui semblent les étrangler. — *Pas de sclérose du rein.* — Dans les canalicules de la substance corticale, cellules infiltrées d'une grande quantité de granulations graisseuses plus abondantes dans les points jaunâtres. Quelques corps fusiformes dans les espaces intercanaliculaires. — Altérations épithéliales moins prononcées dans la substance tubuleuse. — Œdème et engorgement pulmonaire. (Perroud.)

13. *Quatre mois* après le début d'une syphilis légère, anasarque, ascite, albuminurie. Vives douleurs lombaires ; urines sanguinolentes. — Traitement mercuriel ; stomatite intense. — Amélioration très grande au bout d'un mois. — Plus tard iritis. — Encore un peu d'œdème et d'albuminurie au quatrième mois de la néphropathie. (Perroud.)

14. J. M..., 23 ans, atteint d'une syphilis légère depuis *neuf mois*, fut pris, sans cause appréciable, de frissons, de nausées, de vomissements et d'œdème aux extrémités inférieures. — Symptômes d'une albuminurie très aiguë pendant quinze jours. Grande quantité d'albumine et de sang dans les urines ; fièvre, dyspnée, crachats sanguinolents. Traitement spécifique mercuriel et ioduré. — *Salivation*. Amélioration très grande au bout de quinze jours ; persistance d'une très faible quantité d'albumine dans les urines pendant deux mois. (Burkmann.)

15. B..., 33 ans. Anasarque et albuminurie *cinq mois* après le début d'une syphilis avec éruption papulo-squameuse. — Amblyopie, céphalée. — Amélioration au bout de deux mois. Persistance de l'albuminurie. Aucune autre cause que la syphilis. (Barthélemy.)

16. V. Ch..., 33 ans, atteint d'une syphilis peu grave depuis *trois ans*, fut pris, sans cause appréciable et subitement, d'œdème des extrémités inférieures. —

Anasarque ; — dyspnée ; — urines très chargées d'albumine. Troubles gastro-intestinaux. — Deux mois après le début de l'albuminurie, suppuration profonde dans la fesse droite. Mauvais état général. — Phlegmon et abcès de la cuisse droite. — Guérison au bout de six mois, mais persistance de l'albumine dans les urines pendant neuf mois. (Barthélemy.)

17. Vers la *sixième semaine* de l'accident primitif et en pleine roséole syphilitique, apparition, chez un jeune homme de 19 ans, d'une anasarque avec ascite, hydrothorax et urines albumineuses. Traitement mercuriel. — *Salivation.* Iodure de potassium. — Guérison au bout d'un mois. Les urines avaient présenté des globules rouges en grande quantité, des cylindres hyalins, dont quelques-uns contenaient des cellules épithéliales en voie de dégénérescence graisseuse. (Wagner.)

18. D. E..., âgé de 21 ans, atteint depuis *six mois* d'une syphilis à manifestations superficielles et bénignes, fut pris, sans aucune cause autre que sa syphilis, d'anasarque et d'albuminurie. — Peu d'albumine dans les urines. — Néphropathie très légère dans ses symptômes propres, mais accompagnée de suppuration des glandes cervicales, d'un petit phlegmon du bras et de *salivation*. Guérison en quatre ou cinq semaines. (Négel.)

19. Un jeune homme de 20 ans, syphilitique depuis *deux mois* et atteint de roséole, de plaques muqueuses, d'alopécie, devint tout à coup, sans cause connue, albuminurique et œdématié dans la moitié inférieure du corps. — Globules blancs, globules granuleux, cylindres hyalins dans les urines, mais pas de globules rouges. — Plus tard, rupia, épuisement rapide et mort, deux mois environ après l'invasion de l'anasarque. — A l'*autopsie*, on trouva le *gros rein blanc*. Les pièces destinées à l'examen microscopique furent égarées. (Rémy.)

20. G..., 26 ans, syphilitique depuis *quatre ou cinq semaines* environ, fut pris, en même temps que de la roséole spécifique, de fièvre, de céphalalgie, de nausées et d'un œdème généralisé avec prédominance à la face et aux membres inférieurs. — Troubles gastro-intestinaux. Malgré leur coloration rouge foncé, les urines ne contenaient que quelques globules sanguins ; mais on y trouvait des cylindres déformés. La quantité d'albumine rendue en vingt-quatre heures était de trente-six grammes. Pendant un mois le malade présenta les symptômes d'une néphrite albumineuse aiguë. Sous l'influence de la teinture d'iode administrée à l'intérieur, les urines devinrent moins albumineuses, tout en contenant encore des cylindres, et le malade fut guéri. (Labadie-Lagrave.)

21. N..., 23 ans, chancre de la lèvre supérieure. Au *quatrième mois* de la syphilis, albuminurie et anasarque, coïncidant avec des nodosités sous-cutanées qui adhéraient au fascia lata et aux tendons de la patte d'oie. — Flots d'albumine dans les urines. Guérison en quatre mois par le protoiodure de mercure. (Bourcy.)

22. Le Dr Charles Drysdale a relaté l'histoire clinique d'un malade atteint de néphrite aiguë d'origine syphilitique, chez un homme âgé de 28 ans, dont l'infection ne remontait qu'à *dix mois*. — La marche fut rapide et le malade succomba. — Il rapporte en outre plusieurs autres cas de néphrite syphilitique chronique et d'autres de néphrite aiguë, qu'il a eu à soigner chez des adultes arrivés à la période tertiaire, et présentant aussi des gommes des parties molles ou des lésions des os. Son opinion est que l'iodure de potassium a été rarement

utile dans ces cas et que le pronostic reste ordinairement très mauvais. — Le Dr Drysdale est d'avis que les reins sont, après le cerveau et le foie, les viscères le plus fréquemment attaqués par une inflammation ou un néoplasme de nature syphilitique. D'après lui un grand nombre de ces *albuminuries syphilitiques* chez les adultes sont souvent attribuées à des causes non suspectes. Leur début est insidieux, leur terminaison fatale, malgré le traitement institué; elles ne surviennent que tardivement dans le cours de la syphilis. Cependant il en a vu de précoces, après quelques mois d'infection, mais ces cas sont rares.

23. Un jeune homme âgé de 23 ans, atteint d'une syphilis en apparence légère, eut, au bout de *deux ans*, un œdème des extrémités inférieures, dont il guérit en quinze jours. — Quatre ans après le début de la syphilis, affection spécifique des organes génitaux, traitée par le mercure et l'iodure de potassium. C'est alors qu'il fut pris de douleurs très fortes dans la poitrine, de dyspnée et d'un œdème des extrémités inférieures qui ne tarda pas à se généraliser. Bientôt après, ascite, hydrothorax. — Urines très albumineuses, contenant une grande quantité de cylindres, les uns graisseux, les autres remplis de globules rouges ou blancs et de cellules épithéliales granuleuses, etc. — Cœur volumineux. — Psoriasis palmaire et plantaire. — Amygdales ulcérées. — État général grave. — Cette néphropathie empira de plus en plus et, au cinquième mois de sa durée, le malade fut rapidement emporté par des accidents convulsifs et comateux. — *Autopsie :* Un peu de rétinite du côté droit. — Dilatation et hypertrophie légère du ventricule gauche. — *Gros rein blanc* qui ressemble à un rein gras (Speckniere). La surface des reins est lisse, jaunâtre avec de petits points blancs et un peu d'hémorrhagie. — Substance corticale deux fois plus épaisse qu'à l'état normal. L'épithélium des canalicules urinifères de la substance corticale est un peu graisseux et, dans la partie jaunâtre, la dégénérescence graisseuse des cellules est plus marquée. — Les glomérules de Malpighi sont de moyen volume et renferment beaucoup de noyaux et des cellules épithéliales très multipliées. Quelques-uns ont une capsule très épaissie. — Dans leur voisinage, infiltration de petites cellules très nombreuses en certains endroits. — Un peu de tissu fibreux dans la substance corticale, avec atrophie des canalicules urinifères et des glomérules. Partout ailleurs le stroma est mou et anémié. — Artères normales. — Calibre des vaisseaux afférents très étroit. (Wagner.)

24. Un homme, âgé de 39 ans, était en pleine roséole syphilitique généralisée, lorsque, sans cause appréciable, ses urines diminuèrent de quantité et devinrent rougeâtres, sédimenteuses et albuminuriques. On y découvrait des cylindres hyalins, des cellules épithéliales, des globules rouges, des cellules graisseuses. — Iritis. — Douleurs articulaires. — Fièvre. — Traitement mercuriel, suivi bientôt d'une salivation abondante (2e *mois de la syphilis*).

Pendant trois mois, l'état général fut mauvais ; puis il s'améliora un peu, mais la poitrine était malade. — Un an après le début de l'albuminurie, symptômes d'induration au sommet du poumon gauche. Pas d'œdème (il n'y en avait jamais eu). Urines toujours sanguinolentes et albuminuriques. Enrouement : infiltration intense de la corde vocale supérieure gauche, etc., etc. — Ce malade mourut quinze mois environ après l'apparition de la roséole syphilitique. (Il avait eu des chancres quelque temps auparavant. Il en avait contracté aussi à l'âge de dix-huit ans.

Autopsie : phthisie pulmonaire. — Ulcérations laryngées probablement syphilitiques. — *Reins* de volume normal avec de très fines granulations à leur surface, plus dures que le reste de l'organe. Substance corticale infiltrée de petites cellules; canalicules étroits et atrophiés. Glomérules à capsule épaissie, contenant entre leur capsule et leurs capillaires une grande quantité de cellules épithéliales et quelques globules rouges. Beaucoup de canalicules sont remplis de globules rouges, blancs ou de cellules épithéliales graisseuses. Quoique le stroma soit normal, on ne trouve presque pas de glomérules intacts. La tunique interne des artères rénales de moyen calibre est hypertrophiée. — Cœur normal (Wagner).

Après cette exposition clinique, nous pouvons envisager dans leur ensemble les néphropathies syphilitiques précoces. Elles méritent bien cette qualification, car, sur vingt-trois, il y en a huit qui ont fait leur apparition deux mois juste après le début de l'accident primitif, c'est-à-dire à l'époque précisé où se montrent les plaques muqueuses. Dans un cas il n'y a même eu qu'un mois d'intervalle entre le début de la néoplasie primitive et celui de l'anasarque. C'est l'exemple de la précocité la plus grande. Dans les cas les plus tardifs, mais qui n'ont cependant pas dépassé la phase virulente, il y en a eu un de trois ans, et deux de trente mois d'incubation, en désignant ainsi l'intervalle compris entre l'accident primitif et la néphropathie. La durée moyenne de cette incubation pour ces vingt-trois cas, a été de six mois et demi. Nous devons en conclure que pour le rein, comme pour le cerveau et pour le système osseux, il y a une nombreuse catégorie de déterminations syphilitiques, très authentiques, qui s'effectuent à une époque fort rapprochée du chancre infectant, souvent avant sa guérison et qui sont contemporaines des premières poussées cutanées et des plaques muqueuses [1].

Dans ces vingt-trois cas de néphropathies syphilitiques précoces, il est remarquable de voir combien peu souvent on est parvenu à découvrir, en dehors de l'intoxication syphilitique, un autre facteur étiolo-

1. FRÉQUENCE DES NÉPHROPATHIES SYPHILITIQUES PRÉCOCES. — Il est difficile de la fixer exactement et surtout de l'exprimer par des chiffres. Je n'ai fait et je ne connais aucune statistique qui permette de dire : sur tant de syphilitiques, il y en a à peu près tant qui courent la chance d'être atteints d'une affection rénale albuminurique. Mais ce que je puis affirmer, c'est que cette détermination est rare, très rare même, puisque, à l'hôpital du Midi, où sont soignés un si grand nombre de syphilitiques secondaires, je n'ai pu en observer que quelques cas. On objectera qu'il y a beaucoup de malades atteints d'albuminurie syphilitique, dont on ne soupçonne pas l'affection rénale, parce qu'elle est très légère et n'arrive pas à produire l'anasarque. Qui le prouve? Quelle statistique peut-on invoquer à l'appui de cet argument? Jusqu'à nouvel ordre on doit considérer les néphropathies secondaires comme beaucoup plus rares que les encéphalopathies

gique. Il en est ainsi dans d'autres observations qu'il m'a paru inutile de relater. C'est même sur l'absence presque constante de toute autre cause, qu'on se fonde, en grande partie, pour établir la spécificité de l'affection.

et que les affections osseuses précoces; mais elles sont plus communes que les déterminations précoces sur le foie et sur le poumon.

MERCURE ET MALADIES DES REINS. — Cette question de fréquence me conduit à en aborder une autre beaucoup plus importante, qui a été soulevée dans ces derniers temps par M. F. E. Güntz (*Memorabilien* 1885, Heft 7). Ce pathologiste a poussé un nouveau cri de guerre contre les cures mercurielles. Déjà, dit-il, la mortalité de 3,5 pour 100, qui s'observe pendant les cures, et la proportion de 62 pour 100 de récidives, après guérison apparente, signalent le danger et l'inutilité du mercure. — Je conteste formellement la mortalité de 3,5 pour 100, et la proportion des récidives n'est qu'un argument incomplet. Mais je ne veux pas insister là-dessus pour le moment. J'en viens à un autre danger qui, d'après cet auteur, serait surtout démontré par la *fréquence des maladies des reins chez les syphilitiques traités par des préparations hydrargyriques.*

Il y a dans cette proposition une erreur manifeste. Voilà dix-huit ans que je traite par le mercure, dès l'apparition du chancre, un nombre immense de syphilitiques dont je suis le plus grand nombre pendant toute la phase des accidents secondaires. Eh bien, je déclare formellement que les reins, chez eux, n'ont été touchés d'une manière évidente que dans une proportion extrêmement faible et presque insignifiante. Et c'est à ce point que je ne fais presque pas entrer en ligne de compte l'éventualité d'une pareille détermination dans la question du pronostic.

M. Güntz nous dit qu'il a fouillé les procès-verbaux d'autopsies d'une foule de syphilitiques et qu'il a découvert que, chaque fois que les malades avaient été soumis à un traitement mercuriel, il y avait *dégénérescence des reins sous une forme ou sous une autre.* Il a fouillé les comptes rendus et statistiques des hôpitaux, et il a constaté que, *dans plus de la moitié des cas de syphilis*, la néphrite est signalée. Néphrite et dégénérescence graisseuse des reins, voilà les deux redoutables complications qui devraient faire exclure, selon lui, le mercure du traitement de la syphilis dans la plupart des cas. Le traitement mercuriel, ajoute-t-il, ne serait pas appliquable à 10 pour 100 de syphilitiques, à cause de la coexistence d'une affection rénale antérieure, à 20 pour 100 à cause de la coexistence de la tuberculose, enfin à 40 pour 100 correspondant aux cas qui guérissent spontanément ou sous l'influence d'un traitement non mercuriel, ce qui fait en tout 70 cas sur 100 où la cure mercurielle serait dangereuse.

Je conteste absolument que les choses se passent ainsi en France. Il est inadmissible que, si les néphropathies syphilitiques et mercurielles étaient aussi fréquentes que le dit M. Güntz, elles eussent échappé à tous les observateurs et que ce fait si considérable n'eût été découvert que par lui seul. L'a-t-on signalé en Angleterre où les maladies des reins sont étudiées avec tant de soin ? Non.

Je crois que les théories de M. Güntz sur l'action chimique que le mercure exerce dans l'organisme l'ont conduit à des exagérations dans la question qui nous occupe. D'après lui, le mercure activerait la transformation de l'albumine des tissus en graisse et provoquerait l'accumulation de celle-ci dans les organes. Cette théorie n'est pas rigoureusement démontrée et des chimistes éminents sont d'un avis opposé.

Souvent on a vu l'albuminurie, chez les syphilitiques, disparaître sous l'influence du mercure; n'est-ce pas là une objection sérieuse contre les idées de M. Güntz. Il reconnaît le fait, mais il l'explique en disant que dans ces cas il ne s'agissait pas d'une néphrite, mais simplement de gommes des reins qui ont guéri sous l'influence d'un traitement mercuriel. Ces faits, du reste, seraient rares, car les statistiques, dit-il, démontrent que

A. Comment la syphilis agit-elle sur le rein? Attaque-t-elle directement cet organe, ainsi qu'elle attaque la peau, les muqueuses, le périoste, l'encéphale, etc., dans sa phase initiale et, plus tard, dans ses dernières périodes? ou bien ne provoque-t-elle ses lésions qu'indirectement, par l'intermédiaire du sang, dont elle altère plus ou moins la composition chez tous les sujets? Ce sont là des questions de pathogénie très difficiles à résoudre. On n'y peut répondre que par des hypothèses plus ou moins probables, qui ne reposent sur aucune donnée, aucune expérimentation positives. — La syphilis étant au plus haut degré une maladie infectieuse, il est assez naturel de supposer qu'elle agit sur les reins de la même façon que les affections de même nature, aiguës ou chroniques. Ce rapprochement ne nous donne que des notions très vagues. La théorie microbiotique ne suggère, elle aussi, que des suppositions assez vaines, puisqu'on ne peut les étayer d'aucune preuve histologique ni expérimentale.

L'anatomie pathologique seule pourrait nous révéler la genèse des néphropathies syphilitiques précoces, mais elle n'est pas encore faite. Dans les cas rares où l'autopsie a permis de constater les lésions rénales, on a trouvé que l'organe présentait le type du *gros rein blanc* (obs. 8, 12, 19, 23). L'élément actif ou sécréteur de l'organe est donc particulièrement atteint, à cette période de la syphilis. Il l'est à un bien

les reins ne renferment que 2 fois sur 100 des néoplasies de nature syphilitique, tandis que l'*albuminurie est d'une extrême fréquence dans la syphilis*.

Que le traitement mercuriel à outrance, tel qu'on l'institue en Allemagne par les méthodes des frictions mercurielles et des injections sous-cutanées de sublimé, puisse être souvent nuisible, je suis loin d'y contredire. Mais en France nous ne saturons point nos malades d'hydrargyre. La faible quantité que nous donnons est suffisante pour produire des effets curatifs, et incapable de provoquer des phénomènes toxiques. Elle s'élimine facilement par les émonctoires sans leur être nuisible. Nous lui associons fréquemment l'iodure de potassium qui facilite cette élimination.

Il en résulte que dans notre pratique il serait difficile de trouver des méfaits sérieux imputables au traitement hydrargyrique. Quand on manie d'une main trop lourde les agents thérapeutiques, il ne faut pas les rendre responsables des dangers que créent seuls ceux qui les emploient d'une façon malhabile.

Je termine en disant qu'en France les *néphropathies syphilitiques secondaires sont très rares, et que, quand elles se produisent, il n'y a aucune raison de les attribuer à l'emploi du mercure*. Remarquez en effet que, par cela même qu'elles sont précoces, l'organisme n'a pas eu encore le temps d'être intoxiqué par le mercure. Bien plus, dans certains cas, les malades n'avaient pas encore pris un atome de mercure quand leurs reins sont devenus malades. La précocité des albuminuries syphilitiques est un argument irréfutable contre les idées de M. Güntz. N'en est-il pas ainsi de leur apparition tardive? Si, puisqu'elles se montrent alors à une époque où on a cessé depuis longtemps d'administrer du mercure. Dans le premier cas, on n'en a pas encore donné ou on en a donné très peu, et, dans le second, il y a des années qu'on a cessé d'en donner. Que vient donc faire le mercure dans la pathogénie des néphropathies syphilitiques?

plus haut degré que le tissu conjonctif interstitiel. C'est le contraire de ce qui se passe du côté des autres organes. Partout en effet où la syphilis exerce son action, à n'importe laquelle de ses périodes, elle attaque d'abord la trame cellulaire, elle l'enflamme chroniquement, puis la sclérose, et c'est ainsi qu'elle arrive à altérer et à détruire définitivement les éléments actifs, auxquels cette gangue sert de substratum et de milieu nourricier. Là, dans ces néphropathies précoces qui sont son œuvre, elle semble n'atteindre la gangue interstitielle que secondairement. C'est l'inverse de son processus habituel. Elle s'en prend d'abord aux cellules. Aussi je serais porté à croire que la néphropathie en pareil cas n'est pas le résultat d'une détermination précise, mais la conséquence d'une élimination viciée et compromise par les altérations du sang qu'elle doit épurer. C'est l'émonctoire qui souffre plutôt que la substance fondamentale. Au sein du glomérule se produisent d'abord des modifications de fonctionnement; puis la détérioration de l'appareil cellulaire ne tarde pas à s'effectuer. Viennent ensuite la dégénérescence granulo-graisseuse des tubuli; enfin, comme un fait subordonné et presque sans importance, du moins à ce moment-là, l'infiltration embryonnaire et la prolifération du tissu conjonctif intermédiaire.

Ce processus anatomo-pathologique n'autorise-t-il pas à assimiler les néphropathies syphilitiques précoces aux néphropathies dont la provenance et la nature infectieuses ne font aucun doute? Les changements dans la composition du sang, qui consistent surtout en une augmentation de l'albumine et en une diminution des globules rouges ne peuvent-ils pas être légitimement invoqués, pour expliquer la pathogénie de ces affections? N'y a-t-il pas là une grande analogie avec ce qu'on observe dans la scarlatine, par exemple, ce type des fièvres infectieuses à détermination élective sur le rein? — Dans la scarlatine, il y a toujours une tuméfaction trouble et une dégénérescence granulo-graisseuse de l'épithélium des tubuli de la substance corticale; on y trouve en outre l'infiltration du tissu conjonctif et du glomérule par les cellules lymphatiques. Dans les néphropathies syphilitiques précoces on n'a pas constaté autre chose. L'identité des lésions doit nous conduire à admettre l'identité du mode pathogénique.

Donc, dans les déterminations rénales qui surviennent pendant les premiers mois de l'intoxication et qui ne dépassent pas la deuxième ou la troisième année de la syphilis, c'est la néphrite parenchymateuse ou glandulaire qui se produit. La cause morbide, qui est probablement un microbe, atteint directement l'élément noble de l'organe, l'épithélium sécréteur et y concentre son action. Il y a hypertrophie plutôt qu'atrophie, tuméfaction, trouble et dégénérescence granulo-graisseuse plutôt que sclérose. Aussi la description anatomo-pathologique des néphropathies syphilitiques, qui a été donnée plus haut, ne s'applique qu'à celles qui surviennent tardivement. Pour plus de clarté, je me réservais de marquer ici ce que les néphropathies précoces présentaient de particulier comme lésion. Eh bien, elles sont essentiellement parenchymateuses, tandis que les tardives sont interstitielles. Dans les premières, la prolifération conjonctive est restreinte et subordonnée ; dans les secondes, elle domine et, de plus, elle s'accompagne presque toujours de la dégénérescence amyloïde. — Cette différence dans les lésions des reins aux divers âges de la syphilis est une question de degré plutôt que de nature. Entre elles il n'y a aucune incompatibilité. Les formes mixtes se rencontrent quelquefois, mais on peut dire que la néphropathie parenchymateuse, sans sclérose, sans dégénérescence amyloïde, est la règle au début de la syphilis, tandis que dans ses phases ultimes, la sclérose et la dégénérescence cireuse se montrent à peu près exclusivement dans les reins.

B. Les symptômes des néphropathies syphilitiques précoces apparaissent presque toujours d'une façon inattendue et insidieuse, sans être annoncés par aucun prodrome significatif. Les malades s'aperçoivent que certaines parties du corps, les paupières, la face, les mains, les extrémités inférieures ou les bourses présentent un engorgement œdémateux qui augmente, diminue, disparaît et se reproduit pour s'établir définitivement. Dès lors il ne tarde pas à se généraliser, et il devient évident que ce n'est plus d'un phénomène fugace ou accidentel qu'il s'agit, comme on eût été tenté de le croire au premier abord, mais d'une affection sérieuse, d'une anasarque durable qui procède d'une lésion des reins. Car c'est du côté de ces organes que l'attention est attirée de prime abord par les caractères de l'œdème, et aussi, la plupart du temps, par les altérations sensibles que subissent les urines. Quelquefois ces altérations précèdent l'œdème, elles l'accompagnent toujours et lui survivent fort longtemps. Elles sont les mêmes que celles que l'on observe dans les néphropathies aiguës ou subaiguës de cause commune. Voici en quoi elles consistent : les urines présentent une réaction acide et laissent déposer un sédiment considérable. Elles sont lourdes, rosées ou même sanguinolentes, et d'autres fois pâles. Leur quantité rendue en vingt-quatre heures présente de grandes oscillations ; elle est en général peu augmentée, parfois diminuée ; la polyurie n'est pas ordinaire. Traitées par la chaleur, par l'acide azotique, l'acide picrique et le réactif de Tanret elles donnent un précipité d'albumine plus ou moins abondant. La quantité de l'albumine est quelquefois très considérable, jusqu'à cent dix grammes par litre dans un cas. Celle de l'urée est augmentée ou diminuée suivant l'état de dénutrition du malade. — L'examen microscopique des urines a fait constater : des globules de sang en nombre variable, quelques cristaux, des cellules épithéliales et un grand nombre de cylindres granuleux. Dans un seul cas, M. Négel y a trouvé des microbes mobiles, semblables à ceux que l'on rencontre dans la pneumonie ou dans la diphthérie. Ce fait accidentel ne paraît avoir aucune importance.

Ainsi, dès le début des néphropathies syphilitiques précoces, le syndrome œdème généralisé et anasarque se montre avec une évidence telle qu'il ne peut laisser aucun doute sur l'existence d'une lésion rénale.

Les prodromes font presque toujours défaut. Quand ils se produisent, ils consistent en un mouvement de fièvre, accompagné de malaise, de courbature, de légers troubles digestifs et, ce qui est plus significatif, de douleurs lombaires sourdes, d'un seul ou des deux côtés de la colonne vertébrale. Il n'estpas rare alors de constater une teinte rosée ou sanguinolente des urines, avant l'apparition de l'œdème. — C'est ainsi que se formule, dès son invasion, le mode aigu ou subaigu des néphropathies syphilitiques précoces. Dans les formes tout à fait chroniques, qui sont peut-être les plus communes, les troubles de la santé générale sont nuls au début ; ils ne se déclarent que plus tard.

Ils font rarement défaut, quelle que soit la forme de la néphropathie : les malades deviennent pâles et anémiques ; ils perdent leurs forces musculaires et arrivent à un degré de maigreur considérable, qui devient sensible lorsque l'œdème diminue et disparaît. La déperdition de l'albumine n'est pas la cause immédiate de ces troubles de la nutrition. Ils sont produits principalement par les complications qui ne manquent jamais de survenir à un degré plus ou moins accusé du côté des fonctions digestives. Presque tous les malades, en effet, finissent par avoir de l'inappétence, des nausées, des vomissements alimentaires ou bilieux, des crampes d'estomac et des alternatives de diarrhée et de constipation.

Du côté du système nerveux, au début, les phénomènes sont nuls ou se réduisent à une céphalalgie plus ou moins violente et passagère. Quand elle persiste, il faut se tenir en garde contre l'éventualité probable d'accidents urémiques.

Comme nombre, comme groupement des phénomènes morbides, la symptomatologie offre de grandes variétés qui ne s'expliquent point par les altérations apparentes de l'urine, ni par la quantité d'albumine excrétée en vingt-quatre heures. Dans la majorité des cas, tout se réduit à l'anasarque (obs. 3, 6, etc.). Dans d'autres, le complexus phénoménal des néphropathies graves se montre presque dès le début ou s'établit après des alternatives capricieuses de mieux et de plus mal, pendant la période d'état et au déclin de l'affection rénale (obs. 2, 6, 8).

C. Toutes les formes de l'intoxication urémique peuvent se produire dans les néphropathies syphilitiques précoces. Leur histoire ne diffère en rien à cet égard de celle des néphrites parenchymateuses communes. Aussi est-il inutile de décrire ces accidents. On a vu dans quelques-unes des observations que les malades ont été atteints d'amblyopie, d'assoupissement et de coma. Mais la mort n'est pas survenue par le fait seul de l'encéphalopathie urémique. Elle a été la conséquence, la plupart du temps, de complications pulmonaires ou gastro-intestinales. Dans l'observation 6, l'hydropisie des plèvres et du péritoine faillit emporter plusieurs fois le malade. Dans l'observation 2, il en fut ainsi et, finalement, la mort fut causée par un œdème de la glotte. — Très souvent l'estomac et les intestins sont gravement affectés et c'est là une circonstance fâcheuse, car, outre qu'elle est dangereuse par elle-même, elle s'oppose à l'administration des spécifiques. — Les complications les plus à craindre sont donc les bronchites et l'œdème des poumons, l'hydrothorax et les troubles gastro-intestinaux. A part quelques palpitations, on n'a jamais rien signalé du côté du cœur.

D. Le processus présente de très grandes variétés. Quelquefois il est continu, avec trois périodes régulières d'augment, d'état et de déclin (obs. 6) ; mais c'est l'exception. Presque toujours il y a des intermittences très tranchées (obs. 3, etc.), des guérisons apparentes suivies de rechutes et des améliorations inespérées. L'allure ordinaire est celle d'une néphropathie subaiguë, légère ou de moyenne intensité. La forme franchement aiguë pendant tout le processus est extrêmement rare. La forme chronique, à toutes les phases de l'affection, l'est beaucoup moins, et c'est même elle qui finit par prédominer lorsque les débuts ont été aigus ou subaigus. — L'intervention thérapeutique exerce une grande influence sur la marche des néphropathies syphilitiques précoces. Quand les spécifiques sont tolérés, en quelques jours ils modifient la physionomie de l'affection et diminuent dans des proportions énormes la filtration de l'albumine.

E. La question du diagnostic ne présente pas en général de grandes difficultés. Lorsque, chez une personne, jusque là bien portante, il survient de l'albuminurie et de l'anasarque, en pleine période d'accidents secondaires, et sans l'intervention d'aucune cause autre que la syphilis, il est légitime d'admettre une détermination de cette maladie sur les reins. — S'il y a d'autres facteurs étiologiques prochains ou éloignés, accidentels ou constitutionnels, on fera la part plus ou moins probable qui peut revenir à chacun d'eux; mais, alors même que cette part serait grande, on ne perdra jamais la syphilis de vue et on administrera les spécifiques. Ce sont eux qui jugent souvent en dernier ressort. La coexistence d'accidents spécifiques est aussi d'un grand secours pour le diagnostic. Ils font souvent défaut, et je crois que la détermination rénale contribue, au bout d'un certain temps, à les faire disparaître, sans qu'il existe toutefois entre elle et eux une sorte de balancement, ni à plus forte raison aucune incompatibilité.

F. Le pronostic est beaucoup plus embarrassant que le diagnostic. Les néphropathies syphilitiques, comme celle d'origine commune, n'ont pas une marche facilement calculable. Elles exposent à des surprises, même quand on est prévenu de leur possibilité. Il faut toujours se tenir en garde contre les encéphalopathies. Elles sont doublement insidieuses dans ces sortes de néphropathies, car elles peuvent tenir ou bien à l'urémie, ou bien à une syphilose cérébrale, ou bien à ces deux lésions simultanément. La forme comateuse paraît être la plus commune. Or, comme ce n'est pas le mode le plus habituel de l'encéphalopathie syphilitique, on aura toute raison de l'attribuer à l'urémie. Qu'importe, du reste, au point de vue pratique, puisque le traitement est le même ? — Les indications pronostiques les plus positives reposent sur la quantité de l'albumine et des détritus épithéliaux qui traduit l'intensité de la glomérulo-néphrite, sur l'abondance et la généralisation de l'œdème sous-cutané et des épanchements thoraciques et abdominaux, sur les troubles respiratoires et gastro-intestinaux, enfin sur l'action curative plus ou moins décisive des mercuriaux et de l'iodure de potassium.

L'albumine persiste souvent dans les urines longtemps après la guérison des autres phénomènes de la néphropathie. Il vaudrait certainement mieux qu'il n'en fût pas ainsi. Mais les faits (obs. 5) démontrent que le pronostic ne doit pas s'en inquiéter outre mesure. D'ailleurs, d'après le professeur Sénator, de Berlin, n'existe-t-il pas une albuminurie physiologique à un degré infinitésimal? — Une albuminurie sans anasarque, constatée chez un syphilitique pendant la période secondaire, devrait-elle être considérée comme l'indice certain d'une détermination spécifique sur les reins? Non, si elle était passagère, oui, si elle s'accompagnait d'une excrétion de détritus épithéliaux granulo-graisseux et persistait pendant plusieurs semaines. En pareil cas, du reste, l'anasarque ne tarderait pas à se produire et on pourrait l'annoncer presque à coup sûr. Mais on pourrait aussi la prévenir par le traitement ioduré. Aussi serait-il prudent d'analyser de temps en temps l'urine des syphilitiques.

G. Il n'est pas douteux que les néphropathies secondaires, comme beaucoup d'autres accidents de même date, guériraient quelquefois spontanément. Mais abandonnées à elles-mêmes, elles traîneraient plus longtemps, et n'est-ce pas dangereux dans des affections qui exposent à tant de complications graves et inattendues? — Pourquoi se priver du reste de moyens thérapeutiques aussi puissants que le mercure et l'iodure de potassium, du moment qu'il est prouvé que les préjugés sur leur action nuisible pour les reins n'ont aucun fondement?

Les seules contre-indications à leur emploi résultent du mauvais état des voies digestives qui deviennent rapidement, chez quelques malades, incapables de les tolérer. En pareil cas, il faut recourir seulement au traitement ordinaire : lait, tannin, légers diurétiques, diététique appropriée, etc. On peut aussi l'employer avec avantage comme adjuvant du traitement spécifique.

L'administration du mercure a un inconvénient que des faits nombreux ont mis hors de doute : elle donne fréquemment lieu dans la néphropathie à une salivation interminable. Nul doute que cette stomatite intense et rebelle ne soit en rapport avec la lésion rénale. Le mercure, ne pouvant s'éliminer qu'insuffisamment par les reins, cherche une voie plus libre et la trouve dans les glandes salivaires. Ce qui le prouve, c'est que la guérison de la stomatite n'a lieu que quand l'aire de l'émonctoire rénal reprend peu à peu ses dimensions normales.

L'iodure de potassium est le médicament qui répond le mieux aux indications; aussi faut-il en donner à haute dose, à moins que l'état des voies digestives ne s'y oppose formellement. Il est prouvé que grâce à lui et au mercure, la quantité de l'albumine diminue rapidement et que les phénomènes généraux guérissent avec une promptitude souvent étonnante.

II

Néphropathies syphilitiques tardives. — Elles ne diffèrent de celles qui sont précoces que par les lésions anatomiques. Ces lésions ont été décrites précédemment. Il suffira ici d'en faire ressortir les principales particularités. A une période avancée de la syphilis, il semble que les reins, lorsqu'ils sont attaqués par la maladie constitutionnelle, le sont beaucoup plus dans leur trame conjonctive que dans leur appareil sécréteur. Ce qu'on trouve surtout chez les personnes qui succombent alors dans la phase tertiaire, par suite de l'affection des reins seule, ou par suite d'autres affections spécifiques ou non, c'est la sclérose, avec atrophie plus ou moins avancée de l'organe et dégénérescence amyloïde. N'est-ce pas là du reste la caractéristique de toutes les viscéropathies tardives d'origine syphilitique? En pareil cas, le système artériel est toujours lésé, et souvent dans une mesure telle qu'on peut se demander si la sclérose ne doit pas lui être attribuée en grande partie, et si les notions pathogéniques développées par MM. Gull et Sutton ne sont pas applicables aux cas de cette espèce[1]. L'endo-périartérite spécifique joue-t-elle dans le rein un rôle aussi important que dans le cerveau? C'est possible, c'est probable même. Avouons toutefois qu'il est difficile, dans ces néphropathies qui surviennent à une période très avancée de la diathèse, de déterminer exactement quels sont les tissus primitivement atteints, et de fixer dans une juste proportion la part respective qui revient, dans le processus, aux artères, au tissu cellulaire ou aux éléments actifs de la sécrétion urinaire. Ce qui paraît ressortir des faits, c'est que les lésions des glomérules et des tubuli, qui sont primitives dans les néphropathies précoces, ne sont ici que consécutives, c'est-à-dire subordonnées à la sclérose du tissu conjonctif.

La pathogénie des néphropathies spécifiques n'est donc pas la même à toutes les périodes de la syphilis. Dans la phase virulente de la maladie, elle ressemble trait pour trait à celle des néphropathies infectieuses. Les théories qu'on a faites sur le rôle des microbes dans les affections rénales sont applicables aux néphropathies précoces. Malheureusement ce ne sont là que des hypothèses, puisque l'existence du

1. Pour ces deux pathologistes la cause dominante de la maladie de Bright serait l'*artério-capillary-fibrose* ou épaississement scléreux d'un grand nombre d'artérioles et de capillaires. Cette affection produirait non seulement la néphropathie Brightique, mais des lésions d'autres organes et en particulier l'hypertrophie du cœur qu'on observe si fréquemment dans la néphrite interstitielle.

micro-organisme de la syphilis n'est pas encore démontrée. — Plus tard, quand la phase virulente est passée et que la maladie est en pleine période tertiaire, l'infection diffère dans ses effets. Il est extrêmement probable que le virus syphilitique subit avec l'âge, dans le même organisme, certaines modifications qui influent sur ses aptitudes pathogéniques. Les changements dans l'aspect, sinon dans la nature des lésions, n'en sont-ils pas une preuve? Et puis, le processus spécifique, à mesure qu'on avance dans la vie, reste moins simple, moins dégagé de toute autre association morbide. Il y a grande chance de voir se former alors des complexus morbides qui rendent la pathogénie de plus en plus obscure. Elle l'est déjà beaucoup par elle-même, en ce qui concerne les affections rénales. Elle l'est même tellement, qu'après avoir épuisé toutes les hypothèses, on se trouve dans un chaos où les plus habiles se perdent et finissent par avouer que nos connaissances bien positives sur ce point se réduisent à peu de chose.

La dégénérescence amyloïde s'observe très fréquemment dans les néphropathies tertiaires. Elle n'a rien de spécifique, car beaucoup d'autres états morbides, la tuberculose par exemple, la suppuration prolongée, les affections osseuses chroniques, peuvent la produire[1].

1. D'après M. Dickinson, cette dégénérescence tient à une prédominance d'une fibrine pauvre en alcalis, et la matière amyloïde ne serait autre chose que de la fibrine privée de l'alcali libre normal. M. Bartels dit que la dégénérescence amyloïde s'observe de préférence dans les suppurations qui s'accompagnent d'ulcérations, et dans celles qui communiquent directement ou indirectement avec l'air (ulcères cutanés, particulièrement ulcères des jambes, ulcérations intestinales étendues, cavernes tuberculeuses). Il suppose que certaines substances de l'atmosphère, peut-être l'oxygène, peut-être des ferments, concourent à sa formation. Aussi est-on disposé à admettre que la lésion amyloïde, qui débute toujours par la paroi vasculaire, est de nature infectieuse. Il était immanquable qu'on en viendrait là. Qu'est-ce qui n'est pas aujourd'hui tributaire de l'infection? On cherche le microbe partout, on le trouve partout, on le suppose partout. Il règne en souverain dans la pathologie!

La dégénérescence amyloïde n'est pas toujours la conséquence d'un état cachectique. M. Wagner l'a observée plusieurs fois chez des individus dont la santé générale n'avait pas été profondément altérée. D'après le même auteur, ses rapports avec la cachexie mercurielle chronique, qu'on n'avait pas manqué d'accuser, sont encore douteux.

Quoi qu'il en soit de toutes ces hypothèses qui surabondent dans la pathologie rénale et semblent se multiplier de jour en jour, sans grand bénéfice pour nos connaissances positives en néphrologie, il est incontestable que la dégénérescence amyloïde constitue une des altérations syphilitiques du rein les plus communes. Dans 120 cas de reins amyloïdes M. Rosenstein a noté 34 fois l'influence prédominante de la syphilis. Sur 265 cas de dégénérescence amyloïde ou cireuse des reins, 28 avaient pour cause la syphilis seule, et 8 pouvaient dépendre tout à la fois de la syphilis et de la phthisie pulmonaire (Wagner). Dans 128 cas, 22 fois la syphilis était la cause de la dégénérescence amyloïde (Cornil).

La forme et le volume du rein amyloïde sont très variables, suivant que l'infiltration est partielle ou générale, faible ou très abondante. Lorsque la dégénérescence a envahi en totalité la substance corticale des reins, celle-ci offre l'aspect d'une masse lardacée ou

Mais il est à remarquer qu'on ne la trouve pas dans les néphropathies précoces et qu'elle appartient aux déterminations rénales qui s'effectuent durant la période tertiaire de la syphilis.

A. Il est fort difficile de dire à quel moment précis de la diathèse une néphropathie prendra les attributs des néphropathies tardives ou tertiaires. Il y a là, comme pour d'autres lésions, entre les points extrêmes du processus, des périodes indécises ou de transition, dont il est malaisé de tracer les limites. Qu'importe, dirais-je encore, au point de vue pratique, puisque les indications et les moyens de les remplir restent à peu près les mêmes à toutes les phases de la maladie constitutionnelle ?

Les néphropathies tardives paraissent être plus fréquentes que les néphropathies précoces.

C'est le contraire de ce qui a lieu pour les encéphalopathies. Mais peut-être y a-t-il beaucoup de déterminations légères sur les reins qui passent inaperçues pendant la phase virulente de la syphilis.

J'ai peine à croire que la proportion des néphropathies tertiaires soit aussi grande que le dit M. Engel. D'après cet auteur, sur seize cas de maladie de Bright, il y en aurait six qui dépendraient d'une syphilis invétérée. Que dans certaines formes de maladies de Bright, dans celles par exemple où prédomine la dégénérescence amyloïde, la syphilis ait une prédominance numérique très grande parmi les autres facteurs étiologiques, c'est ce qui n'est pas douteux. Mais pour toutes les autres

cireuse, au sein de laquelle apparaissent les glomérules de Malpighi comme des points perlés et brillants. Son siège principal est dans la tunique musculaire des artères, mais elle débute par la tunique interne. Il en résulte un épaississement de la paroi vasculaire qui diminue le calibre du vaisseau. Le point de départ de la dégénérescence, à quelques exceptions près, est dans les anses vasculaires des glomérules d'où elle s'étend partout : vaisseaux afférents, vaisseaux efférents, capillaires, gros troncs vasculaires, canalicules urinifères et même quelquefois leur épithélium. Mais le plus souvent, ainsi que le font remarquer MM. Cornil et Ranvier, l'endothélium des vaisseaux et l'épithélium des tubes urinifères et des glomérules de Malpighi sont respectés par la dégénérescence amyloïde. Elle coïncide avec les lésions d'une néphrite parenchymateuse ou interstitielle.

Selon M. Beer, la combinaison de l'état lardacé avec l'hyperplasie interstitielle caractériserait la nature syphilitique de la lésion rénale. D'après M. Wagner, la syphilis produirait également cette forme de lésion rénale désignée sous le nom de petit rein gras contracté (*Schrumpfspeckniere*), dans laquelle la dégénérescence amyloïde serait la cause de la lésion, selon les uns, ou ne ferait, selon les autres, que s'ajouter à elle ; ou bien peut-être les deux lésions se développeraient-elles simultanément.

Habituellement la dégénérescence amyloïde des reins coïncide avec celle d'autres organes : foie, rate, cœur, intestin, etc. Mais elle peut se produire dans ces viscères sans que le rein en soit forcément envahi. Dans une observation de M. Cornil elle coexistait avec des gommes des reins ; le malade avait eu de l'albuminurie et de l'anasarque (*Leçons sur la Syphilis*, 1879, p. 442.).

Parmi les variétés de dégénérescence amyloïde, celle qui dépend de la syphilis est moins grave que les autres et peut guérir.

néphropathies, prises dans leur ensemble et indépendamment de leurs formes et de leurs variétés, il n'en est pas ainsi.

Il y a relativement peu de syphilis qui aboutissent au tertiarisme et, parmi celles qui atteignent cette phase du processus, un fort petit nombre seulement présentent des déterminations du côté des reins. Par conséquent la proportion des syphilitiques qui courent la chance de devenir albuminuriques par le fait de la diathèse, à une époque éloignée de l'accident primitif, est extrêmement faible; mais il est difficile de l'exprimer par des chiffres. Les observations de néphropathies syphilitiques qu'on a pu recueillir depuis les travaux de Rayer sur ce sujet se comptent, tandis que les syphilis contractées depuis cette époque, sur tous les points du globe où on les observe et on les traite, sont innombrables. Il me semble qu'on est dans le vrai en assignant à ces déterminations le cinquième ou le sixième rang, comme fréquence, parmi les lésions tertiaires. Elles viennent bien loin après les affections cutanées et osseuses, les affections génitales et même les encéphalo-myélopathies. Je les crois moins fréquentes, du moins dans la période tertiaire, que les affections hépatiques.

B. Dans les néphropathies tertiaires, les formes interstitielles et la dégénérescence amyloïde sont celles qui prédominent, surtout lorsque la syphilis a produit une cachexie grave par la multiplicité de ses lésions viscérales et entre autres par celles du foie. Mais il ne faudrait pas croire que la syphilose rénale se confine exclusivement dans cet ordre d'altérations. On observe quelquefois pendant la phase constitutionnelle, tout aussi bien que pendant sa phase virulente, les formes aiguës, les variétés parenchymateuses, avec ou sans dégénérescence amyloïde, le gros rein blanc, les néphropathies mixtes, etc. N'est-ce pas là une preuve qu'entre toutes ces modalités anatomiques de l'affection rénale, il n'existe aucune ligne de démarcation absolue, puisqu'elles ne sont que l'expression multiple et changeante ou les degrés d'une même détermination. Loin d'être incompatibles, elles sont unies entre elles par la plus étroite solidarité. Peut-être les conditions pathogéniques changent-elles un peu avec l'âge de la syphilis, mais au fond c'est toujours la même néphropathie qui est susceptible d'attaquer successivement ou d'emblée tous les éléments constitutifs de la glande. D'après une statistique de M. Bamberger, sur quarante-neuf cas de néphropathies syphilitiques tardives, il y en avait quatre de néphrite aiguë, vingt-neuf de néphrite parenchymateuse avec gros rein blanc et seize de néphrite chronique atrophique.

Sur soixante-trois cas de lésions syphilitiques avec examen microscopique, M. Wagner a trouvé : huit cas de mal de Bright aigu [1], quatre de mal de Bright chronique ordinaire (gros rein blanc), huit de petit rein granuleux atrophique. Dans les autres cas, la néphrite atrophique était limitée à un seul rein, tandis que l'autre était hypertrophié et intact dans sa structure ou tout au moins envahi par la dégénérescence amyloïde. — M. Wagner cite encore trente-trois cas de dégénérescence amyloïde des reins et trois cas de gommes. — Dans deux cas de syphilose rénale, M. Key a constaté que la sclérose atrophique n'occupait que la partie inférieure des deux reins et qu'elle coexistait avec des gommes du cœur compliquées d'hypertrophie et de dilatation des ventricules. — M. Weigert a rencontré deux cas d'atrophie unilatérale du rein chez les syphilitiques; il y avait en outre les lésions de l'artérite oblitérante signalées par Heubner comme propres à la syphilis.

Ces statistiques prouvent bien que si la syphilose rénale tertiaire aboutit d'ordinaire à la sclérose interstitielle, qui peut en être considérée comme l'expression ultime, elle est susceptible aussi d'attaquer directement le parenchyme comme la syphilose rénale précoce. De plus, elle produit des gommes et donne presque toujours lieu à une dégénérescence amyloïde qui se superpose aux autres lésions ou naît en même temps qu'elles. Aussi M. Wagner a-t-il eu raison de distinguer dans la syphilose rénale tertiaire le mal de Bright aigu, le mal de Bright chronique avec ses variétés anatomiques, les gommes ou la dégénérescence amyloïde ou lardacée.

C. Mais ces variétés, qui présentent un grand intérêt au point de vue anatomique, se confondent cliniquement et donnent lieu aux mêmes symptômes.

Le mal de Bright aigu, qui se montre très exceptionnellement pendant la période tertiaire de la syphilis, ressemble d'une manière si exacte à la plupart des néphropathies syphilitiques précoces qu'il est inutile de le décrire.

Dans le mal de Bright chronique de la syphilose rénale, les variétés

1. La plupart de ces huit cas étaient atteints d'accidents tertiaires, et, en particulier, de syphilides ulcéreuses. — Mais quel était l'âge précis de leur syphilis? Dans un seul cas nous sommes renseignés à cet égard : l'affection brightique se développa au début de la syphilis. — Trois de ces malades guérirent; les cinq autres succombèrent. — A l'autopsie, on trouva les lésions de la néphrite récente à forme catarrhale et hémorrhagique.

Le même auteur a rencontré l'atrophie unilatérale des reins dans six cas. Dans un seul, cette atrophie survint pendant la période des accidents secondaires.

sont plutôt fondées sur l'anatomie pathologique que sur les symptômes qui sont toujours les mêmes, quelles que soient les lésions. Aussi est-il inutile de les décrire, ainsi que les complications urémiques que peuvent produire toutes les maladies parenchymateuses ou interstitielles des reins. Bornons-nous à signaler quelques particularités anatomiques ou étiologiques.

1° La néphrite épithéliale chronique ou gros rein blanc, que nous avons trouvée dans toutes les autopsies de néphropathies syphilitiques précoces, appartient aussi, dans une mesure plus restreinte, à la phase tertiaire. Mon savant collègue, M. Lécorché, admet la syphilis parmi les causes de la néphrite épithéliale chronique, mais il se demande si le mercure n'aurait aucune influence sur cette lésion rénale. Je ne le pense pas, car elle survient d'ordinaire à une période de la maladie où les malades ont cessé depuis longtemps de prendre ce médicament. Pour M. Lécorché, la néphrite parenchymateuse profonde d'origine syphilitique n'existerait jamais seule. « La syphilis, dit-il, comme la scrofule, ne provoque la néphrite parenchymateuse, qu'en déterminant la dégénérescence amyloïde du rein ou la néphrite interstitielle. »

J'ai cité d'autant plus volontiers cette opinion si autorisée, que je l'ai exprimée plusieurs fois dans le cours de ce travail. Elle est conforme au processus ordinaire de la syphilis, qui s'adresse plutôt à la trame conjonctive des tissus qu'à leurs éléments actifs. — D'après MM. Cornil et Ranvier, la néphrite parenchymateuse précède la dégénérescence amyloïde; ils n'ont jamais rencontré cette dégénérescence sans qu'il y eût néphrite parenchymateuse, tandis que le contraire se produit quelquefois. « Rarement, disent-ils, on observe en même temps que la néphrite parenchymateuse une altération granulo-graisseuse des parois des petites artères et des capillaires ou la dégénérescence amyloïde. »

2° La néphrite interstitielle (petit rein contracté) est celle dont j'ai donné l'anatomie pathologique dans les considérations générales, parce que je crois que c'est la plus commune et certainement la plus spécifique de toutes les formes de la syphilose rénale. Elle comprend en effet, la sclérose rénale, la dégénérescence graisseuse des éléments actifs, les gommes et la dégénérescence amyloïde. Elle est l'expression la plus complète et comme le résumé de toutes les lésions rénales spécifiques et le terme auquel elles aboutiraient fatalement, si elles ne guérissaient pas ou si elles avaient le temps d'accomplir toute leur évolution.

D. Pour compléter ce qui précède, je vais donner quelques exemples cliniques très abrégés de syphilose tertiaire rénale.

Voici d'abord le cas qui suggéra à Rayer l'idée que la syphilis était la seule cause de toute une catégorie de néphropaties graves. Il mérite d'occuper la première place.

25. La malade, âgée de 28 ans, avait contracté la syphilis depuis sept ans environ, lorsqu'elle fut atteinte d'une maladie du foie qui devint très volumineux. En même temps les urines étaient albumineuses, sans qu'il y eût encore d'hydropisie. Les manifestations de la syphilis tertiaire étaient nombreuses : ulcérations syphilitiques du pharynx, adhérences du voile du palais, douleurs ostéocopes frontales, périostoses sur les tibias. Le traitement mercuriel amena quelque soulagement, mais il fut de courte durée. — État général mauvais. Grande maigreur. Puis, anasarque, vomissements, diarrhée, mort au bout d'un mois de séjour à l'hôpital. Le foie avait repris ses dimensions normales. — A l'*autopsie* on lui trouva une couleur jaunâtre un peu pâle, semblable à celle de la cire jaune. A sa face inférieure, une petite tumeur de substance squirrheuse commençait à se ramollir. Rien ou peu de chose à la rate. — Les deux *reins* étaient sensiblement plus petits que de coutume. Consistance ferme, couleur jaunâtre, surface rendue inégale par des bosselures et des rugosités. Ils présentaient l'aspect de reins attaqués d'une néphrite albumineuse chronique dans sa plus ancienne période, sans granulations de Bright apparentes[1].

Ainsi, dans cette remarquable observation recueillie en 1837, c'est-à-dire il y a un demi-siècle, on trouve le type de la néphropathie tertiaire scléreuse et atrophique. Le foie d'abord augmenté de volume, entrait, lui aussi, dans la phase cirrhotique et il était atteint de dégénérescence graisseuse. Cette coïncidence de la syphilose du foie et de celle du rein est caractéristique. La petite tumeur hépatique qualifiée de squirrheuse n'était autre chose qu'une gomme en voie de ramollissement. L'âge de la malade excluait toute autre cause que la syphilis. Du reste on n'en découvrit pas d'autre.

Voici un autre exemple de néphrite interstitielle. Elle survint à une époque éloignée de l'accident primitif et fut tertiaire par ses lésions autant que par sa date :

26. J..., 36 ans, avait eu, *dix-sept ans* avant de devenir albuminurique, un chancre infectant traité par le mercure et l'iodure. Syphilides ulcéreuses à la dixième année de la syphilis, et, à la dix-septième, sans aucune cause, polyurie et œdème des membres inférieurs (régime lacté et ioduré). — Vomissements, dyspnée intense. Aggravation progressive de la néphropathie. Au bout d'un an, symptômes de cachexie, urines albumineuses, œdème des poumons. — Mort. — *Autopsie :* — Poumons emphysémateux, œdématiés et congestionnés. — *Reins :* dégénérescence amyloïde de toutes les artérioles et de tous les glomérules. La plupart des glomérules étaient atrophiés et entièrement infiltrés de matière amy-

1. Rayer, *Traité des maladies des reins*, 1840, t. II, p. 487.

loïde. — Néphrite interstitielle. — Pas d'endartérite, etc. — Dans le foie et la rate toutes les artérioles étaient infiltrées de matière amyloïde sans aucune altération du tissu conjonctif interstitiel. — Hypertrophie du ventricule gauche sans sclérose et avec un commencement de dégénérescence amyloïde. (Négel.)

En voici un troisième cas :

27. R..., 37 ans, avait eu *quinze ans auparavant* un chancre syphilitique et, comme accidents d'intoxication généralisée, des hyperostoses de la crête et de la face antérieure des tibias, lorsqu'il fut pris, sans cause connue, d'une anasarque généralisée qui dura trois ans. Après quelques années d'amélioration, il présenta de nouveau les symptômes d'une néphropathie grave. Ses urines contenaient beaucoup d'albumine. Ulcération spécifique du voile du palais. Catarrhe intestinal, pleuro-pneumonie. Somnolence, torpeur typhique, mort. — *Autopsie :* Foie gros, ferme et dur, avec un peu de périhépatite à sa surface convexe. Rien à la rate. *Reins* d'une couleur blanc jaunâtre, bosselés, irréguliers, à surface sillonnée par places, à capsule épaissie et adhérente. Dégénérescence amyloïde des glomérules et de la plupart des artérioles. Néphrite interstitielle ancienne dans certains points, plus récente sur d'autres; canalicules remplis de grosses cellules granuleuses et de gouttelettes graisseuses. (Lécorché et Talamon.)

Dans quelques observations, on trouve un mélange de toutes les lésions propres aux néphropathies syphilitiques précoces ou tardives, ainsi que le démontre le cas suivant, où les altérations rénales étaient mixtes, c'est-à-dire parenchymateuses, interstitielles et même gommeuses :

28. M..., 45 ans, avait eu des accidents secondaires à l'âge de trente ans, et il était devenu albuminurique *quinze ans* environ après le début de sa syphilis. La néphropathie l'emporta au bout de cinq mois. Il eut de l'hydrothorax, de l'hypertrophie du cœur, de l'agitation nerveuse, diverses manifestations syphilitiques, de la rétinite. Ses urines étaient albumineuses. — *Autopsie :* Hypertrophie énorme du cœur. — Gomme de la grosseur d'une pomme dans le foie. — Petite gomme dans le *rein* droit, qui était petit, foncé et lisse. Le *rein* gauche était gros et pâle. — L'analyse histologique des reins donna les résultats suivants : Dans le rein droit, substance corticale infiltrée de beaucoup de noyaux; vaisseaux normaux; — tubes urinifères atrophiés ou détruits; glomérules petits et très riches en noyaux. — Dans le rein gauche, canalicules urinifères élargis, épithélium très graisseux; glomérules volumineux et injectés, mais quelques-uns petits et à capsule épaissie. — Stroma riche en noyaux multipliés récents. (Wagner.)

Dans le fait suivant, si on ne s'en était tenu qu'à l'autopsie, il eût été difficile de dire à quelle période de la syphilis s'était produite la néphropathie. En effet, il existait une prédominance marquée de la forme parenchymateuse. Le processus interstitiel n'en était encore qu'à sa première phase. Mais la dégénérescence amyloïde avait pris des proportions qu'on ne lui trouve point dans les néphropathies précoces. En outre le foie était le siège de lésions analogues à celles du rein, ce qui est le propre des néphropathies tardives.

29. B... avait eu un chancre *dix-huit ans environ* avant de devenir albuminurique. Il s'était traité pendant trois ans avec du mercure et de l'iodure et avait souvent repris de l'iodure depuis la guérison des accidents secondaires. Aucun accident d'ordre tertiaire. L'affection rénale était survenue sans autre cause que la syphilis. Anasarque, bronchite, urines très albumineuses. — Foie gros et douloureux à la pression. Au bout de trois mois environ, troubles cérébraux, cachexie et mort. —*Autopsie :* Œdème et congestion pulmonaires. L'aspect extérieur des reins était celui du *gros rein blanc.* Dégénérescence amyloïde de tous les glomérules et des artérioles rénales. Épaississement général des gangues conjonctives. Tubuli séparés par des bandes de tissu conjonctif, altérées et infiltrées, dans beaucoup d'endroits, de cellules embryonnaires. L'intérieur des tubuli était obstrué par des débris du revêtement épithélial et des amas granuleux. En résumé : dégénérescence amyloïde généralisée du système artériel, des glomérules et des artérioles ; inflammation diffuse, à la fois interstitielle et épithéliale. — Altération analogue dans le foie. Toutes les artérioles des espaces portes étaient infiltrées de matière amyloïde. Les veinules portes et les veines centrales étaient partout intactes. Un peu de dégénérescence graisseuse. — Dégénérescence amyloïde de l'intestin grêle. — Dans la rate, dégénérescence amyloïde limitée aux artérioles. (Négel.)

Le fait ci-dessous présente un grand intérêt à cause des symptômes d'encéphalo-myélopathie, sans circonscription précise, qui se produisirent quelque temps avant la mort et en furent une des causes. Dépendaient-ils de la maladie de Bright syphilitique ou de la lésion qu'on trouva dans la deuxième circonvolution frontale gauche ? Je crois qu'il faut les attribuer à l'urémie plutôt qu'à une détermination matérielle sur l'encéphale. Les reins étaient le siège d'une néphrite interstitielle généralisée et inégalement développée sur divers points.

30. Un homme de 55 ans n'avait eu comme antécédent vénérien qu'une blennorrhagie à l'âge de dix-huit ans, lorsque, *sept ans après*, il fut pris, sans cause appréciable, de névralgies violentes dans la tête et de tumeurs nombreuses sur le crâne et sur la face, qui suppurèrent et laissèrent des cicatrices profondes.

Quelques années plus tard, exostose considérable de l'humérus gauche et du fémur correspondant, et enfin troubles encéphalo-myélopathiques : perte de la mémoire, affaiblissement musculaire, inertie, torpeur intellectuelle, céphalalgie, vertiges. Un peu d'ascite, bouffissure de la peau, urines très chargées d'albumine. Épanchement pleural, coma, mort. *Autopsie :* dépression marquée dans le tiers postérieur de la deuxième circonvolution frontale, sans altération de la pie-mère à son niveau, ni altération de la substance cérébrale. Crâne creusé de dépressions profondes par des ostéomes gommeux cicatrisés. — Légère dégénérescence graisseuse du foie. Dans les *reins*, dégénérescence amyloïde avancée de quelques vaisseaux de moyen calibre et des artérioles. Capsule des glomérules épaissie et fibreuse. Sclérose complète d'un certain nombre de glomérules et épaississement du tissu conjonctif péricapsulaire. Dans beaucoup de points, lésions de néphrite interstitielle, avec larges travées fibreuses circonscrivant les lobules de l'organe. Dans certains endroits la sclérose est moins avancée et les espaces qui séparent les tubes contiennent des amas de cellules rondes et fusiformes montrant les phases primitives de la néphrite interstitielle. Tubes droits comprimés, atrophiés et revêtus à l'intérieur d'un épithélium granuleux. Gros corps granuleux chargés de granulations graisseuses; matière colloïde occupant çà et là la cavité des tubes, refoulant et atrophiant les épithéliums. (Barthélemy et Balzer.)

Toutes les néphropathies tardives, bien que fort graves, n'entraînent pas fatalement la mort. A l'observation 1 on peut ajouter les deux suivantes. On y verra l'action curative remarquable de l'iodure de potassium.

31. Un homme âgé de 47 ans, ayant eu *dix-neuf ans* auparavant une syphilis peu grave, traitée par le mercure et l'iodure de potassium, fut pris d'arthrite sèche de la hanche et d'une paralysie faciale à droite, dont on ne parvint à le guérir qu'avec de l'iodure de potassium. A peu près à la même époque, c'est-à-dire à *la dix-neuvième année de sa syphilis*, ses jambes enflèrent à plusieurs reprises et ses urines devinrent albumineuses. L'iodure de potassium fit toujours disparaître ces symptômes. — Dix-huit mois après la première attaque de paralysie faciale, il en survint une deuxième également à droite, avec céphalalgie névralgiforme, anesthésie cutanée et faiblesse du goût et de l'odorat du même côté. — Vue intacte, insomnie. — Urines contenant des flots d'albumine rétractile et des cylindres granulo-graisseux (10 grammes d'albumine par litre). — Un peu d'œdème des paupières. Aucune lésion du cœur, des poumons, du foie; artères un peu athéromateuses. Le malade avait fait pendant longtemps des excès alcooliques.

Chez lui l'étiologie de l'albuminurie était donc complexe et obscure; mais l'action rapidement curative de l'iodure de potassium à chaque réapparition nouvelle des symptômes de la néphropathie permit de rattacher cette dernière exclusivement à la syphilis, ainsi que l'arthrite, les céphalalgies et les paralysies faciales. (Dérignac.)

32. Une femme de 52 ans, infectée par son mari *douze ans* auparavant, fut prise de faiblesse générale, d'amaigrissement, de céphalée, d'hyperostose du tibia droit, d'ulcération de la jambe du même côté, d'accidents gastro-hépatiques et d'albuminurie. Foie irrégulier dans sa forme, à lobe droit bosselé et très développé. — On administra deux grammes d'iodure et, au bout de deux jours, il y eut une amélioration très grande. Peu à peu tous les symptômes de cet état grave disparurent. Quand la malade eut pris pendant cinq ou six semaines de l'iodure, elle n'avait plus d'albumine dans les urines; sa santé était redevenue bonne; elle ne conservait qu'une légère augmentation du volume du foie. — Elle n'avait pas eu d'anasarque malgré son albuminurie. (Lancereaux.)

Après avoir guéri plusieurs attaques d'albuminurie syphilitique, l'iodure finit quelquefois par échouer. C'est ce qui eut lieu dans le cas suivant. Mais peut-être que les habitudes alcooliques du malade contrarièrent peu à peu et annihilèrent enfin l'efficacité de l'iodure. — Je crois que beaucoup d'insuccès peuvent s'expliquer par l'intervention funeste de l'alcoolisme dans le processus spécifique. Syphilis et alcool, telles sont les deux grandes causes qui, tour à tour ou simultanément infectieuses, toxiques et constitutionnelles, concentrent souvent leur action sur les reins et sur le foie. Elles y suscitent cette série de lésions progressives qui, après des vicissitudes variées, finissent par détruire irrémédiablement tous les éléments sécréteurs de ces deux glandes.

33. Un homme de 42 ans, un peu buveur, *ayant eu la syphilis huit ans auparavant,* fut pris d'ascite, d'œdème des extrémités inférieures, de douleurs lombaires et d'albuminurie. — Foie volumineux, rien au cœur. Coma, mort. Le malade avait eu deux fois les mêmes accidents et en avait été guéri par l'iodure. L'examen histologique fit constater une hépatite chronique et une néphrite chronique, toutes deux interstitielles et avec dégénérescence complète des deux organes. (Lacombe.)

E. Les néphropathies tertiaires ne sont précédées d'aucun prodrome assez précis pour permettre d'affirmer qu'une détermination spécifique est imminente du côté des reins. Cependant elles se produisent d'une façon moins inattendue que celles de la période secondaire, parce que, la plupart du temps, elles ne sont pas aussi isolées qu'elles comme viscéropathies. Il existe, en effet, une solidarité incontestable entre elles et les affections du foie de même provenance. Cette solidarité comprend également les affections spécifiques de la rate, mais pas au même degré ni avec la même fréquence. Aussi, lorsque ces deux organes sont manifestement devenus malades par le fait de la syphilis, on est presque en droit d'affirmer que les reins sont très menacés et qu'ils ne tarderont pas à compléter la trilogie de ces déterminations abdominales. Les vastes ulcérations, les affections osseuses interminables de la syphilis constitutionnelle doivent également être considérées comme des désordres précurseurs d'une grande importance, puisqu'ils sont une des causes les plus communes de la dégénérescence amyloïde des reins. Enfin la cachexie syphilitique tertiaire, quels que soient son point de départ et sa pathogénie, finit presque toujours par s'accompagner d'une syphilose rénale. Son existence implique donc la probabilité de cette dernière et son invasion prochaine, alors même qu'on n'en découvre encore aucun signe spécial.

Mais, en dehors de ces trois grandes manifestations du tertiarisme, qui sont plus que des coïncidences par rapport aux néphropathies, puisqu'elles contribuent à les produire, il n'y a pas de prodromes proprement dits[1].

Certaines néphropathies tertiaires sont aussi insidieuses, aussi latentes dans leur début que les secondaires; elles s'établissent sourdement dans un organisme sain en apparence, qui ne présente aucune manifestation spécifique et qui n'en a pas eu depuis nombre d'années. L'examen des urines, fait par hasard ou d'inspiration, révèle la présence de l'albumine. Bientôt de petits œdèmes partiels, plus ou moins rapidement suivis d'anasarque, confirment l'existence d'une affection des reins. Nous n'avions rien prévu, nous ne pouvions rien prévoir. Le diagnostic de la cause n'en est que plus difficile en pareil cas. On ne peut y arriver que par élimination. Il faut passer en revue toutes les circonstances étiologiques possibles ou probables avant de se prononcer

1. Quelle que soit la cause de la maladie de Bright, il est souvent fort difficile de surprendre ses débuts, et encore plus d'annoncer son invasion prochaine. Dans certaines néphrites, l'albuminurie peut faire défaut, n'exister qu'en proportion très minime et disparaître par intermittences; d'autre part, il y a des œdèmes qui sont très tardifs et insignifiants.

Assurément de pareilles anomalies doivent exister dans les néphropathies syphilitiques aussi bien que dans celles d'une autre provenance. L'œdème et l'albumine dans les urines ne sont pas les seuls symptômes propres à déceler une affection rénale. Il y a toute une série de phénomènes variés, qui sont comme des signes précurseurs, capables de suppléer à l'absence des deux éléments essentiels du diagnostic. Tels sont des troubles gastriques, des accès de suffocation que l'on prend pour des accès d'asthme, des troubles cardiaques, et surtout des céphalées et des troubles cérébraux, avec diminution ou perte de la vue, de l'ouïe, crampes douloureuses, fourmillements dans les doigts, accompagnés ou non de la sensation du doigt mort, etc.

M. le Dr Dieulafoy a écrit un excellent mémoire sur les formes frustes du mal de Bright (*Gaz. hebd.* 1879, n. 5), dans lequel il a démontré la possibilité d'affirmer le diagnostic de la maladie de Bright avant l'apparition des œdèmes et de l'albuminurie.

Chez les syphilitiques, les céphalées et les troubles nerveux seront surtout l'objet d'une analyse minutieuse, car ils peuvent être l'indice d'une néphropathie spécifique ou bien l'expression d'une syphilose cérébrale. Il y a des cas où il est fort difficile de savoir, sur l'heure, à quoi s'en tenir. Il faut attendre pour poser le diagnostic. Mais l'essentiel étant ici la connaissance de la cause, on administrera sans hésiter du mercure et surtout de l'iodure de potassium.

J'ai observé chez des syphilitiques certains œdèmes circonscrits, fugaces et mobiles qu'on aurait tort de prendre pour des œdèmes symptomatiques d'une néphropathie commençante. Ils tiennent en général à une lymphopathie circonscrite et ne sont pas sans analogie avec ceux que M. le professeur Potain a étudiés chez des sujets exempts de néphropathie et qui, survenus, selon lui, sous l'influence de la diathèse rhumatismale, s'associent souvent à des manifestations arthritiques. Chez les syphilitiques, comme chez quelques personnes débiles, il peut y avoir un peu d'albumine dans les urines pendant longtemps, sans maladie de Bright. M. Senator a même trouvé de l'albumine dans les urines à l'état de santé.

cer, les examiner avec soin, mesurer leur degré, calculer leur portée et faire la part de chacune d'elles, quand elles se trouvent réunies. Du moment qu'il nous sera bien démontré que le sujet a eu autrefois la syphilis, nous devrons mettre ce facteur en première ligne, non pas qu'il soit le plus important dans la pathogénie du mal de Bright, mais parce que nous y trouvons un espoir, une ressource, une indication formelle. Si on avait agi ainsi dans l'observation 1, le malade aurait été guéri quatre ou cinq mois plus tôt. La bénignité des premières manifestations, leur rareté, leur date reculée et une longue période exempte de tout accident diathésique ne doivent point faire transiger avec ce précepte formel qui est capital en pratique. Et il faut lui obéir même dans les cas où l'action de la syphilis sur les reins paraît problématique et subordonnée à celle d'influences pathogéniques plus graves ou plus rapprochées, la phthisie par exemple et l'arthritisme, l'alcoolisme ou d'autres intoxications.

Il y a encore moins de spécificité dans les symptômes des néphropathies syphilitiques tertiaires que dans leurs lésions. C'est donc en dehors d'eux qu'on cherchera les éléments du diagnostic. On ne les trouvera pas toujours, mais il faudra agir comme si on les avait découverts, et du moment que le sujet a eu la syphilis, on lui donnera de l'iodure de potassium. C'est lui et lui seul qui révèle maintes fois la nature de la maladie, et comme il la révèle en la guérissant, il y a tout bénéfice à l'administrer.

Ni les symptômes, ni le processus, ni les troubles constitutionnels, ni l'examen histologique des urines ne sont susceptibles d'indiquer, seuls ou réunis, que la néphropathie est syphilitique. Le diagnostic de sa nature ne repose donc que sur les antécédents, les coïncidences spécifiques, entre autres la syphilose hépatique, la cachexie syphilitique, le phagédénisme cutané, les ostéomes gommeux, etc., et sur l'action curative de l'iodure de potassium.

Lorsqu'on a solidement établi qu'une néphropathie est de nature syphilitique, la tâche la plus essentielle du diagnostic est terminée. Est-il nécessaire d'aller au delà? Sans entrer dans des subtilités de diagnostic qui, la plupart du temps, ne conduisent qu'à des hypothèses, il est bon de déterminer autant que possible quelle est la variété anatomique de la maladie rénale. Eh bien, dans les néphropathies syphilitiques, encore moins que dans les autres, ces variétés sont loin d'être nettement accentuées. Elles se mélangent, à des degrés divers, et ce sont les formes mixtes qui prédominent. Toutefois dans le tertiarisme, la forme interstitielle l'emporte sur la forme parenchymateuse. La dégénérescence amyloïde et les gommes lui appartiennent exclusivement, puisqu'il est très rare de les rencontrer dans les néphropathies secondaires. — Les gommes du rein sont impossibles à diagnostiquer; par conséquent nous pouvons les laisser de côté, puisqu'elles ne nous offrent aucune prise, ni au point de vue des symptômes, ni au point de vue de l'exploration directe.

Quels sont les signes au moyen desquels nous pourrons établir l'existence plus ou moins probable, ou du moins la prédominance des trois autres variétés? Ces signes ne diffèrent point de ceux qui sont propres aux autres néphropathies.

Un des principaux symptômes de la néphrite interstitielle, c'est la polyurie ou exagération de la sécrétion urinaire; on l'observe quelquefois dès la première période. Les urines, dont le malade peut rendre plusieurs litres par jour, sont claires, semblables à de l'infusion de houblon, elles ne moussent pas; la proportion d'albumine qu'elles contiennent est ordinairement faible. L'albuminurie est souvent intermittente et ne se montre qu'à certains moments. L'urée a presque son taux normal et les autres substances sont fort peu diminuées. Les cylindres sont rares ou beaucoup moins abondants que dans la variété parenchymateuse. — Dans la néphropathie parenchymateuse, la quantité d'urine rendue dans les vingt-quatre heures est au-dessous de la moyenne. L'urine est d'une pâleur verdâtre; elle mousse; la quantité d'albumine contenue dans un litre est variable et peut s'élever d'un gramme et moins à vingt et trente grammes et plus. La proportion de globuline y est également fort élevée. L'urée, l'acide urique, les matières extractives y sont en moindre proportion qu'à l'état normal. Le sédiment toujours copieux, contient des débris épithéliaux, des leucocytes altérés et des cylindres divers : *cylindres épithéliaux*, formés de cellules épithéliales dégénérées; *cylindres hyalins* constitués par une matière colloïde homogène et transparente. Les cylindres hyalins renferment souvent des globules blancs et rouges et présentent sur leur surface des débris de cellules épithéliales; ils peuvent devenir granuleux, par suite de leur propre régression qui n'indique point, comme on l'a dit, un degré avancé des lésions dégénératives du rein. On a décrit également des *cylindres cireux*, plus jaunâtres et plus réfringents que les cylindres hyalins.

Tous ces détritus de la dégénérescence granulo-graisseuse des éléments actifs du rein se rencontrent en grande quantité dans l'urine des néphropathies parenchymateuses. Ils sont très rares, au contraire, ou manquent complètement dans les néphropathies interstitielles et cachectiques.

Les hémorrhagies sont plus fréquentes dans les formes interstitielles que dans les formes parenchymateuses ; parmi elles il faut mettre en première ligne, comme fréquence, l'épistaxis, et en seconde, les hémorrhagies broncho-pulmonaires. Les dyspnées indépendantes des lésions de l'appareil broncho-pulmonaire, et qui présentent le mode rhythmique de Cheyne-Stokes, se rencontrent plus souvent dans les formes interstitielles que dans les néphrites diffuses. Il en est de même de l'hypertrophie cardiaque et des troubles visuels. — En général, l'œdème est plus précoce, plus envahissant, plus tenace, moins mobile dans les néphropathies parenchymateuses que dans les interstitielles ; aussi les épanchements dans les cavités séreuses, les œdèmes viscéraux sont-ils beaucoup plus rares dans les secondes que dans les premières. — D'après certains auteurs, l'urémie convulsive serait plus fréquente dans la néphrite parenchymateuse ; l'urémie lente, avec céphalée persistante, amblyopie, nausées, vomissements, alternatives d'excitation et de dépression cérébrales, cécité sans lésion appréciable, apparaissant brusquement et disparaissant de même, etc., formerait une variété propre aux néphropathies interstitielles.

Telles sont les principales particularités différentielles qu'on peut signaler entre ces deux variétés de néphropathies. Elles ne sont souvent que les degrés d'un même processus. Nous ne sommes plus à l'époque où l'on séparait artificiellement les diverses formes de la maladie de Brigth. On a reconstitué avec raison son homogénéité, au lieu de la scinder en deux maladies pour ainsi dire distinctes et autonomes. En somme les *néphropathies diffuses*, c'est-à-dire celles dans lesquelles les traits des deux types se trouvent mélangés et fondus sont les plus communes, et ce tableau clinique est celui qu'on rencontre le plus habituellement dans la syphilis, avec les variations de lignes et de couleurs que lui impriment l'âge de la diathèse et la modalité de sa détermination.

La dégénéresce amyloïde fait partie intégrante de presque toutes les néphropathies tertiaires ; aussi pourrait-on à priori affirmer son existence, sans en rechercher les preuves. Elles sont du reste assez difficiles à donner, car il n'y a pas, dans la pathologie rénale, de maladie dont la symptomatologie soit aussi variable. Dans tels cas, par exemple, il existe de la polyurie avec une urine claire, de faible poids spécifique, pauvre en urée et en sels, sans sédiments, sans cylindres ni débris épithéliaux ; tandis que dans tels autres, l'urine est au contraire dense, foncée, riche en sédiments et en cylindres hyalins et granulo-graisseux. Tantôt l'œdème fait presque totalement défaut, ou bien il est peu accusé et circonscrit; tantôt il existe une anasarque généralisée très abondante.

Ce qui rend encore le diagnostic difficile, c'est que l'urine ne présente aucun élément histologique appartenant en propre à la dégénérescence amyloïde et prouvant matériellement son existence. Cela tient à ce que la lésion est surtout concentrée dans les vaisseaux et qu'elle n'attaque les tubuli et leur épithélium qu'exceptionnellement. Le professeur Braun (de Vienne) a bien signalé dans le sédiment urinaire des corpuscules qui donnent la réaction iodo-sulfurique caractéristique de la substance amyloïde, et qui ne sont autre chose que des cellules épithéliales transformées; mais ces éléments de diagnostic manquent presque constamment. On avait cru, jusque dans ces derniers temps, que toute urine provenant de reins amyloïdes contenait de l'albumine dans une proportion variable, depuis un simple trouble causé par l'ébullition, jusqu'à 3 pour 100 et au delà. M. Bartels avait dit : « *La constatation de la présence de l'albumine dans l'urine me paraît une condition indispensable pour le diagnostic de la dégénérescence amyloïde du rein.* » Cette proposition est beaucoup trop absolue.

Dans un très remarquable mémoire sur cette question, mon ami le docteur Straus a démontré qu'il existait des cas où la dégénérescence amyloïde du rein ne produisait point d'albumine[1]. Aussi l'existence de l'albuminurie et son abondance, contrastant avec l'absence des cylindres

1. *Note sur la dégénérescence amyloïde du rein sans albuminurie, par J. Straus*, 1881. Ce profond pathologiste, dont les nombreux travaux sur les maladies des reins ont éclairé d'une si vive lumière la physiologie pathologique de ces organes, termine son mémoire par les conclusions suivantes : 1° Dans certains cas de dégénérescence amyloïde des reins, l'albuminurie peut faire défaut constamment et jusqu'à la mort. — 2° L'absence d'albuminurie tient, d'une part à l'absence de lésion profonde (interstitielle ou épithéliale) du rein, et, d'autre part, à une localisation spéciale de la dégénérescence amyloïde; celle-ci, dans ce cas, porte surtout sur les *vasa recta* de la substance médullaire et frappe d'une façon moins intense les vaisseaux glomérulaires. — 3° Au point de vue clinique, si, chez un phthisique, un syphilitique invétéré, un sujet atteint de suppuration osseuse chronique, etc., on constate de l'augmentation de volume de la rate, du foie, mais *sans albuminurie*, on n'est pas autorisé pour ce motif à rejeter l'idée d'une dégénérescence amyloïde des viscères, ni même à nier absolument la dégénérescence amyloïde des reins. — 4° Les auteurs qui font dater le début de la dégénérescence amyloïde dans l'économie, du moment où l'on constate la présence de l'albumine dans les urines, commettent une double erreur : *a*, parce que la dégénérescence amyloïde est loin de commencer toujours par envahir le rein; c'est au contraire la rate et le foie qui sont pris les premiers; *b*, parce que le rein lui-même peut être frappé de dégénérescence amyloïde, sans qu'il y ait albuminurie. Il faut donc se méfier des calculs d'après lesquels on a cherché à fixer la durée possible de la vie chez les sujets atteints de cachexie amyloïde, en faisant dater celle-ci du moment de l'apparition de l'albuminurie.

dans les urines, ne peut-elle plus être admise comme un des bons signes de diagnostic du rein amyloïde, quand une semblable urine s'observe dans le cours de la syphilis, de la tuberculose, d'une suppuration osseuse prolongée, etc., etc.

Voici un cas à l'appui de ce qui précède :

34. Une femme de 42 ans, se plaignant de troubles digestifs, présentait une augmentation de volume du foie et de la rate, qui étaient durs et indolents à la palpation. — Ascite légère. — Pas d'anasarque. — Urines, quelque temps avant la mort, de 900 à 1,000 grammes par jour. — Poids spécifique, 1,011 à 1,013, claires, jaunes, non sédimenteuses. Malgré un examen minutieux quotidien, on ne constata jamais la présence d'albumine ni de cylindres. *A l'autopsie :* foie syphilitique type, augmenté de volume, traversé de profondes dépressions cicatricielles ; dans le parenchyme, quelques gommes disséminées. A l'examen microscopique, dégénérescence amyloïde d'un grand nombre de rameaux de l'artère hépatique et de la veine porte. Rate *sagou.* — Les *reins*, de volume normal, durs, anémiques ; à la réaction iodique, coloration des vaisseaux de la région médullaire ; pas de coloration appréciable des vaisseaux corticaux des glomérules. A l'examen microscopique, on constate que ce sont les *artères droites* qui sont dégénérées de la façon la plus accusée. Les glomérules sont les uns totalement intacts, *les autres dégénérés*, mais en partie seulement, de sorte qu'ils paraissent simplement tachetés par l'iode et par le violet de méthylaniline. Les vaisseaux afférents des glomérules ne sont également dégénérés que par places. Les capillaires interstitiels de la substance corticale sont intacts. — Pas d'autre lésion, si ce n'est une stéatose légère de l'épithélium des canalicules droits. (Litten.)

Ce fait fort intéressant démontre que les déterminations de la syphilis sur le rein se traduisent quelquefois exclusivement par la dégénérescence amyloïde des vaisseaux de l'organe, et que cette dégénérescence peut respecter ou attaquer fort peu les artérioles des glomérules et se circonscrire sur d'autres points de l'appareil artériel, sur les *vasa recta* de la substance médullaire. Or, comme c'est principalement au niveau des glomérules que s'effectue la filtration de l'albumine dans l'urine, il n'y a rien d'étonnant à ce qu'elle n'ait pas lieu, quand ceux-ci ne sont que peu ou pas atteints par la dégénérescence amyloïde.

En 1860, deux élèves d'Oppolzer, MM. Pleisch et Klob, publièrent une observation recueillie à la clinique de ce professeur, prouvant que l'albumine peut complètement faire défaut dans le rein amyloïde. Il s'agissait d'une servante, âgée de 29 ans, atteinte de syphilis viscérale, avec dégénérescence amyloïde du foie, de la rate, des *reins*, constatée à l'autopsie. L'urine n'avait *jamais été albumineuse.*

Ainsi il n'est pas très rare de rencontrer des reins syphilitiques où, à part la dégénérescence amyloïde des vaisseaux, on ne trouve pas la moindre altération des épithéliums ni du tissu interstitiel. Toutefois, la plupart du temps, les épithéliums des canaux urinifères sont plus ou moins infiltrés de graisse ainsi que les interstices conjonctifs. Mais la variété du rein amyloïde de beaucoup la plus fréquente est celle où le parenchyme rénal est en pleine inflammation chronique et se présente sous l'aspect du rein contracté ou du gros rein blanc.

On ne court donc aucun risque de se tromper en admettant dans le diagnostic d'une néphropathie tertiaire l'élément amyloïde. A quel degré, dans quelle proportion? Eh bien, on lui accordera une place considérable, prépondérante même, lorsqu'il existera une syphilose incontestable du foie et de la rate. En pareil cas, la dégénérescence amyloïde du rein est de règle; elle est même parfois, comme dans les deux faits précédents, la seule lésion. Peu importe qu'il y ait ou qu'il n'y ait pas d'albuminurie ; le rein n'en est pas moins touché.

Ainsi se confirme pleinement ce que j'ai dit sur la solidarité inéluctable de la plupart des déterminations abdomino-viscérales de la syphilis tertiaire. Le foie, la rate, les reins forment une trilogie pathologique d'une grande valeur au point de vue du diagnostic. Dans le même processus l'intestin se trouve fréquemment impliqué, et sa dégénérescence amyloïde se traduit par des diarrhées abondantes qui suscitent la cachexie et contrarient le traitement.

Parmi les circonstances capables de révéler l'existence d'une néphrosyphilose latente, il faut noter l'apparition d'une stomatite mercurielle que rien ne faisait prévoir. Toutes les fois, en effet, qu'un traitement hydrargyrique, très bien toléré jusque-là, enflammera inopinément la muqueuse buccale, sans que ses doses aient été augmentées, on devra s'enquérir du fonctionnement des reins et voir s'il ne s'est pas produit de ce côté-là une insuffisance d'élimination. Ce moyen indirect d'arriver au diagnostic, quand il n'y a pas d'autres données, ne se rencontre guère que dans les néphropathies secondaires, car il est rare que, dans la période tertiaire, la syphilose rénale coïncide avec des manifestations qui réclament le traitement hydrargyrique.

Les encéphalopathies urémiques ressemblent sous leur forme aiguë et chronique, surtout sous cette dernière, à certains groupes d'accidents cérébraux que produisent les déterminations directes de la syphilis sur le cerveau. Aussi, quand il surviendra chez un syphilitique, à n'importe quelle période de sa syphilis, des phénomènes morbides du côté de cet organe, il faudra songer tout de suite aux deux grandes causes qui peuvent les produire.

En général on arrivera assez aisément à fixer quelle est celle qui est en jeu. Dans l'urémie rapide, la forme convulsive, qui est la plus commune, donne lieu à des accès d'épilepsie beaucoup plus complets et plus généralisés que ceux de l'épilepsie syphilitique, et ne s'accompagne pas en général, comme cette dernière, de paralysies partielles. Il est vrai que le collapsus cérébral fait quelquefois défaut dans l'épilepsie urémique comme dans la cérébrosyphilose épileptique, et que dans toutes les deux, les convulsions peuvent être limitées, de telle sorte qu'il y a entre elles plus de ressemblance qu'elles n'en présentent l'une et l'autre avec l'épilepsie vraie typique. Ce sont des nuances cliniques dont il est difficile de fixer la vraie signification, et peut-être seraient-elles insuffisantes pour établir le diagnostic, si l'examen des urines ne nous fournissait aucun signe positif. — Une forme rare de l'urémie, la forme délirante, avec obtusion intellectuelle, apathie, indifférence, lenteur des perceptions, paresse des déterminations volontaires, délire doux et tranquille, ressemble à certaines syphiloses cérébrales, d'autant plus qu'elle est comme elles précédée de céphalalgie et de troubles de la vue. Là encore l'analyse des symptômes nous laisserait quelquefois dans l'incertitude, et il faut en appeler à l'état de la sécrétion urinaire pour résoudre ces difficultés. — J'en dirais autant de la forme comateuse, si elle n'était pas excessivement rare dans les syphiloses, du moins d'emblée et à l'état de pureté. Dans l'urémie, la forme comateuse est au contraire très commune et elle est l'aboutissant de toutes les autres. Habituellement elle se produit sans mélange de convulsions et la résolution musculaire est générale. Il n'y a jamais de paralysie limitée, tandis qu'il en existe toujours à un plus ou moins haut degré dans les cérébro-syphiloses comateuses.

L'encéphalopathie urémique lente présente une phase initiale qui peut durer plusieurs semaines et n'être caractérisée que par une céphalée intense. N'est-ce pas ainsi que débutent la plupart des encéphalopathies syphilitiques ? Plus tard les différences s'accentuent ; l'encéphalopathie urémique donne lieu surtout à des vomissements, à du coma, à quelques mouvements convulsifs, à du délire ; tandis que l'encéphalopathie syphilitique peut affecter une grande variété de modes symptomatiques qui n'ont rien de systématique, mais se ressemblent tous en ceci qu'on y trouve toujours une paralysie ou une parésie circonscrites. Le processus est beaucoup plus rapide dans l'urémie que dans la syphilose cérébrale. — Une remarque importante à faire, c'est que dans les formes rapides ou lentes de l'urémie, il y a très souvent des désordres dyspnéiques subits et sans aucune lésion cardio-pulmonaire. Ces désordres sont au contraire d'une rareté extrême dans les cérébrosyphiloses. Je ne les ai rencontrés que dans quelques myélopathies spécifiques très graves, avec paraplégie complète. — Dans les encéphalopathies urémiques les troubles de l'uropoïèse ne font jamais défaut et consistent dans une diminution de la sécrétion urinaire qui peut aller jusqu'à l'anurie, dans l'albuminurie et la présence des cylindres granulo-graisseux, hyalins, etc., dans la diminution notable des matériaux azotés urinaires[1].

Les néphropathies qui surviennent à une période avancée de la syphilis ne dépendent pas quelquefois uniquement de cette diathèse, car il peut se faire que d'autres maladies constitutionnelles coexistent avec elle, la tuberculose par exemple et l'arthritisme, etc., qui sont susceptibles aussi de se déterminer sur les reins, sans compter l'alcoolisme et d'autres intoxications. Il faudra déterminer autant que possible la part qui revient à chacun de ces influences morbides dans la production de la maladie des reins. Ce n'est pas toujours facile. Souvent même c'est impossible. Le diagnostic en est réduit, à bien établir qu'il y a eu syphilis. Du moment que l'existence de cette maladie est prouvée, on agira dans le traitement comme si elle seule était la cause de la néphropathie.

1. Tout récemment, un clinicien fort distingué, M. le Dr Dieulafoy, a publié dans la *Gazette hebdomadaire* nos 25, 26, 27 de 1886, un mémoire important intitulé : *Contribution à l'étude clinique et expérimentale de la maladie de Bright sans albuminurie.* On y trouve les propositions suivantes : 1° Certains brightiques ne sont pas albuminuriques et, ainsi que le prouvent les quatre premières observations de ce travail, l'albuminurie peut faire défaut pendant un temps plus ou moins long, au cours des néphrites chroniques ; — 2° Par contre, un grand nombre d'albuminuriques ne sont pas brightiques, et parmi ces albuminuriques se trouvent les albuminuriques dont l'albuminurie est compatible avec l'état de santé et les albuminuriques qui sont peut-être destinés par leurs lésions rénales à devenir brightiques. — Il en résulte que l'albuminurie n'a qu'une valeur bien secondaire dans le diagnostic de la maladie de Bright ; elle n'est qu'un témoin et quel témoin ! Témoin infidèle puisqu'il peut faire défaut ; témoin trompeur, puisque si on n'était prévenu, il pourrait faire supposer une néphrite qui n'existe pas. (Dieulafoy.)

L'auteur signale ensuite les symptômes les plus propres à venir en aide au diagnostic et à dépister le mal de Bright dans ces formes obscures où l'œdème et l'albuminurie peuvent faire défaut. J'en ai rappelé plus haut quelques-uns. Il faut y joindre les troubles auditifs (dureté de l'ouïe), qui seraient beaucoup plus fréquents que les troubles oculaires, le symptôme du doigt mort, les démangeaisons, l'impressionnabilité pour le froid que M. Dieulafoy propose d'appeler la *cryesthésie*, les crampes des mollets, les céphalées simulant celles des syphilitiques, l'hypothermie, le bruit de galop cardiaque (Potain), les vomissements tenaces, les accès d'oppression. — Enfin les urines de brightiques non albuminuriques sont aussi peu toxiques que possible, lorsqu'on les injecte dans les veines d'un animal, parce qu'elles ne contiennent qu'une quantité très minime des éléments de dépuration organique.

Les *rétinites*, si communes dans les formes chroniques du mal de Bright, d'origine commune ou syphilitique, pourraient être confondues avec les lésions profondes de l'œil,

E. Les éléments du pronostic se trouvent contenus dans les considérations qui précèdent. Ils ne diffèrent de ceux des néphropathies d'ordre commun que par leur gravité moindre, qui ne dépend pas autant des phénomènes pris en eux-mêmes que de la possibilité de les atténuer et de les guérir au moyen d'une médication spécifique. Sans doute cet espoir n'est pas aussi fondé dans les néphrosyphiloses tertiaires que dans les secondaires, mais cependant il est justifié par des succès incontestables. — Les formes cachectiques compliquées de syphiloses hépatique, splénique, intestinale sont les plus graves. Mais, même dans celles-là, il ne faut pas désespérer. J'ai vu des syphiloses complexes abdominales guérir miraculeusement sous l'influence de l'iodure chez des malades condamnés comme cancéreux.

F. L'iodure est le spécifique par excellence dans les néphropathies tertiaires. Les indications de l'hydrargyre sont beaucoup plus restreintes que dans les néphropathies secondaires. Je conseille même de n'y pas recourir. Le traitement syphilitique ne devra point faire négliger le traitement ordinaire de la maladie de Bright, c'est-à-dire le régime lacté, les frictions et les massages pour entretenir ou réveiller les fonc-

qui émanent directement de la syphilis. Le diagnostic se fera surtout à l'aide de l'ophtalmoscope. Dans les rétinites albuminuriques on trouve autour de la papille qui reste parfois saine, des taches blanches, des résidus hémorrhagiques sous forme de taches noirâtres; les lésions occupent les éléments nerveux et les éléments conjonctifs de la rétine et aboutissent à une hypertrophie avec sclérose et à une dégénérescence graisseuse. Les vaisseaux sont quelquefois sains, mais d'autrefois variqueux, graisseux, sclérosés, etc. — Ce n'est pas ici le lieu de décrire toutes les formes des ophtalmo-syphiloses profondes; qu'il me suffise de dire qu'elles sont constituées principalement par la rétinite, laquelle aboutit, quand elle n'est pas enrayée, à l'atrophie de la papille et à la sclérose des fibres nerveuses et du tissu cellulaire interstitiel, et par la rétino-choroïdite avec opacité de la rétine, consistant en une teinte nuageuse qui ne laisse apercevoir la papille que comme la lune à travers un nuage (Galézowski) ou un bec de gaz à travers un brouillard épais (Dehenne), etc. Évidemment il n'est pas sans intérêt de savoir si les lésions de l'œil sont produites par la néphrite ou par la syphilis, mais ce diagnostic n'a pas une grande importance, du moment que la cause profonde est la même et que la syphilis impose le même traitement dans les deux cas.

On trouve dans les recueils quelques cas de prétendues encéphalopathies syphilitiques ayant entraîné la mort plus ou moins promptement, quoique le cerveau ne présentât aucune lésion apparente à l'autopsie. Ne s'agissait-il pas là d'encéphalopathies urémiques symptomatiques de néphrosyphiloses latentes?

Les vomissements avec diarrhée sont très rares dans la syphilis. Si ces phénomènes gastro-intestinaux survenaient sans qu'on pût les attribuer à la médication spécifique, ils feraient songer à la possibilité d'une néphrosyphilose.

Le processus ne présente rien de particulier dans les néphrosyphiloses tardives. Il est sujet à de nombreuses intermittences, peut-être plus que celui des néphrosyphiloses précoces.

tions de la peau, les purgatifs drastiques dans l'urémie, la digitale, le tannin, etc. En général, il faut être sobre de médicaments, parce que, comme ils sont incomplètement éliminés par les reins malades, ils pourraient provoquer rapidement des phénomènes d'intoxication. — On n'oubliera pas les indications fournies par l'œdème excessif des extrémités inférieures et l'abondance de l'ascite. On y remédiera par des mouchetures et par la paracenthèse, etc.

Conclusions. — 1. La syphilis peut attaquer les reins à toutes les périodes de son évolution. Les lésions qu'elle y fait naître sont semblables à celles de la maladie de Bright et en reproduisent toutes les variétés. Leur spécificité ne s'accuse que rarement sous forme de tumeurs gommeuses.

2. Les néphropathies syphilitiques ou néphrosyphiloses sont relativement rares et n'occupent comme fréquence, parmi les déterminations viscérales, que le cinquième ou le sixième rang. Elles viennent bien loin après les affections génitales et même les encéphalopathies.

3. Dans la plupart des cas, la syphilis est leur cause unique. On trouve quelquefois d'autres facteurs étiologiques, tels que tuberculose, arthritisme, alcoolisme, etc. ; mais, dans ces associations pathogéniques, la syphilis doit être mise en première ligne au point de vue des indications. — Le mercure ne joue aucun rôle dans la genèse des néphrosyphiloses, du moins lorsqu'il est prudemment administré.

4. Les néphrosyphiloses précoces surviennent parfois à une époque très rapprochée de l'accident primitif. Les néphrosyphiloses tardives appartiennent à la phase tertiaire de la maladie. Les premières sont contemporaines des plaques muqueuses, et, les secondes, des manifestations viscérales scléro-gommeuses, en particulier de celles du foie et de la rate. Ces deux ordres de néphrosyphiloses ne diffèrent pas seulement par leur place chronologique dans l'évolution, mais par quelques particularités importantes de lésions, de symptômes, de processus, de coïncidences spécifiques etc.

5. Les néphrosyphiloses précoces présentent la plus grande analogie avec les néphropathies de provenance et de nature infectieuses. C'est l'élément actif ou sécréteur de l'organe qui y est le premier atteint. Aussi leurs lésions présentent-elles le type du *gros rein blanc*. Ce sont des néphrites parenchymateuses. — Comme symptômes, marche et terminaison, elles ne diffèrent pas des formes aiguës et surtout subaiguës et chroniques de la maladie de Bright. Elles présentent les mêmes complications. — La mort en est quelquefois la conséquence,

mais elles sont moins graves que les néphropathies tertiaires. Les spécifiques et surtout l'iodure de potassium exercent sur elles une grande action curative qui est souvent le principal élément du diagnostic.

6. Les néphrosyphiloses tardives sont presque toujours, mais pas exclusivement, interstitielles et atrophiques; elles aboutissent à la cirrhose du rein. Les gommes et surtout la dégénérescence amyloïde font partie de leur anatomie pathologique. La forme parenchymateuse ou gros rein blanc ne s'y observe que rarement. — Elles coïncident si souvent avec la syphilose hépatique et la syphilose rénale, qu'il en résulte une trilogie morbide très caractéristique. La cachexie syphilitique en est souvent la conséquence. — Leur étiologie est plus complexe que celles des néphropathies précoces. Leurs symptômes et leurs processus sont ceux du mal de Bright chronique. Elles sont plus graves que les néphropathies précoces. Elles ressentent comme elles, mais à un moindre degré, l'influence curative de l'iodure de potassium.

7. Les néphrosyphiloses précoces et tardives ne se distinguent pas les unes des autres d'une façon absolue. Entre les modalités anatomiques et symptomatiques de la syphilose rénale il n'existe aucune ligne de démarcation immuable, puisque ces modalités ne sont que l'expression multiple et variable ou les degrés d'une même détermination. Les conditions pathogéniques changent un peu avec l'âge de la syphilis, mais c'est toujours la même néphropathie spécifique qui est susceptible d'attaquer successivement ou d'emblée tous les éléments constitutifs de la glande.

8. L'efficacité des deux spécifiques de la syphilis contre les néphrosyphiloses précoces et tardives est incontestable. — Le mercure, imparfaitement éliminé par les reins, donne alors lieu très fréquemment à la salivation ; aussi faut-il l'administrer avec beaucoup de réserve. Il vaut même mieux recourir exclusivement à l'iodure de potassium, dont l'action curative est très grande, quand on le donne à des doses élevées. — Le traitement spécifique n'exclut point le traitement ordinaire de la maladie de Bright, qu'il faut employer conjointement dans toutes les néphropathies syphilitiques.

HÉMOGLOBINURIE SYPHILITIQUE.— Pour compléter cette étude des déterminations de la syphilis sur les reins, il me reste à parler de l'*hémoglobinurie*, à laquelle quelques observateurs attribuent une origine spécifique. Ce n'est pas une maladie; c'est un symptôme qui apparaît avec plus ou moins d'intensité dans différents états morbides (fièvres, intoxications). Les urines sont albumineuses et sanglantes, quoiqu'elles ne contiennent jamais de globules rouges comme les urines hématuriques. Elles doivent leur coloration à l'hémoglobine. Ce fait implique une destruction rapide des globules rouges. Où se fait-elle? Les uns supposent que c'est dans les reins, dans le sang lui-même ou dans les organes de l'hématopoièse. Cette destruction globulaire a fait comparer l'hémoglobinurie à l'ictère hémaphéïque, à la fièvre hématurique des pays chauds, à la fièvre mélanurique de nos climats, etc., etc. — Quoi qu'il en soit de ces idées, il existe une hémoglobinurie primitive, essentielle, *paroxystique*, qui se produit chez certains individus à la suite d'un refroidissement. Cette forme a été parfaitement décrite par M. Mesnet. — Je n'ai point à y insister ici. Qu'il me suffise de dire que les urines ont la teinte des vins de Bordeaux et de Malaga, quelles sont albumineuses, qu'elles ne contiennent ni globules rouges, ni débris de ces globules et que le spectroscope y décèle les deux raies de l'oxyhémoglobine. Le sédiment est formé de granulations d'hémoglobine, de cylindres et de cellules épithéliales. — Évidemment, dans l'hémoglobinurie paroxystique ou *a frigore*, il y a d'autres influences étiologiques que la cause banale et occasionnelle du froid. Or, parmi elles, on trouve dans beaucoup d'observations le paludisme et la syphilis qui tiennent une grande place dans les antécédents morbides des hémoglobinuriques. — En ce qui concerne la syphilis, elle est assez souvent signalée, pour qu'on puisse à priori lui attribuer un rôle direct ou indirect dans la pathogénie de la maladie. M. le professeur Murri (de Bologne) a obtenu les plus heureux résultats dans le traitement de l'hémoglobinurie, en employant les antisyphilitiques. Chez un de ses malades, en même temps que les manifestations secondaires, apparurent tous les symptômes de l'hémoglobinurie *à frigore*. Un traitement spécifique la fit disparaître en même temps que les accidents secondaires. Chez un autre, la syphilis était plus douteuse, mais cependant on voyait sur les extrémités inférieures des ulcérations chroniques qui paraissaient être le produit de gommes souscutanées. Ce malade guérit parfaitement au moyen du traitement antisyphilitique. Un troisième, atteint de syphilis depuis plusieurs années, mourut de tubercules; on lui trouva le foie syphilitique. — Voici une observation de M. Schumacher, qu'il considère comme probante au point de vue qui nous occupe: Syphilis en avril 1880, chez un homme de 30 ans (frictions hydrargyriques et iodure). Au bout de dix-huit mois, le malade fut soumis à des refroidissements violents et répétés et il lui survint de nombreuses attaques d'hémoglobinurie qui cessèrent à l'entrée de l'été. Dans l'hiver suivant (2ᵉ année 1/2 de la syphilis), nouvelles attaques d'hémoglobinurie et large ulcération syphilitique sur le voile du palais. Traitement spécifique, persistance de l'hémoglobinurie, dont les attaques se reproduisirent quotidiennement pendant un mois et épuisèrent le malade. Saison à Aix-la-Chapelle et traitement par les frictions, qui finit par triompher de l'hémoglobinurie; elle ne se reproduisit plus. — Il me semble que ce fait ne démontre pas clairement l'influence pathogénique de la syphilis sur l'hémoglobinurie. Je ne vois rien de spécifique dans cette affection. Tout au plus pourrait-on admettre que la syphilis, comme le paludisme et d'autres dyscrasies, favorise l'affection, en déterminant du côté des organes hématopoiétiques certaines altérations organiques ou fonctionnelles, ayant pour conséquence l'affaiblissement de la vitalité des globules rouges. « Ainsi seulement, dit M. Merklen, s'expliquent, d'après les travaux les plus récents, l'hémoglobinhémie et l'hémoglobinurie consécutive provoquée par le froid. Celui-ci agit sur les centres réflexes vaso-moteurs pour déterminer dans les vaisseaux du foie et des reins la stase sanguine; puis les globules rouges se dissolvent, grâce à leur fragilité native et à l'accumulation dans le sang d'acide carbonique. Est-il besoin d'ajouter que cette théorie n'est que provisoire et laisse inexpliqués divers phénomènes, notamment la susceptibilité excessive du système nerveux, sensitif et vaso-moteur et le caractère fébrile des accès? »

C'est le professeur Murri qui paraît avoir le premier signalé les rapports de l'hémoglobinurie paroxystique avec la syphilis. Il est revenu sur cette question et a relaté, à l'appui de sa thèse, quinze cas dans lesquels l'étiologie est nettement mentionnée. Il insiste sur les cures durables obtenues par le traitement spécifique. D'après lui, il ne s'agit pas là d'une lésion rénale primitive, mais d'une influence dyscrasique coïncidant avec une excitabilité anormale des centres vaso-moteurs, laquelle serait mise en jeu par l'irritation des nerfs thermiques de la peau (hémoglobinurie *a frigore*), par une irritation cérébrale (hémoglobinurie psychique), par une irritation musculaire (hémoglobinurie par excès de travail), par une irritation menstruelle (hémoglobinurie menstruelle), par une irritation stomacale (hémoglobinurie *a fame*). — Processus de l'accès : pâleur, refroidissement de la peau, puis cyanose, oligurie, albuminurie et enfin hémoglobinurie.

Une petite fille de 9 ans, sujette à de fréquents accès d'hémoglobinurie, sous l'influence du moindre refroidissement, présentait une série de symptômes pouvant faire soupçonner une syphilis héréditaire : hyperostose diffuse de la diaphyse des os longs, malformation dentaire, irido-kératite bilatérale, cicatrices de la membrane du tympan, etc. L'iodure et les frictions mercurielles firent disparaître l'affection oculaire et les crises d'hémoglobinurie, si bien, que l'enfant put s'exposer sans accidents aux refroidissements les plus variés. (H. Gotze.)

A la troisième année d'une syphilis assez sérieuse et imparfaitement traitée, un homme de 29 ans fut pris, après chaque refroidissement, d'accès de fièvre avec émission d'urine brune et même noirâtre, qui se reproduisirent pendant longtemps et ne furent guéris que par des frictions mercurielles. (C. Kopp.)

Il me semble que les preuves cliniques données jusqu'ici en faveur de l'influence pathogénique de la syphilis sur l'hémoglobinurie sont insuffisantes. A supposer qu'elle existe, il faut avouer qu'elle ne se manifeste pas souvent. Comptez le nombre des syphilitiques qui n'ont jamais été hémoglobinuriques. Il est incalculable. N'est-ce pas là un argument de quelque valeur ? La syphilis n'entrerait donc en jeu qu'après beaucoup d'autres causes plus efficaces qu'elle, et son rôle, dans le nombre infime des cas où on peut l'invoquer, se réduirait en somme à une action très indirecte. Le traitement spécifique, il est vrai, a produit de bons résultats. C'est ce qu'il y a de plus clair dans cette obscure question. Tous les hémoglobinuriques devront donc être traités par le mercure et l'iodure de potassium. Peut-être cette médication réussirait-elle aussi chez les hémoglobinuriques non syphilitiques.

Note sur la sclérose des corps caverneux. — Les conclusions que j'ai données p. 196 n'ont rien d'absolu. Elles ne font que résumer les faits que j'ai observés dans la pratique circonscrite des maladies vénériennes. En 1850 M. Kirby chercha à prouver que toutes les scléroses du pénis devaient être rattachées à l'arthritisme et plus spécialement à la goutte. En 1879, M. Verneuil, s'inspirant des vues de Marchal de Calvi, déclara qu'elles provenaient du diabète. Ces deux étiologies constitutionnelles ont eu beaucoup de partisans en France et en Angleterre. Mais la question est peut-être encore loin d'être jugée définitivement. En 1885 M. le docteur Tuffier a publié sous le titre d'*induration des corps caverneux*, un excellent travail où on trouve analysées et discutées toutes les publications dont cette curieuse affection a été l'objet depuis La Peyronie qui la décrivit le premier en 1743, jusqu'à nos jours.

La syphilis attaque-t-elle les calices, les bassinets, les uretères et la vessie ? — Aucun fait n'est venu démontrer jusqu'ici que les calices, les bassinets et les uretères aient jamais été attaqués par la syphilis. — Est-il permis d'être affirmatif pour la vessie ? Non. Presque tous les auteurs nient en effet l'existence de ses lésions spécifiques. Le travail de M. Proksch sur ce sujet ne m'a point convaincu. Il a réuni six observations dues à Morgagni, Ricord, Vidal de Cassis, Tarnowsky, et en a tiré de nombreuses conclusions qui m'ont paru très contestables (Voir ces conclusions. *Ann. de derm. et de syph.* 1880, p. 784).

TROISIÈME LEÇON

AFFECTIONS SYPHILITIQUES DU SYSTÈME LOCOMOTEUR

MESSIEURS,

Toutes les parties qui constituent le système locomoteur sont susceptibles de subir les atteintes de la syphilis, aux diverses périodes de son évolution, mais pas au même degré ni avec la même fréquence. — Les os y sont infiniment plus prédisposés que les muscles, les tendons et les synoviales. A première vue, n'y a-t-il pas lieu d'en être surpris? Nous sommes enclins, en effet, à prendre pour mesure de l'aptitude morbide l'activité fonctionnelle des organes. Dans la hiérarchie biologique ne sont-ce pas les degrés supérieurs qui attirent le plus les déterminations pathologiques? La passivité des tissus n'est-elle pas une garantie contre leur envahissement par les lésions de toute sorte que font naître dans l'organisme les innombrables causes morbides qui l'assiègent? — S'il en était ainsi, nul doute que les os ne fussent les derniers à concevoir l'action syphilitique. Contre elle ils ont comme immunité la lenteur apparente, l'infériorité de leur vie moléculaire, le rôle presque exclusivement mécanique qu'ils jouent, la protection solide, mais inactive quoique très efficace, qu'ils constituent aux organes splanchniques de l'ordre le plus élevé. Eh bien, peu importe tout cela. Les os n'en sont pas moins les parties du corps les plus aptes à être attaquées par la syphilis. Leurs affections spécifiques l'emportent de beaucoup, comme nombre et comme importance, sur celles des agents actifs qui les mettent en mouvement, sur celles des muscles dont le rang fonctionnel leur est évidemment supérieur. La syphilose musculaire est relativement rare et pauvre, comparée à la syphilose osseuse. Celle-ci occupe une des premières places dans la pathologie syphilitique.

Pour qu'il en soit ainsi, il faut quelque raison. Peut-être la principale provient-elle d'un côté obscur, peu connu bien que très réel du fonctionnement des os. On aurait tort de ne voir en eux que des leviers, des soutiens mécaniques, des cages, des canaux, des cavités protectrices. Il paraît démontré aujourd'hui que les os prennent une part active et importante aux phénomènes de l'hématopoièse, que leurs cellules médullaires d'une ressemblance si frappante avec les globules blancs du sang sont des cellules lymphatiques. Il est probable que les globules rouges subissent dans le tissu médullaire des os un processus destructif semblable à celui qui s'effectue dans la pulpe splénique. Les granulations jaunes ou brunes qu'on y trouve, et qui sont des détritus d'hémoglobine, semblent l'attester. L'élément lymphoïde existe non seulement dans le canal médullaire et la substance spongieuse des os, mais à leur surface extérieure, entre eux et le périoste qui est doublé d'une mince couche de cellules médullaires, formant avec celles de la moelle un tout continu par l'intermédiaire des canaux de Havers. L'os, proprement dit, est entouré et pénétré de cette substance à tous les âges de la vie, surtout pendant la période d'accroissement. N'est-ce pas là une cause prépondérante de détermination pour la syphilis[1] ? Assurément, et la preuve c'est que tous les syphilomes osseux ont pour siège primitif le tissu médullaire intra ou périosseux. C'est en lui que s'effectue le processus. Toutes les lésions de la substance solide en dérivent et lui sont subordonnées.

PREMIÈRE PARTIE

SYPHILOSE DES OS ET DES ARTICULATIONS

Section I. *Syphilose osseuse.*

Jean de Vigo en 1514, Falloppe en 1555, sont les premiers auteurs qui aient décrit les affections syphilitiques des os. Jusqu'à eux elles n'avaient pas frappé l'attention des premiers syphiliographes du quinzième et du seizième siècle. Depuis, elles ont été l'objet d'un nombre très considérable de travaux. On les trouve mentionnées dans tous les livres de syphiliographie, dans les traités de chirurgie et dans les monographies sur les affections osseuses. Parmi les auteurs qui les ont le mieux étudiées, il faut citer Fernel, Astruc, Jean-Louis Petit, Hunter, Lallemand, et, de nos jours, MM. Ricord, Gosselin, Virchow, Cornil et Ranvier, Gangolphe. En 1872, je publiai un mémoire sur *les Affections*

1. Cette cause a été très ingénieusement mise en lumière par M. le Dr Louis Jullien. *Traité pratique des maladies vénériennes*, 1886, p. 643.

syphilitiques précoces du système osseux. C'était un chapitre nouveau dans l'histoire de la syphilose osseuse[1].

CHRONOLOGIE ET FRÉQUENCE. — Les os, ainsi que je l'ai démontré, peuvent être attaqués par la syphilis à toutes les périodes de son évolution. J'ai vu des tumeurs se développer sur le périoste avant l'apparition des syphilides exanthématiques et comme première manifestation de la syphilis généralisée. Elles sont en général bénignes et résolutives. — Entre cette syphilose précoce, qu'on pourrait appeler secondaire, et la syphilose tardive ou tertiaire, la démarcation chronologique est indécise et très variable. Je ne partage point l'opinion de Sigmund, qui fixe la seconde année de la syphilis, comme la période la plus féconde en affections osseuses. Les véritables ostéosyphiloses gommeuses se produisent en général à une époque beaucoup plus reculée. Elles appartiennent aux accidents syphilitiques les plus invétérés. On

1. BIBLIOGRAPHIE. — GANGOLPHE. *Contribution à l'étude des localisations osseuses de la syphilis. De l'ostéomyélite gommeuse des os longs.* Paris, 1885. — RANVIER. *Comptes rendus de la Société de Biologie*, 1865. — CORNIL, *Leçons sur la syphilis*, 1879. — CORNIL et RANVIER, *Manuel d'histologie*. — ROLLET, *Syphilis. Dictionnaire encyclopédique des sciences médicales*. — POULET, *Ostéite tub. et ostéite syphilitique du crâne. Bulletin soc. chir.* t. 10, p. 325, 1884. — CHARPY, *Fragilité des os chez les syphilitiques. Ann. derm.* Septembre 85, p. 269. — VERNEUIL, *Mal de Pott syphilitique. Ann. dermat. et syph.*, 187, p. 236. — RÉMY, *Nécrose syphilitique du pariétal ; abcès du cerveau consécutif.* Société anatomique, 1874. — DAUVE, *Périostoses syphilitiques de l'omoplate. Th. Paris*, 1883. — FOLLIOT, *Périostose gommeuse de l'omoplate, Th. Paris*, 83-84. — BARIÉ, *Carie syphilitique du rocher*, Société anatomique, 1874. — MOSCOWITZ, *Th. de Paris*, 1874. — LAREBIÈRE, *Affec. syphilitiques des voies lacrymales, Th. de Paris*, 1881. — GALTIER BOISSIÈRE, *Manifestations syphilitiques sur la voûte cranienne, Th. Paris*, 1885. — FOURNIÉ, *Ostéites naso-craniennes syphilitiques. Ann. des mal. de l'oreille*, t. 7, p. 13 et 73, 1881. — DESPRÈS, *Lésions tuber. des os simulant des accidents syphilitiques, Union médicale*, t. 31, p. 938, 1881. — DUBRUEIL, *Gomme volumineuse de la jambe. Gazette hebdom. de Montpellier*, n° 40, 1884 et *Rev. sc. méd.*, t. 25, p. 793. — LOUIS GELLÉ, *Des fractures chez les syph., Th. Paris*, 1884. — BERNE, *Manifestations osseuses précoces et tardives de la syph. hérédit., Th. Paris*, 1884. — DUZÉA, *Sur un cas de syph. probablement hérédit. Lésions osseuses viscérales, Lyon, Médic.* t. 49 228. — DE SABRAN, *Notes sur 2 cas de syph. dentaire. Ann. Derm. et Syphil.* Tome 2, p. 111, 1881.

VIRCHOW, *La syphilis constitutionnelle*, Paris 1860. — WAGNER, *Périost, Syph. de la face interne du bassin. Berlin, Klin. Wochenschr.* 21 août 1885. *Revue des sc. médic.*, t. 20. 795. — SENFTLEBEN, *Bemerkungen über Periostitis und Necrose am Unterkiefer, Virchow Arch*, t, 18, p. 346. — NŒDOPIL. *Fracture spontanée des deux cuisses chez un syphilitique tertiaire, Wien. med. woch.*, t. 28, 1878. — DE AMICIS, *sulla sifilide ossea e muscolare. Giorn. ital. delle m.* V. 1881, p. 120.

TOMMASI, *Gomme delle apofisi delle vertebre cervicali sotto forma dello spondilartrocace, Giorn. ital. delle mal. ven.*, t. 1, p. 166, 1869. — ZACCHEO, *Ulcera perforante lo sterno, gomme alla clavicula ed alla spalla destra, Giorn. ital delle mal. ven.*, t. 1, p. 79, 1871. — AMBROSOLI, *Carie della destra meta dello sterno, Giorn. ital. delle mal. Ven.*, t. 1, p. 47, année 1866. — ZELCROSWKI, *Necrosi sifilitica delle cranio trapanazione, Giorn. ital. delle mal. Ven.*, 1873, p. 102. — CELSO PELLIZZARI, *Mal. della ossa da syphilide*

les observe souvent à des époques très éloignées du début de la maladie, au bout de 5, 10, 20, 30 ans et même après 40 ans.

Comme fréquence, la syphilose osseuse occupe le deuxième rang. Elle vient après les déterminations sur le derme et sur l'hypoderme. Elle est de 27,7 pour 100 dans l'ensemble des affections tertiaires[1]. (Voyez p. 112 de ce volume).

Étiologie. — Elle est difficile à préciser, comme du reste celle de tous les accidents tertiaires. L'ostéosyphilose est peut-être plus fréquente et certainement plus grave chez les individus à tempérament lymphatique et à constitution scrofuleuse. — Parmi les causes générales ou constitutionnelles, après la scrofule, viennent le rhumatisme, la goutte et en général les autres diathèses dans lesquelles les systèmes osseux et fibreux sont plus ou moins affectés. Le mauvais régime, les agents de débilitation générale, mais surtout le froid, l'humidité, les habitations insalubres prédisposent aussi l'organisme à l'ostéosyphilose. — La race et le climat ont-ils sur elle quelque influence? On l'a dit, sans en donner des raisons bien probantes. Ce qui paraît le mieux établi, c'est que toutes les causes climatériques, ethnographiques ou autres qui prédisposent le plus à la scrofule sont aussi les plus favorables à la syphilose osseuse. Ce fait démontre les affinités électives de ces deux grandes maladies constitutionnelles.

Il fut un temps où on accusa le mercure de produire toutes les affections qu'on avait l'habitude d'attribuer à la syphilis. C'est sur le terrain osseux que les mercurialistes et les antimercurialistes se sont livrés les combats les plus acharnés. Aujourd'hui, si la lutte n'est pas terminée, on y ap-

ereditaria. Giorn., delle mal. Ven., 1881, p. 120. — Angelo. *Gomma delle periosto nelle angolo superior interno della cavita orbitaria. Morgagni*, 1881, p. 255. — De Linares, *Necrosis central sifilitica della extremitad superior della tibia. Clinica Malaga*, p. 293-302, 1880.

Taylor, *Bone Syphilis in children. New-York*, 1876. — Mivart et Pepper, *Incurvation du tibia par syphilis. Lancet*, mai 1884. — *Forms of Artificial noses. Brit. med. journ*, 1868, p. 329. — Hutchinson, *Lésions syphilitiques des os du crâne. Lancet*, septembre 1872.

1. « Les ostéopathies entrent pour une plus grande part dans le cadre des accidents tertiaires chez les malades non soumis au mercure, que chez ceux qui ont suivi un traitement spécifique régulier. Chez les premiers, je les ai rencontrées dans la proportion de 28 pour 100 ; chez les seconds, mercurialisés à partir des secondaires, elle était de 23 pour 100, et enfin de 21 pour 100 chez ceux qui l'avaient été *ab initio*. Elles sont aussi plus précoces dans le cours des véroles non traitées ; ma statistique m'a donné *trois ans et neuf mois* pour l'époque de leur apparition dans ces cas, et *quatre ans et six mois* pour ceux où la syphilis avait eu à compter avec le mercure. Il est donc peu d'accidents sur lesquels l'influence bienfaisante du mercure soit aussi manifeste. » (Jullien, *Loc. cit.*, page 826).

porte moins de passion. Presque tous les syphiliographes, et je suis de ce nombre, s'accordent à reconnaître que les ostéosyphiloses sont plus fréquentes dans les syphilis abandonnées à elles-mêmes que dans les syphilis soumises au traitement mercuriel. Jamais je n'ai vu une affection osseuse qu'on eût la moindre raison d'attribuer au mercure. Toutes celles que j'ai observées émanaient incontestablement de la syphilis. A l'époque où Fernel, Fallope, Tomitanus et d'autres n'employaient que le gaïac dans le traitement de cette maladie, les affections osseuses s'y montraient avec toutes les variétés et tous les degrés de leurs formes connues. Sous le règne des antimercurialistes, dont Fergusson fut le chef, les affections osseuses étaient très communes et c'est dans la syphilis naturelle qu'elles prédominaient. « Il est positif, dit M. Rollet, que dans toutes les endémo-épidémies syphilitiques que nous avons fait connaître, où la maladie a été le plus souvent abandonnée à son cours naturel, le système osseux et notamment les os du nez et du palais, ont été affectés avec autant de fréquence que de gravité. »

Il me semble que depuis dix ans la syphilose osseuse a diminué. J'en observe aujourd'hui beaucoup moins qu'en 1870 et dans les cinq ou six années suivantes.

Parmi les causes occasionnelles de la syphilose osseuse, il faut mettre en première ligne les lésions traumatiques. Elles sont fréquemment le point de départ d'un ostéosyphilome qui sans elles ne se serait peut-être jamais produit[1].

Anatomie pathologique. — On ne la connaît bien que depuis quelques années. Elle occupe une place si importante dans la syphilose osseuse, qu'il faut l'étudier avec le plus grand soin.

I. Considérations générales. — Entre les lésions syphilitiques des os et celles des parties molles, il existe, malgré les différences d'aspect, l'analogie la plus étroite. Que par la pensée on solidifie, en le calcifiant, tel ou tel point du derme et de l'hypoderme, par exemple, atteint de syphilides exanthématiques, papuleuses, tuberculeuses, scléro-gommeuses, phagédéniques, et on aura à peu de chose près, l'image, à tous les degrés et sous toutes ses faces, de ce que deviennent l'os, le périoste, le canal médullaire, lorsque la

1. Je n'irai cependant pas jusqu'à dire, avec M. Virchow, que la plupart des lésions osseuses syphilitiques, pour ne pas dire *toutes*, proviennent de contusions. Il y a, il est vrai, des périostoses et des exotoses professionnelles : gonflement syphilitique du périoste des clavicules au point où frottent les courroies qui servent aux commissionnaires à porter des fardeaux, lésions du sternum chez les maîtres d'armes, périostoses du bord interne du cubitus chez les individus qui s'appuient fréquemment sur le rebord saillant d'une table, etc., etc.

syphilis s'en empare et y parcourt toutes les étapes de son processus. Dans les ostéosyphiloses il y a des lésions résolutives, érosives, destructives, phagédéniques, comme partout ailleurs. — A côté de ces lésions fondamentales, essentielles, il se produit presque toujours un processus de réparation, soit spontanément, soit sous l'action des spécifiques. Quand il reste dans des limites convenables, la guérison est complète. Mais souvent il dépasse le but; il hypertrophie, il condense, il éburne la substance osseuse; il la déforme ou l'étouffe sous la surabondance des éléments réparateurs, si bien qu'il lui arrive parfois d'être aussi nuisible que la lésion elle-même. Qu'on ne perde jamais de vue les effets de ce processus réparateur ou *en retour*, si on veut bien comprendre l'anatomie pathologique de l'ostéosyphilose. C'est le mélange des lésions du processus destructeur et de celles du processus réparateur, qui rend si complexes et souvent si indéchiffrables, pour celui qui n'en a pas la clé, les altérations syphilitiques du système osseux.

Ces altérations sont circonscrites ou diffuses, localisées ou généralisées, visibles ou latentes. Ces dernières sont beaucoup plus fréquentes qu'on ne le croit. Les douleurs ostéocopes, névralgiformes de la partie moyenne des membres, des articulations, de toutes les pièces du squelette, qui s'observent si souvent au début de l'intoxication et plus tard, reconnaissent presque toujours pour cause des modifications matérielles dans les parties qui en sont le siège. Chez des individus morts du choléra en 1865 et 1866, pendant qu'ils étaient en puissance de syphilis secondaire, MM. Cornil et Ranvier ont plusieurs fois constaté de l'ostéite caractérisée par un état fœtal et gélatiniforme de la moelle enflammée. Dans un mémoire très remarquable et qui a éclairé d'une vive lumière certains points peu connus de l'ostéosyphilose, M. le docteur Michel Gangolphe a prouvé que chez beaucoup de vieux syphilitiques il existait des lésions d'ostéomyélite qu'on ne soupçonnait pas et qu'aucun indice extérieur ne révélait à l'examen.

La moelle centrale, le contenu des canaux de Havers, la portion la plus interne du périoste, qu'il faut considérer comme une moelle externe, telles sont les parties du système osseux dont s'empare tout d'abord l'action syphilitique. C'est là son siège primitif. Elle n'agit sur la portion dure des os que par les lésions qu'elle produit dans sa portion molle cellulo-vasculaire. Ces lésions sont des tumeurs semblables à toutes les autres de même provenance spécifique. Les cellules embryonnaires se multiplient et forment des infiltrats circonscrits ou diffus qui se transforment en véritables néoplasies syphilomateuses. Cette matière morbide subit des vicissitudes très variables : elle se résorbe et répare les dommages qu'elle a causés; ou bien elle prolifère sans cesse, raréfie la substance osseuse, la détruit par une sorte de phagédénisme identique à celui des parties molles, la sclérose, etc. Les deux principaux foyers de ces lésions sont la surface externe de l'os et son canal médullaire, mais la partie intermédiaire est atteinte aussi. Il y a donc des lésions externes ou ostéopériostiques, des lésions interstitielles et des lésions centrales ou médullaires. — Ces dernières sont d'une fréquence beaucoup plus grande qu'on ne l'a pensé. C'est ce que M. Gangolphe a mis hors de doute. D'après lui la rareté des observations d'ostéomyélite gommeuse tient surtout à l'insuffisance des recherches anatomiques.

Les lésions osseuses syphilitiques ne sont systématiquement ni symétriques ni asymétriques. J'en ai vu bon nombre occuper les mêmes os de chaque côté du corps. Il arrive aussi assez souvent qu'un os est attaqué, tandis que son congénère reste intact. Aucune règle fixe à cet égard. Mais ce qu'il est permis d'affirmer, c'est que l'asymétrie ne règne point seule dans l'ostéosyphilose, bien que M. Hutchinson en fasse un des attributs du tertiarisme.

Quelle que soit la cause générale qui les produise, les ostéopathies se localisent avec une préférence marquée sur les régions épiphysaires ou mieux juxta-épiphysaires. C'est un fait constant, presque une loi pathologique. Le syphilome osseux lui obéit, mais peut-être moins docilement que les produits morbides d'une autre origine. On a même dit que la diaphyse des os longs était son siège de prédilection. C'est exagéré, car on le trouve souvent dans les épiphyses. Chez les individus encore jeunes, on le rencontre très fréquemment sur les points qui avoisinent le cartilage de conjugaison.

Les lésions ostéosyphilitiques sont en nombre variable à un même moment. — Quelquefois il n'y en a qu'une, tandis que d'autres fois elles sont si nombreuses, qu'elles ont un caractère de généralisation comme certaines syphilides. — Elles ne forment qu'une seule poussée ou se succèdent à des intervalles plus ou moins éloignés.

II. Degrés et formes des lésions ostéosyphilitiques. — La spécificité de ces lésions augmente avec l'âge de la syphilis. Elle est à peu près nulle au début; mais durant la phase tertiaire elle s'accentue de plus en plus et arrive à ses limites extrêmes dans les gommes circonscrites et dans les ostéomyélites sclérogommeuses.

A. *Ostéopériostites résolutives. — Périexostoses. — Ostéophytes. — Exostoses parenchymateuses. — Enostoses. — L'ostéopériostite syphilitique* à son plus grand état de simplicité ne diffère en rien de l'ostéo-périostite commune. Elle occupe la face interne du périoste et les couches les plus superficielles de la substance osseuse sous-jacente. On l'observe surtout dans la période secondaire sur les os du crâne, sur le sternum et les côtes, au tibia, à la clavicule. Elle constitue les manifestations les plus précoces de la syphilis sur le système osseux, mais elle peut se produire aussi beaucoup plus tard. Toutefois elle n'est alors que la première phase d'un processus infiniment plus complexe. — Sous un point circonscrit du périoste, il se produit une accumulation considérable de cellules rondes, semblables aux cellules de la moelle embryonnaire. Le périoste est épaissi et le tissu conjonctif voisin présente de l'œdème inflammatoire. Il en résulte une tuméfaction demi-inflammatoire, une périostose subaiguë dont on trouvera plus loin les caractères cliniques. En pareil cas la surface de l'os est toujours atteinte : les ouvertures des canaux de Havers qui y aboutissent sont élargies ainsi que ces canaux eux-mêmes, et on y voit une moelle rouge, embryonnaire, ou grise et gélatiniforme, constituée par des médullocelles ou cellules rondes de la moelle, dont la multiplication remplace la graisse qui disparaît des canaux de Havers. — A ce degré de simplicité l'ostéopériostite guérit sans laisser aucune trace. Elle est presque toujours résolutive. Mais lorsqu'elle a persisté longtemps, les cellules rondes de la couche la plus interne du périoste se comportent comme les *ostéoblastes* pendant la période de l'ossification, se transforment en *ostéoplastes* et forment des travées osseuses, d'une ossification pathologique rudimentaire, qui siégent à la surface externe de la diaphyse sous le périoste. Ce sont d'abord des ostéophytes qui n'adhèrent que très faiblement à la surface de l'os et s'en détachent avec le périoste; mais elles deviennent bientôt plus compactes et se soudent à la substance osseuse primitive. Ces *périexostoses*, c'est-à-dire ces tumeurs en partie périostiques, en partie osseuses, sont appellées habituellement exostoses ou périostoses. Elles paraissent surajoutées à l'os comme l'épiphyse d'un os long. — Dans le tissu osseux, l'ostéite produit de nouvelles lamelles osseuses à la surface des canaux de Havers; il en résulte une densification, une éburnation de l'os sur ce point, qui se traduit par une saillie qu'on pourrait appeler *exostose parenchymateuse*[1]. — La même ostéite peut se produire aussi dans le canal médullaire des os longs et donner lieu, comme elle le fait extérieurement, à une ossification éburnée qui fait saillie dans l'intérieur de ce canal. C'est ce qu'on appelle *enostose*.

B. *Ostéopériostite raréfiante, érosive.* — C'est un degré plus élevé de l'inflammation osseuse. Il y a une prolifération cellulaire plus abondante dans la moelle sous-périostique et dans la moelle osseuse. Cette prolifération cellulaire arrive bientôt à éroder et à détruire quelques points de la surface interne des canaux de Havers, toujours plus larges alors qu'à l'état normal. Les travées osseuses qui les circonscrivent, au lieu d'être unies, présentent des encoches ovalaires, hémisphériques, irrégulières, remplies par des cellules rondes et petites. Quand ces encoches sont profondes, elles font communiquer entre eux les canaux de Havers en perforant complètement les travées qui les séparent. La substance osseuse proprement dite est donc détruite en partie, raréfiée et remplacée par de la moelle enflammée. Il en peut résulter dans les phalanges et les os courts une sorte de *spina ventosa*.

Mais le processus érosif ou raréfiant ne va que rarement aussi loin. Il rétrograde quelquefois, spontanément ou sous l'influence d'une médication spécifique. La prolifération cellulaire diminue, les cellules moins nombreuses qui restent s'appliquent contre les parois érodées des canaux de Havers et y deviennent des ostéoblastes qui forment des lamelles osseuses réparatrices. C'est ainsi que se comblent les pertes de substance. Sur des coupes on distingue très bien les nouvelles lamelles des anciennes, parce qu'elles ne leur sont pas parallèles.

Le processus de raréfaction et celui de réparation ne se succèdent pas toujours régulièrement sur tous les points atteints. Il en résulte qu'on trouve çà et là, tantôt du tissu osseux érodé ou raréfié, tantôt du tissu de réparation condensé, éburné, etc.

1. Les exostoses syphilitiques surajoutées à la surface des os sont constituées par des travées osseuses disposées sans ordre bien net. La disposition de leurs canaux de Havers est parfois assez régulière. Ces grands canaux remplis de moelle embryonnaire affectent une direction perpendiculaire ou légèrement oblique à la surface de l'os ancien; il se produit latéralement des prolongements plus étroits qui sont horizontaux. La direction des canaux de Havers détermine la direction des lamelles osseuses. Dans leur première phase les exostoses sont formées par du tissu spongieux creusé de grandes cavités; plus tard, si elles durent longtemps, elles deviennent plus denses, plus compactes par suite de la formation des nouvelles couches à l'intérieur des canaux de Havers, et alors on a des exostoses compactes, quelquefois même éburnées. M. Cornil a vu l'ostéite raréfiante s'emparer du tissu des exostoses. Le même auteur a décrit le cas rare d'une exostose syphilitique presque cylindro-conique et extrêmement saillante, comme une exostose symétrique des extrémités. Cette exostose était constituée par du tissu osseux compact. Dans son ensemble elle représentait un fragment d'os long avec son canal médullaire.

De pareilles lésions s'accompagnent constamment d'une augmentation du volume de l'os, partielle ou générale. Elles arrivent parfois, mais très rarement, au spina ventosa volumineux sur les petits os spongieux.

Le périoste se trouve ordinairement englobé dans le processus. Il y a, comme dans le degré précédent des périostoses circonscrites, des ostéophytes, des exostoses, et des tuméfactions diffuses. La substance osseuse est beaucoup plus profondément attaquée, puisqu'elle peut disparaître en partie. La réparation la condense, la raffermit, il est vrai. Mais qu'on ne s'y trompe pas : il y a là souvent une fausse apparence de solidité. L'éburnation qui succède à la raréfaction ne remet pas toujours la substance osseuse dans les conditions de vitalité qu'elle avait auparavant. Bien plus elle peut la compromettre, lorsqu'elle arrive à ce degré extrême où les canaux de Havers, anciens ou de nouvelle formation, sont rétrécis, presque oblitérés par l'exubérance de la néoplasie réparatrice. C'est là une des causes de la nécrose osseuse syphilitique. On le verra plus loin. Les lésions précédentes n'ont aucun foyer de prédilection. Elles occupent la surface externe de l'os, son canal médullaire, ou son parenchyme. On les trouve dans les os longs et dans les os plats, dans les diaphyses et les épiphyses.

C. *Ostéopériostites et ostéomyélites gommeuses.* — C'est un degré encore plus avancé que le précédent. J'ajoute que c'est le plus spécifique. Jusqu'à présent, nous n'avons trouvé dans les lésions osseuses aucun élément morbide particulier. Ici cet élément existe et c'est celui de la syphilis tertiaire, c'est-à-dire la gomme. L'ostéosyphilose gommeuse n'est autre chose qu'une ostéite raréfiante dans laquelle le tissu embryonnaire sous-périostique ou le tissu médullaire proliféré sont devenus du tissu gommeux. — L'infiltrat gommeux se répand partout : dans les canalicules de Havers qu'il encombre, dans le canal médullaire qu'il élargit, sous le périoste qu'il épaissit et envahit. Il détruit la substance osseuse, y creuse des canaux, des cavités, des tunnels. Tantôt il est diffus, tantôt condensé sous forme de tumeur. En face de ces lésions destructives, l'organisme ne reste pas inerte ; il réagit contre la cause morbide et s'efforce de réparer le mal qu'elle a fait. Dans le système osseux comme dans les parties molles rongées par des ulcères gommeux, la cicatrisation ne rétablit pas l'intégrité des tissus détruits. C'est un tissu d'ordre inférieur qui remplace la perte de substance ; aussi la solidité des os en est-elle très compromise. — L'ostéosyphilose peut s'emparer de toutes les pièces du squelette. Elle avait été bien étudiée dans les os du crâne et de la face. On connaissait moins bien celle des os longs. C'est à M. Gangolphe que revient le mérite d'en avoir fait récemment une étude approfondie[1].

1. Voici quelles sont les conclusions de son très remarquable travail : A. La rareté des observations d'ostéomyélite gommeuse des os longs paraît tenir à l'insuffisance des recherches microscopiques. Ces lésions généralement multiples existent souvent, du reste, à l'état latent. — B. Caractérisées au point de vue macroscopiques : *a*) par les porosités, les vermoulures externes, les tunnels qui sillonnent la coque diaphysaire et les productions osseuses nouvelles qui font communiquer les espaces sous-périostiques avec le canal médullaire généralement dilaté ; *b*) par la coloration jaune rosé ou jaune d'or de la substance qui remplit ces cavités et sinus intra-osseux ; *d*) par la rareté de séquestres de quelque étendue ; ces lésions sont encore remarquables au point de vue histologique : 1° par l'existence d'un tissu fibrillaire adénoïde contenant dans ses mailles une masse considérable de petits éléments cellulaires dont une partie est en voie de désintégration granuleuse ; à la périphérie des lésions existe souvent un processus de limitation scléreuse ; 2° par l'absence de lésions notables du système vasculaire. — C. La réparation des parties osseuses atteintes d'ostéomyélite gommeuse paraît due à un processus de sclérose osseuse et fibreuse. — D. Les fonctions hématopoïétiques de la moelle osseuse permettent de considérer ces lésions comme offrant de grandes

Elle occupe une place très importante dans la syphilose osseuse. Fort souvent elle siège presque exclusivement dans le canal médullaire et constitue l'ostéomyélite. Cette lésion spécifique située au centre des os retentit aussi à leur périphérie et coïncide fréquemment avec des ostéopériostites de même nature. Les foyers de l'ostéomyélite gommeuse sont le plus souvent multiples. Elle envahit en effet plusieurs segments du squelette et se dissémine fréquemment dans le tissu spongieux et la substance médullaire des mêmes os. Elle est circonscrite et diffuse.

1° *Ostéomyélite gommeuse circonscrite.* — Elle est constituée dans les os longs par des noyaux arrondis du volume d'une noisette ou d'une noix, qui se sont développés dans la moelle. Leur centre est généralement ramolli ou caséeux; leur pourtour est ferme, et le devient de plus en plus à mesure que l'affection tend à guérir. Quand elle est guérie, on trouve à la place de la tumeur gommeuse une cicatrice rayonnée, formée d'un tissu scléreux lardacé. — Dans le tissu spongieux, les gommes circonscrites ressemblent à celles du canal médullaire ; elles offrent à leur périphérie la même consistance ferme qui indique un travail de délimitation fibreuse.

Au voisinage des gommes intra-osseuses, les vésicules adipeuses de la moelle disparaissent et sont remplacées par des cellules embryonnaires ; la vascularisation s'accroît; il se forme une trame fibrillaire très fine, adénoïde en certains points, fibreuse ailleurs. Au centre de la gomme ce tissu fibrillaire devient de plus en plus délié, puis disparaît ; les capillaires se raréfient de plus en plus, et manquent dans la zone centrale franchement caséeuse où on ne trouve plus qu'une substance dégénérée et amorphe. En général le système vasculaire n'est pas sensiblement altéré. — Dans le tissu spongieux, les noyaux gommeux sont entourés d'une ostéite raréfiante des plus manifestes et, comme dans la moelle, il se fait à leur périphérie un travail de limitation scléreuse, tandis que le centre devient caséeux.

2° *Ostéomyélite diffuse.* — Ses lésions sont beaucoup plus complexes que celles de l'ostéomyélite circonscrite. Ce qui frappe tout d'abord, c'est que la diaphyse est doublée ou triplée de volume au niveau d'un syphilome ostéogommeux diffus. Ce syphilome se propage souvent jusqu'aux parties molles de la région qui sont envahies par un tissu néoplasique : muscles, ligaments, tendons, tissu fibreux intermusculaire, aponévroses s'épaississent ou s'atrophient, se sclérosent ou subissent la transformation gommeuse et granulo-graisseuse. Enfin des fistules les traversent ; elle s'ouvrent à l'extérieur, conduisent par des trajets plus ou moins sinueux jusqu'à la lésion centrale osseuse, et ne donnent issue qu'à quelques gouttelettes de pus. — Le périoste est toujours atteint plus ou moins ; il est épaissi par l'infiltrat gommeux, sclérosé et il adhère inégalement à l'os sous-jacent. — Celui-ci lorsqu'il a été dépouillé de son périoste présente un aspect des plus caractéristiques. Sa forme est globuleuse, en massue ou en fuseau ; sa surface est hérissée d'ostéophytes et creusée de vacuoles et de perfora-

analogies avec celles des ganglions et de la rate.— E. La syphilis tertiaire rend les os plus fragiles par ses manifestations locales; l'existence d'une atrophie, d'une raréfaction générale du squelette est encore à démontrer.- A l'exception de quelques chiffres que nous citons, il n'existe sur cette question aucune donnée suffisamment précise. Aucun fait anatomique n'établit l'existence d'une fracture par raréfaction simple sans lésions localisées. (*Contribution à l'étude de localisations osseuses de la syphilis tertiaire. — De l'ostéomyélite gommeuse des os longs*, par le docteur Michel Gangolphe. Paris, G. Masson, 1885.

tions, ce qui la rend très inégale. Parmi ces perforations les unes sont petites et forment des porosités et des vermoulures; mais d'autres atteignent quelquefois un diamètre de 8 à 10 millimètres, constituant comme des vestibules dans lesquels viennent s'ouvrir un grand nombre d'orifices plus petits. — Une coupe parallèle au grand axe d'une diaphyse fait découvrir des lésions extrêmement curieuses. « *Hyperostosé* jusqu'à l'éburnation dans certaines parties, raréfié ailleurs au point d'être d'une fragilité extrême, l'os tout en étant considérablement augmenté de volume présente généralement une diminution de résistance des plus marquées. L'ossification nouvelle, dont le périoste a fait à peu près tous les frais, est d'une irrégularité extraordinaire comme densité et consistance. Parsemée de lacunes quelquefois très étendues, parcourue par des tunnels qui mettent en communication la substance gommeuse sous-périostique avec le néoplasme central, l'os est tellement fragile que le moindre effort suffit pour le fracturer. (Gangolphe, loc. cit. p. 27-28).

M. le professeur Ollier considère ce mélange d'éburnation et de raréfaction comme un caractère saillant des lésions syphilitiques osseuses. Dans tous les cas d'ostéosyphilose gommeuse diffuse, on trouve constamment ces cavités, ces boyaux, ces tunnels qui parcourent l'os en divers sens et le perforent pour venir s'ouvrir à sa surface.

La portion du canal médullaire occupée par la lésion est très dilatée; elle forme une cavité anfractueuse, irrégulière qui communique avec les espaces lacunaires et sous-périostiques qui n'en sont que des diverticulums secondaires.

Le tissu gommeux qui remplit le canal médullaire, les cavités, les tunnels, les boyaux qui creusent le tissu interstitiel des os, varie d'aspect suivant l'âge de l'ostéosyphilose. Au début il est gélatineux et rosé; plus tard il devient caséeux, Sa coloration la plus habituelle, est le jaune d'or, le jaune rosé, le jaune rouillé, l'ocre; la dégénérescence tuberculeuse est au contraire habituellement blanchâtre.

« Un détail important à signaler, c'est la rareté, nous allions dire l'*absence de suppuration*, observée dans tous les cas où une cause occasionnelle, un traumatisme par exemple, ne détermine pas une poussée inflammatoire aiguë. La sécheresse des lésions syphilitiques est particulièrement remarquable, si on la compare aux suppurations abondantes provoquées par la tuberculose. » (Gangolphe).

Un autre fait important à noter, c'est la rareté d'une nécrose de quelque étendue. Elle s'explique par l'intégrité à peu près complète du système vasculaire [1].

« Dans l'ostéomyélite diffuse, l'os nouveau, dit M. Gangolphe, loin d'être éburné, solide comme celui qui entoure les séquestres de l'ostéite dite de croissance, est envahi par des traînées gommeuses, serpigineuses qui le trouent et le perforent en tous sens..... Ces diverses lésions peuvent se réparer soit spontanément, soit surtout, comme le démontre l'observation clinique, sous l'in-

1. Dans une de ses observations M. Gangolphe nota que la moelle du fémur droit atteint d'ostéomyélite était surtout remarquable par sa vascularisation et sa richesse en tissu fibreux. « Ce dernier formait de véritables bandes qui cloisonnaient la cavité principale. Les cellules adipeuses étaient peu nombreuses, remplacées par des cellules embryonnaires et du tissu conjonctif très net. Les vaisseaux ne présentaient nulle part d'altération. »

fluence d'un traitement spécifique. L'os, volumineux et raréfié tout à la fois, acquiert une solidité de plus en plus grande ; les perforations, les trous, les tunnels diminuent de nombre et de calibre, en même temps que la substance fibrillaire et les détritus granuleux sont remplacés par de solides travées fibreuses. »

D. Phagédénisme osseux. — L'agent de la destruction moléculaire progressive des os ou de leur phagédénisme, c'est la gomme osseuse. Or la gomme osseuse n'est autre chose qu'une ostéopériostite raréfiante très intense. Cette ostéopériostite est limitée ou diffuse, comme on l'a vu précédemment. Quand elle est diffuse, il y a toujours phagédénisme. Dans la diaphyse des os longs la substance osseuse est détruite d'une façon irrégulière, soit à l'intérieur du canal médullaire, soit dans le parenchyme ou à la surface externe des os. Il y a des trous, des cavernes, des arrière-cavités, des sillons, des dépressions poreuses, vermoulues, dans lesquels on ne découvre aucune configuration systématique. Ce sont des lésions analogues à ce qu'on observe parfois dans la syphilose scléro-gommeuse des organes génitaux, de la verge par exemple. — Mais quelquefois le phagédénisme obéit dans son processus à cette loi qui gouverne dans leur disposition beaucoup de lésions syphilitiques, les papules, les tubercules par exemple, et les infléchit en courbe, en arc de cercle, en fer à cheval, en cercles complets ou incomplets, etc.

Le phagédénisme circiné, dont la forme est si caractéristique, ne se rencontre que rarement dans les os longs. Cependant il y en a quelques exemples. Dans une belle observation de M. Ricord sur la syphilose osseuse, il est dit que : A droite, le périoste tibial était épaissi, dégénéré, couleur d'ocre, comme le tissu musculaire avoisinant, et qu'à gauche, après l'avoir enlevé, on distinguait sur le tissu osseux de la face antérieure du tibia un cercle légèrement saillant, dont la circonférence était formée par de petits tubercules formant sur l'os un léger relief. On aurait dit que la surface du tibia dans ce point avait été le siège d'un travail morbide analogue à celui qui a lieu sur la peau, quand les syphilides s'y dessinent en cercle. — La *circination* des produits ostéogommeux et par conséquent de l'ostéite raréfiante ou phagédénique est beaucoup moins rare sur les os plats que sur les os longs. On en trouve de fréquents exemples sur les os du crâne. Les pertes de substance y sont presque toujours régulièrement circulaires ou à contours polycycliques. On y rencontre à peu près tous les modes du phagédénisme systématiquement courbe, semblable à celui des plaques tuberculeuses cutanées à ulcération centrifuge.

Il y a aussi sur les os plats des cas de phagédénisme serpigineux. Les vermoulures, les perforations tortueuses des os longs ne rentrent-elles pas du reste dans cette variété? Mais dans les os où le tissu spongieux prédomine, la lésion dans sa forme bizarre est plus évidente. Quelquefois ce phagédénisme serpigineux est *spiroïde* et obéit en cela à la loi de circination. « Dans l'ostéite tuberculeuse, dit M. Poullet, on trouve ordinairement une perforation unique siégeant à la partie supérieure et postérieure d'un pariétal, perforation arrondie, irrégulière, taillée en biseau aux dépens de la table interne et à quelques millimètres de laquelle l'os est entièrement sain. Dans l'ostéite gommeuse syphilitique, les lésions osseuses ont l'aspect circiné des lésions cutanées. On trouve un grand nombre de petits trous, entourés d'os condensés, éburnés, de sorte que l'os quoique perforé est plus lourd qu'un os sain. Ces trous représentent autant de petites *galeries spiroïdes, analogues à la rampe du limaçon.* Ces galeries finissent par amener la séquestration d'une partie de l'os qui se trouve avoir perdu ses connexions vasculaires. » (Soc. de chirurgie, avril 1881.)

Autour des produits ostéogommeux du phagédénisme irrégulier ou à configuration courbe, il reste toujours des éléments actifs et sains, comme dans tous les tissus qui ne sont pas irrémédiablement frappés de mort. Ce sont des cellules embryonnaires de la moelle, qui ne subissant pas la dégénérescence granulo-scléro-gommeuse, conservent leur pouvoir ostéogénique, deviennent des ostéoplastes et entreprennent l'œuvre de réparation ou de régénération. Dans tout phagédénisme osseux, comme dans tout phagédénisme cutané ou muqueux, à côté du tissu en voie de destruction, on trouve un effort réparateur qui se traduit par des cicatrices fibreuses sur les tissus mous, et, sur les os, par des ostéophytes, par l'*ostéite productive* inséparable de l'ostéite raréfiante et plus rarement par du tissu fibreux cicatriciel. Cette néo-ostéogenèse affecte la même disposition que le phagédénisme qu'elle suit pas à pas : irrégulière, désordonnée, hypertrophique dans les ostéomyélites diffuses des os longs, elle devient réglée, pour ainsi dire, dans son processus et dans sa configuration courbe, quand elle répare les pertes de substance produites par le phagédénisme circiné. Quelle que soit la forme du phagédénisme ostéogommeux, l'ostéite productive arrive souvent à franchir les bornes d'une réparation de bon aloi. Elle dépasse dans ses néoproductions la densité normale de l'os ; ses lamelles se pressent dans tous les sens ; les canaux de Havers se rétrécissent de plus en plus ; elle aboutit à l'*éburnation*, à une *sclérose osseuse hypertrophique.* Qu'elle aille plus loin, et bientôt les canaux de Havers seront complètement oblitérés, la circulation des sucs nutritifs ne s'y fera plus, et l'os n'étant plus nourri sera frappé de nécrose.

E. *Nécrose dans les ostéosyphiloses.* — C'est en effet par suite de l'exagération réparatrice que la plupart du temps la nécrose se produit dans les ostéosyphiloses, et c'est ce qui me faisait dire plus haut que le processus ostéogénique *en retour* était parfois plus dangereux que le processus raréfiant et même phagédénique. Tous les séquestres de la nécrose osseuse sont éburnés. Quelques-uns ont une densité excessive ; mais d'autres présentent des vermoulures et des perforations. C'est que, chose curieuse, et qui montre bien la complexité de toutes ces lésions, il arrive parfois que l'ostéite raréfiante revient à la charge et s'empare de la néoplasie osseuse réparatrice, de même que le phagédénisme dans les parties molles attaque et détruit souvent les parties d'une ulcération déjà cicatrisée.

Les nécroses provenant d'ostéogénèse réparatrice ne sont pas les seules qu'on observe dans la syphilose osseuse. Il y en a dans lesquelles l'éburnation est nulle ou peu prononcée et n'est pas arrivée à ce point où elle devient incompatible avec la vie. L'os peut même présenter une structure à peu près normale. S'il a été frappé de mort, c'est que, tout autour de lui, il s'est formé un cercle, une zone morbides d'hyperplasie ostéogommeuse qui l'a privé de ses sucs nutritifs en oblitérant ses vaisseaux. — Sans doute le système vasculaire est rarement atteint, mais enfin on conçoit que dans telle ou telle circonstance, il le soit à ce point où l'ischémie entraîne la nécrose.

Les nécroses par insuffisance de l'apport nutritif sont surtout consécutives à des accidents syphilitiques dont le point de départ est dans les téguments.

Qu'une syphilide ulcéro-tuberculeuse, qu'une gomme détruise les parties molles jusqu'au périoste ou aux tissus qui lui en tiennent lieu, et l'os, privé de ses vaisseaux, subira fatalement une mortification totale ou partielle. C'est par ce mécanisme que se produisent la plupart des nécroses de la voûte crânienne, des perforations de la voûte palatine et les séquestres des cornets et de tous les os fragiles et amincis des cavités nasales.

Lorsque le fragment nécrosé se sépare de l'os sain ou moins altéré, il se produit toujours une ostéite raréfiante entre la partie morte et la partie vivante. Cette ostéite est l'analogue de l'inflammation éliminatrice et réparatrice qui creuse un fossé de suppuration dans les parties molles entre les tissus vivants et les tissus sphacelés. — Elle a pour résultat une séparation complète, car les bourgeons charnus et suppurants sortis des canaux médullaires de l'os vivant soulèvent et repoussent le séquestre. — Mais quand la séparation est faite, l'expulsion du séquestre n'est pas toujours facile, comme celle du sphacèle dans les parties molles, et voici pourquoi : c'est que l'inflammation qui s'établit aux bords de la perte de substance ne reste pas toujours une ostéite raréfiante et d'élimination. Elle devient une ostéite productive et donne naissance à des *ostéophytes* qui enchâssent le séquestre et le retiennent prisonnier. Nous retrouvons là encore un effet fâcheux du travail réparateur. Son excès dans les ostéopathies syphilitiques est toujours à craindre. C'est une mauvaise chose à tous les points de vue que cet obstacle apporté par les ostéophytes à l'expulsion du séquestre. Tant qu'il reste en place, la guérison ne peut pas se faire. Les lésions s'éternisent; la présence de ce corps étranger les empêche d'aboutir à leur terme. Nous en voyons de fâcheux exemples dans la syphilose pharyngo-nasale. L'ozène, la suppuration ne cessent qu'après l'élimination des portions nécrosées de la charpente osseuse. Or cette élimination n'est pas facile; elle ne se fait pas toujours spontanément; elle n'a lieu qu'à la longue, et il faut lui venir en aide, quand on le peut, au moyen de l'extraction.

La perte des parties nécrosées se répare le plus souvent par une cicatrice osseuse. Sur le crâne il en résulte une dépression cicatricielle, entourée d'ostéophytes ou même d'une exostose circonférencielle; en même temps l'os est éburné dans une certaine étendue. C'est cette lésion que M. Virchow a désignée à tort sous le nom de carie sèche. — Quand la nécrose a produit une perforation complète des os plats, la perte de substance n'est plus comblée par du tissu osseux nouveau. Elle est obturée seulement par une cicatrice fibreuse[1].

1. Je n'ai point parlé de la carie syphilitique, quoi qu'il en soit question dans toutes les descriptions des ostéopathies spécifiques. C'est que la carie dont on avait fait autrefois une sorte d'entité morbide va disparaître du cadre nosologique; et, si on conserve le mot, il n'exprimera plus qu'une simple variété clinique de l'ostéite tuberculeuse. — On n'observe jamais la carie dans l'ostéosyphilose. Il y a des ostéopériostites spécifiques avec ou sans nécrose qui peuvent s'en rapprocher plus ou moins par leurs caractères extérieurs, mais qui en diffèrent au fond essentiellement. Les travaux de MM. Kiener, Poullet, Lannelongue, Ch. Nélaton, ont établi que la carie est toujours tuberculeuse. Elle atteint les extrémités osseuses en rapport avec les articulations malades chez des sujets affaiblis; l'os est déjà raréfié et fragile, lorsque l'ostéite tuberculeuse s'y développe. Dans la carie, la substance spongieuse, est hypérémiée ; les aréoles agrandies, ainsi que les canaux de Havers, sont remplis d'une substance fongueuse criblée de follicules tuberculeux, etc. Il y a entre cette substance fongueuse et la substance gommeuse qui infiltre les os des différences microscopiques et macroscopiques qu'il est inutile de décrire ici. Pour bien marquer leur différence, je me bornerai à noter deux preuves qui sont l'une *clinique*, et qu'on connaît depuis longtemps (fragilité des trabécules, exubérance des fongosités, leur mollesse, abondance de la suppuration, état général de cachexie tuberculeuse, etc.) ; l'autre *expérimentale* : MM. Volkmann, Lannelongue, Kiener, ont provoqué des éruptions

III. La syphilis produit-elle une altération uniforme et générale de tout le système osseux? — C'est une hypothèse qui a été soutenue. Sans s'expliquer sur cette mystérieuse altération, on lui attribuait la fragilité du squelette, qu'on a constatée un grand nombre de fois chez les syphilitiques. Aujourd'hui on n'admet plus ce changement général vague, mal défini, qui se produirait à un moment donné dans la résistance et la densité du tissu osseux et qui le prédisposerait à se fracturer sous l'influence d'une cause insignifiante. Non, la syphilis n'attaque jamais uniformément, de la même façon, au même degré et en même temps, toutes les parties du système osseux, et cela sans y produire aucune lésion qui modifie sensiblement l'aspect du squelette et sa structure intime. Est-ce que la peau, les muqueuses, le tissu conjonctif sous-cutané, les viscères, etc., sont ainsi traités par elle? Elle s'y détermine sous forme de lésions très sensibles qui altèrent plus ou moins profondément leur structure et qui, tout en étant parfois très confluentes et très générales, n'ont pas le caractère d'une imprégnation absolue de tous les tissus capable de les vicier profondément sans qu'il y paraisse et de modifier leurs propriétés élémentaires de consistance, de résistance, d'élasticité, etc. De pareilles altérations doivent être tenues pour hypothétiques jusqu'à plus ample informé. De nombreux travaux ont démontré que les fractures guérissent aussi bien chez les syphilitiques que chez les autres sujets. D'autres recherches ont mis en lumière ce fait que si les fractures se produisent avec grande facilité et presque spontanément chez certains syphilitiques, c'est que leurs os en ce point sont atteints d'ostéite gommeuse. L'existence latente de lésions gommeuses centrales que M. Gangolphe a établie sur des preuves anatomiques irrévocables, permet d'expliquer les faits dans lesquels l'absence de signes évidents d'altérations locales pourrait faire croire à une friabilité particulière du squelette chez les syphilitiques.

IV. Topographie des ostéosyphiloses[1]. — Quoique les mêmes au fond, quel que soit le point du squelette sur lequel elles se développent, elles offrent cependant certaines particularités locales anatomiques qu'il importe d'étudier. Nous nous occuperons plus loin des particularités cliniques.

Ostéosyphilose du crâne et de la face. — Les périostoses, les ostéopériostoses précoces sont fréquentes sur les os du crâne, ainsi que les exostoses tertiaires. Elles se développent soit sur la table externe, soit sur la table interne. Dans ce dernier cas elles forment des tumeurs dangereuses par la compression qu'elles exercent sur le cerveau et par les phénomènes inflammatoires qu'elles peuvent susciter dans ses enveloppes. L'ostéopériostite raréfiante et l'ostéopériostite gommeuse, avec leurs éburnations consécutives, s'y observent souvent, ainsi que les ostéogommes circonscrites. Ces lésions se développent d'emblée dans le diploé des os du crâne, ou bien primitivement dans le péricrâne périostique et dans la dure-mère et n'envahissent les os que consécutivement. Le résultat est tou-

généralisées chez les animaux inoculés avec des fragments de carie. — On peut trouver le bacille de la tuberculose dans le pus et les détritus de la carie. — L'absence ordinaire de cellules épithélioïdes, la persistance des vaisseaux, le défaut des bacilles différencient la gomme du follicule tuberculeux.

1. Voici les statistiques de M. Julien relatives au siège des ostéosyphiloses et à leurs diverses lésions 1° *Siège :* nez (cloisons, os propres, etc.) 19 cas; tibia 15; palais 15; sternum 5; clavicule et maxillaires, chacun 2; frontal 1; pariétal, vertèbres, chacun 1; omoplate, cubitus, rotule, chacun 1. — 2° *Variétés des lésions :* ostéite et ostéo-périostite, 12 cas; gomme circonscrite, 11 cas; nécrose, élimination d'os 20 cas; exostose, 15 cas; périostoses, 7.

jours le même, puisque la matière syphilomateuse, quel que soit son point de départ, détruit la substance osseuse, la phagédénise, la nécrose, y produit des perforations, etc. Deux caractères remarquables frappent dans ces lésions ostéogommeuses du crâne : la configuration circinée, l'absence presque complète de suppuration. — Quand les gommes sont petites, nombreuses, confluentes, elles infiltrent parfois une étendue très considérable des parois crâniennes, se disposent en cercles ou en arcs de cercle, et circonscrivent dans leurs anneaux ou leur circonférence une étendue plus ou moins considérable de la table interne ou externe qui s'éburne, devient ischémique et se nécrose, etc., etc.[1]. — Les éruptions de gommes se font très souvent à la surface interne du périoste péricrânien et à la surface externe de la dure-mère. Elles se trouvent donc en contact, dès leur naissance, avec la table interne et la table externe des os du crâne. Les petits bourgeons charnus de la grosseur d'un pois ou d'un haricot, implantés sur ces deux membranes par une base circulaire, s'enfoncent par leur extrémité libre dans la substance osseuse qu'ils dépriment, et des communications vasculaires s'établissent entre ces gommes et les canaux de Havers, par l'intermédiaire d'un tissu médullaire jaune et friable. Dès lors l'ostéite gommeuse, consécutive à la *péricrânie* et à la *pachyméningite gommeuse*, est établie et suit son processus. Les effets de ces lésions varient suivant que l'éruption gommeuse se fait sur le péricrâne ou sur la dure-mère. Quand le péricrâne seul est atteint, le phagédénisme n'envahit que la table externe. Quand la dure-mère est le siège exclusif du syphilome, c'est la table interne qui est détruite. Quelquefois les syphilomes ostéopériostiques du péricrâne et de la dure-mère se produisent en face l'un de l'autre et se rejoignent; alors l'os est perforé ou nécrosé dans toute son épaisseur sur une étendue plus ou moins considérable. Les perforations peuvent aussi résulter d'une gomme circonscrite qui s'est développée primitivement dans le diploé. — Ces bourgeons gommeux péricrâniens et pachyméningitiques sont formés d'une substance rouge, rosée ou grise et constitués par une trame plus ou moins dense de fibres conjonctives et surtout par du tissu embryonnaire. Les nodules syphilomateux sous-périostiques s'insinuent dans les cavités agrandies des canaux de Havers, provoquent une ostéomyélite et deviennent de vraies gommes avec tendance à la mortification caséuse de leurs éléments constituants. — La dure-mère est plus souvent que le péricrâne le point de départ de ces lésions. La face interne devient alors le siège de lésions ordinairement très prononcées; il s'y développe une fausse membrane épaisse, vasculaire, plus ou moins étendue, une véritable pachyméningite interne circonscrite et quelquefois hémorrhagique. — La

1. Le musée Dupuytren contient plusieurs pièces relatives à des nécroses superficielles des os du crâne. Elles présentent presque toutes une disposition qui rappelle les demi-cercles de certaines syphilides annulaires et demi-annulaires. Le frontal et d'autres os de la face sont parcourus par une nécrose serpigineuse, à bords formés de demi-anneaux qui se coupent les uns les autres. — Dans une pièce, le frontal seul présente une ulcération à bords polycycliques et en outre il est perforé. — En pareil cas, le dépôt gommeux se fait sur plusieurs points très rapprochés et les demi-cercles sont les limites circonférencielles de chaque gomme. — Mais je crois qu'ordinairement le processus est centrifuge comme dans beaucoup de syphilides tuberculeuses et qu'un petit groupe d'ostéogommes groupées d'abord en un seul point, élargit son cercle et y circonscrit une étendue de plus en plus considérable de la table externe et du diploé. Cette partie circonscrite se cicatrise, se sclérose, s'éburne et finit par se nécroser. Aussi le séquestre est-il perforé, vermoulu, poreux, au lieu d'avoir une surface lisse, polie, compacte. Ne sont-ce pas là les traces des gommes qu'il a contenues et qui sont allées plus loin dans leur progression de phagédénisme centrifuge ? — L'analogie de ces lésions avec celles de la peau et des muqueuses n'est-elle pas frappante ?

lésion osseuse retentit ordinairement sur le péricrâne et le cuir chevelu comme elle le fait sur la dure-mère. Mais il arrive assez souvent qu'il est nul et que le processus s'effectue sans se révéler par aucun signe à l'extérieur. Il n'y a pas de suppuration. L'ostéopériostite crânienne *évolue à sec*. Pour moi cette variété qui a donné lieu à beaucoup de controverses n'a rien d'étrange ni de mystérieux. Elle est l'image exacte de ce que nous observons sur la peau dans les syphilides tuberculeuses, sèches ou atrophiques, qui détruisent la peau et se cicatrisent sans qu'il se forme une goutte de pus, sans qu'il y ait aucune réaction apparente au sein ou au pourtour de cette lésion. — La carie sèche de M. Virchow n'est autre chose, selon moi, qu'une *périostéomyélite* sèche ou atrophique. Quoi qu'il en soit, on est tout étonné de trouver sur le crâne de vastes lésions dont rien n'avait révélé l'existence. Ce sont des cicatrices stellaires, au centre desquelles l'os est raréfié, atrophié, parfois complètement perforé, etc. — *Il n'y a là ni carie ni nécrose*. C'est un phagédénisme ostéomyélitique sec qui se termine par la résorption de la matière syphilomateuse. Cette résorption a lieu naturellement ou bien elle s'effectue sous l'influence du traitement spécifique[1]. — Ce processus de l'ostéosyphilose crânienne n'est pas le plus commun. D'ordinaire, quand il s'opère dans cette région de grandes destructions osseuses, l'affection ne reste pas latente. Elle se manifeste par des symptômes que j'étudierai plus loin.

Lorsqu'il y a nécrose, l'élimination du séquestre est parfois très laborieuse et nécessite l'intervention chirurgicale, s'il y a enchâssement de la partie morte par des ostéophytes. Après cette élimination il se produit une cicatrice dont le bord est formé par la réunion de la peau, des parties molles qui recouvrent le crâne, des os et de la dure-mère. La voussure du crâne disparaît en ce point. Une dépression cicatricielle dont le centre est calleux, uni, vasculaire et très compacte remplace la voûte osseuse. Le crâne est parfois criblé de ces dépressions arrondies qui ressemblent à des godets. Le syphilome ostéopériostique, auquel succèdent ces godets cicatriciels, n'entraîne pas toujours la nécrose ; il détruit la table externe, le diploé, la table interne par un phagédénisme ostéomyélitique qui est circonscrit et presque latent.

Les exostoses et périexostoses ne diffèrent pas sur le crâne de ce qu'elles sont ailleurs. Elles s'accompagnent souvent de gommes. La surface de la voûte osseuse se trouve alors parsemée de bosselures nombreuses, de volume varié, de consistance inégale, dont quelques-unes sont quelquefois très volumineuses. Les exostoses les plus intéressantes et les plus graves sont celles qui poussent à l'intérieur du crâne. Elles peuvent siéger sur tous les points de l'endocrâne, aussi bien à la voûte qu'à la base. On les a notées au frontal, au pariétal, au temporal, à l'occipital. Elles sont quelquefois très volumineuses, font une saillie considérable, compriment le cerveau et les nerfs crâniens, deviennent la cause et le foyer de phénomènes inflammatoires qui se propagent aux méninges et à l'encéphale[2]. — Les ostéomyélopathies du crâne peuvent provoquer des abcès

1. Bonavio raconte qu'il a vu l'os frontal presque entièrement détruit, sans indice visible à l'extérieur, par une carie syphilitique dont il comparait le mécanisme à celui de la foudre qui liquéfie quelquefois les pièces de monnaie, en laissant intacte la bourse qui les contient. Margagni a été étonné lui-même de certaines destructions des os du crâne effectuées sans suppuration et sans tuméfaction appréciable des téguments. Dans une des observations de M. Virchow les téguments étaient sains et la lésion crânienne s'était produite sans qu'on s'en fût douté pendant la vie du malade.

2. Sur un point du frontal, deux grosses exostoses faisaient saillie dans la cavité crânienne sans déforma-

intracrâniens, méningitiques et cérébraux, surtout lorsqu'elles nécrosent la table interne. De là des méningites, des hémorrhagies, des cérébrites, des ramollissements inflammatoires ou nécrobiotiques, etc.

Il existe des exemples authentiques d'*hyperostose générale du crâne* due à la syphilis. Lallemand en a rapporté un cas observé par Sanson. M. Lancereaux cite un cas analogue : le malade mourut dans la démence avec diverses lésions cérébrales ; les os du crâne étaient partout plus que doublés d'épaisseur.

Les *os de la face*, et particulièrement ceux qui forment la charpente et les parois des fosses nasales, sont très souvent attaqués et détruits par la syphilis soit qu'elle les envahisse d'emblée, soit qu'elle ne les atteigne que par l'intermédiaire des parties molles qui les tapissent. — Les auteurs du compendium de chirurgie avient émis cette opinion singulière que le maxillaire inférieur jouit d'une sorte d'immunité contre la syphilis et qu'on n'y rencontre jamais ni l'ostéo-périostite, ni les nécroses spécifiques. Cette manière de voir est erronée. De nombreux faits très catégoriques ne laissent plus aucun doute à cet égard. J'y ai observé des périostoses précoces. On y a vu des caries (Senftleben), des hyperostoses partielles, consécutives aux stratifications gommeuses (Otto Weber), des périostites avec séquestre sur l'angle de la mâchoire et la branche montante (Duplay), une gomme (Péan), etc [1].

tion ni tuméfaction extérieure (Vidal de Cassis). — Excroissance osseuse, spongieuse du pariétal gauche, soulevant le muscle crotaphyte ; à l'intérieur de ce même pariétal, tumeur analogue plus grande et plus arrondie (Gaspart). — Tumeur osseuse syphilitique située sur le bord de la gouttière basilaire (Landry). — Tumeurs gommeuses et exostoses sur le rocher (Rayer) ; sur la lame criblée de l'ethmoïde (Portal) ; sur le sphénoïde (Baudot). — Sur la face interne de cet os, M. Zambaco a vu une exostose grosse comme une pomme d'api. — Ostéophytes endocrâniennes seules ou entremêlées de gommes le long de la suture sagitale (Portal) ; entre la dure-mère et les os (Monod) ; dans la faux du cerveau (Zambaco, Virchow).

1. Une femme portait sur l'angle droit de l'os une volumineuse tumeur ulcérée qu'on croyait être un ostéosarcome et dont la résection avait été décidée. Mais on soupçonna la syphilis et on donna des médicaments spécifiques qui produisirent une guérison prompte et complète (Lumbroso de Livourne. Fait communiqué à M. le docteur Jullien). — Ce dernier syphiliographe a examiné à maintes reprises un jeune homme qui, pendant la septième année de l'infection a perdu les alvéoles des deux prémolaires inférieures gauches, par suite d'une nécrose étendue même au corps de l'os. Le bord du maxillaire était le siège d'une ostéopériostite avec gonflement considérable. — Dans un travail basé sur six faits cliniques, M. Downes, chirurgien de Kashmir Hospital, insiste sur la *vulnérabilité spéciale* du maxillaire inférieur vis-à-vis de la syphilis. « Les maladies syphilitiques du squelette, dit-il, sont très fréquentes chez les Hindous qui ont à peu près tous la syphilis, et, parmi les os frappés, le maxillaire inférieur l'est un des plus communément ». Chez un jeune homme qu'il traitait, la nécrose était étendue à l'os tout entier, d'un condyle à l'autre. L'ablation complète du maxillaire inférieur fut faite, et, quatre semaines plus tard, ce jeune homme à peine défiguré quittait le service de M. Downes, en pleine période de réparation osseuse. — M. Jullien rapporte, dans son excellent livre, une observation d'ostéopériostite suppurée du maxillaire inférieur qui lui a été communiquée par M. Horand. Cette périostite survint, au sixième mois de l'intoxication, chez une syphilitique avérée qui n'avait pris aucun traitement interne : maux de tête, angine, déglutition difficile, tuméfaction énorme au niveau de l'angle de la mâchoire du côté droit. Plusieurs incisions n'en firent rien sortir. Gonflement du cou, suffocation. On fut obligé de pratiquer la trachéotomie. Quand le gonflement de la face et du cou fut diminué, on constata que le point de départ de ce phlegmon était une périostite très considérable du maxillaire inférieur de ce côté là. — A l'autopsie d'un homme de trente-cinq ans qui mourut en pleine cachexie syphilitique, M. Zambaco trouva : au tiers supérieur du sternum une périostose avec altération de la peau, rouge et violacée ; des tumeurs gommeuses, disséminées le long du rachis, dans le canal vertébral, dans le fessier, le sein droit. Sur *la branche horizontale du maxillaire inférieur*, à gauche et à un centimètre de la symphyse, on voyait une tumeur formée en partie par l'augmentation du volume de l'os, en partie par une périostose avec dépôt plastique. Pendant la vie la peau qui recouvrait cette tumeur était rouge et la pression y déterminait des douleurs vives. Les mouvements exigés par la mastication et la parole étaient fort gênés, parce que le nerf mentonnier, comprimé par la lésion osseuse, avait cessé d'animer la moitié gauche de la lèvre inférieure. Aussi pouvait-on la pincer et la piquer sans que le malade éprouvât aucune douleur. Cette anesthésie lui don-

Sur le maxillaire supérieur les ostéomyélites syphilitiques sont très communes. Elles se développent primitivement dans l'os lui-même ou bien elles sont consécutives à des affections tuberculo-gommeuses de la muqueuse palatine, des gencives, de la muqueuse nasale. J'en ai vu de nombreux exemples. Elles aboutissent presque toutes à la nécrose. J'en ai rapporté un cas remarquable survenu au dix-septième mois d'une syphilis dont l'excision du chancre, faite au bout de quarante-huit heures, n'avait pu prévenir les conséquences graves. (Voy. mes *Leç. sur les m. vén.*, p. 438). — J'ai observé une nécrose étendue du maxillaire supérieur par ostéomyélite à une époque encore plus rapprochée de l'accident primitif. — Les séquestres sont constitués surtout par une étendue plus ou moins considérable du rebord alvéolaire[1]. Leur élimination fait souvent communiquer le sinus maxillaire, les fosses nasales et la cavité buccale. L'ostéosyphilose de l'apophyse palatine du maxillaire inférieur, autrement dit de la portion antérieure de la voûte palatine, est très fréquente. Elle se termine ordinairement par une nécrose plus ou moins étendue et par une perforation qui reste béante après l'élimination du séquestre. Il y a des nécroses presque imperceptibles, d'autres qui détruisent presque toute l'étendue de la voûte osseuse. Ces lésions ainsi que celles de l'unguis, de l'os palatin, du vomer, de l'ethmoïde, du sphénoïde seront étudiées quand je décrirai la syphilose pharyngo-nasale et les affections syphilitiques de la gouttière lacrymo-nasale. — L'ostéosyphilose de l'os malaire, accompagne quelquefois celle du maxillaire supérieur. Boyer a vu la syphilis produire l'*exostose du sinus maxillaire*[2]. On voit au musée Dupuytren, n° 740, une vaste perte de substance des os du crâne et de la face, produite par le phagédénisme ostéomyélitique.

nait quand il buvait la sensation d'un verre cassé dont le morçeau manquait du côté paralysé. — Cas analogue publié par M. Fournier (*Gaz. heb.* 1876, 804) qui put guérir son malade : paralysie du mentonnier, sensation du verre cassé, gonflement fusiforme de la branche horizontale du maxillaire inférieur, ayant son maximum au niveau du trou mentonnier. — On trouve encore d'autres faits dans la thèse de M. Chabaud (Paris, 1885).

1. L'ostéosyphilose tertiaire alvéolo-dentaire n'est pas rare. Elle m'a semblé siéger de préférence sur le maxillaire supérieur. Chez un de mes malades âgé de 50 ans, qui avait contracté la syphilis 17 ans auparavant et n'en avait éprouvé que des accidents assez peu graves, il survint de l'enchifrènement et des douleurs dans la région antérieure naso-maxillaire. Les incisives, puis les canines tombèrent, et, au bout de deux ans, la portion du maxillaire qui la supportait fut éliminée sous forme de séquestre. Il en résulta une grande communication derrière la lèvre supérieure, entre la bouche et les cavités nasales. Tout le maxillaire en ce point n'était pas détruit. Il en restait un rebord qui formait une sorte de pont supportant la cloison et les ailes du nez. — Ozène. — Voix nasonnée, moins cependant que dans les perforations postérieures. Cette lésion était très facile à masquer au moyen d'un obturateur occupant la place des incisives et des canines.

2. « Un postillon d'une grande maison portait depuis près de dix ans une exostose du sinus maxillaire gauche. De ce côté l'œil était larmoyant et poussé en avant, le nez déjeté à droite, la narine bouchée et la voûte palatine un peu bombée. La tumeur était fort saillante en haut et en dehors, et la peau qui la recouvrait, rouge et luisante. Le visage de cet homme était vraiment hideux. L'exostose avait paru peu de temps après l'infection vénérienne et l'apparition de quelques autres symptômes. Elle avait grossi lentement, mais depuis plusieurs années, elle n'avait fait aucun progrès. Douloureuse d'abord, elle avait cessé de l'être en cessant de croître. C'est pendant la glorieuse campagne de Marengo et en suivant le chef de l'armée auquel il était attaché, que le postillon fit disparaître les autres symptômes en prenant de la liqueur de Van Swieten et en faisant quelques frictions. Menacé d'être mis à la retraite à cause de sa difformité, cet homme crut devoir tout entreprendre pour la faire disparaître ; il sollicita et obtint d'un médecin une ordonnance pour deux litres de liqueur de Van Swieten. Il se servit huit fois chez différents pharmaciens de la même ordonnance, et, après avoir pris sans conseil et sans guide, en moins de trois mois, 128 grains de muriate peroxygéné de mercure, il se trouva entièrement débarrassé de sa tumeur. L'œil était rentré dans l'orbite, le larmoiement avait cessé, les narines étaient libres, on voyait vers le haut de la joue un enfoncement qui provenait de l'adhérence de la peau en cet endroit. » (Boyer, *Tr. des mal. chir.*, Paris, t. VI, 1818, p. 168).

L'orbite devient quelquefois le siège de périexostoses qui peuvent se développer sur les différentes parties de ses parois. Mackensie a remarqué qu'il n'était pas rare de voir l'inflammation s'en emparer. La tumeur qu'elles forment devient alors douloureuse, fluctuante et, quand on l'ouvre, il s'en écoule du pus ou une sérosité roussâtre. Il a vu une large périostose occuper le bord supérieur de l'orbite. Lallemand a rapporté deux observations de tumeurs orbitaires simulant un cancer, guéries par le traitement antisyphilitique. Les gommes intra-orbitaires ne sont pas très rares. Comme on parvient à les guérir, il est difficile de savoir si elles sont isolées ou adhérentes au périoste. Les tumeurs syphilitiques du fond de l'orbite sont inaccessibles à nos moyens d'exploration; mais elles coïncident quelquefois avec des périostoses frontales, temporales ou maxillaires qui en décèlent l'origine. — Les exostoses sont les ostéopathies les plus communes de l'orbite. Elles siègent en grand nombre à la paroi supérieure de la cavité orbitaire, et c'est par conséquent du frontal qu'elles procèdent dans la grande majorité des cas. Puis viennent celles de la face interne implantées sur l'ethmoïde, et en dernier lieu celles de la paroi inférieure. On n'a souvent que l'influence curative des spécifiques, pour diagnostiquer leur provenance syphilitique.

Ostéosyphilose du rachis. — Les vertèbres présentent, comme lésions syphilitiques, des gommes circonscrites ou des infiltrations gommeuses diffuses, des exostoses et des ostéomyélites avec ou sans nécrose. Leurs ostéopathies diffèrent de celles des autres pièces du squelette en ce sens que le syphilome circonscrit y est peut être plus fréquent que partout ailleurs [1].

1. M. Levot a réuni dans sa thèse (*Des lésions syphilitiques du rachis*, 1881) presque tous les cas authentiques de syphilose rachidienne. Leur dénombrement donne les résultats statistiques suivants : exostoses et hyperostoses gommeuses de la colonne rachidienne, 7 cas, à des hauteurs différentes : 3 fois à la région cervicale, 3 fois à la région dorsale et 1 fois à la région inférieure. — Ostéomyélite et nécrose : 9 cas à la région cervicale, 3 à la région lombaire et un sur les vertèbres sacrées. Il en résulte que le voisinage du pharynx prédispose beaucoup à l'ostéopathie rachidienne. Cette ostéopathie se développe primitivement dans les vertèbres, ou succède soit à leur dénudation, soit à leur envahissement par un processus gommeux primitivement développé dans la muqueuse. Elle aboutit presque toujours à la nécrose, à des cavernes, à l'écrasement, à l'affaissement, à l'incurvation de la colonne vertébrale, comme dans le mal de Pott.

Gommes rachidiennes. — *Obs. de Dominel et Leprestre.* Sur la muqueuse pharyngienne, ulcération de la largeur d'une pièce d'un franc; dans son centre, tubercule gros comme une noisette, ramolli dans sa circonférence, dur et squirrheux au centre. Il était situé sur la ligne médiane dans le corps de la troisième vertèbre cervicale qui était perforée de telle manière que l'arrière-bouche communiquait avec le canal rachidien par une ouverture irrégulièrement arrondie qui permettait d'y introduire le doigt annulaire. — *Obs. d'Autenrieth.* Chez un malade de vingt ans ayant eu un chancre phagédénique, ulcération de la gorge tellement profonde qu'on pouvait voir à travers la bouche la moelle épinière recouverte seulement par la dure-mère. A l'autopsie, arc antérieur de l'atlas complètement détruit, face antérieure de l'apophyse odontoïde malade. La perte de substance de l'atlas qui laissait voir la moelle avait 11 millimètres de diamètre. — *Obs. de M. Michel.* Chez une femme qui avait eu des gommes crâniennes récidivées, il survint, à la seconde éruption, une tumeur exactement semblable à celle du crâne, dans la région dorsale, à la hauteur des apophyses épineuses des premières vertèbres. Cette tumeur ponctionnée laissa écouler le même liquide gommeux que les précédentes. — *Obs. d'Ollivier d'Angers.* Corps de la troisième vertèbre cervicale presque entièrement détruit. Dans celui de la quatrième on trouva une tumeur aplatie, du volume d'une petite noix, formée par un tissu semblable au tissu fibreux jaune; il n'y avait aucune trace d'abcès dans la région; exostose manifestement syphilitique du tibia. — *Obs. de M. Davasse.* Gommes palato-pharyngiennes; infiltration de matière gommeuse dans le tissu cellulaire de la paroi rétro-pharyngienne; de là elle remontait au devant de la couche musculaire cervicale profonde jusqu'au milieu de l'articulation axoïdo-atloïdienne. Dans plusieurs parties le périoste avait été mis à nu.

Exostoses rachidiennes. — Elles occupent assez souvent le corps des vertèbres; leur saillie n'est appréciable qu'à la région cervicale. Dans un cas fort curieux, M. le docteur Fournier a constaté l'existence d'une

Que la matière gommeuse se concrète en tumeur ou qu'elle se répande irrégulièrement dans le diploé des vertèbres, elle y trouve un terrain qui se prête aisément à toutes les altérations qu'elle est susceptible de produire au sein du tissu osseux. C'est ainsi qu'elle peut détruire de gros blocs de cette substance spongieuse, y creuser de profondes cavernes, et compromettre gravement la solidité de la colonne vertébrale et l'intégrité de la moelle épinière. C'est au syphilome gommeux que se rattachent les lésions les plus dangereuses du rachis. Dans son remarquable article sur la syphilis, du *Dictionnaire encyclopédique des sciences médicales*, M. Rollet dit : « La nécrose syphilitique, la carie, l'ostéite, au rachis, comme sur les autres points du squelette, sont en général consécutives à un dépôt gommeux dans le tissu osseux. Mais ces lésions sont souvent les seules que l'on constate dans les vertèbres, et bien qu'il y ait lieu de supposer dans bien des cas de ce genre l'existence antérieure d'une ostéite gommeuse, on ne peut pas affirmer que celle-ci ait toujours été l'antécédent et l'agent de la mortification de l'os. » — Je serais disposé, après la lecture attentive de tous les faits connus jusqu'ici de syphilose du rachis, à être plus affirmatif que M. Rollet et à faire une part plus large que lui à la fréquence de la gomme circonscrite ou diffuse du rachis.

Parmi les désordres anatomiques que produit l'ostéomyélite gommeuse du rachis, il faut mettre en première ligne les déviations de la colonne vertébrale. Il existe *un mal de Pott syphilitique*, comme un mal de Pott tuberculeux. — Certaines altérations vertébrales ont la plus grande analogie avec celles de la tumeur blanche occipito-atloïdienne. — L'irradiation du processus ostéo-

exostose cervicale qu'on pouvait sentir en pratiquant le toucher pharyngien. La tumeur avait le volume d'une amande; elle siégeait dans le corps de la troisième ou de la quatrième vertèbre cervicale et guérit complètement avec le traitement spécifique. — *Obs. de Cloquet.* L'exostose occupait les lames de la dixième vertèbre dorsale; elle était très compacte, du volume d'une balle de calibre, oblitérait le canal vertébral et avait tellement comprimé la partie correspondante de la moelle épinière, que celle-ci en était presque réduite à ses membranes. — *Obs. de M. Virchow.* Les exostoses étaient développées dans l'intérieur du canal vertébral; sur le bord des cartilages vertébraux, on en remarquait qui déformaient le cartilage. On en trouvait de semblables au niveau du canal vertébral. — MM. Wilson, Michel, Parrot, Minich, Godelier, Piorry, etc., ont rapporté de nombreux exemples d'exostoses syphilitiques qui occupaient, soit le corps des vertèbres, soit les lames vertébrales et les apophyses.

Ostéomyélite et nécrose rachidiennes. — *Obs. de Béek.* Un syphilitique, en traitement depuis neuf ans, rendit par la bouche un séquestre qui fut reconnu pour être la face antérieure de l'axis. — *Obs. d'A. Cooper.* Chez une femme qui avait subi un long traitement mercuriel, fracture de l'apophyse odontoïde qui avait été préparée par une ulcération spécifique de l'os. — *Obs. de Leyden.* Deux ans après le début d'une syphilis assez bénigne, douleurs et raideur dans la nuque, puis symptômes de paralysie mortelle. A l'autopsie, carie de l'atlas, de l'axis et tuméfaction de l'apophyse odontoïde dont un fragment se détacha au moment où la dure-mère fut enlevée à ce niveau. — *Obs. de M. Zambaco.* Dysphagie, asphyxie imminente. Les accidents ne disparurent qu'après l'extraction d'un séquestre qui faisait saillie à la paroi postérieure du pharynx. — *Obs. de Ogle.* Le malade, après des douleurs œsophagiennes suivies de dysphagie, eut une vertèbre, probablement la quatrième cervicale, qui fut mise à nu; il retira lui-même finalement le corps presque tout entier de cette vertèbre à l'état de séquestre, avec un disque et un fragment de la suivante. — *Obs. de M. Teissier.* Chez une fille publique entrée à l'Antiquaille, des ulcères syphilitiques, après avoir perforé la paroi postérieure du pharynx, amenèrent l'altération des trois premières vertèbres et de leurs articulations. Par la gorge on pouvait voir et toucher immédiatement les os affectés, et un jour la malade expectora le corps tout entier de la troisième vertèbre. — Le sacrum a été trouvé atteint de lésions syphilitiques; mais il y avait eu, dans ce cas, selon toute probabilité, extension jusqu'à cet os d'une ulcération développée préalablement dans les parties molles; cette lésion avait aussi envahi les nerfs qui traversent les trous sacrés. — *Obs. de M. Hayem.* Les dernières vertèbres cervicales et les premières dorsales étaient le siège d'une ostéite avec raréfaction et éburnation de l'os. Le malade avait d'autres signes de syphilis et notamment une hyperostose éburnée du tibia gauche.

syphilomateux sur les parties adjacentes, l'irritation qu'il provoque de proche en proche du côté des méninges rachidiennes et de la moelle épinière, du côté des cordons nerveux qui en émanent, la compression qu'exercent les tumeurs gommeuses, les exostoses, les séquestres, etc., sur le cordon rachidien, tout cet ensemble complexe de lésions, montre quels dangers brusques ou progressifs peuvent en résulter.

Pour s'en rendre compte, il faut étudier et analyser les faits un à un. On en trouvera trente-deux, c'est-à-dire à peu près tous ceux qui existent, dans la thèse de M. Louis Levot. — Parmi eux il en est un très important observé et recueilli par M. le professeur Fournier et publié dans les *Annales de dermatologie et de syphiliographie* (janv. 1887). Dans cette observation les preuves s'accumulent en faveur du mal de Pott syphilitique. L'autopsie en effet démontra l'existence de toute une série de lésions, les unes prévues et faciles à prévoir, les autres inattendues. C'est un caractère des lésions spécifiques du rachis d'exposer à beaucoup de surprises. L'examen histologique des lésions fut fait par M. le professeur Hayem. — « Voici, dit M. Levot, le résumé textuel de cette série de lésions que je dois à l'obligeance de l'auteur : 1° Sarcocèle scléro-gommeux, affectant le testicule droit ; — 2° restes non équivoques d'une dizaine de tumeurs gommeuses, situées les unes (pour la grande majorité) dans les muscles, d'autres dans le tissu cellulaire, et une dernière dans l'aponévrose fascia lata ; — 3° cirrhose granuleuse du foie, avec périhépatite très intense, enveloppant tout l'organe dans une véritable coque de fausses membranes extrêmement épaisses et résistantes ; — 4° cicatrice caractéristique de la surface du rein ; — 5° production gommeuse enveloppant le quatrième nerf lombaire gauche à sa sortie du trou de conjugaison et dégénérescence gommeuse du même nerf ; — enfin lésions multiples et considérables d'un mal de Pott affectant la colonne lombaire, surtout au niveau des troisième, quatrième, cinquième vertèbres de la région ; dénudations osseuses ; épaississement et destruction des membranes périostiques et ligamenteuses ; lésions d'ostéite condensante, avec infiltration purulente et caséeuse, destruction presque complète d'un fibro-cartilage intervertébral ; vaste géode creusée au centre de la colonne lombaire : abcès par congestion dans l'épaisseur de chaque psoas, etc., etc.

« L'âge du sujet (36 ans), sa forte constitution, la coïncidence chronologique des accidents pathologiques, la belle couleur jaune rappelant la teinte de la gomme caséeuse, la circonscription nette et la configuration très régulièrement demi-cerclée des lésions vertébrales, toutes ces raisons réunies ne permettent-elles pas d'affirmer à première vue leur nature spécifique ? Eh bien, cette première impression a été confirmée par un examen bien approfondi et surtout par le secours du microscope, qui a fait reconnaître d'une manière non douteuse les caractères des ostéomes gommeux. »

Ajoutons que la colonne vertébrale avait paru intacte pendant la vie, sans déformation, sans saillie, sans empâtement. Pas de douleur notable provoquée par l'examen, par la pression. Rien d'appréciable non plus par l'exploration abdominale. — Dans quelques cas la déviation vertébrale est très prononcée : « Le malade était courbé de derrière en avant, de manière que la partie supérieure de la colonne vertébrale faisait avec la portion inférieure un angle presque aigu, dont l'apophyse épineuse de la septième vertèbre dorsale formait la pointe... Autopsie : tibias couverts d'exostoses ; il y en avait aussi dans les deux cubitus. La mâchoire était très grosse vers le grand angle du côté droit et l'apophyse condyloïde, du même côté, était singulièrement ramollie. — Le sternum était carié à son extrémité supérieure ; les cinquième, sixième, septième et huitième vertèbres avaient leurs corps entièrement détruits par la carie tant dans leur épaisseur que dans leur hauteur. Leur lame postérieure qui forme la paroi antérieure du canal vertébral avait aussi perdu de sa hauteur, surtout celle de la septième vertèbre dorsale, qui n'avait pas la moitié de son étendue ordinaire, tandis que la paroi antérieure de son corps était presque entièrement détruite. Les deux cartilages qui se réunissent avec la sixième et la huitième vertèbres dorsales étaient peu éloignés l'un de l'autre antérieurement. Le canal vertébral, en cet endroit très rétréci, contenait une grande quantité d'eau verdâtre. » (Portal, *Observations sur la nature et le traitement du rachitis. Bosses vénériennes*, Paris, 1717, p. 19.)

Il est à remarquer que dans cette très curieuse observation, il n'est pas question d'abcès par congestion. Rien d'étonnant à cela. Le propre des ostéopathies syphilitiques, même les plus destructives, est de donner lieu à peu de suppuration. Les lésions du rachis sont loin d'être aussi purulentes que celles du mal de Pott ordinaire. Il est rare qu'elles produisent des abcès ossifluents et surtout des foyers très éloignés de la lésion osseuse.

Ostéosyphilose des conduits et trous osseux. — Généralement ils sont traversés par des vaisseaux et par des nerfs. Lorsque leur périoste se gonfle ou que le tissu sous-jacent s'altère sous l'influence de la syphilis, les lésions qui en résultent ont pour effet de comprimer les vaisseaux et les nerfs et de troubler à différents degrés l'exercice de leurs fonctions. Les affections syphilitiques du rocher occasionnent, suivant leur siège, la paralysie faciale ou la surdité, ou toutes les deux simultanément. —Les exostoses de la selle turcique compriment le chiasma des nerfs optiques et produisent une amaurose double ; il en est de même de la carie de l'ethmoïde qui a causé aussi l'anosmie (Baillon). Les périostoses de la fente sphénoïdale, les ostéomyélites du sphénoïde peuvent déterminer la paralysie des muscles moteurs de l'œil et la cécité (Boerhaave, Botal, Delpech).— On a noté plusieurs fois, comme cause de névralgie ou de paralysie des nerfs de la cinquième paire, des exosto-périostoses des os malaires et maxillaires. — Parmi les causes des paralysies et des névralgies cervicales, brachiales, intercostales, crurales et sciatiques, les gommes des trous de conjugaison et des trous sacrés, les ostéosyphiloses de la clavicule, des côtes, du sternum, de la tête du péroné, du tibia, etc., occupent une place qui, bien que numériquement peu considérable, ne doit jamais être oubliée dans la question du diagnostic et surtout du traitement.

Ostéosyphilose des phalanges des doigts et des orteils. — Elle donne lieu à la *Dactylite syphilitique* dont les premières observations sont dues à Chassaignac et Van Oordt. Depuis, elle a été complètement décrite par un savant médecin de New-York, M. le docteur Taylor [1]. Les os sont souvent atteints dans la dactylite, mais l'affection peut débuter par les parties molles et rester limitée à celles-ci.—

1. De la dactylite syphilitique, par M. Taylor (*Arch. g. m.*, 871, t. II, p. 117-148). —*Résumé.* On peut diviser les cas de dactylite syphilitique en deux classes : 1° Ceux dans lesquels le tissu connectif sous-cutané et le tissu fibreux des articulations et des phalanges sont attaqués. — 2° Ceux dans lesquels le processus morbide commence dans le périoste et les os et n'envahit que secondairement les jointures, avec ou sans accompagnement de dépôts dans le tissu connectif sous-cutané. — Dans tous ces cas le néoplasme

On a trouvé des tumeurs gommeuses dans le tissu sous-cutané des doigts et une fois dans le tendon de l'un des médius. — Une variété de dactylite, c'est celle dans laquelle le processus morbide prenant son point de départ dans le périoste et dans les os, envahit secondairement les articulations (Taylor). Dans un cas d'ostéomyélite de l'extrémité inférieure du deuxième métacarpien, le gonflement devenu énorme et analogue à celui du spina-ventosa, était circonscrit par des parois amincies et friables. La tumeur contenait un liquide clair et visqueux; le stylet introduit dans son intérieur n'y rencontrait aucun séquestre, n'y produisait aucune douleur, Après la guérison, il y eut un raccourcissement notable de l'os. La résorption des phalanges dans la dactylite s'observe assez souvent; elle s'effectue par le même processus d'atrophie ostéomyélitique, sans

déposé est formé par ce *tissu conjonctif n'arrivant pas à cet état de maturité qu'on appelle matière gommeuse.*

Première variété. — Le dépôt est plus abondant sur les faces dorsales que sur les faces palmaire et plantaire. Il se fait lentement ou rapidement. — Quand les tumeurs gommeuses se développent dans des localités où le tissu connectif est lâche et abondant, elles constituent dans leur première phase des tumeurs mobiles, isolées, sur lesquels glisse le tégument. Plus tard elles adhèrent au derme et aux tissus profonds. — Il n'en est pas ainsi lorsqu'elles se forment à la surface des os. Dès leur début elles adhèrent à la peau et au périoste. C'est ce qui arrive sur la face antérieure du tibia, du sternum et aussi au niveau des doigts et des orteils. — Elles causent peu de douleur et ne font que gêner la préhension et la locomotion. Elles ont un processus très chronique et se montrent peu sensibles au traitement dans les dactylites.

Dans la dactylite, la tendance habituelle des tumeurs à la nécrose semble faire défaut. Leur ramollissement s'observe cependant quelquefois sur le dos du métacarpe et du métatarse. Est-ce dû à un dépôt spécial plus organisé là et plus cellulaire qu'ailleurs? Est-ce dû à la prépondérance du tissu fibreux de ces organes et au manque de graisse? Le tissu est compact; il entrave la circulation, il occupe des parties déclives des pieds, et cependant, il ne se ramollit pas...! Outre l'infiltration gommeuse, il se produit aussi dans les doigts comme ailleurs une sclérose spécifique du tissu conjonctif.

Il n'existe aucun fait clinique de la variété colloïde des tumeurs gommeuses dans les doigts et les orteils. — Chez un des malades de M. Taylor, il y avait au front (avant la lésion dactylitique) une syphilide tuberculeuse appartenant à la variété colloïde.

On n'observe d'autre lésion sur les ongles que ces sillons transversaux, indices d'une altération nutritive de l'ongle, si souvent observés après les maladies adynamiques. — L'ostéite et la périostite onguéale peuvent-elles détruire l'ongle? Ce n'est pas sûr, quoique M. Lancereaux l'affirme, mais sans preuve. — En général les ongles sont détruits par des syphilides tuberculo-ulcéreuses.

Épaississement de la capsule articulaire dans les deux formes de la dactylite. Dépôt gommeux dans les ligaments. disséminés ou étendus en couches, dans une partie ou la *totalité* de leur épaisseur. Dans ce dernier cas le ligament présente après le processus d'absorption, l'aspect d'un gâteau de miel. Même apparence aussi quand il s'agit des os. — Flaccidité consécutive des jointures. — Pas d'hydropisie dans tous ces cas. — Crépitation : elle est due à quelques érosions du cartilage par défaut de nutrition, plutôt qu'à des tumeurs gommeuses de ce tissu. — Les gommes envahissent-elles le cartilage? — Quoique non vasculaire le cartilage peut s'enflammer. Les cartilages sont nourris par le plasma provenant des vaisseaux de la synoviale et de ceux des ligaments, mais non du tissu osseux sous-jacent. Dans la trachée et les cartilages costaux, les gommes envahissent le périchondre seul.

Deuxième variété. Elle coïncide généralement avec de graves lésions des os, des jointures, des téguments, des viscères; c'est toujours l'expression d'une dyscrasie syphilitique profonde. On l'observe chez les personnes qui ont dépassé l'âge moyen. — Elle se montre tard ou de bonne heure, dans la période tertiaire. Le travail inflammatoire peut commencer entre l'os et le périoste (périostite spécifique) ou dans le tissu médullaire central. Alors il y a ostéomyélite. Elargissement des doigts par le dépôt des matériaux gommeux. — Processus lent ou aigu. — Gonflement quelquefois monstrueux des phalanges ou *spina-ventosa.*

On observe dans la dactylite les altérations que Virchow a décrites pour le crâne et le tibia sous le nom de *carie sèche syphilitique* (avec résorption, sans suppuration).

Dans la forme aiguë, la prolifération est rapide et colloïde, avec grande déformation. — Dans la forme chronique, le produit est ferme, indolent, infiltre l'os et s'absorbe plutôt qu'il n'est éliminé. — L'ostéomyélite a un processus très rapide. — Expulsion du produit morbide. — Rupture de la coque osseuse, etc.

Le liquide formé par la fonte des tumeurs gommeuses est visqueux, jaune, et contient des flocons caséeux

suppuration, qui fait disparaître quelquefois les os du crâne sous l'influence des gommes à l'état d'infiltration ou de dépôt dans le tissu osseux. — Dans une observation de Nélaton, le médius était devenu gros et douloureux. La résolution fut d'abord obtenue, mais une rechute eut lieu. Guérison apparente comme la première fois. Enfin, après la deuxième récidive, le médius était plus volumineux qu'à l'état normal ; il avait 1 centimètre de plus que son congénère du côté opposé. L'hypertrophie portait principalement sur la première phalange, un peu moins sur la seconde et presque pas sur la troisième. Les téguments avaient une teinte violacée, les mouvements étaient gênés, la pression faiblement douloureuse ; mais il survenait pendant la nuit des douleurs spontanées. — D'autres cas semblables ont été rapportés par divers auteurs. Quelques-uns se rattachaient à la syphilis héréditaire. L'intervalle entre la dactylite et le

mais non du pus. — Matière amorphe granuleuse avec quelques cellules de tissu connectif et pas de corpuscules de pus, quand il n'y a pas d'irritation, etc.

Les ouvertures fistuleuses n'ont pas de tendance à devenir épaisses, bleues et renversées comme on l'observe dans les tissus fongueux de la strume. — Elles se ferment spontanément.

Les pertes de substance du cartilage sont remplacées par du tissu cicatriciel. Quelquefois le cartilage est mince et transparent. — Certaines portions, surtout le corps de l'os, peuvent être absorbées. — Fragilité des os, éburnation. — Toute une jointure peut être absorbée. — *Fausses articulations.* Le tégument s'adapte avec facilité au raccourcissement qui en résulte, — *pas ou peu de douleur,* — adhérence de la peau autour des fausses jointures pour les consolider.

La dactylite syphilitique est produite par la syphilis acquise et par la syphilis héréditaire. Les cas dus à la première sont beaucoup moins nombreux que ceux dus à la seconde.

Lorsque les orteils sont attaqués, toute leur longueur est prise, tandis que lorsque ce sont les doigts, la lésion peut être strictement limitée à une phalange, ou bien les autres sont moins malades. — Les doigts sont affectés moins souvent que les orteils. — Le métacarpe, et moins souvent le métatarse, se gonflent en même temps que les doigts. Mais ils peuvent aussi être affectés seuls. Le métacarpien du pouce et celui de l'index sont ceux qui sont le plus fréquemment atteints d'ostéomyélite.

Il est important de reconnaître de bonne heure les deux formes de la dactylite syphilitique, afin de prévenir la destruction des tissus et la difformité des doigts. — Dans sa première période, la variété sous-cutanée pourrait être prise pour un panaris ; mais l'absence d'un processus inflammatoire aigu et en particulier de la douleur, fixe le diagnostic. — La dactylite du gros orteil ressemblerait un peu à la goutte, si elle n'était toujours subaiguë. — Si plusieurs doigts ou orteils étaient attaqués, et surtout s'il existait en même temps de l'arthropathie dans une grande jointure, on serait peut-être disposé à rattacher le cas à un rhumatisme chronique. Mais dans ce dernier, la lésion est essentiellement articulaire et douloureuse. Elle attaque les articulations métacarpo-phalangiennes et rarement les métatarso-phalangiennes, s'en prend aux jointures plutôt qu'aux phalanges, envahit les gaînes des tendons, forme des dépôts dans les tendons, surtout ceux de la flexion, ou ailleurs, dans les cartilages de l'oreille par exemple ; la déformation qu'elle produit commence de bonne heure et s'effectue du côté de la flexion et sur le bord cubital. — La dactylite syphilitique peut être confondue avec l'enchondrome et des exostoses, mais dans chacune de ces lésions la tumeur est plus localisée et limitée à une partie de la circonférence de l'os.

La dactylite syphilitique possède beaucoup de points de contact avec la dactylite strumeuse. — Ce diagnostic est fort difficile dans les cas de dactylite profonde strumeuse et de spina-ventosa. Les antécédents sont alors d'un grand secours. La dactylite strumeuse est particulière au jeune âge ; quand elle est superficielle, elle provient d'une véritable gomme strumeuse périostique ou voisine du périoste, et forme une tumeur molle fluctuante, recouverte de téguments livides et empâtés. — Engelures fréquentes. — Évolution relativement rapide. — Ulcération blafarde, indolente, à bords amincis et décollés ; os et articulations sains.

Le *pronostic* dépend de la profondeur de la lésion, de son étendue, de la rapidité de son processus, etc. — Le *traitement* doit être mixte. — Il est nécessaire quelquefois de faire une incision.

BIBLIOGRAPHIE. — CHASSAIGNAC, *De la dactylite syph.* (*Clinique Européenne,* 1859, p. 238). — NÉLATON, *Du panaris syph.* (*Gaz. des Hôpitaux,* 1860, p. 105, 106). — ARCHAMBAULT, *Union médicale,* n° 140, 1869. — VAN OORDT, *Des tumeurs gommeuses* (*Thèse de Paris,* p. 44, 45. 1859). — LÜCKE (de Berne), ERLACH (1867). — BERG (de Copenhague). — LEWIN (de Berlin), dans un travail considérable sur la syphilis héréditaire, 1879.

chancre a été de 2, 9, 17 mois, 9, 13, 14 ans. — Les malades avaient de 20 à 50 ans.

Sur les doigts et les os du métacarpe, la scrofulose produit des lésions qui ressemblent beaucoup à la syphilose de ces parties. C'est une forme particulière d'ostéite ou d'ostéopériostite décrite par M. le Dr Gœtz sous le nom de *spina-ventosa* chez les enfants. M. Trélat donne à cette maladie le nom d'*ostéopériostite strumeuse*. Il en a observé plusieurs cas chez des enfants de deux à trois ans. L'huile de foie de morue, les badigeonnages à la teinture d'iode la guérissent très bien. Elle récidive quelquefois. Elle ne s'accompagne jamais de formation sous-périostale; il s'agit là d'une augmentation de volume de la totalité de l'os et du périoste. Les doigts et le métacarpe, et aussi non moins souvent les orteils et le métatarse, sont une de ces nombreuses régions sur lesquelles la syphilis et la scrofule produisent des lésions presque identiques. Le diagnostic en est souvent fort difficile et l'iodure n'y aide pas beaucoup, car il est efficace dans les deux ordres de lésions.

L'anatomie pathologique des os longs a été faite au sujet de l'ostéomyélite gommeuse et il n'y a pas à y revenir.

De l'ostéosyphilose au point de vue historique. — Comme la syphilis laisse souvent sur les os des traces ineffaçables, on les a recherchées sur les squelettes des hommes de tous les âges, même des hommes préhistoriques. On a cru en trouver chez tous et on en a conclu que la syphilis était aussi vieille que l'humanité. (Voy. mes *Leç. sur les mal. vén.*, p. 12 et p. 1062.)

Affections syphilitiques précoces du système osseux[1]. — Lorsque je constatai pour la première fois, en 1868, l'existence des périostites péricrâniennes au début de la syphilis, ma surprise fut grande. J'étais alors imbu des idées régnantes et j'acceptais sans contrôle les trois périodes : primitive, secondaire et tertiaire. Voici le fait qui me mit en défiance contre les lois de l'évolution syphilitique, qu'on proclamait si absolues, si immuables :

Une jeune femme vint me consulter pour des douleurs atroces, à forme névralgique, qu'elle éprouvait dans toute la tête, depuis une semaine environ. Ces douleurs, plus vives la nuit que le jour, ne lui laissaient pas un instant de sommeil. Elle me montra sur le front et sur le crâne de petites tumeurs, très sensibles à la pression, et qui lui paraissaient être le point de départ et la véritable cause de ses souffrances. En palpant les régions qu'elle m'indiquait, je constatai facilement la présence de ces bosselures, que leur saillie, du reste, rendait visibles, principalement sur le front. Elles étaient au nombre de 8 ou 10, irrégulièrement disséminées sur le frontal, les pariétaux et l'occipital. La peau qui les recouvrait ne présentait à leur niveau aucun changement de coloration et était parfaitement mobile. Quant aux tumeurs, dont le volume égalait à peu près celui d'un gros pois, elles étaient immobiles et comme implantées sur le crâne. Arrondies et d'une consistance fort dure, elles ne cédaient pas à

1. Charles Mauriac, *Affections syphilitiques précoces du système osseux*. Paris, 1872. In-8 de 63 pages.

la pression, qui provoquait sur place une douleur très aiguë, poussant en divers sens des irradiations.

Je soupçonnai tout de suite et avant tout renseignement leur nature syphilitique; mais je pensai qu'elles appartenaient à un ordre tardif de manifestations et qu'elles se rattachaient à la série des accidents tertiaires. Aussi fus-je fort étonné quand cette femme m'apprit qu'elle avait, depuis quelques semaines, une ulcération aux parties génitales, et que c'était la première fois qu'elle était atteinte d'une maladie vénérienne. L'exploration des parties génitales me fit, en effet, découvrir un chancre infectant en voie de cicatrisation ; il y avait une adénopathie inguinale spécifique des deux côtés; mais il n'était encore survenu, ni sur la peau, ni sur les muqueuses, aucune manifestation syphilitique. Je prescrivis à la malade le traitement à l'iodure de potassium. Les douleurs de tête et les tumeurs péricrâniennes diminuèrent progressivement, et, pendant qu'elles étaient en voie de guérison, la peau se couvrit d'une roséole papuleuse confluente. J'employai alors, conjointement avec l'iodure de potassium, des préparations hydrargyriques, ce qui n'empêcha pas cette première explosion de la syphilis d'être très sévère. Au bout de quelques semaines, je perdis la malade de vue; les tumeurs périostiques avaient complètement disparu.

Je regardai ce fait comme tout à fait anormal et exceptionnel. Néanmoins, il me fit réfléchir sur l'évolution de la syphilis et modifia l'idée que je m'en faisais, d'après la doctrine en vogue. — Depuis cette époque, j'ai observé beaucoup de faits semblables, et j'ai été forcé de reconnaître qu'ils n'étaient pas aussi irréguliers que je le supposais d'abord[1].

1. J'aurais voulu donner plusieurs observations que j'ai recueillies sur les affections syphilitiques des os; mais la place me manque. Je me bornerai à quelques exemples, dont plusieurs ne sont que des résumés.

Périostite frontale, survenue au trente-quatrième jour du chancre, quatre jours avant l'apparition de la roséole. — Périostite de la malléole interne droite, apparue deux jours après celle du front et forçant le malade à garder le lit pendant huit jours.

M. X..., âgé de trente ans, d'une bonne santé et d'une constitution qui ne paraissait point le prédisposer aux anomalies de la syphilis, vit apparaître un chancre infectant du filet le 1er février 1885. Le 3 mars, il fut pris de maux de tête extrêmement violents, de fièvre le soir, et de sueurs profuses pendant la nuit. Il n'avait à ce moment aucune trace d'infection généralisée; mais, considérant que les phénomènes qu'il éprouvait en étaient les prodromes, je prescrivis 1 gramme d'iodure de potassium. — Trois jours après, 6 mars (trente-quatrième jour du chancre), malgré le traitement et sans aucune cause provocatrice, une grosse bosse apparut sur le côté gauche du front. Elle était douloureuse spontanément et à la pression et faisait beaucoup souffrir le malade, surtout pendant la nuit. — Pas de roséole. Voici quel était son état le 10 mars (trente-huitième jour du chancre, quatrième jour de la périexostose frontale). — Cette périexostose avait beaucoup augmenté. Elle mesurait 6 centimètres de haut en bas et 4 d'un côté à l'autre. La saillie qu'elle formait au dessus des parties saines était de 2 centimètres. Elle descendait jusqu'à l'arcade sourcilière; elle avait provoqué un œdème énorme de la paupière supérieure et de la base du nez. Elle n'adhérait pas à la peau qui avait conservé sa coloration normale. Elle était dure à son centre, un peu pâteuse sur ses bords qui se confondaient insensiblement avec les parties voisines. Douleur très vive à la pression. Douleur spontanée, surtout nocturne.

Une autre tumeur de même nature s'était formée depuis quarante-huit heures sur la

Périostites crâniennes.— J'ai désigné les tumeurs précoces de la tête, les *nodi*, sous le nom de périostites crâniennes pour deux raisons : 1° parce qu'elles procèdent d'un travail vraiment inflammatoire, d'un processus irritatif ou actif, ainsi que l'indiquent l'acuité de leurs symptômes et l'allure rapide de leur marche. Elles ne ressemblent point, en effet, à ces périostoses plus tardives, toujours un peu indolentes, qui traînent en longueur, ont très peu de tendance à la résolution spontanée, beaucoup, au contraire, à la régression, c'est-à-dire à la destruction, par métamorphose graisseuse des produits de l'hyperplasie ; — 2° parce qu'elles siègent exclusivement dans le péricrâne et y restent confinées pendant toute leur durée. Il est bien possible qu'elles ne soient pas sans connexion avec les os sous-jacents, mais la lésion hyperémique ou inflammatoire du tissu osseux, en admettant qu'elle existe, reste subordonnée à la périostite et est, pour ainsi dire, accessoire. Toujours est-il qu'elle

malléole interne du pied droit. Elle était excessivement douloureuse, beaucoup plus que la bosse frontale, et privait le malade de tout sommeil et l'empêchait de marcher. Elle avait 3 centimètres de diamètre à sa base.

A ce moment la roséole commençait à poindre. Elle avait donc été précédée de quatre jours par la périostite frontale et de deux jours par la périostite malléolaire.

Le malade fut obligé de garder le lit pendant huit jours. Je lui fis prendre beaucoup d'iodure. Les deux tumeurs s'améliorèrent assez rapidement ; elles devinrent au bout de cinq à six jours moins douloureuses et diminuèrent de volume. Au bout de vingt jours, elles étaient à peu près guéries.

J'ai vu de grosses périostites du front présenter dès leur apparition un caractère inflammatoire très accusé. Chez une de mes malades infectée par son mari, il survint dans la première semaine de l'intoxication généralisée une tuméfaction diffuse occupant tout le front, accompagnée d'un œdème très prononcé des deux paupières. La peau était rouge et tendue. Le médecin qui fut appelé crut qu'il s'agissait d'un érysipèle. Mais au bout de trois ou quatre jours, l'appareil inflammatoire diminua, ainsi que la tuméfaction qui se circonscrivit et devint une périostite syphilitique précoce typique.

— *Périostites de l'os iliaque et des côtes, survenues au cinquantième jour du chancre, avant l'apparition des accidents cutanés et muqueux.*

Chez un malade qui avait depuis cinquante jours environ un chancre infectant et qui ne présentait encore aucune trace de manifestations cutanées ou muqueuses, j'ai constaté l'existence d'une périostite sur la crête de l'os iliaque du côté gauche. Elle était survenue spontanément et avait produit dès son apparition des douleurs locales et des douleurs irradiantes vives dans tout le membre. Ces douleurs étaient beaucoup plus aiguës la nuit que le jour. Elles empêchaient le malade de rester dans son lit ; il était obligé de se lever et de dormir assis. — Cette tumeur, située à 15 ou 20 centimètres de la crête iliaque antéro-supérieure, avait dans son plus grand diamètre 7 à 8 centimètres. Elle était d'une consistance ferme ; mais il était difficile de s'en rendre compte tant la palpation causait de souffrances. Une tumeur semblable se produisit sur une des côtes gauches. Quelques jours après, les manifestations habituelles apparurent : roséole, plaques, etc. La syphilis fut légère et resta telle par la suite. Le patient avait une blennorrhagie au déclin. Je me demandai s'il fallait attribuer ces deux périostoses à la syphilis ou à la blennorrhagie. — Je me prononçai pour la première, parce que l'iodure de potassium guérit les périostites avec une rapidité merveilleuse. Et puis la blennorrhagie n'avait

n'est pas suivie d'hyperostose, car la résolution du périoste s'effectue sans laisser sur le crâne aucune trace de la lésion.

Chez l'adulte, dans la syphilis acquise, ces sortes des tumeurs du péricrâne présentent presque toujours le même mode de processus actif et montrent une tendance décidée à la résolution soit spontanée, soit provoquée par un traitement approprié. Chez les enfants, dans la syphilis héréditaire, il n'en est plus ainsi. La phase cachectique de la maladie survenant beaucoup plus tôt et se manifestant même d'emblée, il peut arriver, et il arrive, en effet, que le processus des tumeurs péricrâniennes ne prend pas ou quitte vite le mode irritatif ou résolutif pour le mode nécrobiotique et suppuratif. Ces propositions n'ont rien d'absolu ; mais elles expriment, je crois, un fait très général et dont il est bon de tenir compte, bien qu'il puisse présenter des exceptions.

Dans un mémoire fort intéressant de M. le docteur Henri Roger [1], on

produit jusqu'alors aucun accident rhumatismal, ni du côté des articulations, ni du côté des muscles. Elle était réduite à rien et disparut avant la guérison des périostites.

— Au dixième mois d'une syphilis de moyenne intensité, apparition spontanée d'une périostose de la tête du péroné droit, accompagnée de douleurs irradiantes névralgiformes dans la cuisse et dans la jambe, avec exacerbation nocturne très prononcée.

— Au trentième mois de la syphilis, périostose du tibia droit et gomme du tendon d'Achille gauche.

— Au quatorzième mois d'une syphilis grave, périostose le long de la crête du tibia droit ; — même affection, mais à un moindre degré, sur la crête du tibia gauche. — Grosse périostose de la tête du péroné droit. Pharyngopathie ulcéro-pultacée. — Sclérose secondaire du gland. — Guérison de tous ces accidents au bout d'un mois.

— Chancres infectants multiples après un mois et demi d'incubation. — Roséole au vingtième jour du chancre. — Costo-sternalgie très intense. — Tumeurs périostiques situées sur les côtes et le sternum, point de départ des irradiations névralgiformes ; leur guérison au bout d'un mois et au soixante-dix-huitième jour du chancre. — Myalgies. — Persistance des accidents secondaires.

— Chancres indurés non inoculables. — Syphilis évoluant pendant cinq mois, sans être soumise à aucun traitement. — Accidents nerveux et rhumatismaux. — Céphalée névralgiforme ayant pour centre d'irradiation une tumeur fronto-temporale gauche. — Contracture du bras gauche. — Syphilide papuleuse confluente. — Plaques muqueuses gutturales et anales. — Adénopathie généralisée.

— Chancres infectants syphilitiques multiples : trois sur la lèvre inférieure, un sur le menton, deux sur le fourreau, plusieurs sur le gland. — Adénopathies consécutives volumineuses à la mâchoire et aux aines. — Longue incubation. — Un mois après le chancre, accidents secondaires très légers. — Bosse pariétale syphilitique. — Guérison très rapide avec des frictions mercurielles. — Attaque légère et accidentelle de rhumatisme.

Depuis 1872, j'ai recueilli un grand nombre d'observations de *périostéosyphilose* précoce, semblables aux précédentes.

1. H. Royer, *De la syphilis chez les enfants :* faits et réflexions. *Bulletin de la Société médicale des hôpitaux*, séance du 12 août 1863.

Dans cette même séance, M. Hillairet dit qu'il avait précisément alors dans son service un malade qui présentait simultanément des accidents tertiaires et des accidents secondaires, et que ce n'était pas la première fois qu'il observait cette coïncidence.

trouve un cas où des tumeurs frontales suppurèrent rapidement, quoi qu'elles dépendissent d'une syphilis acquise. Voici le résumé de cette observation, qui est un exemple remarquable de la simultanéité des accidents secondaires et des accidents tertiaires de la syphilis :

Fille âgée de 2 ans. Syphilis acquise (embrassements de la mère infectée). 1° Chancre induré de la lèvre supérieure en voie de guérison ; 2° Taches cuivrées de roséole sur les cuisses, sur le front, sur le nez, les joues, et plaques muqueuses à la vulve et à l'anus ; 3° Exostoses multiples : tumeurs gommeuses du frontal reposant sur les deux bosses frontales, grosses comme une noisette, sans changement de couleur à la peau, de consistance demi-molle ; celle de droite, rougeâtre au sommet et un peu luisante, donnait la sensation assez nette de fluctuation ; c'est la seule qui ait suppuré. A côté de ces deux tumeurs, deux autres beaucoup plus petites. Gonflement de la partie inférieure et interne des deux humérus, sans chaleur ni changement de couleur à la peau.

Administration de l'iodure de potassium à la dose progressive de 0,25 à 0,75 centigrammes par jour. Amendement très rapide des accidents syphilitiques.

Il est difficile de dire d'une manière précise quel a été, dans ce cas, le point de départ de ces tumeurs gommeuses. Étaient-ce primitivement deux périostoses, ou bien le périoste n'a-t-il été envahi que consécutivement au tissu cellulaire sous-aponévrotique ? Peu importe. L'essentiel, à notre point de vue, c'est que ces deux tumeurs ont fait leur apparition de très bonne heure ; et de plus les manifestations se sont comportées, en tant que processus, absolument comme les lésions les plus tardives de la syphilis.

Les affections syphilitiques précoces du système osseux sont très communes chez les enfants. Underwood [1] a vu une exostose du crâne sur un enfant né d'une mère infectée par son mari et qui ne s'en doutait point. « J'ai vu, dit M. Cullerier [2], comme première manifestation de la syphilis héréditaire, des maladies des os et du tissu cellulaire chez des enfants dont les mères n'avaient eu, pendant ou peu de temps après leur grossesse, que des chancres et les symptômes secondaires les plus précoces et les plus superficiels. »

Les périostites péricrâniennes des adultes sont loin, comme on le voit, d'avoir la même gravité que chez les enfants, du moins dans notre climat et au milieu des conditions où la syphilis se développe chez nous. — J'ai trouvé chez un de nos syphiliographes les plus éminents, M. le docteur Bassereau [3], une observation qui ressemble beaucoup aux miennes. En voici le résumé :

1. Underwood, *Traité des maladies des enfants*, p. 361.
2. Cullerier, *Mémoires de la Société de chirurgie*.
3. Bassereau, *Traité des affections de la peau symptomatiques de la syphilis*. — Cette

Un jeune homme de 22 ans contracte un chancre infectant au commencement de janvier 1844. Au bout de cinq semaines, troubles généraux graves, bientôt suivis d'une syphilide vésiculeuse à forme d'eczéma. « Le malade se plaint, en outre, d'une douleur au niveau de la bosse pariétale. Cette douleur a commencé il y a six jours, pendant la nuit; elle est pulsative et cause de l'insomnie. Elle débute à 9 heures du soir et s'apaise à 4 heures du matin; elle ne disparaît pas entièrement le jour, mais elle est supportable. L'examen du point douloureux permet de constater, au niveau de la bosse pariétale droite, une tuméfaction douloureuse de la grandeur d'une pièce de 1 franc, et qui n'appartient pas à la peau... La douleur et la tuméfaction du pariétal disparurent vers le quinzième jour du traitement, et furent remplacées par des douleurs nocturnes, de la même nature, dans le genou droit. »

Dans un mémoire fort intéressant sur l'herpétisme utérin, un observateur du plus grand mérite, le docteur Guéneau de Mussy [1], rapporte le cas d'une fille B..., âgée de 38 ans, qui, entrée à l'hôpital de Lourcine avec des accidents secondaires, des plaques muqueuses à la bouche et sur la vulve, présentait, en outre, sur la région frontale, un gonflement, siège de douleurs violentes. — « Je ferai remarquer, dit l'auteur, ces douleurs crâniennes et cette tuméfaction périostique qui accompagnent la période secondaire. J'ai rencontré plus d'une fois, cette exception aux lois d'évolution syphilitique, si admirablement tracées par Hunter et par Ricord. Le périoste crânien est quelquefois touché au début de la période secondaire. »

Le nombre des tumeurs aiguës du périoste péricrânien varie beaucoup et paraît être en raison inverse de leur volume. Quelquefois uniques, d'autres fois constituant une sorte d'éruption confluente sur toutes les régions de la tête, il est plus fréquent d'en voir une ou deux sur le frontal ou le pariétal. C'est, en effet, au niveau de ces deux os qu'elles sont habituellement situées; il est plus rare de les rencontrer dans la moitié postérieure du crâne.

Quels que soient leur nombre, leur situation et leurs dimensions, elles offrent à peu près constamment les mêmes caractères. Immobiles et fixées à la surface osseuse, elles sont, au contraire, libres de toute adhérence avec la couche celluleuse sous-aponévrotique, la couche musculo-aponévrotique et la peau. On les trouve d'ordinaire assez nettement limitées.

monographie est d'une importance capitale dans l'histoire pathologique de la syphilis; par la portée des découvertes et la précision des recherches cliniques, par l'étendue et la profondeur de l'esprit médical qui y circule partout, elle occupe un des premiers rangs dans les annales syphiliographiques de tous les temps et de tous les pays.

1. Guéneau de Mussy: *Herpétisme utérin* (*Archives générales de médecine*, novembre 1871, p. 546-47).

Leurs contours ne présentent un peu d'obscurité que quand elles sont larges et étalées. Leur consistance est dure et uniforme sur tous les points et pendant toute leur durée. Il est rare que le tissu cellulaire au milieu duquel elles sont plongées s'infiltre de sérosité et de lymphe plastique. A leur niveau, la peau conserve sa coloration normale et glisse facilement au-dessus d'elles. Leur saillie au-dessus des parties adjacentes est variable, mais toujours assez accusée pour ne laisser aucun doute sur leur existence, et trop brusque pour permettre de la confondre avec certaines bosselures de la boîte crânienne qui existent à l'état normal chez quelques individus.

La sensibilité à la pression des périostites péricrâniennes est très vive, et les rend fort gênantes lorsqu'elles sont situées sur le front, dans les endroits où porte le bord du chapeau. Mais c'est surtout la sensibilité spontanée dont elles sont le siège et le point de départ qui mérite d'être étudiée. Quand on voit les céphalalgies aiguës du début de la syphilis, les névralgies fronto-occipitales et temporo-pariétales coïncider si fréquemment avec les périostites péricrâniennes, il est difficile de ne pas croire qu'il existe entre la lésion du péricrâne et les irradiations douloureuses un rapport de causalité. Ce qui prouverait bien qu'il en est ainsi, c'est que la pression sur ces tumeurs réveille toujours ou exaspère non seulement la sensibilité locale, mais encore la sensibilité dont les principales branches nerveuses de la surface externe du crâne sont le siège. Il est vrai d'ajouter que si les périostites n'existent jamais sans que ces phénomènes douloureux de nature syphilitique se manifestent, il arrive souvent de voir ces derniers survenir en l'absence de toute lésion matérielle appréciable du péricrâne.

La durée des périostites péricrâniennes varie entre quatre et six semaines quand elles sont abandonnées à elles-mêmes. Un traitement approprié peut les faire disparaître plus tôt. Leur marche est donc relativement aiguë, et je ne vois, dans aucun des accidents consécutifs de la syphilis, si ce n'est peut-être dans certaines roséoles congestives, une allure aussi vive.

Quant à leur fréquence, il est difficile de la déterminer d'une manière rigoureuse, c'est-à-dire avec des chiffres. Je suis convaincu qu'on les trouverait plus souvent si on les cherchait ou si le malade avait l'attention dirigée de ce côté-là. Certes, on ne peut pas dire que c'est un des phénomènes morbides par lesquels s'exprime habituellement l'infection générale de l'organisme ; mais s'il est au nombre des exceptionnels, c'est certainement un des moins rares parmi ces derniers.

Le diagnostic des périostites péricrâniennes est des plus faciles, surtout quand elles sont multiples et comme confluentes. Il ne faudrait pas les confondre avec les bosses frontales et les bosses pariétales qui, chez quelques sujets sont saillantes et forment des bosselures presque circonscrites, quelquefois très douloureuses dans certaines névralgies fronto-pariétales. Malgré ces traits de ressemblance, l'erreur sera facile à éviter si on se souvient que la consistance des périostites, quoique dure, n'est pas osseuse, que leur base est d'ordinaire nettement circonscrite, et que leurs contours arrondis leur donnent une apparence pisiforme.

Quelques ganglions lymphatiques de la région crânienne pourraient être pris pour des périostites ; parmi eux, il faut signaler ceux qui sont situés derrière l'oreille, à la surface de l'apophyse mastoïde et ceux qui avoisinent la ligne courbe supérieure de l'occipital. Ces petits ganglions, sous l'influence des premières manifestations syphilitiques, deviennent quelquefois très durs et presque immobiles ; mais leur sensibilité est beaucoup moindre que celle des tumeurs périostiques. Et puis, les périostites se développent plus souvent sur la partie antérieure que sur la partie postérieure de la tête.

A propos des adénopathies cervico-crâniennes, il importe de se souvenir qu'elles accompagnent presque toujours les périostites. D'après M. Diday [1], les adénopathies qui se manifestent parfois en l'absence de toute éruption du cuir chevelu, de la peau de la face et du cou, ne dépendraient pas d'une adénie générale constitutionnelle, mais proviendraient, ainsi que les céphalées prodromiques, d'une véritable maladie du péricrâne.

Ces périostites péricrâniennes si précoces ont-elles une signification pronostique très grave ? Pour résoudre cette question, il faut se placer à plusieurs points de vue. Si on n'envisage que la poussée périostique en elle-même, on devra reconnaître qu'elle est bénigne ; car, 1° sa tendance est presque toujours résolutive, même quand on ne fait aucun traitement ; 2° les os sous-jacents ne sont pas sérieusement compromis ; 3° l'encéphale ne peut pas être atteint à travers la boîte osseuse. Mais dans le cas où la syphilis se détermine pour ainsi dire d'emblée sur le périoste externe du crâne, la dure-mère elle-même ne pourrait-elle pas être envahie tout aussi bien que le péricrâne ? Tout ce que je puis dire, c'est que dans le cas qu'il m'a été donné d'observer, je n'ai constaté que des troubles nerveux superficiels, des névralgies, des céphalées extracrâniennes ; aucun accident nerveux profond du côté

1. Diday, *Article de critique syphiliographique* (*Gazette médicale de Paris*, 1859, p. 488).

de la sensibilité, du mouvement ou des organes des sens n'a révélé que la dure-mère fût malade et comprimât les centres nerveux. Il en serait ainsi qu'on n'aurait pas le droit de s'en étonner, car il n'y a aucune raison organique, aucune loi pathogénique qui empêche la détermination syphilitique de se faire sur le périoste crânien interne aussi bien que sur le péricrâne et en même temps[1].

Les périostites épicraniennes ne sont point, est-il nécessaire de le dire ? le résultat d'un prétendu désordre apporté dans la succession inévitable des phénomènes de la syphilis par un traitement spécifique. Elles viennent et disparaissent sans ce traitement spécifique. Toutefois le mercure et surtout l'iodure de potassium atténuent cette manifestation comme toutes les autres. Ils sont donc indiqués. Mais il n'est pas indispensable de recourir à des doses élevées. *Cinq* ou *six* centigrammes de protoiodure d'hydrargyre et *deux* ou *trois* grammes d'iodure de potassium suffisent dans la plupart des cas, pour obtenir assez rapidement un effet curatif non équivoque. Quand il existe une intermittence fébrile nocturne bien accusée, je prescris *trente* ou *quarante* centigrammes de sulfate de quinine; et si les douleurs céphaliques sont excessives et privent le malade de sommeil, je combats ces accidents nerveux avec le chloral, qui m'a donné d'excellents résultats dans la plupart des algies syphilitiques[2].

1. Il est possible que la périostite syphilitique s'empare du périoste qui tapisse l'aqueduc de Fallope. Ne serait-ce pas là une des principales causes de ces hémiplégies faciales que j'ai observées si souvent dans le cours de la syphilis secondaire? — Les troubles de l'audition peuvent être aussi la conséquence des lésions secondaires des os. M. Moos a trouvé, en effet, dans un cas de syphilis accompagné de surdité, le périoste du vestibule épaissi par une infiltration de petites cellules rondes ou ovales, en même temps que celui de la lame spirale osseuse et de la région des dents et des arcs de Corti.

2. Charles Mauriac, *Recherches cliniques et expérimentales sur l'emploi du chloral dans le traitement des algies de nature vénérienne* (*Gazette des Hôpitaux*, années 1870-71). J'ai cherché à prouver, dans ce mémoire, que le chloral a plus d'efficacité et moins d'inconvénients que les agents de la médication stupéfiante pour combattre les névropathies syphilitiques.

Voici quelques-unes de mes conclusions :

« — Les céphalalgies nocturnes, les insomnies, les douleurs névralgiques et ostéocopes, les arthralgies, en un mot tous les accidents douloureux qui se rattachent à la syphilis sont, non pas guéris, mais rapidement calmés par le chloral.

— En atténuant et en faisant disparaître les algies syphilitiques, le chloral, dont on peut renouveler fréquemment l'administration sans inconvénient, seconde l'effet sédatif des spécifiques (hydrargyre et iodure de potassium) qui s'attaquent à la cause de ces algies et la détruisent. Il leur donne la promptitude d'action qui leur manque.

— Expérimenté dans ces conditions, le chloral peut être administré jusqu'à la dose de *dix* grammes, sans qu'il en résulte aucun accident toxique sérieux.

— Le chloral possède des propriétés hypnotiques supérieures à celles de tous les autres agents connus jusqu'à ce jour. »

Périostites sterno-chondro-costales. — Il n'est pas rare de voir le thorax devenir, comme la tête, au début de la syphilis, le centre ou le foyer de névropathies qui traduisent les premiers effets du virus sur l'économie. Beaucoup de syphilitiques se plaignent, en effet, de douleurs fixes et irradiantes qui ont habituellement leur siège vers la partie moyenne du sternum, et qui se propagent de là en divers sens, mais principalement en arrière, le long du rebord des fausses côtes. Comme les céphalées et les névralgies péricrâniennes, ces algies thoraciques varient beaucoup dans leur intensité et leur durée, depuis les douleurs rhumatoïdes vagues et fugaces qui se promènent sur les parois thoraciques, jusqu'aux sternalgies continues fixes, accompagnées d'angoisse respiratoire et d'un sentiment très pénible de constriction dans la région précordiale.

J'ai vu des malades qui éprouvaient, pendant la nuit, de véritables attaques d'*asthme* [1], qu'il était impossible de rapporter à une autre cause que la syphilis. De quel autre nom désigner le trouble qui se produit alors sous forme de crise dans les fonctions cardio-pulmonaires, indépendamment de toute lésion matérielle appréciable du poumon et du cœur? La gêne, la pesanteur, le malaise de la région précordiale se convertissent peu à peu en un sentiment de constriction, accompagné de cette angoisse, de cette anxiété respiratoires qui semblent rendre imminente la suffocation par manque d'air ou par faiblesse du muscle cardiaque, etc., etc.

Ces troubles respiratoires s'observent, du reste, dans la première période de beaucoup d'autres maladies qui, comme la syphilis, proviennent de l'intoxication de l'organisme par un principe morbide.

1. Il ne faut pas confondre l'asthme que je décris et qui appartient aux premières phases de la syphilis avec les attaques d'asthme qu'on peut observer chez quelques syphilitiques dans le cours de la maladie constitutionnelle. L'asthme du début de la syphilis ne peut être attribué qu'à elle. Il présente, on le verra, une grande analogie avec la dyspnée prodomique des pyréxies. L'existence de l'asthme syphilitique, tel qu'il est décrit par quelques auteurs, n'est rien moins que prouvé. Les observations de B. Bell, d'Ebrard et de quelques autres observateurs ne sont pas de nature à lever tous les doutes. J'en dirai autant de ce que Sandras écrivait en 1851 : « Les asthmes syphilitiques, dit-il, ont tout ensemble des caractères de l'asthme nerveux, en même temps que quelques signes pathognomoniques obligent de les attribuer à l'affection syphilitique. Tels sont le retour de l'asthme ou son alternation avec des douleurs ostéocopes, la présence de pustules, de tumeurs, d'ulcérations syphilitiques, avec la connaissance acquise qu'avant la syphilis il n'y avait pas d'apparence d'asthme... La syphilis occasionne d'autant plus ces asthmes, qu'elle est mêlée, ou par hérédité ou accidentellement, à un principe goutteux ou rhumatismal, c'est-à-dire quand elle arrive à sa période dite tertiaire ou constitutionnelle chez un sujet primitivement affecté de goutte irrégulière ou de rhumatismes chroniques... » (*Traité pratique des maladies nerveuses*, t. II, p. 103.)

Dans les varioles graves et même dans les varioloïdes légères, dans la suette miliaire, dans les scarlatines, le typhus, etc., ne voit-on pas presque toujours au début, avant les déterminations cutanées, muqueuses et splanchniques, des dyspnées quelquefois atroces qui simulent des pneumonies profondes ou des congestions diffuses de l'appareil respiratoire ?

Mais si l'on connaît les conditions pathologiques dans lesquelles se produisent ces sortes de névropathies cardio-pulmonaires, il est difficile d'en expliquer le mécanisme. Ce mécanisme est très complexe dans la syphilis, et il n'est pas douteux que plusieurs éléments entrent en jeu et se combinent pour entraver le libre exercice des fonctions respiratoires.

Parmi les causes les moins hypothétiques de cette dyspnée nocturne des syphilitiques, il faut mettre au premier rang la sternalgie, les névralgies costales et peut-être aussi un état morbide particulier des muscles intercostaux, analogue à celui qui survient dans beaucoup d'autres muscles de l'économie sous l'influence de la syphilis.

Il ne me paraît pas irrationnel d'admettre aussi que le diaphragme peut subir l'action du virus syphilitique au même titre que le biceps, par exemple, ou les gastrocnémiens. Pourquoi ne serait-il pas comme eux le siège de ces douleurs crampoïdes qui infligent de si cruelles tortures aux syphilitiques pendant la nuit ? Étendez cette action jusqu'au muscle viscéral le plus important de l'économie, jusqu'au cœur, et vous aurez encore une autre cause de dyspnée d'une importance capitale. Enfin, il ne faut pas oublier que l'appareil nerveux cardio-pulmonaire peut, de même que les autres nerfs, ressentir à un plus ou moins haut degré les effets de l'intoxication spécifique. Ferai-je entrer aussi en ligne de compte, dans cette étiologie de l'asthme syphilitique, l'aglobulie, ou diminution des globules du sang ? Peut-être cette dyscrasie, qu'on croit si commune, ne l'est-elle pas autant qu'on se l'imagine ; peut-être aussi n'est-elle pas la seule ni la plus importante dans la syphilis. Mais ce n'est pas ici le lieu de soulever et de résoudre ces questions. Revenons aux névralgies sterno-costales.

Elles jouent assurément un rôle considérable dans la pathogénie des dyspnées syphilitiques, car elles les précèdent et se trouvent en général avec elles dans un rapport direct d'intensité. J'avais crû, sur la foi des auteurs, que ces névralgies sterno-costales appartenaient toutes à la classe des manifestations douloureuses de la syphilis, indépendantes de toute lésion matérielle appréciable. Mais ici, comme dans les céphalées et les névralgies crâniennes, l'observation m'a démontré que ces algies coïncident parfois avec des inflammations partielles du périoste, et même paraissent en dépendre. Après ce que j'ai dit sur les périostites précoces du péricrâne, il est inutile de m'étendre longuement sur les périostites qui se produisent à la surface des côtes, des cartilages et du sternum. Il existe entre ces deux lésions, au point de vue de l'époque d'apparition des symptômes, de la durée, de la terminaison, du processus, etc., une analogie telle qu'il est impossible de la méconnaître.

J'avais constaté depuis longtemps l'existence de ces tumeurs périostiques du sternum et des côtes, au début des premiers accidents constitutionnels de la syphilis, lorsque, je lus un article du docteur H. Critchley Brodrick [1], médecin à Indore (Indes-Orientales), *Sur la valeur de la sensibilité sous-sternale comme signe diagnostique de la vérole*, où le fait est soupçonné sans être péremptoirement démontré. D'après l'auteur, en explorant méthodiquement par la pression la sensibilité du sternum, on trouve généralement vers le tiers inférieur de l'os un endroit dans lequel cette exploration provoque une douleur très vive, sans que d'ailleurs l'attention du malade eût été dirigée précédemment sur ce point par aucune sensation douloureuse spontanée. Chez quelques sujets, le point sensible existe au niveau du tiers supérieur du sternum, tandis qu'on ne le rencontre presque jamais dans le tiers moyen. M. Brodrick suppose que cette sensibilité tient à une périostite très limitée et de médiocre intensité.

Quelques pathologistes d'une grande valeur, parmi lesquels je compte mon excellent maître, Cullerier, établissent comme une règle que l'apparition des accidents tertiaires est toujours précédée par une poussée de phénomènes morbides appartenant à la catégorie des accidents secondaires :

« Quand on voit, dit Cullerier [2], une maladie soit des os, exostose, nécrose ou carie, soit du tissu fibreux ou du tissu cellulaire, périostose, gomme, nodus, toutes affections désignées sous le nom de symptômes tertiaires, on trouve toujours un symptôme intermédiaire entre la maladie actuelle et l'accident primitif, symptôme intermédiaire caractérisé par une éruption cutanée, une syphilide, ou par l'ulcération de la muqueuse de la bouche et plus souvent de celle de la gorge, maladies des muqueuses qui remplacent alors celle de la peau et qui d'ailleurs sont de même nature..... Souvent, ajoute plus loin Cullerier, on voit une apparence d'interversion dans la manifestation des symptômes; ainsi, par exemple, une syphilide après ou en même temps qu'une

1. *Madras medical Press, and Dublin medical Press*, 4 novembre 1863.

2. Cullerier, *Mémoire sur l'évolution de la syphilis* (*Archives générales de médecine* février 1845).

exostose. Cela est vrai, mais ne prouve pas contre ma manière de voir, car avant l'exostose il y a eu certainement, ou une maladie de la peau ou une maladie des muqueuses, maladie dont l'élément spécifique n'ayant pas été combattu ou ne l'ayant pas été suffisamment, s'est porté sur les organes profonds, tout en se montrant encore aux parties qu'il avait d'abord attaquées, et, dans ces cas exceptionnels, c'est l'accident tertiaire qui prédomine. »

Je crois, en effet, que, dans la grande majorité des cas, les choses se passent de la façon qu'indique Cullerier. Cependant il y a des exceptions à cette règle. On voit souvent des faits qui prouvent de la manière la plus évidente que les accidents tertiaires précoces peuvent être la première manifestation de la syphilis, se montrer avant les accidents secondaires et à une époque extrêmement rapprochée du chancre.

L'observation suivante en est un exemple. Je l'ai rapportée avec quelques détails parce qu'elle me paraît présenter, à ce point de vue et à quelques autres, des particularités d'un véritable intérêt. On objectera que c'est un fait exceptionnel. Je l'accorde. Mais c'est précisément parce qu'il est exceptionnel qu'il en faut tenir grand compte et l'étudier avec d'autant plus d'attention.

Balano-posthite infectante survenue chez un jeune homme de 19 ans, habituellement très bien portant, un mois après son premier coït. — Au quarante-cinquième jour de la contagion, douleurs vives dans le tibia, suivies, au bout de trente-six ou quarante-huit heures, de l'apparition spontanée d'une tumeur osseuse. — Claudication causée par cette périexostose tibiale. — Altération de la santé générale. — Au soixante-neuvième jour de la contagion, apparition d'une roséole érythémateuse bien caractérisée. — Au quatre-vingtième jour de la contagion, affaissement progressif et disparition de la tumeur tibiale. — Quatre mois et demi après la contagion, plaques muqueuses des lèvres et du prépuce. Syphilide papuleuse plate, discrète.

M. Édouard L..., âgé de 19 ans, fondeur, entré dans mon service à l'hôpital du Midi, se porte habituellement très bien, quoique d'un tempérament un peu lymphatique. Je ne découvre dans ses antécédents aucune manifestation morbide diathésique ou accidentelle. — Il n'a jamais eu d'autre maladie vénérienne que celle qu'il présente actuellement et qu'il a contractée récemment avec une femme en carte rencontrée au bal des Amandiers. C'était la première femme qu'il voyait. Au bout d'un mois, il survint sur le prépuce et le gland une rougeur diffuse, bientôt suivie de phimosis avec œdème dur du tissu cellulaire de la verge, et engorgement indolent des ganglions inguinaux. — 45 jours environ après la contagion, 15e jour à partir du chancre, le malade ressentit une douleur à la jambe droite et constata l'existence, sur la face antérieure du tibia, vers sa partie moyenne, d'une tuméfaction dure, sensible au toucher, sur laquelle glissait facilement la peau, qui ne présentait à ce niveau aucun changement de consistance et de couleur. Il fut d'autant plus surpris de l'apparition de ces accidents, qu'il avait la certitude de n'avoir subi l'action d'aucune cause traumatique capable de les produire. Cette tumeur, survenue spontanément, augmenta peu à peu et devint de plus en plus douloureuse, au point de gêner la marche et de causer de la claudication. La santé générale commençait à s'altérer; le malade devenait faible et maigrissait. Il se décida à entrer à l'hôpital.

Le 10 août 1869 (60e jour de la contagion, un mois après le chancre), je constatai chez lui l'état suivant : double pléiade ganglionnaire dure et indolente dans les aines. Phimosis incomplet produit par l'induration et le rétrécissement du limbe du prépuce. — État général de faiblesse; amaigrissement. Pas de teinte cachectique. — La peau est saine; il n'existe que quelques petites papules très discrètes et de nature fort douteuse sur la partie antérieure de l'abdomen et de la poitrine. Rien du côté des muqueuses. Quelques ganglions cervicaux sans croûtes dans les cheveux. Pas de troubles de la sensibilité autres que les douleurs siégeant au niveau de la tumeur tibiale. Cette douleur a précédé la tuméfaction.

C'est sur la face antéro-interne et le bord antérieur du tibia, à 11 centimètres de l'extrémité supérieure de cet os que siège la tumeur. Elle mesure 4 centimètres et demi transversalement et 4 à peu près de haut en bas; sa saillie est de 11 centimètres environ au-dessus des parties voisines, sur lesquelles elle se perd insensiblement. D'une dureté presque osseuse, sans œdème ni inflammation périphérique, elle paraît faire corps avec l'os et être constituée par la même substance. La peau qui la recouvre est saine et mobile. Depuis les premiers jours de son apparition, les douleurs dont elle est le siège n'ont ni augmenté ni diminué; elles sont lancinantes, paroxystiques, augmentées par la marche, irradiantes, non pas du côté du pied, mais en haut, jusque vers la partie moyenne de la cuisse; elles causent de la claudication; le malade ne peut descendre ou monter que difficilement les escaliers; il éprouve dans tout le membre correspondant, mais surtout dans le genou, un engourdissement que la marche dissipe peu à peu. Cette tumeur est stationnaire depuis quelques jours. Au début, elle a augmenté rapidement sans être jamais accompagnée d'aucun phénomène inflammatoire. Claudication. Pendant le décubitus, le soir, il survient des élancements très douloureux, qui partent du tibia et remontent le long de la face antérieure de la cuisse jusqu'à l'aine. Adénopathie inguinale double très volumineuse.

Le 19 août (69e jour de la contagion, 39e du chancre), apparition sur le tronc d'une roséole érythémateuse bien caractérisée. Pas de diminution notable de la tumeur.

Du 30 août au 3 septembre, la tumeur diminua peu à peu et disparut presque complètement, excepté au niveau de la crête du tibia, où les douleurs persistaient toujours sous forme d'irradiations remontant jusqu'à l'aine.

Le 4 octobre (84e jour du chancre), je notai l'état suivant : adénopathie multiple aux aines et au cou. Guérison des ulcérations du prépuce. Persistance du prurigo et de quelques papules de la peau, qui tendent à l'humidité et à l'ulcération. L'exostose tibiale a presque complètement disparu; cependant il existe une légère saillie à son niveau et la crête du tibia est notablement épaissie. Raideur dans tout le membre correspondant. Claudication qui disparaît dans la journée. Pas de douleurs nocturnes. Après une marche ou un repos prolongés, il se manifeste spontanément des douleurs qui remontent jusqu'à l'aine, le long du nerf crural. Alopécie, céphalée nocturne sus-orbitaire commençant à six heures et durant jusqu'au sommeil. Aucune autre lésion osseuse. Plaques muqueuses de la lèvre inférieure. Santé générale assez bonne.

Je n'ai pas revu ce malade.

Les débuts de ce jeune malade dans la vie sexuelle ont été vraiment déplorables. La première femme qu'il voit lui donne une balano-posthite infectante, qui se déclare au bout d'un mois. *Quinze jours* seulement après cet accident primitif survient la périostose de la face antérieure du tibia, sans aucune manifestation syphilitique sur la peau ni sur les muqueuses.

Un mois après l'apparition du chancre, le malade eut des accès de fièvre irrégulière, du malaise général, de la courbature, de la céphalalgie; et ces phénomènes morbides, qu'on peut considérer comme prodromiques, furent suivis, au bout de six à sept jours, d'une roséole érythémateuse, puis de plaques muqueuses, etc. — Ainsi, dans ce fait, d'une précision remarquable, *un accident tertiaire des mieux caractérisés s'est montré quinze jours après l'apparition du chancre infectant, et vingt-deux jours avant la roséole.* On ne peut pas accuser le traitement d'avoir interverti l'enchaînement des manifestations et d'être la cause de ce désordre, puisqu'il n'a été institué qu'au quinzième jour de la tumeur du tibia. (Iod. de potassium 3 gr., protoiodure d'hydr. 0,06 cent.)

D'un autre côté on ne trouva, dans les antécédents du malade, ni dans son tempérament, ni dans sa constitution, ni dans ses habitudes, aucune circonstance pathologique ou autre qui pût fournir même un semblant d'explication à une pareille anomalie. Quand je dis anomalie, c'est au point de vue de la rareté du phénomène que je l'entends; car je ne connais aucune loi physiologique et organique de l'économie qui empêche un virus, dont la diffusion et la pénétration sont générales et simultanées de se manifester sur un point plutôt que sur un autre[1].

1. Je n'ai trouvé dans les auteurs qu'un seul cas analogue à celui qu'on vient de lire et tout aussi authentique. Il a été observé par Vidal de Cassis. « Je possède, dit-il, l'observation complète d'une périostite de la clavicule, qui est remarquable sous plusieurs rapports : par la rapidité avec laquelle elle s'est établie après l'apparition du chancre, par l'absence des accidents du côté du tégument et par le caractère fortement inflammatoire de la lésion qui nous a obligé d'employer des antiphlogistiques très largement. » En voici le résumé :

Chancres infectants multiples à forme phagédénique ayant débuté le 3 décembre 1854, guéris au bout d'un mois et traités vers le milieu de leur durée par des pilules de Dupuytren. — Le 28 décembre (25e jour de chancre), sans syphilide préalable, douleurs dans la clavicule droite devenues rapidement d'une violence extrême. — Gonflement de l'os depuis l'articulation sterno-claviculaire jusqu'à la réunion des deux tiers internes avec le tiers externe. La peau qui recouvre cette tumeur, dont l'épaisseur est double de celle de l'os, ne présente aucun changement de coloration. (Iodure de potassium, sangsues, etc.).

Au bout de treize jours, diminution notable des douleurs et du volume de la tumeur.

Après une exacerbation qui nécessita une nouvelle application de sangsues et des onctions mercurielles sur l'articulation sterno-claviculaire, le malade fut complètement guéri à la fin de février 1855.

Dans l'observation suivante que je résume, la périostose du tibia est loin d'avoir été aussi précoce que dans la précédente, puisqu'elle ne s'est montrée qu'au quatre-vingt-quinzième jour du chancre. Elle a été postérieure à l'invasion des accidents cutanés; mais elle a précédé de quelques jours un sarcocèle syphilitique, c'est-à-dire une manifestation syphilitique qu'on est convenu de considérer comme un *accident de transition* entre les accidents secondaires et les accidents tertiaires :

— Chancre induré et infectant du sillon balano-préputial, survenu après dix jours d'incu-

Description générale. — La précocité des manifestations de la syphilis sur certaines parties du système osseux ne peut être mise en doute. Si on prend pour point de départ le début du chancre infectant, on trouve dans mes observations que la plus courte incubation a été de quinze jours, et la plus longue de cent vingt jours. — La plus longue importe peu, elle est susceptible de se prolonger bien au delà ; elle n'a d'autre limite que celle de la période secondaire. Ce sont les incubations

bation, chez un jeune homme de 24 ans habituellement bien portant. — Quarante jours après la contagion, roséole papuleuse discrète, suivie, au bout d'un mois, de rupia sur les jambes. — Trois mois et demi après la contagion, apparition presque simultanée d'une périostose sur la face antérieure du tibia droit, et d'un engorgement syphilitique du testicule et de l'épididyme du côté gauche. — Traitement par le protoiodure d'hydrargyre et l'iodure de potassium. — Guérison des accidents secondaires et tertiaires au bout de deux mois. — Le malade, âgé de vingt-quatre ans, avait eu à onze ans une première blennorrhagie contractée avec une fille du même âge que lui.

Les exemples de cette précocité sexuelle ne sont pas rares à Paris. J'ai soigné, à ma consultation de l'hôpital du Midi, un enfant de dix ou douze ans qui avait contracté des chancres infectants avec une marchande de mouron, dans la campagne de Bicêtre. Je donne des soins en ce moment à un gamin de dix ans qui a contracté, je ne sais comment, un chancre syphilitique sur la cuisse gauche, et qui a eu des plaques muqueuses sur le prépuce, à l'anus et sur les lèvres. Cet enfant a communiqué la syphilis à sa sœur, âgée de neuf ans, par le coït rectal.

Les affections précoces du système osseux ne sont pas toujours fugaces ; elles résistent quelquefois au traitement et ne sont jamais complètement guéries. D'autres fois elles récidivent avec une facilité désespérante. Le cas suivant est un exemple :

— Au deuxième mois du chancre, avant l'apparition des accidents secondaires, début d'une affection osseuse de l'extrémité supérieure du cubitus. — Traitement très régulier ; cependant, au bout de trois ans, exostose de l'extrémité interne de la clavicule gauche et d'une des côtes droites. — Pas de guérison complète. — Alternatives de mieux et de plus mal.

La maladie périosto-osseuse eut dès le début une marche chronique. Elle a été lente à se développer et à disparaître dans l'olécrâne ; puis elle s'y reproduisit. Au bout de trois ans, l'extrémité interne de la clavicule devint malade, ainsi qu'une des côtes. Enfin, à la cinquième année de la syphilis, les lésions osseuses persistaient encore malgré qu'un traitement mixte fût suivi depuis longtemps avec persévérance. Quoique l'iodure de potassium soit doué d'une vertu curative incontestable contre certaines manifestations de la syphilis, il faut reconnaître que, comme le mercure, il trouve des cas réfractaires.

Dans les deux observations suivantes, la lésion que je considère comme tertiaire ne paraissait pas occuper exclusivement le périoste de l'os sous-jacent ; c'était une tumeur située sur la partie postéro-interne du tibia, entre l'os et les muscles de la région postérieure de la jambe auxquels elle semblait adhérer.

— Chancre infectant. — Au bout de quatre semaines, tumeur de nature syphilitique entre le tibia et les muscles postérieurs de la jambe droite. — Au bout de cinq semaines, apparition d'une roséole exanthématique, etc. — Guérison de la tumeur en six semaines.

Il est probable que cette tumeur avait son point de départ dans le périoste et qu'elle avait gagné le tissu cellulaire adjacent qui sépare les différentes couches de muscles de la région postérieure de la jambe. Il est probable aussi qu'elle était constituée par une hyperplasie conjonctive, comme le sont du reste la plupart des lésions syphilitiques.

très courtes qui présentent le plus d'intérêt. Or ces incubations-là sont très fréquentes, et il arrive quelquefois que la détermination sur le périoste précède toutes les autres et se produit trois ou quatre semaines après le début du chancre.

En faisant des recherches dans les auteurs et dans les recueils scientifiques, j'ai trouvé quelques cas analogues à ceux qui me sont propres. — A la séance de la Société médico-chirurgicale de Paris, du 9 juillet 1868 [1], le Dr Guyot donna lecture d'une observation intitulée : *Périos-*

Quoi qu'il en soit, elle s'était manifestée, ou du moins s'est annoncée par des symptômes non équivoques quatre semaines après l'accident primitif et dix jours avant la roséole papuleuse. Elle fut un peu aiguë dans sa marche et dans ses symptômes dès le début; puis elle entra franchement en voie de résolution après un mois environ de durée. Quant à sa nature syphilitique, je ne pense pas qu'elle puisse faire l'objet du moindre doute.

— Balano-posthite infectante.— Quatre semaines après, roséole et plaques muqueuses.— Six semaines après, tumeur syphilitique de la jambe gauche.

Les symptômes inflammatoires furent beaucoup plus aigus que dans le cas précédent. Ils le furent tellement qu'on aurait pu croire, au début, à l'invasion d'un phlegmon diffus; mais, au bout de quatre ou cinq jours, on put sentir, au milieu de l'œdème, la tumeur hyperplasique post-tibiale qui ne manifesta pas la moindre tendance à la suppuration. Quant à cet œdème dur qui succéda aux premières bouffées inflammatoires, il est très commun de le voir accompagner les lésions syphilitiques, surtout celles de la première phase.

Voici deux cas où le maxillaire inférieur fut atteint, dans les premiers mois de l'infection, de périexostoses siégeant sur sa surface externe.

— Chancre infectant.— Cinq semaines d'incubation.— Un mois après le chancre, tumeur indolente adhérente au maxillaire inférieur. — Guérison. — Deux récidives. — Accidents secondaires légers.

Cette tumeur siégeait dans le périoste de la surface externe du maxillaire auquel elle adhérait très étroitement. Sa délimitation exacte, sa forme, l'absence d'une atmosphère œdémateuse périphérique, l'intégrité de la peau au-dessus d'elle, etc., voilà les principaux caractères qui la distinguaient d'une fluxion. D'ailleurs, les dents à ce niveau étaient parfaitement saines, et il n'existait pas d'odontalgie. En cet endroit du maxillaire, il n'y a pas de ganglion lymphatique, et puis, y en eût-il, que la tumeur produite par l'induration d'un de ces petits organes n'aurait jamais eu une immobilité aussi complète sur les parties sous-jacentes. Cette périostose ne présentait aucune gravité. Mais supposez que, au lieu de se produire sur le maxillaire inférieur, elle eût poussé sur la dure-mère, à la base du crâne; ne serait-il pas survenu, dès le premier mois, des troubles très sérieux du côté des organes des sens et des principales fonctions du système nerveux ? Nul doute que certaines encéphalopathies du début de la syphilis, plus ou moins circonscrites, ne se rattachent à une pareille cause. La facilité avec laquelle ces tumeurs périostiques précoces fondent et se reproduisent explique bien les rémissions et les récidives qu'on observe fréquemment en pareil cas.

— Chancre infectant suivi d'accidents secondaires au bout d'un mois et demi.— 1re poussée : plaques muqueuses et syphilide papulo-vésiculeuse légère. Guérison en un mois. — 2e poussée au 3e mois du chancre : ulcération de la langue, céphalée, éruption de pustules d'ecthyma sur les membres ; au 4e mois du chancre, périostose du maxillaire inférieur. Guérison très rapide par l'iodure de potassium.

1. *Union médicale*, 1869, t. II, p. 787.

tite syphilitique cinquante-six jours après le coït infectant, dont voici le résumé :

Le 8 juillet 1868, M. X..., âgé de 30 ans, contracte un chancre infectant accompagné d'adénopathie inguinale spécifique. — Vers le 18 août, apparition d'une roséole (traitement par le protoiodure). — Le 2 septembre, douleurs assez vives dans le pied droit. — Le 30 septembre, on sentait à travers la peau une tuméfaction considérable du premier métatarsien. Les mouvements imprimés au gros orteil étaient douloureux, et la pression du pied sur le sol impossible. (Iodure de potassium.) — Le 8 octobre, diminution considérable dans le volume de l'os et dans l'intensité des douleurs, qui n'ont jamais augmenté la nuit. — Le 15, le malade, pour la première fois depuis six semaines, marche sans douleur.

Mon confrère et ami, le Dr Dubuc[1], dans sa remarquable thèse inaugurale sur les syphilides malignes, signale les complications nerveuses qui se produisent quelquefois en pareil cas à une époque très rapprochée du début de la maladie, telles que sentiment de semi-paralysie, engourdissement dans un des membres, attaques épileptiformes répétées, coma, etc., etc. ; et il explique les phénomènes de cet ordre par le développement prématuré d'exostoses intracrâniennes et intra-rachidiennes. Mais il fait remarquer avec raison que cette apparition prématurée des exostoses n'appartient pas exclusivement à la syphilis maligne, et qu'il l'a constatée plusieurs fois dans des syphilis graves dont les premières manifestations n'étaient pas des syphilides ulcéreuses. — A l'appui de ce qu'il avance, M. Dubuc cite le fait suivant qu'il a observé à l'hôpital Saint-Louis, et dont je donne le résumé :

Quatre mois après le début du chancre, exostoses bien manifestes des bords postérieurs des deux cubitus, accompagnées de douleurs très fortes, dont la pression augmentait encore l'acuité. En même temps on trouvait : cicatrice du chancre induré ; pléiade bi-inguinale ; croûtes dans les cheveux ; adénopathie cervicale. Roséole discoïde du tronc, plaques syphilitiques des avant-bras, de la paume des mains, de la plante des pieds ; plaques muqueuses très confluentes de la gorge, de la langue, des lèvres, des narines, de la muqueuse glando-préputiale, des bourses, du pourtour de l'anus ; décollement des ongles des mains.
Guérison rapide par un traitement mixte.

L'apparition précoce des affections syphilitiques des os et du périoste n'avait pas échappé à Swediaur[2].

« Les os, dit-il, sont beaucoup plus rarement affectés de nos jours qu'autrefois par le virus syphilitique, si ce n'est dans les véroles confirmées ou très négligées. J'ai vu cependant un malade qui, étant affecté d'un ulcère syphilitique au gland, fut attaqué le cinquième jour après, d'une tumeur considérable, dans la partie inférieure du cubitus. »

1. Dubuc, *Des syphilides malignes précoces*. Thèse, 1864, p. 33, Paris.
2. Swediaur, *Traité complet des maladies vénér. et syphil.*, t. II, p. 100, 7e édition.

« Quoiqu'il ne survienne jamais, dans le commencement de la maladie, dit Benjamin Bell[1], de véritables nodus vénériens, c'est-à-dire des tumeurs de nature osseuse qui prennent naissance de l'os même ; dans quelques cas cependant, le périoste et les tendons, ainsi que les gaînes des muscles, sont affectés de très bonne heure ; je les ai même vus être affectés presque à l'instant que l'on a eu lieu de soupçonner que le virus avait pénétré dans le système ; néanmoins, on trouve toujours quelque cause évidente qui a déterminé cette variété dans le cours de la maladie et obligé le virus de se fixer sur ces parties de préférence à celles qu'il a coutume d'attaquer les premières. »

Je ne puis partager la manière de voir de Benjamin Bell, sur la nécessité d'une cause provocatrice pour déterminer l'action syphilitique à s'établir prématurément dans un point quelconque du système osseux. J'ai toujours interrogé avec soin mes malades à cet égard, et je n'ai jamais découvert aucune circonstance étiologique étrangère à la syphilis, dont on pût invoquer l'influence. Et quoique j'aie eu très souvent l'occasion d'observer combien les causes habituelles d'irritation peuvent aggraver et multiplier les lésions syphilitiques de la peau ou des muqueuses[2], je ne crois pas qu'elles aillent cependant jusqu'à perturber profondément l'ordre et la succession des accidents, ni à modifier le mode syphilitique propre à chaque individu. Ainsi, je ne crois pas qu'avec des irritants mécaniques, physiques, chimiques, physiologiques, etc., il fût permis de produire à volonté une syphilide ulcéreuse, par exemple, chez un malade qui a une syphilis légère et résolutive ; de faire pousser des tubercules, des gommes, des exostoses chez un sujet qui n'y est pas prédisposé par sa constitution ou mieux par la nouvelle idiosyncrasie morbide que lui crée le virus, idiosyn-

1. Benjamen Bell, *Traité de la gonorrhée virulente et de la maladie vénérienne*. Traduction de Bosquillon (t. II, p. 179).

2. Au surplus, je suis loin de nier l'efficacité d'une cause occasionnelle pour la production d'une lésion osseuse ; je me borne à en contester l'absolue nécessité. Je trouve dans le mémoire de Cullerier, sur l'évolution de la syphilis, un fait qui prouve combien est puissante l'intervention du traumatisme dans la production des périexostoses syphilitiques. C'est en même temps une preuve de la précocité de ces manifestations qualifiées à tort de tertiaires en pareil cas. La malade, âgée de dix-sept ans, était entrée à l'hôpital pour se faire traiter d'un écoulement avec érosion du col, de chancres à la vulve et d'un condylome ulcéré à l'anus. A la suite d'un coup violent sur la tête, il lui survint une périostose ou une exostose du pariétal qu'on fut obligé de combattre par le protoiodure de fer. J'ai dit plus haut que Cullerier ne croit pas à la possibilité d'un accident tertiaire avant un accident secondaire. Le fait de cette jeune fille, malgré la précocité de la lésion osseuse, ne lui paraît pas faire exception à la règle qu'il a posée. Le condylome était ici un symptôme secondaire ; et alors, dit-il, l'exostose n'a plus rien d'extraordinaire, et, bien qu'elle apparaisse pendant la durée des symptômes primitifs, elle n'en est pas leur conséquence directe. J'ai prouvé par des faits que des accidents dits tertiaires peuvent succéder immédiatement, et sans l'interposition des accidents secondaires, à l'accident primitif.

crasie variable à l'infini et qui explique les formes extraordinairement changeantes par lesquelles s'exprime, suivant les individus, les temps, les lieux, les climats, les âges, etc., etc., la même unité pathologique.

Dans une communication sur la syphilis infantile, faite en 1869 à la Société médicale du 9e arrondissement, Archambault constate que quelquefois les symptômes syphilitiques sont singuliers, et que leur ordre est interverti.

« Chez un enfant, dit-il, j'ai observé une hypertrophie des dernières phalanges des doigts, analogue au spina ventosa. — Ce symptôme, unique chez cet enfant, fut traité comme scrofuleux, sans résultat. Au bout de quelque temps, des plaques muqueuses survinrent à l'anus, à la bouche, je donnai alors des préparations mercurielles; les accidents secondaires guérirent, ainsi que l'affection osseuse. Il semble, en ce cas, qu'une manifestation tertiaire ait débuté par une sorte d'interversion de la maladie. La mère avait eu la syphilis quatre ans auparavant; elle avait des exostoses sur le tibia, qui avaient été douloureuses pendant sa grossesse. Elle avait probablement communiqué la syphilis tertiaire. »

D'après M. Daga [1], qui a fait un très intéressant mémoire sur la syphilis si grave des Arabes, il n'est pas rare de voir le même sujet affecté de syphilides, de gommes et d'exostoses multiples. Les accidents tertiaires eux-mêmes se produisent d'emblée dans les cas de syphilis héréditaire.

« Je ne puis m'expliquer autrement, dit-il, l'existence d'exostoses signalées chez de jeunes enfants qui ne présentaient aucune trace de lésion à la peau, et qui, au dire des parents, n'avaient jamais offert d'autres accidents; ou bien encore la présence de la vérole chez des adolescents qui ne s'étaient pas exposés à la contagion... »

Le Dr Suchanek [2], dans un mémoire sur la syphilis des os, d'après les observations recueillies à la clinique du professeur Waller (de Prague), dit que, sur quatre cas de syphilis héréditaire, se trouvait un enfant de six ans, qui fut affecté de syphilis des os, sans autre forme préexistante; sa mère portait des tubercules cutanés et elle avait contracté la maladie en allaitant un enfant étranger [3].

Je reviendrai sur cette question, si importante chez les enfants, de la syphilose osseuse héréditaire.

Les déterminations syphilitiques sur le système osseux, dans les

1. Daga, *Documents pour servir à l'histoire de la syphilis chez les Arabes* (*Archives de médecine*, 1864, t. II, p. 314).

2. *Vierteljahrschrift fur die praktische Heilkunde*, 1854.

3. Dans les lésions du périoste et des os que produit la syphilis héréditaire, il faut distinguer celles qui sont indirectes, c'est-à-dire qui ont succédé à des gommes suppu-

conditions que je viens d'indiquer, c'est-à-dire apparaissant deux, trois ou quatre mois après le début du chancre, sont loin d'être communes. Aussi, suis-je étonné de trouver dans le mémoire du Dr Suchanek, que la syphilis des os s'est montrée à Prague sept fois sur cent dans le cours même de la marche des ulcères primitifs, et quatre-vingt-treize fois sur cent après leur guérison! — Évidemment, cette statistique ne peut pas s'appliquer à la syphilis telle qu'on l'observe à Paris. Les lésions osseuses, soit anciennes, soit récentes, ne s'y présentent pas avec cette effrayante proportion, Si, sur cent vérolés, quatre-vingt-treize étaient atteints de périostoses ou d'exostoses, les hôpitaux n'y suffiraient pas.

Les données que nous possédons relativement à l'influence que les conditions géographiques et ethnographiques exercent sur l'apparition plus ou moins précoce de tel ou tel ordre de manifestations syphilitiques sont trop peu nombreuses, trop incertaines pour qu'on en puisse tirer des conclusions rigoureuses. Je renvoie au travail de M. Daga, que j'ai cité plus haut.

D'après les recherches de M. Mantegazza, la syphilis évoluerait avec une grande rapidité dans l'Amérique du Sud, et se manifesterait dès le début, non seulement par des lésions superficielles cutanées et muqueuses, mais par des lésions osseuses et même la destruction des os du nez presque immédiatement après l'apparition du chancre et toujours avant sa cicatrisation.

En somme, quand on s'en tient à ce qui se passe dans notre climat, et spécialement à Paris, on voit que les lésions osseuses précoces, dans la limite de temps que je leur ai fixée d'après mes observations, c'est-à-dire entre quinze jours et quatre mois à partir du début du chancre, se montrent assez rarement.

Un jeune médecin, qui avait suivi pendant plusieurs mois la clinique du professeur Sigmund (de Vienne), me disait que cet éminent syphiliographe regardait comme un phénomène assez ordinaire la coïncidence des accidents dits secondaires et des affections osseuses du tibia. A supposer que cette manière de voir soit authentique, je ne sais

rées et à des ulcérations, de celles qui sont primitives et directes ou qui ont attaqué d'emblée le tissu périosto-osseux.

Au cas de ces lésions directes que j'ai cités on peut ajouter les suivants :

Baërensprung, *Vaste nécrose des os du crâne* (*Die hereditare syphilis*. Berlin, 1864).

Desmarres, *Abcès du crâne avec élimination de parties osseuses* (*Traité pratique des maladies des yeux*, 2e édition, t. I, p. 626).

Fournier, *Hypcrostoses développées sur les os de l'avant-bras* (*Union médicale*, 1865, p. 540).

pas quelles conclusions M. Sigmund a tirées de ce fait ni quelle interprétation il en a donnée. J'ignore s'il a publié un travail sur cette question. Je ne l'ai point trouvé mentionné dans les recueils que j'ai consultés.

J'ai fait remarquer plusieurs fois que le processus de ces lésions périosto-osseuses était toujours résolutif; elles n'ont jamais suppuré ni subi la régression nécrobiotique dans les observations qui me sont propres, ni dans celles qui se rapprochent des miennes par la date de la détermination morbide. Si donc on les considère en elles-mêmes, c'est-à-dire dans leurs symptômes, leur marche, leur durée, etc., on doit conclure qu'elles n'ont pas une grave signification pronostique. Dans un cas cependant, elles ont montré une grande tendance à récidiver et ont été réfractaires au traitement par l'iodure de potassium; mais, en général, elles cèdent très vite quand on administre ce sel même à petites doses. En outre elles ont une tendance spontanée à la guérison, comme, du reste, un grand nombre des premières manifestations de la syphilis.

Le mode inflammatoire aigu, douloureux, n'a pas prédominé dans leurs symptômes. Aussi ai-je mieux aimé appeler ces tumeurs *périostoses* que *périostites*. Cette sorte d'indolence est peut-être plus apparente que réelle; leur allure, en effet, comme durée, a toujours été assez vive.

Quant à leur siège, c'est évidemment le périoste. Mais l'os sous-jacent ne prend-il aucune part à leur développement; et s'il y prend part, dans quelle mesure le fait-il? Telles sont les questions qui se présentent naturellement à l'esprit, quand on se trouve en face de ces sortes de tumeurs; questions très difficiles à résoudre dans la plupart des cas. Sur quels signes se fonderait-on pour y répondre : la consistance, la dureté osseuse? Ces sortes de tumeurs sont peut-être mixtes, mais je crois que l'hyperplasie du périoste en constitue l'élément principal. Elles appartiennent donc à cette catégorie d'exostoses que les anciens syphiliographes appelaient *fausses* ou *bâtardes*, par opposition aux exostoses *vraies* ou *légitimes*. Les premières, d'après eux, étaient un peu molles, cédaient quelquefois à la pression du doigt, et causaient des douleurs vives et lancinantes; elles provenaient uniquement de la tuméfaction du périoste. Les secondes étaient absolument dures et ne causaient que peu de douleurs, etc. Au surplus, ce diagnostic n'est pas d'une grande importance.

Si on considère que ces périostoses précoces peuvent se développer sur tous les points du squelette; qu'après avoir été guéries, elles ont une certaine tendance à récidiver; qu'elles résistent quelquefois à un traitement mixte bien dirigé et suivi avec persévérance; que, par leur siège et en comprimant des organes tels que le cerveau, par exemple, elles peuvent compromettre plus ou moins gravement des fonctions de premier ordre, etc., etc.; si on tient compte de toutes ces circonstances, on est forcé de leur trouver une signification grave au point de vue du pronostic de la syphilis qui les produit.

Les indications thérapeutiques procèdent de l'état local et de la cause générale qui tient sous sa dépendance toutes les manifestations. Il faut, en outre, se préoccuper de quelques circonstances accessoires. Le traitement mixte est celui qui réussit le mieux; mais il faut que l'iodure de potassium soit donné à des doses relativement beaucoup plus fortes que l'hydrargyre. Le mode symptomatique de la tumeur décidera de l'opportunité de telle ou telle médication locale, etc., etc.

Conclusions. — 1° Les périostites épicrâniennes constituent une des premières manifestations de la syphilis. Elles surviennent quelquefois peu de jours après le chancre infectant, et même avant l'apparition des accidents dits secondaires.

2° Elles paraissent siéger exclusivement dans le périoste du crâne, et, s'il existe une lésion hypérémique ou inflammatoire du tissu osseux, elle est pour ainsi dire accessoire et reste subordonnée à la périostite.

3° Les périostites épicrâniennes procèdent d'un vrai travail inflammatoire, d'un processus irritatif ou actif, ainsi que l'indiquent l'acuité de leurs symptômes et l'allure rapide de leur marche.

4° Chez l'adulte, dans la syphilis acquise, ces sortes de tumeurs du périoste crânien ont une tendance décidée à la résolution soit spontanée, soit provoquée par un traitement approprié. Elles disparaissent assez vite, sans laisser de traces.

5° Chez les enfants, dans la syphilis héréditaire, le processus des tumeurs péricrâniennes ne prend pas ou quitte vite le mode irritatif et résolutif pour le mode nécrobiotique et suppuratif.

6° Les périostites péricrâniennes sont le siège de douleurs fixes et le point de départ de douleurs irradiantes et à forme névralgique.

7° Elles sont discrètes ou confluentes et occupent principalement la moitié antérieure du crâne. Leur durée varie entre quatre et six semaines quand elles sont abandonnées à elles-mêmes. Un traitement approprié peut les faire disparaître plus tôt.

8° Il peut se produire, au début de la syphilis, des périostites sur les côtes, les cartilages costaux et le sternum.

9° Comme les périostites péricrâniennes, ces périostites sterno-chondro-costales sont inflammatoires et résolutives, et elles deviennent le siège de douleurs fixes et le point de départ d'irradiations névralgiques.

10° C'est comme foyer de douleur qu'elles jouent un rôle considérable dans la dyspnée des premières phases de la syphilis. Cette sorte d'asthme syphilitique a, du reste, beaucoup d'autres causes.

11° Des périostoses et des exostoses peuvent se développer sur d'autres points du système osseux, dès les premiers jours de l'infection.

12° En prenant pour point de départ de l'incubation de ces lésions osseuses le début des chancres infectants, on trouve que l'incubation la plus courte a été de quinze jours et la plus longue de cent vingt jours.

13° Ces périostoses peuvent se montrer plusieurs jours avant l'apparition des accidents cutanés et muqueux dits secondaires : elles surviennent spontanément et sans l'intervention d'une cause provocatrice.

14° Elles paraissent procéder d'un mode syphilitique dans lequel le rôle du virus est moins actif que celui de l'individu.

15° Les périostoses du tibia sont de beaucoup les plus fréquentes.

16° Ces lésions osseuses précoces sont plus communes et plus graves dans la syphilis héréditaire que dans la syphilis acquise, chez les Arabes d'Afrique et les habitants de l'Amérique du Sud que dans nos climats.

17° Les périostoses précoces, dans la syphilis acquise, sont presque toujours résolutives et s'expriment par un mode inflammatoire plus ou moins accusé. Le processus des périostoses des membres est en général moins irritatif que celui des périostoses péricrâniennes.

18° Elles peuvent guérir spontanément; mais elles disparaissent beaucoup plus vite sous l'influence d'un traitement mixte hydrargyrique et ioduré, et d'un traitement local antiphlogistique. — Elles aggravent le pronostic de la syphilis, bien qu'elles coïncident la plupart du temps avec des manifestations légères du côté des autres organes, et qu'elles n'impliquent aucune malignité dans les processus locaux ni dans les tendances générales de la maladie constitutionnelle.

Ostéopathies syphilitiques tertiaires. — Leur description clinique se confond par beaucoup de côtés avec leur description anatomique. Il suffira d'ajouter ici quelques détails à ce qui a été déjà dit sur la conformation des tumeurs osseuses et sur l'état des parties voisines. Mais il y a tout un ordre de phénomènes à étudier : ce sont les signes subjectifs et les troubles fonctionnels produits par les ostéosyphiloses tardives.

A. Parmi les signes subjectifs, les *douleurs ostéocopes* sont le plus important. Elles ne font presque jamais défaut. Nous les avons vues déjà dans les périostéopathies précoces. Nous les retrouvons ici, plus profondes, plus fixes, moins névralgiformes et beaucoup plus caractéristiques. Elles débutent par de la gêne, de la lourdeur, de l'engourdissement et arrivent bientôt à devenir aiguës, lancinantes et térébrantes. On les a comparées aux sensations cruelles que produirait dans les os l'introduction d'une vrille, les chocs d'un marteau, la constriction d'un étau, le déchirement avec des tenailles, etc. Elles sont spontanées, mais souvent le moindre contact les exaspère ; quelquefois au contraire elles sont atténuées par la pression. Les douleurs ostéocopes ont pour caractère essentiel d'être nocturnes. Elles sont sourdes, diffuses, mobiles dans la journée, à peine appréciables jusqu'au soir. — La sensation douloureuse se réveille la nuit et elle ne cesse qu'aux premières heures du jour. C'est la chaleur du lit qui paraît donner à la douleur sa principale acuité. Les boulangers, qui font du pain la nuit, ont au lit des douleurs plutôt diurnes que nocturnes. Les Kabyles, qui n'ont pas de lit, qui couchent la nuit sur le sol recouvert d'une natte, sont exempts, paraît-il, de ces douleurs nocturnes. Cependant les malades qui voyagent la nuit et ne se couchent pas, ressentent des douleurs une fois l'heure venue, moins vivement que s'ils étaient au lit, mais sûrement. Les malades qui quittent leur lit lorsqu'ils souffrent trop, n'éprouvent pas toujours à l'air libre le soulagement qu'ils espéraient. Ces douleurs sont donc paroxystiques et principalement, mais pas toujours, nocturnes. Elles ont leur foyer dans la portion des os qui est atteinte. — Quelquefois l'exploration la plus attentive ne fait rien découvrir d'anormal. Il n'y a ni gonflement, ni tumeur circonscrite, ni même sensibilité à la pression, et pourtant l'os est le siège de douleurs horribles[1]. C'est qu'il s'agit dans ces cas d'altérations profondes

1. Je fus appelé à donner mon avis sur un malade âgé de trente-deux ans, qui éprouvait des douleurs ostéocopes tibiales d'une intensité vraiment extraordinaire. Elles le privaient de tout sommeil et le rendaient comme fou. Elles commençaient toutes les nuits vers dix heures et ne cessaient qu'à cinq heures du matin. Le malade dormait de cinq heures à dix heures du matin, quoiqu'il restât au lit. Pour venir à Paris, il avait passé deux nuits en chemin de fer, sans souffrir.

Ces douleurs étaient profondes, crampoïdes ou sous forme d'élancements. Elles occupaient les deux jambes. Elles duraient depuis huit ou dix mois et étaient survenues à la quinzième année d'une syphilis très bénigne dans ses débuts et qui, depuis treize années, était restée absolument latente.

Malgré l'exploration la plus attentive, je ne parvins à découvrir *aucune lésion apparente dans les deux tibias*. On n'en avait jamais constaté antérieurement et cette singularité avait beaucoup préoccupé le médecin ordinaire. Santé générale très bonne : aucune manifestation syphilitique ailleurs. — Une autre singularité, c'est que ces atroces dou-

de ses couches internes et de sa moelle : ostéomyélite interne, gomme intra-osseuse, sclérose avec rétrécissement du canal médullaire. — Un caractère des douleurs ostéocopes c'est d'être, dans la plupart des cas, calmées merveilleusement et très vite par l'iodure de potassium. J'ai vu nombre de cas dans lesquels l'action de ce remède était immédiate. Mais il y en a quelques-uns qui lui résistent sans qu'on sache pourquoi. C'est dans un de ces cas que M. Ollier obtint un beau succès par la trépanation de l'humérus.

Les symptômes objectifs des ostéopathies syphilitiques diffèrent suivant qu'on est en présence d'une périostose superficielle ou d'une affection plus profonde ou plus avancée de l'os. — Les périostoses ont été décrites précédemment; elles sont surtout secondaires, c'est-à-dire précoces; quelques ostéosyphiloses tardives peuvent débuter par elles. — La peau qui les recouvre conserve d'abord sa coloration ; quelquefois elle rougit, adhère, s'enflamme, s'amincit et finit par s'ulcérer. C'est ce qui arrive lorsque les périostoses suppurent; le fait est rare, car la plupart des périostoses tertiaires deviennent le point de départ d'une exostose épiphisaire. — La suppuration des périostoses peut amener la nécrose des couches superficielles de l'os et alors la guérison n'est obtenue qu'après l'élimination des séquestres. Le plus souvent ce travail d'élimination donne lieu à des accidents et à des complications, variables suivant les régions où siège la maladie. — Ces périostoses sont des produits gommeux qui ont leur principal foyer dans le périoste, mais qui envahissent souvent les parties voisines sous forme de suffusions gommeuses diffuses ou de gommes circonscrites. Quand on n'a pas assisté au début du processus, il est assez difficile de savoir quel en a été le point de départ[1].

leurs se montraient réfractaires à l'iodure. Pourtant elles étaient incontestablement syphilitiques. Elles en avaient tous les caractères. Quand leur paroxysme se produisait, les deux tibias étaient extrêmement sensibles à la pression, et même au moindre contact.— Je prescrivis des frictions mercurielles et des doses d'iodure beaucoup plus fortes que celles qu'on avait données jusqu'alors. — Le malade quitta Paris. J'espère qu'à la longue ces douleurs se sont calmées. Le malade était jeune, vigoureux, bien portant, et il y a toujours de la ressource en pareil cas, même quand les manifestations sont excessives et anormales, surtout quand les phénomènes subjectifs sont hors de proportion avec la lésion. Ici la lésion était latente, mais nul doute qu'il ne s'agit d'une ostéomyélite exclusivement centrale.

1. Quoique le début des exostoses tertiaires soit en général insidieux et indolent, il arrive parfois qu'il provoque un appareil inflammatoire local si intense, qu'on croit qu'il s'agit d'un phlegmon. C'est ce qui eut lieu chez un de mes malades, âgé de trente ans, qui, dix-sept ans auparavant, avait eu un chancre infectant suivi de syphilides ulcéreuses, etc. Un jour il fut pris, sans cause appréciable, d'une douleur violente dans la partie postéro-externe de l'avant-bras, un peu au-dessous du coude. Au bout de trois jours, toute cette

Les exostoses succèdent souvent aux périostoses. Pendant quelque temps elles restent indépendantes de l'os adjacent; elles lui sont pour ainsi dire surajoutées, mais elles finissent par faire corps avec lui. Leurs symptômes ne diffèrent de ceux des périostoses que par une consistance plus grande, une véritable dureté osseuse, au niveau des ostéophytes qui se multiplient dans leur intérieur; elles sont aussi plus nettement circonscrites. Elles finissent par devenir entièrement osseuses.

Outre cette variété de périostoses, il y a les exostoses parenchymateuses et les hyperostoses qui succèdent aux ostéomyélites et qui sont primitivement dures dans toute leur étendue. On voit quelquefois ces tumeurs se développer en dehors de toute inflammation, de toute suffusion gommeuse, par une sorte d'hypertrophie essentielle du tissu osseux.

Quelle que soit leur variété, les exostoses ont la forme d'une demi-sphère, ou d'un cône si elles sont très prononcées. Quelquefois elles ne consistent qu'en une simple bosselure à la surface de l'os. D'autres fois c'est un renflement fusiforme de toute son épaisseur. On en a vu qui formaient des crêtes avec des dépressions courbes ou annulaires ou bien des pointes styloïdes. Il y en a qui arrivent à un très grand développement. Celle que Vidal a fait représenter avait onze pouces de circonférence.

C'est dans les os longs et principalement sur le tibia, l'humérus, le cubitus, le radius, la clavicule, le fémur qu'on voit se produire toutes les variétés de conformation que peuvent affecter les ostéopathies tertiaires. Le tibia surtout qui est un de leurs sièges de prédilection en résume tous les types. Sur sa surface antéro-interne on observe toutes les formes du gonflement osseux circonscrit ou diffus, partiel ou général. Sur sa crête il y a des épaississements, des bosselures, des proéminences continues ou crénelées qui ont une haute signification diagnostique. Aussi faut-il toujours explorer cet os avec le plus grand soin. Dans le fémur, qui est entouré de masses musculaires épaisses, les

région était devenue énorme : œdème du tissu cellulaire sous-cutané, peau rouge, tendue, luisante, douleur très vive à la pression; douleurs irradiantes le long de l'avant-bras, engourdissements, fourmillements, paralysie de l'annulaire et du petit doigt correspondants. Je crus à un phlegmon tout d'abord. Peu à peu, mais fort lentement, les phénomènes inflammatoires s'apaisèrent et, quand l'œdème eut diminué au bout de quinze jours ou trois semaines, on constata une exostose volumineuse de la partie supérieure et externe du cubitus, à la base de l'olécrane. Elle résista longtemps à l'iodure. Douleurs fixes et irradiantes très vives. Les deux derniers doigts de la main entrèrent en contracture. Le malade prenait sans inconvénient, mais aussi sans grand profit, de fortes doses d'iodure. Ce ne fut qu'au bout de quatre ou cinq mois que la plupart des symptômes disparurent. L'exostose avait alors un peu diminué — Santé générale très bonne.

ostéopathies sont moins appréciables, mais on parvient à les percevoir en avant et en dehors, quand elles hyperostosent l'os dans une étendue considérable. Il en de même sur l'humérus, les os de l'avant-bras et la clavicule. Les affections spécifiques de ces os ne présentent aucun symptôme important qui ne rentre dans ce qui a été dit précédemment et mérite une description spéciale.

Les ostéopathies tertiaires peuvent être la seule manifestation de la syphilis, mais il est rare cependant que les plus communes d'entre elles comme celles du tibia, de la clavicule, par exemple, ne présentent pas quelques coïncidences spécifiques du côté de la peau et du tissu cellulaire sous-cutané ou des viscères. Leur diagnostic, qui ne présente en général aucune difficulté, n'en est que plus simple et plus positif en pareil cas [1].

B. Les *complications* proviennent de l'extension du processus périosto-gommeux sur les parties molles qui entourent l'os atteint. Elles sont

1. Le diagnostic des exostoses implique la connaissance de toutes les causes qui peuvent les produire en dehors de la syphilis. Il y a les exostoses *traumatiques*, celles qui sont provoquées par une inflammation de voisinage (ulcères rebelles des parties molles); ces deux espèces d'exostoses ne sont pas toujours faciles à distinguer des exostoses syphilitiques. — Les exostoses d'origine interne ou constitutionnelle sont celles du *rhumatisme*, de la *goutte*, de la *scrofule*, de la *grossesse* et celles de *croissance* ou *exostoses ostéogéniques*. Les ostéopathies rhumatismales sont en général diffuses et prennent rarement la forme d'exostoses circonscrites; il y a plutôt hyperostose. Il en est de même pour la goutte et la scrofule. Dans cette dernière, les couches nouvelles osseuses qui apparaissent aux limites des foyers caséeux ne sont point circonscrites. Je ne fais que mentionner les productions bizarres qui, plutôt sous forme de plaques que d'exostoses, se produisent quelquefois sur la face interne du crâne, au cours de la grossesse, et disparaissent après l'accouchement.

Les exostoses les plus intéressantes sont les exostoses ostéogéniques ou de croissance. Voici leurs principaux caractères : elles se développent pendant l'enfance et l'adolescence et croissent avec les os qui les portent. Elles sont multiples et quelquefois très nombreuses; on en a compté plusieurs centaines chez le même individu. — Elles sont d'ordinaire symétriques et s'implantent au même point sur l'os correspondant. — Elles affectent des rapports étroits avec le cartilage de conjugaison et choisissent d'ordinaire l'épiphyse la plus fertile : extrémité inférieure du fémur, supérieure du tibia, inférieure du radius et du cubitus, supérieure de l'humérus. — Elles se forment dans les points de l'os les plus découverts. — Dimension moyenne d'une noix, mais on en a vu de grosses comme la tête d'un fœtus et d'un œuf de dinde.—Plus souvent pédiculées que sessiles et coudées, incurvées quand elles sont longues. — Elles sont parfois héréditaires, le plus souvent provoquées par un traumatisme. — Elles n'apparaissent qu'à un âge où les cartilages de conjugaison ne sont pas encore ossifiés, c'est-à-dire, en particulier, de dix à vingt ans. — Marche essentiellement chronique. — Persistance indéfinie. — Lésions et symptômes provoqués par leur présence : inflammation de la peau, suffusions séreuses sous-cutanées, hygromas, compression des nerfs et douleurs névralgiformes, anévrysmes, perforation des artères et des veines, troubles médullaires et troubles cérébraux, perforation des parties molles, dystocie, etc., etc. (*Voy. l'excellent volume de M. Paul Reclus. Manuel de path. externe*, t. I).

alors constituées par l'épaississement, l'induration néoplasique du tissu cellulaire sous-cutané et des téguments, l'infiltration gommeuse, puis l'atrophie et la sclérose des masses musculaires voisines, l'inflammation, la fonte, la suppuration et la nécrobiose de tous ces tissus, la formation de clapiers, de fistules qui font communiquer le foyer osseux avec l'extérieur, etc., etc. En général, les ostéopathies tertiaires qui aboutissent au terme extrême de leur processus ne donnent pas lieu à des suppurations abondantes. Elles diffèrent en cela des ostéopathies tuberculeuses ; mais il peut arriver que l'élimination de leurs séquestres, quand il y a nécrose, rencontre des difficultés qui ont pour résultat d'entretenir pendant longtemps des foyers de purulence et de provoquer des inflammations simples ou érysipélateuses et même de la gangrène, etc., etc.

C. Les affections syphilitiques du sternum offrent la plus grande analogie avec celles du crâne. Elles débutent fréquemment par une tumeur indolente ou inflammatoire, qui ne tarde pas à former un abcès et à s'ouvrir. C'est une gomme sous-cutanée ou périostique qui met l'os à nu. Celui-ci primitivement ou consécutivement atteint, se phagédénise, s'éburne, se nécrose dans une partie ou la totalité de son épaisseur. — Que l'ostéopériostite ait pour point de départ le sternum ou le périoste, elle arrive toujours à former sur sa face antérieure une ou plusieurs tumeurs aplaties, larges, d'une consistance d'abord élastique, puis molle et fluctuante. Il arrive souvent que des productions osseuses s'élèvent au pourtour de la tumeur et lui forment un rebord circulaire, dur, proéminent, au centre duquel on sent la mollesse relative de la nodosité. — De semblables lésions peuvent se produire sur la face postérieure du sternum ; si elles se trouvent en face de celles qui sont en avant, il en résulte une perforation. Les gommes interstitielles, circonscrites ou diffuses du diploé aboutissent au même résultat. — L'ostéosyphilose du sternum donne lieu parfois, comme celle du crâne et du rachis, à des troubles fonctionnels graves qui dépendent de l'extension du processus sous-sternal au médiastin et aux organes contenus dans la cavité thoracique. Ils consistent en douleurs précordiales vives, oppression, troubles circulatoires, crises d'asthme ou même d'angine de poitrine. Dans un cas de ce genre plusieurs médecins très compétents avaient diagnostiqué une maladie du cœur ; il ne s'agissait que d'une périostite de la clavicule qui, jointe aux antécédents du malade, mit sur la voie du diagnostic. J'ai décrit plus haut ces phénomènes qui sont très prononcés, surtout lorsque les côtes, leurs cartilages, le sternum et la clavicule sont pris simultanément, ce qui est rare dans l'ostéosyphilose tertiaire, tandis qu'on l'observe quelquefois dans les ostéo-périostites sterno-claviculaire des premières phases de la syphilis.

Lorsque les tumeurs de la face antérieure du sternum sont petites, dures et élastiques, qu'elles ont une consistance osseuse sur leurs bords et dans toute leur étendue, leur nature n'est pas douteuse; elles sont manifestement syphilitiques. Mais lorsque l'ostéosyphilose sternale a produit, comme cela arrive fréquemment, une ou plusieurs fistules cutanées suppurantes, d'où sortent des fragments d'os poreux, lorsque l'introduction d'un stylet dans ces fistules fait percevoir des fragments osseux nécrosés, le diagnostic devient difficile. L'hésitation est alors permise entre la syphilose et la tuberculose du sternum, accompagnées toutes les deux d'ostéite et de carie. J'ai été souvent embarrassé, tant la ressemblance est grande entre elles. Le sternum est un des os que les tubercules envahissent le plus fréquemment. Dans les cas douteux, on ne pourra sortir d'incertitude qu'en interrogeant avec soin les antécédents, en explorant le sommet des poumons, en administrant l'iodure de potassium. L'ostéosyphilose du sternum entraîne moins fréquemment que sa tuberculose des complications sous-sternales.

D. Comme ceux du sternum, les syphilomes gommeux du crâne forment des bosses dures d'abord, puis molles au centre et qui s'entourent souvent d'un rebord ostéosyphilitique dur. En constatant au milieu de ce cercle osseux saillant, une dépression fluctuante, on pourrait croire au premier abord qu'en ce point le crâne fait défaut et est perforé. Mais l'illusion n'est pas de longue durée pour peu qu'on soit attentif à l'éviter. — Le développement de l'ostéosyphilose crânienne est parfois latent, mais pas toujours, il s'en faut de beaucoup, et la plupart du temps il se traduit par des tumeurs ostéogommeuses qui se convertissent en abcès et s'ouvrent à l'extérieur. — Quelquefois c'est par la peau que la maladie commence : des tubercules cutanés et des gommes sous-dermiques se ramollissent, s'ulcèrent et gagnent le périoste et l'os ; puis l'affection se propage en suivant le processus perforant ou serpigineux de certaines syphilides. L'os est frappé de mortification et la nécrose s'étend en surface et en profondeur. La dure-mère est parfois mise à nu et la perforation est dès lors accomplie. — Des lésions analogues se forment à l'intérieur de la boîte crânienne et, quand elles correspondent à celles de l'extérieur, une étendue plus ou moins considérable de la paroi du crâne peut être frappée de mort. Ces grandes destructions crâniennes étaient plus fréquentes autrefois qu'aujourd'hui. Falloppe en rapporte une remarquable observation :

« J'ai vu cela moi-même, dit-il, pour la première fois sur ma tante, qui avait reçu la syphilis de son mari; je lui enlevai tout le crâne; la membrane se couvrit d'une pellicule et l'on sentait toujours le mouvement de la méninge qui battait. Il ajoute qu'il possède encore plusieurs exemples qui ont eu lieu sous ses yeux ou ailleurs. Botal a été témoin de faits analogues. *Vidi*, dit-il, *plurimos hac lue affectos a quibus tantam de osse sincipiti auferre opportuit quantum dimidia vela manus est lata et aliis a fronte portionem non exiguam omnes cum optimo successu.* »

C'est une chose vraiment surprenante que les destructions des os du crâne, même celles qui sont au plus haut degré perforantes, puisqu'elles mettent à nu la dure-mère, ne donnent pas lieu dans tous les cas à des accidents cérébraux. Morgagni, qui en a observé plusieurs cas, rapporte que dans tous la dure-mère était saine et qu'il n'y avait ni convulsions ni paralysie. Dans un cas on voyait le cerveau recouvert par la dure-mère, à travers un trou de trois travers de doigt dans tous les sens. — On a vu la dure-mère ainsi mise à nu se couvrir de syphilides comme le cuir chevelu.

Toutefois les symptômes cérébraux sont loin d'être rares en pareil cas. — Les séquestres peuvent comprimer le cerveau et les phénomènes qui en résultent ne cessent que par leur élimination ou leur ablation. — Les périostoses, les exostoses, les gommes qui font saillie à l'intérieur du crâne, sont presque toujours la cause déterminante de phénomènes graves, de convulsions ou de paralysies. On a rapporté quelques exemples de tumeurs intracrâniennes que le cerveau aurait tolérées sans troubles fonctionnels. Ce fait est très exceptionnel. En général les exostoses et les autres lésions osseuses syphilitiques de l'intérieur du crâne sont saillantes et déterminent des phénomènes de compression de l'encéphale et des nerfs crâniens. D'un autre côté, dans bien des cas, elles sont le point de départ et la cause de phénomènes irritatifs qui se propagent soit aux méninges, soit à la substance nerveuse elle-même. Elles peuvent siéger sur tous les points de l'endocrâne, aussi bien à la voûte qu'à la base. On les a notées au frontal, au pariétal, au temporal, à l'occipital. Celles de la base présentent une symptomatologie plus compliquée que les autres, à cause de tous les nerfs qu'elles sont susceptibles de comprimer, d'enflammer, d'atrophier.

Il est à remarquer qu'autrefois presque toutes les affections de l'encéphale et des nerfs qui en émanent étaient la conséquence d'une ostéosyphilose crânienne. Aujourd'hui ces encéphalopathies symptomatiques sont infiniment plus rares. Mais en revanche celles qui sont primitives, essentielles, indépendantes de toute lésion syphilitique de la boîte osseuse sont devenues beaucoup plus communes. Nous étudierons plus tard les unes et les autres. — Les douleurs ostéocopes sous toutes leurs formes, céphalées atroces, névralgiformes ou circonscrites, les névralgies faciales, etc., sont très communes dans les ostéosyphiloses crâniennes.

E. Les ostéosyphiloses rachidiennes se traduisent aussi comme toutes les autres par des douleurs ostéocopes. Ces douleurs ont leur foyer sur le point de la colonne qui est le siège de la lésion ; elles y restent concentrés, ou bien la plupart du temps elles s'irradient à une certaine distance, le long des membres ou dans les parois du tronc. — Des déformations plus ou moins apparentes se montrent sur la colonne vertébrale. Ce sont : 1° au cou des altérations vertébrales offrant la plus grande analogie avec celles de la tumeur blanche occipito-atloïdienne ou atloïdo-axoïdienne (A. Cooper, Beck, Leyden, Autenrieth, Davasse) ; 2° des abcès, des déviations de la colonne, présentant les principaux symptômes du mal de Pott, sans toutefois les abcès ossifluents éloignés du foyer de la lésion (Récamier, Lagneau, Verneuil, Fournier).

L'ostéosyphilose rachidienne cervicale donne lieu aux phénomènes suivants : Douleurs intolérables à chaque mouvement de tête, raideur à peu près absolue dans le cou. Le malade est obligé de tenir la tête immobile quand il se redresse ou quand il se couche. Cette action, qu'il exécute inconsciemment et à laquelle il ne manque jamais, est un signe pathognomonique de la carie des vertèbres cervicales supérieures. — Douleurs irradiantes cervico-occipitales et cervico-brachiales. — Douleurs pharyngiennes et troubles quelquefois extrêmement prononcés de la déglutition. — Phénomènes d'une compression souvent très brusque de la moelle cervicale dans sa partie supérieure, etc., etc. — Les exostoses et les périostes du rachis sont parfois très précoces. Nélaton a observé un malade complètement paralysé du membre supérieur droit, et chez qui la paralysie s'était ensuite localisée dans les muscles de l'épaule. Il présentait un point douloureux dans la région cervicale droite, à l'émergence des nerfs des plexus cervical et brachial. Les antécédents du malade lui firent diagnostiquer une exostose rachidienne cervicale. Elle guérit très vite avec le traitement spécifique. Peut-être n'était-ce qu'une simple périostose précoce, semblable à celles que j'ai décrites. Ce qui le prouverait, c'est que le malade eut à ce moment une roséole syphilitique et qu'en général les exostoses sont moins précoces et moins promptes à céder à l'iodure et au mercure.

L'ostéo-syphilose rachidienne dorsale est moins dangereuse que la cervicale. Outre les déviations qu'elle peut produire, elle détermine des phénomènes importants qui résultent de l'irritation étendue de proche en proche et de la compression exercée par ses lésions non seulement sur les muscles, mais encore sur les cordons nerveux qui en émanent. Les symptômes provenant de la compression de la moelle épinière, dans la région dorso-lombaire, ne surviennent pas brusquement, comme il arrive souvent dans l'ostéosyphilose rachidienne cervicale par suite de la luxation des vertèbres. Ils se développent au contraire d'une façon lente et insidieuse et sont en général précédés et accompagnés de douleurs névralgiformes qui dépendent de la compression des nerfs rachidiens dans les trous de conjugaison. Les nerfs ainsi comprimés peuvent s'enflammer, et il en résulte de l'hyperesthésie, puis de l'anesthésie, de la contracture, de l'atrophie musculaire. Dans la paraplégie par compression de la moelle, les troubles moteurs se produisent les premiers, la sensibilité reste longtemps intacte. — Parésie, paraplégie complète, également ou inégalement réparties dans les deux membres inférieurs; excitation réflexe conservée dans les membres paralysés, puis contracture par sclérose descendante des cordons latéraux; hémiparaplégie progressive ou soudaine et apoplectique (obs. de Leyden)[1]. Troubles du côté de l'excrétion des matières fécales et des urines, etc. Symptômes de pachyméningite rachidienne, etc. Tel est l'ensemble des troubles très variés et très complexes auxquels donnent souvent lieu les lésions syphilitiques de la colonne vertébrale. Ajoutez-y les phénomènes de réaction qui se produisent sur les organes voisins : vomissements, crises gastriques semblables à celles qu'on observe dans l'ataxie, gêne de la respiration, accès de suffocation, troubles cardiaques, etc.

F. Dans le *processus* de l'ostéosyphilose, il faut considérer d'une part l'ensemble de la manifestation dans ses rapports avec les étapes et toutes les particularités cliniques de la diathèse, et d'autre part la lésion en elle-même avec toutes les vicissitudes de l'évolution qui lui est propre. — *a.* L'ostéosyphilose appartient à l'ordre des manifestations syphilitiques circonscrites. Je ne connais pas d'exemples où tout le tissu osseux ait été pris en même temps, comme le sont la peau et les muqueuses pendant les premières phases de la maladie constitutionnelle. Pourtant, à cette époque, les douleurs dites rhumatoïdes qu sont si communes et qui ont évidemment pour cause anatomique des périostites et des inflammations passagères des tissus fibreux et tendineux en rapport avec le périoste, ces douleurs-là ne sont-elles pas l'indice d'une généralisation de l'atteinte syphilitique sur tout ce département organique? Ajoutez qu'en pareil cas les muscles souffrent aussi, et que les articulations s'endolorissent, se tuméfient comme dans une

1. Leyden, *Traité clinique des maladies de la moelle épinière*, traduit par Richard et Viry.

ébauche de rhumatisme articulaire. Tout le système locomoteur est touché, faiblement il est vrai, mais assez pour qu'on puisse faire rentrer ses déterminations dans la catégorie de celles qui se répandent du même coup, en peu de temps, sur tout un système organique. C'est à ce moment que j'ai vu des périostites précoces se montrer avec toute évidence, c'est-à-dire sous forme de tumeurs, à la surface de plusieurs pièces du squelette. — Plus tard l'ostéopathie se circonscrit comme les syphilides tertiaires. Mais il ne faut pas croire que ces lésions soient aussi limitées qu'elles le paraissent. Beaucoup d'entre elles restent latentes. Les recherches de M. Gangolphe n'ont-elles pas démontré que chez nombre de vieux syphilitiques plusieurs os étaient rongés, taraudés, éburnés par l'ostéomyélite centrale, sans qu'on soupçonnât l'existence d'un pareil travail morbide? Il est rare qu'une ostéopathie soit absolument unique. Presque toujours on en trouve ailleurs qui sont éteintes ou en état d'activité latente, ou bien en voie de formation et qui attestent par leur multiplicité l'action d'une cause diathésique. Aucun ordre, apparent du moins, ne préside à la distribution de l'ostéosyphilose, ni au retour de ses atteintes. On peut dire d'elle, comme de tous les autres accidents tertiaires, qu'une fois qu'elle s'est dûment établie dans l'organisme, il y a de grandes chances pour qu'elle se reproduise indéfiniment. — *b*. Les phénomènes évolutifs qui s'accomplissent dans chaque foyer de lésion osseuse spécifique sont très variables. Prenez par exemple une ostéopathie précoce de la phase secondaire : vous verrez qu'elle montre très vite une tendance spontanée à la guérison. De grosses bosses frontales dures ou de résistance élastique, causées par une ostéopériostite, par un gonflement inflammatoire du périoste, disparaissent assez rapidement et souvent sans laisser aucune trace. Mais il n'en est pas ainsi dans les ostéopathies tertiaires. C'est même tout l'opposé. On en rencontre souvent qui ne guérissent jamais ou qui du moins n'arrivent qu'à des pseudo-guérisons comme un grand nombre de syphilides tuberculeuses[1]. Chez une dame dont les

1. Il y a des ostéosyphiloses qui n'en finissent jamais malgré tout ce qu'on peut faire pour les guérir. Exemple, ce malade que j'ai soigné en 1886 dans les chambres payantes de l'hôpital du Midi où il était entré vingt-quatre ans auparavant pour s'y faire traiter par Cullerier d'une syphilis récente, avec roséole et plaques muqueuses. Au bout de trois ans, douleurs excessivement vives dans le tibia gauche, depuis le genou jusqu'à l'extrémité des orteils. Elles disparurent après un traitement de quinze jours par l'iodure et revinrent deux mois plus tard. Jamais rien sur les autres os. Mais ces douleurs qui se sont sans cesse reproduites ont été, d'après le malade, le côté le plus sérieux de sa syphilis et il n'a pas cessé d'en être affligé pendant 22 ans. Le chancre infectant était phagédénique. Les manifestations le furent aussi : vers la quatrième année de la maladie, ulcérations tuberculeuses sur diverses parties du corps. — En 1870, suppuration fétide

deux tibias sont un peu épaissis par une ostéosyphilose immobile et éteinte en apparence, je constate depuis quinze ans des retours de douleurs ostéocopes atroces à des intervalles plus ou moins éloignés. L'iodure de potassium en fait promptement justice, mais il n'empêche pas leur retour et pourtant la lésion ne bouge pas et reste toujours la même. — On voit, par contre, des foyers de syphilose osseuse qui ne causent que peu ou point de douleur malgré l'activité du travail morbide qui s'y effectue.

Dans les phénomènes subjectifs il y a donc de grandes variétés; elles seront inexplicables tant que nous ne connaîtrons pas d'une façon précise la cause des douleurs ostéocopes. — Ces douleurs occupent une grande place dans le processus de l'ostéosyphilose tertiaire. Il y a des cas dans lesquels elles arrivent à un tel degré d'intensité qu'elles provoquent chez les malades un état général grave de nervosisme et d'anémie qui n'est pas du tout en rapport avec la lésion souvent insignifiante et imperceptible. Et je ne parle là que des véritables douleurs ostéocopes et pas de ces douleurs névralgiformes qui tiennent à la compression des nerfs par une exostose[1]. L'ostéosyphilose douloureuse est une

des fosses nasales qui n'a jamais cessé, etc. Cette syphilis était donc des plus graves. Le tibia gauche s'était tuméfié peu à peu dans presque toute son étendue, depuis son cinquième supérieur jusqu'au coup de pied. Couvert de bosselures irrégulières, crénelé sur sa crête, il n'avait jamais suppuré. Cet état était stationnaire depuis plus de vingt ans, en 1886. Jamais le patient n'avait passé une année sans éprouver d'atroces douleurs dans ce tibia, quoique ses lésions fussent en apparence éteintes ou stationnaires. Elles se manifestaient surtout au printemps. Il essayait de leur résister sans rien prendre. Impossible. Il fallait toujours en revenir à l'iodure. Trois grammes par jour pendant dix jours suffisaient pour guérir l'attaque de ces douleurs. Mais elles se reproduisaient invariablement au bout de un ou deux mois. Le mal n'était point enrayé. Après un long traitement fait en avril 1886, le malade m'écrit, en septembre de la même année, que tout le tibia gauche est devenu énormément gonflé ainsi que le genou et la cheville du même côté, et qu'il est torturé plus que jamais par les douleurs ostéocopes qui sont surtout nocturnes. Bosses très douloureuses à la moindre pression sur le tibia. Impossibilité de marcher. (Vingt-deuxième année de cette affection très bien traitée.)

1. Les exostoses et les ostéomyélites latentes déterminent quelquefois des souffrances horribles et des troubles de la santé générale, qui sont hors de proportion avec la lésion. Elles peuvent être, avec le chancre et à une époque très éloignée de lui, la seule manifestation syphilitique. En voici un exemple :

Je fus appelé en consultation auprès d'une dame âgée de cinquante-trois ans, mais qui en paraissait beaucoup plus. Elle avait eu des chancres à vingt et un ans, qui ne furent, paraît-il, suivis d'aucun accident constitutionnel, mais qu'on n'en traita pas moins par une médication interne. — Depuis cette époque jusqu'en 1873, toujours bonne santé. — En 1873 (trentième année du chancre), maux de têtes névralgiformes et douleurs dans la profondeur des membres, faiblesse musculaire, amaigrissement, etc. Tout cela sans aucune lésion viscérale. Mais des grosseurs très sensibles à la pression ne tardèrent pas à pousser sur le tibia droit. On donna de l'iodure de potassium qui fut mal toléré. Des

variété qui paraît plus commune dans les formes sèches et condensantes que dans les formes gommeuses et phagédéniques de l'ostéopathie. Elle est paroxystique et souvent de très longue durée. — Dans le processus des lésions il y a de grandes différences suivant les lieux et suivant le mode d'infiltration, la disposition de la substance ostéogommeuse, l'état des parties molles qui entourent le foyer. Sur les parois des cavités de la face le processus est parfois foudroyant : en quelques jours une portion de la voûte palatine osseuse peut être nécrosée. Le séquestre restera peut-être en place longtemps, mais l'os n'en a pas moins été détruit avec une rapidité excessive. Son élimination n'appartient pour ainsi dire pas au processus. — Sur d'autres portions du squelette la nécrose ne se fait que graduellement par le fait d'une éburnation lente qui n'arrive qu'après des mois et des années à priver telle ou telle partie du foyer osseux des sucs nutritifs nécessaires à son existence. — Il y a des phagédénismes ostéomyélitiques qui sont essentiellement chroniques, dont la durée est indéfinie, ceux de quelques os longs, du fémur, du tibia, par exemple. Il y en a d'autres d'une marche aiguë ou subaiguë ; ce sont ceux qui s'emparent des os plats et des courts, de ceux dans lesquels domine la substance spongieuse, etc. Le processus des foyers de l'ostéosyphilose n'est pas toujours facile à suivre ; sans parler de celui qui reste tout à fait latent comme dans certaines ostéomyélites crâniennes sèches et atrophiques, il y en a dont les phases sont masquées par les lésions primitives ou consécutives des parties molles autour de l'ostéopathie.

G. En général le *diagnostic* de l'ostéosyphilose ne présente pas de

tumeurs semblables se produisirent sur d'autres parties du corps ; la malade devint de plus en plus cachectique, toujours en proie à d'horribles souffrances.

Quand je fus appelé auprès d'elle, trois ans après le début de cette grave affection, je la trouvai dans l'état suivant : Maigreur, aspect cachectique. Marche difficile et presque impossible, bien qu'il n'existât aucune paralysie localisée. Viscères intacts. Pas d'arthritisme. Jamais aucune affection nerveuse. Exostose de la grosseur d'une noix sur la face antérieure du tibia droit, au-dessus de la malléole interne. Exostose fusiforme d'une longueur de 3 ou 4 centimètres, sur le péroné du même côté, à son tiers inférieur. — Sur la surface interne de la cinquième côte droite, au niveau de la pointe de l'omoplate, exostose de la grosseur d'une noisette. — Autre exostose semblable sur la troisième côte, au dessous du grand pectoral droit. — Rien ailleurs. Jamais, depuis trente-deux ans, ni avant, aucune maladie, aucune manifestation sur la peau, ni sur les muqueuses. Toutes ces exostoses, qui dataient de deux ou trois ans, étaient encore très sensibles à la pression et causaient de très vives souffrances. La peau était blanche et intacte à leur surface. — Je prescrivis de l'iodure, de l'arséniate de soude, des toniques, des bains sulfureux. Il survint une amélioration assez marquée dans les douleurs qui étaient un peu plus fortes la nuit que le jour ; mais l'état général restait toujours cachectique et l'émaciation était extrême, surtout dans les membres inférieurs. Cette dame était très nerveuse, mais, néanmoins, elle s'était toujours bien portée jusqu'à l'apparition des exostoses.

grandes difficultés, surtout chez les adultes. Les douleurs ostéocopes, la tuméfaction osseuse circonscrite ou diffuse, dans certains lieux d'élection, comme sur la face antérieure et la crête du tibia, les bosses frontales et crâniennes, les épaississements fusiformes de la clavicule, les proéminences ostéogommeuses du sternum, etc., etc., tout cela constitue un ensemble symptomatique dont la physionomie pour ainsi dire classique ne laisse aucune incertitude dans l'esprit. Et puis les coïncidences diathésiques font rarement défaut. S'il n'y a pas sur les autres régions de l'économie des foyers de syphilis en activité, on en trouve presque toujours quelque trace, soit sur la peau soit sur les muqueuses. Parmi ces coïncidences il faut noter les syphiloses viscérales du foie, des reins et de la rate. Enfin la cachexie syphilitique n'est pas rare dans les vieilles ostéosyphiloses et elle peut les faire soupçonner lorsqu'elles sont latentes. — Une autre circonstance qui les a souvent révélées, c'est la facilité avec laquelle se produisent alors les fractures sous l'action de la moindre cause traumatique. — *Les fractures pathologiques*, comme les appelle avec raison M. Gangolphe, ont souvent seules, il faut bien l'avouer, fait soupçonner l'existence d'une ostéosyphilose jusqu'alors ignorée.

Dans la syphilis héréditaire le diagnostic est plus difficile que dans la syphilis acquise. Nous nous en occuperons plus tard. — C'est que là, et il en est ainsi quelquefois chez les adultes, l'ostéosyphilose présente souvent le même aspect et les mêmes allures que l'ostéotuberculose. C'est entre les déterminations sur les os de ces deux grandes diathèses que le doute est souvent permis. Je dirai même qu'il s'impose dans beaucoup de cas, lorsque le sujet par exemple est en même temps syphilitique et scrofuleux. Comment s'en étonner ? Ne voyons-nous pas des adénopathies, équivoques d'origine, indécises d'aspect et d'allure, où les deux éléments syphilitiques et strumeux, se combinent sans se confondre, et sont néanmoins difficiles à démêler ? On dit : le traitement est là pour aider le diagnostic. C'est vrai, mais pas absolument, car l'iodure agit quelquefois presque aussi favorablement sur la strume que sur la syphilis. Quoi qu'il en soit, les ostéosyphiloses sont beaucoup plus sèches, moins suppurantes que les ostéotuberculoses. On y trouve moins de fistules, moins de clapiers ; les parties molles n'ont pas la mollesse pâteuse, la lividité et le bourgeonnement blafard torpide des gommes strumeuses ; le stylet ne s'enfonce pas dans une substance cariée, mais dans une substance dont les vermoulures sont circonscrites par une matière dure, résistante, éburnée, etc. Enfin dans la suppuration des ostéoscrofuloses on trouve le bacille, tandis qu'on ne découvre aucun parasite dans le pus ou le liquide gommeux des ostéosyphiloses.

Le *pronostic* des ostéosyphiloses est toujours grave, surtout quand elles sont d'ordre tertiaire. Mais il varie beaucoup suivant le processus et la localisation. On en trouvera dans ce qui précède tous les éléments.

H. L'iodure est le remède par excellence dans les affections osseuses syphilitiques, à toutes les périodes de la maladie constitutionnelle. Il est merveilleux pour faire disparaître en quelques heures les douleurs ostéocopes. Mais le mercure ne doit pas être négligé quoique son action soit moins brillante. On a vu plus haut qu'il avait à lui seul guéri une exostose monstrueuse du sinus maxillaire. On l'emploiera principalement en frictions que l'on fera de préférence sur le foyer du mal. L'intervention chirurgicale est souvent nécessaire. Je ne crois pas qu'il faille ouvrir les gommes ou les abcès gommeux qui se produisent à la surface des os. Il vaut mieux s'abstenir en pareil cas, et ne recourir qu'au traitement interne. Mais plus tard, quand le foyer osseux s'est ouvert spontanément à l'extérieur, ne faudra-t-il pas intervenir? Oui, mais pas toujours chirurgicalement. On se contentera de faire des injections détersives et antiseptiques dans les premiers temps. Plus tard, si les foyers ne se ferment pas, on cherchera le sequestre, et s'il y en a un qui n'ait pas chance de s'éliminer spontanément, il faudra l'extraire. — La trépanation des os longs peut être d'un grand secours dans certaines ostéosyphiloses très douloureuses, qui ne sont point soulagées par l'iodure et qui n'en finissent pas. Mais cette opération est surtout indiquée dans les ostéosyphiloses crâniennes où on a des raisons sérieuses de craindre une compression du cerveau par les séquestres ou bien la formation d'une collection purulente méningo-encéphalique sous le foyer de la lésion osseuse. Autrefois on y avait recours beaucoup plus que de nos jours; c'est que l'ostéosyphilose crânienne était alors beaucoup plus commune et beaucoup plus grave. Le champ de l'intervention chirurgicale pour les ostéosyphiloses paraît se réduire de plus en plus.

SECTION II. *Syphilose articulaire.*

Nos connaissances sur ce sujet datent de loin, car les syphiliographes du quinzième siècle, Bernard Gordon, Fracastor, Leonicène et plus tard Torella, Catanée, Almenas, etc., avaient donné dans leurs écrits une description exacte, quoique très sommaire, des douleurs que le mal nouveau infligeait aux articulations. Ambroise Paré en fit un tableau saisissant. Swédiaur les décrivit plus longuement. Puis on sembla perdre de vue cet ordre de déterminations de la syphilis. Hunter dit « qu'il n'a jamais vu la syphilis constitutionnelle attaquer les articulations. » Mais son savant commentateur, Babington, relève cette assertion, et ce qu'il écrit à ce propos mérite d'être cité :

« Il se présente, dit-il, de temps en temps, des cas où l'inflammation de la synoviale des articulations coïncide avec les symptômes secondaires non douteux de la syphilis. Augmentant de force pendant la période d'accroissement de ces symptômes, elle se dissipe bientôt dès que l'affection cutanée ou de la gorge est combattue par les vireux. Dans ces cas l'inflammation de la synoviale est aiguë et accompagnée par de la douleur, de la tension et de la rougeur superficielle cutanée qui suffisent pour la faire distinguer de la forme lente et asthénique de la même affection qu'on trouve dans la cachexie générale. »

Ces lignes résument presque toute l'histoire des arthropathies syphilitiques à la période secondaire et à la période tertiaire de la syphilis. Depuis, nos connaissances sur cette question ont traversé des vicissitudes singulières. Les uns l'ont presque passée sous silence, d'autres, au contraire, en ont longuement parlé. Cela tient à ce que les arthropathies syphilitiques sont un peu inconstantes dans leur apparition et varient de fréquence suivant les lieux et suivant les époques. C'est un fait incontestable. Ainsi en 1872 et les années suivantes, je voyais très souvent des déterminations articulaires chez les malades de mon service. C'est alors que mon interne et ami, le Dr Jules Voisin, aujourd'hui médecin de Bicêtre, recueillit les matériaux de sa remarquable thèse sur les *arthropathies syphilitiques*.

Depuis plusieurs années j'en vois beaucoup moins. M. Vaffier, dans sa très intéressante thèse sur le *rhumatisme syphilitique*, nous raconte que cette affection est la règle, au début de la syphilis, chez les indigènes des parages de la Chine et du Japon qu'il a visités, aussi bien que chez les Européens qui s'y trouvent. C'est là qu'il en a observé et recueilli les cas les plus curieux. — Cette remarque sur l'inconstance des déterminations articulaires ne s'applique pas indistinctement à toutes, mais seulement à celles qui sont précoces, aiguës ou subaiguës, généralisées et qui se rapprochent plus ou moins du rhumatisme. Quant à celles qui sont tardives, profondes et d'ordre tertiaire, elles échappent beaucoup plus que les premières aux influences du temps et du milieu. Leur spécificité est infiniment plus accentuée ; elles émanent plus immédiatement de la syphilis et en portent l'empreinte dans toutes leurs lésions. — N'accusons donc pas de négligence ni d'inobservation les auteurs qui ont peu parlé des arthropathies syphilitiques ou qui les ont passées sous silence. Peut-être ne s'en produisait-il pas alors dans la sphère de leur pratique habituelle. Les arthrosyphiloses secondaires ou rhumatismales sont contingentes et les arthrosyphiloses tertiaires sont rares. — Depuis dix ans les unes et les autres ont été étudiées et décrites par un grand nombre d'observateurs. Les dernières que nous connaissions, mais incomplètement, depuis le *Mémoire* de M. Richet *sur les tumeurs blanches syphilitiques* (1852), et depuis celui de M. Lancereaux sur le même sujet (1863), ont été récemment l'objet d'une étude approfondie de la part de M. le Dr Gangolphe. Ce savant médecin, dont j'ai analysé plus haut les belles recherches anatomiques si décisives sur la syphilose osseuse, a publié un travail non moins remarquable intitulé : *Contribution à l'étude des localisations articulaires de la syphilis tertiaire. De l'ostéo-arthrite syphilitique.* (*Arch. de Derm. et de syph.*, septembre 1885, pp. 449-470) Ce travail a élargi, précisé, approfondi nos connaissances sur la syphilose articulaire tardive, et comme le premier dont il est le complément, il fera date dans l'histoire de la syphilose osseuse[1].

Parmi les déterminations de la syphilis sur les jointures, il y en a qui ne modifient en rien les parties qu'elles atteignent ; on ne voit s'y produire aucun changement matériel. Tout se réduit à des phénomènes subjectifs et à quelques troubles fonctionnels. Le symptôme qui prédomine étant la douleur, on donne le nom d'arthralgies à cet ordre d'accidents spécifiques. Les arthralgies et le rhumatisme syphilitique appartiennent à la première phase de la syphilis. Les premières sont encore plus précoces que le second. L'arthrosyphilose qui simule la tumeur blanche est au contraire très tardive et essentiellement tertiaire.

I. *Arthralgies.* — Elles rentrent dans la catégorie si nombreuse et si complexe des *douleurs syphilitiques*, qui traduisent chez beaucoup de sujets et particulièrement chez les femmes et les personnes nerveuses, l'impression produite sur l'organisme par l'empoisonne-

1. BIBLIOGRAPHIE. — MÉRICAMP, *Contribut. à l'étude des arthropathies syphilitiques tertiaires.* Th. Paris, 1882.— JULES VOISIN, *Arthropathies syph.* Th. Paris, 1875. — RICHET, *Mém. sur les tum. blanches.* Mém. de l'Acad. méd., t. 17, 1853. — DUBREUIL, *Contrib. à l'étude des pseudo-tumeurs blanches syph.* Th. Paris, 1880. — VAFFIER, *Du rhumatisme syph.* Th. Paris, 1875.— BOUILLY, *Compar. des arthrop. rhum., scrof. et syph.* Th. d'agrég. Paris, 1878.— DAUZOT, *Étude sur l'arthrite syphilitique.* Th. Paris, 1875. — DEFONTAINE, *De la syphilis articulaire.* Th. 1882.— LAUDERER, *Einige Falle von syphilitischen Gelenks affektionen.* Arch. f. kl. Ch. (B. 20217. E. sc. m. 125, p. 226.— SCHULLER, *Des arthrop. syph.* Ann. Derm. et Syph., p. 766. 1882. — GIÈS, *Aff. artic. syph.* Deutsche Zeit f. ch, t. 15, p. 589, 1881. T. chir., p. 75, 1883. — W. TAYLOR, *Deux cas de synovite syph. du genou*, Ann Journ. of syphilography and termolegy, 1871, avril.

ment syphilitique. Leur fréquence est très grande. On les voit quelquefois apparaître un peu avant la roséole, et cela n'a rien d'étonnant, puisqu'il y a incontestablement, ainsi que le prouvent mes recherches, des périostites qui peuvent précéder de quelques jours les déterminations cutanées et muqueuses.

Elles font partie du cortège des troubles constitutionnels prodromiques qui annoncent l'invasion de la syphilis généralisée. (Voy. mes premières leçons, pp. 466-75) Elles accompagnent très souvent la fièvre syphilitique. C'est ce qui faisait dire à Hunter : « Que la fièvre syphilitique ressemble d'abord à la fièvre rhumatique, et comme ses symptômes (douleurs articulaires, musculaires, périostiques, etc.) se manifestent souvent indépendamment de toute action locale et sans être accompagnées, il est très difficile de reconnaître la véritable nature de la maladie. » — Les arthralgies syphilitiques sont beaucoup plus vives la nuit et le matin que le jour. Loin de les accroître, l'exercice les dissipe. Elles ressemblent en cela aux douleurs rhumatoïdes musculaires dont il n'est pas, du reste, toujours facile de les distinguer et avec lesquelles elles coïncident presque toujours. Ces dernières en effet ont leur maximum d'intensité, au niveau des insertions fibreuses des muscles, c'est-à-dire au pourtour des articulations. — Dans les formes algiques ou douloureuses du début de l'intoxication syphilitique presque toutes les articulations sont endolories et comme *rouillées;* mais celles des genoux, des poignets, des coudes, des épaules et des chevilles sont plus fréquemment atteintes que les autres. On a beau explorer avec la plus grande attention le siège du mal, on ne découvre aucune tuméfaction, aucun changement de couleur à la peau, aucune élévation de température. Dans les cas les plus nets, c'est l'articulation seule qui souffre, et la douleur n'est provoquée que par la pression au niveau de l'interligne articulaire et par les mouvements. Mais il arrive assez souvent que les pourtours de l'articulation, c'est-à-dire les muscles, les tendons, les ligaments, le périoste, les tubérosités osseuses, etc., sont douloureux également, sans qu'il soit possible de bien circonscrire les foyers algiques. Peu importe du reste ; toutes ces douleurs sont de même nature. Aussi est-il parfaitement inutile de se perdre en recherches subtiles sur le siège précis de l'affection. On peut y arriver au moyen de la pression méthodique et des mouvements communiqués. Ces derniers font quelquefois percevoir, quand l'arthralgie se prolonge, des craquements articulaires qui sont ordinairement fugaces et résultent peut-être plutôt du repos forcé de l'article, que d'une modification sérieuse de la synoviale et du cartilage. Quoi qu'il en soit, celle-ci peut certainement se produire alors à un faible degré. Il est même probable que les arthralgies comme les autres douleurs résultent de lésions matérielles très superficielles, transitoires et hors de toute proportion avec les effets qu'elles produisent. Je serais porté à croire que ces arthralgies ne sont autre chose que des arthrites avec prédominance excessive de l'élément douleur et absence complète des deux autres, c'est-à-dire de l'inflammation et de l'épanchement, à un degré qui puisse les rendre appréciables à l'exploration. — Leur durée est variable, mais en général elle est courte, surtout si on a recours à un traitement spécifique, ce qu'on fait presque toujours, car à cette époque les manifestations de la syphilis se montrent de tous les côtés.

Aussi est-il rare qu'on soit embarrassé pour attribuer ces arthralgies à leur véritable cause. Le chancre est à peine guéri quand elles apparaissent et les phénomènes de l'intoxication généralisée pullulent.

Donc la syphilis est la cause unique de l'affection ou du moins elle en est un des facteurs les plus importants, parce que, si elle ne la produit pas directement, elle met en jeu une prédisposition demeurée latente jusque-là, rhumatisme, goutte, hystérie. On ne confondra pas cette arthralgie avec l'hyperesthésie partielle et périarticulaire qu'on observe parfois chez les hystériques et chez certains névropathes, ni avec les arthralgies symptomatiques de quelques maladies nerveuses de l'encéphale et de la moelle, en particulier avec celles des tabes. Les myélopathies sont extrêmement rares à la période où se montrent les arthralgies. Plus tard, vers la fin de la deuxième ou de la troisième année, si des douleurs articulaires sans aucune lésion survenaient, il faudrait se défier, car à ce moment-là elles sont souvent prodromiques d'une affection spécifique de la moelle épinière. J'en ai vu plusieurs exemples.

Les arthralgies sterno-costales, sterno-claviculaires, combinées avec les périostites chondro-sterno-costales, à paroxysmes nocturnes, et avec les algies des attaches musculaires, etc., produisent des troubles fonctionnels respiratoires qui ont fait croire quelquefois à une affection cardio-pulmonaire grave. Le malade éprouve des douleurs vives le long du sternum, au niveau de l'insertion des grands pectoraux ; les mouvements du thorax, la toux, de simples inspirations un peu longues les exaspèrent. Il en résulte souvent un grand état d'angoisse précordiale, surtout pendant la nuit, la chaleur du lit ayant pour effet d'augmenter les souffrances syphilitiques. Avec un peu d'attention, il sera facile de reconnaître la cause de ces troubles fonctionnels. Les arthralgies prennent aussi une grande part dans les torticolis, les lombagos et autres pseudo-rhumatismes du début de l'intoxication. — Chez les enfants et chez les adolescents, les arthralgies syphilitiques pourraient être confondues avec celles de la croissance ou bien se combiner avec elles. Les paroxysmes nocturnes, les coïncidences spécifiques permettront de démêler l'élément syphilitique. — On combattra ces algies par le traitement général hydrargyrique et ioduré et par un traitement local avec des topiques adoucissants.

II. Rhumatisme syphilitique. — Il est quelquefois précédé et annoncé par les arthralgies précédentes, mais d'autres fois il s'établit d'emblée sous la forme qui lui est propre, c'est-à-dire sous la forme d'un rhumatisme articulaire subaigu, plus ou moins généralisé. Ici les lésions anatomiques extérieures sont parfaitement appréciables. L'articulation en effet est tuméfiée et la peau qui la recouvre est tendue et teintée d'une coloration rosée caractéristique qui s'efface sous la pression du doigt pour revenir ensuite; le tissu cellulaire sous-cutané est quelquefois légèrement œdématié; il existe un peu d'épanchement dans l'articulation; on en trouve souvent beaucoup dans l'articulation du genou, qui présente alors tous les symptômes d'une synovite ou mieux d'une hydarthrose aiguë. J'en ai observé plusieurs exemples. Mais habituellement, quand la collection liquide devient très considérable, ce n'est que fort lentement et sans phénomènes aigus. — Dans le rhumatisme syphilitique il y a, comme dans les arthralgies, une douleur spontanée qui est plus marquée la nuit que le jour, après le repos qu'après le mouvement. La douleur à la pression et aux mouvements y est plus vive, sans arriver à l'intensité qu'on lui voit dans le rhumatisme articulaire aigu. Tous ces phénomènes d'hydrophlegmasie articulaire se tiennent d'ordinaire dans une gamme sourde. Ils sont subaigus plutôt qu'aigus. S'ils se répandent un peu partout, ils affectent plus particulièrement les grandes articulations. On ne voit pas chez eux cette mobilité si remarquable dans le rhumatisme. Pendant la nuit ils présentent un paroxysme significatif. Quand la fièvre survient, ce qui n'a pas toujours lieu, elle est plus marquée le soir, mais n'atteint jamais l'intensité de celle du rhumatisme. De plus elle s'accompagne d'une diaphorèse beaucoup moins considérable. — L'élévation de température des articulations est appréciable à la main dans quelques cas, mais toujours inférieure à celle qu'on observe dans le rhumatisme.

Tel est à grands traits le tableau du rhumatisme syphilitique. Avec lui coïncident souvent des arthralgies sans inflammation, ni hydrophlegmasie, des synovites tendineuses, des périostites, des myosites fugaces.

des inflammations des bourses séreuses, etc., c'est-à-dire des manifestations secondaires du même ordre, sans compter les manifestations cutanées et muqueuses qui font rarement défaut.

Aussi le diagnostic est-il presque toujours facile, surtout si l'affection rhumatismale survient dans les premiers mois de l'infection généralisée. Plus tard, quand les accidents secondaires se raréfient, s'espacent ou disparaissent, l'apparition d'un pareil rhumatisme pourrait causer quelque embarras, et il y aurait à se demander s'il est réellement syphilitique, ou bien s'il n'a fait que survenir chez un syphilitique. Je me suis plusieurs fois posé cette question à laquelle il n'est pas toujours facile de répondre dans la pratique. On s'est livré à une infinité de considérations subtiles au sujet de ce diagnostic différentiel. La plupart sont inutiles et banales. D'autres qui ont l'air d'entrer un peu plus dans le vif ne prouvent rien du tout la plupart du temps. — Les commémoratifs, la filiation des accidents spécifiques, une enquête très précise sur la constitution du malade, sur tout son passé pathologique, sur les causes occasionnelles, etc., tels sont les points dont la connaissance nous éclairera dans les cas très douteux. Quand la syphilis et le rhumatisme se rapprochent au point de se confondre, il y a un amalgame pathologique dont il est fort difficile de séparer les éléments. Il est clair que chez les syphilitiques qui deviennent rhumatisants à ce degré, la syphilis n'est pas seule en jeu, puisqu'elle ne devient articulaire que dans un nombre extrêmement restreint de cas. Le rhumatisme syphilitique est une grande exception. Il y a des années où on n'en voit pas un seul sur des centaines d'individus. Derrière lui il y a donc une idiosyncrasie et des causes occasionnelles. Eh bien, le diagnostic doit tendre surtout à faire la part respective de tout cela dans les cas d'une origine obscure ou complexe.

L'absence de complication viscérale est un bon caractère différentiel entre le rhumatisme arthritique et le rhumatisme syphilitique. Le cœur en effet et les grandes séreuses viscérales, la plèvre, le péricarde restent toujours étrangers à l'arthrosyphilose. Il faut noter aussi l'influence du traitement qui seule permet quelquefois de poser le diagnostic. Quand le mercure et l'iodure guérissent très vite une arthropathie, il y a de grandes probabilités pour qu'elle soit syphilitique. Le contraire prouverait, malgré les commémoratifs, en faveur de son origine arthritique. — La coïncidence de synovites tendineuses ou autres, d'arthralgies sans inflammation, de rhumatismes musculaires, etc., est un attribut important du rhumatisme syphilitique. Mais comme on le trouve aussi dans le rhumatisme blennorrhagique, il en résulte que les arthropathies symptomatiques de ces deux maladies vénériennes présentent souvent la même physionomie. Il y a longtemps que j'ai remarqué ce fait, sur lequel je reviendrai, quand je décrirai, dans la leçon suivante, les synovites tendineuses syphilitiques. Qu'il me suffise de dire ici qu'il n'est pas toujours facile de déterminer chez un malade à la fois syphilitique et blennorrhagien (ce qui n'est pas rare), la part que prennent les deux maladies aux manifestations rhumatismales.

M. Vaffier fait appel à la longueur des prodromes dans les arthropathies syphilitiques. Je n'ai point remarqué cette particularité du processus. L'invasion sans être peut-être aussi vive, aussi inattendue que dans quelques rhumatismes blennorrhagiques, ne m'a pas paru caractérisée par cette période prolongée de malaise, de prostration, d'abattement général, d'une durée de huit à dix jours au moins qu'on lui attribue.

Quant à la marche ultérieure, elle est infiniment plus longue dans le rhumatisme blennorrhagique que dans le rhumatisme syphilitique secondaire. La première affection est d'un pronostic beaucoup plus grave à tous égards que la seconde. On la guérit très difficilement. Le mercure et l'iodure de potassium n'ont aucune action sur elles, tandis qu'ils font disparaître promptement les manifestations articulaires précoces de la syphilis qui, au bout de très peu de temps, ne laissent aucune trace de leur existence.

Il y a des arthropathies syphilitiques qui surviennent à une époque éloignée de l'accident primitif, à la fin de la phase secondaire, vers les deuxième, troisième, quatrième années de l'intoxication. Elles débutent sourdement et ne sont annoncées le plus souvent par aucune douleur. Ce sont de véritables *hydarthroses*, dans lesquelles l'épanchechement peut arriver à être très considérable. Le genou est leur articulation de prédilection. J'en ai observé des cas nombreux. Les symptômes objectifs ne présentent rien de particulier; aussi le diagnostic ne peut-il être posé que par exclusion et en s'aidant des commémoratifs. Quand ils font défaut, le traitement ici, comme dans tant d'autres occurences, est la seule pierre de touche. Avec les mercuriaux et l'iodure on guérit les hydarthroses au bout de quelques jours, même sans le secours des révulsifs. On n'obtiendrait jamais de pareils résultats dans les hydarthroses simples et encore moins dans les hydarthroses blennorrhagiques.

Quand l'épanchement a duré longtemps, on constate quelquefois des craquements articulaires après sa disparition. Avec les spécifiques à l'intérieur, les révulsifs autour de l'articulation, la compression méthodique, le repos, on arrive presque toujours à les faire disparaître, ainsi que la gêne, la raideur qui les accompagnent. Mais il est possible qu'en pareil cas la synovite s'épaississe et que, sous l'influence d'une cause occasionnelle insignifiante, elle sécrète de nouveau de la synovie, s'épaississe encore et finisse par donner lieu à cette variété de tumeur blanche syphilitique, à laquelle M. Richet a donné le nom de synovite. Ces sortes d'hydarthroses, beaucoup plus sérieuses que le rhumatisme syphilitique secondaire, sont souvent comme les phénomènes de transition qui conduisent aux accidents tertiaires.

III. Arthrosyphilose tardive. Ostéo-arthrite syphilitique. — Nous arrivons ainsi aux manifestations articulaires de la syphilis vraiment graves, indépendantes des milieux, des constitutions et empreintes d'une spécificité pour ainsi dire absolue. Ce sont ces arthropathies qui simulent la tumeur blanche, quoiqu'elles en soient profondément distinctes par leurs lésions anatomiques.

ANATOMIE PATHOLOGIQUE. — M. Richet décrivit le premier l'arthrosyphilose tertiaire en 1852. Il en admit deux formes suivant que la synoviale ou les extrémités osseuses étaient primitivement atteintes.

1° *Arthropaties gommeuses périarticulaires.* — M. Lancereaux constata par l'autopsie certaines lésions articulaires de la syphilis tertiaire. Il trouva qu'elles siégeaient dans le tissu cellulaire sous synovial et le tissu fibreux périarticulaire et qu'elles ne différaient ni par leur coloration, ni par leur composition histologique des néoplasmes du tissu cellulaire sous-cutané et de celui des viscères. « Des masses jaunies, élastiques, un peu molles, sèches, situées de chaque côté du ligament rotulien, et dans l'espace qui sépare ce ligament de la membrane synoviale, ont atrophié et transformé une partie du peloton adipeux. Tapissées par la membrane séreuse d'une part, elles sont d'autre part, recouvertes par la portion du ligament rotulien qui ne participe pas à l'altération. De chaque côté de ce ligament, elles font saillie sur les toiles fibreuses ou celluleuses qui passent en avant de l'articulation. La membrane synoviale n'est pas sensiblement lésée, mais les cartilages sont secondairement érodés en plusieurs endroits, et c'est aussi sans doute à la suite de l'irritation de la membrane synoviale que s'est produit l'épanchement séreux articulaire. » (Lancereaux. *Traité de la syphilis.* 2e édit., p. 1874, p. 207.)

Ce syphilome périsynovial dont les spécifiques peuvent avoir raison au début, subit avec le temps les mêmes transformations que partout ailleurs. Il se sclérose ou se ramollit. La sclérose syphilomateuse périsynoviale épaissit quelquefois mais très rarement, d'une façon uniforme, les tissus fibreux qui entourent l'articulation. (Obs. de MM. Plateau et Schuller.) D'ordinaire la condensation scléreuse se fait partiellement, par grains fusiformes, par languettes fibreuses ou par amas élargis. Ce sont des espèces de plaques de blindage qui finissent par pénétrer et englober la synoviale, et donnent à la capsule articulaire la consistance d'un carton plus ou moins épais. C'est ce processus qui conduit à la rétraction cicatricielle des tissus mous et entraîne une gêne durable dans l'article. (Obs. de M. Richet). Que ce processus scléreux s'accentue encore plus, et il en résultera une véritable constriction articulaire, une fausse ankylose plus ou moins complète par prolifération conjonctive et induration capsulaire (Finger). Les fragments du syphilome scléreux périarticulaire repoussent parfois la synoviale en dedans, s'en coiffent et s'en forment un pédicule. De là les corps étrangers articulaires ou arthrophyses d'origine syphilitique (Toussaint). Le processus de ramollissement s'empare rarement des plaques gommeuses périarticulaires. J'en ai cependant observé un cas bien curieux qui se trouve relaté tout au long dans mon premier volume. (Leçons sur les mal. vén., p. 895.) L'hydarthrose du genou gauche était énorme, surtout au-dessous du ligament rotulien où une masse gommeuse se ramollit et s'ulcéra. L'affection dura quatre ou cinq mois; la guérison fut complète. C'est dans des cas semblables qu'il se forme des fistules cutanées s'ouvrant dans des clapiers gommeux périarticulaires. Quand ces clapiers communiquent avec la cavité articulaire, il peut en résulter des accidents si graves qu'ils rendent l'amputation nécessaire. (Coulson.) De pareilles lésions ne se produisent pas et n'évoluent pas autour de la synoviale, sans agir sur elle. C'est ce qui a toujours lieu. Comme dans le cas que j'ai observé, il se forme une hydarthrose considérable qui, dans le début, ressemble à une hydarthrose ordinaire. Cette hydarthrose est habituellement indolente et aphlegmasique ; mais il peut se produire sur la synoviale des poussées congestives et inflammatoires qui convertissent l'affection en une véritable arthrite plus ou moins aiguë dans le principe et qui finit par devenir chronique. La synoviale porte les traces du processus inflammatoire : elle s'épaissit, les cartilages se dépolissent et s'érodent, le liquide devient louche et séro-purulent. Quelques auteurs allemands, et, entre autres, MM. Schuller, Landerer, Giès et Finger, croient que cette arthrite peut être primitive et ils l'ont décrite sous le nom d'*arthroméningite tertiaire primitive.* On n'admet pas en général que le syphilome s'empare d'emblée de la séreuse. Il est probable que la diffusion et l'intensité de la production scléro-gommeuse périarticulaire, que les franges papillaires, les villosités qui en résultent en ont imposé pour une arthrite plastique due à l'infiltration spécifique. Je n'attache du reste aucune importance à ces distinctions subtiles dans les localisations du produit gommeux. Que la synoviale soit attaquée d'emblée ou secondairement, qu'importe! Les résultats sont toujours les mêmes ou à peu de chose près.

2° *Arthropathies osseuses ou ostéo-arthrite syphilitique.* — Cliniquement elles avaient été décrites depuis longtemps, d'abord par M. Richet, puis par d'autres observateurs. M. J. Voisin en avait rapporté plusieurs cas dans lesquels il avait noté les lésions des extrémités osseuses articulaires générales ou partielles, celles du périoste, l'augmentation de volume de la rotule, etc. Mais les autopsies faisant défaut, on ne connaissait que par induction l'anatomie pathologique de cette forme la plus grave de l'arthrosyphilose. En 1882, M. Méricamp publia dans sa thèse l'autopsie d'un fait remarquable. Le genou de la femme Françoise, qui avait été si longtemps malade, présentait quelques-unes des lésions typiques de l'arthrosyphilose osseuse. L'articulation avait sa forme normale. Aucune altération dans les parties qui l'entouraient. La synoviale était intacte. Les os constitutifs de l'articulation, y compris la rotule avaient leur forme ordinaire. Voici quelles étaient les lésions : État lobulé du cartilage fémoral en rapport avec la rotule, à la façon des foies atteints de cirrhose hépatique. Sur la face tibiale de la trochlée fémorale, dépressions stellaires, indice de vieilles lésions actuellement réparées. Sur l'extrémité inférieure du fémur, ostéite condensante au-dessous de la portion du cartilage lobulé, et plus profondément en ce point, foyer gommeux rempli d'une substance pulpeuse, jaune d'or, se continuant de proche en proche avec des altérations analogues de la diaphyse. Le fémur seul était donc atteint. Tous les autres éléments de l'articulation étaient absolument intacts, sauf le cartilage au niveau du foyer gommeux. — Sur le coude gauche, les lésions de l'extrémité inférieure de l'humérus étaient destructives : la lamelle osseuse qui sépare la cavité coronoïdienne de la cavité olécranienne était rugueuse, amincie, perforée, détruite même par places.— Condyle huméral constitué par un tissu vasculaire d'une fragilité extrême.— Trochlée humérale en partie détruite.— Cartilage inégal, irrégulier, etc. L'ostéite était au contraire condensante dans la diaphyse de l'humérus.

M. Schuller trouva sur une femme de 49 ans, morte avec de nombreuses localisations syphilitiques, les lésions suivantes dans le genou droit, tuméfié extérieurement et qui contenait une demi-cuillerée de sérosité trouble, floconneuse, rougeâtre : Synoviale épaissie ; — cartilage de la rotule épaissi, remplacé par du tissu fibreux ; — lésions analogues sur le condyle du fémur et le condyle interne du tibia. Sur le condyle externe de ce dernier os, sorte de substance arrondie, grosse comme une noisette, infundibuliforme, remplie dans son fond par une substance gommeuse s'enfonçant à cinq centimètres de profondeur dans le tissu spongieux de l'épiphyse. — Pour M. Schuller, les cicatrices du cartilage de la rotule sont aussi caractéristiques de la syphilose que les productions gommeuses.

Nos connaissances sur l'arthrosyphilose tertiaire ont été complétées par les remarquables travaux de M. Gangolphe. L'observation qu'il a rapportée dans son mémoire sur l'ostéo-arthrite syphilitique, résume pour ainsi dire toute l'anatomie pathologique de la syphilose osseuse et articulaire. Aussi j'en vais donner l'analyse et quelques extraits.

Accidents syphilitiques tertiaires multiples (osseux et viscéraux). — Ictère. — Albuminurie. — Mort dans le coma. — Autopsie.

Le malade avait 23 ans, mais il était si chétif, si peu développé, qu'il ne paraissait pas avoir dépassé l'âge de la puberté. — Aucun antécédent spécifique ni chez lui ni chez ses parents. Trois ans avant sa mort, douleurs et gonflement dans la partie moyenne du tibia gauche, puis peu de temps après, ulcération en forme d'une S italique à la partie supérieure de l'épaule droite. Détérioration progressive de la santé.— Le malade entra à l'Hôtel-Dieu de Lyon, dans le service de M. Daniel Mollière. A ce moment, outre les lésions précédentes, on constata que la tuméfaction de la partie moyenne du tibia gauche s'était convertie en un abcès qui s'était ouvert spontanément, laissant un trajet fistuleux qui conduisait dans une anfractuosité spacieuse du corps de l'os. — Peau tendue, violacée, lardacée ; atrophie de tout le membre correspondant. — Sur la jambe droite et dans un point presque exactement symétrique au précédent, hyperrostose marquée. — A la tête, tuméfaction gommeuse de la grosseur d'un œuf de pigeon, molle, non réductible, avec fausse fluctuation au point de réunion du frontal, du temporal et du pariétal. — Partie antérieure du frontal inégale et comme boursoufflée. Céphalée mais sans troubles cérébraux.

Raideur et gêne de plusieurs articulations, surtout de celle de l'épaule et du coude, avec craquements manifestes.— Mêmes phénomènes aux membres inférieurs, mais moins accentués, ayant leur maximum aux genoux. — Du côté des membres supérieurs, les doigts, les mains et les avant-bras étaient dans une demi-flexion que le malade conservait pour éviter la douleur. La sensibilité cutanée y était un peu diminuée; il y avait de la parésie et de l'anesthésie.

La syphilis n'était pas douteuse. Acquise ou héréditaire? On ne put point le savoir. Le malade ne portait pas les stigmates caractéristiques de la syphilis tardive héréditaire: altération des dents, kératite diffuse, lésions de l'ouïe. Malgré le traitement spécifique, la cachexie s'accentua chez lui de plus en plus et rien ne put l'enrayer. — Coma. — Dyspnée. — Albuminurie. — Mort.

Autopsie (pratiquée par M. Gangolphe). — Rien dans le cerveau ni dans les méninges. Dénudation des os du crâne au niveau de la gomme. — Adhérences nombreuses du poumon droit, surtout en arrière et en bas. A la partie moyenne du lobe inférieur, il y avait dans son épaisseur une gomme sèche, du volume et de l'aspect d'un gros marron. Deux autres gommes plus petites et de date plus récente faisaient saillie dans la plèvre. Au sommet du même côté, petites cavernules, avec de petites gommes ne dépassant pas le volume d'une tête d'épingle. — Foie mamelonné et un peu diminué de volume, contenant des gommes nombreuses, entourées de sclérose interstitielle. Dégénérescence graisseuse typique. — Périhépatite aux adhérences épaisses. — Rien du côté des autres viscères, sauf l'hypertrophie de la rate et de presque tous les ganglions lymphatiques.

État du squelette. — *Thorax.* — Déformation, érosion profonde de l'articulation sterno-claviculaire droite. Disparition entière de l'épiphyse claviculaire correspondante; à sa place dépression profonde en croissant, limitée par deux cornes, l'une antérieure, l'autre postérieure, donnant à l'os l'aspect d'une fourche à deux dents. Tissu gommeux caractéristique dans l'intérieur de la clavicule, hyperostose périphérique, mais extrémité acromiale réduite à l'état de lame ostéo-fibreuse très mince. — Rien ou presque rien sur la clavicule gauche.

Membres supérieurs. — *Membre droit:* Disparition de toute l'épiphyse marginale du bord spinal de l'omoplate; corps de l'os érodé à sa périphérie, échancré de distance en distance par des dépressions remplies de substance gommeuse jaunie, entremêlée de tractus fibreux; base de l'épine de l'omoplate surmontée d'un amas de détritus gommeux, de la grosseur d'une noix, reposant sur une perte de substance du tissu osseux. Acromion aminci, réduit en certains points à l'état de lame papyracée, élargi, recouvert d'une mince couche caséeuse; apophyse coracoïde, présentant un peu de tissu gommeux. — Rien dans la *cavité glenoïde*. — *Articulation acromio-claviculaire:* disparition du cartilage, ligaments intacts. — *Articulation de l'épaule*: ni pus, ni sérosité purulente; synoviale intacte. Dépressions sur le cartilage diarthrodial de l'humérus, ayant une forme étoilée. Entre les dépressions et autour d'elles le cartilage était inégalement épais, soulevé ici sous forme de petites saillies mamelonnées, là très aminci, laissant voir, par transparence, la teinte bleu foncé du tissu spongieux sous-jacent. Il adhérait fortement à ce dernier, contrairement à ce qui s'observe dans les ostéo-arthrites tuberculeuses. Un stylet introduit dans quelques unes des dépressions, pénétrait dans un tissu mou et friable. L'*humérus* était intact en apparence, et cependant une coupe verticale pratiquée sur lui permit de constater les lésions suivantes: dans l'épiphyse, noyau gélatineux mou, rosé, de 3 centimètres de hauteur sur 1 centimètre et demi de largeur, jaunâtre à sa périphérie, entouré d'ostéite raréfiante. Cette lésion diaphyso-épiphysaire interrompait dans ses deux tiers externes une mince ligne osseuse transversale qui occupait la place du cartilage de conjugaison. — Diaphyse et extrémité inférieure de l'humérus intactes. — Dans l'*articulation du coude*, disparition partielle du cartilage de la capsule radiale, qui est remplacé par du tissu fibreux. — Extrémité supérieure de la diaphyse radiale augmentée de volume sur une longueur de 6 centimètres, recouverte d'un périoste épais, résistant, entourée de petits sillons perforés de trous dans lesquels s'enfonçaient des travées fibreuses ; — apophyse bicipitale déformée, saillante ; hyperostose. — Rien dans le cubitus ni dans la main.

Membre gauche.— Articulation de l'épaule. Synovie normale. Cartilage glénoïdien un peu irrégulier, comme ridé. — Les deux tiers supérieurs de la tête humérale, os et cartilage avaient disparu ; il ne restait plus de l'épiphyse qu'une sorte de bandelette située à la partie inféro-interne. La perte de substance résultant de la destruction du tissu osseux se présentait comme une dépression profonde de 1 centimètre et demi, limitée, en dedans et en bas par la partie restante de la tête, en haut et en dehors par la tubérosité externe. Elle était tapissée par une néo-membrane rougeâtre épaisse, qui reposait sur un plan osseux résistant. Région des trochanters notablement élargie et remarquable par de nombreuses saillies et dépressions recouvertes, d'un périoste épaissi très adhérent. La petite tubérosité, très élargie, tendait à recouvrir complètement le tendon du biceps et à transformer la demi-gouttière en un canal osseux. — Coupe verticale : elle montrait qu'il ne restait plus de la tête humérale qu'une sorte de coin à base interne, recouvert de cartilage diarthrodial, le bord interne répondant à la lame éburnée ayant remplacé le cartilage de conjugaison, le bord supérieur au tissu fibreux de la néo-membrane. — Rien ailleurs, sauf que la surface acromio-claviculaire était amincie et recouverte d'une légère couche caséeuse.

Membres inférieurs. — Membre droit. Articulation de la hanche normale.— Diaphyse du fémur absolument saine. — Dans le genou, 2 à 3 cuillerées d'un pus roussâtre. Dans l'épiphyse fémorale, pertes de substance de 1 cent. 1/2 de profondeur. La surface extérieure du condyle externe, la moité externe du condyle interne, l'espace intercondylien antérieur étaient complètement dépourvus de cartilage. La perte de substance était irrégulière et anfractueuse ; on y voyait deux perforations par lesquelles on pouvait introduire un stylet jusque dans le canal médullaire. — En pratiquant des coupes, on constatait qu'une couche osseuse éburnée entourait l'ulcération articulaire, et que les deux perforations aboutissaient à un noyau gommeux, gélatineux, à centre jaunâtre, à périphérie rouge et vascularisée. — Synoviale rouge, injectée, un peu épaisse, mais n'offrant pas l'aspect gommeux des synovites tuberculeuses. — Tibia droit augmenté de volume à sa partie moyenne et contenant dans son canal médullaire un petit foyer gommeux autour duquel il y avait de l'ostéite raréfiante, compensée extérieurement par de nouvelles couches osseuses sous-périostiques. Rien ailleurs.

Membre gauche. Articulation de la hanche intacte. A 21 cent. au-dessous du grand trochanter, la diaphyse du fémur commençait à augmenter progressivement de volume et communiquait par deux perforations avec le tissu sous-périostique épaissi. — Extrémité inférieur de l'os considérablement déformée : élargissement d'un côté à l'autre et l'aplatissement antéro-postérieur très sensible, disparition des surfaces cartilagineuses et d'une couche du tissu osseux sous-jacent, ayant diminué la longueur de l'os de 7 à 8 millimètres. Toutes les portions non recouvertes par le cartilage étaient revêtues d'une synoviale rougeâtre, épaissie. — Ligaments intacts, synoviale épaissie, mais nullement fongueuse, synovie normale. Sur la coupe verticale de l'os on trouvait : une dilatation du canal médullaire rempli de détritus caséeux et d'un tissu morbide fibro-gélatineux.

La *diaphyse tibiale* considérablement augmentée de volume au niveau de sa partie moyenne, était le siège d'une lésion gommeuse, d'une étendue telle que les deux tiers environ du canal médullaire étaient envahis par le néoplasme. Trois énormes perforations laissaient apercevoir la masse gommeuse en voie d'élimination. A ce niveau, téguments et tissus morbides étaient confondus dans une ulcération putrilagineuse.

Les résultats de cette curieuse autopsie, qui est à elle seule un vrai musée d'ostéosyphilose, confirment ce que M. Gangolphe avait dit au sujet de l'ostéomyélite gommeuse, à savoir : *État latent, origine centrale, absence de suppuration et de séquestre.* — « D'autre part, ajoute-t-il, l'augmentation de volume de la rate, l'hypertrophie notable des ganglions lymphatiques associées à ces lésions permettent de songer à une solidarité pathologique analogue à la solidarité physiologique qui existe entre ces organes et la moelle osseuse, au point de vue du rôle hématopoiétique (L. Tripier, Bizzozero). » M. Charpy trouva que la résistance des os chez le malade avait diminuée, que le péroné se rompait à 150 k., alors qu'il n'aurait dû céder qu'à 300[1].

M. Gangolphe ne nie pas le type d'arthropathie tertiaire qui résulte uniquement de dépôts gommeux périsynoviaux, type qui a pour base l'autopsie faite par M. Lancereaux; mais il fait quelques réserves sur son existence, car il suppose avec raison qu'il y avait aussi, dans ce cas, des lésions osseuses qu'on n'a pas découvertes, parce qu'on n'a pas ouvert à la scie les surfaces articulaires. Pour lui, les types qu'on a proposés jusqu'ici ne répondent point à un type pathologique spécial. Ils ne sont qu'une période du processus ostéo-arthritique. Cette manière de voir est pleinement confirmée par la belle autopsie qu'a faite avec tant de soin M. Gangolphe. La réunion, si rare sur un même sujet des divers stades de la maladie, lui a permis de tracer la description suivante de l'ostéo-arthrite syphilitique dont, je vais donner un résumé succinct:

1° *Période de début.* — Les extrémités osseuses sont atteintes, mais souvent rien ne révèle extérieurement qu'elles soient le siège de dépôts gommeux; les cartilages sont intacts et la synoviale est normale. Il faut fendre l'extrémité articulaire pour trouver la lésion. — Quelquefois, cependant, le cartilage diarthrodial présente des signes d'une chondrite (irrégularité, cicatrices linéaires étoilées) qui peut être considérée comme consécutive à l'irritation d'origine profonde, ayant pour foyer l'ostéomyélite gommeuse circonscrite ou diffuse des extrémités osseuses; on trouve alors que les cellules cartilagineuses en voie de prolifération forment, sur certains points, des boyaux pleins d'éléments embryonnaires prêts à s'ouvrir dans la jointure. — La substance fondamentale et les éléments cellulaires qui ont disparu sont remplacés par un tissu fibreux cicatriciel. La tendance à la guérison, accusée par ce travail réparateur, peut s'accentuer de plus en plus, jusqu'à la disparition complète du tissu syphilomateux que remplacerait un noyau cicatriciel ostéofibreux. Mais si, au contraire, la lésion s'accroît, l'ostéite raréfiante gommeuse et la chondrite consécutive augmentent, et le cartilage d'abord aminci, puis perforé, laisse communiquer librement le foyer néoplasique avec la cavité articulaire. La période d'état est alors constituée.

2° *Période d'état.* — Les désordres articulaires sont alors tels qu'ils peuvent simuler l'ostéo-arthrite tuberculeuse, la tumeur blanche. En effet, l'ulcération gommeuse épiphysaire s'accroît et le cartilage se détruit. La synoviale, primitivement intacte, s'enflamme, s'épaissit et devient une membrane rougeâtre finement villeuse; un liquide séreux, puis séro-purulent ou purulent, trouble, floconneux, roussâtre, s'épanche dans l'articulation, sans la distendre. Syphilome osseux en activité, raréfiant les extrémités osseuses, cavernes gommeuses, perforation allant parfois jusqu'au canal médullaire, tendance à la réparation

1. Les intéressantes recherches de M. Charpy sur la résistance comparative que présentent les os des syphilitiques et des personnes saines permet de penser : 1° qu'il existe une diminution générale de résistance du squelette chez les syphilitiques tertiaires ; 2° que les fractures dites spontanées, produites sous l'influence d'une cause insignifiante, ne résultent pas d'une sénilité prématurée, mais plutôt de lésions gommeuses localisées. Une fragilité relative (150 k. au lieu de 300 k.) est insignifiante pour expliquer la majeure partie des fractures attribuées à la syphilis tertiaire.

sur certains points, accusé par une néo-membrane rougeâtre, fibreuse, reposant sur une lame éburnée, etc., etc. Telles sont les lésions des épiphyses. Si la synoviale est sclérosée, épaissie, vascularisée, nulle part elle ne présente de production rappelant les follicules tuberculeux et les masses caséeuses des synoviales tuberculeuses. Il y a aussi absence d'endartérite oblitérante.

3° *Période de guérison.* — Spontanée ou par les spécifiques, la guérison a lieu quelquefois, et alors, tantôt l'extrémité articulaire atteinte est irrégulière, bosselée, mais a conservé son aspect général, tantôt sa forme est totalement modifiée par la disparition d'une étendue souvent considérable de sa surface. La guérison des pertes de substance osseuse s'effectue par l'éburnation et une néo-formation fibreuse. Ce qui reste des cartilages est mamelonné, creusé de cicatrices stellaires, lobulé comme un foie atteint de cirrhose atrophique. Les ligaments, la capsule peuvent rester plus ou moins épaissis, rétractés, et, si l'arthrite a été suffisamment intense, une ankylose fibreuse, serrée, peut en être la conséquence.

Caractères différentiels de la pseudo-tumeur blanche syphilitique et de l'ostéo-arthrite tuberculeuse. — Comme le syphilome, le tubercule débute fréquemment dans le tissu osseux, pour envahir consécutivement la jointure. Dans l'arthrosyphilose : noyau gommeux d'aspect gélatineux, myxomateux, légèrement rosé à la périphérie, à peine teinté de quelques points jaunes au centre. Tissu osseux raréfié à ce niveau, faiblement éburné çà et là, sans séquestre appréciable, sans suppuration. — Dans l'arthrotuberculose : tubercule épiphysaire, toujours accompagné de nécrose plus ou moins étendue avec séquestres volumineux ; territoires de l'épiphyse éburnés, blancs, jaunâtres, répondant à ce que Nélaton a décrit sous le nom d'infiltration puriforme ; caséification étendue, suppuration.

Dans l'arthrosyphilose, les cartilages adhèrent partout au tissu sous-jacent ; dans l'arthrotuberculose, ils sont décollés par l'inflammation sous-chondrique, flottent dans le pus ou se détachent de l'os par la moindre pression. — Dans la première, les ligaments sont d'ordinaires intacts ; dans la seconde, ils sont envahis par des fongosités. — La synoviale tuberculeuse est épaisse, lardacée. couverte de prolongements gommeux ; les masses tuberculeuses qu'elle contient apparaissent à l'œil nu sous la forme d'un semis de granulation blanc jaunâtre. La synoviale syphilitique est surtout vasculaire et fibreuse mais jamais fongueuse. Elle ne contient pas de bacilles comme la synoviale de la vraie tumeur blanche.

Lorsque l'ostéomyélite épiphysaire a détruit une partie de la totalité des extrémités articulaires, il peut en résulter des déformations, sans qu'il soit nécessaire pour cela d'ériger ce fait accidentel en *variété déformante* de l'arthrosyphilose. Quoi qu'il en soit, on ne confondra pas ces lésions avec celles de l'arthrite chronique, appelée aussi déformante. La déformation, dans cette dernière, est due surtout à des *productions* souvent énormes, cartilagineuses et osseuses, tandis que, dans la première, elle résulte, au contraire, d'une *destruction* plus ou moins étendue des surfaces articulaires [1].

1. L'hypertrophie des franges synoviales, l'état villeux, et, plus tard, l'éburnation et le poli du cartilage, les ostéophytes et les hyperchondroses que l'on observe dans le rhumatisme déformant diffèrent complètement des pertes de substance de l'os, des dépressions étoilées, de cicatrices cartilagineuses, des dépôts caséeux de l'arthrosyphilose.

J'accorde une si grande valeur aux travaux de M. Gangolphe que j'ai tenu à en donner ici un résumé complet [1]. Il croit que les lésions articulaires tertiaires sont, dans la plupart des cas, d'origine osseuse ; mais il ne nie pas les faits de chondrite syphilitique signalés par divers observateurs : Gies, Schuller, Virchow. Cette chondrite est-elle primitive ou symptomatique d'une altération gommeuse sous-jacente? Cette question n'est pas encore résolue par l'anatomie pathologique.

Description clinique de l'arthrosyphilose tertiaire. — Quand il n'existe qu'un épanchement dans l'articulation et que toutes ses parties constituantes sont ou paraissent intactes, il est difficile de dire si l'affection est syphilitique ; et, en supposant que l'absence de toute autre cause nous force à lui attribuer ce caractère, sa date seule dans l'évolution de la diathèse nous la fera qualifier de tertiaire. Son début est lent et insidieux. L'épanchement disparaît et réapparaît d'une façon intermittente. Ce ne sont point là des particularités suffisantes pour dénoter l'origine syphilitique de l'arthropathie. — Mais il est rare qu'il ne survienne pas tôt ou tard des lésions appréciables qui mettront sur la voie du diagnostic, telles que par exemple : plaques scléreuses de la synoviale, gommes des tissus périarticulaires. L'hydarthrose est toujours peu tendue, presque indolente, aussi est-il rare que les malades soient obligés d'interrompre leurs occupations et de garder le lit. Les mouvements volontaires ou communiqués sont presque libres, mais ils s'accompagnent souvent de gros craquements. A ce degré la guérison avec le traitement spécifique est facile et rapide. Elle peut même s'effectuer spontanément.

Les syphilomes périarticulaires simulent parfois les corps étrangers. — Sur le point de pratiquer l'arthrotomie, quelques chirurgiens (Poncel, Gailleton) eurent l'heureuse idée de donner à leurs malades de l'iodure de potassium, et ils virent fondre rapidement sous son influence les arthrophytes qu'ils se proposaient d'enlever. — Les corps étrangers articulaires non syphilitiques reconnaissent pour cause un traumatisme antérieur. Ils sont durs, mobiles, sans lésion de la synoviale ni des os. Ils provoquent une douleur brusque, extraordinairement vive, que le repos fait disparaître et qui réapparaît d'une façon intermittente, etc. Ils s'accompagnent d'un épanchement peu abondant et résistent à l'iodure. — Dans certains genoux (genou gras de Gosselin), il y a des pelotons adipeux périarticulaires qui forment de petites masses résistantes, de la forme et de la grosseur d'une olive, et qui paraissent siéger dans les replis de la synoviale. La synoviale est

1. Voyez son mémoire sur *l'Ostéo-arthrite tertiaire* (*Ann. de derm. et de syph.* 1885.

intacte et il n'y a ni douleurs ni aucun phénomène morbide. On ne les prendra pas pour des gommes. S'ils survenaient chez un syphilitique tertiaire, l'erreur ne serait pas facile à éviter.

Dans l'arthropathie syphilitique d'origine osseuse, les symptômes et les troubles fonctionnels sont très variables, mais ils offrent beaucoup moins de bénignité que dans la forme précédente. La douleur y occupe parfois une place importante. Chez un des malades de Richet, elle était tellement atroce que la santé générale en avait été profondément altérée. Le moindre mouvement retentissait dans le genou et dans la hanche du côté droit. L'ébranlement communiqué au lit par le roulement d'une voiture ou la marche dans la chambre, déterminait des crises nerveuses. Mais c'est là une exception. La plupart du temps l'arthrosyphilose tertiaire est insidieuse, latente et la douleur y est très modérée ou ne s'y montre que pendant la nuit. Un malade qui en était atteint descendait et remontait sans peine ses six étages et venait à pied à l'hôpital faire soigner son genou. C'est ce qui fait qu'on n'observe pas de contracture ni d'attitude fixe dans l'articulation et qu'elle ne présente pas de points sensibles à la pression, ni pendant l'exercice des mouvements qui restent souvent fort étendus. — Les symptômes généraux sont presque nuls : pas de fièvre, pas d'amaigrissement notable.

Les extrémités osseuses présentent toujours quelques changements : nodosités plus ou moins volumineuses, tuméfaction diffuse de toute l'extrémité osseuse. — Dans tous les cas d'arthrosyphilose du genou, la rotule a présenté un élargissement d'au moins un centimètre. La peau et le tissu cellulaire n'offrent généralement rien de particulier, du moins dans les grandes articulations ; mais il n'en est pas de même pour celles des doigts, comme on l'a vu plus haut. Avec les lésions articulaires coïncident parfois d'autres manifestations, dont la spécificité, beaucoup plus accusée, est d'un grand secours pour le diagnostic.

La *marche* et la *durée* de l'arthrosyphilose tertiaire dépendent beaucoup du traitement. C'est une affection essentiellement chronique, avec des poussées subaiguës, mais quelquefois si latente qu'on est fort embarrassé pour dire à quelle époque remonte son début. Toujours est-il que le mercure et surtout l'iodure agissent sur elle très promptement, surtout quand elle n'est pas arrivée à une période avancée, et font disparaître un à un tous ses symptômes, s'il n'y a pas eu de pertes de substances irréparables ou des dégénérescences fibreuses définitives.

Le *pronostic* dépend donc beaucoup du *diagnostic*, et celui-ci de l'attention avec laquelle on se rendra compte des antécédents du malade, de la filiation des accidents spécifiques, de leur relation avec l'arthropathie, du caractère intrinsèque de celle-ci, de la constitution, de l'âge des malades, de leur état diathésique acquis ou héréditaire, des coïncidences pathologiques, de l'influence du traitement spécifique.

Après tout ce que j'ai déjà dit sur les arthropathies syphilitiques, il est inutile d'insister sur la question du diagnostic. Quant à celle du *traitement*, elle est encore plus simple, puisqu'elle se réduit à administrer de l'iodure à haute dose, associé ou non à l'hydrargyre. Ce dernier sera employé en onctions sur l'article. On doit recourir aussi à la compression avec des bandelettes imbriquées de sparadrap de Vigo cum mercurio. — S'il y avait un épanchement considérable, on aurait recours d'abord aux vésicatoires volants pansés avec l'onguent napolitain, puis à la ponction aspiratrice. — Le repos absolu de l'articulation paraît moins indispensable dans cette variété d'arthrite que dans les autres. M. Mollière considère même l'immobilisation comme superflue. Chez un de ses malades, l'articulation avait été guérie en moins d'un mois et préservée de toute raideur, sans recourir ni à la gouttière ni à des bandages immobilisants. Il est évident que le traitement général ioduro-hydrargyrique \prime tous les autres et les rend à peu près inutiles.

QUATRIÈME LEÇON

AFFECTIONS SYPHILITIQUES DU SYSTÈME LOCOMOTEUR

(*suite et fin.*)

DEUXIÈME PARTIE

SYPHILOSE DES MUSCLES ET DES TENDONS

Messieurs,

Sur les muscles se rencontrent les extrêmes des souffrances et des lésions que la syphilis inflige à l'économie. Au début, à quelques jours de l'accident primitif, alors que le virus circule et se multiplie dans le système vasculaire et ses glandes, imprègne peu à peu tout l'organisme et élabore ses premières manifestations, les muscles ressentent quelquefois, avant tous les autres tissus, l'impression que fait sur eux le contact du principe morbide. Ils la traduisent par un sentiment plus ou moins vague de fatigue, de lassitude, de courbature; et, d'une façon plus accentuée, plus spécifique, par des douleurs sourdes, crampoïdes, ou par des élancements, des pointes de douleurs qui parcourent les principales masses musculaires et s'exaspèrent habituellement pendant la nuit. Ces sensations douloureuses varient beaucoup; mais nul doute qu'elles n'aient pour siège la partie active du système locomoteur. Les douleurs ostéocopes profondes sont plus rares à cette période de la maladie constitutionnelle. Et n'allez pas croire que ces phénomènes de souffrance musculaire ne fassent que réfléchir un état morbide général de faiblesse et d'anémie propre à la période d'invasion de la syphilis. Il y a autre chose qu'un contre-coup. Le muscle est attaqué d'une façon immédiate, directe, spéciale. Et la preuve qu'il en est ainsi, c'est que l'on constate ces myalgies plus souvent, peut-être chez les pléthoriques et les sanguins que chez ceux qui subissent l'influence anémiante de la syphilis. Du reste cette influence anémiante a été singulièrement exagérée; et, sur ce point comme sur beaucoup d'autres, les idées qui se transmettent sans contrôle et sans critique auraient grand besoin d'être réformées. Les dyscrasies les plus opposées à l'anémie se rencontrent souvent, en effet, au début de la syphilis, et, loin de disparaître sous son action, elles s'exagèrent, au contraire, quelquefois dans le sens qui leur est propre.

Quoi qu'il en soit, les muscles sont impressionnés spécifiquement, mais ce n'est là qu'une souffrance fugitive qui disparaît sans laisser de traces et sans produire aucun trouble fonctionnel sérieux et de quelque durée[1].

Dans ce *premier degré* de la détermination syphilitique, il n'existe probablement aucune lésion ni du côté de la fibre musculaire, ni du côté des filets nerveux qui l'animent. Le contact du principe toxique s'est borné à susciter des sensations douloureuses.

Il n'en est pas ainsi plus tard, ou même quelquefois à cette première période de la maladie constitutionnelle : l'affection musculaire s'accentue et se caractérise surtout alors par le trouble qui se produit dans l'état et le fonctionnement de la contractilité. De là des myopathies syphilitiques complexes qui paraissent provenir à peu près exclusivement d'un état congestif et d'un trouble dynamique de quelque durée. Elles se localisent ou du moins atteignent toujours leur maximum d'intensité dans le biceps. Sa contracture en est le type le plus complet. D'autres fléchisseurs des extrémités supérieures et inférieures peuvent aussi être entravés dans leur rôle physiologique par un état plus ou moins prononcé de contracture. Enfin les extenseurs ne restent pas toujours en dehors de ce mode si particulier de détermination.

Ces myopathies, dont la contracture constitue l'élément principal, forment le *deuxième degré* dans l'ordre du processus. Ici il n'y a plus seulement, comme dans le premier degré, impression morbide sur la sensibilité par le contact du principe toxique. Une altération matérielle et permanente dans ses effets se produit au sein du muscle.

Il est probable que c'est un état hypérémique qui se dissémine sur quelques-uns de ses faisceaux, de ses filets nerveux et de ses fibres

1. M. le Dr Fournier et M. le Dr Aparicio ont décrit un *tremblement musculaire* qu'on observe quelquefois chez les femmes syphilitiques dans les neuf ou dix premiers mois de l'infection. Il occupe exclusivement les membres, surtout les supérieurs. Circonscrit, unilatéral, cadencé et rhythmique ou inégal et par soubresauts, il est très irrégulier et intermittent, variable comme durée et insignifiant comme gravité. C'est donc un phénomène de peu d'importance qui ne procède point directement de la syphilis, mais du nervosisme plus ou moins hystériforme qu'elle suscite chez les personnes nerveuses. Aussi ne le constate-t-on pas chez les hommes. — Il n'a pas plus de valeur symptomatique que l'*anesthésie* qu'on ne rencontre qu'accidentellement chez quelque femmes; et c'est ce qui prouve bien que ces troubles nerveux dépendent du sujet et n'ont point pour cause immédiate la maladie constitutionnelle.

tendineuses, etc. Ne vous étonnez pas de voir une lésion superficielle comme l'hypérémie produire le spasme. L'irritabilité des nerfs et des muscles n'est pas en relation directe avec la profondeur des lésions. Dans quelques affections catarrhales, dans le rhumatisme, dans la goutte, ne voit-on pas souvent la congestion la plus simple perturber extraordinairement la sensibilité et la contractilité musculaires ?

Le *troisième degré* de la détermination syphilitique sur les muscles appartient à l'ordre des phénomènes plus ou moins inflammatoires. Ici la lésion est évidente ; elle a été étudiée et on peut dire qu'elle est connue dans toutes les phases de son processus et dans tous ses modes de terminaison. C'est la *myosite* avec le caractère de spécificité que la syphilis lui imprime, comme elle le fait à toutes ses autres manifestations.

Enfin, au delà de la myosite ou à côté d'elle, se place le *quatrième degré* de la détermination syphilitique sur les muscles. Elle est constituée par la gomme.

Les myopathies gommeuses, avec les atrophies, les dégénérescences fibreuses, cartilagineuses, calcaires, qu'elles peuvent entraîner, occupent la place la plus large et la plus importante dans la pathologie syphilitique des muscles. Elles sont rarement précoces. La plupart du temps, au contraire, elles ne se développent qu'à une époque très éloignée de l'accident primitif. Quelquefois même les antécédents syphilitiques se perdent dans un passé si lointain qu'on ne peut plus les retrouver. C'est ce qui a lieu dans la plupart des cardiopathies de cette espèce ; il devient impossible de leur assigner une date, de suivre la filiation des phénomènes. De là vient que c'est encore ce qui rend leur histoire si obscure et si incomplète.

Tels sont les quatre degrés des myopathies syphilitiques, dans l'ordre anatomo-pathologique. Cette division s'applique aussi à l'ordre chronologique ou de succession, mais avec moins de rigueur. On voit par exemple des myopathies avec contracture coïncider avec des myopathies gommeuses ou venir plus tard qu'elles. L'existence des premiers degrés n'implique nullement l'apparition des autres à une période plus avancée, de même que les derniers degrés peuvent s'établir d'emblée et sans qu'il y ait eu préalablement aucune détermination sur le système musculaire.

Dans mes premières leçons sur la syphilis, j'ai décrit les troubles dynamiques et douloureux, presque toujours éphémères et vagues, qui se manifestent parfois au début de la syphilis, avant ou pendant l'explosion de ses premiers accidents visibles, cutanés, muqueux, périostiques, etc. Ces troubles appartiennent aux prodromes de la maladie généralisée. Je n'ai pas à y revenir ici. Les myopathies que je vais décrire maintenant sont empreintes d'une spécificité plus profonde, alors même que leurs lésions indécises, mal définies et à peine appréciables ne font pour ainsi dire qu'effleurer les muscles, les tendons et les nerfs, sans y laisser aucun produit morbide réellement syphilitique. Telles sont les myopathies que j'ai étudiées autrefois sous le titre d'*Affection syphilitique du biceps*, parce que l'affection de ce muscle en est l'expression la plus complète et la plus saisissante. Voici le résumé de mes recherches sur ce sujet.

SECTION I. *Myopathies syphilitiques dynamiques.*

Affection syphilitique du biceps. — Cette affection est une des plus bizarres et des plus mystérieuses de la pathologie syphilitique. Elle est loin d'être commune et sa description n'est pas devenue classique. Est-ce une contracture du biceps? Le tendon de ce muscle est-il seul rétracté?... A première vue, ce qu'on en peut dire, c'est qu'elle est éminemment syphilitique, qu'elle occupe presque toujours exclusivement les fléchisseurs de l'avant-bras sur le bras, en particulier le muscle biceps, et qu'elle se traduit par une flexion forcée et très difficile à vaincre du second segment du membre supérieur sur le premier. L'angle qui en résulte présente une ouverture variable : quelquefois il est très obtus, d'autres fois aigu, la plupart du temps droit ou voisin de l'angle droit. Quand on ne cherche pas à vaincre cette flexion anormale, le malade n'éprouve pas de douleur. L'articulation du coude reste toujours intacte, sans aucun changement dans ses parties molles ou dures. On sent et on voit que la résistance est ailleurs, dans les muscles, dans le biceps spécialement. C'est aux modifications morbides qui se sont produites dans ses fibres musculaires, dans ses fibres tendineuses ou dans son innervation, qu'il faut rapporter la flexion forcée de l'avant-bras sur le bras et l'incapacité fonctionnelle qui en est la conséquence [1],

Exposition des faits. — Quand on se trouve en présence d'un état morbide aussi difficile à interpréter, au point de vue pathogénique, que l'affection syphilitique du biceps, et que l'anatomie pathologique ne nous vient pas en aide, il faut étudier et analyser minutieusement toutes les faces de sa symptomatologie, le suivre dans tous les moments de son processus, le surprendre dans ses coïncidences permanentes ou temporaires avec d'autres manifestations de même origine, démêler en lui les éléments essentiels et les distinguer de ceux qui sont accessoires, c'est-à-dire juxtaposés ou superposés, enfin employer toutes les ressources de l'observation clinique. Heureux encore si dans un sujet si obscur on parvient à entrevoir la vérité ! — Parmi les nombreux faits que j'ai recueillis, en voici un qui donnera une idée exacte de cette affection.

1. Un des médecins les plus distingués de la province, M. le Dr Notta (de Lisieux), a publié sur ce sujet un excellent mémoire dans les *Archives de médecine* de 1850.

1. *Syphilide grave et ulcéreuse dès le début, consécutive à un chancre d'apparence bénigne. — Céphalées, pharyngopathies. — Éruption de rupia deux mois après le début du chancre. — Traitement hydrargyrique poussé jusqu'à salivation. — Récidive de la syphilide ulcéreuse.*

Au septième mois de la syphilis, début de l'affection syphilitique du biceps gauche : impossibilité de l'extension et de la flexion complètes de l'avant-bras sur le bras ; tension et rigidité du tendon ; forme globuleuse et raccourcissement du biceps. — Élancements douloureux dans le muscle.

Altération de la contractilité musculaire constatée par l'absence de formation du bourrelet contractile quand on pince le muscle, et par la diminution de l'excitabilité électro-musculaire.

Muscle triceps brachial gauche affecté, mais à un moindre degré, des mêmes lésions que le biceps.

Guérison au bout de cinq mois.

Aucune autre diathèse que la syphilis.

Le malade, âgé de 27 ans, se portait habituellement bien. On ne trouvait dans ses antécédents aucune trace de maladie constitutionnelle héréditaire ou acquise. Il n'avait même jamais eu aucune maladie vénérienne jusque dans ces derniers temps. — C'est au commencement de février de l'année 1875, qu'il s'aperçut de l'existence d'un chancre situé à la base de la verge. Ce chancre guérit sans traitement; il ne dura que trois semaines et ne laissa après lui aucune cicatrice.

Malheureusement il était syphilitique, et on en eut la preuve deux mois et demi après son début. Le 15 avril, en effet, le malade, après quelques jours d'horrible céphalée, fut pris d'un mal de gorge persistant et qui atteignit des proportions telles, qu'il lui était presque impossible de manger. Peu de temps après, des ulcérations se creusèrent au pourtour du chancre cicatrisé, et huit grosses pustules de rupia firent leur apparition, les unes sur les cuisses et les mollets, les autres sur la poitrine, d'autres sur les membres supérieurs.

On le soumit au repos dans la chambre, à la diète et à l'usage des frictions mercurielles. Il eut une salivation très abondante et fut guéri au bout de deux mois.

Quelque rigoureux qu'eût été le traitement diététique et mercuriel, il ne préserva pas longtemps le malade d'une deuxième atteinte. Trois semaines environ après la guérison de la première poussée, les ulcérations du bras se rouvrirent et finirent par prendre une extension considérable. D'autres, à caractère phagédénique, au nombre de trois ou quatre, envahirent la cuisse droite.

On recommença les frictions, qui déterminèrent cette fois très peu de salivation. Elles furent cependant continuées durant quatre ou cinq semaines. Les ulcérations se cicatrisaient d'un côté, s'agrandissaient de l'autre et ne guérissaient pas franchement. Cependant sur le bras elles finirent par se fermer. Il en fut de même sur les membres inférieurs. Mais à la partie postérieure du coude gauche et sur la face antérieure de l'avant-bras de ce côté, au voisinage du pli du coude, les ulcérations, après avoir été guéries, se reproduisirent et rongèrent une large surface de la peau.

A partir de la deuxième poussée des accidents, il est toujours survenu, soit d'un côté soit de l'autre, quelque ulcération cutanée à tendance phagédénique. — Les deux grandes qui occupaient la région du coude ne pouvaient gêner en rien les mouvements de l'articulation.

Vers le *septième mois* de la syphilis, petit à petit, et sans que le malade en fût averti par aucun trouble violent de la sensibilité, au niveau de l'articulation, l'*extension complète de l'avant-bras sur le bras ne put plus s'effectuer.*

Il n'était intervenu aucune cause occasionnelle de nature à rendre compte d'un phénomène qui semblait soumis à une influence pathologique lente, sourde, insidieuse et invincible. En deux mois, l'angle de flexion de l'avant-bras sur le bras augmenta de jour en jour. Les deux segments du membre supérieur gauche devinrent perpendiculaires et plus tard ils s'infléchirent à angle aigu.

Mais la force qui les attirait l'un vers l'autre dans ce sens semblait contre-balancée par une force contraire ; de telle sorte que *l'ankylose musculaire* suivait les alternatives de deux actions opposées, inégales d'énergie, il est vrai, et cependant pondérées, régulières et se faisant jusqu'à un certain point équilibre. Ainsi la *flexion* complète, forcée ou volontaire, n'était pas plus possible que l'*extension* volontaire ou forcée. Cependant l'amplitude du mouvement obtenu était beaucoup plus considérable dans le premier sens que dans le second.

Toutes les autres articulations étaient libres. Il n'existait aucune trace de rhumatisme ou de goutte. C'était bien sous la seule influence de la syphilis qu'était survenue cette flexion de l'avant-bras sur le bras. Elle n'avait été précédée et elle n'était accompagnée ni de douleurs névralgiformes, ni de secousses musculaires épileptiformes. Le cerveau, la moelle épinière et la périphérie du système nerveux n'étaient le siège d'aucune altération appréciable ni d'aucun trouble fonctionnel.

Quand j'examinai le malade pour la première fois (dixième mois de la syphilis), je constatai que toute l'action syphilitique était, pour le moment, concentrée dans la région du coude gauche.

Il y avait là, en avant et en arrière, les deux vastes ulcérations du coude. Elles étaient alors dans toute leur activité phagédénique et ne manifestaient aucune tendance à la cicatrisation. Mais la lésion, ou mieux le trouble fonctionnel le plus intéressant, c'était la flexion forcée de l'avant-bras sur le bras. Les deux segments formaient un angle aigu. Pour ramener l'avant-bras à angle droit ou obtus sur le bras, il fallait exercer un effort considérable. Il était impossible d'obtenir l'extension complète. Cette manœuvre causait au malade de grandes douleurs qui siégeaient dans l'articulation et dans la partie inférieure du muscle, sans avoir de point fixe. Du reste on pouvait malaxer la région dans tous les sens (sauf au niveau des ulcérations) sans provoquer aucune souffrance. Toutes les parties constituantes de l'articulation semblaient intactes.

Le tendon du biceps formait, au-dessous des téguments, qui ne présentaient en ce point ni ailleurs aucun empâtement une corde dure, rigide, droite, tendue, uniforme, sans nodosités ni trace d'une lésion quelconque. On pouvait la pincer, déprimer la peau et enfoncer les doigts sur ses côtés et au-dessous d'elle, dans les parties les plus profondes du pli du coude, sans causer de douleur.

Au-dessus de son tendon, le corps du biceps ramassé sur lui-même constituait une masse globuleuse. Au premier aspect, sa forme pouvait faire supposer qu'il se trouvait dans un état violent de contracture. Mais quand on le pressait, on trouvait que sa consistance ne répondait pas à l'idée que suggérait sa forme. Quoique n'ayant pas la flaccidité d'un muscle au repos, il n'offrait pas cependant la fermeté, la dureté du tissu musculaire en état de contractilité volontaire ou involontaire. Il ressemblait à un muscle atteint d'un léger degré de crampe plutôt qu'à un muscle contracté.

Un contraste frappant, c'est celui qui existait entre la rigidité du tendon et la demi-flaccidité du muscle. Cette affection était survenue graduellement. Elle n'avait présenté que de très faibles variations d'un jour à l'autre. Son processus n'avait pas cessé d'être uniforme et chronique.

Les phénomènes de contraction ou de rétraction lente, exclusivement limités au biceps gauche, ont toujours prédominé. Il y a eu pourtant, dans la première phase de l'affection, quelques sensations douloureuses. Elles consistaient surtout en *élancements* qui parcouraient le muscle dans toute sa longueur.

Ces *élancements* étaient *nocturnes*. Ils ne survenaient qu'exceptionnellement pendant le jour. Lorsqu'ils étaient violents, il arrivait quelquefois que l'avant-bras, tout en restant infléchi sur le bras, était agité comme par de petites secousses électriques.

En pressant sur le trajet des nerfs, je n'ai point découvert en eux une sensibilité anormale. Le corps du biceps est indolent. On ne constate dans son épaisseur aucune tumeur, aucune suffusion plastique, aucune trace d'inflammation aiguë ou chronique. Il en a toujours été ainsi. Les élancements nocturnes ont constitué le seul trouble de la sensibilité.

Mais si la douleur n'était pas spontanée, on pouvait la provoquer en essayant de mettre par force l'avant-bras dans l'extension. On n'y parvenait qu'incomplètement. On sentait alors que le tendon devenait de plus en plus dur et rigide. Quant au muscle, il perdait sa forme globuleuse, s'étirait et se distendait, sans faire grande résistance, apparente du moins, car sa consistance semblait alors plutôt diminuer qu'augmenter,

Lorsque, par cette manœuvre, on était parvenu à obtenir un certain degré d'extension et qu'on lâchait l'avant-bras, on ne le voyait point revenir brusquement et violemment dans la flexion, comme s'il eût été mû par un ressort. Ce n'est que peu à peu et d'une façon presque insensible qu'il était ramené dans cette position. Tous les efforts de la volonté pour empêcher qu'il en fût ainsi n'y faisaient rien. Ils étaient dominés par une force qui, pour être lente et sourde, n'en était pas moins invincible.

Après une extension forcée, aussi grande que la pouvait supporter le patient, il fallait à l'avant-bras trois ou quatre minutes pour reprendre son inflexion. A mesure qu'elle s'effectuait, on voyait le muscle se ramasser peu à peu sur lui-même, sans durcir beaucoup, et revenir graduellement à la forme globuleuse que lui avait fait perdre sa distension.

Les autres muscles de l'avant-bras et du bras gauche, ceux qui aboutissent au coude ou qui en partent et sont groupés autour de lui, ne présentent aucune anomalie dans leur fonctionnement.

J'en dirai autant de ceux de l'épaule. Les mouvements d'ensemble du membre supérieur, les mouvements de pronation et de supination, ceux des doigts, dans tous les sens, n'ont subi aucune atteinte.

Dans le membre supérieur droit, il ne s'était produit aucun trouble musculaire bien défini. Tout au plus y avait-il eu, dans les premiers temps de l'affection bicipitale gauche, quelque gêne vague, un peu d'embarras et de douleur fugace dans les deux segments brachiaux du côté droit [1].

Pour résoudre le problème difficile de pathogénie que présentait cette affection, je cherchai à me rendre compte de la contractilité du muscle biceps et de celle de ses antagonistes. Je commençai par pincer brusquement la masse musculaire du biceps malade. Le pincement donna des résultats très différents à gauche et à droite. A gauche, je ne pus jamais obtenir la formation du *bourrelet contractile*. A droite, je le provoquai autant de fois que je voulus. A gauche, le pincement ne déterminait qu'une vague sensation crampoïde, tandis qu'à droite cette même sensation était très vive et fort nettement perçue. Je tentai ce mode d'exploration sur les deux triceps brachiaux, sans arriver à aucun résultat positif. — Le muscle triceps brachial du côté gauche était, lui aussi, dans un certain état de tension, de rigidité, comme s'il s'était mis en rétraction pour contre-balancer les effets de celle du biceps.

Un mode d'excitation musculaire aussi élémentaire, aussi primitif que le pincement, ne pouvait me donner que des notions peu satisfaisantes. Aussi j'eus recours à l'électricité.

La première fois que je fis passer un courant galvanique dans le biceps du côté gauche, c'était au moment où la rétraction avait été portée à son summum. Je fus étonné de voir que le muscle répondait peu ou point à cette énergique excitation. Le biceps sain, au contraire, entrait dans un état violent de contraction dès qu'on appliquait sur lui les réophores.

Non seulement le biceps malade restait inerte, mais encore il ne percevait que très faiblement la sensation que provoque dans les muscles le passage du courant galvanique.

1. Grâce à un traitement énergique ce malade fut rapidement guéri de l'affection bicipitale et des ulcérations du coude. Mais il revint plus tard dans mon service pour des ulcérations phagédéniques de la face. L'affection du biceps ne s'était pas reproduit.

Ainsi il y avait tout à la fois paralysie de l'élément sensitif du muscle ou anesthésie et paralysie ou affaiblissement de son pouvoir électro-moteur.

J'obtins un résultat négatif à peu près semblable en électrisant le triceps brachial gauche.

Vers la fin de cette première séance d'électrisation, je parvins cependant à réveiller un peu la torpeur de ces deux muscles. Les faisceaux internes du biceps furent ceux qui se contractèrent le plus énergiquement. La partie externe du muscle m'a toujours paru beaucoup plus engourdie et plus insensible.

Afin de bien juger toutes ces nuances je ne manquai pas d'électriser comparativement le bras malade et le bras sain.

Trois jours après, je recommençai mes expériences, et je fus heureux de voir que l'excitabilité électro-musculaire était beaucoup plus grande dans les muscles du bras gauche à ce moment-là que lors de la première application. Du reste, l'inflexion et la dureté du muscle, son raccourcissement, la rigidité de son tendon avaient subi une sorte de détente.

La sensation provoquée par le passage du courant était aussi infiniment moins obtuse que l'avant-veille. J'en conclus qu'il se produisait une amélioration qui m'était révélée, du reste, par d'autres signes.

Mais les résultats obtenus par l'électrisation des muscles du bras gauche étaient incomparablement moins prompts, moins vifs, moins accusés, soit comme sensation, soit comme contractilité, que ceux qu'on suscitait du côté sain.

Je fis deux ou trois autres séances d'électrisation, et à chaque fois je constatai que la sensibilité et la contractilité, si émoussées au début dans le biceps et dans le triceps du bras gauche, revenaient peu à peu aux conditions de l'état normal; qu'elles étaient loin toutefois de répondre à l'appel électrique avec la même promptitude et la même énergie que dans le bras sain.

Je ne pus jamais obtenir, en électrisant le muscle biceps gauche, une flexion complète de l'avant-bras sur le bras, ni une extension complète en portant les réophores sur le triceps du même côté.

Le travail morbide siégeait réellement dans la partie active du muscle, c'est-à-dire dans ses fibres musculaires, dans ses nerfs, ou peut-être dans les deux éléments à la fois. Je ne comprends pas qu'on ait fait résider exclusivement cette affection dans les parties fibreuses et inertes du muscle. On pourrait encore soutenir qu'il y a quelquefois *rétraction du tendon*. Mais comment se rendre compte de tous les phénomènes en supposant, comme on l'a fait, qu'ils proviennent d'une seule source, l'inflammation de la bourse synoviale du tendon bicipital? Qu'il puisse survenir une synovite dans cette région, je suis loin de le nier. Que cette synovite, par la douleur qui se produit lorsque le biceps se contracte, gêne l'action du muscle et le force à placer instinctivement l'avant-bras dans la position la plus favorable au relâchement musculaire, c'est ce que j'admettrai volontiers. Mais que toute l'affection syphilitique du biceps se réduise à la synovite de son tendon, c'est ce que je repousse comme une théorie étroite et beaucoup trop exclusive.

Quand on plaçait, chez ce malade, les deux membres supérieurs dans une position bien symétrique et qu'on faisait infléchir l'avant-bras droit sur le bras, au même degré que l'avant-bras gauche l'est par la rétraction du biceps, on pouvait constater une grande différence entre les muscles des deux bras. On trouvait que les deux biceps étaient inégaux : 1° Comme *grosseur :* malgré que le degré de flexion soit le même à droite et à gauche, le biceps gauche était plus volumineux, plus ramassé sur lui-même que le droit. — 2° Comme *consistance :* le biceps droit conservait la souplesse, la mollesse d'un demi-relâchement ; le biceps gauche, au contraire, était ferme et même un peu dur. — 3° Comme *tension :* la saillie, la rigidité du tendon bicipital était beaucoup plus prononcées à gauche qu'à droite. Qu'en faut-il conclure ? C'est que la flexion morbide semblait exiger un effort musculaire beaucoup plus considérable de la part du biceps que la flexion naturelle.

Pourquoi ? J'en trouvai la cause dans l'état du muscle triceps. Il me sembla que ce muscle offrait du côté gauche une sorte de tension rétractile analogue à celle du biceps. Ainsi, comme *grosseur*, comme *consistance* et comme *tension*, je découvris entre les deux triceps la même différence qu'entre les deux biceps. Celui de gauche était plus gros, plus dur et plus tendu que celui de droite. Je dois avouer cependant que ces caractères étaient beaucoup moins accusés dans le triceps que dans le biceps.

Néanmoins, en rapprochant ce fait de la diminution du pouvoir excito-moteur et de l'émoussement de la sensibilité musculaire constatés dans le triceps aussi bien que dans le biceps, je fus porté à en conclure que ces deux muscles étaient soumis à la même action morbide syphilitique et que de leur antagonisme pathologique résultait l'état anormal de flexion permanente de l'avant-bras sur le bras.

Le patient ne présentait aucun autre trouble de la motilité ou de la sensibilité ; il n'existait chez lui aucun phénomène d'encéphalopathie ou de myélopathie syphilitiques[1].

Description générale de l'affection syphilitique du biceps. — Étiologie. — L'affection du biceps ne se rencontre dans aucune autre maladie générale que la syphilis. Je ne l'ai jamais observée ni dans la scrofule, ni dans les dartres, ni dans l'arthritisme. Rien d'étonnant qu'il en soit ainsi pour les deux premières ; mais le rhumatisme et la goutte, qui attaquent avec une prédilection si marquée le tissu musculaire et le tissu fibreux, pourraient en offrir des exemples. Il n'en est rien cependant ; la syphilis est la seule cause constitutionnelle de cette affection ; et elle l'est si exclusivement, que la seule constatation du phénomène morbide implique le diagnostic, même en l'absence de tout antécédent ou de toute circonstance pathologique de même nature. Sur ce point-là, l'étiologie est évidente et péremptoire ; mais elle resterait incomplète, si on ne pénétrait pas plus loin dans la recherche des causes secondaires et accessoires. Malheureusement, en dehors de l'origine constitutionnelle de l'affection, je ne suis parvenu à déterminer d'une manière précise aucune circonstance étiologique de quelque valeur.

Chronologie. — L'affection syphilitique du biceps peut se manifester à toutes

1. Voici un résumé très succinct des principaux cas d'affection syphilitique du biceps que j'ai observés, et dont on trouvera l'histoire détaillée et accompagnée de commentaires dans mes *Leçons sur les myopathies syphilitiques :*

— Affection syphilitique du biceps droit survenue au troisième mois d'une syphilis légère. Siège précis de la douleur en dedans du tendon, au-dessus du pli du coude, au-dessous de l'insertion des fibres musculaires. — Douleurs disséminées dans les deux bras et dans le *creux du jarret, à l'insertion des gastro-cnémiens.* — Au bout d'un mois, même affection du biceps gauche et guérison de celle du biceps droit. — Aucune lésion dans les articulations et les gaînes synoviales.

— Affection syphilitique du biceps gauche survenue au quinzième mois d'une syphilis légère. — Impossibilité de l'extension et de la flexion complètes. Même affection à un très faible degré dans le bras droit et le *creux du jarret gauche.* — Lenteur du processus : 3 mois de durée. — *Guérisons intermittentes.*

— Douleurs dans les deux coudes, six semaines après le début du chancre infectant, pendant la première poussée des accidents consécutifs. — Au sixième mois de la syphilis, dernière attaque d'arthralgie dans les coudes. — Douleur irradiante entre l'olécrane et l'épitrochlée. — Extension complète de l'avant-bras gauche impossible. — *Symptômes irrégulièrement intermittents de l'affection syphilitique du biceps gauche.*

— Affection syphilitique du biceps gauche survenue au quatrième mois d'une syphilis légère : douleur en dedans du tendon, au niveau de l'insertion des fibres musculaires. — *Douleurs dans le triceps correspondant à sa partie inférieure.* Névralgie faciale droite. — *Douleurs dans les masses musculaires du membre inférieur gauche, avec irradiations le*

les périodes de la syphilis. Néanmoins, elle me paraît appartenir plutôt à la période secondaire qu'à la période tertiaire, quoiqu'on l'ait rencontrée quelquefois en même temps que les gommes ou les affections tardives du système osseux. Sur 11 cas, dans 8 j'ai pu déterminer la date de la myopathie bicipitale. Eh bien, dans ces 8 cas, le biceps est devenu malade au 7e, au 3e, au 9e, au 15e, au 6e, au 4e, au 12e, au 2e mois de la syphilis, en comptant à partir du début de l'accident primitif. La date moyenne, en s'en tenant à ces huit faits, serait donc 6 *ou* 7 *mois*, mettons 10 *mois*, *un an*; l'affection bicipitale restera toujours classée par sa chronologie dans la catégorie des accidents précoces de la syphilis. Cette manière de voir s'éloigne de celle qui est généralement adoptée. Chaque fois que le système musculaire est touché, on croit que la syphilis est arrivée à sa période tertiaire. Je me suis élevé souvent contre cette division arbitraire des accidents en secondaires et tertiaires. Un accident peut être secondaire par sa date et tertiaire par sa nature, et réciproquement. Où est la limite?..... M. Ricord se faisait une très fausse idée de l'affection bicipitale : il la confondait avec les rétractions musculaires consécutives aux gommes ou aux myosites diffuses ; aussi était-il tout naturel qu'il la considérât comme un phénomène de l'ordre tertiaire. M. Notta, le seul qui l'ait bien étudiée et comprise, est arrivé à peu près aux mêmes conclusions.

Mais, malgré le grand cas que je fais de l'opinion d'un observateur aussi habile que M. Notta, je persiste à penser que l'affection bicipitale se rencontre plus fréquemment dans les premières que dans les dernières phases de la syphilis.

Coïncidences pathologiques. — L'intensité de la maladie constitutionnelle ne semble avoir qu'une influence médiocre sur son apparition. Sans doute on l'a vue coïncider avec des syphilides ulcéreuses, comme dans ma première observation, ou même avec des lésions plus profondes, par exemple, avec des gommes et des périostoses, etc. ; mais plus souvent encore elle survient dans le cours régulier d'une syphilis légère ou d'une syphilis de moyenne intensité. Dans mes 9 observations, la syphilis était ulcéreuse et grave, 1 fois ; légère et très ordinaire, 5 fois ; moyenne, comme force, 3 fois.

La forme de la syphilis joue un rôle étiologique plus considérable que son

long des nerfs. — Plus tard, mêmes phénomènes à droite, mais à un moindre degré. — Affection syphilitique du biceps droit. — Guérison au bout de cinquante jours.

— Affection syphilitique éphémère du biceps gauche, survenue comme épiphénomène au douzième mois d'une syphilis légère, en même temps qu'une *attaque de névralgie brachiale du même côté, occupant surtout le nerf circonflexe.* — *Marche intermittente.* — Guérison au bout de dix jours.

— *Syphilis à forme névropathique.* Dès le deuxième mois du chancre, douleurs névralgiformes dans les extrémités, surtout dans le bras droit. — Arthropathie des gros orteils. — Au quatrième mois, *affection syphilitique du biceps gauche*, légère, de peu de durée, accompagnée de douleurs et sans lésions du coude. — Syphilide papulo-crustacée discrète. — Intensité et persistance des phénomènes névropathiques douloureux. — Amaigrissement et perte des forces.

— Syphilis à forme névropathique, évoluant pendant cinq mois sans être soumise à aucun traitement. — *Céphalée névralgiforme ayant pour centre d'irradiation une tumeur fronto-pariétale gauche survenue au troisième mois de la syphilis.* — Accidents douloureux myalgiques et rhumatismaux. — *Affection syphilitique du biceps au cinquième mois de la maladie.*

intensité. Parmi les coïncidences pathologiques de l'affection bicipitale, les plus communes étaient incontestablement les algies variées qui se promènent dans diverses parties du corps, mais qui s'emparent, avec une préférence marquée, des nerfs, des tissus fibreux et des masses musculaires.

Elle appartient à cette forme de la syphilis que j'appelle *névropathique* ou *syphilose nerveuse périphérique* et qui se caractérise habituellement par les phénomènes suivants :

1° Par des douleurs vagues, par un endolorissement général des membres ou par des irradiations qui se propagent le long des principaux nerfs jusqu'aux extrémités des doigts ou des orteils. En général, ces douleurs sont spontanées, mobiles, paroxystiques, ce qui les distingue des douleurs ostéocopes profondes qui ont un caractère beaucoup moins névralgique. Elles affectent quelquefois la forme de crampes, quoique la contractilité musculaire ne soit pas atteinte ; ou bien celle de brisement, de courbature dans les grandes masses musculaires, avec quelques douleurs pongitives plus ou moins répétées et disséminées çà et là, qui tranchent par leur acuité sur le fond de cette souffrance sourde et continue. Dans la tête, les douleurs sont peut-être plus franchement névralgiformes que dans les bras et surtout que dans les extrémités inférieures. En classant toutes ces algies d'après leur ordre de fréquence et d'intensité, on trouve dans la forme névropathique de la syphilis : les névralgies fronto-cervicales, les névralgies cubitales, et puis les névralgies axillaires et intercostales;

2° Par un amaigrissement qui porte sur toutes les parties du corps, mais en particulier sur le système musculaire où il s'élève jusqu'à l'émaciation et à l'atrophie. Cet amaigrissement se produit malgré l'intégrité apparente des principales fonctions organiques;

3° Par quelques phénomènes arthropathiques qui ne sont pas constants et n'entraînent que peu de changements dans les parties molles ou dans les parties dures des articulations;

4° Par des troubles nerveux de la circulation tels que palpitations, spasmes respiratoires, oppression, tendance aux lipothymies, etc. ;

5° Quelquefois par des périostoses disséminées sur le péricrâne, sur le sternum, les côtes, ou sur divers autres points du système osseux.

Telle est l'esquisse de cette forme fort intéressante de la syphilis. C'est en définitive autour des douleurs névralgiformes multiples que se groupent tous les autres accidents ; la souffrance du système nerveux périphérique dans ses filets sensitifs, rarement dans ses filets moteurs, en constitue l'élément essentiel.

Mais on pourrait peut-être la caractériser plus exactement encore par l'épithète composée de *myonévropathique*, car le système musculaire paraît aussi atteint que les nerfs. Ajoutons que cette forme se complique quelquefois d'un autre élément morbide qui a toutes les apparences d'une manifestation rhumatismale ou goutteuse, puisque ce sont les articulations qui deviennent le siège de la détermination. Et pourtant, chez les malades qui m'ont fourni le type le plus complet de la forme myo-névropathique de la syphilis, avec cette teinte plus ou moins accusée d'arthritisme, je n'ai presque jamais découvert d'antécédents de rhumatisme, soit chez l'individu lui-même, soit dans sa famille. Mais la syphilis est bien capable de remuer assez profondément l'organisme pour faire sortir de son sein et germer les semences d'un vice constitutionnel qui, sans son intervention, n'aurait jamais atteint le degré de vie nécessaire à la spontanéité morbide.

Quant aux autres coïncidences pathologiques, je n'en vois aucune avec laquelle l'affection du biceps ait quelque affinité particulière. Je l'ai rencontrée dans les formes sèches plutôt que dans les formes ulcéreuses des syphilides. Une seule fois j'ai noté la coëxistence d'une périostose précoce du front. Jamais je ne l'ai observée dans la syphilis viscérale. J'ai recueilli et publié un grand nombre d'affections syphilitiques du système nerveux central, survenues pendant les premières phases de la maladie constitutionnelle, c'est-à-dire à l'époque la plus opportune, selon moi, pour l'affection bicipitale. Eh bien, je ne l'ai notée dans aucun cas. C'est là une circonstance digne d'être remarquée. N'indique-t-elle pas, en effet, l'absence de toute intervention des centres nerveux dans la pathogénie de cet état morbide? La lésion et le trouble fonctionnel ont leur siège et leur point de départ dans les fibres musculaires ou dans les filets nerveux qui les animent, peut-être dans tous les deux; mais toujours est-il que l'influence syphilitique s'exerce, en pareil cas, sur la périphérie des nerfs et sur certains groupes de muscles, et qu'elle ne provient point des centres. Elle n'y aboutit pas non plus; je me crois autorisé à le dire, n'ayant pas encore vu d'encéphalopathie ou de myélopathie survenir chez les individus atteints de l'affection bicipitale et ne l'ayant pas trouvée non plus parmi les antécédents de la syphilose cérébro-spinale.

Je serais fort empêché de parler des causes occasionnelles; il m'a été impossible, malgré mes recherches, d'en découvrir chez mes malades une seule dont on dût tenir compte. Je ne parlerai point non plus de l'âge, du sexe, du tempérament, des causes hygiéniques et de toutes les autres conditions étiologiques communes. Je ne crois pas qu'elles prennent une part bien active au développement de l'affection bicipitale.

Je n'en dirai point autant des circonstances physiologiques. C'est un point qui a été étudié avec beaucoup de perspicacité par M. le Dr Notta, et il y avait d'autant plus de mérite à le faire que personne ne s'en était occupé avant lui. « D'après les faits observés jusqu'à ce jour, écrivait ce médecin en 1850, on peut dire que ce sont toujours les fléchisseurs qui sont atteints de rétraction syphilitique. Est-ce parce qu'ils déploient une énergie de contraction plus fréquemment répétée et bien supérieure à celle des extenseurs, ou bien est-ce parce que l'antagonisme des extenseurs n'est pas assez puissant pour s'opposer à leur raccourcissement? Enfin, si les extenseurs n'en sont jamais atteints, car je n'en ai pas rencontré une seule observation bien probante, est-ce parce qu'ils sont dans des conditions diamétralement opposées à celles que nous venons d'indiquer pour les fléchisseurs? Quoi qu'il en soit, on est en droit de penser qu'il y a là, pour ces derniers, une cause prédisposante de rétraction.

« Dans tous les cas que nous avons observés, la maladie ayant son siège à un des membres thoraciques, nous avons dû nous demander si l'usage plus fréquemment répété de ce membre avait pu favoriser le développement de l'affection. Sur 5 de nos malades qui étaient droitiers, la rétraction existait 3 fois au bras droit, 2 fois au bras gauche; un seul était gaucher, et elle s'était développée au bras gauche : ainsi, sur 6 malades, 4 fois la maladie a envahi les muscles du membre qui agissait le plus souvent. Ce résultat tendrait à nous faire croire que la contraction fréquemment répétée d'un muscle peut être une cause prédisposante de la rétraction syphilitique; cependant nous ferons nos réserves en attendant que de nouveaux faits viennent juger définitivement cette question. »

Je confesse que j'ai eu le tort de ne pas m'informer si mes malades étaient droitiers ou gauchers. Mais l'affection s'est montrée avec une prédominance marquée du côté gauche : 6 fois sur 9. Dans les 3 autres, elle siégeait à droite ou des deux côtés. Je suis donc forcé de m'abstenir à ce sujet de toute conclusion. Quant à la prédilection de cet état morbide pour les fléchisseurs, elle est incontestable. Il ne faudrait pas croire pourtant que les extenseurs ne soient jamais atteints. J'ai eu soin de vous faire remarquer, dans plusieurs de mes observations, que le triceps brachial en particulier souffrait de la même façon que le biceps et présentait les mêmes phénomènes que l'affection bicipitale, mais en sens inverse; c'est-à-dire qu'il mettait un obstacle à la flexion complète qui, à un certain degré, était entravée, douloureuse et même impossible. Quelle que soit l'interprétation qu'on tente pour expliquer ces bizarreries, il faut reconnaître qu'il n'est pas possible, pour le moment, de résoudre ce problème d'une manière satisfaisante.

Ce qu'on peut affirmer, c'est que le biceps brachial est le véritable lieu d'élection du phénomène. Tous les auteurs sont d'accord sur ce point. Alors même que les autres muscles sont touchés, c'est toujours dans une proportion et à un degré incomparablement plus faibles que le biceps. « Chez nos 6 malades, dit M. Notta, la rétraction avait son siège 2 fois dans le biceps brachial seul, 2 fois dans le biceps brachial et le long supinateur, 1 fois dans le biceps brachial et dans les muscles postérieurs de la cuisse, enfin, 1 fois dans les fléchisseurs des doigts. »

Symptomes. — L'affection syphilitique du biceps se présente, à peu de chose près, constamment avec la même physionomie. Le malade s'aperçoit, comme par hasard, que l'un des deux bras, ou quelquefois, mais rarement, tous les deux à la fois, ne fonctionnent pas comme à l'état normal. Il éprouve de la gêne, de la raideur dans le pli du coude; et, quand il veut étendre complètement l'avant-bras sur le bras, il constate l'impossibilité de ce mouvement dans toute son amplitude. S'il veut l'obtenir de force, il se produit une douleur vive dans le tendon du biceps, qui est rigide et tendu comme une corde au-dessous de la peau. Le trouble physiologique produit par un pareil état est très faible au début. Il est rare, en effet, que nous ayons besoin d'obtenir, dans l'exercice pratique ou dans les mouvements automatiques de l'avant-bras sur le bras, une extension complète. Même quand nous avons les bras pendants, il existe toujours un petit degré de flexion. Il n'y a donc rien d'étonnant à ce que, dans sa première phase, la myopathie bicipitale passe inaperçue. Peut-être y en a-t-il un nombre assez considérable qui, n'allant pas plus loin, restent ignorées du malade et du médecin. — Mais il est rare qu'elles s'en tiennent là : peu à peu, et presque toujours d'une façon très lente, très insidieuse, le mouvement d'extension devient de plus en plus limité. Quoique tous les autres mouvements de l'avant-bras sur le bras aient conservé leur liberté et leur amplitude, celui-là est forcé de se restreindre dans des limites de plus en plus étroites; et, si on veut les lui faire franchir de force, on trouve un obstacle invincible qu'on est tenté de placer dans le tendon du muscle à cause de sa rigidité, de sa tension et de la saillie qu'il fait sous la peau. Le muscle au contraire semble inerte. La douleur alors devient fort vive. Le degré de flexion de l'avant-bras sur le bras est très variable. J'ai vu des flexions, depuis l'angle le plus obtus, jusqu'à un angle aigu très prononcé. Il est bien évident que, toutes choses égales d'ailleurs, le trouble fonctionnel est en rapport direct avec le degré de la flexion forcée. Dans ce qui leur reste de liberté, les mouvements de flexion de l'avant-bras sur le bras s'exécutent régulièrement et presque avec la même énergie qu'auparavant.

Mais il arrive quelquefois que la flexion complète est empêchée, elle aussi, qu'on ne peut l'obtenir que de force ou même pas du tout, et qu'elle provoque, comme l'extension forcée, une douleur dans la région du coude. Seulement cette douleur, au lieu de siéger dans le pli du coude, occupe plutôt les côtés de l'olécrane surtout l'interne, et la région inférieure du triceps brachial.

Lorsque, par le fait de cette double myopathie du biceps et du triceps, un avant-bras se trouve ainsi condamné à des mouvements très restreints d'extension et de flexion, il est comme ankylosé. C'est une sorte d'*ankylose musculaire*. Le mot ankylose peint bien la situation respective des deux segments du membre ; mais il est absolument impropre, et il faut n'y voir qu'un artifice de langage. Il n'existe en effet dans l'articulation du coude aucune des lésions qui conduisent à l'ankylose. J'ai eu beau l'explorer toujours avec la plus grande attention, je n'ai jamais pu parvenir à découvrir dans aucune de ses parties constituantes, le plus faible indice d'un travail morbide quelconque. Les articulations sont toujours intactes. — En est-il de même des bourses synoviales et en particulier de celle du biceps? C'est en elle que quelques auteurs ont placé la cause de l'affection. Ils pensent que l'inflammation de la bourse synoviale du tendon du biceps peut tout expliquer. D'abord cette inflammation a rarement été constatée d'une manière positive. Pour ma part je n'en ai jamais aperçu la moindre apparence. Et à quels signes la reconnaissent ceux qui lui attribuent gratuitement un si grand rôle? — Que, quand elle existe, elle puisse prendre une part aux troubles fonctionnels, c'est possible. Mais ce serait envisager l'affection à un point de vue bien étroit et bien superficiel que de la rattacher exclusivement à cette synovite hypothétique.

Le tendon du biceps dans cette myopathie est toujours dur, rigide, saillant, tendu comme une corde entre le muscle et son point d'insertion sur le radius. Il paraît aussi plus court qu'à l'état normal ; enfin on le trouve dans le même état que pendant une violente contraction du muscle, et c'est le contraste entre cette tension et l'inertie apparente de la fibre musculaire, qui est vraiment curieux. Du reste la région du coude conserve sa physionomie normale : il n'y a aucun empâtement dans le tissu cellulaire sous-cutané; la peau glisse avec facilité sur les parties sous-jacentes. Le tendon est libre et dégagé de toute adhérence morbide. Il a conservé sa structure normale. Je l'ai palpé dans tous les sens, latéralement, en dessous, en haut, en bas, sans trouver en lui aucun changement matériel, aucun épaississement, aucune nodosité.

Le muscle biceps est flasque et il ne *paraît* pas contracturé. On ne le trouve pas en effet ramassé sur lui-même, dans toutes ses parties, et d'une façon homogène, comme lorsqu'on lui fait exécuter une contraction volontaire. On en peut juger, quand un seul côté est affecté, en commandant au bras sain un degré de flexion volontaire semblable au degré de la flexion forcée. Le biceps qui a produit la flexion volontaire et qui la maintient est plus dur et plus gonflé que le muscle malade. Mais il ne faudrait pas croire cependant que le muscle malade soit dans un état de flaccidité *absolue*. Loin de là. Ainsi, dans le fait que j'ai relaté plus haut, le corps du biceps gauche était ramassé sur lui-même et il se renflait en une masse presque globuleuse qui est devenue peu à peu piriforme, à mesure que la guérison s'effectuait. Au premier aspect on aurait pu supposer qu'il se trouvait dans un état violent de contracture; mais sa consistance ne répondait pas à l'idée que suggérait sa forme. N'ayant pas la flaccidité d'un muscle au repos, il n'offrait pas cependant la fermeté, la dureté du tissu musculaire, en état de contraction volontaire ou involontaire ; il ressemblait à un muscle atteint d'un léger degré de crampe plutôt qu'à un muscle contracturé. — Ainsi, suivant que le degré de la flexion forcée est plus ou moins considérable, plus ou moins prononcée aussi est la forme globuleuse du muscle, qui indique dans une certaine mesure et d'une certaine façon le *raccourcissement actif* des fibres musculaires.

Si on palpe le muscle ainsi revenu sur lui-même, on ne constate dans son épaisseur ou à sa surface aucune induration étalée et diffuse ou circonscrite sous forme de tumeur. Les doigts sentent partout la consistance propre au tissu musculaire, dans un état de demi-contraction. Cette consistance varie : elle devient plus grande si le muscle se contracte pour obtenir une flexion plus prononcée ; elle augmente aussi, mais peu, si on veut forcer l'extension. L'obstacle à l'extension complète paraît tenir à un raccourcissement réel des fibres musculaires, contre lequel l'intervention de la volonté est tout à fait impuissant.

La douleur occupe une place importante dans la symptomatologie de la myopathie du biceps et des myopathies analogues. Un de ses principaux foyers est placé dans le pli du coude, sur le trajet du tendon, habituellement à son côté interne, et plus près de l'insertion des fibres musculaires que du radius. Dans le membre inférieur un foyer qui se rapproche beaucoup de celui du tendon du biceps par son siège et le caractère de la douleur, c'est celui qui occupe le tiers inférieur du creux poplité et l'extrémité supérieure des gastro-cnémiens.

Pendant l'immobilité des membres atteints, la douleur ne se fait pas sentir. Sauf dans les variétés névralgiformes de l'affection, elle n'est presque jamais spontanée; elle ne se manifeste que lorsqu'on veut obtenir l'extension par force. C'est alors qu'elle atteint sa plus grande intensité. On peut la susciter aussi, mais pas toujours, ni surtout au même degré, en exerçant une pression plus ou moins vive sur le tendon, sur ses côtés, ou au point d'implantation des fibres musculaires du biceps, c'est-à-dire tout à fait à la partie inférieure de son corps charnu. Je n'ai pas remarqué que la douleur fût plus vive au niveau de la bourse synoviale du tendon; et, comme d'autre part je n'ai pas constaté en ce point de tuméfaction ni de rénitence, je suis en droit d'en conclure que, dans aucune de mes observations, il n'existait de synovite.

Un autre foyer important c'est celui que j'appellerai *péri-olécranien*, parce qu'il est situé au pourtour de l'olécrane; mais là encore il se concentre plus spécialement entre l'épitrochlée et l'olécrane et dans la partie la plus inférieure de la masse du triceps. Il accuse l'état maladif de ce dernier muscle. On l'observe en effet, lorsque la *flexion complète* de l'avant-bras sur le bras ne peut pas être obtenue volontairement ou par force. Il constitue donc un symptôme de la myopathie tricipitale. Il présente les mêmes caractères et il a la même signification que la douleur du pli du coude et de la partie inférieure du biceps dans la myopathie bicipitale.

Que le muscle atteint de cette myopathie soit dans l'état de relâchement ou de contraction, il est habituellement indolent. Quelquefois les malades y ressentent de la fatigue, de la courbature, quelque chose de semblable à des crampes sourdes; et ces sensations vagues, continues ou intermittentes, s'exaspèrent souvent au milieu de la nuit. Elles prouvent que la sensibilité, comme la contractilité musculaire, est touchée spécifiquement et que l'affection n'est pas limitée aux seuls éléments tendineux du muscle. Quand ces douleurs ne sont pas spontanées, il y a des cas où on peut les faire naître en pressant le corps du muscle ou mieux encore ses extrémités qui sont plus sensibles, surtout l'inférieure. On dirait même que sur certains points la sensibilité morbide est plus développée que sur d'autres, et il m'a semblé qu'à ce niveau la consistance du muscle était plus ferme, tout en restant homogène dans son ensemble, et sans présenter les indurations diffuses et les nodosités gommeuses circonscrites qu'on observe dans les autres espèces de myopathies syphilitiques.

Les douleurs irradiantes ou névralgiformes qui se développent çà et là dans les segments des membres inférieurs et supérieurs, surtout dans ces derniers, sont tellement accusées dans quelques cas, qu'elles impriment un caractère complexe à l'état morbide, lequel mérite alors la dénomination que je lui ai donnée de *myonévropathie.* Les sujets qui en sont atteints présentent à un degré plus ou moins élevé les symptômes de la syphilis névropathique dont j'ai déjà tracé une esquisse. — Chez les hommes, la périphérie du système nerveux de la vie de relation est habituellement la seule qui soit affectée. Mais chez les femmes, et en général chez les sujets prédisposés par leur constitution, leur tempérament ou les conditions constitutionnelles ou transitoires de leur santé, aux maux de nerfs, les souffrances ne restent pas circonscrites à la superficie du corps; elles pénètrent plus profondément, atteignent le système nerveux de la vie végétative et donnent lieu à des névropathies plus ou moins graves des principaux viscères. Ce sont, par ordre de fréquence, des douleurs vagues, sourdes ou crampoïdes dans les muscles, se détachant sous forme paroxystique sur un fond continu et permanent de courbature et de lassitude musculaires. Plus tard ou en même temps se produisent de véritables douleurs névralgiques, irradiantes, à direction incertaine, mais toujours d'un long jet, qui se promènent sur différents nerfs des membres et se localisent quelquefois sur un seul. Dans ce dernier cas, la névralgie se fixe; elle a des caractères tranchés et on peut la suivre sur le nerf qu'elle a envahi. Les plus communes, parmi celles que j'ai observées en même temps que la myopathie bicipitale ou celle des autres muscles, ce sont les névralgies axillaire et cubitale, plus rarement les névralgies crurale et sciatique. Elles surviennent d'ordinaire, ainsi que les douleurs musculaires erratiques, quelque temps avant l'affection bicipitale, de telle sorte que celle-ci semble en être une conséquence. Il n'est pas douteux que, si elle n'en provient pas directement, elle procède de l'influence pathologique qui domine en ce moment sous la forme névropathique que je viens de décrire, et se détermine çà et là sur les diverses régions du système nerveux périphérique.

Ces manifestations douloureuses sont toujours spontanées. Quant à la myopathie bicipitale ou autre, qui survient comme épiphénomène, elle ne diffère point de celle qui est essentielle, ou non précédée ni accompagnée de douleurs irradiantes. Pourtant c'est dans ces myonévropathies que j'ai constaté une certaine intermittence dans l'état de contracture spéciale du muscle biceps. Presque toujours l'affection bicipitale est continue depuis son début jusqu'à sa terminaison ; elle croît lentement, reste stationnaire plusieurs jours, plusieurs semaines et même plusieurs mois, puis diminue insensiblement. Il n'en est pas ainsi dans les myonévropathies dont je vous parle ; il m'a semblé qu'elles suivaient un processus d'une allure moins régulière, qui présentait des aggravations ou des rémittences, un peu semblables aux alternatives qu'on observe dans les contractures purement nerveuses et qui n'ont aucune teinte de spécificité.

Les troubles de la sensibilité dans les myopathies syphilitiques, dont celle du biceps est le type, se réduisent toujours à des phénomènes douloureux spontanés ou provoqués, fixes ou irradiants. Alors même qu'elles se compliquent de névropathies disséminées sur les extrémités du système nerveux, la peau n'est pas atteinte ; elle conserve tous ses modes de sensibilité. L'anesthésie ne fait point partie de la symptomatologie syphilitique. Sans doute on peut la rencontrer chez la femme, mais jamais chez l'homme. Aussi est-il tout naturel de la rattacher à l'hystérie plutôt qu'à la syphilis.

Associations pathologiques. — Parmi les coïncidences ou plutôt les associations pathologiques de la myopathie syphilitique, les arthropathies occupent une grande place. Au premier abord on serait même tenté de croire que dans l'articulation du coude siège la principale lésion ; que ses ligaments antérieurs sont devenus trop courts ; que l'olécrâne s'est tuméfié et ne peut plus se loger dans sa cavité ; ou bien, dans les formes douloureuses, que l'inflammation sèche de la synoviale suscite par action réflexe la contracture musculaire destinée à empêcher l'amplitude extrême des mouvements de l'avant-bras sur le bras. Et cependant il n'en est rien. Il est bien établi que les arthropathies ne prennent aucune part directe, active et primitive dans la pathogénie des phénomènes. Lorsque les articulations sont malades, les muscles qui les font mouvoir se mettent quelquefois dans un état de contracture réflexe. Mais cette contracture ne ressemble point à la contracture syphilitique : elle embrasse un groupe plus considérable de muscles ; elle leur laisse moins de jeu ; elle ne leur permet pas d'agir, dans un sens, comme à l'état normal, et ne les arrête pas à certaines limites, dans un sens opposé, etc.

Si les articulations ne sont pas en général matériellement malades, elles deviennent quelquefois douloureuses. Les arthralgies doivent être notées parmi les phénomènes douloureux qui coïncident avec l'affection bicipitale. On dirait que l'organisme se trouve alors sous une double influence morbide syphilitique et rhumatismale ou goutteuse, qui combine ses effets dans des proportions variables et attaque simultanément les muscles, les nerfs et les jointures. J'ai vu l'affection articulaire aller au delà d'une simple arthralgie : il se produit alors une véritable arthrite. Cette arthrite siégeait une fois dans les deux gros orteils, si bien qu'on eût pu croire que la syphilis avait suscité chez le malade une véritable attaque de goutte.

Dans les affections les plus simples et les plus circonscrites en apparence, on découvre, quand on cherche à aller au fond des choses, une multiplicité d'éléments morbides dont il est difficile de déterminer la signification. Il serait plus commode, au point de vue descriptif, de les élaguer et de ne montrer que la myopathie bicipitale dégagée de tout ce qui peut compliquer et obscurcir son histoire. Elle est déjà bien obscure par elle-même. Mais la nature est essentiellement complexe dans ses opérations, même les plus minimes. Chacun de ses actes, se rattachant par des liens infinis, visibles ou invisibles, à tous les autres, et puisant comme eux son principe dans les forces générales qui constituent la vie organique, il en résulte toujours un enchevêtrement d'actions et de réactions dont la sphère grandit suivant le rôle que jouent l'organe et la fonction. Aussi la science de la vie physiologique et surtout celle de la vie morbide est-elle une des plus difficiles et des plus impénétrables. Il n'y a pas de petites choses en médecine : l'affection la plus circonscrite, la plus insignifiante, la plus bénigne doit être observée, retournée dans tous les sens, étudiée sous toutes ses faces avec le même soin et la même scrupuleuse attention que les fièvres ou les graves maladies des viscères. C'est parce que je suis convaincu de la nécessité d'une pareille méthode, que je ne crains pas de paraître trop minutieux en poursuivant aussi loin que je le puis, et avec toutes les ressources de l'analyse dont nous disposons, des sujets d'étude qui étaient restés ignorés jusqu'à présent, ou qu'on n'avait fait qu'entrevoir.

Processus. — Sur la durée et sur la terminaison je n'aurai pas beaucoup à m'étendre. Le processus s'effectue sourdement et avec une grande lenteur. Il ne faut pas s'attendre à obtenir une guérison rapide. Si l'affection est abandonnée à elle-même, il rare qu'elle ne se prolonge pas plusieurs mois. On a même vu des cas où elle a duré plusieurs années. Mon observation personnelle ne m'a rien montré de pareil. Tous mes malades ont guéri au bout de quelques mois. Mais il paraît qu'il n'en est pas toujours ainsi. « Dans le cas de rétraction des fléchisseurs des deux derniers doigts de la main, dit M. Notta, le raccourcissement des muscles n'ayant pas été enrayé par le traitement, amena une flexion complète de ces doigts, et, quoique l'affection datât de quatre ans, le corps charnu des muscles ne présentait aucune modification, du moins appréciable au toucher et à la vue. Leur corps charnu était également sain sous tous les rapports, dans un cas dans lequel la maladie durait depuis trois ans et demi, et dans un autre cas qui datait de huit mois; de telle sorte que nous pouvons conclure que la rétraction syphilitique que nous décrivons ici n'a pas de tendance à paralyser et à atrophier les muscles qu'elle affecte. En est-il toujours ainsi? C'est ce que nous ne saurions dire, nous nous bornerons ici à donner le résultat de nos observations. »

Il est rare que la myopathie bicipitale ait une durée aussi longue que dans les deux faits rapportés par M. Notta. Même si on ne la traite pas, elle finit par disparaître spontanément, mais après être restée très longtemps stationnaire ou avec des oscillations insignifiantes; et, quand elle décroît, ce n'est que peu à peu et presque insensiblement que s'agrandit l'angle de l'avant-bras sur le bras.

La terminaison est donc en général favorable. Je ne crois pas qu'il y ait jamais à craindre une infirmité consécutive incurable. Dans les cas les plus rebelles, les plus longs, nous avons le traitement spécifique auquel l'affection ne résiste pas, bien qu'on n'arrive pas toujours à la faire disparaître avec la même rapidité que certains accidents syphilitiques contemporains.

Diagnostic. — La question du diagnostic ne présente aucune difficulté. Lorsqu'on voit survenir peu à peu, sans cause occasionnelle, en dehors de toute affection rhumatismale, de toute maladie antérieure ou actuelle du système nerveux, une flexion forcée de l'avant-bras sur le bras, il faut la rattacher à la syphilis. Il n'existe aucune influence étiologique locale ou générale, autre que la maladie constitutionnelle, qui donne lieu à cette singulière myopathie. La détermination exclusive ou prédominante sur le muscle biceps est un élément de diagnostic qui ne peut laisser aucun doute dans l'esprit. Que les autres muscles fléchisseurs ou extenseurs soient touchés aussi en même temps, peu importe. Mais si le biceps n'était pas atteint, et si les symptômes de la myopathie se montraient dans un ou plusieurs muscles qui n'en sont pas habituellement affectés, il serait difficile de se prononcer sur sa nature, à moins qu'elle ne coïncidât avec une poussée d'accidents syphilitiques cutanés, muqueux ou autres, et qu'en dehors de la syphilis il fût impossible de découvrir une autre cause.

M. Notta a observé, dans le service de Nélaton, une rétractation des péroniers latéraux. Comme elle s'était produite graduellement, et que son processus était chronique, elle offrait quelque ressemblance avec la myopathie syphilitique. Mais, outre l'absence d'antécédents spécifiques, la douleur à la pression sur tout le trajet des muscles, et l'intensité variable de la rétraction qui augmentait quand le malade marchait et disparaissait presque sous l'influence du repos, parurent à M. Notta des raisons suffisantes pour exclure de son étiologie l'intervention de la maladie constitutionnelle. Je crois toutefois que l'indolence de tout le corps charnu du muscle à la pression n'est pas aussi absolue que le pense ce médecin; et que, de plus, dans certaines variétés de myonévropathies syphilitiques il se présente parfois des alternatives de raccourcissement et d'allongement. La douleur à la pression sur le trajet des fibres tendineuses et à leur point d'insertion est un symptôme d'une grande valeur. Enfin, il y a dans la physionomie de cette affection quelque chose de si particulier, de si spécifique, qu'on ne peut l'oublier après l'avoir constaté.

Il importe toujours de s'assurer, par toutes sortes d'explorations minutieuses et répétées, que les articulations sont intactes, ainsi que les gaînes ou les bourses synoviales. Du moment qu'on a constaté leur intégrité, il est clair que la myopathie ne rentre pas dans la catégorie des contractures réflexes qui peuvent se produire instinctivement autour des jointures pour les immobiliser. Elle a donc pour siége le muscle, ses attaches tendineuses ou ses nerfs.

Pronostic. — Le pronostic de cette affection ne présente aucune gravité, si on l'envisage au point de vue de la santé générale. La myopathie bicipitale n'est point en effet l'indice d'une de ces syphilis graves ou malignes qui perturbent profondément les grandes fonctions et jettent les malades dans un état cachectique. Les troubles fonctionnels qu'elle entraîne sont simplement incommodes, et n'altèrent en rien la nutrition. Quoiqu'elle ait de la tendance à se perpétuer indéfiniment, elle guérit cependant d'elle-même, comme beaucoup d'autres manifestations syphilitiques, et, à plus forte raison, lorqu'on la soumet au traitement spécifique qui lui convient. Quelle que soit sa durée, elle n'altère point la structure du muscle, ni celle de son tendon. Peut-elle devenir permanente, atrophier le muscle, entraîner sa dégénérescence graisseuse ou fibreuse, raccourcir ou ossifier son tendon? J'ai la conviction qu'elle n'entraîne aucune de ces conséquences extrêmes, qu'on observe dans d'autres myopathies plus graves dont il sera question plus tard. Elle est essentiellement résolutive comme les hypérémies et les inflammations sous-cutanées, muqueuses, périostiques ou osseuses de la première phase de la syphilis.

Reste-t-elle toujours limitée aux muscles des membres, aux muscles de la vie de relation? Ne pourrait-elle pas envahir les muscles internes et y déterminer des contractures funestes? Eh bien, je ne le pense pas. Pour ma part je n'en ai jamais observé aucun cas. J'ai lu une observation fort intéressante que Deville a publiée en 1845 dans les *Bulletins de la Société anatomique*, et qu'il a intitulée *Tétanos syphilitique chronique*. Un nombre assez considérable de muscles avaient été envahis par la contracture, même les muscles du pharynx que l'on ne pouvait franchir avec une sonde œsophagienne. Je doute beaucoup que cette affection fût syphilitique. Je ne vois là qu'un cas de névrose tétaniforme généralisée, où la syphilis, si tant est qu'elle soit intervenue, n'a joué qu'un rôle fort effacé. Et d'ailleurs ce spasme œsophagien, fût-il syphilitique, est tellement exceptionnel, qu'il est presque inutile de s'en préoccuper dans la question du pronostic.

On a parlé aussi des rétractions permanentes du sphincter de l'anus; elles existent, mais avec d'autres lésions de la muqueuse anale ou rectale, telles que plaques muqueuses, fissures, rhagades, etc., qui les suscitent par action réflexe; ou bien elles sont produites par des infiltrations gommeuses, etc. Elles diffèrent donc complètement de l'affection bicipitale et appartiennent à une autre classe de myopathies syphilitiques.

Traitement. — Le traitement spécifique exerce une action marquée quoique lente sur le biceps et les autres muscles touchés par la syphilis. Sous son influence, j'ai vu des myopathies qui depuis longtemps étaient stationnaires, diminuer peu à peu et disparaître en un temps beaucoup plus court assurément qu'elles ne l'auraient fait, si on les eût abandonnées à leur marche naturelle. J'emploie toujours une médication mixte; elle m'a semblé beaucoup plus efficace que le mercure et l'iodure administrés séparément. Lequel des deux est le plus efficace? Je ne saurais le dire avec certitude. Cependant l'iodure me paraît avoir une action plus prompte et plus apparente que l'hydrargyre; il fait disparaître rapidement les douleurs. Quant à son action résolutive, elle doit être au moins égale sinon supérieure à celle du mercure.

Dans aucun de mes cas je n'ai eu besoin de recourir à une médication topique. M. Notta s'est bien trouvé de faire appliquer des vésicatoires *loco dolenti*. Je pense que c'est inutile. L'iodure à haute dose suffit presque toujours. On pourrait recourir aux onctions calmantes, aux frictions, aux malaxations qui m'ont semblé quelquefois diminuer la contracture du muscle.

Si l'iodure et le mercure guérissent ou facilitent la guérison, ils ne préviennent pas la myopathie. Je l'ai vue survenir chez des individus qui, comme mon premier malade, avaient été traités très énergiquement, jusqu'à salivation à plusieurs reprises, ou qui étaient encore soumis à l'ingestion des deux spécifiques.

PATHOGÉNIE. — PHYSIOLOGIE PATHOLOGIQUE. — Après avoir exposé et analysé les faits, après avoir donné une description aussi complète qu'il m'a été possible de l'affection syphilitique du biceps et des myopathies analogues, il ne me reste plus qu'à dire quelques mots des hypothèses physio-pathologiques qu'elle suggère. Ce n'est pas là une tâche facile, parce que l'anatomie pathologique nous fait défaut, et que, sans elle, nous ne pouvons arriver à aucune certitude. Aussi ai-je souvent regretté de n'avoir pas tenté d'analyser microscopiquement les fibres musculaires du biceps chez mon premier malade, qui présentait le type le plus accompli que j'aie vu de cette myopathie. J'aurais pu plonger dans l'épaisseur du muscle le petit instrument dont se servait Duchesne, et en retirer, sur plusieurs points, une quantité de matière musculaire suffisante pour la soumettre à l'examen microscopique. Aurais-je trouvé les fibres intactes? Ou bien aurais-je constaté en elles un nombre anormal de granulations graisseuses, du boursoufflement, un défaut de netteté dans les striations transversales, les lésions analogues à l'état vitreux décrites par Zenker dans les fièvres graves, de l'atrophie, de l'hypertrophie, des phénomènes d'hypérémie ou de prolifération cellulaire irritative dans le sarcolemme, etc., etc.? Je l'ignore.

Les résultats obtenus par le pincement, l'électrisation du biceps ont nettement prouvé qu'il y avait simultanément :

1° Affaiblissement ou paralysie du pouvoir excito-moteur;

2° Affaiblissement ou paralysie de l'élément sensitif du muscle, dans l'affection syphilitique du biceps.

Aussi n'est-il pas douteux pour moi que le muscle est atteint, et que, par le fait de l'influence syphilitique, il se trouve en un *état particulier de contracture* pendant toute la durée de la myopathie. *C'est dans le muscle que je place le siège principal de l'affection.*

Mais, m'objectera-t-on, le tendon qui est si dur, si rigide, si tendu, et sur lequel se concentrent pour ainsi dire les phénomènes douloureux, qu'en faites-vous? Quel rôle lui assignez-vous? — Selon moi ce rôle est passif, si rien peut être passif dans les parties vivantes, surtout quand elles sont aussi étroitement unies que le muscle et son tendon. Je ne veux donc pas dire que le tendon bicipital se trouve en dehors de l'influence syphilitique. Il est sans doute malade, quoique rien ne fasse découvrir en lui de lésion bien évidente; mais ce n'est pas lui qui par sa *rétraction est la cause de la flexion forcée.* Cettte cause, elle réside en réalité dans le muscle lui-même. Est-ce qu'un tendon rétracté au point de fléchir à angle aigu l'avant-bras sur le bras, conserverait les conditions anatomiques de son état normal. Est-il véritablement raccourci? S'il l'est (et il paraît l'être), il ne l'est pas beaucoup plus que ne *paraît* l'être aussi le tendon d'un biceps sain pendant la contraction de son muscle. Je persiste donc à penser que la cause active de la flexion forcée de l'avant-bras sur le bras, c'est l'état de contracture du biceps.

On pourrait encore objecter à cette manière de voir la flaccidité et le peu de dureté du muscle malade. Mais n'ai-je pas montré que la consistance du biceps atteint de myopathie, était loin d'être la même que celle du muscle sain, quand il est au repos? N'ai-je pas fait voir qu'il était globuleux ou piriforme, épaissi, raccourci, comme un muscle revenu sur lui-même? Sont-ce là les caractères d'un muscle sain au repos?

J'avoue que ce mode de contraction ne donne pas au biceps la même physionomie que la contraction volontaire portée à peu près au degré qu'exigerait une flexion naturelle semblable à la flexion forcée. Certes, dans l'acte volontaire, il y a une synergie fonctionnelle qui ne peut pas exister dans un acte morbide et involontaire : tous les faisceaux, toutes les fibres musculaires entrent alors en jeu, dans toute l'épaisseur du muscle. Je serais tenté de croire que, dans les muscles syphilitiquement contracturés, tous les faisceaux et toutes les fibres ne sont pas également atteintes; que l'action morbide, quelle qu'elle soit, se dissémine dans leur épaisseur en proportions variables; quelle est plus énergique, par exemple, plus intense, plus concentrée sur les extrémités, au niveau de l'insertion des fibres musculaires sur leurs tendons que partout ailleurs, et qu'elle se propage sur ces tendons jusqu'à leurs attaches aux os des membres.

La contracture qui s'est établie ainsi peu à peu et inégalement, sur certains faisceaux, sur quelques parties des faisceaux ou des fibres, peut assurément bien suffire pour maintenir un segment de membre en état de flexion forcée et communiquer aux tendons la rigidité et la tension qu'on observe au plus haut degré, lorsque le biceps est affecté. Et pourtant cette contraction, par son manque d'*homogénéité* et de *concentration voulue*, ne donnera pas complètement au muscle l'aspect qu'il présente dans les contractions volontaires ou dans les affections des centres nerveux et des nerfs du mouvement.

C'est ce qui me porte à croire que les nerfs moteurs des muscles affectés de cette myopathie syphilitique ne sont pas atteints, ou du moins ne le sont pas dans leurs gros faisceaux, mais seulement dans leurs filets terminaux, qui se divisent à l'infini au milieu du muscle, et se distribuent à ses faisceaux. Je pense toutefois que ce sont surtout ces faisceaux et leurs fibres qui sont directement et primitivement touchés par l'action syphilitique.

Et cette action syphilitique, quelle est-elle? Par quel processus organique arrive-t-elle à mettre la fibre musculaire en état de contraction permanente? Je ne puis le dire; mais parmi les hypothèses qui se sont présentées à mon esprit, la plus plausible m'a paru la suivante : Il m'a semblé que, dans la période de la syphilis où survient habituellement la myopathie bicipitale, il devait se produire au sein du muscle quelques lésions à évolution lente, insidieuse, etc., qui, sans ressembler aux éruptions cutanées, aux hypérémies viscérales, etc., n'étaient pas sans analogie avec elles. Il m'a semblé qu'en se plaçant au point de vue de l'existence d'une lésion musculaire qui doit être réelle, quoique nous ne l'ayons pas vue, il était rationnel de la rattacher au *mode hypérémique* ou *subinflammatoire* qui se manifeste si communément dans toutes les parties de l'organisme pendant les premières périodes de la maladie constitutionnelle, avant et même aussi quelquefois pendant la phase des productions gommeuses. Peut-être le travail morbide s'élève-t-il dans quelques faisceaux jusqu'à la suffusion plastique; mais, dans tous les cas, cette suffusion plastique, si tant est qu'elle existe, est faible, inoffensive et résolutive.

Reste la question de savoir si ce travail morbide s'établit sur le muscle seulement, ou sur les nerfs, ou s'il les englobe tous les deux. On pourrait supposer que, dans les formes névropathiques, les enveloppes fibreuses des nerfs, le névrilemme, les nerfs eux-mêmes sont touchés. Nul doute qu'il n'en soit ainsi lorsqu'il existe de véritables névralgies syphilitiques. Mais je crois que dans les myopathies simples, pour ainsi dire essentielles, et dégagées de tout élément névropathique, l'action morbide se concentre presque exclusivement sur les faisceaux et les fibres musculaires.

Il est tout naturel de se demander pourquoi le muscle biceps est plus mal partagé que les autres, et pourquoi il l'est à ce point que, lui seul, dans un grand nombre de cas, paraît être atteint de cette myopathie si bizarre. Assurément il y a dans cette prédilection du travail syphilitique pour le biceps quelque chose de fort étrange. Mais la syphilis ne nous offre-t-elle pas de nombreux exemples de ces sortes d'affinités qui restent inexplicables? Ne me suis-je pas efforcé, du reste, de montrer que cet isolement de l'affection bicipitale était rarement absolu ; que presque toujours d'autres muscles étaient atteints, non seulement aux bras, mais aussi aux membres inférieurs. Cette dissémination du travail syphilitique sur un grand nombre de muscles paraît plus naturelle, moins extraordinaire que sa concentration sur un seul.

Après le biceps viennent par ordre de fréquence, les autres fléchisseurs des membres supérieurs, puis ceux de la cuisse et de la jambe. C'est donc sur ce groupe de muscles que s'effectue surtout la détermination. Mais les extenseurs n'en sont pas exempts. J'ai fait voir que le triceps brachial était attaqué quelquefois, lui aussi, de cette contracture spéciale, et qu'on ne pouvait expliquer autrement les cas d'affection bicipitale dans lesquels *la flexion forcée était aussi impossible que l'extension forcée.*

SECTION II. *Myopathies gommeuses.*

Je n'aurai plus à revenir qu'incidemment sur les myopathies avec contracture, qui traduisent un des premiers degrés de l'action syphilitique sur le système musculaire. Je vais m'occuper maintenant des degrés plus avancés de cette action morbide. Si la lésion matérielle nous échappe dans la première espèce de myopathies, ici elle saute aux yeux. Tous les observateurs l'ont vue, étudiée et décrite. Dans ces derniers temps, elle a été analysée avec le microscope. Son histoire anatomique est à peu près complète. Nous marcherons donc sur un terrain solide et nous n'aurons pas besoin de courir l'aventure des hypothèses.

Ces sortes de myopathies sont caractérisées par une production morbide particulière qui s'infiltre dans la substance musculaire, en s'étalant, ou l'envahit sous forme de tumeurs. Là, comme partout ailleurs, elle évolue suivant le même mode, mais avec des alternatives et des variations qui, dans ses étapes successives, la font avancer, reculer, disparaître et se fondre prématurément, ou parcourir dans son entier le cycle de son processus. Cette production morbide est de la matière gommeuse. Aussi appellerai-je ces myopathies *myopathies gommeuses.*

Les lésions musculaires de cette espèce se développent habituellement à une période avancée de la syphilis. Elles font partie des accidents qu'on qualifie de tertiaires. Mais ce serait une erreur de croire qu'on ne les peut jamais rencontrer que dans cette phase de la maladie constitutionnelle. Les gommes poussent quelquefois sur diverses régions de l'organisme, à une époque très voisine de l'accident primitif.

Entre les *myopathies fonctionnelles* et les *myopathies gommeuses typiques*, il y a des myopathies intermédiaires, dans lesquelles prédomine l'élément inflammatoire. Ce sont de véritables *myosites*. Leur processus irritatif ressemble beaucoup à celui de cause commune; mais il porte néanmoins l'empreinte de son origine spécifique.

Les myopathies inflammatoires et néoplasiques d'origine syphilitique n'avaient point échappé à l'attention des premiers syphiliographes. Dès 1553, Theodosius avait indiqué leur existence ; plusieurs passages de ses *Medicinales Epistolæ* prouvent qu'il n'ignorait ni la rétraction musculaire syphilitique, ni les gommes des muscles. « Quand la substance des muscles est infiltrée de virus, écrivait Astruc deux siècles plus tard, il survient des ganglions ou de petites tumeurs qui, en interceptant ou retardant le cours du sang, donneront lieu à une douleur rhumatismale tensive, pulsative, avec une tuméfaction manifeste et inflammatoire. » Dans Petit-Radel, il est aussi question d'une contracture musculaire qu'il rattache à la syphilis, et Lagneau compte, au nombre des accidents syphilitiques, des affections musculaires qu'il regarde comme des phlegmasies chroniques des muscles : elles siègent principalement sur les membres et y déterminent des flexions permanentes.

C'est dans ces dernières années seulement que les myopathies gommeuses ont été l'objet de travaux spéciaux. Le professeur Bouisson, de Montpellier, a publié sur elles une excellente monographie, et leur étude histologique a été faite par divers micrographes, et en particulier par Virchow [1].

1. Bibliographie. — J.-B. Theodosius, *Medicinales epistolæ*, Basileæ, 1553, et *Aphrodisiacus*, de Gruner, p. 140 ; — Astruc, 1777 ; — Petit-Radel ; — Ph. Boyer ; — Ricord ; — Bouisson, *Tumeurs syphilitiques des muscles* (*Gaz. médicale de Paris*, 1846, et *Tribut à la chirurgie* Paris, t. I, p. 52, 1858) ; — Nélaton, *Tumeurs syphilitiques musculaires* (*Gaz. des hôp.*, n° 6, 1858, et n° 59, 1861) ; — Saint-Arromand, *Des tumeurs gommeuses du tissu cellulaire et des muscles*, Thèse de Paris, 1858, p. 21 ; — Thévenet, *Étude et considérations pratiques sur les tumeurs gommeuses du tissu cellulaire, des muscles et de leurs annexes*, Thèse de Paris, 1858 ; — Dufour, *Bulletin de la Soc. anat.*, 1855, p. 139 ; — Robin, *Bull. Soc. anat.*, p. 26 ; — Robert, *Union méd.*, 1859, p. 579, mars ; — Senftleben, *Arch. f. klin. Chirurg.*, t. I, p. 107 ; — Sidney Jones, *Trans. of the path. Soc. London*, vol. VII, p. 346 ; — Murchison, *ibid.*, vol. XII, p. 251 ; — Vir-

Myosites et ténosites syphilitiques. — I. Les déterminations de la syphilis sur le système musculaire, que je vais décrire, viennent immédiatement après les myopathies avec contracture, dans l'ordre chronologique. Elles peuvent aussi quelquefois se produire en même temps qu'elles, ou même avant. Toujours est-il qu'elles appartiennent à un degré plus avancé du processus spécifique irritatif. Ici l'inflammation n'est plus douteuse : elle se manifeste par des lésions matérielles, et le trouble des fonctions est en rapport à peu près exact avec l'étendue, la profondeur et l'intensité du désordre organique. Ici donc, rien de mystérieux. L'élément névropathique est à peu près nul dans les myopathies plastiques inflammatoires. La douleur est fixe, et proportionnée à l'acuité du processus irritatif.

La première fois que j'observai la *myosite syphilitique*, ce fut en 1861, dans le service de feu le professeur Lasègue. Une jeune fille, âgée d'une vingtaine d'années, y était entrée la veille pour des douleurs occupant la partie antérieure de l'avant-bras gauche. On constatait dans cette région, depuis le pli du coude jusqu'à deux ou trois travers de doigt au-dessus de l'articulation du poignet, une tuméfaction diffuse, de la douleur à la pression, de la consistance, de la tension et une légère teinte rosée de la peau. On aurait pu croire, au premier abord, qu'il s'agissait d'un phlegmon au début. Les symptômes avaient évolué avec une assez grande rapidité et présentaient dans leur ensemble l'allure et la physionomie d'une inflammation commune de moyenne intensité. Mais, en explorant les parties avec plus d'attention, je ne trouvai aucun empâtement dans le tissu cellulaire; la peau était libre et glissait facilement sur les parties sous-jacentes. On sentait que la lésion existait au-dessous de l'aponévrose; la tension était uniforme, diffuse, sans trace de nodosité; la consistance un peu dure et élastique. Il n'y avait point de fluctuation. Les douleurs spontanées ou provoquées étaient sourdes, profondes et n'avaient pas l'acuité des douleurs du phlegmon aigu. Les doigts étaient à demi-fléchis dans la main et ne pouvaient être redressés. Le diagnostic anatomique pouvait se faire avec les seuls phénomènes locaux de l'affection. Celui de la cause constitutionnelle était rendu encore plus facile par l'existence d'une roséole érythémato-papuleuse et par la présence de plaques muqueuses dans la gorge. Cette myosite syphilitique, qui occupait la masse musculaire des fléchisseurs superficiels, était donc relativement précoce, puisqu'elle était survenue pendant les huit ou dix premiers mois de la maladie constitutionnelle. Elle était dégagée de toute complication, sans ténosite, ni inflammation spécifique des gaines tendineuses. Elle marcha avec

chow, *Path. des tumeurs*, t. II, p. 430; — Van Hartingen, *Syphil. des muscles. Ann. derm. et syphil.*, t. II, p. 781, 1881 et *Encyclopédie internationale de chirurgie* Paris; — Manssurows, *Lésions syphilitiques des tissus fibreux et des gaines tendineuses. Ann. derm. et syphil.*, t. III, p. 765; — Duplay, *Myosite syphil. Archiv. gén. méd.*, vol. I, p. 731, 1879; — Froidure, *Contrib. à l'étude des manif. musc. de la syphil., Th. Paris*, 1882; — T. de Amicis, *De la syphil. oss. et musc. Ann. derm. et syphil.*, t. II, p. 623, 1881; — Courtin, *Myosite syph. supp. et affection card. concom. journal méd.* Bordeaux, p. 65, 1879-80; — Haldane (d'Édimbourg); — I. Straus, *Nouveau dictionnaire de médecine.*

rapidité vers la résolution, du moment qu'on eut institué un traitement spécifique mixte. La guérison eut lieu complètement en quelques jours et sans laisser aucun vestige de la tuméfaction diffuse, ni aucun trouble fonctionnel.

La spécificité syphilitique de la myosite ne lui imprime pas toujours des caractères assez tranchés pour qu'on la puisse distinguer facilement, au premier coup d'œil, de la myosite aiguë ou subaiguë de cause commune. Cependant son début est moins brusque, plus insidieux, moins douloureux, son processus plus lent et sa période d'état beaucoup plus longue, Cette persistance d'un état inflammatoire subaigu dans un muscle, avec tuméfaction diffuse plus ou moins également répartie dans toute sa masse, sans aucune tendance à la suppuration, me paraît être une des particularités les plus spéciales de la myosite syphilitique. La rapidité avec laquelle la résolution succède à cette période d'état, lorsqu'on donne du mercure et de l'iodure de potassium, est encore un bon signe. Dans chacun des phénomènes de la myosite pris individuellement, je ne vois rien de pathognomonique. Le tissu cellulaire sous-cutané, lorsque les muscles siègent au-dessous de la peau, s'infiltre quelquefois un peu, mais pas au même degré que dans les myosites communes; la peau prend une teinte rosée, etc. L'augmentation de la chaleur est insensible; la douleur ne présente pas une acuité excessive, et les troubles fonctionnels sont en rapport avec le rôle physiologique du muscle, qui est maintenu en état de contracture plus ou moins prononcé. Du reste, tous ces phénomènes varient dans d'assez larges limites, suivant le plus ou moins d'acuité de l'inflammation spécifique. Toujours est-il qu'il existe constamment une suffusion plastique qui donne au muscle une consistance dure, élastique, homogène, et le tuméfie en effaçant ses contours et sans lui laisser la forme ramassée sur lui-même qu'il affecte pendant sa contraction.

Les myosites appartiennent à la classe des accidents résolutifs de la syphilis. La suffusion plastique se liquéfie et se résorbe, sans chercher à s'ouvrir une voie à l'extérieur, comme le font quelquefois les néoplasies gommeuses circonscrites. Il n'y a donc pas à craindre la suppuration ni ses conséquences.

Mais l'inflammation spécifique, au lieu de se résoudre franchement, soit d'elle-même, soit sous l'influence du traitement hydrargyrique et ioduré, peut persister indéfiniment sous forme chronique. L'altération de la fibre musculaire est alors à redouter, d'autant plus qu'elle entraîne des infirmités incurables. Voici comment les choses se passent : la matière néoplasique infiltrée dans le tissu conjonctif du muscle, au lieu de subir la prolifération régressive qui la rend apte à être résorbée, s'organise et se transforme en tissu fibreux. Ce tissu néofibreux qui peut procéder, non seulement du tissu cellulaire interstitiel, mais aussi du sarcolemme, ne tarde pas à entraver la nutrition de la fibre musculaire. Elle s'amincit, perd sa striation, devient granulo-graisseuse et finit par disparaître, après avoir subi, avec une rapidité plus ou moins grande, toutes les phases de la dégénérescence qu'inflige aux éléments actifs des organes la cirrhose ou la sclérose qui les envahit. Comme les cellules du foie, des poumons, du cerveau, des reins, etc., la fibre musculaire est comprimée, étouffée, détruite par la transformation scléreuse.

L'état scléreux ou cirrhotique, consécutif aux myosites syphilitiques, entraîne le raccourcissement définitif et l'atrophie du muscle. — Il peut aboutir aussi à la dégénérescence cartilagineuse et osseuse. Les fonctions du muscle se trouvent donc annihilées et il en résulte des troubles fonctionnels, des déformations, des infirmités irrémédiables. « Les contractures musculaires, dit M. Virchow, qui a bien décrit ces lésions extrêmes de la myosite syphilitique, ont pour cause des dégénérescences calleuses du tissu musculaire, altération analogue à celle que produit l'inflammation rhumatismale ou l'inflammation simple du traumatisme; au milieu du tissu interstitiel des faisceaux musculaires se développe un tissu conjonctif qui se sclérose et détruit, après l'avoir atrophiée, la fibre musculaire primitive[1]. »

Cette terminaison de la myosite syphilitique, si grave au point de vue fonctionnel, ne peut pas être prévue. Mais au moins est-il possible de la prévenir? Le meilleur moyen, c'est d'instituer dès le début un traitement mixte énergique.

Il me paraît, du reste, que pour porter une appréciation pronostique de quelque valeur, il n'en faut pas puiser les seuls éléments dans l'affection locale prise en elle-même. Il faut tenir compte aussi de l'époque à laquelle elle s'est produite et de la sévérité que présentent ou qu'ont présentée les accidents de la syphilis. Plus une myosite est précoce, plus il y a de chances pour qu'elle soit résolutive. Lorsqu'elle survient dans la phase des productions gommeuses, la transformation fibreuse et l'atrophie musculaire sont plus à redouter. Enfin, dans les syphilis graves, les myosites, toutes choses égales d'ailleurs, auront une signification plus sérieuse que celles qui se produisent exceptionnellement au début de quelques syphilis bénignes.

Que devient l'enveloppe aponévrotique des muscles atteints de myo-

1. Virchow, *la Syphilis constitutionnelle*, p. 105. Paris, 1860.

site? La plupart du temps elle ne présente aucune lésion apparente; mais il est probable qu'elle est touchée, elle aussi, par le travail morbide, quand il est intense et étendu à tout le muscle. Dans un cas d'infiltration plastique du jambier postérieur, observé par M. Ricord, on trouva que l'aponévrose adhérait aux muscles de la région postérieure de la jambe, qu'elle était épaissie et faisait corps avec le tissu lardacé jaunâtre dû à l'altération du muscle et de la fibre musculaire.

Tous les muscles ne paraissent pas doués de la même aptitude à subir les effets de l'intoxication syphilitique. Les muscles longs des membres y sont plus prédisposés que ceux du tronc. Mais il est difficile d'établir une classification topographique bien exacte. On a aussi observé la myosite syphilitique sur les muscles du tronc, sur ceux de la face, sur ceux de l'orbite; nul doute que les sphincters n'en soient quelquefois affectés, ceux de l'anus par exemple, dans les affections syphilitiques complexes de cette région, ceux de l'isthme du gosier, dans les pharyngopathies graves de la période gommeuse. Il en est de même de ceux du larynx.

A ces myosites plus ou moins inflammatoires se rattachent les *torticolis* et les *lombagos syphilitiques* qui sont transitoires ou permanents, suivant que le processus est résolutif ou aboutit à la dégénérescence définitive, dont l'atrophie et la sclérose musculaires sont la conséquence.

J'ai soigné autrefois un malade âgé de 25 ans, doué d'une santé robuste, exempt en apparence de toute maladie constitutionnelle, qui avait contracté une syphilis des plus graves à Bordeaux. Un ou deux ans après l'apparition de l'accident primitif, ce jeune homme, en pleine période tertiaire, avec des manifestations gommeuses dans le nez, dans la gorge, sur divers points du système osseux, fut pris de douleurs très vives dans la région rénale. Peu à peu le tronc s'incurva en avant, sans qu'il fût possible de le redresser. Cet état de choses, qui avait persisté pendant deux ou trois années, en présentant diverses alternatives insignifiantes, finit par devenir stationnaire. On ne percevait sur les lombes aucune tumeur.

Le malade souffrait profondément du côté des reins, quoique les urines fussent à leur état normal. Sa santé avait été fortement éprouvée dès le début de la syphilis. A cette époque, il tomba dans un état presque cachectique. Les périostoses se multipliaient sur les os du tronc. Il fut atteint d'une bronchite chronique avec expectoration abondante, qui me sembla provenir d'une influence spécifique. Il ne guérit de tous ces accidents qu'à la longue et à force de se gorger d'iodure de potassium. Mais il ne parvint jamais à se redresser, et, aujourd'hui, quoiqu'il n'ait présenté depuis plusieurs années aucune manifestation syphilitique, la rétraction musculaire déterminée par la sclérose atrophique a rendu l'incurvation du tronc définitive. Les doses les plus élevées d'iodure de potassium n'ont eu aucune action curative sur cette infirmité.

Dois-je citer ce cas comme un exemple de myosite syphilitique portée à ses conséquences les plus extrêmes? Je reste dans le doute, et voici pourquoi. Le frère aîné de ce malade, qui n'avait jamais eu la syphilis, avait été pris d'un *lombago chronique* à peu près vers le même âge. Ce lombago avait entraîné lui aussi une incurvation permanente de la colonne vertébrale en avant. Or, presque tous les membres de cette famille étaient scrofuleux, surtout du côté de la mère. Une sœur de ces malades mourut de la poitrine à l'âge de 17 ans. — Le frère le plus jeune, quoique doué d'une santé vigoureuse, a souffert jusqu'à l'âge de 23 ans d'ophthalmies strumeuses très graves, mais il n'a pas eu de lombago.

Quelle est la part respective qu'il faut faire à la syphilis et à la scrofule dans la production de ce grave lombago? Sans l'intervention de la syphilis, se serait-il produit chez le malade dont je vous parle, comme chez son frère aîné? Il est bien difficile de se prononcer; mais quand de pareils accidents surviennent en même temps que d'autres, dont l'origine syphilitique ne peut pas être mise en question, il est tout naturel de supposer que la syphilis n'est pas étrangère à leur production, et que si elle ne leur a pas donné naissance par une action morbide immédiate et directe, elle a du moins mis en jeu des influences étiologiques générales ou locales qui sans elle seraient peut-être restées indéfiniment latentes.

L'élément musculaire n'est pas le seul qui soit atteint dans la myosite. Souvent le travail morbide envahit aussi la portion tendineuse du muscle. Il est même remarquable qu'il a plus d'affinité pour ses extrémités que pour sa partie moyenne. C'est un fait que j'ai déjà signalé à propos des myopathies avec contracture. La prédilection de la syphilis pour les tissus fibreux, et en particulier pour le périoste, qui devient si fréquemment le siège de ses déterminations, pouvait faire supposer à priori que les tendons et les aponévroses ne lui échapperaient pas. Mais comme ces organes jouent un rôle physiologique passif, les troubles fonctionnels que produisent leurs affections sont rares et d'un ordre peu élevé; aussi n'est-il pas étonnant qu'ils échappent à l'observation.

II. Malgré leur organisation peu vasculaire, les tendons peuvent donc devenir le siège d'une inflammation spécifique. Il se fait à leur surface ou dans leur épaisseur un épanchement de matière néoplasique dont la consistance est tantôt ferme et solide, tantôt gélatiniforme. Il en résulte une tuméfaction diffuse, plus ou moins considérable, ou bien des tumeurs circonscrites, des épaississements partiels, des noyaux durs, connus depuis longtemps sous le nom de *nodi*, et qui ne sont autre chose que des tumeurs gommeuses. La ténosite proprement dite, c'est-à-dire l'inflammation diffuse, est plus rare que les gommes tendineuses. Elle se traduit par de la douleur à la pression et dans les divers mouvements des membres, par un gonflement diffus qui reste habituellement limité au tendon, mais peut aussi gagner l'aponévrose adjacente et même le tissu cellulaire sous-cutané. Les symptômes de la ténosite ressemblent donc beaucoup à ceux de la myosite. La plupart du temps ils se confondent avec eux et, par le fait, il existe alors une véritable myoténosite.

Les lésions tendineuses à processus inflammatoire se développent de préférence sur les tendons les plus épais et les plus résistants, comme le tendon d'Achille, celui du biceps brachial, du triceps crural, etc. Les bourses, les gaînes ou les cavités synoviales voisines sont quelquefois envahies. Ces désordres consécutifs s'observent surtout dans les cas de tumeurs gommeuses qui subissent la phase régressive et s'ulcèrent. Ils sont moins ordinaires à la suite des simples ténosites résolutives.

L'inflammation syphilitique des tendons se termine de la même manière que celle des muscles. La plupart du temps les produits plastiques se résorbent et disparaissent complètement; d'autre fois ils s'organisent, et il en résulte un épaississement du tendon qui est en même temps raccourci. Les dégénérescences consécutives à la ténosite sont beaucoup moins sérieuses que celles qui étouffent et détruisent la fibre musculaire. Cependant elles ont quelquefois des inconvénients qu'il est facile de deviner et qui varient suivant les tendons affectés.

Au point de vue du pronostic, les *myoténosites* syphilitiques sont plus sérieuses que les myopathies congestives et névropathiques. Ces dernières guérissent toujours, alors même qu'elles se prolongent pendant des années, elles n'altèrent pas ou altèrent peu la fibre musculaire. Les autres, au contraire, quand la résolution n'a pas lieu, que les produits plastiques s'organisent, entraînent des dégénérescences consécutives aboutissant à l'atrophie, puis à la destruction de la fibre musculaire.

Myopathies gommeuses. — Il ne faut pas voir dans les myosites et les myogommes syphilitiques qu'il me reste à décrire deux degrés successifs d'un même processus. — Les myogommes peuvent s'établir d'emblée dans un muscle, sans avoir été précédées d'une myosite; de même qu'une myosite n'est pas nécessairement suivie d'une myogomme. Ces deux lésions ont une étroite parenté et bien des traits communs qui empêchent quelquefois de les distinguer l'une de l'autre. Les myosites, par exemple, quand elles ont perdu le caractère subaigu de leur première phase et que, par leur durée et par leurs symptômes, elles sont devenues tout à fait chroniques, ne sont-elles pas, à quelques particularités près, semblables aux myogommes? En outre, il est des cas où la coexistence de ces deux sortes de myopathies n'est pas douteuse. — Dans ces formes mixtes des myopathies tertiaires, le processus, la durée, la terminaison, l'aptitude à être rapidement guéries par le spécifique ne paraissent point dépendre des propoportions variées qu'y prend tel ou tel mode de néoplasie spécifique. Les indications restent toujours les mêmes.

I. *Myopathies gommeuses précoces.* — On s'accorde en général à considérer les myopathies gommeuses comme un des accidents les plus tardifs de la syphilis. Il est certain qu'on ne les voit que bien rarement dans les premières périodes de la maladie. Chronologiquement, elles viennent donc après les myopathies congestives et inflammatoires. Mais je vous ai dit souvent que la syphilis n'obéissait pas, dans son évolution, aux lois absolues qu'on a voulu lui imposer. J'ai montré qu'il existait de nombreuses exceptions pour le périoste et les os, pour le système nerveux, pour le larynx, etc. Il en est de même pour le système musculaire. Ici l'exception est plus rare, du moins pour la myopathie gommeuse typique. Cependant j'ai observé des gommes musculaires très précoces. En voici quelques exemples.

1. *Tumeur syphilitique des muscles de la région antérieure de la cuisse gauche, survenue 65 jours après l'apparition d'un chancre infectant. Accidents secondaires légers.*

M. G... (Paul), âgé de 22 ans, pâtissier, entré dans mon service, à l'hôpital du Midi, le 22 janvier 1870, salle 8, n° 36. Bonne santé habituelle, tempérament lymphatique. Aucune maladie vénérienne ou autre dans ses antécédents.

Vers le 20 ou le 25 octobre 1869, apparition d'un chancre infectant dans la rainure balano-préputiale. Il dura environ 2 mois et fut traité par des pilules de protoiodure d'hydrargyre.

Le 31 décembre (65 jours après le chancre), le malade entra à l'hôpital de la Pitié, pour se faire soigner d'une douleur siégeant à la partie antérieure de la cuisse gauche, qui l'empêchait de marcher. Le médecin auquel il s'adressa vit immédiatement la relation qui existait entre cet accident et le chancre, et il diagnostiqua une tumeur musculaire d'origine syphilitique. Un mois après l'apparition du chancre, le malade avait eu des maux de gorge, mais pas d'éruption cutanée (Sirop de Gibert). Quand il sortit de la Pitié, le 17 janvier, la tumeur et la douleur avaient considérablement diminué, ainsi que la raideur de la cuisse et la claudication.

A son entrée, je constatai l'état suivant (87e jour du chancre) : pas d'éruption sur la peau, pas de ganglions inguinaux. Adénopathie cervicale; empâtement et œdème dur caractéristique, dans la rainure préputiale. Santé générale assez bonne. Sur la partie antérieure et externe de la cuisse gauche, à peu près à la réunion du tiers inférieur avec les deux tiers supérieurs, gonflement épais et dur, paraissant siéger dans le muscle droit antérieur, allongé de haut en bas et de dehors en dedans, sans adhérence à la peau qui est saine à son niveau, se déplaçant avec les masses musculaires de la région, peu sensible à la pression (il l'avait été beaucoup au début). Douleur pendant la flexion et pendant les autres mouvements du membre inférieur gauche. Traitement mixte au protoiodure d'hydrargyre et à l'iodure de potassium. Le 8 mars, la tumeur avait disparu, ainsi que les douleurs, mais il restait encore un peu de gêne pendant la marche; néanmoins, le malade put sortir. Il avait alors quelques taches de roséole sur le tronc et les membres inférieurs. La tumeur musculaire n'avait été occasionnée par aucune violence extérieure.

Cette tumeur, survenue 65 jours après le chancre infectant, était évidemment de nature syphilitique. Il n'existait dans les antécédents du malade aucune circonstance constitutionnelle ou accidentelle capable de la produire. Son siège au-dessous de la peau et de l'aponévrose, la possibilité de la déplacer en même temps que les masses musculaires sous-jacentes, les troubles qu'elle avait produits indiquaient suffisamment qu'elle occupait un des muscles de la région antérieure et externe de la cuisse, peut-être le droit antérieur.

Dans le cas suivant la tumeur musculaire fut beaucoup moins précoce, quoique la syphilis, dans l'ensemble de ses manifestations, présentât une gravité plus grande que la prédédente qui fut très bénigne.

— *Chancres infectants guéris au bout de 3 semaines. — Le 37e jour de la maladie, apparition des accidents secondaires : syphilide papuleuse plate, puis érythémateuse, et simultanément, laryngopathie, angine légère. Forme inflammatoire des éruptions cutanées. — Vers le 160e jour, aggravation de la laryngopathie et de l'angine, névropathies algiques dans différentes parties du corps; altération de la santé générale. — Apparition d'une tumeur musculaire dans le muscle sus-scapulaire gauche. Durée de ces accidents, 4 mois; guérison.*

M. S. J..., âgé de 36 ans, cocher, vigoureux, d'un tempérament sanguin, gras, bien portant et n'ayant jamais eu aucune maladie locale ou constitutionnelle héréditaire ou acquise, entra, le 20 janvier 1869, à la chambre nº 1 de l'hôpital du Midi, pour deux chancres infectants, occupant le sillon balano-préputial.

Le 16 mars 1869 (53e jour) : syphilide papuleuse lenticulaire confluente, occupant le tronc, les cuisses, le cou, le cuir chevelu, à forme inflammatoire, avec cercle d'un rouge vif autour de chaque papule; laryngopathie légère et indolente; rougeur érythémateuse de la gorge, sans plaques muqueuses. Aucun phénomène nerveux; appétit; santé générale très bonne. (Le malade avait pris jusqu'alors près de 2 grammes de protoiodure; je prescrivis du sirop de biiodure ioduré.)

Le 5 juillet (160e jour de la maladie). Depuis deux mois environ les boutons et les taches avaient disparu peu à peu, mais la laryngopathie avait augmenté considérablement, et il était survenu de nombreuses plaques muqueuses dans le gosier. Mais le malade souffrait, surtout depuis cinq ou six jours, d'une douleur dans la fosse sus-scapulaire gauche, qui s'était produite spontanément, qu'exaspéraient les mouvements et la pression.

On voyait et on sentait, par la palpation, à la partie externe du muscle sus-scapulaire gauche, une tumeur diffuse, un peu dure, située au-dessous de la peau qui n'était pas altérée et glissait facilement sur elle. Les contours de cette tumeur semblaient se perdre dans la masse charnue du muscle, mais ils proéminaient de 2 centimètres environ au-dessus des parties adjacentes.

Outre les douleurs dont elle était le siège, il existait : 1° des douleurs sur les parties latérales du cou à gauche; 2° de vives douleurs en ceinture au niveau des hypochondres (cependant l'appétit était bon, la digestion facile et il n'existait aucun indice d'une affection du foie ou de la rate); 3° des douleurs occipito-pariéto-frontales continues, poussant des irradiations dans le cou et jusqu'à l'épaule malade. Toutes ces douleurs se manifestaient le jour aussi bien que la nuit.

Plaques muqueuses sur les lèvres et les amygdales, fatigue générale. Véritable état maladif depuis l'invasion de ces derniers accidents. Le 11 août (196e jour de sa maladie), le patient n'avait plus aucune manifestation syphilitique[1].

Le diagnostic de ces tumeurs présente souvent de grandes difficultés, si bien qu'on est obligé de suspendre son jugement et qu'on reste dans l'incertitude, même après qu'elles ont accompli leur évolution complète. Le cas suivant en donne un exemple.

— *Nodosité gommeuse du biceps gauche, survenue au cinquième mois de la syphilis. — Cinq mois de durée. — Guérison.*

Georges C..., âgé de 22 ans, tonnelier, entré dans mon service, à l'hôpital du Midi, à deux reprises, le 15 août et le 10 décembre 1876, salle 7, avait contracté un chancre infectant du fourreau en juillet de la même année. Dans les mois de septembre et octobre suivants, il eut des plaques muqueuses et une éruption de roséole érythémateuse. Au commencement de novembre (cinquième mois de la syphilis), il lui survint, sans cause occasionnelle, une douleur dans le poignet gauche, semblable à celle que produit une foulure ; il éprouva aussi un peu de gêne dans les mouvements des doigts. Quinze jours après, quoiqu'il n'eût aucune souffrance ni dans l'avant-bras ni dans le bras, il s'aperçut qu'il s'était formé une grosseur sur le bras gauche, vers la partie moyenne de la région antérieure, au niveau du ventre du biceps. Cette tumeur resta stationnaire pendant longtemps, quoique le malade fût soumis à un traitement spécifique mixte. En janvier 1876, elle présentait les caractères suivants : sa forme était ovoïde, son grand axe mesurait 3 centimètres et était perpendiculaire à la direction du muscle. Elle était indolente à la pression. La peau ne lui adhérait point et glissait à sa surface. On pouvait lui imprimer des mouvements de latéralité quand le muscle était dans le relâchement. En la palpant alors avec soin, il me sembla qu'elle était située au-dessous de l'aponévrose. Sa saillie au-dessus des parties voisines était de 1 centimètre environ ; dure, d'une consistance homogène, sans fluctuation, elle se détachait avec assez de netteté des tissus adjacents. Lorsqu'on faisait contracter le muscle, elle diminuait de saillie et semblait se perdre et s'enfoncer dans la masse du biceps, tout en restant accessible au toucher. Alors sa mobilité disparaissait.

Elle ne causait aucun trouble fonctionnel. En février pourtant, l'extension complète devint impossible pendant quelques jours ; mais ces symptômes de

1. En 1880 (12e année de la syphilis), il devint peu à peu aphasique et hémiplégique du côté droit. Puis il tomba dans la démence et fut interné à l'asile de Vaucluse.

l'affection bicipitale furent très modérés et de peu de durée. Elle n'entra en résolution que dans le mois de mars, et disparut sans laisser aucune trace. Cet homme, qui était grand, coloré, blond, d'une structure athlétique, avait vu ses forces diminuer considérablement depuis le début de sa vérole. Il eut des accidents consécutifs peu graves qui se reproduisirent fréquemment. Je l'ai perdu de vue depuis la guérison de cette tumeur.

Évidemment une pareille nodosité (c'est bien là la dénomination qui lui convient) s'était produite sous l'influence de la syphilis. Quoiqu'elle fût beaucoup plus volumineuse qu'un ganglion hypertrophié, et qu'elle occupât une région où il n'en existe pas habituellement, je pensai d'abord à la possibilité de cette anomalie. Mais j'abandonnai cette idée après avoir procédé à une exploration minutieuse et répétée. La nodosité ne paraissait pas, en effet, située dans le tissu cellulaire sous-cutané, mais au-dessous de l'aponévrose. Aucun cordon lymphatique hypertrophié n'aboutissait à elle. Elle semblait plonger par sa face profonde dans l'épaisseur du biceps. Mobile dans le relâchement du muscle, elle était immobilisée par sa contraction. Il y avait là un ensemble de caractères qui me portèrent à penser qu'il s'agissait d'une tumeur gommeuse précoce du muscle biceps.

Les faits précédents prouvent que ces nodosités gommeuses précoces ne présentent pas une grande gravité. Comme presque toutes les productions néoplasiques de cette nature, qui surviennent pendant la première phase de la syphilis, elles sont résolutives et disparaissent sans laisser de traces.

II. *Myopathies gommeuses tardives.* — Il y a beaucoup de gommes musculaires qui ne sont plus de simples nodosités, mais des tumeurs très volumineuses qui envahissent et compriment la plus grand partie du muscle. Au lieu de se résoudre, elles se liquéfient, forment de vastes collections qui, après s'être ouvertes, se convertissent en des ulcérations larges et profondes, très difficiles et très longues à guérir.

Les grosses tumeurs gommeuses des muscles restent rarement limitées à l'organe qu'elles ont envahi ; elles poussent çà et là des irradiations qui altèrent leur forme primitive ; elles développent autour d'elles de l'œdème par compression, de l'ischémie veineuse ou artérielle, des douleurs nerveuses, des phénomènes inflammatoires consécutifs, etc. En un mot, leur processus peut se compliquer d'un grand nombre d'accidents qui les déforment et modifient leur physionomie au point de les rendre méconnaissables et de les faire prendre pour de tout autres tumeurs que des tumeurs syphilitiques.

Topographie des myogommes syphilitiques. — Leur distribution topographique est un peu capricieuse et n'est soumise à aucune règle précise. « Le lieu dans lequel se manifestent les tumeurs musculaires syphilitiques, dit M. le professeur Bouisson, qui a publié sur elles un excellent mémoire[1], est très variable,

1. Bouisson, *Mémoire sur les tumeurs syphilitiques des muscles et de leurs annexes*, p. 15.

et, selon toute probabilité, aucun muscle n'est à l'abri de ce genre d'affection; pas plus qu'aucun os n'est à l'abri d'exostoses. Jusqu'à ce jour, j'ai observé des tumeurs syphilitiques dans le grand fessier, le trapèze, les sterno-mastoïdiens, le vaste interne et quelques autres muscles du membre inférieur. J'ai vu également une tumeur de même nature dans l'épaisseur du muscle grand pectoral chez un homme qui avait en même temps une périchondrite syphilitique des cartilages costaux... » Vidal a cité une observation de tumeur syphilitique du droit antérieur de la cuisse; Melchior Robert, du biceps brachial; M. Zambacco, une semblable qui englobait le nerf cubital et avait déterminé une rétraction et un engourdissement du membre, en même temps qu'une paralysie incomplète des deux derniers doigts. — Je ne parle ici que des myopathies qui affectent les muscles de la vie de relation [1].

D'après M. Virchow, les gommes musculaires se développent avec une fréquence beaucoup plus grande dans les muscles longs que dans les autres, et

1. DU RESSERREMENT DE LA MACHOIRE DU A LA SYPHILIS; MYOSITE DU MASSÉTER; TUMEURS GOMMEUSES DES JOUES. — Un de mes collègues dans les hôpitaux, M. le Dr Guyot, a publié un mémoire sur les affections syphilitiques des muscles moteurs de la mâchoire inférieure, qui peuvent entraîner son resserrement, telle que la myosite du masséter et ses tumeurs gommeuses, etc. Il fait remarquer, avec raison, que le diagnostic de la myosite du masséter présente toujours de grandes difficultés en l'absence de commémoratifs ou de lésions concomitantes. Le resserrement des mâchoires, qui en est la conséquence, pourrait être confondu avec celui qui est dû à un refroidissement ou à l'hystérie. Quand il tient à ces deux dernières causes, surtout à la dernière il marche d'ordinaire plus rapidement. C'est là un signe assez vague. Dans l'arthrite de l'articulation temporo-maxillaire, il peut se produire aussi un resserrement symptomatique par suite d'une ankylose consécutive. On établira le diagnostic par une exploration attentive des parties malades et par une analyse exacte du processus. Mais, comme le fait remarquer M. Guyot, si une tumeur syphilitique de la cuisse a pu donner lieu à une erreur telle qu'un chirurgien ait eu recours à l'ablation, n'est-il pas possible et probable que plusieurs prétendues contractures incurables du masséter n'étaient que des myosites syphilitiques, dont la guérison eût été obtenue facilement si on avait eu recours assez tôt à un traitement spécifique approprié?

Voici le résumé de trois faits qui forment la base de ce travail :

OBS. I (recueillie par M. Guyot). — Femme de 36 ans, présentant un gonflement de la région temporo-masséterine avec impossibilité d'ouvrir la bouche. L'affection datait de trois ans. Elle avait débuté par des douleurs nocturnes à la joue affectée, s'exaspérant la nuit au point de rendre le sommeil impossible. Plus tard, augmentation progressive de la région malade et resserrement graduel de la mâchoire inférieure. Au moment où elle se présenta à la consultation de l'hôpital de Lariboisière, le 23 mars 1873, il existait une tuméfaction très sensible de la région temporo-masséterine droite, sans changement de coloration et de consistance à la peau. La tumeur, dure, ligneuse, indolente à la pression, était exactement limitée aux muscles temporal et masséter. Rien du côté des os. Mouvements de latéralité intacts. On pouvait à peine introduire entre les mâchoires le manche d'un porte-plume. Pas d'antécédents syphilitiques reconnus ou avoués. — Néanmoins, iodure de potassium. Au bout d'un mois amélioration, et enfin guérison définitive au bout de trois mois.

OBS. II (recueillie par Ph. Boyer). — En 1844 (25 avril), une femme se présenta à la consultation de Saint-Louis avec impossibilité d'écarter les mâchoires. On admit, par élimination des autres causes, que le mal était syphilitique; d'ailleurs on découvrit une périostose à la tempe droite. La malade raconta que son affection datait de trois ans; qu'il y avait eu d'abord raideur des mouvements de la mâchoire, puis tumeur à la tempe droite et induration dans la branche de la mâchoire. Cette induration n'était autre que la contraction du masséter. Le resserrement des mâchoires était devenu tel qu'une grosse mollaire s'était brisée. Au moment de l'examen par M. Ph. Boyer, on ne pouvait pas introduire le petit doigt entre les deux mâchoires. La malade ne se nourrissait que de liquides et de mie de pain. La mâchoire offrait une tuméfaction que, par le toucher, on arrivait à rapporter au masséter. Ce muscle était dur et fortement contracté, tandis que celui du côté opposé était sain. La tumeur de la tempe droite, dure et dépourvue de souplesse, avait les caractères d'une périostose. Depuis quatre à cinq ans, il existait dans le côté droit de la tête des douleurs violentes presque continues, avec exacerbation pendant la nuit.

On prescrivit des frictions mercurielles.

L'amélioration fut prompte et, au bout de six mois, on constatait que les mâchoires s'écartaient comme

elles envahissent surtout les extrémités par lesquelles ils s'insèrent aux os. Il pense donc que ces deux particularités peuvent éclairer le diagnostic dans les cas douteux.

Voici quelques exemples cliniques de ces productions morbides.

— Un boulanger, âgé de 26 ans, contracta, en 1841, un chancre infectant suivi d'accidents constitutionnels de moyenne intensité qui se reproduisirent, à diverses reprises, jusqu'en 1846, bien que toujours traités par des préparations hydrargyriques. En 1847 (sixième année de la syphilis), ce malade éprouva dans le bras droit des douleurs qui augmentaient la nuit, et il s'aperçut, quinze jours après, d'une raideur inaccoutumée dans ce membre. Depuis lors, l'avant-bras s'est fléchi graduellement sur le bras sans qu'aucune force ait pu l'en empêcher. Contracture très prononcée du biceps. On sentait au point de jonction des parties charnues et tendineuses, tout près de l'attache inférieure du muscle sur le tendon, une corde, un épaississement fusiforme très volumineux, empiétant à la fois sur le muscle et sur le tendon. L'angle formé par le pli du coude, l'avant-bras étendu autant que possible, était de 140°. On administra de l'iodure de potassium et on fit envelopper le bras et l'avant-bras de bandelettes d'emplâtre de Vigo *cum mercurio*. Au bout d'un mois, le malade était à peu près complètement guéri.

Cette observation que je viens de résumer est rapportée tout au long dans le livre de Melchior Robert[1] sur les *maladies vénériennes*. C'est lui qui l'a recueillie. Elle est d'un grand intérêt pour nous, parce qu'elle présente tout à la fois le caractère des myopathies fonctionnelles par la contracture du biceps, et celui des myopathies gommeuses par la présence de la tumeur fusiforme qui occupait simultanément l'extrémité inférieure du

à l'état normal. Au commencement de 1845 il ne restait plus de traces de la maladie et tout traitement fut supprimé (Ph. Boyer, 1844, t. II, p. 1027.).

Obs. III (recueillie à la consultation de chirurgie de l'hôpital Saint-Louis, par M. Bouilly, interne de M. Panas).

Femme de 33 ans, bien constituée, bonne santé habituelle. — Rhumatisme articulaire à l'âge de 15 ans, jamais de nouvelles attaques depuis. Accouchement naturel il y a trois ans. Il y a huit ou dix ans, boutons aux parties génitales, puis sur tout le corps. La syphilis fut diagnostiquée par des médecins et l'iodure de potassium prescrit; la malade ne sait si elle a pris du mercure.

A la même époque, son amant avait les mêmes manifestations.

Ultérieurement, des éruptions palmaires furent constatées par M. Ricord. Actuellement on trouve de l'adénite cervicale et quelques croûtes dans les cheveux; pas de taches à la peau.

Depuis huit mois, une grosseur s'est développée dans la joue gauche, puis dans la joue droite; bientôt difficulté progressive à ouvrir la bouche. Actuellement, tumeurs situées sur le bord antérieur du masséter à droite comme à gauche; dures, indolentes au toucher, semblant faire corps avec le masséter; assez saillantes en dehors, vers l'os malaire, beaucoup moins saillantes en dedans, les mâchoires assez serrées pour qu'on ne puisse introduire entre elles le manche d'une cuiller. On ne peut les écarter à l'aide de l'abaisse-langue.

La malade est soumise au traitement par l'iodure de potassium. Le traitement est commencé vers le 1er mai. Dès le 16 mai, amélioration notable, et le 20 juin on constate qu'il n'y a plus ni tumeur ni contracture des masséters. Les mâchoires s'écartent assez pour qu'on puisse introduire deux doigts entre les deux arcades dentaires (Guyot, *Union médicale*, 1873, t. II, p. 609.).

Il importe de noter que dans deux de ces trois observations, les muscles n'avaient pas, *au bout de trois ans*, subi d'altération assez profonde pour rendre le traitement inefficace.

Le pronostic offre donc peu de gravité, si la maladie est reconnue avant la transformation scléreuse ou calcaire. Mais à quelle époque et sous quelles influences s'effectue cette transformation? A quels indices en pourrait-on prévoir l'imminence? Et, quand elle a commencé, à quel degré de son processus serait-il possible de l'arrêter? etc., etc.

Dans la thèse inaugurale de M. Blavette sur le *resserrement des mâchoires*, 1860, on trouve trois observations de myopathies syphilitiques temporo-massétérines.

Voir aussi : Boinet, *Société de chirurgie*, 22 janvier 1851. — Deville 1845, *Bulletin de la Société anatomique*, p. 276.

1. Melchior Robert, *Traité des mal. vénér.*, p. 618.

biceps et son tendon. Ne vous ai-je pas dit souvent que le point d'insertion des fibres musculaires sur leurs tendons était un des endroits sur lesquels s'établissait avec prédilection le travail syphilitique?

— Deux ans après, un chancre syphilitique suivi d'accidents peu graves, un commis marchand, âgé de 26 ans, tomba dans la consomption : douleurs dans l'extrémité inférieure droite, marche difficile, grande faiblesse corporelle et intellectuelle, affaiblissement de la mémoire et de l'intelligence, rétention d'urine avec catarrhe, fièvre. Cinq ou six mois après le début de ces accidents, mort.

« A l'autopsie, pachyméningite hémorrhagique sur le rocher gauche, dans la fosse crânienne moyenne légère rougeur hémorrhagique de la pie-mère. Foyers de ramollissement dans le noyau lenticulaire et la couche optique gauche, avec tumeurs gommeuses petites, irrégulières, d'un blanc verdâtre.

A l'insertion du muscle trapèze gauche à la clavicule, se trouve une tumeur de 1 pouce 3/4 d'épaisseur, très dense, colorée par places en gris rougeâtre, en blanc pur ou en blanc verdâtre ; à l'intérieur, on distingue encore bien les fibres. L'examen microscopique montre des granulations fines très compactes, avec métamorphose graisseuse et épaississement caséeux dans les endroits jaune blanchâtre. Les ganglions inguinaux sont indurés ; le muscle droit de l'abdomen présente, dans certaines parties, des épanchements hémorrhagiques et de la suppuration. Rien de particulier dans la moelle épinière [1].

La tumeur gommeuse du trapèze siégeait ici près de la clavicule. Le point d'insertion des muscles sur les os est encore un lieu de préférence pour ces productions morbides. Celle-ci a coïncidé avec une encéphalopathie syphilitique interstitielle, gommeuse et pachyméningitique des plus graves, qui a entraîné la mort deux ans après l'accident primitif.

Syphilome du sterno-mastoïdien. — Les déterminations de la syphilis sur les deux sterno-cléido-mastoïdiens sont si fréquentes, qu'elles méritent une description plus détaillée que les autres syphilomes musculaires. La gomme est de toutes les tumeurs celle qui y prédomine de beaucoup.— Une particularité singulière, sans doute due au hasard, c'est que le *syphilome sterno-mastoïdien* est plus commun chez la femme que chez l'homme. Sur treize cas, neuf appartenaient à des sujets féminins de 20 à 50 ans. Il siège préférablement aux extrémités, surtout à l'inférieure. Il peut y devenir très volumineux : dans un cas, il était gros comme une orange et causait des troubles fonctionnels en comprimant la trachée, le nerf récurrent, l'œsophage. Il est souvent bilatéral. Maisonneuve l'a vu former des tumeurs nombreuses en chapelets le long du muscle.— La tumeur dont les contours sont mal déterminés est allongée suivant la direction du muscle et noyée au milieu de ses faisceaux. En bas elle s'appuie sur la fourchette du sternum et se réunit à celle du côté opposé. La peau qui la recouvre finit par devenir tendue, rosée, violacée et un œdème pâteux la réunit au syphilome, auquel elle adhère comme s'il s'agissait d'une collection purulente subaiguë. — Les fonctions du muscle ne sont pas toujours aussi troublées que le feraient supposer l'étendue et la profondeur de l'infiltration gommeuse.

La consistance du syphilome sterno-mastoïdien reste longtemps fibreuse. Au moyen d'une série d'explorations, on se rend aisément compte qu'il fait partie du muscle et est indépendant des mouvements du larynx.— Quelquefois, il présente des battements synchroniques avec la diastole artérielle, qui lui sont communiqués par la carotide primitive (Terrier, Luc). — Il adhère très fréquemment aux os voisins, sternum et clavicule, qui participent, eux aussi, au pro-

1. Résumé d'une observation rapportée par Virchow, *Pathologie des tumeurs*, t. II, p. 432.

cessus. — Quand il est abandonné à sa marche naturelle, il se ramollit au bout d'un temps quelquefois très long, et se transforme souvent en une sorte de phlegmon qui peut devenir gangreneux. Un ou plusieurs fistules s'ouvrent et déversent un liquide clair, visqueux et purulent; leurs bords décollés se détruisent et la caverne gommeuse apparaît alors avec les masses jaunes de son bourbillon. — Le syphilome sterno-mastoïdien aboutit aussi à la sclérose et à l'ossification. — On ne le confondra pas avec le phlegmon de la gaîne des muscles, avec les adénopathies de la région, l'hématome, les anévrysmes, les sarcomes, les kystes hydatiques, les abcès froids.— Le traitement spécifique viendra en aide au diagnostic. Beaucoup de gommes de cette région ont été confondues avec des tumeurs analogues et extirpées comme telles. Chez un homme opéré par Blandin, d'une tumeur au pharynx qui avait récidivé, Maisonneuve eut recours à l'iodure et la masse énorme qui occupait les régions latérales gauches du cou et la parotide, qui pénétrait dans le pharynx, déprimait le voile du palais et menaçait de faire périr d'asphyxie, fut guérie en moins de six semaines.

Parmi les cas jusqu'ici recueillis, je me bornerai à rapporter le suivant qui est un bel exemple de syphilome sterno-mastoïdien. Il est, en outre, intéressant et instructif à beaucoup d'autres titres.

Syphilis bénigne dans ses premières manifestations, mais avec altération de la santé générale. — A la troisième année, phthisie syphilitique ou syphilose pulmonaire. A la quatrième année, syphilome gommeux sterno-cléido-mastoïdien. — Gomme sous-cutanée.

M. X... avait 26 ans lorsqu'il contracta, vers la fin de 1872, une maladie vénérienne pour la première fois. C'étaient plusieurs petits chancres balaniques et préputiaux qu'on pansa avec de la charpie et du vin aromatique, et qui furent rapidement guéris.

L'année suivante, en janvier et février 1873, survinrent des accidents consécutifs assez légers, tels que maux de gorge, alopécie, que je fus appelé à soigner au mois de mars. Je soumis le malade à un traitement spécifique. Depuis cette époque, je ne l'ai pas perdu de vue. Sa santé était alors assez bonne. Il avait eu, en 1868, une pneumonie gauche grave et une jaunisse. La première poussée de cette syphilis fut facilement guérie, mais l'état général des forces ne tarda pas à s'altérer. De nouvelles poussés superficielles se produisirent ; elles restèrent presque toujours confinées sur la langue et dans la gorge. En 1874, laryngopathie qui dura trois ou quatre mois ; pharyngopathie ulcéreuse grave. Je lui fis prendre les deux spécifiques sous toutes les formes.

En 1876 (3e année de la syphilis), M. X... fut atteint d'une bronchite qui prit les allures d'un catarrhe chronique, et ne tarda pas à s'accompagner d'un mouvement fébrile vespéral et de transpirations nocturnes très abondantes. Je constatai les signes physiques de petites excavations pulmonaires aux sommets et j'envoyai M. X... à la campagne après lui avoir prescrit un traitement contre la tuberculisation pulmonaire.

Il n'avait alors aucune manifestation syphilitique, et, cependant, je me demandai si la maladie constitutionnelle n'était pour rien dans cette affection pulmonaire. J'ai vu, en effet, plusieurs malades chez lesquels les bronches et les poumons sont devenus malades sous cette seule influence diathésique. On aurait pu les croire atteints d'une tuberculose du poumon ordinaire, tandis qu'il s'agissait, selon toutes probabilités, d'une syphilose de cet organe, puisque la guérison a eu lieu en même temps que celle de la maladie générale. C'est une question fort obscure et que je ne prétends pas résoudre ici. Toujours est-il que M. X..., après avoir passé plusieurs mois à la campagne, en revint très amélioré. Il toussait beaucoup moins et reprenait des forces. En novembre 1876, il éprouva des douleurs ostéocopes dans tous les membres, mais principalement dans le bras gauche; puis, il lui survint de l'onyxis à l'indicateur et au médius du même côté. La douceur de l'hiver de 1876-1877 avait été très favorable à M. X... ; il revint à Paris et ne suivit aucun traitement.

Au commencement de février 1877, il s'aperçut fortuitement de l'existence d'une grosseur siégeant au niveau de l'insertion inférieure du sterno-cléido-mastoïdien droit ; elle était diffuse, sans douleur spontanée, ni à la pression, et ne causait aucune gêne dans les mouvements du cou. Peu de temps après, deux petites tumeurs semblables à des glandes se produisirent plus haut, sur le trajet du muscle, au-dessous de l'oreille, à sept ou huit centimètres de l'insertion mastoïdienne. Ces lésions qu'on ne traita point augmentèrent peu à peu et restèrent indolentes jusqu'au milieu de mars. Le malade, qui ne s'en était pas préoccupé jusque là, commença à y éprouver quelques douleurs et des tiraillements. Il vint me consulter le 26 mars 1877 (4e année de la syphilis).

Je le trouvai amaigri, pâle, avec une teinte terreuse, mais infiniment moins cachectique que lors de son départ pour la campagne, 8 ou 10 mois auparavant. Plus de sueurs, ni de toux, digestions excellentes. La tumeur sterno-mastoïdienne, qui était survenue sans troubles prodromiques, occupait les deux insertions inférieures du muscle, s'étendait sur la clavicule et recouvrait une partie de la fourchette du sternum. Elle remontait le long du muscle dont toute l'épaisseur était envahie par elle, jusqu'à une hauteur de 0,12 centimètres ; là, elle se terminait brusquement en cône et elle mesurait 0,05 centimètres de largeur à sa base et 0,04 dans les autres points. Très dure et indépendante de la peau et du tissu cellulaire dans presque toute son étendue, elle les avait envahis et s'était ramollie à sa base entre les deux branches de l'insertion du sterno-mastoïdien ; là, on percevait de la fluctuation, et les téguments étaient rouge-violacé, amincis, avec de l'engorgement œdémato-plastique tout autour du foyer liquide qui ne s'était pas encore ouvert.

Quant aux deux tumeurs situées plus haut, elles adhéraient à la peau et plongeaient dans le tissu cellulaire sous-cutané, mais n'avaient aucune connexion avec le muscle. Leur grosseur était celle d'une grosse noisette. L'une d'elles s'était ramollie, on la sentait fluctuante ; la peau qui la recouvrait était rouge et amincie.

Chose curieuse ! quoique la moitié inférieure du sterno-mastoïdien droit eût été transformée en une grosse tumeur gommeuse, il n'existait que des troubles fonctionnels insignifiants : un peu de gêne, un peu de tiraillements, surtout quand il y avait de l'humidité dans l'atmosphère. La tête se mouvait dans tous les sens aussi bien qu'auparavant.

Telles étaient les seules lésions syphilitiques qu'eût le malade. Je fus étonné de ne plus trouver dans les poumons aucun foyer morbide bien caractérisé. Plus de craquements aux sommets ; pas de toux, ni de fièvre vespérale, ni de sueurs nocturnes. Je prescrivis 4 grammes d'iodure de potassium.

Le 31 mars, la tumeur sterno-mastoïdienne avait un peu diminué, mais surtout les deux tumeurs gommeuses sous-cutanées. Le malade se sentait beaucoup mieux.

Le 12 avril (18e jour du traitement à 4 grammes d'iodure par jour), les deux gommes avaient presque entièrement disparu sans s'ouvrir. La tumeur sterno-mastoïdienne remontait moins haut et était moins large. Elle avait diminué d'un tiers environ. Même dureté ; la partie fluctuante s'était en partie résorbée sans s'ouvrir ; aucun trouble fonctionnel ; appétit féroce ; sommeil ; retour des forces ; rien de nouveau du côté de la poitrine. — Les jours suivants guérison assez rapide.

Voici un autre cas de syphilome sterno-mastoïdien, qui est aussi du plus grand intérêt.

— Un homme âgé de 55 ans, dont la santé avait été détériorée par des privations et par un catarrhe grave de la vessie, contracta un chancre infectant qui fut suivi d'une éruption syphilitique sur le cuir chevelu, d'une ulcération considérable au voile du palais et de douleurs ostéocopes. Ces accidents se succédaient depuis plusieurs années et persistaient encore lorsque le malade entra dans le service de Bouisson, à l'hôpital général de Montpellier. On lui fit subir un traitement mercuriel, mais la pharyngopathie s'aggrava, et, quelques mois après, une partie du voile fut détruite, la luette tomba et il survint une laryngopathie ulcéreuse, etc.

C'est vers cette époque que le malade s'aperçut pour la première fois d'une tumeur sur la partie antérieure du cou. Les douleurs ostéocopes étaient revenues.

« La partie la plus volumineuse de cette tumeur correspondait à la poignée du sternum, au niveau de l'insertion des muscles sterno-mastoïdiens ; elle avait dans ce point le volume d'une orange, et paraissait un peu bilobée, chaque lobe correspondant lui-même à l'extrémité inférieure des muscles désignés. L'extrémité supérieure de chaque lobe se prolongeait dans la direction du muscle sterno-cléido-mastoïdien, à peu près jusqu'à la hauteur de l'os hyoïde, Le muscle était triplé de volume de chaque côté et faisait, par conséquent, un relief considérable. L'ensemble de la tumeur présentait une sorte de corde demi-elliptique renflée au point de jonction qui correspondait au sternum. Cette tumeur était d'une dureté remarquable, surtout au niveau de son prolongement le long du cou ; elle n'offrait, au reste, aucune trace de fluctuation ni de disposition lobulée de densité inégale. Aucun battement ne s'y faisait sentir et la peau qui la recouvrait ne présentait ni adhérence ni coloration anormale. La portion libre des sterno-mastoïdiens était seule contractile, mais une raideur complète empêchait la contraction de la moitié inférieure de ces muscles, et cette disposition gênait les mouvements du cou, particulièrement ceux de flexion. Au reste, il y avait peu de sensibilité à la pression, et la douleur spontanée qui s'y manifestait n'était ni pulsative, comme dans les douleurs inflammatoires, ni lancinante comme dans le cancer. C'était une douleur sourde et continue comme celle que la syphilis détermine dans la périostose et s'exaspérant dans la nuit et les temps humides. » L'iodure de potassium ne fut donné qu'à la dose moyenne de 60 à 75 centigrammes par jour. Néanmoins, dès le vingtième jour, la tumeur avait diminué de moitié. Un mois après, disparition complète de la portion sternale ; plus tard, guérison complète [1].

Cette observation est un type remarquable de tumeurs gommeuses, qui résume presque

1. Résumé d'une observation du professeur Bouisson, *Mémoire sur les tumeurs syphilitiques des muscles et de leurs annexes*, p. 4-6.

Le Dr Siry a publié une observation de *tumeurs syphilitiques des muscles sterno-mastoïdiens*, qui présente une grande analogie avec celle de Bouisson (*Progrès médical*, année 1875, p. 242).

La malade, âgée de 32 ans, avait probablement contracté la syphilis à l'âge de dix-sept ans, dans les premiers mois de son mariage, puisqu'elle eut à cette époque des éruptions sans prurit sur les seins et à la partie interne des grandes lèvres, et qu'elle accoucha d'un premier enfant mort-né à huit mois, puis d'un second qui ne vécut que six semaines, et d'un troisième qui, après avoir commencé à dépérir vers son soixante-dixième jour, mourut à l'âge de seize mois. Plus tard, elle eut trois enfants dont la santé fut toujours bonne. — Cette dame se porta bien jusqu'à l'âge de trente-un ans environ, c'est-à-dire jusqu'à la treizième ou quatorzième année de la syphilis, en admettant qu'elle l'eût contractée à l'époque précédemment indiquée. C'est alors qu'après avoir eu des rougeurs violacées dans la région sous-claviculaire gauche pendant sept mois, le tiers supérieur de la région sternale se tuméfia peu à peu, puis les deux sterno-mastoïdiens se prirent et furent transformés, dans presque toute leur totalité, en deux *cordons durs* qui reproduisaient la forme et le volume du muscle. Un an après le début des accidents, une petite ulcération se montra sur le sterno-mastoïdien droit.

« Le haut de la région sternale est, dans une étendue de 6 à 7 centimètres, bombé, d'une résistance un peu élastique à la pression et sans changement de couleur du tégument. Sur la partie inférieure du sterno-mastoïdien gauche, la peau est violacée, un peu amincie et adhérente aux organes sous-jacents, dans trois points, de la superficie d'un gros pois. L'ulcération du sterno-mastoïdien droit, située à 1 centimètre au-dessus de son attache inférieure, est profonde de 5 millimètres au moins et douloureuse au toucher ; elle revêt une forme ovalaire dont le plus grand diamètre, parallèle à la direction du muscle, mesure 3 centimètres. Les bords de cet ulcère sont décolorés dans une étendue d'un centimètre, très transparents, et son fond, d'une consistance ferme et d'une coloration blanchâtre, sécrète un liquide séro-purulent. »

La malade, traitée par l'iodure de potassium, fut guérie au bout de trois mois. Évidemment cette lésion était syphilitique. La maladie constitutionnelle ignorée ou méconnue jusqu'alors avait évolué librement. Après des débuts obscurs qui remontaient à quatorze ans, elle produisait une affection syphilitique de la partie supérieure du sternum et des muscles mastoïdiens, et cette affection était à peu près exactement symétrique dans les deux muscles. (Consulter sur *les affections syphilitiques du sterno-mastoïdien*, les thèses de Balleret, Lyon, 1878 et de Lécuyer, Paris, 1881.)

tous les caractères des myopathies analogues. La filiation des accidents constitutionnels est facile à suivre. La nature de la production morbide, malgré les difficultés de diagnostic que présente la région du cou, était évidente dès les premiers jours ; mais, eût-elle été incertaine, que l'action merveilleuse de l'iodure de potassium aurait suffi pour lever tous les doutes. Cette tumeur était symétrique et développée d'un côté autant que de l'autre. Dans une belle leçon sur les tumeurs syphilitiques musculaires, Nélaton faisait remarquer, en 1861, qu'une chose à noter dans leur histoire c'est qu'il était assez commun de les voir affecter, dans leur développement, comme certaines maladies constitutionnelles, une symétrie frappante. Nous sommes donc loin de l'opinion de Hutchinson sur l'*asymétrie* des accidents tertiaires. Souvent les exostoses sont symétriques. Beaucoup de tumeurs non syphilitiques se développent aussi d'une façon symétrique. J'ai recueilli, à l'hospice des Ménages, un cas très curieux de lipomes qui, quoique en nombre très considérable, présentaient tous une identité presque complète, de chaque côté du corps, au point de vue du siège, du volume, etc.

Les myogommes syphilitiques ont des dimensions très variables. Elles deviennent quelquefois énormes, ainsi que le prouve le fait suivant :

— Chez une journalière, âgée de 53 ans, qui présentait une paralysie presque complète des extrémités inférieures, on constata, dans le service du professeur Frerichs, l'existence d'une tumeur ovale, allongée, très compacte, assez douloureuse, placée à côté de la colonne vertébrale. Elle s'étendait de la première vertèbre dorsale jusqu'à la huitième et écartait l'omoplate de la paroi thoracique.

Après s'être accrue au début, cette tumeur s'atrophia au point qu'on ne pouvait plus la sentir. La malade prenait de l'iodure de potassium. Elle n'en eut pas moins des eschares, de la cystite, des vomissements, des troubles de la respiration et de la parole, et elle mourut par suite de l'aggravation progressive des accidents cérébro-spinaux.

« L'autopsie démontra, outre une cicatrice à l'entrée du vagin, une dégénérescence des cordons postérieurs de la moelle épinière, au point que, des deux côtés du long sillon postérieur, il ne restait qu'une traînée blanche et étroite. Les restes de la tumeur dans le long dorsal étaient très considérables et se prolongeaient assez loin dans toute l'étendue qui avait été remarquée originairement. Dans de grandes portions, les fibres musculaires avaient complètement disparu ; dans d'autres, on pouvait encore les reconnaître, tandis que le muscle avait été remplacé par une masse en partie d'un gris blanchâtre, en partie jaune, disposée en faisceaux continus. Les limites de cette nouvelle masse n'étaient nulle part bien nettes. Au microscope, cette masse était composée d'un tissu granuleux très épais, à petites cellules, qui, en beaucoup d'endroits, était en pleine métamorphose graisseuse et passait rapidement à l'état de masse caséeuse granuleuse, et qui, formée en partie de tissu connectif interstitiel, en partie de tissu connectif calleux de nouvelle formation, était disposée en séries qui répondaient à la direction des faisceaux fibreux[1] ».

Comme le fait remarquer le professeur Virchow, cette observation laisse beaucoup à désirer au point de vue des antécédents ; mais la composition anatomique de la tumeur et sa diminution partielle, si rapide dans les derniers temps de la vie, démontrent suffisamment son origine syphilitique.

Anatomie pathologique. — Avant d'aborder la structure des myogommes syphilitiques, signalons encore quelques particularités de leur histoire. D'après Virchow, les muscles des extrémités inférieures, de la nuque et du cou y sont surtout exposées. Malgré son volume considérable, la tumeur a plutôt le caractère d'un gonflement qui se rattache à la forme du muscle que celui d'une production indépendante.

1. Résumé d'une observation de Virchow, *Pathologie des tumeurs*, t. II, p. 431.

Les myogommes, à cause de leur tendance à envahir les extrémités des muscles, se compliquent souvent de tumeurs gommeuses des tendons et de périostoses. Elles peuvent aussi envahir les parties voisines, surtout pendant leur période de ramollissement, et entraîner des pertes de substance considérables.

Il est bien établi aujourd'hui que les myogommes syphilitiques n'ont pas leur point de départ primitif dans la fibre musculaire, mais bien dans le tissu conjonctif interstitiel des muscles. C'est au sein de ce tissu que leurs éléments prennent naissance et prolifèrent. La partie active de l'organe n'est atteinte que consécutivement.

On s'accorde à reconnaître, avec Bouisson, trois degrés dans leur processus anatomo-pathologique.

Premier degré. — Gonflement local et circonscrit dans une étendue plus ou moins considérable du muscle, ayant une consistance plus grande que celle de l'œdème. Sur la section de la partie malade, faisceaux musculaires décolorés, au milieu d'un épanchement plastique de couleur grisâtre.

Deuxième degré. — Ramollissement de la matière épanchée, et sa transformation en un liquide visqueux, filant, semblable à une solution de gomme. Quand une inflammation intercurrente se manifeste au sein de la tumeur, ou plutôt à sa périphérie, le processus peut prendre les allures d'un phlegmon ; du pus se forme au centre du muscle, les fibres ramollies se détruisent, et il se fait des délabrements plus ou moins considérables. « Je soupçonne, dit Bouisson, que plusieurs abcès intra-pelviens, des psoïtis ou des inflammations destructives du muscle iliaque interne, ne sont que des phlegmasies syphilitiques des muscles de la région lombo-pelvienne. J'ai plusieurs fois observé des complications de ce genre chez des sujets atteints de syphilis, et, récemment, j'ai appelé l'attention des élèves qui suivent ma clinique sur un fait de cette nature. Il s'agissait d'un soldat qui portait à l'aine un bubon constitutionnel, consécutif à un chancre induré. Pendant son séjour à l'hôpital, ce malade fut pris d'inflamma- chronique des muscles psoas et iliaque du côté gauche. Une tumeur considérable, formée dans le bassin, vint faire saillie au niveau du ligament de Fallope. Il fallut donner issue, à l'aide du bistouri, à une énorme collection. Le malade, soumis à un traitement antivénérien, se rétablit complètement.

Le liquide qui résulte du ramollissement des myogommes musculaires est quelquefois brunâtre et résulte d'un mélange de sang et de pus. Ce fait s'observe toujours, d'après Nélaton, quand ces tumeurs occupent les membres inférieurs et que le malade a continué à marcher.

Troisième degré. — Induration des tumeurs syphilitiques musculaires non ramollies. Leur transformation en tissu simplement scléreux ou en tissu subcartilagineux, cartilagineux et osseux. Dans la collection du professeur Dubrueil, de Montpellier, existe le squelette d'un Arabe qui avait eu la syphilis, et chez lequel, outre de nombreuses exostoses, il y avait eu ossification d'un grand nombre de muscles à leur point d'insertion. Les productions osseuses de ce squelette sont styliformes, laminées ou de toute autre configuration, suivant la configuration des muscles qui ont participé à l'altération.

L'analyse microscopique des myogommes syphilitiques a démontré qu'elles étaient essentiellement constituées par un tissu de granulations très compacte, à petites cellules, siégeant dans le tissu connectif intramusculaire. La dégénérescence graisseuse s'empare vite de ce tissu embryonnaire. Les cellules disparaissent alors complètement et il ne reste qu'une masse amorphe en apparence, riche en graisse et composée d'une masse finement granulée.

Pendant le stade cellulaire des myogommes syphilitiques, qui dure chez elles beaucoup plus longtemps, d'après Virchow, que dans toute autre espèce de tumeurs de ce genre, à l'exception peut-être des tumeurs cérébrales, on rencontre un très grand nombre de petites cellules, rondes pour la plupart et à un noyau (Robin).

Il est rare qu'on constate des cellules de pus au sein des myogommes syphilitiques, à moins qu'un travail phlegmoneux n'ait envahi leur périphérie et hâté leur ramollissement. On a confondu avec du pus les éléments désagrégés provenant de la régression graisseuse. Cette erreur était commune avant qu'on eût recours à l'examen microscopique.

Au pourtour des myogommes, les fibres musulaires sont pâles, atrophiées, granuleuses. Elles finissent par disparaître ou se transformer en tissu scléreux.

« Comme les grandes dimensions des myogommes syphilitiques les placent à côté des formes les plus complètes de ce genre, il est d'autant plus facile, dit Virchow[1], de les confondre avec d'autres productions, surtout avec les sarcomes à petites cellules. Sidney Jones[2] a décrit quelques cas très caractéristiques de ce genre dans les muscles de l'épaule et du bras, et Senftleben a signalé particulièrement leur analogie avec les fibroïdes[3]. »

Symptomes. — Il arrive rarement que l'apparition des myogommes syphilitiques soit précédée de vives douleurs. On observe plutôt, dans l'endroit où elle doit se faire, un sentiment plus ou moins pénible de gêne, qui s'exaspère pendant la contraction du muscle. Mais en même temps que le trouble local de la sensibilité, il peut exister les douleurs ostéocopes caractéristiques ou des céphalées propres à la période des productions gommeuses. A cette période des myogommes, on ne découvre pas encore de tumeur proprement dite ; il n'y a qu'un simple changement de consistance dont il n'est possible de se rendre compte que pendant le relâchement du muscle. C'est une dureté diffuse, homogène, profonde qui fait corps avec l'organe, est dégagée de toute connexion avec le tissu cellulaire sous-cutané, et qui s'immobilise ou peut être déplacée suivant que les fibres musculaires sont au repos ou en état de contraction. Quand on palpe cet empâtement dur, on ne peut pas le circonscrire ; il se confond insensiblement par ses bords avec le tissu musculaire qui l'environne et reste ainsi pendant plus ou moins longtemps indécis dans ses contours. Sa forme se modèle presque toujours sur celle du muscle et elle épaissit dans tous les sens la portion qu'elle a envahie. Une douleur sourde, accrue par la palpation et par la contraction musculaire, parfois des élancements, un obstacle

1. *Loc. cit.*, p. 17.
2. Sidney Jones, *Transact. of the Path. soc. Lond.*, vol. VII, p. 346, pl. X, f. 5-6, vol. XI, p. 246.
3. Senftleben, *Arch. f. klin. Chirurg.*, t. I, p. 107.

qui semble empêcher le muscle d'obtenir le maximum en effort contractile, mais n'apporte qu'une gêne modérée à l'exercice de ses fonctions, tels sont les troubles physiologiques de cette première période.

On comprend du reste qu'il doit exister une grande variété dans ces symptômes suivant la position du muscle, l'étendue de la production morbide, l'indolence ou l'activité de son processus. Lorsque par exemple les myogommes syphilitiques sont très superficielles et évoluent rapidement, la peau qui les recouvre peut être légèrement altérée; elle prend une faible teinte violacée et perd de sa mobilité par suite de l'œdème sous-cutané qui se produit à la surface de la tumeur. Mais cette participation de la peau et des parties voisines de la tumeur au travail morbide qui s'accomplit dans son intérieur s'observe surtout dans les myosites spécifiques, et pour les myogommes, pendant la phase de leur ramollissement.

Peu à peu et toujours très lentement, ces productions gommeuses augmentent de volume et se convertissent en véritables tumeurs. Par suite, leur physionomie s'accentue et devient plus personnelle en se dégageant, par des signes caractéristiques, du tissu musculaire d'où elles émergent. Dans cette période d'état, le volume des gommes musculaires peut acquérir des dimensions considérables; ce ne sont plus alors des nodosités, mais des tumeurs qui s'étalent sur toute une région, envahissent ou refoulent toutes les parties adjacentes. Leur forme varie suivant les muscles; mais, en général, elle est fusiforme, globuleuse ou ovoïde. Elle change du reste avec le temps, parce que, à mesure que la tumeur augmente, elle peut être gênée, arrêtée dans un sens ou dans un autre, soit par des os, soit par des aponévroses. Les myogommes syphilitiques qui envahissent la partie moyenne du muscle sont en général plus régulières que celles de leurs extrémités. On peut apprécier cette forme avec le seul secours de la vue, quand la tumeur fait une saillie considérable au dessous de la peau, ce qui a lieu pour les muscles superficiels. Mais, pour la déterminer nettement, il faut recourir à la palpation. Au moyen de ce mode d'exploration on constate que la tumeur a des contours qu'on peut limiter, sinon dans toute son étendue, du moins dans quelques parties. Si le muscle est très long et qu'elle en occupe la partie moyenne, on peut la saisir dans tous les sens et juger ainsi exactement de son volume. Mais, dans les grands muscles, elle se perd par sa base au milieu de leurs fibres, et l'on n'arrive à explorer que ses bords et sa surface extérieure. Ces bords et cette surface sont réguliers, excepté quand ils contractent des adhérences ou poussent des prolongements sur les parties voisines.

La consistance des myogommes syphilitiques, pendant la période d'état, est plus ferme qu'au début; elle se distingue facilement, sur presque tous les points, de la flaccidité pâteuse des fibres musculaires pendant le relâchement, et de la dureté particulière qu'elles prennent en se contractant. Cette circonstance propre aux tumeurs gommeuses musculaires est donc permanente, c'est-à-dire la même à tous les moments. Elle est, de plus, homogène, c'est-à-dire la même dans toutes ses parties. — Un point important dans la symptomatologie des myogommes syphilitiques, c'est le plus ou moins de facilité à leur imprimer des mouvements. Cette remarque, qui a été faite par Warren, est applicable du reste à toutes les tumeurs musculaires, quelle que soit leur nature. Ces tumeurs, lorsquelles sont confinées dans le muscle et n'ont pas contracté d'adhérence avec les parties voisines, ont toujours un degré plus ou moins grand de mobilité qui est variable suivant les muscles. Mais cette mobilité n'existe que lorsque le muscle est au repos. Du moment qu'il se contracte, elle disparaît, et fait place à une fixité qui dure aussi longtemps que la contraction musculaire, augmente, diminue ou disparaît avec elle.

Dans les myogommes syphilitiques à marche très lente, la peau reste libre, intacte, sans changement de coloration, alors même qu'ils sont très superficiels. Mais moins rarement que dans la première période de leur évolution, elle prend une teinte violacée ou perd de sa mobilité par suite de l'engorgement œdémateux du tissu cellulaire sous-cutané. Ces modifications révèlent habituellement le travail continu de désorganisation qui s'accomplit dans leur intérieur, ou bien elles sont l'indice de quelque complication. Rigoureusement, elles appartiennent donc plutôt à la période d'involution qu'à la période d'état.

Les troubles fonctionnels consistent en une gêne plus grande dans l'exercice du muscle. Il perd de sa force à la longue; mais on voit qu'il est surtout entravé pour ainsi dire matériellement dans son action; que l'irritabilité de sa fibre, que son innervation ne sont pas en jeu, comme dans les myopathies avec contracture. Pourtant il se produit quelquefois de véritables rétractions. La douleur, spontanée ou à la pression, reste sourde et ne s'élève jamais à un haut degré d'intensité. Si elle devient très vive, irradiante, paroxystique, c'est que la tumeur a envahi quelques-uns des gros cordons nerveux avec lesquels elle est en contact. On observe alors les phénomènes paralytiques et douloureux qui sont propres à la compression des nerfs. En même temps que ces phénomènes, il en survient quelquefois d'autres, également à distance, tels que la teinte cyanique, l'œdème de l'extrémité du membre, etc., lorsque la compression porte aussi sur les veines et gêne la circulation en retour. C'est alors que la température du membre affecté peut s'abaisser; mais, sauf ces circonstances exceptionnelles, elle reste à l'état normal, même au niveau de la tumeur, qui ne s'échauffe que lorsqu'elle se complique d'inflammation périphérique ou se précipite violemment dans la phase régressive.

C'est cette phase en effet qui est la plus compliquée et la plus féconde en incidents de toutes sortes. C'est elle qui modifie la physionomie de l'affection, l'altère ou la change complètement, au point de dérouter l'observateur qui n'a pas été témoin des périodes antérieures. — Ce qui caractérise essentiellement cette période, c'est le passage de l'état solide à l'état liquide. Une pareille transformation peut s'effectuer sans autre changement notable que la consistance de la tumeur. De dure, elle devient peu à peu molle, du centre à la périphérie, de la profondeur à la surface. Elle finit par se liquéfier dans sa totalité, par être fluctuante sur tous ses points, et elle présente alors les mêmes caractères qu'un abcès froid sous-cutané ou une tumeur sous-cutanée ramollie. Mais la peau reste rarement intacte; elle commence par perdre de sa mobilité, puis elle devient violacée, s'amincit, prend plus tard une teinte rouge foncé et se perfore à la longue sur un ou plusieurs points de la collection, s'ulcère et se détruit. La tumeur évacue son contenu, qui est filant, gommeux ou ressemble à du pus. Il en résulte une cavité ulcéreuse plus ou moins vaste, à bords taillés à pic, à parois stratifiées comme celles des ulcérations gommeuses, à fond grisâtre, inégal, fongueux, constitué par la portion non ramollie du néoplasme qui la sépare des fibres musculaires ou des parties adjacentes. — Si peu actif que soit ce travail de transformation, il ne s'accomplit pas sans développer autour de lui quelques phénomènes d'irritation inflammatoire qui s'ajoutent à ceux de la tumeur et produisent une aggravation des troubles fonctionnels déjà existants ou en suscitent de nouveaux.

Mais les choses ne se passent pas toujours avec cette simplicité, surtout dans les myogommes syphilitiques volumineuses des grands muscles. Elles commencent par perdre leur mobilité, même pendant le relâchement du muscle; elles contractent des adhérences avec les parties voisines, les englobent, les compriment, déterminent un œdème demi-inflammatoire ou même phlegmoneux du tissu cellulaire souscutané, tendent la peau qui devient adhérente, rouge, chaude, luisante, s'amincit rapidement, se décolle, s'ulcère et livre passage à une matière brunâtre, épaisse, filante, au milieu de laquelle on trouve parfois des bourbillons, des flocons plus ou moins étendus de tissu cellulaire mortifié, indice du travail, non plus de régression calme, moléculaire, mais de destruction rapide, de sphacèle en masse, qui s'est emparé de la tumeur et des parties adjacentes. Nul doute qu'en pareil cas on ne parvînt à découvrir, à l'aide du microscope, des débris de fibres musculaires au milieu des produits liquides ou solides qui sortent de la cavité si brusquement formée. Le ramollissement inflammatoire des myogommes, avec complication de sphacèle, ne s'effectue jamais, ainsi que l'a fait remarquer Nélaton, quand la tumeur est purement musculaire.

Processus. — Entre les deux degrés extrêmes de la phase régressive que je viens de décrire, il y a des variétés très grandes dans la forme, la durée, les limites, le mode symptomatique de l'involution. Il me paraît inutile d'entrer à cet égard dans des détails oiseux et dont on peut facilement se rendre compte en combinant, suivant toutes les proportions, les éléments propres à la régression de la tumeur, avec les phénomènes inflammatoires ou gangréneux qu'elle peut susciter autour d'elle. — Mais fort heureusement ces terminaisons, qui, même dans les cas les plus favorables, sont toujours plus ou moins destructives, ne se produisent qu'exceptionnellement. La marche lente de la tumeur avant cette période a permis de reconnaître sa nature et de lui opposer la médication la plus propre à la faire disparaître, avant qu'elle ait accompli le cercle complet de son évolution. Il est probable aussi que quelques myogommes syphilitiques ont de la tendance à guérir spontanément, comme il en est d'autres que le traitement n'arrête pas et qui aboutissent fatalement à leurs dernières conséquences.

Le mode de terminaison le plus favorable est la résorption graduelle et complète de la tumeur. Comme elle n'a fait qu'écarter, que dissocier les fibres musculaires, celles-ci peuvent revenir à leur état normal, pourvu qu'elles n'aient pas été trop longtemps comprimées. Le muscle recouvre donc, avec son volume normal, sa souplesse et sa contractilité. Il est rare qu'il reste faible ou atrophié d'une manière définitive. — Il n'en est pas ainsi quand la tumeur se ramollit et se convertit en une ulcération plus ou moins vaste. La substance du muscle subit une déperdition plus ou moins considérable ; elle est remplacée par un tissu de cicatrice inerte, après la guérison de la tumeur gommeuse. Les désordres fonctionnels qui en résultent sont proportionnés à l'étendue de la lésion. — Parmi les autres modes de terminaison, je me contenterai de signaler celui que j'ai déjà décrit à propos des myosites, c'est-à-dire la transformation des produits néoplasiques en tissu scléreux, sans ramollissement et sans ulcération préalable de la tumeur. On l'observe plus rarement dans les myogommes que dans les myosites.

Diagnostic. — Comme dans toutes les affections qui procèdent d'une cause constitutionnelle, les antécédents, le processus de la maladie générale, la simultanéité d'accidents qui révèlent son existence d'une façon péremptoire, etc., etc., sont autant de circonstances capitales dans la question du diagnostic. Il est bien clair, en effet, que, si une tumeur musculaire se développe en même temps que des périostoses, des syphilides ulcéreuses, des syphiloses pharyngo-nasales, ou autres accidents de la période gommeuse, on pourra dire, à priori, et sans crainte de se tromper, qu'il s'agit d'un myogomme syphilitique. Mais s'il est impossible de découvrir aucune coïncidence pathologique révélatrice de la cause spécifique ; si en fouillant le passé du malade on ne trouve aucune trace positive de son action locale ou générale ; si la lésion apparaît isolée dans la vie actuelle de l'individu et sans racines dans sa vie antérieure, le jugement qu'on portera sur elle, au lieu d'être primesautier, devra se baser sur une analyse minutieuse et comparative de tous les caractères physiques de ces tumeurs et des tumeurs qui leur ressemblent le plus. En procédant de cette façon on peut, avec les seuls phénomènes intrinsèques, diagnostiquer la nature de ces productions morbides.

Il n'en est pas ainsi lorsqu'on ne les observe qu'à leur période de ramollissement ou lorsque, quittant leur siège primitif, elles s'étendent aux partis voisines, y suscitent des phlegmons consécutifs, inflammatoires ou gangréneux. — On est alors en présence d'une collection liquide, à allures plus ou moins suspectes, dont on ne découvre pas toujours le point de départ au moyen d'une exploration physique, si habile qu'elle soit. C'est dans le récit plus ou moins exact que fait le malade des états successifs par lesquels a passé la tumeur avant d'en venir au point où elle en est, qu'on trouvera les éléments les plus certains du diagnostic[1].

1. Les affections musculaires, avec lesquelles on pourrait confondre les myosyphilomes, sont : 1° le *cancer ;* 2° les *fibromes*, avec ou sans ossification ; 3° les *kystes hématiques* consécutifs à des tumeurs sanguines, qui sont fluctuants ; 4° les *kystes hydatiques ;* 5° les *hématomes ;* ils ne reproduisent pas la forme du muscle, ils atteignent du premier coup leur maximum de volume ; plus tard, ils diminuent, soit qu'ils se convertissent en un kyste liquide ou en un dépôt fibrineux ; 6° les *affections simplement inflammatoires* des muscles, *abcès* et *myosites*. Les *abcès chauds* des muscles sont très rares ; on les

Mais ici il peut arriver qu'on soit parfaitement édifié sur la nature spécifique d'une tumeur gommeuse qui siège dans la région qu'occupent tels ou tels muscles, mais qu'on soit fort embarrassé pour lui assigner un siège précis, pour établir par exemple si elle est sous-cutanée, aponévrotique ou musculaire. Entre les gommes sous-cutanées et les myogommes syphilitiques, la distinction est généralement facile. Il n'en est pas de même entre les tumeurs aponévrotiques et les musculaires. Du reste, peu importe : les tumeurs musculaires envahissent d'ordinaire les aponévroses et réciproquement. Ces subtilités diagnostiques ne sont d'aucune utilité.

Les tumeurs musculaires syphilitiques ne se compliquent point d'adénopathies, ou, si les ganglions s'engorgent, c'est dans une faible mesure et autant par suite d'un travail irritatif commun ou sympathique, que par suite d'une action spécifique, aboutissant à une néoplasie[1]. Il n'en est pas ainsi dans les sarcomes des muscles qui présentent quelquefois une grande ressemblance avec les myogommes syphilitiques. L'envahissement des ganglions par un tissu de même nature que le sarcome est, pour ainsi dire, fatal à un moment du processus. C'est une circonstance diagnostique qui pourrait être d'une grande valeur si toutes les autres faisaient défaut.

Enfin, quand on est obligé de suspendre son jugement, quand on hésite, par exemple, entre un fibroïde et un myogomme, le traitement spécifique, qu'il ne faut pas manquer de prescrire dans les cas douteux, ne tardera pas à dissiper toutes les incertitudes[2].

Fréquence. — Les myopathies gommeuses, de même que les myo-

rencontre le plus souvent dans la langue et dans les muscles du bras ; ils restent petits et globuleux. Les *abcès froids* sont plus communs que les chauds et ils dépendent généralement de la scrofule. Ils sont parfois bien limités et fort difficiles à distinguer des tumeurs solides. C'est avec eux que les myosites chroniques syphilitiques pourraient être quelquefois confondues. Les *myosites traumatiques* sont mal connues ; elles ont sans doute une marche plus aiguë, elles provoquent une sensibilité plus vive et se terminent plus promptement, soit par résolution, soit par suppuration ; 7° les *phlébites intramusculaires*, chez les sujets porteurs de varices ; elles pourraient simuler les myosites gommeuses, mais alors les douleurs sont fort vives, les mouvements spontanés des muscles deviennent impossibles et il y a généralement de la fièvre.

1. Les ganglions peuvent être envahis, eux aussi, par des tumeurs gommeuses ; mais ce serait l'effet du hasard qu'ils le devinssent précisément dans la sphère de la circulation lymphatique des myogommes.

2. J'ai éprouvé une fois quelque embarras pour préciser le siège d'une énorme tumeur gommeuse que j'ai traitée pendant sa phase de suppuration. Le malade, âgé de 57 ans, avait contracté un chancre infectant ulcéreux en février 1872. Les accidents consécutifs furent insignifiants et se bornèrent à quelques maux de gorge, à des croûtes dans les cheveux ; il n'y eut pas même de roséole, où elle passa inaperçue. Depuis cette époque,

sites, et les myopathies avec contracture, n'occupent qu'une place relativement peu considérable dans l'ensemble de la pathologie syphilitique. Les deux dernières sont moins rares que les premières. Il est certain qu'on observe aujourd'hui beaucoup moins qu'autrefois les déterminations graves de la syphilis sur les muscles. Ce fait tient-il à une diminution de gravité dans tous les phénomènes qui lui sont propres? Je serais disposé à le croire. La syphilis s'atténue, de nos jours, dans le nombre et la sévérité de ses manifestations. Les muscles sont peut-être de tous les organes ceux qui en ont bénéficié le plus. Le cerveau, au contraire, et la moelle épinière paraissent plus attaqués par la maladie constitutionnelle, qu'il y a seulement un demi-siècle ou un siècle.

On dirait donc que, suivant les époques, il y a des déplacements dans la distribution de l'activité syphilitique. Mais n'est-ce pas plutôt, de notre part, une illusion d'optique qui nous fait supposer que les phénomènes morbides, découverts ou étudiés plus spécialement par nous, n'ont pas de passé et appartiennent en propre à notre génération?

Quoi qu'il en soit, les gommes musculaires sont rares. M. le Dr Louis

les accidents syphilitiques ne se sont pas reproduits, et, sauf plusieurs bronchites, M. X... a toujours eu, après comme avant sa syphilis, une très bonne santé. Il n'a été traité, pendant quelques jours, que par une personne étrangère à la médecine.

En mars 1876 (4e année de la syphilis), une grosseur poussa sur le bras gauche, en dehors et un peu en arrière, à quatre ou cinq centimètres au-dessus de l'épicondyle, sans causer de douleurs et sans entraîner aucun trouble de la santé générale, ni d'autre lésion fonctionnelle, qu'un peu de gêne dans les mouvements du membre. Cette tumeur devint peu à peu très volumineuse, d'une grande dureté, et s'ouvrit spontanément en janvier 1877. Aucun traitement n'avait été institué.

Lorsque ce malade vint me consulter, le 29 mars 1877 (5e année de la syphilis), je constatai l'état suivant : bronchite chronique et emphysème ; bonne santé générale ; cicatrice du chancre infectant dans le sillon balano-préputial à gauche. Ulcération de 0,05 centimètres de longueur sur 0,03 de largeur, ovalaire de haut en bas, occupant le lieu sus-indiqué, profonde, à bords taillés à pic et décollés en haut, reposant sur une vaste base d'induration qui a deux fois sa superficie et qui plonge dans les régions profondes du bras, dans les masses musculaires, jusqu'au voisinage de l'os. Cette masse gommeuse ulcérée est indolente ; elle ne cause que peu de gêne dans les mouvements du membre. Néanmoins, elle me semble occuper non seulement la peau et le tissu cellulaire, mais la partie externe du muscle triceps. La question est de savoir si elle a débuté par le muscle ou si elle ne l'a envahi que consécutivement. Je pencherais pour cette dernière hypothèse. Il n'existait aucune autre manifestation syphilitique ; mais il n'était pas douteux que la lésion ne fût gommeuse. Le traitement à lui seul l'aurait prouvé. Je prescrivis 4, puis 6 grammes d'iodure de potassium par jour et des pansements avec un mélange à parties égales de masse emplastique de Vigo hydrargyrisé et d'onguent napolitain. Le 11 avril, cette grande ulcération était diminuée de plus de moitié. Les dix-sept jours de traitement avaient en outre fait disparaître une grande étendue de l'induration périphérique, sans permettre, toutefois, de savoir par où avait débuté la production morbide. Guérison au bout d'un mois.

Jullien n'a trouvé que onze cas de myopathies syphilitiques sur deux cent vingt-quatre cas de syphilis tertiaire.

Les statistiques ne fournissent aucune indication positive sur l'âge, le sexe, l'époque d'apparition des myopathies syphilitiques. Tout au plus pourrrait-on dire que la syphilis non traitée expose plus aux gommes musculaires que la syphilis traitée, et que, parmi les syphilis traitées, celles qui ne le sont qu'à partir des accidents secondaires y exposent moins que celles qui le sont *ab initio*. Nélaton, dans une excellente leçon sur les gommes musculaires, dit à ce sujet « qu'une remarque très curieuse à faire, c'est que ces tumeurs ne se produisent jamais chez des sujets très jeunes ; que, même dans le cas où elles sont le résultat de l'hérédité, elles n'apparaissent jamais avant un certain âge. » Il admet deux modes de terminaison : 1° guérison complète par résorption graduelle, avec retour de la souplesse et de la contractilité des muscles ; — 2° ramollissement avec ses conséquences variées. Il peut y avoir guérison, mais non sans altération des muscles, telles que atrophie, rétractions et difformités consécutives. Il ajoute que ces divers modes de terminaison dépendent de l'âge de la tumeur. Au delà de 4, 5 ou 6 mois, se demande-t-il, la simple résorption n'est-elle plus possible ? Il croit qu'il y a des chances de succès tant que la tumeur est encore solide et ferme.

Je ne traiterai point spécialement du pronostic, puisqu'il est compris dans tout ce que j'ai dit jusqu'ici, et peut s'en déduire facilement.

Traitement. — Les myopathies légères, du premier et du second degré, cèdent à l'emploi du mercure seul. Mais il vaut mieux administrer la médication mixte ; elle m'a paru beaucoup plus efficace. Les moyens locaux, tels que émollients irritants, résolutifs, frictions avec des pommades mercurielles et iodurées, applications de bandelettes de Vigo, etc., sont d'utiles adjuvants pour le traitement interne. — Dans les myopathies gommeuses, il est nécessaire de donner l'iodure de potassium à de très hautes doses pour produire une résolution rapide et prévenir les dégénérescences du muscle et les infirmités qu'elles entraînent. Mais on ne réussit pas toujours, même en instituant la médication en temps opportun et à doses convenables. Quelques cas, très rares il est vrai, sont réfractaires à l'action de l'iodure de potassium. Dans d'autres, l'état cachectique l'empêche de développer toute la plénitude de ses effets curatifs. Des circonstances aussi contraires ne se présentent qu'exceptionnellement, et la plupart du temps, lorsqu'on a découvert la cause spécifique de la myopathie et que la lésion n'est pas engagée trop avant dans la régression, on peut la guérir en employant les mêmes remèdes que dans toute autre affection syphilitique.

SECTION III. *Tumeurs gommeuses des tendons. Synovites et inflammation des bourses séreuses d'origine syphilitique.*

I. TUMEURS GOMMEUSES DES TENDONS. — L'histoire des gommes qui se développent sur les tendons se rattache étroitement à celle des myogomes syphilitiques. J'ai cité des cas où la production morbide avait envahi simultanément les deux tissus. Mais quelquefois les tendons seuls sont affectés. Ce sont les plus épais et les plus résistants qui deviennent le siège le plus habituel des lésions syphilitiques. Elles prennent naissance à leur surface ou à leur centre. Nünn a observé un cas dans lequel les tendons des muscles qui s'insèrent à la partie supérieure et interne du tibia présentaient une tumeur gommeuse qui se ramollit et ulcéra la peau. Les tendons du pied étaient également altérés, et la guérison eut lieu sans aucune rétraction. Lorsque les produits gommeux occupent le centre de la corde tendineuse, comme dans un cas de gomme des tendons des fléchisseurs des doigts, observé et dessiné par M. Bouisson, les fibres sont écartées; la tumeur prend une forme ovoïde ou fusiforme, et, quand elle se ramollit, on peut y percevoir de la fluctuation. Ces petites tumeurs ont été décrites par Lisfranc sous le nom de *nodosités blanches*. Il en avait observé une assez volumineuse sur un danseur de l'Opéra; elle s'était développée dans le tendon d'Achille et elle fut guérie par l'iodure de potassium. Ce tendon, celui du biceps ou du triceps crural en sont le plus fréquemment atteints. Dans la thèse de M. Saint-Arromand (Paris, 1858), on trouve un cas ou le tendon rotulien, infiltré par la substance gommeuse était en partie détruit; l'articulation du genou était remplie d'un liquide séreux. Nélaton a observé deux tumeurs gommeuses développées dans le tendon du triceps crural; elles simulaient un corps étranger. Dans un autre cas la tumeur avait envahi le muscle droit antérieur de la cuisse et elle avait donné lieu à une hydarthrose qu'on aurait pu prendre pour une tumeur blanche.

Voici le résumé d'une observation de tumeur syphilitique siégeant sur l'extrémité inférieure de chaque tendon d'Achille. Elle a été recueillie par M. le professeur Bouisson, et se trouve dans son mémoire :

Un jeune homme, âgé de 22 ans, n'ayant jamais eu aucune manifestation scrofuleuse ni rhumatismale, contracta une blennorrhagie, suivie bientôt après d'un bubon dans chaque aine. Quelque temps après la disparition des dernières apparences de cette maladie qui dura plusieurs mois, une douleur commença à se faire sentir sur la partie la plus élevée de chaque talon; puis elle s'accompagna d'une tuméfaction qui ne tarda pas à acquérir le volume d'une noix. Cet état persista pendant près d'un an; il y eut complication d'érysipèle, puis l'affection sembla diminuer, mais les douleurs se réveillèrent avec plus de vivacité dans chaque tendon; la marche devint pénible et le malade fut obligé d'entrer dans le service de M. Bouisson. Au moment de son entrée (2e année environ) il était dans l'état suivant: « Une tumeur du volume d'une noix existe de chaque côté, au niveau de l'insertion du tendon d'Achille au calcanéum ; sa portion la plus large est à la partie déclive; elle diminue en haut et se réduit peu à peu aux dimensions du tendon lui-même. Ce dernier paraît plus affecté dans ses couches postérieure et latérale que vers sa face antérieure. La tumeur est très dure vers sa base. On dirait que dans ce point chaque calcanéum est le siège d'une exostose. La densité est moindre vers la partie supérieure, du côté droit surtout où la tumeur semble ramollie et présente une fluctuation obscure, comme si du liquide était infiltré dans un tissu cellulo-fibreux. La douleur est modérée lorsque le malade n'exécute aucun mouvement, mais elle s'accroît quelquefois spontanément pendant la nuit, et il souffre assez vivement si on comprime la partie malade ou s'il veut marcher. Sous l'influence de la contraction des fléchisseurs de la jambe, une sensation douloureuse se propage le long du tendon jusque dans la région du mollet. Du reste les deux tumeurs sont sans changement de couleur à la peau et elles ne donnent point lieu à des symptômes généraux. Toutes les fonctions s'accomplissent avec régularité. » — On prescrivit un traitement mercuriel interne et topique, puis des vésicatoires furent appliqués. La guérison, sans doute aidée par le repos, eut lieu, mais avec lenteur.

J'ai donné un long extrait de cette observation, parce qu'elle présente plusieurs points douteux sur lesquels il est essentiel d'appeler l'attention. Pour l'honorable professeur de Montpellier, la nature syphilitique de l'affection des deux tendons d'Achille paraît évidente, bien que dans les antécédents du malade on ne découvre aucune trace de chancre infectant ni d'accidents consécutifs rapprochés ou éloignés. La contagion vénérienne n'avait donné lieu, chez lui, qu'à une blennorrhagie ; et c'est presque aussitôt après la guérison de cette blennorrhagie qu'est survenue la tuméfaction douloureuse des tendons d'Achille. Eh bien, n'est-il pas permis de soupçonner que, dans ce cas, une blennorrhagie bien réelle a été, plutôt qu'un chancre hypothétique, la cause de la ténosite? A l'époque où cette observation a été recueillie, on était loin de connaître, comme aujourd'hui, les déterminations morbides que suscite l'inflammation de la muqueuse uréthrale sur les articulations. On ignorait à peu près ces déterminations, encore plus singulières, qui s'effectuent, toujours sous la même influence, sur les gaînes synoviales, sur les tendons, sur les muscles et sur les nerfs, sur le périoste. Assurément, si cette partie si intéressante de la pathologie uréthrale eût été riche alors, comme elle l'est aujourd'hui, de tant de précieuses recherches, peut-être M. Bouisson n'eût-il pas été aussi affirmatif sur la nature syphilitique de la ténosite des deux tendons d'Achille.

Mais je ne veux pas pousser plus loin la critique d'un pareil fait. Il est pour moi l'occasion d'une remarque que j'ai faite ailleurs[1] et qui trouve ici sa place : c'est que deux affections aussi différentes que la syphilis et la blennorrhagie, par leur principe spécifique, par la place qu'elles occupent dans l'organisme, par toutes les circonstances essentielles ou accessoires de leurs manifestations, etc., se rencontrent à un moment donné sur le même terrain, pour y produire des accidents qui, outre la communauté du siège, présentent par leurs côtés extérieurs une grande analogie. Aussi, quand un individu qui est syphilitique et blennorrhagique en même temps, est atteint de déterminations sur les synoviales et sur les tendons, est-il quelquefois fort difficile de faire la part qui revient à l'une ou à l'autre maladie. Pour donner une idée de ce que peut faire la blennhorragie quand elle suscite des ténosites, je citerai le cas suivant que j'ai observé pendant six ans consécutifs.

Le malade, âgé d'une trentaine d'années, était blond, lymphatique, vigoureusement

1. Ch. Mauriac, *Des synovites tendineuses symptomatiques de la syphilis et de la blennorrhagie*. Paris, 1875.

constitué, mais il n'était pas de descendance arthritique, et il n'avait jamais eu ni goutte, ni rhumatisme. Néanmoins, dès sa première blennorrhagie contractée en 1868, l'un des deux tendons d'Achille devint le siège d'une tumeur douloureuse. L'année suivante, suintement imperceptible bientôt accompagné d'une hydarthrose du genou gauche qui dura deux mois. En 1872, 3e suintement, nouvelle arthrite du genou de courte durée.

En février 1872, 4e blennorrhagie aiguë et purulente, sur le déclin de laquelle se produisirent des tumeurs douloureuses dans les deux tendons d'Achille. La tumeur du tendon d'Achille gauche disparut rapidement, mais celle de droite persista pendant longtemps sous la forme suivante : Le tendon d'Achille était doublé ou triplé de volume par une tumeur ovoïde, dure, douloureuse au toucher, sur laquelle se dessinèrent, au bout de quelques jours, deux nodosités superposées, également dures. Cette tumeur, qui paraissait interstitielle, n'avait contracté aucune adhérence avec les parties voisines ; à sa surface, la peau était tendue et luisante, mais avait sa coloration normale. Des douleurs irradiantes partaient de cette tumeur et remontaient jusqu'à la hanche, le long du membre correspondant. Son processus était semi-inflammatoire au début et chronique à la fin. Elle dura longtemps, même après que la blennorrhagie eut à peu près disparu. La claudication qu'elle avait causée dès son apparition fut très longue à disparaître. Il survint aussi un peu d'hydarthrose indolente dans un des genoux.

En 1875, 5e blennorrhagie suivie, au bout de trois semaines, d'une douleur contondante dans le talon, au niveau de l'insertion du tendon d'Achille droit, puis d'une hydarthrose double, etc., etc.

A l'époque où les conséquences de la blennorrhagie étaient moins connues qu'aujourd'hui, beaucoup de médecins, même les plus instruits et les plus au courant de la science, auraient sans doute pris cette tumeur du tendon d'Achille pour une manifestation gommeuse de la syphilis... Songez donc à la possibilité de cette confusion.

Les gommes des tendons présentent une symptomatologie très simple. Peu douloureuses au repos, elles le deviennent pendant la contraction des muscles, au point de gêner quelquefois les mouvements et de déterminer de la claudication, lorsquelles siègent sur les gros tendons des membres inférieurs. Elles constituent des saillies, à contours plus ou moins nettement accusés, dures, petites, etc. C'est seulement pendant leur période de ramollissement que la peau devient adhérente à leur surface, s'enflamme, s'ulcère, se perfore et livre passage aux produits spéciaux de la régression gommeuse. La guérison des ulcères se fait longtemps attendre, sans doute à cause de la mobilité des parties sous-jacentes ; mais elle a lieu généralement sans rétraction.

Au début de l'affection, on pourrait confondre ces tumeurs avec les nodosités, résultant d'une accumulation de sérosité dans les bourses muqueuses naturelles ou accidentelles, et qu'on désigne par le nom de ganglions. Mais ces dernières sont peut être plus mobiles ; en outre elles se réduisent et suivent un autre processus. Du moment que la tumeur tendineuse s'est ramollie et ulcérée, elle ne peut être confondue avec aucune autre affection, et sa nature syphilitique devient évidente.

Il est bien établi aujourd'hui que la *rétraction de l'aponévrose palmaire* qu'on nomme aussi l'*affection de Dupuytren*, se développe sous l'influence de certains états généraux, et procède surtout de la goutte et du rhumatisme. On incrimine aussi le diabète, l'alcoolisme et la syphilis. Je ne crois pas que cette dernière maladie contribue directement à la produire. Quand la rétraction est tout à fait à son début et commence sous forme de nodosités, chez un malade qui a eu la syphilis, ne peut-on pas être tenté de lui attribuer une origine spécifique? Elle ressemble en effet à certaines tumeurs tendineuses. Mais dans cette région elle est beaucoup plus superficielle qu'elles ; on sent que les nodi fibreux sont immédiatement sur la peau et n'ont pas de connexion avec les tendons des fléchisseurs. L'iodure n'a aucune action sur la rétraction de l'aponévrose palmaire, tandis qu'il agit favorablement, ainsi que le mercure, sur les nodosités syphilitiques des tendons.

Le pronostic de ces néoplasies syphilitiques est moins grave que celui des néoplasies musculaires. Le même traitement lui est applicable.

II. Syphilose des synoviales tendineuses. — Elle est constituée par une inflammation des gaînes synoviales qui entourent les tendons. C'est à la période secondaire qu'elle se développe, en même temps que le rhumatisme syphilitique avec lequel on la voit fréquemment coïncider. Ces sortes de synovites, ainsi que les lésions analogues des bourses séreuses répandues à profusion sur toute la surface du corps, ont été décrites pour la première fois par M. Verneuil en 1868. Peu de temps après, M. Fournier fit paraître un mémoire sur le même sujet, que traitèrent aussi dans leurs thèses, M. Rock, en 1872, et M. Vaffier, en 1875. — Je publiai en 1875 un travail sur *les synovites tendineuses symptomatiques de la syphilis et de la blennorrhagie*, où je montrai qu'il n'était pas toujours facile de savoir à laquelle de ces deux maladies il fallait attribuer l'affection des gaînes tendineuses.

Les symptômes varient suivant qu'elle est aiguë ou indolente. Entre ces deux formes extrêmes, on peut observer toutes les formes intermédiaires.

Voici un cas que j'ai observé et qui est l'expression la plus complète de la forme aiguë, comme symptômes, comme processus, comme date dans l'évolution. Il peut dispenser de toute description didactique.

Synovite suraiguë de la gaine synoviale des extenseurs de la main gauche, survenue au quarante-deuxième jour du chancre. — Tumeurs fluctuantes du dos de la main. — Processus aigu pendant dix jours. — Processus chronique à partir du vingt-deuxième jour. — Empâtement persistant trois mois après le début de la synovite.

Le malade, âgé de trente ans, d'une forte constitution, d'une bonne santé habituelle, n'avait jamais eu de maladie vénérienne ou autre, lorsqu'il contracta un chancre infectant dans les premiers jours de juin 1872. Il vint me consulter quarante jours après l'apparition de ce chancre, et je constatai l'état suivant : roséole papuleuse confluente sur le tronc, les membres et même les mains; croûtes dans les cheveux, plaques muqueuses labiales; adénopathie cervicale et inguinale. Le chancre, situé à l'angle des bourses et de la verge, appartenait à la forme ulcéreuse et n'était encore qu'incomplètement cicatrisé. L'explosion des accidents consécutifs avait donc été précoce et vive; pourtant l'état de la santé générale restait excellent.

Le 8 août 1872, au quarante-deuxième jour du chancre, le malade fut pris presque tout à coup, et sans aucune cause occasionnelle, d'une douleur sur le dos de la main gauche, accompagnée d'un sentiment de gêne, de pesanteur et d'une grande difficulté de remuer les doigts. En même temps survint un gonflement diffus, sans rougeur de la peau. Au bout de deux jours, ces phénomènes morbides du côté de la main gauche étaient devenus beaucoup plus intenses. Sur sa face dorsale, à 1 centimètre au-dessous du poignet, existait une tumeur de la grosseur d'une noix, mais un peu aplatie, vaguement circonscrite molle et comme fluctuante, rosée, luisante et excessivement douloureuse à la pression. Les doigts étaient à demi-fléchis et ne pouvaient exécuter aucun mouvement dans le sens de l'extension ou de la flexion. Impossibilité de se servir de la main; douleur et irradiations douloureuses dans tout l'avant-bras. Cette tumeur, qui occupait évidemment la gaîne synoviale des extenseurs, avait grossi pour ainsi dire d'heure en heure depuis la veille, et réagissait sur tout l'organisme par l'acuité de ses symptômes, car la langue était chargée, et il existait un mouvement fébrile assez vif. Aussi le malade se décida-t-il à entrer le lendemain, 10 août, dans mon service à l'hôpital du Midi.

La tuméfaction du dos de la main avait encore beaucoup augmenté : Elle s'étendait depuis le poignet jusqu'au voisinage des articulations métacarpo-phalangiennes. Tous les doigts étaient immobiles et dans la demi-flexion, sauf le pouce, dont l'extenseur n'avait pas été atteint. La douleur de la pression était tellement vive qu'il était impossible d'apprécier par la palpation la consistance de la tumeur. La peau qui la recouvrait était tendue, rouge et chaude. Il n'existait aucune lésion semblable dans les autres gaînes tendineuses, La fièvre persistait; elle dura trois jours environ.

J'instituai immédiatement le traitement hydrargyrique, et je fis recouvrir les parties malades de topiques émollients et calmants. Les jours suivants, la douleur diminua progressivement, mais la tuméfaction devint plus volumineuse et remonta de quelques centimètres au-dessus du poignet. Elle était constituée par de l'empâtement diffus, sans fluctuation. — Le 18 août (10e jour de la synovite), les phénomènes inflammatoires avaient beaucoup diminué, et les doigts commençaient à se mouvoir sans douleur. Au-dessous du poignet, la tumeur du dos de la main était devenue circonscrite et fluctuante. Au-dessus du poignet, l'intumescence restait toujours diffuse, avec sensibilité à la pression.

A partir de ce moment, l'amélioration marcha très lentement. Ainsi le 30 août (64e jour du chancre, 22e de la synovite), la tumeur fluctuante du dos de la main n'avait diminué que d'une façon imperceptible; l'enflure de la face postérieure de l'avant-bras, au-dessus du poignet, était au contraire en voie de résolution. Les mouvements des doigts s'exécutaient plus librement; l'extension et la flexion complètes étaient cependant impossibles. Le pouce et le petit doigt se mouvaient toujours plus facilement que les autres doigts, surtout que le médius. La douleur spontanée et la douleur à la pression étaient beaucoup moins aiguës. Il était dès lors visible que la tumeur synoviale du dos de la main, si nettement fluctuante, ne s'ouvrirait pas.

Le malade avait, depuis quelques jours, une stomatite mercurielle qui m'avait forcé d'interrompre les pilules et de suspendre les frictions avec l'onguent napolitain, que je faisais pratiquer tous les jours sur le dos de la main. Sous l'influence du traitement spécifique poussé jusqu'à la salivation, toutes ces manifestations cutanées et muqueuses disparurent rapidement. La santé générale redevint excellente et le malade; qui avait maigri, reprit son embonpoint ordinaire. Il quitta mon service et je ne le revis plus que le

14 novembre, (quatre mois et demi après le début du chancre). Quoique sa santé continuât à être très bonne, une nouvelle poussée syphilitique était survenue en octobre. Les lèvres, l'anus, le fourreau et les bourses étaient couverts de plaques muqueuses confluentes.

Quant à la tumeur fluctuante du dos de la main, elle n'avait point suppuré, ne s'était pas ouverte et avait disparu peu à peu. Cependant on sentait encore, sur la partie moyenne de la face dorsale du poignet, une sorte d'empâtement qui semblait agglutiner les tendons entre eux. Le mouvement de flexion de la main sur l'avant-bras était très limité quand la main était ouverte, impossible quand elle était fermée. Le médius et l'annulaire étaient gênés dans leurs mouvements et ne se mouvaient que simultanément, ce qui paraissait indiquer que leurs tendons étaient réunis. Je fis reprendre le traitement hydrargyrique à ce malade. Je ne l'ai pas revu depuis cette époque.

Il importe d'ajouter que je l'ai interrogé à plusieurs reprises au point de vue du rhumatisme, et que je n'ai découvert dans ses antécédents aucune trace de cette maladie constitutionnelle. De plus, il n'avait aucune affection du canal de l'urèthre. Je suis donc autorisé à dire que cette synovite tendineuse était incontestablement d'origine syphilitique.

L'affection des gaînes synoviales sous ses deux formes peut s'observer partout, mais elle est plus commune au dos de la main qu'ailleurs. On l'y rencontre neuf fois sur dix. Peut-être, comme fréquence, celle du dos du pied vient-elle après celle du dos de la main. En voici un exemple qui contraste comme indolence avec le cas précédent :

Synovite tendineuse survenue sur la face dorsale du pied droit, sans cause occasionnelle appréciable, au sixième mois d'une syphilis légère. Forme indolente. — Douleurs nocturnes.

M. A. F., 38 ans, entré dans mon service en juin 1879, avait eu un chancre infectant à la fin de décembre 1878, suivi au bout d'un mois de roséole et de plaques muqueuses dont il fut soigné à l'hôpital de Genève. — Aucun accident après cette première poussée ; mais au commencement de juin, sans cause appréciable, douleur sur le dos du pied droit, gêne dans la marche, puis tuméfaction. — La douleur qui était peu vive disparut vite et, au bout de cinq jours, l'affection synoviale ne présentait comme symptôme qu'une tumeur située au-dessous du ligament antérieur, ayant 4 ou 5 centimètres dans tous les sens, faisant une saillie de 2 ou 3 centimètres au-dessous des parties voisines, fluctuante à son point culminant, insensible à la pression, non adhérente à la peau qui avait conservé sa coloration normale. — *Douleurs nocturnes* spontanées, avec irradiations jusqu'à l'extrémité des doigts du pied. — Guérison en quelques jours.

L'affection des gaînes tendineuses est habituellement unilatérale; mais parfois on en rencontre de doubles et de symétriques. Elle occupe quelquefois exclusivement la gaîne de l'extenseur propre de l'auriculaire, plus rarement celles du long extenseur et du long abducteur du pouce ; elle peut se montrer sur différents points, aux extrémités supérieures et inférieures, chez le même individu. — Sa forme aiguë attaque avec prédilection, outre les extenseurs des doigts et des orteils, les tendons des péroniers, ceux qui avoisinent l'articulation du genou et, entre autres, ceux de la patte d'oie, celui du long supinateur, du biceps, le tendon d'Achille, etc.

La ténosite inflammatoire est plus grave et plus persistante que l'hydropisie simple des tendons. — Tous les degrés de l'*hydrophlegmasie* sont susceptibles de se produire. Il y a des hydrophlegmasies synoviales à peine ébauchées et qui passent souvent inaperçues, parce qu'elles ne causent que très peu de douleur et de troubles fonctionnels, ou bien parce qu'elles sont masquées par des arthropathies syphilitiques; mais on les découvrira et on les diagnostiquera toujours pour peu qu'on veuille s'en donner la peine.

Le traitement général de la syphilis suffit pour les guérir. Cependant, lorsqu'elles sont très aiguës, il faut recourir à une médication locale antiphlogistique, calmante et résolutive. — Si fluctuantes qu'elles soient, les tumeurs aiguës ou chroniques des gaînes synoviales ne suppurent pas et ne s'ouvrent pas. On doit bien se garder d'y porter l'instrument tranchant.

III. Syphilose des bourses séreuses. — Les bourses séreuses naturelles ou accidentelles peuvent aussi s'enflammer, comme les gaînes synoviales, sous l'influence de la syphilis. Parmi les bourses séreuses qui sont affectées le plus fréquemment, il faut citer celle qui est au-dessous des tendons de la patte d'oie, celle du biceps brachial, celle du biceps crural au niveau de la tête du péroné, celle du tendon d'Achille, la bourse séreuse pérotulienne. — Il n'est pas toujours facile de préciser le siège de la lésion. Pour en donner une preuve, je vais rapporter un cas singulier que j'ai observé, et dans lequel je crois bien que la bourse séreuse sous-deltoïdienne était seule affectée.

Affection syphilitique de l'épaule droite, d'un siège difficile à déterminer, et simulant une affection musculaire.

Le malade, âgé de 50 ans, était au commencement du troisième mois d'une syphilis dont le début avait été assez violent au point de vue des troubles constitutionnels, lorsqu'il fut pris sans cause occasionnelle, et tout à coup, à son réveil, au moment de s'habiller, d'une douleur excessivement vive à la partie moyenne et externe du muscle deltoïde droit. Impossibilité de remuer le bras qui était forcé de rester collé le long des parois thoraciques, dans la direction perpendiculaire. — Quand j'explorai l'épaule, trois ou quatre jours après le début de l'affection, j'y constatai un gonflement considérable qui commençait à 2 ou 3 centimètres au-dessous des insertions acromio-claviculaires du deltoïde et occupait toute la partie moyenne du muscle qui était soulevée sur une étendue de 6 centimètres dans tous les sens. Sensibilité externe au toucher à ce niveau; tout autour, indolence à la pression. Impossibilité d'écarter spontanément le bras du tronc. En le soulevant on peut obtenir sans provoquer beaucoup de douleur, un écartement de 45°. Si on le laisse retomber, douleur excessive au niveau de la tumeur. — Rien sur les autres parties du système locomoteur. — Syphilide papulo-squameuse et érosive. — Iodure de potassium.

Au bout de cinq jours, amélioration très grande. En appliquant la main sur la tumeur et en imprimant aux bras quelques mouvements, on sentait des craquements. — Au bout de dix jours la guérison était à peu près complète.

La superficialité très grande de la douleur, éveillée à la moindre pression, m'avait fait supposer d'abord qu'il s'agissait là d'une myosite; mais la circonscription de la tumeur me fit adopter l'hypothèse d'une *inflammation syphilitique de la bourse séreuse* placée entre le deltoïde et l'articulation scapulo-humérale. Cette articulation était-elle atteinte? Je ne le pense pas. La tumeur n'aurait pas été aussi nettement limitée. La gaîne tendineuse du biceps n'était pas en jeu, car ce muscle se contractait sans douleur et il n'existait aucun trouble fonctionnel dans les mouvements de flexion et d'extension de l'avant-bras sur le bras.

L'affection syphilitique des bourses séreuses se produit d'ordinaire, comme celle des synoviales tendineuses, pendant la phase secondaire de la maladie constitutionnelle. Mais elle peut aussi survenir beaucoup plus tard et être tertiaire par sa date et par ses lésions, ainsi que l'a démontré M. Keyes, de New-York, dans un mémoire très complet, publié en 1876, sous le titre de *Tertiary bursitis.* — La syphilose tertiaire des bourses séreuses peut ne se montrer qu'au bout de huit ou dix ans et même de vingt-quatre ans après l'accident primitif. Elle est fréquente surtout au genou. Chez quatorze sujets les bourses rotuliennes ont été atteintes treize fois, celles des demi-tendineux trois fois, celles de la tubérosité du tibia, de la malléole, de l'olécrâne, chacune une fois. Enfin dans deux autres cas, c'était à la paume de la main et dans une bourse accidentellement développée sous un cor. — L'affection est habituellement provoquée par un traumatisme. Son début est insidieux, son processus très lent. Ses lésions sont constituées par des néoplasies gommeuses diffuses qui entourent la poche et envahissent ses parois. Il en résulte une tumeur résistante et souvent fluctuante. La matière gommeuse envahit quelquefois la peau, se ramollit, s'ulcère et donne lieu à une fistule ulcéreuse qui aboutit à la cavité, etc. Des lésions analogues peuvent se produire également sur les gaînes synoviales des tendons. L'iodure de potassium et le mercure guérissent la syphilose tertiaire des bourses séreuses et des gaînes tendineuses avec une rapidité qui, dans les cas douteux, ne laisserait aucun doute sur la spécificité de l'affection.

Note complémentaire sur les affections syphilitiques du système locomoteur. — I. *Syphilome de l'omoplate.* — Il peut quelquefois simuler un ostéosarcome. Dans un cas observé par M. Verneuil, l'omoplate tuméfiée et déformée faisait à la partie postérieure du thorax une saillie énorme. Le bord spinal était écarté des côtes et soulevé par une masse dure et résistante qui remplissait toute la fosse sous-scapulaire. Avant l'opération, en désespoir de cause, on donna au malade de l'iodure qui le guérit en quinze jours. Au bout de six mois, il n'existait plus aucun vestige de cette énorme lésion. — Le cas suivant est tiré aussi de la pratique de M. Verneuil : Chez une femme de trente-cinq ans, développement indolent et insidieux d'une tuméfaction profonde et diffuse de la région scapulaire. Au bout de quelques semaines, point rouge sur le sommet de la tumeur, puis eschare envahissante. La tuméfaction mesurait 10 centimètres de diamètre et proéminait de 4 centimètres. L'eschare qui avait 3 centimètres de diamètre commençait à s'isoler et dans le sillon on voyait le tissu jaune-chamois caractéristique de la gomme en voie d'élimination. La peau adjacente était violacée et rouge, toute la masse ferme au toucher et indolente à la pression, la suppuration peu abondante, ténue et sans fétidité. Le diagnostic s'imposait au premier coup d'œil, parait-il. — Je ne nie point la nature syphilitique de ces deux tumeurs, mais rien ne me prouve que l'omoplate en fût le point de départ. Je serais plutôt disposé à croire qu'elles siégeaient dans les muscles et que c'était de grosses tumeurs des muscles de l'épaule.

Mais il y a des exemples d'exostoses de l'omoplate. Ainsi M. Rollet rapporte une observation d'exostose syphilitique développée sur le bord supérieur de l'omoplate droite avec atrophie de l'avant-bras, pronation forcée et supination impossibles. — Amélioration par l'iodure de potassium. (Voyez les thèses de MM. Dauve et Folliot, *sur les affections syphilitiques de l'omoplate.*)

Fractures spontanées chez les syphilitiques. — Quoique j'en aie parlé plusieurs fois, je tiens à y revenir. Beaucoup d'auteurs, surtout dans ces derniers temps, se sont occupés de cette question, mais elle n'était point ignorée de nos devanciers. — La plus ancienne observation de fracture de cette espèce a été rapportée au commencement du seizième siècle, en 1536, par Marcellus Donatus.

— Un portugais, affecté depuis plusieurs années d'une syphilis constitutionnelle avec des *tumeurs tophacées sur divers os*, qui paraissaient enfin avoir cédé aux frictions mercurielles, se fit une fracture à l'humérus droit, en jetant à un de ses compagnons une moitié d'orange. La consolidation était à peine achevée, qu'en étendant le bras gauche hors du lit pour prendre le pot de chambre, il se cassa l'humérus gauche qui se consolida également bien.

— Un autre fait démonstratif c'est celui observé par M. Hanne, en 1789. « J'ai vu, dit-il, une femme attaquée de *carie aux os du crâne*, que je soupçonnais être produite par un vice syphilitique, se casser le radius et le cubitus droits en voulant se lever de dessus son pot de chambre. »

— Un malade soigné par Beauchêne en 1808, éprouvait depuis quelque temps des douleurs effroyables dans le sternum, lorsque, en appuyant fortement la paume de la main pour les soulager, il en fléchit l'os et détermina sa disjonction.

— Une femme dont parle Gurlt d'après Acrel, se cassa un jour, sans l'intervention d'aucune cause traumatique, l'avant-bras, dans le point précis où depuis un an elle souffrait de douleurs nocturnes.

— Une lavandière qui portait des tumeurs sur le coronal et sur le cartilage de la deuxième côte droite, se cassa la clavicule gauche dans un mouvement forcé (Bréda, 1884).

— Un malade, âgé de 30 ans, se rompit, pendant un accès de toux, une côte qui avait été pendant plusieurs mois le siège de douleurs intolérables, attribuées à une névralgie intercostale (Marchand).

— Une femme du service de M. Fournier, atteinte d'exostoses et de tumeurs blanches syphilitiques du genou, se rompit la clavicule en essayant d'attirer une couverture.

— Sur une fille atteinte d'une fracture spontanée et incomplète du radius, on trouva à l'autopsie que le périoste épaissi recouvrait un foyer de dégénérescence gélatiniforme (Celso Pellizari).

— Gomme suppurée en plein foyer de la fracture, trouvée en pratiquant la résection de l'os chez une femme de 40 ans, qui s'était cassé la clavicule en manœuvrant un levier de pompe (Chassaignac).

— Un limonadier, portant depuis deux mois un petit nodule spécifique sur le milieu de la clavicule, sentit se briser cet os au moment où il soutenait une tablette de marbre. (Delens.)

— Un malade infecté depuis dix ans, portait de grosses tumeurs syphilomateuses cachant une fracture de la clavicule et une de la neuvième côte. Le néoplasme avait la grosseur d'une orange et marquait les extrémités osseuses qui, séparées, ne purent être mises en contact qu'après l'action d'un traitement spécifique bien conduit. (Dreschfeld).

— Chez un homme de 49 ans, dont la syphilis remontait à une époque indéterminée, tuméfaction douloureuse sur divers points du squelette (sternum, côtes, etc.). Deux ans après, douleurs ostéocopes dans la diaphyse de l'humérus gauche ; au bout de deux mois de souffrances, fracture de cet os en se chaussant. Guérison en trente jours. — Deux mois après, nouvelles douleurs paroxystiques, fixes et irradiées, dans les avant-bras, les articulations scapulo-humérales, et les membres inférieurs. Fracture de son col en se soulevant dans son lit, pour accomplir ses fonctions naturelles. Cette fois la guérison n'était pas complète, au bout de deux mois, malgré l'appareil contentif et le traitement interne (Tommaso de Amicis).

Les os sur lesquels s'observent le plus habituellement les fractures spontanées syphilitiques sont : la clavicule (lieu d'élection), l'humérus, le fémur, les os de l'avant-bras, les côtes. — La cause de ces fractures est ordinairement un effort, une simple contraction musculaire. J'ai décrit, d'après M. Gangolphe, les lésions qui les préparent.— Leurs phénomènes prémonitoires sont des douleurs avec exacerbations nocturnes, ou bien une tumeur, etc., pendant des semaines, des mois. — Peu de douleur, phénomènes inflammatoires peu accusés, crépitation émoussée par la production spécifique, tumeur souvent énorme qui englobe les deux extrémités des fragments : tels sont les caractères cliniques de ces fractures. — La fracture ne présente aucune tendance à la guérison spontanée. Le processus ostéomyélitique gommeux continue après comme avant ; il s'accentue même. De là, nécessité impérieuse d'un traitement spécifique. Sans lui les malades conservent indéfiniment le néoplasme gommeux, la pseudarthrose consécutive et sont exposés aux dangers d'une déviation suppurative.

« Rimaud (1839) vit la pseudarthrose chez un sujet qui s'était fracturé la clavicule gauche en se soulevant par les bras ; les deux bouts étaient séparés par un tissu formant une tumeur grosse comme un œuf de pigeon et parfaitement mobiles l'un sur l'autre. — La femme Clara Richlin, avait eu le nez détruit et portait une tumeur sur le pariétal, quand, en 1811, elle se cassa le fémur en tombant sur la glace. Une pseudarthrose s'en suivit. Un an plus tard, Clara en voulant se retourner dans son lit, elle et les assistants entendirent un fort craquement à la suite duquel on constata que la clavicule gauche était séparée en son milieu - nouvelle pseudarthrose. — La mort étant survenue peu après, Philippe de Walter écrit qu'il trouva une double fracture non guérie de la clavicule gauche ; le périoste était encore enflammé et formait une sorte de capsule autour des deux fausses articulations. La fracture du fémur offrait le même état : les deux bouts de l'os étaient nécrosés ; le périoste très épaissi et fongueux formait un sac rempli de sang caillé et d'ichor. — Faisant l'autopsie d'un homme qui s'était cassé le bras en dormant, Neumann (1882) constata sur l'humérus une dépression profonde ; au fond une fistule conduisant dans une cavité occupant juste le point fracturé et qui contenait un séquestre poreux à grosses lacunes. » (Jullien).

— La plupart de ces exemples sont empruntés à l'excellente thèse de M. Gellé (1884).

Très souvent la guérison ne s'obtient que si un traitement spécifique fait disparaître la lésion gommeuse et dépouille les fragments osseux des produits de mauvaise nature qui les empêchaient de se rapprocher. — C'est alors seulement qu'un cal de bonne nature et solide peut commencer.

Une fracture de l'humérus avait résisté à dix-huit mois de traitement. Les fragments gonflés restaient mous, gonflés et flexibles. On institua la cure spécifique et, deux mois plus tard, la consolidation était complète. (Sanson, 1829). — Mêmes bons effets chez une malade de M. Delens, chez laquelle l'os claviculaire, cassé pendant qu'elle soulevait une cruche d'eau, se répara complètement sous l'influence de l'iodure de potassium).

Quand les lésions sont trop avancées et qu'il y a des nécroses irrémédiables, il devient nécessaire de recourir à des moyens purement chirurgicaux, tels que l'ablation de séquestres, la résection et même l'amputation.

SIXIÈME LEÇON

AFFECTIONS SYPHILITIQUES DE L'APPAREIL RESPIRATOIRE

Messieurs,

La syphilis attaque les voies respiratoires sur trois points principaux : les fosses nasales, le larynx et les poumons. Les affections qu'elle y produit sont graves, nombreuses et variées. Quelques-unes peuvent entraîner la mort. Toutes présentent, comme caractère commun, d'être ulcéreuses ou atrophiantes, scléreuses ou phagédeniques, et de ne se guérir qu'après avoir détruit, dans une étendue et une épaisseur plus ou moins grandes, les parties constituantes des régions qu'elles ont envahies.

Le processus, même quand il reste superficiel et circonscrit, aboutit toujours à des lésions inquiétantes qui compromettent les fonctions et altèrent pour toujours l'intégrité des tissus et la conformation des organes. Mais, lorsqu'il tourne à la malignité phagédénique, il mutile et anéantit dans tous les sens les parties molles, les charpentes et les parois osseuses et cartilagineuses, convertit en vastes cloaques informes et suppurants les cavités naturelles, perfore les cloisons qui les séparent, élargit ou oblitère leurs orifices, et suscite soit pendant qu'il est en pleine activité, soit plus tard, quand la cicatrisation a réparé ses dégats, des obstacles dangereux, transitoires ou permanents, à la libre circulation de l'air dans les voies aériennes.

Et ce n'est pas seulement sur le trajet de la colonne aérienne, que vous trouverez les grands foyers de la syphilis tertiaire. Ils se forment en effet jusqu'au point extrême où l'air va vivifier le sang, c'est-à-dire dans le parenchyme du poumon lui-même. — Que l'action morbide s'y concentre d'emblée, sans aucune détermination de la diathèse sur d'autres régions, et vous verrez se dérouler sous vos yeux une affection chronique de cet organe, dont tous les symptômes et toutes les phases reproduiront si exactement les symptômes et les phases de la phtisie tuberculeuse, que l'idée de celle-ci plutôt que d'une syphilose pulmonaire se présentera naturellement à votre esprit. — Même similitude et par conséquent mêmes causes d'erreur, quand le processus, au lieu de rester confiné dans le poumon seul, englobe aussi le larynx, soit qu'il l'attaque tout d'abord, soit qu'il ne l'envahisse que plus tard. — Là encore vous aurez l'image trompeuse de la phtisie laryngo-pulmonaire.

Pénétrez-vous donc bien de ce fait que, dans les foyers morbides où nous allons étudier les effets du tertiarisme, la spécificité des lésions s'efface et disparaît très souvent sous un ensemble de phénomènes locaux et de troubles constitutionnels qui peuvent donner le change et faire perdre aux malades les avantages, immenses pour lui, d'un diagnostic exact.

Du moment, en effet, que l'origine syphilitique de ces affections laryngo-pulmonaires, est démontrée, ou seulement soupçonnée, il faut instituer sur-le-champ et pousser avec vigueur le traitement spécifique. On ne tarde pas à en constater les résultats salutaires. — Le traitement spécifique ! mais n'est-ce pas lui qui nous a révélé l'existence de la syphilose pulmonaire ? — N'y-a-t-on pas cru du jour où le mercure administré par mégarde à un malade qu'on supposait atteint de phtisie pulmonaire, produisit chez lui, en quelques jours, une résurrection merveilleuse et une guérison inespérée[1] ?

Entre les différents foyers de la syphilose des voies aériennes il y a des points intermédiaires qui sont quelquefois attaqués, mais peut-être pas aussi souvent, ni avec la même intensité : la trachée, par exemple, les bronches et les ganglions trachéo-bronchiques des médiastins.

Les trois grands foyers n'ont ni la même place chronologique, ni surtout la même fréquence. Celui qui vient en première ligne sous ce double point de vue, c'est peut-être le foyer naso-pharyngien. — Après lui, c'est le foyer laryngien. — Le foyer pulmonaire est le plus tardif et le plus rare. On peut même dire que la syphilose pulmonaire est une des manifestations les plus exceptionnelles de la diathèse. Je n'en vois pas, sauf celle du cœur, qui lui soit inférieure comme fréquence, parmi les viscéropathies

1. Astruc, dans son traité *De morbis venereis* (t. IV, p. 92), s'exprime ainsi : *Functiones vitales quæ fiunt ope organorum contentorum in pectore depravari solent in syphilide variis de causis : 1° a tuberaculis vel gummatis in pulmonum substantiâ latentibus sive cruda sint, sive suppurata ; 2° etc...* Il rappelle aussi la première observation peut-être de syphilose du poumon. Celle-ci est due à Bambilla : « Un phtisique était couché à l'hôpital près d'un syphilitique. On prescrivit un électuaire au phtisique qui était dans une situation désespérée ; par une méprise d'apothicaire, on donna l'électuaire au malade vénérien pour s'en frotter, et le premier reçut l'onguent mercuriel au lieu d'électuaire. Celui-ci ne se doutant pas de la méprise prit l'onguent napolitain, environ la grosseur d'une noix muscade, deux à trois fois par jour, et il fut radicalement guéri, au grand étonnement du médecin qui apprit ensuite par hasard comment la chose s'était passée. »

spécifiques. Le cerveau, le rein et le foie l'emportent sur elle à cet égard-là, et de beaucoup, principalement le premier.

De ces trois foyers, le pharyngo-nasal est le plus compromettant et le plus fécond en inconvénients de toute sorte, mais il met rarement l'existence en péril, s'il la rend insupportable. Le foyer laryngien, lorsqu'il devient grave, est le plus dangereux; il peut tout à coup susciter des œdèmes de la glotte qui font rapidement périr, ou exigent des opérations aléatoires comme la trachéotomie.

Le foyer pulmonaire est le moins redoutable, quand il n'est pas méconnu, parce qu'il est toujours circonscrit, n'imperméabilise qu'une faible partie de la surface respiratoire, guérit vite sous l'influence du traitement et laisse des cicatrices sans conséquences fâcheuses. — C'est tout le contraire pour les cicatrices de la syphilose laryngée et de la syphilose pharyngo-nasale ; elles entraînent souvent plus de dangers que le processus dans toute l'intensité et toute la plénitude de son action destructive. Chose curieuse, la réparation du désordre qu'il a produit devient une de ses phases les plus redoutables.

PREMIÈRE PARTIE

SYPHILOSE PHARYNGO-NASALE

Parmi les nombreuses déterminations de la syphilis, une des plus importantes est celle qui s'effectue dans les fosses nasales, sur la voûte palatine, le voile du palais et le pharynx. Les désordres qui surviennent dans ces diverses régions, à une époque plus ou moins éloignée de l'accident primitif, sont étroitement unis entre eux par leur mode pathogénique, leur processus et l'ensemble des troubles fonctionnels qu'ils entraînent du côté de la voix et de la déglutition.

Ils constituent donc un groupe pathologique bien défini. Je le désigne sous la dénomination commune de *syphilose pharyngo-nasale*, qui indique tout à la fois son origine spécifique, son caractère diathésique et sa topographie organique et fonctionnelle.

On rencontre souvent cette affection. C'est certainement une des manifestations les plus communes de la syphilis tertiaire, et il sera utile et intéressant pour nous d'étudier toutes les circonstances qui se rattachent à son histoire.

Étiologie. — Occupons-nous d'abord de ses causes. La syphilose pharyngo-nasale est une affection qui émane directement de la syphilis; j'entends par là que la maladie constitutionnelle se passe de tout autre intermédiaire morbide pour la produire. Il serait presque naturel de supposer qu'elle est déterminée vers ces deux organes par quelque courant pathologique partiel ou diathésique, qui a les mêmes appétits qu'elle. Mais lequel?

Faut-il invoquer une disposition strumeuse antérieure? Non; la plupart des malades n'ont aucune teinte appréciable de scrofule. Tout au plus quelques-uns accusent-ils, d'après leurs plus lointains souvenirs, ce qu'on désigne vaguement sous le nom de gourmes. Parlerai-je de l'arthritisme? Mais il n'a aucune prédilection bien marquée pour les fosses nasales et le pharynx; il n'attaque pas leurs parties essentielles; tout au plus afflige-t-il le nez de quelques couperoses spéciales qui lui font plus de peine que de tort réel, et qui ne menacent jamais son existence. J'en dirai autant de l'herpétisme qui reste, lui aussi, à fleur de peau et n'endommage pas les parties profondes.

Puisque les maladies constitutionnelles autres que la syphilis ne lui viennent point en aide, trouve-t-elle du moins, dans certaines dispositions morbides locales, des auxiliaires étiologiques? — Pour ma part, je n'en connais pas. Les habitudes catarrhales du nez et du pharynx, leurs congestions si fréquentes, ne me semblent jouer aucun rôle prédisposant. S'il n'en était pas ainsi, quels sont les syphilitiques qui échapperaient à la syphilose pharyngo-nasale? — Nous aurions beau chercher, que nous ne trouverions pas la moindre complicité dans ces méfaits de la syphilis. Elle s'en prend à ces deux organes parce que cela lui plaît, sans que rien l'y invite ou l'y oblige; ses caprices sont lettre close pour nous. Jusqu'ici, ils sont restés impénétrables, et leur *pourquoi*, est toujours à l'état de point d'interrogation.

Chronologie. — Mais si les déterminations naso-pharyngiennes de la syphilis ne sont soumises à aucune règle apparente, n'y a-t-il pas pour elles, une certaine opportunité dans l'âge de la maladie constitutionnelle? — A cette question on peut répondre par l'affirmative, tout en faisant quelques restrictions. Dans la plupart des cas, en effet, la syphilose naso-pharyngienne est le produit d'une syphilis mûre, qui est sortie de la phase virulente ou toxique, pour imprégner plus profondément l'organisme et s'identifier d'une façon plus intime à toutes les opérations de sa vie plastique. Il est difficile de fixer l'époque précise à laquelle se fait cette transformation constitutionnelle. En général, ce n'est qu'au bout de quatre ou cinq ans. D'autres fois, les conséquences ne s'en font sentir que beaucoup plus tard, après dix, quinze, vingt ans et plus. Aussi la moyenne du temps qui s'écoule entre l'accident primitif et l'apparition de cette syphilose est-elle très difficile à établir.

Elle l'est d'autant plus, que la syphilis, à une époque très rapprochée de son origine, au bout d'un an et même moins, sévit quelquefois sur ces organes, et que son action, pour être précoce, n'en est pas moins violente et destructive. Ce sont là des exceptions. Confirment-elles la règle ? Ne confirment-elles pas plutôt notre ignorance [1] ?...

Que la syphilose naso-pharyngienne soit précoce, tardive, ou qu'elle se manifeste à l'époque la plus opportune de la syphilis, le processus de ses lésions est toujours le même. Mais il diffère essentiellement de celui qui est propre aux manifestations de la maladie constitutionnelle, pendant ses premières années. Il en diffère comme siège et comme nature. On dirait presque que les deux affections naso-pharyngiennes propres, l'une à la phase toxique et l'autre à la phase diathésique, ne procèdent pas de la même cause. — Ainsi, les plaques muqueuses qui constituent, à l'origine de la vérole, sa lésion la plus générale et la plus caractéristique, sont extrêmement fréquentes, avec toutes leurs variétés, sur l'isthme du gosier, principalement sur le pilier antérieur, sur les amygdales, sur le pilier postérieur et le voile du palais. Il n'est pour ainsi dire pas de cas où elles fassent défaut dans l'ensemble des accidents propres aux premières poussées. Mais, chose remarquable, elles ne franchissent jamais la limite du pilier postérieur en arrière ; ce n'est

1. Outre les cas de syphilose pharyngo-nasale précoce qui me sont personnels et que j'ai décrits dans mes leçons sur la syphilose pharyngo-nasale, j'en ai trouvé plusieurs dans *les Recherches statistiques sur l'étiologie de la syphilis tertiaire*, de M. le docteur Jullien.

Sur cinquante-trois cas de syphilose pharyngo-nasale énoncés dans ses tableaux, j'en ai compté :

A. Parmi les malades qui n'ont pas été traités : deux cas au bout de deux ans de syphilis.

B. Parmi les malades traités dès l'apparition du chancre : un cas au bout d'un an, un cas au bout de quelques mois seulement, trois cas au bout de deux ans, un cas au bout de trois ans.

C. Parmi les malades traités à partir des accidents secondaires : cinq cas au bout d'un an et demi, six cas au bout d'un an, un cas au bout de deux ans, un cas au bout de trois ans.

En prenant trois ans comme la limite extrême de la précocité, on voit que l'incubation moyenne des cas de syphilose pharyngo-nasale précoce a été de *dix-sept mois* à partir de l'invasion du chancre. — Les cas de syphilose pharyngo-nasale précoce sont aux cas de syphilose pharyngo-nasale tardive dans la proportion de *un à deux et demi*.

que tout à fait exceptionnellement qu'on en trouve sur les côtés du pharynx ou sur sa paroi postérieure.

Donc, à priori, lorsqu'on verra une lésion de nature syphilitique naître et évoluer sur l'isthme, à l'exclusion des parois pharyngiennes, on pourra presque dire, indépendamment de toute considération autre que le siège, qu'il s'agit d'une pharyngopathie secondaire.

Dans le nez, les plaques muqueuses sont beaucoup moins fréquentes que sur l'isthme. Elles se confinent sur la portion cartilagineuse de la pituitaire et restent accessibles à la vue, soit sur la face interne des ailes du nez, soit sur la partie la plus antérieure de la cloison. Elles ne remontent pas plus haut; elles ne s'enfoncent jamais dans la profondeur des cavités nasales. Aussi ne déterminent-elles pas de catarrhe, car dans la partie qu'elles occupent la membrane est encore à moitié cutanée et pourvue d'une faible quantité de cryptes mucipares. — Quand des syphilitiques disent qu'ils éprouvent du malaise, de l'embarras, des douleurs dans les parties les plus élevées de l'organe et qu'ils sont atteints d'un catarrhe nasal persistant, il faut se défier de cette rhinopathie, alors même que la maladie n'en serait encore qu'à la première phase de son processus. — Je dis de se défier de ces lésions, parce que leur siège ici, comme pour le pharynx, est l'indice de leur nature, toujours mauvaise en pareil cas et parfois excessivement maligne. Les plaques muqueuses, habituellement érosives, peuvent devenir ulcéreuses et même entamer les membranes dans une assez grande profondeur; mais elles sont résolutives. Elles ne font qu'effleurer la superficie des tissus, et, même quand elles semblent suspectes et présentent une physionomie peu rassurante, elles se cicatrisent sans laisser aucune trace. Tout au plus les voit-on denteler, par exemple, très finement, dans quelques cas exceptionnels, le bord libre du voile du palais.

Il n'en est pas ainsi des lésions dont nous allons nous occuper. Quels que soient leur mode de formation et leur processus, elles ont une invincible tendance à l'ulcération. Elles sont destructives dans un large rayon, non seulement des tissus qui leur ont donné naissance, mais aussi des tissus voisins, et cela quelquefois avec une rapidité si effrayante qu'elles déroutent et déjouent tous nos efforts thérapeutiques.

Comment et pourquoi arrivent-elles à des effets aussi désastreux? Elles y arrivent de deux façons, par deux processus différents qui n'en aboutissent pas moins au même résultat.

Anatomie pathologique. — I. Sur la muqueuse du pharynx et sur celle qui tapisse les deux faces du voile du palais, dans les parties supérieure et postérieure de la pituitaire, il y a des *ulcérations syphilitiques* qui, comme celles de certaines syphilides, s'établissent pour ainsi dire d'emblée, et presque du jour au lendemain. A peine sont-elles précédées par une hyperémie de quelques heures. — Au centre de cette *hyperémie*, les tissus perdent toute vitalité et se fondent en une bouillie sanguinolente, ichoreuse ou séro-purulente. L'ulcération est constituée. Elle gagnera plus tard en superficie et en profondeur, car de sa nature elle est essentiellement perforante et serpigineuse. Mais elle procédera toujours suivant le même mode, c'est-à-dire par *congestion préalable et préparatoire*, suivie très peu de temps après de la *mortification moléculaire* des tissus et de leur élimination sous forme puro-crustacée pour la peau, sous forme de concrétions membraniformes et pultacées pour les muqueuses, etc. Il est difficile de déterminer d'une manière précise les opérations plus intimes qui se passent dans les tissus, entre le moment où ils deviennent le siège de la tache congestive et celui où ils sont frappés de mort et rongés par l'ulcération. Il y a dans ce fait une espèce de gangrène moléculaire, de nécrobiose infinitésimale et progressive qui imprime à ces lésions le caractère du phagédénisme, sur les muqueuses comme sur la peau.

C'est surtout dans la syphilose-pharyngienne qu'on observe cette variété d'ulcération, sur les parois latérales et sur la paroi postérieure du pharynx, sur le bord libre du voile, à la base de la luette et, plus rarement, sur les piliers.

Quoique l'isthme en soit plus rarement atteint que l'arrière-pharynx, il y a cependant un point où j'ai vu fréquemment se former des ulcérations tertiaires serpigineuses. Ce point c'est l'espace triangulaire formé par la réunion des deux piliers, en avant et en arrière, et inférieurement par l'amygdale. De là naissent et se propagent les pertes de substances ulcéreuses qui détruisent la moitié supérieure de l'amygdale et des piliers, quelquefois une partie du bord libre du voile, la partie latérale du pharynx et l'embouchure de la trompe d'Eustache. C'est ce qui explique pourquoi elles s'accompagnent fréquemment de surdité et de douleurs quelquefois intolérables dans l'oreille.

Il est probable que de pareilles ulcérations se produisent aussi sur la pituitaire. Mais comme elles se dérobent par leur siège à l'exploration directe, il est plus difficile de se rendre compte des phases diverses de leur processus.

Ce ne sont pas là, du reste, les lésions les plus communes de la syphilose pharyngo-nasale. Voici, en effet, comment se forment celles qu'on y observe le plus ordinairement, celles qui détruisent les plus larges surfaces et dont l'action embrasse tous les tissus stratifiés sur un même point, les os, le périoste, les plans fibreux, les muscles, aussi bien que les muqueuses. L'opération pathologique qui est le préambule obligé de la perte de substance ne consiste plus ici en une simple hyperémie. L'*hyperémie* existe sans doute (où ne la trouve-t-on pas?); mais elle est *inflammatoire* et surtout *exsudative*. Le travail morbide a pour effet essentiel d'imprégner toutes les parties où il s'accomplit d'une matière plastique qui les infiltre et les baigne, comme la sérosité dans les œdèmes aigus. Cette matière, si elle est liquide au moment de sa formation, ne tarde pas à se concréter et à faire pour ainsi dire corps avec les tissus au sein desquels elle s'est formée par *exsudation* ou par *prolifération cellulaire*. Ce travail d'*hyper-*

plasie peut être aigu ou chronique, limité ou diffus, profond ou superficiel. De là toutes les variétés qu'on observe dans les lésions qui en sont la conséquence. — Quand il est diffus, sa forme est ordinairement inflammatoire et sa marche rapide. C'est l'*hyperplasie diffuse aiguë*. — Quand il se concentre sur un point, s'y circonscrit et s'y condense en une tumeur à forme nettement limitée, il a des allures moins vives. C'est la *gomme* proprement dite, qui est habituellement sous-muqueuse et a pour point de départ le tissu sous-muqueux, les muscles ou le périoste. — Enfin lorsque l'hyperplasie se fragmente en petites bosselures siégeant exclusivement dans l'épaisseur de la muqueuse, elle constitue ce qu'on appelle des *tubercules*, lésion commune à la peau et aux muqueuses, dont le processus, qui est très variable, aboutit toujours à la destruction des tissus, quand il n'est pas arrêté dans son évolution.

Les trois formes de l'hyperplasie syphilitique, l'*hyperplasie diffuse*, la *gomme* et le *tubercule*, constituent le fond de presque toutes les lésions de la syphilose pharyngo-nasale. Mais n'allez pas croire que vous pourrez les étudier à loisir dans cette région. La première phase de l'action morbide n'y est pas de longue durée. Ajoutez à cela qu'elle est habituellement latente, c'est-à-dire qu'elle ne se traduit que par des signes et des troubles fonctionnels obscurs ou insignifiants. De la gêne plutôt que de la douleur, une tuméfaction diffuse ou circonscrite, avec rougeur et tension des tissus, tels sont les phénomènes communs à l'hyperplasie. Joignez-y ceux qui sont propres à chaque forme. Aussi n'est-il pas étonnant qu'elle passe inaperçue ou qu'elle soit méconnue.

Bientôt les produits plastiques subissent le travail de *régression* qui les liquéfie; ils se fondent, se détruisent et entraînent avec eux tous les tissus qu'ils infiltraient. Cet événement est d'ordinaire précédé par une exaspération des phénomènes subinflammatoires de l'hyperplasie. La tension, la rougeur, la sensibilité des parties malades augmentent pendant un temps plus ou moins long, comme s'il s'agissait d'un abcès qui va s'ouvrir. On pourrait percevoir de la fluctuation si les régions s'y prêtaient. La tumeur perce, et, à sa place, au bout de quelques heures, on voit une ulcération à bords taillés à pic, qui s'agrandit rapidement, jusqu'à ce qu'elle ait atteint et même dépassé, dans tous les sens, les limites de l'hyperplasie. Quand l'élimination des produits plastiques s'est complètement faite, le travail ulcératif s'arrête comme si sa tâche était terminée. C'est alors que commence la période de réparation.

Il est rare, en effet, que les ulcérations qui procèdent de l'hyperplasie soient serpigineuses, phagédéniques; elles ont même le caractère opposé et se cicatrisent parfois aussi rapidement qu'elles s'étaient formées. Il semble qu'elles restent imprégnées jusqu'à la fin de la plasticité dont l'exubérance plutôt que la nature a été la cause de tous les désordres. Quelle différence n'y a-t-il pas, à cet égard, entre ces ulcérations et les premières, dont la tendance est primitivement et incessamment destructive!

La fonte des hyperplasies diffuses, surtout quand elles ont le caractère aigu, est la plus dangereuse. C'est à elle qu'il faut rapporter la destruction partielle ou totale du voile du palais.

La fonte des hyperplasies circonscrites, c'est-à-dire des gommes et des tubercules, fait moins de ravages. Son action se manifeste surtout dans le sens de la profondeur; elle perforera, par exemple, le voile du palais, la voute palatine, laissant intacts, à côté d'elle, de petits lambeaux, des ponts très étroits de substance saine, que l'hyperplasie plastique diffuse n'eût pas manqué d'emporter avec tout le reste[1].

C'est sur la voûte palatine osseuse que les gommes s'établissent de préférence; on les observe aussi dans l'épaisseur du voile du palais, et là il est difficile de les distinguer des tubercules. Par le fait, ce sont deux tumeurs absolument identiques au point de vue de leur structure intime. Je ne vois entre elles d'autre différence que celle de leur siège, la gomme pouvant se développer partout, tandis que le tubercule reste confiné dans le derme muqueux ou cutané. Aussi est-il moins dangereux que la gomme. La gomme, en effet, détruit une plus grande épaisseur des tissus, et, pénétrant jusqu'aux os, quand elle n'a pas pris naissance dans le périoste, c'est elle qui est la cause immédiate de leur nécrose.

Dans la syphilose naso-pharyngienne, les nécroses partielles proviennent en effet souvent de la fonte d'une gomme. Par la destruction du périoste et des muqueuses pharyngienne, palatine ou pituitaire, les tumeurs gommeuses privent de ses moyens de nutrition un département plus ou moins étendu des os minces et plats des cavités nasales. De là ces séquestres noirs d'os nécrosés, qu'on voit au fond des ulcérations de la voûte palatine et qui, par leur élimination et leur chute, complètent et laissent béantes les communications anormales des cavités. C'est par ce mécanisme que se produisent les perforations de la voûte palatine et de la cloison osseuse des fosses nasales.

II. Les *lésions osseuses* occupent, dans la syphilose naso-pharyngienne, une place au moins aussi importante que les lésions des parties molles. Aussi méritent-elles d'être étudiées avec soin.

1. J'ai pensé que dans ces leçons il était superflu de donner des développements minutieux à la question de l'histologie pathologique. Les lésions de la syphilose pharyngo-nasale ne présentent pas, en effet, une structure intime autre que celle qui est commune à toutes les lésions de la syphilis en général. J'ajoute que la naissance, la mort ou la transformation des éléments cellulaires s'y produisent de la même manière que dans toutes les régions de l'organisme. Ainsi l'infiltration gommeuse diffuse ou concentrée résulte d'une hyperplasie du tissu conjonctif. Or cette hyperplasie consiste, soit dans une exsudation spécifique, soit dans la prolifération plus ou moins rapide d'une grande quantité de cellules jeunes ou embryonnaires. Ces cellules, créées par le processus irritatif de l'action syphilitique, constituent un état organo-pathologique transitoire fatalement condamné à des métamorphoses ultérieures. A des degrés divers, et suivant des combinaisons très variables, ces métamorphoses aboutissent à trois résultats : 1° à la mort des cellules embryonnaires, qui, par l'exubérance de leur vie éphémère, tombent dans le déliquium granulo-graisseux : c'est le *mode ulcératif* ou *nécrobiotique;* 2° à l'élimination par absorption, après une dégénérescence incomplète : c'est le *mode résolutif;* 3° à leur transformation en tissu fibreux morbide : c'est le *mode sclérotique*.

Ce dernier mode de métamorphose s'observe quelquefois dans l'infiltration gommeuse des pharyngopathies syphilitiques. Il a été bien étudié et exactement décrit par M. Alphonse Guérin (*Bulletins de la Société de chirurgie*, 1873, fasc. 1 et 2). L'hypergénèse du tissu cellulaire sous-muqueux, quand elle est abondante et étendue, détermine des déformations, des déviations et des rétrécissements de la cavité pharyngienne. C'est un processus analogue à celui qui produit l'engorgement sclérotique et le rétrécissement consécutif syphilitique des parois du vagin, du rectum et de l'œsophage. Après sa période d'irritation formative, qui peut durer plus ou moins longtemps, le processus sclérotique doit subir, lui aussi, la phase ulcérative ou être éliminé par absorption, soit spontanément, soit sous l'influence des spécifiques. D'autres fois la néoformation cellulaire se convertit en un tissu cicatriciel définitif qui se crée de toutes pièces et sans le travail ulcératif préalable qu'il est habituellement chargé de réparer.

Pendant les premières phases de la syphilis, j'ai observé fréquemment l'hypergenèse sclérotique du tissu cellulaire dans diverses régions. Il donne lieu à des hypertrophies cutanées ou muqueuses qui ressemblent à l'éléphantiasis. Mais, à cette période de la maladie constitutionnelle, il n'aboutit presque jamais à l'ulcération ou à la transformation cicatricielle. Il est essentiellement résolutif et par conséquent infiniment moins grave que celui qui provient de l'hyperplaise tertiaire.

Toutes les nécroses ne sont pas consécutives et produites par l'ischémie qu'entraîne dans le tissu osseux le voisinage des tumeurs gommeuses ou des hyperplasies diffuses. L'action syphilitique s'établit aussi primitivement sur les os, et elle les attaque de deux façons qui ont une grande analogie avec les deux processus destructifs des parties molles.

Ainsi, le premier processus est constitué par une congestion rapidement suivie d'une destruction moléculaire, d'une sorte de phagédénisme du tissu osseux. C'est l'*ostéite* raréfiante.

Cette forme de lésion osseuse coïncide fréquemment avec les ulcérations serpigineuses de la pituitaire. C'est elle surtout qui détruit les cornets, les os propres du nez, les cellules de l'ethmoïde, les pièces osseuses de la cloison, etc. Elle donne lieu à une sécrétion abondante de pus ichoreux qui se mêle avec celui que fournissent aussi les ulcérations de la pituitaire. Telle est la cause du catarrhe nasal syphilitique, qu'on désigne habituellement sous le nom d'*ozène*. Vous voyez qu'il ne consiste pas en une perversion sécrétoire des cryptes de la muqueuse de Schneider. L'odeur infecte qu'il exhale provient des altérations putrides que subit, au contact de l'air, dans les fosses nasales, le mélange du pus, de l'ichor, du sang, du catarrhe inflammatoire et des sécrétions normales du nez.

Tandis que l'ostéite a pour siège de prédilection la partie supérieure des fosses nasales, le second processus des lésions osseuses, c'est-à-dire la *nécrose*, s'établit plus volontiers sur la voûte palatine et les os qu'elle supporte. Quand elle est primitive, elle résulte de l'infiltration diffuse ou gommeuse des cellules osseuses et se produit de la même manière que la destruction des parties molles. Au moment où s'effectue la fonte de l'hyperplasie, le tissu osseux se trouve frappé de mort dans une étendue qui correspond à celle de l'infiltration ou qui la dépasse.

Qu'arrive-t-il alors ? C'est qu'il faut que le séquestre soit éliminé. Or il ne peut l'être que si les parties molles qui le recouvrent s'ulcèrent pour lui livrer passage. C'est ce qui a lieu. De là des pertes de substance plus ou moins considérables, qui mettent le séquestre à nu. C'est l'inverse de ce que je vous décrivais tout à l'heure : le point de départ était dans les parties molles et frappait l'os consécutivement ; ici il est dans l'os et il n'atteint qu'ultérieurement les parties molles. Le résultat est toujours le même. — Du reste, les deux ordres de lésions sont quelquefois simultanés et concordent dans toutes les phases de leur évolution. L'action hyperplasique envahit alors tout à la fois les os, les muqueuses, le périoste ; puis, subissant sa phase régressive, elle entraîne les parties molles et les parties dures dans la même débâcle. Si elle est diffuse, jugez quels désordres en sont la conséquence ! C'est en pareil cas qu'on voit tomber du même coup, par le fait de la nécrobiose des parties molles et des parties dures, toute la région moyenne de la voûte palatine et la moitié supérieure de la cloison du nez.

Il ne faudrait pas croire que ces modes de processus, l'ulcératif et l'hyperplasique, soient exclusifs l'un de l'autre et constituent deux formes distinctes de syphilose pharyngo-nasale ; ils coïncident, au contraire, fréquemment soit sur des parties éloignées, soit côte à côte. D'autres fois ils se combinent en une active destruction commune, où il serait difficile d'établir la part qui revient à chacun d'eux. Au milieu des déjections nasales ne trouve-t-on pas des fragments osseux déchiquetés, rongés dans tous les sens par l'ostéite raréfiante, di-

visés, éburnés par l'ostéite condensante et détachés en bloc par la nécrose ?
La nécrose peut se fixer dans les parties supérieures des fosses nasales, quoique l'ostéite y soit plus commune. De même on peut observer parfois l'ostéite sur la voûte palatine et les parties inférieures de la cloison osseuse. Je l'ai vue trois ou quatre fois sur le maxillaire supérieur, au niveau de l'arcade dentaire, sur le point le plus antérieur de la voûte, ou même au-dessous de la cloison cartilagineuse et derrière la lèvre supérieure.

Les parties postérieure et supérieure du pharynx reposent sur la colonne cervicale et sur l'apophyse basilaire. Elles n'ont pas avec ces os les rapports immédiats, intimes de la muqueuse palatine et de la pituitaire avec les os des cavités bucco-nasales. On pourrait donc prévoir, à priori, qu'il n'y aurait pas dans ces points une connexité presque inévitable entre les lésions des parties molles et celles des parties dures. Aussi ne voit-on presque jamais les ulcérations des parois pharyngiennes, quel que soit leur processus, s'étendre jusqu'à la colonne vertébrale et l'apophyse basilaire, et y déterminer de la nécrose ou de la carie. Le fait pourtant ne serait pas impossible. Je ne l'ai jamais constaté et je ne me rappelle pas en avoir lu d'exemple bien authentique.

Les lésions osseuses primitives de la colonne cervicale et de l'apophyse basilaire sont très rares aussi dans la syphilis. Elles consistent ordinairement en tumeurs gommeuses développées au centre ou vers la partie antérieure des vertèbres. Quand ces tumeurs se fondent, les cavités qui contiennent leurs débris s'ouvrent et se déversent soit dans le canal rachidien, soit dans le pharynx. Si c'est dans le pharynx, il en résulte des abcès rétro-pharyngiens présentant la plus grande analogie avec les abcès par congestion, symptomatiques de la carie scrofuleuse. Ces abcès ne tardent pas à s'ulcérer, et une large communication s'établit alors entre la cavité pharyngienne et les cavernes creusées au milieu de la substance vertébrale.

Je vous le répète, ce sont là des lésions tout à fait exceptionnelles, du moins aujourd'hui. J'en dirai autant des excavations ulcéreuses qui résultent du ramollissement des tumeurs gommeuses développées dans les ganglions post-pharyngiens. Il serait donc inutile de nous y arrêter plus longtemps, car elles n'appartiennent que d'une manière indirecte au groupe des manifestations qui constituent la syphilose naso-pharyngienne.

III. Pour compléter la description anatomo-pathologique de cette affection, il me reste à parler des *difformités* qui se produisent quelquefois pendant la période de réparation. Comme les parties ulcérées se trouvent constamment en contact, il s'établit entre elles des *adhérences anormales* qui, s'ajoutant à la rétraction cicatricielle, ont pour effet de rétrécir le canal pharyngien. — C'est entre les débris du voile du palais lacéré, perforé ou divisé par des ulcérations, et les parois latérales et postérieure du pharynx, également ulcérées, que se produisent ces adhérences. Les premières observations qui en ont été publiées sont dues au docteur Von den Hœven[1] et au professeur Szymanowski[2]. Ce dernier en compte neuf. Sigmund en a recueilli quatorze qu'il n'a pas décrites isolément, mais qui lui ont donné l'occasion de remarques importantes sur les conditions et la marche des ulcérations du voile et du pharynx, qui précèdent les

1. *Archiv. für Klinische Chirurgie*, t. I, p. 448.
2. *Prager Vierteljahrschrift*, 1864, t. I, p. 59.

adhérences[1]. Antérieurement, Hébert Mayo avait dit que les débris du voile du palais peuvent se souder avec le pharynx et s'appliquer contre l'ouverture postérieure des fosses nasales, et que, si la respiration nasale n'est pas complètement supprimée, du moins le ton nasal qui accompagne l'ulcération du voile devient permanent. Bryk, Dieffenback, Czermak, Coulson, Malgaigne et Robert ont aussi parlé de ces adhérences, surtout au point de vue des opérations qu'elles nécessitent.

Tous ces documents, et trois observations qui lui sont personnelles, ont fourni à M. Julius Paul (de Breslau) la matière d'un mémoire intitulé : *De l'adhérence du voile du palais à la paroi postérieure du pharynx, à la suite d'ulcérations, et de ses conséquences*, qui a été traduit par M. le docteur Verneuil, dans les ARCHIVES DE MÉDECINE[2]. C'est le travail le plus important et le plus complet qui ait paru sur ce sujet.

Dans presque tous les cas, l'origine de ces adhérences est syphilitique. Ainsi, sur trente cas, deux fois ce sont des abcès scrofuleux, une fois la diphtérie et une fois un rhume de nature inconnue. Dans les vingt-six autres cas, la syphilis était évidente; elle avait produit des désordres graves et de longue durée du côté de la gorge; elle avait eu de fréquentes récidives et laissé des traces de son action sur différentes parties du corps.

Pour que ces adhérences se produisent, il est nécessaire que les ulcérations qui les précèdent soient simultanées sur la face postérieure ou au bord libre du voile du palais, et sur la paroi postérieure du pharynx. Comme cette condition de la simultanéité n'est pas fréquente, et que le pharynx et le voile s'ulcèrent surtout par points isolés, et l'un après l'autre, il en résulte que les adhérences sont relativement rares dans la syphilose naso-pharyngienne.

Et puis, quelquefois tout le voile a été enlevé, ou il en reste trop peu pour que ses débris puissent aller rejoindre la paroi postérieure du pharynx.

Comme fréquence, les ulcérations de la paroi postérieure du pharynx l'emporteraient, d'après le docteur Julius Paul, sur celles de la paroi postérieure du voile, et elles échapperaient souvent à l'observation, parce qu'elles occupent surtout la partie supérieure du canal guttural, la cavité naso-pharyngienne, où, masquées par le voile, elles ne deviennent visibles que quand on le soulève. On découvre alors des ulcères de toutes les formes et à tous les degrés : fissures allongées de la muqueuse, pénétrant jusqu'aux couches musculaires; ulcères à bords taillés à pic, arrondis, ovalaires, ou à contours irréguliers, petits et multiples, ou développés sur une longue étendue, et, dans ce cas, phagédéniques et serpigineux, superficiels ou profonds, et allant quelquefois jusqu'aux os et aux faisceaux ligamenteux des vertèbres cervicales, simples ou compliqués de périostite suppurante, de gommes suppurées des vertèbres cervicales, etc., etc. Mais le point de départ de l'ulcération n'est-il pas alors plutôt dans le tissu cellulaire sous-cutané et dans les vertèbres, que dans la muqueuse pharyngienne? D'après Sigmund, ces ulcères proviendraient de petites infiltrations analogues à des tubercules et occupant la couche sous-muqueuse, ou bien de la suppuration des follicules de la muqueuse.

La description que je viens de vous donner des ulcères syphilitiques rétro-

1. *Wiener med. Wochenschrift*, 1854, nº 48, et *Œsterr. Zeitschrift für pr. Heilkunde*, 1857, nº 29.
2. *Archives générales de médecine*, vol. 2ᵉ, 1865, p. 422.

naso-pharyngiens s'applique aussi aux ulcères des fosses nasales. On en trouve à fond sanieux, grisâtre, gangréneux, à bords irréguliers et fongueux, à croûtes brunes, noires et fétides, recouvrant toujours des points du squelette nasal carié, ramolli ou nécrosé. Ajoutez à cela qu'au milieu de ces produits morbides se rencontrent des lamelles osseuses qui deviennent une source d'irritation continuelle, et qu'il n'est pas rare d'observer autour de la dénudation osseuse des clapiers, des fistules, des décollements plus ou moins étendus de la muqueuse, etc., etc. Dans les cas extrêmes, le processus a pénétré parfois jusqu'à l'intérieur de la boîte crânienne. Weber en a cité un exemple remarquable[1] : dans un ozène syphilitique invétéré, la sécrétion nasale diminua et fut bientôt suivie d'une encéphalopathie mortelle, qui avait présenté pendant la vie, outre de la céphalalgie et des contractures, les signes de l'infection purulente. A l'autopsie on trouva une méningite suppurée de la base et une thrombose d'un des sinus caverneux et de la veine ophthalmique correspondante. Il y avait en outre des abcès métastatiques dans le foie, dans les poumons et un épanchement purulent dans la plèvre.

Les ulcérations de la face postérieure du voile du palais échappent encore plus facilement que celles de la paroi postérieure et supérieure du pharynx à l'observation directe, à moins qu'elles ne contournent son bord libre et n'envahissent sa face antérieure. Mais il y a pourtant deux signes qui permettent de soupçonner leur existence : la rougeur de la face antérieure sous forme de *tache*, et surtout sa *tension*, allant jusqu'à l'immobilité de l'organe. — Plus loin nous étudierons ces signes avec tout le soin qu'ils méritent.

Il n'existe que quelques cas de *soudure complète* du bord libre du voile, y compris la luette, avec la paroi postérieure du pharynx, sans perte de substance ni perte du voile. L'un appartient à Hope, un autre à Coulson, un troisième à Czermak.

Presque toujours l'adhérence est précédée par des pertes de substance, par des perforations, par des divisions totales ou partielles, par des échancrures, des fentes longitudinales ou triangulaires du voile du palais. Il est facile de comprendre qu'il en soit ainsi. Quelle est, en effet, la principale cause qui s'oppose à ces adhérences? — Évidemment, c'est la mobilité du voile, mis sans cesse en mouvement par ses propres muscles, par le passage des aliments et par le courant de l'air inspiré et expiré. — Il faut y ajouter la tension qui immobilise, il est vrai, le voile, mais le tient éloigné du pharynx. Cette tension disparaît avec la perforation ou la division du voile par ulcération. L'effet de ces lésions est donc de faire cesser la tension du voile, de détruire ou de paralyser une partie de ses muscles et de diminuer la prise que sa surface fournissait, pour lui imprimer des mouvements, au courant d'air inspiré et expiré et au passage des substances alimentaires.

« Les fragments du voile, dit M. Julius Paul, sous l'influence de la paralysie ou de la destruction des tissus, pendent et se portent en arrière pendant l'inspiration; mais un contact très court suffit pour produire un commencement d'adhérence persistante, lorsque les ulcérations qui couvrent les deux surfaces opposées passent de l'état de destruction moléculaire à celui de régénération plastique par granulations. Il est très difficile d'empêcher l'adhésion de deux

1. *On syphilitic coryza.* (*Méd. chir. trans.*, vol. XIII.)

surfaces granulées (même dans d'autres parties du corps) par des moyens mécaniques ou caustiques; ces adhérences se propagent très vite et deviennent très résistantes; elles s'établissent d'autant plus facilement qu'on les remarque moins[1]. »

Quel est l'aspect que présente l'isthme du gosier, lorsque ces adhérences se sont établies? — Eh bien, cet aspect varie beaucoup. Mais il offre un caractère commun dans tous les cas : l'isthme ou plutôt la nouvelle communication entre la bouche et le pharynx est reportée en arrière. Quelquefois cet hiatus affecte une forme régulière. Il est alors situé sur la ligne médiane, et les deux fragments du voile qui le limitent latéralement affectent une direction qui va depuis l'obliquité très prononcée en bas et en arrière, jusqu'à l'horizontalité presque complète. La cavité pharyngienne se trouve donc divisée en deux cavités presque distinctes par une sorte de diaphragme percé d'une ouverture ovalaire ou triangulaire.

Quand un des côtés du voile seulement se soude, l'hiatus, limité sur le côté opposé par la paroi latérale du pharynx, se trouve porté latéralement; il est irrégulier et son bord membraneux est rectiligne, falciforme, déchiqueté, horizontal ou oblique, soit en bas, soit plus rarement en haut.

Enfin, la soudure peut se faire de telle façon que le diaphragme est complet, sans solution de continuité, et qu'il n'existe plus aucune communication entre les fosses nasales et la partie buccale du pharynx. C'est ce qui eut lieu chez une fille de 14 ans, observée par Czermak à la clinique de Dumreicher. Elle était affectée depuis deux ans d'ulcérations scrofuleuses de la gorge et des fosses nasales. La cicatrisation eut lieu, mais avec soudure du voile. Lorsque la bouche était fermée, toute voie à l'air inspiré ou expiré était close, de telle sorte que la respiration n'était possible que par la bouche.

« Malgré cette adhérence, le voile du palais était encore mobile; il se soulevait et s'abaissait, se tendait et s'affaissait pendant l'émission des vocales, qui étaient tout à fait pures; l'*i* seulement paraissait un peu étouffé; au contraire, la formation des diphthongues était impossible. Dans le langage courant, on remarquait, comme cela arrive quand on parle en se bouchant le nez, des arrêts destinés à permettre l'issue hors de la bouche de l'air accumulé dans cette cavité par la production d'une série de sons, car cet air ne pouvait plus, comme dans l'état normal, s'échapper par les fosses nasales insensiblement et sans interruption de la parole, en passant par la fente pharyngo-staphyline entr'ouverte[2]. »

W. Coulson a observé un cas analogue[3] : consonnes et labiales sans timbre et confuses, respiration nasale impossible, goût et odorat abolis, tels étaient les troubles causés par la soudure complète du voile aux parois latérales et postérieures du pharynx.

Un troisième cas appartient à Hope. Ces trois cas sont, je crois, les seuls qui existent. Une oblitération aussi complète n'est guère possible dans la syphilose naso-pharyngienne, qui détruit presque toujours une partie du voile ou le perfore. Dieffenbach, parlant d'une fusion de la face postérieure du voile avec la

1. *Arch. de méd.*, *loc. cit.*, p. 499.
2. *Arch. de méd.*, *loc. cit.*, p. 424-425.
3. *Lancet*, nov. 1862, p. 592.

paroi pharyngienne, faisait remarquer qu'elle succédait le plus souvent à des ulcérations scrofuleuses, dont les granulations s'accolent et se confondent, et qu'il en résultait ou une séparation complète entre les cavités nasale et pharyngée, ou une séparation, avec petite ouverture arrondie et cicatrisée, au lieu qu'occupait la luette. . . . .

IV. Voici un quatrième cas très curieux d'adhérence complète du voile au pharynx, que j'ai observé et qui trouve naturellement sa place ici.

Chancre infectant en 1864, *suivi de plusieurs attaques graves de pharyngopathie syphilitique. — En* 1869, *perte d'une partie considérable du voile du palais. — Adhérences complètes de la paroi postérieure du pharynx aux débris du voile et de l'isthme, interceptant toute communication entre les arrière-narines et la cavité bucco-pharyngienne.*

M, F. 33 ans, menuisier en fauteuils, se présenta à ma consultation de l'hôpital du Midi, le mardi 15 février 1876, pour se faire soigner d'une éruption superficielle de la face et du cuir chevelu, qu'il croyait à tort être syphilitique.

Il me raconta que douze ans auparavant, c'est-à-dire en 1864, il avait contracté un chancre infectant. Jusque-là sa santé avait toujours été très bonne et il ne lui était jamais survenu aucune manifestation de maladie constitutionnelle héréditaire ou acquise, soit rhumatismale, soit scrofuleuse.

Les premières poussées de la syphilis furent bénignes chez lui et passèrent inaperçues. Ainsi, il n'a jamais eu, paraît-il, d'éruptions sur le corps. Néanmoins, sa santé fut fortement éprouvée, et depuis cette époque, il devint très sujet à des maux de gorge interminables.

Ainsi, la syphilis semble avoir concentré toute son action sur le pharynx. En 1867, les pharyngopathies devinrent plus graves et le malade se fit traiter successivement à Saint-Louis, à Saint-Antoine, et à Lariboisière. Partout on lui fit prendre de l'iodure de potassium.

Un an et demi après, en 1869, il perdit, dit-il, tout d'un coup, la *totalité du voile du palais.*

Marié une première fois, deux ans après le chancre syphilitique, il eut un enfant mort-né. En 1873, il s'est marié en secondes noces et a eu deux enfants qui se portent bien, l'un est âgé de 22 mois et l'autre de 6.

Depuis la chute du voile du palais, cet homme s'est toujours bien porté ; mais il lui est impossible de respirer par le nez. Sa voix était devenue très nasonnée après l'accident ; à force d'études sur lui-même pour en corriger les défauts, il est parvenu peu à peu à lui rendre son timbre à peu près normal.

Voici quel était son état lorsque je l'ai examiné le 15 février :

Sur la paroi postérieure du pharynx, près de la ligne médiane, un peu à droite, on voit une *bande cicatricielle blanche*, large de 1 centimètre et demi, dentelée sur ses bords, lisse et nacrée. Elle s'enfonce en bas derrière le pharynx et se termine en haut sur le sommet d'un *triangle isocèle* dont la base est constituée par la langue, et les côtés par deux replis falciformes qui se dirigent obliquement de bas en haut, d'avant en arrière et de dehors en dedans, vers la paroi postérieure du pharynx sur laquelle ils s'insèrent en se réunissant. L'espace triangulaire ainsi circonscrit, c'est l'isthme du gosier, et les deux replis falciformes latéraux, ce sont les deux piliers antérieurs tendus et immobilisés par leur adhérence à la paroi postérieure du pharynx.

La voûte palatine se prolonge *horizontalement* jusqu'à cette paroi postérieure. On pourrait croire que tout le voile du palais a disparu, tant cette voûte est *tendue et immobile ;* mais en l'explorant attentivement, avec le doigt, on finit par s'assurer que, au-delà de la voûte osseuse, il existe un *diaphragme membraneux*, de deux centimètres environ de largeur d'avant en arrière. Ce diaphragme membraneux est si fortement tendu qu'il présente presque la consistance et la rigidité de la voûte osseuse ; toutefois, en le pressant vivement avec la pulpe du doigt explorateur, on sent qu'il *cède un peu* et qu'il est constitué par une portion du voile du palais.

Son insertion a lieu sur la paroi pharyngienne, *au sommet du triangle où viennent converger la cicatrice médiane et les deux piliers antérieurs.*

Derrière ces piliers antérieurs qui font une saillie considérable, on n'aperçoit aucun vestige des amygdales, ni des piliers postérieurs. A leur place, il y a deux culs-de-sac vides. On pourrait supposer, ce que j'ai fait au premier abord, que ces deux culs-de-sac font communiquer la bouche et le pharynx avec les arrière-narines. Mais il n'en est rien, et, en portant le doigt derrière les piliers, on s'assure que des adhérences complètes les unissent avec la paroi pharyngienne et les débris du voile, de telle sorte qu'il n'y a pas la *moindre communication* entre les narines d'une part, et la bouche et le pharynx de l'autre.

Toutes les parties constituantes de l'isthme nouveau, du pharynx et du *diaphragme palatin*, affectent une régularité et une symétrie qui donneraient le change sur la gravité et l'étendue des désordres, si on n'y regardait pas de près. Elles sont du reste saines et rosées. L'isthme triangulaire dont le sommet s'insère au pharynx avec le diaphragme palatin est immobile sur ses côtés, mais assez large pour laisser un libre passage aux substances alimentaires, surtout quand le bas de la langue se creuse en gouttière.

Voici maintenant quels sont les troubles fonctionnels produits par cette *atrésie complète* du canal pharyngien.

La respiration par le nez est absolument impossible ; le malade respire toujours la bouche ouverte. Il ne peut pas se moucher ; quand il est enrhumé, toutes les mucosités nasales sont obligées de sortir d'elles-mêmes par les deux ouvertures antérieures des narines.

Le nez n'a subi, ni dans sa charpente, ni dans sa muqueuse, aucune altération, pourtant le sens de l'odorat est presque aboli, la circulation de l'air n'ayant plus lieu dans l'intérieur des fosses nasales. Néanmoins, le sens du goût est à peu près à l'état normal.

L'ouïe est un peu affaiblie, surtout à gauche. Une particularité bizarre, c'est que le contact de l'eau froide sur la figure *bouche*, au dire du malade, momentanément les deux oreilles. Cette *surdité réflexe* disparaît avec la sensation du froid. Le phénomène est surtout sensible dans l'oreille qui entend le moins mal. Ayant peur de devenir tout à fait sourd, le patient a la précaution de ne se raser et de ne se débarbouiller jamais qu'à l'eau chaude.

A force d'exercice, il est parvenu à faire disparaître le *timbre nasonné* de sa voix ; elle a maintenant un *caractère guttural* et se fait surtout remarquer par l'*absence de résonance* et la *faiblesse de l'amplitude sonore*.

La déglutition s'exécute régulièrement.

Il n'existe actuellement aucune manifestation syphilitique. La diathèse paraît éteinte chez lui depuis la guérison de la pharyngopathie.

Il me semble qu'il serait difficile de trouver un cas plus net d'*atrésie syphilitique complète* du pharynx. La moitié ou le tiers antérieur du voile du palais, respecté par l'ulcération, s'est soudé à la paroi postérieure du pharynx, qui était elle-même le siège d'une ulcération considérable, comme l'atteste la cicatrice médiane. Il en est résulté que la voûte palatine a pu se prolonger horizontalement jusqu'au pharynx et qu'un diaphragme membraneux, formé des débris du voile, divise maintenant le canal pharyngien en deux parties : une supérieure, les arrière-narines où s'ouvrent les trompes ; l'autre inférieure ou bucco-pharyngienne.

La partie inférieure ou bucco-pharyngienne du pharynx, située au-dessous du diaphragme palatin, est subdivisée elle-même en deux parties par un *diaphragme incomplet* qui n'est autre chose que le nouvel isthme du gosier. Il est sur un plan obliquement dirigé d'avant en arrière et de bas en haut, des côtés de la langue au pharynx, où il vient se souder avec le diaphragme palatin horizontal. Ce diaphragme est constitué en bas par la base de la langue, et sur les côtés par *deux grands replis de la muqueuse* qui ne sont autre chose que les piliers antérieurs tendus, élargis et immobilisés par leur soudure au pharynx.

Il est percé à son centre d'une ouverture régulièrement triangulaire dont le sommet s'insère sur la partie médiane de la paroi postérieure.

La portion du pharynx située au-dessus de ce *diaphragme isthmique* est l'arrière-bouche ; la portion située au-dessous est le pharynx proprement dit. — Elles communiquent assez largement par l'ouverture triangulaire pour que la déglutition ne soit en rien gênée.

J'ai dit que cette atrésie était syphilitique : il me paraît évident, en effet, que le malade a eu un chancre infectant en 1864, et, plus tard, des pharyngopathies successives qui, toutes, ont été regardées comme syphilitiques et traitées par l'iodure de potassium. Je n'ai découvert dans ses antécédents aucune trace de scrofule.

Quelle que soit l'origine de ces adhérences, l'hiatus présente des dimensions très variables. Dans un cas du docteur Julius Paul, où la syphilis était cause de la lésion, l'ouverture ovalaire, limitée en avant par le bord postérieur de la voûte, et sur les côtés par les débris du voile et les piliers postérieurs soudés au pharynx, permettait tout juste l'introduction du doigt. En haut, du côté des fosses nasales, cette ouverture se rétrécissait encore et n'admettait qu'un fort tuyau de plume. Aussi le malade avait-il beaucoup de peine à respirer la bouche fermée et à se moucher.

V. Un mot encore sur les *perforations du voile du palais*. Ces perforations peuvent avoir lieu sur tous les points de son étendue ; mais elles sont infiniment plus fréquentes à l'endroit où il s'insère sur la voûte palatine, car c'est là qu'il est le plus tendu et le plus mince.

Je vous ai dit que le processus était quelquefois très vif, qu'il existait une véritable inflammation aiguë du parenchyme du voile du palais, de nature syphilitique, qui précédait et préparait l'ulcération. Celle-ci, petite au début, ne procède pas toujours d'une gomme ou d'un tubercule ; et pourtant elle creuse et détruit très rapidement.

Ce fait tient sans doute à sa nature, mais très souvent aussi à ce qu'elle se trouve placée *au-dessus d'un follicule muqueux* qui lui fournit une cavité toute prête, qu'elle élargit rapidement par la fonte phagédénique des tissus circonvoisins.

Quand ces petites ulcérations sont multiples et voisines, et qu'elles s'agrandissent tout à coup en effondrant quelques cryptes mucipares, il peut se produire des pertes de substance très considérables, par le fait du travail ulcératif et aussi par la gangrène en masse des tissus sains intermédiaires, que ces foyers morbides privent de leurs moyens de nutrition.

Il en résulte des ouvertures déchiquetées, irrégulières, des fentes séparées quelquefois par des ponts de substance saine qui ne tardent pas à se déchirer, etc., etc.

Si petites qu'elles soient, les perforations syphilitiques du voile du palais ne se ferment presque jamais spontanément. Leurs bords se cicatrisent et s'amincissent, mais ne se réunissent pas par granulations. — Cependant j'ai vu un assez grand nombre de cas où une oblitération complète de perforations assez grandes du voile s'est produite par l'influence du traitement spécifique externe et de cautérisations légères au crayon de nitrate d'argent. — Cette oblitération a quelque chance de s'effectuer, surtout quand la perforation antérieure du voile et sa perforation postérieure ne sont pas situées en face l'une de l'autre, mais séparées par un trajet sinueux.

SYMPTÔMES ET PROCESSUS. — La syphilose pharyngo-nasale est une des manifestations les plus insidieuses de la vérole. Il est rare cependant qu'elle ne soit annoncée par aucun trouble fonctionnel, par aucun désordre local, et qu'elle ait produit tout son effet avant l'époque où le malade la soupçonne et où le médecin la découvre.

Parmi les phénomènes prodromiques observés le plus fréquemment chez mes malades, j'ai noté la *céphalée* et les *douleurs faciales névralgiformes*. Elles étaient seules ou coïncidaient avec ces douleurs spéciales dans tous les membres dont la signification est si grande quand elles occupent leur continuité et leur profondeur, et qu'elles s'exaspèrent pendant la nuit.

Voilà ce qui, pendant plusieurs semaines, indiquait le réveil de la diathèse. Mais comment deviner sa future localisation? Eh bien, qu'importe après tout, au point de vue du traitement, puisqu'il est à peu près le même, quel que soit le siège de la lésion?

I. Au bout d'un temps très variable, les douleurs syphilitiques sont accompagnées de phénomènes plus précis qui ont leur siège soit dans les fosses nasales, soit dans la gorge, soit dans ces deux cavités simultanément. C'est un peu d'enchifrènement et de catarrhe nasal, une difficulté permanente au passage de l'air dans l'une ou l'autre fosse nasale ou dans les deux, une sensibilité anormale, avec sensation de gêne, de pesanteur, dans la profondeur des narines. A ces premiers signes succède l'odeur infecte des sécrétions de la pituitaire, qui de muqueuses deviennent purulentes, sanieuses, quelquefois sanguinolentes ou striées de sang. En pareil cas, le doute n'est plus permis. Alors même que les antécédents seraient obscurs ou qu'on ne découvrirait dans le passé du malade aucune trace appréciable de syphilis, il n'en faudrait pas moins lui rapporter cette affection commençante, et il serait prudent d'agir avec la même décision que si sa nature était parfaitement démontrée.

Dans la syphilose nasale profonde, il est assez fréquent d'observer une tuméfaction vague de l'organe à sa racine ou sur ses parties latérales. Elle provient d'une infiltration cellulaire sous-cutanée ou d'un épaississement périostique des os propres du nez. Elle s'accompagne quelquefois d'un engorgement du canal lacrymal et de l'épiphora qui en est la conséquence.

Toutes ces circonstances sont plus significatives encore que l'ozène, et j'ajoute plus inquiétantes; car il est rare alors que le malade ne commence pas à expulser de temps en temps, au milieu des mucosités nasales, quelques petits fragments d'os nécrosés ou cariés.

Voilà un premier groupe de symptômes auquel il ne manque, pour être complet, que l'examen rhinoscopique. Cet examen se fait de deux façons : *directement* à la partie antérieure des fosses nasales et *indirectement* ou par une *image réfléchie* à leur partie postérieure. L'examen des narines, en avant, à l'aide du soleil ou d'une lampe est facile, surtout si on dilate leurs ouvertures avec des pinces, ou mieux avec un petit spéculum *ad hoc* (*speculum nasi*). Mais, à l'aide d'un pareil procédé, on ne peut découvrir qu'une médiocre étendue de la muqueuse de Schneider. L'examen rhinoscopique, à l'aide du miroir, se fait dans l'arrière-gorge, derrière le voile du palais. Il demande une grande habileté de la part de l'explorateur, et, de la part du malade, un émoussement de la sensibilité réflexe qui ne s'acquiert qu'au bout de plusieurs séances et par suite d'un contact réitéré avec l'instrument[1]. Lorsque cet examen est pratiqué dans des conditions favorables, on peut explorer la partie supérieure du voile, l'orifice inférieur des trompes et l'ouverture postérieure des narines. Mais si les lésions sont situées, comme cela arrive fréquemment, dans la région la plus profonde et la plus élevée des narines, il est bien difficile de les éclairer et d'obtenir leur image d'une facon suffisamment nette pour s'en faire une idée. Heureusement qu'on peut les deviner et les diagnostiquer sans les voir.

M. Cazenave (de Bordeaux) a aussi conseillé d'explorer les narines avec une sonde ou un stylet métallique, qu'on promène méthodiquement sur divers points de la muqueuse olfactive. On peut se rendre compte ainsi de l'existence des solutions de continuité, de leur étendue et surtout de la dénudation des os sous-jacents.

J'ai vu des malades rester des mois entiers avec quelques-uns de ces phénomènes que je viens de vous décrire, sans en éprouver aucun dommage sérieux et sans subir d'autre déformation du nez qu'un peu de grossissement ou d'aplatissement de sa base. Chez l'un d'eux, il suffisait de prendre quelques grammes d'iodure de potassium pour les faire disparaître promptement; mais ils ne tardaient pas à revenir, toujours sous la forme d'un enchifrènement, d'un ozène léger et d'une vague tuméfaction des parties latérales du nez. Il rendit même deux ou trois

1. Aujourd'hui on l'obtient facilement par le badigeonnage du voile et de l'arrière-pharynx avec une solution de cocaïne au vingtième.

petits fragments osseux ; à la fin il guérit sans perdre aucune partie essentielle de l'organe.

Quand la détermination, au lieu de se faire exclusivement en haut et sur les côtés des fosses nasales, occupe leur partie postérieure, on observe, outre les phénomènes précédents, quelques symptômes gutturaux, tels que de la sécheresse dans le pharynx, une sorte de gêne et même de douleur quand les aliments poussent le voile en arrière et l'appliquent sur la paroi postérieure du pharynx ou l'ouverture des arrière-narines. Les mucosités nasales qui descendent alors en abondance dans la cavité pharyngienne donnent aux malades la sensation d'une saveur mauvaise qui est peut-être plus incommode et mieux perçue par eux que l'odeur qu'exhalent les fosses nasales. Le sens de l'odorat est toujours atteint dans cette affection. On peut observer tous les degrés de l'anosmie. Les malades, souvent, ne perçoivent pas du tout l'odeur qu'ils exhalent. Le sens du goût persiste, au contraire, bien qu'il soit toujours un peu émoussé par l'affaiblissement ou la perte de l'odorat.

Avec ces phénomènes peuvent se combiner, dans les proportions les plus variables, tous ceux que je vais vous exposer bientôt et qui ont leur siège à la voûte palatine et dans le pharynx. — Mais, auparavant, je tiens à faire observer que les symptômes nasaux sont rarement très douloureux, que le processus de la syphilose confiné dans les cornets et dans les régions supérieures des fosses nasales est en général lent et essentiellement chronique, et que, s'il y a quelquefois des recrudescences, elles ne se traduisent pas par une gêne plus accentuée du malaise intrafacial.

Qu'on ne se méprenne pas sur cette latence, sur cette insidiosité du processus. Bien qu'il y ait alors comme une sourdine à l'expression symptomatique, la lésion n'en poursuit pas moins son cours, et, par l'effondrement plus ou moins rapide du nez, qu'aucun signe spécial ne faisait pressentir, en vient donner une preuve trop évidente.

II. Dans la *syphilose du pharynx* et du voile du palais, la forme aiguë et douloureuse s'observe plus fréquemment que dans la *syphilose nasale*. J'ai vu des cas où les malades avaient présenté pendant plusieurs jours les symptômes d'une angine violente. Ce n'est pas qu'ils eussent l'appareil fébrile, l'embarras gastrique, l'état général qui accompagnent certaines inflammations communes, herpétiques ou diphthéritiques de l'isthme et des régions voisines. Non. L'acuité se traduisait par l'intensité particulière à laquelle s'élevaient quelques troubles fonctionnels, par l'aspect inflammatoire des lésions et par la vélocité du processus.

C'est surtout dans les ulcérations primitivement phagédéniques des piliers, du voile et des parois du pharynx que les malades présentent cet ensemble phénoménal. Dès le début, il n'y a pas seulement du malaise, de la gêne et autres sensations amorties et un peu vagues, dans le canal guttural. C'est une douleur spontanée et exaspérée par les contractions musculaires, aiguë, déchirante et térébrante, qui existe dans l'arrière-gorge et se propage communément sous forme d'irradiations névralgiformes dans l'une ou dans l'autre oreille.

Ces douleurs peuvent durer longtemps, pendant plusieurs semaines, d'une manière à peu près continue, ou présenter des exacerbations et des accalmies irrégulières qui correspondent à des phases parallèles du travail ulcératif. Le siège des lésions n'est pas sans influence sur la production des douleurs. J'ai remarqué que les ulcérations du pilier postérieur et des parois latérales du pharynx, au voisinage de la trompe, étaient beaucoup plus douloureuses que celles qui siégeaient en d'autres parties du canal guttural.

Les ulcérations consécutives à la fonte d'une hyperplasie syphilitique, diffuse ou circonscrite, sont beaucoup moins douloureuses que les ulcérations primitivement phagédéniques. Elles participent un peu de l'indolence qui est si fréquente dans les ulcères cutanés consécutifs au ramollissement des tumeurs gommeuses du tissu cellulaire.

La *dysphagie*, à un degré plus ou moins élevé, accompagne toujours les lésions douloureuses du pharynx. En pareil cas, elle n'est pas mécanique ; elle ne provient pas d'un obstacle matériel au passage des solides ou des liquides ; elle est instinctivement provoquée par la crainte des souffrances que cause le passage des aliments sur les ulcérations. Elle résulte aussi du désarroi que cette crainte et la sensation douloureuse jettent dans la synergie des contractions musculaires du larynx, si nécessaire au jeu d'un appareil aussi compliqué que le pharynx. — Il y a beaucoup de malades qui avalent difficilement ; d'autres pour lesquels la déglutition est un vrai supplice, et qui ne peuvent se nourrir que de substances liquides ou semi-liquides. Ces substances suivent leur voie naturelle et ne sont point rejetées par le nez, tant que le voile du palais n'est pas attaqué ou ne l'est pas assez pour compromettre son fonctionnement.

Ajoutez à la douleur de la dysphagie une *salivation gutturale* très abondante, l'affaiblissement de l'ouïe dans une oreille ou dans les deux, de la gêne, de la raideur dans les mouvements généraux du cou, quelques troubles laryngés lorsque les ulcérations serpentent vers l'épiglotte et l'orifice supérieur du larynx, etc. — Combinez ces troubles fonctionnels avec ceux de la syphilose nasale et vous aurez un tableau du triste état auquel sont réduits les malades, non pas pour trois ou quatre jours, comme dans les angines inflammatoires communes, mais pour des semaines ou des mois; car, si aiguë qu'elle soit dans ses manifestations, la syphilose pharyngo-nasale est toujours chronique dans sa marche.

Heureusement que les choses ne se passent pas ainsi dans tous les cas. Une pareille acuité dans l'expression symptomatique est même moins fréquente que l'état contraire. On observe plus souvent les *formes subaiguës* ou *indolentes* qui causent si peu de souffrances aux malades qu'ils restent parfois plusieurs jours sans soupçonner l'étendue et la gravité des lésions pharyngées. Il y a, du reste, à cet égard, beaucoup de variétés individuelles, indépendantes de la nature et du processus de l'ulcération.

Il en est de même relativement à l'influence que les pharyngopathies exercent sur la santé générale : ici la lésion est peu de chose en elle-même et les troubles fonctionnels qu'elle provoque font tout le mal. Quand il existe des douleurs atroces, une dysphagie insurmontable ou exclusive de toute alimentation solide, les malades ne tardent pas à maigrir ou à perdre leurs forces. — Mais, en général, la syphilose pharyngo-nasale n'altère pas les fonctions plastiques, et on voit des individus traverser cette longue affection, si grave à tant de points de vue, sans que le dynamisme organique en soit troublé.

III. Occupons-nous maintenant des symptômes qui appartiennent plus particulièrement à la syphilose du voile du palais et de la voûte palatine. — Pour le voile, comme pour le pharynx, il peut exister une forme aiguë, et elle se produit, non seulement quand les ulcérations primitivement phagédéniques l'envahissent, mais aussi quand il devient le siège d'hyperplasies plastiques diffuses ou circonscrites.

Le premier symptôme est une sensation de gêne, de malaise, de *lourdeur*, de *sécheresse* qui existe en avant vers le milieu de la voûte palatine, ou dans la partie la plus élevée du voile, sur sa face supérieure, dans les arrière-narines. Cette localisation est vague et difficile à préciser. Plus tard la *douleur* survient; elle occupe le voile et présente des degrés d'intensité très variables. Il est rare qu'elle soit aussi vive que dans les pharyngopathies latérales et postérieures. Elle est exaspérée par la déglution et même par les efforts de phonation.

Le voile est rouge sur certains points seulement ou dans toute son étendue. Il est épaissi, tuméfié et frappé d'un commencement d'imperfection fonctionnelle qui ne lui permet pas d'exécuter ses mouvements avec précision et rapidité. Tous ces phénomènes s'accentuent peu à peu. Il y en a trois surtout qui acquièrent une grande signification. Ce sont la rougeur, la tension et l'immobilité du voile. — La rougeur peut être circonscrite et exister sur une surface plane ou légèrement bombée. Sur une surface plane, elle indique que le travail morbide se fait à la face supérieure du voile; sur une surface bombée, qu'il a lieu en avant sous la muqueuse ou dans l'épaisseur de l'organe. La rougeur généralisée serait l'indice d'une hyperplasie diffuse et sans foyer fixe. Mais n'insistons pas sur ces subtilités. — La *tension* du voile du palais est un phénomène d'une haute valeur. Il s'observe presque dans tous les cas. Le voile semble alors fixé dans un état intermédiaire à son redressement complet en haut, ou à son prolapsus sur la base de la langue. A mesure qu'il se tend, son immobilité augmente. C'est même cette immobilité qui fait comprendre que l'organe est distendu par le travail morbide en train de s'effectuer dans son épaisseur. Il est vrai que la tension du voile s'accompagne quelquefois d'une projection en avant de la luette, et que la double courbe que décrit son bord libre devient rectiligne, comme si elle était tirée à ses deux extrémités. — Cette déformation, jointe à l'immobilité du voile, donne l'idée exacte de la tension. Il n'y a pas là de paralysie à proprement parler comme celle qu'on observe à la suite des angines diphthériques. La force motrice du voile n'est pas atteinte directement dans ses nerfs ou dans ses muscles. Elle n'est qu'entravée par le travail de plasticité morbide interstitiel ou sous-muqueux, par la congestion, l'engorgement de tous les tissus du voile, qui l'alourdissent, le tuméfient et le rendent difficile à mouvoir.

Ainsi, rougeur circonscrite ou diffuse, tension, immobilisation, tels sont les trois principaux phénomènes de la syphilose du voile à son début, dans sa première phase et pendant que l'action ulcératrice se prépare. Dès que cette action a commencé et pendant tout le temps qu'elle s'accomplit, la tension diminue et le voile ne tarde pas à reprendre sa mobilité. La perforation complète ou même seulement l'ulcération profonde sans perforation produit une détente rapide du jour au lendemain. A partir de ce moment, on n'assiste plus qu'à l'élimination des produits morbides et des tissus détruits, puis à la réparation presque toujours incomplète et à la cicatrisation de la perte de substance. — Ces deux dernières phases sont moins intéressantes que la première;

elles n'expriment que le fait accompli. Il est rare que le processus continue ou recommence, du moins immédiatement. Mais il peut arriver que certains points de l'organe soient frappés de sphacèle en masse, par suite de l'ischémie consécutive à l'hyperplasie et aux ulcérations qui proviennent de sa fonte. De pareils désordres ne s'accompagnent pas de douleurs vives. Ils ne font qu'exagérer les troubles fonctionnels qu'il me reste à décrire.

La dysphagie, quoique pouvant devenir très forte, n'est pas relativement aussi prononcée dans les affections du voile que les *altérations de la voix*. Mais ces altérations qui sont communes à un grand nombre de maladies du voile ou de l'isthme, sont très différentes les unes des autres. Aussi, elles constituent un symptôme d'une médiocre importance, au point de vue de la nature et de la phase de la lésion. Les changements qui se produisent dans la voix portent sur son timbre et sur sa clarté. Le *nasonnement*, ou le *ton nasillard* à tous ses degrés, quelquefois aussi une sorte de *grasseyement* de la voix, tels sont les troubles fonctionnels qui accompagnent la syphilose du voile dans ses diverses périodes. Au début, ces troubles sont peu accentués et présentent des fluctuations qui correspondent à l'état plus ou moins grand de tension et d'immobilité du voile, et aux lésions concomitantes des amygdales, des piliers et des cavités nasales. Plus tard, quand la déchirure ou la *perforation du voile* a eu lieu, le nasonnement s'accentue et devient permanent. Il est évident, que ce phénomène morbide se trouve alors en rapport direct avec l'étendue des lésions visibles. Je dis *visibles*, car les *lésions dynamiques* ou paralysies du voile ne se produisent presque jamais dans la syphilose comme dans la diphthérie. — Mais quelle doit être la largeur de la perforation pour qu'elle imprime à la voix le ton nasillard? Il est difficile de le dire. Un petit pertuis insignifiant sera sans conséquence. On voit des malades qui ont perdu toute la luette avec sa base, et dont le voile du palais est profondément échancré en V : pourtant leur voix n'a pas changé. — Je puis affirmer que le *siège* de la lésion a sur la voix encore plus d'influence que ses dimensions. Une perforation petite occupant, comme c'est l'ordinaire, le voisinage de l'insertion du voile sur la voûte, produira un nasonnement bien plus considérable qu'une perte de substance plus vaste, sur le bord libre ou sur un point plus rapproché de lui. Dans ce dernier cas le jeu des muscles intrinsèques du voile, et son application sur la paroi du pharynx peuvent contrebalancer les effets de la perforation et de l'échancrure.

La voix nasillarde, qui accompagne les perforations et les divisions du palais, provient de ce que la colonne d'air, au lieu de *vibrer tout entière* dans la cavité buccale, est obligée, par le fait de l'ouverture anormale, de *partager ses ondes sonores* entre la bouche et les cavités nasales. — On peut corriger ce défaut de la voix en fermant hermétiquement, par un obturateur, les trous qui existent dans le voile du palais. L'immobilisation du voile, provenant de la plus ou moins grande tension, produit aussi le ton nasillard de la voix, tout aussi bien qu'une fente ou une perforation, en permettant à la colonne sonore de vibrer simultanément dans la bouche et dans le nez. — Le nasonnement survient dans un grand nombre de conditions pathologiques. On l'observe lorsque l'une des cavités nasales, et à plus forte raison toutes les deux, sont rétrécies ou obstruées par des polypes, des corps étrangers, le boursouflement catarrhal de la muqueuse ou ses ulcérations. C'est un symptôme moins fréquent et moins prononcé dans la syphilose nasale que dans la syphilose de la voûte et du voile. — Le nasonnement a lieu encore, lorsque l'isthme se retrécit, comme dans le phlegmon des tonsiles, dans les adhérences anormales du voile du palais, etc.; et lorsque la paralysie du voile, de ses muscles tenseurs et releveurs, sphéno et pétro-salpingo-staphylins le rend flasque et inerte.

C'est un des principaux symptômes de la soudure de cet organe aux parois du pharynx, à la suite d'ulcérations syphilitiques. Il est vrai que les pertes de substance qui précèdent les adhérences contribuent pour une large part à cette altération de la voix. — Mais chez les trois malades de Hope, de Czermak et de Coulson, où le voile soudé au pharynx formait un diaphragme complet, interceptant toute communication entre les fosses nasales et le pharynx le nasonnement était aussi prononcé que dans les divisions ou les perforations du voile[1]. — Le ton nasillard se produit donc dans des conditions non seulement différentes, mais opposées. C'est qu'il faut, pour que la voix émanée du larynx ne soit pas altérée par ses cavités de renfoncement, que les ondes sonores vibrent *en même temps*, mais *séparément* dans la bouche et dans le nez.

Or, il y a un grand nombre d'états pathologiques qui s'y opposent. Les *perforations de la voûte palatine osseuse* doivent être rangées au nombre des principaux. Cette lésion, qui a une grande analogie avec la perforation du voile, survient souvent d'une façon très insidieuse et

1. Il n'en est pas toujours ainsi : on a vu dans le fait d'adhérences complètes du voile, relaté plus haut, que l'exercice peut atténuer peu à peu le nasonnement et le rendre presque nul.

sans provoquer de grandes douleurs. Son processus, pendant sa première phase, est le même que celui des productions gommeuses. La fonte de la tumeur circonscrite ou diffuse étant opérée, et les produits qui en résultent évacués, rien n'empêcherait le nez de communiquer avec la bouche, si le *séquestre osseux* était éliminé en même temps. Il est rare qu'il ne mette pas plusieurs jours à se détacher. De petites fissures se produisent bien entre ses bords et ceux de la perforation et permettent le passage de l'air ; mais le nasonnement qui peut en être la conséquence n'atteint son plein développement que quand le séquestre est tombé.

Les *perforations syphilitiques de la cloison des fosses nasales* existent rarement seules ; elles coïncident habituellement avec celles de la voûte et se produisent sous l'influence du même processus. J'en ai vu cependant bon nombre d'isolées et qu'il y avait tout lieu de rapporter à la vérole. Je n'ai pas constaté que le timbre de la voix fût altéré par cette lésion. Il est vrai qu'elles étaient peu étendues. Peut-être en serait-il autrement si elles étaient très considérables.

J'ai épuisé ce que j'avais à exposer relativement à la symptomatologie de la syphilose pharyngo-nasale. Séparez, combinez un à un ou par groupes tous les symptômes, et vous aurez, dans son ensemble et dans ses détails, l'expression phénoménale exacte de cette affection.

Clinique sur un cas de syphilose pharyngo-nasale. — Pour en rendre le tableau symptomatique plus saisissant et plus animé, je vais résumer l'histoire d'un malade qui fit, en 1875, l'objet de ma première conférence sur la syphilose pharyngo-nasale. — Les considérations de physiologie pathologique, de processus, de pronostic, de traitement, etc., qui jaillirent, pour ainsi dire de source, ne seront peut-être pas sans intérêt, et il m'a semblé utile de le reproduire.

I. Cet homme, âgé de 39 ans, d'une constitution forte, d'une bonne santé habituelle, avait contracté, en 1864, la syphilis à Queretaro. Quoique cette maladie passe pour être extrêmement dangereuse au Mexique, surtout pour les Européens, l'accident primitif, chez cet homme, fut des plus légers et guérit rapidement sans laisser aucune trace. Les premiers accidents consécutifs consistèrent en plaques muqueuses gutturales, dont quelques-unes étaient ulcéreuses, mais ne troublaient ni la phonation, ni la déglutition. Tout se borna à cela pendant quelques mois. Puis la guérison eut lieu et parut définitive, car de 1864 à 1871 (avril), il ne survint aucune atteinte nouvelle.

Mais cette bénignité du début était trompeuse, car sept ans après l'accident primitif, il y eut un retour offensif très dangereux de la maladie.

C'est en pleine santé, et sans en être averti par des troubles généraux précurseurs, que le malade fut repris d'accidents syphilitiques exclusivement localisés, cette fois aussi, dans la cavité pharyngienne. Presque tout à coup, et sans cause appréciable, il éprouva une très grande gêne dans la déglutition des liquides et des solides. La voix ne fut pas altérée. — On constata des ulcérations étendues dans le pharynx; on administra des pilules et on fit quelques cautérisations. L'iodure de potassium ne fut donné que tardivement et à petites doses. — Cette seconde attaque de la syphilis fut sévère, et on ne parvint pas à arrêter le processus de ses manifestations, qui allèrent toujours en s'aggravant de plus en plus.

Au bout de trois mois, il survint de la surdité des deux côtés, surtout à droite, de grandes douleurs de tête ; et, un beau jour (ou plutôt un mauvais jour), le malade, à la suite d'un effort d'expuition, cracha sa luette. Les jours suivants, il perdit peu à peu et cracha de la même façon ce qui lui restait de voile du palais. A partir de ce moment, sa voix devint nasonnée, et, dès le début, immédiatement après la chute du voile, elle le fut presque autant que plus tard. — Ce grave événement eut lieu en juillet et août 1871. Il ne se produisit aucune manifestation syphilitique sur les autres parties du corps. La surdité consécutive à l'angine syphilitique disparut tout d'un coup, en janvier 1872, comme si les oreilles s'étaient débouchées spontanément. Peu à peu, dans les derniers mois de 1871, les phénomènes aigus et douloureux s'amendèrent, mais sans jamais disparaître complètement. Néanmoins, il ne survint aucun accident sérieux du côté de la gorge, jusqu'au commencement du mois de mai 1875. A cette époque, la narine droite s'engorgea peu à peu, et la circulation de l'air y fut de plus en plus difficile. Cette rhinopathie syphilitique était indolente au début ; mais bientôt elle devint douloureuse et prit une sorte de caractère aigu. Ainsi, la joue correspondante se tuméfia et le nez rejeta une grande quantité de mucosités purulentes, exhalant l'odeur propre à l'ozène. Il sortit même en avant et par les arrière-narines, deux petits fragments d'os nécrosés. — L'aile de la narine droite prit une teinte d'un rouge sombre, se gonfla et s'œdématia au point de tripler le volume du nez. — Depuis cette exaspération de la rhinopathie, le malade éprouva des douleurs irradiantes et fixes dans plusieurs points de la face du côté droit.

Voici la description sommaire des désordres profonds et irrémédiables qui existaient dans la gorge : tout le voile du palais avait disparu ; il n'en restait plus aucun vestige. La voûte palatine se terminait brusquement en arrière par son rebord osseux. — Les deux piliers du voile du palais et les amygdales avaient également été détruits. Il en résultait que ce qu'on désigne sous le nom d'isthme du gosier, c'est-à-dire le détroit contractile limité en bas par la base de la langue, en haut, par le voile et, sur les côtés, par les piliers, n'existait plus et avait été remplacé par une immense ouverture toujours béante, qui réunissait en une même cavité les arrière-narines, tout le pharynx et la partie postérieure de la cavité buccale. — Cette espèce de cloaque, d'un aspect horrible, datait de la deuxième attaque de la syphilis, c'est-à-dire de l'année 1871. Les pertes de substance avaient été remplacées par du tissu cicatriciel. Mais ce n'est pas tout : il existait sur les parois postérieures et latérales du pharynx des lésions plus récentes et qui étaient en pleine activité. — Ces lésions consistaient en une vaste ulcération à bords déchiquetés et irréguliers, à fond pultacé et pseudo-membraneux, se prolongeant de haut en bas dans toute l'étendue de la cavité, et s'avançant sur les côtés presque jusqu'aux points occupés autrefois par les piliers postérieurs. L'ulcération était donc très vaste; son extrémité supérieure se prolongeait jusqu'au sommet des arrière-narines et son extrémité inférieure descendait presque, derrière le larynx, jusqu'à l'origine de l'œsophage. Heureusement qu'elle n'était pas profonde. Elle était étalée sur la muqueuse, dont elle ne paraissait avoir entamé que les couches les plus superficielles. Ses bords étaient minces, aplatis, sans saillie au-dessus des parties voisines; ils n'étaient pas entourés d'une auréole inflammatoire vive; il n'existait pas d'œdème périphérique. En un mot, le processus ulcéreux était lent, modéré et semblait manifester une tendance plutôt réparatrice que destructive.

II. Le malade mangeait et avalait sans ressentir de douleurs dans l'arrière-gorge. Les seuls troubles fonctionnels qu'il éprouvât consistaient dans le nasonnement et une gêne relativement très légère de la déglutition. Ce sont là des symptômes inséparables de la perte du voile du palais. Ce fait me fournit l'occasion de présenter quelques considérations de physiologie pathologique qui trouvent leur place ici. La colonne sonore qui part du larynx ne se divise plus dans le pharynx suivant les proportions qu'exige le timbre normal de la voix. Le voile du palais n'étant plus là pour la diviser et pour la diriger dans la cavité buccale, elle se précipite dans les arrière-narines et dans les fosses nasales, où elle se heurte aux cornets et s'amortit dans les sinus, ce qui lui fait perdre sa force et la rend tout à la fois sourde et nasonnée. Il en est ainsi, mais à un moindre degré, dans la déchirure, dans les divisions, dans les perforations, dans les paralysies du voile du palais, et dans les lésions la plupart du temps syphilitiques qui attaquent la portion osseuse de la voûte palatine, et établissent une communication plus ou moins étendue entre la cavité buccale et les narines.

Les exemples de cette dernière lésion ne sont pas rares. J'en ai presque toujours quelqu'un dans mes salles. Mais quand il s'agit d'une perforation de la voûte palatine osseuse, les malades remédient facilement aux inconvénients d'une voix nasonnée, et lui rendent son timbre normal en bouchant l'ouverture palatine, soit avec de la mie de pain, soit avec un tampon de coton. Cet ingénieux moyen qu'on découvre instinctivement n'est pas applicable aux lésions du voile du palais, à cause de sa mobilité. Aussi, en pareil cas, le nasonnement ne peut-il se dissimuler, à moins de recourir à des appareils de prothèse plus compliqués. On en fabrique aujourd'hui qui fonctionnent admirablement et suppléent à toutes les imperfections congénitales ou accidentelles du voile du palais.

III. Les troubles de la déglutition constituent aussi un des signes habituels de la lésion du voile ou des communications anormales de la bouche et des narines. Le bol alimentaire ou l'ondée liquide, saisis par la contraction pharyngée pendant le deuxième temps de la déglutition, ne sont plus ou ne sont qu'imparfaitement retenus en haut et poussés en bas par le voile du palais. Il en résulte qu'une partie a de la tendance à s'échapper du côté des fosses nasales et à y pénétrer. C'est ce qui arrive quand leur arrière-cavité n'est plus protégée et obstruée par le redressement du voile et par le rapprochement des piliers.

Notre malade, qui a perdu toutes les parties constituantes de l'isthme du gosier, et chez lequel il ne reste aucun vestige ni du voile, ni des piliers, devrait avaler avec la plus extrême difficulté et rendre par les narines une partie des aliments ou des boissons qu'il ingurgite.

Eh bien, les fonctions si compliquées de la déglutition s'accomplissent chez lui beaucoup moins moins mal qu'on ne pourrait le supposer. Dans cet énorme et monstrueux cloaque, où aucune barrière contractile ne sépare plus les trois cavités qui y aboutissent, les aliments et les boissons trouvent leur voie, ou sont forcés de la prendre et de descendre dans l'œsophage. Ils y sont forcés par les seules contractions du pharynx et par le jeu de la base de la langue. L'habitude, j'en suis convaincu, a rendu les muscles de ces deux organes industrieux, et leur a permis d'accomplir la tâche dévolue, dans les conditions normales, aux muscles des piliers et à ceux du voile du palais. Pour en arriver là, il a fallu sans doute une longue gymnastique où la volonté a peut-être moins de part que l'instinct, car les mouvements que nécessite la déglutition sont presque tous des mouvements d'ordre réflexe. Quoi qu'il en soit, le résultat me paraît étonnant, d'autant plus étonnant que la large ulcération qui a envahi presque toute la muqueuse pharyngée devrait paralyser jusqu'à un certain point, ou tout au moins entraver beaucoup l'action contractile des muscles sous-jacents.

Or il n'en est rien, et c'est une raison de plus pour supposer, comme je le faisais plus haut, que cette ulcération est superficielle, et que l'espèce de couche pseudo-membraneuse qui la recouvre ne cache pas de lésions profondes. C'est une raison de plus aussi pour vous faire remarquer que son processus est indolent et circonscrit; car, s'il était inflammatoire et diffus, comme dans certaines angines communes ou spécifiques, peut-être les muscles sous-jacents seraient-ils paralysés. La paralysie ou l'atonie et la faiblesse des couches musculaires étalées au-dessous des muqueuses ne sont pas rares, en effet, quand ces dernières deviennent le siège d'une détermination irritative de quelque intensité.

Il est vrai que, chez notre malade, la langue est intacte, et je suis convaincu que c'est elle qui joue maintenant le rôle le plus actif dans la déglutition. Grâce à la gymnastique imposée par les circonstances, les muscles intrinsèques et extrinsèques de cet organe, surtout ceux de sa base, ont dû acquérir une agilité, une souplesse, une liberté et une amplitude d'action qui leur permettent de faire manœuvrer avec habileté, et dans tous les sens, la masse charnue; de la porter rapidement en haut, en arrière et sur les côtés; en haut surtout, pour la mettre en contact avec la partie supérieure du pharynx pendant le deuxième temps de la déglutition.

Ne vous semble-t-il pas, en effet, comme à moi, que l'imperfection fonctionnelle, qu'entraîne pour la déglutition la perte complète du voile et des piliers, ne peut être annihilée ou atténuée que par le mécanisme suivant?

Il faut que le bol alimentaire ou l'ondée liquide, au moment de leur entrée dans le pharynx, soient saisis plus brusquement qu'à l'état normal, et surtout dirigés en bloc, et par une saisie vive et violente, en arrière et en bas, vers l'orifice supérieur de l'œsophage. C'est l'affaire des muscles de la partie supérieure du pharynx. Forcément ils doivent se projeter au-dessous des arrière-narines, y former une espèce de voûte pour suppléer au voile et même venir jusqu'au rebord osseux du palais. Mais une pareille portée d'action leur est-elle possible? Non, sans doute. On ne peut pas exiger d'eux plus qu'ils ne peuvent faire, et leur effort contractile ne va pas au delà de certaines limites.

Aussi est-il indispensable qu'un autre organe leur vienne en aide pour empêcher la déviation des aliments et des liquides. La langue, en effet, dont le jeu est beaucoup moins restreint, et qui est dotée d'un appareil musculaire plus riche, doit, pendant que le pharynx se projette en avant et en bas, se projeter, elle, en arrière et en haut, de manière à venir à sa rencontre, à le rejoindre, s'il est possible, ou, du moins, à se rapprocher assez de lui pour obstruer à peu près complètement l'orifice postérieur des fosses nasales. C'est ce qu'elle fait, et, pour vous en convaincre, vous n'avez qu'à examiner les mouvements de l'os hyoïde pendant la déglutition, chez les personnes qui avalent difficilement, par suite d'une lésion de l'isthme du gosier. Vous verrez avec quelle force et quelle rapidité il est porté en haut et en arrière, par l'action des muscles extrinsèques devenue deux ou trois fois plus énergique et plus effective que dans l'état normal. Mais il est probable que les muscles intrinsèques de la langue entrent en jeu, eux aussi, qu'ils arrondissent et concentrent l'organe, ou bien, au contraire, l'étalent et le recourbent, épaississent, amincissent et redressent ses bords, etc., de façon à suppléer, dans les limites du possible, à la soupape du voile et au double rideau contractile des piliers.

IV. Revenons maintenant sur quelques particularités intéressantes que présente ce malade. Je vous l'ai fait explorer avec le plus grand soin de la tête aux pieds, et vous n'avez pu, comme moi, découvrir aucune autre lésion syphilitique que celles de la gorge et du nez. Cette syphilose pharyngo-nasale est la seule manifestation de la maladie constutionnelle. Le fait n'est pas très rare. A mesure qu'elle vieillit, la syphilis perd ses propriétés diffusibles, et semble acquérir par là un degré de concentration plus énergique et plus destructeur pour endommager tel ou tel organe sur lequel il lui a plus de jeter son dévolu. Ce qui est singulier, chez notre malade, c'est que, dès le début de son affection, le pharynx seul a été attaqué. Il ne parait pas y avoir eu d'autre détermination. Aucune éruption ne s'est montrée sur la peau ; peut-être y en a-t-il eu, mais elle était sans doute tellement superficielle et insignifiante qu'elle a passé inaperçue. La deuxième poussée de la maladie, survenue sept ans après la première, s'est aussi localisée exclusivement dans le pharynx, et, quoiqu'elle fût sévère, puisqu'elle a emporté le voile et les piliers, elle n'a sévi sur aucune autre partie du corps. Enfin la troisième poussée dont vous êtes les témoins s'en prend tout à la fois au pharynx et au nez ; mais elle a respecté jusqu'ici toutes les autres régions. Cette heureuse immunité, d'une part, et cette triste aptitude, de l'autre, à l'égard d'une maladie essentiellement générale et constitutionnelle, forment un contraste étrange et mystérieux. Pourquoi cette détermination exclusive, persistante, opiniâtre sur la région naso-pharyngée ? Qu'est-ce qui la prédisposait si fatalement aux atteintes du mal? Quelle circonstance organique ou fonctionnelle, interne ou externe, héréditaire ou acquise, a fait d'elle un lieu de prédilection pour la syphilis ?

Je vous avoue que je ne puis répondre à aucune de ces questions. En voici une que je me pose et dont je vous fais part, quoiqu'elle soit bizarre et peu sérieuse. Si ce malade n'avait eu ni nez ni pharynx, la syphilis aurait-elle porté ses ravages sur d'autres points ? Lui fallait-il une proie, n'importe laquelle ? Ou bien, n'en trouvant pas à sa guise, serait-elle restée inerte et latente comme elle l'a été pendant sept ans?...

V. Malgré que les exemples en soient assez communs, c'est une chose toujours étonnante que ce calme trompeur qui sépare les poussées de la maladie par des intervalles d'une santé parfaite, surtout quand il persiste pendant des années, et qu'aucune cause morbide apparente ne vient le troubler et réveiller une diathèse qu'on pouvait supposer éteinte. Comment porter un pronostic favorable ? Sur quoi fonder l'espoir d'une guérison sérieuse, durable et certaine, quand il s'agit de syphilis ? Et lorsqu'on se tient sur ses gardes et qu'on prévoit l'éventualité d'accidents futurs, en peut-on désigner d'avance la forme et le siège ? Peut-on les prévenir ?...

Rien n'est plus difficile. Toutefois, la détermination est toujours plus à craindre sur les points où elle s'était faite auparavant, et son mode phénoménal se formule suivant la nature des lésions qui se développent plus particulièrement à telle ou telle période de la maladie constitutionnelle. Quant au moyen d'en conjurer le retour à de si longues échéances, je n'en vois aucun. Il faut traiter avec persévérance et longuement les premières poussées, prolonger l'emploi des spécifiques au delà de la guérison, les suspendre pendant quelque temps pour éviter l'accoutumance, y revenir plus tard au moindre semblant de manifestations ; maintenir pendant deux, trois et même quatre ans l'organisme sous leur influence, et ne renoncer à leur usage que progressivement et par une diminution graduelle des doses. Mais on ne peut pas hydrargyriser ou iodurer un syphilitique pendant toute son existence, pour empêcher l'explosion d'accidents hypothétiques qu'aucun signe saisissable ne fait pressentir. Il y a une limite au delà de laquelle il serait téméraire et dangereux d'administrer les spécifiques. Je dis plus : il serait inutile de le faire ; car si le mercure et l'iodure de potassium sont souvent souverains pour guérir les accidents d'une diathèse en activité et pour consolider la guérison, en assurant la durée des résultats curatifs obtenus, je crains bien qu'ils n'aient aucune prise sur la diathèse latente, et que leur action préventive se réduise à rien ou à peu de chose. Supposons qu'il eût été possible de deviner que notre malade serait atteint, après sept ans d'une santé parfaite, de la grave pharyngopathie qui lui est survenue si inopinément en 1871. Croyez-vous qu'en administrant six mois auparavant du mercure et de l'iodure de potassium on aurait pu l'empêcher, la retarder ou l'atténuer ? C'est douteux. Toujours est-il qu'il aurait fallu le tenter : mais où était l'indication ? Sur quoi nous serions-nous guidés pour donner des spécifiques au commencement de 1871 plutôt qu'en 1870 ou en 1869, ou dans telle ou telle autre des années qui ont séparé la première attaque de la seconde ?

VI. Je vous ai dit, au commencement de cette leçon, que le malade avait contracté la syphilis au Mexique. Il n'y a pas de pays, dans toute l'Amérique et peut-être dans l'univers entier, où elle soit actuellement aussi grave. Elle sévit surtout avec une grande violence sur les Européens non acclimatés, et parfois jusqu'à compromettre leur existence. Les médecins militaires ont remarqué que ses principales déterminations avaient lieu sur la peau et sur la gorge ; que les syphilides malignes précoces étaient communes, ainsi que les vastes et profondes ulcérations de la muqueuse pharyngo-laryngienne. Le virus semble donc avoir dans ces régions une activité, une force qu'il ne possède plus ailleurs au même degré. Eh bien, ne serait-il pas intéressant de connaître la part qui revient à ce virus dans le cas de notre malade? Si au lieu d'aller chercher au loin une vérole exotique, il en avait contracté une vers la même époque, tout simplement en France, dans son pays, à Paris, où elle est assez bénigne depuis quelque temps, son pharynx et son nez seraient-ils aujourd'hui endommagés de la même façon ?

Vous le voyez, c'est toujours la question des qualités du virus mise en regard des qualités propres au terrain qui le reçoit et lui fait porter ses fruits. Quand les circonstances s'y prêtent, on peut faire à ce sujet des confrontations pleines d'intérêt. Vous soigneriez, par exemple, un syphilitique très sérieusement atteint; vous connaîtriez la femme qui l'a infecté; vous suivriez sa maladie et vous trouveriez qu'elle n'a donné lieu chez elle qu'à des manifestations très légères : qu'en concluriez-vous ? Que c'est l'organisme de cet homme qui a joué le rôle prépondérant dans la forme de la gravité de son affection, puisque le même virus, dans des conditions identiques, produit, chez deux individus différents, des effets différents eux-mêmes comme intensité.

Vous rencontrerez assez fréquemment de pareils faits. Vous verrez aussi deux ou plusieurs malades infectés par la même femme, présenter des véroles très dissemblables à tous égards, soit comme topographie, soit comme durée, soit comme nombre et gravité des poussées syphilitiques, etc. De pareils faits ne prouvent-ils pas de la façon la plus sérieuse que c'est le sujet lui-même qui fait sa vérole, qui lui imprime tel ou tel caractère, tel ou tel mode d'évolution, l'individualise en quelque sorte et lui communique une personnalité qu'elle n'aurait pas eue, si elle avait germé sur un autre terrain?

Mais, si fondée qu'elle soit, il ne faudrait pas exagérer cette interprétation, en subordonnant par trop le virus à l'individu. Le force ou la faiblesse, la malignité ou la bénignité des virus sont incontestables. Ils changent suivant les temps et suivant les pays. Tout en conservant une autonomie indestructible, leur vie présente de grandes alternatives soumises au caprice des circonstances ou à l'action persistante de certains milieux. Ils vieillissent et rajeunissent quelquefois dans le même foyer. Ici ils se régénèrent après avoir déchu; là, c'est le contraire, ils sont en pleine décadence, etc.

Les phases par lesquelles passent les virus à travers les siècles et dans les diverses régions du globe, formeraient un chapitre intéressant et des plus instructifs dans l'histoire de la médecine. Mais nous n'avons encore que des notions éparses et fort incomplètes. Toujours est-il que, dans notre vieille Europe, le virus syphilitique a tellement perdu de son énergie primitive, que les véroles d'aujourd'hui ne sont plus, en général, que des véroloïdes incomplètes, mesquines, si on les compare aux fameuses véroles du seizième siècle. Est-ce le résultat d'une sorte d'épuisement par saturation ? Les générations passées ont-elles transmis à celles qui leur ont succédé un virus de plus en plus affaibli par son passage à travers tant d'organismes ? Ou bien ces organismes syphilisés en ont-ils procréé d'autres moins aptes à concevoir l'action spécifique, et doués d'une immunité relative qui les met à l'abri des conséquences les plus extrêmes de la maladie constitutionnelle ? Ce sont là de grosses questions auxquelles il est bien difficile de répondre. Le virus syphilitique et l'individu qui le reçoit sont deux facteurs énigmatiques qui ne laissent pas aisément deviner le produit plus ou moins probable de leur combinaison. Aussi suis-je fort embarrassé pour faire chez notre malade la part exacte du virus et de ce qui se rapporte à son idiosyncrasie.

Causes accessoires de la syphilose pharyngo-nasale. — Dans la très grande majorité des cas, l'origine syphilitique ne laisse aucun doute. La question est donc de savoir quelles sont les formes, quelles sont les périodes de la vérole qui sont les plus aptes à favoriser l'apparition de la syphilose pharyngo-nasale. — Eh bien, il n'y a rien d'absolu à cet égard, et il serait téméraire de formuler une loi. — La syphilose pharyngo-nasale n'est pas une affection immédiatement consécutive aux chancres; elle ne fait pas partie des premières poussées. Elle en diffère par ses lésions, qui sont de la nature des syphilides ulcéreuses et phagédéniques et des productions hyperplasiques et gommeuses, propres à la phase constitutionnelle de la syphilis [1].

L'intervalle entre l'accident primitif et la syphilose pharyngo-nasale est loin d'être rempli par des manifestations de la maladie constitutionnelle. Il est même commun de voir l'affection survenir après plusieurs années d'une santé parfaite, à une époque où le souvenir du chancre et des premiers accidents consécutifs est presque entièrement effacé ou même tout à fait perdu. — On voit alors des sujets vous affirmer avec la plus entière bonne foi qu'ils n'ont jamais été malades, ou qu'ils n'ont eu qu'une maladie vénérienne insignifiante et incapable d'engendrer des lésions aussi graves. — D'autre part, on ne découvre en pareil cas aucune trace de vérole qui soit de nature à infirmer leur assertion; aussi faut-il être bien pénétré de la forme spécifique des accidents pour leur attribuer une origine syphilitique.

Mais, parmi leurs causes, n'y en a-t-il pas d'autres que la syphilis? — La scrofule, dans ses déterminations naso-pharyngiennes, peut simuler l'affection que je viens de décrire.

En dehors de la syphilis et de la scrofule, existe-il une autre cause constitutionnelle? — L'affection peut-elle naître spontanément ou sous

1. Dans les quinze cas que j'ai recueillis et relatés pour mes *Leçons sur la syphilose pharyngo-nasale*, l'intervalle entre l'accident primitif et la détermination naso-pharyngée a été :

Incertain	4 fois.
De sept ans	3 —
De cinq ans	1 —
De trois ans	1 —
De quinze ans	1 —
De dix ans	1 —
De douze ans	1 —
De dix-neuf ans	1 —
De vingt mois	1 —
De huit mois	1 —

Ainsi les deux termes extrêmes ont été dix-neuf ans d'une part et huit mois de l'autre. En mettant de côté ce fait de précocité qui n'est pas aussi extraordinaire qu'on pourrait le croire, on trouverait ; pour 11 cas, 94 années, *soit une moyenne de huit ans et demi.*

l'influence de causes que nous ne connaissons pas et que nous désignons sous le nom de causes communes et inflammatoires [1]?

1. Quelques auteurs, sans l'affirmer d'une façon formelle, le laissent entendre, non pas pour toutes les lésions, mais pour celles qui se localisent spécialement dans le voile du palais. M. le docteur Th. Williams, médecin du *Swansea infirmary*, a publié, sur l'*ulcère perforant* du voile du palais, un mémoire qui, sans être très explicite, relativement à cette manière de voir, la suggère ou la sous-entend sur bien des points. — Pour lui, l'affection est très fréquente dans les phases ultimes de la vérole. On l'observe chez les enfants comme chez les adultes. Ce qu'il y a de remarquable, c'est qu'elle présente alors des apparences identiques, que ces enfants soient nés de parents syphilitiques, ou bien qu'ils n'aient aucun antécédent de ce genre, et n'aient subi d'aucune façon la contagion syphilitique. — Sur 20 cas d'ulcère perforant, M. Th. Williams l'a observée six fois chez les enfants au-dessous de 15 ans. Chez un de ces enfants et trois adultes, il a la certitude qu'il n'y avait eu antérieurement aucun accident syphilitique.

Le processus est toujours rapide. Il débute par une rougeur diffuse au centre de laquelle existe un point blanc qui ne tarde pas à s'ulcérer, et cette ulcération aboutit très vite à la perforation.

Les ulcères perforants du voile se rapprocheraient beaucoup, dit-il, des ulcérations phagédéniques du pharynx, du larynx et des amygdales; mais ils guériraient spontanément après la perforation, comme si le relâchement des tissus qui en résulte avait pour conséquence d'en supprimer la condition pathogénique.

Moins douloureuse que les ulcères phagédéniques, cette variété d'ulcère perforant céderait plus rapidement et plus sûrement à l'action de l'iodure de potassium. Les préparations mercurielles n'auraient aucune prise sur lui. — Jusque-là, je ne vois rien de caractéristique dans cette description, et ce qui précède se rapporte tout aussi bien à l'ulcère *perforant syphilitique* qu'à l'ulcère *non syphilitique*.

Quelles sont donc les différences qui distinguent cette affection des ulcères syphilitiques tertiaires? Les voici, toujours d'après M. Ch. Williams : 1° Quand elle est superficielle, il y aurait absence de toute induration; 2° quand elle est profonde, elle ne serait pas précédée d'induration circonscrite (je crois que ce dernier signe est de M. Pajet); 3° enfin, elle différerait radicalement des ulcérations tertiaires, parce qu'elle n'offrirait aucune disposition au bourgeonnement cicatriciel.

Trouve-t-on ces différences bien saisissantes? L'auteur ajoute que l'ulcère perforant ressemble à l'ulcère tertiaire profond par sa forme circulaire ou ovale et par ses bords taillés à pic, et que toutes ces formes ont ceci de commun que le malade ne présente aucun signe de syphilis actuelle.

Les ulcères tertiaires proprement dits *ne creuseraient jamais plus profondément que la muqueuse* (ici je proteste formellement). Ils seraient entourés d'une auréole d'*un rouge livide*, fort différente de la zone *rouge écarlate* qui circonscrit les ulcérations strumeuses. — Dans l'ulcère perforant, la teinte de cette zone serait *intermédiaire entre le rose et le rouge livide*. — Eh bien, ne sont-ce pas là des subtilités diagnostiques difficiles à saisir et incapables d'être d'aucun secours dans la pratique?

Les symptômes de l'ulcère perforant décrit par M. Th. Williams seraient : 1° Une rougeur inflammatoire modérée; 2° l'endolorissement des parties mobiles de l'isthme; 3° une tache d'un blanc sale au centre de la zone sus-décrite. Cette tache se creuserait et deviendrait le point de départ de l'ulcération qui perfore rapidement non seulement le voile, mais aussi la voûte palatine osseuse.

Quant au traitement, c'est l'iodure de potassium qui en fait la base; c'est même le seul spécifique qu'il faille administrer, l'action du mercure étant nulle; mais il importe d'en donner de hautes doses. Il prévient et il arrête instantanément le processus.

Telles sont les idées de M. Th. Williams sur cette variété d'ulcère perforant. Pour ma part, en m'en tenant à l'histoire qu'il en a tracée, je lui trouve une telle ressemblance

Il serait intéressant et surtout utile de savoir quelles sont les formes de la syphilis qui prédisposent plus particulièrement à la syphilose pharyngo-nasale. Mais d'abord il faudrait que, dès le début de la maladie constitutionnelle, ces formes prissent un caractère bien tranché, et c'est ce qu'on voit assez rarement aujourd'hui. Presque toutes les syphilis se ressemblent. Ce sont toujours des roséoles érythémateuses ou papuleuses, des plaques muqueuses buccales et gutturales, des croûtes dans les cheveux, etc. — D'autres fois, — mais c'est dans le petit nombre de cas, — les premières poussées, au lieu d'être sèches et superficielles, ont de la tendance à l'ulcération. Enfin comme exception, on rencontre quelques syphilides malignes précoces.

Il n'y a pas, comme vous le voyez, des variétés bien nettes. Ajoutez à cela que le polymorphisme des éruptions syphilitiques efface souvent les lignes de démarcation qu'on voudrait établir entre ces variétés, et que le mélange, sur un même individu, d'éruptions sèches et d'éruptions ulcéreuses, empêche de décider quel est actuellement et quel sera plus tard le processus de la maladie. — Ce qu'on juge mieux, pendant les premières phases, c'est le degré de gravité ou de bénignité de la syphilis. Eh bien, toutes choses égales d'ailleurs, il est évident que les syphilides graves, ulcéreuses, non résolutives, ou les syphilides sèches, confluentes, à poussées incessantes, enfin, que toutes les manifestations, sérieuses par elles-mêmes et par leur signification diathésique, doivent inspirer plus de craintes au sujet de la syphilose pharyngo-nasale que les conditions pathologiques inverses. — On voit, cependant, que, chez un grand nombre de malades, les premières phases de la syphilis ne sont pas marquées par des accidents d'une nature exceptionnellement grave; quelques-uns même n'ont eu que des éruptions fugaces et insignifiantes. Enfin, chez d'autres, les premières poussées,

ou, pour mieux dire, une telle identité avec la syphilose perforante du voile et de la voûte palatine, qu'il m'est impossible d'y saisir un caractère distinctif sérieux. Mais admettons que cet ulcère perforant ne soit pas d'origine syphilitique. Faudrait-il en faire une affection idiopathique? Quelle différence y a-t-il entre elle et le tubercule térébrant fibroplastique de la scrofulose nasale? aucune. J'en conclus que pour les cas où on ne découvrirait chez les malades aucune trace de syphilis ou de scrofule héréditaire ou acquise, il serait impossible de discerner dans les symptômes, dans le processus, dans le traitement de l'ulcère perforant du voile, un seul caractère assez distinctif pour faire de cet ulcère une entité morbide ayant son autonomie, ne relevant que d'elle-même, et ne possédant aucune racine constitutionnelle.

En somme, dans les *affections malignes des parties molles et des parties osseuses du pharynx et des fosses nasales, il n'y a que deux causes : la syphilis et la scrofule.* Quoique je n'aie à m'occuper ici que de la première, je dirai plus tard quelques mots de la scrofule naso-pharyngienne.

s'il y en avait eu, ce dont je ne doute pas, sont restées ignorées des malades et des médecins.

Le passage de *l'action toxique* à *l'action constitutionnelle* est souvent très difficile à déterminer. Pourtant on a sous les yeux les manifestations, et il semble qu'on pourrait dire, d'après leur aspect, leur forme et leur évolution, ce qu'elles sont et ce qu'elles ne sont pas à ce point de vue. La *nature de l'action* est souvent douteuse : jugez combien plus encore doit l'être la *disposition*.

Je vais m'expliquer d'une autre façon. Un syphilitique n'a eu d'abord que des accidents légers et qui ont guéri facilement. Plus tard il est atteint d'une syphilide circonscrite ulcéreuse. Cette syphilide appartient-elle à l'ordre des manifestations toxiques ou à l'ordre des manifestations constitutionnelles? Ce malade est-il dans cet état d'aptitude morbide qui l'expose presque sûrement aux productions gommeuses? *A quelle distance spécifique* se trouve-t-il de la constitutionnalité?

Sans vous montrer trop affirmatifs, vous pourrez répondre qu'il en est très rapproché, s'il n'y est pas encore entré. Mais avant cette dernière action morbide, qu'on peut considérer comme un intermédiaire entre l'état toxique et l'état constitutionnel, le malade était dans une *disposition morbide* qui durait peut-être depuis longtemps et que rien n'indiquait. Il jouissait d'une santé en apparence parfaite, on pouvait le supposer guéri.

Eh bien, il y a des syphilitiques chez lesquels on n'a pas même ces accidents prémonitoires, cette action qui révèle la profondeur de la diathèse et sa force latente. On en rencontre souvent, qui, huit à dix années après la guérison des premières poussées, sont pris tout à coup de ces accidents naso-pharyngiens qui appartiennent essentiellement à l'ordre des accidents tertiaires et constitutionnels. — Depuis quand durait cette disposition de la diathèse? Voilà ce qu'il est impossible de savoir, et c'est là ce qui rend le pronostic de la syphilis si incertain. — Du moment qu'un malade est entré dans la phase constitutionnelle de la maladie, la syphilose naso-pharyngienne peut se produire. Je l'ai vue à une époque où les accidents secondaires persistaient encore. Le fait est rare, et ces accidents, il faut bien le dire, n'occupent qu'une place minime et exceptionnelle dans les coïncidences pathologiques de l'affection.

Ces coïncidences pathologiques, en effet, appartiennent presque toujours à l'ordre tertiaire. Mais, si j'en juge d'après mon expérience personnelle, elles ne sont pas communes. La syphilose naso-pharyngienne, dans la plupart de mes observations, était isolée. Elle constituait à ce moment la seule manifestation de la syphilis [1].

Diagnostic. — Le diagnostic de la syphilose pharyngo-nasale, du moins en ce qui concerne la nature de sa cause spécifique, ne présente pas de grandes difficultés, si on a la preuve positive que le malade a eu la syphilis, soit parce qu'il en porte des traces irrécusables, soit parce qu'il en présente actuellement quelques manifestations. Mais on est souvent dans le plus grand embarras pour décider si une angine ou un catarrhe nasal, au début, sont d'origine commune ou syphilitique. Les personnes très craintives ou atteintes de syphilophobie s'imaginent que le plus petit mal de gorge, que le coryza le plus léger et le plus accidentel sont les précurseurs ou même les premiers symptômes de la syphilose naso-pharyngienne. C'est une exagération à laquelle il faut s'habituer. Cependant ne la traitez pas avec trop de dédain, car elle a quelquefois sa raison d'être, et les doléances des malades sont alors justifiées par l'événement. Dans tous les cas, elle est préférable à l'insouciance et à l'incurie de ceux qui ne croient à leur mal que lorsqu'il a détruit une partie du nez ou de la voûte palatine.

Admettons comme prouvée l'existence de la syphilis. Comment distinguer, dans la région naso-pharyngienne, le processus inflammatoire commun et accidentel, du processus syphilitique ? — Il faut tenir compte du mode d'invasion, des symptômes et de l'évolution. Si l'affection pharyngienne a débuté brusquement par de la courbature, du malaise général, un peu de fièvre ; si elle a succédé à un refroidissement ; si les symptômes sont portés à leur summum en deux ou trois jours ; s'ils décroissent ensuite peu à peu, en même temps que toutes les autres fonctions, momentanément troublées, reprennent aussi peu à peu leur état normal, etc., il y a de grandes probabilités pour qu'il n'y ait qu'une congestion catarrhale ordinaire. Néanmoins il faut inspecter avec soin la gorge et la voûte palatine pour voir s'il ne se forme pas à la voûte de petites élevures rouges, ou si l'action morbide ne se concentre pas spécialement sur tel ou tel point de l'isthme ou de l'arrière-

1. En m'en tenant aux résultats de mes observations, je ne puis être tout à fait de l'avis de M. Julius Paul, qui dit dans son mémoire sur les adhérences du voile : « L'affection syphilitique antérieure est presque toujours grave; les traces de la maladie indiquent une longue durée et des récidives opiniâtres; enfin les accidents de la syphilis constitutionnelle existent dans les parties les plus différentes du corps. Souvent il y a eu d'abord scrofule, syphilis héréditaire. Jamais l'adhérence ne se manifeste rapidement dans les premiers temps de l'infection. » — Je ne nie pas cependant ce qu'il y a de fondé et de généralement vrai dans ces remarques.

gorge. — Tout ce qui ressemble à un bouton, à un petit furoncle, à une tuméfaction diffuse ou circonscrite, doit être regardé comme suspect et surveillé avec soin. — J'en dirai autant des ulcérations. Mais il ne faudrait pas prendre pour syphilitiques les érosions aphteuses qu'on observe fréquemment dans certaines angines herpétiformes. Du reste, les ulcérations que l'on voit se former, qui se caractérisent de jour en jour par leur envahissement dans tous les sens, sont moins dangereuses que les boutons et les tumeurs sous-muqueuses, parce qu'elles n'échappent pas à la vue, et qu'on sait tout d'abord à quoi s'en tenir sur leur compte.

Les coryzas qui, chez les syphilitiques, s'écartent un peu des allures du rhume ordinaire et se prolongent outre mesure, sont inquiétants et en outre d'un diagnostic difficile, parce que, pour se rendre un compte exact de la situation, il faut pratiquer l'examen rhinoscopique. — Mais, alors même qu'on ne parviendrait pas à constater *de visu* l'existence d'ulcérations nasales profondes, on pourrait les soupçonner : 1° si la gêne, la douleur et l'enchifrènement occupent avec persistance une seule fosse nasale ; 2° si ces phénomènes ont leur point de départ à la racine du nez ou du côté de la gorge ; 3° si l'écoulement, au lieu d'être séreux et catarrhal, devient purulent ou sanieux et teinté de sang ; 4° si l'engorgement de la pituitaire s'accompagne d'un peu d'infiltration, si minime qu'elle soit, du tissu cellulaire sous-cutané de la peau du nez à sa racine. Lorsqu'à ces signes s'ajoute la mauvaise odeur des excrétions nasales, le diagnostic ne peut laisser aucun doute.

Parmi ces circonstances pathologiques les plus propres à éclairer le diagnostic, il ne faut jamais perdre de vue les suivantes : ce sont d'abord, chez quelques individus, des céphalées opiniâtres ou des douleurs névralgiformes dans les parties profondes de la face. Vient ensuite, comme phénomène encore plus spécial, la tension du voile du palais, accompagnée de tuméfaction générale ou locale, d'œdème et de déviation de la luette et d'une immobilisation de l'organe. Cet état morbide imprime au timbre de la voix un petit ton nasillard habituel, plus prononcé et plus persistant que celui qu'on observe quelquefois dans les angines inflammatoires communes, où il est guttural plutôt que nasal.

Si les hyperplasies syphilitiques diffuses ou circonscrites, à processus inflammatoire, sont difficiles à diagnostiquer avant leur ramollissement, il n'en est pas de même des syphiloses pharyngées à forme primitivement ulcéreuse. A quelle maladie autre que la syphilis pourrait-on rapporter ces ulcérations à marche envahissante, qui labourent les amygdales, détruisent les piliers, serpentent sur les parois du pharynx et rongent le voile du palais ? Il y a, dans leur aspect et dans leur procédé de destruction moléculaire rapide, quelque chose de si spécial, qu'il me paraît impossible de les méconnaître. La surface de ces ulcérations est putride, mais la couche pseudo-membraneuse qui la recouvre a peu de profondeur. Elles sont bordées par une frange très étroite formée par une escharre jaune ; au delà, dans l'étendue de quelques millimètres, existe une zone enflammée d'une couleur cramoisi foncé. Le gonflement des parties environnantes est peu prononcé ; elles conservent à peu près leur aspect normal, et cependant chaque jour elles sont envahies par une rapidité telle qu'elles semblent fondre sous l'ulcération. Il n'est pas rare, dans ces cas, d'observer des rupia sur la peau, et cette coïncidence pathologique corrobore encore le diagnostic.

De pareilles ulcérations sont rares sur la voûte palatine. Ce qu'on y observe le plus souvent, ce sont les pertes de substance abruptes causées par la fonte d'une hyperplasie circonscrite ou diffuse, ou provenant de l'ouverture d'un abcès consécutif à une carie ou à une nécrose de la voûte osseuse. Je me rappelle cependant avoir vu, il y a longtemps, à l'hôpital Cochin, une femme chez laquelle presque toute l'étendue de la voûte palatine était envahie par une ulcération semblable à celles que je décrivais plus haut. Je la jugeai syphilitique, quoi qu'il n'y eût aucune manifestation actuelle autre que celle-là. Mais la malade avait eu la syphilis. Je lui donnai de l'iodure de potassium à hautes doses, et je fis faire tous les jours des badigeonnages sur l'ulcération avec de la teinture d'iode. Elle guérit très rapidement et sans que l'os fût altéré, ce qu'on pouvait craindre.

Parmi les lésions ulcéreuses de la syphilose pharynyienne, celles de l'amygdale sont les plus embarrassantes au point de vue du diagnostic. A la suite des angines tonsillaires phlegmoneuses, il peut en effet survenir des abcès qui causent des excavations profondes au sein des amygdales ou sur leur partie supérieure. J'en ai vu souvent dans le triangle sus-amygdalien. Leur aspect putride, leurs bords déchiquetés et taillés à pic, leur donnent une grande ressemblance avec les ulcères syphilitiques des amygdales. Mais ceux-ci se forment d'ordinaire sans douleur et sans gonflement. Les troubles généraux et fonctionnels sont à peu près nuls. Au lieu d'une période inflammatoire vive, on ne trouve du côté de l'amygdale qu'un gonflement qui se fait peu à peu et qui est formé par l'accumulation d'une matière jaune qu'on aperçoit au-dessous de la muqueuse. C'est une tumeur gommeuse qui se forme et c'est de sa fonte que provient l'ulcération.

Jusqu'ici nous avons supposé que l'existence de la syphilis ne laissait aucun doute. Cette certitude simplifie singulièrement la question du diagnostic. Mais lorsque le fait est incertain, lorsqu'il y a même toutes les probabilités contraires, c'est alors qu'il devient difficile de se prononcer entre la nature syphilitique ou scrofuleuse de l'affection naso-pharyngienne. Disons-le, de pareils cas sont tout à fait exceptionnels. Il est rare, en effet, que des individus chez lesquels il n'a jamais existé aucune manifestation syphilitique ou scrofuleuse, qui n'ont jamais présenté de phénomènes morbides ayant une teinte constitutionnelle, soient atteints inopinément d'accidents graves du côté du nez ou du pharynx. Mais enfin on en voit des exemples [1].

Peut-être on serait disposé à penser que l'âge des sujets fournit, dans la grande majorité des cas, un élément sérieux de diagnostic ; que l'affection scrofuleuse pharyngo-nasale se manifeste de préférence chez les enfants et les adolescents, tandis que la syphilose de ces régions ne survient généralement que chez des individus plus avancés dans la vie. Eh bien, on se trompait. M. Fougère, qui a fait une excellente étude de l'*angine ulcéreuse maligne de nature scrofuleuse*,

1. J'ai pourtant été témoin récemment d'un pareil fait. Le malade, qui me fut envoyé le 14 mars 1876, par mon honorable confrère, M. le docteur Gueit-Dessus, était âgé de 35 ans, vigoureux, bien constitué et n'avait jamais eu aucun symptôme de maladie constitutionnelle ou autre. Marié depuis dix ans, il avait trois enfants très sains. Ses antécédents, qui étaient négatifs sur tous les points, ne pouvaient fournir aucun élément au diagnostic. — L'affection nasale dont il était atteint remontait au mois de septembre de l'année 1874. Elle avait été précédée par des saignements de nez assez fréquents et par des céphalées que calmaient les épistaxis et qui duraient depuis deux ans. — Le malade éprouva d'abord des douleurs assez vives au fond de la narine droite, toujours obstruée par de grosses croûtes qui se détachaient en masses compactes. — Au bout de six mois, le nez se tuméfia à sa base. Dans les derniers jours de 1875, la peau qui recouvre la moitié inférieure du nez devint d'un rouge sombre et se tuméfia. Il en fut de même de l'intérieur des narines où se formèrent des ulcérations.

Quand je l'examinai, le nez avait triplé de volume ; il était d'un rouge sombre et œdématié. La cloison surtout était énorme et déjetée à gauche. On voyait de profondes ulcérations taillées à pic et recouvertes de croûtes jaunes dans l'intérieur des narines ; elles se prolongeaient au dehors et commençaient à entailler les ailes et surtout la cloison qu'elles avaient largement perforée dans sa portion cartilagineuse. On ne distinguait aucun tubercule sur la peau. La lèvre inférieure était rouge et très tuméfiée. Jamais le malade n'avait rendu de fragments osseux ; la charpente nasale était solide. Il dormait mal, étant obligé depuis quelque temps de ne respirer que par la bouche. Sa santé générale était du reste excellente. Il n'existait aucune lésion de la voûte, du voile ni du pharynx, aucune trace de syphilis ni de scrofule.

A laquelle de ces deux maladies constitutionnelles fallait-il attribuer cette affection grave du nez ? J'inclinais pour la scrofule. Néanmoins, j'ai conseillé de continuer l'iodure que M. Gueit-Dessus administrait depuis longtemps.

dit que, dans les divers cas qu'il a observés, cette affection ne s'est pas montrée avant l'âge de 13 ans, c'est-à-dire à l'époque où les manifestations scrofuleuses ont leur plus grand développement ; et qu'au contraire, tous les sujets atteints de cette angine se trouvaient entre 13 et 75 ans, qui est la période où l'on rencontre l'angine syphilitique.

Voilà donc une circonstance qui ne contribue pas médiocrement à augmenter les difficultés du diagnostic. Et ce que je dis de l'affection scrofuleuse maligne du pharynx s'applique aussi aux pharyngopathies bénignes de même nature. Le docteur Isambert, qui en a fait une étude approfondie, rapporte sept cas observés chez des malades âgés : le premier de 40, le deuxième de 14, le troisième de 25 à 30, le quatrième de 30, le cinquième de 30, le sixième de 20 à 25, le septième de 50 ans [1].

Dans son travail sur l'*angine scrofuleuse maligne* de nature scrofuleuse, M. Fougère a recherché et mis en parallèle les signes qui peuvent

1. Ce n'est pas tout : il est prouvé aujourd'hui que la syphilis héréditaire, qui fait son apparition de 1 à 3 mois après la naissance, peut rester longtemps latente, et ne se manifester qu'à un âge plus ou moins avancé et par des lésions appartenant à la période tertiaire de la maladie. — L'affection naso-pharyngienne, en particulier, a été rencontrée à presque tous les âges, chez des gens qui n'avaient jamais contracté la syphilis, mais qui étaient nés de parents syphilitiques.

Parmi les exemples les plus remarquables, on peut citer celui de ces deux frères, âgés l'un de 40, l'autre de 44 ans, observés par M. Ricord, qui avaient chacun une lésion de la voûte palatine et du voile du palais d'apparence syphilitique, quoiqu'ils n'eussent jamais éprouvé aucun autre accident vénérien. M. Ricord a également vu, dans les mêmes conditions, un jeune homme de 17 ans qui était atteint d'une ostéite naso-palatine, avec destruction du voile du palais.

M. Bouchut rencontra la même lésion chez une jeune fille de 14 ans, et M. Hérard chez une autre, âgée de 19 ans. M. Fournier a vu deux malades, âgés l'un de 18, l'autre de 25 ans, qui présentaient l'un et l'autre une tumeur gommeuse du voile du palais ; le premier avait de plus un tubercule du pharynx ; ils n'avaient jamais éprouvé d'accidents vénériens d'aucune sorte. — Rosen de Rosenstein rapporte le cas d'une jeune fille de 11 ans, chez laquelle le mal vénérien héréditaire détermina la tuméfaction et la suppuration des glandes du cou, du nez, la carie du palais et des ulcères rongeurs du visage. — Balling raconte qu'il fut consulté par un garçon de 16 ans, affecté d'un ulcère d'aspect syphilitique au gosier et de carie des os du nez ; son père, au moment où il l'engendra, avait des symptômes de syphilis constitutionnelle.

Tous ces faits, et beaucoup d'autres dont je parlerai plus tard, sont un peu sommaires et ne portent pas avec eux ce caractère d'évidence et de certitude qu'exigerait la solution d'un problème aussi délicat. Plusieurs pourraient être attribués tout aussi bien à la scrofule qu'à la syphilis. Malgré l'autorité des médecins qui les ont observés et auxquels il faut ajouter M. Hutchinson, qui a également constaté des cas d'ulcération et de destruction du voile du palais, liés à la syphilis héréditaire tardive, je serais tenté de croire qu'on a décrit quelquefois, comme manifestation tardive de la syphilis héréditaire, des affections du nez et du pharynx qui étaient bien plutôt scrofuleuses. — Quoi qu'il en soit, la considération de l'âge n'est que d'un faible secours pour le diagnostic de l'affection naso-pharyngienne.

servir à la distinguer de la syphilose pharyngo-nasale[1]. — Les deux affections sont très insidieuses; mais l'angine scrofuleuse a un début plus lent, moins douloureux, moins inflammatoire que l'angine maligne syphilitique, soit qu'elle procède de gommes qui se fondent brusquement, soit qu'elle résulte d'ulcérations primitivement phagédéniques.— Le processus des lésions scrofuleuses est infiniment plus long que celui des lésions syphilitiques. C'est certainement là un des meilleurs signes différentiels entre les deux affections. Le Lupus vorax, d'après certains auteurs, pourrait pourtant parcourir ses phases en moins de six semaines; n'importe: basez-vous principalement sur la marche des accidents, dans le cas d'un diagnostic difficile. Plus elle sera lente, plus longue sera l'évolution de chaque lésion, moins vous aurez de phénomènes brusques, inattendus, d'une allure vive et inflammatoire, etc.; et plus souvent aussi vous aurez le droit de supposer que l'affection est scrofuleuse.

Parmi les autres signes, il faut noter la couleur, qui est lie de vin. violacée dans l'ulcère scrofuleux, tandis qu'elle est rouge cuivré, couleur de chair dans la syphilis; l'absence d'adénite symptomatique dans la scrofule, sa fréquence dans la syphilis (je crois que cette fréquence a été exagérée); les cicatrices qui sont luisantes, blanches, superficielles, irrégulières dans la scrofule, tandis que dans la syphilis elles affectent une forme arrondie ou ovalaire et n'ont ni la même blancheur, ni le même brillant que celles de la scrofule, etc., etc. — Je n'insisterai pas plus longuement sur ce sujet. Tout ce que je pourrais y ajouter ne vous en apprendrait pas autant qu'un fait bien observé et suivi pendant longtemps.

1. Écoutons Bazin sur ce sujet : « Quand la scrofulide maligne, dit ce savant pathologiste, débute par la pituitaire, par la cloison du nez ou par l'arrière-bouche, le voile du palais, la voûte palatine, à quels caractères la distinguerez-vous de la syphilide ulcéreuse des mêmes régions? Il va sans dire que nous écartons tous les renseignements qui pourraient être fournis par les affections concomitantes et les antécédents; nous demandons en ce moment, uniquement à l'ensemble des caractères propres aux affections, de nous fixer sur le diagnostic différentiel.

« Je vous le déclare en toute sincérité; dans ces cas, le diagnostic est quelquefois tellement obscur qu'il faut rester dans le doute et ne pas craindre d'essayer, comme pierre de touche, les remèdes antisyphilitiques, notamment le sirop de biiodure de mercure.

« Rappelez-vous cependant que la syphilide ulcéreuse a plus de tendance à débuter par la muqueuse pour s'étendre consécutivement à la peau, tandis que la scrofulide ulcéreuse débute le plus souvent par la peau et ne s'étend que consécutivement à la muqueuse. La forme, la disposition des parties ulcérées, l'odeur des produits qui en découlent, sont autant de signes qu'il est important de connaître. Dans la scrofulide maligne, vous trouverez généralement une plus grande quantité d'éléments primitifs sur les bords de l'ulcère que dans la syphilide ulcéreuse, plus de granulations et de fongosités à la surface des parties ulcérées. » Bazin, *De la scrofule*, p. 284.

Il y a autant de degrés au moins dans la scrofulose que dans la syphilose naso-pharyngienne. Je n'ai parlé jusqu'ici que des cas extrêmes, de ceux qui, par la nature, l'étendue et le processus des lésions, présentent le caractère de la malignité. Mais, de même que la syphilis, dans ses premières phases, se borne à des déterminations pharyngo-nasales superficielles et résolutives ou à des ulcérations qui ne sont pas phagédéniques, de même la scrofule peut n'attaquer le pharynx et le nez que d'une façon relativement légère, et sans y produire les désordres irrémédiables du lupus fibro-plastique. Ce sont ces formes bénignes qui ont été étudiées avec beaucoup de sagacité par le docteur Isambert. Elles présentent parfois une grande ressemblance avec les formes analogues de la syphilis. Toutefois leur diagnostic est en général moins ardu que celui des formes malignes dont nous venons de parler.

Je laisse de côté les types d'angine scrofuleuse qui se traduisent simplement par le catarrhe ou par l'hypertrophie folliculaire, avec ou sans érosion. Je prends la forme véritablement ulcéreuse. Quels sont ses caractères ? — Eh bien, cette variété d'angine scrofuleuse est constituée par des ulcérations superficielles et indolentes, à bords irréguliers et sinueux, se fondant par une pente douce avec les parties voisines. Voilà bien des traits qui rapprochent ces ulcérations des plaques muqueuses érosives ; mais elles s'en distingnent par plusieurs circonstances : — 1° Par leur *siège :* elles ont une prédilection marquée pour la paroi postérieure du pharynx, tandis que les plaques muqueuses la respectent et ne franchissent presque jamais l'isthme du gosier. — 2° Par leur *couleur :* les ulcérations pharyngiennes scrofuleuses ont une teinte jaunâtre comme celle du tissu adipeux ; la muqueuse qui les entoure conserve sa coloration normale ou la reprend vite lorsqu'elle l'a perdue, en devenant d'un rouge violet. Les plaques muqueuses sont d'un rouge opalin ou bleuâtre, à nuances variées, qui leur donne parfois un aspect irisé, et elles sont presque toujours entourées d'une zone inflammatoire d'un rouge vif. — 3° Par les *enduits* qui les recouvrent : les ulcérations scrofuleuses sont très souvent recouvertes de crachats *muco-purulents très visqueux*, d'une grande adhérence, et quelquefois de produits pultacés blanchâtres ; les plaques muqueuses, au contraire, sont nettes, ou bien elles présentent à leur surface une espèce de production couenneuse, grise, résistante, mince au centre, épaisse sur ses bords, qui se détache vigoureusement des parties voisines par sa couleur et par sa saillie. — 4° *Par la constitution de leur fond :* tandis que les plaques muqueuses sont lisses ou finement granuleuses et gauffrées, les ulcérations scrofuleuses sont mamelonnées et paraissent formées de petits tubercules confluents qui s'élèvent un peu au-dessus des parties voisines et donnent à la muqueuse qui en est le siège l'aspect d'une peau de chagrin à très grosses rugosités. — C'est là, selon moi, un caractère distinct fondamental. Je ne doute pas, en effet, que ces petits mamelons tuberculiformes ne constituent l'élément essentiel de l'ulcération pharyngienne et nasale de nature scrofuleuse. C'est en eux que s'opère lentement et presque sans réaction ce travail sourd de régression moléculaire, qui fait qu'au bout de quelque temps, sans qu'il y ait eu une action ulcérative bien évidente, la muqueuse est rongée. — 5° *Par leur mode de guérison :* les ulcérations scrofuleuses, même superficielles, sont rarement résolutives ; elles ne guérissent qu'en laissant des cicatrices blanches, nacrées, formées de faisceaux qui irradient en étoiles ou restent parallèles entre eux ; les plaques muqueuses sont toujours résolutives et guérissent sans laisser de traces ; il en est de même de quelques autres ulcérations syphilitiques superficielles de la muqueuse pharyngienne.

La cicatrisation des ulcérations scrofuleuses se fait sourdement et peu à peu, comme la perte de substance des tissus ; elle a une grande tendance à déformer les parties et à les unir entre elles au moyen d'adhérences. Sans doute, le même phénomène s'observe aussi dans les ulcérations syphilitiques, mais peut-être pas au même degré que dans la scrofule [1].

Je ne pousserai pas plus loin cette longue digression sur les pharyngopathies scrofuleuses. A la gorge et au nez, comme sur beaucoup d'autres points de l'organisme, la scrofule et la syphilis se rencontrent si fréquemment et se manifestent par des lésions si semblables entre elles, qu'on ne saurait apporter un soin trop minutieux à les distinguer l'une de l'autre [2].

Du diagnostic, en effet, découlent le pronostic et le *traitement.*

1. J'avais fait depuis longtemps cette remarque; j'ai été heureux de la trouver dans l'excellent volume d'Isambert, sur l'angine scrofuleuse : « Ces désordres graves, ces difformités persistantes, dit-il, ont été pour la plupart attribués à la syphilis. On voit cependant dans les notes de Czermak, de Bryk, et dans celles de M. Constantin Paul, recueillies par M. Fougère, qu'il est des cas où l'on ne peut accuser que la scrofule. Les faits que nous avons vus nous porteraient à penser que la syphilis a été trop souvent incriminée et que c'est au moins dans les cas où la syphilis est entée sur une diathèse scrofuleuse que ces grands désordres peuvent se produire.

2. Dans un excellent travail sur la *Tuberculose du pharynx et l'angine tuberculeuse*, Paris, 1880), M. le Dr Henri Barth a consacré un chapitre intéressant au diagnostic des lésions tuberculeuses et des lésions syphilitiques du pharynx (pp. 87-90). — « Les gommes ulcérées, dit-il, qui s'observent assez fréquemment sur les parois du pharynx et de

Pronostic. — Le pronostic de la syphilose pharyngo-nasale est implicitement contenu dans ce qui précède. Il serait inutile d'insister ici sur son ensemble ; mais il y a plusieurs points de détail qu'il faut envisager séparément.

I. Prenons d'abord les lésions des parties molles. Elles sont et restent rarement isolées dans les fosses nasales et sur la voûte palatine osseuse, si ce n'est à leur début. Quand le périoste et les os ne présentent aucune lésion au-dessous d'elles, leur guérison est rapide. L'iodure de potassium administré à une dose un peu élevée en fait promptement justice. — Les néoplasies diffuses, avec épaississement scléro-gommeux de la pituitaire et perte de substance fongueuse résistent quelquefois à la médication interne. Il faut alors recourir à des cautérisations plus ou moins répétées, suivant les cas, avec le thermo-cautère. Quand elles sont réfractaires à tous ces moyens thérapeutiques, c'est qu'il existe au-dessous d'elles un séquestre osseux qui, comme un corps étranger les irrite sans cesse et s'oppose à tout processus de réparation. Dès lors leur pronostic est beaucoup plus sérieux.

Il y a des ulcérations superficielles et serpigineuses du voile du palais qui, bien que d'ordre tertiaire, guérissent sans compromettre d'une façon sérieuse l'intégrité de l'organe. La muqueuse seule est entamée dans une partie ou la totalité de son épaisseur. Leur étendue, leur configuration, les troubles fonctionnels qu'elles produisent sont très variables. — J'en ai vu de fort grandes qui étaient tout à fait indolentes et ignorées des malades.

Elles s'étendent quelquefois sur les piliers et jusqu'à la paroi postérieure du pharynx. Lorsqu'elles attaquent l'orifice de la trompe d'Eustache, il en résulte un affaiblissement de l'ouïe et des douleurs très incommodes dans l'oreille correspondante, mais il est remarquable de voir qu'elles n'apportent qu'un obstacle presque insignifiant aux fonctions de la déglutition et de la phonation. Ce sont des lésions relativement bénignes, surtout quand on les compare à celles qui détrui-

l'isthme du gosier, sont souvent très petites, groupées en forme de pléiade au voisinage les unes des autres, et donnent naissance, lorsqu'elles se vident, à des ulcérations arrondies, lenticulaires, qui rappellent assez exactement les ulcérations tuberculeuses. Mais, si on y regarde de plus près, on voit qu'on a affaire à des cavités kystiques, à bords détachés et flottants, beaucoup plus profondes que ne le sont jamais les ulcérations tuberculeuses de la même dimension ; — le groupe, si groupe il y a, est circonscrit, n'a aucune tendance à envahir toute la gorge ; au voisinage des gommes ulcérées on en peut trouver d'autres simplement ramollies, au niveau desquelles la muqueuse présente une rougeur très vive et une consistance molle et fluctuante. Il y a peu de douleur, peu ou pas d'engorgement ganglionnaire. »

sent le voile dans toute son épaisseur et le perforent. Des ulcérations de même forme et de même nature se produisent aussi sur la voûte palatine osseuse et leur pronostic est encore moins fâcheux, à la condition toutefois que la partie osseuse soit respectée.

Enfin le processus peut se localiser sur la face postérieure du voile ou s'y propager. Quand il y reste confiné, le malade éprouve des maux de gorge dont l'examen direct des parties ne rend pas compte, sans le secours du rhinoscope, auquel il faut toujours recourir dans les pharyngopathies d'un caractère singulier, avec gêne, douleurs rétro-pharyngiennes et sécrétions catarrhales et purulentes insolites de l'arrière-gorge. Parfois les ulcérations du voile et de la voûte se couvrent de saillies papillomateuses et végétantes, hémisphériques, verruqueuses ou effilées. Elles n'aggravent nullement le pronostic et disparaissent très vite sous l'influence du traitement spécifique et de cautérisations répétées au crayon de nitrate d'argent. Les ulcérations superficielles et profondes des amygdales sont les moins graves de toutes, lorsqu'elles constituent un foyer isolé, la loge amygdalienne eût-elle été complètement vidée comme il arrive quelquefois.

Qu'il se développe sur la pituitaire, sur les muqueuses de la voûte et du pharynx, le mode primitivement ulcéreux est le moins à craindre parce qu'il a plus de tendance à s'étaler sur les surfaces qu'à pénétrer dans la profondeur des tissus.

II. Il n'en est pas ainsi du mode gommo-ulcéreux. Nous avons décrit tous les ravages qu'il produit brusquement lorsque les produits morbides accumulés sur un point ou répandus en nappe diffuse entrent tout à coup dans leur phase de régression nécrobiotique. L'*insidiosité* du processus est un des côtés les plus mauvais de son pronostic, parce qu'elle masque la gravité du mal, dans ses débuts, et nous empêche d'en prévenir les conséquences irréparables. Il faut faire entrer aussi en ligne de compte le *siège* de la lésion qui agit dans le même sens. Ainsi la syphilose tertiaire qui se loge très souvent derrière l'orifice postérieur des fosses nasales, dans la cavité rétro-pharyngienne, se dérobe aux moyens ordinaires d'exploration, reste larvée et court grand risque d'être prise pour un coryza simple chronique ou un catarrhe de la trompe. A quoi se réduisent, en effet, les symptômes pendant plusieurs mois? A une gêne obscure dans cette région, à des besoins fréquents de se moucher, à la sécrétion de matières jaunes, quelquefois striées de sang, à quelques bourdonnements d'oreille avec affaiblissement de l'ouïe. Plus tard viennent l'*ozène tertiaire*, et les nécroses de l'arrière-gorge et des arrière-narines; mais alors le mal est fait et il n'est plus temps d'y remédier. Il faut donc tenir pour suspecte toute pharyngopathie sus-palatine et rechercher la lésion qui la produit, soit par l'examen rhinoscopique, soit en soulevant et en renversant le voile de bas en haut, pour mettre à découvert, autant que possible, toute la paroi supérieure du pharynx, qu'il dérobe à nos regards [1].

Mêmes précautions à prendre, même sollicitude à apporter dans ces pharyngopathies gommeuses circonscrites qui se cachent sur les parties latérales, derrière les piliers ou en bas, au niveau du larynx, derrière la base de la langue. On explorera ces points avec le doigt, si on le juge nécessaire, et on y découvrira ainsi quelquefois des tumeurs gommeuses sous-muqueuses dont la vue ne permettait d'apprécier qu'incomplètement le siège et le volume.

Les tumeurs circonscrites du pharynx ne sont pas les plus dangereuses [2]. C'est la suffusion scléro-gommeuse qui est le plus à craindre dans cette région comme partout ailleurs. Elle l'est principalement quand elle subit la déviation phagédénique et devient un de ces *lupus syphilitiques* doués d'une malignité telle qu'ils détruisent la base du crâne et la charpente osseuse de la face dont ils ne laissent pour ainsi dire que l'écorce [3].

1. Un de nos laryngoscopistes les plus distingués, mon ami M. le docteur Coupard, a bien voulu me communiquer la curieuse observation suivante :

GOMMES DES FOSSES NASALES POSTÉRIEURES. — Le diagnostic de ces gommes est souvent fort difficile. « J'ai eu l'occasion une seule fois, m'écrit-il, d'observer une gomme des fosses nasales postérieures. Le médecin spécialiste qui l'avait examinée avant moi pensait qu'il s'agissait là d'un *œsophagisme nerveux ;* il existait en effet une grande difficulté de la déglutition. — Depuis 15 jours que duraient ces accidents, la malade (femme de médecin), était dans un état de faiblesse extrême, *elle ne se plaignait pas de son nez. La sensation douloureuse existait à la partie supérieure du larynx.* Je l'examinai en ce point et n'y découvris rien. — Alors, pour compléter mon exploration, je pratiquai la rhinoscopie postérieure, et j'aperçus, derrière le voile du palais, une tumeur de la grosseur d'une noisette, rouge sur ses bords ulcérés, et présentant à son centre une masse blanchâtre de l'apparence d'un bourbillon d'anthrax, Sous l'influence de l'iodure, à la dose de deux grammes par jour et de lavages au sublimé, la malade fut rapidement guérie. »

2. Les gommes pharyngiennes acquièrent parfois un volume très considérable. Dans un cas relaté par le docteur Davasse, une gomme du pharynx avait le volume d'un œuf de poule; les tissus qui l'entouraient étaient détruits ainsi que le périoste et le tissu osseux sous-jacent devenu rugueux, noirâtre, nécrosé. Était-ce une gomme, cette tumeur pharyngienne opérée par Blandin et qui récidiva? M. Maisonneuve l'examina alors; elle occupait la région latérale gauche du cou et toute la région parotidienne, pénétrait dans le pharynx, déprimait la voûte du palais, menaçait le malade de mort par asphyxie. L'iodure de potassium fut administré et, en moins de six mois, la tumeur avait disparu sans laisser de traces (Maisonneuve, *Leçons cliniques sur les maladies cancéreuses.* Paris, 1854.)

3. L'exemple le plus saisissant et le plus horrible de syphilose pharyngo-nasale ma-

Parmi les complications des pharyngopathies et des rhinopathies gommeuses susceptibles d'aggraver singulièrement le pronostic, il faut signaler les hémorrhagies, les caries des vertèbres et les ostéites de la base du crâne. J'ai parlé dans les leçons précédentes des caries, des nécroses de la colonne cervicale et des myélopathies consécutives. Les ostéopathies de la base du crâne ne sont pas moins dangereuses, car elles finissent par attaquer les méninges et les accidents cérébraux qui en résultent sont fréquemment mortels.

III. Envisagé au point de vue des troubles fonctionnels, le pronostic varie beaucoup suivant le siège et l'étendue de la lésion. La syphilose gommeuse du voile du palais et de la voûte est celle qui compromet le plus la phonation et la déglutition. L'échancrure simple du voile, sa perforation au voisinage de son bord libre, la perte de la luette, sont relativement de peu d'importance; elles n'entraînent ordinairement ni nasonnement, ni déviation des aliments. Il en est de même des perforations de la partie moyenne du voile quand elles sont petites, sinueuses et réduites à un pertuis. Celles de la base sont d'un pronostic plus sérieux, même lorsqu'elles sont petites. Les plus funestes sont la division de haut en bas dans toute la hauteur, sur la ligne médiane, toutes les grandes mutilations latérales et, à plus forte raison, la destruction complète de l'organe.

Les mêmes remarques sont applicables aux perforations et aux pertes de substance de la voûte osseuse; mais leur pronostic n'est pas aussi fâcheux, toutes choses égales d'ailleurs, parce qu'il est plus facile d'y remédier au moyen de la prothèse. La nécrose de la partie antérieure du maxillaire supérieur, là où il est plus le épais et forme l'arcade dentaire supérieure, entraîne des troubles fonctionnels incomparablement moins sérieux que la perforation au milieu et en arrière de la voûte. Les dents seules sont perdues mais il est facile de les remplacer et en ce point les obturateurs sont toujours efficaces et d'une application facile.

IV. Dans les fosses nasales, il faut considérer au point de vue du pronostic la déformation compromettante du nez. Les gommes de la charpente nasale se localisent particulièrement sur la cloison; elles

ligne, c'est le malade de Delpech dont les fosses nasales, le pharynx et la bouche furent convertis en *une seule vaste caverne* par la destruction des parties molles, des cornets du vomer, de l'ethmoïde, des os propres du nez, du maxillaire supérieur, de la voûte, de l'os malaire, de l'os unguis, du corps du sphénoïde et même de l'angle basilaire tout entier de l'occipital.

occupent aussi quelquefois la paroi externe des narines et peuvent même proéminer à l'extérieur. — Lorsque la perforation de la cloison est petite, la solidité de l'ensemble n'est pas menacée et le nez ne subit pas de changement de forme. Il n'en est plus ainsi lorsque le vomer se nécrose, tombe et que le processus se propage aux sinus, à l'ethmoïde, à l'unguis, à l'apophyse montante du maxillaire, aux os nasaux, etc. Il se produit alors un affaissement des os propres de l'organe qui, n'étant plus soutenus par la cloison, basculent et s'enfoncent. Il en résulte que la base du nez diminue de saillie et prend une forme caractéristique qui est tout à la fois *aplatie et évasée*. — D'un autre côté, comme la sous-cloison persiste à peu près constamment dans son intégrité absolue, le lobule du nez proémine, au contraire, mais en se relevant. L'ouverture des narines regarde en haut et en avant, au lieu de regarder en bas ; les parties molles de l'organe forment un angle obtus avec les parties dures affaissées et s'enfoncent au-dessous d'elles par un pli bizarre de la peau. Il y a une sorte d'emboîtement du tiers inférieur du nez encore saillant dans les deux tiers supérieurs déprimés et effacés.

L'élimination des parties nécrosées se fait habituellement peu à peu. Quelquefois elle a lieu en bloc. C'est ce qui arriva dans un cas singulier rapporté par Langenbech : la malade avala pendant la nuit ses cornets inférieurs, le vomer, l'os nasal gauche et les garda pendant vingt jours dans l'œsophage.

Des hyperostoses se produisent très fréquemment soit sur les lames minces des cornets, soit sur les os propres. Ajoutez à tous ces désordres l'obturation et l'inflammation consécutives du canal nasal par l'ostéite ou les hyperostoses des os qui en forment les parois, la tumeur lacrymale et l'épiphora qui en sont la conséquence.

V. Dans le pronostic de la syphilose naso-pharyngienne, l'état général n'occupe jamais une grande place. Cependant lorsque les lésions locales sont graves, étendues, progressives et malignes, les malades peuvent devenir rapidement cachectiques par suite de douleurs quelquefois excessives, de salivation extraordinairement abondante, de suppurations interminables, de dysphagie persistante, de troubles fonctionnels incessants, etc.; sans compter le déplorable état moral que suscitent ces horribles délabrements. — Enfin, il survient parfois des retours offensifs, des *récidives* de la syphilose pharyngonasale, qui reprennent en sous-œuvre les dégâts causés par une première atteinte.

Traitement. — Quand il s'agit de traiter la syphilose pharyngo-nasale, il est absolument indispensable de ne *pas perdre une minute*. Les deux écueils, les deux causes réelles d'insuccès, dans le traitement de la syphilose de la voûte, du pharynx et surtout du voile du palais, sont une intervention trop tardive, une intervention trop timide. Le processus est si rapide, si foudroyant, que le moindre retard, la plus courte hésitation soit dans le choix, soit dans les doses, peuvent devenir funestes. Je ne connais pas de détermination syphilitique où l'urgence soit plus impérieuse.

Comme les lésions qu'il s'agit de combattre sont de nature tertiaire, c'est à l'iodure de potassium qu'il faut avoir recours. On ne craindra pas d'en porter d'emblée la dose quotidienne à 6, 8 et même 10 grammes. Il faut cette quantité pour agir vite et profondément. Chose remarquable ! les effets physiologiques du médicament, c'est-à-dire la congestion catarrhale de la conjonctive, de la muqueuse nasale, du pharynx, etc., sont souvent beaucoup moins prononcés avec les fortes qu'avec les petites doses.

C'est le seul spécifique capable d'arrêter le processus. Le mercure sans doute ne serait pas inefficace ; mais son action est beaucoup trop lente. L'iodure de potassium lui est incomparablement supérieur à tous égards dans les déterminations de la syphilis sur le nez et sur le pharynx. N'oubliez pas que, dans les cas de tubercules, de gommes, d'infiltrations hyperplasiques diffuses du voile, de la voûte, de l'isthme et du pharynx, il y a indication formelle de ne pas temporiser un seul instant. Si vous différiez avec l'opportunité, vous verriez ces productions syphilitiques tertiaires marcher à grands pas vers la régression nécrobiosique, et subir fatalement le phénomène de la fonte destructive. Or, quand le processus est arrivé là, une perte de substance est inévitable. Peut-être, en tout autre lieu, serait-elle insignifiante, mais dans cette région elle est toujours grave et quelquefois irréparable.

En pareille occurrence, l'iodure de potassium est le spécifique le plus actif. Toutefois, il ne me paraît développer la plénitude de son action que pendant la période formative des hyperplasies circonscrites ou diffuses. Quelque impétueux que soit le mouvement de prolifération, je crois l'iodure capable de l'enrayer, s'il est administré à temps. Encore faut-il que le sujet ne soit pas réfractaire au médicament, et que son organisme en puisse concevoir et favoriser l'action thérapeutique.

Mais quand les tissus étouffés par l'exubérance de leur vitalité morbide se métamorphosent en produits usés, inorganisables et destinés à l'élimination, quel agent thérapeutique, fût-il dix fois plus puissamment spécifique que l'iodure, pourrait les arrêter sur la pente de cette dégénérescence suraiguë?

Lorsque le fait est accompli, rien ne pourrait l'empêcher d'avoir eu lieu. Tout au plus l'iodure restreindra-t-il alors le foyer du mal. Son rôle se bornera à circonscrire et à réparer. Il s'en acquitte parfois à merveille. Qu'on ne lui demande pas l'impossible : d'obturer, par exemple, une perforation de la voûte, de rétablir un pilier détruit, de restituer un lambeau de voile et de relever la charpente nasale, etc., etc.

Certes, si l'iodure de potassium était toujours infaillible quand il est administré à l'époque et aux doses voulues, on ne verrait plus les nécroses, les caries, les ulcérations et toutes les conséquences si sérieuses des pharyngopathies tertiaires. Son maniement est devenu si familier aux médecins, et même aux malades, qu'il est presque sans exemple aujourd'hui qu'un cas de syphilose pharyngo-nasale n'ait pas été traité par lui. Pourquoi échoue-t-il? Il échoue, d'abord parce qu'il n'est pas doué de cette infaillibilité absolue dont on gratifie trop facilement les spécifiques, et, sans doute aussi, parce qu'on le donne trop tard et à trop faibles doses. N'a-t-il pas à lutter contre une des déterminations syphilitiques les plus étrangement insidieuses, contre une malignité taciturne, jusqu'à l'heure où elle éclate en effets foudroyants et irrésistibles, ou bien contre une malignité destructive d'emblée et d'une insatiable voracité?

Quoi qu'il en soit, votre premier soin, à quelque période de l'affection qu'on vous consulte, est de faire prendre de l'iodure de potassium. Commencez par 3 ou 4 grammes et portez rapidement, les jours suivants, la dose jusqu'à 8 ou 10 grammes, suivant les cas et l'effet physiologique et curatif du remède.

Faut-il lui associer le mercure de prime abord? Non, ce serait inutile. Frappez fort avec l'iodure, puis, plus tard, vous verrez si quelques indications d'administrer l'hydrargyre se présentent.

Quant au traitement local, c'est avec la plus grande réserve qu'il faut y recourir. Un travail d'irritation provoqué intempestivement peut hâter la fonte de l'hyperplasie, loin de favoriser sa résolution. Aussi abstenez-vous de toucher aux gommes, aux tubercules du voile du palais, de l'isthme, du pharynx, etc., etc., quand vous voyez qu'ils sont encore dans la période formative.

S'il s'agit de productions gommeuses déjà ulcérées ou d'ulcérations primitivement phagédéniques, on peut chercher à modifier leur vitalité, à favoriser leur cicatrisation, en les cautérisant soit avec le nitrate d'argent, soit avec la teinture d'iode. Il y a beaucoup d'autres agents plus actifs qu'on a préconisés.

Défiez-vous de ceux qui sont trop caustiques. Je me contente de la teinture d'iode, et j'ai rarement besoin de recourir au nitrate d'argent.

Tout ce que je viens de dire s'applique surtout aux pharyngopathies syphilitiques tertiaires. La syphilose nasale exige le même traitement interne, mais son traitement local est plus compliqué. Lorsqu'il y a de l'ozène et des sécrétions mucoso-purulentes fétides, très abondantes, il faut faire pratiquer des injections ou *douches nasales*. Cette petite opération est assez facile. On a recours au procédé qu'a inventé Weber et qui est connu sous le nom de *douche naso-pharyngienne*. Voici le principe sur lequel il repose: quand on injecte un liquide dans le nez, de façon à remplir complètement la fosse nasale sur laquelle on opère, ce liquide ne tombe point dans le pharynx; il revient par la narine du côté opposé, après avoir contourné le bord postérieur de la cloison. Savez-vous pourquoi? C'est que le voile du palais, par un mouvement instinctif et réflexe, se relève et s'applique hermétiquement sur la paroi postérieure du pharynx, de manière à former un diaphragme parfait. Le malade doit avoir la tête fortement penchée en avant, respirer la bouche ouverte et éviter tout mouvement de déglutition. Il faut que la canule de la seringue soit assez volumineuse pour obturer complètement la narine dans laquelle on l'introduit. On opère alternativement sur l'une et l'autre narine pour produire des courants en sens inverse et obtenir un lavage plus complet.

Les liquides dont on se sert varient beaucoup. L'un des meilleurs est l'eau tiède légèrement salée (10 grammes de sel commun pour 1 litre d'eau). Une douche avec cette solution suffit quelquefois pour faire disparaître la mauvaise odeur; mais presque toujours il faut la répéter quatre ou cinq fois par jour.

Parmi les liquides désinfectants, je vous recommande ceux au permanganate de potasse, à l'acide phénique et à la liqueur de Labarraque. Comme véhicule, prenez toujours 1 litre d'eau tiède. Vous y ajouterez soit deux cuillerées à bouche de la solution suivante :

Pr. : Permanganate de potasse	10 grammes.
Eau	100 grammes.

soit 1 gramme d'acide phénique, soit 5 à 10 grammes de liqueur de Labarraque.

Comme véhicule des douches médicamenteuses, on pourra employer 1 litre de décoction de feuilles de noyer, de roses de Provins, de quinquina, de ratanhia ou autres substances astringentes ; et on y fera dissoudre de faibles quantités de sulfate de zinc (50 à 80 centigrammes), d'alun (50 à 80 centigrammes), d'acétate de plomb (1 gramme), de chlorate de potasse (5 à 10 grammes). Guersant faisait faire des injections avec 500 grammes de lait auxquels on ajoutait deux ou trois cuillerées à bouche de liqueur de Van Swieten.

Je cherche à agir aussi sur la muqueuse nasale par un procédé plus facile encore, en faisant renifler plusieurs fois par jour des poudres à priser médicamenteuses. Je n'ai pas besoin de m'étendre sur le *modus faciendi;* qu'il me suffise de vous donner quelques formules. La poudre qu'on emploie comme véhicule est, soit du sucre, soit du talc de Venise. Le sucre est préférable dans les formes sèches et le talc dans les formes humides de l'ozène. Quant à la poudre active, on peut choisir, suivant les cas, entre le calomel, le précipité blanc, le chlorate de potasse, l'alun, le tanin, etc. Voici quelques formules :

Pr. :	Sucre ou talc	10g,00
	Calomel	0 ,50
	Sous-nitrate de bismuth	5 ,00

Le sous-nitrate de bismuth est un excellent topique qu'on peut faire entrer dans la plupart des formules de ces poudres.

Pr. :	Précipité rouge	0g,25
	Sucre ou talc	15 ,00

On associe l'alun et le tanin :

Pr. :	Alun / Tanin	aa 1g,00
	Talc	10 ,00
	Sous-nitrate de bismuth	5 ,00

Hédénus préconise les deux poudres suivantes :

Pr. :	Calomel	0g,25
	Poudre d'herbe de marjolaine / — de racine d'asarum / Sucre en poudre	aa 4 ,00
Pr. :	Charbon animal	4g,00
	Poudre de quinquina / — de myrrhe	aa 9 ,00
	— de girofle	9 ,50

Enfin, parmi les topiques plus actifs, je vous recommande le nitrate d'argent, lorsqu'il existe des fongosités et des ulcérations. Servez-vous du crayon, si cela est possible, ou bien d'une solution de ce sel (au cinquième, au dixième, etc.), dans de l'eau distillée ou de la glycérine, que vous appliquerez directement sur la partie malade à l'aide d'un pinceau. Voici la formule d'une pommade bonne à employer dans quelques cas:

Pr. :	Nitrate d'argent	0g,50 ou 1 gramme.
	Dissolvez dans 1 à 2 grammes d'eau distillée et incorporez à :	
	Cold-cream	20 grammes.

J'en ai dit assez, pour vous faire comprendre le parti que vous pourrez tirer des topiques dans le traitement de la syphilose nasale. Vous remédierez à un de ses symptômes les plus fâcheux, l'ozène ; vous modifierez ou vous tarirez les sécrétions morbides ; vous hâterez la cicatrisation des ulcères ou favoriserez l'élimination des os nécrosés[1]. Mais vous ne faites ainsi que de la médication adjuvante. Là, comme

1. Voir un très bon mémoire du docteur A. Cousin, publié dans le tome II du *Bulletin*

dans les pharyngopathies, donnez toujours l'iodure de potassium de bonne heure et à fortes doses.

Il ne me reste qu'à vous dire un mot sur le côté chirurgical du traitement. Les pertes de substance du voile ou de la voûte produites par la syphilis n'affectent aucune régularité, de telle sorte qu'il est difficile de dire d'avance comment il faudra intervenir et même s'il sera possible d'intervenir. L'indication précise ne peut se formuler qu'après le résultat définitif du processus. Il faut attendre pour agir qu'il ait produit tout son effet, qu'il soit éteint et que ses désordres soient réparés spontanément, dans la mesure du possible. C'est un point de pratique trop évident pour qu'il soit nécessaire d'y insister. Mais il y a peut-être des personnes qui pourraient croire que la syphilis, en tant que diathèse, et indépendamment de ses déterminations locales, est une contre-indication aux opérations chirurgicales. Ce serait là une grande erreur. J'ai souvent été frappé de la rapidité avec laquelle les plaies se guérissent et se cicatrisent chez les syphilitiques. Quand il n'y a pas état cachectique, la syphilis ne porte aucune atteinte à la plasticité réparatrice. Elle la favoriserait plutôt qu'elle ne l'amoindrirait. Si donc, à la suite de la syphilose pharyngo-nasale, l'occasion se présente de pratiquer la staphyloraphie, ou de détruire des adhérences vicieuses pour en faire contracter de moins incorrectes et remédier tant bien que mal aux divers troubles fonctionnels consécutifs, eh bien, n'hésitez pas à porter l'instrument tranchant là où vous le jugerez nécessaire.

Quand il s'agit de la voûte palatine, il faut attendre, bien entendu, non-seulement que les bords de la fistule soient cicatrisés, mais aussi

de Thérapeutique de 1868, intitulé : *Étude sur l'ozène constitutionnel et les divers moyens thérapeutiques qui conviennent au traitement de cette affection.*

Un liquide antiseptique très efficace dans la syphilose nasale ulcéreuse, c'est, une solution de sublimé au 4 millième (Coupard).

On cautérisera souvent aussi avec le galvano-cautère.

Sans doute il n'est pas utile, il serait même nuisible de cautériser trop énergiquement les parties molles rongées par les ulcérations syphilitiques tertiaires; mais cependant une stimulation tous les quatre ou cinq jours sur les lèvres de la perte de substance favorise souvent la cicatrisation même de larges perforations. — « Il y a plus : par la même méthode, on peut obtenir la réparation de désordres fort étendus, tels par exemple qu'une division complète du voile du palais. Il ne s'agit pas dans ce cas de cautériser toute la longueur des bords pour les transformer en une plaie bourgeonnante ; il faut au contraire porter le caustique, nitrate acide de mercure ou cautère potentiel, soit galvanique, soit thermique, uniquement à l'angle de la perte de substance, dans une étendue restreinte, et laisser la rétraction du tissu cicatriciel s'opérer, puis pratiquer une nouvelle opération semblable et attendre encore pour recommencer, de manière à ramener peu à peu les parties divisées les unes sur les autres et à les réunir par une suite de cautérisations qu'on peut considérer comme autant de points de suture successifs (Cloquet).

que les fragments d'os nécrosés aient été éliminés. Des divers procédés de palatoplastie, celui de Roux ne peut s'appliquer que dans le cas de perte de substance très petite. Lorsque l'hiatus est considérable, il serait impraticable ou échouerait. On pourrait tenter celui de Kramer, mais en pareil cas il vaut peut-être mieux renoncer à toute opération et recourir à des pièces artificielles.

Aujourd'hui on les fabrique avec une telle perfection, que la chirurgie réparatrice des lésions de la voûte et du voile du palais a évidemment perdu de son importance. En voyant les résultats merveilleux de la prothèse de cette région, on serait presque tenté d'affirmer qu'elle a dit son dernier mot.

Dans le traitement de la syphilose pharyngo-nasale, il ne faut jamais perdre de vue que la cicatrisation des parties molles, ne peut s'obtenir tant qu'il existe au fond de l'ulcération des séquestres osseux qui agissent comme un corps étranger implanté dans les tissus. La suppuration nasale, les ozènes interminables ne tiennent la plupart du temps qu'à cette cause. Aussi, lorsqu'il existe des séquestres soit de la lame perpendiculaire de l'ethmoïde, soit du vomer, du cartilage de la cloison, des cornets, il faut tâcher de les extraire. On y arrive en les saisissant par un de leurs bords avec une longue pince spéciale et en la faisant légèrement basculer. Quelquefois les séquestres très volumineux sont enchâssés de tous côtés dans les parties molles. On ne peut arriver à les enlever qu'en pratiquant sur celles-ci des incisions plus ou moins longues qui dégagent et rendent libres les fragments d'os nécrosés. — Il ne faut intervenir chirurgicalement sur la voûte palatine qu'après avoir démontré au malade la nécessité absolue de le faire, afin qu'il ne vous accuse pas d'avoir produit la perforation avec les instruments qui servent à l'exploration ou à l'ablation.

Les opérations qui ont pour but de remédier à la sténose et à l'oblitération du pharynx par des cicatrices, ont été récemment bien étudiées et décrites en détail par M. Lublinski (1884).

Douze fois ce chirurgien a attaqué avec succès la soudure staphylo-pharyngienne de la façon suivante : une sonde recourbée était introduite par le nez, de façon à venir butter contre la partie la plus tendue du voile ; en ce point on pratiquait par la bouche une incision de 1 centimètre et demi ; on y passait ensuite quotidiennement pendant quelques jours des bougies qui dilataient l'ouverture et la maintenaient béante. — Quand le rétrécissement siégeait plus bas, par le fait d'ulcérations circulaires sus-laryngiennes, à la base de la langue, on se servait du miroir laryngoscopique, afin de guider le bistouri dans les débridements à faire pour rétablir une voie suffisante, soit vers le larynx, soit vers l'œsophage. On cautérisait ensuite au crayon et on agrandissait progressivement les ouvertures par le cathétérisme. Le rétablissement de la voix est quelquefois immédiat (Langreuter) car le larynx se conserve souvent intact au-dessous de ces lésions. — Dans 19 cas, dont trois lui sont personnels M. Lublinski a vu le succès couronner cette opération.

Dans les perforations palatines on se sert d'obturateurs en caoutchouc vulcanisé, formés d'une plaque très exactement adaptée à la voûte palatine, contre laquelle elle est maintenue, soit par des crochets, soit par des points d'appui qu'elle prend sur les dents naturelles. — On a recours aussi au *double bouton de chemise*, formé de deux plaques de caoutchouc unies au centre par un point de couture.—Un appareil plus compliqué, c'est celui destiné à établir la prothèse naso-buccale, quand le patient a perdu le nez et une partie de la voûte palatine. L'obturateur palatin est muni en pareil cas d'une tige coudée sur laquelle la pièce nasale s'adapte en glissant, etc. (Schange).

Les obturateurs du voile du palais sont plus difficiles à maintenir et d'une structure plus compliquée que ceux de la voûte. L'appareil est muni d'une charnière qui se trouve au point de jonction de la voûte palatine osseuse et du voile, afin de se prêter à tous les mouvements de ce dernier. La pièce immobile repose sur les dents; la plaque obturatrice, en vulcanite, est munie d'un rebord qui s'appuie sur la face supérieure du voile et l'empêche de sortir de l'ouverture. — Là aussi on peut recourir au double bouton de chemise en caoutchouc. — Dans les grandes pertes de substance du voile, on supplée à ce qui a été détruit au moyen d'ailes en caoutchouc mou, qui remplacent l'obturateur et sont taillées sur la défectuosité existante. L'appareil dans sa partie essentielle est le même que l'obturateur du voile. — On est obligé quelquefois de faire des voiles entiers artificiels. Ce sont des voiles de caoutchouc très minces et très mobiles, maintenus en place par un dentier, des crochets, des obturateurs palatins ou des palais artificiels, etc. (Voiles artificiels de Sercombe et d'Harris).

1. Appendice. — Voici un exemple de *syphilose très précoce des narines et de la voûte palatine :* 25 ans, bonne santé habituelle. Parents sains. — En mars 1886 chancre syphilitique ulcéreux du sillon. Peu d'accidents secondaires. Mais, 15 *mois après le chancre*, ulcération phagédénique de l'aile gauche du nez. Quand le malade vint me consulter en octobre 1887, je lui trouvai une ulcération spécifique de la plante du pied gauche, un sarcocèle et une nécrose de la voûte palatine, avec perforation datant de 10 jours. Aucune altération de la santé générale.

M. le Dr Coupard m'a communiqué le cas suivant ; il s'agit d'une *gomme énorme du pharynx*, très rapidement guérie :

« M. X..., lieutenant d'infanterie, 28 ans, éprouve depuis 15 jours une gène assez considérable pendant la déglutition. Cette gêne augmente rapidement, et, depuis 3 jours, le malade ne peut plus avaler que des liquides. *Syphilis datant de* 8 *ans*.

Tumeur énorme, occupant toute la partie visible du pharynx, de la grosseur d'une moitié d'œuf de dinde. La muqueuse qui la recouvre est d'une coloration un peu plus rouge que la muqueuse des parties voisines Au centre, il existe un point qui semble ramolli.

J'y enfonce une pointe de galvano-cautère ; il en sort un liquide jaune citrin presque filant. A part le point douloureux causé par la cautérisation, le malade avale avec un peu plus de facilité. — Iodure de potassium, 4 grammes par jour. Le lendemain, large ulcération au point cautérisé. — Le sommet de la tumeur s'est légèrement affaissé. Le huitième jour, la tumeur a presque complètement disparu ; le quinzième jour, le pharynx est absolument normal. »

SIXIÈME LEÇON[1]

AFFECTIONS SYPHILITIQUES DE L'APPAREIL RESPIRATOIRE

(*suite et fin.*)

DEUXIÈME PARTIE

SYPHILOSE LARYNGO-TRACHÉO-BRONCHIQUE

MESSIEURS,

Les déterminations qui se produisent sur le larynx dans le cours de la syphilis tertiaire sont plus profondes et plus sérieuses que celles de la phase secondaire, même à leur degré le plus léger, et quand elles ne se traduisent que par le même ordre de troubles fonctionnels. C'est un fait qu'il importe de mettre tout d'abord en lumière, afin de ne pas se laisser tromper ni surprendre par la bénignité apparente de certaines laryngopathies spécifiques. Leur date dans l'évolution de la maladie constitutionnelle fournit au pronostic un de ses principaux éléments.

Dans l'immense majorité des cas, en effet, les enrouements, les raucités, les extinctions de la voix, qui constituent les symptômes des laryngopathies secondaires, ne se compliquent d'aucun désordre de la respiration. La vie n'est menacée à aucun moment, ni tout à coup, ni progressivement. Malgré son opiniâtreté, sa longue durée, et sa résistance aux spécifiques, le catarrhe laryngé reste superficiel, circonscrit, et se borne à produire des désordres phonétiques. — Sans doute, il n'en est pas toujours ainsi. Le court intervalle qui le sépare de l'accident initial n'est pas une garantie absolue de sa bénignité. Il arrive parfois que, sur l'érythème superficiel et résolutif, base commune de toutes les lésions secondaires, il se produit des érosions presque insignifiantes qui n'en deviennent pas moins un centre fluxionnaire dangereux, autour duquel se forme brusquement un œdème de la glotte. La fonction respiratoire est alors gravement compromise, autant et aussi vite

1. Par suite d'une erreur typographique la précédente leçon, page 480, a été numérotée *Sixième* au lieu de *Cinquième*.

que dans les laryngopathies tertiaires. Mais c'est à une éventualité toute de hasard et si rare, qu'elle entre à peine en ligne de compte dans la question du pronostic.

Il n'en est pas ainsi pour les laryngopathies tardives d'origine syphilitique. Toutes celles qui surviennent après la troisième ou la quatrième année de l'infection sont susceptibles, même les plus faibles, de provoquer un œdème redoutable. — Elles doivent donc être l'objet d'une sollicitude qui grandit, pour ainsi dire, avec l'âge de la maladie générale, et qui trouve sa justification et sa récompense dans les effets curatifs, prompts et décisifs que donne en pareil cas le traitement spécifique.

Les néoplasies des laryngopathies tertiaires, quelles que soient leur forme, leur étendue, leur localisation, ne sont presque jamais spontanément résolutives. Elles aboutissent à la destruction des tissus par nécrobiose, ou à leur transformation en tissu fibreux.

La sténose laryngée est la conséquence fatale de ces deux processus. Elle varie dans de larges limites; mais, à tous ses degrés, elle compromet plus ou moins les fonctions respiratoires, en même temps que celles de la voix. Si elle s'arrête souvent et n'aboutit pas à ses conséquences extrêmes, elle ne régresse presque jamais, quoi qu'on fasse pour la faire disparaître.

Ainsi, imminence de l'œdème du larynx ou *laryngosténose aiguë*; — retrécissement progressif par cicatrice ou sclérose des néoplasies laryngées, c'est-à-dire *laryngosthénose lente* et définitive : telles sont les deux complications qui rendent souvent si dangereuses les laryngopathies tardives ou tertiaires. — On peut dire qu'elles troublent toujours tôt ou tard la respiration, tandis que les laryngopathies secondaires la respectent malgré le désordre qu'elles produisent dans la phonation.

Mais un autre caractère du tertiarisme dans ses déterminations sur l'arbre aérien, c'est qu'il ne se borne pas toujours à attaquer le larynx qui en est comme la souche. Ses lésions se propagent au tronc et aux branches, ou les envahissent d'emblée. Il y a une *syphilose trachéale et bronchique*, de même qu'une *syphilose laryngée*. Son processus et ses conséquences sont semblables; c'est toujours la sténose et les troubles respiratoires qu'elle entraîne à sa suite, qui en sont le résultat définitif, irrémédiable et trop souvent fatal, quand on n'en a pas de bonne heure deviné et conjuré le danger. — Rien de semblable n'arrive dans les déterminations secondaires sur les voies aériennes. Elles restent toujours confinées dans le larynx. Se propagent-elles quelquefois à la trachée et aux bronches ? C'est possible, mais rien ne le prouve. Je n'ai jamais observé aucun symptôme qui permît de l'affirmer ni même de le soupçonner.

On pourrait croire, d'après ce qui précède, qu'une ligne de démarcation bien tranchée sépare, à tous les points de vue, les déterminations secondaires et les déterminations tertiaires de la syphilis sur les voies aériennes proprement dites. Il n'en est rien dans un grand nombre de cas. Bien souvent nous en sommes réduits à n'avoir pour point de repère que la date de l'affection locale dans la maladie générale. Il est vrai qu'aujourd'hui l'examen laryngoscopique nous est d'un grand secours et dissipe bien des obscurités ; pas toutes néanmoins : certaines éventualités, telles que les brusques poussées d'œdème lui échappent quelquefois. — Mais en revanche, grâce à lui, on peut étudier pour ainsi dire pas à pas le processus des lésions tertiaires du larynx, constater leur point de départ, suivre leur propagation, mesurer leur étendue, etc., en un mot, assister à toute la phénoménalité matérielle de l'affection. — Quant à la phénoménalité fonctionnelle, il n'en rend pas toujours compte, parce que là, pas plus qu'ailleurs, elle n'est point toujours adéquate aux lésions. Et puis il y en a dont les causes sont hors de sa portée, par exemple la paralysie des divers muscles du larynx qui occupe une place très considérable dans les laryngopathies tertiaires.

Les troubles respiratoires sont au premier rang comme importance dans la symptomatologie de la syphilis laryngo-trachéo-bronchique. C'est donc sur eux beaucoup plus que sur les troubles phonétiques que doit se baser le pronostic. — Ce pronostic n'est pas le même pour toutes les formes qu'ils revêtent et, ce ne sont pas les plus graves en apparence qui sont toujours les plus funestes. Ainsi, les accidents du côté de la respiration qui surviennent rapidement, placent sans doute le malade dans l'imminence d'un très grand danger ; mais ils sont quelquefois fugaces, et surtout on peut promptement les conjurer par un traitement spécifique vigoureux. — L'œdème de la glotte qui dépend de la syphilis est susceptible d'être guéri sans opération et même sans le recours à aucun topique, par la seule vertu curative des deux spécifiques qui, là comme dans un grand nombre de cas, précisent le diagnostic et sauvent les patients, Aussi, dans toutes les laryngopathies compliquées d'œdème, dont les origines et la nature sont incertaines, il est d'une pratique aussi rationnelle qu'utile d'admettre au moins la présomption de la syphilis, si on n'en peut pas démontrer péremptoirement l'existence, et de recourir à la médication hydrargyrique et iodurée.

Dans un grand nombre de laryngopathies tertiaires à physionomie équivoque et bénigne, les lésions les plus graves s'établissent au début sans aucun fracas et poursuivent au milieu d'un calme apparent leur marche insidieuse. En pareil cas, les accidents respiratoires sont lents à se produire, ils n'augmentent que peu à peu, si bien que ni les malades ni les médecins ne songent à les combattre. Et cependant, ce sont ceux-là qui sont les plus graves, les plus difficiles à conjurer et à arrêter. Ce sont ceux-là qui deviennent fatalement, si on ne les attaque pas tout à fait au début, réfractaires à tout traitement. Ils s'accroissent sans cesse, et il arrive un moment où on est obligé de recourir contre eux à la laryngotomie ou à la trachéotomie, opérations qui ne remédient pas toujours à l'asphyxie, surtout si la lésion est trachéale.

D'ailleurs, plus les lésions syphilitiques s'éloignent des voies respiratoires supérieures, plus elles présentent de gravité. Ainsi, les lésions sont plus dangereuses dans la portion sous-glottique du larynx que dans celle qui est située au-dessus des cordes vocales. Elles le sont beaucoup plus dans la trachée que dans le larynx. Il est vrai qu'elles s'y montrent rarement et c'est là une compensation relative. Dans une statistique de vingt-cinq cas, M. Trélat a trouvé que la sténose siégeait dix fois dans le larynx, sept fois dans les replis aryténo-épiglottiques, et *cinq* fois seulement dans la trachée.

Fréquence. — Sur cette question, comme sur beaucoup d'autres, les statistiques donnent des résultats contradictoires. Un fait qui me semble bien établi, si je m'en rapporte à mon expérience personnelle, c'est que les déterminations de la syphilis sur le larynx sont beaucoup plus fréquentes dans la période secondaire que dans la tertiaire. On a pourtant soutenu le contraire, mais à tort. Les enrouements, les raucités, les aphonies même, sans lésions graves du larynx, sont des symptômes assez fréquents pendant les deux ou trois premières années de la syphilis ; tandis que les ulcérations profondes, les gommes, les sténoses laryngiennes sont exceptionnelles chez les syphilitiques qui aboutissent au tertiarisme. Or, le nombre de ceux-ci n'est que de vingt à quinze pour cent environ. Ce simple énoncé suffit pour prouver la proposition que j'établis, malgré quelques statistiques contradictoires.

En voici quelques-unes qui ne s'accordent guère avec ce que nous observons à Paris : sur 100 autopsies de cadavres avec syphilis secondaire, faites à Prague, on constata 15 fois des ulcérations du larynx (Kuhl). — Sur 1200 syphilitiques vivants on ne la rencontra que 25 fois (Altenhofer). Quelles oscillations dans la fréquence! Que conclure de pareils chiffres?

Continuons. Sur 54 syphilitiques, MM. Gerhardt et Roth trouvèrent 18 fois des ulcérations laryngées : 11 fois sur 44 malades avec phénomènes secondaires, et 7 fois sur 12 malades avec des accidents tertiaires. — Sur 1,000 malades, M. Lewin n'en a trouvé au contraire que 44 avec une affection concomitante du larynx et raucité plus ou moins prononcée de la voix. Cette dernière statistique est celle qui me paraît le mieux exprimer la réalité des faits. — Sur 521 syphilitiques on trouva 25 laryngopathies : 14 sur 292 hommes et 11 sur 229 femmes (Engelsted).

M. Sommerbrodt, qui relate tous les chiffres précédents dans un mémoire sur la *Fréquence des ulcérations du larynx dans la syphilis*, dit que sur 84 malades atteints de syphilis constitutionnelle et observés par lui à l'hôpital Allerheiligen, dans l'espace de neuf mois, 15 présentaient le processus ulcéreux à ses diverses périodes, et 14 n'avaient qu'une affection catarrhale avec hypertrophie de la muqueuse. — S'appuyant sur ces statistiques, M. Türck considère, dans son manuel, la fréquence des laryngopathies syphilitiques comme un fait bien établi, et il ajoute à l'appui de cette proposition, que sur 238 des cas tirés de diverses maladies du larynx et des voies aériennes, 45 résultaient d'ulcérations syphilitiques.

La trachée et surtout les bronches sont encore plus rarement atteintes que le larynx. *Trois* cas seulement de trachéopathie spécifique ont été observés par M. Mackenzie sur 1,145 malades soignés pour des affections syphilitiques de la gorge et des voies respiratoires. La femme en a fourni jusqu'ici le plus grand nombre des cas (9 sur 13). C'est l'inverse pour les laryngopathies.

Chronologie. — L'époque à laquelle surviennent les déterminations de la syphilis tertiaire sur l'arbre aérien est extrêmement variable. Comme la plupart des accidents du même ordre sur les autres organes, c'est de cinq à dix ans après le chancre, qu'on les observe le plus communément[1]. Mais en dehors de cette moyenne, il y en a de précoces et

1. M. Lancereaux a publié, en 1882, l'autopsie d'un malade chez lequel une gomme laryngienne sous-muqueuse s'était développée dans la quinzième année de la syphilis. La portion sous-glottique avait été divisée en deux parties par un diaphragme cicatriciel qui diminuait de plus de moitié son diamètre. Le tissu dur, fibreux, qui avait amené le rap-

de tardives. Parmi ces dernières est la laryngopathie spécifique observée par M. Türck trente ans après le début de la syphilis. La plus précoce, constatée par ce médecin, s'était déclarée au sixième mois. De pareils faits sont très exceptionnels. Une laryngopathie vraiment tertiaire par ses lésions et son processus, qui se produit à la troisième année révolue de la syphilis, doit être considérée comme précoce.

La chronologie des trachéo-bronchopathies syphilitiques ne diffère pas de celle des laryngopathies. Ces affections appartiennent à la période moyenne de la phase tertiaire qui s'étend de la quatrième ou cinquième année de la syphilis à la dixième environ. On en a observé beaucoup plus tôt, au neuvième mois de l'infection. En pareil cas, il existe des prédispositions ou des causes particulières dont nous nous occuperons ultérieurement.

SECTION I. — *Laryngopathies tertiaires.*

ÉTIOLOGIE. — Les causes qui provoquent ou qui favorisent les déterminations de la syphilis sur le larynx sont vagues, incertaines, obscures, et même la plupart du temps nous ne parvenons pas à les découvrir. Ici encore, comme pour la syphilose pharyngo-nasale et tant d'autres accidents tertiaires, nous ne pouvons invoquer que la spontanéité plus ou moins capricieuse de la maladie générale dans ses localisations. Il y a pourtant des circonstances déterminantes dont les effets sont manifestes. Tels sont : les excès accidentels ou les abus professionnels de la fonction[1], les variations de température, le froid, l'humidité, l'abus du tabac et de l'alcool, etc., ils ont une importance étiologique peut-être moins grande dans les laryngopathies tertiaires que dans les secondaires.

ANATOMIE PATHOLOGIQUE. — Toutes les parties de l'organe vocal ne sont pas également aptes à être envahies par le syphilome tertiaire. L'épiglotte et les régions voisines de la glotte sont de beaucoup les parties les plus fréquemment atteintes. Dans le squelette de l'organe, les aryténoïdes sont lésés bien plus souvent que les autres cartilages. Après eux vient le cricoïde. Quant au thyroïde il possède, sans qu'on sache pourquoi, le privilège de rester presque toujours indemne.

prochement des parois, malgré les pièces cartilagineuses, cachait encore sous la bride une ulcération profonde et circulaire.

1. En voici un exemple frappant : M. Liétivant (de Lyon) trachéotomisa en 1876 un jeune homme qui n'avait cessé de souffrir du larynx depuis 3 ans qu'il avait contracté la syphilis, parce que son métier de chiffonnier le forçait à parcourir tous les jours les rues de la ville en poussant le cri traditionnel de sa profession. Cette laryngopathie spécifique *provoquée* et *entretenue*, aboutit, deux ans après son début, à l'asphyxie.

M. Sommerbrodt a fait un tableau des localisations du syphilome laryngien, d'après 104 observations. Il a noté :

Épiglotte		21
Cordes vocales inférieures	les deux	17
	la droite	4
	la gauche	13
Cordes vocales supérieures		5
Intérieur du larynx		19
Repli aryténo-épiglottique		16
Orifice		2
Sinus piriforme		1
Portions inférieures du larynx		6
		104

Il résulte de ce tableau, 1° que les lésions syphilitiques siègent surtout à la partie supérieure du larynx; 2° que les cordes vocales sont le plus souvent atteintes, surtout celles de gauche; cette prédilection singulière du syphilome pour la corde vocale gauche est importante à noter, parce que, d'après M. Riener, les ulcères tuberculeux siégeraient au contraire beaucoup plus fréquemment sur la corde vocale droite.

Les formes qu'affecte le syphilome laryngien sont très variables, suivant qu'il se disperse ou se concentre, qu'il parcourt rapidement les diverses phases de son processus ou qu'il s'attarde et s'arrête à l'une d'elles, qu'il est superficiel ou profond, qu'il attaque primitivement ou consécutivement les parties molles ou dures, etc., etc. Dans le larynx il ne diffère en rien, comme constitution histologique, de ce qu'il est sur les autres organes, et il aboutit aux mêmes résultats, c'est-à-dire à la fonte d'une néoplasie qui entraîne plus ou moins la destruction des parties au sein desquelles il s'est développé. C'est donc l'ulcération qui est le dernier terme de son évolution. Plus rarement il sclérose et atrophie les tissus par transformation directe de ses éléments en tissu fibreux, et sans passer par l'ulcération. La plupart des sténoses, des déformations de la cavité laryngienne sont produites par la cicatrisation du néoplasme tertiaire tombé en liquéfaction ulcéreuse.

Étudions ce néoplasme sous tous ses aspects, suivons-le dans toutes les phases de son processus sur les parties molles et sur le squelette du larynx.

I. *Suffusion néoplasique diffuse.* — *Hypertrophie.* — *Végétations.* — Que la matière néoplasique du syphilome s'infiltre dans l'épaisseur du derme muqueux laryngien sur toute son étendue, ou qu'elle s'étale plus ou moins uniformément dans le tissu cellulaire sous-muqueux, il en résulte un épaississement général du revêtement interne de la cavité, qui la rétrécit plus ou moins, surtout au niveau des replis aryténo-épiglottiques et des cordes vocales supérieures.

Les cordes vocales inférieures échappent beaucoup plus que les autres parties à cet envahissement néoplasique. La portion sous-glottique de l'organe est moins infiltrée que la sus-glottique et que l'épiglotte. — La membrane muqueuse présente une coloration d'un rouge sombre et sa surface est ça et là granuleuse ou finement mamelonnée. Elle revêt en un mot tous les caractères d'une inflammation chronique généralisée, d'une hypertrophie sub-inflammatoire avec tendance à la prolifération condylomateuse. Le processus de la lésion s'effectue avec lenteur, se maintient longtemps dans les limites d'une néoplasie non ulcéreuse et finit souvent par donner naissance à des végétations.

L'hypertrophie syphilitique de la muqueuse laryngienne est très rare sous sa forme uniformément généralisée. Peut-être serait-il plus exact de dire qu'on l'observe rarement, parce qu'elle a de la tendance à se fragmenter, c'est-à-dire à disparaître sur certains points pour s'accentuer sur d'autres. Quoi qu'il en soit, elle constitue un substratum, une sorte de terrain commun sur lequel peuvent pousser des végétations et des gommes, et qui est sujet à toutes les vicissitudes du processus syphilomateux, depuis l'érosion superficielle et l'ulcération circonscrite, jusqu'au phagédénisme le plus envahissant.

Les modes végétants et ulcéreux du processus ne sont nullement incompatibles. Il arrive même fréquemment que les végétations proviennent directement des parties ulcérées qui, au lieu de se cicatriser régulièrement, bourgeonnent outre mesure.

Quoi qu'il en soit, la forme végétante du néoplasme syphilitique est commune dans le larynx. Peut-être en a-t-on exagéré la fréquence en la mettant numériquement après les ulcérations. Cette place appartient aux gommes. Il est vrai que gomme et ulcération ne sont que les deux phases d'un même processus. — Les végétations, au contraire, ne s'ulcèrent pas.

Les végétations syphilitiques du larynx siègent généralement sur les cordes vocales supérieures et inférieures, tantôt sur leurs faces, tantôt sur leur bord libre, et plus fréquemment encore à leur angle de réunion. Quand elles sont confluentes, elles entraînent le prolapsus de la muqueuse et forment entre les les lèvres de la glotte une sorte de diaphragme, qui est restreint d'abord et finit par en oblitérer plus ou moins complètement l'hiatus. — Sur l'épiglotte même et sur les cartilages aryténoïdes, les végétations sont rares ; elles le sont moins sur les replis aryténoïdiens supérieurs et sur la muqueuse sous-glottique. Elles ne restent presque jamais solitaires et, dans quelques cas, tout l'intérieur de la cavité laryngienne est semé de petites saillies qui ont la grosseur d'un grain de millet. La plupart sont sessiles ; celles qui sont pédiculées peuvent atteindre la grosseur d'un pois et même d'une fève. Elles sont semblables comme structure aux papillomes ordinaires, avec une anse capillaire centrale, du tissu conjonctif embryonnaire et une couche d'épithélium pavimenteux, alors même que le point de la muqueuse où elles naissent est tapissé de cellules cylindriques. Cette couche épithéliale est de vingt à trente fois plus épaisse qu'à l'état normal.

Il n'est pas toujours facile de savoir si les végétations polypeuses ou sessiles sont réellement de provenance syphilitique. Elles ne présentent en effet aucune spécificité histologique. Les véritables polypes simples surviennent sur une muqueuse saine, tandis que les autres ne pullulent que sur une membrane néoplasiée, et plus ou mois déformée et labourée par des lésions antérieures, ordinairement ulcéreuses. La distinction entre les végétations syphilitiques, tuberculeuses et cancéreuses est loin d'être exempte de difficultés. Les plus experts s'y trompent ou donnent des avis contradictoires. Ce qu'il importe de savoir, c'est que, maintes fois, de petites tumeurs sessiles ou polypeuses, qu'on supposait d'origine commune, étaient réellement syphilitiques, puisque le traitement iodo-mercuriel les faisait rapidement disparaître, sans qu'il en restât la moindre trace.

Les papillomes syphilitiques du larynx repullulent avec une extrême facilité. La laryngosténose qu'ils produisent affecte une marche particulièrement lente, mais elle est fatale, et si on n'intervient pas, elle se termine par une oblitération progressive de la glotte incompatible avec la vie.

Ces végétations, qui d'ordinaire naissent des papilles de la muqueuse, peuvent se développer sur des parties qui en sont dépourvues, comme les ventricules du larynx.

Les cellules de leur épithélium pavimenteux, à gros noyaux, à gros nucléoles, sont souvent vésiculeuses et en dégénérescence colloïde, ce qui donne un aspect blanchâtre à leur surface[1].

II. *Fibromes syphilitiques.* — En existe-t-il réellement? On en a constaté chez des syphilitiques, ce qui ne prouve pas que leur nature fût spécifique. Toujours est-il qu'il n'y a aucun caractère anatomique qui puisse les distinguer des fibromes ordinaires. On comprend du reste que des tumeurs de cette nature puissent, sous l'influence d'irritations permanentes, comme la fumée de tabac, par exemple, et l'alcool, etc., se produire sur des ulcérations syphilitiques cicatrisées. Les éléments conjonctifs de la muqueuse sont alors susceptibles de s'hyperplasier très facilement, sans que la syphilis intervienne de nouveau, et par le seul fait d'une cause occasionnelle vulgaire. — Ces néoformations fibreuses sont rebelles au traitement spécifique et il faut les extirper.

Une remarque à faire avant d'aller plus loin, c'est que le mercure et l'iodure nous donnent beaucoup plus exactement que l'anatomie pathologique de coefficient de la spécificité dans les lésions laryngiennes. Ce coefficient est nul dans les fibromes, faible ou plus ou moins variable dans les végétations, et très prononcé au contraire dans les altérations absolument spécifiques qu'il nous reste à décrire.

III. *Gommes du larynx.* — Dans le larynx, comme partout ailleurs, la gomme est le produit typique du tertiarisme et en émane directement, sans aucune lésion intermédiaire. C'est le syphilome par excellence, sous sa forme circonscrite et avec les phases régulières de son processus, c'est-à-dire les quatre périodes de crudité, de ramollissement, d'ulcération et de cicatrisation. La gomme laryngienne est plus fréquente chez l'homme que chez la femme : sur 189 laryngopathies syphilitiques, M. Mackenzie a trouvé quatre gommes laryngiennes chez l'homme pour une chez la femme. La différence dans l'abus de l'alcool et du tabac, que présentent les deux sexes, est-il la cause de cette inégale répartition? C'est probable.

Les parties les plus fréquemment atteintes par les gommes sont les suivantes: l'épiglotte, la région aryténoïdienne, la région ary-épiglottique, les cordes vocales supérieures et inférieures. — Sur 172 syphilis laryngées, M. Poyet a ren-

1. Voici un exemple de végétations syphilitiques du larynx : M. Maunoir (*Bulletin de la Société Anatomique*, 1871, p. 269), a relaté l'observation d'une malade du service de M. Bucquoy, qui eut des accidents laryngés cinq ans après le chancre. Krishaber constata au laryngoscope les lésions suivantes : *végétations au niveau de la glotte.* — La patiente présentait des accès d'étouffement très fréquents et fort graves, du cornage et de la dysphonie. — Malgré le traitement spécifique, on fut obligé d'en venir à la trachéotomie. — Mort onze jours après par infection purulente. — A l'autopsie, on trouve un épaississement sans aucune ulcération des cordes vocales inférieures ; — immédiatement au-dessous d'elles étaient implantées trois végétations polypiformes de la grosseur d'un pois, qui dépassaient le bord libre des cordes vocales.

contré 7 fois les gommes syphilitiques.— Dans son traité des maladies du larynx M. Mackenzie donne la statistique suivante :

ACCIDENTS TERTIAIRES

	Ulcér. superficielles avec laryngite	Ulcérations profondes et étendues	Rétrécissement	Gommes	Totaux
Hommes.........	27	65	22	4	119
Femmes.........	21	42	5	1	69
	48	107	27	5	188

sur ces 188 cas il y avait 7 cas d'œdème aigu et 32 d'œdème chronique.

Les gommes laryngiennes débutent ordinairement par un nodule dont le volume varie depuis celui d'un pois jusqu'à celui d'un noyau de cerise ou d'une amande. Quelquefois, au lieu de présenter une forme arrondie, régulière, elles s'étalent en traînées jaunâtres, peu saillantes, vaguement délimitées et irrégulières. Elles sont, sous ces deux formes, l'expression du syphilome limité, nettement localisé sur tel ou tel point de la muqueuse laryngienne.

Grâce au laryngoscope on est parvenu à étudier les gommes laryngiennes sur le vivant mieux que sur le cadavre, et à suivre pas à pas toutes les phases de leur processus. — Pendant la première période de leur développement elles forment des petites nodosités tuberculiformes, arrondies, isolées ou confluentes, circonscrites ou en nappes, d'une couleur sombre, fermes dures, visiblement constituées par une production solide. La muqueuse sur laquelle elles ont poussé paraît épaissie, œdématiée et présente une coloration rougeâtre[1]. — Quelquefois la gomme est unique; sa grosseur varie alors du volume d'une cerise à celui d'une noisette.

Elles atteignent parfois un volume beaucoup plus considérable. Ainsi M. Norton a rapporté une observation très curieuse de gomme du larynx située sur le repli ary-épiglottique droit et qui avait le volume d'un œuf de pigeon.

Dans leur période de ramollissement, les gommes laryngiennes, quels que soient leur nombre et leur volume, offrent l'aspect d'une tumeur molle à son centre qui prend une coloration jaunâtre. — Autour d'elles, la muqueuse laryngienne rougit et se boursoufle, tandis qu'elle s'amincit à leur sommet qui finit par se perforer.

Le pertuis par lequel s'évacue le contenu de la tumeur, et qui, là sans doute comme partout ailleurs; est un liquide jaunâtre, une sorte de pus grumeleux, ce pertuis s'élargit presque immédiatement et, en peu de jours il se convertit en une ulcération dont les dimensions arrivent vite à égaler et même à dépasser le diamètre de la tumeur.

Dans la néoplasie gommeuse qui infiltre la muqueuse et le tissu sous-muqueux sous forme de nappes, de bandes, de traînées jaunâtres, le processus est moins facile à suivre. La régression des produits embryonnaires sous le mode

1. Un *œdème inflammatoire plus ou moins aigu* se développe souvent autour des syphilomes et produit une laryngosténose dont le processus présente les mêmes allures. M. Scheck, dans un très bon mémoire sur le syphilome du larynx, a vivement insisté sur la violence de cette inflammation de voisinage.

C'est à l'obstacle qui en résulte que sont dus le cornage et les accès de suffocation. — C'est un fait dont M. Charazac a fait ressortir toute l'importance dans son excellente *Étude sur l'œdème du larynx*. (Paris, avril 1885.)

ulcéreux s'accomplit d'une façon plus insidieuse. Il y a moins de fixité et comme étendue et comme durée. Les étapes présentent souvent l'irrégularité capricieuse du phagédénisme. C'est ce mode néoplasique qui se produit en effet le plus fréquemment. Une nouvelle infiltration remplace celle qui est détruite par l'ulcération et est elle-même détruite à son tour, etc... La lésion serpigineuse promène ainsi ses ravages sur tout l'intérieur du larynx dont elle détruit les replis, élargit les creux, dévie l'axe, rétrécit le diamètre, etc. — Ce mode du processus syphilomateux est le plus funeste. Il constitue ce qu'on pourrait appeler les laryngopathies malignes. Il est d'autant plus dangereux, bien qu'il marche ordinairement avec lenteur, que son action ne se borne pas aux surfaces. Il pénètre profondément au-dessous du tissu sous-muqueux et il va attaquer le périchondre, les cartilages, les articulations du larynx. — Il dépasse même quelquefois le squelette de l'organe et donne lieu à des lésions extra-laryngées dans les parties antérieures et latérales de la région du cou.

Le point où naissent ces syphilomes gommeux phagédéniques, térébrants, serpigineux, est difficile à déterminer. Presque toujours c'est le tissu sous-muqueux qui est leur foyer primitif. Mais il est probable que, dans quelques cas, la néoplasie s'effectue d'abord dans les parties profondes, sur les diverses pièces du squelette, et qu'elle n'envahit que plus tard la muqueuse laryngienne.

IV. *Lésions syphilitiques du squelette laryngien.* — Que le syphilome se soit développé dans les diverses pièces de la charpente du larynx, primitivement ou consécutivement, le premier résultat de l'infiltration néoplasique est la transformation calcaire du tissu cartilagineux. — Ainsi calcifié, ce tissu dans lequel le processus spécifique poursuit son œuvre de destruction, ne tarde pas à se nécroser. Les séquestres provoquent autour d'eux une inflammation éliminatrice qui crée des foyers de suppuration chronique, des clapiers, des fistules, etc., comme dans la syphilose osseuse. Les séquestres finissent par s'éliminer, et, quand ils sont volumineux et tombent tout à coup dans la cavité du larynx, ils provoquent, comme des corps étrangers, des accès de suffocation plus ou moins graves. — La nécrobiose syphilitique cartilagino-calcaire du larynx siège ordinairement sur les parois internes du squelette ; mais il peut arriver qu'elle envahisse toute son épaisseur, se propage jusqu'à sa surface externe et crée en dehors de l'organe un foyer de suppuration qui s'étendra plus ou moins loin dans la région cervicale antérieure. — C'est sans doute à cette marche centrifuge de l'affection qu'il faut attribuer les phlegmons subaigus du cou, qui se développent quelquefois dans le cours des laryngopathies syphilitiques. J'en ai observé un beau cas qui a fait l'objet d'une conférence dont je donnerai plus loin l'analyse.

Lorsque le syphilome cartilagino-calcaire est au voisinage d'une des articulations du larynx, il l'envahit quelquefois et provoque une arthropatie semblable à celles que nous avons décrites dans la syphilose osseuse. Ces arthropathies tertiaires du larynx ne sont souvent que de simples arthrites se rattachant à une inflammation non spécifique, provoquée par le voisinage du principal foyer morbide. Elles ne présentent pas alors une gravité très grande. Il n'en est pas de même lorsqu'elles procèdent directement de l'affection spécifique. Les surfaces articulaires, les ligaments sont détruits, déformés, rompus ; il se produit des luxations et plus tard des ankyloses ou même l'élimination complète des aryténoïdes, etc. — Souvent la trachéotomie doit être pratiquée pour conjurer l'asphyxie que produisent ces accidents complexes.

V. *Ulcérations tertiaires du larynx.* — Les laryngopathies tertiaires aboutissent toujours, si on ne les arrête pas dans leur marche, à l'ulcération de la muqueuse. — Les pertes de substance qui se produisent alors sont consécutives la plupart du temps à la fonte nécrobiosique d'une néoplasie syphilomateuse, circonscrite ou diffuse. Ce sont, en un mot, des ulcérations gommeuses. — Mais il peut se faire qu'au début tout se borne à des érosions superficielles. Une des premières manifestations de la syphilose laryngée tertiaire est en effet quelquefois un simple processus congestif qui envahit toute la muqueuse et provoque çà et là des *érosions* par suite de la dénutrition épithéliale. Qu'on ne se fie pas à leur bénignité apparente. Ce ne sont là en général que des phénomènes précurseurs, des lésions pour ainsi dire prodromiques, qui en annonçent et en préparent d'autres plus profondes. Cette première étape est fatalement suivie de celles plus graves qu'implique le vrai tertiarisme. — Se produit-il dans le larynx des ulcérations d'emblée, semblables à l'impétigo et surtout à l'ecthyma? C'est possible, mais ce mode ulcéreux doit être certainement beaucoup moins commun que celui qui procède de la fonte d'une néoplasie préalable.

Les ulcérations syphilitiques du larynx siègent principalement sur l'épiglotte et sur les cordes vocales inférieures. Les replis ary-épiglottiques et les cordes vocales supérieures en sont plus rarement atteintes.

Elles présentent un aspect d'un jaune sale et sont recouvertes d'une matière semblable à du pus concrété, que percent par place des bourgeons charnus proéminents. — Elles reposent sur une base dure et sont circonscrites par des bords en relief plus ou moins enflammés, que tuméfie souvent cette suffusion œdémato-plastique si commune au voisinage des lésions syphilitiques tertiaires. — Il y a des ulcérations *anthracoïdes* au sommet des gommes qui se ramollissent et qui vont évacuer leur contenu. Ce n'est qu'une forme transitoire; le pertuis s'élargit et gagne rapidement en profondeur. Quand il en est ainsi et que les gommes siègent sur l'épiglotte, il arrive presque toujours que l'organe est perforé de part en part. Ses bords se détachent dans une étendue considérable. Il devient fragmenté, déchiqueté; il est rongé dans la plus grande partie de son étendue, ou même complètement détruit.

Les cordes vocales inférieures présentent tous les degrés du processus ulcéreux, depuis la fine dentelûre érosive de leur bord libre, jusqu'à leur anéantissement total. Ces lésions sont toujours précédées d'une inflammation hypertrophique plus ou moins considérable, dont la durée est très variable. Quand on la constate à une époque éloignée du chancre induré, l'ulcération destructive est toujours à craindre. Le processus érosif, sans perte de substance, est au contraire la règle dans les engorgements des cordes vocales pendant les deux ou trois premières années de la syphilis. — L'aspect en dent de scie de leur bord libre est très commun. — Les déchiquetures profondes le sont moins, et enfin il est plus rare encore de les trouver à peu près complètement détruites. — On a vu des cordes vocales entièrement détachées de leur insertion au squelette du larynx, lorsque celui-ci avait subi des lésions consécutives à celles des parties molles.

Sous l'influence du traitement spécifique, ces ulcérations se cicatrisent parfois assez vite. Les cordes n'en restent pas moins longtemps hypertrophiées sur leur bord libre et ne reprennent que lentement et par des cautérisations locales l'aspect blanc nacré de l'état normal.

Les ulcérations du larynx, lorsqu'elles sont abandonnées à elles-mêmes, peuvent à la longue se cicatriser spontanément. Mais il arrive aussi qu'elles végètent sur leurs bords et qu'elles donnent naissance à ces excroissances condylomateuses dont il a été question plus haut. Le phagédénisme, la gangrène l'œdème excessif qui se produit surtout à leur périphérie, telles sont leurs complications les plus graves. La gangrène fait partie du processus dans les ulcérations gommeuses, puisqu'elles résultent de la mortification du néoplasme. — C'est à cette gangrène qu'est due sans doute l'odeur infecte de l'haleine dans un grand nombre de laryngopathies tertiaires.

VI. *Cicatrices tertiaires du larynx. Laryngosténoses.* — La réparation des pertes de substance causées par l'ulcération du larynx, n'entraîne parfois aucune conséquence fâcheuse, quand elles ont été superficielles et sont restées circonscrites. Dans les cas les plus bénins, la cicatrice est même à peine visible. — Mais, la plupart du temps, il n'en est pas ainsi : chez les sujets dont des ulcères tertiaires du larynx anciens et profonds ont fini par se guérir, il est commun d'observer des déformations de l'organe dues aux rétractions cicatricielles.

Parmi elles il faut signaler les diverses déviations de l'épiglotte et les brides ou cordons scléreux qui vont de cet organe ou des replis ary-épiglottiques, sur les parois latérales du pharynx, si celui-ci a été simultanément ulcéré.

Ce ne sont pas là les effets les plus graves de la cicatrisation. C'est plus bas qu'on les observe, au niveau des cordes vocales inférieures. — Sans doute l'ulcération de ces organes ne donne pas toujours lieu à des cicatrices. La perte de substance n'est souvent indiquée que par une légère dépression. Quelquefois cependant elles sont transformées en un cordon difforme, tendu, immobile, qui se rétracte de plus en plus entraînant avec lui l'apophyse vocale mise à nu, renversée, déviée et luxée. A la longue, cette sclérose uni ou bilatérale des cordes vocales, engendre les déformations du larynx les plus bizarres, surtout si elle se combine avec d'autres rétractions cicatricielles sus-glottiques, celle de l'épiglotte par exemple, et des replis aryténo-épiglottiques de la cavité laryngienne. Déviation de l'axe et surtout rétrécissement du calibre de la cavité laryngienne, telles sont les conséquences graves du processus cicatriciel consécutif à de vastes et profondes ulcérations, tel est le mode le plus ordinaire suivant lequel s'effectuent les laryngosténoses syphilitiques.

Il y en a un autre presque aussi dangereux, bien qu'il ne succède pas à des délabrements aussi profonds et qu'il soit d'un aspect infiniment moins inquiétant au premier abord. C'est le processus réparateur qui donne naissance à des *membranes cicatricielles oblitérantes*, à un *diaphragme scléreux* qui ferme progressivement l'hiatus de la glotte. — Les conditions nécessaires pour qu'une pareille occlusion se produise sont : 1° l'ulcération simultanée et symétrique de deux cordes vocales inférieures ; 2° leur accolement d'une façon plus ou moins permanente pendant la phase de réparation. Dans les laryngopathies tertiaires ulcéreuses, de pareilles conditions doivent se rencontrer fréquemment ; néanmoins les occlusions, même incomplètes, sont assez rares. On n'en trouve que quelques observations dues à MM. Türck, Elsberg, Mackenzie, Navratil,

Poyet (thèse du Dr Etchebarne). — Dans le cas qu'il a fourni à M. Etchebarne, M. Poyet a pu suivre, en quelque sorte pas à pas, la transformation de l'occlusion membranoïde.

Voici ce cas que j'emprunte à un article très intéressant publié par M. le docteur Poyet dans le *Bulletin médical* du 18 septembre 1887, et intitulé : *Occlusion membranoïde du larynx* [1].

« Nous avons vu, la malade, dit-il, avant qu'elle ne fût trachéotomisée. Les cordes vocales inférieures étaient ulcérées dans toute leur étendue et gonflées à un point tel que la glotte n'existait en quelque sorte plus. La malade ne respirait que par une ouverture à peine perceptible. C'est ce qui nous engagea à faire la trachéotomie. Quelques jours après l'opération, on constata encore le gonflement des cordes vocales inférieures et leur ulcération, sans qu'il fût possible de distinguer l'espace glottique. Un mois après la trachéotomie, les ulcérations s'étaient cicatrisées sous l'influence d'un traitement spécifique. Les cordes étaient encore rouges, mais n'étaient plus gonflées. Malgré cela, elles ne s'écartaient pas de la ligne médiane, ce que j'attribuai d'abord à l'inertie musculaire et à un peu d'arthrite des articulations crico-aryténoïdiennes, qui avaient dû prendre part à l'inflammation générale.

Petit à petit, cependant, on vit revenir les mouvements dans ces articulations et on fut très étonné de constater la présence d'une membrane rosée reliant entre eux les bords libres des deux cordes vocales inférieures.

Pour moi, cette membrane était formée par la muqueuse même des cordes vocales ayant cédé petit à petit, par glissement, sous l'influence des tiraillements, exercés incessamment par les efforts d'écartement des aryténoïdes et des cordes inférieures.

Il est certain que la soudure des cordes vocales inférieures fut favorisée dans ce cas par la présence de la canule trachéale qui permit à la malade d'immobiliser en quelque sorte son larynx. Il sera donc toujours prudent, dans le cas de trachéotomie pour une affection semblable, de forcer l'opéré à faire chaque jour des tentatives de respiration par la bouche et au besoin de pratiquer chaque jour le cathétérisme laryngien.

J'ai eu occasion de voir deux autres cas de soudure partielle des cordes vocales dans leur portion antérieure. Dans ces deux cas, la syphilis encore était la cause des ulcérations et de l'œdème consécutif.

Dans le premier cas, craignant avec juste raison la soudure des cordes, je pratiquai le cathétérisme chaque jour, avec une éponge laryngée imbibée de teinture d'iode agissant en même temps comme caustique. Malgré cette précaution je ne pus éviter la cicatrisation vicieuse des cordes.

Dans le second cas, je vis la malade alors que la cicatrisation était un fait accompli. Je pus arriver à rompre la membrane avec des pinces laryngées ordinaires et la malade guérit complètement. Malheureusement, il ne faut pas croire que l'on soit toujours aussi heureux lorsqu'il s'agit de détruire cette membrane.

Dans le cas d'occlusion complète que je rapportais il y a un instant, après de nombreuses tentatives pour détruire la membrane, je n'arrivai simplement qu'à la perforer à sa partie postérieure. Plusieurs fois j'arrivai à la sectionner dans toute son étendue, mais du jour au lendemain, la cicatrisation se faisait. Je ne pouvais faire de dilatation permanente, la malade, bien que trachéotomisée ne pouvant supporter un corps étranger dans son larynx.

Je ne fus pas plus heureux avec le galvano-cautère.

Aujourd'hui encore, la malade porte sa canule et ne peut parler qu'avec une voix chuchotée.

Pour me résumer, je dirai donc que l'occlusion membranoïde du larynx est une affec-

1. L'observation principale qui fait l'objet de cet article est unique, parce que le malade n'avait pas eu la syphilis. Or, tous les cas publiés jusqu'à ce jour portent sur des occlusions d'origine syphilitique. — Il en faut conclure avec M. Poyet, que toute affection ulcéreuse, s'accompagnant d'œdème des cordes vocales, peut amener l'occlusion membranoïde du larynx.

tion rare; qu'elle peut être partielle ou totale, et que, dans ce dernier cas, elle est toujours consécutive à la trachéotomie; qu'elle est presque toujours le résultat d'ulcérations syphilitiques des cordes vocales, mais que cependant, toutes les ulcérations susceptibles de cicatrisation rapide peuvent la déterminer ainsi que le prouvent notre première observation. Enfin, qu'elle constitue une affection grave, en ce sens qu'elle peut nécessiter la trachéotomie, qu'elle compromet à jamais la voix, et que sa guérison complète ne peut guère être obtenue. »

VII. Adénopathies laryngo-trachéales. — Comme conséquence de toutes les lésions précédentes, il peut se produire un engorgement syphilomateux des ganglions lymphatiques du cou. Il existe une série de ces ganglions entre la trachée, le larynx et l'œsophage (Gougenheim). Ils sont très petits. Par le fait de certaines affections laryngées, ils s'hypertrophient très facilement. La syphilis tertiaire peut-elle les attaquer d'une façon directe? Il est permis de le croire, quand on voit survenir chez les syphilitiques certaines paralysies des cordes vocales dont on ne peut la plupart du temps se rendre compte qu'en admettant une compression des nerfs laryngés par l'hypertrophie des ganglions situés sur leur trajet. Le fait, du reste, a été démontré par l'autopsie[1].

VIII. Gommes des muscles du larynx. — Les gommes ou les suffusions gommeuses envahissent les muscles du larynx comme les autres parties constituantes. Elles y ont toutefois été observées très rarement à l'état isolé. Le professeur Bouisson dit en avoir trouvé un cas sur le cadavre[2]. Il doit être fort difficile de les constater pendant la vie. — « On voit quelquefois, mais très rarement, dit M. Mackenzie, des gommes prendre naissance dans le tissu sous-muqueux et dans les muscles du larynx. »

IX. Œdème syphilitique de la glotte. — La muqueuse laryngienne dont le tissu cellulaire est infiltré par l'œdème, devient tuméfiée, rouge et luisante. Les replis qu'elle forme, les parties qu'elle recouvre sont plus ou moins déformées. Quand c'est l'épiglotte qui est atteinte, elle s'enroule en cornet et se gonfle en marron ou en museau de tanche. Quand ce sont les aryténoïdes et leurs replis, ils se tuméfient, se déjettent, et leurs gros bourrelets chevauchant l'un sur l'autre, obstruent toute la portion susglottique du larynx.

1. Un matelot, âgé de 31 ans, atteint depuis 10 ans d'une syphilis très incomplètement traitée, fut pris, à la suite d'un refroidissement, d'un mal de gorge très violent, avec dyspnée extrême, toux fréquente, sans beaucoup d'expectoration, accès fréquents de suffocation qui mettaient sérieusement sa vie en danger, etc. — Pas de dysphagie, peu de douleur à la pression du larynx. — On remarqua au côté gauche un ganglion très tuméfié sous le sterno-cléido-mastoïdien.

Quatre jours après son entrée à l'hôpital, on dut le trachéotomiser. Il mourut quelques heures après l'opération. — *Autopsie :* Le cricoïde était ulcéré sur sa face externe, en arrière, et des portions nécrosées s'en détachaient sur d'autres points. La muqueuse laryngée, à ce niveau, paraissait saine (ce qui prouve que les cartilages peuvent être attaqués d'emblée par la syphilis, sans l'intermédiaire d'une lésion des parties molles). — *Le récurrent gauche était comprimé par une masse ganglionnaire très indurée, située sur le bord postérieur de la partie inférieure du muscle sterno-mastoïdien gauche.* (*The Lancet*, 21 octobre 1861.)

2. « J'ai le souvenir, dit-il, d'avoir rencontré pendant mes dissections une tumeur gommeuse qui occupait tout un des muscles thyro-aryténoïdiens chez un sujet qui présentait des traces d'une phtisie laryngée. En consultant l'ouvrage que Trousseau et Beloc ont publié sur cette matière, j'ai trouvé, pl. IX, une figure qui rappelle une tumeur syphilitique du muscle thyro-aryténoïdien, bien que le narrateur de l'observation ne l'ait pas décrite sous ce titre. » (*Gaz. méd.*, 1846, p. 595.)

Ce ne sont pas là des faits très probants, mais il est évident que dans les organes où il y a beaucoup de muscles, comme dans la langue, les lèvres, le voile du palais, le pharynx et le larynx, les lésions syphilomateuses qui y sont très communes et très variées, ne doivent pas épargner le tissu musculaire plus que les autres. — (Voy. plus loin la note de la page 576.)

Sur 157 cas d'œdème de la glotte, observés par Sestier, 14 appartenaient à la phtisie laryngée, 21 à la laryngite syphilitique. — L'œdème syphilitique se produit principalement en trois points du larynx (Poyet) : 1° les aryténoïdes et l'épiglotte ; 2° les cordes vocales supérieures et inférieures ; 3° en dessous des cordes inférieures et dans la trachée. De ces trois formes, la première est la plus fréquente, la troisième est la plus rare. — Il y a des œdèmes de voisinage ou *œdèmes blancs* qui, sont le résultat d'une fluxion collatérale ou d'une compression veineuse intra ou extralaryngienne ; ils se forment lentement. Il y a des œdèmes subinflammatoires, de vraies laryngites sous-muqueuses, ou *œdèmes rouges* qui surviennent au contraire très brusquement, à la suite de refroidissements, d'excès fonctionnels, d'abus de l'alcool et du tabac, etc. Tous les deux s'observent dans les laryngopathies tertiaires, mais avec une inégale fréquence. Le premier est plus commun que le second.

Symptomes. — I. Les troubles fonctionnels qui indiquent les premiers l'existence d'une laryngopathie, se rattachent à la phonation et n'ont rien de caractéristique. La voix perd peu à peu sa netteté, devient sourde et rauque, ou même s'éteint tout à fait et assez brusquement. Elle ne prend un caractère raboteux et strident que dans la phase avancée et ulcéreuse des laryngopathies. — Si vague qu'ils soient, ces signes qui, par eux-mêmes, n'offrent rien de spécifique, doivent toujours être pris en considération chez les personnes qui ont eu la syphilis, surtout s'ils sont permanents et progressifs. Dans les lésions de la trachée d'origine syphilitique, l'émission de la voix reste souvent normale, même dans le cas où la respiration est devenue très difficile.

Les lésions syphilitiques sont loin d'agir sur les extrémités nerveuses des membranes avec la même prédilection et la même intensité que les inflammations d'origine commune ou de nature arthritique et dartreuse. Sur la peau, le prurit est rare ; sur les muqueuses l'irritation spéciale à chacune d'elles, fait très souvent défaut. C'est ce qu'on observe dans le pharynx et à l'isthme du gosier. Le larynx ne fait pas exception à cette règle. Que les déterminations laryngiennes soient secondaires ou tertiaires, elles provoquent peu, ou du moins à un très faible degré, cette titillation qui produit la toux.

Sans doute elle existe quelquefois, mais ordinairement ce n'est qu'au début et elle s'amende vite à mesure que l'ulcération détruit toutes les parties de la muqueuse et, entre autres, les extrémités nerveuses où se forment et d'où partent les sensations morbides réflexes.

Il arrive très souvent aussi que la douleur spontanée manque et que celle qu'on pourrait provoquer par la pression du larynx est insignifiante ou nulle, même dans les laryngopathies tertiaires très graves. Ce n'est point là une règle absolue, il s'en faut de beaucoup.

L'indolence à peu près complète n'existe que pendant les premières périodes[1]. Plus tard, quand l'ulcération ronge la muqueuse, attaque les articulations et les cartilages du larynx, les souffrances peuvent devenir extrêmement vives, spontanément, à la pression et surtout pendant la déglutition. La dysphagie douloureuse, de cause laryngienne, s'observe principalement quand les parties postérieures de l'organe sont attaquées, les bords de l'épiglotte par exemple et les cartilages aryténoïdes. Les liquides passent plus difficilement que les solides et sont souvent refoulés vers le nez. Chez certains malades, la dysphagie laryngienne prend quelquefois un caractère aigu et si terrible, qu'ils aimeraient mieux endurer la faim que de s'exposer aux douleurs intolérables provoquées par la déglutition. — Ils redoutent d'avaler les liquides ou leur salive. Ce symptôme est encore plus accusé dans les laryngopathies tuberculeuses que dans les syphilitiques.

La douleur ne reste pas toujours locale : dans les affections du larynx comme dans celle de la langue, et du pharynx, quelle que soit, du reste, leur nature, il se produit des irradiations douloureuses du côté des oreilles. Lorsque le mal est unilatéral, c'est dans l'oreille du côté correspondant à celui de la lésion laryngienne que s'effectue l'irradiation[2].

Pendant les premières phases de ces laryngopathies tertiaires, l'expectoration manque ou bien elle est simplement muqueuse et catarrhale. Plus tard, quand les ulcérations se produisent, elle devient mucoso-purulente, purulente et d'une odeur fétide, notamment si la gangrène complique ces lésions. — On y constate aussi des stries sanguinolentes, des débris de tissu sous-muqueux sphacélé, très rarement des séquestres de cartilages calcifiés et nécrosés, etc.

La fétidité de l'haleine s'observe parfois à un haut degré dans les

1. Il n'en est pas toujours ainsi. M. Charazac a publié une observation de gommes du larynx qui est surtout remarquable par ce fait, qu'il existait de violentes douleurs en dehors de toute ulcération. (Charazac, *Contribution à l'étude des gommes du larynx* pp. 1-9.)

2. D'après le Dr Boverley Robinson, les douleurs de l'oreille s'expliquent par la connexion qui existe entre l'oreille, et le larynx au moyen de la branche sensitive, l'auriculaire, fournie par le ganglion supérieur du nerf vague ; « cette branche dit-il, décrite pour la première fois par Arnold, envoie deux petits filets au conduit auditif, et un troisième filet, mentionné par M. Sappey, qui se distribue à la membrane du tympan. La sensation douloureuse dont l'origine viendrait du larynx, serait alors réfléchie et propagée jusqu'à l'organe de l'ouïe par les filets sensitifs que renferme le pneumo-gastrique (*Americ. journ.* juillet 1856) — M. Deel rapporte les douleurs auriculaires à l'angine glanduleuse concomitante arrivée à son plus haut degré, et provoquant une inflammation des trompes d'Eustache autour de laquelle existe un grand nombre de glandules. (Th. Paris 1872.) — Cette explication ne vaut pas la précédente qui est la bonne.

laryngopathies tertiaires. L'air expiré a une odeur pénétrante et gangréneuse très prononcée, moins cependant en général que dans le cancer laryngien. Ce symptôme est très pénible. — En pareil cas, il faut rechercher avec soin, s'il n'existe pas, outre l'affection du larynx, une lésion pulmonaire de même nature, une gomme ramollie, ayant creusé dans le poumon une caverne gangréneuse [1].

II. Les troubles qui se produisent du côté de la respiration ont une importance beaucoup plus considérable que ceux qui précèdent. Ils donnent en effet la note caractéristique du tertiarisme dans le larynx. Manquent-ils quelquefois ? Non, ou bien rarement. Ne s'observent-ils pas aussi dans les laryngopathies secondaires ? Jamais, ou fort exceptionnellement. Toutefois, il est bon de savoir que l'œdème peut, à la rigueur, compliquer *toutes* les formes des laryngosyphiloses, et cela, à *toutes* les périodes de la syphilis. Mais il est incomparablement plus susceptible de se développer dans les syphiloses ulcéreuses de la phase tertiaire, que dans celles de la phase secondaire. — C'est lui seul qui intervient dans ces dernières pour obstruer la circulation aérienne, tandis que, dans les premières, la laryngosténose à tous ses degrés, est produite aussi par les lésions syphilitiques elles-mêmes.

1. C'est une gomme pulmonaire ramollie qui causa la fétidité de l'haleine dans le cas suivant, si instructif à tous égards, observé par M. le Dr Coupard :

M. B., docteur en médecine, se plaint depuis six semaines d'un malaise continuel. Il ressent de la courbature et de la névralgie intercostale (juillet 1884). D'une excellente santé avant ces accidents, il est maintenant très anémié et a notablement maigri. — Depuis quelques jours il tousse continuellement et est obligé de garder le lit. — Pendant une visite que je lui fais comme ami, il m'annonce qu'il a fait appeler un de ses anciens maîtres dans les hôpitaux. Il me prie, en attendant son arrivée, de bien vouloir l'examiner au laryngoscope, parce qu'il ressent depuis quelques jours un peu de gêne dans les mouvements de déglutition.

Cet examen me fait voir une épiglotte scléreuse énorme et, sur sa partie supérieure et médiane, une tumeur de la grosseur d'un petit pois. — Cette lésion, sans altération des autres parties du larynx, me fait porter le diagnostic de *gomme de l'épiglotte*.

J'apprends alors que, depuis trois semaines environ, notre confrère est atteint d'une fétidité de l'haleine telle qu'il pense à de la gangrène pulmonaire. Comme il vit dans sa famille, il fume beaucoup, et des cigares très forts, pour masquer aux siens la mauvaise odeur qui s'exhale de sa bouche. — Il me prie de ne pas parler des accidents que le laryngoscope m'a fait découvrir. — M. D., son maître, constate de la matité, des râles muqueux et quelques craquements, en arrière, à gauche, *au-dessous de l'épine de l'omoplate et dans une étendue très restreinte, de quatre centimètres environ*. — A notre sortie de la chambre du malade, je fais part, très confidentiellement, à M. D., des lésions que j'avais trouvées au laryngoscope, et notre avis est qu'il existe aussi une *gomme du poumon en voie de ramollissement*. — Le sirop de Gibert, à la dose de deux cuillerées quotidiennement, redonna au bout de quelques jours une excellente santé à notre ami. — 1886, notre confrère se porte très bien ; il est depuis bientôt deux ans médecin de la marine (*Journal de Médecine de Paris*, 27 décembre 1885, p. 805).

Les troubles respiratoires ne surviennent point d'emblée. Ils font souvent défaut au début des laryngopathies tertiaires, et on rencontre des malades qui sont parvenus à une époque fort avancée de leur affection, sans avoir jamais éprouvé de dyspnée continue ou intermittente. Mais cette circonstance favorable en apparence est toute fortuite, et peut changer du jour au lendemain. L'asphyxie est toujours imminente.

La dyspnée symptomatique des laryngosyphiloses présente de grandes variétés. Lorsqu'elle est survenue progressivement, les malades ne souffrent pas, pourvu qu'ils évitent tout exercice physique, exigeant l'introduction, en peu de temps, d'une quantité d'air considérable dans les voies aériennes. Ils sont obligés de ménager, de surveiller et de mesurer pour ainsi dire leur respiration. C'est ce qui fait peut-être que chez eux les nuits sont mauvaises, et que des accès de dyspnée se produisent dès que le sommeil les force d'abandonner cette fonction à elle-même. — Peut-être aussi qu'il s'effectue alors autour des lésions, une congestion momentanée qui augmente la laryngosténose.

Toujours est-il que la dyspnée qui était tolérable pendant le jour, devient sérieuse, inquiétante et souvent atroce pendant la nuit. — Ce n'est point là une condition exclusivement propre à la laryngosyphilose; on la rencontre aussi dans d'autres laryngopathies non spécifiques, sans que ce soit cependant tout à fait au même degré. — L'angoisse respiratoire procède souvent par accès avant de devenir permanente. Nous avons observé plusieurs malades chez lesquels une attaque dont nous étions témoin nous faisait presque affirmer l'urgence de la trachéotomie. Tout était préparé pour la pratiquer ; puis l'accalmie se produisait spontanément jusqu'au retour d'une nouvelle crise, et ainsi de suite.

L'angoisse respiratoire s'accompagne presque toujours, en pareil cas, du bruit de cornage. Au moyen du laryngoscope, il est facile de constater que le mécanisme de ce phénomène se produit ordinairement dans l'inspiration, et que les tissus gonflés entrent en vibrations sonores pendant le passage de l'air qui tend alors à les rapprocher. Dans l'expiration au contraire, le courant d'air venant du poumon les écarte, et le bruit morbide cesse complètement.

« L'intensité du bruit de cornage ne dépend pas des vibrations sonores des tissus malades seulement ; sans les vibrations simultanées des cordes vocales elles-mêmes, sans la propagation et le renforcement de l'ensemble de ces bruits dans la trachée et les bronches, le bruit de cornage serait très faible. L'intensité du bruit de cornage est d'ailleurs loin d'être en raison directe du rétrécissement. Lorsque celui-ci est très prononcé, et surtout lorsque le siège et la nature de la lésion empêchent la participation des cordes vocales aux vibrations sonores, on n'entend qu'une espèce de souffle rude ; tandis que toutes les fois que les cordes vocales se trouvent être mises en vibrations sonores pendant l'inspiration, le cornage est bruyant, alors même que le retrécissement est peu prononcé. » (Krishaber).

Le même auteur distingue les *laryngosténoses avec tendance à l'oblitération de la glotte*, et les *laryngosténoses incomplètes :*

« ... Dans la première, une bougie allumée tenue devant la bouche du malade, ne subit pas la moindre oscillation sous les efforts tentés pour la souffler. Voix abolie; le malade ne possède, en ce qui concerne la parole, que la faculté de la mussitation, c'est-à-dire un langage muet des lèvres et de la bouche qui empruntent, à l'aile de la cavité buccale, une apparence de vibration extrêmement faible. A cette variété se rattache la *laryngosténose inspiratoire.* Les malades de ce genre doivent subir invariablement la trachéotomie, étant dans l'incapacité de faire pénétrer, à travers les lésions de la glotte, dans chaque inspiration, une quantité d'air suffisante pour les besoins de l'hématose. Ils peuvent cependant rendre par expiration une colonne d'air assez puissante pour faire entrer en vibration sonore les cordes vocales, en admettant que celles-ci ne soient pas impliquées dans la lésion à un degré trop avancé ; la voix chez ces malades persiste alors à un degré quelconque.

Dans les *laryngosténoses incomplètes,* la trachéotomie a pu être évitée ; la lésion s'est définitivement arrêtée, mais elle persiste indéfiniment au même point. Ces malades respirent, sinon normalement, au moins suffisamment pour vivre, pourvu toutefois qu'ils se condamnent à un repos relatif, et qu'aucune complication accidentelle ne se produise. L'affection est compatible avec la santé générale, la voix est plus ou moins normale[1] ».

Sous quelque mode que se produise la dyspnée laryngienne, quels que soient les degrés du cornage, il arrive un moment où le trouble respiratoire, par sa marche progressive ou son accroissement subit, en arrive à ce qu'on a désigné sous le nom de *tirage.* Le phénomène du tirage consiste dans une dépression du creux épigastrique pendant l'inspiration, et résulte de ce que l'air ne pouvant pas entrer en quantité suffisante dans les poumons, ni dilater en tous sens la cage thoracique, il s'y fait un vide que la paroi épigastrique vient combler. En pareil cas l'asphyxie est imminente, et les signes d'une hématose de plus en plus incomplète, ne tardent pas à apparaître.

On a vu la suffocation survenir brusquement, d'une façon imprévue et foudroyante. C'est lorsqu'un fragment de cartilage détaché par la nécrose tombe dans les voies aériennes et les obstrue tout à coup,

1. Voy. *Cornage, Ann. des mal. de l'or. et du larynx,* 1876, et *Contrib. à l'étude des troubles resp. dans les laryngopathies syph.* 1879, par Krishaber.

comme le ferait un corps étranger venu de l'extérieur. De pareils faits sont très rares.

Une salivation qui est indépendante du traitement spécifique, s'observe parfois dans la phase ulcéreuse des laryngosyphiloses, mais c'est un phénomène qui y est beaucoup moins fréquent que dans la phtisie laryngée. Cette salivation proviendrait soit d'une surabondance de la sécrétion, soit de la difficulté que le patient éprouve quelquefois à avaler le liquide dont sa bouche est remplie et qui s'écoule alors au dehors.

III. Les symptômes et les signes objectifs des laryngosyphiloses ont acquis une grande précision depuis la découverte du laryngoscope. Grâce à lui, on peut étudier sur le vivant presque toutes les lésions que nous avons décrites dans l'anatomie pathologique. Passons-les en revue telles qu'elles se sont présentées dans les nombreuses observations qui en ont été publiées.

En première ligne, par leur fréquence et par leur priorité dans le processus général de l'affection laryngienne, doivent être placées les lésions syphilomateuses de l'épiglotte. Elles sont typiques, et on peut considérer comme un signe caractéristique de la syphilis tertiaire l'existence d'une ulcération sur la face supérieure de l'épiglotte, au niveau ou au voisinage de la ligne médiane. — L'épaississement hyperplasique de cet organe augmente quelquefois monstrueusement son volume et modifie sa configuration. Ce n'est plus alors un opercule membraneux mobile, mais une grosse tumeur qui rappelle de tout point le museau de tanche du col de l'utérus (Fauvel), mais un museau de tanche irrégulier, bosselé, d'un rouge sombre et d'un aspect tomenteux. Cette tumeur est quelquefois le résultat d'une infiltration simplement œdémateuse [1]. Quand elle est très volumineuse, elle tombe en prolapsus et obstrue plus ou moins complètement le vestibule du larynx. On peut l'apercevoir en abaissant la base de la langue, et même constater sa forme et sa consistance avec le doigt indicateur.

Les gommes de l'épiglotte occupent l'une ou l'autre de ses faces, ou toutes les deux, ainsi que son bord libre. Ce sont des élevures régulières, arrondies, d'un volume variable et en raison inverse de leur

1. Le Dr Fauvel qui croit que le véritable œdème est un épiphénomène des plus rares dans la syphilis laryngée, l'a observé une fois sur l'épiglotte : à la base de cet organe, au point où naissent les replis aryténo-épiglottiques, existaient deux ulcérations symétriques. Ces deux ulcérations syphilitiques nettement dessinées et assez profondes gênaient la circulation de l'opercule glottique qui était infiltré d'un œdème vrai et ressemblait à un véritable col utérin.

nombre qui est quelquefois considérable, d'une coloration rouge foncé à leur base et jaunâtre à leur sommet. Il est rare qu'elles procèdent toutes de la même poussée et soient au même point dans leur développement. Quelques-unes naissent, tandis que d'autres sont ulcérées et même cicatrisées.

L'ulcération épiglottique est une des lésions les plus communes de la laryngosyphilose. On l'observe sous tous ses modes et à tous ses degrés, depuis l'érosion à peine destructive de la face et des bords, jusqu'à l'ulcération serpigineuse et gangréneuse. C'est particulièrement sur l'épiglotte que sévit le phagédénisme syphilitique du larynx. Ses bords sont échancrés, crénelés, et ses faces profondément labourées par le travail ulcéreux qui souvent perfore l'organe de part en part, le réduit en lambeaux et le détruit complètement. — A sa place on constate une ulcération déchiquetée, transversale, fongueuse, sur laquelle flottent encore quelques débris de l'opercule. En pareil cas, cette ulcération n'est pas limitée à l'épiglotte, elle s'étend du côté du larynx, de la langue ou de l'isthme. — L'organe quand il n'a pas été détruit et que ses ulcérations sont cicatrisées, se présente sous la forme d'un bourrelet ou d'un moignon blanchâtre et irrégulier.

Dans la portion sus-glottique du larynx, l'examen au miroir a fait constater toutes les lésions qui ont été décrites au chapitre de l'anatomie pathologique. — L'hyperplasie inflammatoire et hypertrophique s'observe principalement sur les replis thyro-arythénoïdiens et les aryténoïdes. Elle les convertit en bourrelets durs, résistants, et d'un rouge sombre, qui sont uni ou bilatéraux, et, dans ce dernier cas, obstruent plus ou moins tout le vestibule, et empêchent de voir les cordes vocales inférieures. Celles-ci deviennent aussi quelquefois hyperplasiées, inégales, mamelonnées, rouges, épaisses, mais toujours rubanées cependant. A cause de leur lourdeur, elles se meuvent difficilement; leur hiatus est rétréci, rugueux, déformé, et elles chevauchent l'une sur l'autre, quand elles sont inégalement atteintes[1].

Dans l'hyperplasie gommeuse, toutes les parties précédentes, au lieu de présenter une tuméfaction uniforme, sont parsemées de tumeurs hémisphériques, de bosselures irrégulièrement disséminées ou disposées en chapelet les unes à la suite des autres. Cette dernière disposition s'observe principalement sur les cordes vocales supérieures et sur les inférieures. A l'aide du laryngoscope, on reconnaît très facilement la

1. Voyez une observation intéressante sur le *syphilome* des deux cordes vocales inférieures, publiée par M. le Dr Eugène Eeman de Gand (*Revue mensuelle* du Dr Moure, février 1886).

gomme laryngienne. Elle est tantôt grosse comme la tête d'une épingle, tantôt comme une cerise, une amande, et elle proémine alors dans la cavité laryngienne. Sa surface est lisse, non lobulée, d'une couleur jaunâtre. Les gommes sous-glottiques sont en partie cachées par les cordes vocales, mais il est rare cependant qu'elles échappent à l'examen laryngoscopique, pourvu qu'elles atteignent un certain volume. — Une gomme unique dans le larynx peut entraîner les désordres respiratoires les plus graves, quand elle atteint de grandes dimensions, fût-elle même extralaryngée. C'est ce qui eut lieu dans le cas suivant observé par Krishaber, et dont voici le résumé :

1. Le patient, âgé de 35 ans, avait des accidents respiratoires progressifs depuis deux mois. Le cornage se faisait d'abord entendre la nuit pendant le sommeil. Il devint ensuite diurne et absolument continu. Point d'asphyxie, pas de toux aucune douleur. — L'examen laryngoscopique fit constater une déviation à gauche de la totalité du larynx, provenant d'une compression exercée par une *tumeur du cartilage thyroïde*, dont la masse principale siégeait à droite et en arrière. Cette tumeur sous-muqueuse était devenue si volumineuse, qu'elle effaçait presque complètement la gouttière pharyngo-laryngée. Toute la muqueuse du larynx était rouge, légèrement boursouflée. Les replis thyro-arythénoïdiens supérieurs étaient écartés et immobiles. Les vraies cordes vocales, rouges et immobiles étaient au contraire très rapprochées l'une de l'autre, formant une glotte linéaire extrêmement étroite. Dans les plus grands efforts respiratoires, les deux cordes vocales ne s'écartaient que de 2 à 3 mm. à peine... Tumeur syphilitique du sternum. — Frictions mercurielles et sirop de Gibert. Grâce à ce traitement, la trachéotomie fut évitée. Dès le deuxième jour, amélioration très notable. Guérison à peu près complète au bout de 15 jours.

N'est-ce pas là un fait remarquable à tous égards ? Le malade niait qu'il eût eu la syphilis. Aussi n'avait-il fait aucun traitement. Les deux spécifiques le sauvèrent et le guérirent avec une promptitude merveilleuse. Le siège de la tumeur gommeuse et son point de départ qui était probablement le périchondre thyroïdien sont une rareté qui mérite d'être mentionnée.

Les suffusions gommeuses diffuses sous forme de plaques ou de traînées, s'observent beaucoup moins souvent que les gommes, au laryngoscope. Du reste, il est difficile de les distinguer des hypertrophies subinflammatoires ci-dessus décrites. Leur processus seul en diffère. Elles deviennent en effet très rapidement ulcéreuses, et ce sont elles qui, presque toujours, précèdent et préparent le phagédénisme laryngé.

Toutes les formes possibles du processus ulcéreux syphilitique ont été observées, étudiées et décrites au laryngoscope. Avec cet instrument, on a pu suivre leur marche jour par jour. On sait, par exemple, qu'elle est l'inverse de celle de la tuberculose, qu'elle descend en général du pharynx vers l'organe phonateur.

Les ulcérations syphilitiques du larynx varient beaucoup comme forme et comme étendue. Elles sont irrégulières, serpigineuses, profondes, d'un fond gris sale ou jaunâtre qui tranche sur la couleur rouge foncé ou carminée de l'aréole inflammatoire qui les entoure. Leurs bords épais, rugueux, indurés, sont taillés à pic, etc. Quelquefois on distingue nettement que leur base est constituée par un cartilage ossifié et nécrosé qu'elles ont mis à nu.

Les lésions cartilagineuses peuvent être constatées aussi à l'aide de l'examen laryngoscopique. Ce qu'on observe le plus ordinairement, quand le squelette est atteint, ce sont les altérations des aryténoïdes, des cartilages de Wrisberg et de Santorini, et de l'articulation crico-aryténoïdienne. Beaucoup de causes autres que la syphilis, peuvent les produire ; mais celles de cette dernière provenance sont ordinairement accompagnées de lésions plus spécifiques, gommes ou ulcérations, qui siègent sur d'autres points de la cavité laryngienne et dont la coïncidence est pathognomonique.

L'ankylose est habituellement unilatérale, mais il est possible cependant qu'elle se produise des deux côtés. Elle s'accompagne toujours d'une périchondrite avec tuméfaction considérable, rougeur, fistules suppurantes, gonflement de toute la région postérieure de l'organe, et dysphagie plus ou moins douloureuse pendant le deuxième temps de la déglutition. Ce sont là des signes objectifs et subjectifs qui permettent de distinguer cette ankylose de l'immobilité des aryténoïdes pendant la phonation, produite par la paralysie de ses muscles moteurs, surtout par la paralysie complète et isolée du muscle aryténoïdien.

Les cicatrices apparaissent au miroir sous forme de traînées blanches, luisantes et nacrées, ou en masses dures et calleuses qui se rétractent et dont les bords sont comme plissés. On y voit aussi des rugosités sclérotisées et d'aspect cartilagineux, des saillies et des anfractuosités anormales qui changent l'aspect intérieur de toute la cavité laryngienne, la déforment, la déjettent, incurvent son axe et la convertissent parfois en un conduit rugueux, contourné, coudé, à parois immobiles, à calibre très rétréci, soit par des brides épaisses, soit par un diaphragme qui obstrue plus ou moins l'hiatus de la glotte, etc., etc.

Paralysies syphilitiques du larynx.

Ici nous allons laisser pour un moment les laryngopathies tertiaires scléro-gommeuses, pour nous occuper des *Laryngoplégies* qui résultent des troubles dynamiques suscités par la syphilis dans l'appareil moteur des cordes vocales inférieures.

La syphilis attaque quelquefois le larynx sans produire dans la structure de sa cavité aucun désordre matériel apparent. Elle en trouble néanmoins profondément les fonctions en paralysant quelques-uns de ses muscles[1]. — Les paralysies spécifiques du larynx surviennent dès la fin de la période secondaire, et sont susceptibles de se produire pendant toute la phase tertiaire de la maladie. Elles seraient fort difficilement distinguées des nombreuses paralysies musculaires de l'organe dépendant d'une autre cause, si elles ne coïncidaient pas souvent avec diverses manifestations spécifiques, et si elles n'étaient pas, comme elles, guéries ou améliorées par le traitement mercuriel et ioduré[2].

1. Les paralysies syphilitiques du larynx ont été surtout étudiées depuis une vingtaine d'années. Dans son excellente thèse sur ce sujet, M. le Dr Poyet en a rapporté deux cas intéressants. Beaucoup d'autres observations ont été relatées par différents auteurs, et, entre autres, par mon savant ami, M. le Dr Coupard, par M. le Dr Moure qui leur a consacré des revues du plus haut intérêt, dans son *Recueil clinique sur les maladies du larynx* t. I, fasc. 1,1884, par MM. Mackenzie, Masseï de Naples, etc., etc.

2. Parmi les causes qui produisent les paralysies du larynx, la syphilis occupe une place importante. — Elle est en tête et sur la même ligne que les anévrysmes. — M. le Dr Bosworth considère l'anévrysme de la crosse aortique comme l'origine la plus ordinaire de la paralysie laryngienne. Sur 25 cas soumis à son observation, 6 étaient produits par un anévrysme, 4 par un anévrysme *probable*, 4 par des ganglions engorgés, 2 par un cancer de l'œsophage, 6 *par la syphilis*, 3 n'avaient pas de cause saisissable. — La statistique de M. Poyet, est encore plus favorable à la fréquence des paralysies syphilitiques du larynx; *syphilis 3 cas*, diphthérie 2, anévrysme de l'aorte 2, adénopathies trachéo-bronchiques 2, adénopathie probable 1, intoxication saturnine 1, tumeur du corps thyroïde 1, cancer de l'œsophage 1, section du récurrent 1.

M. Poyet a divisé les causes de la paralysie du larynx en causes générale et causes locales.— Les paralysies laryngiennes de cause générale sont évidemment les plus fréquentes, d'après lui. Ainsi sur un mouvement de 900 malades, à la clinique du Dr Fauvel, dans le courant de l'année 1873, il y avait 43 cas de paralysie de ce genre, contre 16 cas de paralysies par causes locales. Parmi les causes générales, l'hystérie et le refroidissement tiennent de beaucoup la première place.— L'anémie résultant de la chlorose ou d'un état général lymphatique est très souvent la cause d'un défaut de tension des cordes vocales inférieures. Dans ce cas il n'y a qu'une *parésie* des muscles du larynx; il n'y a pas aphonie ; il y a *dysphonie*.

Peut-être que quelques auteurs qui disent n'avoir jamais observé de paralysies syphilitiques du larynx, les ont-ils attribuées à l'hystérie au lieu de les rattacher à leur véritable cause spécifique. — Mais, le domaine de l'hystérie prend aujourd'hui une telle extension, même chez l'homme, qu'il serait fort possible aussi que la syphilis ne fût qu'une cause occasionnelle dans quelques cas, et que l'hystérie fût la cause principale.

La pathogénie de ce singulier accident, que nous étudierons plus loin, est encore environnée de la plus profonde obscurité. On s'accorde généralement à croire que la paralysie résulte de la compression des récurrents par quelque tumeur ganglionnaire syphilitique (Libermann, Gérardt et Roth, Türck, Coupard), cervicale ou intrathoracique. Peut-être résulte-t-elle aussi d'une détermination spécifique sur le récurrent lui-même ou bien sur les muscles paralysés. — Il me semble que, dans la plupart des cas, ces paralysies musculaires du larynx offrent, à tous égards, la plus grande analogie avec les paralysies des muscles moteurs de l'œil, qui sont exemptes de toute lésion matérielle visible, ou qui se rattachent à une lésion du cerveau et de la moelle épinière, à une compression par des gommes, des exostoses, des scléroses circonscrites des méninges, etc. Il y a en elles quelque chose qui est parfois purement dynamique, ce qui veut dire que l'altération matérielle qui les produit nous échappe. On pourrait les comparer aussi aux paralysies toxiques. Mais pourquoi, si elles tenaient d'une influence aussi générale, seraient-elles circonscrites?

C'est en effet un de leurs caractères d'être primitivement et de rester dans la plupart des cas *unilatérales*, et, en outre, d'occuper presque toujours le côté *gauche*.

Néanmoins cette règle n'est pas absolue, et il ne faudrait pas se fonder sur elle pour refuser tout caractère syphilitique aux paralysies bilatérales. — Le cas suivant en est une preuve. Je le cite d'autant plus volontiers, qu'il a été recueilli par un laryngoscopiste d'un grand mérite, M. le Dr Coupard, et qu'il prouve l'importance de recourir au traitement spécifique, chaque fois qu'on a la moindre raison de soupçonner l'affection d'être diathésique.

2. « *Paralysie des muscles crico-aryténoïdiens postérieurs.* — Au mois de novembre 1884, je fus appelé en consultation, dans une ville du Nord, pour examiner au laryngoscope M. G..., âgé de 52 ans, atteint depuis six semaines d'une affection du larynx dont la nature n'était pas déterminée. — M. G... attribue ces accidents aux efforts de voix qu'il fit, en commandant aux grandes manœuvres. — L'enrouement fut la première manifestation; il augmenta progressivement et, le jour de notre visite, le malade était presque aphone.—A ce premier symptôme s'ajoutèrent rapidement de l'anorexie, de l'insomnie avec agitation, de la dyspnée, puis du cornage.

Deux confrères avec lesquels je me trouvai en consultation ont suivi M. G... depuis le début de son affection. Ils l'ont ausculté et n'ont rien trouvé d'anormal dans ses poumons; ils l'ont interrogé et n'ont découvert aucune diathèse dans ses antécédents. — Madame G.. est très bien portante, ainsi que sa fille, âgée de 17 ans. Leur fils, âgé de 20 ans, a eu, il y a deux ans, une hémoptysie avec quelques craquements au sommet du poumon droit. Au dire du docteur L...

qui l'a soigné, les signes stéthoscopiques ont complètement disparu et l'état général paraît très satisfaisant.

L'examen laryngoscopique présente quelque difficulté par suite du rapprochement des bords de l'épiglotte et de son abaissement. Cependant j'aperçois très nettement le larynx, qui semble tout d'abord ne rien présenter d'anormal. — Mais, dans l'inspiration, les cordes ne s'écartent pas en arrière, les cartilages aryténoïdes restent fixés sur la ligne médiane. Vers le milieu de leur longueur, elles subissent un écart de un millimètre 1/2 environ. Au niveau de la pointe de l'apophyse vocale gauche existe une petite ulcération grisâtre, entourée d'un cercle rouge, de la grandeur d'une tête d'épingle. — Il n'y a pas de tuméfaction du cou, pas d'engorgement ganglionnaire apparent.

En présence de la rapidité des accidents, de la petite ulcération, de cette paralysie des cordes vocales inférieure, sans modifications de couleur et sans gonflement de la muqueuse laryngée, je pensai immédiatement à la compression des récurrents par de l'adénopathie syphilitique. — En insistant de nouveau, et en fouillant très scrupuleusement son passé, M. G... se rappela qu'il y a 25 ans, il eut une petite érosion à l'anus, qu'il attribua aux exercices d'équitation qu'il faisait alors. Du reste, le médecin consulté à cette époque, lui conseilla une pommade sans traitement général, et cette petite ulcération disparut quelques jours après. — Malgré tout, je maintins mon diagnostic, mais une question se posait tout d'abord : fallait-il faire la trachéotomie ou attendre ? — Nous résolûmes d'attendre, parce qu'un de nos confrères, médecin-major bien armé pour l'opération, se mit jour et nuit à la disposition de notre malade.

Avec un rétrécissement glottique semblable et des menaces d'asphyxie imminente, il ne fallait pas songer à l'iodure de potassium : nous eûmes recours aux frictions mercurielles avec deux grammes d'onguent napolitain matin et soir et à l'intérieur une pilule par jour de protoiodure d'hydrargyre.

Huit jours après, je recevais un simple mot du médecin-major, m'annonçant que notre malade allait mieux, et, le 21 décembre, mon confrère de la ville m'écrivait ce qui suit :

Depuis que vous avez vu M. G... l'amélioration a suivi une marche progressive, sans aucun arrêt. Au bout de huit à dix jours, la voix avait repris son timbre normal, il n'y avait plus de cornage ni d'enrouement, et vous devez vous rappeler que lors de votre visite, c'est à peine si le malade pouvait articuler quelques syllabes, puisque l'aphonie était presque complète. — De même les crises d'oppression et d'agitation qui se produisaient la nuit n'ont plus reparu. — Enfin l'appétit est revenu, et aujourd'hui M. G. est, on peut dire, ressuscité. — L'examen auquel nous nous sommes livrés à l'aide du laryngoscope nous a fait constater que la glotte et les cordes vocales avaient à peu près leur aspect normal. Nous n'avons plus trouvé cette étroitesse qui avait attiré votre attention. — Le malade a suivi le traitement hydrargyrique sans accidents ; il le continue. Pensez-vous qu'il faille persévérer ou que nous devions avoir recours à l'iodure de potassium, maintenant qu'il n'y a plus les mêmes craintes d'accidents à redouter de la part de ce médicament ? »

Voilà donc un malade qui a été mis en danger de mort par la paralysie des deux crico-aryténoïdiens postérieurs et sauvé par le traitement spécifique. La perspicacité du médecin consultant lui a fait deviner la véritable cause de l'affection, bien qu'il n'y eût qu'une petite ulcération laryngienne insignifiante, qui n'entrait probablement pour rien dans le trouble profond de la respiration. L'asphyxie était imminente ; une décision rapide et énergique en a conjuré les conséquences extrêmes. — Les muscles crico-aryténoïdiens postérieurs, dont l'action a pour résultat de dilater la glotte, sont des muscles essentiellement inspirateurs. C'est ce qui explique la gravité de leur paralysie, surtout quand elle est bilatérale [1].

Mais, dans la syphilis, les crico-aryténoïdiens postérieurs sont rarement paralysés tous les deux. Presque toujours un seul, surtout celui de gauche, est frappé d'inertie, comme dans le fait suivant observé par M. le Dr Poyet. Ce fait est typique et je vais le résumer :

3. Le patient, âgé de 34, ans était syphilitique depuis 12 ans. Il n'avait eu dans les premières années que quelques manifestations superficielles et dont un traitement hydrargyrique et ioduré avait fait prompte justice. — Onze ans après

1. Voici un autre cas très précis et fort intéressant de *Paralysie bilatérale des muscles crico-aryténoïdiens postérieurs d'origine syphilitique*, observé récemment par M. le Dr de Gennes, chef de clinique adjoint de la Faculté de médecine, et par M. le Dr Coupard, qui ont eu l'obligeance de me communiquer leurs notes :

« M. P., 44 ans, célibataire, d'une très bonne santé habituelle, avait eu 20 ans avant son affection laryngée actuelle, une érosion du frein, guérie en 15 jours, qui ne fut point suivie d'accidents consécutifs. Du moins, s'il y en eut, ils passèrent inaperçus et on ne fit aucun traitement antisyphilitique. Il survint bien quelques manifestations vagues du côté de la gorge, un peu de dysphagie de temps en temps, mais pas de douleur laryngienne ni de modification de la voix, avant le début de la laryngopathie qui débuta au commencement de juillet 1887.

A cette époque, M. P... éprouva de la dyspnée, de l'enrouement, un peu de sensibilité dans l'arrière-gorge, et il perdit ses forces et son appétit. Dès le 6 juillet, il eut un accès de dyspnée considérable. — Un spécialiste l'ayant examiné au laryngoscope, trouva que les cordes vocales étaient rouges et la fente glottique très étroite. Il considéra l'asphyxie comme imminente et envoya le malade à la maison Dubois pour le faire trachéotomiser.

M. le Dr Marc Sée constata l'état suivant : état général médiocre, abattement, découragement, insomnie, voix enrouée, voilée. Dyspnée assez vive, accompagnée d'un peu de cornage. Toux, expectoration et coryza muco-purulents. Pas de fièvre, rien à l'examen extérieur. Auscultation négative. Le patient n'avait jamais eu aucune manifestation tuberculeuse. (Lavages du nez à l'acide borique. Repos absolu. 1 gramme d'iodure de potassium par jour.)

M. le Dr de Gennes vit le malade le 5 juillet et constata les mêmes symptômes que M. Marc Sée. De plus l'examen microcospique des crachats ne lui fit point découvrir le bacille de Koch. — Le malade sortit de la maison Dubois et fut conduit par M. de Gennes chez le docteur Coupard qui constata l'état suivant :

Les cartilages aryténoïdiens, réduits à une immobilité absolue, restaient accolés pendant les mouvements inspiratoires. Les cordes vocales étaient légèrement tuméfiées et rouges dans leur partie postérieure, et elles présentaient au milieu de leur longueur un écart de un millimètre à peine, dû à une très légère incurvation. — En somme, il n'y avait aucune

le chancre, sa voix devint rauque, sans cause appréciable, et s'altéra de plus en plus. Puis parurent des troubles respiratoires et il ne put ni courir ni monter un escalier, sans faire entendre un bruit de cornage assez fort. — L'examen laryngoscopique fit constater à M. Poyet une paralysie complète de la corde vocale inférieure gauche qui *restait immobile sur la ligne médiane.* La corde paraissait être bien tendue, car son bord libre était rectiligne. Toute la muqueuse de l'organe était parfaitement saine. Rien du côté de l'aorte ni des ganglions péribronchiques. Pas de tumeur du cou.

La pupille de l'œil droit était très contractée et complètement immobile et la vue s'était beaucoup affaiblie de ce côté. Cet état datait de l'époque où la voix avait commencée à s'altérer. — *La joue droite était complètement insensible, mais à la douleur seulement.* — Quelques croûtes impétigineuses dans la tête.

Tous ces troubles fonctionnels furent attribués avec raison à la syphilis, par M. Poyet. — Frictions mercurielles, iodure de potassium à haute dose, sudation, électrisation de la corde paralysée. — Amélioration assez rapide des troubles de la voix et de la respiration. Mais aucun changement du côté de la pupille et de la joue. (Voy. *Paralysies du larynx,* p. 52.)

Ainsi la clinique démontre péremptoirement que la syphilis pro-

lésion de la muqueuse laryngée, car la rougeur et la tuméfaction de la partie postérieure des cordes vocales avaient été évidemment produites par les efforts respiratoires.

M. le Dr Coupard conclut de son examen laryngoscopique qu'il existait *une paralysie complète des deux muscles crico-aryténoïdiens postérieurs* et il pensa que cette paralysie était probablement produite par une adénopathie d'origine syphilitique. — (Frictions mercurielles avec 2 grammes d'onguent napolitain, matin et soir, sur les plis articulaires. Une cuillerée à soupe par jour de liqueur de Van Swieten.)

Trois semaines après le début du traitement, amélioration notable : plus de cornage, plus d'accès de dyspnée, marche facile, sommeil, retour des forces, appétit, voix plus claire. Coryza persistant, un peu de surdité à droite.

Au bout d'un mois et demi de traitement, guérison presque complète : voix forte, respiration facile, état général très satisfaisant.

Le 15 septembre (deuxième mois et demi de la laryngopathie), les cordes vocales s'écartaient en arrière de 5 millimètres environ. (Cessation du traitement mercuriel, 6 grammes d'iodure de potassium quotidiennement.) — Le 1er octobre (troisième mois révolu), état général très bon ; aucune gêne de la respiration ; voix forte, résonnante. Guérison complète ; toutefois l'écart des cordes vocales était un peu moins considérable qu'à l'état normal. »

Au début des laryngoplégies et quelquefois dans leur période d'état, on trouve un appareil symptomatique qui dénote un catarrhe violent et même une laryngite suraiguë, avec œdème. — Les médecins inexpérimentés s'imaginent alors que la *lésion matérielle* est tout, et ils ne songent pas à la *lésion dynamique* qui pourtant est la source de tous les troubles respiratoires. Ils croient à la nécessité immédiate de la trachéotomie. — MM. de Gennes et Coupard ne commirent point cette erreur. Ils subordonnèrent tout à la paralysie des dilatateurs de la glotte, et ils attaquèrent cette paralysie dans sa cause constitutionnelle, sans se préoccuper du catarrhe. La guérison a prouvé qu'ils avaient vu juste. Ils ont épargné à leur malade une opération des plus graves, et l'ont sauvé par la seule médication antisyphilitique.

Je crois que maintes fois, dans les laryngoplégies, le catarrhe est un *résultat des troubles de l'innervation*, bien plus qu'une cause de paralysie musculaire. — Je suis loin cependant de vouloir nier absolument son influence pathogénique sur certaines parésies et paralysies laryngées.

duit directement la paralysie d'un des dilatateurs de la glotte (le gauche) ou des deux, sans qu'il existe aucune lésion, soit dans le larynx, soit en dehors de lui, capable de nous révéler la mystérieuse pathogénie de cette singulière affection.

Les autres muscles du larynx peuvent aussi être isolément attaqués par cette maladie et d'une façon semblable, c'est-à-dire sans l'intermédiaire d'une altération matérielle appréciable. Quelquefois surviennent sur la muqueuse du larynx, des ulcérations indépendantes de la paralysie et sans action sur elle. C'est une coïncidence d'une valeur considérable pour le diagnostic.

Un exemple très curieux de laryngosyphilose, avec inertie de la corde vocale inférieure gauche, causée par la paralysie du crico-aryténoïdien latéral correspondant, et puis ulcération du repli thyro-aryténoïdien droit a été observé et décrit par M. le Dr Moure. Je vais le résumer :

4. Le malade, âgé de 33 ans, avait eu un chancre dix ans auparavant, suivi de roséole, de plaques muqueuses, d'alopécie, accidents pour lesquels il s'était fait soigner pendant trois mois à l'hôpital du Midi. Il en était guéri depuis huit ou neuf ans et n'avait eu aucune manifestation spécifique, lorsqu'il fut atteint d'une bronchite suivie d'aphonie. Après neuf mois de traitement il conservait encore un certain degré de raucité. C'est à cette époque que M. le docteur Moure reconnut au laryngoscope que cette dysphonie était due à une paralysie presque complète de *la corde vocale inférieure gauche.*

Cette dernière, pendant la phonation, au lieu de venir se placer à côté de sa congénère, décrivait un arc de cercle à concavité en dedans, laissant un espace d'environ 4 millim. dans sa plus grande largeur. Il n'existait ni rougeur ni ulcération. — Sirop de Gibert, iodure, bains sulfureux. — Retour de la voix à l'état normal au bout d'un mois. Elle resta telle pendant trois mois. — Puis nouvelle attaque de laryngopathie plus complexe cette fois, puisque, outre l'enrouement, la dureté désagréable de la voix et les grands efforts que le malade était obligé de faire pour parler, il existait des *douleurs réveillées par la pression et surtout par la déglutition.*

Ces douleurs tenaient à l'existence d'une ulcération superficielle et même saillante, grisâtre, mamelonnée, de forme ovalaire, mesurant environ 8 millim. de long et 4 de large, occupant le tiers postérieur et interne du repli aryténo-épiglottique droit, à surface gaufrée, légèrement anfractueuse, avec des bords qui se détachaient nettement de la muqueuse environnante un peu épaissie, indurée et d'un rouge cerise[1]. La corde vocale inférieure de ce côté était à

1. M. le Dr Moure fait remarquer avec raison que cette ulcération laryngienne était loin de présenter le caractères classiques des lésions syphilitiques tertiaires, qui sont ordinairement irrégulières, serpigineuses, avec des bords taillés à pic, et une base située dans la profondeur des tissus. — L'aspect, la forme, le siège même de cette lésion à la partie postérieure du larynx, donnaient lieu de penser tout d'abord à une manifestation de la diathèse tuberculeuse. Mais le malade n'était point phtisique. Du reste, il est extrêmement rare de trouver dans la phtisie laryngée une lésion unique aussi bien limitée. La région inter-aryténoïdienne les cordes vocales participent généralement à l'inflammation et sont le siège d'altérations variables. Les tissus sont décolorés, amincis, d'aspect ramolli, plutôt qu'hyperhémiés et indurés.

peine rosée à sa partie postérieure et avait conservé l'intégrité de ses mouvements. La corde vocale inférieure gauche était au contraire plus paresseuse que sa congénère, et, pendant les efforts de phonation, elle ne s'affrontait pas entièrement avec le ruban vocal droit.

Tous les trois jours, attouchement de l'ulcère avec une solution de nitrate d'argent au 1/40, puis avec une solution de chlorure de zinc au 1/50. — Au bout de un mois, guérison complète de l'ulcération syphilitique : il était alors impossible de reconnaître la partie du larynx atteinte par l'ulcération. La voix était à peu près normale. Mais, un mois et demi après, l'examen laryngoscopique fit constater à M. Moure que la corde gauche n'avait pas encore entièrement recouvré sa mobilité. Elle était simplement un peu paresseuse.

État général toujours excellent. Intégrité des organes thoraciques; ganglions sous-maxillaires légèrement engorgés.

Évidemment, il n'existait dans ce cas aucune solidarité entre la lésion érosive du côté droit et la paralysie de la corde vocale gauche. Et, en général, on peut affirmer que cette solidarité entre les lésions matérielles de la cavité laryngienne et les parésies et paralysies musculairès de la glotte fait toujours défaut dans les laryngosyphiloses, à quelque période de la syphilis qu'elles se produisent. Cette proposition s'applique surtout à celles qui sont tertiaires? — En est-il de même dans la période secondaire? Les érythèmes superficiels de la muqueuse, si peu en rapport avec les troubles profonds de la phonation, qui surviennent à cette époque, n'agiraient-ils pas sur la contractilité des muscles sous-jacents? — Le fait a lieu dans quelques laryngites simples, dans les laryngites œdémateuses.

D'après la loi de Stokes, les couches musculaires sous-jacentes aux muqueuses ou aux séreuses atteintes d'hydropisie et d'hydrophlegmasie perdent une partie ou la totalité de leur énergie contractile. — C'est ce qui arrive pour les intercostaux dans les pleurésies, pour les muscles abdominaux dans les péritonites. Comment n'en serait-il pas de même pour les muscles du larynx, dans les laryngites diathésiques? Les lésions muqueuses et sous-muqueuses, d'origine syphilitique, peuvent donc quelquefois devenir un facteur étiologique dans le complexus phénoménal de certaines laryngopathies, où il est difficile de déterminer la part respective qui revient à la lésion matérielle et au trouble nerveux de la motricité.

Hémiplégies laryngiennes syphilitiques. — Dans la syphilose du larynx, les paralysies les plus fréquentes sont les *paralysies unilatérales*, et parmi elles, celles du *côté gauche*. Il ne faudrait pas croire cependant que l'unilatéralité gauche soit un caractère pathognomonique de la spécificité. Les paralysies du larynx de toute provenance sont plus communes de ce côté-là que du côté droit[1]. La raison en est que le nerf récurrent gauche descend beaucoup plus bas que le droit dans la cage thoracique, qu'il est plus long, qu'il embrasse par sa concavité supérieure la crosse de l'aorte, et qu'il est, par conséquent, plus exposé que son congénère à subir les altérations que ne manquent pas de susciter en lui l'athéromasie et les anévrysmes de l'aorte, les adénopathies des ganglions bronchiques et médiastins, etc.

L'*hémiplégie* ou l'*hémiparésie gauche* du larynx occupe donc une place prépondérante dans toutes les paralysies du larynx, et peut-être plus dans celles d'origine syphilitique que dans les autres. M. Türck, dans le chapitre de son livre relatif aux paralysies du larynx, avait dit au sujet des laryngoplégies spécifiques : « La syphilis paraît être la cause d'une paralysie de la *corde vocale gauche et de l'oculomoteur gauche*, chez un malade que j'ai en ce moment en traitement. »

1. Le Dr Bosworth dit n'avoir rencontré qu'une fois la paralysie du récurrent droit, et 25 fois celle du gauche. Cette seule paralysie unilatérale droite observée par lui, dépendait d'une compression du récurrent droit par le sommet du poumon induré, au début d'une tuberculose. Les rapports du poumon droit avec le récurrent, sa prédisposition plus grande aux inflammations aiguës et chroniques, ainsi qu'à la tuberculose, établissent une présomption en faveur de l'étiologie pulmonaire dans l'*hémiplégie droite* du larynx, tandis que l'attention doit se porter du côté de l'aorte et des adénopathies médiastino-bronchiques dans l'*hémiplégie gauche* de cet organe. — Je dis que c'est une présomption et pas une règle, bien que M. Moure ait trouvé que, sur 52 malades atteints de tuberculose pulmonaire, 50 avaient la voix enrouée, tandis que, sur 32 sujets avec lésions pulmonaires du côté gauche, un seul avait la voix altérée. — Au surplus, M. le Dr Moure a publié un cas bien net d'*hémiplégie gauche laryngienne, évidemment produite par la tuberculose du sommet gauche.*

Les *hémiplégies laryngiennes droites, d'origine syphilitique* sont si rares, que je vais résumer ici le cas observé à la clinique du Dr Fauvel, par M. Poyet, quoique la spécificité de l'affection ne soit pas incontestable :

La patiente, âgée de 43 ans, avait eu 4 mois avant l'examen laryngoscopique, un fort rhume, puis des quintes de toux violentes, coqueluchoïdes, avec teinte violette de la face, et vomissement des aliments ingérés. A la même époque, engourdissement du bras droit. — Ces phénomènes morbides disparurent peu à peu, mais la voix s'altéra plus profondément, et il survint une légère dyspnée. — Voix dure, un peu rauque. Souvent un mot commencé à voix haute, se termine en voix de chuchotement.

Au laryngoscope, la muqueuse fut trouvée saine. Les différentes parties du larynx étaient dans leurs rapports normaux, lorsque la malade donnait le son *é*. Lorsque au contraire elle reprenait sa respiration, on voyait alors que la corde vocale inférieure droite était complètement paralysée. En effet, au lieu de s'écarter, comme sa congénère, de la ligne médiane, elle restait immobile, diminuant de moitié l'aire de la glotte. La coloration de cette corde vocale était parfaitement semblable à celle de la gauche, ce qui indiquait que le thyro-aryténoïdien ne prenait pas part à la paralysie. Aucune autre cause que la syphilis contractée 20 ans auparavant. Amélioration par l'électricité et l'iodure de potassium.

M. Mackenzie a rapporté trois observations de paralysie de la corde vocale droite, l'une survenue après une affection de la moelle allongée, les deux autres occasionnées par un ganglion hypertrophié qui comprimait le pneumo-gastrique du côté droit.

Le docteur Libermann, médecin de l'hôpital du Gros-Caillou fut un des premiers à établir très nettement, dès janvier **1874**, dans ses conférences sur la laryngoscopie, l'existence de la paralysie des cordes vocales. D'après lui, cette paralysie est toujours *unilatérale;* elle frappe plus souvent la *corde vocale gauche* que la droite. Je résume le fait observé par lui, qui sert de base à cette proposition :

5. Le patient, âgé de 35 ans, bien portant et père de deux enfants très sains, avait eu 9 ans auparavant un chancre induré, suivi d'accidents généralisés superficiels qui n'avaient duré que six mois et avaient été combattus par le mercure et l'iodure de potassium. Plus tard, il eut deux attaques de névralgie occipitale que l'iodure de potassium fit disparaître. Vers la neuvième année de la syphilis, troubles du côté de la phonation qui allèrent jusqu'à l'aphonie complète. Huit mois après le début de cette aphonie, inutilement traitée par les moyens ordinaire, M. Liebermann vit que la corde vocale gauche était dépourvue de mouvements et qu'elle ne s'avançait pas vers sa congénère. Quand le malade prononçait la voyelle *é*, un espace de 5 mm. environ séparait les deux cordes. La corde droite était légèrement rouge à la partie postérieure, mais conservait tous ses mouvements. — Bord supérieur de l'épiglotte un peu frangé avec quelques dépressions d'une coloration jaune pâle. — Voix complètement abolie. — Rien au cœur ni à la poitrine. — Pas d'adénopathie cervicale. Pas de troubles respiratoires, au moins il n'en est pas fait mention. — Guérison par 75 injections hypodermiques de biiodure de mercure, à la dose de 0,02 par jour.

Dans l'hémiplégie ou l'hémiparésie du larynx, tous les muscles ne sont pas constamment atteints, ou bien, s'ils le sont, ce n'est pas toujours au même degré. Il y en a même quelquefois qui, au lieu d'être en état de relâchement, présentent un état contraire, c'est-à-dire qu'ils entrent et demeurent en *contracture*. Ce n'est pas chose facile de dire s'il y a paralysie ou contracture, car souvent les effets sont à peu près semblables.

Symptômes. — Quoi qu'il en soit, voici les symptômes que produisent les diverses paralysies du larynx.

Dans toutes il existe des *troubles plus ou moins prononcés du côté de la phonation*. Peu à peu, ou subitement, la voix devient moins nette, sourde, voilée, rauque ou enrouée, éteinte. La voix chantée est impossible ou fausse et elle prend le caractère bitonal.

La *bitonalité*, est un symptôme important des paralysies laryngiennes. Elle indique que les vibrations des cordes vocales ne s'exécutent pas synergiquement, ni avec la même intensité. Elles ne s'accommodent pas d'une façon exactement semblable à ce qu'on exige d'elles pour l'émisson de la voix et du chant. — J'ai comparé plus haut les paralysies syphilitiques du larynx à celles des muscles moteurs de l'œil. Quand ceux-ci sont frappés, il existe toujours de la *diplopie*. Eh bien, la bitonalité est l'analogue de la diplopie.

Il arrive un moment où la voix, après avoir été plus ou moins complètement éteinte, revient avec des sons mauvais, faibles et discordants, mais qui, cependant, permettent au malade de se faire entendre à une certaine distance. Il ne faudrait pas toujours rapporter, ce mieux à une diminution de la paralysie musculaire. Il dépend d'un accroissement de force dans la partie de l'appareil moteur qui n'a pas été touchée. La nécessité de se faire entendre impose au malade une sorte de gymnastique qui, peu à peu, arrive à augmenter l'amplitude des mouvements de la corde restée mobile. Dans son mouvement d'adduction pour l'exercice de la parole, elle franchit la ligne médiane et finit par affronter le bord de la corde immobile. On observe souvent ce phénomène dans les vieilles hémiplégies laryngiennes.

L'aphonie complète, qu'elle se produise dès le début ou qu'elle survienne peu à peu, indique généralement une laryngoplégie bilatérale.

Un phénomène des plus intéressants, signalé pour la première fois par M. le Dr Coupard, consiste en ceci que les différents caractères du timbre de la voix varient parfois, *selon la position de la tête et du cou*, lorsque la paralysie est le résultat d'une compression nerveuse[1].

Il est fort probable qu'en pareil cas la compression du récurrent est accrue ou diminuée par les positions successives qu'occupe la tête. Un malade de M. Poyet n'avait des accès de dyspnée que la nuit, lorsqu'il était couché sur le côté gauche. L'accès disparaissait peu à peu lorsqu'il changeait de position.

Parmi les troubles fonctionnels des laryngoplégies, il faut signaler aussi les quintes de toux. Il y a même parfois une véritable *toux coqueluchoïde* (Guéneau de Mussy) qui s'accompagne de vomissements muqueux et alimentaires, si elle éclate après le repas. C'est du reste un signe qui est loin d'être constant et paraît dépendre d'une irritation du pneumogastrique lui-même par la cause matérielle de l'affection.

Les troubles de la respiration occupent une place importante dans la symptomatologie des laryngoplégies. Ils ne marchent pas toujours parallèlement à ceux de la voix; souvent même ils sont en raison inverse. Ainsi, dans les aphonies plus ou moins complètes produites par la paralysie des deux crico-aryténoïdiens latéraux, l'état béant de

1. Voyez l'observation qui a donné lieu à cette remarque plus loin, p. 578.

l'hiatus glottique permet à la colonne d'air de s'engouffrer librement à travers l'organe pendant l'inspiration.

Dans la paralysie des crico-aryténoïdiens postérieurs, au contraire, l'hiatus est réduit à une fente très étroite par l'inertie des abducteurs. Les deux cordes vocales, affrontées par leurs bords et incapables de s'écarter, forment un diaphragme permanent qui arrête la colonne inspiratrice. Il y a là une véritable sténose laryngée, beaucoup moins susceptible d'être forcée par l'inspiration que par l'expiration. La dyspnée, en pareil cas, peut devenir excessive et rendre imminente la suffocation, comme dans le cas de paralysie double des crico-aryténoïdiens postérieurs, rapporté par M. Coupard (Obs. 2).

Dans les hémiplégies laryngiennes, qui ne compromettent qu'un seul dilatateur, la dyspnée est beaucoup moins marquée, parce que l'hiatus glottique n'est réduit que de moitié. Mais là encore il y a de l'oppression continue ou sous forme d'accès. Le spasme s'ajoute quelquefois à la paralysie et peut entraîner rapidement la mort, surtout chez les enfants dont la glotte respiratoire est, physiologiquement, très étroite.

La dyspnée des laryngoplégies est souvent fort bruyante. Les malades font entendre *un bruit de cornage* qui retentit dans toute la poitrine et gêne l'auscultation. Lorsque les tenseurs des rubans vocaux sont compris dans la paralysie, ces rubans deviennent flasques, détendus, flottants. Agités par les deux courants d'air, ils produisent ce bruit de drapeau qu'on retrouve dans plusieurs autres affections laryngées et entre autres dans les polypes pédiculés. Ce fait a été signalé par M. Poyet.

Il résulte de ce qui précède que les symptômes des laryngoplégies, envisagés dans leur isolement respectif ou dans leurs combinaisons variées, ne présentent aucun signe ni aucun syndrome pathognomonique. Ne sont-ils pas, en effet, exactement semblables à ceux que produisent les altérations superficielles ou profondes de la cavité laryngienne ? Aussi est-il indispensable, la plupart du temps, de recourir au laryngoscope pour diagnostiquer l'affection. Sans le secours de cet instrument, on se méprendrait singulièrement sur les causes les plus immédiates de la laryngopathie. En voici une preuve clinique :

6. Dans mon service, salle 8, se trouvait un malade d'une trentaine d'années qui, syphilitique depuis dix ans, y était souvent entré pour des accidents cutanés de forme ulcéreuse. Malgré le traitement spécifique, les manifestations avaient pris un caractère de plus en plus tertiaire. — Sans cause occasionnelle appréciable, en même temps qu'il lui survenait, pour la troisième ou quatrième fois, des ulcérations sur la peau et des plaques ulcérées dans la bouche, sa

voix devint enrouée, sourde, discordante, presque éteinte. En outre, il se produisit une gêne progressive de la respiration, avec quelques crises de suffocation nocturne.

Je ne doutais point qu'il ne s'agît là d'une laryngosyphilose ulcéreuse, et que les lésions laryngiennes ne fussent semblables à celle de la peau et de la bouche. — L'affection se présentait avec un caractère de gravité tel que je songeai à la trachéotomie. Je consultai M. le Dr Coupard qui voulut bien faire un examen approfondi du larynx au laryngoscope. Eh bien, il n'existait sur la muqueuse aucune lésion, sauf un peu de rougeur des cordes vocales ; mais l'appareil musculaire était frappé d'*hémiplégie gauche*. La corde vocale inférieure gauche, immobile dans une demi-abduction, obturait une partie de l'hiatus glottique. La corde vocale droite, douée d'une amplitude de mouvement plus grande qu'à l'état normal, dépassait la ligne médiane et chevauchait même un peu sur sa congénère. — Nous ne découvrîmes aucune adénopathie cervicale comprimant le récurrent gauche. — Sous l'influence du traitement spécifique, les troubles respiratoires s'atténuèrent peu à peu ; les troubles phonétiques persistèrent plus longtemps. Le malade se trouvant mieux et hors de danger, ne tarda pas à sortir.

L'examen laryngoscopique peut donc seul permettre de porter un diagnostic exact entre les laryngoplégies et les laryngopathies ulcéreuses. De plus, grâce à lui, on peut déterminer quels sont les muscles ou groupes de muscles dont la contractilité est compromise et à quel degré elle l'est.

Quand l'hémiplégie laryngienne, qui est la plus fréquente de toutes les laryngoplégies syphilitiques, est complète, c'est-à-dire quand les constricteurs, les dilatateurs et les tenseurs de la glotte sont tous également frappés de paralysie, la corde vocale correspondante reste immobile, au lieu de s'écarter de la ligne médiane comme sa congénère. Elle est lâche, distendue, un peu concave en dedans par son bord libre et paraît plus courte qu'à l'état normal, parce que l'aryténoïde faisant un mouvement de bascule en avant masque son quart postérieur.

En outre, elle est habituellement un peu rouge, et cela tient non pas à une cause pathologique, mais au défaut de tension qui ne permet plus au ligament fibreux vocal de laisser transparaître aussi facilement, à travers la muqueuse, sa coloration nacrée. La corde vocale, frappée d'hémiplégie complète, prend exactement la *position cadavérique*, ce qui veut dire la position intermédiaire à la phonation et à l'inspiration. Elle ne se rapproche pas de la ligne médiane au moment de la phonation, et elle obstrue en partie l'hiatus de la glotte dans les inspirations profondes.

Si les tenseurs sont indemnes, la corde vocale reste tendue, rectiligne et conserve sa coloration normale. — Lorsqu'un des crico-aryténoïdiens postérieurs est absolument inerte, sans que les autres muscles soient atteints, la corde vocale paralysée divise l'aire glottique, sur la ligne médiane, comme une perpendiculaire abaissée du sommet sur la base du triangle isocèle de la glotte. Les deux rubans vocaux sont parfaitement accolés pendant la phonation qui n'est pas en pareil cas profondément altérée. Mais, pendant l'inspiration, tandis que la corde vocale saine se porte sur le côté du larynx, la corde paralysée ne s'écarte point de la ligne médiane. La paralysie n'atteint-elle qu'un des crico-aryténoïdiens latéraux, la corde vocale correspondante reste au contraire immobilisée sur un des côtés du larynx et ne vient point se mettre en contact avec sa congénère au moment de la phonation. — Le trouble fonctionnel porte donc principalement sur la voix, tandis que dans la paralysie des dilatateurs il compromet surtout la respiration.

Aussi, dans la paralysie bilatérale des deux crico-aryténoïdiens postérieurs (obs. 2), le trouble respiratoire aboutit-il au point extrême de la dyspnée que sont susceptibles de produire, à des degrés divers, les laryngoplégies. Les cordes vocales sont alors rapprochées l'une de l'autre, de façon à circonscrire une fente très étroite, surtout antérieurement, et pendant les inspirations qui affrontent tout à fait leurs bords libres. Ces cas de paralysie double des dilatateurs sont presque tous causés par l'hystérie. Si l'inertie musculaire était complète, continue et de longue durée, l'asphyxie ne tarderait pas à avoir lieu. D'ordinaire elle donne lieu aux phénomènes suivants : à l'état de repos, un peu de suffocation et voix seulement enrouée. Mais, si un mouvement, un exercice musculaire, un effort plus ou moins considérable etc., exigent une inspiration trop forte : attaque de dyspnée violente, inspiration avec cornage et expiration au contraire à peu près normale, — imminence d'asphyxie [1].

1. On lira avec intérêt un très bon travail de M. le Dr Schiffers, sur *la paralysie des muscles crico-aryténoïdiens postérieurs ou dilatateurs de la glotte* (Bruxelles, 1880). — A cette époque, d'après l'auteur, le nombre des cas de cette nature était de 45, dont 31 avaient été recueillis dans les six années précédentes. — M. Schiffers en relate un bel exemple observé par lui. Il fait remarquer que les dilatateurs seuls étaient sans action, tandis que leurs antagonistes *resserraient la glotte pendant l'inspiration profonde.* Il désigne cet état sous le nom de *contracture paralytique de la corde vocale*, par analogie avec les contractures consécutives, observées dans les paralysies des muscles des extrémités. — Il est certain que la paralysie d'un muscle ou d'un groupe de muscles dans le larynx entraîne une rupture d'équilibre dont les muscles restés indemnes doivent se ressentir. N'étant plus pondérés dans leur action par le jeu de leurs antagonistes, ils l'exagèrent, dépassent leur but fonctionnel normal, perdent leur souplesse contractile, et finissent par être atteints d'un *certain degré de contracture.* — Nous pensons avec M. le

Les monoplègies laryngiennes sont plus rares dans la syphilis que dans d'autres affections, par exemple que dans l'hystérie, la diphthérie,

Dr Schiffers, que la *contracture paralytique* joue un rôle important dans les laryngoplégies. — Dans un cas de paralysie des dilatateurs observé par le Dr Riegel, l'affection se termina par la mort, après la trachéotomie.— A l'autopsie on trouva une atrophie des dilatateurs et une dégénérescence des fibres des nerfs récurrents. — M. le professeur Burow a fait un tableau résumé de 34 cas de paralysie des dilatateurs, que M. Schiffers a reproduit. Dans onze autres cas il y eut plusieurs guérisons, mais on fut obligé de pratiquer cinq fois la trachéotomie.

Un autre mémoire très complet, fort savant, et où toutes les questions relatives à la paralysie des dilatateurs sont discutées avec une grande sûreté d'appréciation, a été publié par M. le Dr E.-J. Moure, dans son *Recueil clinique sur les maladies du larynx*, 1884. Nous recommandons la lecture de cet excellent travail sur *la Paralysie des muscles crico-arythénoïdiens postérieurs ou dilatateurs de la glotte d'origine nerveuse.*

Voir aussi un intéressant article du Dr Bonnemaison sur ce sujet. *Rev. m. de Toulouse*, 1881, nos 4 et 5. — D'après la plupart des observateurs, MM. P. Koch, Schiffers, Burow, Moure, Ducan, Poyet, l'hystérie est la cause la plus fréquente de la paralysie des deux crico-aryténoïdiens postérieurs.

« Le phénomène qui frappe tout d'abord, c'est la dyspnée, mais une dyspnée d'un caractère spécial qu'on ne saurait méconnaître. L'inspiration est pénible, longue et sifflante, l'expiration au contraire libre mais brève. Le premier phénomène entraîne le *cornage qui atteint rarement dans les autres sténoses laryngiennes le degré d'intensité qu'il possède dans la paralysie des dilatateurs*. Chez une religieuse traitée par M. P. Koch, il devenait, dit-il, tellement bruyant, que aucune des sœurs couchées dans la même aile du couvent ne pouvait dormir. Toutefois dans le cas relaté par nous, le cornage n'était pas aussi prononcé. La voix elle-même consistait en une espèce de sifflement qui se trouvait expliqué par l'état des thyro-aryténoïdiens qui n'étaient pas tout à fait indemnes de l'affection dont les dilatateurs étaient frappés. » (Moure.)

Sur les 35 cas rassemblés par le professeur Burrow, il y avait deux fois aphonie complète ; onze fois la voix était rauque et douze fois normale. Dans un grand nombre de cas il existe donc un contraste frappant entre le cornage et la dyspnée d'une part, et d'autre part l'*intégrité de la voix* qui est presque toujours conservée. — Quand l'aphonie existe, il faut la chercher ailleurs que dans la paralysie des crico-aryténoïdiens postérieurs. — « Nous ne sommes pas éloignés de croire qu'elle réside uniquement dans le défaut d'action des muscles phonateurs, lésion difficile à remarquer et à diagnostiquer quand elle n'existe pas seule. » (Moure.) — La toux subit à peu près les mêmes variations que la voix. — Dans la paralysie simple la déglutition s'accomplit toujours normalement.

La position des cordes vocales pendant l'acte respiratoire correspond à peu près à celle qu'elles occupent pendant la phonation et reste sensiblement la même pendant les deux temps de la respiration.

La dyspnée est inspiratoire et s'accroît au moindre mouvement. — Une inspiration profonde, en rendant plus complète l'occlusion de la glotte provoque des accès de dyspnée. — D'après M. Schiffers on pourrait atténuer cette gêne respiratoire en s'habituant à contracter continuellement les muscles de façon à tenir le larynx dans une position élevée. Ce soulagement que se procurait ainsi le malade de M. Gérardt peut s'expliquer, dit M. Schiffers, par la propriété que possède le thyro-hyoïdien d'agir comme antagoniste du crico-thyroïdien et de rapprocher le cartilage thyroïde des aryténoïdes, ce qui détermine une espèce *de baillement de la glotte*. — L'expiration est libre chez les sujets dont le larynx est complètement développé.

les paralysies *a frigore*, les paralysies toxiques, etc. Parmi ces monoplégies, une des plus exceptionnelles c'est la *paralysie isolée et complète du muscle constricteur ary-aryténoïdien.* Elle a été généralement observée chez les femmes hystériques, qui sont si exposées aux paralysies laryngiennes d'origine nerveuse, en général bilatérales et atteignant plutôt un groupe de muscles, celui des constricteurs, qu'un seul muscle isolé. Dans la grande majorité des cas, les crico-aryténoïdiens latéraux et l'ary-aryténoïdien sont paralysés ou parésiés simultanément et au même degré. Dans leur paralysie bilatérale, il existe une aphonie complète avec plus ou moins de difficulté dans la toux et l'effort et une gêne peu prononcée de la respiration, etc. — Dans la paralysie complète de l'ary-aryténoïdien, la faculté de parler à haute voix est abolie et le malade devient aphone, comme il le serait dans la paralysie des constricteurs. — Toux étouffée. Absence de toute sensation pénible au niveau du larynx. — Pendant la phonation, le triangle glottique reste constamment ouvert au niveau de la glotte cartilagineuse, tandis que la glotte interligamenteuse est fermée. La glotte intracartilagineuse est donc béante, sous forme d'un triangle isocèle, ayant pour base la commissure postérieure et pour sommet l'affrontement des deux apophyses antérieures de l'aryténoïde.

La paralysie isolée et plus ou moins complète de l'ary-aryténoïdien est excessivement rare dans la syphilis [1]. Je croyais même qu'il n'en existait aucun exemple. Mais en voici un très authentique, observé par M. le Dr Coupard qui a bien voulu me le communiquer :

7. *Paralysie syphilitique isolée du muscle ary-aryténoïdien.* — « M. R..., 38 ans, rentier, vient me consulter, en juin 1885, pour une aphonie datant de 20 jours environ. Dans les efforts qu'il fait pour parler, il n'émet que la moitié du mot qu'il veut prononcer.

Il y a 15 ans, il eut une syphilis bénigne, caractérisée par un chancre et quelques plaques muqueuses. Ces accidents disparurent après trois mois de traitement au sublimé, et, depuis lors, il ne s'aperçut d'aucune nouvelle manifestation et abandonna toute thérapeutique.

Au laryngoscope, les cordes sont légèrement rosées et épaissies sur leur bord libre, surtout à leur partie postérieure. L'abduction est complète, mais lorsque M. R... cherche à émettre la voyelle *é*, leur rapprochement ne se fait que dans leur partie ligamenteuse. Les deux pointes des tubercules vocaux sont presque en contact, formant le sommet d'un triangle dont la base est de cinq millimètres

1. Dans sa thèse sur la *Paralysie isolée de l'ary-aryténoïdien* (Bordeaux 1882), M. Lecointre croit que, outre les deux causes généralement admises de cette affection, qui sont l'hystérie et la laryngite catarrhale, il faut faire entrer aussi dans l'étiologie la syphilis et la tuberculose.

environ. Cette ouverture de la glotte intercartilagineuse est une preuve certaine de la paralysie des ary-aryténoïdiens.

L'iodure de potassium à la dose de 2 gr. par jour rend la voix à M. R... après 25 jours de traitement. »

La paralysie des tenseurs seuls est rare dans les laryngoplégies, quelle que soit la cause de l'affection. Cependant on l'observe parfois dans l'hystérie qui nous fournit les plus nombreuses variétés des troubles de la motricité laryngienne. — A-t-elle été observée dans la syphilis ? Je ne crois pas qu'il en existe d'exemple bien net. Presque toujours cette paralysie est unilatérale et associée à l'hémiplégie des constricteurs et des dilatateurs de la glotte. Il ne serait pas impossible cependant qu'elle jouât un rôle prépondérant dans ces troubles si singuliers et si persistants de la voix, qu'on observe pendant la période secondaire de la syphilis [1]. M. Diday avait deviné, sans le secours du laryngoscope et à une époque où on ne soupçonnait pas encore le rôle des paralysies musculaires dans les laryngopathies spécifiques, que l'appareil moteur du larynx devait être atteint et que les lésions très superficielles et insignifiantes de la muqueuse ne suffisaient point pour expliquer les troubles profonds de la phonation. Peut-être est-il permis de croire que la parésie des tenseurs est alors une de leurs principales causes. Quand la contractilité de ces muscles est compromise, la voix est rauque, il y a de la dysphonie, des variations dans le timbre et la hauteur du son, le chant est impossible, etc.; mais la respiration n'est pas gênée. Ne sont-ce pas là les symptômes du *raucedo* syphilitique secondaire ? Je fais là une hypothèse peut-être un peu gratuite, car Krishaber et moi, nous n'avons jamais constaté, dans les nombreuses laryngopathies secondaires dont nous avons publié les observa-

1. Les laryngoplégies n'appartiennent pas toutes à la phase tertiaire de la syphilis. On en observe quelquefois pendant la période secondaire. Elle ne résultent pas alors d'une compression des récurrents par une gomme. Peut être pourrait-on les rattacher à ces adénopathies cervicales si communes au début de l'infection. Mais il est plus naturel de les attribuer aux perturbations nerveuses qui produisent à cette phase de la maladie des névralgies, des parésies ou des paralysies de la face, des moteurs oculaires, etc.

Voici un beau cas de laryngoplégie secondaire, observé par M. le Dr Coupard : Le malade, âgé de 40 ans, était enroué et perdait la voix tous les soirs. A l'examen laryngoscopique, paralysie complète de la corde vocale inférieure gauche, légère parésie de la droite. — Aucune lésion de la muqueuse du larynx. — Rien au poumon, au cœur, dans les gros vaisseaux, dans les ganglions du cou. Les troubles vocaux dataient de huit jours. Le malade niait avoir eu la syphilis ; mais au bout d'une semaine, il revint avec une syphilide cutanée et il avoua qu'un bouton lui était survenu sur la verge six mois auparavant. — Un traitement mercuriel et ioduré guérit en treize jours cette laryngoplégie secondaire. (*Revue de laryng.*, du Dr Moure, octobre 1880, 1. 163. — *Article Laryngite syph. secondaire,* par le Dr Joal du Mont-Dore).

tions, une paralysie bien nette des tenseurs ni des autres muscles[1].

Dans les laryngoplégies syphilitiques, les symptômes généraux ne présentent rien de particulier. Ils se rapportent, d'une part, aux altérations que la gêne continue ou paroxystique de la respiration produit dans la santé générale, et, d'autre part, aux manifestations concomitantes de la maladie constitutionnelle sur d'autres parties de l'organisme. Ces coïncidences font souvent défaut, car elles sont fortuites et ne se rattachent à la laryngopathie par aucune solidarité constante, sauf la communauté de leur origine. Il faut les rechercher avec soin, car elles fournissent un élément précieux de diagnostic, et elles ne laissent aucun doute sur la nécessité du traitement spécifique.

Pathogénie des laryngoplégies syphilitiques. — La cause diathésique ou constitutionnelle est souvent la seule que nous puissions spécifier, et encore ne parvenons-nous pas toujours à la découvrir. Mais, dans le doute, il faut toujours la soupçonner, surtout chez les hommes, et agir en conséquence. J'ai dit plus haut qu'on ne devait attribuer aux lésions spécifiques de la muqueuse laryngienne aucune action sur la contractilité des muscles sous-jacents. Ces lésions semblent avoir une portée réflexe beaucoup moindre que les inflammations purement catarrhales.

Le tissu des muscles est-il directement attaqué dans certaines laryngoplégies? C'est possible. Mais, s'il l'est, la lésion passe inaperçue ou ne peut pas toujours être découverte au moyen du laryngoscope. La dégénérescence graisseuse des muscles, leur atrophie sont consécutives à leur paralysie ; elles n'en sont point la cause. — Peut-être sont-ils quelquefois infiltrés, comme les autres parties du larynx, d'une néoplasie gommeuse[2].

1. Dans la paralysie des tenseurs, les cordes vocales se rapprochent mollement ou d'une façon incomplète à cause de la flaccidité et du relâchement de leurs bords libres. Les mouvements des aryténoïdes sont faciles et conservés. Dans la paralysie du crico-thyroïdien, la partie moyenne des cordes vocales présente pendant la respiration une dépression et un mouvement d'élévation. Leur bord interne offre souvent un liséré rouge et est ondulé, sinueux, concave en dedans, etc.

2. Voici un exemple de tumeur musculaire du larynx. Était-elle syphilitique? Aucun renseignement à cet égard. La malade âgée de 52 ans mourut dans le service de Bouillaud, après avoir présenté une dyspnée très intense avec une sorte de cornage ou de sifflement très prononcé, qui firent diagnostiquer un œdème de la glotte. Gonflement œdémateux des cordes vocales supérieures, masquant les parties sous-jacentes. — L'autopsie montra : 1° un engorgement et une induration de plusieurs ganglions qui adhéraient en bas au milieu du bord inférieur du cartilage thyroïde ; 2° *une tumeur blanc grisâtre, dure, au lieu et place du muscle crico-aryténoïdien postérieur gauche*, et deux fois plus volumineuse que le muscle à l'état normal ; 3° un épaississement et une induration de la corde vocale du même côté et de la paroi correspondante du vestibule. — L'examen

Mais la vraie pathogénie des laryngoplégies réside et doit être recherchée dans les nerfs périphériques et dans les centres nerveux.

Certaines fibres des récurrents, ou tout un récurrent deviennent-ils incapables de fonctionner, sans qu'ils soient comprimés ou matériellement altérés d'une façon quelconque ? L'hypothèse est difficile à admettre. Et pourtant, dans bien des cas, malgré les recherches les plus attentives, on ne parvient à découvrir ni dans les nerfs, ni à côté d'eux, aucune lésion appréciable. Ces sortes de laryngoplégies syphilitiques, dans lesquelles l'anatomie pathologique est muette, se rapprochent des paralysies rhumatismales et hystériques. Sans doute on finira par déterminer le mode pathogénique de leur production ; mais, jusqu'à présent, le problème n'a pas été résolu. J'ai maintes fois fait ressortir l'analogie qui existe entre ces paralysies et un certain ordre de paralysies des muscles moteurs, au sujet desquelles toutes nos connaissances, en fait d'étiologie, se bornent à la seule notion de la cause diathésique. N'en est-il pas ainsi pour un grand nombre de laryngoplégies ?

Il y en a aussi qui résultent manifestement d'une compression des nerfs récurrents. — Or, cette compression est presque toujours produite, quand il s'agit de syphilis, par un engorgement spécifique, une néoplasie gommeuse des ganglions du cou et du médiastin. Les hypertrophies thyroïdiennes circonscrites, les anévrysmes de l'aorte et de la sous-clavière, les indurations gommeuses des deux poumons sont des altérations trop exceptionnelles dans la syphilis, pour qu'on puisse les invoquer comme une cause commune de compression. Du reste, si elles existaient, on arriverait tôt ou tard à les découvrir. L'adénopathie spécifique trachéo-bronchique est moins rare ; si elle nous échappe souvent, la compression qu'elle exerce sur les nerfs n'en est pas moins réelle. — Les rapports anatomiques suffisent à l'expliquer : les groupes ganglionnaires prétrachéo-bronchiques affectent en effet les rapports les plus étroits, surtout à gauche, en dehors et un peu en arrière, avec les pneumogastriques et les récurrents. Ils se continuent avec la chaîne ganglionnaire qui accompagne les récurrents. Il y a aussi les ganglions mammaires internes rétro-sterno-claviculaires, dont les engorgements

microscopique fait par M. Ordõnez démontra que la masse située sur le côté gauche du larynx était constituée par une altération particulière du thyro-aryténoïdien et du crico-aryténoïdien postérieur, dont les faisceaux musculaires étaient remplacés par du tissu fibreux (observation rapportée par M. Moura-Bourouillou dans son *Traité de laryngoscopie*). — La syphilis ne pourrait-elle pas produire des altérations absolument semblables ? Rien ne nous dit du reste qu'elles n'en dépendaient pas. On a vu plus haut que Bouisson avait trouvé des gommes dans les muscles du larynx.

spécifiques, primitifs, secondaires ou tertiaires seraient susceptibles de comprimer les récurrents [1]. Les rapports de ces nombreux ganglions avec les nerfs en question sont si intimes sur quelques points, qu'une hypertrophie commençante ou très peu marquée de l'un d'entre eux suffira quelquefois pour engendrer une paralysie circonscrite du larynx. Or ces ganglions sont situés profondément. Faut-il s'étonner qu'ils restent inaccessibles à notre exploration [2] ?

L'innervation des récurrents peut être compromise, affaiblie partiellement ou en totalité, par des lésions qui siègent non plus sur le trajet des nerfs eux-mêmes, mais plus haut sur le tronc du pneumo-gastrique, avant qu'ils se détachent de lui, et plus haut encore, dans l'encéphale,

1. Voyez sur ces rapports et sur leurs conséquences l'excellente thèse du Dr Baréty : *De l'adénopathie bronchique*. Paris, 1875.

2. Dans beaucoup de laryngoplégies syphilitiques, la pathogénie doit être semblable à celle que nous révèle l'observation suivante due à M. le Dr Négrié (de Bordeaux). — « Un enfant de 10 mois, en travail de dentition, avait fréquemment des accès de spasme de la glotte. Il a succombé hier devant moi en 30 ou 40 secondes. — Voici les pièces pathologiques : A gauche, rien ne comprime le pneumogastrique, le récurrent ou les gros vaisseaux ; — à droite, tout près de la sous-clavière, un ganglion rouge, gros comme une petite amande, comprime l'anse du récurrent sous la sous-clavière, et c'est à cette compression que je crois devoir attribuer les accès de suffocation et la mort du petit malade. »

L'étroitesse de l'orifice de la glotte chez les enfants explique la gravité d'une lésion aussi minime. Chez l'adulte, la compression d'un seul récurrent serait loin de produire de pareils désordres. Elle n'occasionnerait probablement pas d'accès de suffocation spasmodique, et se bornerait à produire une *hémiplégie laryngienne*.

M. le Dr Coupard a publié un cas fort intéressant de *paralysie de la corde vocale inférieure gauche, produite par une compression ganglionnaire*. — En voici le résumé. Le patient, âgé de 39 ans, avait depuis l'âge de vingt-quatre ans, un affaiblissement de la voix qui était très accusé, surtout lorsqu'il penchait la tête du côté gauche. Comme il jouait du violon, il crut que la pression de cet instrument sur la partie latérale du cou, à gauche, y avait provoqué une inflammation qui s'était propagée jusqu'au larynx. — Vers la même époque, chute des poils, éruption lichénoïde. — Altération de la santé générale. — Alternatives, pendant des années, de mieux et de plus mal. — Quand le malade fut examiné par M. Coupard, sa voix présentait différents caractères selon la position de la tête et du cou. La tête étant fixe, la voix était fortement voilée, mais pouvait être encore entendue à une certaine distance. Si elle était tournée à droite, le timbre augmentait un peu ; tournée à gauche, l'aphonie était presque complète. — Cartilage aryténoïde gauche immobile, renversé un peu en dehors et en dedans du larynx, avec sa corde vocale moins tendue, incurvée et éloignée de l'axe glottique ; cartilage aryténoïde droit dépassant ainsi que sa corde vocale la ligne médiane, pour diminuer l'insuffisance glottique. — Muqueuse saine. — Tumeur du volume d'une grosse amende sous le sterno-mastoïdien gauche, au niveau du cartilage cricoïde. — A droite et à gauche, profondément, dans l'espace laryngo-œsophagique, chapelet ganglionnaire. — Rien au cœur ni dans les poumons. — Le malade avait probablement eu la syphilis à 20 ans. — Traitement par l'iodure, voix meilleure ainsi que l'état général. — Diminution notable du ganglion. — Au bout de huit mois, guérison à peu près complète. — Dans ce cas, on avait donc sous la main pour ainsi dire la cause de la paralysie de la corde vocale. (*Revue mens. de laryng.*, 1er décembre 1881.)

sur les points eux-mêmes d'où émanent les filets moteurs. En pareil cas, la pathogénie, dans ce qu'elle a d'essentiel, reste à peu près toujours la même ; mais elle se complique, car la lésion arrive forcément à intéresser d'autres filets nerveux que ceux qui animent les muscles du larynx. Bien plus, il est possible qu'elle ne se borne pas à interrompre le courant nerveux, mais qu'elle l'empêche de se produire, quand elle occupe le foyer d'où il émane. Il existe alors des associations phénoménales surprenantes au premier abord et dont la physiologie pathologique finit par expliquer le mystérieux enchaînement. Le fait n'avait point échappé à M. Türk. J'ai dit plus haut qu'il avait constaté la coïncidence d'une hémiplégie laryngienne gauche avec la paralysie de l'oculo-moteur du même côté chez un syphilitique. Même coïncidence dans l'observation 3 due à M. Poyet ; mais il y avait effet croisé dans les deux lésions nerveuses ; l'hémiplégie laryngienne était à gauche, tandis que c'était la pupille droite dont le dilatateur étaitat teint, puisqu'elle restait contractée dans une immobilité absolue.

Avant d'aller plus loin, donnons quelques exemples des coïncidences névropathiques qu'on rencontre quelquefois dans la laryngoplégie. En voici deux que nous devons à l'obligeance de M. le Dr Coupart qui, dans sa grande pratique, a recueilli tant de cas curieux relatifs aux laryngopathies de toute nature.

8. « M. X..., 35 ans, artiste. — Syphilis il y avait 10 ans en mai 1887. — A cette date je constate : Chute de la paupière supérieure gauche. — Atrophie considérable de la moitié gauche de la langue qui se dévie à droite quand on la sort de la bouche, et à gauche quand on la rentre. — *Paralysie complète en abduction de la corde vocale inférieure gauche.* — Perte de l'appétit, du sommeil et des forces.

L'affection a débuté il y a 7 mois (octobre 1886) par une difficulté de prononciation que le médecin consulté attribua à ce que la pointe de la langue venait se placer dans l'espace que la disparition d'une dent avait laissé libre. — Dentier artificiel qui ne modifie pas la prononciation. Traité comme rhumatisant par le salicylate. — Augmentation des phénomènes. — Perte absolue de la voix.

Le malade resta trois mois sans se soigner croyant à l'inefficacité de tout remède. — Il m'avait été adressé par M. le Dr Kéraval.

Iodure de potassium, 4 gr. — Électrisation de la corde vocale et de la langue. — Amélioration rapide.

Octobre 1887. — Langue du côté gauche plus petite que du côté droit. — Consistance normale. — Paralysie de la corde vocale inférieure gauche complète, mais la corde droite a dépassé la ligne médiane et vient se placer en contact avec la gauche. — Voix passable, peu forte, légèrement bitonale. — *Diagnostic :* gomme comprimant la branche supérieure du nerf moteur oculaire commun et l'origine du pneumogastrique.

9. « Officier, 32 ans. — Traité en 1884 comme rhumatisant pendant six mois. — Oppression, — palpitations, — vomissements, — aphonie. Lorsque je vois le

malade, je trouve la moitié droite de la langue très atrophiée, molle; la pointe déviée à gauche, lorsqu'elle est sortie de la bouche, déviée à droite lorsqu'elle est rétractée vers sa base et en haut.— *La corde droite est paralysée ou contracturée en abduction complète.*

Je diagnostique une gomme du bulbe au niveau de l'origine apparente du pneumo-gastrique. — Le malade était syphilitique depuis 8 ans.

Iodure de potassium, 6 grammes. Douches froides en jet de 10 secondes. Électrisation de la langue et de la corde vocale droite. — Les accidents d'oppression de palpitations et de vomissements disparaissent rapidement. Les muscles de la langue reprennent un peu de tonicite, la voix revient, faible d'abord, et augmente peu à peu de volume. — M. X... mis en disponibilité est réintégré avec son grade dans un bureau militaire.

Septembre 1887. — Voix mal timbrée mais relativement bonne. Côté droit de la langue dur, mais moins volumineux que le côté gauche. État général excellent. »

Ces deux faits ne prouvent-ils pas avec la dernière évidence, que la cause de certaines laryngoplégies réside, non pas sur le trajet des troncs nerveux, mais à leur foyer d'origine, ou tout au moins à leur point d'émergence, et par conséquent dans l'intérieur de la boîte crânienne? Quelle autre interprétation pourrait-on en donner? La simultanéité de paralysies, frappant à la même époque des appareils musculaires éloignés les uns des autres comme l'appareil moteur de l'œil, celui de la langue et des cordes vocales, n'implique-t-elle pas forcément l'existence d'une tumeur qui s'est développée sur le point précis où elle peut comprimer en même temps les nerfs qui animent ces trois appareils? Quelle autre lésion qu'une gomme intracrânienne ou une néoplasie scléro-gommeuse circonscrite des méninges pourrait-on invoquer chez un syphilitique? N'est-ce pas au moment où ils sortent de l'encéphale et s'engagent dans les fentes ou les orifices de la boîte crânienne, que ces nerfs sont assez rapprochés les uns des autres, pour qu'une tumeur, même petite et incapable par son volume d'endommager la masse cérébrale elle-même, puisse les comprimer simultanément? Il est donc fort probable que, dans les deux observations précédentes, la tumeur gommeuse était intracrânienne et intracérébrale.

Mais il y a des gommes intracérébrales d'un très petit calibre, que le hasard si singulier des déterminations syphilitiques fait pousser au sein de la substance encéphalique, sur le foyer même où prennent naissance les filets qui, par leur réunion, vont constituer tel ou tel nerf. En pareil cas, non seulement l'action morbide est circonscrite au nerf, sans aucun retentissement sur les grandes fonctions du cerveau, mais encore elle se localise sur une partie de ce nerf, de telle sorte que ce n'est pas la totalité de l'appareil musculaire innervé par lui qui est atteinte, mais exclusivement tel ou tel des muscles qui le composent.— Ainsi s'expliquent certaines paralysies musculaires si remarquablement partielles, quoique la cause organique ait pris naissance aux sources mêmes de l'innervation qui dans l'état normal se repartit également entre toutes les parties constituantes de l'appareil. —Le même résultat se produit parfois lorsque la compression s'effectue, non plus sur les racines d'origine, mais sur le tronc du nerf ou sur ses branches, et à n'importe quel point de son trajet. Il est rare en effet, surtout au début, qu'une tumeur exerce la *même pression* sur tous les filets d'un nerf. Il y en a même beaucoup qui ne sont pas comprimés du tout, d'autres les ont fort peu, etc., etc. Cette inégalité dans les effets immédiats de la tumeur sur le tronc nerveux ou sur ses branches ne rend-elle pas compte de la circonscription des phénomènes paralytiques, de leur degré, et j'ajoute aussi de leur processus? — Serait-il possible de prévoir, étant donnés le siège de la tumeur et le côté du nerf qu'elle comprime, quels seront les muscles frappés de parésie ou de paralysie? Non, car nous ne savons que très vaguement où sont situés dans un cordon nerveux les divers filets qui, en s'éparpillant, vont distribuer l'innervation à tel ou tel muscle.

Et, à ce sujet, je crois devoir mentionner une remarque très curieuse et fort juste qui a été faite par M. le Dr Semon. Cet habile observateur a formulé la proposition suivante : « Dans les laryngoplégies bilatérales, les muscles abducteurs sont toujours les seuls et les premiers atteints [1]. » — M. le Dr Elsberg confirma peu de temps après cette manière de voir en avançant que, dans les laryngoplégies bilatérales, lorsque l'affection s'améliorait, c'étaient les muscles abducteurs qui reprenaient les derniers leurs fonctions. — Ces conclusions sont confirmées par des faits bien nets et elles s'appliquent aussi bien aux hémiplégies laryngiennes qu'aux laryngoplégies bilatérales. Quelle explication pathogénique en donner? Faut-il admettre que les filets qui animent les muscles dilatateurs de la glotte *sont situés à la périphérie des récurrents*, et que c'est sur eux que porte d'abord et avec le plus de force la compression? — On serait tenté de le croire, mais on peut élever des objections contre cette manière de voir, et ici je laisse la parole à M. le Dr Moure dont j'adopte l'opinion :

« ... Nous croyons, dit ce savant médecin [2], que quelques-unes des théories émises pour expliquer le phénomène précédent, perdent singulièrement de leur

1. *Arch. of laryng.* New-York, 1881.

2. *Recueil clinique sur les maladies du larynx*, par le Dr E.-J. Moure, 188, p. 479.

valeur, si l'on considère que lorsque la compression s'exerce sur un seul récurrent, la corde vocale correspondante peut être dans quelques cas et de prime abord, ou entièrement paralysée, et occuper la position cadavérique, ou bien souvent encore rester éloignée de la ligne médiane, et ce sont par conséquent dans ces derniers cas, *les muscles constricteurs qui sont atteints*. La paralysie peut également *n'atteindre que le muscle dilatateur* (crico-aryténoïdien postérieur), et, quoique les paralysies de ce muscle soient plus fréquentes que celles des constricteurs, nous croyons qu'il serait difficile d'admettre que les filets nerveux du nerf récurrent soient disposés concentriquement, les filets constricteurs étant au centre et les abducteurs à la périphérie, ces derniers se trouvant ainsi plus exposés aux causes de compression que les fibres nerveuses antagonistes. »

Pour résumer cette longue dissertation pathogénique, nous dirons que les laryngoplégies d'origine syphilitique peuvent être produites par les causes suivantes :

1° Une détermination directe de la diathèse sur les muscles eux-mêmes dont la contractilité serait abolie ou diminuée par des lésions inappréciables à nos moyens actuels d'exploration, ou bien par des infiltrations et des tumeurs scléro-gommeuses musculaires. — De pareils cas sont très rares et ne reposent que sur des hypothèses.

2° Une altération des filets nerveux périphériques dont on ne connaît encore ni le siège ni la constitution histologique. — Nous sommes toujours dans le domaine de l'hypothèse.

3° Une compression qui s'exerce sur les récurrents seuls ou bien sur un point quelconque des pneumogastriques, en dehors du crâne.

4° Une compression qui s'exerce dans l'intérieur du crâne ou au sein même de la masse encéphalique, sur le pneumogastrique et qui alors peut affecter aussi d'autres conducteurs nerveux se distribuant à des appareils musculaires plus ou moins éloignés du larynx.

Diagnostic. — La laryngologie a fait tant de progrès depuis quelques années, grâce aux recherches incessantes dont elle a été l'objet dans tous les pays et surtout en France, que le diagnostic des laryngoplégies est devenu très facile. Mais pour le faire avec certitude et précision, il ne faut pas se borner à l'analyse des troubles fonctionnels, phonétiques et respiratoires. On a pu voir plus haut qu'ils sont insuffisants et que les signes sur lesquels on pourrait se fonder sont à peu près les mêmes dans les paralysies du larynx que dans certaines laryngopathies ulcéro-gommeuses.

Ces dernières, il est vrai, s'accompagnent quelquefois d'un engorgement de la partie antérieure du cou, au-devant du larynx et sur ses côtés ; la pression y détermine une douleur plus vive que dans les laryngoplégies, et il est possible qu'elle fasse percevoir un craquement caractéristique lorsque la désorganisation produite par le syphilome a envahi la charpente de l'organe. — Mais, alors même qu'on aurait la preuve positive qu'il existe une altération grave, il n'en faudrait pas moins explorer la cavité laryngienne pour compléter le diagnostic. N'arrive-t-il pas en effet que les lésions syphilomateuses et les paralysies laryngiennes coexistent quelquefois et se compliquent mutuellement ? N'est-il pas nécessaire en pareil cas de déterminer la part respective qui revient à chacune d'elles dans le complexus symptomatique, et surtout dans le danger que fait courir au malade la sténose qui en est la conséquence ?

Il n'est pas toujours possible d'établir la nature syphilitique d'une laryngoplégie, quand il n'y a ni antécédents précis ni coïncidence pathognomonique. En pareille occurence, il faut toujours soupçonner la syphilis s'il s'agit d'un homme. Chez la femme, bien qu'elle ne soit pas plus à l'abri que l'homme d'un pareil soupçon, on devrait plutôt songer tout d'abord à l'hystérie. Quoi qu'il en soit, dans le doute, on devra toujours administrer le mercure et l'iodure de potassium. C'est leur action curative qui, seule, dans bien des cas, a révélé la provenance spécifique de certaines laryngoplégies.

Comme la compression des récurrents est une des causes les plus communes des laryngoplégies syphilitiques, on aura soin d'explorer minutieusement toute la région antérieure et latérale du cou, ainsi que sa base, la partie supérieure de la région sternale et les espaces post-claviculaires, pour voir s'il n'existerait pas en ces points quelque adénopathie spécifique.

Il va sans dire que l'aorte et les gros vaisseaux, les médiastins, les poumons doivent être examinés avec le plus grande attention. — Souvent on ne diagnostique la nature syphilitique d'une laryngoplégie que par exclusion, et en se voyant forcé d'éliminer successivement toutes les autres causes qui auraient pu paralyser les muscles du larynx.

Le diagnostic différentiel des variétés, des degrés que présentent les laryngoplégies syphilitiques est facile à faire à l'aide du laryngoscope.

J'ai donné plus haut les symptômes et les signes propres aux paralysies de tel ou tel groupe de muscles et même de quelques muscles isolés, etc. ; aussi n'est-il pas nécessaire d'y revenir ici. Mais il arrive quelquefois qu'on est embarrassé pour savoir si les cordes vocales, plus ou moins perturbées dans leur fonctionnement, ne le sont pas plutôt par le fait d'une *contracture* que d'une *paralysie* de leurs muscles moteurs.

Supposons par exemple, qu'un des crico-aryténoïdiens postérieurs soit pris d'une contracture tétanique : la corde vocale serait violemment amenée et maintenue en abduction. Eh bien, cette abduction ne sera-t-elle pas exactement semblable à la paralysie du constricteur du même côté, ne donnera-t-elle pas lieu aux mêmes symptômes? Ce problème est délicat à résoudre et exige une analyse très subtile; mais en pratique et surtout au point de vue qui nous occupe, sa solution exacte est loin d'avoir une importance capitale. La syphilis, en effet, ne produit pas dans le larynx des phénomènes spasmodiques comme certains catarrhes ou l'hystérie. Son action est plus fixe et plus profonde et se traduit toujours par de la parésie et de la paralysie. Voyez ce qui se passe dans les laryngopathies érythémateuses à la période secondaire. Y a-t-il jamais apparence de spasme? Ressemblent-elles en quoi que ce soit à ces laryngites qui troublent quelquefois à un si haut degré l'innervation musculaire?

L'immobilisation, la permanence, la fixité des mêmes symptômes caractérisent les laryngosyphiloses, même quand on a quelque raison de supposer que les muscles ont été touchés. Au point de vue des phénomènes réflexes spasmodiques, la syphilis et l'hystérie sont aux deux pôles opposés, et c'est ce qui me fait supposer que, dans les laryngopathies syphilitiques secondaires et tertiaires, si l'appareil musculaire est atteint, il l'est toujours par la paralysie et non point par la contracture. On en peut dire à peu près autant de la scrofulo-tuberculose. Quant au rhumatisme, ses déterminations sont mobiles, fugaces, et se rapprochent par conséquent plus de l'hystérie que des deux autres diathèses, dans leur modalité phénoménale. Au larynx comme ailleurs, le spasme doit y être plus fréquent. Une certaine ataxie avec mélange incohérent et non systématisé des troubles moteurs, c'est-à-dire avec une succession ou une simultanéité de contracture et de paralysie dans les groupes musculaires ou les muscles isolés du larynx, est le propre de l'hystérie, et probablement aussi de quelques catarrhes très superficiels, rhumatismaux ou autres, de la muqueuse laryngée, qui titillent violemment les papilles et provoquent en elles une action réflexe désordonnée. — Rien de semblable dans les laryngopathies syphilitiques, du moins au même degré. — Les laryngopathies tuberculeuses n'échappent pas aussi complètement à l'ataxie spasmodico-paralytique.

L'ankylose des cartilages aryténoïdes, qui entrave ou abolit leurs mouvements de bascule et de rotation sur le cricoïde, est la lésion matérielle du larynx qu'on pourrait confondre le plus facilement avec quelques paralysies musculaires, si on n'y prêtait pas une attention suffisante. Mais l'arthropathie crico-aryténoïdienne se révèle par des phénomènes qui lui sont propres, tels que tuméfaction périarticulaire, rougeur, ulcération, fistules, fluctuation, douleur vive, dysphagie dans le second temps de la déglutition, etc. Du reste, elle n'est jamais primitive ; elle a presque toujours été précédée d'un long processus pathologique dont les symptômes révèlent clairement l'origine et la nature : ulcération de la muqueuse, périchondrite, nécrose et élimination de la plaque du cricoïde, etc., lésions qu'on rencontre dans les graves laryngopathies qui dépendent de la syphilis, de la tuberculose, de la fièvre typhoïde[1]. L'ankylose crico-aryténoïdienne se rencontre très rarement des deux côtés en même temps et au même degré. Donc on ne pourrait pas la confondre avec les paralysies bilatérales ni avec la paralysie isolée de l'ary-aryténoïdien. L'hésitation serait peut être permise, mais rarement, dans les hémiplégies laryngiennes qui coexistent avec une tuméfaction spécifique de la muqueuse laryngienne. Les affections du district aryténoïdien de l'organe vocal, telles que suffusions syphilomateuses diffuses ou gommes circonscrites, gênent sans doute le mouvement des cordes vocales, mais ne les immobilisent jamais dans des positions aussi caractéristiques que les paralysies[2].

1. Le rhumatisme articulaire aigu ordinaire, le rhumatisme blennorrhagique peuvent atteindre les articulations du larynx comme les autres, mais très exceptionnellement. Dans ces sortes de laryngopathies dont je n'ai point à m'occuper ici et que je me borne à signaler, surtout dans celles de provenance blennorrhagique, il ne serait pas impossible qu'il y eût tout à la fois lésion des articulations, du ruban fibreux et de l'appareil musculaire. — N'a-t-on pas signalé aussi l'œdème du larynx comme une conséquence du rhumatisme blennorrhagique ?

2. *Laryngo-trachéopathie spécifique datant de quinze ans, avec trouble respiratoire et intégrité de la voix. — Difficulté de déterminer le siège de la sténose.* — La sténose des voies aériennes peut persister pendant des années, et compromettre sérieusement la santé générale, sans être accompagnée d'une altération très sensible de la voix. — Le cas suivant que j'ai observé en 1885 en est une preuve. Il montre en outre combien il est difficile quelquefois de faire la part respective des lésions dans les laryngopathies complexes, même avec le secours du laryngoscope. — Le patient, âgé d'une cinquantaine d'années, était grand, vigoureux, bien constitué, et avait toutes les apparences de la santé la plus robuste, quand il vint me consulter. Il avait pourtant été éprouvé d'une façon très sévère par une syphilis contractée en 1856, c'est-à-dire trente ans auparavant. — Premiers accidents consécutifs insignifiants. Traitement par l'iodure surtout pendant deux ans.

En 1865 (dixième année de la syphilis), il devint aphone et ne recouvra la voix qu'au bout de quelques jours. — En 1870, rhinopathie spécifique très grave, avec ozène et nécrose des cornets seuls, sans effondrement de la charpente nasale ; perforation de la cloison. — Destruction de la luette.

A partir de cette époque (quinzième année de la syphilis), gêne de la respiration produite par un obstacle dans la partie laryngo-trachéale des voies respiratoires. — Puis

Je ne quitterai pas la question du diagnostic sans faire une remarque qui s'applique à tout ce que j'ai dit sur les laryngoplégies syphilitiques. Sans doute leur existence est incontestable. Les preuves surabondent pour la mettre hors de doute, même dans les cas où on ne parvient pas à en découvrir la cause matérielle. — Mais ne serait-il pas possible qu'il survînt chez les syphilitiques des *laryngoplégies non spécifiques*, produites *uniquement* par une cause occasionnelle, et n'ayant aucun lien de nature avec la diathèse? — Comment les distinguer de celles qui émanent *directement* de la maladie constitutionnelle? La même difficulté se présente aussi dans certaines ophtalmoplégies. On est souvent forcé de rester dans le doute au sujet de leur véritable origine. Le terrain syphilitique ne suffit pas toujours à lui tout seul pour nous éclairer; mais il fournit dans tous les cas obscurs une indication précise. — Les effets du traitement spécifique, lorsqu'ils sont heureux, doivent-ils être toujours considérés comme décisifs pour le diagnostic? Des laryngoplégies de cause commune, précédées et accompagnées de catarrhe laryngien, ne pourraient-elles pas être favorablement influencées par le mercure à l'intérieur ou en frictions? — Est-ce montrer trop de septicisme à l'endroit de certaines laryngoplégies syphilitiques que de faire de semblables suppositions?

Pronostic. — Ce qui fait la gravité des paralysies musculaires du larynx, ce sont, comme dans toutes les autres laryngopathies, beaucoup moins les troubles phonétiques que les troubles respiratoires. Or, ces troubles varient dans de très larges limites, suivant que tels ou

inspiration et expiration bruyantes; cornage. — Chose singulière, ces troubles dyspnéiques n'étaient accompagnés d'aucune altération de la voix.

Cet état de choses persista pendant des années. L'examen laryngoscopique fit constater que *les cordes vocales inférieures étaient immobilisées dans l'adduction.* On ne put pas se rendre un compte exact de la lésion. Était-ce une paralysie bilatérale des crico-aryténoïdiens postérieures? — Était-ce une ankylose des deux articulations crico-aryténoïdiennes? — Il était difficile de comprendre que le registre de la voix fût conservé avec des cordes vocales frappées d'une pareille immobilité. Toujours est-il qu'il n'existait pas de lésions tertiaires dans la cavité laryngienne. Cet état était stationnaire depuis dix ans, quand j'examinai le patient. Il n'y avait pas d'accès d'étouffements; mais le jeu de la respiration était fort insuffisant. Quelquefois la respiration devenait très anxieuse quand un effort quelconque exigeait un appel considérable d'air dans le poumon.

Le contraste entre l'intégrité presque complète de la voix et le trouble respiratoire, me fit supposer que ce dernier était causé peut-être par un rétrécissement cicatriciel de la trachée. — Tous les traitements avaient échoué et il est probable que celui que je lui prescrivis ne fut pas plus efficace que les autres, Cette impuissance des spécifiques ne montre-t-elle pas qu'ils n'avaient pas à lutter contre une parésie musculaire seule, mais plutôt contre un obstacle fixe, contre une sténose cicatricielle définitive, située au-dessous de la glotte?

tels muscles ou groupes de muscles sont frappés d'inertie. Il est évident que, toutes choses égales d'ailleurs, les paralysies bilatérales du larynx sont plus dangereuses que les hémiplégies, et que les paralysies des abducteurs ou crico-aryténoïdiens postérieurs perturbent infiniment plus l'acte respiratoire que celle des adducteurs ou crico-aryténoïdiens latéraux. — Ce serait l'inverse s'il y avait contracture.

Le pronostic de la paralysie bilatérale des crico-aryténoïdiens postérieurs a toujours été considéré comme très alarmant, et il le serait en effet si les causes qui produisent cette paralysie n'étaient pas susceptibles de s'atténuer d'elles-mêmes ou d'être amendées et guéries par un traitement approprié. On a vu, dans les observations si probantes du Dr Coupard, que l'asphyxie croissante produite par la paralysie syphilitique bilatérale des dilatateurs avait été conjurée grâce au traitement énergique mercuriel et ioduré, institué par lui. — Dans deux autres cas de paralysie bilatérale des dilatateurs d'origine syphilitique, M. Schiffers obtint aussi la guérison sans recourir à la trachéotomie et par le traitement spécifique seul :

10. Une femme de quarante ans, portant des traces manifestes d'une ancienne syphilis, avait une paralysie des dilatateurs. Elle fut soumise au traitement mixte antisyphilitique. — Six semaines après, on constatait que les cordes vocales, dans l'inspiration ordinaire, s'écartaient presque normalement. Tout cornage avait disparu, et la corde gauche avait également recouvré son mouvement d'abduction. — L'autre cas est analogue.

La paralysie bilatérale des dilatateurs d'origine syphilitique est donc d'un pronostic moins sérieux que celle produite par une autre cause. Quant à leur paralysie unilatérale, il est extrêmement rare, s'il n'existe aucune complication, que ses conséquences puissent troubler l'acte respiratoire au point de menacer l'existence. Il en est ainsi dans la grande majorité des cas, au moins chez les adultes. Mais, chez les enfants, on a vu la compression d'un seul récurrent occasionner la mort par suite du spasme de la glotte. — Des faits très curieux rapportés par MM. Baümler et Johnson sont ceux dans lesquels la compression d'un seul récurrent a produit non seulement la paralysie du dilatateur correspondant, mais aussi celle du côté opposé, avec toutes les conséquences graves qu'implique la paralysie bilatérale. Y avait-il eu action réflexe? Dans des cas semblables, où l'un des pneumogastriques était seul touché, M. Mackenzie pense qu'il existait aussi une affection névraxe et que les noyaux du spinal étaient également atteints.

Traitement. — Lorsqu'on a la certitude qu'une laryngoplégie est syphilitique, il est évident que l'indication à laquelle se subordonnent toutes les autres, c'est d'instituer un traitement spécifique. Il faut administrer simultanément l'iodure et le mercure. Pour accroître et accélérer leur action, on pourra recourir aussi à l'électricité, soit sous forme de courants continus, suivant le conseil de M. Masseï de Naples, soit sous forme de courants interrompus, appliqués à la surface externe du cou. L'électricité donne de très bons résultats, surtout dans les laryngoplégies d'origine hystérique. — Quant à la trachéotomie, tout en se tenant prêt à la pratiquer, on n'y aura recours qu'à la dernière extrémité et lorsqu'il sera bien prouvé que les autres moyens sont incapables à eux seuls de conjurer les dangers de la suffocation [1].

Après avoir décrit les laryngoplégies syphilitiques qui occupent une place si importante dans toutes les espèces de laryngopathies, et en particulier dans celles qui nous occupent, nous allons continuer et terminer l'histoire des affections scléro-gommeuses du larynx.

Coïncidences pathologiques et complications. — A. Toutes les manifestations de la syphilis tertiaire peuvent se produire en même temps que les laryngopathies. Mais, quels que soient leur siège, leur forme, leurs tendances, il n'y a rien en elles qui indique une solidarité quelconque avec le travail morbide dont le larynx est le théâtre. Le seul

1. Les auteurs varient sur le pronostic et sur le traitement de la paralysie bilatérale des crico-aryténoïdiens postérieurs. — M. Moure fait remarquer qu'on a peut-être exagéré sa gravité. Ainsi, M. Lennox Browne n'est-il pas allé trop loin en disant que tous les agents thérapeutiques, *l'électricité entre autres*, doivent être repoussées et que la trachéotomie pratiquée de bonne heure est le moyen le plus logique et le plus sûr de guérir certains malades que l'obstruction condamnerait à une mort inévitable? — La trachéotomie, ajoute-t-il, permettrait à certains autres malades, affectés en même temps de lésions anatomiques, comme dans la syphilis par exemple, de suivre une médication locale et générale souvent couronnée de succès. — Nous ne pouvons partager cette manière de voir, du moins en ce qui concerne la syphilis, bien qu'elle ait été adoptée et soutenue par un médecin de mérite, M. le Dr Bonnemaison qui conclut lui aussi que : « Dans les cas de paralysie idiopathique ou non, il n'est qu'un seul moyen, curatif souvent, palliatif toujours, digne d'être employé, c'est la trachéotomie pratiquée de bonne heure. » — « Peut-être serait-il plus légitime, dit M. Moure, de ne point conclure d'une façon aussi absolue et de tenir compte des causes et de la marche de la paralysie avant d'établir un pronostic aussi défavorable... Sur 50 observations, l'hystérie a été signalée 10 fois comme cause déterminante. On est donc obligé de reconnaître, que 20 fois sur 100, les paralysies de cette nature seront susceptibles de disparaître spontanément ou sous l'influence électrique, sans qu'il soit nécessaire de recourir à la trachéotomie qu'il faut, à notre sens, réserver pour les cas graves. Il est même probable que cette proportion reste encore au-dessous de la vérité, puisque, dans plusieurs cas, la cause n'ayant pas été signalée, cette statistique ne saurait avoir de rigueur absolue... » Le Dr Moure conseille le repos au lit, le silence absolu, de grandes doses de morphine pour calmer les respirations orageuses, etc. — M. Lennox Browne recommande les injections hypodermiques de sulfate de sthrychnine de 2 milligrammes chacune.

lien qui les rattache, c'est la maladie générale dont elles sont une émanation directe. Les localisations qui se font çà et là sont souvent le résultat du hasard, ou du moins elles nous paraissent telles, parce que nous ne connaissons pas la loi qui préside à leur topographie pas plus qu'à leur chronologie précises. Tout ce que nous pouvons dire, c'est que les déterminations qui s'effectuent simultanément présentent en général dans leur processus les mêmes tendances, et sont bénignes ou graves de la même façon et au même degré un peu partout, quand elles apparaissent et évoluent à la même phase de la maladie constitutionnelle. — Les coïncidences spécifiques ne sont pas très communes dans les laryngopathies. C'est une circonstance qui obscurcit souvent le diagnostic, surtout lorsque l'accident primitif remonte à une époque très éloignée et n'a été suivi immédiatement que d'accidents superficiels et fugaces, sans que rien par la suite soit venu rappeler l'infection d'autrefois.

Les laryngopathies d'une autre provenance, qui ont précédé la syphilis, favorisent certainement les déterminations de la diathèse sur le larynx. En pareil cas l'affection complexe est généralement fort grave. Le fait suivant en est un exemple. Il démontre, en outre, ce que je disais tout à l'heure sur la concordance entre les manifestations de la même époque, quels que soient les points sur lesquels elles s'effectuent.

11. Le malade avait contracté un chancre infectant ulcéreux du fourreau, à l'âge de 44 ans. C'était un marin retraité dont la santé avait toujours été bonne; seulement sa voix, éprouvée par les intempéries, les vents du large, et peut-être aussi par l'abus du tabac et des liqueurs fortes, était enrouée et cassée depuis longtemps. — Quoiqu'il eût été, dès le début, traité très énergiquement, il eut des accidents qui allèrent en augmentant peu à peu de gravité et que rien ne put ni prévenir, ni enrayer. Quelques semaines après le chancre, éruption de plaques muqueuses confluentes et ulcéreuses sur les muqueuses de la bouche et du pharynx, sur les organes génitaux, aux pieds, etc. — Poussées incessantes de ces lésions dont le patient était encore atteint quand il vint me consulter à la deuxième année révolue de sa syphilis. — A cette époque il était atteint d'une laryngopathie ulcéreuse très grave dont je ne parvins à le guérir qu'incomplètement. — A la troisième année de la syphilis, éruption de tumeurs gommeuses au nombre de 5 ou 6 sur les avant-bras; elles ne s'ouvrirent pas. — Ulcérations ecthymateuses profondes sur les extrémités inférieures. Il n'en fut guéri qu'au bout de quatre mois. — A la quatrième année de la syphilis, céphalées atroces, sans trouble cérébral. — Guérison par l'iodure. Puis énorme tumeur gommeuse, de la grosseur d'un œuf de dinde, située sur le quart inférieur de la cuisse gauche, au niveau du tendon du triceps. Elle finit par se fondre sans s'ulcérer. — Ensuite, torticolis spécifiques extrêmement douloureux. — Périostoses costales et sternales. — Douleurs dans l'épaule et dans le bras droit avec un peu de parésie.

Les accidents se multiplièrent de plus en plus les années suivantes, soit d'un côté, soit de l'autre. Le larynx se reprit, puis parut s'améliorer sans se guérir complètement. — Après trois ou quatre attaques de laryngopathies excessivement violentes, le malade en fut pris plus gravement encore, vers la sixième année de la syphilis. Quand il me consulta pour la dernière fois, il était en proie à une dyspnée très grande qui devenait paroxystique pendant la nuit. Il suffoquait souvent; mais comme le calme revenait assez vite, il ne semblait pas avoir conscience de son état. Je lui fis comprendre qu'il eût à se tenir sur ses gardes et qu'il avertît son médecin ordinaire, parce qu'une opération serait probablement nécessaire. Il n'en tint pas grand compte. — Aussi fut-il emporté quelques jours après, par une crise de dyspnée laryngienne.

On serait tenté de croire qu'il doit exister une affinité très grande entre la syphilose pharyngo-nasale et celle du larynx. Cependant il est rare de les rencontrer toutes les deux en même temps. J'ai été frappé de ce fait. Dans les nombreux cas d'affection syphilitique tertiaire du nez, de l'arrière-gorge, de l'isthme du gosier que j'ai recueillis et publiés, je n'ai jamais vu de phénomènes graves du côté du larynx se développer, comme une conséquence du processus pharyngo-nasal. Je ne veux pas dire par là que la chose soit impossible et encore moins qu'il y ait incompatibilité. Je me borne à nier une affinité que les relations directes, anatomo-physiologiques, suggèrent naturellement à l'esprit. On a dit avec raison que les lésions syphilitiques, dans ce district de l'organisme, avaient une grande tendance à descendre. C'est vrai, mais pour le larynx seul. Dans le pharynx et les fosses nasales, il n'en est pas ainsi. Je n'ai point remarqué que les nombreuses lésions qui s'y produisent eussent une prédilection quelconque, dans leur marche progressive, pour tel ou tel sens.

Parmi les coïncidences pathologiques des laryngoplégies syphilitiques, il y en a une qu'il me suffira de rappeler ici, parce que j'y ai beaucoup insisté précédemment, c'est la simultanéité de la paralysie du larynx et de celle des moteurs oculaires et quelquefois, comme dans le cas relaté par M. Poyet, de l'hemianesthésie faciale. Ce n'est point là une affaire fortuite de détermination sur des points éloignés qui n'ont entre eux aucune solidarité anatomique ni fonctionnelle. C'est le résultat d'une seule et même lésion qui attaque simultanément dans leurs foyers eux-mêmes ou à peu de distance d'eux, les conducteurs de l'innervation motrice ou sensitive. — De semblables coïncidences impliquent le diagnostic d'une tumeur gommeuse intracrânienne et même intracérébrale.

Les coïncidences diathésiques ne sont pas impossibles dans le larynx. — La tuberculose et la syphilis peuvent s'y donner rendez-vous. Il en résulte une complexité de lésions que le laryngoscope ne démêle pas toujours. Et cette complexité ne reste pas confinée dans le larynx seul; elle embrasse aussi tout l'appareil respiratoire, car il est rare qu'en pareil cas les poumons soient indemnes. Ils sont presque toujours attaqués. La question est de savoir s'ils le sont par la syphilis, par la tuberculose ou par ces deux maladies. Dans les premières étapes de ces laryngopathies mixtes, avec une lésion pulmonaire à peine ébauchée et des antécédents indécis et obscurs, il est fort difficile de faire la part respective des deux grands facteurs pathologiques qui sont entrés en jeu, et même de savoir si tous les deux ou un seul ont pris part à l'action. On y arrive quelquefois dans un premier examen, avec toutes les ressources de l'exploration physique et par une étude attentive du passé, jointe à une analyse minutieuse et comparative de tous les phénomènes, depuis leur apparition. Mais souvent il faut suspendre son jugement et attendre pour se prononcer que l'évolution laryngo-pulmonaire se soit accentuée dans un sens ou dans un autre. — Lorsque les poumons deviennent de plus en plus impliqués dans le processus, c'est que l'affection est surtout tuberculeuse. Il existe, en effet, peut-être moins d'affinité entre les laryngopathies et les pneumopathies syphilitiques, qu'entre les laryngopathies et les pneumopathies tuberculeuses. — Dans ces cas mixtes, ou supposés tels, le traitement spécifique, en faisant disparaître les effets d'un des facteurs étiologiques, dissipe les obscurités du complexus et nous montre ce qu'il faut craindre ou espérer pour les éventualités ultérieures de l'affection laryngo-pulmonaire.

B. De toutes les complications qui peuvent survenir dans le cours de la laryngosyphilose, la plus à redouter, c'est incomparablement l'œdème de la glotte. Lorsqu'il se produit brusquement ou dans un délai très court, chez un syphilitique dont le larynx est atteint, la dyspnée s'accroit tout à coup; puis des accès d'étouffement ne tardent pas d'aggraver, surtout pendant la nuit, l'asphyxie progressive et rendent la suffocation terminale imminente. En pareil cas l'infiltration œdémateuse du vestibule ne peut plus être mise en doute. — Une paralysie des deux dilatateurs pourrait seule produire un résultat aussi rapide et aussi menaçant. Mais cette paralysie est plus rare que l'œdème, et c'est ce qui nous fait placer celui-ci au premier rang des complications[1].

D'autres phénomènes d'une moindre importance aggravent singu-

1. La paralysie des dilatateurs doit entrer en ligne de compte parmi les complications. Voici une observation de M. Charazac qui nous en fournit une preuve. Je cite textuellement le passage qui a trait à ces graves phénomènes de laryngopathie syphilitique :

lièrement aussi les laryngopathies. Ce n'est plus d'une façon aussi foudroyante, mais plutôt par continuité de leur action et par les troubles généraux qui en sont la conséquence. De ce nombre sont les douleurs excessives et la dysphagie qui s'observent à un si haut degré dans certaines laryngosyphiloses, lorsque les lésions occupent la région aryténoïdienne et la paroi postérieure du larynx. Par l'exagération seule de ces phénomènes ordinairement très peu prononcé, par leur persistance et leur intensité croissante, on voit des malades qui tombent rapidement dans un état cachectique grave. L'impossibilité de manger, la surabondance de la salivation, la névropathie générale suscitée par les souffrances locales détériorent plus vite et plus profondément la santé que le trouble respiratoire. Celui-ci, du reste, n'est pas forcément en

« En dehors du rétrécissement déterminé par l'infiltration syphilitique ou l'œdème inflammatoire développé autour d'elle, il est un autre facteur qui intervient assez fréquemment et amène la gêne respiratoire à son summum d'intensité. Nous voulons parler de la paralysie aiguë des muscles crico-aryténoïdiens postérieurs, décrite par Schiffers sous le nom de *paralysie respiratoire aiguë*. Cette paralysie serait, d'après cet auteur, le résultat de l'infiltration œdémateuse du tissu musculaire, consécutive à celle de la muqueuse. Ainsi qu'il le fait observer, ce n'est pas seulement pour les muscles du larynx que l'on voit se produire des faits de ce genre. « Quand une muqueuse est enflammée « d'une manière intense ou depuis un certain temps déjà, dans certains cas de pleurésie, « par exemple, nous voyons les muscles intercostaux se paralyser par suite d'un œdème « inflammatoire. »

Des cas analogues à ceux auxquels fait allusion Schiffers ont été publiés par Sommerbrodt et Koch ; nous-même en avons publié une observation que nous résumons ici :

Madame X..., âgée de vingt-neuf ans, a contracté la syphilis en juillet 1879. Au mois de janvier 1884, elle ressentit la première atteinte d'un mal de gorge assez léger, mais qui ne tarda pas à l'inquiéter en raison de sa persistance.

Au mois de mai, M. le Dr Moure, appelé en consultation, pratique l'examen laryngoscopique et constate l'état suivant : L'épiglotte est saine, les cordes vocales inférieures blanches et nacrées, sauf la partie postérieure de la corde gauche qui était rouge. La partie droite du larynx est normale. Mais, à gauche, on constate un gonflement notable de la région aryténoïdienne, surtout au niveau de l'articulation qui est immobile et comme ankylosée ; la muqueuse est lisse, rouge ; il existe dans le repli une saillie jaunâtre, présentant tous les caractères des gommes du larynx. Ce fut le diagnostic porté.

La gêne respiratoire n'était pas considérable et tout faisait prévoir un dénouement heureux sous l'influence du traitement spécifique, lorsque la malade, s'étant exposée au froid, est prise d'accès de suffocation. L'examen laryngoscopique révèle une paralysie du crico-aryténoïdien postérieur droit, et la corde vocale de ce même côté arrive presque en contact de sa congénère, retenue elle aussi sur la ligne médiane par l'arthrite crico-aryténoïdienne gauche.

On dut pratiquer la trachéotomie. La malade d'ailleurs guérit parfaitement et l'on put, au bout d'un mois, enlever la canule.

Ainsi, dans le cas précédent, il avait suffi d'une imprudence de la malade pour amener la paralysie du crico-aryténoïdien postérieur droit qui, venant rétrécir encore la lumière du larynx déjà considérablement diminuée du fait de l'infiltration gommeuse, avait déterminé les accès de suffocation et rendu nécessaire la trachéotomie. » (*Contribution à l'étude des gommes du larynx*, p. 10-12).

rapport avec de pareils épiphénomènes. Par contre, il peut être porté à un point extrême sans douleur ni dysphagie.

Lorsque les laryngosyphiloses attaquent le squelette du larynx, des fragments nécrosés tombent quelquefois inopinément dans la cavité de l'organe et l'obstruent comme un corps étranger venu de l'extérieur. C'est là une complication des plus singulières, mais assurément fort rare[1].

Une autre complication que personne n'avait encore signalée lorsque je la décrivis pour la première fois en 1876[2], est constituée par le développement d'un *phlegmon périlaryngien* qui occupe la région antérieure et latérale du cou. Il ne se produit que dans les laryngosyphiloses profondes qui ont envahi le squelette du larynx et donné lieu à des gommes du périchondre et à la nécrose primitive ou consécutive des cartilages. Le phlegmon périlaryngien se traduit par la tuméfaction et l'empâtement d'une étendue plus ou moins considérable de la région cervicale antérieure. Le larynx est immobilisé et comprimé; il survient des accès de suffocation, une dyspnée progressive dont l'asphyxie avec imminence d'une mort prochaine peut être la conséquence. C'est que, en pareil cas, la compression ne s'exerce pas seulement sur l'organe vocal, mais aussi sur les vaisseaux et sur les nerfs du cou. Il peut en résulter de l'œdème glottique par ischémie et une paralysie des cordes vocales, qui augmentent singulièrement la gêne de la respiration causée par les ulcérations laryngiennes et la laryngosténose consécutive. Le phlegmon devient fluctuant. Il faut l'ouvrir de bonne heure. La cavité de l'abcès se ferme lentement, reste fistuleuse et présente le caractère des abcès ossifluents. Dans la masse phlegmoneuse indurée on voit aussi des foyers de ramollissement qui ne s'ouvrent pas et se résorbent sous l'influence du traitement spécifique. — Je vais donner quelques extraits de la longue conférence clinique que j'ai consacrée à cette complication.

LARYNGOPATHIES SYPHILITIQUES COMPLIQUÉES DE PHLEGMON PÉRILARYNGIEN. — I. Le malade qui fut atteint de phlegmon périlaryngien à la suite d'une laryngopathie tertiaire, et à la quatrième année exactement révolue de la syphilis, était alors âgé de 25 ans. Sa constitution était bonne et exempte de toute tare héréditaire. Sa santé avait été intacte jusqu'à l'époque où il lui survint un chancre du fourreau, dont il nous fut impossible de déterminer le mode de contamination, car il n'avait pas vu de femme depuis un an et ne s'était exposé à aucun attouchement suspect de ce côté-là. Quoi qu'il en soit, il devint sérieusement malade à partir

1. Voy. Gubler, *Bulletin de la soc. anat.* 1848, et Briquet et Labbé, *id.*, 1857.

2. Leçon sur les laryngopathies syphilitiques graves, compliquées de phlegmon périlaryngien, par Charles Mauriac. (*Annales des maladies de l'oreille et du larynx*, 1876.)

de ce moment, et il le fut toujours depuis. Sans être maligne d'emblée, sa syphilis offrit, dès le début, dans ses manifestations successives, une gravité qui, loin de diminuer comme on l'observe quelquefois, ne fit que s'accroître avec le temps. — Syphilides ulcéreuses, sarcocèle spécifique du testicule droit, fréquentes atteintes de laryngopathie, glossopathie scléro-gommeuse, etc., telles étaient les principales manifestations qui s'étaient produites, malgré le traitement spécifique, avant que les lésions du larynx, devenues de plus en plus graves, aboutissent à la complication phlegmoneuse périlaryngienne.

Les accidents du côté du larynx existaient sans doute en germe à l'état latent depuis plusieurs mois ; mais c'est vers le milieu de juin 1875, que, par le fait de leur développement progressif, ils s'élevèrent à un degré d'intensité assez considérable pour tirer le malade d'une insouciance et d'une apathie qui lui étaient habituelles.

Il commença par éprouver de la gêne dans les mouvements de la langue, ainsi que de la douleur au contact des aliments ; la déglutition devint pénible ; une sensibilité anormale se produisit dans les mouvements du larynx ; enfin les troubles de la phonation s'accusèrent par une raucité, une éraillure, une dysphonie, un étouffement du timbre de la voix plus désagréables et plus prononcés qu'ils ne l'avaient été jusqu'alors. En même temps le passage de l'air à travers le larynx semblait moins libre.

Je le trouvai dans un état fâcheux, quoique sa santé n'eût été que relativement très peu touchée. Toute l'activité morbide de cette troisième poussée syphilitique avait convergé et s'était concentrée sur la langue et sur le larynx.

La langue avait presque doublé de volume, surtout dans le sens de son épaisseur. On voyait à sa surface de larges rugosités, des espèces de mamelonnements aplatis, séparés par des sillons irrégulièrement entre-croisés sur les bords. De la pointe à la base proéminaient de véritables tumeurs, les unes encore solides, les autres creuses et excavées. La sensibilité de l'organe était un peu émoussée ; mais il avait conservé toute sa mobilité. Il présentait une teinte générale violacée comme si la circulation veineuse eût été entravée...

La voix était rauque, déchirée, presque éteinte. — En outre, phénomène beaucoup plus important au point de vue du pronostic, le passage de l'air à travers la glotte était un peu strident, ce qui indiquait bien un certain degré de rétrécissement organique produit par l'altération des cordes vocales. La déglutition était difficile et il existait une douleur extrêmement vive sur le côté gauche du pharynx, entre le larynx et le sterno-cléido-mastoïdien. Cette douleur était spontanée, et accrue par la pression.

L'examen de l'isthme du gosier à l'aide de l'abaisse-langue, ne me fit découvrir aucune lésion. J'eus recours au laryngoscope, mais il me fut impossible de parvenir à éclairer l'intérieur du larynx, à cause du gonflement considérable de l'épiglotte, de la base de la langue et des parois latérales du canal pharyngien à ce niveau. L'épiglotte surtout était énorme et immobile ; elle avait doublé de volume ; son bord libre et sa face antérieure étaient déchiquetés et labourés par des ulcérations grisâtres, taillées à pic, à contours irréguliers. La muqueuse était d'un rouge sombre, veloutée et épaissie. Cette première exploration fut incomplète. Je la renouvelai plus tard et j'obtins de meilleurs résultats. Ainsi quelques jours après, je constatai l'existence d'une ulcération papigineuse qui contournait la base de l'épiglotte à gauche, passait au-dessous de l'amygdale correspondante, après avoir un peu entamé la base de la langue, et gagnait la paroi pharyngienne. C'est cette vaste ulcération qui donnait lieu à la douleur signalée tout à l'heure sur les côtés du cou.

Voici ce que je constatai 17 jours plus tard, après un traitement mixte poussé avec beaucoup de vigueur : L'épiglotte était toujours rouge, infiltrée et comme sclérosée; mais ses ulcérations commençaient à se déterger; leur fond s'élevait tandis que leurs bords s'affaissaient. Il en était ainsi de la large ulcération serpigineuse de sa base. Les replis aryténo-épiglottiques présentaient un épaississement et une rougeur considérables. Les cordes vocales, que je ne parvins à éclairer qu'incomplètement, me semblèrent très hypertrophiées, inégales, déchiquetées sur leurs bords et très peu mobiles.

La respiration était devenue fort gênée depuis deux jours. Le malade avait quelques étouffements pendant la nuit. La peau était chaude, le pouls fréquent, et la santé générale commençait à s'altérer sensiblement.

II. C'est qu'une nouvelle complication s'était produite. Le cou, au niveau du larynx, principalement à droite, avait grossi ; il s'était formé dans toute la région périlaryngienne un épanchement de matière plastique qui englobait et immobilisait l'organe. Il en résultait une tumeur très dure, à peu près indolente, dans laquelle on ne sentait aucune fluctuation, et qui présentait cette particularité d'avoir débuté sourdement et de n'augmenter que peu à peu chaque jour et avec une lenteur remarquable. Aussi, quoiqu'elle offrît quelques-uns des caractères du *phlegmon*, j'écartai l'idée de l'attaquer à ce moment-là avec l'instrument tranchant.

Sauf son accroissement progressif, aucun incident ne signala son processus pendant les 8 ou 10 premiers jours de sa durée. J'espérais que l'iodure de potassium en ferait justice. Mais il n'en fut rien. C'est vers le 11 août, que des signes bien nets d'inflammation phlegmoneuse commencèrent à se montrer. Le 13 (16e jour de la tuméfaction), ils étaient très accusés. L'empâtement périlaryngien avait presque doublé le volume du cou ; la peau qui le recouvrait était rouge, tendue, luisante, épaissie. Le tissu cellulaire sous-cutané présentait une infiltration diffuse d'une matière plastique ou purulente, dans laquelle le pus n'était pas encore collecté en foyer. La toux, qui avait été, dès le début de la laryngopathie, fréquente, pénible, déchirée et quelquefois spasmodique, s'était calmée depuis 3 ou 4 jours ; mais la gêne de la respiration devenait plus considérable et l'asphyxie était imminente. Fièvre, céphalgie, faiblesse générale. — La tuméfaction mesurait de haut en bas 8 centimètres et d'un côté à l'autre 12 centimètres.

Le 15 août (18e jour), un abcès comme furonculeux ou anthracoïde s'était formé au devant du larynx. Je l'ouvris et il en sortit une quantité considérable de pus. Un soulagement considérable et presque immédiat fut la conséquence de l'évacuation du pus. Mais ce soulagement toutefois ne fut ni aussi grand ni aussi prompt que dans les formes ordinaires du phlegmon cervical. Quoi qu'il en soit, les dangers imminents de la suffocation furent conjurés. Il se produisit dans tout l'organisme une détente favorable, et un mieux marqué ne tarda pas à se manifester. Le malade avait beaucoup maigri, ses forces étaient fort épuisées. Aussi je fis suspendre tous les médicaments et je lui prescrivis uniquement des toniques.

La voix restait toujours éteinte. Le 18 août, 4 ou 5 jours après l'opération, voyant que le volume du cou avait diminué et que ses mouvements devenaient plus libres, je tentai une nouvelle exploration laryngoscopique, et voici ce que je constatai : L'épiglotte était toujours très hypertrophiée dans tous les sens, rouge, inégale, déchiquetée sur ses bords et immobilisée. Quoique les replis aryténo-épiglottiques fussent, comme elle, fort épaissis par le gonflement de la muqueuse et l'infiltration plastique sous-jacente, on pouvait découvrir les cordes vocales. Elles étaient triplées au moins d'épaisseur, d'un rouge sombre uniforme, tomenteuses, couvertes sur leur face supérieure et sur leurs bords d'ulcérations profondes et confluentes qui circonscrivaient tout l'hiatus de la glotte. Il en résultait que cet hiatus était diminué dans tous les sens, en longueur et en largeur. Il ne se fermait pas complètement et se dilatait peu par suite d'un défaut d'amplitude dans le jeu des cordes vocales, provenant sans doute tout à la fois des ulcérations dont elles étaient le siège et d'un affaiblissement dans la contractilité de leurs muscles moteurs.

Les jours suivants, nous fûmes témoins d'un phénomène qui me paraît être d'une grande valeur pour établir la véritable nature de ce phlegmon à allures si particulières. A la surface de la masse qui ne s'était pas encore résorbée, un peu en haut et à droite, au-dessus de l'ouverture de l'abcès, une partie de l'induration se ramollit peu à peu, devint fluctuante et forma sous la peau amincie, un peu rouge et décollée dans une étendue de 5 ou 6 centimètres carrés, une *collection de liquide sans doute purulente*. Je dis sans doute, car je ne la vis pas. Fermement convaincu que cette collection provenant de la fonte d'une hyperplasie syphilitique, pouvait, comme on l'observe assez fréquemment en pareil cas, disparaître sans être évacuée ou sans s'ouvrir d'elle-même, je me gardai bien de porter sur elle l'instrument tranchant; je ne fis même appliquer à sa surface aucun topique résolutif. Mes prévisions furent justifiées par l'événement.

Cet *abcès pseudo-phlegmoneux*, qui avait donné les premiers signes de son existence vers le 19 aout, *se résorba peu à peu, sans percer, après avoir parcouru toutes les phases de la liquéfaction.* Il n'en restait plus aucune trace le 1er septembre.

J'insiste sur ce fait. Je vous prie d'en bien peser la signification. Je vous ai dit souvent que lorsque vous verriez survenir, dans le cours de la syphilis, des collections sous-cutanées de cette nature, qu'elles fussent précédées ou non de phénomènes plus ou mois inflammatoires et d'engorgements subaigus ou chroniques, diffus ou circonscrits, du tissu cellulaire, vous deviez vous abstenir de les ouvrir. En agissant autrement, en les traitant comme les abcès phlegmoneux ordinaires, c'est-à-dire en les incisant de bonne heure ou tard pour évacuer leur contenu, loin de favoriser leur guérison, vous la retarderiez. J'ai été souvent frappé de la résorption spontanée et rapide de ces collections sous-cutanées, alors que tout semblait faire présager leur évacuation prochaine. Quoique la peau soit amincie, rouge, exfoliée à leur surface, elle résiste; et bientôt on est étonné de la voir reprendre peu à peu son épaisseur, sa consistance et sa coloration normales, à mesure que la tumeur diminue de volume. Je me suis toujours applaudi d'avoir abandonné ces abcès à leur marche naturelle. Il y a de grandes chances pour qu'ils guérissent spontanément. Et c'est parce que je comptais beaucoup sur cette éventualité favorable que, malgré l'urgence des indications, je ne me hâtai pas d'attaquer cette tumeur phlegmoneuse du cou avec le bistouri.

L'état général s'étant amélioré, je repris le traitement spécifique le 25 août. J'administrai quotidiennement au malade deux cuillerées de sirop de bi-iodure ioduré et 5 grammes d'iodure de potassium. Peut-être les deux spécifiques n'ont ils pas été sans influence sur la résorption du second abcès; je dois faire remarquer cependant qu'ils ne l'avaient pas prévenu et qu'ils n'avaient pas empêché non plus le premier de se former.

Et le premier abcès que devint-il? Eh bien, il y a là encore, dans la façon dont il s'est comporté après avoir été ouvert, quelque chose de tout spécial et de caractéristique, qui me sembe bien propre à éclairer sa nature et à déterminer son point de départ. Loin de se fermer au bout de quelques jours, l'ouverture de cet abcès resta *fistuleuse* comme celle des abcès chroniques et ossifluents. elle mit plus d'un mois à se cicatriser. Pendant plusieurs jours ses bords furent entourés d'un bourrelet fongueux, d'une excroissance charnue semblable à celle qu'on voit végéter autour des fistules osseuses. J'en ai conclu que le *squelette cartilagineux du larynx avait probablement été atteint par l'action syphilitique;* qu'une portion plus ou moins étendue avait d'abord été ossifiée, puis peut-être cariée ou nécrosée, ou bien que le périchondre seul avait été atteint. Il est vrai que je ne vis pas sortir de séquestre au milieu du pus et qu'une exploration, du reste assez sommaire et incomplète, que je fis avec un stylet, ne me permit point de constater ces lésions[1]. Toujours est-il qu'après la guérison, qui eut lieu vers les derniers jours de septembre, la cicatrice consécutive à l'ouverture restée si longtemps fistuleuse était enfoncée en entonnoir, et que son fond adhérait intimement au cartilage thyroïde ou au cricoïde.

Je n'ai aucune autre particularité à signaler chez ce malade. — Sa santé s'est rétablie peu à peu, mais les lésions du larynx persistent et la voix est toujours rauque ou éteinte, il a même quelque fois un peu d'oppression pendant la nuit. Toutefois son existence n'est plus menacée et le phlegmon périlaryngien est complètement guéri,

III. Je pourrais m'en tenir là, mais je désire présenter encore quelques considérations au sujet des laryngopathies syphilitique graves et des accidents qui les peuvent compliquer. — Ce n'est généralement pas durant les premières phases de la maladie constitutionnelle qu'elles sont à craindre. — Les lésions sont trop superficielles pour désorganiser les cordes vocales et rétrécir par elles-mêmes ou par les cicatrices qui leur succèdent la cavité laryngienne. Et pourtant si on jugeait de leur pronostic d'après les troubles fonctionnels qu'elles produisent du côté de la voix, on pourrait les croire tout aussi sérieuses que celles qui appartiennent à la phase tertiaire. Il ne faut donc pas s'en fier aux apparences. Il importe, en l'absence de tout examen laryngoscopique, de consulter la date à laquelle survient une laryngopathie syphilitique, de rechercher avec soin les lésions concomitantes de même

1. Les séquestres provenant d'une nécrose syphilitique des cartilages du larynx ne sont quelquefois éliminées qu'au bout d'un temps très long. C'est ce qui eut lieu dans un fait rapporté par M. Lamallerée (*Ann. des mal. de l'or. et du larynx*, Paris 1878) : La nécrose laryngienne survint 6 ans après l'infection ; deux petits abcès se formèrent sur la partie antérieure du cou, au niveau du cartilage cricoïde ; — ils s'ouvrirent bientôt et restèrent fistuleux. — Mais ce ne fut que *plusieurs années après*, que des séquestres d'os nécrosés sortirent à travers les fistules.

nature, de supputer l'époque des attaques antérieures, les intervalles qui les ont séparées, de s'enquérir de leur modalité symptomatique en ce qui concerne les fonctions respiratoires, d'explorer minutieusement la base de la langue, les côtés du cou et toute l'étendue de la région laryngienne extérieurement. C'est quand on est en possession de toutes ces données qu'on peut établir un diagnostic et un pronostic à peu près exacts. Il est bien entendu que le laryngoscope fournit des notions encore plus positives et que lui seul est capable, dans beaucoup de cas, de nous faire connaître si la voix rauque, la dysphonie, l'aphonie, etc., dépendent des lésions superficielles ou profondes.

Mais ces complications, peut-on les prévoir, même après les investigations cliniques et laryngoscopiques les plus minutieuses? Je répondrai par l'affirmative pour quelques-unes et dans certains cas. Il est clair que l'*œdème de la glotte*, par exemple, est imminent quand de profondes ulcérations de la glotte, de l'épiglotte et des replis aryténo-épiglottiques s'accompagnent d'un engorgement périphérique considérable, et qu'il survient de temps en temps, sans doute sous l'influence de bouffées hyperhémiques consécutives, des crises d'angoisse respiratoire.

Dans les ulcérations annulaires de la trachée, au-dessous du cartilage cricoïde, les *rétrécissements cicatriciels* sont à craindre.

Quant au *phlegmon périlaryngien*, je suis plus embarrassé pour indiquer ses phénomènes prémonitoires et pour spécifier d'une manière positive les causes qui le préparent et qui le provoquent. En général ce sont les périostoses laryngées, les caries et les nécroses des cartilages ossifiés du larynx. Je crois bien que chez notre malade le phlegmon périlaryngien s'est développé sous cette influence. Mais comment la constater? Dans le cas en question je n'en ai découvert aucun indice. La vive douleur locale en était-elle un? Je serais disposé à le croire. Il faut tenir compte surtout de la moindre augmentation de volume qui se produit extérieurement dans l'appareil vocal, surtout quand cette augmentation de volume s'accompagne d'un effacement de certaines parties constituantes du larynx, qu'on perçoit assez distinctement chez les individus dont le cou n'est pas trop chargé d'embonpoint. Qu'on note aussi la diminution dans la mobilité de l'organe, de haut en bas et dans le sens latéral.

Du moment que la tuméfaction périlaryngienne s'est étendue aux parties voisines, qu'elle a effacé les saillies, les courbes, les creux de la partie antérieure du cou, le diagnostic ne présente que peu de difficultés, surtout quand on a suivi le processus de l'affection laryngienne et qu'on a la certitude que la glande thyroïde n'est pas en jeu, ce dont il est facile de s'assurer, en tenant compte du point de départ, de la forme de la tumeur et d'autres circonstances qu'il est inutile de développer ici. — Mais ne faudra-t-il pas savoir quelle est la nature de cet engorgement périlaryngien, quel sera son processus, à quel moment, de quelle manière et dans quelle mesure on devra intervenir pour prévenir ou arrêter le danger; quelles sont les complications de second ordre que pourra provoquer cette complication qui est de premier ordre, en tenant compte de la succession et de l'enchaînement chronologique des accidents?

J'ai laissé pressentir ma manière de voir en ce qui concerne la *nature* de cet engorgement. Je ne dis pas son *origine :* elle est évidemment syphilitique. Je veux parler de ce quelque chose de plus intime qui distingue une lésion d'une autre lésion, si semblables que toutes les deux paraissent de prime abord. — Voici ce que je veux dire : La syphilis, par une de ses manifestations, peut devenir la cause occasionnelle d'un œdème, d'une congestion, d'une inflammation, d'une névralgie, etc., qui ne différeront pas sensiblement des mêmes lésions survenues sous l'influence de toute autre cause accidentelle ou diathésique, et qui s'exprimeront par les phénomènes et le processus propres à ces lésions, dans ce qu'elles ont de plus commun, de plus général. — Mais la syphilis va quelquefois plus loin : agissant comme cause occasionnelle par l'intermédiaire d'une des lésions qui lui sont propres, elle fait naître une complication ; et de plus, elle imprime à cette complication un caractère spécifique qui fait que l'œdème, l'hyperhémie, l'inflammation, la névralgie, etc., ne sont plus des phénomènes morbides d'ordre commun, général, mais des phénomènes imprégnés d'une spécificité de nature, qui les met sur la même ligne que les accidents qui procèdent en droite ligne et immédiatement de la maladie constitutionnelle.

Eh bien, je suis convaincu que l'engorgement périlaryngien dont nous avons étudié ensemble l'évolution était encore plus *syphilitique* que *phlegmoneux*, et qu'il émanait d'une action diathésique plutôt que d'un effort éliminateur de la nature. Je n'en veux pour preuve que les circonstances suivantes : 1° l'insidiosité de son début ; 2° la lenteur et l'indolence de son processus ; 3° son peu de réaction sur l'organisme ; 4° sa persistance pendant 14 jours, à l'état d'induration ; 5° l'absence presque complète de l'œdème périphlegmoneux ; 6° la circonscription, sur un point limité, de la fonte purulente ; 7° la déliquescence et la résorption spontanées sur un autre point, sans évacuation de la matière plastique qui constituait l'engorgement.

Est-ce ainsi que les choses se passent dans les phlegmons communs ou éliminateurs ? — On m'objectera peut-être que tout cela n'est pas très clair. Je le regrette, mais ce n'est pas ma faute. — L'organisme est beaucoup plus complexe dans ses opérations que ne le supposent ceux qui veulent lui imposer la simplicité de leurs conceptions pathologiques. Il est facile de n'être pas obscur, si l'on fait table rase de nuances pathologiques. C'est la méthode des dogmatiques. Je lui préfère l'observation rigoureuse, si peu séduisante qu'elle soit dans l'enseignement.

Les indications thérapeutiques se déduisent de la nature de la complication, de son processus, et des accidents qu'elle peut susciter dans un bref délai. Par cela même qu'elle présente une teinte syphilitique fortement accentuée, il est évident qu'il faut la combattre, dès le début, par une médication spécifique à hautes doses. L'iodure de potassium à l'intérieur et les frictions mercurielles sur la surface de la tumeur sont les moyens les plus efficaces pour résoudre l'engorgement. S'il augmente, on aura recours aux vésicatoires volants répétés. Mais dès qu'une collection purulente se formera, avec les caractères d'un abcès plus ou moins franchement aigu, il faudra se hâter de l'ouvrir avec l'instrument tranchant. Quand on aura déféré à l'urgence de cette indication, on pourra laisser se résorber d'elles-mêmes, comme je l'ai fait, les collections ultérieures, surtout s'il n'existe plus aucun phénomène de compression sur le larynx.

L'incision prématurée et largement faite sur la ligne médiane, au niveau du cartilage cricoïde et des premiers anneaux de la trachée, devrait être tentée, s'il y avait, outre les phénomènes de compression laryngienne, des accès de suffocation provoqués par un œdème de la glotte ou une paralysie des muscles moteurs des cordes vocales. Cet œdème et cette paralysie sont imminents en pareil cas. Il faut toujours avoir en vue leur occurence plus ou moins prochaine ; car la tumeur agit par compression non seulement sur l'organe vocal, mais aussi sur les vaisseaux veineux et sur les nerfs laryngés.

L'incision telle que je la conseille a le double avantage de produire une détente immédiate, en dégorgeant les tissus, et de constituer en outre le premier temps de la trachéotomie, de la préparer d'avance et d'en faciliter l'exécution, dans le cas ou il deviendrait indispensable de la pratiquer.

Marche. Durée. Terminaisons. — I. Nous n'avons pas à revenir ici sur le processus des lésions variées qui constituent les laryngopathies syphilitiques. Nous nous en sommes suffisamment occupé dans le chapitre consacré à l'anatomie pathologique et aux symptômes. C'est la marche générale de l'affection, dans le vaste ensemble et à travers les longues étapes de la maladie constitutionnelle, qu'il faut déterminer et suivre maintenant.

Une attaque sérieuse de laryngosyphilose arrive souvent d'une façon inopinée. L'organe vocal est pris brusquement, sans qu'aucune circonstance antérieure, locale ou générale, ait été de nature à faire soupçonner une pareille atteinte. Un grand nombre de ces affections appartiennent à des syphilis méconnues ou ignorées. Ce fait, le laryngoscope l'a mis hors de doute. Il suffit pour s'en convaincre de lire les curieuses révélations que nous ont faites à cet égard les persévérantes recherches des laryngoscopistes. Combien de fois, avant ces dernières années, les affections spécifiques, scléro-gommeuses ou paralytiques, du larynx n'ont-elles pas été attribuées à des causes autres que la syphilis ! C'est le soupçon de cet état latent qui fait qu'aujourd'hui, dans les cas douteux on n'hésite plus à instituer un traitement mercuriel et ioduré dont l'action curative est aussi révélatrice que les investigations cliniques. — Mais ces laryngosyphiloses sans phénomènes précurseurs, sans antécédents locaux, disparaissent-elles pour toujours, ou bien une première attaque en implique-t-elle d'autres ? Eh bien, ici, comme dans beaucoup d'autres organes, quand le tertiarisme s'est emparé du larynx, il ne le lâche pas. Il est donc grandement à craindre que les patients soient condamnés à subir plusieurs atteintes de l'affection, surtout si l'organe vocal est exposé chez eux à l'influence de ces causes occasionnelles, qui favorisent à un si haut degré les déterminations spécifiques. — Les *récidives* sont presque la règle et malheureusement la médication dite préventive et toutes les prudences de l'hygiène la mieux entendue ne sont pas toujours capable de les prévenir.

Mais ces récidives sont à peu près fatales chez le patient dont le larynx est *prédisposé* à subir les atteintes de la syphilis. Ces bizarres prédispositions régionales dont nous avons vu tant d'exemples sur la peau, sur les muqueuses, sur les diverses pièces du système locomoteur, etc., sont incontestables dans le larynx. Il y a des malades dont la syphilis semble concentrer tout son effort contre cet organe. Il est pris dès la première phase de la période secondaire, et, plus tard, il le devient de plus en plus. C'est une marche progressive, avec des attaques séparées par des intervalles de plus en plus courts, lorsque la syphilis est grave et entre de bonne heure dans la phase tertiaire. En pareil cas, la nature de l'affection est évidente, et non seulement sa nature, mais aussi le processus, les localisations, et toutes les circonstances pathologiques qui constituent son individualité morbide. — Dans ces sortes de laryngosyphiloses à répétition, la récidive ne se borne pas, en général, à reproduire ce qui avait eu lieu pendant les attaques antérieures. Elle est une étape dans la marche, un degré plus avancé des lésions désorganisatrices, et c'est ce qui fait que la sténose cicatricielle en est presque toujours la conséquence ultime.

Cette conséquence est moins à redouter dans les laryngosyphiloses brusques, survenues on ne sait pourquoi, comme manifestation inattendue, improbable d'un état constitutionnel qui depuis des années gardait un silence qu'on pouvait prendre pour une guérison.

II. Les réflexions précédentes s'appliquent à la durée de ces maladies. Plus il y a de récidives, et plus les attaques deviennent longues, jusqu'à ce que la *continuité* s'établisse, avec de rares alternatives de mieux et de plus mal. La continuité est définitive, lorsque le processus local s'éteint dans une dégénérescence fibreuse irrémédiable, accompagnée d'un degré plus ou moins prononcé de sténose laryngienne.

Il est du reste difficile de fixer la durée d'une attaque de laryngosyphilose, parce que l'intervention du traitement spécifique l'abrège quelquefois d'une façon remarquable, dans l'espace d'un ou deux septenaires. Mais il faut que cette intervention ait lieu au début ou dans la phase formatrice des lésions scléro-gommeuses. Elle est alors décisive et coupe court au processus. Plus tard, dans la phase d'involution, elle agit avec plus de lenteur, mais elle abrège encore sensiblement la durée de l'affection. Plus tard encore, dans la période de réparation et de transformation scléreuse, son influence est à peu près nulle, parce que les lésions devenues permanentes sont un fait accompli, contre lequel aucun spécifique ne peut prévaloir. — Il est bien rare aujourd'hui qu'une laryngosyphilose soit abandonnée à sa marche naturelle, à son évolution spontanée. Si elle l'était, sa durée serait certainement longue, peut être moins cependant que celle de certaines laryngopathies secondaires insignifiantes comme gravité, mais qui s'éternisent malgré tout ce qu'on essaye contre elles.

III. Les terminaisons varient suivant les cas. Dans les laryngosyphiloses insidieuses, à récidives incessantes, à processus local de plus en plus destructif, les complications graves et instantanées comme l'œdème de la glotte ne se montrent pas aussi souvent qu'on serait tenté de le croire ; mais la sclérose avec déformation et rétrécissement de la cavité laryngienne est presque fatale. La cachexie, la mort en sont quelquefois la conséquence. — Les terminaisons heureuses, rapides, sans reliquat, sont communes dans les gommes et les ulcérations laryngiennes diagnostiquées et traitées à temps. Il y a plus de chance pour qu'elles se produisent dans une première attaque que dans les suivantes.

Les terminaisons par une guérison complète sont en raison inverse du nombre des récidives. Les laryngoplégies en fournissent plus d'exemples que la laryngosyphilose scléro-gommeuse. Il arrive souvent que l'intégrité de la voix est compromise pour toujours. D'autres fois, c'est le trouble respiratoire qui persiste, bien que la voix soit redevenue presque normale. Ce dernier fait indique en général que la lésion a été sous-glottique ou trachéale.

Diagnostic[1]. — De toutes les affections du larynx qui peuvent être confondues avec les laryngopathies syphilitiques tertiaires, la phtisie de cet organe occupe la première place et la plus importante. Par leur physionomie générale, par leurs symptômes pris isolément et quelquefois par leurs lésions, les deux maladies du larynx, qui émanent de la syphilis et de la tuberculose, offrent parfois tant de ressemblance sur tous les points, que leur diagnostic différentiel est extrêmement difficile à établir. Un parallèle entre ces deux grandes laryngopathies va le prouver et nous donner en même temps le détail et l'ensemble des signes qui permettent de les distinguer.

A. *Troubles fonctionnels.* — 1° Les altérations de la *voix* ne fournissent aucun élément solide de diagnostic. L'enrouement, la raucité,

1. M. le Dr E.-J. Moure, à qui la laryngologie est redevable de tant de savants travaux, a publié sur cette question une monographie des plus remarquables, si profondément étudiée et si complète, qu'il nous semble difficile d'y rien ajouter, car elle embrasse à peu près, dans un cadre qui, d'après son titre, paraît restreint toute la pathologie du larynx. Aussi lui ferons nous de nombreux emprunts. — *De la syphilis et de la phtisie laryngée au point de vue du diagnostic*, par E.-J. Moure, Paris, 1879.

la dureté de la voix, le *raucedo* sont beaucoup moins spécifiques qu'on ne l'a dit et s'observent dans d'autres affections que la syphilis, et même dans la phtisie laryngée. Toutefois la rudesse et la raucité n'y prédominent pas autant; la voix, après la phase de l'enrouement catarrhal du début, a plutôt de la tendance à devenir chuchotée et éteinte. La faiblesse vocale tient alors, ainsi que l'a établi M. Frankel, à une dégénérescence granuleuse et atrophique des corpuscules musculaires et du perimysium interne, à l'exclusion du sarcolemme, observée plusieurs fois par lui dans la phtisie laryngée.

2° La *toux* et l'*expectoration* ne présentent pas dans les deux laryngopathies des différences aussi grandes qu'on serait tenté de le supposer. Ainsi dans la phtisie laryngée qui n'est pas symptomatique de la tuberculose pulmonaire, la toux est rare et fait même complètement défaut. N'en est-il pas ainsi dans un grand nombre de laryngosyphiloses? Toutefois, cette similitude qui s'étend aussi à l'expectoration n'existe que dans les premières phases. Plus tard la toux de la phtisie laryngée devient *éructante*[1] (Trousseau et Belloc). — Elle varie du reste avec la voix. Sa fréquence, à mesure que la maladie fait des progrès, dépend de plus en plus des poumons qui fournissent, avec la trachée, une grande portion de l'expectoration, bientôt semblable de tous points à celle de la phtisie pulmonaire, et dans laquelle on pourrait constater la présence du bacille de Koch. — Lorsque le diagnostic entre la phtisie laryngée et la laryngosyphilose est difficile, l'examen microscopique des crachats fournira donc un signe pathognomonique qu'il sera bon de toujours rechercher. — Dans la syphilose du larynx, le ramollissement des gommes donne souvent lieu à une fétidité de l'haleine à une odeur gangreneuse qui sont beaucoup plus rares dans la tuberculose de cet organe.

3° Il est très exceptionnel que la *douleur*, surtout celle qui se propage du côté des oreilles, atteigne une grande violence dans les laryngosyphiloses. La dysphagie n'y est pas commune non plus, du moins sous sa forme douloureuse[2], même dans les ulcérations spécifiques de

1. M. Moure explique ainsi qu'il suit, ce caractère particulier : « Le gonflement et les ulcérations de la muqueuse d'une part, l'immobilité fréquente des replis thyro-aryténoïdiens et des cartilages aryténoïdes de l'autre, tout en rétrécissant l'ouverture glottique, empêchent son occlusion, et, pendant les efforts de la toux, une certaine quantité d'air passant à travers l'orifice mal clos, au lieu de faire vibrer brusquement les cordes vocales, produit un bruit sourd à travers ces muqueuses déchiquetées et ramollies qui ne peuvent s'opposer à sa sortie. »

2. Nous avons eu l'occasion, dit M. Moure, de voir des syphilitiques qui, avec un épiglotte profondément ulcérée et constamment en contact avec les aliments, avalaient

l'épiglotte. — Il en est tout autrement dans la phtisie laryngée. L'ulcération des bords latéraux et de la base de l'opercule cause de vraies souffrances. Chose curieuse, les ulcérations tuberculeuses intralaryngiennes sont au contraire absolument indolores.

Les phénomènes douloureux occupent une place incomparablement plus importante dans la tuberculose que dans la syphilose du larynx. Les douleurs réflexes de l'oreille, que nous avons décrites plus haut, y atteignent leur maximum de violence, surtout pendant la déglutition. — Ce ne sont pas seulement les lésions de l'épiglotte qui causent la dysphagie douloureuse dans la phtisie laryngée, mais aussi le gonflement, l'ulcération et l'œdème de la région aryténoïdienne si commune en pareil cas. — « L'œdème de la moitié droite du larynx, dit M. Fauvel, peut être considérable et ne pas amener de dysphagie ou très peu, et c'est le contraire quand l'œdème siège du côté gauche, ce qui s'explique facilement quand on songe que l'œsophage a son entrée du côté gauche de la trachée. » — La dysphagie est un phénomène constant dans les variétés douloureuses de la laryngotuberculose, et elle s'accompagne souvent de la régurgitation des aliments. Tous les actes de l'organe causent des souffrances, en pareil cas : la toux, l'expectoration et même la phonation qui est chuchotée plutôt que parlée. — La salivation, qui est sans doute un phénomène réflexe, se produit dans les deux laryngopathies, mais elle est en général plus abondante dans la phtisie que dans la syphilose laryngée.

4° Les *troubles respiratoires* sur lesquels j'ai tant insisté aboutissent dans les deux maladies à des accès de suffocation qui se ressemblent beaucoup et ne peuvent en rien éclairer le diagnostic, quand on n'a pas été témoin du processus de la laryngosténose. — Ce processus est plus lent, plus graduel, et par conséquent mieux toléré par les malades dans la syphilis que dans la tuberculose. — Ajoutez que dans cette dernière, les lésions pulmonaires finissent par fournir à la dyspnée un contingent considérable qui fait défaut dans la syphilose laryngée, sauf lorsqu'il existe des gommes pulmonaires ; mais cette éventualité est tellement exceptionnelle qu'il n'en faut pas tenir compte.

5° La santé générale est ordinairement beaucoup plus compromise dans la tuberculose que dans la syphilose du larynx. Toutefois, dans cette dernière, on constate quelquefois, de l'amaigrissement, du marasme, des formes colliquatives, etc., en un mot des phénomènes de cachexie profonde, tout comme dans la première. Mais cet état est

facilement solides et liquides, éprouvant à peine un peu de gêne pendant l'acte de la déglutition.

susceptible de s'amender sous l'influence d'un traitement spécifique, souvent avec rapidité, d'autres fois *très lentement*, comme l'a établi Krishaber. Aussi ne faut-il pas se décourager, mais persévérer au contraire dans l'emploi énergique et prolongé du mercure et de l'iodure de potassium. — Dans les laryngopathies syphilitiques avec cachexie, il pourrait se faire qu'il y eût un fond tuberculeux. — Il ne faut pas oublier, au sujet du diagnostic, que la tuberculose et la syphilis sont loin de s'exclure.

L'examen du poumon doit donc toujours être fait avec le plus grand soin. Les pleurésies, les engorgements des sommets militeront presque toujours, dans les cas douteux, en faveur de la tuberculose laryngée.

Si on constatait des craquements, du souffle et les signes physiques d'une excavation, non plus aux sommets, mais dans *une des fosses sous-scapulaires*, on songerait à la phtisie syphilitique plutôt qu'à la phtisie turberculeuse. Au surplus, le traitement viendrait en aide au diagnostic. On ne négligera pas l'examen microscopique des crachats [1].

Dans le diagnostic différentiel, il faut faire entrer aussi en ligne de compte l'état des ganglions cervicaux. — Les adénopathies cervicales et sous-maxillaires sont communes dans la syphilis, surtout pendant la période secondaire. Elles sont au contraire excessivement rares dans la phtisie [2]. — Une seule fois M. Moure a trouvé deux ganglions volumineux et ramollis chez un malade arrivé à la dernière période de la syphilis laryngée.

Il est indispensable de fouiller avec le plus grand soin le passé pathologique des phtisiques au point de vue de la syphilis.

La coexistence des lésions spécifiques est souvent décisive dans la question du diagnostic, mais ces lésions sont quelquefois très minimes

1. M. Coupard m'a affirmé qu'il avait vu guérir très rapidement par l'iodure de potassium un malade atteint de *laryngopathie syphilitique, et dans les crachats duquel on avait constaté le baccile de la tuberculose.* — Il est donc indispensable de fouiller le passé pathologique des phtisiques au point de vue de la syphilis.

2. Voyez sur ce sujet un important article de M. le Dr Fauvel, dans la *Gazette des Hôpitaux* (23 janvier 1879). — « L'absence de tumeurs ganglionnaires dans la phtisie laryngée, dit ce savant maître en laryngologie, est un fait constant. D'après la statistique dressée par notre chef de clinique, M. Coupard, et portant sur une série de 158 malades atteints de phtisie laryngée, voici ce que nous remarquons : 91 hommes avec lésions pulmonaires, âge moyen, de 37 ans ; — 46 femmes avec lésions pulmonaires, âge moyen, 28 ans ; — 8 hommes sans lésions pulmonaires appréciables, âge moyen, 32 ans ; — 5 femmes sans lésions pulmonaires appréciables, âge moyen, 25 ans. — Dans aucun cas les malades n'ont présenté d'engorgement ganglionnaire cervical ni sous-maxillaire. »

et fort difficiles à découvrir. En voici un exemple que je dois à l'obligeance de M. le Dr Coupard :

11. Il avait dans son service à l'hôpital Péreire une femme âgée de 38 ans, très amaigrie et complètement aphone depuis deux mois. L'examen laryngoscopique fit constater un œdème des ligaments aryténo-épiglottiques à la région postérieure, de la rougeur, du gonflement des cordes vocales inférieures, et une sécrétion muco-purulente qui recouvrait les cordes supérieures. — Gonflement scléreux de l'épiglotte, érosions de son bord libre. Rien dans les poumons.

Néanmoins l'ensemble de ces lésions faisait penser à la tuberculose du larynx plus qu'à la syphilose, et ce diagnostic fut porté par les assistants. — Mais en examinant la malade avec la plus scrupuleuse attention, M. Coupard découvrit une très petite perforation du voile du palais, mesurant à peine 2 millimètres, et cette circonstance lui suffit pour affirmer qu'il s'agissait bien, malgré les apparences contraires, d'une laryngosyphilose. — Il fit administrer quotidiennement 2 grammes d'iodure de potassium. — Huit jours, grande amélioration dans l'état général et dans l'état local. Un mois après, état général parfait, voix normale.

Ce fait fort instructif nous conduit naturellement à l'étude des *signes objectifs* qu'on observe dans les deux espèces des laryngopathies, en nous plaçant au point de vue de leur diagnostic différentiel.

Les signes objectifs qui nous sont fournis par le laryngoscope ne laissent la plupart du temps aucun doute sur la nature de laryngopathies syphilitiques et tuberculeuses ; mais ils ne suffisent pas toujours et quelquefois le diagnostic reste malgré eux en suspens.

a. La tuberculose donne lieu à une hyperplasie ou plutôt à une congestion chronique qui ressemble à celle de la syphilis, mais s'en distingue cependant par quelques circonstances caractéristiques. Ainsi la lésion se concentre sur la muqueuse qui recouvre les cartilages aryténoïdiens et sur l'intervalle qui la sépare ; elle envahit en même temps les cordes vocales inférieures et les replis thyro-aryténoïdiens. L'épiglotte au contraire reste indemne ou n'est atteinte que beaucoup plus tard. Toute la région aryténoïdienne et glottique présente un aspect finement granulé et une coloration rose ; elle est tapissée d'une couche épaisse de muco-pus qui n'existe jamais au même degré dans l'hyperplasie syphilitique. — Celle-ci occupe de préférence l'épiglotte et ses replis, ainsi que les replis thyro-aryténoïdiens. Les tissus envahis sont d'un rouge sombre, durs, résistants, secs, etc. — Dans la laryngite tuberculeuse les glandules de la muqueuse sont saillantes et gorgées de muco-pus, ce qui n'a pas lieu dans les laryngosyphiloses hyperplasiques [1].

1. M. le Dr Moure a vu dans quelques cas l'hyperhémie tuberculeuse bornée à une

b. Dans les paralysies se rattachant à la phtisie laryngée la bilatéralité est la règle, contrairement à ce qui a lieu dans la syphilis où la corde vocale gauche est très souvent atteinte seule. De plus le larynx n'est pas absolument normal comme dans beaucoup de laryngoplégies syphilitiques. Une de ses parties est toujours plus ou moins tuméfiée.

c. Les granulations tuberculeuses sont d'un petit volume si bien que, parsemées sur la muqueuse du larynx, elles lui donnent un aspect sablé. Elles présentent une coloration grise et une demi-transparence qui contrastent avec l'aspect jaunâtre et l'opacité des gommes syphilitiques dont la grosseur et la proéminence sont en outre incomparablement plus considérables. — Dans la tuberculose miliaire du larynx, les régions aryténoïdiennes et glottiques sont le siège de prédilection des produits morbides, tandis que, dans la syphilis, il envahit d'abord l'épiglotte et ses replis.

d. Il en est ainsi pour les ulcérations. Leurs localisations respectives établissent entre elles une différence très accentuée pendant les premières phases de la nécrobiose et avant le phagédénisme. — De plus, ces ulcérations, dans la tuberculose du larynx, sont nombreuses, arrondies régulièrement, à fond grisâtre recouvert de pus et bourgeonnant, à bords peu saillants, ramollis et fongueux. Quelquefois elles font saillie au-dessus de la muqueuse et ressemblent à un crachat. — Les ulcérations syphilitiques au contraire sont uniques ou peu nombreuses, irrégulières, serpigineuses, à bords saillants, indurées, taillées à pic, etc. — « Dans la phtisie laryngée, tous les tissus envahis par le travail destructif, offrent une teinte pâle, anémique, presque spéciale à cette affection. On voit des détritus boueux et des tissus ramollis presque réduits en bouillie, qui baignent dans une nappe de pus grisâtre ou franchement jaunâtre. » (Moure.) — Une remarque générale qui s'applique aux ulcérations comme aux autres lésions propres à la syphilis et à la tuberculose, c'est que les désordres produits par la première conservent, même dans le phagédénisme, une force de plasticité qui peut aboutir à la formation d'un tissu adulte tel que le tissu conjonctif ; tandis que les altérations de nature tuberculeuse n'ont presque jamais

moitié du larynx. C'est une sorte *d'hémiphymie* très singulière qui ne se distingue, de la congestion généralisée que par sa localisation.

D'après Isambert et Mandl on observerait fréquemment à cette période de la phtisie laryngée de petites végétations verruqueuses pâles et même blanchâtres sur la face antérieure de la paroi postérieure du larynx. Elles auraient la plus grande analogie avec les végétations syphilitiques.

aucune tendance à régresser et aboutissent à la destruction, à la mortification non cicatricielles.

Aussi, tandis que les laryngopathies syphilitiques arrivent presque fatalement à la sténose scléreuse, la tuberculose laryngée ne donne jamais lieu à des rétrécissements fibreux, puisque, une fois tombée dans la période de nécrobiose ulcérative, elle y persiste, étant incapable de régresser et de produire une réparation conjonctive des pertes de substance.

e. Cette profonde différence dans le processus des lésions et leur mode de terminaison explique pourquoi l'œdème est beaucoup plus fréquent dans la tuberculose que dans la syphilose du larynx. Il est rouge, dur, hyperplasique dans cette dernière, tandis que, dans la première il est au contraire blafard, pâle, mou, cireux, gélatineux, bien que rouge et dur quelquefois.

f. L'état général dans les deux affections, les résultats du traitement, l'examen microscopique des lésions et des crachats fournissent aussi des éléments de diagnostic d'une importance capitale.

Les variétés de *cancer* qu'on observe le plus souvent dans le larynx, sont le *cancer encéphaloïde ou médullaire* et le *cancer épithélial ou épithélioma* (Fauvel).

Lorsque ces cancers envahissent primitivement l'organe vocal ils pourraient être confondus avec la laryngosyphilose. Pendant la phase initiale, la tuméfaction uniforme des cordes vocales inférieures (cordite inférieure des Allemands) présente parfois le même aspect dans les deux affections. Mais dans le cancer elle est rarement aussi indolente que dans la syphilis ; dès le début, il existe des douleurs sourdes ou lancinantes, continuelles ou intermittentes. Le traitement spécifique est là, comme dans tous les cas douteux, un excellent moyen de diagnostic[1].

1. L'observation suivante, que j'ai résumé, a été publiée par M. le Dr Coupard dans la *Revue* du Dr Moure, novembre 1880.

Gomme syphilitique occupant la moitié droite de l'épiglotte et du vestibule glottique, simulant un cancer du larynx. — Gomme sous-maxillaire. — Troubles fonctionnels graves. — Cachexie. — Guérison par le mercure et l'iodure en très peu de temps.

M. L., 49 ans. Pas d'autres antécédents vénériens qu'une blennorrhagie à 33 ans. Jamais de chancre. — Quand le malade se présenta, le 15 mars 1882, à la consultation de M. le docteur Fauvel, il était atteint depuis six mois d'une laryngopathie qui avait débuté après quelques jours d'une gêne légère, par une toux quinteuse, fréquente, accompagnée d'accès de suffocation effrayants qui ne tardèrent pas à augmenter d'intensité et de durée. Puis amaigrissement, perte des forces, dysphagie qui ne permettait d'avaler que des aliments demi-liquides. Voix de plus en plus altérée et voilée, d'abord pendant quelques heures,

Quand la tumeur cancéreuse est formée, elle présente un bourgeonnement que l'ulcération détruit, mais qui repullule ensuite sous forme de nombreuses végétations papillaires, lesquelles s'ulcèrent à leur tour et ainsi de suite. Il y a là une exubérance de prolifération que l'on n'observe jamais au même degré dans les laryngosyphiloses. — Il en est ainsi de certains phénomènes communs aux deux affections : douleur, fétidité de l'haleine, salivation, cachexie, etc. Tous présentent une gravité, une malignité infiniment plus grandes dans le cancer que dans la syphilis du larynx. — Ajoutez à ces caractères différentiels les hémorrhagies fréquentes dans le cancer, l'engorgement ganglionnaire constant qui augmente sans cesse, à mesure que la lésion intralaryngienne poursuit sa marche fatalement progressive, à laquelle aucune médication ne peut mettre obstacle, etc. — Isambert a signalé aussi l'hypertrophie en masse du cartilage thyroïde, sa forme en bouclier ou carapace dans le cancer intrinsèque du larynx. Mais ce signe est loin d'être pathognomonique et il existe toutes les fois qu'il y a nécrose ou carie du cartilage thyroïde. — Du reste la syphilose intrinsèque du larynx a de la tendance à produire hors de l'organe des suffusions hyper-

après les quintes de toux, puis pendant des journées entières. Enfin aphonie, dyspnée continuelle, avec paroxysmes nocturnes. Cachexie très avancée.

Voilà où en était arrivé M. P..., lorsqu'il fut examiné par MM. Fauvel et Coupard. — Au laryngoscope, on trouva que le larynx avait subi une déformation complète. Il existait à la partie inférieure droite de l'épiglotte une tumeur de forme ovalaire, dont le segment antéro-postérieur mesurait 3 centimètres de diamètre ; sa largeur était un peu moindre. Le centre de cette tumeur, rouge sur tous les autres points, était au contraire d'un blanc grisâtre et ressemblait au pertuis d'un anthrax à sa période gangreneuse. — Impossibilité de voir l'intérieur du larynx ; engorgement du côté droit de la région aryténoïdienne. Le gauche, ainsi que le bord épiglottique du même côté, était sain.

En dehors, au-dessous du maxillaire inférieur et du côté droit, tumeur sous-cutanée du volume d'une grosse noisette, *dure comme les ganglions des tumeurs cancéreuses*. L'affection, en effet, dans son ensemble, donnait de prime abord l'idée d'un cancer du larynx. Cependant l'absence de fétidité et d'hémorrhagies fit porter au Dr Fauvel, malgré les dénégations du malade, le diagnostic de gomme ulcérée. En conséquence, traitement mercuriel énergique par la méthode des frictions. Au bout de 12 jours, l'ulcération avait diminué de moitié, ainsi que la gomme sous-maxillaire. La respiration était redevenue naturelle et la dysphagie avait diminué. — Le rétrécissement du vestibule avait en partie disparu. — Atténuation très rapide de l'état cachectique. — On donna de l'iodure plus tard, parce qu'il était survenu de la salivation mercurielle. Après deux mois de traitement, toute trace de lésion avait disparu.

I. Scrofule du larynx. — Les observations n'en sont pas nombreuses. Chez la plupart des malades il y avait coexistence d'un lupus cutané et d'une affection du voile et du pharynx, caractérisée par une hypertrophie générale de la muqueuse sur laquelle étaient parsemées des *granulations charnues*, des nodules, des tuméfactions partielles, des points blancs et de petites ulcérations superficielles. — Dans le larynx, même hypertrophie de la muqueuse, tuméfaction notable de l'épiglotte qui était dure, immobile, granuleuse, végétante comme le pharynx, ou bien couverte d'ulcérations à bords livides

plasiques qui déforment et tuméfient la région. Cette remarque avait été faite par M. Virchow. — J'ai rapporté un exemple du point extrême où peuvent aboutir ces jetées, quand elles donnent lieu au phlegmon périlaryngien.

Les *végétations* et les *polypes* syphilitiques dont l'existence a été constatée existent réellement. Ils sont très rares, il est vrai, et leur diagnostic est fort difficile à établir, puisqu'il n'existe aucune différence, même sous le microscope, entre les polypes vrais d'origine commune et les papillomes essentiellement spécifiques. Ce qui embrouille encore la question, c'est qu'il arrive souvent que des papillomes ordinaires, et qui n'ont rien à voir avec la syphilis, poussent dans le larynx d'individus atteints depuis plus ou moins longtemps de cette maladie. Comment, en pareil cas, savoir s'il existe ou s'il n'existe pas de liaison de cause à effet entre l'affection locale et la diathèse ? Souvent la médication spécifique est notre seule ressource pour résoudre ce problème. Il faut toujours l'employer, alors même qu'on aurait quelque raison de supposer qu'il s'agit de papillomes communs, nés sur un terrain syphilitique.

et indolents. — Engorgement des ganglions du cou qui *tendaient à suppurer*. — Dans la phtisie laryngée au contraire, les adénopathies, surtout celles qui ont une tendance à devenir fongueuses, ne s'observent presque jamais.

Pour quelques auteurs, les scrofules du larynx ne sont pas d'origine purement strumeuse. Il voient dans ces lésions un mélange de syphilis et de scrofule. Mais quelle est la part respective de ces deux facteurs pathogéniques ? — D'après M. Lefferts, l'ulcération serait unique dans la syphilis, circulaire avec des bords taillés à pic et profondément excavés. Il n'y aurait pas comme dans le lupus, d'hypertrophie générale, d'érosions superficielles, ni d'excroissances charnues, etc. Ces signes différentiels sont très contestables. — Là encore, pour le diagnostic, les signes objectifs seront souvent insuffisants, et il faudra baser le diagnostic sur les commémoratifs, les coïncidences pathologiques, l'état général et les résultats du traitement spécifique. On n'oubliera pas que le *lupus du larynx* est excessivement rare. — Chez des lépreux, M. Fauvel a constaté au laryngoscope tous les signes de la scrofulose laryngée.

II. Laryngite syphilitique hyperplasique. — Elle est difficile à distinguer de la *laryngite hypertrophique commune*. Dans cette dernière la muqueuse est *violacée*, tandis qu'elle est d'un rouge sombre dans la première. — Dans la laryngite syphilitique hyperplasique, la lésion a une préférence très marquée pour les bords de l'épiglotte et ses replis, les replis thyro-aryténoïdiens et les cordes vocales inférieures. L'hypertrophie simple atteint bien rarement toutes ces parties du larynx, elle n'envahit en général que l'une d'elles, rarement l'épiglotte, le plus souvent les aryténoïdes et les deux cordes vocales supérieures ou une seule.

« La laryngite hypertrophique n'est pas une espèce, c'est un reliquat pathologique commun à plusieurs laryngites de nature différente. » (Isambert.)

Chez les tuberculeux, l'hypertrophie muqueuse est rarement seule ; elle s'accompagne presque toujours d'ulcérations. Il en est de même, du reste, dans la syphilis. — A défaut d'autres signes, le processus permettrait donc de distinguer l'hypertrophie simple du larynx, des hypertrophies tuberculeuses et syphilitiques. — Ces dernières attaquent beaucoup plus souvent les cordes vocales que la première.

Les tumeurs polypeuses, pédiculées, flottantes, ne procèdent point de la syphilis. — Il sera facile de les distinguer des tumeurs gommeuses, même les mieux circonscrites, parce que ces dernières restent toujours engagées par une large base dans les tissus où elles ont poussé. — Quand les polypes et les gommes siègent sous la glotte et qu'on n'entrevoit qu'une partie de leur surface à travers l'hiatus, il est malaisé de se prononcer, à moins qu'on n'arrive à déterminer d'une façon précise, dans le grand écartement des cordes vocales, le mode d'implantation de ces tumeurs.

Quant aux excroisssances non polypiformes, aux végétations, celles d'origine syphilitique sont, en général, sessiles, rouges, implantées sur une muqueuse également rouge, hyperplasiée, dure, etc.

Les végétations tuberculeuses ont une tendance plus marquée que les syphilitiques à l'ulcération et à la suppuration. La muqueuse qui les supporte est œdémateuse et décolorée[1].

Il est inutile de dire que les antécédents des malades, leur état général, les coïncidences pathologiques, les résultats du traitement fournissent des éléments de diagnostic qu'on ne doit jamais négliger.

Le diagnostic différentiel entre les diverses lésions qui constituent la syphilose du larynx n'aboutira au degré de précision qu'exigent de lui les indications thérapeutiques, qu'avec le secours du laryngoscope. Sans doute une étude analytique minutieuse des symptômes et une connaissance exacte de leur processus, permettent de supposer avec quelque probabilité, quelles sont les grosses altérations qui prédominent. Mais il faut bien reconnaître que rien ne remplace l'image réfléchie par l'instrument, et que les signes objectifs donnent une certitude à laquelle tous les autres réunis sont incapables d'atteindre. Je n'en veux pour preuve que les laryngoplégies spécifiques dont la séméiologie ressemble dans certains cas d'une façon si frappante à de vieilles lésions scléro-gommeuses, compliquées d'œdème de la glotte. — C'est une question qui a été traitée précédemment, et sur laquelle

1. Les végétations de la syphilis et celles de la tuberculose sont la plupart du temps absolument identiques. Quelquefois celles de la syphilis sont plus colorées et même assez rouges; celles de la tuberculose sont décolorées et même assez pâles..... Les *caries*, *nécroses* et *arthrites* ne diffèrent point dans les deux affections... On pourra observer dans la syphilis laryngée la perforation ou la destruction de l'épiglotte. Le fait est plus rare dans la tuberculose seule. Il est généralement dû à l'action combinée de la tuberculose et de la scrofule (Moure).

Dans l'ouvrage de M. Moure sur le diagnostic de la syphilis et de la phtisie laryngée, on trouve une observation curieuse de syphilis laryngée avec destruction de l'épiglotte et de phymie laryngée concomitante. Cette observation, où la coexistence des deux ordres de lésions est manifeste, a été recueillie par M. le Dr Coupard.

il est inutile de revenir. Plus loin, je m'occuperai du diagnostic différentiel des affections syphilitiques du larynx et de la trachée.

Pronostic. — La gravité des laryngosyphiloses découle de la nature, de la marche, de la terminaison des désordres matériels, et des troubles fonctionnels qu'elles produisent dans l'organe de la phonation. Si cet organe ne jouait aucun rôle dans l'acte respiratoire, tout se bornerait à des altérations de la voix ou à son abolition, mais la vie ne serait pas menacée. C'est ce qui a lieu dans la plupart des laryngopathies secondaires qui compromettent la phonation seule. — Malheureusement, il n'en est pas ainsi dans les laryngopathies tertiaires. Aussi le pronostic a-t-il chez elles, pour base essentielle d'appréciation, le trouble respiratoire. Le trouble vocal est très accessoire et, si prononcé qu'il soit, il n'implique pas à lui seul, un état de choses menaçant, ni à l'heure actuelle, ni pour un avenir plus ou moins éloigné. En outre, il ne permet de prévoir aucune complication. La conservation presque complète de la voix est compatible avec les dangers que fait courir la syphilose du larynx. Comme la douleur est en général peu intense, et la toux rare dans toutes les formes des laryngosténoses spécifiques, ces deux symptômes ne fournissent aucune donnée pronostique pouvant s'appliquer à tous les cas. Leur contingence et leur variabilité dépendent de circonstances particulières qui sont subordonnées à des phénomènes morbides d'une plus grande portée.

Ce qu'il est essentiel d'interpréter, ce sont les divers signes et les caractères de la dyspnée. — Quand elle se produit très lentement, elle reste faible et ne se manifeste que dans les grands mouvements musculaires qui accélèrent la respiration ; elle ne présente pas de danger immédiat. Et cependant, même à ce minimum, elle est susceptible, sous l'action d'une cause occasionnelle, de devenir rapidement aiguë, et elle menace en quelques heures la vie du malade. L'imminence d'un œdème de la glotte est à redouter dans toutes les laryngopathies ulcéro-gommeuses, principalement pendant leur période de crudité, de ramollissement et d'ulcération. Il l'est beaucoup moins pendant la phase cicatricielle. La sténose se produit alors fatalement, mais elle s'effectue avec une lenteur qui prévient les irradiations congestives brusques sur les parties saines de la muqueuse, autour de la lésion principale, et celle-ci s'amoindrit, s'aplatit au lieu de rester exubérante, sauf pourtant dans les cas où des végétations s'y implantent. — D'eux-mêmes ces rétrécissements s'arrêtent quelquefois définitivement et la trachéotomie ne devient pas nécessaire ; mais il ne faut pas trop compter sur leur régression. De plus, la possibilité des récidives ne sera jamais omise dans le pronostic des cas qui paraissent les plus bénins[1].

Lorsque la dyspnée qui avait été jusqu'alors peu intense et progressive, se complique d'accès brusques d'angoisse respiratoire diurne ou nocturne et de signes d'asphyxie, le pronostic devient très sérieux. Les malades, en effet, succombent quelquefois presque subitement. On en a vu qui tombaient tout à coup privés de connaissance et cyanosés, comme des épileptiques ou des apoplectiques, et qui mouraient sans le secours d'une intervention efficace, quand on ignorait leurs antécédents laryngopathiques. — Mais les choses se passent rarement ainsi, et les laryngosténoses syphilitiques les plus aiguës et les plus brusques laissent le temps de les reconnaître et de les combattre.

Dans les accidents asphyxiques continus ou paroxystiques, c'est principalement l'inspiration qui est compromise. Elle arrive à exiger les plus grands efforts, et lorsqu'elle devient menaçante, elle s'accompagne d'un sifflement intense. En pareil cas, le pronostic est très sévère. Et cependant il y a des laryngopathies avec cornage excessif dont la gravité n'est pas en rapport avec le bruit qu'elles produisent. — Mais là où il arrive à être réellement un danger redoutable, c'est quand l'expiration qui avait été facile jusque-là, comme cela arrive le plus souvent, devient presque aussi difficile que l'inspiration. Ce fait se produit dans les laryngopathies syphilitiques, à marche progressive et descendante. Il tient à ce que la lésion, d'abord limitée aux replis aryténo-épiglottiques, s'étend au tissu cellulaire sous-muqueux qui tapisse l'intérieur du larynx, soit immédiatement au-dessus des cordes vocales, soit, plus rarement, au-dessous. L'obstacle est alors moins mobile que sur les replis, et aussi prononcé pendant l'expiration que pendant l'inspiration.

Le laryngoscope permettrait d'apprécier les causes matérielles qui produisent ces accidents asphyxiques à formes variées, s'il était possible de s'en servir. Mais comment y recourir sans danger, lorsqu'ils débutent brusquement et acquièrent tout à coup une intensité extrême ? N'augmenterait-on pas inutilement les angoisses du malade? Quand la suffocation en est arrivée à ce point, l'examen

1. Ces récidives sont quelquefois remarquables par leur fréquence et leur gravité. En voici un exemple frappant que nous devons au Dr Thornton : Chancre, en 1867, chez un homme de 67 ans. — Au bout de deux ans, rupia et laryngopathie, avec dyspnée progressive qui exigea la trachéotomie en 1871. Guérison en 15 jours. — Nouvelle attaque de laryngosyphilose et trachéotomie en 1874. — Troisième trachéotomie en juin 1875. — Quatrième en juillet de la même année. — Cette fois, il fallut recourir à la scie pour diviser les cartilages ossifiés. — Guérison, mais avec sténose trachéale (*The medical Examiner*, 22 septembre 1877).

laryngoscopique est aussi inutile que dangereux. C'est à la trachéotomie seule qu'il faut songer, en concentrant toute son attention sur le moment précis où il sera indispensable de la pratiquer.

Les phénomènes qui s'accomplissent dans le larynx ne sont pas les seuls à considérer dans la question du pronostic. Il faut tenir compte aussi des symptômes généraux, des coïncidences pathologiques, du degré de résistance vitale qui reste au malade, de la cachexie qui est déjà arrivée ou qui le menace, de l'état des voies aériennes dans la trachée, dans les bronches, dans les poumons, des adénopathies cervicales et médiastines, etc., etc.

Traitement. — A. La première indication à remplir dans le traitement des laryngosyphiloses, quels que soient leurs degrés, leurs formes, leurs variétés, c'est d'instituer le plus tôt possible une médication spécifique que le malade puisse supporter sans inconvénients sérieux. On devra recourir tout à la fois au mercure et à l'iodure de potassium. Le dernier agit avec beaucoup plus de promptitude que le premier, à la condition toutefois de la donner d'emblée à une forte dose (3 ou 4 grammes au moins). Présente-t-il quelques dangers? Y a-t-il des restrictions à son emploi? On ne se laissera pas arrêter par la crainte peu fondée de guérir trop vite les ulcérations et de favoriser ainsi la formation d'une sténose cicatricielle à laquelle le malade n'aurait pas le temps de s'accoutumer. Mais il n'est pas douteux que ce médicament congestionne rapidement la muqueuse laryngée, comme celle des yeux et du nez. Ce sont là des effets physiologiques, immédiats, brusques, violents, qui arrivent chez quelques personnes à produire une sorte de pseudo-grippe dont les symptômes inquiètent. — Eh bien, dans les sténoses aiguës, dans les paralysies bilatérales des dilatateurs, ne serait-il pas imprudent d'augmenter la congestion qui existe déjà, ou d'en créer une qui diminuerait encore le faible hiatus linéaire, séparant le bord libre des cordes vocales paralysées? Ce sont là des éventualités qui doivent rendre circonspect et faire renoncer à l'administration de ce précieux agent. Mais de pareils cas sont très rares, et on peut dire que la contre-indication formelle de l'iodure est tout à fait exceptionnelle [1].

Il n'en est pas de même du mercure. On l'emploiera largement et sous le mode d'administration qui donne les résultats les plus rapides, c'est-à-dire en frictions ou en injections de calomel pratiquées d'après la

1. M. Cohen croit que l'œdème de la glotte est produit quelquefois par l'usage de l'iodure de potassium à hautes doses; aussi conseille-t-il d'en surveiller avec soin les effets. (*Diseases of the Throat and nasal Passages.* Philad., 1879.)

méthode de Scarenzio. — Le traitement mercuriel sera poussé avec vigueur, surtout si on est forcé par les circonstances de ne pas recourir à l'iodure. — Dans le cas contraire, c'est la médication iodurée qui primera la médication hydrargyrique.

Lorsqu'il y avait à craindre des jetées hyperplasiques pseudo-phlegmoneuses autour du larynx, ou bien lorsque l'engorgement intralaryngien menaçait de produire des accidents asphyxiques, je me suis applaudi maintes fois de faire appliquer un large vésicatoire sur chaque côté du cou, au niveau du larynx, en ayant soin de laisser libre le lieu d'élection de la trachéotomie. — Quand ces vésicatoires commencent à sécher, je les fais panser avec de l'onguent napolitain.

B. Le traitement topique contre les lésions intralaryngiennes est loin d'avoir la même importance que la médication spécifique interne. Il y a même des praticiens qui pensent que son utilité est très contestable. Qu'on puisse s'en passer dans un assez grand nombre de laryngosyphiloses, c'est là un fait qui est hors de doute. Au début, et dans la période d'augment, le mercure et l'iodure suffisent en général pour enrayer le processus. Mais plus tard, dans la période destructive, il n'en est pas ainsi, surtout lorsqu'il y a tendance au phagédénisme, ou bien prolifération exubérante du bourgeonnement cicatriciel, avec jetées œdémato-plastiques au pourtour des ulcérations. Quelques symptômes résistent au traitement spécifique et sont amendés par le traitement local. Celui-ci variera donc suivant les circonstances, de façon à remplir les indications dans toutes les nuances qu'elles sont susceptibles de présenter. Passons-en quelques-unes en revue. La douleur, dans les cas exceptionnels où elle deviendra excessive pendant la déglutition, sera calmée par l'attouchement des ulcérations avec un pinceau trempé dans une solution au trentième de chlorhydrate de morphine et de glycérine, ou mieux encore dans une solution au vingtième de cocaïne. Si on ne peut pas se servir du laryngoscope pour porter directement ces topiques sur les ulcérations, on pratiquera des injections sous-cutanées de morphine sur la partie antérieure du cou, au niveau du larynx, et on prescrira des gargarismes à la cocaïne. — S'il y a lieu de supposer que des phénomènes spasmodiques sont venus compliquer le processus ulcéro-gommeux, on les combattra en faisant prendre chaque jour de 1 à 3 ou 4 grammes de bromure de potassium. — Dans le traitement topique des lésions elles-mêmes, il faudra se montrer très circonspect, et n'y recourir que si les indications sont bien formelles. Un mélange à parties égales de teinture d'iode et de teinture d'opium ou un glycérolé des mêmes substances suffisent lorsque les laryngosyphiloses sont bénignes et superficielles. Les phases avancées du processus exigent des cautérisations plus énergiques. On a conseillé de toucher les ulcérations deux ou trois fois par semaine avec une solution au centième de nitrate acide de mercure, une solution au cinquantième de chlorure de zinc, ou avec un crayon de nitrate d'argent. Les cautérisations habilement pratiquées avec le galvanocautère sont d'une grande efficacité; elles trouvent leur opportunité dans le phagédénisme intralaryngien et encore mieux dans les bourgeonnements exubérants qui encombrent le vestibule, rétrécissent l'hiatus glottique, ne veulent pas se décider à la régression cicatricielle et finissent par constituer une de ces lésions parasites locales, sur lesquelles le traitement interne n'a plus aucune prise. Lorsque les ulcérations laryngées résistent au traitement interne, M. Coupard les a vues se montrer dociles à son action, après avoir été touchées par le glavanocautère. Isambert conseillait, dans les cas où il existait un œdème considérable, de porter sur les points tuméfiés une solution d'acide chromique au quart ou même à la moitié. Il supposait qu'en agissant ainsi on arrivait à crisper assez fortement les tissus pour diminuer l'obstruction, et gagner un temps précieux qu'on utilisait au grand bénéfice du malade, en poussant avec vigueur le traitement antisyphilitique. Il croyait que de cette façon on parvenait à éviter la trachéotomie [1].

Trachéotomie. — Lorsque la dyspnée augmente progressivement, malgré le traitement interne et l'application des topiques, lorsque, sur le fond continu de la gêne respiratoire, surviennent des crises mena-

1. A la fin de 1871, une femme se présente à la consultation du bureau central. M. Isambert constate un œdème de la glotte avec dyspnée énorme; après avoir touché les parties œdématiées avec l'acide chromique, il envoie immédiatement cette femme dans son service, à la Charité, recommandant à son interne de ne faire la trachéotomie qu'à la dernière extrémité, et de renouveler les cautérisations à l'acide chromique. La malade fut, en effet, cautérisée une fois pendant la nuit, et le lendemain deux fois. La marche des accidents fut enrayée, et la dyspnée devint moins intense.

On put alors reconnaître la nature syphilitique des lésions et instituer un traitement approprié, qui amena, en peu de temps, une guérison complète sans opération. Le malade conserva cependant un rétrécissement du larynx, et tous les quinze jours, puis tous les mois, pendant plus d'un an, elle vint se soumettre à une cautérisation légère à l'acide chromique ou au chlorure de zinc, et elle était depuis longtemps dans un état satisfaisant, quand elle regagna l'Alsace, son pays.

M. le docteur Dupuis (*Journal de médecine de Bordeaux*, neuvième année, octobre 1851, p. 741) rapporte l'observation d'un malade atteint d'angine laryngée œdémateuse, qui refusa absolument la trachéotomie que l'on regardait comme indispensable. Il pratiqua une forte cautérisation avec le nitrate d'argent; sous son influence et celle de moyens accessoires, sangsues et révulsifs, les symptômes s'amendèrent promptement, et le malade guérit.

Ces deux observations démontrent que, dans certains cas, alors même que la trachéo-

çantes de suffocation qui se multiplient, de plus en plus et augmentent d'intensité, le moment critique approche où il faut songer à la trachéotomie, car c'est souvent le seul moyen de prévenir une mort violente au milieu d'un accès d'étouffement.

Quelles sont ces indications précises, urgentes, inéluctables ? Il arrive une heure d'embarras et d'anxiété pour le médecin qui sent peser sur lui la lourde responsabilité de la décision qu'il doit prendre. Faut-il opérer immédiatement ? Peut-on encore attendre ? Bien des fois l'imminence du plus grand danger a disparu dans les cas qui paraissaient désespérés. Bien des fois aussi, un calme trompeur a remplacé les crises d'angoisse respiratoire, et le malade n'en a pas moins succombé après une amélioration de quelques heures.

Parmi les indications de la trachéotomie, une des plus impérieuses est fournie par l'expiration. Quand celle-ci devient aussi pénible que l'inspiration et s'accompagne d'un sifflement laryngo-trachéal, il y a fort peu de chance pour que le passage de l'air redevienne suffisant par une de ces heureuses régressions inopinées qu'offrent certains œdèmes de la glotte ou les paralysies des dilatateurs. La cavité laryngienne est alors arrivée à un degré de sténose qui porte sur de larges surfaces et n'a plus rien d'accidentel ni de transitoire. C'est une lésion fixe, permanente dont les conséquences fatales ne peuvent être évitées que par la trachéotomie. — Si l'inspiration est seule bruyante, il est prudent de temporiser.

En général, cette opération ne doit pas être trop différée, si on veut la faire dans les conditions de technique chirurgicale favorables à son succès immédiat et ultérieur. — Aujourd'hui son pronostic dans les lésions syphilitiques du larynx est beaucoup moins redoutable qu'on

tomie semble inévitable, il est cependant utile, si l'état du malade le permet, si l'exploration laryngoscopique est supportée, il est utile de s'assurer de l'impuissance des cautérisations, et en particulier des cautérisations à l'acide chromique, avant de pratiquer l'opération.

Ce traitement sera surtout indiqué lorsque l'œdème occupe les parties supérieures, les replis aryténo-épiglottiques et les aryténoïdes, facilement accessibles aux moyens directs ; lorsque les troubles de la respiration sont peu sensibles à l'expiration et que l'œdème intra-laryngé est nul ou à peu près.

Mais on ne doit pas se faire illusion ; il ne faut pas perdre son malade de vue ni compromettre son existence, pour avoir voulu lui éviter une opération, et se souvenir que bien des fois, l'état paraissant s'améliorer, la mort est survenue brusquement au milieu d'un accès.

Il est bien évident que si le malade refusait de se laisser opérer, il serait indiqué de recourir à ce mode de traitement, plutôt que de l'abandonner à lui-même, ou de l'opérer *in extremis.* » Victor Masson. *Des accidents asphyxiques dans les laryngites syphilitiques et de leur traitement.* Paris 1875.

ne le croyait au commencement de ce siècle. D'après M. le professeur Trélat à qui nous devons un beau travail sur *la trachéotomie dans les lésions syphilitiques des voies respiratoires*, le chiffre des guérisons chez les trachéotomisés serait de 76 pour 100.

La trachéotomie a été pratiquée[1]. Grâce à elle, le malade n'est pas mort violemment dans une crise de suffocation, ou bien l'asphyxie progressive a été arrêtée au moment où elle allait devenir fatale. Que reste-t-il à faire ? La tâche du médecin est loin d'être terminée. — Son premier soin sera de hâter autant que possible la résolution de l'œdème laryngé et la guérison de la syphilose qui lui a donné naissance. Il ne faut pas oublier en effet que le malade s'habitue aisément à sa canule[2], qu'il est dangereux de la lui laisser, qu'il faut l'en débarrasser au plus vite, parce que, plus longtemps l'air passera par cette voie artificielle, plus il sera difficile de lui faire suivre ultérieurement sa voie naturelle.

Donc, on reprendra le traitement interne. On le poussera aussi énergiquement que le permettra la tolérance de l'organisme, et on lui viendra en aide au moyen du traitement topique qu'il sera plus aisé et moins pénible d'employer maintenant sous tous ses modes les mieux appropriés.

Il est évident que si la sténose a été aiguë, œdémateuse, inflammatoire, accidentelle, si elle n'a été qu'une surprise dans le processus laryngopathique, la guérison sera facile à obtenir. Le calibre du larynx deviendra au bout de quelques jours très suffisant pour les besoins de la respiration. Il sera permis d'enlever la canule, d'abord pendant quelques heures, puis plus longtemps, et enfin d'en débarrasser complètement les malades. — Chez quelques-uns l'habitude de respirer par le larynx se perd avec une étrange facilité ; on dirait que le jeu des muscles s'est détraqué, et que le fonctionnement harmonique et alterné qu'exigent la voix et la respiration ne peut plus s'exécuter. On a besoin d'apprendre à respirer et surtout de *ne plus penser à respirer*, d'arriver à ce degré d'inconscience fonctionnelle qui est un garant de bien-être et de sécurité dans l'accomplissement de l'acte[3]. — Cette nouvelle

1. L'opération de la trachéotomie dans les laryngopathies syphilitiques présente quelquefois de grandes difficultés. Il est bon d'en être averti, afin d'éviter les surprises désagréables qu'on éprouve en face d'un obstacle inattendu. Chez un de ses malades, M. le Dr Péan rencontra une position anormale du cricoïde qui était presque à l'entrée de la poitrine. Il y avait en outre une hypertrophie du corps thyroïde et une grande dilatation des vaisseaux du cou. Enfin le périchondre était ossifié.

2. Les meilleures canules sont la canule à boule de Luër et la canule à clapet de Broca, parce qu'elles permettent à l'air, de prendre, quand cela est possible, sa voie ordinaire pendant l'expiration.

3. On rencontre quelquefois des malades qui ne peuvent plus se passer de leur canule

éducation se fait vite quand le larynx s'ouvre largement pour laisser passer le courant de l'inspiration et de l'expiration.

Mais trop souvent dans les laryngosyphiloses anciennes, les ulcérations résistent longtemps, ou bien, ce qui est plus funeste encore, leur guérison entraîne une laryngosténose cicatricielle, contre laquelle échouent et la médication interne et les topiques dont nous avons parlé jusqu'à présent.— Que faut-il faire en pareil cas? S'efforcer de rétablir par des moyens chirurgicaux le calibre du larynx sclérosé. — Pour combattre les laryngosténoses scléreuses, on a eu recours dans ces derniers temps à divers procédés dont l'application peut se faire soit avant, soit après la trachéotomie.

Parmi eux, celui dont nous sommes redevables à M. Schroetter de Vienne, et qui a pour but de dilater la cavité laryngienne, avant d'en venir à la trachéotomie, consiste à introduire dans l'organe vocal des tubes creux d'un calibre de plus en plus considérable. — On les laisse à demeure aussi longtemps que le malade peut les supporter. C'est une sorte de tubage progressif. Après M. Schroetter, M. Bouchateau l'avait conseillé en 1858. — Aujourd'hui il nous revient d'Amérique, ressuscité par MM. O. Dwyer, Vaxham, Ingali, etc., etc. — Bien qu'il soit susceptible de rendre des services dans quelques cas, ce procédé n'est pas, néanmoins, celui qu'on emploie le plus habituellement.

Presque toujours les lésions syphilitiques profondes du larynx aboutissent à un rétrécissement de l'orifice glottique si prononcé, si résistant, qu'il nécessite l'ouverture préliminaire de la trachée, avant de permettre l'application de la méthode dilatatrice. — « Dans ce cas, dit M. le docteur J. Moure, il n'est point indifférent de pratiquer la trachéotomie inférieure ou la laryngotomie intercrico-thyroïdienne. Si l'état des cartilages cricoïde et thyroïde ne s'y oppose pas, si la partie rétrécie ne siège pas au-dessous du thyroïde, l'ouverture de l'espace crico-thyroïdien permettant de placer la canule aussi haut que possible, nous semble de nature à favoriser plus tard l'emploi des tubes et d'autres dilatateurs placés à demeure. »

Lorsque la canule trachéale est en place, on peut procéder à la dilatation du larynx de deux façons différentes : ou bien par la plaie trachéale de *bas en haut*[1], ou bien par la voie buccale de *haut en bas*, en se guidant sur le miroir laryngoscopique tenu de la main gauche, pour introduire plus sûrement avec la droite le dilatateur dans l'orifice glottique. — Cette dernière manière de procéder est préférable à la première.

Pour obtenir la dilatation laryngienne, plusieurs méthodes ont été employées. M. le docteur Coupard et quelques autres médecins se servent simplement de la pince à polypes de Fauvel. Ils l'introduisent fermée dans le larynx, et, après,

et qui la gardent toute leur vie. Tel fut et tel est peut-être encore le cas d'un joueur de flûte longtemps soigné à l'hôpital du Midi, qui gagnait sa vie en soufflant dans son instrument par l'ouverture de la canule.

1. M. Després obtint une légère amélioration par l'emploi du cathétérisme qu'il appelle *rétrograde*, dans un cas de laryngosténose syphilitique, survenue *six mois* seulement après l'apparition de l'accident primitif.

ils essaient d'élargir les points rétrécis, en écartant les branches. — D'autres (J. Moure[1], Mackenzie, Trendelenburg, Navratil), ont recours à des instruments spéciaux, à de vrais *dilatateurs*[2].

En 1881, M. Hering proposa pour dilater les sténoses laryngées, des tiges de naminaria (*Congrès de Londres, section de laryng.*). C'est un moyen peu pratique.

Le procédé le plus souvent employé, ainsi que le fait remarquer avec beaucoup de raison M. le docteur Malfilâtre[3] (*Traitement des laryngosténoses après la*

1. Le docteur J. Moure fit présenter, en 1880, à l'Académie de médecine un dilatateur à 4 branches, dont le principal avantage est de pouvoir se manœuvrer d'une seule main, permettant à l'autre d'éclairer le champ opératoire.

2. Parmi eux, celui de M. Wistler est plutôt un couteau caché qu'un dilatateur. Une fois introduite, la lame, par un mécanisme spécial, fait saillie et coupe le rétrécissement. — Il convient surtout pour pratiquer l'incision des diaphragmes, des ponts membraneux jetés entre les deux rubans vocaux, qui rétrécissent l'hiatus de la glotte et s'opposent à l'écartement de ses bords. Mais, comme ces sortes de sténoses membraniformes sont loin d'être fréquentes, l'instrument de M. Wistler ne trouve que de rares applications.

3. Nous ne saurions trop conseiller la lecture de l'excellente thèse du docteur Malfilâtre. Toutes les questions relatives au traitement des laryngosténoses après la trachéotomie y sont étudiées, discutées avec le plus grand soin et appréciées très judicieusement. — Aussi vais-je lui emprunter quelques passages :

« Schroetter, qui avait déjà inventé plusieurs dilatateurs dont les effets ne lui semblaient pas satisfaisants, comprit que c'était là la véritable voie tracée et s'y engagea résolument. Il eut, en outre, le mérite de substituer aux instruments coniques qui, comme les cylindriques, ne peuvent exercer une pression égale, uniforme sur toute la longueur des cordes vocales et rendre à la glotte sa configuration anatomique, un instrument absolument en rapport avec la forme de l'ouverture glottique. Cette idée avait, d'ailleurs, été déjà exploitée par Oertel. En outre, pour porter ce dilatateur dans le larynx, Schroetter fit confectionner un conducteur de courbure appropriée, et disposé de façon qu'il ne pût y avoir aucune rotation entre ces deux parties de l'instrument. Cette circonstance n'avait aucune raison d'être pour les cônes de Trendelenburg, mais il n'en était pas de même pour les prismes de Schroetter, dont l'arête la plus vive devait toujours être tournée en avant. — Voici, d'ailleurs, la description de l'instrument : Il se compose d'une série de vingt-quatre baguettes d'étain (Zinnbolzen), ayant la forme de prismes triangulaires à angles arrondis et d'une hauteur de 4 centimètres ; le no 1 a 8 millimètres dans le sens antéro-postérieur et 6 millimètres dans sa plus grande largeur ; les dimensions correspondantes du no 24 sont 20 et 16 millimètres, c'est-à-dire que chaque numéro, par rapport au numéro immédiatement inférieur, augmente de un demi-millimètre d'avant en arrière et de tout près de un demi-millimètre dans le sens transversal. Chaque prisme est parcouru dans toute sa longueur par une tige de laiton dont l'extrémité inférieure se termine par un bouton ou renflement précédé d'un col ; l'extrémité supérieure est percée d'un trou, destiné à recevoir un fil de soie, et fait saillie au milieu d'une excavation dont est creusée la face supérieure de la baguette d'étain.....

Olives de Trendelenburg. — Parmi les méthodes qui n'ont point pour but la dilatation brusque, nous devons tout particulièrement signaler celle de Trendelenbourg, telle qu'elle a été modifiée, et qui se rapproche alors beaucoup du procédé employé par Bœckel en 1868. Au lieu des cônes d'étain primitifs, on emploie des olives dont les unes sont faites d'ivoire, les autres d'un métal résistant ; celles-ci sont creuses et peuvent être largement ouvertes en haut et en bas, ce qui permet à l'air de la respiration de passer, du moins en partie, par les voies naturelles et de produire sur le larynx une excitation physiologique. L'olive, composée de deux parties vissées l'une sur l'autre, est traversée par un fil dont l'extrémité inférieure ou trachéale sert à l'introduction et l'extrémité supérieure ou buccale à l'enlèvement.....

Canules dilatatrices. — Des canules de différents modèles ont été fréquemment utilisées dans le traitement des laryngosténoses. Les plus simples sont les canules fenêtrées. Pour augmenter leur action, Gérhardt ordonnait à son malade de souffler dans un spiromètre ; Vogler employait une canule dont l'orifice extérieur n'avait que le calibre d'un tuyau de plume. Puis viennent les canules à soupape, celles de Luër, de Broca, de Smith ; elles n'ont pas seulement l'avantage de permettre au patient de parler, sans porter le doigt sur l'orifice de sa canule ; elles contribuent aussi à la dilatation, à ce point qu'il y a des cas de guérison obtenus par leur emploi exclusif.

Il est évident que le courant d'air qui traverse le larynx doit, sinon le dilater, du moins entretenir la contractilité de ses muscles intrinsèques qui, autant par inertie fonctionnelle que par englobement dans le tissu morbide ou cicatriciel, tendent à l'atrophie et à la dégénérescence. Il facilite en outre le rejet du pus ou des mucosités qui ont tendance à séjourner dans les anfractuosités de la cavité rétrécie. Quel que soit d'ailleurs le mode d'action du courant d'air, il est certain qu'il est efficace, et tous les laryngologistes sont d'accord pour recommander l'usage précoce de ces sortes de canules.....

Indications du cathétérisme. — Quand faut-il commencer le cathétérisme ? le plus tôt possible, car si,

trachéotomie, Th. Paris 1886) est encore celui de M. Schroetter de Vienne. Il consiste à introduire dans le larynx une série graduée de prismes métalliques qu'on laisse chaque jour, pendant plusieurs heures, à demeure dans l'organe vocal. Une pince spéciale passée à travers un orifice pratiqué dans la partie supérieure de la canule, maintient le dilatateur dans le conduit laryngien, et pour l'enlever, il suffit de tirer doucement sur le fil de soie auquel il est appendu et que le malade attache autour de son oreille.

Ce procédé comme tous les autres a l'inconvénient de provoquer un peu d'inflammation. Quelquefois même il suscite le retour des ulcérations et on est obligé d'en interrompre l'usage. — Pour éviter ces inconvénients, il suffira en général de ne pas aller trop vite et d'habituer peu à peu le malade à supporter la présence de ce corps étranger dans son larynx. En agissant de la sorte, avec

comme pour la trachéotomie, il n'est jamais trop tard pour agir, il y a toutefois lieu d'espérer de bien meilleurs résultats, quand l'instant propice est choisi. Cependant il faut attendre que les phénomènes inflammatoires aigus soient apaisés, la suppuration tarie, les ulcérations cicatrisées, les séquestres éliminés. Ce que l'on peut, ce que l'on doit même faire de très bonne heure, c'est d'employer une canule fenêtrée, dont un des avantages est de permettre au courant d'air d'entraîner au dehors les produits de sécrétion qui ont de la tendance à séjourner dans le larynx. Il faut en même temps tonifier le malade, souvent très affaibli, tant par l'affection générale, cause du rétrécissement, que par l'insuffisance de l'hématose, quand la dyspnée a été de quelque durée. Enfin, il est inutile de dire que, dans les rétrécissements syphilitiques, ou même seulement supposés tels, l'iodure de potassium doit être administré à haute dose, et le plus souvent uni aux onctions hydrargyriques. Le professeur Duplay a même, dans un cas exceptionnel, il est vrai, obtenu un succès complet par le traitement antisyphilitique exclusif, donné à hautes doses, chez un patient qui, depuis sa trachéotomie, avait à plusieurs reprises et sans résultat suivi un traitement à doses modérées.

Enfin, la canule ne peut être enlevée ; on est renseigné sur les antécédents du malade, on a pratiqué divers examens à l'aide du miroir introduit dans le pharynx ou à travers la fistule trachéale, on a exploré avec des instruments rigides la cavité laryngée, en s'aidant de la palpation, et l'on est bien convaincu d'avoir affaire à un rétrécissement proprement dit ; quelle conduite doit-on tenir ? dans quel cas faut-il employer la dilatation ? quand doit-on recourir d'emblée à la laryngofissure ? Il est malheureusement bien difficile de formuler des règles précises à cet égard. Pour les deux premières classes de laryngosténoses, dont nous avons parlé au début de ce travail (rétrécissements organiques ou cicatriciels), le cathétérisme est généralement indiqué ; quant à la troisième classe (rétrécissements par déformation de la charpente cartilagineuse), c'est plutôt par la laryngofissure qu'il faut les traiter. Mais cette distinction en classes est souvent difficile à établir, à cause de l'impossibilité de faire un examen laryngoscopique complet ; c'est tout particulièrement l'épiglotte qui, maintenue abaissée par des brides cicatricielles, s'oppose à la pénétration des rayons lumineux dans la cavité laryngée.

Suppression de la canule. — L'expérience nous apprend qu'il est bon, indispensable même, de ne pas agir avec précipitation. Des 36 cas traités d'après la méthode de Schroetter et rapportés par Hering, 4 durent, après un enlèvement prématuré de la canule, subir de nouveau la trachéotomie. Aussi doit-on savoir résister aux sollicitations, parfois pressantes, du malade. Il faut, pour avoir le droit d'éloigner définitivement la canule, que depuis longtemps la respiration s'effectue avec facilité, même pendant un travail pénible, la canule étant bouchée, ou bien enlevée, et alors la fistule trachéale étant hermétiquement fermée par une plaque de sparadrap.

D'ailleurs, à ce moment, le traitement n'exige pas de soins assidus. « Dès que la guérison de la sténose, « dit Jacobson, est assez avancée pour que le malade puisse respirer complètement par son larynx, il peut « sortir de l'hôpital et se soigner chez lui. » Il peut même reprendre ses occupations habituelles et se traiter, pour ainsi dire lui-même ; car la dilatation est en réalité suffisante, et il n'y a plus qu'à la maintenir telle ; on peut donc substituer à la dilatation prolongée le tubage du larynx, que le patient apprend généralement très vite à pratiquer lui-même. — Mais, chez un individu qui a été frappé d'une de ces laryngosténoses graves, il ne faut point s'endormir sur le succès et se croire complètement à l'abri de toute récidive. De même que dans les rétrécissements de l'urèthre dilatés on doit entretenir le calibre du canal par le cathétérisme pratiqué de temps en temps, de même dans les laryngosténoses paraissant guéries on doit entretenir la lumière de la cavité laryngée par le tubage, fait d'abord deux fois par semaine, par exemple, puis à des intervalles progressivement éloignés. Peut-être faut-il, dans certains cas, ne jamais l'abandonner complètement ; les malades, comme nous l'avons dit, arrivent facilement à le pratiquer eux-mêmes, et le médecin doit chercher à leur en faire comprendre toute l'importance. »

prudence et progressivement, on obtient de beaux résultats. Ainsi, grâce à ce procédé, M. Petel, a pu enlever chez un de ses malades la canule trachéale, tellement l'orifice de la glotte avait été bien dilaté[1].

« J'ai par devers moi, un cas de ce genre, m'écrit M. le docteur Moure. La canule est enlevée depuis trois mois ; la malade respire bien, mais tous les jours elle se passe un dilatateur fixé sur un manche à courbure laryngienne, qu'elle s'introduit avec la facilité d'un avaleur de sabre. »

Un dernier procédé c'est la laryngofissure ou incision du tyroïde avec dilatation par la voie externe, proposé par M. Lefort. — On place ensuite un larynx artificiel ou une canule à soupape et à double conduit un en dedans, l'autre en dehors.

Bibliographie. — Depuis la découverte du laryngoscope, en 1858, par Jean Czermak, professeur à la Faculté de Pesth, la syphiliographie laryngée s'est singulièrement enrichie. Avant lui cependant, quoiqu'elle fût pauvre, les affections tertiaires du larynx étaient loin d'être inconnues. Sans remonter aux Chinois qu'on gratifie un peu légèrement de toutes les inventions faites aux époques les plus reculées, sans même remonter aux Grecs et aux Romains, contentons-nous de citer les travaux qui ont été écrits sur les laryngopathies tertiaires, depuis l'épidémie syphilitique du seizième siècle. — Fracastor, Bell et surtout Astruc, ont parlé sciemment des déterminations de la syphilis sur la gorge, le larynx et même la trachée. Dans ses épitres 42 et 44, Morgagni décrit des altérations de l'épiglotte, des ligaments glosso-épiglottiques, de l'articulation d'un des aryténoïdes, etc., qu'il a découvertes sur le cadavre d'individus notoirement syphilitiques. — Mentionnons encore : Honoratius Bonnevies (1758), — Bell (1806), — Lagneau (1828), — Vigier (1833), — Barth, dont les remarquables travaux sur les ulcérations laryngées font date et contiennent des observations du plus haut intérêt (*Arch. gén. de médecine*, Paris, 1839, t. V. — Trousseau et Belloc (1837), *De la phtisie laryngée*, p. 223 ; — Cazenave (1844), *Traité des syphilides*, p. 144; — Yvaren (1854), *Métamorphoses de la syphilis*.

Principaux travaux publiés sur les laryngopathies syphilitiques depuis 1858 :

Alling, *Œdème syph. de la glotte, guéri par le seul traitement méd.* (*Union méd.*, n° 27, 1869.) — Asch. Morris. *Stenosis of the larynx from syphilis. Tracheotomia. Dilatation with metallic sound. Cure.* (*Arch. of Laryng*, 1880.)

Bourguet. — *Excroissances syph. au pourtour de la glotte.* (*Gaz. méd.* de Paris, 1851, p. 265.)

Cadier, *Manuel de laryngoscopie et de laryngologie.* (*Ann. des mal. de l'or. et du larynx*, 1884.) — Congrès d'Amsterdam, *sur les affect. syph. du larynx.* (*Ann. derm. et syph.*, 1880, p. 302.) — Coupard, *Nombreux travaux sur diverses maladies du larynx et sur les laryngopathies syphilitiques, dans différents recueils ; — Gomme syph. occupant la moitié droite de l'épiglotte et du vestibule glottique.* (*Revue mens. de laryng., d'otologie et de rhinologie, du Dr Moure*, nov. 1880, p. 90.) — *Paralysie des muscles crico-aryt. postér.* (*Journ. méd.* Paris, 1886, p. 298.), etc., etc.

D'Ormea, *Storia di sifilide laringea.* (*Giorn. ital. delle malattie veneree et della pelle*, t. I, p. 312, 1866.)

Eeman, *Syphilome des deux cordes vocales inférieures.* (*Rev. mens. laryng. otol. rhin.* 1886, p. 77.) — Elsberg, *Occlusion membraneuse syph. de la glotte.* (*American journal of Syphilography, janv.* 1874.) — *Des paralysies des muscles du larynx.* (*Rev. mens. de laryngologie* du Dr Moure, décembre 1882.) — Eros, *Syphilis laryng. chez l'enf.* (*Paris, Méd.*, 1879-80, p. 596.) — Etchebarne, *De l'occlusion membranoïde de la glotte d'orig. syph.* (Th. Paris, 1878.)

Faure, *Abcès du larynx probablement consécutif à une périchondrite syph.* (*Bull. de*

1. Voy. *Soc. de méd. de Rouen*, 1885, et Malfilatre, p. 39.

SECTION II. — *Syphilis tertiaire de la trachée et des bronches.*

La trachée et les grosses bronches n'ont qu'un rôle à peu près passif dans l'acte de la respiration et de la phonation. Leur inertie comme tubes ou canaux moteurs les met au dernier rang de la hiérarchie fonctionnelle. Aussi la symptomatologie de leurs affections est-elle infiniment plus simple que celle du larynx dont la structure est si compliquée et le mécanisme d'une si délicate et si ingénieuse perfection. Toutefois, l'analogie de leur composition organique et leur solidarité physiologique donnent à leurs phénomènes pathologiques une ressemblance frappante, à ce point qu'il est quelquefois difficile, sans le secours d'une analyse clinique minutieuse et d'une exploration laryngoscopique souvent répétée, de savoir si les lésions siègent dans l'organe vocal ou dans l'arbre aérien. Souvent d'ailleurs tous les deux sont impliqués dans le même processus. La syphilis tertiaire, par exemple, les attaque maintes fois simultanément. Il s'agit alors de savoir quelle est la part respective qui revient à chacun d'eux dans le complexus phénoménal, quelle est leur responsabilité dans le danger de mort qui

la Soc. anat. 1873.) — FAUVEL, *Clinique et nombreux articles.* (*Thèses faites sous son inspiration et à sa clinique par ses élèves*, etc., etc.)

GAMBERINI, *La laringo-faringo-rinoscopia applicata alla sifilografia.* (*Giorn. delle mal. ven. et della pelle*, p. 273, 1866.) — GOUGUENHEIM, *De la laryng. syph. tertiaire.* (*France méd.*, t. II, 1881.) — GUÉRIN (Alphonse), *Sur la trachéotomie dans les lésions syph. des voies respiratoires.* (*Bull. Ac. de méd.* 1869.) — GUINIER, *Végétations du larynx.* (*Gaz. des hôpit.*, p. 160, 1866.)

KLEMM, *Syph. de l'Épigl.* (*Arch. f. Heilk.*, p. 44, 1877.) — KOCH, *Ann. mal. oreill.*, t. V., p. 325; — KRISHABER, *Contribution à l'étude des troubles respiratoires dans les laryngopathies syph.* Paris, 1879.

LATOUPHIS, *Gommes syph. du larynx.* (Th. Paris, 1884.)

MACKENZIE, *Diag. différentiel entre la syph., la phthisie et le cancer épith. du larynx.* (*Médical Times and Gaz.*, mai 1869.) — *Traité des maladies du larynx*, trad. par Moure, 1883. — MASEÏ, *Caso di Sténosi faringo-laryngea* (congrès de VIENNE, 1878), etc. — MASSON, *Des accidents asphyxiques dans les laryng. syph. et de leur traitement.* (Th. Paris, 1875.) — MARTEL, *Syph. laryng.* (Th. Paris, 1877.) — MAURIAC (Charles), *Leçon sur les laryngopathies syph. graves, compliquées de phlegmon périlaryngien.* (*Ann. méd. or. et larynx*, 1876.) — MEUNIER, *Du syphilome ou gomme en nappe de la cav. buc.* (Th. Paris, 1882.) — MOURE, *De la syphilis et de la phthisie laryngée au point de vue du diagnostic*, 1879, etc., etc.

PÉRONNE et ISAMBERT, *Très grave laryngite syph.* (*Ann. des mal. de l'or. et du larynx*, t. 1, p. 400, 1875.) — PERTHON DE LAMALLERIE, *Étude sur la laryngite syph.* (Th. Paris, 1880.) — *Rétréc. du larynx par nécrose syph. du cricoïde.* (*Gaz. méd.* 1881, *An. mal. or.* 1878, p. 261.) — POYET, *Contribution à l'étude de la syph. laryng.* (*Ann. de derm. et de syph.*, 1875; p. 298.) — *Des paralysies du larynx.* (Th. Paris, 1877.)

QUISC, *Un cas de laryngite syph.; trachéotomie faite* in extremis. (*Lyon, méd.* 1876.)

ROUSSEL, *Tumeur syph. des voies aériennes.* (*Bull. de thérap.*, fév. 1866.) — RUL-

menace le malade. Ce n'est pas là, remarquez-le bien, une simple question de curiosité. Le diagnostic du *siège* est d'une importance capitale pour le pronostic et pour le traitement. La prédominance fonctionnelle s'efface devant lui et, chose singulière, la syphilose des tubes aériens se trouve devenir beaucoup plus grave que celle d'organes de premier ordre, tels que le larynx et le poumon, entre lesquels ils ne sont que comme un trait d'union purement mécanique.

CHRONOLOGIE. — Elle est à peu près la même que celle des laryngosyphiloses, c'est-à-dire que, dans la grande majorité des cas, elle appartient à la phase tertiaire de la syphilis. — Mais quelquefois les affections syphilitiques de la trachée et des bronches ont été extrêmement précoces et se sont développées à une époque très voisine de l'accident primitif : à 9 mois (cas de M. Prengrueber) à 12 mois (cas de M. Moissenet).

ANATOMIE PATHOLOGIQUE. — 1° *Siège*. Occupons-nous donc d'abord du *siège* des lésions syphilitiques.— Dans la trachée, la partie moyenne n'est presque jamais atteinte primitivement. Les altérations qui s'y produisent sont habituellement consécutives.La détermination spécifique s'effectue, en effet, presque toujours d'emblée aux deux extrémités du tube trachéal et avec une fréquence particulière sur l'extrémité inférieure. — Sur 21 cas, M. Jullien a noté comme variété de siège : 16 au quart inférieur de la trachée et 3 dans toute son étendue ; 1 dans la partie sous-cricoïdienne et 1 dans la partie moyenne. — Dans les 3 cas de MM. Wilks, Moxon et Worthington, la lésion siégeait à la partie supérieure de la trachée, immédiatement au-dessous du cartilage cricoïde. — Deux fois seulement (cas de MM. Moxon et Hattenbenbrenner) elle existait sous forme d'ulcère et de cicatrice dans la plus grande étendue du tube trachéal.

Les bronches sont plus rarement atteintes que la trachée. Dans les cas rapportés par MM. Wilks, Davidson et Virchow, la bronche droite était notablement rétrécie à son origine par du tissu cicatriciel. — Dans celui de M. Pye-Smith, c'étaient les deux bronches qui étaient déformées et rétrécies immédiatement au-dessous de la bifurcation de la trachée ; dans celui, si remarquable, observé par M. Lancereaux, la lésion syphilitique avait envahi la partie inférieure de la trachée et les deux bronches : la sténose consécutive au retrait cicatriciel occupait la terminaison de la première et un point de chacune des grosses bronches. — Dans un cas dû à M. Worms, c'était à deux centimètres de son origine

OGEZ, *Ulc. Syph. de la gorge et du larynx; trachéotomie, usage de la canule laryngienne pendant quatre mois et demi.* (*Gaz. méd.* de Paris, p. 559, 1856.)

SOMMERBRODT, *Fréquence des ulcérations du larynx dans la syphilis.* (*Wiener m. Presse*, 1853.) — SCHUTZLE, *Syphilis pulmonaire et laryngée. Adhérence membraneuse des cordes vocales. Syphilis cutanée.* (*Rev. méd. Belge*, 15 août 1886.)

TESSIER, *Syph. et tub. dans le larynx.* (Th. Paris, 1881.) — THORNTON, *Trachéotomie dans le cours d'une syph.* (*Med. Examiner*, 1877.) — TRÉLAT, *Trachéotomie dans les lésions syph. des voies resp.* (*Bull. de l'Acad. de médecine*, t. XXXIV, p. 190, 1869.)

WHISTLER, *Notes on the syphilitic stricture of larynx. Two cases operated with a new cuting Dilat.* (*Arch. of. Laryng.* vol. II.)

que la bronche gauche était étranglée par la coarctation scléreuse qui avait remplacé plusieurs anneaux complètement détruits.

Sur 22 cas de syphilose trachéo-bronchique réunis par M. Gérardt, voici dans quelles proportions étaient affectées les diverses parties de l'arbre aérien : surface entière de la trachée 4 fois, partie supérieure 6 fois, moitié inférieure, avec participation des bronches, 12 fois; c'est-à-dire que, dans plus de la moitié des cas, le syphilome envahit l'extrémité inférieure du canal trachéal et sa bifurcation.

2° *Syphilome trachéo-bronchique.* — Il offre la plus grande ressemblance avec celui du larynx et aboutit aux mêmes conséquences, c'est-à-dire à une sténose cicatricielle qui remplace l'ulcération gommeuse. Au début, la détermination donne lieu à des tumeurs circonscrites ou à des épanchements diffus de la néoplasie spécifique, soit dans l'épaisseur de la muqueuse trachéo-bronchique, soit au-dessous d'elle. Mais elle ne reste pas toujours limitée aux tissus mous; elle envahit peu à peu toutes les parties constituantes des canaux aériens: anneaux cartilagineux, membrane fibreuse, couches musculaires. Elle s'étend même au delà, jusqu'aux parties périphériques, aux ganglions trachéo-bronchiques, à l'œsophage, à l'aorte, etc. De pareilles fusées sont exceptionnelles; elles aboutissent à des perforations dangereuses et à des cloaques anfractueux qui évacuent leur sécrétion purulente dans les voies aériennes. — Il est rare qu'on puisse constater les premières phases du processus. Dans les autopsies, ce qu'on trouve surtout ce sont des ulcérations, de grandes pertes de substance et des cicatrices. — Comme les poussées du néoplasme ne s'effectuent pas en une seule fois, on rencontre souvent, autour des lésions avancées, des lésions plus jeunes à leur phase de crudité. Ce sont tantôt des épaississements en nappes diffuses, tantôt de petites tumeurs bien limitées, du volume d'une lentille ou d'un pois, atteignant quelquefois le diamètre d'une pièce de 50 centimes. Toutes ces hyperplasies sont vouées à l'ulcération, et c'est par ce processus de poussées gommeuses incessamment renouvelées et détruites que s'établit le *phagédénisme syphilitique laryngo-trachéal.*

Ce phagédénisme varie beaucoup en étendue et en profondeur. Dans un cas de M. Thornton, il avait commencé par détruire la corde vocale inférieure. Puis de là il s'était étendu à la trachée et l'avait ravagée jusqu'à sa partie inférieure. C'était un véritable phagédénisme serpigineux, marchant de bas en haut ainsi que dans le larynx. Quelquefois il se circonscrit comme surface envahie, mais en revanche il devient térébrant, attaque le périchondre, nécrose et fracture les anneaux cartilagineux et pousse plus loin jusqu'aux parties voisines.

Les ulcérations gommeuses trachéo-bronchiques sont taillées à pic; elles ont des bords durs, proéminents, décollés; leur fond est souvent constitué par des cartilages mis à nu. Dans un cas observé par M. Lancereaux, l'ulcère reposait sur une gangue fibreuse contenant dans son épaisseur un ou plusieurs ganglions lymphatiques. Tout autour d'eux, la muqueuse trachéo-bronchique plus ou moins récemment néoplasiée est inégale, mamelonnée, et d'un rouge sombre ou d'un jaune pâle, suivant qu'elle est résistante ou ramollie, etc.

Les pertes de substance occupent en général toute la circonférence du conduit. Il y en a même qui sont régulièrement annulaires; mais la plupart du temps le phagédénisme, fort capricieux ici comme partout ailleurs, arrive à produire des lésions très complexes où on découvre, sous leur aspect infiniment varié, les conséquences multiples du processus, surtout s'il est encore en activité et n'a pas atteint le point extrême de son action, c'est-à-dire la sclérose cicatricielle complète de tous les tissus néoplasiés.

3° *Sténose trachéo-bronchique.* — Le calibre des voies aériennes est diminué à toutes les périodes de la syphilose, mais il l'est relativement peu durant les deux phases d'infiltration et de ramollissement ulcéreux. Ces deux phases sont beaucoup moins dangereuses pour la trachée et pour les bronches que pour le larynx. — Il n'en est plus ainsi dans celle qui leur succède. — La vraie sténose trachéo-bronchique résulte du travail régénérateur qui met un terme au phagédénisme gommeux. Cette guérison ne peut pas s'effectuer sans qu'il en résulte un rétrécissement fibreux[1]. — La cicatrisation des pertes de substance causées par le phagédénisme donne lieu à des brides fibreuses, dirigées dans tous les sens : les unes sont obliques, d'autres parallèles à l'axe des conduits, d'autres forment autour d'eux des colliers sclérosiques. Leur rétractilité a pour conséquence deux ordres de déformations : 1° *une diminution de la lumière* des canaux trachéo-bronchiques ; 2° *une diminution de leur longueur*. A l'état normal le diamètre de la trachée est de 21 à 24 millimètres chez l'homme et de 18 à 20 chez la femme. Par le fait de la syphilose il est réduit dans certains cas à quelques millimètres; il admet à peine une plume d'oie (Zeissl) une plume de corbeau; il arrive à être complétement oblitéré. — Il est rare que la coarctation soit régulièrement circulaire et en diaphragme percé au centre; presque toujours elle est latérale, irrégulière, inégale, étagée sur une hauteur qui va de 5 à 7 centimètres.— La diminution de longueur, variable suivant le nombre des anneaux détruits, a pour résultat l'abaissement du larynx qui se rapproche de la fourchette du sternum et se place en partie derrière elle dans les cas extrêmes. — Les cordons fibreux, les brides cicatricielles blanchâtres ou rosées, les amas sclérosiques renferment des fragments d'anneaux cartilagineux. La charpente des conduits aériens est donc compromise comme solidité, ou totalement effondrée. Aussi, lorsque le tissu scléreux a pris la place de plusieurs anneaux, la pression de l'air extérieur produit l'affaissement des nouvelles parois de la trachée pendant l'inspiration.

Dans la trachée et dans les grosses bronches il existe fréquemment au-dessus et au-dessous de l'obstacle une dilatation du conduit qui est produite par l'excès de tension qu'acquièrent, en sens inverse, les deux courants de l'inspiration et de l'expiration.

SYMPTÔMES. — La simplicité des fonctions dévolues aux gros tubes aériens peut faire supposer à priori, que les lésions syphilitiques dont ils deviennent le siège, dans une étendue qui est toujours, du moins à l'origine, peu considérable, ne doivent pas donner lieu à un appareil symptomatique très compliqué. — C'est ainsi en effet que les choses se passent. Ordinairement le début de

1. Le mode de formation du tissu fibreux dans la syphilose trachéale a été étudié avec soin par MM. Dubart et R. Payne qui ont fait l'examen histologique de la trachée dans le cas si intéressant de M. Lancereaux. Le fond de l'ulcère était formé par le périchondre hypertrophié, accru de tractus fibreux de nouvelle formation. Au-dessous, les cartilages étaient érodés, et leurs capsules ouvertes et communiquant entre elles étaient remplies de cellules embryonnaires qui devenaient fibreuses, se substituaient peu à peu au cartilage, et doublaient en-dessous le tissu fibreux du périchondre. C'était donc une vraie *périchondrose scléreuse.* — Une semblable périchondrose scléreuse pourrait-elle se produire d'emblée, sans ulcération préalable?

l'affection, dont il est difficile de fixer la date, est insidieux. Les malades ne s'en préoccupent pas. Ils attribuent à une bronchite accidentelle la petite toux et la gêne légère de la respiration qu'ils éprouvent de temps en temps. Bientôt cependant surviennent quelques phénomènes insolites, qui n'appartiennent pas aux trachéo-bronchites ordinaires. Tels sont, par ordre chronologique, d'abord la sensation d'un corps étranger, d'une constriction, d'un étranglement, puis une douleur profonde sur un point quelconque de l'arbre aérien, principalement sous la partie supérieure du sternum, enfin une respiration qui de silencieuse qu'elle avait été jusque-là, devient peu à peu bruyante et arrive à s'accompagner d'un sifflement marqué pendant l'inspiration. En même temps la dyspnée augmente peu à peu, s'accroît au moindre effort et finit par se compliquer de véritables accès de suffocation spontanée, revenant plus particulièrement pendant la nuit. A ce moment du processus, ne pourrait-on pas croire qu'il s'agit là d'une laryngopathie ? Assurément ; la physionomie des troubles respiratoires est la même dans les deux cas. Mais un trait différentiel, caractéristique, c'est que, dans la syphilose trachéo-bronchique isolée, la phonation n'est pas altérée ou elle l'est fort peu. La conservation de la voix fait un contraste frappant, dans la plupart des cas, avec le sifflement trachéal qui se change en un vrai cornage, et avec les crises d'étouffement[1].

La toux ne manque jamais. Sèche au début, quelquefois très intense, presque continuelle, striduleuse, coqueluchoïde dans quelques cas, ou bien peu prononcée dans d'autres, elle est très variable et plutôt propre à donner le change sur l'origine de l'affection, qu'à nous en révéler la véritable cause. — L'expectoration devient abondante, et les crachats muqueux puis mucoso-purulents qui la constituaient au début se strient de sang (cas de Vigla), se colorent en jaune vert et affectent la forme nummulaire, ou bien se chargent de débris cartilagineux qui les rendent significatifs, de vagues qu'ils avaient été jusqu'alors.

Arrivés à ce point de gravité qui peut inspirer de sérieuses inquiétudes, les symptômes s'amendent, diminuent, comme dans la période de résolution d'une bronchite ordinaire. Cette amélioration remarquable peut se produire spontanément, mais elle est surtout très marquée à la suite d'un traitement ioduré et hydrargyrique. — Qu'on ne s'illusionne pas sur ces fausses apparences de guérison. On s'exposerait à des mécomptes certains. En effet, nous n'en sommes encore qu'à la première phase du processus, à la moins dangereuse. La néoplasie ulcéro-gommeuse qui avait enflammé, tuméfié, obstrué l'intérieur des voies aériennes et diminué par conséquent leur calibre, perd peu à peu sa turgescence, s'affaisse, se résoud et rend plus libre le passage de l'air. — Mais bientôt commence la deuxième phase du processus, celle de la cicatrisation de l'ulcère, qui là, comme dans le larynx, aboutit à des sténoses fibreuses de plus en plus rétractiles et irrémédiables. — Le temps d'arrêt dans les accidents est donc trompeur. Ils ne tardent pas à se reproduire au fur et à mesure que la réparation s'effectue et cette fois ils donnent lieu à des symptômes plus

1. L'intégrité de la voix qui peut persister jusqu'au dernier moment, est un fait sur lequel M. Trélat a beaucoup insisté à propos du diagnostic des lésions du larynx et de la trachée. — D'après M. Rey, ce fait serait loin d'être constant, puisqu'on ne l'observerait qu'une fois sur six. Très souvent la voix serait rauque ou étouffée et éteinte, mais par intervalles seulement. — Toujours est-il qu'elle est beaucoup moins compromise que dans les laryngopathies et qu'elle l'est d'une façon moins profonde et moins continue.

sérieux, plus accusés et surtout plus permanents. C'est dans cette deuxième phase que la dyspnée prend des proportions inquiétantes, que l'inspiration sifflante se convertit en un bruyant cornage trachéal, et que les accès de suffocation se multiplient de plus en plus en augmentant d'intensité. — Comment expliquer ces paroxysmes avec une lésion qui tend à devenir de plus en plus fixe? Il est difficile d'en donner une raison plausible, car on ne découvre la plupart du temps ni dans l'affection elle-même, ni en dehors d'elle, aucune circonstance de nature à accroître ou à exaspérer la cause matérielle du trouble respiratoire. — Quoi qu'il en soit, les crises de suffocation constituent un des traits les plus saillants de la syphilose trachéo-bronchique. Ils y occupent une place si importante, que maintes fois les malades sont emportés par une de ces crises terribles, survenues spontanément au milieu d'une accalmie que rien ne semblait devoir interrompre.

Contrairement à l'inspiration, l'expiration reste presque toujours facile, courte et silencieuse, sauf dans quelques cas rares où les lésions sont disposées de telle sorte qu'elles jouent, contrairement à ce qui a lieu d'ordinaire, le rôle d'une soupape soulevée de *bas en haut* par l'air expiré. Le cas si curieux observé par M. Prengrueber nous en offre un exemple frappant. En voici le résumé :

1. La malade âgée de 18 ans, fut prise *neuf mois* après l'accident primitif, d'une dyspnée progressive et menaçante. Inspiration fréquente et courte ; voix faible, enrouée. — Souffle bronchique plus intense à droite qu'à gauche, ayant son maximum pendant l'expiration. — Les accidents devinrent rapidement asphyxiques. *L'inspiration était relativement facile, mais l'inspiration s'effectuait avec une difficulté extrême, s'accompagnant d'un sifflement bruyant.* — Le larynx était parfaitement sain. M. Gros, dans le service duquel cette jeune fille était, à l'hôpital de Mustapha, diagnostiqua une ulcération syphilitique du conduit laryngo-trachéal, et trouva le péril si imminent, qu'il allait se décider à pratiquer la trachéotomie, lorsque la malade revint à elle après une horrible crise de suffocation. Le mieux se continua les jours suivants. La malade était devenue contente et gaie. — Elle fut emportée subitement, pendant la nuit, par un nouvel accès.

Autopsie : vaste ulcération dans la partie inférieure de la trachée, avec des bords taillés à pic et décollés, *dont le supérieur proéminait plus que l'inférieur et formait soupape, en se relevant de bas en haut*, ce qui expliquait la facilité relative de l'inspiration et la difficulté de l'expiration. — Fragments de cartilages trachéens nécrosés au fond de l'ulcération. L'un d'eux plus long que les autres adhérait par un faible pédicule, et *son sommet, en se relevant dans l'expiration, venait fermer* complètement la petite ouverture que laissait encore la soupape soulevée de bas en haut, au même moment. (*Algérie Méd. n°* 1, 1870.)

Les signes objectifs de la trachéosyphilose se réduisent à peu de chose. Il est rare, en effet, qu'on en puisse constater les lésions à l'aide du laryngoscope, excepté lorsqu'elles siègent immédiatement au-dessous des cricoïdes, au niveau des premiers anneaux de la trachée. Les dépôts gommeux et les ulcérations qui en sont la conséquence se réfléchissent alors dans le miroir au moment de l'inspiration et lorsque l'orifice glottique est largement ouvert.

2. Dans un cas observé par M. le Dr Semon, la trachée était douloureuse à la pression. Il n'existait aucune lésion du larynx ; mais pendant l'inspiration on voyait avec le laryngoscope, au niveau des quatrième et cinquième anneaux, sur les parties latérales et antérieures du conduit trachéal, une ulcération recouverte de muco-pus, circonscrite

par des bords enflammés dont la couleur rouge contrastait avec la coloration normale des parties voisines. — L'inspiration était laborieuse, très bruyante, et c'était ce cornage trachéal si caractéristique qui avait surtout frappé le médecin ordinaire du malade. — Respiration également très bruyante dans les deux poumons par retentissement du cornage. — Pas de bronchite appréciable. Toux fréquente, expectoration mucoso-purulente. M. Semon ne savait d'abord à quoi s'en tenir sur la nature de la lésion, mais le traitement spécifique leva tous ses doutes en guérissant le malade.

L'auteur fait remarquer que les altérations isolées de la trachée sont chose rare dans le cours de la syphilis et que le plus ordinairement le larynx et même l'arrière-gorge offrent aussi des lésions qui mettent sur la voie du diagnostic[1].

Voici un autre cas semblable que je dois à l'obligeance de M. J. Moure.

3. « Madame X..., m'écrit mon savant confrère, âgée de 40 ans, bien réglée, vint me consulter pour une gêne respiratoire considérable. — Au moindre effort, en marchant un peu vite, en montant les escaliers, elle est prise d'une *dyspnée inspiratoire accompagnée d'un cornage rude, ayant absolument le caractère de celui qu'on observe chez les malades atteints d'une paralysie des crico-aryténoïdiens postérieurs*. Pendant la nuit, la malade fait un bruit considérable qui empêche de dormir ceux qui couchent dans sa chambre. Cet état a été graduellement en augmentant depuis plusieurs mois. — Je ne puis avoir aucun renseignement sur les antécédents morbides de cette personne, parce qu'elle est accompagnée de son mari. — Depuis un mois environ, elle tousse rauque et expectore du pus jaunâtre en très petite quantité, sauf le matin. Elle éprouve depuis quelque temps de légers accès de suffocation nocturne. La voix et la déglutition sont normales, l'aspect général excellent, les règles régulières.

A l'examen laryngoscopique, le pharynx et le larynx sont normaux. *Les cordes vocales s'écartent très bien de la ligne médiane*. Pas de troubles musculaires. — De temps à autre, pendant l'inspiration, j'aperçois la muqueuse trachéale d'un rouge sombre, recouverte de mucosités purulentes, mais je ne puis voir aucune ulcération bien nette. L'auscultation révèle l'existence de râles sibilants et ronflants au niveau des grosses bronches et de la bifurcation de la trachée. Le murmure respiratoire est en partie couvert par le bruit trachéal. — Malgré l'absence d'antécédents bien nets, en présence de cette lésion congestive de la trachée, du cornage inspiratoire et de l'intégrité de l'organe vocal, je prescrivis un traitement ioduré à petites doses. — Huit jours après, la malade me revient notablement améliorée. La respiration est à peine bruyante et s'accomplit plus facilement. — Sommeil presque tranquille. — Fixé par ces résultats sur le diagnostic, je prescris un traitement mixte (sirop de Gibert modifié, additionné d'iodure de potassium), et j'ai la satisfaction de voir ma malade guérie en un mois à peine. Depuis cette époque, malgré la mauvaise saison, la respiration est restée normale. »

Outre que la trachée est quelquefois douloureuse spontanément et à la pression, on lui trouve aussi une dureté particulière; de plus elle est moins mobile sur les tissus environnants. Un signe objectif d'une importance beaucoup plus grande c'est l'*abaissement du larynx et son immobilité* pendant la déglutition et la phonation. Demarquay insistait avec raison sur ce fait dont il avait été témoin dans un cas où il fut obligé de pratiquer la trachéotomie[2]. On

1. M. Türck constata au moment où son malade poussait un cri perçant sur une note très élevée, que le son était produit dans l'expiration par la vibration de toute la longueur des bords d'un rétrécissement trachéal, qui jouaient le rôle des cordes vocales. Celles-ci demeuraient immobiles et largement béantes. Cette dernière circonstance n'indique-t-elle pas qu'il existait, en même temps qu'une sténose cicatricielle de la partie supérieure de la trachée, une paralysie bilatérale des crico-aryténoïdiens latéraux ?

2. Voici un résumé de ce cas : Malade fort, vigoureux, quoique atteint d'une syphilis constitutionnelle

comprend qu'en pareille circonstance cette opération doit présenter de grandes difficultés.

L'auscultation du larynx, de la trachée, des grosses bronches et des poumons doit toujours être pratiquée avec soin, bien qu'elle ne fournisse pas des notions aussi précises qu'on serait tenté de le croire[1]. Dans les sténoses laryngo-trachéales, en effet, la propagation des bruits qui se rattachent au cornage se dissémine sur tout l'arbre aérien, sans qu'il soit toujours possible d'en localiser, à l'aide du stéthoscope, le maximum sur tel ou tel point. A ces bruits rudes, retentissants, s'ajoutent des sifflements. des rhonchus, des râclements plus ou moins râpeux, et le bruit de drapeau produit par des lambeaux flottants de la muqueuse ou des cartilages détachés du tube aérien et retenus par un pédicule. Au milieu de ce tumulte, il n'est pas aisé de découvrir avec l'oreille le siège précis de la lésion.

Ce qui met encore dans l'embarras, c'est que la trachéosyphilose prend quelquefois à son début les allures d'une bronchite violente. Les phénomènes qui lui sont propres ne s'accentuent et ne se dégagent du catarrhe trachéo-bronchique que plus tard et peu à peu. C'est ce qui eut lieu dans le cas très remarquable à tous égards dont je vais donner l'abrégé, et qui a été observé par mon vénéré maitre, M. le Dr Moissenet :

4. La malade qui avait eu *un an* auparavant un chancre syphilitique, suivi de plaques muqueuses à l'anus et à la vulve, fut prise d'une bronchite intense, puis d'une respiration bruyante et de palpitations. Quand elle entra dans le service de M. Moissenet, l'inspiration était déjà prolongée et sifflante. Le cornage trachéal, variable en intensité, augmentait par l'émotion et pendant la nuit. Toux sèche et rare. Voix normale. Traitement mercuriel et ioduré. Cautérisation du larynx et de la trachée par des instillations d'une solution de nitrate d'argent (0,50 pour 30 grammes). — L'état de la malade n'en allait pas moins de mal en pis. Au bout de quatre semaines, inspiration de plus en plus sifflante et prolongée. Expiration difficile. Voix fatiguée mais non éteinte. — Trachéotomie ; mort sept heures après, par les progrès d'une asphyxie lente. — *Autopsie : rétrécissement de l'extrémité inférieure de la trachée.* Au-dessus, renflement du conduit. Au niveau du rétrécissement, la surface interne de la trachée avait un aspect gaufré par suite du tissu cicatriciel. *Il en était ainsi de la bronche gauche ; la droite présentait également une plaque cicatricielle.* Dans tous ces points, les cartilages étaient altérés ou complètement détruits, et remplacés par une membrane fibreuse, molle et dépressible dans l'inspiration. — Le rétrécissement était à peine assez large pour admettre une sonde de femme. — Plaques scléro-gommeuses ulcérées, jaunâtres, disséminées sur la partie dilatée du tube trachéal

grave qui avait perforé la voûte du palais. Accidents asphyxiques qu'on attribua à une laryngite spécifique. Trachéotomie pratiquée par Demarquay. Mort quelques heures après. — *Autopsie.* L'opération n'avait intéressé aucun organe important. Larynx sain. — La cause de la suffocation avait son siège à la partie inférieure de la trachée. Dans ce point on trouva un rétrécissement considérable amené par la rétraction du tissu cicatriciel qui avait succédé à la guérison des ulcérations que le malade portait à 2 ou 3 cent. de la bifurcation des bronches. — La trachée en ce point, permettait à peine de passer une sonde uréthrale de moyen calibre. Elle *était très adhérente au tissu cellulaire environnant* qui avait perdu de sa souplesse par le fait de l'inflammation. La trachée était donc enchassée dans une masse dure qui la rendait immobile, même pendant les plus grands efforts inspiratoires. — Les bronches au-dessous du rétrécissement étaient très dilatées.

1. Est-il nécessaire de recommander l'exploration attentive du poumon, des plèvres, du cœur, etc. ? Il est évident que dans les affections du larynx et de la trachée, il faut toujours s'assurer si les organes thoraciques fonctionnent bien et ne sont le siège d'aucune complication. — On étudiera aussi le *pouls paradoxal* signalé dans ces affections par MM. Gerhardt et Baumler, qui consiste dans une faiblesse marquée et appréciable de la systole artérielle au moment de l'inspiration.

et ayant pour fond les cartilages à nu. Larynx intact. (*Soc. m. des Hôpitaux*, 8 septembre 1858.)

Ce fait ne prouve-t-il pas surabondamment l'inutilité de la trachéotomie? Elle aurait été épargnée à la malade, si on avait pu prévoir que la sténose siégeait à l'extrémité inférieure de la trachée et qu'elle avait gagné les deux bronches.

Cette propagation du néoplasme trachéal aux deux bronches s'effectue très communément. Le syphilome est alors réellement trachéo-bronchique. Dans un cas observé par M. le Dr Fauvel, à l'Hôtel-Dieu, la malade, dont le larynx était intact, avait un cornage trachéal, bientôt accompagné d'accidents asphyxiques qu'on crut devoir nécessiter l'opération de la trachéotomie. L'opération fut faite, mais en pure perte, car la mort survint peu après, comme dans le cas précédent. — A l'autopsie, on trouva une grosse gomme à cheval sur l'éperon de bifurcation des deux bronches.

Il est très rare que la syphilis tertiaire attaque exclusivement les bronches. M. W. Münk prétend même que la gorge, le larynx et la trachée sont toujours envahis avant les bronches. Sans doute, la marche de haut en bas dans les voies aériennes est la plus habituelle. Celle de bas en haut, au contraire, ne s'observe jamais. Mais il n'en est pas moins certain que les bronches seules sont parfois atteintes isolément. Nous n'en voulons pour preuve que le cas si net de rétrécissement syphilitique de la grosse bronche, observé par M. J. Worms. En voici le résumé :

5. Chez une femme de 34 ans, atteinte 4 ans auparavant d'une syphilis qui avait été bénigne et traitée, la respiration devint sifflante et s'accompagna d'une gêne, puis d'une vive constriction sous-sternale. Accès de suffocation. — *Rémittence de tous les symptomes.* — Voix enrouée, toux fréquente. Rien au larynx. Matité légère à gauche, surtout dans la région sternale supérieure, avec souffle aigu accompagné de râles disséminés. Rien à droite. — M. Worms diagnostiqua un rétrécissement de la bronche gauche, produit peut-être par une tumeur de nature syphilitique, développée sur la face interne du sternum, ou par des ganglions bronchiques. Iodure de potassium à hautes doses. — Les accès de suffocation diminuèrent, mais il se forma un épanchement pleural à gauche. — *La malade mourut subitement*, sans que rien pût faire prévoir une fin aussi prochaine. — *Autopsie :* Outre la pleurésie gauche et des ilots d'hépatisation dans le poumon du même côté, on trouva *à 2 centim. et demi au-dessous de la bifurcation de la trachée, la bronche gauche rétrécie, étranglée, laissant passer à peine un stylet.* Sur son côté interne, s'appuyait un volumineux ganglion tuméfié, de la grosseur d'un œuf de pigeon, qui ne comprimait point la bronche, mais par son volume rendait compte de la matité perçue dans la région sternale supérieure. Une partie des anneaux cartilagineux avait disparu au niveau de la sténose bronchique. — Aucune lésion syphilitique ailleurs.

Les principales circonstances à noter dans ce cas sont la localisation, exclusive sur une bronche, l'intermittence des accidents avec une lésion aussi fixe, et la mort subite qui s'observe fréquemment dans la sténose trachéo-bronchique et qui a été signalée par M. Biermer (*Gaz. des Hôp.*, septembre 1869).

Les symptômes de la syphilose bronchique isolée sont à peu près les mêmes au début que ceux du catarrhe simple. Plus tard surviennent quelques particularités phénoménales qui ne sont pas toutes significatives, car elles ressemblent beaucoup à ce qu'on observe dans les sténoses situées en amont, c'est-à-dire occupant le larynx et la trachée. — La sensation de gêne et de constriction se fait sentir au-dessous de la fourchette du sternum, et elle peut être plus prononcée d'un côté que de l'autre. Le maximum du sifflement est thoracique et latéral, enfin le murmure respiratoire est beaucoup plus faible du côté de la bronche malade que du côté opposé, etc. Quelquefois l'expectoration devient très abondante et mucoso-purulente. Il y a de la fièvre hectique et de la toux. On pourrait croire à une phtisie tuberculeuse.

DIAGNOSTIC. — Qu'on réunisse les circonstances symptomatiques frappantes que présente, dès le début ou un peu plus tard, le trouble respiratoire dans la syphilose trachéo-bronchique ; qu'on note avec soin les étapes du processus, les antécédents, les coïncidences, etc., et on finira par trouver un ensemble phénoménal qui permettra de diagnostiquer la nature et le siège de la lésion. 1° Douleur constrictive sur le trajet de la trachée ou derrière le sternum ; — 2° Cornage excessivement bruyant, ayant son maximum d'intensité au-dessous du larynx ; — 3° Conservation de la voix ; — 4° Intégrité de l'organe vocal ; — 5° Abaissement du larynx : tels sont les principaux signes distinctifs de la sténose trachéo-bronchique.

Les anévrysmes de l'aorte et des grosses artères thoraciques et cervicales donnent lieu au cornage trachéo-bronchique, quand ils compriment les voies aériennes; mais leur existence se révèle par des symptômes qui leur sont propres. Il en est de même des tumeurs du cou et des médiastins. Comme elles compriment, en même temps que le canal aérien, l'œsophage, les veines, les nerfs, il existe de l'œdème des parties supérieures du corps, de la dysphagie, des laryngoplégies, etc. — Parmi ces dernières, la paralysie des crico-aryténoïdiens postérieurs est celle qui ressemble le plus à la sténose trachéale. Le diagnostic différentiel sera facile grâce au laryngoscope. — Les dyspnées cardiaques et pulmonaires ne s'accompagnent pas de cornage[1].

La syphilose trachéale pourrait être aisément confondue avec le cancer de ce conduit. Mais le cancer, qui se développe *primitivement et isolément* dans la trachée, est d'une rareté excessive qui surpasse de beaucoup celle de la trachéosyphilose. La constatation, si elle était possible au laryngoscope, d'une tumeur sanieuse, la présence du sang dans l'expectoration, l'état général du malade, tels sont les principaux points d'après lesquels on pourrait établir le diagnostic différentiel.

La syphilose trachéo-bronchique offre quelquefois une ressemblance si frappante avec la tuberculose pulmonaire, que les plus habiles peuvent s'y tromper. C'est ce qui eut lieu dans un cas d'*ulcérations trachéo-bronchiques isolées* relaté par M. Schuman-Leclerq (*Prager med. Wochenschrift,* 1885, n° 4).

6. La malade, âgée de 33 ans, était de race tuberculeuse. Depuis deux mois, toux obstinée, accompagnée de crachats abondants et purulents, de douleurs thoraciques, de vomissements, de dyspnée, de sueurs nocturnes. Marasme progressif. Diarrhée. Fièvre

1. Il va sans dire que dans la question du diagnostic on tiendra grand compte des coexistences spécifiques habituelles, dans l'arrière-gorge, dans le larynx et ailleurs. — « J'ai vu, m'écrit M. le Dr J. Moure, un cas de syphilis laryngo-trachéale prise pour une tuberculose dont le malade offrait les signes. Mais les lésions du pharynx ne permettaient guère l'hésitation. Cet homme fut guéri par le traitement spécifique. Toutefois il eut une sténose laryngée, consécutive.

Dans la tuberculose laryngée, les douleurs violentes à la déglutition, la *décoloration des muqueuses et surtout celle du voile palatin,* la généralisation des lésions à l'organe vocal, — l'existence de cicatrices étoilées, blanchâtres sur le pharynx, sont des signes en faveur de la tuberculose. — Le *lupus de la trachée,* mal connu, coïncide avec des lésions analogues sur la peau, le nez, le palais, qui aideraient au diagnostic. »

vespérale. Habitus tuberculeux. Râles dans toute la poitrine. Aux deux sommets et ailleurs, petites zones de matité circonscrite. — Mort par œdème pulmonaire.

Autopsie. Le foie présentait une sclérose syphilitique et était parsemé de tumeurs gommeuses. Dans l'appareil circulatoire, endartérite déformante avancée, peu en rapport avec l'âge de la femme. — Dans les poumons, foyers circonscrits d'hépatisation, mais pas de tubercules.

Dans la trachée, sur sa moitié inférieure, infiltration gommeuse, ulcérations dénudant les cartilages, tractus cicatriciels diminuant le calibre de la trachée. Une vaste zone ulcéreuse occupait la bifurcation de la trachée et se prolongeait un peu dans les bronches dont la muqueuse était hypérémiée, épaisse et érodée ou ulcérée çà et là. On constata sur toutes les ulcérations trachéo-bronchiques une tendance très grande à une production cicatricielle abondante. L'examen microscopique démontra que les lésions du foie et des conduits aériens étaient syphilitiques.

Coïncidences et Complications. — I. Les coïncidences diathésiques de la syphilose trachéo-bronchique peuvent se montrer sur tous les points de l'organisme ; mais elles sont incomparablement plus communes sur l'appareil respiratoire que partout ailleurs. On a vu plus haut (p. 540) que M. Mackenzie n'avait trouvé que 3 *cas* de trachéopathie spécifique sur 1,145 malades soignés pour des affections syphilitiques de la gorge et des voies respiratoires. Cette proportion est dépassée de beaucoup dans d'autres statistiques. — Ainsi, d'après M. Gérardt, sur 17 cas d'affections syphilitiques graves du larynx, la trachée fut atteinte 4 fois. L'étude synthétique de M. Vierling sur la syphilose trachéo-bronchique (1878) comprend 43 cas ; en y ajoutant 22 cas semblables publiés soit avant, soit après par MM. Münk, Dittrich et Willig, Förster, Eppinger, Zurhell, Wilks, Berger, Mackenzie, Semon, Schech et Kopp, on a 65 cas. Dans *la plupart de ces* 65 *cas*, l'affection syphilitique de la trachée et des bronches ne paraissait être que la conséquence d'une syphilose préalablement établie dans le larynx et dans le pharynx ; ou du moins, si elle n'en était pas une émanation, elle existait avec elle et n'était pas isolée.

Dans 6 *cas* seulement de syphilose trachéo-bronchique, l'intégrité absolue du larynx et du pharynx se trouve signalée d'une façon expresse, d'après M. Schuman-Leclerq (1885). Ce sont les cas de MM. Moissenet, Vierling, Gérardt, Schech, qui seuls se rapportent à une affection syphilitique des voies respiratoires, indépendamment de toute syphilose concomitante ou antérieure du larynx et du pharynx, et qui seules méritent la désignation d'*affection syphilitique trachéo-bronchique isolée*. A ces six cas on pourrait en ajouter plusieurs autres, d'abord celui que m'a communiqué le Dr J. Moure, puis celui de M. J. Worms, un autre de M. Charnal, un quatrième de M. Mackenzie, etc.

Parmi les coïncidences de la syphilose trachéo-bronchique on a signalé souvent les gommes du poumon.

II. C'est le poumon qui fournit le plus grand nombre de complications, si bien qu'on a supposé souvent qu'il s'agissait d'une vraie tuberculose pulmonaire. — La congestion, l'œdème d'un ou des deux poumons, les broncho-pneumonies, ne sont pas rares dans la syphilose trachéo-bronchique. Il semble que ces complications se produisent de préférence quand le syphilome occupe l'extrémité inférieure du tube trachéal, sa bifurcation et l'origine des grosses bronches. — L'adénopathie des ganglions trachéo-bronchiques doit entrer aussi en ligne de compte parmi les complications, et enfin, mais très exceptionnellement, la propagation des syphilomes bronchiques aux artères en rapport avec les bronches et, entre autres, à la crosse de l'aorte qui, parfois devient elle-même primitivement le siège d'altérations et d'anévrysmes d'origine exclusivement syphilitique.

PRONOSTIC. — Il varie beaucoup suivant le siège de l'affection et suivant la phase de son processus. Je répéterai encore ici que la question du siège est d'une importance capitale. Quelle différence, en effet, entre le syphilome trachéal, immédiatement sous-cricoïdien, et le syphilome à cheval sur la bifurcation et qui de là envahit l'extrémité inférieure de la trachée et les deux bronches ! La sténose produite par le premier pourra, comme celle du larynx, être victorieusement combattue par la trachéotomie, tandis que cette opération ne fera que hâter la terminaison funeste dans la sténose de l'extrémité inférieure du conduit trachéal. Donc le pronostic s'aggrave d'une façon inéluctable, lorsque la lésion gagne ou occupe primitivement la partie moyenne, mais surtout la partie trachéo-bronchique des voies aériennes.

La seule circonstance qui soit susceptible de l'atténuer, c'est l'âge peu avancé de la lésion. Je crois en effet qu'on pourrait guérir tous les syphilomes trachéo-bronchiques, quel qu'en soit le siège, et prévenir leurs funestes conséquences ultérieures, si on les attaquait par un traitement mercuriel et ioduré vigoureux, dès leur apparition, avant la phase ulcéreuse, ou du moins avant la propagation du processus nécrobiosique au tissu cellulaire sous-muqueux et surtout aux anneaux cartilagineux. Il n'y a rien à espérer quand ces derniers ont été détruits et que la trachée a été convertie en un conduit fibreux sans résistance et s'affaissant durant l'inspiration. — Quelques auteurs prétendent que le traitement spécifique, en guérissant les ulcérations, provoque prématurément l'apparition des accidents asphyxiques de la phase cicatricielle. C'est possible dans quelques cas, mais faut-il y renoncer pour cela ? Assurément non ; car, même à cette époque, il y a des chances pour qu'il limite et atténue le mal qui existe et pour qu'il prévienne celui qui est peut-être en voie de formation.

Les guérisons rapidement obtenues par les spécifiques comme par exemple, dans le cas de M. Moure, sont très encourageantes, et je ne vois aucune contre-indication à leur emploi.

Il se produit dans la marche de la syphilose trachéo-bronchique des accalmies trompeuses et dont il faut se défier. L'une d'elles est, pour ainsi dire, de règle : c'est celle qui est consécutive à la diminution de la turgescence œdémato-plastique, à l'affaissement du bord des ulcérations, à leur bourgeonnement cicatriciel, etc. Elle disparaît dès que la cicatrisation commence ; la dyspnée réapparaît, s'accroît fatalement, à mesure que se rétracte le tissu fibreux de nouvelle formation. Ce n'est que quand l'accalmie a été de très longue durée, qu'on peut être rassuré. — On s'exposerait aussi à de grandes déceptions si on interprétait trop favorablement les intermittences de bien-être vraiment surprenantes qui séparent, sans qu'on sache trop pourquoi, les crises les plus formidables de suffocation. — Il faut toujours songer, en pareil cas, à la possibilité d'une mort subite. — Rien de plus insidieux que cette marche qui procède par paroxysmes. Il semble que l'asphyxie ne s'arrête un moment que pour frapper ensuite plus fort et plus brusquement.

Le pronostic de la syphilose trachéo-bronchique est donc des plus sévères, et là encore plus que dans le larynx, il faut redouter les accidents asphyxiques, sans compter les complications pulmonaires. — Celles-ci sont fortuites ou diathésiques. Plusieurs observateurs, et entre autres M. Virchow, admettent que les ulcérations syphilitiques des bronches, peuvent en s'avançant vers le poumon, amener une pneumonie chronique spécifique.

Traitement. — L'administration du mercure et de l'iodure de potassium est formellement indiquée dans tous les cas, même dans les sténoses cicatricielles les mieux confirmées, car on ne sait jamais si le processus gommeux s'est complètement arrêté et s'il ne s'effectue pas, au-dessus ou au-dessous de l'ancienne lésion, des néoplasies jeunes et encore susceptibles d'être guéries par les spécifiques. — Comme traitement local, on a conseillé les fumigations émollientes ou mercurielles, et les pulvérisations de liqueur de Van Swieten. Tous ces moyens ne nous inspirent qu'une confiance médiocre. — Faut-il en dire autant de la trachéotomie [1] ? Non. C'est une ressource suprême qu'on doit tenter dans les cas désespérés. Elle aura quelques chances de réussir si la sténose est dans le tiers supérieur. — Dans les sténoses de la partie moyenne, on aura recours à des canules plus longues que la canule ordinaire. On pourra essayer aussi le tubage de la trachée à l'aide d'une grosse sonde métallique ou d'un instrument en caoutchouc suffisamment résistant et dont on augmentera progressivement le calibre. Mais trop souvent tout est inutile, parce que, dans la grande majorité des cas, l'affection occupe la partie inférieure de la trachée et l'origine des grosses bronches.

Bibliographie. — Barth, *Mémoire sur les ulc. des voies aér.* (*Arch. de Méd.*, t. 5, 3e série.) — Benjamin Bell, *Traité des mal. vénér.* Paris, 1802, p. 649. — *Deux cas d'asthme observés chez les syph. guéris par le mercure.* — Beger (Walter), *Sténose des voies resp. d'origine syph.* (*Schmidt's Jahrb*, 1881, p. 144.) — Besançon, *Rétrécissement de la trachée et des bronches.* (*Soc. anat. de Paris*, 19 mars 1886.) — Biermer, *Rétr. de la trachée et des br.* (*Gaz. des Hôp.*, septembre 1869.) — Bœckel, *Rétrécissements syph. de la trachée.* (*Bul. de la Soc. de chir.* 1864.) — Bonays. *Syphilitic ulcer of the trachea opening into arch of aorta.* (*Saint-Louis, med. a. surg. Journ.*, août 1880.)

1. Parmi les nombreux travaux publiés sur la trachéotomie, un des plus instructifs est celui de M. le Dr Astier (*Indications de la trachéotomie*, th. Paris 1880). — Nous lui empruntons les passages suivants :

« Lorsqu'on a affaire à un rétrécissement siégeant au niveau du larynx, la trachéotomie est formellement indiquée : elle sauve le malade. — Mais quelle conduite tenir lorsque le rétrécissement est trachéal ? La trachéotomie faite dans cette circonstance a jusqu'ici toujours été suivie d'insuccès. — Cependant M. Trélat est d'avis qu'il faut quand même pratiquer l'opération : de risques on n'en fait pas courir de bien nouveaux au malade qui est voué à une mort certaine ; et il peut se faire que le rétrecissement siège à la partie supérieure de la trachée, qu'il ne soit pas trop fibreux et soit dilatable : tel est le cas, encore unique, de Demarquay dans lequel, la trachéotomie faite, on put arriver sur le rétrécissement et le dilater avec le doigt.....

Aston Key rapporte dans *The Lancet* une observation curieuse : trois fois la trachéotomie dut être pratiquée sur le même malade, parce que la canule était repoussée par des granulations d'origine syphilitique, qui envahissaient peu à peu la plaie trachéale, Il y avait ossification du cricoïde et de la trachée, une portion de cartilage nécrosé, un séquestre dans la bronche gauche et une pneumonie (*Bull. de thérap.*, t. XXXVIII, 1850, p. 519.)

Mais l'observation la plus instructive sous ce rapport est celle de Bourguet (*Gaz. méd.*, 1851, p. 265). Il s'agit d'une femme syphilitique qui mourut après avoir présenté tous les symptômes des corps étrangers au larynx : altération de la voix, gêne de la respiration, toux convulsive et suffocante, accès de dypsnée. A l'autopsie, on trouve des végétations, des excroissances au pourtour de la glotte, s'insérant entre les ventricules et les cordes inférieures ; les unes avaient 6 à 7 millimètres de longueur, la plus longue 8 à 9 ; elles pouvaient s'interposer entre les lèvres de la glotte, et c'est ce qui avait déterminé l'asphyxie. — La trachéotomie pratiquée dans ce cas eût sauvé la malade. »

TROISIÈME PARTIE

SYPHILOSE DU POUMON

Dès le seizième siècle on soupçonna que la syphilis attaquait les poumons, comme les autres viscères de l'organisme, et qu'il fallait lui attribuer une place importante dans l'ensemble des causes susceptibles de produire la consomption pulmonaire. — Ambroise Paré, en son seizième livre *traitant de la grosse vérole*, s'exprimait ainsi au sujet des diverses affections qui sont le résultat de cette maladie : « Autres demeurent asthmatiques et hectiques, avec fièvre lente, et meurent tabides et desséchés. » — Plus tard Schrœder, Bambilla, Baglivi, Hoffmann, Stoll, Joseph Frank, etc., ne mirent pas en doute l'influence de la syphilis sur les organes pulmonaires. Astruc décrivit la *phtisie vérolique*. — Plenck, Swediaur, parlèrent des vomiques vénériennes,

— H. BOURDON, *Des rétrécissements de la trachée-artère.* (*Un. méd.*, novembre 1864.) — (*Gaz. des Hôp.*, 1864.) — BURBEIRAC, *Malad. de la poitr. vénér.* (Amsterdam, 1871.)

CAVASSE, *Essai sur les fractures traumatiques des cartilages du larynx.* (Th. Paris, 1859.) — CHARNAL, *Quelques considérations sur les rétrécissements cicatriciels de la trachée.* (Th. Paris, 1859.) — CHASSAIGNAC, *Soc de chir.*, 5 janvier 1859, et *Gaz. des hôp.*, p. 23.) — CHIARI, *Ueber Tracheal stenosen und ihre Behandl. Nach des Schrotter'schen met.* (*Monatschr. f. Ohrenh.* n° 12, 1881.) — CIVET, *Rétr. de la trachée.* (Th. Montp. 1861.)

DALY, *A case of syphilitic stenosis of the larynx, with fibrous adhesive bands of the true vocal cords; tracheotomy; rupture of bands and cure of stenosis by general and local treatment.* (*Trans. Am. M. Ass.*, Philadelphie, 1880, XXXI.) — DESPRÉS, *Trachéotomie dans les affections syphilitiques du larynx.* (*Soc. de chir.*, 21 avril 1869, et *Gaz. des hôp.*, p. 262.) — DEY, *Étude sur la syph. trach.* (Th. Montp. 1874.)

GLEITSMAN, *A case of membranous syphilitic stenosis of trachea.* (*Arch. of laryngol.* vol. III, 1882, p. 63.)

HERING, *Des résultats du traitement mécanique des rétrécissements du larynx.* (Congrès de Londres, 1881 et *Ann. des mal. de l'or. et du larynx*, mai et juillet 1882.) — HORTELOUP (P.), *Plaies du larynx, de la trachée et de l'œsophage; leurs conséquences, leur traitement.* (Th. d'agrégation, 1869.)

JACOBSON, *Ueber Narbenstricturen im oberen Abschnitte der Respirationswege.* (*Volkmann's Samml. klin., Vortr.* n° 205, 1881, Leipzig.) — JOB, *Rétrécis. syph. de la grosse bronche gauche.* (*Ann. de dermat. et de syphilig.* 1870).

LANCEREAUX, *Laryngite et bronchite tertiaires.* (*Gaz. hebd.* 1864. *Ann. des mal. de l'or. et du larynx*, 1882, p. 117.) — LE FORT, *Manuel de méd. opér. de Malgaigne*, vol. II, p. 290; — LENOX BROWNE (2e éd.), Londres, 1887, etc. etc.

MASSEÏ, *Un cas de rétrécissement syphilitique de la trachée.* (*Revue de Moure*, no 5, 1er mai 1884.) — MOISSENET. (*Union méd. de Paris*, 28 octobre 1858.) — MORRELL MACKENZIE, *Traité pratique des maladies du larynx, du pharynx et de la trachée.* (Paris. 1887.)

NAVRATIL, *Laryngologische Beiträge*, Leipzig, 1871.

PARONA, *Stenosi della laringe derivata da pericondrite iperplastica; tracheotomia; tirosomia; dilatazione graduata; guarigione.* (*Gior. d. r. Accad. di med. di Torino*, 1879, XLIII, p. 327.) — PRENGRUEBER, *Ulc. syph. de la trachée, mort.* (*Alg. méd.* n° 11870.)

accompagnées de consomption. — Benjamin Bell, Baumes, Portal croyaient aux déterminations de la syphilis sur les poumons, à la *tuberculisation pulmonaire syphitique d'emblée*, à la phtisie vénérienne. Petit-Radel dans son ouvrage consacrait un chapitre aux *affections syphilitiques des poumons*. En 1810, Lemonnier soutenait sa dissertation inaugurale sur la *phtisie pulmonaire syphilitique* et sur la phtisie considérée comme complication de la syphilis, etc.

Jusqu'aux premières années du dix-neuvième siècle, l'existence des pneumopathies syphilitiques fut démontrée par la clinique et surtout par les cures étonnantes qu'on obtenait, dans certains cas de consomption pulmonaire, au moyen du traitement mercuriel. — De nos jours cette question a été étudiée d'une façon plus approfondie et avec toutes les ressources de l'investigation moderne. Les recherches sont devenues plus précises et plus exactes. — Peut-être la critique n'a-t-elle pas été toujours assez sévère dans le choix des observations[1]. Il n'en est pas

— PETEL, *Rétrécissement syphilitique du larynx.* (*Revue des soc. méd.*, 1885, n° IV, et *Paris médical*, 1885.) — PLANCHON, *Faits cliniques de laryngotomie.* (Th. Paris, 1869.) — PYE-SMITH, *Syph. strict. of bronch.* (*Path. trans*, 1877, p. 336.)

ROUX (J.), *Occlusions et rétrécissements du larynx.* (*Gaz. des hôp.*, 1856, p. 434.) — RUSSEL et BOLTON, *Case of syph. infl. ulcer. in the trachœa* (*Brit. m. Journ.*, 1861.)

SEMON, *Some rare manifestations of syphilis in the larynx and trachea.* (*The Lancet*, 1 et 8 avril, 3 mai et 3 juin 1882.) — SCHECH, *Syphilis de la trachée et du poumon.* (*Deutsch Archiv f. Klin. Méd.*, vol. 31, part. 3 et 4, 1882, p. 410.) — SCHUMANN-LECLERQ (*Prager Med. Woch. n° 4.* 28 janv. 1885.) — SILCOCK QUARRY, *Syphilitic ulcer. of the trachlea.* (*Th. Lancet n°* 25. 19 dec. 1885. *Compte rendu de la Pathol. Soc. of London.*) — SCHRÖTTER, *Zur Behandlung der Larynxstricturen.* (*Oesterr. Zeitschr. f. prakt. Heilk.*, n° 9, 28 fév. 1873, et *Allgem. med. Zeit.*, 1874, n°s 26 et 27.) — SOLIS COHEN, New-York 1879.

TAUBER, *Syphilitic stenosis of the larynx and trachea after* 45 *years.* (*Arch. of Laryng.*, vol. III, 1882, p. 249.) — TRENDELENBURG, *Beiträge zu den Operationen an den Luftwegen* (*v. Langenbeck's Archiv fur klinische Chirurgie*, vol. XIII, 1872.)

VIGLA, *Bull. de la Soc, méd. des Hôp.*, t. 14, n° 3, p. 223.

WHISTLER, *Notes on syphilitic stricture of the larynx, with an account of two cases operated upon by means of a new cutting dilator.* (*Arch. Laryngol.*, New-York, 1880, vol. I, p. 322; 1881, vol. II, p. 23.) — WORMS, J. (*Gaz. des Hôp.* p. 105, 1869.) — WORTHINGTON, *Méd. chir. Transact.*, t. 25. — Voir aussi les chapitres *syphilis de la trachée* dans les traités spéciaux de M. LOUIS JULLIEN, *Traité des maladies vénériennes*, et de M. LANCEREAUX.

YVES *Obs. de gom. de la trach.* (*New-York, Méd. Journal*, 1877).

ZIEMSSEN, *Handbuch der speciellen Pathologie und Therapie*, Band IV, *Die Krankheiten des Kehlkopfes.* 2te Auflage, Leipzig, 1879.

1. C'est un reproche qu'on a fait à l'ouvrage considérable que le docteur Pancritius a publié sur les affections syphilitiques du poumon. — Beaucoup d'autres, comme lui, ont affirmé l'origine syphilitique de manifestations morbides pulmonaires, sur la foi des anamnestiques les plus incertains et en dehors de tout antécédent significatif. — Ajoutez aux erreurs cliniques provenant de ce chef, les erreurs anatomiques commises par ceux qui ont pris pour des gommes et des scléroses spécifiques, des tubercules et des pneumo-

moins vrai que la syphiliographie s'est enrichie d'une série de travaux très importants qui se sont multipliés dans ces dernières années. — Il fut un moment où la phtisie syphilitique étant pour ainsi dire à la mode, on en découvrit des cas dans tous les pays. Leur nombre devint même si considérable tout à coup, qu'il y eut lieu d'en être surpris. N'y avait-il pas en effet un peu d'exagération? Tant de faits qui semblaient se présenter à souhait aux observateurs étaient-ils de bon aloi? Aujourd'hui on en trouve moins dans les recueils scientifiques. Est-ce à dire que les pneumopathies syphilitiques soient devenues plus rares? Non elles l'ont toujours été. Si on n'en parle pas autant, c'est que sans doute on juge la question suffisamment élucidée. Et elle l'a été en effet grâce aux publications de MM. Lagneau, Gintrac, Lacaze, Landrieux, Lancereaux, Fournier, Carlier, Jacquin, Cornil et Ranvier, etc., en France; — de MM. Henop, Tiffani en Amérique; — de MM. Colomiatti, Gamberini, Cantarano, Vecchi en Italie; — de MM. Hertz, Pancritius, Rollet, Franck, Hiller, Schnitzler, Pawlinoff en Allemagne; — de MM. Aufrecht, Mac Swiney, Robinson en Angleterre; — de M. Thoresen en Suède, etc., etc.

Chronologie. — Les pneumopathies syphilitiques ne se produisent guère pendant les premières années de l'infection. Ce sont des manifestations essentiellement tertiaires. On en a vu survenir au bout de 10 ans (Maunoir), de 23 (Chvostech), de 13 (Lancereaux).

Il n'y a rien de fixe à cet égard. Ce que j'ai dit sur la chronologie

nies chroniques ordinaires. — Il ne suffit pas, en effet, qu'un sujet ait eu autrefois la syphilis pour déclarer que les pneumopathies dont il souffre sont la *conséquence directe* et *immédiate* de la maladie constitutionnelle. On est en droit, dans une question aussi délicate, d'exiger les quatre critériums suivants : 1° Une filiation bien nette ou extrêmement probable entre la syphilis et l'affection pulmonaire; 2° Une physionomie symptomatique, un processus particulier qu'on ne trouve pas d'ordinaire dans les pneumopathies d'ordre commun; 3° Une action curative prompte, décise, indéniable, par le mercure et l'iodure, avec guérison complète; 4° Des lésions dont la spécificité ne puisse laisser aucun doute dans l'esprit.

De ces quatre critériums, il n'y a qu'un seul qui, aujourd'hui comme autrefois, ait une valeur réelle et saisissante, c'est le troisième, c'est-à-dire l'action curative des spécifiques, et encore, ne peut-on pas, dans tous les cas, lui accorder une confiance absolue. — Les autres, surtout le premier et le deuxième sont beaucoup inférieurs. Le quatrième n'a acquis de l'importance que depuis la découverte du bacille de Koch.

Ces réserves faites, ne poussons pas le scepticisme jusqu'à nier à peu près complètement, ainsi que l'ont fait quelques cliniciens, l'existence de la syphilose pulmonaire. Dans une très intéressante monographie, M. Hiller (*Ann. de la Charité de Berlin*, 1884), a pu réunir, à côté de trente observations contestables, un grand nombre de cas qui semblent défier la critique la plus sévère et qui sont de date récente.

Fidèle à notre méthode, nous donnerons à l'appui de notre description générale des pneumosyphiloses, quelques exemples cliniques résumés qui nous ont semblé typiques.

des affections tertiaires du larynx et de la trachée leur est à peu près applicable. Mais elles sont encore plus tardives, et, parmi toutes les autres déterminations viscérales, il n'y en a pas qui se développent à une époque plus reculée. Aussi ne pourrait-on pas faire pour elles, comme pour les néphropathies et surtout pour les encéphalopathies syphilitiques, une catégorie de cas appartenant à la phase secondaire de la maladie constitutionnelle. Cependant j'ai vu un cas de syphilose pulmonaire chez un malade qui n'était infecté que depuis un an. M. le professeur Gamberini a rapporté l'observation d'un malade qui, deux mois à peine, après l'accident primitif, aurait été atteint d'une affection pulmonaire à marche rapide, qui disparut en quelques semaines sous l'influence du traitement antisyphilitique. Rien n'est plus exceptionnel qu'une pareille précocité. Je suis le premier à dire qu'il faut s'en défier, bien que je croie en avoir vu un exemple.

1. M. le docteur Bruen a rapporté un cas de syphilis pulmonaire très précoce, qu'il considère comme typique. Le malade âgé de 30 ans avait une éruption de syphilis secondaire, lorsqu'il lui survint une induration du sommet droit qui persista pendant six semaines et finit par guérir sous l'influence du traitement spécifique. — Pas de bacilles dans les crachats. En même temps que l'induration pulmonaire, périostites douloureuse, sur les clavicules, les tibias et le sternum. — L'époque réellement précoce à laquelle ces accidents se sont développés n'est point, aux yeux de l'auteur, un argument contre leur spécificité. Ce fait prouve simplement, d'après lui, que la syphilis pulmonaire peut apparaître à une période où ne se montrent d'ordinaire que des accidents secondaires. — Il ajoute que le siège des lésions ne donne pas des renseignements précis pour le diagnostic car si Porter prétend que ce sont les sommets qui sont surtout pris, Goodhart et Green soutiennent que ce sont les bases.

M. Bruen dit que dans les pneumopathies syphilitiques, les premiers phénomènes que l'on observe sont en général des signes de laryngite et de bronchite. Puis le malade éprouve une sensation de gêne, d'oppression, de malaise à la partie inférieure du cou, ou une douleur localisée dans le dos, entre les deux épaules, et s'irradiant parfois le long des nerfs intercostaux... Par la percussion on peut trouver des signes d'adénopathie trachéo-bronchique avec faiblesse du murmure respiratoire. La toux quand elle est paroxystique dépend de l'irritation des pneumogastriques. Les malades atteints de pneumopathie syphilitique ont quelquefois tous les attributs extérieurs d'une bonne santé. Ce n'est que dans les dernières périodes de la vie qu'ils prennent l'aspect cachectique de phtisiques. (*Med. News*, mars 1886, p. 307).

On trouve dans la thèse de A. Roussel (*De la syphilis tertiaire dans la seconde enfance et chez les adolescents*, nº 65, Paris 1881, J.-B. Baillière), une observation de pneumopathie syphilitique paraissant s'être développée à une époque assez précoce :

Obs. I. — Puella quædam, circa annum ætatis suæ duodecimum, cujusdam saltatricis Artis Magistri lascivi et nequam, et venerea etiam lue infecti illecebris inducta est, ut concubitum cum illo admitteret : quo veneno etiam venereo per contagium adeo imbuta fuerat, ut non obstantibus unâ vel alterâ salivatione ab empiricis instituta, atque aliis curationis methodis quatuor annorum spacio tentatis, post uvulæ erosionem, atque alia luis venereae stigmata adhuc manentia, in phthisin pulmonarem incideret una cum febre hecticâ, totius corporis emaciatione, perpetua tussi, et anhelitu admodum gravi præ viscositate scilicet bronchia infercientis phlegmatis (suit le détail du traitement antisyphilitique), quorum usu verno tempore, per spatium sex, vel octo hebdomadum continuato, perfecte et sine ulla recidivatione à phthisi æquè ac a reliquis luis liberata est.

FRÉQUENCE. — Y a-t-il des statistiques qui nous permettent de la fixer avec quelque précision ? Quels sont les chiffres qu'on pourrait fournir ? Avec quoi faudrait-il les comparer ? La fréquence de la syphilose pulmonaire n'est rien moins qu'établie, bien que MM. Schnitzler et Pancritius pensent le contraire. — On peut même affirmer que parmi les affections syphilitiques des viscères, celle des poumons occupent le dernier rang. — Elle est excessivement rare, beaucoup plus que les laryngo-trachéopathies, qui elles-mêmes sont loin d'être très communes. Il y a donc d'immenses probabilités pour qu'un syphilitique quelconque échappe à la consomption pulmonaire. Je ne parle bien entendu que de celle qui émane directement de la syphilis.

ÉTIOLOGIE. — Connaît-on les circonstances qui sont susceptibles d'en favoriser l'apparition ? Non. Aussi, puis-je me dispenser de faire ici l'énumération banale de causes hypothétiques[1]. Les affections aiguës et chroniques du poumon, telles que bronchite, emphysème, asthme ne constituent point une prédisposition. Elles sont très rarement notées dans les antécédents des malades. — En est-il ainsi de la phtisie tuberculeuse ? Ses rapports avec la syphilis ont été l'objet de discussions nombreuses et ce point d'étiologie n'est pas encore complètement élucidé. — Dans le poumon comme ailleurs, la syphilis et la tuberculose restent indépendantes l'une de l'autre. Elles conservent leur autonomie, sans s'attirer ni se repousser d'une façon évidente, malgré l'analogie et quelquefois l'étroite ressemblance de leurs lésions pulmonaires. Elles ne se combinent point assez intimement pour former des produits morbides hybrides, doués d'une individualité propre, susceptible de se transmettre. Il y a dans leur rencontre un simple fait de juxtaposition. Elle vivent côte à côte, en bonne intelligence et au grand détriment des malades ; mais leurs rapports ne vont jamais jusqu'à créer des formes mixtes spéciales de pneumopathies tuberculo-syphilitiques. — M. Gougenheim et d'autres observateurs n'ont-ils pas vu la gomme et le tubercule évoluer tout près l'un de l'autre dans le parenchyme du poumon, sans se fusionner ? La gomme guérissait et le tubercule poursuivant sa marche emportait les malades.

Mais ces deux pneumopathies ne sont-elles pas l'une pour l'autre une puissante cause de prédisposition ? *A priori* on serait tenté de l'admettre. Et cependant, voyez combien peu de patients, sur le nombre

1. Le sexe a peut-être une certaine influence sur le développement des pneumopathies syphilitiques. Dans les 75 observations, réunies par M. Carlier, il y avait 47 hommes et 28 femmes.

infini des syphilitiques, deviennent tuberculeux sans un facteur étiologique autre que la syphilis ! Combien peu, parmi la quantité considérable de phtisiques atteints de syphilis voient leurs poumons envahis par le syphilome ! — Si ces deux grandes diathèses avaient l'une pour l'autre l'attraction invincible qu'on leur a si gratuitement prêtée, c'est par milliers qu'on compterait les cas de pneumopathies tuberculo-syphilitiques. Au lieu d'être une rareté, les gommes du poumon seraient infiniment plus communes que celles qui se développent sur tous les autres points de l'organisme. Or c'est tout le contraire qui a lieu. Voilà un argument auquel il est difficile de répondre, si entiché que l'on soit de certaines affinités diathésiques.—Ainsi la syphilis n'engendre point la tuberculose pulmonaire. Toutefois il est naturel d'admettre que chez les individus prédisposés, elle hâte l'apparition de cette maladie, en débilitant tout l'organisme, et en diminuant la résistance qu'il avait opposée jusque-là aux attaques du bacille tuberculeux. Son action nuisible en pareil cas n'a rien de particulier. Toute autre maladie générale, en exerçant une dépression sur la vitalité de l'économie, produirait les mêmes résultats. — D'un autre côté, les tubercules du poumon ne paraissaient point un engrais morbide favorable à la germination du syphilome. — On invoque bien la débilitation locale qu'ils produisent dans le parenchyme pulmonaire. Mais cet appel à la doctrine un peu vague et discutable du *locus minoris resistentiæ*, ne me paraît avoir aucune portée, puisqu'on peut lui faire cette réponse décisive : Comment se fait-il que sur un si grand nombre de phtisiques atteints de syphilis avant la pneumopathie tuberculeuse, ou depuis, il y en ait si peu dont les poumons deviennent syphilomateux ?

Anatomie pathologique. — Les lésions syphilitiques du poumon sont circonscrites ou diffuses. — Les premières, de beaucoup les plus caractéristiques et dont personne ne conteste la provenance spécifique, constituent les gommes pulmonaires. — Les secondes, dont le processus et les formes se rapprochent plus des lésions d'origine commune, et en particulier de la pneumonie interstitielle vulgaire, aboutissent à la sclérose, c'est-à-dire à la dégénérescence fibreuse à l'atrophie cirrhotique du parenchyme pulmonaire.

Gommes du poumon. — Elles peuvent se rencontrer dans presque tous les points de l'organe. Néanmoins leur localisation la plus ordinaire présente deux particularités très remarquables et presque spécifiques qui sont : 1° leur absence au sommet ; 2° leur grande fréquence à la partie moyenne ou inférieure du lobe supérieur. — Elles affectent une prédilection très marquée pour le hile du poumon. C'est par là qu'elles débutent souvent, pour se propager ensuite vers le centre et les parties superficielles, dans la zône intermédiaire, au tiers supérieur et au tiers moyen. Cette affinité locale est si frappante, que quelques pathologistes ont été conduits par elle à l'hypothèse fort plausible d'une invasion primitive des ganglions intrapulmonaires par le syphilome. D'après eux, la plupart des gommes pulmonaires seraient le résultat d'une adénopathie gommeuse des ganglions qui, à partir du hile, accompagnent les bronches jusqu'à leur quatrième ou cinquième divisions. La pneumopathie spécifique débuterait par une adéno-médiastinite qui, du hile s'étendrait au poumon en suivant les bronches. Le parenchyme pulmonaire ne serait attaqué que consécutivement. — Que les choses se passent ainsi dans quelques cas[1], c'est

1. Dans le cas suivant, les ganglions bronchiques avaient été très fortement touchés. Je le place ici, quoique l'adénopathie ne soit pas la seule circonstance à remarquer. — Il y a un certain nombre de malades atteints de pneumosyphilose, chez lesquels la syphilis est restée complètement ignorée et qui n'en présentent aucune trace dans leurs antécédents. — Si en pareil cas la pneumopathie a la physionomie de la tuberculose, il est à peu près impossible de ne pas se méprendre sur sa nature. Et ce qui est le plus fâcheux, c'est qu'aucune circonstance ne fournit prétexte à un traitement spécifique qui aurait peut-être sauvé le malade.— Cette observation est des plus instructives, dans ce sens et à d'autres points de vue. Je résume. Elle a été recueillie par M. le docteur Balzer et publiée par M. Jacquin dans son excellente thèse inaugurale :

Obs. 2.— Malade âgé de 32 ans, sans antécédents héréditaires tuberculeux, chez lequel rien ne portait à croire d'une façon évidente qu'il eût eu la syphilis. Il n'en avait aucune trace. — Il présentait tous les signes d'une tuberculose qui s'était développée graduellement : amaigrissement et perte des forces, sueurs nocturnes, hémoptysies, expectoration rouillée, épaisse, couleur jus de pruneaux, mêlée de crachats muco-purulents. — Matité à droite principalement, en arrière, en haut et sur la ligne axillaire, avec souffle bronchique et râles sous-crépitants nombreux, presque rien à gauche. — Voix rauque ; toux quinteuse ; point de côté à droite. — On diagnostiqua une tuberculose pulmonaire et une pneumonie caséeuse. — Pendant quelques semaines, l'état du patient resta à peu près stationnaire.

Puis, augmentation de la dyspnée, aphonie complète, amaigrissement, cachexie rapide, épanchement dans la plèvre droite. Accentuation des phénomènes laryngopathiques, accusant un obstacle du côté du larynx, avec cornage et tirage. On crut à une *infiltration tuberculeuse* du larynx ayant amené la *sténose* de cet organe. — Ces accidents laryngés hâtèrent la mort.

Autopsie. Elle réservait une série de surprises. Ainsi, pas de *tuberculose laryngée*, mais seulement léger œdème des replis aryténo-épiglottiques avec rougeur assez vive de toute la muqueuse laryngée.

Poumon gauche sain. — Dans la plèvre droite, deux litres de sérosité louche et sanguinolente. Plèvres pariétale et viscérale considérablement épaissies, fibreuses et parsemées de masses dures, jaunâtres, caséeuses, de la grosseur d'un pois ou d'un grain de millet.

Sommet du lobe supérieur droit seulement un peu induré et fibreux. — Mais dans la partie moyenne nférieure du lobe supérieur, dans le lobe moyen, dans la partie inférieure du lobe inférieur, nombreuses masses caséeuses qui font saillie sur la coupe. La plus volumineuse était sous-pleurale, plus grosse qu'un œuf de poule et creusée d'une excavation irrégulière et tomenteuse. — Toutes ces masses, d'un volume variable, ne dépassant pas la grosseur d'un œuf de pigeon, étaient très dures, et d'une couleur jaunâtre. Une coque fibreuse, visible à l'œil nu, les entourait. *Elles siégeaient le long des bronches et sous la plèvre.* — Hypertrophie et congestion des ganglions trachéo-bronchiques. Ces masses étaient des *gommes pulmonaires*, absolument caractéristiques, ce que confirma l'examen histologique.

D'ailleurs le foie était manifestement syphilitique : capsule de Glisson épaissie avec des dépressions cicatricielles profondes, d'où partaient des bandes fibreuses s'enfonçant dans l'organe. Atrophie complète du lobe gauche. — Au niveau du hile, gros noyaux caséeux, confluents, formant une masse gommeuse très dure pénétrant profondément dans l'épaisseur du foie, etc.

Évidemment, il s'agit bien là d'une pneumosyphilose. C'est un beau spécimen de cette affection. — Il y a un point qui demande à être interprété. Ce sont les accidents laryngopathiques qui ont joué un si grand rôle dans la terminaison funeste. Eh bien, il est probable qu'ils dépendaient *d'une laryngoplégie causée par la compression que devaient exercer sur les récurrents les ganglions hypertrophiés.* — Les lésions laryngées étaient trop peu prononcées pour expliquer le cornage et le tirage. — Si on avait pratiqué l'examen laryngoscopique, on aurait sans doute trouvé une *paralysie des crico-aryténoïdiens postérieurs.*

possible, mais il n'en est pas moins vrai que les gommes envahissent aussi le poumon d'emblée, et sur des points où il n'y a plus de ganglions.

Elles sont habituellement peu nombreuses. On n'en rencontre souvent qu'une seule. Il est rare que leur nombre dépasse dix. — Elles occupent plus souvent un seul poumon que les deux.

Elles se présentent sous la forme de tumeurs arrondies, dont le volume varie de celui d'un pois à celui d'une aveline; mais il peut être beaucoup plus grand. M. Henop a cité un cas où il atteignait la grosseur d'un œuf d'oie (*Voyez l'obs., plus bas, p.* 656). Au début, elles sont dures, arrondies, ovoïdes ou un peu aplaties, quelquefois, mais rarement, translucides et pour peu de temps. A une période plus avancée, elles subissent la transformation caséeuse et elles offrent à leur centre une coloration d'un blanc jaunâtre d'apparence gélatineuse ou opaque, et quelquefois filamenteuse. A leur périphérie, elles sont grises, sèches et entourées d'une zône fibreuse plus ou moins épaisse. Cette zône fibreuse, très spéciale aux gommes, est grisâtre, nacrée, luisante et vasculaire. Elle constitue une sorte de coque périphérique qui circonscrit très nettement le syphilome et l'isole au milieu du parenchyme. C'est une barrière qui n'est pas infranchissable. Peu à peu, en effet, par le fait d'un processus qui aboutit presque toujours à la nécrobiose progressive des éléments embryonnaires, les gommes pulmonaires se liquéfient et se transforment en une bouillie jaunâtre. Il en résulte une caverne gommeuse. Or cette caverne ne reste pas close indéfiniment. Les points de sa coque par lesquels elle se trouve en contact avec les bronches, s'amincissent, perdent leur résistance et finissent par s'ulcérer et par ulcérer à leur tour les tuyaux bronchiques. Dès lors la caverne évacue librement au dehors les détritus de sa transformation caséeuse. — Au lieu d'une tumeur, c'est une excavation tout à fait semblable à celle qui reste après l'élimination des masses tuberculeuses, dans la phtisie commune.

La caverne gommeuse est circonscrite par sa coque fibreuse à laquelle s'ajoutent extérieurement des couches de tissu pulmonaire tassé, sclérosé, grisâtre, fibroïde, véritable cirrhose périphérique en feuillets concentriques. Quant aux parois de la cavité, elles sont tapissées de débris caséeux non encore évacués, et de tractus filamenteux qui s'éliminent peu à peu. Lorsque l'intérieur de la caverne est débarrassé et nettoyé, il peut devenir le siège d'un bourgeonnement réparateur qui comble la cavité, rapproche ses parois et l'oblitère définitivement par cicatrisation. C'est ainsi que se forment les masses fibreuses qu'on rencontre quelquefois dans le poumon. Elles sont formées d'une agglomération de tissu cicatriciel contenant presque toujours à son centre un petit noyau sec et caséeux. Ce tissu est doué d'une grande rétractilité qui produit le froncement du parenchyme périphérique et les dépressions à fond gris bleuâtre dont la surface du poumon est constellée.

Au lieu d'ulcérer leur coque et les bronches voisines, les gommes s'en tiennent quelquefois au ramollissement de leur centre. Sans aller plus loin dans leur processus nécrobiotique, elles entrent dans celui de réparation, c'est-à-dire qu'elles résorbent leurs produits liquéfiés et se cicatrisent.

L'analogie entre les gommes et les tubercules est si frappante que les histologistes les plus habiles hésitent dans bien des cas à se prononcer. Les caractères distinctifs qu'on en a donnés autrefois ne peuvent plus suffire aujourd'hui. La situation des gommes dans un seul poumon et à sa partie moyenne, leur nombre limité, leur couleur blanche ou jaune, leur consistance, leur coque fibreuse, etc., mis en regard de la localisation des tubercules aux sommets, de leur grand nombre, de la transparence des granulations miliaires, de l'absence de tissu fibreux périphérique, etc., sont évidemment des traits différentiels fort insuffisants.— La cellule géante regardée naguère comme l'élément caractéristique des tubercules a été découverte dans les néoplasies syphilitiques par MM. Bizzozero, Griffini, Baumgarten. D'après M. Brissaud, les masses caséeuses dont se composent les foyers gommeux consistent en agglomération de *follicules* absolument identiques à ceux de la tuberculose ; il n'y a pas dans le tubercule d'élément dont la gomme soit privée.— Le même auteur croit que la gomme est surajoutée à la sclérose et qu'elle peut faire défaut, que le follicule tuberculeux se développe primitivement dans le parenchyme sain, tandis que, dans le processus gommeux, le follicule prend naissance au sein de la tumeur scléreuse qui déjà, depuis un certain temps, a envahi le tissu interstitiel.

Toutes ces subtilités histologiques ont perdu de leur intérêt depuis la découverte du bacille de la tuberculose par M. Koch. Il est clair que, dans les cas douteux, son absence ou sa présence dûment constatées seront décisives, la première en faveur du tubercule, la seconde en faveur de la gomme. La question sera tranchée plus nettement encore quand on aura découvert le bacille de la syphilis, dont l'existence ne fait aucun doute.

L'étude histologique des gommes pulmonaires n'a rien fait découvrir de spécial dans leur structure. A leur centre, le tissu conjonctif au sein duquel elles se sont développées présente la dégénérescence granulo-graisseuse. Les cellules plasmatiques sont les premières atteintes ; puis ce sont les faisceaux fibreux qui deviennent granuleux ou quelquefois se mortifient en masse. — A mesure qu'on s'éloigne du foyer central de ramollissement nécrobiotique, le tissu fibreux prédomine de plus en plus sous forme de faisceaux en couches concentriques, entre lesquelles on voit des cellules aplaties qui contiennent quelques granulations. — Plus loin elles sont intactes. — Au delà de cette zône, le tissu pulmonaire qui entoure la gomme est infiltré d'une néoformation conjonctive qui oblitère plus ou moins les alvéoles après avoir épaissi leurs parois.

Sclérose. — C'est cette néoplasie conjonctive qui constitue essentiellement la forme scléreuse des pneumopathies syphilitiques. Ces pneumopathies sont encore moins spécifiques, au point de vue morphologique, que les pneumopathies gommeuses. Elles ressemblent, en effet, d'une manière frappante à la pneumonie interstitielle ordinaire. — Pendant la première phase du processus, il se produit une simple prolifération embryonnaire dans le tissu conjonctif interlobulaire. D'après les faits observés par MM. Ramdohr, Wagner, Vierling, Pawlinoff, cette prolifération aurait pour point de départ, tout à fait au début, la tunique adventice des vaisseaux. M. Brissaud (*Progrès méd.*, 1881) croit que le processus de sclérose débute dans cette tunique et que son phénomène initial est une *périvascularite capillaire.* — Les choses ne se passent pas toujours ainsi dans les poumons. Souvent les couches celluleuses péribronchiques sont envahies aussi bien que les petites artères. L'altération y est-elle primitive ou consécutive? Au fond, il importe peu de le savoir.—Toujours est-il que l'hyperplasie, quel qu'en soit le foyer initial, presse les unes contre les autres les alvéoles pulmonaires. Elles se déforment, s'altèrent par suite de la desquamation épithéliale qui se produit dans leur cavité. — Puis, à mesure que l'affection augmente, ce ne sont plus seulement les alvéoles, mais aussi les bronches et les vaisseaux qui sont altérés.

Cette première phase du processus a été très rarement observée. Les lésions qu'on trouve mentionnées dans la plupart des observations se rapportent au second degré, à la sclérose proprement dite, à la cirrhose du poumon. La néoformation, en effet, ne reste pas longtemps à l'état embryonnaire ; ses éléments cellulaires s'organisent bientôt en masses plus résistantes qui deviennent fibroïdes, puis fibreuses.

Les parties du poumon dans lesquelles s'est opérée la transformation scléreuse présentent une coloration grise ou d'un gris bleuâtre ardoisé ; elles sont dures, élastiques, lourdes, d'une densité supérieure à celle de l'eau, et ne crépitent plus parce qu'elles sont devenues imperméables à l'air.

Lorsqu'elles sont jeunes, les parties sclérosées font une légère saillie à la surface du poumon. Il est probable que pendant la phase de prolifération où l'hypérémie est toujours plus ou moins considérable, le volume des parties atteintes est encore plus augmenté ; mais à mesure que les lésions vieillissent, l'inverse se produit. Le parenchyme infiltré se rétracte, se ratatine, s'atrophie, Il en résulte à la surface du poumon des dépressions plus ou moins irrégulières, étoilées ou en brides, semblables à celles qu'on rencontre si fréquemment sur les foies syphilitiques. La pneumopathie est alors réellement cirrhosique.

Au début de cette dégénérescence fibreuse on trouve des nodosités disséminées un peu partout et semblables à des noyaux de pneumonie lobulaire. Leur nombre est plus considérable vers le tiers moyen qu'au sommet ou à la base. Leur volume qui ne dépasse pas généralement celui d'un pois est accru par la congestion irritative des tissus voisins et par un degré plus ou moins prononcé de pneumonie catarrhale qui s'ajoute à la pneumonie interstitielle spécifique.

Dans son *Étude sur la phtisie syphilitique*, M. Tiffany (*Arch. d. Heilkunde*, 1878) a décrit une variété particulière d'*infiltration grise* qui se produirait à la période des accidents tertiaires. Cette infiltration, dit-il, occupe la partie moyenne du poumon beaucoup plus que la base et le sommet. Il est admis aujourd'hui que le *siège préféré de toutes les lésions syphilomateuses est la partie moyenne du poumon et du poumon droit plus que du poumon gauche*. — L'infiltration grise de M. Tiffany n'est, à mon avis, qu'une phase et qu'une variété du processus cirrhosique. Elle est constituée par la prédominance momentanée de la pneumonie catarrhale ou *intraalvéolaire*, sur la pneumonie interstitielle ou *périalvéolo-bronchique*.

Il n'en reste pas moins établi que le foyer principal et primitif est situé en dehors des voies aériennes, autour des bronches de moyen calibre et dans les espaces interalvéolaires. Peu à peu il se répand au loin, envahit progressivement les parois des lobules et des alvéoles, et en arrive ainsi à constituer aux conduits aériens des manchons de tissu chondroïde bleuâtre, brillant, quelquefois noirâtre et pigmenté.

Un pareil travail d'hyperplasie conjonctive ne peut pas s'accomplir au sein du parenchyme pulmonaire sans modifier à la longue, d'une façon profonde et permanente, la forme et le calibre des alvéoles et des bronches. — L'abondance et surtout la rétractilité du néoplasme conjonctif, dont les couches s'accumulent et s'épaississent par une stratification continue autour des culs-de-sac alvéolaires, exerce sur eux une compression qui diminue leur capacité, les aplatit et les déforme plus ou moins irrégulièrement. Mais ce n'est pas tout, le travail morbide périalvéolaire en suscite un dans l'intérieur des alvéoles : leur revêtement épithélial se tuméfie, se trouble et subit la dégénérescence graisseuse. Les infundibula arrivent à se remplir ainsi de détritus granuleux, entremêlés de noyaux qui attestent l'origine épithéliale du magma. — Ce sont là des phénomènes de second ordre, semblables à ceux que l'on observe dans les canalicules spermatiques et dans les tubuli du rein, lorsque ces deux organes sont atteints de syphilose interstitielle. — Quelques alvéoles finissent par être complètement effacées et disparaissent dans la masse scléreuse.

Du côté des bronches, le processus aboutit à un épaississement de leur paroi, à une hypérémie de leur muqueuse, et à des déformations qui se rattachent à la rétractilité de la néoplasie péribronchique. — Ces déformations très remarquables, consistent dans la sténose des conduits et dans leur dilatation. Ces deux états contraires sont très souvent le résultat d'une même cause. Nous avons vu que les choses se passent ainsi dans la trachée et dans les grosses bronches. Il en est de même dans les petites bronches et dans celles de moyen calibre. — Prolifération plus ou moins abondante de l'épithélium bronchique, sclérose de leurs parois avec des alternatives de rétrécissement et de dilatation : telles sont les lésions qui ont été fréquemment rencontrées dans la cirrhose pulmonaire syphilitique.

Quant à la composition histologique du néoplasme scléreux, elle est fort simple. On n'y découvre que du tissu conjonctif à faisceaux très denses, parsemés d'éléments ramifiés, fusiformes ou étoilés, et de quelques cellules rondes.

Est-ce dans un pareil tissu que doivent se former nécessairement les gommes ? Résulteraient-elles d'une pullulation embryonnaire qui se produirait dans les groupes de cellules étoilées enfouies au sein des bandes ou des amas scléreux? Ne sont-elles pas plutôt le résultat d'un autre travail morbide distinct de la sclérose, qui s'établit d'emblée, et dans lequel la prolifération conjonctive périphérique n'est que consécutive au lieu d'être primordiale? — Ces questions ne sont pas encore résolues. Toujours est-il que les lésions spécifiques du poumon, envisagées dans leur ensemble, ne présentent pas une répartition égale de l'élément scléreux et de l'élément gommeux. Il y a prédominance manifeste de l'un ou de l'autre dans tel ou tel cas. Les deux processus ne se combinent pas d'une façon étroite et constante. Ils constituent deux variétés de lésions qui, sans doute, ne sont pas incompatibles[1], mais restent généralement distinctes. N'est-ce pas là une circonstance propre à laisser du doute dans l'esprit

1. Un cas intéressant observé par M. Lancereaux, et qui a été le sujet d'une communication très importante sur la syphilis pulmonaire, faite à l'Académie de médecine en 1877, montre la coexistence dans le poumon des lésions scléreuses et des lésions gommeuses. — En outre, on y voit la coïncidence d'autres affections viscérales tertiaires graves. — Il est à remarquer aussi combien, dans ce fait de pneumopathie dont les lésions spécifiques étaient étendues et multiples, les symptômes presque nuls furent en disproportion avec les désordres organiques. Ce fut pour ainsi dire une pneumosyphilose latente et en même temps cachectique. — En voici les circonstances principales :

Obs. 3. — Le malade, âgé de 58 ans, était alcoolique et niait tout antécédent syphilitique. — Bonne santé habituelle. A la suite de maux de tête, il fut pris de vertiges, de vomissements, de hoquet, et bientôt d'un léger degré de paralysie musculaire du côté droit. Iodure de potassium et séton à la nuque. Amélio-

sur l'authenticité de beaucoup de pneumopathies données comme syphilitiques? — Je le répète, la gomme pulmonaire seule a des caractères bien déterminés et d'une spécificité indéniable. Et encore faut-il qu'elle soit volumineuse. — Quand il s'agit de nodules disséminés, la distinction devient impossible avec les tubercules. — Ce qu'on appelle la cirrhose pulmonaire peut être aussi bien le résultat de la tuberculose, d'une pneumonie chronique, que de la syphilis. —Tant que le microbe spécifique de cette dernière n'aura pas été découvert, on ne peut demander au microscope un critérium précis et certain d'une lésion pulmonaire spécifique [1].

ration. — Mais, quatre mois après le début de cette cérébrosyphilose, vue trouble de l'œil droit, puis de l'œil gauche. Bientôt cécité complète à droite. — Le malade qui marchait sans traîner la jambe droite, devint parésié dans les extrémités inférieures ; ensuite il fut pris de délire, de coma, et la mort survint trois semaines environ après cette récidive de troubles encéphaliques.

Quelques jours avant de succomber, il éprouva de l'essoufflement, toussa un peu et expectora quelques mucosités purulentes. Murmure vésiculaire faible aux deux bases. Néanmoins, nutrition générale très bonne. Conservation de l'embonpoint.

Autopsie. Crâne épaissi et sclérosé. Méninges opalines et légèrement épaissies à la convexité des hémisphères. — A la place de la cloison transparente, dont il ne reste plus trace, masse jaune membraniforme de 5 centimètres d'étendue. — Chiasma des nerfs optiques tuméfié, injecté, ramolli, ainsi que le tronc de ces nerfs à leur orgine. Papilles optiques œdématiées et injectées. Adhérences épaisses, résistantes du tiers inférieur des deux poumons au diaphragme et à la paroi thoracique. Profondes brides cicatricielles sillonnant le parenchyme qui est induré sur quelques points, emphysémateux sur d'autres.

Altérations symétriques des deux côtés, d'une évolution un peu plus avancée à gauche qu'à droite où prédominait la sclérose, tandis qu'à gauche c'étaient les gommes. — Voici ce qu'on trouva dans le poumon gauche : nodosités au nombre de 12 ou 15, jaunâtres, arrondies, du volume d'une noisette ou d'une cerise, donnant une sensation assez semblable à celle que fournirait la pression sur un sac de noix, disséminées sous la plèvre et dans la profondeur du poumon, saillantes au-dessus de la section du parenchyme, constituées par des masses jaunes, sèches, arrondies, semi-circulaires ou en forme de croissant, fermes, circonscrites par un tissu fibroïde grisâtre, entourées de tractus fibreux, blanchâtres ou noirâtres. — Dilatation de quelques petites bronches. — Induration scléreuse d'une grande partie du lobe inférieur. — Nombreuses cicatrices stellaires des deux côtés. — Quelques noyaux de pneumonie lobulaire.— Cicatrice étoilée sur l'un des reins. — Sarcocèle syphilitique du côté droit.

1. Le diagnostic de la syphilose pulmonaire scléreuse et de l'induration grise du poumon, ne peut pas se faire sans en appeler à d'autres circonstances que l'anatomie macroscopique ou microscopique. Ainsi on nous dit que la pneumonie chronique non spécifique, rouge ou grise, ne s'observe généralement qu'à un âge avancé et principalement chez les personnes affaiblies ; qu'elle reconnaît pour causes ordinaires l'intoxication palustre, l'albuminurie et surtout l'alcoolisme ; qu'elle ne se complique jamais de dilatation bronchique ; enfin que son processus est plus généralisé que dans la syphilis. — Mais comment distinguer des pneumopathies spécifiques, certaines formes lentes de broncho-pneumonies chroniques qui, elles au contraire, sont toujours accompagnées d'une dilatation des bronches ?

Parmi les pneumosyphiloses, George Homolle admet : 1o la *broncho-pneumonie scléro-gommeuse* qu'il considère comme la forme peut-être la plus commune. Mais rien, dit-il, ne paraît distinguer anatomiquement ces lésions, qui sont peut-être, en réalité, syphilitiques, des broncho-pneumonies scléreuses, de celles des aiguisiers par exemple ;— 2o *La broncho-pneumonie scléreuse sans nodules caséeux ou gommeux :* — 3o Une forme de *broncho-pneumonie chronique desquamative*, très analogue à la peumonie blanche des nouveau-nés syphilitiques ; — 4o Une altération identique à l'*induration brune ;* — 5o *La lymphangite pulmonaire.*

Dans ses *Leçons sur la syphilis*, le professeur Cornil reconnaît que l'histoire de la syphilis du poumon est encore loin d'être bien connue. Après avoir résumé quelques-unes des observations qui lui ont semblé les plus probantes, celles de M. Maunoir, de M. Maunoury, de M. Cuffer, il s'exprime ainsi : « Les exemples qui précèdent sont ceux qui nous ont paru les meilleurs à citer, en ce qui touche les gommes du poumon. Assurément, il serait difficile de constituer avec eux l'histoire anatomique des gommes de cet organe. Aussi, malgré l'opinion contraire de nos savants collègues MM. Lancereaux et Landrieux, je crois que l'étude des gommes du poumon est bien peu avancée, surtout au point de vue anatomique et histologique, auquel il faut de toute nécessité se placer d'abord pour affirmer la réalité de leur existence.

..... Tout porte à penser que dans la syphilis, les alvéoles pulmonaires sont remplies primitivement de

Dans la syphilose du poumon, comme dans celle du foie, la séreuse de l'organe est presque toujours atteinte. La lésion la plus fréquente que présente la plèvre, c'est l'épaississement sclérosique du feuillet viscéral au niveau des syphilomes du poumon. Il semble que la lésion du parenchyme se soit propagée presqu'à la séreuse. Celle-ci, en effet, n'est jamais envahie que secondairement. Outre l'épaississement partiel du feuillet viscéral, on trouve signalés dans beaucoup d'observations, des adhérences et même des épanchements.

Les ganglions bronchiques intra et extrapulmonaires sont fréquemment atteints dans la syphilose pulmonaire. Existe-t-il aussi une altération des vaisseaux lymphatiques? Personne ne l'a démontré jusqu'à présent.

Quant à l'adénopathie syphilitique broncho-pulmonaire, son existence ne peut faire aucun doute. J'ai parlé plus haut de l'influence prépondérante qu'on lui attribuait. Est-elle primitive? Est-elle consécutive? On l'ignore. Toujours est-il qu'elle pourrait bien jouer un rôle considérable dans la production de la dyspnée souvent excessive et hors de proportion avec les lésions trouvées à l'auscultation et à la percussion, qu'on observe dans beaucoup de pneumopathies spécifiques. — Voici un cas où l'adénopathie était très accusée. Je le résume :

Syphilis maligne. — Lésions de divers tissus. — Stackler. — Rapport de M. Hanot (*Progrès médical*, 1881, p. 285). Femme de 45 ans, syphilitique depuis 8 ans. Aucun traitement.— Matité presque absolue de tout le poumon gauche et, à son sommet, souffle caverneux et râles humides. — A droite, dans la moitié inférieure du poumon, souffle tubaire et gargouillement. Rien au sommet. — *Autopsie :* Plèvre gauche recouverte de fausses membranes. Dans le tissu pulmonaire correspondant, qui est dense et résistant, imperméabilité, îlots d'apparence caséeuse, d'un blanc grisâtre, environnés d'une zone de sclérose. Plusieurs excavations dans les deux lobes : la plus grande a le volume d'une grosse noix ; elle siège près du sommet ; ses parois sont grises, parsemées de points jaunâtres. *Au niveau du hile de ce poumon, existent des masses ganglionnaires volumineuses de consistance pierreuse.* — La muqueuse des bronches est injectée et présente des granulations analogues à celles du poumon. — Dans le poumon droit, mêmes lésions qu'à gauche ; noyaux caséeux nombreux et quelques excavations, mais siégeant uniquement dans la partie inférieure. Sous la plèvre, en deux points, granulations grises et traînées paraissant groupées sur le trajet des vaisseaux lymphatiques. L'examen microscopique ne fit découvrir entre ces granulations et les granulations tuberculeuses aucune différence histologique. Pour affirmer leur nature syphilitique, on se fonda sur la distribution des lésions et sur la présence, dans d'autres organes, de lésions multiples dont la nature syphilitique était indubitable. Ainsi, dans le foie, caractères évidents de l'hépatite syphilitique scléreuse et de l'hépatite gommeuse. — Dans l'hémisphère droit seulement (La malade avait eu une hémiplégie gauche sans aphasie), arachnoïde trouble ; sur la pie-mère, granulations seulement du volume d'un grain de millet. — Au niveau de la scissure de Sylvius, méninges encore plus opalines. — A la face interne de l'hémisphère droit, exsudat blanchâtre analogue à du pus. — Au niveau du sillon de Rolando granulations et foyer du volume d'une grosse noix, occupant le tiers supérieur des circonvolutions pariétales et la partie correspondante des circonvolutions frontales, plus mou que les parties voisines, d'une couleur hortensia et parsemé de points noirs hémorrhagiques (encéphalite gommeuse).

Dans les processus sclérosiques et gommeux des pneumopathies syphilitiques,

petites cellules et que la formation nouvelle de tissu conjonctif venant épaissir la charpente fibreuse pulmonaire de la région envahie et constituer une coque épaisse à la gomme, se forme plus tard. Mais ce sont là des hypothèses sur lesquelles je ne veux pas m'arrêter plus longtemps. »(Cornil, *Leçons sur la syphilis*, 1879.)

surtout dans le premier, les vaisseaux sanguins sont atteints, probablement d'emblée et dès le début, dans leur tunique adventice. Mais plus tard, lorsque des masses ou des bandes fibreuses les enveloppent, ils subissent à un plus ou moins haut degré, comme les voies aériennes, les effets de la rétractilité. Leur calibre, déjà diminué par l'hyperplasie des parois et la stagnation des globules blancs, se rétrécit de plus en plus et finit même sur quelques points par s'oblitérér. Il y a donc ischémie, et la nutrition tombe au-dessous de son niveau normal, ce qui ne contribue pas peu à augmenter la déchéance organique et fonctionnelle des parties du parenchyme pulmonaire envahies par le syphilome[1].

Symptômes. — Ils n'offrent rien de spécial et sont loin d'être toujours identiques, ce qui s'explique, du reste, par les grandes différences anatomiques que présentent entre elles les pneumopathies syphilitiques. Ils ressemblent beaucoup à ceux des affections pulmonaires les plus communes, à ceux des broncho-pneumonies par exemple, et surtout à ceux de la tuberculose pulmonaire. Parfois ils font complètement défaut, et on trouve à l'autopsie des altérations gommeuses et sclé-

1. Il y a des cas exceptionnels qui résument à eux seuls toute l'anatomie pathologique des pneumosyphiloses. — De ce nombre est le suivant, publié par M. le docteur Powlinoff *Arch. fur. path. Anat. und Phys.*, 1879, p. 162. Voici le résumé de cette longue observation :

Obs. 4. — Le malade, âgé de 32 ans, avait eu un chancre syphilitique à 25 ans, suivi d'accidents secondaires. Pas d'antécédents tuberculeux. Au bout de 7 ans, toux, expectoration de crachats striés de sang, dyspnée, cachexie.— A droite, matité au-dessus et au-dessous de la clavicule, dans la fosse axillaire, entre l'omoplate et le rachis, avec respiration rude, râles sibilants, craquements humides dans les points mâts. A gauche, expiration prolongée et râles au-dessus et au-dessous de la clavicule. — Dans les derniers jours de la vie, périostites, hydropisie, nausées. — Erysipèle ultime. — Mort.

Autopsie. Dans le lobe supérieur du poumon droit, inflammation parenchymateuse chronique, d'une teinte ardoisée et rougeâtre, remplie de nodules péribronchiques saillants.— Au sommet de ce lobe, deux *cavités bronchectasiques rapprochées, ayant le volume d'une aveline.* Çà et là dans l'étendue des lobes supérieur et moyen, dilatations bronchiques sacciformes plus petites. — Parenchyme sillonné en divers sens par de larges bandes indurées et fibreuses contenant des granulations jaunâtres et grisâtres, semblables aux nodules péribronchiques, mais plus volumineuses.

Dans le poumon gauche, ce qui prédominait, c'étaient les *tractus fibreux*. Ils formaient des bandelettes plus longues et plus larges qu'à droite. Elles sillonnaient dans tous les sens, extérieurement et intérieurement, le lobe supérieur, et, par leur rétraction, le divisaient en lobes plus petits. Elles s'étendaient aussi dans la partie supérieure du lobe inférieur. En outre, dans tous ces points, des *productions gommeuses* du volume d'une tête d'épingle à celui d'un pois, avaient poussé dans les trabécules ou dans le tissu pulmonaire Elles étaient accumulées principalement dans le lobe supérieur. Elles constituaient des nodosités dont l'agglomération formait par places des masses de la grosseur d'une aveline. Beaucoup avaient leur siège dans le voisinage ou même dans l'épaisseur des parois bronchiques qui, à leur niveau, étaient épaissies et d'un aspect gélatineux. Leur teinte était grise ou jaunâtre, leur consistance ferme et uniforme, un tissu fibreux brillant les entourait et irradiait de là dans tous les sens, à travers le parenchyme pulmonaire, pour se fusionner avec les longs tractus de sclérose.

Dans les deux poumons, beaucoup de *vaisseaux étaient rétrécis* par les tractus fibreux et par les nodosités. — Il y avait en outre des lésions de *pneumonie parenchymateuse catarrhale chronique.*

Le docteur Vogt fit l'analyse microscopique de toutes ces productions morbides, et il conclut à leur nature syphilitique, car les néoformations interstitielles diffuses et fibreuses, qui sillonnaient le parenchyme, les épaississements péribronchiques, les tumeurs disséminées dans les tractus, dans le parenchyme, autour des tuyaux aériens, constituaient un ensemble de lésions analogues à celles qu'on observe dans la syphilose du foie ou d'autres viscères.

reuses qu'aucun trouble fonctionnel n'avait révélées pendant la vie. — Dans la plupart des cas, on n'arrive à soupçonner la nature spécifique de la pneumopathie, que parce qu'il existe ailleurs, soit dans d'autres parties des voies respiratoires, soit sur des tissus ou organes éloignés, des lésions tertiaires absolument indéniables.

Passons d'abord en revue les troubles fonctionnels et les signes physiques sans nous préoccuper des formes de la pneumopathie à laquelle ils appartiennent. — Nous examinerons ensuite si leur groupement peut permettre d'établir des formes cliniques dans la syphilose pulmonaire.

1° *Troubles fonctionnels.* — La *dyspnée* est un des plus importants. Il est probable qu'elle ne se produit qu'assez tard après le début des des lésions, parce que celles-ci n'apparaissent pas toutes en même temps et qu'elles sont tout à la fois successives et progressives. Mais il arrive fatalement une époque où le champ de l'hématose est très diminué. Aussi trouve-t-on la gêne de la respiration signalée dans presque toutes les observations. Les malades respirent difficilement; ils sont oppressés quand ils marchent vite, font un effort, montent un escalier. Mais ils n'ont pas de crises de suffocation, ni de cornage comme dans les laryngo-trachéo-bronchopathies. Ce qu'il y a de plus particulier dans ces phénomènes dyspnéiques, qui présentent quelquefois un redoublement le soir et s'élèvent rarement jusqu'à l'orthopnée, c'est qu'ils ne s'expliquent point par des lésions accessibles à l'oreille et au doigt. Il y a désaccord entre eux et les phénomènes sthétoscopiques et plessimétriques. Aussi a-t-on supposé qu'ils résultaient probablement d'une adénopathie bronchique, ou d'une gomme comprimant quelques-uns des gros tuyaux aériens. — Ne s'explique-t-elle pas suffisamment par l'aplatissement des alvéoles et la dégénérescence secondaire de l'épithélium alvéolaire ?

La *toux*, manque rarement ; elle est presque toujours sèche au début, petite et quinteuse ; puis elle devient humide, et s'accompagne d'une expectoration muqueuse, mucoso-purulente ou franchement purulente. Les crachats ne présentent que dans des cas exceptionnels, certains caractères pathognomoniques qui permettent, jusqu'à un certain point, de diagnostiquer la nature et la forme de la pneumopathie. Nous y reviendrons tout à l'heure.

Les *hémoptysies* sont beaucoup plus rares dans la syphilose que dans la tuberculose du poumon, Les hémoptysies abondantes sont tout à fait exceptionnelles. Cependant un malade de M. Lancereaux disait avoir rendu par expectoration plus d'un litre de sang dans les vingt-quatre heures. — Un autre malade dont l'histoire est rapportée par M. Carlier en avait rendu deux verres dans une seule hémoptysie. — Il est tout naturel que l'évacuation d'une gomme s'accompagne de quelques filets de sang. En général les hémoptysies sont fréquentes, mais peu abondantes (Thompson, Fournier). C'est un symptôme très variable, comme du reste tous les autres, la dyspnée, la toux, l'expectoration, etc.

On en peut dire autant du *point de côté* qu'on trouve noté dans un grand nombre de syphiloses pulmonaires. En général il est modéré, mais parfois il acquiert une grande intensité. Chez un malade de M. Carlier, il est question de douleurs excessivement vives qui de la région précordiale se répandaient dans toute la moitié gauche de la cavité thoracique. Elles étaient accompagnées de vertiges et de phénomènes cérébraux plus graves qui firent penser à une congestion ou à une compression du pneumogastrique au niveau du bulbe (?)

2° *Signes physiques.*— La *percussion* fait constater une matité ou une submatité dans une étendue plus ou moins considérable du poumon. Elle est presque toujours localisée, ou du moins beaucoup plus prononcée sur certains points qui sont le foyer principal des syphilomes pulmonaires, leur siège de prédilection. Ces points correspondent à la partie moyenne des deux poumons, principalement du droit, c'est-à-dire à l'épine de l'omoplate en arrière, et à la troisième ou quatrième côte en avant. Au niveau des grosses gommes ramollies et qui ont évacué leur contenu, il ne serait pas impossible de trouver de la sonorité et même un bruit de pot fêlé, si elles étaient superficielles.

Par la palpation on constate souvent une augmentation des vibrations thoraciques à cause de la densité du tissu pulmonaire sclérosé, qui les transmet mieux, en les exagérant. A l'*auscultation* on ne perçoit quelquefois qu'une diminution notable du murmure respiratoire, dans une étendue plus ou moins considérable des deux poumons, ou bien d'un seul, particulièrement du côté droit. — Presque toujours à cette diminution du murmure respiratoire s'ajoute bientôt une respiration rude aux deux temps et puis un souffle tubaire. Ce n'est pas tout, il existe aussi des bruits bronchiques, des râles crépitants fins et secs ou bien des gros râles humides un peu disséminés partout. — Ces caractères morbides de la respiration sont vagues et diffus dans le principe. Mais, à mesure que l'affection vieillit, et en même temps qu'ils s'accentuent, ils se circonscrivent et forment un ou plusieurs foyers très distincts, où l'on trouve tout à la fois une diminution de la sonorité thoracique, du souffle bronchique, de la bronchophonie et des râles bullaires plus ou moins gros. — Ces foyers s'observent ordinairement dans la région moyenne des poumons, plus rarement à leur base, presque jamais à leur sommet. — L'épine du scapulum, la troisième et la quatrième côte sont les points des parois thoraciques qui leur correspondent et où on a le plus de chance de les découvrir et de percevoir à leur maximum les signes physiques qui leur appartiennent. A la base, il est difficile de les circonscrire, parce qu'ils se confondent avec les signes des pleuropathies secondaires constituées par des fausses membranes ou des épanchements légers qui compliquent la plupart du temps les pneumopathies spécifiques[1].

A un degré plus avancé du processus syphilitique broncho-pulmonaire, dans la période de ramollissement et d'évacuation des syphilomes circonscrits qui occupent les ganglions bronchiques ou le parenchyme du poumon, les phénomènes stéthoscopiques changent. Ils deviennent cavitaires. Le souffle bronchique est remplacé par un souffle caverneux, la bronchophonie par de la pectoriloquie, les gros râles par du gargouillement. En pareil cas, le foyer morbide est encore plus circonscrit dans une région déterminée et sur une surface égale à une pièce de 2 ou de 5 francs. — Autour ou sur d'autres points plus ou moins éloignés, on trouve les bruits anormaux qui traduisent un degré plus ou moins prononcé d'imperméabilité pulmonaire. Au milieu de ces bruits diffus s'accentuent çà et là quelques souffles tubaires ou cavernuleux, rapprochés ou lointains, qui font soupçonner l'existence d'une caverne gommeuse ou d'une dilatation bronchique.

Il existe donc une grande complexité dans les phénomènes stéthoscopiques produits par les pneumopathies syphilitiques. C'est là un de leurs caractères. J'ajoute cette autre particularité qu'ils sont extrêmement variables suivant les cas, et que, sauf leur localisation fréquente dans la région moyenne des poumons, ils ne sont subordonnés à aucune règle générale. Toute la gamme, des modifications morbides du bruit respiratoire, depuis la simple diminution du murmure vésiculaire, jusqu'au gros souffle caverneux presque amphorique, peut y être perçue par l'auscultation.

La déformation de la cage thoracique, si prononcée dans les pneumopathies tuberculeuses avancées, manque constamment ou presque toujours dans les pneumopathies syphilitiques.

M. Güntz (*Memorabilien*, Heft 4, 1881), qui a fait d'intéressantes

1. Les auteurs ne s'accordent pas sur la fréquence des lésions de la plèvre. M. Tiffany considère les adhérences pleurales comme rares. D'autres les regardent comme fréquentes, et ils sont dans le vrai.

recherches sur la *température locale* dans la phtisie pulmonaire d'origine syphilitique, a trouvé qu'elle était la même que sur les autres parties du corps, tandis que, dans la phtisie ordinaire, elle est toujours plus élevée au niveau du foyer tuberculeux.

Si on rapproche les signes physiques des lésions anatomiques, il sera facile de voir que les unes se rapportent à la sclérose et les autres à la gomme des poumons. Il ne faudrait pas croire cependant que la distinction soit toujours nette et précise dans la pratique. Pendant les premières phases elle n'existe pas. Plus tard elle se dessine mieux, lorsque les syphilomes se ramollissent et se vident dans les bronches. Mais là encore il pourrait se faire qu'on prît pour des cavernes gommeuses les dilatations bronchiques si fréquentes dans les cirrhoses pulmonaires.

Quoi qu'il en soit, voici les signes dont la prédominance et la permanence caractérisent plus particulièrement les deux grandes variétés de syphilose pulmonaire.

Sclérose. — Diminution notable de la sonorité, et même matité, ordinairement localisées vers la partie moyenne du poumon, quelquefois à sa base, avec augmentation des vibrations thoraciques. — Ces phénomènes plessimétriques sont d'ordinaire vaguement délimités. — Respiration rude et rapeuse, s'élevant jusqu'au souffle bronchique, diffus, avec expiration prolongée. Ces derniers phénomènes sont très accentués lorsque la cirrhose s'accompagne du rétrécissement des canaux aériens. — Rhonchus de catarrhe bronchique disséminés dans la sphère de l'induration pulmonaire et allant au delà. — Lorsqu'il existe de la dilatation des bronches, soufffe intense plus circonscrit, bronchophonie et foyers de gros râles.

Gomme. — Phénomènes plessimétriques et stéthoscopiques très circonscrits, démontrant d'une façon fort nette l'existence d'une caverne plus ou moins rapprochée de la paroi thoracique, et siégeant presque toujours, en avant ou en arrière, vers la région moyenne du poumon, surtout du droit, ou dans les lobes inférieurs.

Ce ne sont pas seulement les signes physiques qui diffèrent dans les deux variétés de la syphilose pulmonaire. L'expectoration n'est pas la même. Ainsi, dans la sclérose, les crachats sont muqueux, mucoso-purulents ou purulents ; mais on n'y découvre en général aucune particularité caractéristique. Il n'en est pas toujours ainsi lorsque la pneumosyphilose est constituée par des tumeurs ou des infiltrations gommeuses. On voit en effet quelquefois l'expectoration se modifier singulièrement à l'époque où la néoplasie se ramollit et est évacuée par les bronches. Les crachats deviennent tout à coup plus abondants, plus épais, plus chargés de matières organiques solides. Dans quelques cas ils contiennent des masses solides plus ou moins volumineuses qui ne ressemblent point à du mucus concrété, mais plutôt à des fragments du parenchyme pulmonaire détachés par le processus nécrobiotique. Cette idée que leur aspect suggère est confirmée par l'examen microscopique. On a trouvé que ces fragments, dont le volume atteint parfois celui d'un gros grain de raisin, étaient constitués par des fibres élastiques, par du tissu conjonctif de formation récente, et par des alvéoles pulmonaires déformées et remplies de débris épithéliaux en dégénérescence granuleuse [1], etc. N'est-ce pas la preuve certaine qu'il existe une ulcération du poumon? Et quand on n'y découvre ni le bacille

1. Dans la plupart des pneumopathies syphilitiques, l'expectoration reste longtemps insignifiante. Mais quelquefois elle présente des caractères spécifiques vraiment remarquables et qui suffisent à eux seuls pour faire diagnostiquer presque à coup sûr la nature gommeuse de l'affection. — C'est ce qui eut lieu dans un cas des plus curieux de syphilose pulmonaire, observé et relaté par M. le Dr Cube. En voici l'abrégé :

Obs. 5. — C'était un Russe de 34 ans, envoyé à Menton pour une prétendue phtisie du poumon et du larynx. — Pas d'antécédents tuberculeux dans sa famille. La pneumopathie datait de deux ans et s'était aggravée peu à peu : fièvre, expectoration surtout le matin, *ayant une mauvaise odeur* et même une saveur désagréable ; elle contenait de temps en temps *des morceaux de chair de la grosseur d'un pois ou d'une fève.*

M. Cube constata l'état suivant, à la deuxième année révolue de la pneumopathie : au voisinage de l'angle inférieur scapulaire droit, matité large comme la paume de la main et nettement limitée. On entendait en ce point des râles à moyennes et à grosses bulles. — Rien aux deux sommets. — Catarrhe dans ces deux lobes inférieurs. — Laryngopathie ulcéreuse. — Aphonie complète. — Etat général mauvais, sueurs abondantes, fièvre quotidienne.

Le malade expectora un jour des masses à surface désagrégée, rondes ou ovales, d'une consistance élastique et compacte, du volume d'un gros pois, lourdes, complètement privées d'air, composées de corpuscules muqueux et de pus, de tissu fibrillaire, de cellules pigmentaires, et, en quelques points, de fibres élastiques. — L'expectoration de ces masses purulentes qui pesaient, réunies, 20 grammes environ, fut suivie d'un grand soulagement. — Un mois après, nouvelle rechute et expectoration de nouvelles masses semblables aux précédentes. *Elles étaient formées d'une petite quantité de tissu pulmonaire dont les alvéoles et les espaces interalvéolaires étaient épaissis par du conjonctif fibreux.* Dans certains points il n'existait ni alvéoles distinctes, ni fibres élastiques, mais un tissu de nouvelle formation. — Ailleurs, le contour des alvéoles était constitué par une masse mêlée de noyaux et par des cellules épithéliales pulmonaires volumineuses et en dégénérescence graisseuse. — Vaisseaux épaissis, quelques cellules géantes, sans la disposition cellulaire caractéristique du tubercule, etc.

Neuf ans auparavant, le malade avait eu un chancre infectant, suivi d'éruptions cutanées et de quelques autres accidents secondaires, entre autres d'onyxis et de syphilides humides du cuir chevelu. — Marié un an après le chancre. — Au bout de deux ans, filles robustes et encore vivantes. — Trois ans après fils mort à quelques mois, de cause inconnue.

L'examen microscopique des masses expectorées n'avait laissé aucun doute sur l'existence d'une pneumonie syphilitique, confirmée, du reste, par les antécédents. — Aussi fit-on une cure par les frictions mercurielles et l'iodure de potassium. — *Après 15 jours de traitement spécifique, le malade fut comme transformé* : retour des forces, sommeil, diminution de la toux, plus d'aphonie, etc. Guérison de la laryngopathie ulcéreuse. — Au bout de 15 autres jours, diminution notable de la matité ; plus de râles. — Rien du côté du larynx. — Guérison.

Plus tard, il y eut une nouvelle atteinte de pneumopathie spécifique avec fièvre, hémoptysie et inflammation pulmonaire circonscrite. — Guérison par les frictions. Puis, santé très florissante.

Il serait difficile de trouver un cas plus typique de syphilose pulmonaire. — Grâce aux masses expectorées, on put faire, pour ainsi dire, l'autopsie des lésions gommeuses qui occupaient leur siège de prédilection, c'est-à-dire la partie moyenne du poumon droit.

de la tuberculose, ni les cellules du cancer, à quelle affection autre que la syphilose gommeuse pourrait-on la rapporter? — En pareil cas, l'expectoration exhale souvent une mauvaise odeur qui va jusqu'à la fétidité gangreneuse. Le fait n'est pas commun, mais il importe de le noter, parce qu'il a été mentionné dans quelques observations. Il est même surprenant qu'il soit si rare, car un grand nombre des conditions qui le produisent se trouvent réunies : nécrobiose du parenchyme et contact de l'air avec les produits de la régression pulmonaire, stagnation des crachats dans les bronches dilatées ou dans les cavités gommeuses, etc.

Cette stagnation est bien réelle et elle se traduit quelquefois sous forme de *vomique*[1]. Les mucosités purulentes, le pus après s'être accumulés plus ou moins longtemps dans les cavités qui les sécrètent, sont évacués tout d'un coup, en masse, par des efforts d'expectoration. Il en résulte ordinairement un sentiment de bien-être et une diminution de la dyspnée. Ces crises se reproduisent à des intervalles plus ou moins considérables. Elles ont lieu aussi quand l'expectoration est principalement composée de fragments pulmonaires en nécrobiose.

3° *État général.* — Pour l'apprécier avec justesse, il faut tenir

1. Il y a bien des cas dans lesquels le diagnostic de pneumopathie syphilitique reste douteux. Le suivant qui est fort curieux à plusieurs titres, surtout à cause des *vomiques* qui survinrent fréquemment, me paraît être de ce nombre. Il a été relaté par M. le docteur Dujardin-Beaumetz qui l'a observé dans son service et qui n'a pas hésité à diagnostiquer une *gomme ulcérée siégeant à la partie moyenne du poumon gauche*. En voici le résumé :

Obs. 6. — Le patient, âgé de 27 ans, d'une bonne santé habituelle et sans antécédents héréditaires, fut pris d'un point de côté à droite, de fièvre et d'un peu de toux, puis d'une pneumopathie grave qui l'alita 6 semaines et fut suivie d'une expectoration abondante de pus, semblable à une *vomique*, qui dura 2 jours. — Il y avait deux mois qu'il était malade, lorsqu'il entra dans le service de M. Dujardin-Beaumetz. On constata vers la partie moyenne, au niveau du hile, et à la base du poumon gauche, un peu de matité et de la respiration soufflante. Submatité en arrière dans le poumon droit. — Expectoration abondante de crachats verdâtres striés de sang. — Jamais d'hémoptysie proprement dite. — Sueurs nocturnes. — Appétit. — Etat général pas trop altéré. — L'examen microscopique des crachats ne fit découvrir aucun bacille.

Cet homme avait contracté un chancre 10 ans auparavant et il portait sur divers points du corps des cicatrices de syphilide ulcéro-gommeuse. Dans la gorge on voyait des traces d'ulcérations et des brides cicatricielles.

On administra l'iodure de potassium à la dose de 4 grammes par jour. — Dans les 15 jours qui suivirent son entrée, le malade eut deux *vomiques* de crachats purulents et verdâtres. Les signes stéthoscopiques devinrent plus prononcés au niveau du hile gauche et à la partie inférieure de l'omoplate du même côté : matité, respiration soufflante, gros râles muqueux.

Au bout de trois semaines, un mieux sensible se produisit, l'expectoration diminua, le souffle s'affaiblit, les râles devinrent moins nombreux et moins gros. Après un mois de séjour, le malade sortit guéri. L'auscultation ne donnait alors rien de particulier. La voix seulement présentait seulement une résonnance bronchique.

S'agissait-il bien réellement d'une gomme ? N'était-ce pas plutôt une pleurésie purulente circonscrite, située entre les deux lobes ? Une gomme pulmonaire donnerait-elle lieu à des vomiques aussi abondantes et aussi purulentes ? — L'hésitation n'est-elle pas permise ? — Assurément ce cas ne présente pas la physionomie ordinaire des pneumopathies syphilitiques.

compte avant tout de la période des pneumosyphiloses et de leurs coïncidences spécifiques. — S'ils s'étaient toujours placés à ce point de vue, les auteurs n'auraient pas émis sur ce sujet des opinions aussi divergentes. Quelques-uns tracent de la syphilose pulmonaire un tableau qui la rapproche tellement de la phtisie tuberculeuse vulgaire, qu'il est impossible de les distinguer l'une de l'autre par les traits généraux de leur physionomie. D'autres, et c'est le plus grand nombre, insistent au contraire sur l'intégrité, presque absolue de la santé, alors même que les altérations pulmonaires sont très avancées. Bien qu'il y ait du vrai dans cette dernière manière de voir, elle est loin d'être justifiée par tous les faits, il s'en faut de beaucoup. Évidemment au début, les altérations restent latentes pendant une phase plus ou moins longue du processus, si elles sont bien limitées, de petit volume, et, surtout si n'irradiant autour d'elles, ni hypérémie, ni inflammation, ni hyperplasie diffuse, elles n'éveillent point la susceptibilité du tissu sain au milieu duquel elles se sont développées. Mais cet heureux *statu quo* ne peut pas durer indéfiniment. La tolérance des poumons a des limites, et l'équilibre précaire entre la santé et la maladie arrive tôt ou tard à être rompu au profit de cette dernière. L'événement se produit en général à l'époque où le ramollissement s'empare des gommes ; et, lorsqu'il n'y a pas de gommes mais seulement de la sclérose, ce sont les fusées de pneumonie interstitielle, la multiplication des foyers de pneumonie catarrhale, l'extension du processus à la plèvre, les lésions des bronches, etc., qui produisent la cachexie. — Il est incontestable, en effet, que la consomption peut procéder, à la longue, des seules lésions spécifiques du parenchyme pulmonaire. Par les symptômes généraux aussi bien que par les phénomènes locaux, les déterminations de la syphilis sur le poumon arrivent donc à produire un ensemble morbide qui mérite d'être nommé *phtisie syphilitique*.

Mais il est vrai de dire aussi que les pneumosyphiloses ne jouent pas toujours le rôle prépondérant dans la consomption progressive qui tôt ou tard les accompagne [1]. D'autres facteurs interviennent dont

1. Voici un exemple bien remarquable de cachexie syphilitique produite tout à la fois par une pneumopathie syphilitique et par d'autres syphiloses viscérales. — On remarquera le volume énorme d'une des gommes du poumon droit.

Obs. 7. — Le malade était un marinier âgé de 18 ans, qui se plaignait de douleurs thoraciques et d'oppression. — Fièvre. — Signes de catarrhe pulmonaire sous la clavicule droite. — Psoriasis et ulcérations cutanées. — *Plaques muqueuses. — Cet homme avait eu un chancre du prépuce deux ans auparavant.* Iodure de potassium. Les manifestations syphilitiques autres que la pneumopathie s'améliorèrent ; mais celle-ci persista et s'aggrava. — Pas d'hémoptysie. — Fièvre intense. — Nausées, vertiges, diarrhée. — Mort au dixième mois de sa pneumopathie.

Autopsie. — A gauche, dans la plèvre, 50 grammes d'un liquide jaune, clair. — Pas d'adhérences aux

l'action cachectisante est plus profonde que la leur. De ce nombre sont la syphilose du foie, celle des reins, et les dégénérescences amyloïdes qui pullulent alors un peu partout, les endartérites des gros vaisseaux, etc. Dans l'appréciation de l'état général, il faudra donc faire la part respective qui revient à la pneumopathie et aux déterminations de la syphilis sur d'autres viscères. Mais on se gardera bien de tomber dans l'exagération de ceux qui prétendent que la *phtisie syphilitique* n'existe pas au sens clinique du mot, et que la cachexie ultime qu'on a ainsi qualifiée, procède beaucoup moins de la pneumosyphilose, fût-elle ulcéreuse, que des autres viscéropathies concomittantes [1].

sommets. — Dans le lobe supérieur du poumon droit, outre trois nodosités d'un blanc jaunâtre, grosses comme un pois, *tumeur de la grosseur d'un œuf d'oie*, d'un blanc jaunâtre, dure, vasculaire, difficile à écraser sous le doigt. Elle occupe la plus grande partie du lobe supérieur, parallèlement à sa face antérieure. Une couche pulmonaire épaisse seulement de deux millimètres et privée d'air, la sépare de la cavité pleurale. Son sommet regarde les bronches. Une zone de tissu pulmonaire hypérémié l'entoure. Elle est marbrée de traînées pigmentaires. *Par l'ensemble de ses caractères elle est comparable à un néoplasme carcinomateux.* Autour d'elle, les parois bronchiques sont fortements épaissies. — Dans les lobes médian et inférieur du même côté, nodosités semblables, en petit nombre, allant du volume d'un pois, à celui d'un œuf de pigeon. — A huit centimètres au-dessous du sommet gauche, *masse de la grosseur d'un œuf de poule* et autres gommes plus petites disséminées un peu partout dans le parenchyme pulmonaire.

Le pharynx, le larynx, la trachée et les bronches présentaient des ulcérations syphilitiques.

Le foie contenait des lésions gommeuses très manifestes.

L'examen microscopique ne fit découvrir qu'une structure granuleuse dans toutes ces tumeurs, avec quelques cellules fusiformes ; absence de cellules géantes, (*Henop. Deutsch, Arch. fur Klin. Med.* 1879).

Cette observation est des plus curieuses. Voilà donc à quoi peut aboutir la syphilis, après *deux années* seulement de durée et chez un jeune homme de 18 *ans*. Ici on a pu suivre la filiation des accidents, depuis le chancre jusqu'à la mort. Tout prouve qu'il s'agissait bien d'une *pneumopathie* offrant le type le plus exclusif et le plus accusé de la *pneumosyphilose gommeuse*, qui n'est pas encore parvenue à la période de ramollissement.

Dans le cas suivant, qui n'est pas sans analogie avec celui de M. Henop, la pneumosyphilose gommeuse est dans quelques-unes de ses tumeurs en voie de ramollissement. — Là aussi, *cachexie syphilitique par syphilose simultanée du larynx, des poumons et du foie.* — L'observation est de M. Wilks (*Trans. of the path. Soc. of London*, IX, p. 55). Je la résume.

Obs. 8. — Le malade était un marin récemment débarqué qui mourut sans parler, à la suite d'une affection chronique du larynx, aussitôt après son admission à Guy's Hospital.

Cicatrices sur la peau et dans les régions inguinales. — Muqueuse du larynx et de la trachée profondément ulcérée. — Cartilage thyroïde ulcéré à sa face interne. — Ganglions cervicaux engorgés.

Les poumons contenaient dans chacun de leurs lobes supérieurs des tumeurs grosses comme une bille à jouer; la plupart étaient dures et jaunâtres. Une d'elle était en train de se désagréger, de se ramollir et de former une cavité, etc.

Le foie renfermait à peu près une douzaine de tumeurs semblables, d'un blanc jaunâtre, d'une consistance de cuir et complètement sèches. Deux ou trois étaient transparentes à leur périphérie. Elles étaient constituées, ainsi que celles des poumons, par des fibres à noyaux et du tissu fibreux. — Leur nature gommeuse ne fit aucun doute pour M. Wilks.

1. Bazin est un de ceux qui ont le plus insisté sur le désaccord complet qui, d'après lui, existe entre les lésions anatomiques et les phénomènes morbides : « Les personnes atteintes de phtisie syphilitique, dit-il, mangent et se promènent comme des gens en bonne santé ; ils crachent peu ; le liquide rejeté par l'expectoration est grisâtre, et peut-être le microscope y ferait découvrir les cytoblastions et les globules polyédriques qu'on a signalés

VARIÉTÉS ET FORMES. — Quand on a étudié attentivement dans tous leurs détails les faits les plus authentiques de pneumosyphilose, quand on les a comparés sous toutes leurs faces, on arrive à conclure qu'il existe un trop grand nombre de variétés et de formes pour qu'on parvienne à constituer des groupes, dont les modalités symptomatiques soient nettement délimitées et toujours identiques à elles-mêmes. — La syphilose du poumon est essentiellement protéiforme et c'est ce qui fait qu'elle échappe si facilement à l'observation ou qu'elle est méconnue.

Dans quelques cas, et ce sont les plus nombreux, elle restera apyrétique, latente, jusqu'aux phases ultimes du processus ; dans d'autres, au contraire, elle prendra les allures d'une inflammation aiguë ou subaiguë des bronches et des poumons [1]. Après avoir avoir évolué à

comme appartenant en partie aux tumeurs gommeuses. La toux et la dyspnée sont en général peu prononcées. » — Il suffit de lire les observations de pneumosyphilose pour voir que cette esquisse est loin d'être exacte.

1. Dans les pneumo-syphiloses, les formes à début insidieux, à évolution lentement progressive, qui affectent les allures de la tuberculose chronique, et qui finissent à la longue par aboutir d'une façon ou d'une autre à l'ulcération du poumon, sont de beaucoup les plus communes. Mais il y en a quelques-unes qui présentent la physionomie d'une pneumopathie aiguë, unilatérale, avec induration pulmonaire étendue, ayant à son centre un foyer de ramollissement. En pareil cas les phénomènes généraux sont graves et ils apparaissent d'emblée, avec le début brusque de la détermination spécifique. C'est une sorte de *pneumonie syphilitique diffuse*, beaucoup plus vaste qu'une gomme et d'un processus général et local plus rapide et plus menaçant. — Le fait suivant recueilli par M. Giraudeau, dans le service de M. le professeur Hayem, peut en donner une idée. En voici le résumé :

OBS. 9. — Une femme âgée de 25 ans, tomba malade à la suite d'une fausse couche de 6 mois. Elle maigrit et fut souvent prise d'accès de fièvre irrégulière, se montrant le soir. — Au bout de 4 mois, la fièvre devint continue et des phénomènes aigus apparurent du côté de la poitrine, brusquement et sans cause appréciable.

Au 8e jour de cette phlegmasie nouvelle, on constata l'état suivant : fièvre vive, 40° ; pouls petit et rapide (100 puls.). — A la partie moyenne du poumon gauche, en arrière, matité dans une étendue de 6 cent. carrés, avec respiration soufflante, mêlée de râles sous-crépitants. Toux fréquente, expectoration muqueuse. — Ecoulement vaginal mucoso-purulent très copieux. — Alopécie depuis un an. — Tuméfaction des ganglions inguinaux et cervicaux. — Etat général mauvais, courbature, céphalalgie frontale. — Sueurs nocturnes.

14e jour. Souffle tubaire, gros râles sous-crépitants à la partie centrale du foyer d'induration. Crachats nummulaires.

21e jour. Souffle caverneux, pectoriloquie au centre du foyer d'induration, souffle rude et bronchophonie dans la majeure partie du lobe moyen. Gargouillement. Crachats nummulaires striés de sang. — Matité occupant toute la partie du poumon gauche en arrière.

28e jour. Chute de la fièvre. — Signes cavitaires de plus en plus prononcés. — A cette époque la découverte dans le cul-de-sac latéral droit du vagin, d'une ulcération syphilitique vaste et profonde fournit l'indication formelle d'un traitement spécifique et on donna du sirop de Gibert.

Au bout de trois semaines de ce traitement, amélioration très grande dans l'état général. Souffle caverneux et gargouillement dans une étendue moins considérable. — Au bout de sept semaines (70e jour de la pneumopathie), le souffle avait disparu et la matité diminué. — Plus de crachats nummulaires. — Stomatite mercurielle. — Iodure de potassium.

Quelques jours après, la malade qui était sortie de l'hôpital y revint pour une grosse gomme frontale,

froid, elle deviendra phlegmasique ou bien, après avoir été phlegmasique, elle tombera dans la torpeur des affections les plus chroniques. — A certains moments, elle prendra le dessus sur toutes les autres déterminations spécifiques qui coexistent avec elle, ou bien elle se dérobera pour ainsi dire et les laissera au premier plan. L'analyse des phénomènes physiques fournis par la percussion et l'auscultation nous fournit sans doute quelques données importantes sur les formes et les variétés anatomiques, mais ces différences dans les lésions n'impliquent pas une autonomie clinique réelle. Le particularisme est la règle et empêche de créer des catégories nettement tranchées.

Coïncidences et complications. — Ce qui contribue encore à individualiser ces cas, c'est le hasard des coïncidences spécifiques sur d'autres viscères. Leurs symptômes se combinent avec ceux des pneumosyphiloses et arrivent à créer, non plus des formes et des variétés de pneumopathies spécifiques, mais des *types de tertiarisme viscéral*. Dans mon étude sur les néphrosyphiloses, j'ai montré que la plus étroite affinité existait entre les affections tertiaires du rein, du foie et de la rate, de telle sorte qu'il en résultait une espèce de trilogie spécifique presque inévitable, avec cachexie ultime et dégénérescence amyloïde de l'intestin. — Des associations à peu près semblables, sans être aussi fréquentes, se montrent quelquefois dans la pneumosyphilose. Parmi elles vient en première ligne celle qui englobe dans le même processus le larynx, la trachée et les bronches; c'est le type complet de la *syphilose respiratoire*, qui est l'analogue de la syphilose abdominale. Dans quelques observations, on voit que toutes les parties constituantes de l'appareil de la respiration sont prises simultanément ou successivement, depuis l'épiglotte jusqu'à la plèvre costale, y compris les ganglions. En pareil cas, les troubles laryngo-trachéaux priment presque toujours, comme date et comme importance, les troubles pulmonaires.

Il est à remarquer que dans les syphiloses pulmonaires les plus graves, avec néoplasie scléro-gommeuse diffuse, la gêne de la circulation dans l'artère pulmonaire ne devient jamais assez considérable pour déterminer l'hypertrophie et la dilatation du ventricule droit, comme

ramollie au centre, qui s'ouvrit, suppura abondamment et laissa à nu l'os frontal dans une étendue de 3 centimètres environ, ce qui n'empêcha pas la malade dont l'état général était infiniment meilleur, d'engraisser rapidement de 4 kil. C'est que la pneumosyphilose aiguë était guérie. La matité persistait encore, la respiration restait faible à son niveau, mais il n'y avait plus d'expectoration. — L'ulcération du vagin s'était guérie aussi et avait été remplacée par une bride cicatricielle.

Cette attaque de syphilose grave, avec ses trois déterminations sur le poumon, sur le vagin et sur le front, dura en tout sept mois, sur lesquels il y en eut trois pour l'évolution complète de la pneumopathie aiguë.

dans la sclérose ordinaire (Jullien). Sans doute l'asystolie peut se produire, mais aux phases ultimes seulement, et par faiblesse cachectique du muscle cardiaque, plutôt que par entrave de la circulation dans le poumon. Il n'existe donc pas, dans la syphilose thoracique, de type bien tranché *cardio-pulmonaire*.

Une des syphiloses avec lesquelles s'associe fréquemment celle du poumon, c'est la syphilose du foie. Est-ce une simple affaire de hasard? Y a-t-il dans ce fait une raison anatomo-physiologique? Nous ne la voyons pas bien nettement. Toujours est-il que le type de syphilose viscérale *thoraco-abdominal* existe. Il mérite d'être signalé, mais il ne faudrait cependant pas lui accorder une importance exagérée.

Nous en dirons autant, et avec plus de raison encore, de l'association des pneumosyphiloses avec les cérébropathies spécifiques. Là, c'est une coïncidence trop fortuite pour qu'on en fasse un type. On ne peut pas même invoquer le voisinage pour l'expliquer, comme on aurait quelque raison de le faire, à la rigueur, pour le poumon droit et pour le foie. Aucun rapport anatomique, aucune solidarité fonctionnelle n'expliquent la coexistence de ces deux déterminations. Si je la mentionne, c'est qu'elle est l'analogue de la phtisie pulmonaire compliquée de méningite granuleuse et de tubercules encéphaliques [1].

1. COÏNCIDENCES SPÉCIFIQUES DES PNEUMOSYPHILOSES. — FAITS CLINIQUES. — M. le docteur Lancereaux, à qui nous devons tant de recherches importantes sur la syphilis tertiaire, qu'il a été un des premiers à étudier en France, a publié plusieurs observations fort probantes de pneumopathies syphilitiques. En voici une qui montre la coïncidence de la syphilose du foie et de celle du poumon. — Elle nous offre, en outre, un exemple de la dilatation des bronches qui se produit si fréquemment dans la sclérose spécifique des poumons. (*Gaz. des hôp.*, 10 décembre 1881. — Voir aussi pour la dilatation des bronches de même origine, une autre observation de M. Lancereaux, *Gaz. hebd.*, 1864).

OBS. 10. — Le malade âgé de 41 ans, grand, robuste, né de parents bien portants, avait contracté la syphilis 15 ans environ avant d'être atteint des syphiloses viscérales multiples qui le firent succomber après 8 mois de durée. — L'invasion de la syphilis tertiaire eut lieu chez lui en pleine santé sur les voies aériennes. Il s'était toujours bien porté depuis les premiers accidents légers de sa syphilis traitée à l'hôpital du Midi. — Il devint presque aphone, toussa et expectora abondamment du muco-pus teinté de sang. — En même temps maigreur et perte des forces.

Au bout de 4 mois, il présentait l'état suivant : aphonie, dyspnée, respiration gênée, bruyante, laryngo-trachéale. — Abdomen météorisé, ascite, épistaxis, symptômes non douteux d'une syphilose hépatique dont les symptômes allèrent toujours en augmentant. — Gomme et exostose à l'extrémité externe du sourcil droit. Iodure de potassium et frictions mercurielles. — Il se produisit une amélioration légère pendant 2 mois : expectoration moins abondante. Peu de signes à l'auscultation et à la percussion, voix presque normale, toux rare, moins de phénomènes abdominaux. — Mais au bout de 3 mois (8e mois de la syphilis tertiaire), hémoptysie, délire tranquille pendant 10 jours, coma et mort.

Autopsie. — Exostose du tibia gauche. — Adhérences et nodosités saillantes, jaunâtres de la dure mère au niveau des lobes frontaux qui présentaient, eux aussi, de petites nodosités symétriques du volume d'un pois.

Dans la partie inférieure du larynx, rétrécissement notable, constitué par l'épaississement de la muqueuse et du tissu cellulaire fibreux sous-jacent. — Erosions de la trachée. — *Bronches dilatées* et indurées par places, sans rien de caractéristique. — Pas de tubercules dans les poumons, mais çà et là

Parmi les complications, les plus communes sont celles qui s'effectuent du côté de la plèvre. Mais les pleurésies sèches, les hyperplasies scléro-gommeuses de la séreuse costo-pulmonaire et diaphragmatique

petites lésions disséminées, entre autres, une *induration au sommet droit* produite par la sclérose pulmonaire. — C'est au milieu de cette induration pulmonaire que les bronches étaient dilatées et obstruées par des mucosités sanguinolentes.

Foie adhérent au diaphragme par des brides fibreuses multiples, un peu augmenté de volume, à surface inégale, lobulée, bosselée, creusée par des sillons formés de bandes fibreuses. — Nodules jaunâtres. — Cicatrices étoilées consécutives à des gommes résorbées, etc.

Il est probable que les bruits laryngo-trachéaux ont empêché de percevoir les souffles et les gros râles cavitaires qui devaient se produire au sommet droit par le fait de la dilatation bronchique. — Supposez qu'il n'eût pas existé d'affection spécifique du foie : est-ce que la laryngo-trachéo-pneumopathie avec ses hémoptysies et sa cachexie progressive n'aurait pas pu être prise pour une tuberculose des voies aériennes? — L'erreur eût été d'autant plus facile, qu'il ne s'était produit aucune manifestation spécifique entre la syphilis bénigne du début et la syphilis tertiaire qui éclata quinze ans après.

Voici un autre fait de même ordre que le précédent publié par M. Chvostek. (*Wien. med. Wochensch.*, 1877, nº 33).

Obs. 11. — Le patient, âgé de 46 ans, avait eu en 1854 un chancre infectant suivi d'une éruption généralisée. — Dix ans après, gommes au front et au sternum. — En 1875 (21e année de la syphilis), cachexie syphilitique, toux, crachats purulents. — Œdème des extrémités inférieures. — Aux sommets des poumons un peu de matité. — Respiration indéterminée; nombreux râles sous-crépitants. — *Foie atrophié.* — Mort.

Autopsie. — Adhérences pleurales. — Au sommet du lobe supérieur gauche, tissu fibreux, épais, rayonnant, blanc et gris-rougeâtre, se continuant avec le tissu conjonctif induré qui recouvre la surface pulmonaire. — *Au sein de ce tissu, cavité du volume d'une noix*, communiquant avec deux bronches et remplie d'un liquide jaunâtre caséeux. — Dilatation de quelques bronches. — Sclérose de la partie supérieure du lobe inférieur gauche. — Dans le lobe supérieur droit, parenchyme peu aéré, sillonné de tractus conjonctifs épais, blanchâtres, dans lesquels on trouve çà et là de petites nodosités.

Foie petit, lobulé et induré. — Altérations syphilitiques du pancréas, de la capsule surrénale droite et des reins.

Cette observation n'est-elle pas un beau type de syphilose viscérale multiple et de cachexie syphilitique? N'est-elle pas un exemple remarquable de sclérose cirrhosique du poumon avec coexistence d'une gomme ramollie, au milieu même de l'induration fibreuse?

Dans la pneumosyphilose, ce sont souvent des troubles laryngés qui attirent les premiers l'attention. C'est un point sur lequel M. Schnitzler a beaucoup insisté. Dans le cas observé par M. Cube, il existait des ulcérations spécifiques du larynx. Il en fut de même dans le fait suivant de *pseudo-phthisie pulmonaire et laryngée*, relaté par M. Poore.

Obs. 12. — Le sujet âgé de 24 ans avait maigri très rapidement et il était devenu tout à fait aphone. Infiltration et épaississement de l'épiglotte ainsi que des replis aryténo-épiglottiques. — Thorax aplati, respiration soufflante dans tous les points, sans signes plus marqués aux sommets, toux fréquente et pénible, expectoration presque nulle. On avait envoyé le malade à Brompton-Hospital, comme tuberculeux. M. Poore attribua sa maladie à la syphilis, à cause des ulcérations nombreuses, cicatrisées ou non, qu'il présentait sur les amygdales, la luette et d'autres points du palais. — Les commémoratifs permirent d'établir qu'il avait eu un chancre syphilitique au-dessous de l'œil droit.

L'iodure de potassium fut donné pendant plus d'un an, avec des interruptions nécessitées par des poussées érysipélateuses que son administration causa à plusieurs reprises. — L'amaigrissement disparut; la voix revint peu à peu à son état normal, et la guérison de tous les accidents finit par être obtenue.

Dans ce fait, l'action curative ne fut pas aussi prompte que dans beaucoup d'autres. Cela tient sans doute à ce que la pneumopathie était principalement scléreuse.

Voici maintenant quelques autres faits de syphilose laryngo-pulmonaire relatés par

ne font-elles pas partie du processus? — Il n'y a réellement complication que lorsqu'il se forme un épanchement considérable, ce qui arrive très rarement.

MARCHE. — DURÉE. — TERMINAISONS. — Il n'est pas douteux que certaines syphiloses pulmonaires très circonscrites évoluent avec une telle lenteur et irradient autour d'elles si peu de jetées fibro-caséeuses inflammatoires, que l'organisme n'en éprouve aucun trouble et que l'affection pulmonaire ne donne lieu qu'à des signes locaux à peine perceptibles pendant la vie. Les autopsies exposent alors à des surprises. C'est ainsi que MM. Ranvier et Cornil eurent l'occasion, dans une épidémie de choléra, de rencontrer plusieurs fois des gommes dans les poumons d'individus syphilitiques qui n'avaient jamais eu d'accidents pulmonaires.

Par contre, d'autres pneumosyphiloses débutent et évoluent presque comme une phlegmasie aiguë broncho-pulmonaire et conservent longtemps cette allure aiguë, soit d'une façon continue, soit sous forme de paroxysmes [1]. On dirait que de temps en temps il se fait de nouvelles

M. Schnitzler, à l'appui de ses idées sur la grande fréquence des coïncidences de la syphilose laryngée et de la syphilose pulmonaire.

OBS. 13. — Infection en 1870; quelques mois après, ganglions et éruptions cutanés, traités par le mercure. Maux de gorge. En 1875 ulcérations du larynx. Guérison. En 1876 gomme et ulcérations du larynx; en même temps premiers signes d'une affection pulmonaire : fièvre, amaigrissement, toux et infiltration du lobe moyen droit (pneumonie syphilitique). Sous l'action d'un traitement antisyphilitique (KI à fortes doses) les ulcérations du larynx guérissent, l'infiltration pulmonaire disparaît. Deux ans après, la syphilis récidive sous forme d'ozène, et en même temps nouvelle infiltration pulmonaire. — Sous l'influence de l'iodure, et des injections dans le nez avec le sublimé, l'ozène s'améliore et l'infiltration du poumon se résout.

OBS. 14. — Infection remontant à 4 ou 5 ans. Etat du malade désespéré et diagnostic de tuberculose porté par le médecin ordinaire. — Appelé en consultation le Prof. Schnitzler, d'après les ulcérations du larynx, grâce à leur siège et leur aspect, réforma le diagnostic et conclut à la syphilis. Après un traitement ioduré de quelques mois, guérison. — Quatre ans plus tard, récidive. Guérison par onctions mercurielles.

OBS. 15. — Infection datant de 5 ans, avec les suites habituelles. Traitement mercuriel. Depuis 4 ans, toujours des maux de gorge qui arrivent à une grande acuité. Enfin fièvre, toux, oppression et constatation d'une infiltration dans le lobe moyen et inférieur du poumon droit. — Gomme dans le larynx. Guérison par l'iodure.

OBS. 16. — Infection et ses suites habituelles. Après 6 années, infiltration pulmonaire avec caractères douteux. En même temps que l'affection du poumon se déclare, inflammation de la muqueuse laryngée qui amène rapidement une sténose considérable. Le laryngoscope fait découvrir le vrai caractère de la maladie. — Un traitement par les frictions mercurielles guérit la sténose laryngée et l'infiltration pulmonaire.

OBS. 17. — Époque de l'infection inconnue (15 à 20 ans). Syphilide gommo-ulcéreuse du thorax. Ganglions. Syphilis du larynx. Infiltration pulmonaire d'un caractère très douteux (phtisie ou syphilis?) Après bien des hésitations on admet la nature syphilitique de la pneumopathie. — Sténose du larynx nécessitant la trachéotomie. — Amélioration rapide du malade par les onctions mercurielles.

1. BRONCHO-PNEUMONIES SYPHILITIQUES. — Comme dans toutes les questions nouvelles ou rajeunies, on est peut-être allé au delà du but, par excès de zèle, au sujet des pneumopathies syphilitiques. Il me semble qu'on y a fait entrer de force quelques lésions pulmo-

poussées syphilomateuses, ou que les anciennes, un moment assoupies, se réveillent et poursuivent leur processus interrompu.

Au début, les altérations restent latentes, puis elles se décèlent par des troubles fonctionnels. Dès lors les modifications du parenchyme pulmonaire peuvent être plus ou moins nettement révélées à l'aide de la percussion et de la palpation. Plus tard, à une époque indéterminée et qu'il est difficile de définir, surviennent les troubles de la nutrition et la cachexie terminale. En général, l'évolution des pneumo-syphiloses est plus longue que celle de la phtisie commune. — Cependant il n'en est pas toujours ainsi.

Quand il s'agit de la pneumonie diffuse ou interstitielle, dit avec raison M. Landrieux, de cette forme *fibro-caséeuse* qui n'est qu'une variété d'expression de la

naires d'ordre commun, survenues à titre de complications chez des syphilitiques, mais ne se rattachant pas d'une façon directe et immédiate à la diathèse. N'est-ce pas dans ce sens négatif qu'il faut interpréter l'observation suivante que M. Anton Vierlung donne comme un exemple de broncho-pneumonie chez l'adulte?

Obs. 18. — Le malade, âgé de 44 ans, avait eu 12 ans auparavant un chancre syphilitique. Nombreuses cicatrices spécifiques sur la peau. Déformation du nez. Il entra à l'hôpital de Munchen, avec des phénomènes indubitables de rétrécissement de la trachée. — Respiration pénible, tirage. — Type respiratoire costo-abdominal. — Fièvre, toux fréquente, expectoration abondante et purulente. — Rien d'anormal à la percussion. — Râle crépitant couvert en partie par le bruit trachéal. — Le laryngoscope montrait au loin dans la trachée une saillie qui ne pût être définie. — Trachéotomie. — Au bout de 4 jours, matité au niveau du lobe inférieur droit. — Mort.

Autopsie. — Moitié intérieure des deux poumons pesante, compacte, privée d'air, *avec infiltration blanche affectant la forme lobulaire.* — Foie petit, bosselé. — Reins volumineux. — A l'examen microscopique on trouva, dans les noyaux lobulaires, des alvéoles irrégulières, déformées, remplies de grandes cellules épithéliales devenues granuleuses, mais beaucoup moins que celles du tissu interlobulaire. — Infiltration cellulaire en masse compacte, surtout au niveau des vaisseaux qui sont remplis par des cellules et des noyaux.

« La matité, dit M. Vierlung, les râles crépitants observés pendant les deux derniers jours pouvaient faire croire à une pneumonie. L'examen cadavérique a démontré qu'il n'en était rien. Nous nous trouvons en présence d'une hypertrophie de cellules épithéliales des alvéoles. Celles-ci, en effet, sont remplies de grandes cellules endothéliales devenues granuleuses, tandis que, dans le tissu interalvéolaire, existe une infiltration de petites cellules groupées autour des vaisseaux. — Nous avons ainsi affaire à une variété de pneumonie desquamative ordinaire. Les endroits affectés du poumon présentent en outre un aspect blanchâtre tellement particulier, qu'une ressemblance avec la pneumonie blanche, des nouveau-nés syphilitiques ne peut être méconnue, surtout si l'on considère, en outre, que le parenchyme pulmonaire est compact et non aéré ».

Pour moi, l'anatomie pathologique parle beaucoup moins haut que la clinique. Je ne considérerai jamais comme une broncho-pneumonie syphilitique, une broncho-pneumonie *accidentelle*, *survenue brusquement* après la trachéotomie, et qui emporte le malade en quatre jours.

Je reviendrai sur la question des broncho-pneumonies spécifiques au sujet de la syphilis héréditaire. Qu'il me suffise de dire ici que cette forme de pneumopathie syphilitique s'étendant sur un grand nombre de lobules, en même temps et très vite, sous le mode aigu, est excessivement rare. MM. Hirsch et Hirschfeld ne mentionnent la forme diffuse de l'affection pulmonaire dans la syphilis que chez les nouveau-nés.

pneumonie chronique, dès l'origine apparaissaient des phénomènes généraux qui se traduisent le plus souvent par une fièvre quotidienne intermittente, avec exaspérations vespèrines, par une température fébrile, enfin par tout ce qui traduit une perturbation exagérée (amaigrissement rapide, dénutrition, augmentation de l'urée). De plus les phénomènes physiques qui, au début, sont ceux d'une simple congestion ou du catarrhe bronchique, revêtent assez rapidement une autre allure; la percussion fournit une matité qui, d'abord incomplète, devient bientôt absolue; les râles du début disparaissent, puis on ne perçoit plus que les signes d'une induration pulmonaire, c'est-à-dire toutes les variétés du souffle et de la voix tubaires. (*Pneumopathie syph.*, p. 58.)

A l'époque très variable où s'opère la transformation caséeuse des néoplasies gommeuses, interstitielles, intra-alvéolaires, ganglionnaires, etc., le processus général s'accentue plus ou moins rapidement dans le sens de la cachexie, et l'on observe des phénomènes qui rappellent complètement ceux de la phtisie tuberculeuse arrivée à la troisième période.

Les associations spécifiques et les complications viennent souvent troubler l'évolution naturelle des pneumosyphiloses et en altérer la physionomie. Souvent ce sont les troubles laryngés qui attirent les premiers l'attention et qui prédominent toujours plus tard.

Si l'affection syphilitique du poumon était abandonnée à elle-même, il est peu probable qu'elle guérît spontanément, tandis qu'elle s'amende très vite et souvent avec une prodigieuse rapidité dès qu'on la traite par l'iodure de potassium et par le mercure [1]. — Il y a des cas qui se

1. Dans la pneumosyphilose, les cas de guérison bien nette sont ceux qui offrent le plus d'intérêt. A cet égard, le suivant ne laisse rien à désirer, d'autant moins qu'outre l'affection du poumon, il existait aussi une cérébropathie spécifique des plus graves. Il a été recueilli par M. Carlier et M. Bernheim dans le service de M. le professeur Dieulafoy. (Voy. l'excellente thèse de M. Carlier sur la syphilis pulmonaire, 1882, p. 61.) Je résume ce fait plein d'intérêt :

Obs. 19. — La malade, sans antécédents tuberculeux, âgée de 36 ans, avait eu probablement un chancre de l'ombilic à l'âge de 24 ans; toujours est-il, qu'elle perdit la vue de l'œil droit à 26 ans, et fut guérie en trois semaines par l'iodure de potassium. — Un an après, tumeur du voile du palais qui se ramollit et le détruisit complètement. — Rien à signaler pendant les trois années qui suivirent. — A cette époque, et six mois avant d'entrer à l'hôpital, la malade fut prise de douleurs vives dans le côté droit de la poitrine, au niveau du cœur et de la fosse sous-épineuse, puis, quelques temps après, d'un crachement de sang qui dura huit jours. — Plus tard, deuxième hémoptysie, aggravation des phénomènes thoraciques et invasion de troubles cérébraux caractérisés par des vertiges, des maux de tête, une perte subite de connaissance, du délire, des vomissements, etc. — Diarrhée, amaigrissement.

Lors de son entrée, elle était toujours plongée dans un demi-coma. — Blépharoptose et vue obtuse à droite. — Division profonde médiane du voile du palais.

Poumons. — *Dans une région circonscrite, présentant à peu près l'étendue de la paume de la main, à droite comme à gauche, et occupant les deux fosses sous-épineuses, matité, râles crépitants à bulles moyennes et souffle caverneux.*

Diagnostic. — Tumeur gommeuse de la base du cerveau, probablement sclérose méningée. — Gomme des poumons.

Traitement. — Iodure de potassium, frictions mercurielles. Au bout de cinq jours, stomatite. — Au

montrent très dociles à l'action des spécifiques ; d'autres, au contraire, y sont réfractaires, sans qu'on sache trop pourquoi. La cachexie, ni la désorganisation plus ou moins avancée du parenchyme pulmonaire ne sont point la cause unique de cette différence dans les résultats de notre intervention thérapeutique. On a pu ressusciter des malades atteints de pneumosyphilose arrivée au dernier terme du phagédénisme pulmonaire et du marasme qui en est la conséquence. D'autres, moins profondément atteints, succombent malgré le traitement. Ce sont d'ordinaire ceux qui ont en même temps que la pneumosyphilose, des cirrhoses spécifiques du foie et des reins ou des cérébropathies. — Le poumon est parmi les viscères celui qu'influencent le plus favorablement et le plus vite les deux spécifiques.

Dans le tableau synoptique que M. le docteur Carlier a mis à la fin de sa thèse fort remarquable sur la syphilis pulmonaire, il y a 62 cas où la terminaison est notée : 38 fois il y a eu mort et 24 fois guérison. Sur les 38 cas qui se sont terminés par la mort, il n'y en a eu que 14 de pneumosyphilose isolée et sans autre coïncidence spécifique. Dans 11 cas il y avait une affection du foie, dans 4 du larynx, dans 1 du cerveau, dans 2 du cœur et dans 2 ou 3 des reins. Plusieurs fois les reins et le foie étaient atteints en même temps que le poumon. — C'est sans doute à la multiplicité des déterminations viscérales spécifiques qu'on doit attribuer, en grande partie, la terminaison funeste. — Et ce qui le prouve bien, c'est que, dans les 22 cas qui se sont terminés par la guérison, la pneumosyphilose était 20 fois seule et exempte de toute coïncidence ou association spécifique. — Dans 2 cas il existait des troubles cérébraux et dans 2, des lésions osseuses dont une avec phagédénisme énorme du pied [1].

bout de dix jours, sommolence moindre ; la malade recouvre un peu sa connaissance et peut répondre. Au bout de vingt jours, amélioration de plus en plus grande, plus de toux, plus de matité complète dans le oyer sous-épineux, seulement un peu de submatité et de respiration bronchique sans râles.

Peu à peu retour des forces et de l'embonpoint.

Au trente-neuvième jours du traitement qu'on avait augmenté progressivement, la malade commença à se lever et à sortir. Son changement en bien était tel, qu'on ne la reconnaissait pas.

Bientôt après, guérison complète. — Dix mois plus tard, sa santé s'était maintenue parfaite. — Tous les organes, et en particulier les poumons et le cerveau, fonctionnaient régulièrement.

1. Les coïncidences spécifiques sont fréquentes dans les pneumosyphiloses. Le foie, les reins, le cerveau présentent souvent des lésions plus pathognomoniques que les poumons et font deviner la spécificité de leur affection. Il en est de même des ostéopathies. Toutes ces déterminations viscérales conduisent à la cachexie ultime dont la pneumopathie devient alors un des principaux facteurs. — Parmi les coïncidences insolites, il faut citer le *phagédénisme tertiaire du pied*, observé par M. le docteur Fournier dans un cas extrêmement intéressant de phtisie syphilitique, simulant la phtisie vulgaire au plus haut degré et guérie par le traitement spécifique. (*Phagédénisme tertiaire du pied, phtisie*

Diagnostic. — Il est incontestable qu'il présente de grandes difficultés. Le point essentiel, c'est de songer à la syphilis, quand on se trouve en présence d'une consomption pulmonaire dont les origines, les symptômes et le processus s'écartent un peu du type ordinaire de la phtisie commune. — En effet, la tuberculose est de toutes les affections du poumon celle qu'il est le plus facile de confondre avec la syphilis tertiaire de cet organe. Maintes fois on ne les a distinguées l'une de l'autre que par suite d'une circonstance fortuite, soit qu'il fût survenu sur d'autres points une lésion manifestement syphilitique, qui faisait songer à la possibilité d'une détermination de même nature sur le poumon, soit parce que le traitement spécifique guérissait merveilleusement les lésions pulmonaires, etc.

Dans aucune viscéropathie il n'est aussi nécessaire que dans celle qui nous occupe, de rechercher les antécédents, de fixer la chronologie, de fouiller dans tous les sens le passé pathologique des malades, d'analyser scrupuleusement les signes physiques, de mesurer la portée des troubles fontionnels et des symptômes généraux, de passer en revue tous les tissus et tous les organes, pour y découvrir les déterminations actuelles ou le vestige de celles qui ont précédé l'affection

syphilitique simulant la phtisie commune, traitement spécifique, guérison ; par le docteur Fournier. Mémoire lu à l'Académie de médecine, 1878). Voici le résumé de ce fait :

Obs. 20. — Une femme, jeune encore, entra à l'hôpital de Lourcine pour un énorme ulcère phagédénique, occupant toute l'extrémité d'un des pieds, de la face plantaire à la portion antérieure du métatarse, et du bord externe du premier orteil, au bord interne du cinquième. — Gros orteil profondément entaillé en dehors ; deuxième, troisième et quatrième orteils presque complètement détruits par une vaste ulcération dont la nature spécifique n'était pas douteuse, car la malade avait contracté la syphilis quelques années auparavant et avait présenté le cortège habituel des accidents secondaires. Gravement ébranlée par cette maladie très mal soignée, la santé générale fut encore compromise par de déplorables conditions hygiéniques et par des habitudes alcooliques qui furent contractées plus tard, pour faire supporter les souffrances atroces causées par ce phagédénisme du pied... Aussi une cachexie profonde avec émaciation, anéantissement des forces, peau sèche et terreuse, etc., ne tarda-t-elle pas à se produire.

Le phagédénisme du pied n'en était pas la seule cause. Il existait chez la malade les troubles fonctionnels et les signes physiques d'une tuberculose pulmonaire : toux, expectoration abondante de crachats verts et purulents. Oppression, points de côté, sueurs nocturnes profuses, dyspepsie, etc. Matité très nette en avant et en arrière, au sommet gauche, et, à ce niveau, souffle rude, intense, véritablement caverneux, râles caverneux, gargouillement. Le diagnostic *phtisie tuberculeuse* au troisième degré, avec caverne considérable au sommet du poumon gauche, s'imposait à l'esprit.

Et cependant il s'agissait bien d'une infiltration gommeuse et d'une caverne gommeuse, car, sous l'influence d'un traitement spécifique mixte, par l'iodure et par les frictions, il se produisit un amendement presque subit de tous les troubles morbides, une restauration rapide de la santé, avec atténuation, puis disparition des signes physiques de la lésion pulmonaire. En même temps, guérison rapide du phagédénisme du pied. — Après un séjour de quatre mois à l'hôpital, cette femme qui y était entrée cachectique et qui paraissait fatalement condamnée à une mort prochaine, en sortit grosse et grasse, absolument bien portante, et depuis, sa santé conserve le même état florissant. Il ne restait plus rien des signes physiques cavitaires du sommet gauche.

A quelle époque remontait la syphilis? à quel moment du processus avait débuté la pneumopathie? L'auteur ne le dit pas. — Cette observation n'en reste pas moins une des plus concluantes qu'on puisse souhaiter.

pulmonaire, etc. Les résultats de cette enquête sont d'une importance capitale au point de vue du diagnostic ; à eux seuls, ils suffisent quelquefois pour l'établir. Ajoutons que, dans les cas obscurs, le traitement peut lever tous nos doutes.

Cela posé, passons en revue les caractères différentiels des deux affections.

1° Le siège de prédilection des tubercules, c'est le sommet du poumon ; — celui du néoplasme syphilitique est la zone moyenne de l'organe, c'est-à-dire le lobe moyen droit, la partie inférieure du lobe supérieur, la partie supérieure du lobe inférieur. Il correspond sur la paroi thoracique, en arrière, à l'épine de l'omoplate, à la fosse sous-épineuse ; en avant, à la troisième et à la quatrième côte. Il est plus fréquent à droite qu'à gauche, tandis que le contraire paraît exister pour le tubercule.

« En présence des signes cavitaires ou d'une infiltration limitée du lobe moyen du poumon droit, dit M. Grandidier (*Berlin. Klin. Woch.* 1875, p. 195), le diagnostic de syphilis pulmonaire doit être porté sans restriction, quand même toute autre manifestation syphilitique ancienne ou actuelle ferait défaut. » Cette proposition appuyée par M. Rollett et beaucoup d'autres, ne doit pas être prise dans un sens trop absolu. — « En parcourant notre tableau synoptique, dit M. Carlier, on remarquera aisément que la syphilis pulmonaire n'a pas pour le lobe moyen une prédilection telle que semblerait l'indiquer la proportion donnée par M. Grandidier. On verra de plus qu'elle affecte assez fréquemment le sommet et la base, de telle sorte qu'il ne nous paraît pas nettement démontré qu'une portion du poumon soit plus souvent touchée que l'autre par la syphilis. — Il n'en reste pas moins acquis que le processus syphilitique, à l'inverse de ce qui se passe dans la tuberculose, n'a pas de prédilection pour le sommet. »

Ainsi on soupçonnera qu'une pneumopathie est syphilitique, lorsqu'elle sera unilatérale, qu'elle n'occupera pas le sommet, mais le tiers moyen ou la base. Peu importe du reste qu'elle soit nettement circonscrite avec matité limitée, souffle caverneux, gargouillement, ou diffuse avec submatité vague, souffle bronchique, rhonchus et râles crépitants.

2° Les antécédents héréditaires doivent être pris en grande considération. Sans doute les tubercules peuvent se développer chez des personnes qui ne présentaient aucune prédisposition pour la diathèse tuberculeuse ; mais, dans la grande majorité des cas, chez les sept dixièmes, la pneumotuberculose est le résultat de l'hérédité.

3° Malgré les allures aiguës ou subaiguës que prend quelquefois le processus pneumosyphilomateux, la plupart du temps l'évolution des pneumopathies syphilitiques s'effectue avec beaucoup de lenteur et la durée dépasse considérablement celle de la tuberculose.

4° Une différence d'une très grande valeur entre les deux pneumopathies, c'est celle que présentent leurs symptômes généraux. — Dans la phtisie vraie, avant même l'apparition des signes physiques, et surtout dès leur début, il y a des troubles fonctionnels du côté de l'estomac et du foie, de l'amaigrissement, de la fièvre, des signes marqués d'une perturbation générale. — Rien de pareil ne se produit habituellement dans les pneumosyphiloses ; elles restent très longtemps latentes, et, quand on les découvre, on est frappé du contraste qui existe entre la bonne tenue de la santé dans son ensemble et la gravité des lésions pulmonaires. Ce contraste est un élément précieux de diagnostic et doit éveiller et diriger l'attention vers la possibilité d'un processus pulmonaire autre que le processus tuberculeux.

5° La constatation d'antécédents syphilitiques bien positifs, et la certitude absolue que le malade a eu la syphilis est d'un grand poids dans les cas équivoques. Que cette syphilis ait été maligne, forte, moyenne ou faible, peu importe. Les syphilis dites bénignes, celles qui le sont, même au point de passer inaperçues, donnent peut-être lieu aussi fréquemment que les autres aux pneumopathies. N'est-ce pas ce qui a lieu aussi pour les cérébropathies ? — La coexistence d'accidents syphilitiques contemporains est encore plus importante : gommes cutanées, exostoses, pharyngopathies, syphiloses viscérales, etc. — Deux surtout, par la fréquence de leur coïncidence avec le processus pneumosyphilomateux, doivent être prises en considération : la syphilose hépatique et la syphilose laryngo-trachéo-bronchique. La première l'emporte comme nombre, la seconde comme affinité fonctionnelle et anatomique. C'est sans doute cette solidarité entre toutes les parties constituantes de l'appareil respiratoire qui a conduit M. Schnitzler à accorder une si grande valeur, une valeur peut-être exagérée, aux lésions syphilitiques concomitantes du larynx.

6° L'hyperthermie locale constante qui, d'après M. Güntz, se développe au niveau des foyers tuberculeux, fait toujours défaut au niveau du foyer syphilomateux.

7° Les crachats des pneumosyphiloses ne contiennent pas le bacille de la tuberculose découvert en 1882 par M. Koch. Il faudra donc toujours s'assurer de la présence ou de l'absence de ce bacille en ayant recours aux procédés de coloration bien connus depuis Ehrlich. — Quelquefois, dans l'expectoration pneumosyphilomateuse, il existe des fragments de poumons presque pathognomoniques. Ce sont des masses privées d'air, qui s'enfoncent dans l'eau et qui sont constituées par des alvéoles altérées et entourées d'une néoplasie conjonctive, etc.[1] — La découverte du bacille de Koch dans les crachats n'implique pas d'une façon absolue la non-existence de la pneumosyphilose, puisqu'elle se développe quelquefois dans des poumons qui étaient antérieurement ou qui sont devenus tuberculeux.

8° Un criterum capital est fourni par les résultats du traitement. Quand on voit guérir, avec une rapidité merveilleuse, sons l'influence de la médication hydrargyrique et iodurée, des lésions pulmonaires qu'on prenait pour tuberculeuses et qui semblaient irrémédiables, il est impossible de ne pas admettre qu'elles sont produites par la syphilis. — Ce criterium toutefois n'est pas absolu, lui non plus, puisqu'il n'est point impossible que, derrière la pneumopathie syphilitique, il y ait une pneumopathie tuberculeuse, comme dans un cas relaté par M. Gouguenheim. L'amélioration n'est alors que temporaire. — M. le professeur Potain a donc eu raison de dire que le traitement spécifique ne doit être considéré comme une pierre de touche de la nature de la maladie, que dans cer-

1. M. le docteur Engel a publié (*Philadelphia med. Times oct.* 1882) un cas typique de pneumosyphilose survenu six ans après le début de la maladie constitutionnelle. — Les crachats furent caractéristiques.

Obs. 21. — A 24 ans, le malade avait eu un chancre qui fut suivi d'une syphilide, de maux de gorge et d'alopécie. Il fut bien traité et guéri au bout de deux ans environ. — A 30 ans, douleurs ostéocopes nocturnes et ulcération sur le tibia gauche. Peu de temps après, toux, amaigrissement, sueurs nocturnes. Pendant deux mois, crachements de sang et *expectoration de masses d'un blanc grisâtre*. — Aucun antécédent de tuberculose. — A gauche, au-dessous de la clavicule, on trouvait de la matité, et *un peu plus bas*, tous les signes d'une excavation. Au sommet droit, expiration prolongée, râles secs et humides. — Les ongles n'étaient pas hippocratiques. — Ce dernier signe joint aux crachats particuliers et à l'ulcère de la jambe, fit diagnostiquer au docteur Engel une lésion syphilitique. — Sous l'influence de frictions mercurielles et de l'iodure de potassium, le malade guérit.

M. le docteur Lallier a observé un cas de pneumosyphilose très concluant, dans lequel il se produisit aussi expectoration formée probablement de débris pulmonaires.

Obs. 22. — « M. X... élève en médecine, avait eu, vers l'âge de 18 ans, un chancre phagédénique qui n'avait été cicatrisé qu'après un temps assez long et des traitements variés. Je ne puis me rappeler s'il a eu des accidents secondaires, mais en 1865 je l'ai soigné pour une gomme ulcérée de la paroi postérieure du pharynx et une nécrose des os du nez. — L'année suivante survinrent des accidents graves de suffocation avec une douleur vive à la base du crâne, surtout à gauche. On soupçonna une compression du pneumogastrique vers son origine — Un séjour à Cannes pendant l'hiver fut très utile, mais bientôt des accidents pulmonaires se manifestèrent. Il survint rapidement des signes physiques indiquant l'existence de cavités dans le tissu pulmonaire, du côté gauche, *à la réunion du tiers supérieur, avec le tiers moyen en arrière*. Les produits de l'expectoration avaient cette particularité, qu'ils étaient caractérisés par des *masses assez denses, peu aérées*, du volume d'un grain de raisin et même plus grosses, analogues à la matière de l'expectoration des dilatations bronchiques. — Un examen microscopique *insuffisant* ne permit pas de constater l'existence du tissu pulmonaire ou bronchique dans ces masses. M. le professeur Gubler qui connaissait le malade et ses antécédents, était porté comme moi à penser qu'il s'agissait probablement de gommes pulmonaires ramollies. Un traitement ioduré fut institué, mais sans succès. L'état cachectique déjà très prononcé augmenta rapidement et le malade ne tarda pas à succomber. L'autopsie ne put être pratiquée. » (Landrieux, *Des pneumopathies syphilitiques*, p. 49.)

taines conditions particulières. Un syphilitique qui est en même temps tuberculeux peut en effet être amélioré par le traitement qui agit sur l'état général et amène souvent indirectement une amélioration de l'état local. Ce grand praticien a vu un cas où la tuberculose confirmée par la présence du bacille n'était pas douteuse, et fut considérablement amendée par les spécifiques (*Journal de Méd. et de Chir. prat.*, janv. 1884).

Le diagnostic différentiel entre les pneumopathies syphilitiques et d'autres affections pulmonaires présente beaucoup moins d'intérêt que le précédent. — Néanmoins il y a des cas où la prédominance de certains phénomènes peut laisser du doute dans l'esprit.

Ainsi l'expectoration exhale quelquefois une odeur fétide et gangreneuse et fait songer à la *gangrène pulmonaire* et aux *dilatations bronchiques*, d'autant plus que les signes physiques révèlent, en pareil cas, l'existence d'une ou de plusieurs cavités, etc. L'embarras est fort grand, attendu que, dans les pneumosyphiloses scléreuses, il y a presque toujours de la dilatation bronchique, et que le contact de l'air sur les parois d'une caverne gommeuse, en communication avec les bronches, est bien fait pour donner, momentanément du moins, quelque fétidité aux produits de la nécrobiose. L'étude attentive des antécédents, la constatation de coexistences syphilitiques, l'influence du traitement spécifique sont les trois bases du diagnostic en semblable occurence.

C'est sur elles aussi qu'on s'appuiera pour distinguer des *abcès des poumons* et des *pleurésies circonscrites* s'ouvrant dans les bronches, quelques pneumosyphiloses dans lesquelles l'expectoration s'effectue brusquement et par crises, sous formes de vomiques purulentes. Cette expectoration est la même dans tous ces cas, c'est-à-dire sans très grande fétidité, franchement purulente et contenant des débris de tissu pulmonaire plus ou moins altérés, etc.

Enfin on pourrait à la rigueur confondre la pneumosyphilose avec le *cancer* et les *kystes* du poumon. Dans le cancer pulmonaire primitif qui est très rare, l'expectoration est le plus souvent couleur gelée de groseille. Il existe un engorgement des ganglions de la partie interne de la région sus-claviculaires. Puis, du moment qu'il y a une matité plus ou moins étendue, du souffle tubaire par compression bronchique, les phénomènes généraux de la cachexie cancéreuse se développent et s'aggravent avec une très grande rapidité.

Les *kystes hydatiques* du poumon sont également fort rares. Leur siège de prédilection est le lobe inférieur du poumon droit, dans le voisinage du foie ; ils y produisent une voussure globuleuse, limitée, au niveau de laquelle on peut sentir quelquefois le frémissement hydatique. — L'examen microscopique fait constater dans les crachats le signe pathognomonique de cette affection.

Pronostic. — On le déduira facilement de tout ce qui a été dit jusqu'ici. Les pneumosyphiloses étant très protéiformes donnent des impressions fort variables au point de vue du pronostic. Assurément la gravité des déterminations syphilitiques sur le poumon est toujours très grande, puisque la mort a lieu dans plus de la moitié des cas. Mais les lésions pneumosyphilomateuses sont-elles toujours responsables de la terminaison funeste? Assurément non. — Il faut donc dégager le pronostic des éventualités fâcheuses et souvent funestes qu'impliquent les coexistences spécifiques, entre autres celles de la syphilose hépatique et rénale.

Les prodigieux résultats curatifs obtenus par le traitement spécifique, même dans les cas désespérés, allègent aussi singulièrement le pronostic[1]. Il varie du reste beaucoup, suivant les phases de la maladie et

1. Sans doute, le pronostic des pneumosyphiloses est extrêmement grave. Néanmoins il ne faut jamais désespérer de leur guérison. On peut l'obtenir, même dans les cas qui paraissent les plus désespérés, dans ceux qu'on prend pour des tuberculoses pulmonaires incontestables, et qu'on ne traite par le mercure et l'iodure qu'à cause d'accidents syphilitiques concomitants. Le cas suivant recueilli dans le service de M. Fournier par M. Gaudichier (*Ann. de derm. et de syph.*, 1885, p. 15), en est une preuve. En voici le résumé :

Obs. 23. — Le malade, âgé de 39 ans, ne présentait pas d'antécédents héréditaires tuberculeux ; cependant il avait maigri depuis deux mois sans aucune raison. Il ne toussait que depuis quelques jours. Pas de sueurs nocturnes, pas d'hémoptysies. Expectoration abondante de muco-pus strié de sang. — Signes d'une énorme caverne occupant la région antérieure du sommet gauche : souffle caverneux, véritable gargouillement, bruit de pot fêlé. A droite, respiration un peu soufflante au sommet, avec quelques râles sous-crépitants disséminés. M. Fournier ne douta pas qu'il ne s'agît là d'une tuberculose pulmonaire, tant les signes en étaient caractéristiques. — Cependant le malade était syphilitique, puisqu'il avait des gommes ulcérées sur les membres inférieurs, des hypérostoses énormes des tibias et de la clavicule gauche. Il ignorait qu'il eût eu un chancre autrefois. — Traitement spécifique : 4 grammes d'iodure par jour.

Au bout de deux semaines, amélioration des lésions syphilitiques, mais surtout de l'état général et de la pneumopathie. De jour en jour le malade reprenait de l'embonpoint. Au quarantième jour du traitement, plus de bruits pathologiques au sommet droit ; respiration presque normale ; plus de souffle ni de râles ; tout au plus, une légère submatité à gauche et en arrière. — Au bout de 2 mois, guérison complète de cette grave pneumopathie.

Le résultat merveilleux de l'action curative par l'iodure, démontre encore mieux que ne pourrait le faire l'examen macroscopique et microcospique des lésions, la nature syphilitique de l'affection. C'étaient bien des gommes qui avaient envahi les deux sommets et creusé une vaste caverne dans celui du côté droit. — Aucun symptôme au début ne permettait de distinguer la nature tuberculeuse ou syphilitique de la lésion pulmonaire. Supposez qu'il n'y eût pas eu d'ostéosyphilose, d'ulcération spécifique aux extrémités inférieures, assurément on n'aurait pas songé à donner l'iodure. — « Combien, dit avec raison M. Gaudichier, de lésions pulmonaires survenant chez les syphilitiques anciens, et prétendues tuberculeuses, guériraient si un traitement spécifique était institué ! »

suivant ses formes. Aux phases ultimes à celles de consomption et de cachexie qui ne dépendent pas exclusivement de la pneumopathie, il est très menaçant. — Les pneumosyphiloses sclérosiques diffuses sont plus graves en général que les gommes bien circonscrites. — On ne doit pas baser le pronostic sur le détail des lésions, mais plutôt sur l'ensemble de l'affection pulmonaire, sur l'état général et principalement sur les coïncidences d'autres viscéropathies syphilitiques.

Traitement. — Il exige l'emploi simultané de l'iodure de potassium et du mercure. C'est sous ce mode mixte qu'il a donné les meilleurs résultats. On administrera l'iodure à des doses successivement croissantes, depuis 2 grammes jusqu'à 8, et on fera pratiquer quotidiennement une friction avec 5 grammes d'onguent mercuriel, tantôt sur un point, tantôt sur un autre. — Le sirop de biiodure ioduré suivant la formule de Gibert ou avec une proportion plus grande d'iodure est aussi d'une grande utilité, comme dans toutes les affections tertiaires. — Enfin on pourrait avoir recours aux injections de calomel d'après la méthode de Scarenzio. Le mercure dans certains cas est plus utile que l'iodure. A lui seul il a guéri bien des malades, avant la découverte de l'iodure. — Récemment, dans les observations de M. Sacharjin, il est mentionné que l'usage du mercure a été rapidement suivi de succès ; l'iodure de potassium, par suite d'un usage continu depuis de longues années, était devenu absolument inutile.

Il va sans dire qu'on aura recours aussi aux autres médications usitées dans les affections pulmonaires si elles sont indiquées d'une façon précise, soit par la prédominance de certains symptômes, soit par des complications accidentelles, soit par l'état général et le soupçon ou la certitude d'une vraie phtisie tuberculeuse, contemporaine de la pneumosyphilose, etc. [1]

1. Chez tous les syphilitiques qui présentent une pneumopathie consomptive, l'indication du traitement spécifique est formelle. Si on la néglige, quels que soient, du reste, les autres moyens qu'on emploie pour la combattre, elle ne guérit pas. Les conséquences les plus graves et même la mort, peuvent en être la conséquence. C'est probablement ce qui eut lieu dans le cas suivant communiqué à M. Jacquin par M. le docteur Thiron (Thèse de M. Jacquin, Paris, 1884, p. 77).

Obs. 24. — A la troisième année d'un chancre syphilitique suivi de roséole, de croûtes dans les cheveux, d'une laryngopathie secondaire avec enrouement, un jeune homme fut pris, à l'âge de 26 ans, de toux, de dyspnée et d'une abondante expectoration. Un médecin constata, *à l'angle inférieur de l'omoplate du côté droit*, de la matité dans l'étendue d'une pièce de cent sous, quelques craquements et un ensemble de symptômes qui firent diagnostiquer à ce praticien une tuberculose pulmonaire. Vin créosoté ; huile de foie de morue ; une saison au Mont-Dore. Pas de traitement spécifique. Amélioration très équivoque. — Un an après le début de la pneumopathie, troubles cérébraux : délire, fièvre, puis hémiplégie droite surtout marquée

HISTORIQUE ET BIBLIOGRAPHIE. — I. Il existe peu d'historiques aussi intéressants que celui de la pneumosyphilose. Il a été fait avec beaucoup de soin par M. le docteur Landrieux, à qui nous devons une des premières et une des meilleures monographies modernes sur les *Pneumopathies syphilitiques* (1872). Je vais me laisser guider par lui et j'emprunterai plusieurs citations curieuses d'auteurs à son remarquable ouvrage.

Quam varia atque gravia sint a veneno venereo in sanguinis massam resorpto procreata symptomata quotidiana confirmat atque docet experientia... Producit... inflammationem, spasmos, tumores et *tubercula* in variis partibus, nec non raro, *in pulmonibus.* (Schrœder, *De pulmonide syphilitica, Gœlliniy*, 1879.)

Hoffmann, Valsalva, Jos. Franck, Sauvages, Tode Schwartze, Stoll, Cullen, Saucerotte ne mettaient pas en doute les déterminations de la syphilis sur les poumons.

« Je trouve, dit Jos. Frank, dans les notes de mon père, année 1785, la relation d'un homme qui se plaignait de douleurs dans le côté droit de la poitrine, d'amaigrissement, de crachats sanguinolents, après avoir eu la maladie vénérienne : « Curam mercurialem adhibui et sputa et dolores pectoris plurimum diminuebantur, febris lenta disparuit successive et vires et naturalis formæ emaciato corpori satis bene iterum restituebantur. » — L'érosion de la muqueuse des bronches, du *parenchyme et des glandes du poumon* causée par le virus vénérien constitue la phtisie syphilitique. »

« Les fonctions vitales, dit Astruc, qui s'exercent par les organes contenus dans la poitrine, peuvent être altérées dans la vérole par différentes causes, et d'abord par des tubercules et par des tumeurs gommeuses dans la substance du poumon, soit qu'elles suppurent, soit qu'elles soient encore vertes. De ces phénomènes résultent, outre l'asthme, la toux, l'hémoptysie, la vomique, si des tumeurs gommeuses ou de gros tubercules viennent à suppurer dans les poumons. »

Parmi ses seize espèces de phtisie, Morton comprenait la phtisie vénérienne. — Portal,

---

au membre supérieur. Cet état persista une dizaine de jours et le malade mourut avec un relâchement complet de ses sphincters.

M. le docteur Thiron fait remarquer très judicieusement que, selon toute probabilité, on avait eu affaire là à une affection gommeuse pulmonaire, suivie plus tard d'une gomme cérébrale, et que si le traitement spécifique avait été administré à temps, il y a tout lieu de croire que le malade eût été guéri.

La localisation de la lésion à la partie inférieure du lobe supérieur du lobe moyen du poumon droit, sans être pathognomonique, pouvait mettre sur la voie, indépendamment des antécédents qui étaient de toute évidence. — La combinaison de la pneumosyphilose avec une cérébropathie de même origine, peut donner le change et faire croire à une phtisie pulmonaire avec tubercules encéphaliques ou méningite tuberculeuse.

Dans le fait suivant, les indications du traitement spécifique furent bien comprises par M. le docteur Gauthier (de Charolles) ; mais elles ne se présentèrent pas au début de la pneumopathie, le malade n'ayant point avoué tout d'abord qu'il avait eu un chancre induré avec accidents secondaires *six ans* auparavant.

OBS. 25. — Il était âgé de 23 ans, toussait et était essoufflé depuis 4 ou 5 mois, avait de la fièvre vespérale, des sueurs nocturnes, des alternatives de diarrhée et de constipation, de l'anémie et de l'amaigrissement. La percussion ne donnait rien de particulier ; mais aux deux sommets le murmure vésiculaire était rude et l'expiration notablement prolongée. — Pas d'hémoptysie, pas d'antécédents héréditaires. M. Gauthier diagnostiqua une tuberculose pulmonaire. — Pendant deux mois et demi, aggravation de l'état général, hecticité complète, impossibilité de quitter le lit, et cependant les signes stéthoscopiques ne s'étaient pas sensiblement modifiés. — Il y avait un désaccord flagrant entre l'état général et l'affection pulmonaire. — A cette époque se déclarèrent des symptômes d'une coxalgie qui ne parut pas franchement tuberculeuse, mais produite plutôt par une contraction des muscles pelvi-trochantériens. — Pressé de questions le malade déclara sa syphilis. Peu après il eut une exostose au sacrum.

Traitement par l'iodure de potassium associé au biiodure de mercure. — Bains sulfureux. — Guérison de tous les accidents.

Il est probable que la *pseudo-coxalgie* résultait d'une compression de quelque nerf par l'ostéopathie du sacrum. — Cette association trompeuse d'une fausse coxalgie avec la pneumopathie syphilitique est importante à signaler.

qui admettait quatorze variétés de phtisie, consacra tout son article X à la *phtisie vénérienne*, qu'il combattait par des frictions mercurielles.

« La consomption, dit Swédiaur (*Traité des mal. vén.*, 1798-1801), accompagnée d'une expectoration abondante et d'un ulcère syphilitique des poumons qu'on appelle aussi la *phtisie syphilitique* exige l'usage du mercure. Il est des personnes qui ayant été précédemment affectées de maladies vénériennes dont elles ont paru guéries pendant des années, maigrissent, toussent sans que le virus syphilitique ait produit aucun symptôme de vérole dans le corps.

Benj. Bell cite le cas d'un malade qui présentait les symptômes les plus alarmants de la phtisie. Il lui ordonna le mercure, car il avait vu plusieurs cas semblables, et il obtint la guérison par ce remède employé en frictions, quoique les poumons fussent très affectés. Au bout de deux mois, il n'y avait plus aucun sypmptôme de syphilis ni de phtisie.

En 1810, Lemonnier soutint sa dissertation inaugurale sur la *phtisie pulmonaire syphilitique* et sur la phtisie considérée comme complication de la syphilis. Il admet : 1° une phtisie pulmonaire syphilitique qui ne reconnaît d'autres causes que la syphilis et n'exige d'autre traitement que celui qui convient à cette dernière maladie; 2° une syphilis qui dépend du traitement antivénérien; 3° une syphilis qui existe souvent avant la syphilis.

Van der Kolk (*Obs. anatomo-pathologique*, 1826) fixa un des premiers le siège le plus fréquent des gommes pulmonaires. Il raconte qu'il lui est arrivé souvent en disséquant les cadavres de syphilitiques qui pendant leur vie paraissaient phtisiques, de trouver dans les poumons, *principalement dans le lobe moyen*, une ulcération ou une collection diffuse, sans aucun tubercule environnant.

Laënnec ne conserva que la phtisie tuberculeuse. — Hunter, qui n'admettait guère la syphilis viscérale, niait par conséquent celle du poumon. — Graves était persuadé que la syphilis peut faire sentir son influence sur le parenchyme pulmonaire et créer une phtisie semblable à la phtisie tuberculeuse.

En 1840, Munk publia dans *London med. Gaz.* un travail sur les *maladies de nature syphilitique des poumons*.

M. Ricord décrivit en quelques traits la pneumopathie syphilitique dans ses leçons faites à l'hôpital du Midi sur les accidents tertiaires de la syphilis, vers 1844.

En 1851 parut la thèse de M. Lagneau sur les *maladies pulmonaires causées ou influencées par la syphilis*. Ce travail renferme des matériaux précieux, de nombreuses observations tirées de Fabre, Swediaur, Hunter, Portal. Bell, Cirillo, Baumes, Petit, Radel, Frank, etc. — Maisonneuve et Montanier (1853, *Traité des maladies vénériennes*) disent qu'ils ont été assez heureux pour guérir très promptement par l'iodure de potassium, une prétendue phtisie arrivée à la troisième période.

« C'est un hasard, écrit Vidal de Cassis, dans son *Traité des maladies vénériennes*, qui m'a valu une cure extraordinaire chez un malade qui passait pour un phtisique au dernier degré ; il avait été traité, et comme on dit dans le peuple, condamné par un membre distingué de l'Académie de médecine. J'allais le renvoyer à un médecin, quand il me montra une tumeur de la clavicule. Cette découverte m'engagea à mettre plus de soin dans mon examen : il avait eu des chancres à la verge, *quatre ans avant sa maladie de poitrine* et sa tumeur de la clavicule. Il me montra des crachats nummulaires ; il avait des sueurs abondantes ; il était d'une maigreur inouïe, toujours haletant. J'eus tort de ne pas ausculter la poitrine. Je le soumis à l'usage de l'iodure. En moins d'un mois il éprouva une amélioration inconcevable et, au bout de deux mois, il reprit ses occupations. Aujourd'hui, six ans après, ce sujet jouit d'une des plus belles santés que je connaisse. »

En 1853, M. Yvaren, dans son important ouvrage sur *les Métamorphoses de la syphilis*, admit une phtisie syphilitique dont il décrivit les symptômes, appuyant surtout, parmi ceux-ci, sur l'absence ou l'extrême rareté de l'hémoptysie.

« J'ai sous les yeux, à l'hôpital Saint-Louis, dit Gibert, un cas de phtisie vénérienne. Bien que le malade affecté d'ailleurs d'une syphilide papulo-tuberculeuse sur les membres et d'exostoses aux tibias, fût depuis 20 ans sous l'empire d'un mal qu'il avait souvent négligé ; bien qu'il fût profondément amaigri, qu'il eût éprouvé une toux fatigante, des vomissements et des hémoptysies considérables, etc., nous avons entrepris la cure par les frictions mercurielles, et cet état si grave et si alarmant s'étant sensiblement amélioré, le malade a pu sortir et reprendre ses occupations habituelles. »

Le professeur Pietro Gamberini a publié sur la *Syphilis pulmonaire* (études théorique et clinique) un important mémoire, dont voici la conclusion :

« 1° On peut admettre, mais on n'a pas démontré encore avec évidence l'existence d'une pneumonie inflammatoire simple syphilitique ; — 2° Au contraire, il n'y a pas de doute possible relativement à la syphilis gommeuse ; — 3° La véritable tuberculose pulmonaire ne peut pas être syphilitique, mais elle peut s'associer à la syphilis en conservant sa spécificité pathologique ; — 4° La phthisie pulmonaire syphilitique vraie n'a que les l'apparences de la tuberculose ; pour faire cesser toute équivoque, on devrait lui donner le nom de *syphilis pulmonaire consomptive* ; elle est la conséquence du pouvoir nécrobiotique exercé par les produits syphilitiques sur les éléments propres du poumon ; — 5° la thérapeutique spécifique est, jusqu'à présent, le meilleur criterium propre à différencier la tuberculose pulmonaire de la pneumonie gommeuse syphilitique ; — 6° acceptant les idées de Schnitzler, on doit reconnaître la rareté de la syphilis pulmonaire, tant à la suite d'une syphilis ancienne que pendant le cours des accidents de la période aiguë ; — 7° Les lésions du larynx précèdent souvent ou accompagnent la syphilis du poumon. Cela est prouvé par les observations de Schnitzler. Le laryngoscope peut donc jouer un rôle décisif dans le diagnostic de la syphilis pulmonaire ; — 8° Les symptômes sont, en général, ceux de la tuberculose pulmonaire ; aussi le diagnostic pendant la vie est-il le plus souvent impossible. La nécropsie est même loin de permettre toujours la distinction entre la gomme et le tubercule, notamment quand les nodules sont ossifiés et que la gomme est diffuse, parce qu'il est impossible de faire la part exacte du processus spécifique et des lésions catharrales ou tuberculeuses. On remarquera cependant que le syphilome épargne habituellement la pointe du poumon, tandis que c'est le lieu d'élection du tubercule ; mais cette particularité même n'est pas absolument constante ; — 9° La marche de la syphilis pulmonaire est habituellement lente et apyrétique, ce que l'on observe pas dans la phthisie pulmonaire. Le plus souvent la maladie ne frappe qu'un seul côté et qu'une seule portion du poumon. » (*Giorn. ital. delle mal. ven. et della pelle*, 1880, p. 228.)

M. Gamberini a réuni dans son mémoire vingt-cinq observations tirées de sa pratique ou empruntées aux plus récentes publications de cette époque.

Bornons-nous maintenant à indiquer, sans citations, les ouvrages à consulter.

II. AITKEN, *On pulm. lesions associated with syphil.* (*Army med. reports*, 1861.) — ASTRUC, *De morbis venereis.* — AUFRECHT, 2 *falle von syph. miliar Tuberc.* (*Deutsche Zeitschr. f. pract. med.*, n° 26, 1874.)

BÉLIN, *Contr. à l'ét. des gom. du poumon.* 1879 ; — BURY, *Syph. hered. and tub.* (*Brit. med. Journ.*, 1881.)

CANTARANO, *Contr. clin. alla sifil. pulmon.* (*Giorn. Ital. delle mal. ven.* 1881.) — CHAUFFARD, *Syph. tert., dégénéresc. amyl. génér.; broncho-pneumonie, pleurésie pur. mort.* (*Soc. an.*, 1881.) — COLOMIATTI, *La sifil. nella produz. della tisi.* (*Giorn. Ital. delle malatt. vener.*, 1878.) — CORNIL, *Poumons d'un syph.* (*Soc. des Hôp.*, mars 1873.) — *Leçons sur la syphilis*, 1879. — CUBE, *Syph. pulmon.* (*Ann. derm. et syph.*, 1881.) — CARLIER, *Étude sur la syph. pulm.* (Th. Paris, 1882.)

DÉJERINE, *Examen d'une tum. du poumon prov. d'une mal. syph.* (*Bull. Soc. anat.* Paris, 1879.) — DOMEC, *La syph. sous le microscope.* (Paris, 1879.) — DREYFUS-BRISAC, *La syph. pulm.* (*Gaz. hebd.*, 1881.)

ENGEL, *Case of syph. pulm.* (*Phil. med.* Tunis, 1882.)

FERGUSSON, *Some points on the relat. of syph. to pulmon. disi.* (*Med. News*, 1885.) — FOURNIER, *De la pht. syph.* (*Gaz. heb.*, 1875, *Ann. der. et syph.*, 1878-79.); — *De la phtisie syphilitique.* (*Gazette hebd. de médecine et de chirurgie*, nos 48, 49, 51, 1873.)

GAMBERINI, *La syphilis peut-elle être la cause directe des tuber. pulm.* (*Gaz. med. Paris*, 1853.) — *Sifil. polmon.* (*Giorn. ital. delle m. ven.*, 1879.) — (*Id.* 1880.) — GARCIN, *Syph. tert.; lés. du poumon et alt. gén. du syst. lymph. gangl.* — GAUDICHIER, *Pht. syph. Guérison.* (*Ann. derm. et syph.*) — GAUTHIER, *Phtisie pulm. syph. Guérison.* (*Ann. derm. et syph.*, 1881.) — GEMMA, *Un caso interess. di sifil. visc.* (*Giorn. ital. delle mal. vener.*, 1883.) — GIRAUDEAU, *Syph. pulm. Gomme du vagin, nécrose du front.* (*Ann. derm. et syph.* 1882.) — GINTRAC, *Pht. syph.* (*Gaz. hebd.*, 1877.) — GRANDIDIER (*Berliner Klinische Wochenschrift*), n° 15, 1875. — GONGORA, *Sifil. pulmon. Result. obt. por el biiod. de merc.* (*Chron. med. Quirur.*, 1882.) — GOUGUENHEIM, *Pht. syph.* (*Bull. thérap.*, 1879.) — GOODHART, *Syph. path.* (*Brit. med. Journ.* 1874. *Mars* 1879.) — GREENFIELD, *Pneumo-*

path. syph. prob. (*Brit. med. Journ.*, novembre 1875.) — GÜNTZ, *Diag. de la syph. pulm. par l'examen des crachats.* (*Memorab.*, t. IV, 1882.)

HAND, *Syph. avec bronch. capill. et solidific. des poumons.* (*Am. Journ. of syph. and derm.*, 1872.) — HENOP, *Syph. Dis. of Lungs.* (*New-York med. Journ.*, 1880.) — HERTZ, *Ein Fall von anevrysma und pneum. syph.* (*Virchow's. Arch.*, 1873.) — HILLER, *Ueber Lungen. syphilis und syphilitische phtisie.* (*Charité Ann.*; *Rev. sc. m.* XXV, 263.) — HUTCHINSON and JACKSON. (*Med. Times and Gaz.* 1862.)

JACOBI HERAD, *Syph. with ost. and pulm. infilt.* (*Arch. of Derm.*, 1879.) — JACCOUD, *Clinique méd.* — *Path. interne*, 1871. — JACQUIN, *Étude sur la pht. syph. chez l'adulte.* (Th. Paris, 1884.) — JULLIEN, *Traité prat. des Mal. vénér*, 1886.

LACAZE, *Essai sur la phtisie syphilitique.* (Th. Paris, 1870.) — LAGNEAU, *Mal. pulmon. causées ou influencées par la syphilis.* (*Ann. des mal. de la peau. Cazen.*, t. IV, p. 100, 1851.) — LANCEREAUX, *Des affections syph. de l'appareil respiratoire.* (*Arch. Med.*, 1873.) — *Syph. pulm.* (*Ann. derm. syph.* 1877-78.) — *Traité de la syphilis*, 1866. — LANDRIEUX, *Des pneumopathies syphilitiques.* (Th. Paris, 1872.) — LANGERHANS, *Un cas de phtisie syph.* (*Rev. sc. med.*, t. XIII, p. 651.) — LOBER, *De la pht. syph.* (*Bulletin médical du Nord*, 1879.)

MAHOMED, *Syph. dis. of the Lung.* (*The Lancet*, 1877.) — MALASSEZ, MAUNOIR, MAUNOURY, Soc. anat. in *Progrès méd.*, 1875, 1876. — MELCHEDE, *Contr. à la syph. des intestins et du poumon.* (*Virchow's Arch.*, novembre 1866.) — MILROY, *On pulm. dis. and ther. relation to syph.* (*Army med. Reports fort*, 1861.) — MUNCH, *Sur les mal. de nat. syph. du poumon.* (*Lond. med. Gaz.*, 1841.)

PANCRITIUS, *La syph. pulm.* (*Berl.* 1881.) — PARKER, *Syph. aff. of Lung* (*Brit. med. J.*, 1881.) — PAVLINOFF-SACHARJIN. (*Wirchow's Archiv*, Bd. 79, 1879.) — PORTAL, *Observations sur le traitement de la phthisie pulmonaire*, 1792. — POTAIN, *Syph. pulm.* (*Journal de méd. et de chir. prat.* Janvier 1885.)

RENZI, *Sifil. pulm.* (*Giorn. ital. delle mal. vén.*, 1883.) — RETHI, *Zür Casuistik der Lungen syph.* (*Wien. med. Presse*, 1884. *Rev. sc. méd.*, XXVI.) — ROBERT, *Pneum. d'allure bâtarde chez un syph.* (*Bull. Soc. anat.*, 1880.) — ROLLET, *Sur la syph. pulm.* (*Wiener med. Press*, 1875.) — ROINER, *Syph. du poumon au point de vue clim.* (*Ann. derm. et syph.*, 1882.)

SACHARJIN, *Pneum. syph.* (*Rev. sc. med.*, 1878.) — SCHECH, *Syph. pulmon.* (*Ann. derm. et syph.*, 1882.) — SCHNITZLER, *Syph. Pht. and Pneum.* (*The med. Press and circular*, 1879, *Ann. derm.*, tome I); *Die Lungen syphilis und ihr Verhältniss zür Lungschwindsucht*). — SECLER, *Two cases of pulm. Syph.* (*Med. and surg. Reporter*, 1881.) — SÉE, *Malad. sp. du poumon*, Paris 1881; — SOKOLOWSKY, *Pht. syph.* (*Rev. sc. méd.*, XXIII.) — — SPENCER-WELLS, *Medical Times and Gazette*, 1858. — STACKLER, *Syph. maligne, lés. de div. tissus.* (*Progr. med.*, 1881.) — SWINEY, *Syph. pht.* (*British med. Journal*, 1876.)

THOMPSON, *Sulla tisi sifil.* (*Annali di medicina di Omodei*, 1878.) — *De la pht. syph.* *Rev. sc. med.* 1880.) — THORESEN, *Des rapports de la syph. avec la phtisie.* (*Schmidt's Jahrb*, 1865.) — TIFFANY, *Syph. of the Lung.* (*Ann. Journ. of med. Sc.* 1877.)

VECHI, *Sifil. polmon.* (*Giorn. ital. delle mal. ven.*, 1869.) — VIERLING, *Syph. de la trach. et des bronches.* (*Deutsch. Arch.*, 1878.)

APPENDICE

Périchondroses syphilitiques végétantes simulant le cancer du larynx. — Dans les infiltrations scléro-gommeuses circonscrites ou profondes qui choisissent pour foyer principal le périchondre de la surface interne du larynx, la prolifération s'effectue quelquefois sous une forme végétante qui repullule sans cesse, malgré les traitements locaux et la médication générale spécifique qu'on emploie pour la détruire. — Outre cette prolifération dont on ne peut venir à bout, il se produit de temps en temps des poussées hypérémiques ou inflammatoires, des abcès fongueux, des fusées purulentes qui aggravent tout à coup la situation et semblent devoir nécessiter d'un moment à l'autre la trachéotomie.

Les caractères objectifs, les symptômes, l'allure générale de l'affection, le mauvais état constitutionnel qui l'accompagne présentent la plus grande analogie avec le cancer. — Les mois, les années se passent, et le diagnostic reste incertain.

Grande perplexité au sujet de la terminaison. — Divergences profondes des laryngoscopistes les plus autorisés sur la nature de l'affection et sur le mode de traitement qui lui convient le mieux.

Les plus célèbres histologistes analysent les végétations qu'on extrait de temps à autre, quand elles obstruent par trop le larynx et ils n'y découvrent aucun des éléments du cancer. Est-ce une raison pour déclarer qu'une pareille laryngopathie n'est pas carcinomateuse ?... Les uns disent oui, d'autres répondent non. Qui croire ?...

Question souveraine, du moins pour le moment... — L'affection poursuit son cours avec ces alternatives de mieux et de plus mal qu'on observe dans toutes les laryngopathies, même dans celles qui sont cancéreuses, parce que le cancer évolue en général dans le larynx avec beaucoup plus de lenteur que dans les autres organes.

Ce qui perpétue ces sortes de périchondroses spécifiques, c'est qu'il se fait sans doute au-dessous d'elles une calcification et une nécrose des cartilages du larynx. — Les parties mortes restent longtemps en place ; elles se détachent difficilement des parties saines. Ce sont des corps étrangers qui entretiennent et excitent les végétations fongueuses et les fistules, qui suscitent les jetées inflammatoires et purulentes. — Nous avons vu plus haut (note de la pag. 597) avec quelle lenteur s'éliminent vers le cou les séquestres des cartilages laryngiens frappés de nécrose syphilitique. Même processus dans la cavité. N'est-ce pas pour cela que ces sortes de périchondroses présentent ce double caractère de repullulation indéfinie et d'incurabilité qui donne à leur physionomie quelques-uns des traits les plus saillants du carcinome laryngien ?....

(*Cette note complète le paragraphe consacré au diagnostic des laryngosyphiloses et du cancer*, page 610).

SEPTIÈME LEÇON

SYPHILIS TERTIAIRE DU TUBE DIGESTIF

Messieurs,

Les diverses parties constituantes du tube digestif sont loin de présenter la même aptitude à subir l'action de la syphilis. Quelques unes lui résistent, et, sans posséder contre elle une immunité absolue, se montrent si réfractaires à ses atteintes, qu'on peut considérer leurs déterminations spécifiques comme une des plus grandes raretés de la syphiliopathologie. Ce sont des événements extraordinaires. Ils échappent à toute prévision et ne se présentent jamais à l'esprit, quand on envisage dans leur ensemble les affections viscérales qui relèvent directement du tertiarisme. Songe-t-on, par exemple, aux éventualités morbides susceptibles de se produire du côté de l'estomac, de l'intestin grêle, du gros intestin, du péritoine, du pancréas, des ganglions mésentériques, etc., par le fait seul de la syphilis, à n'importe quelle phase de son processus? — Non. Il y a des milliers de chances contre une pour que tout syphilitique, même le plus profondément infecté, leur échappe.

Mais, par contre, dans ce long appareil qui s'étend de la bouche au rectum, certaines autres parties semblent attirer la syphilis. Au premier rang se place la cavité buccale; au deuxième, mais très loin comme fréquence, l'extrémité opposée du tube digestif, c'est-à-dire le rectum et l'anus. — C'est dans ces points si éloignés l'un de l'autre, si dissemblables, comme fonction et comme structure, que vous trouverez des foyers de lésions secondaires et tertiaires éminemment spécifiques. Ce fait est si constant qu'on ne doit point l'attribuer au hasard ou à des prédispositions individuelles. Il a certainement sa raison d'être, mais nous l'ignorons comme la plupart des causes qui président aux déterminations de la maladie constitutionnelle.

Ces deux foyers sont très circonscrits et n'ont qu'une faible puissance d'irradiation. — Ainsi le foyer buccal franchit très rarement l'isthme du gosier pour se propager jusqu'à l'œsophage. Cependant, ce conduit est, après la bouche et le rectum, la partie du tube digestif dont les lésions syphilitiques sont de la plus incontestable authenticité. Quoique très peu communes, elles ont pris rang dans la pathologie syphilitique, au même titre que celles de la trachée et des bronches, par exemple. Elles restent indépendantes, dans la plupart des cas, de la syphilose buccale. — Quant au foyer tertiaire ano-rectal il est encore plus limité que le précédent et ne remonte point le long du gros intestin.

En dehors du tube digestif, mais uni à lui par les liens de la plus étroite solidarité fonctionnelle, il y a un organe de premier ordre, le foie, qui est fréquemment attaqué par la syphilis. — Ses lésions syphilitiques sont presque toujours d'ordre tertiaire, même quand elles surviennent à une période peu avancée de la diathèse. Elles constituent l'expression la plus complète et la plus élevée du tertiarisme abdominal. — Leurs affinités avec d'autres déterminations du même ordre et de la même date, non seulement dans la cavité abdominale, mais ailleurs, sont très fréquentes et ont une portée considérable. Ne trouve-t-on pas la syphilose hépatique dans la plupart des cachexies spécifiques? — A tous les points de vue son rôle est donc capital, et je ne vois, parmi les viscéropathies syphilitiques, que celles du névraxe qui l'emportent sur elle, sinon comme gravité, du moins comme fréquence et surtout comme richesse et complexité de leurs innombrables manifestations symptomatiques.

Nous allons étudier successivement le tertiarisme de l'appareil digestif : 1° dans la cavité buccale ; 2° dans l'œsophage ; 3° dans l'estomac et les intestins ; 4° dans la région ano-rectale ; 5° dans le foie et autres glandes annexes.

Section I. *Syphilis tertiaire de la cavité buccale.*

Elle est incomparablement moins commune que la syphilis secondaire. — Elle s'en distingue par sa chronologie qui est beaucoup plus tardive, par ses localisations qui ne se limitent presque jamais à la muqueuse seule, et s'étendent au tissu conjonctif sous-muqueux et aux muscles, par sa tendance fatale à ulcérer, atrophier, scléroser, déformer les points qu'elle a envahis, par sa durée, la facilité de ses récidives, sa résistance aux spécifiques, sa chronicité presque indéfinie, etc., etc.

Sans doute, ces caractères graves et inquiétants ne se rencontrent pas réunis dans toutes les déterminations de la syphilis tertiaire sur la bouche. — Il y a des lésions de cet ordre qui se rapprochent tellement des secondaires qu'il est fort difficile d'établir entre elles une ligne précise de démarcation. — J'ajoute que c'est aussi un problème fort délicat, car, au sujet de la syphilose buccale, comme au sujet de la syphilose génitale, on doit toujours se demander si elle est ou n'est pas contagieuse. Eh bien, là encore, je donnerai la même réponse : quelle que soit l'opinion que vous suggèrent à cet égard la théorie et l'expérimentation, agissez toujours dans la pratique comme si les lésions tertiaires des lèvres et de la langue n'étaient pas exemptes de toute virulence transmissible. — Pourquoi ne pas conseiller à nos malades une réserve et une prudence qui n'ont que peu d'inconvénients pour eux, et qui assurent la sécurité de leur entourage en sauvegardant notre responsabilité?

§ I. — Syphilome des lèvres et de la muqueuse buccale[1].

Cette affection appartient à la période tertiaire de la syphilis. Elle survient quelquefois d'emblée, sans être préparée ni annoncée par une syphilodermie généralisée ou circonscrite. Très souvent on l'observe dans les léontiasis de la face, dont elle constitue un des éléments principaux. En pareil cas il arrive parfois que les plaques tuberculeuses du front, des joues, des tempes, du nez, disparaissent, tandis que la tuberculo-sclérose des lèvres et de la muqueuse buccale persiste indéfiniment, ne se résout presque jamais d'une façon complète, et résiste avec opiniâtreté à toutes les médications spécifiques internes et externes. Sans doute il n'en est pas toujours ainsi ; mais en général le pronostic est sérieux, du moins comme lésion locale, sans compter que la santé générale se trouve trop fréquemment altérée, à la longue, dans les formes graves, par la gêne qui en résulte pour la mastication, etc. — Et puis que de peines morales incessantes n'inflige pas aux malades une pareille affection qui saute aux yeux, qui se laisse deviner par tout le monde, et qui arrive à produire des déformations de longue durée ou même définitives, telles que la destruction ulcéreuse d'une partie des lèvres et la sténose cicatricielle de l'ouverture buccale!

Le syphilome des lèvres et de la muqueuse buccale se présente sous

1. J'ai traité incidemment cette question dans mes *Premières leçons sur les maladies vénériennes*, au sujet du *léontiasis de la face*, pages 517, 556, 741, 750 et surtout pp. 757-762. — Très souvent, dans le léontiasis tuberculeux, les lèvres et la muqueuse buccale sont envahies par le syphilome, la langue également.

Un chirurgien des hôpitaux, M. le Dr Tuffier, a publié, en 1886, dans la *Revue de Chirurgie*, un mémoire excellent et très complet sur les *Gommes et scléroses syphilitiques des lèvres* (*labialites tertiaires*).

deux formes principales qui ne sont pas incompatibles l'une avec l'autre, mais qui cependant ne se trouvent pas d'ordinaire réunies simultanément sur le même sujet. Ces deux formes sont la néoplasie circonscrite ou la gomme, et la néoplasie diffuse, étalée en nappes plus ou moins uniformes, sur lesquelles les élevures, les mamelons, les entailles, tous les accidents variés du terrain morbide ne sont qu'accessoires. — Cette seconde forme est beaucoup plus fréquente que la première. Son étendue, sa durée, sa facilité à récidiver, les péripéties de son processus, la portée de ses conséquences, ses complications, ses affinités avec les glossopathies de même nature, etc., la rendent plus dangereuse que la gomme labiale. — C'est elle qui constitue le véritable syphilome labio-buccal.

1° *Gommes des lèvres.* — Elles se présentent avec les mêmes caractères que partout ailleurs et sont constituées par des tumeurs arrondies, bien circonscrites, occupant la partie profonde des lèvres. D'abord petites, mobiles sous les téguments et émergeant peu à peu du tissu musculaire au sein duquel elles paraissent prendre naissance, ces gommes se rapprochent de la surface mucoso-cutanée, à mesure qu'elles grossissent. Leur siège de prédilection est le point où la muqueuse et la peau se réunissent, avec plus de tendance vers la seconde que vers la première. C'est en effet presque toujours du côté de la surface cutanée qu'elles se dirigent et c'est sur elle qu'elles s'ouvrent. — Dans un seul cas, l'ouverture se fit en dedans, sur le sillon labio-gingival. — La plupart du temps les gommes labiales sont multiples et restent distinctes les unes des autres. Leur nombre est variable, mais elles sont très rarement confluentes.

Après être restées à l'état de crudité pendant deux ou trois mois, elles se ramollissent et s'ouvrent par un pertuis qui s'agrandit peu à peu et se convertit en ulcère. — Cet ulcère gommeux est arrondi, ovalaire, à grand axe transversal qui dépasse rarement le diamètre d'une pièce de deux francs. Il a des bords taillés à pic et un fond bourbillonneux. A son pourtour les tissus sont souples et sans infiltration syphilomateuse diffuse. La perte de substance se fait aux dépens du tissu gommeux; aussi la cicatrice est-elle très petite, infiniment moins grande que ne l'aurait fait supposer l'étendue de l'ulcération. — C'est une particularité qu'on observe aussi dans les gros chancres infectants de la lèvre. Je l'ai signalé depuis longtemps, et j'ai fait ressortir l'analogie si étonnante qui existe à cet égard et à beaucoup d'autres entre certaines formes de l'accident primitif et les gommes les plus tertiaires et les plus éloignées du début de la syphilis. — « Une légère échancrure au bord libre, analogue au bec-de-lièvre bien opéré, constitue toute la déformation consécutive à une perte de substance de trois centimètres. » (Tuffier.) — L'amincissement de la lèvre résulte aussi de la fonte des gommes. Au point où elles siégeaient on ne trouve plus quelquefois qu'un mince voile membraneux constitué par la peau et la muqueuse accolées l'une à l'autre. Toute la masse musculaire a disparu. (Rouisson, art. *Lèvre* du *Dict. Encycl.*). — En définitive, les gommes labiales ne produisent pas de graves déformations et elles ne troublent que fort peu la parole et la mastication, quand leur processus s'effectue normalement.

Mais il arrive parfois qu'elles s'enflamment, tombent très vite en déliquium et s'effondrent, après avoir franchi les limites de leur coque extérieure. Il en peut résulter un vaste sphacèle qui se produit d'une façon brusque et masque pendant quelques jours, avant son élimination complète, l'ulcère spécifique sous-jacent. — Dans ces gommes labiales, à évolution rapide et compliquée, il y a comme une sorte de malignité locale dangereuse pour les tissus adjacents qui se trouvent englobés dans le processus gangreneux. Aussi la perte de substance est-elle plus grande en pareil cas que dans les gommes à marche régulière. — Toutefois ce n'est point là du phagédénisme. On ne l'observe que dans le syphilome bucco-labial en nappes diffuses.

Les gommes labiales sont très sujettes à récidive, sur le même endroit, comme si après leur guérison il y était resté un germe latent qui ne demande qu'une occasion favorable pour proliférer de nouveau. — En cela, pas plus que pour le reste, elles ne diffèrent point de celles des autres parties du corps.

Elles sont relativement rares. On les observe beaucoup plus souvent chez l'homme que chez la femme. Elles se montrent de dix à quinze ans après l'accident primitif.

Elles ont une préférence beaucoup plus marquée pour la lèvre supérieure que pour l'inférieure[1].

Parmi les causes déterminantes, l'irritation produite par la fumée et le tuyau de pipe n'a pas été signalée. Il n'en est pas ainsi de l'influence traumatique. M. Tuffier a vu deux cas où elle était évidente. Il s'agissait de syphilitiques édentés en haut et à lèvre supérieure rentrante, sur lesquels les incisives inférieures venaient buter. Ce fut précisément en ce point que se développa la lésion syphilitique.

II. *Syphilome en nappe des lèvres et de la muqueuse buccale.* — L'infiltration syphilomateuse diffuse qui envahit dans une étendue toujours considérable les lèvres et la face interne des joues, s'empare peu à peu de toutes leurs parties constituantes, s'insinue entre elles, les imbibe, les dissout, s'y installe à demeure et s'y incarne d'une façon si intime, qu'elle finit par les transformer en sa propre substance et par les détruire au moyen de l'ulcération ou de la sclérose, expressions ultimes de ses deux principaux processus. — C'est ce qui explique pourquoi cette affection est si tenace et si dangereuse, non seulement dans ses formes malignes et phagédéniques, mais aussi dans les cas où elle se borne à une simple déformation par exubérance néoplasique et sans aucune tendance destructive. Elle récidive avec une désespérante facilité. Fort souvent les spécifiques la trouvent rebelle à leur action ou ne la guérissent qu'incomplètement. Ajoutez qu'elle n'a aucune tendance à se résoudre spontanément. Quoique ses éléments histologiques soient les mêmes que ceux de la gomme, elle est beaucoup plus dangereuse que cette dernière, à cause de sa combinaison pour ainsi dire plus moléculaire avec les tissus. La gomme n'est qu'un corps étranger qui les écarte et n'en détruit qu'une très faible partie. Le syphilome diffus les désunit, les dissèque un à un, pour les nécrobioser ensuite ou les métamor-

1. Le relevé des observations nous donne la proportion suivante : les trois quarts des gommes circonscrites occupent la lèvre supérieure ; les trois quarts des gommes diffuses occupent la lèvre inférieure. La commissure labiale et l'envahissement simultané des deux lèvres, se partagent le reste des faits (Tuffier).

phoser en tissu fibreux. Et ce n'est pas là une opération de courte durée ; elle prend, non pas des mois, mais très souvent plusieurs années pour accomplir imperturbablement son œuvre de destruction.

L'infiltration syphilomateuse diffuse est plus fréquente sur la lèvre inférieure que sur la supérieure, contrairement à ce qui a lieu pour la gomme. Elle débute au voisinage du bord libre de la muqueuse et ordinairement sur la ligne médiane, sous la forme d'une plaque irrégulière, épaisse, dure, qui plonge profondément dans la lèvre et ne tarde pas à l'envahir en tous sens et à l'hypertrophier. Cette hypertrophie, qui a pour caractère, au début, d'être uniforme et tout à la fois mucoso-cutanée et interstitielle, double, triple, quadruple les dimensions de l'organe, l'*éléphantiasie*. J'ai observé des cas où elle était énorme et convertissait les deux lèvres, surtout l'inférieure, en une grosse tumeur que son propre poids faisait tomber sur le menton qu'elle recouvrait et où elle trouvait un point d'appui. — La propagation de la néoplasie labiale s'effectue très souvent à l'extérieur sur les joues, sur le menton, et à l'orifice des narines ; à l'intérieur, elle est plus commune encore sur la muqueuse des joues. Il est de règle aussi que la langue soit prise.

Cette labiopathie n'est pas toujours une lésion primitive et isolée dans la face. Fréquemment elle est consécutive à une néoplasie tuberculo-gommeuse plus généralisée qui a commencé par les joues, par le menton, par le nez et éléphantiasié toute la figure. Elle fait alors partie du leontiasis dont elle est un des éléments les plus caractéristiques et les plus permanents, car presque toujours elle est la dernière à se résoudre et elle persiste indéfiniment quand tout le reste est guéri.

La peau et la muqueuse prennent une teinte rougeâtre et violacée ; leur surface d'abord unie, tendue, devient le siège d'une sorte de bourgeonnement à base large, qui produit des rugosités, de petites élevures irrégulières, espacées ou confluentes, des mamelons verruqueux, quelquefois de vraies tumeurs distinctes les unes des autres, de vraies gommes qui sont comme une exubérance locale de l'infiltration sous-jacente uniformément répandue partout ailleurs. — Sur la muqueuse des joues, au niveau de l'interstice des dents, le bourgeonnement surajouté à la néoplasie diffuse, se traduit par de grosses saillies linéaires continues ou entrecoupées par de petits monticules isolés ou juxtaposés, par de larges plateaux proéminents, entourés de sillons, etc., etc.

A mesure que l'hypertrophie s'accentue sous ce mode de mamelonnement varié qui accroît et accidente la déformation générale, le processus aboutit çà et là, ordinairement sur la partie la plus saillante, à l'érosion et à l'ulcération. Sur la peau on voit des croûtes jaunâtres qui recouvrent des pertes de substance superficielles ou profondes. Sur la muqueuse, même processus : au niveau du bord libre, vers les commissures principalement, et sur la face interne des joues, on trouve constamment des ulcères arrondis ou irréguliers qui deviennent quelquefois serpigineux.

Le terrain, en effet, se trouve tout préparé pour le phagédénisme. C'est la complication la plus à craindre. En dedans et en dehors, séparément ou simultanément, des ulcérations se creusent, labourent les deux surfaces des lèvres, escaladent son bord libre où elles se rejoignent, l'entaillent de profondes échancrures, envahissent et détruisent l'angle des commissures, etc. D'autrefois c'est une grosse tumeur, surajoutée à l'hypertrophie générale, qui se nécrobiose avec une extrême rapidité et par un processus doué d'une double malignité, puisqu'il est à la fois gangreneux et phagédénique.

Les parties infiltrées présentent la consistance et l'induration toutes spéciales des plaques tuberculo-gommeuses. Prises entre les doigts, elles donnent la sensation d'un empâtement un peu élastique qui diffère beaucoup de la dureté propre à l'épithélioma.

Quoique la labiopathie tertiaire s'effectue à froid, sans presque aucune réaction locale, elle n'en donne pas moins lieu à des troubles fonctionnels qui peuvent devenir très graves, tout en l'étant infiniment moins que ceux qu'on observe dans le cancer. Les principaux sont : l'embarras de la parole, la difficulté de la mastication et une hypersécrétion salivaire très abondante. L'affection, indolente au début, devient parfois excessivement douloureuse quand le phagédénisme s'en empare. — A ces symptômes s'ajoutent la plupart du temps ceux d'une glossopathie concomitante.

Outre le processus ulcéro-phagédénique, il y en a un autre qui est plus constant que lui et tout aussi dangereux, quoiqu'il fasse moins de fracas. C'est le processus sclérosique qui s'effectue fatalement dans presque toutes les infiltrations syphilomateuses tertiaires. — Ces deux modes de processus sont loin d'être incompatibles; ils se combinent au contraire pour aboutir par des voies différentes à la métamorphose fibreuse des parties envahies, l'un au moyen de réparation cicatricielle, l'autre au moyen d'une organisation progressive des éléments embryonnaires en un tissu conjonctif qui étouffe, absorbe, remplace la muqueuse, la peau et les muscles.

L'atrophie sclérosique sans ulcération préalable débute sous forme de sillons ou de creux qui détruisent çà et là l'uniformité de l'hypertrophie. Elles la fragmentent et accroissent ou créent le mamelonnement et la lobulation des surfaces. Ce sont des lignes et des bandes fibreuses qui se rétractent vers les parties profondes et qui brident et capitonnent irrégulièrement la néoplasie. Celle-ci perd peu à peu sur un point ou sur un autre son exubérance de prolifération embryonnaire; la peau et la muqueuse pâlissent et prennent un aspect fibreux un peu partout, mais principalement dans les sillons, dans les crevasses et les fissures. Leur consistance élastique du début est remplacée par une dureté presque cartilagineuse.

Le réseau néoconjonctif multiplie et resserre ses mailles, rétracte et atrophie progressivement ce qu'il étreint. Il en résulte que la lèvre ainsi atteinte de sclérose diminue d'abord de volume, puis se flétrit, se ratatine, s'amincit et se raccourcit.

Ce raccourcissement a pour conséquence un rétrécissement plus ou moins considérable de l'ouverture buccale, une véritable *sténose* fibreuse et cicatricielle, qui en diminue peu à peu les dimensions, comme il arrive à l'ouverture d'une bourse dont on tire les cordons.

Dans les labiopathies graves, qui sont tout à la fois phagédéniques et sclérosiques, la sténose, l'atrophie et la déformation arrivent à leur point culminant. Les lèvres couturées, plissées, crénelées, mamelonnées par des sillons entrecroisés, se convertissent en un moignon informe, et l'ouverture buccale n'est plus qu'un trou étroit, une fente déchiquetée, sans élasticité, sans souplesse, sans vie, inerte en tout, sinon dans la rétraction progressive qui resserre de plus en plus sa sténose.

Le processus sclérosique ne se produit pas du même coup et uniformément partout. A côté des points qu'il atrophie d'autres s'infiltrent d'une néoplasie nouvelle et se tuméfient. Ces lésions en sens contraire s'observent dans toutes les infiltrations syphilomateuses interstitielles et diffuses. Mais aux lèvres et sur la muqueuse buccale, elles produisent peut-être plus qu'ailleurs de monstrueuses déformations. — Ne vous attendez pas à les voir s'effectuer dans l'espace de quelques jours. La marche envahissante du syphilome diffus, le phagédénisme qui s'en empare quelquefois, la sclérose qui lui succède presque toujours, toutes ces lésions, variées sous leur uniformité fondamentale, n'évoluent qu'avec une extrême lenteur.

III. Parmi tous les faits de labiopathie tertiaire que j'ai observés, j'en choisis un qui résumera la description précédente. — Le malade, âgé de 44 ans, est un type de syphilis précocement grave et même maligne qui, malgré tous les traitements possibles, a déroulé depuis son début jusqu'à maintenant, sans trêve ni merci, la série de ses malfaisantes manifestations, et mis plusieurs fois la vie en danger.

Cette syphilis débuta en juillet 1885 par des chancres ulcéreux. — Bientôt, série ininterrompue et de plus en plus sérieuse de syphilides confluentes, papuleuses, puis érosives et en dernier lieu ecthymateuses. Dès le cinquième mois, laryngopathie également progressive, avec extinction de la voix et commencement de troubles respiratoires. — Plus tard paralysie de la corde vocale inférieure droite, etc. — C'est vers la deuxième année révolue de la syphilis, que débuta une labiopathie maligne qui faillit, à plusieurs reprises, faire périr le malade.

Chez lui aucun antécédent ne faisait prévoir le caractère redoutable de cette syphilis. Il prétendait n'avoir point abusé de boissons alcooliques, quoiqu'il eût été sommelier à San-Francisco, qu'il eût fait la campagne du Mexique où il resta cinq ans, et qu'il fût devenu marchand de vin à Paris. — Séjour forcé à Nouméa de 1871 à 1880. — Toujours santé parfaite. Jamais aucune maladie acquise ou constitutionnelle.

Vers le 15 juillet 1885, deux semaines après le dernier coït, apparition de deux chancres ulcéreux et un peu phagédéniques, situés, l'un à la base de la verge et l'autre dans le sillon. Un mois après, commencement des syphilides graves, etc. Pharyngopathies incessantes, puis laryngopathies interminables qui durent encore aujourd'hui.

C'est vers le mois d'avril 1887 (vingt-deuxième mois de la syphilis) que commença la syphilose labiale. Le malade qui n'avait pas quitté mon service depuis ses chancres avait été soumis à toutes les médications spécifiques susceptibles de le guérir. Elles avaient sans doute contribué à la disparition des accidents successifs, mais elles n'en avaient certainement pas prévenu le retour. La santé générale était à ce moment fort compromise.

L'affection des lèvres débuta sans cause appréciable par une ulcération de la commissure droite qui atteignit rapidement sur la muqueuse des lèvres, des joues, les dimensions d'une pièce de 2 francs; rien ne put la guérir et elle ne tarda pas à se compliquer d'une énorme hypertrophie syphilomateuse des deux lèvres et surtout de l'inférieure.

Au bout de cinq mois, cette labiopathie prit, malgré le traitement, un caractère manifeste de malignité phagédénique sur toute la moitié droite de l'ouverture buccale et de la joue correspondante: hypertrophie syphilomateuse de plus en plus considérable, surtout à la lèvre inférieure, renversée en avant et retombant sur le menton. — État général des plus mauvais. — Amaigrissement, prostration des forces. Mastication à peu près impossible. Salivation extrêmement abondante. Prononciation très pénible. Ouverture buccale déformée, déchiquetée à droite et béante. — Je crus à plusieurs reprises que le malade n'y résisterait pas et qu'il allait succomber. Cependant il reprenait inopinément quelque apparence de santé pour retomber bientôt après. Durant huit mois j'ai observé sur lui ces alternatives d'aggravation et de mieux inespéré. Enfin, le danger disparut, le phagédénisme s'arrêta et l'hyperplasie labiale diminua peu à peu. Aujourd'hui, 10 janvier 1888, le patient se lève, va et vient, mastique et mange suffisamment pour se nourrir, ne salive plus et reprend de la chair, mais il porte l'empreinte indélébile d'une caducité précoce et paraît beaucoup plus vieux qu'il ne l'est réellement. La commissure droite de l'ouverture buccale est déformée, amincie et convertie en un tissu cicatriciel. La lèvre inférieure volumineuse et renversée est encore le siège d'une large ulcération sans caractère phagédénique; la lèvre supérieure s'atrophie peu à peu. — Il s'est produit une sténose de l'orifice buccal très prononcée. — Les diamètres ont diminué d'un bon tiers. Aussi est-il difficile d'explorer l'intérieur de la bouche où existent aussi des lésions sur la langue et sur la voûte palatine. Il est bien évident que la syphilis n'a pas dit chez lui son dernier mot[1]. Notons que les ganglions sous-maxillaires sont toujours restés indemnes.

Ainsi voilà une labiopathie tertiaire précoce qui a failli emporter le malade. Elle a débuté par une ulcération devenue bientôt phagédénique et a produit ensuite une énorme infiltration syphilomateuse des deux lèvres. Il était impossible, pour beaucoup de raisons, d'élever le moindre doute sur sa nature spécifique.

Il n'en est pas toujours ainsi. — Néanmoins, il ne faudrait pas exagérer les difficultés du diagnostic. Si, exceptionnellement, elles sont grandes, la plupart du temps on trouve dans les circonstances antérieures, dans la succession des accidents, dans les coïncidences spécifiques, etc., des motifs suffisants pour se prononcer en faveur de la spécificité d'une façon très catégorique, alors même que les caractères intrinsèques de la lésion paraîtraient équivoques. — D'ailleurs le traitement peut nous venir en aide dans les cas douteux.

IV. En général les labiopathies tertiaires tardives ou précoces ne surviennent pas tout à coup et comme un phénomène isolé, inattendu, dans des syphilis bénignes, ignorées, méconnues, oubliées. — Elles procèdent de syphilis graves et *à manifestations extérieures* cutanées et muqueuses d'une indéniable spécificité. C'est un chaînon dans une longue série morbide qui commence au chancre et se poursuit indéfiniment sans se terminer.

Parmi ses coïncidences les plus habituelles, ses affinités les plus étroites, il faut signaler en première ligne, au point de vue du diagnostic, la glossopathie tertiaire, puis la syphilose des narines, les dermatopathies tuberculeuses ou ulcéro-gommeuses de la face, des membres, etc.

Il me paraît difficile de confondre les gommes des lèvres à l'état de crudité avec des kystes sébacés, des kystes muqueux et des fibromes. Les premières adhèrent à la peau et en font partie; les seconds sont transparents; les troisièmes, très durs et lobulés, ont une marche extrêmement lente et ne se ramollissent pas.

Certaines gommes ulcérées des lèvres et leurs néoplasmes tertiaires circonscrits et sous forme de plaque érosive, ressemblent d'une manière si frappante à certaines variétés des chancres labiaux, qu'il est impossible de les distinguer.

1. Voyez d'autres cas de labiopathie tertiaire dans mon premier volume sur les *Maladies vénériennes*, et en particulier celui qui est relaté p. 759 et celui qui se trouve dans l'appendice de la 9e leçon, obs. 18, p. 953. Ce dernier cas peut donner une idée de la longue durée des labiopathies, car depuis mars 1882 il est revenu plusieurs fois dans mon service pour des recrudescences de sa labiopathie qui ne s'est jamais guérie. Il y est encore, maintenant en janvier 1888, à la dixième année révolue de sa syphilis, à la huitième de l'affection tuberculo-gommeuse des deux lèvres.

Il en est dans cette région comme aux organes génitaux. L'identité est parfois complète entre le néoplasme primitif et le néoplasme tertiaire, non seulement au point de vue morphologique, mais aussi comme évolution, comme durée, etc. Pour se guider, on aura recours aux commémoratifs qui laissent rarement dans l'incertitude. Et puis l'adénopathie sous-maxillaire nous fournit un précieux élément de diagnostic. Elle est très prononcée dans les chancres; elle manque presque toujours dans les labiopathies tertiaires. La syphilis tertiaire n'engorge pas en effet les ganglions qui correspondent aux régions envahies. Très exceptionnellement vous verrez les ganglions sous-maxillaires se prendre dans l'affection qui nous occupe, et quand ils le font, ils ne restent pas toujours à l'état d'adénopathie dure et indolente comme l'adénopathie symptomatique des chancres infectants : ils se ramollissent quelquefois, s'ouvrent et s'ulcèrent d'après le même processus que les tumeurs gommeuses.

C'est en se fondant sur la chronologie et sur la généralisation de la poussée papuleuse qu'on distinguera certaines labiopathies secondaires des vraies labiopathies tertiaires. Entre les deux, dans certains cas, la transition est du reste insensible et leur diagnostic différentiel ne présente qu'un intérêt médiocre, puisque le même traitement leur est applicable. Dans l'hypertrophie secondaire des lèvres, l'infiltration est moins profonde, moins dure et d'une résolution plus facile. Mais tout malade qui a eu les lèvres spécialement attaquées par la papulodermie, court grand risque de les voir plus tard envahies par la néoplasie gommo-scléreuse.

Certaines ulcérations traumatiques des lèvres produites sur elles par la pression des dents déjetées, ressemblent quelquefois d'une manière frappante à des gommes ulcérées. Il suffit de se tenir en garde contre cette confusion pour l'éviter.

La tuberculose est exceptionnelle dans la région des lèvres. L'ulcère qu'elle produit au lieu d'être profond, taillé à pic, régulier comme celui de la gomme, est superficiel, presque de niveau avec les tissus sains, déchiqueté et violacé. D'après M. Trélat, il y aurait constamment à son pourtour des granulations miliaires. Et puis n'y a-t-il pas la présence du bacille, la pneumopathie des sommets, l'aspect général, les antécédents, le critérium thérapeutique? On se fondera sur ces circonstances pour distinguer le lupus des labiopathies syphilomateuses diffuses.

La question du diagnostic est plus importante, sinon plus délicate, entre le cancer et le syphilome des lèvres. — Le début des deux affections n'est pas tout à fait semblable : la plaque gommo-scléreuse siège sur la partie médiane des lèvres; elle est large, étendue, lisse et d'une induration diffuse qui hypertrophie déjà un peu toute la hauteur de la lèvre, alors même qu'il n'y a aucune fissure sur la ligne médiane. — Dans le cancroïde, l'induration est plus prononcée et se groupe plus nettement au-dessous et autour de la fissure.

Plus tard, il est souvent malaisé de distinguer le cancer d'une gomme ulcérée. Tandis que la tumeur cancéreuse s'excorie à sa surface, la gomme se ramollit et s'ouvre comme un abcès. — L'épithélioma siège invariablement sur la lèvre inférieure et n'envahit la supérieure que par extension du foyer primitif qui reste toujours unique. L'ulcération syphilitique, au contraire, est généralement multiple, et, quand elle est unique, elle résulte presque toujours de la réunion de plusieurs ulcères gommeux primitivement séparés, comme l'indique son contour polycyclique. — Les lèvres et la langue sont très rarement atteintes simultanément par l'épithélioma, tandis que le fait est très commun dans la syphilis. Je n'ai pas vu, pour ma part, de labiopathie tertiaire sans que la langue fût syphilomateuse. — Dans l'ulcération épithéliomateuse, la base est large et très indurée ; elle est moins large, et élastique plutôt que dure, dans l'ulcération gommeuse dont les bords sont à pic au lieu d'être renversés en dehors. — Les troubles fonctionnels acquièrent dans le cancer une intensité, une persistance qu'ils n'ont presque jamais au même degré dans le syphilome circonscrit des lèvres. Enfin l'engorgement ganglionnaire fatal dans le cancroïde est nul dans le syphilome. Faut-il aussi parler de l'épreuve thérapeutique? Le traitement spécifique nuit au cancer et en précipite la marche, tandis qu'il guérit rapidement les gommes.

Les gommes, en effet, subissent l'action curative des spécifiques sur les lèvres comme ailleurs, avec une grande docilité. — Il n'en est pas ainsi du syphilome gommeux diffus, qui leur résiste beaucoup plus et ne se résout presque jamais *complètement*. Aussi son pronostic est-il plus grave que celui des gommes, malgré ses apparences souvent bénignes. — La gomme est comme un corps étranger qui se décompose avec quelque fracas, mais qui s'élimine et disparaît sans laisser grandes traces. — Le syphilome diffus s'empare plus intimement des tissus sains pour les transformer ou les détruire un à un, etc., etc. — Dans le syphilome diffus les récidives sont plus à craindre que dans les gommes labiales et la coïncidence de la glossopathie plus fréquente.

Iodure à haute dose, biiodure ioduré, onctions avec l'onguent napolitain sur les points non ulcérés de la néoplasie labiale, lavages émollients et antiseptiques sur ceux qui sont entamés, badigeonnages modérés avec de la teinture d'iode, hygiène de la bouche, etc., etc. Tels sont les différents moyens qu'on emploiera pour combattre le syphilome labial, sans grand succès s'il est ancien et diffus, sans grand espoir, en général, de prévenir et d'arrêter ses incessantes récidives, alors même qu'on serait parvenu à guérir complètement sa première attaque.

Syphilis tertiaire des gencives. — Il semblerait naturel que l'infiltration scléro-gommeuse des lèvres et des joues se propageât facilement aux gencives. Et cependant il n'en est rien. Le sillon gingivo-labial est une barrière qu'elle ne franchit pas. Je n'ai vu que chez un seul malade les gencives profondément désorganisées par un processus ulcéro-phagédénique, qui déchaussa très rapidement toutes les molaires, des deux côtés, en haut et en bas. Mais il y avait certainement dans ce fait plus de scorbut que de syphilis, bien que celle-ci fût en pleine activité sur d'autres points. Le mercure n'y était pour rien. L'iodure de potassium n'arrêta point ce processus ulcéreux. Les os restèrent indemnes[1].

§ II. — Glossopathies syphilitiques tertiaires.

La langue est un des organes qui sont le plus fréquemment attaqués par la syphilis, à toutes les périodes de son évolution. — D'autres mala-

1. Bibliographie. — Bouisson, Art. *Lèvres.* Dict. encyclop. — Cornil, *Leçons sur la syphilis.* — Chambard, *Revue mens.* 1881. — Fournier, *Glossites tertiaires* (*France méd.* 1876). — Nunn, *Gomme of the lip* (*Med. Times*, 1866, p. 25).

dies locales ou générales la choisissent aussi comme théâtre de leur action morbide. Entre toutes ces glossopathies d'espèces différentes, il existe, outre les analogies qui résultent forcément de la communauté du siège, certaines ressemblances morphologiques, des affinités diathésiques qui compliquent leur physionomie et rendent le diagnostic obscur ou incertain. N'est-ce pas là une des raisons qui ont fait attribuer autrefois toutes les affections chroniques et graves de la langue, au cancer qui en est l'expression la plus saisissante et la plus maligne? — Ici encore, comme pour le poumon, l'action curative du mercure, permit de signaler, bien avant l'analyse clinique, une différence profonde entre des glossopathies qu'on faisait provenir d'une source commune. Quelques médecins, vers la fin du dix-huitième siècle, entre autres, Marc-Akhenside et Bierchen prouvèrent que certains ulcères de la langue réputés incurables pouvaient être guéris par l'hydrargyre. Un peu plus tard, des médecins français, Boyer, Lallemand, Richerand confirmèrent cette manière de voir. — Frank la résuma en disant : « que le cancer de la langue est une maladie rare et que la plupart des tumeurs en apparence squirrheuses de cet organe sont des engorgements vénériens. » — Depuis cette époque, grâce aux travaux de Ricord, Bouisson, Vidal de Cassis, Lagneau, etc., la question si complexe des glossopathies a été soumise à un contrôle clinique plus précis et plus rigoureux. Dans ces dernières années leur histoire s'est encore enrichie d'observations plus concluantes, d'analyses histologiques plus approfondies, grâce aux travaux de Clarke, de M. Fournier qui, dans un travail très important [1], a insisté plus qu'on ne l'avait fait avant lui sur la distinction du processus gommeux et du processus scléreux, de MM. Chapuis, Hugonneau, Simon, Bruno Charrayron, Gailhard, Perier, etc. — J'ai étudié en 1874, la plupart des questions qui se rattachent aux glossopathies, en les groupant autour de l'une d'elles, le psoriasis de la langue et de la muqueuse buccale. — Depuis, je me suis encore occupé de ce sujet quand j'ai décrit, dans mon premier volume sur la syphilis, les glossopathies secondaires [2], etc.

1. *Des glossites tertiaires* (*glossites scléreuses, glossites gommeuses*), par le Dr Alfred Fournier. Paris 1877.

2. Voy. *Du psoriasis de la langue et de la muqueuse buccale* par Charles Mauriac, Paris, 1875, ouvrage couronné par l'Académie de médecine. — Voy. aussi mes *Leçons sur les maladies vénériennes*, Paris 1883; pp. 572, 594, 633-639. — Mes *Leçons sur les myopathies syphilitiques* où se trouve une conférence sur les *glossopathies gommeuses*. Paris, 1878. — J'ai recueilli un grand nombre d'observations sur ce sujet. Je pourrais donner des exemples typiques de toutes les variétés possibles de glossopathies, mais la place commence à me manquer. — Dans le musée vénéréologique de l'hôpital du Midi, créé par M. le docteur Horteloup, de 1872 à 1884, nous possédons douze moulages de langues

ÉTIOLOGIE. — Dans la syphilose de la cavité buccale, les affections tertiaires de la langue occupent incomparablement la première place comme fréquence et à tous les autres points de vue. Elles sont souvent une émanation directe de la maladie constitutionnelle, et on ne peut savoir au juste, la plupart du temps, ni pourquoi elles se sont produites, ni pourquoi elles ont affecté telle forme plutôt que telle autre. Mais, comme les causes d'irritation abondent sur la langue, il est facile d'invoquer leur intervention, et il faut bien reconnaître qu'elles jouent en réalité un rôle considérable dans l'étiologie. La principale preuve, c'est que les glossopathies tertiaires sont beaucoup plus fréquentes chez l'homme que chez la femme (cinq ou six fois plus). Et pourquoi, sinon parce que l'homme abuse plus que la femme des aliments épicés, des boissons violentes, de l'alcool, du tabac, etc.? — Les habitudes alcoolico-tabagiques paraissent être nuisibles; outre qu'elles sont capables à elles seules de susciter l'action morbide, elles l'exaspèrent, une fois produite, la perpétuent indéfiniment et la poussent à ses conséquences extrêmes. Il ne faudrait pas cependant en exagérer la nocivité. J'ai démontré que beaucoup de psoriasis de la langue, dans leur forme la plus grave, se produisaient chez les personnes qui n'avaient jamais usé ni abusé de l'alcool et du tabac. — Le même fait se rencontre dans maintes glossopathies tertiaires.

CHRONOLOGIE. — L'époque à laquelle se développent les lésions vraiment tertiaires de la langue est très variable et quelquefois difficile à préciser, lorsqu'il s'agit des formes diffuses. Là, en effet, la transition est souvent insensible entre la phase secondaire et la phase tertiaire du processus. Il n'en est pas de même pour les gommes interstitielles[1]. Nul doute sur leur caractère essentiellement tertiaire. Et cependant on les voit pousser parfois à une époque très rapprochée de l'accident primitif. J'en ai observé et relaté plusieurs cas. En général, le syphilome lingual, quel que soit son mode anatomique, appartient à une syphilis avancée en âge. Il n'apparaît guère avant la cinquième ou la sixième année. Si l'infiltration diffuse semble plus précoce que la gomme, c'est qu'elle n'est souvent que la suite des glossopathies secondaires.

syphilitiques. — Chez un de mes malades que j'ai fait mouler, outre la glossopathie scléro-gommeuse, il y avait un syphilome monstrueux de la lèvre inférieure qui tombait sur le menton, la muqueuse en l'air, complètement renversée et laissant à nu les dents inférieures. Son pourtour mesurait 11 centimètres, tandis que celui de la lèvre supérieure n'était que de 5 ou 6. Son épaisseur était en proportion de sa largeur.

1. J'ai observé une glossopathie gommeuse survenue au cinquième mois de la syphilis, une autre au septième. — Par contre, j'en ai vu de très tardives. M. C. Pellizzari a

Anatomie pathologique. — I. *Gommes de la langue.* — Elles siègent constamment sur le dos ou sur les bords de cet organe, quand elles sont superficielles, et jamais sur sa face inférieure. — Lorsqu'elles sont interstitielles et profondes, elles ont aussi une prédilection marquée pour ses bords et pour sa face supérieure, et c'est sur ces points qu'elles viennent s'ouvrir.

Les *gommes de la muqueuse* linguale forment des tumeurs noueuses, nettement circonscrites, enchâssées dans l'épaisseur du derme et formant à la surface un relief arrondi ou ovalaire, dur au début, et plus tard mou et fluctuant. Leur volume est en moyenne celui d'un noyau de cerise. Quand elles sont confluentes, elles se groupent parfois en lignes courbes. — A mesure qu'elles se ramollissent, la couche dermique qui les recouvre s'amincit, puis elle s'ouvre et s'ulcère, mettant à découvert le tissu jaune, bourbillonneux qui constitue le fond de toutes les gommes. L'ulcération qui résulte de leur fonte persiste jusqu'à l'élimination complète des détritus gommeux ; puis elle se répare avec rapidité, même sans le secours du traitement spécifique, mais beaucoup plus vite encore quand il est employé. La cicatrice qui en résulte laisse une dépression sur la surface de la langue et une échancrure sur ses bords.

Les *gommes interstitielles* qui se développent au sein du tissu musculaire de l'organe sont plus volumineuses que les superficielles et atteignent la grosseur d'une noisette, d'une amande et même d'un petit œuf. — En général on n'en trouve pas plus de deux ou trois. Mais parfois elles sont beaucoup plus nombreuses et farcissent tout l'étui lingual, qui donne alors aux doigts qui le pressent la sensation d'un sachet rempli de noisettes. En pareil cas la langue prend des proportions énormes, si bien que la cavité buccale ne peut pas toujours la contenir et qu'elle fait une saillie permanente en dehors[1]. Mais les choses n'en arrivent à ce point que lorsqu'il y a tout à la fois, ce qui est rare, exagération dans le nombre et dans le volume de ces tumeurs. — Leur processus est typique. Quelle que soit leur profondeur, elles se rapprochent des bords et de la face supérieure et les atteignent au bout de deux ou trois mois. En même temps qu'elles avancent vers la superficie, elles se ramollissent, et quand elles l'atteignent, elles s'ouvrent par un petit pertuis fistuleux qui devient rapidement une ulcération très creuse, à pic et profonde, communiquant avec la caverne gommeuse. — La fistule et la coque sous-jacentes sont, tout d'abord,

publié, en 1884, l'observation d'un malade indemne de tout accident spécifique depuis de longues années, qui eut une gomme de la langue *quarante ans* après l'infection et en fut guéri, au bout de trente jours, avec 15 centigrammes de sublimé et 30 grammes d'iodure de potassium. — Ce qu'il y a de plus curieux, et ce qui démontre bien l'inutilité du traitement préventif c'est que le malade, qui n'avait fait qu'un traitement illusoire au début de sa maladie, resta indemne quarante ans. Or, pendant deux ans avant l'apparition de sa gomme, il s'était soumis, sans trop savoir pourquoi, à un traitement préventif par l'iodure de potassium.

1. Chez un malade observé par M. Cloquet, il existait dans la langue quatre tumeurs, chacune du volume d'une petite noix, et l'organe avait pris un développement monstrueux. Chassé de la bouche, il descendait à trois pouces au-dessous du niveau du menton. Le malade était constamment inondé d'une très abondante salive ; il ne pouvait plus parler que d'une façon presque inintelligible ; il ne respirait et n'avalait qu'avec une extrême difficulté. — On crut à un cancer. — M. Cloquet diagnostiqua des gommes et prescrivit du sublimé. — Au bout de 15 jours, la langue ne descendait plus au-dessous du menton. — Au bout de 8 mois, elle était rentrée dans la bouche. — Au bout de 28 mois, guérison complète.

résistantes au toucher, et elles peuvent rester longtemps dans cet état scléro-gommeux, si on ne donne pas les spécifiques. Mais si on les fait intervenir, la fonte du néoplasme s'effectue pour ainsi dire à vue d'œil; les bords se rapprochent, la caverne se comble, et une réparation prompte et ininterrompue cicatrise en quelques jours la perte de substance, laissant à sa place une dépression plissée et stellaire, semblable à un point de capitonnage. — La guérison des tumeurs gommeuses profondes peut être spontanée. J'en ai vu de nombreux exemples. Quelquefois, sans le secours des spécifiques, elle se fait attendre des années. Un malade observé par Veale, garda une lésion de ce genre pendant 20 ans et fut ensuite guéri par le mercure en 28 jours.

Il est rare que le phagédénisme s'empare des gommes superficielles ou profondes de la langue, quand elles sont bien isolées au milieu des tissus sains. — Il n'en est pas ainsi lorsqu'elles sont plongées dans une gangue de néoplasie scléro-gommeuse diffuse. Leur foyer peut devenir en pareil cas le point de départ et le prétexte d'un processus ulcéreux, plus ou moins imprégné de malignité, qui, sous ses formes serpigineuses et térébrantes, ravage la langue en surface ou en profondeur.

Le syphilome circonscrit et le syphilome diffus de la langue ne sont point incompatibles. Il ne s'excluent pas, ainsi que le laisseraient croire certains auteurs qui donnent trop de relief, dans leurs écrits, à la séparation des formes de la néoplasie. A la langue, comme ailleurs, le tissu embryonnaire spécifique s'agglomère en masses et s'infiltre en nappes simultanément, soit par un processus lent et progressif, soit par une invasion généralisée, brusque, presque foudroyante.

C'est sans doute à ce dernier processus qu'il faut rapporter les glossites syphilitiques suraiguës, si dangereuses lorsqu'elles se propagent en arrière de l'organe, parce qu'elles peuvent alors faire naître, en quelques heures, un œdème de la glotte, qui rend l'asphyxie imminente et nécessite la trachéotomie. — Je crois que ces sortes de glossites sont excessivement rares, bien que M. le professeur Gailleton en ait vu quatre cas avec trachéotomie. Leur spécificité était-elle bien établie? Avait-on bien tenu compte de toutes les circonstances étiologiques qui, en dehors de la syphilis, peuvent enflammer l'organe?

Les infiltrations syphilomateuses lentes, qui sont de beaucoup les plus communes, menacent aussi le larynx lorsqu'elles s'effectuent à la base de la langue. Les grosses gommes de cette région, par l'entrave qu'elles apportent à la circulation veineuse, produisent parfois un œdème progressif de la glotte. Le siège du néoplasme a donc une grande importance comme pronostic.

II. *Infiltration diffuse gommo-scléreuse de la langue.* — C'est cette forme qu'on a décrite sous le nom de *glossite scléreuse*, de *sclérose* de la langue. Cette dénomination est incomplète; elle n'exprime en effet qu'une des terminaisons du processus: la transformation fibreuse des tissus. Mais cette transformation n'est jamais primitive; elle ne se produit pas d'emblée. L'infiltration embryonnaire spécifique qui constitue essentiellement la matière gommeuse la précède toujours. Et puis cette infiltration aboutit-elle constamment à la sclérose? Non. Dans la langue comme partout ailleurs, il arrive souvent que le néoplasme subit sur certains points la nécrobiose ulcéreuse, pendant qu'il s'organise ailleurs en tissu scléreux. — Ulcération avec ou sans phagédénisme et tissu cicatriciel de réparation, transformation directe du néoplasme en tissu de sclérose : telles sont les conséquences, multiples dans leurs modes morphologiques, variables dans leurs proportions, qui donnent à cette glossopathie un caractère très original, sans en faire toutefois une espèce toujours identique à elle-même et fermée à toute autre lésion syphilomateuse. Ici les formes s'entremêlent souvent et produisent ce polymorphisme qui est de règle au milieu des parenchymes, comme sur la peau et sur les muqueuses. C'est ce qui fait qu'avec les gommes linguales on rencontre souvent l'infiltration diffuse, et que dans celle-ci, lorsqu'elle prédomine, il n'est pas rare de trouver des tumeurs et des cavernes gommeuses.

Les glossopathies gommo-scléreuses sont, comme les glossopathies gommeuses, superficielles ou corticales, profondes ou interstitielles, ou bien encore, ce qui arrive assez fréquemment, tout à la fois dermiques et parenchymateuses. Leur étendue est variable ; il y en a de partielles, mais elles ont une grande tendance à se généraliser.

Dans les glossopathies corticales, la surface envahie par le syphilome présente un aspect lisse qui pourrait faire croire qu'il n'existe plus ni papilles ni épithélium. C'est ce que M. Fournier a désigné sous le nom de *dépapillation* de la langue. Si ce mot exprime bien l'apparence des choses, il n'en traduit pas la réalité, car le tissu conjonctif des papilles n'a subi aucune modification dans sa forme. Elles ne donnent plus lieu, il est vrai, au relief isolé qui s'accuse sur les langues saines par la ligne sinueuse de l'épithélium ; mais elles n'en sont pas moins très nettes, distinctes les unes des autres et à peu près normales. — Ce sont les filaments épithéliaux des papilles filiformes qui ont disparu, et qui ne font plus aucune saillie, de telle sorte que le revêtement épithélial se trouve alors réduit à une couche tout à fait plane. Il résulte de ce nivellement que la langue, au niveau de la plaque syphilomateuse, est comme fauchée, et paraît déprimée par rapport aux parties voisines qui ont conservé leur gazon épithélial[1].

Le tissu conjonctif compris entre la couche épithéliale et le muscle lingual, est infiltré de petites cellules embryonnaires, comme cela a lieu dans toutes les inflammations chroniques du même ordre. Mais c'est moins dans le derme lui-même que dans le tissu sous-dermique que se produisent les altérations. Là, en effet, les cellules embryonnaires à noyau très net pullulent et s'étalent au point de former des bandes dont l'épaisseur dépasse celle de la muqueuse. — Au milieu de cet épanchement diffus et sans ordre, on voit çà et là des amas cellulaires groupés en noyaux irréguliers, anguleux, ramifiés, sans trace d'enkystement autour d'eux. Ce sont comme des ébauches de petites tumeurs gommeuses. — Entre tous ces éléments de nouvelle formation existe une petite quantité de matière amorphe.

Dans les glossopathies un peu plus profondes et plus anciennes, outre les lésions qui précèdent, il en existe d'autres qui indiquent un degré plus avancé du processus spécifique. — Ainsi, au-dessous de la couche embryonnaire immédiatement sous-muqueuse, on en trouve une seconde encore plus épaisse qui

1. C'est à M. Déjerine que nous devons les notions les plus précises et les plus complètes sur l'histologie de la syphilose en nappe de la langue. Il en fit de belles préparations en 1878. M. Hayem en avait donné une première description en 1870. M. Brocq fit de nouvelles recherches histologiques sur cette question en 1881. M. Gilson a aussi analysé avec le microscope les lésions d'une langue de Clarke typique.

est formée, non plus de petites cellules rondes, mais d'éléments fusiformes et stellaires, séparés les uns des autres par une quantité de matière amorphe bien plus considérable que dans la zone sous-dermique. On y peut saisir la transformation des cellules embryonnaires en éléments de tissu conjonctif; on voit même dans sa partie profonde des traînées ou des bandes de tissu fibreux véritable, c'est-à-dire de fibrilles juxtaposées sans interposition de matière amorphe.

Le tissu néo-fibreux qui la constitue se condense et se rétracte peu à peu. Il pousse des irradiations du côté du derme, l'attire à lui ça et là sur des points isolés, ou suivant de longues lignes longitudinales et transversales. Il en résulte à la surface de la langue des dépressions ponctuées ou linéaires plus ou moins profondes, qui circonscrivent des mamelons, des plateaux, des élevures onduleuses, etc., et donnent à l'organe un aspect capitonné.

Lorsque les glossopathies sont interstitielles, les foyers de la néoplasie pénètrent profondément dans le parenchyme musculaire de la langue, ou bien ils s'y forment d'emblée et gagnent ensuite la surface. — Presque toujours, le muscle et la muqueuse sont envahis en même temps. — Les centres de prolifération intramusculaire sont très variables comme nombre et comme étendue. Ils sont constitués, dans l'intervalle des faisceaux musculaires, par des groupes irréguliers de cellules embryonnaires arrondies, volumineuses, à gros noyaux, disposées sans aucun ordre, mais quelquefois plus tassées vers les centres du foyer, ce qui lui donne en ce point un aspect opaque. Tout autour de ces noyaux, les éléments embryonnaires s'éparpillent librement en fusées, en nappes qui s'insinuent entre les faisceaux musculaires et les dissocient. Peu à peu, çà et là, elles deviennent fusiformes et finissent par se transformer en tissu fibreux. — Au centre de la langue, le processus est donc semblable à celui qui s'effectue sous le derme : la prolifération embryonnaire y aboutit progressivement à la sclérose.

Les fibres musculaires ainsi envahies et dissociées par la matière syphilomateuse, ne se trouvent plus dans les conditions d'une nutrition normale: elles s'atrophient jusqu'au tiers ou au quart de leur diamètre, sans subir toutefois aucune dégénérescence. Çà et là, dans les points où la transformation scléreuse est plus avancée, on les trouve sectionnées par des tractus de cellules fusiformes. — Peu à peu leur striation transversale disparaît; des noyaux prolifèrent sous leur myolemme; elles s'atrophient, s'effilent et se réduisent à des fibrilles où restent encore quelques traces vagues de striation. — C'est donc une véritable *cirrhose* qui s'empare du muscle lingual dans les points où il est envahi par le syphilome, une cirrhose qui dissèque les faisceaux musculaires, les enserre, les étouffe, finit par les détruire complètement, par les noyer et les faire disparaître au milieu des cellules fusiformes et des fibres conjonctives.

Les vaisseaux sont relativement beaucoup moins attaqués par la néoplasie. Leur paroi externe est gonflée, épaissie, fibreuse et parsemée de quelques nodules embryonnaires.

Dans les cas où la glossopathie profonde est très ancienne, la langue est transformée en un véritable fibrome. Sur les préparations, on n'aperçoit plus au milieu du tissu conjonctif de nouvelle formation que quelques fragments de fibres musculaires atrophiées. La structure musculaire de l'organe ne se retrouve que sur la face inférieure qui est toujours la partie la moins atteinte et reste souvent indemne, comme si le processus parti de la surface supérieure, n'avait pas la force de traverser la langue dans toute son épaisseur.

Les conséquences morphologiques de l'infiltration syphilomateuse sont, dès le début, et pendant toute la phase de la prolifération embryonnaire, une augmentation de volume qui peut arriver à doubler, tripler l'épaisseur et la largeur de la langue. Cette hypertrophie ne reste pas longtemps généralisée ni uniforme, parce que plusieurs districts de l'épanchement embryonnaire deviennent successivement fusiformes, puis fibreux, c'est-à-dire rétractiles et atrophiques. — Il en résulte que peu à peu l'hypertrophie est divisée par tranches, qu'elle se fragmente comme si on y faisait des coutures et des points de capitonnage. — De là résulte l'aspect lobulé, mamelonné, sillonné, feuilleté de la surface supérieure de l'organe, qui lui donne quelque ressemblance avec les circonvolutions du cerveau et celles du cervelet. — Plus la lésion est ancienne et la cirrhose avancée, et plus s'accentue le mouvement de retrait, de telle sorte que progressivement c'est l'atrophie qui finit par l'emporter sur l'hypertrophie. L'organe se ratatine dans tous les sens, et plus particulièrement en certains points, la pointe, la partie médiane, les bords. La face inférieure reste généralement intacte.

Une autre conséquence de l'envahissement syphilomateux, c'est l'augmentation de consistance. Dès le début, la langue perd sa souplesse, sa mollesse et devient résistante, dure et rigide. Plus tard elle donne au doigt la sensation d'un cartilage au sommet des mamelons et des lobules, et dans les enfoncements celle d'une corde tendue et inflexible. Comme la langue est très rarement sclérosée dans toute son étendue, on trouve à côté des îlots ou des bandes d'infiltration gommo-scléreuse, des parties saines ou peu altérées qui font ressortir par contraste les déformations que le syphilome diffus inflige à la langue[1].

Le processus de transformation scléreuse n'est pas le seul qui se produise. Sur quelques points les foyers ou les tractus de l'infiltration embryonnaire se nécrobiosent au lieu de devenir fibreux. Il en résulte des érosions ou des ulcérations véritables, rarement profondes, plutôt superficielles et presque toujours indolentes. Elles font partie de l'évolution et siègent ordinairement sur les bords, surtout en arrière[2]. — Outre ces ulcérations par nécrobiose progressive, il y en a d'autres qui sont purement accidentelles et résultent d'inflammations localisées et traumatiques, produites par la pression d'une dent malade par le séjour de parcelles alimentaires dans les anfractuosités ou les sillons de la surface supérieure, etc. Ces solutions de continuité sont doulou-

1. M. Fournier a publié et figuré un cas de glossite scléreuse généralisée, dans lequel toute la langue était démesurément hypertrophiée. Cette hypertrophie de la trame fibro-musculaire était séparée en deux parties égales par le sillon médian longitudinal de la face dorsale, très enfoncé dans le parenchyme lingual. J'ai vu des cas semblables. Les sillons, les enfoncements acquièrent parfois une profondeur dont on ne peut se faire une idée exacte, qu'en écartant le sommet des mamelons, des protubérances, des plateaux qu'ils séparent. Plus tard les élevures s'affaissent, s'atrophient; les sillons et les enfoncements s'élargissent et paraissent moins creux; cependant ils sont alors plus rapprochés des parties centrales qu'au début.

2. Quand il existe, en même temps qu'une glossopathie, des lésions syphilitiques de l'isthme du gosier, des adhérences se forment quelquefois entre les bords de la langue et les piliers antérieurs. — Il en peut résulter une *atrésie considérable de l'isthme*. — C'est ce qui s'est produit dans un cas que je traite en ce moment. — La soudure cicatricielle qui s'est établie entre les piliers et les bords ulcérés de la langue, a diminué dans tous les sens le diamètre de l'ouverture bucco-pharyngienne qui se rétrécit de jour en jour, par suite de la rétraction incessante de tissus sclérosés. — C'est vers la fin de la dixième année que cette atrésie a commencé.

reuses, transitoires et disparaissent avec la cause qui les a suscitées. — Elles s'accompagnent parfois, comme toutes les lésions linguales semblables, d'un léger retentissement hypérémique sur les ganglions sous-maxillaires. Qu'on n'aille pas en conclure que le syphilome diffus de la langue se propage jusqu'à eux, comme le fait le cancer. L'intégrité des ganglions est au contraire constante, du moins au point de vue *spécifique*, dans toutes les glossopathies syphilitiques, et c'est même là un signe négatif des plus précieux pour leur diagnostic.

Le phagédénisme s'empare très rarement du syphilome diffus de la langue, mais des gommes se forment quelquefois au sein du néoplasme cellulo-fibreux. Elles y évoluent comme dans les tissus sains, se rapprochent de la surface supérieure et des bords, et y creusent par leur ramollissement des ulcères profonds, jaunâtres et bourbillonneux qui laissent une échancrure ou une dépression.

Il est rare que l'infiltration syphilomateuse dépasse la langue. Cependant on l'a vue s'étendre jusqu'aux muscles de la région sus-hyoïdienne qui deviennent durs, volumineux et empâtés, ainsi que tout le plancher buccal dont l'épaisseur est doublée ou triplée. Dans quelques cas très rares, la face inférieure de la langue est envahie, elle aussi, par le syphilome comme la supérieure, mais avec des dépressions et un mamelonnement beaucoup moins accentués.

La muqueuse linguale change de couleur aux diverses phases du processus : dès le début et pendant la phase de prolifération, sa rougeur s'accentue en se fonçant ; elle est sombre, violacée, vineuse. Plus tard, au contraire, à mesure que la sclérose se prononce, elle tend à s'éclaircir ; sa teinte est rosée et tourne au blanc de cicatrice. Toutes ces nuances, du reste, sont très variables et se rattachent d'une part au ralentissement de la circulation en retour, par suite de la compression qu'exerce sur les veines l'infiltration embryonnaire, et d'autre part au rétrécissement graduel de la circulation artérielle qu'entrave la sclérose des artères elles-mêmes ou celle des tissus qui les entourent.

Description clinique. — *Troubles fonctionnels.* — I. Il existe un contraste frappant entre les lésions et les symptômes. Ces désordres graves, complexes et multiples ne suscitent en effet que des troubles fonctionnels tardifs, atténués, vagues, sans aucune signification précise, qui traduisent bien sans doute quelquefois par leur nombre et par leur intensité les diverses phases du processus, mais qui, souvent aussi, ne sont que des épiphénomènes accidentels et de surface, plus illusoires qu'interprètes fidèles de la réalité des choses. — Le début du syphilome sous toutes ses formes est à peu près constamment insidieux. Il s'accomplit à l'insu des malades. Il y a longtemps que la lésion a commencé, quand ils sont avertis de son existence par un sentiment de malaise ou de gêne, une sensation anormale qui les porte à regarder leur langue ou à la toucher. Comparez cette latence dans les symptomes à la douleur cuisante, à l'embarras pénible dans les mouvements pour la parole ou pour la mastication, que causent les petites érosions herpétiques, aphteuses, de la pointe ou des bords de la langue, à peine perceptibles. — Pendant toute la première phase du processus syphilomateux, les troubles fonctionnels sont remarquables par leur bénignité. La langue est engourdie, raide, lourde et maladroite, plutôt que d'une sensibilité exagérée. Elle perd un peu de sa souplesse, de son agilité, articule moins bien les sons, brasse moins aisément les matières alimentaires et se laisse mordre dans cette opération. — Pas d'irradiation douloureuse, pas de ces hypéresthésies variées qui provoquent le ptyalisme. Tout au plus un agacement et un embarras qui n'existent du reste, que quand l'organe se meut : sensation sourde, endolorissement passager et vague, avertissant qu'un corps étranger presque inoffensif est né ou s'est implanté dans l'organe. — De vastes syphilomes diffus, de grosses gommes arrivent parfois à un degré très avancé de leur évolution, sans donner lieu à une symptomatologie subjective plus compliquée. — Cependant, lorsque la tuméfaction de la langue devient excessive, l'entrave mécanique qui en résulte pour la liberté de ses mouvements s'accentue et fait comprendre aux malades les plus indifférents qu'il s'agit d'une lésion sérieuse. Et puis, à ce moment, sans s'ulcérer, et par le fait seul de son évolution, l'organe devient irritable, s'érode ou se fendille au contact des aliments, et ces petites lésions provoquées sont d'ordinaire excessivement douloureuses.

Mais la douleur réellement syphilomateuse n'apparaît qu'à l'époque où les nappes de la néoplasie se crevassent et s'exulcèrent, qu'à l'époque où les gommes ramollies s'ouvrent et se convertissent en ulcères caverneux. Et encore n'est-ce pas là une de ces douleurs aiguës, exacerbantes, pongitives, irradiantes, qui ne laissent aucun repos ou le menacent sans cesse par leur retour imprévu. La langue est devenue beaucoup plus sensible qu'à l'état normal, voilà tout. Au repos, elle ne souffre pas ou souffre peu. Il n'en est pas ainsi quand elle se trouve en contact avec des aliments durs, rugueux, émiettés, âcres, salés, chauds, des boissons alcooliques, des dents gâtées, etc., etc. Tous les corps étrangers irritants, solides et liquides, auxquels il faut ajouter la fumée de tabac, font naître des sensations de brûlure très pénibles et même insupportables, qui imposent aux malades la nécessité d'un choix dans la nature, la consistance, la température des aliments et des boissons. — Les fissures, les crevasses, les érosions sont en général plus douloureuses que les vastes et profondes ulcérations qui succèdent aux gommes.

La sensibilité morbide de la langue semble présider à l'accroissement des autres troubles fonctionnels : la sécrétion salivaire devient plus abondante, la mastication s'exécute péniblement ; la parole est embarrassée, défectueuse, indistincte pour certaines syllabes ; la déglutition est excessivement gênée, surtout lorsque le syphilome occupe la base de la langue et que le phagédénisme s'en empare. Enfin le sens du goût s'émousse et disparaît en partie, quand les lésions envahissent une grande étendue de l'organe.

Ces troubles fonctionnels n'ont rien de particulier; ils s'observent dans toutes les glossopathies. Le syphilome ne leur communique rien de sa spécificité. Ils n'atteignent jamais spontanément un haut degré de violence et d'acuité ; ils restent toujours au-dessous de ce qu'ils sont dans les glossopathies psoriasiformes, mercurielles et surtout épithéliomateuses.

Un autre caractère qui distingue la syphilose linguale, c'est l'absence de toute adénopathie réellement spécifique. Sans doute dans le cours du processus syphilomateux, il arrive parfois que les ganglions sous-maxillaires, sus-hyoïdiens, cervicaux, se tuméfient et deviennent un peu douloureux. — J'en ai vu quelques exemples, mais c'est une adénopathie banale, purement sympathique, subinflammatoire ou tout à fait froide, qui ne s'abcède point et se résorbe sans laisser aucune trace. On s'aperçoit qu'il n'y a en elle rien d'inquiétant, et que si elle s'est produite à l'occasion du processus, elle lui échappe et finit par s'en détacher.

II. *Marche, durée, terminaisons.* — Les glossopathies syphilitiques, gommeuses ou scléro-gommeuses naissent sourdement, s'accroissent avec lenteur, et présentent depuis leur début jusqu'à leur terminaison une allure essentiellement chronique. — Leur *marche* est continue, progressive, avec quelques exacerbations limitées aux points qui s'ulcèrent ou subissent avant leurs voisins le ramollissement nécrobiosique. Sur un organe aussi exposé que la langue aux irritations mécaniques, le processus se trouve quelquefois presque arraché de force à son indolence habituelle, et il arrive avant l'heure soit à la destruction ulcéreuse, soit à la dégénérescence cirrhosique. Mais ce sont là des épisodes qui n'altèrent pas sa physionomie générale. On en peut dire autant des rares arrêts qui se produisent spontanément ou de la régression rapide qu'on obtient par le traitement spécifique. — La marche est beaucoup plus uniforme et plus fatalement progressive dans les glossopathies scléro-gommeuses que dans les glossopathies gommeuses.

Il en résulte entre elles une grande différence comme *durée.* — Les premières se perpétuent indéfiniment parce qu'elles n'ont aucune tendance à se résoudre et à guérir d'elles-mêmes. Traitées de bonne heure, elles s'arrêtent. Et encore, pas toujours, car souvent leur rétrocession n'est qu'apparente et momentanée. — Si on ne contrarie pas leur évolution, elles aboutissent imperturbablement à l'état scléreux, c'est-à-dire à une lésion définitive et irrémédiable. — Les gommes, au contraire, qui sont plutôt implantées comme un corps étranger dans les tissus sains, qu'intimement combinées avec eux, ne durent pas indéfiniment. Leur existence est même relativement limitée. Elles sont condamnées à disparaître soit par résolution, soit par nécrobiose. Sans sortir de leur sphère, elles arrivent forcément à mettre un terme à leur existence parasitaire, et quand elles sont déchues, un effort éliminateur achève de les expulser. Mais quelquefois il se produit à ce moment dans leur voisinage une néoplasie plus maligne qui convertit en phagédénisme la perte de substance qu'elles laissent à leur suite.

III. *Complications.* — Elles sont de deux ordres : les unes résultent du processus lui-même : ce sont les plus importantes ; les autres sont infligées aux glossopathies par toutes les causes d'irritation auxquelles la langue est exposée. — Parmi les premières il y en a deux principales : la *gangrène* et le *phagédénisme.* La gangrène résulte d'une fonte trop rapide des gommes, d'une suracuité de l'inflammation éliminatrice. Elle s'accompagne d'une exacerbation de tous les troubles fonctionnels, d'une grande fétidité de l'haleine, et d'un accroissement plus ou moins considérable de la perte de substance causée par la gomme. Le délabrement instantané qui en résulte compromet parfois l'intégrité de l'organe dans une vaste étendue, creuse profondément sa surface, entaille ses bords, emporte sa pointe. Il y a des cavernes gommeuses qui deviennent des trous dans lesquels on pourrait loger le pouce, Quand elles ont été frappées de gangrène, leur fond est rempli de lambeaux escharrifiés et d'un putrilage noirâtre horriblement nauséabond. — Cette complication est quelquefois extrêmement dangereuse surtout si elle n'a rien d'accidentel ni de provoqué, et dérive directement d'une malignité toute particulière soit de l'affection locale, soit de la diathèse elle-même. En général on ne la rencontre à ce degré que dans les syphilis tertiaires fécondes en manifestations de toutes sortes, vouées à l'ulcération et au phagédénisme. C'est que là il n'y a pas de la gangrène seulement, mais aussi du phagédénisme, et, quand ces deux complications se combinent, elles aboutissent aux désorganisations les plus funestes. — Celles qui résultent du *processus phagédénique sans gangrène* paraissent moins redoutables immédiatement ; en réalité elles sont plus insidieuses, plus longues, plus difficiles à arrêter, plus promptes à récidiver. Elles résultent d'*ulcérations serpigineuses*, marginales ou dorsales qui ont de la tendance à se porter sur la base de l'organe et à descendre jusqu'à l'épiglotte, ou bien d'*ulcérations térébrantes* qui creusent des trous profonds ça et là dans l'organe, mais principalement à sa base. — Ce gros phagédénisme destructeur est très rare dans les glossopathies syphilitiques. Il appartient aux formes mixtes qui sont constituées tout à la fois par des néoplasies diffuses et par des gommes. — Il en est ainsi des complications gangreneuses, avec cette différence que l'élément gommeux semble y jouer le principal rôle, tandis que la néoplasie diffuse précède le phagédénisme, le prépare et lui sert de substratum.

Toutefois dans les infiltrations en nappes, dans les glossopathies franchement scléro-gommeuses, de pareilles complications sont moins à craindre. Celles qui se produisent sont plus accidentelles et résultent d'érosions, de fissures, d'ulcérations inflammatoires incessamment provoquées sur ces tissus d'une vitalité inférieure, par le contact des aliments et des boissons, etc. Elles restent superficielles, durent peu si on écarte les causes qui les ont suscitées, mais renaissent avec une facilité désespérante. — Toutes les pertes de substance dans ces sortes de glossopathies ne sont pas surajoutées à la lésion principale; celle-ci peut les faire naître par le seul fait de son processus, en provoquant ça et là, successivement ou simultanément, des foyers, des traînées d'un phagédénisme sourd, presque insensible, qui n'en devient pas moins à la longue un élément aussi sérieux de destruction et d'atrophie cicatricielle que le processus sclérosique sans ulcération.

IV. *Coïncidences spécifiques. — Combinaisons diathésiques.* — Il est rare que la glossopathie tertiaire gommeuse ou scléro-gommeuse se produise à une époque éloignée de l'accident primitif comme manifestation exclusive du tertiarisme. En général elle ne constitue pas un fait isolé qui n'a sa raison d'être qu'en lui-même et dans ses attaches diathésiques. Avant elle et à ses côtés, des phénomènes de même ordre se sont développés; d'autres lui sont postérieurs. Elle fait partie d'un groupe ou d'une série, qui ont avec elle des rapports plus ou moins étroits de forme et d'évolution, et dont la spécificité, à supposer que la sienne fût douteuse, expliquent et justifient sa provenance. Pour la langue, il arrive du reste ce que nous avons vu souvent dans d'autres organes : c'est qu'elle devient le siège à peu près permanent des manifestations de la diathèse, chez des individus qui présentent de ce côté-là une prédisposition naturelle ou qui la créent par l'abus des causes d'irritation locale. — Parmi les coïncidences spécifiques, il faut mentionner la syphilis tertiaire des lèvres et de la muqueuse buccale, celle de l'isthme, du palais, du larynx, etc. Il y a évidemment là des affinités locales et des solidarités fonctionnelles qui rendent compte d'une pareille concentration régionale. — Mais il y a d'autres affinités qui sont réellement étranges. J'ai signalé, par exemple, celle qui existe entre les déterminations sur la langue et celles sur la paume des mains et la plante des pieds. On l'observe non seulement dans la syphilis secondaire et tertiaire, mais aussi dans des glossopathies relevant d'une autre maladie constitutionnelle, de la dartre et de l'arthritisme. Peut-être même y est-elle plus commune que dans le tertiarisme.

J'ai eu bien souvent l'occasion de faire remarquer que la syphilis n'exclut les manifestations d'aucune autre maladie générale. Il semble au contraire que, dans quelques cas, elle les attire. Toujours est-il que maintes fois il arrive de voir le même organe devenir simultanément le siège d'affections différentes d'origine, qui mêlent en lui leurs lésions de façon à former un *produit morbide hybride*. La doctrine de *l'hybridité syphilitique* est de date fort ancienne ; mais elle a été rajeunie et mise en vogue de nos jours par les travaux de M. Verneuil et de ses élèves. Ne l'a-t-on pas un peu exagérée ? S'est-on bien entendu sur le mot et sur la chose ? Je répéterai au sujet de la langue ce que j'ai dit plusieurs fois sur cette question. — Ce n'est pas une *combinaison* qui se produit en pareil cas, pour donner naissance à un *produit morbide nouveau*, à un être autonome, indivisible dans ses parties constituantes. Non. Il y a simplement juxtaposition, mélange plus ou moins intime, mais rien au delà. La création qu'implique l'hybridité n'existe pas, et la preuve, c'est que, au moyen de l'hydrargyre et de l'iodure on fait disparaître l'élément spécifique, tandis que l'autre reste intact, avec sa physionomie, son allure, sa marche, ses terminaisons, qui sont à peu près les mêmes que quand il est primitivement exempt de toute association syphilitique. — Ces réflexions s'appliquent à *l'hybridité cancéro-syphilitique*, dont on a tenté de faire dans ces derniers temps une espèce à part[1]. Elle n'a pas plus de raison d'être que l'hybridité tuberculo-syphilitique, que l'hybridité scrofulo-syphilitique, etc. Les cas dans lesquels on pourrait plutôt l'invoquer sont ceux où, chez des syphilitiques, se développent ces lésions singulières et complexes de la

1. Un travail complet et riche en observations sur ce sujet, c'est la thèse de M. le docteur Ozenne, intitulée : *Du cancer chez les syphilitiques, de l'hybridité cancéro-syphilitique, de la cavité buccale en particulier*, thèse de 1883-1884. Quoique je ne partage pas

langue qu'on décrit sous le nom de *psoriasis lingual*, de *leucoplasie linguale*. Il y a souvent une telle identité entre certaines glossopathies syphilitiques et poriasiques, elles s'entremêlent et s'absorbent si bien l'une dans l'autre, que leur diagnostic différentiel est alors d'une extrême difficulté. Et ce qui augmente encore notre embarras, c'est que, contre ces glossopathies inertes, les spécifiques n'ont qu'une action faible, équivoque ou même nulle, si bien qu'on est forcé de conclure que la syphilis a suscité l'action morbide mais sans lui fournir aucun élément.

V. *Caractères cliniques et diagnostic des glossopathies gommeuses.*— Les caractères cliniques de ces glossopathies ont été décrits en même temps que leur anatomie pathologique et il n'y a que peu de chose à y ajouter. — Lorsque les tumeurs sont très petites, superficielles, enchâssées dans l'épaisseur de la muqueuse, elles méritent le nom de *tubercules* et donnent lieu aux mêmes lésions que les tubercules de la peau. Elles affectent parfois la disposition circinée. Leurs ulcérations sont taillées à pic, mais peu profondes. Il serait difficile de les confondre

toutes ses idées sur le sens qu'il fait attacher ici au mot hybridité, je n'en reconnais pas moins l'intérêt et le mérite de ce travail considérable, dont voici les conclusions :

1° L'association du cancer et de la syphilis constitue un état mixte, une hybridité pathologique bien définie.

2° Dans la cavité buccale (langue, amygdale, etc.), elle se caractérise par des signes physiques qui peuvent revêtir trois formes :

1° Forme cancéro-scléreuse ;

2° Forme cancéro-gommeuse ;

3° Forme cancéro-scléro-gommeuse.

et par des symptômes fonctionnels particuliers.

3° En général le diagnostic en est le plus souvent facile ; il se déduit de la solution des questions suivantes :

1° Quelle est la nature de la tumeur ?

2° Quelle est la nature de l'ulcération ?

3° Si cette dernière est multi-diathésique, quelle est la variété d'hybridité ?

4° Le traitement ioduré produit une amélioration momentanée évidente.

5° Dans les autres régions du corps, l'hybridité se rencontre également, mais ses caractères paraissent moins nombreux et moins accusés ; ils sont d'ailleurs, en rapport avec l'état anatomique de la partie affectée.

6° Envisagée au point de vue général, la question montre qu'il existe, dans quelques cas, une relation intime entre le cancer et la syphilis ; chacune des deux diathèses, en s'influençant réciproquement, donne lieu à des manifestations hybrides.

Le cancer rappelle la syphilis, sans paraître lui communiquer de gravité. La syphilis crée des lieux de moindre résistance, qui favorisent le développement du cancer, dont elle modifie la physionomie habituelle, et agit sur les troubles fonctionnels, en particulier sur la douleur, qu'elle atténue ou abolit. Après avoir provoqué l'apparition du néoplasme, elle semble en retarder pendant quelque temps la marche. Mais, plus tard, elle disparaît de la scène et laisse le champ libre au cancer, qui reprend tous ses droits.

avec d'autres glossopathies, parce qu'il y a en elles quelque chose de très pathognomonique, lorsqu'elles sont dégagées de toute autre affection morbide.

Les gommes interstitielles, grosses ou petites, se reconnaissent aisément. Quel que soit leur nombre, elles sont rarement tangentes et encore moins subintrantes; il existe toujours entre elles quelque portion de tissu sain. — Cette particularité est importante au point de vue du diagnostic. — Il est rare que la langue ne renferme qu'une seule tumeur gommeuse. C'est l'inverse pour le cancer. Cependant le cancroïde lingual n'est pas toujours constitué par une tumeur unique. Il n'est pas sans exemple de le voir se développer à la fois en foyers multiples et distincts sur plusieurs points de l'organe. On en a cité et j'en ai vu quelque cas.

Un type clinique de glossopathie commun, c'est celui qui résulte de la réunion sur une même langue de tumeurs gommeuses et des néoplasies diffuses, superficielles ou profondes. En pareil cas, le diagnostic se fait aisément, car la spécificité morphologique est pour ainsi dire doublée par la présence simultanée des deux ordres de lésions qu'affecte le tertiarisme [1].

1. Chez un de mes malades, atteint d'une syphilis très grave, la troisième poussée se fit, vers la quatrième année de la maladie, principalement sur la langue qui devint bientôt le siège de tumeurs gommeuses, et fut affectée aussi d'une sclérose superficielle mamelonnée. Voici la description que j'en donnai (1876) et les réflexions qu'elle me suggéra :

La langue avait presque doublé de volume, surtout dans le sens de son épaisseur. On voyait à sa surface de larges rugosités, des espèces de mamelonnements aplatis, séparés par des sillons irrégulièrement entre-croisés sur les bords. De la pointe à la base proéminaient de véritables tumeurs, les unes encore solides, les autres creuses et excavées. La sensibilité de l'organe était un peu émoussée ; mais il avait conservé toute sa mobilité. Il présentait une teinte générale violacée, comme si la circulation veineuse eût été entravée.

On voyait là le type des deux formes de *glossopathies* qui s'observent pendant la phase dite tertiaire de la maladie constitutionnelle.

La forme la plus accentuée, celle qui saute aux yeux, surtout quand elle a acquis tout son développement, c'est la *glossopathie gommeuse*, caractérisée par la présence de tumeurs dans l'épaisseur ou à la surface de la langue. Quand ces tumeurs sont profondes et cachées au milieu du tissu musculaire, on ne peut pas les apercevoir ; mais il est toujours possible de les découvrir en palpant la langue, en la pressant entre les doigts dans différents sens, et surtout de haut en bas. L'évolution des gommes s'effectue ici comme dans tous les tissus. Après être restées plus ou moins longtemps solides et dures, elles se ramollissent à leur centre, subissent les phénomènes régressifs de la fonte granulo-graisseuse, se liquéfient, évacuent leur contenu comme un abcès, et se convertissent par suite de ce processus en ulcérations profondes, taillées à pic, qui détruisent une étendue plus ou moins considérable des tissus au milieu desquels elles se sont implantées. Les ulcérations gommeuses, après avoir rejeté leurs détritus granulo-graisseux et sécrété le liquide filant et gommeux qui leur est propre, se convertissent en ulcérations de bonne nature, c'est-à-dire qu'elles se remplissent de bourgeons charnus, que leurs bords s'affaissent et

Pour les tumeurs gommeuses les principales difficultés de diagnostic se présentent à l'époque où leur ramollissement les à converties en une ulcération profonde plus ou moins étendue. — Les antécédents sont

se rapprochent à mesure que leur fond se relève, qu'elles secrètent un pus louable et finissent par se cicatriser.

Mais toutes les gommes ne se liquéfient pas, et, parmi celles qui se liquéfient, toutes ne s'ouvrent pas à l'extérieur pour évacuer leur contenu. Quelques-unes se résorbent sans avoir subi la fonte purulente. C'est ce qui est arrivé à trois des gommes de la langue que je constatai chez notre malade au mois de juillet. Elles ont disparu peu à peu sans laisser aucune trace, et, à leur niveau, le tissu de la langue a repris sa consistance habituelle; mais il n'en a pas été ainsi pour les deux autres. Elles étaient déjà ouvertes à l'époque dont je vous parle. L'une d'elles, située à droite, à peu près à égale distance du bord et de la ligne médiane, s'était convertie, par l'évacuation de son contenu, en une cavité irrégulière, anfractueuse, à ouverture déchiquetée dans laquelle on pouvait introduire la pulpe de l'indicateur. L'autre, située du côté opposé, près du bord, était moins vaste, sa cavité aurait pu contenir un gros pois.

La cicatrisation de ces ulcérations gommeuses a été beaucoup plus rapide que je ne l'espérais. Aujourd'hui vous ne pouvez constater que les cicatrices avec perte de substance et dépression ou échancrure qui en ont été la conséquence. Quant aux autres nodosités superficielles ou profondes, on ne les sentait presque plus vingt jours après la reprise du traitement que je me hâtai de prescrire au malade de la façon la plus formelle. Et, pour n'y pas revenir, je vous dirai que je n'ai cessé de lui donner 2 ou 3 cuillerées à bouche de sirop de bi-iodure et 4 ou 5 grammes d'iodure de potassium.

Vous voyez que la glossopathie gommeuse ne se manifeste pas d'emblée avec toutes ses lésions. Elle procède en général par poussées successives de tumeurs, si bien qu'on peut rencontrer à un moment donné, sur la même langue, des gommes de tous les âges, à tous les degrés du processus, depuis leur état naissant jusqu'à leur remplacement définitif par un tissu cicatriciel.

Dans la deuxième forme de *glossopathie tertiaire syphilitique*, la matière plastique, au lieu de se grouper sous forme de tumeur globuleuse, s'infiltre par fusées irrégulières ou s'étale en nappes à la surface ou au sein des tissus. Il en résulte des indurations spécifiques qui se résorbent ou se liquéfient suivant le même processus que les tumeurs gommeuses. Quoique ce mode d'altération soit moins fréquent dans la langue que la tumeur gommeuse, on l'y observe quelquefois. Et c'est parce que je l'ai constaté chez notre malade que je vous en parle et que je donne de pareils développements à cette digression.

Lorsque la suffusion de matière plastique provenant d'un épanchement ou d'une prolifération cellulaire s'insinue dans les interstices du tissu conjonctif, elle enveloppe les éléments musculaires de la langue, les étouffe, détermine leur atrophie par dégénérescence graisseuse et donne lieu aux mêmes phénomènes que la myosite diffuse. C'est une sorte de *glossite interstitielle* qui ne suppure point, mais qui, par sa résorption graduelle, n'en entraîne pas moins pour l'organe une perte plus ou moins considérable de ses éléments actifs. Il en résulte des retraits, des enfoncements, des déviations, des difformités qui ne sont pas en rapport avec les lésions visibles et qui ne s'expliquent que par le travail latent de la fonte moléculaire qui s'accomplit au sein de la substance plastique. Si on palpe la langue ainsi infiltrée, on ne perçoit pas de tumeur nettement circonscrite ; on ne sent qu'une induration vague, sans limites précises, qui se confond à son pourtour avec les tissus sains. Plus tard, c'est un tissu sclérosé, une sorte de *cirrhose linguale* qui succède à cet état toujours accompagné, dans sa phase d'évolution, d'une hyperémie passive de la muqueuse et d'une turgescence anormale de ses vaisseaux veineux.

Les phénomènes que je viens de vous décrire peuvent siéger sur tous les points de

d'une importance considérable pour résoudre le problème qui consiste à savoir si la lésion est syphilitique ou cancéreuse.

A. Le cancroïde est souvent héréditaire (une fois sur sept); son maximum de fréquence a lieu vers la soixantaine; — il est souvent

l'organe, à son centre comme sur ses bords, à sa pointe ou à sa base. Les proportions qu'ils prennent comme étendue sont très variables. J'en dirai autant des formes et de l'intensité du processus, ainsi que de sa durée. Ils évoluent en général avec la lenteur de toutes les altérations propres à la phase tertiaire de la syphilis. Aussi diffèrent-ils singulièrement par leur mode symptomatique général des *glossites interstitielles phlegmoneuses*, quoiqu'ils s'en rapprochent par quelques-uns de leurs caractères, tels que la tuméfaction diffuse, la gêne des mouvements, l'augmentation de la sensibilité, un accroissement de la sécrétion salivaire provenant de la synergie fonctionnelle qui existe entre tous les éléments de la cavité buccale.

Chez notre malade, on ne voyait pas cette infiltration en masse de la langue. Mais outre les tumeurs gommeuses, il existait chez lui, sur quelques points, de chaque côté de la ligne médiane, de larges plaques sous-muqueuses qui donnaient à la surface de l'organe un aspect mamelonné. En palpant ces élevures irrégulières, on sentait qu'elles étaient uniformément indurées, et on constatait qu'elles adhéraient de la façon la plus intime à la muqueuse linguale. C'est que cette muqueuse elle-même avait été envahie par le travail morbide. Son derme était infiltré comme le tissu cellulaire sous-jacent et les couches superficielles des fibres musculaires. Il est rare, en effet, qu'elle reste intacte. — A quelque profondeur que se fasse la suffusion plastique, elle gagne la surface sur un ou plusieurs points, et fait subir à la muqueuse des transformations identiques à celles qui s'effectuent dans ses parties centrales.

Mais il arrive quelquefois que l'action syphilitique se concentre sur la muqueuse seule, l'épaissit, l'indure, l'hypertrophie, produit en elle une espèce d'*éléphantiasis transitoire* qui la déforme, détermine la chute de son épithélium, ou le modifie et le rend squameux, sous forme de plaques disséminées sur sa surface ou étalées sur elle comme une carapace. Plus tard, quand la résorption se fait, la déliquescence interstitielle atrophie le derme, l'amincit, le métamorphose en tissu cellulaire cicatriciel, le sclérose, détruit son homogénéité et lui imprime ces déformations si caractéristiques qu'on rencontre sur certaines langues, qui ont été pendant longtemps et à diverses époques sous le coup d'un pareil travail désorganisateur.

Les ganglions sous-maxillaires étaient tuméfiés et présentaient tous les caractères des adénopathies syphilitiques. Ces caractères sont à peu près les mêmes à toutes les périodes de la maladie constitutionnelle, excepté toutefois quand les glandes lymphatiques deviennent le siège de tumeurs gommeuses et qu'elles se ramollissent et s'ulcèrent. On a prétendu que, dans les affections tertiaires de la langue, les ganglions périmaxillaires ne s'engorgeaient jamais. C'est là une de ces lois beaucoup trop absolues qu'on a créées de toute pièce et *a priori*, et dont on a encombré la syphiliographie. Quelques auteurs attribuent à la présence ou à l'absence de l'adénopathie maxillaire dans les stomatites et les glossopathies une valeur diagnostique considérable et même absolue. L'adénopathie indiquerait toujours l'existence d'une transformation épithéliomateuse de la langue. Je reconnais que, lorsque les ganglions s'indurent dans certaines glossopathies psoriasiques, c'est un événement considérable. J'ai insisté sur ce fait dans mon travail et j'en ai donné des exemples. — Cela n'implique pas que les ganglions doivent toujours rester indemnes dans les glossopathies syphilitiques. Il n'est pas douteux qu'ils s'indurent quelquefois; mais cette induration n'a aucun caractère de gravité; et, pour peu qu'on y prête quelque attention, on la distinguera facilement, surtout au bout de quelques jours, des *adénopathies malignes*. Toujours est-il que notre malade, bien que sa langue fût syphilitique et non épithéliomateuse, avait un engorgement spécifique des ganglions périmaxillaires.

consécutif à un psoriasis ou leucoplasie de la langue qui dure depuis des années; — fréquemment il n'existe pas, chez le malade qui en est atteint, d'antécédents syphilitiques.

La lésion épithéliomateuse peut occuper la face inférieure de la langue ; — dans la grande majorité des cas elle est unique ; — ce qui domine en elle et la constitue essentiellement, c'est *une tumeur dont l'ulcération, qui se produit à sa surface, ne parvient pas à faire justice, qu'elle ne détruit pas, comme le ramollissement détruit la gomme;* — les bords de l'ulcération forment de gros bourrelets inégaux, déchiquetés, végétants, fongueux qui saignent ainsi que le fond avec la plus grande facilité et donnent même lieu à des hémorrhagies alarmantes ; — la secrétion est abondante, ichoreuse et finit par devenir fétide.

Les troubles fonctionnels tels que la gêne de la parole, de la mastication, de la déglutition sont toujours très intenses, parce que la langue est plus ou moins immobilisée par la tumeur dure, envahissante, qui finit par irradier çà et là profondément, et surtout parce que la douleur locale est vive, lancinante et avec des élancements aigus vers l'oreille, enfin parce que la bouche est encombrée par une salivation incessante et dont l'abondance devient excessive.

Le cancroïde aboutit fatalement à des phénomènes de cachexie et ne manifeste jamais la moindre tendance à la guérison ; — les ganglions arrivent toujours à être impliqués dans le processus épithéliomateux ; — aucun médicament n'atténue la lésion ou ne la fait rétrocéder ; — les antisyphilitiques, loin de l'amender, l'aggravent et précipitent son processus.

B. Dans les glossopathies gommeuses, les tumeurs peuvent survenir à tout âge : on en a vu chez une petite fille de 12 ans (Vidal), chez une de 14 (Nunn). Il n'y a pas pour elles d'*âge moyen*. Leur apparition dépend de l'époque où a été contractée la syphilis, etc. On trouve dans le passé des malades un certain nombre d'antécédents spécifiques et quelquefois beaucoup ; il arrive même parfois qu'ils forment des séries, des poussées presque ininterrompues depuis l'accident primitif. — Très souvent il existe des coïncidences spécifiques encore plus probantes.

Qu'on prenne tous les caractères cliniques objectifs et subjectifs de la lésion gommeuse, toutes les circonstances de son processus, ses modes de terminaison, sa curabilité rapide par les spécifiques, etc.; qu'on les oppose un à un à ce qui s'en rapproche plus ou moins dans la glossopathie cancéreuse, et on verra les différences profondes qui, sous une apparence superficielle, quelquefois à peu près semblable, séparent les deux glossopathies. — Les adénopathies ne sont pas aussi rares qu'on l'a dit dans la syphilose linguale, mais elles résultent d'un retentissement sympathique sur les ganglions, et on s'aperçoit vite qu'il n'y a en elle aucune malignité. — Ajoutez comme moyen de diagnostic l'examen histologique, qui révèle les caractères de l'épithelioma, et les résultats du traitement spécifique.

C. Quand il y a tout à la fois sur la langue des lésions cancéreuses et syphilitiques, le diagnostic présente plus de difficultés. Mais il ne faudrait pas cependant les exagérer outre mesure. On les surmontera presque toujours si on veut se donner la peine d'étudier minutieusement tous les détails cliniques de l'affection complexe, de remonter à son origine, d'en suivre la filiation, d'en noter les péripéties, etc. Et puis, avec le temps, le diagnostic s'impose de lui-même, parce que le cancer arrive toujours à dominer la scène morbide, à s'en emparer complètement et à reléguer bien loin les lésions syphilomateuses qui l'ont précédé ou qui sont venues le compliquer. Du reste, le traitement accentue le contraste et dissocie la juxtaposition momentanée des deux diathèses, car tandis qu'il fait disparaître l'élément syphilitique, il aggrave l'élément cancéreux et en précipite la marche.

Dans l'influence de la syphilis sur le cancer, on a remarqué (Ozenne) que ce dernier se développait peu de temps après la guérison des lésions syphilitiques et sur le lieu même où elles avaient siégé, et qu'en outre il s'y produisait sous formes de *foyers multiples*, ce qui ne lui est pas habituel. — La langue en offre de nombreux exemples. — De plus, dans les glossopathies syphilitico-cancéreuses, la douleur propre au cancer est ordinairement atténuée d'une façon très prononcée. On dirait que la syphilis exerce sur lui une action anesthésiante. — Elle semble en outre ralentir sa marche et mitiger la malignité de son adénopathie, puisqu'on voit celle-ci diminuer sous l'influence de la médication iodurée.

Si la syphilis paraît arrêter les progrès du cancer et ne lui céder le terrain que peu à peu, la réciproque est-elle vraie ? La diathèse cancéreuse latente ou en activité atténue-t-elle les manifestations de la syphilis ? Les empêche-t-elle de se produire ? — Non. Le plus souvent au contraire elle les suscite soit à distance, soit préférablement sur les points qu'elle a choisis pour siège de sa détermination. — Ainsi il résulterait du conflit de ces deux grandes maladies, que le cancer aggraverait la syphilis, tandis que la syphilis exercerait sur le cancer une action pour ainsi dire sédative, atténuante, retardatrice, sans jamais neutraliser aucune de ses redoutables et fatales conséquences.

D. La tuberculose attaque quelquefois la langue et l'ulcère, comme le cancer et la syphilis. — Les ulcérations tuberculeuses n'occupent la plupart du temps que la couche superficielle de l'organe et ne s'accompagnent d'aucune tuméfaction. Mais il arrive souvent, surtout au début, qu'une hypertrophie des papilles, une augmentation de volume et de consistance plus ou moins étendue les précède et les accompagne. En un point limité de la tumeur apparaît une ulcération sous forme de fissure linéaire qui, dans un temps variable, s'élargit, devient irrégulière, à bords déchiquetés, à fond grisâtre, recouverte de détritus sphacélés, gris ou bruns (Féréol). Les caractères objectifs de la *phtisie linguale* sont alors tellement semblables à ceux de certaines glossopathies syphilitiques, qu'il devient extrêmement difficile de distinguer l'une de l'autre ces deux affections. Mais presque toujours les ulcérations tuberculeuses de la langue ne se produisent que chez des sujets atteints déjà manifestement de tuberculose pulmonaire, laryngée, intestinale, etc. Il est rare qu'elles servent d'avant-coureurs à la phtisie. Elles sont réfractaires à tout traitement spécifique et ne guérissent presque jamais. Enfin l'examen histologique ferait constater dans les produits de la sécrétion la présence des bacilles de Koch [1].

VI. *Caractères cliniques et diagnostic des glossopathies scléro-gommeuses.* — Ici encore, comme pour les gommes, la plupart des signes objectifs se trouvent dans la description anatomique qui en a été faite plus haut. Deux mouvements pathologiques en sens inverse, quoiqu'ils dépendent du même processus, modifient la physionomie de la langue. L'un, le premier comme date, a pour résultat de l'épaissir et de l'élargir, par conséquent de la tuméfier sur une plus ou moins grande partie de son étendue ; l'autre, qui lui succède, tend au contraire à diminuer son volume, en créant sur sa surface et dans son épaisseur des points, des sillons, des traînées d'atrophie fibreuse qui la brident, la capitonnent, la fragmentent en mamelons, en lobules, en plateaux subissant eux aussi, peu à peu, un ratatinement progressif par dégénérescence scléreuse.

1. « Ces ulcérations affectent parfois une forme nette et arrondie ; dans d'autres cas, leurs bords sont irréguliers, tantôt à peine saillants, tantôt boursouflés, d'un rouge vif, mais jamais décollés, ni taillés à pic. L'ulcération, en général peu profonde, présente une surface lisse, rosée, avec quelques bourgeons de la grosseur d'un grain de millet ; lorsqu'elle est plus profonde, elle offre une coloration grisâtre avec des teintes jaunâtres, et est légèrement anfractueuse ; l'ensemble de *la lésion repose sur une base un peu dure*. Tout autour de l'ulcération, la muqueuse linguale est rouge, gonflée, et présente dans une assez grande étendue un véritable semis de petits points ou de plaques jaunâtres. Le Dr Trélat considère ces points comme caractéristiques de toute ulcération de nature tuberculeuse, et en fait un signe pathognomonique. » (Duplay. *Traité de Path. ext.*, *t. IV*).

Ces lésions n'embrassent pas toute la langue. Leur siège de prédilection est la surface dorsale et les bords; il est fort rare qu'elles s'étendent jusqu'à la surface inférieure.

A. Le stade de tuméfaction ou d'hypertrophie est transitoire. La glossopathie présente alors quelques-uns des symptômes d'une glossite subinflammatoire; mais elle est et reste partielle et indolente. Elle se produit sans l'intervention d'aucune cause occasionnelle. En général elle coïncide avec d'autres manifestations spécifiques régionales ou éloignées. Toutes ces circonstances ajoutées à ses caractères intrinsèques ne permettent pas de la confondre avec les glossopathies d'intoxication, telles que les glossites mercurielles par exemple, ou avec des glossites traumatiques et provoquées dont il est ordinairement facile de découvrir le point de départ.

Il n'en est pas de même pour les affections de l'organe qui relèvent d'un autre état constitutionnel, de l'arthritisme et de la dartre, et qui aboutissent au psoriasis lingual ou leucoplasie. Pendant ce stade, comme plus tard, le diagnostic entre ces deux ordres de glossopathies est fort délicat et entouré des plus grandes difficultés. — C'est qu'il n'y a peut-être pas dans toute la pathologie deux ordres d'affections qui présentent une ressemblance aussi frappante, qui s'attirent, s'entremêlent, se combinent d'une façon aussi étroite, aussi intime, que les psoriasis et les glossopathies scléro-gommeuses. Venues de sources diathésiques si éloignées et si distinctes, il est vraiment étrange de voir quelle prodigieuse affinité elles ont les unes pour les autres. Dans différentes publications sur ce sujet, j'ai établi et démontré ce fait incontestable. S'il y a de l'hybridité en pathologie, c'est là que vous en trouverez les exemples les plus saisissants. Combien de fois n'arrive-t-il pas qu'une glossopathie à physionomie équivoque, à allures indécises, se montre chez un syphilitique, vers la quatrième ou cinquième année de la diathèse, sans aucune autre manifestation spécifique ? Est-ce un psoriasis, est-ce une sclérose gommeuse? On penche naturellement pour la dernière, puisque la cause diathésique, la syphilis est indéniable. On administre les spécifiques. Leur action est nulle ou incomplète. Les mois, les années se succèdent; on recommence le même traitement, on le varie, on l'espace, on emploie tous les moyens pour en obtenir le maximum d'effet curatif. Rien n'y fait. On n'obtient, que rarement, une guérison complète, définitive. — Le malade et les médecins se découragent et la langue reste comme un sphynx impénétrable. Les uns disent que c'est bien là une glossopathie syphilitique; d'autres penchent pour un psoriasis dartreux ou arthritique. En fin de compte personne ne devine l'énigme. Il y a un certain nombre de langues devenues malades chez des syphilitiques, qui guérissent pourtant. Le reste forme une catégorie de glossopathies que je qualifie de glossopathies *indiagnosticables*. Elles sont modérément tuméfiées, puis modérément atrophiées, modérément dépapillées, mamelonnées, sillonnées, etc. Tout chez elles est mixte, indécis, vague, confus, équivoque, effacé, etc. — Heureusement qu'il n'en est pas toujours ainsi. Mais avant de montrer les caractères tranchés, je tenais à esquisser ceux qui sont tout le contraire, et à prévenir les praticiens qui n'ont pas une grande expérience des maladies de la langue, contre les distinctions plus artificielles que cliniques qu'on trouve dans certaines descriptions. — On veut à toute force être clair et net, mais on n'y arrive qu'au détriment de la vérité.

Après cette digression qui a bien son utilité, je reviens au diagnostic possible. — Dans le stade d'hypertrophie scléro-gommeuse, la tuméfaction est d'ordinaire plus prononcée que dans le stade semblable de l'affection psoriasique dégagée de toute spécificité. — En outre, dans cette dernière, et c'est là le point capital, il se produit sur les surfaces malades, des plaques et des traînées d'une hypersécrétion épithéliale plus ou moins épaisse, qui est pathognomonique par sa couleur franchement laiteuse ou d'un blanc d'argent, comme si on y avait passé un crayon de nitrate.

B. Dans le stade d'atrophie progressive, la lobulation et le mamelonnement de la surface dorsale, l'échancrure irrégulière des bords constituent le phénomène le plus frappant et le plus caractéristique. — Les mamelons et les bosselures qui accidentent la surface dorsale de l'organe sont inégaux de volume, irréguliers de forme, plus ou moins saillants, sous forme de dômes, de plateaux, de collines tortueuses, entrecoupées, etc., etc. Toutes ces protubérances sont séparées par des sillons qui les circonscrivent et peuvent atteindre jusqu'à deux centimètres de profondeur. Évasés à leur partie supérieure, ils se rétrécissent et deviennent encaissées dans leur fond. A leurs points d'intersection ils sont encore plus creux, comme un point de capitonnage qui bride d'une façon plus étroite les points qui l'entourent. — Je ne voudrais point abuser des comparaisons, mais, à défaut de la vue, elles font bien saisir la configuration très singulière que prend la langue à mesure qu'elle est fragmentée par la sclérose. — Ces sillons interlobulaires sont les uns antéro-postérieurs, les autres transversaux; souvent ils affectent les directions les plus diverses. Celui de la ligne médiane est le principal comme étendue et comme profondeur. — Sur les bords de l'organe, dans les glossopathies qui sont plutôt *marginales* que *dorsales*, le retrait sclérosique vers les parties profondes produit des crénelures, des enfoncements, des encoches, etc. — En somme, tous ces effets bizarres du processus sclérosique aboutissent à une diminution progressive de l'organe, à son atrophie partielle ou générale, avec induration profonde des parties affectées. Elles sont d'une dureté de cartilage ou de tissu fibreux, sèche, qui ne se laisse pas déprimer et qui est presque cancroïdienne. — A ce degré le tissu lingual est atrophié, aminci et la muqueuse paraît blanche, décolorée, comme exsangue. En outre elle est lisse, unie, dépapillée.

Tels sont les caractères pathognomoniques de la glossopathie scléro-gommeuse.

Les trouve-t-on dans d'autres glossopathies ? Eh bien, à cette phase, c'est encore le psoriasis lingual qui ressemble le plus à la sclérose syphilitique. Et qu'y a-t-il d'étonnant ? La leucoplasie n'est-elle pas, elle aussi, une sclérose linguale qui affecte la face dorsale de la langue en respectant sa face inférieure, qui procède d'une façon chronique à l'induration et à l'atrophie, etc., qui offre en un mot les plus étroites analogies avec la glossopathie scléro-gommeuse ? Oui, toutefois à côté de ces analogies il y a des différences. Dans le psoriasis, la sclérose reste dermique. Sans doute elle arrive à lobuler la surface dorsale, à creuser les bords de la langue, mais les ilots et les rayures qui en résultent ne sont qu'une ébauche de segmentation comparées aux mamelons, aux lobules et aux crevasses profondes de l'atrophie scléro-gommeuse. — Dans le psoriasis, la langue reste intacte au-dessous de son étui dermique ; celui-ci seul est induré et *craquelé* plutôt que lobulé. —

Mais un des phénomènes les plus caractéristiques du psoriasis, un de ceux qui, du premier abord, saisissent le regard, c'est l'aspect blanc, argenté que revêt, sous forme de points, de plaques, de placards, de stries, de trainées et de nappes uniformes, l'enduit épithélial de la langue. Loin d'être aminci et pellucide, comme dans les glossopathies syphilitiques sclérosées, cet enduit épithélial s'épaissit, se stratifie et forme des excroissances cornées, multiformes qui s'exfolient et se renouvellent sans cesse. C'est une sorte de carapace blanche au-dessous de laquelle il n'existe pas d'induration sclérosée profonde et interstitielle.

Voilà bien des éléments de diagnostic différentiel. Mais n'oubliez pas qu'à côté des cas tranchés il y a les cas mixtes, les cas *hybrides*, puisque le mot est à la mode. J'ai vu souvent l'hypergénèse exfoliatrice d'un blanc d'argent se produire sur des langues manifestement syphilitiques, et par contre, il y a des moments où la langue psoriasique est exsangue, bleuâtre, pâle, dépouillée, dépapillée et réduite au minimum de sa sécrétion épidermique.

Et si nous prenons les complications, ne les trouverons-nous pas les mêmes? érosions, fissures douloureuses, ulcérations, déformations cicatricielles, etc., se rencontront dans le psoriasis comme dans la sclérose linguale syphilitique. — Toutefois ce n'est pas à un égal degré. La superficialité est la règle dans les complications comme dans les lésions fondamentales du psoriasis.

J'ai vu des langues où on constatait tout à la fois de la sclérose, des gommes et du psoriasis. En pareil cas il n'est pas facile de savoir du premier coup s'il s'agit de tumeurs cancéreuses ou de gommes véritables. Maintes fois on est obligé de suspendre son jugement et d'attendre que le processus et les spécifiques apportent quelque lumière dans un complexus aussi obscur.

C. — Je n'admets pas l'*entité morbide* qu'on a décrite sous le nom de *glossite des fumeurs*. Dans la description qu'on en a donnée, je trouve tous les caractères du *psoriasis bucco-lingual*. On voit des lésions absolument identiques et tout aussi graves se produire spontanément chez des gens qui n'ont jamais fumé. Par contre, il y a des fumeurs invétérés qui n'en présentent jamais de semblables. Cette glossite des fumeurs ne survient donc que chez des gens prédisposés. — Elle guérit rarement, ce qui prouve bien qu'elle est constitutionnelle, et elle aboutit souvent à l'épithilioma, ce qui démontre ses affinités ou mieux son identité avec le psoriasis. — Les *plaques nacrées des commissures et des joues* sont-elles spéciales aux fumeurs dans tous les cas? Non, vous les trouverez aussi dans le psoriasis buccal, qui n'a aucune origine tabagique. — Quoi qu'il en soit, les glossopathies chez les fumeurs peuvent causer beaucoup d'embarras, et voici pourquoi : c'est que l'abus du tabac imprime à l'affection psoriasiforme bucco-linguale qu'il a suscitée, les caractères qui sont propres aux glossopathies scléro-gommeuses. Chez eux, en effet, la surface dorsale de la langue se déforme, se bossue, se dépapille, se creuse de sillons, se plisse, se lobule, s'indure, s'atrophie sur sa pointe et ses bords, s'érode, s'ulcère, s'exfolie et se couvre de squames, de plaques, d'enduits épithéliaux d'un blanc argenté, etc. Vous trouvez là, entassés dans un champ clos, et s'évertuant à qui fera le plus de mal, tous les désordres de la sclérose psoriasique et de la sclérose syphilitique, exaspérés jusqu'à la fureur, surchauffés jusqu'à l'incandescence, par le tabac et l'alcool. Ce sont ordinairement d'étranges langues que celles-là, cuites, recuites, calcinées. Et dans quelles bouches sont-elles logées ? A travers quelles lèvres sortent-elles, quand on veut les explorer? Désignez-les par le nom que vous voudrez. Je vous défie d'en trouver un qui soit simple. Enfilez dans des traits d'union une kyrielle d'épithètes abrégées : glossopathies tabagico-alcoolico-syphilitico-leucoplasico-psoriasiformes... C'est ce qu'il y aura de mieux; mais n'est-ce pas aussi ridicule que la chose elle-même est étrange et presque grotesque?—Ces langues de vieux fumeurs syphilitiques et arthritiques ou dartreux arrivent fréquemment à des déformations monstrueuses. Démêlez donc dans ces complexus l'élément qui appartient à chacune des causes qui ont contribué à les créer!—Y arriverez-vous? J'en doute.

Qu'il y ait ou qu'il n'y ait pas de syphilis dans ces glossopathies, le traitement spécifique reste à peu près inerte. La suppression de l'excitant nicotico-alcoolique amende l'affection sans la guérir et, malgré tout, à la longue, elle aboutit à l'épithélioma.—Peut-être trouvera-t-on que ce tableau est trop sombre. — Certes, toutes les glossopathies de cette espèce n'arrivent pas à leurs conséquences extrêmes. Mais soyez persuadés que, même dans les cas légers, il y a quelque chose d'inguérissable et de menaçant pour l'avenir.

C. — Parlerai-je maintenant des *glossopathies traumatiques* dentaires? Il paraît qu'Hippocrate les avait signalées. — Elles sont produites par le contact sur un point de la langue d'une dent cassée, ébréchée, tartreuse, qui pique, écorche ou coupe, et qui, dans tous les cas, est une cause d'irritation. Il se produit tout d'abord une érosion, puis une ulcération, et, au-dessous de celle-ci, se forme à la longue un noyau circonscrit et dur qui semble soit une gomme en voie de s'éliminer, soit plutôt un îlot de sclérose spécifique, ou bien même un foyer d'épithélioma. — En pareil cas, la découverte de la cause implique le diagnostic. Aussi, dans toute glossopathie circonscrite, à foyer unique, cherchez toujours si, à son niveau, les dents n'en sont pas responsables. Faites-les nettoyer, limer, arracher, et vous verrez que l'affection s'amendera rapidement et ne tardera pas à disparaître.

VII. *Pronostic et traitement.* — Les glossopathies gommeuses paraissent à première vue beaucoup plus graves que les glossopathies scléreuses, et cependant elles le sont beaucoup moins. Sans doute quand elles sont volumineuses et qu'elles se compliquent de gangrène et de phagédénisme, elles sont susceptibles de provoquer des troubles sérieux, surtout si elles siègent du côté de la base. Mais en général elles s'éliminent d'elles-mêmes sans causer un grand dommage, se séparent vite et subissent promptement et avec docilité l'action curative des spécifiques. Elles ne compromettent que très peu l'intégrité de l'organe et n'altèrent pas sa structure.

Il en est tout autrement des glossopathies scléreuses. Elles n'ont aucune tendance résolutive. Loin de rétrocéder, elles marchent imperturbablement vers le terme extrême de leur processus, qui est une dégénérescence fibreuse irrémédiable. Les attaque-t-on de bonne heure, elles s'améliorent et semblent guérir ; mais en général elles ne le font qu'à demi, et puis elles reprennent avec une nouvelle vigueur, et ainsi de suite indéfiniment. Toutes les syphiloses de la langue sont sujettes à des rechutes et à des récidives ; mais cette double tendance est beaucoup plus accentuée dans la forme scléreuse que dans la forme gommeuse. — J'ajoute que les causes d'irritation, si communes sur la langue, trouvent un terrain plus fécond dans les tissus infiltrés d'une néoplasie gommo-scléreuse diffuse, que dans ceux qui ont conservé leur structure et une force de résistance normale, bien que les gommes se soient implantées au milieu d'eux, comme un corps étranger.

Les formes de glossopathie syphilitique les plus graves sont les formes mixtes, c'est-à-dire constituées tout à la fois par la sclérose en nappe dermato-interstitielle et par des foyers gommeux. — La forme hybride, dans laquelle intervient un facteur autre que la syphilis, les glossopathies syphilitico-psoriasiques, et surtout la glossopathie syphilitico-cancéreuse sont encore plus dangereuses.

Dans le traitement de la syphilose linguale, il est nécessaire d'administrer l'iodure de potassium à la dose de 4 ou 5 grammes quotidiennement et même plus. Les fortes doses sont presque toujours indiquées. Il en est de même pour le mercure. Seulement on mettra plus de circonspection dans son emploi, à cause de la stomatite hydrargyrique qui est toujours, en pareille occurrence, une complication des plus fâcheuses. — On évitera donc les préparations et les procédés (calomel, frictions, etc.) qui exposent au ptyalisme. — Une hygiène sévère de la

1. Faut-il faire une exception pour les injections sous-cutanées de sublimé d'après la méthode de Scarenzio ? — Les résultats obtenus dans un cas très grave de glossopathie syphilitique, par M. le docteur Jullien, nous fournissent une réponse favorable :

« Je ne sais pas, dit-il, d'accident plus éminemment justiciable des injections sous-cutanées de sublimé que les vastes ulcères gommeux de la langue. Dans le cas dont j'ai parlé, ce fut là toute ma thérapeutique, et moins de huit jours après le début du traitement, l'ulcère demi-comblé approchait de la guérison. Tel est aussi l'avis de Morelli qui recommande expressément de renoncer à l'administration des médicaments par la bouche, autant pour préserver l'ulcère de toute cause d'irritation et de douleur, que pour guérir sûrement et vite. Comme on le voit l'iodure de potassium n'est pas toujours indispensable. Cependant, toutes les fois qu'il y a sclérose, il faut le prescrire à doses fortes et longtemps continuées. — Disons aussi que les Anglais se louent beaucoup, en semblables cas, de la liqueur de Donovan composée d'iodure, de mercure et d'arsenic dont nous avons déjà vanté les bienfaits. » *Loc. cit.* p. 844.

bouche est indispensable. — Comme traitement topique, les gargarismes, les pulvérisations avec des liquides émollients et désinfectants (solutions d'hydrate de chloral, thymol) sont très favorables. Les cautérisations doivent être faites avec prudence et limitées aux seuls points qui sont érodés et ulcérés. On ne se servira que du crayon de nitrate d'argent et seulement tous les trois ou quatre jours. — Je me suis bien trouvé aussi du badigeonnage quotidien sur les endroits à vif avec de la teinture d'iode. — En général, on abuse beaucoup trop des cautérisations dans les glossopathies. Il vaut infiniment mieux en être sobre que prodigue. Celles qui sont destructives doivent être proscrites dans tous les cas.

Lorsque le traitement mercuriel et ioduré, loin d'améliorer les glossopathies, les irrite, les aggrave et semble leur donner une impulsion nouvelle, il est indispensable d'en suspendre l'usage. C'est que la syphilis n'est pas alors la seule cause du mal. Selon toute probabilité, un élément morbide bien autrement grave, l'épithélioma, est intervenu, et contre lui les spécifiques restent impuissants. De pareils cas sont justiciables du traitement chirurgical quand l'infection est encore très circonscrite. Mais combien de fois ce traitement n'échoue-t-il pas lui aussi [1] !

1. Quand il est bien établi qu'il existe tout à la fois dans la langue un syphilome et un épithélioma, il ne faut pas attendre le résultat de l'épreuve thérapeutique contre le premier élément morbide pour attaquer le second. — On procédera à l'exérèse du cancer, c'est-à-dire qu'on supprimera tout d'abord le plus grand danger, mais on n'en continuera pas moins à combattre le syphilome par les spécifiques. — Respecter celui-ci sous prétexte qu'il enraye la marche du cancroïde, nous semble une pratique qu'on ne devrait suivre que quand l'abstention opératoire est formellement indiquée.

BIBLIOGRAPHIE. — CHAPUIS, *Tum. gomm. de la langue.* (Th. Paris, 1873.) — CHARAYRON, *Des glossites tertiaires.* (Th. Paris, 1877.) — CLARKE (A.), *Treatise on the diseases of the tongue.* (London, 1873.) — CROLY, *Du traitement de la glossite par les incisions.* (*Gaz. méd.*, Paris, 1876.) — CUSHING, *Buccal ulcer. of constitutional origin.* (*Arch. of Dermatology*, 1882.)

FOURNIER (A.), *Des glossites tertiaires*, Leçons professées à l'hôpital Saint-Louis. (Paris, 1877.)

GAILHARD, *Étude sur la glossite tertiaire.* (Th. Paris, 1880.)

HEALTON, *Syph. and cancerous ulc. of the tongue.* (*Brit. med. Journal*, 1881.) — HUGONNEAU, *Étude clinique sur la glossite interstitielle syph.* (Th. Paris, 1876.)

LEARED, *Cure of ulc. of the tongue wich had existed twenty years.* (*The Lancet*, 1863.) — LEMONNIER, *Glossite exfoliatrice marginée.* (Th. Paris, 1882.)

MAURIAC (Charles), *Psoriasis de la langue et de la muqueuse buccale.* (Paris, 1874.) — *Leçons sur les myopathies syph. Glossopathies gommeuses*, p. 178. (Paris, 1878.) — MENDEVILLE, *Quelques considérations sur les tumeurs gommeuses.* (Th. Paris, 1871.) — MORELLI, *Epithelioma e sifilide della lingua*, 1884. (*Rivista clinic. et terap.* n° 2.)

OZENNE, *Du cancer chez les syph.* (Th. Paris, 1884.)

PARONA, *Affezione sifilitica della lingua.* (*Rendiconto biennale di clinica Chir.*, p. 86,

SECTION II. — *Affections syphilitiques tertiaires de l'œsophage.*

La syphilis attaque quelquefois l'œsophage. Le syphilome qu'elle y produit s'ulcère et donne lieu, en se cicatrisant, à une sténose de ce conduit. — Peut-être cette affection, qui est excessivement rare, avait-elle été soupçonnée autrefois par Severinas Rhodius, Haller, Paletta, Ruysch, Turner, Carmichaël; mais ce n'est qu'en 1860 qu'elle a été décrite par M. J. West. M. Jullien a pu en réunir dix-neuf observations, publiées depuis cette époque jusqu'en 1884[1]. Je ne donnerai point ici une description dogmatique du syphilome œsophagien, mais je vais reproduire *in extenso* une remarquable leçon clinique de M. le professeur Potain sur le *Rétrécissement syphilitique de l'œsophage*. La question y est traitée d'une façon aussi complète et aussi magistrale que possible, et tout lecteur me saura gré de laisser la parole à ce célèbre clinicien.

Au lit n° 7 de la salle Saint-Charles (hôpital de la Charité), se trouve couché un homme de cinquante-neuf ans, qui est entré à l'hôpital pour des troubles de la déglutition; celle-ci

1875.) — PÉRIER, *Ulc. de la langue.* (Th. Paris, 1883.) — POORE, *Syph disease of tongue and larynx, partial emprovement under iodide of pot. marked improv. under mercury.* (*The Lancet*, 1880.)

SACANI, *Gravissima affezione sif. tuber. della lingua.* (*Giornale ital. delle malat. ven. et della pelle*, 1876.) — SCHUSTER, *Des opacités épithél. de la muq. buc. chez les syph.* (*Arch. d. Heilk.*, t. XVI, p. 432.) — SIMON, *Des tumeurs gom. de la lang.* (Th. Paris, 1877.)

VERNEUIL, *Épithélioma de la langue chez un syph.* (*Ann. Der. et syph.*, 1880.)

1. « Cinq observations de syphilome œsophagien appartenant à J. West Langston-Parker et Virchow parurent en 1860; — Follin en fit connaître deux en 1861, Wilks une autre en 1863. Maury en 1870 fit la gastrotomie pour un cas de ce genre. Trois ans plus tard Lancereaux publie un nouveau fait; puis en 1878 trois sont relatés dans l'ouvrage de Habershon (*On diseases of the abdomen*) et une deuxième fois la bouche stomocale est établie par Bryant; à Lyon, Valette, plus heureux, soulageait par le seul traitement interne; même succès devait être obtenu par Luton 1879, par Godon 1880 et par Lublinski dans deux cas récents 1883. — Chez un syphilitique qui mourut à la clinique de Wurtzbourg en 1850, Virchow trouva l'isthme du gosier entièrement atrésié, la portion supérieure de l'œsophage rétrécie formant cicatrice, et la portion inférieure couverte d'érosions hémorrhagiques. — J. West, chirurgien de Queen's Hospital, à Birmingham, a pu faire l'autopsie d'un de ses malades, et a trouvé les lésions suivantes : la portion supérieure de l'œsophage dans l'étendue de 10 cent. 1/2 est très dilatée; la membrane muqueuse fortement grossie, présente çà et là des taches qui paraissent dues à des cicatrices récentes. Au dessous de la dilatation, l'œsophage se rétrécit subitement et forme un canal étroit qui admet à peine une sonde n° 4. Le rétrécissement qui a une longueur de 6 cent. est produit par un épaississement de la muqueuse et par des dépots fibreux sous forme de bandes et de brides qui ressemblent beaucoup à ceux que l'on voit dans le rétrécissement ancien de l'urèthre. Au-dessous du point rétréci et jusqu'à l'estomac, l'œsophage est parfaitement sain.

Un malade de Follin portant un psoriasis syphilitique et qui souffrait de dysphagie, fut guéri par la seule influence du traitement interne... un des cas de Lublinski est un type de guérison par les doses massives d'iodure de potassium. Il s'agit d'un homme âgé de 29 ans, qui entra à l'hôpital en novembre 1880, pour de la gêne et de la douleur de la déglutition. Ce n'était ni un rétrécissement cicatriciel, car il n'y avait jamais eu le moindre traumatisme, ni un rétrécissement spasmodique. Le larynx et le pharynx, aussi loin qu'on pourrait les explorer, paraissaient sains, sauf le côté droit de la luette qui portait une vieille cicatrice. Une sonde œsophagienne fut introduite sans difficulté jusqu'au niveau de la 6e vertèbre dorsale où elle butta contre un obstacle. Une bougie de grosseur moyenne passa assez facilement. Le malade était jeune, ayant eu un chancre 10 ans auparavant et présentant d'ailleurs encore des traces de psoriasis palmaire; on lui administra de l'iodure de potassium ; peu de jours après on put le sonder sans difficulté. » (Jullien *loc. cit.* p. 876-78.)

est devenue de plus en plus difficile depuis trois à quatre mois environ et n'est plus guère possible que pour les liquides ou parfois pour quelques aliments extrêmement ramollis. Notre malade n'a jamais présenté de vomissements réels; tout au plus a-t-il, de temps à autre, rendu une quantité, mais fort minime, des aliments qu'il avait ingérés. Si notre malade est un peu pâle, il n'est cependant ni amaigri, ni cachectique, et l'on peut dire que les troubles de la déglutition qu'il présente sont, en réalité, le seul symptôme morbide qui frappe l'attention.

Il était certain que nous ne pouvions guère songer à autre chose qu'à un rétrécissement et à un rétrécissement vrai de l'œsophage, car le spasme de cet organe est chose exceptionnelle à l'âge où est arrivé notre malade.

La sonde introduite dans l'œsophage trouva en effet un obstacle, siégeant environ au niveau du premier anneau de la trachée, et le plus petit de nos cathéters ne put passer qu'avec difficulté, dès les premières tentatives; mais, à la troisième reprise, avec une sonde de 6 millimètres, nous pûmes franchir le point rétréci, qui présentait une grande résistance; en même temps le malade accusait une légère douleur au moment du cathétérisme. Mais, cinq centimètres plus bas, nous trouvions un second rétrécissement au-dessous duquel l'œsophage était absolument libre. Cet examen nous avait donc fourni trois éléments importants au point de vue du diagnostic : il s'agissait évidemment d'un rétrécissement réel, puisque le spasme ne produit jamais à lui seul une coarctation pareille; en second lieu, le rétrécissement était double, et de ces deux rétrécissements, l'un siégeait au commencement de l'œsophage, au niveau du premier anneau de la trachée, le second un peu plus bas; enfin la résistance éprouvée dans le cathétérisme, le peu d'étendue du rétrécissement nous indiquaient qu'il devait s'agir d'un véritable rétrécissement annulaire. Il nous restait, ces divers éléments une fois acquis, à savoir quelle était la nature de ces rétrécissements, car le pronostic découlait nécessairement, non pas tant du degré de coarctation, que de la nature du rétrécissement lui-même.

Parmi les causes de la sténose œsophagienne, il faut en citer une, qui est peu commune, il est vrai, mais qui se présente chez certains sujets, le *rétrécissement congénital;* lors même que notre malade est âgé de cinquante-neuf ans, c'était là une étiologie à laquelle on devait songer, car, pareille lésion peut ne donner lieu à des accidents inquiétants qu'à une époque fort éloignée de l'enfance.

Le rétrécissement congénital siège à la partie supérieure ou à la partie inférieure de l'œsophage, et c'était seulement à la première de ces deux variétés que l'on devait naturellement songer ici; pareilles observations sont assez rares, et dans les trois cas suivis d'autopsie, que l'on trouve relatés dans la science, il s'agissait d'individus âgés de quarante-sept, de soixante-six et de soixante-dix-sept ans! Leur caractère anatomique est de se présenter avec une muqueuse saine et une simple angustie du canal œsophagien; un de leurs caractères cliniques est de s'accuser avec l'âge, sans cependant avoir passé complètement inaperçus dans la jeunesse. Or, pouvons-nous y songer ici? Évidemment non, car notre malade n'a jamais présenté le moindre trouble de la déglutition, jusqu'à il y a trois ou quatre mois, et dans l'hypothèse d'une sténose congénitale, on aurait pu constater, déjà à une période peu avancée de la vie, sinon une gêne de la déglutition, du moins quelques modifications légères dans l'accomplissement de cette fonction.

S'agit-il peut-être dans notre cas d'un *rétrécissement cancéreux?* Notre malade, s'il est un peu amaigri, ne l'est pas par le fait d'une cachexie, mais d'une nutrition imparfaite. Ce n'est pas là cependant une raison contre l'hypothèse d'un carcinome œsophagien, car, parmi les malades atteints de cette redoutable affection, beaucoup ne sont pas cachectisés, surtout lorsque la maladie n'est pas très avancée. Mais il y a d'autres circonstances qui plaident contre cette hypothèse : dans le plus grand nombre des cas, le rétrécissement siège à la partie inférieure de l'œsophage. Or, nous avons vu qu'il n'en était point ainsi chez notre malade, où la sténose siège surtout dans la première moitié du tube œsophagien. Puis, il s'agit d'un rétrécissement fibreux, très dense, peu extensible, une fois même nous avons retiré la sonde rougie par une petite quantité de sang, tandis que le cancer, au contraire, est habituellement assez facilement compressible, au début du moins; il n'est pas même rare de voir, chez quelques malades, le cathétérisme pouvoir, après quelques jours, rétablir le passage des aliments. Ici, la sonde rencontre, au contraire, un obstacle double, de forme annulaire, très étroit, formé probablement par une cicatrice plutôt que par un néoplasme, car celui-ci rétrécit l'œsophage sous forme d'un canal étroit et non pas d'un véritable anneau. Enfin, nous ne trouvons ni ganglions cervicaux engorgés, ni phénomènes de compression des organes voisins, comme c'est fréquemment le cas; ici, pas de raucité, ni de modifications de la voix attribuables à une compression du récurrent; l'examen laryngoscopique est négatif.

Pour tous ces motifs, je crois que nous sommes autorisés à rejeter l'hypothèse d'un cancer de l'œsophage.

Je ne vous parlerai pas de l'existence possible d'une compression de l'œsophage par une tumeur développée dans son voisinage, car jamais, en pareil cas, on ne trouve une résistance aussi excessive, une partie si étroitement resserrée; de plus, nous ne trouvons aucun indice d'une tumeur quelconque du médiastin, anévrysme, etc.

Nous arrivons donc au diagnostic qui nous semble seul admissible, à l'idée d'un *rétrécissement cicatriciel*, qui est, sans aucun doute, une des formes les plus fréquentes de la sténose de l'œsophage.

Cette lésion se produit à la suite des excoriations de la muqueuse déterminées par des liquides caustiques, ou des boissons bouillantes, ou par la présence de corps étrangers; mais, pareille cause, nous l'avons en vain cherchée et recherchée dans les antécédents de notre malade.

Si vous l'examinez attentivement, vous serez frappés d'une chose qui lui donne un aspect bien particulier, c'est que, tandis que l'un des yeux est largement ouvert, l'autre reste constamment fermé; si vous soulevez la paupière flasque et immobile, vous verrez que le globe oculaire est dévié en dehors, incapable de se mouvoir ni vers le haut, ni vers le bas; il n'y a pas à hésiter longtemps pour reconnaître là une paralysie du moteur oculaire commun.

Interrogez notre malade sur son histoire pathologique, il vous dira qu'en 1879, il a été paralysé de tout le côté gauche du corps et de l'œil du côté opposé, que la paralysie des membres a complètement disparu depuis, mais que celle de l'œil a persisté à partir de cette époque.

La paralysie du moteur oculaire commun éveille toujours l'idée de la syphilis, parce que de toutes les causes qui la produisent, la syphilis est certainement de beaucoup la plus fréquente, du moins lorsque la paralysie est totale. Je sais bien que certaines maladies aiguës, la diphtérie en particulier, la déterminent également, mais il s'agit alors de paralysie dissociée, de celle de l'accomodateur de la pupille par exemple; il ne faut pas oublier non plus que le tabes, les tumeurs intra-orbitaires, les traumatismes, le froid, le rhumatisme, peuvent également produire pareille paralysie, mais, à coup sûr, la syphilis est de toutes ces causes le facteur le plus important et le plus fréquent.

Chez notre malade, la paralysie du moteur oculaire commun est survenue brusquement, s'accompagnant d'une hémiplégie complète, qui aurait pu faire croire à une lésion cérébrale; mais, cet homme n'a présenté une paralysie des membres que du côté gauche, côté opposé à la paralysie oculaire, et on ne pouvait guère songer qu'à une lésion protubérantielle ou à une paralysie des membres, distincte de celle de l'oculo-moteur commun. Enfin, dans la paralysie d'origine purement cérébrale, la paralysie oculaire n'est pas complète, tandis qu'ici elle est telle que tous les muscles qu'innerve la troisième paire, ont perdu toute espèce de contractilité. L'accident est survenu brusquement il est vrai. mais des observations nombreuses montrent qu'il en est souvent ainsi, en pareille circonstance, lors même que la paralysie est déterminée par une compression du tronc nerveux.

La paralysie du corps du côté opposé a été aussi probablement de nature syphilitique, mais elle a disparu entièrement; on peut se demander alors s'il ne s'agissait pas d'une paralysie qu'on pourrait appeler réflexe, inhibitoire, hystérique, si l'on veut ; pareils faits ne me semblent, en effet, pas exceptionnels, et vous pouvez vous rappeler cette observation intéressante que je vous ai signalée, d'une femme atteinte de paralysie faciale d'origine syphilitique, qui présenta une paralysie des membres de toute autre nature, car elle disparut rapidement après que nous avions pu facilement déterminer les phénomènes du transfert.

Peut-être s'agissait-il, pour le malade que je vous présente aujourd'hui, d'un de ces cas de paralysie inorganique secondaire à la paralysie oculaire ? Notre homme, du reste, est un syphilitique avéré ; en 1854, il a été atteint d'un chancre, suivi peu de temps après de l'apparition de plaques muqueuses, d'alopécie ; le traitement fut incomplet et peu scrupuleusement suivi ; aussi, en 1860, reparurent de nouvelles plaques muqueuses, puis enfin, en 1879, se manifestèrent les accidents nerveux que je vous ai rapportés.

Cette paralysie oculaire, qu'on ne peut guère rapporter à une autre cause qu'à la syphilis, qui dure depuis cinq à six ans, l'existence d'une syphilis ancienne grave, nous permettent de nous poser cette question, de savoir, si le rétrécissement de l'œsophage ne reconnaîtrait pas la même cause. C'est après de longs détours que nous arrivons à supposer pareille étiologie, car les rétrécissements de l'œsophage d'origine syphilitique sont tout à fait exceptionnels, du moins en ce qui concerne les observations absolument concluantes.

Les anciens syphiliographes, qui rapportaient tout à la syphilis, regardaient ce fait comme fréquent, mais nous savons aujourd'hui, à n'en pas douter, qu'il est au contraire des plus rares.

Le premier auteur qui ait rapporté des faits bien observés est West, qui, dans le *Journal de Dublin* de 1860, publia deux observations de malades syphilitiques ayant présenté des signes de rétrécissement œsophagien ; l'un d'eux mourut et à l'autopsie, on trouva un rétrécissement cicatriciel, mais aucune lésion absolument caractéristique.

Parker avait aussi communiqué à l'auteur précédent un fait du même genre : il s'agissait d'un rétrécissement de l'œsophage chez un syphilitique, sans qu'on pût incriminer aucune autre cause que la syphilis. Le traitement spécifique avait, dit-il, paru être avantageux. Gillepsie, dans le *Boston Medical journal* de 1870, puis Weichselbaum publièrent chacun un fait à peu près analogue : dans le dernier cas, il s'agissait d'un homme de quarante ans qui, malgré le traitement, succomba ; puis, Lublinski, en 1883, attira l'attention sur deux faits nouveaux de syphilis œsophagienne probable chez des malades âgés, l'un, de vingt-neuf ans, l'autre de cinquante-quatre ans ; dans le premier cas, il s'agissait d'un individu affecté de syphilis depuis dix ans, chez lequel le rétrécissement se développa avec une extrême rapidité ; en trois semaines, la sténose était presque absolue ; sous l'influence du traitement spécifique, survint une notable amélioration, et, comme pour venir confirmer le diagnostic étiologique, un psoriasis palmaire typique apparut pendant le cours du traitement. Dans ce deuxième cas, il s'agissait d'un homme qui, depuis vingt-deux ans, présentait des gommes de la langue.

Voilà à peu près tous les faits cités de rétrécissements de l'œsophage imputables à la syphilis ; vous voyez qu'ils sont peu nombreux, puisque nous n'en trouvons que sept, et il faut bien qu'ils soient exceptionnels, puisque mes collègues syphiliographes n'en ont pas trouvé davantage.

L'anatomie pathologique est tout aussi muette à cet égard que la clinique ; Virchow, une fois, aurait constaté, dans la cicatrice d'un rétrécissement de l'œsophage, des gommes en voie de dégénérescence graisseuse ; quoique les faits fassent défaut, il est évident cependant qu'on peut bien admettre que des gommes ulcérées peuvent donner naissance à des cicatrices.

Les difficultés sont grandes, du reste, pour établir un rapport entre une affection syphilitique lointaine et une affection telle qu'un rétrécissement de l'œsophage qui est toujours plus ou moins semblable à lui-même au point de vue des troubles fonctionnels qu'il occasionne. Heureux encore quand on trouve, comme c'est le cas pour notre malade, d'autres manifestations syphilitiques pouvant mettre l'attention en éveil et faire penser au rôle possible que peut jouer cette diathèse !

Il ne faut pas non plus se borner à la notion d'une syphilis concomitante pour établir un diagnostic, sous peine de commettre de grosses erreurs. Ainsi Weichselbaum, chez un sujet atteint de syphilis avérée, constata l'existence d'un rétrécissement de l'œsophage que rien n'expliquait ; malgré une légère amélioration sous l'influence du traitement mercuriel, la maladie évolua lentement et conduisit à un dénouement fatal ; l'autopsie montra qu'il s'agissait d'un cancer avec tissu cicatriciel très abondant ! Il est vrai que l'auteur se demande si une lésion syphilitique cicatricielle ne peut pas être le point d'appel d'une lésion cancéreuse consécutive.

Ce qu'il faut retenir c'est qu'il ne suffit pas qu'un individu ait la vérole et un rétrécissement de l'œsophage pour établir un rapport étiologique certain ; il faut chercher à établir les caractères spéciaux aux rétrécissements syphilitiques de l'œsophage ; or ces caractères sont bien peu nets, et l'on peut dire que ce qui est propre au rétrécissement de l'œsophage de nature syphilitique c'est l'absence des caractères des rétrécissements d'autre nature. Quand il n'y a ni indice de cancer, ni symptôme de tumeur médiastine, quand la sténose œsophagienne siège ailleurs que dans les lieux de prédilection du carcinome, quand il s'agit d'un rétrécissement très serré, annulaire, quand, enfin, l'histoire du malade ne peut permettre de supposer une ulcération ancienne de l'œsophage de cause traumatique, alors on est en droit de songer à la syphilis.

C'est donc presque exclusivement par élimination, et par le fait de l'existence antérieure de la syphilis, qu'on arrive à poser les bases d'un diagnostic.

Le seul côté heureux de la syphilis, pour ceux qui la possèdent, c'est qu'elle guérit le plus souvent ; il n'y a, à cet égard, aucune parité à établir entre elle et le cancer ; mais la syphilis peut être aussi terriblement rebelle, et par ce fait seul qu'on aura affirmé la nature syphilitique d'une lésion, on ne peut pas affirmer son absolue bénignité. C'est ainsi que la syphilis peut être grave, de seconde main, pour ainsi dire, par les cicatrices qu'elles déterminent et qui ne sont pas plus curables que d'autres cicatrices, quelle que soit leur origine.

C'est ainsi que les rétrécissements syphilitiques de l'œsophage, sauf un cas, se sont tous terminés par la mort, car il ne s'agit ni de gommes, ni d'exostoses, mais de cicatrices rétractiles ou rétractées.

Si la maladie était reconnue à sa première période, avant l'ulcération, ou bien lorsque la cicatrice est encore peu solide, ou que le processus syphilitique n'est pas encore terminé, on pourrait espérer une guérison, mais ce n'est pas ainsi que les choses se passent et il est facile de comprendre qu'un tel diagnostic n'est pas possible à pareille époque de la maladie.

Il ne faut pas se faire ainsi beaucoup d'illusions sur l'efficacité d'un traitement spécifique, car les résultats fournis par les moyens médicaux ou chirurgicaux donnent peu de résultats. Cependant il ne faut pas négliger le traitement antisyphilitique ; il faut administrer l'iodure et surtout le traitement mercuriel à doses assez élevées, car, dans quelques observations, on a constaté que c'était le mercure qui avait, sans qu'on sache exactement pourquoi, déterminé le plus rapidement une amélioration.

Nous instituerons donc chez notre malade le traitement par l'iodure de potassium à doses élevées, en même temps que nous ferons faire des frictions mercurielles. Jusqu'à présent le cathétérisme a rendu la déglutition plus facile ; il est utile de deux façons : d'abord comme agent dilatateur, puis, souvent aussi, la gêne à la déglutition est plus considérable que ne semble l'indiquer la stricture de l'œsophage ; il y a en même temps un élément spasmodique prédominant, et le simple contact de l'olive de la sonde œsophagienne, sans qu'on cherche à franchir l'obstacle, suffit pour faire disparaître l'élément spasmodique et la déglutition en devient plus facile.

On peut espérer ainsi pour notre malade, non pas une guérison, mais une amélioration relative, suffisante pour prolonger son existence peut-être encore assez longtemps.

Il ne faut pas songer, pour le moment du moins, à recourir à un procédé plus radical, car on n'aurait pas le choix entre la gastrotomie et l'œsophagotomie, cette dernière opération étant bien inutile puisque, si le rétrécissement est fort haut placé, il en existe un second plus bas; on ne pourrait guère songer non plus à l'œsophagotomie interne, opération grave, discutable; aussi semble-t-il que la dilatation seule soit actuellement le procédé chirurgical auquel on puisse avoir recours. (*Semaine méd.*, 1887, n° 29.)

SECTION III. — *Syphilis tertiaire de l'estomac, de l'intestin grêle, du gros intestin et du péritoine.*

I. SYPHILOSE DE L'ESTOMAC[1]. — On a dit depuis longtemps que la syphilis attaquait parfois le tube digestif. Mais c'était là une assertion vague qui ne reposait sur aucun fait positif. Ambroise Paré, Della Croce, Fabre et tant d'autres, qui attribuaient gratuitement à cette grande maladie une infinité d'états morbides dont elle n'était pas responsable, prenaient sans doute pour une de ses manifestations des troubles gastro-intestinaux qui dépendaient du traitement ou de la cachexie.

Parmi les médecins modernes, Andral fut un des premiers à soupçonner que certaines gastropathies pourraient bien se rattacher d'une façon directe et immédiate à la syphilis. Dans la *Clinique médicale* de cet illustre médecin se trouve l'observation d'une *affection de l'estomac présentant tous les symptômes d'une lésion organique, guérie pendant l'emploi d'un traitement mercuriel*. (T. IV, p. 121.)

Une autre observation recueillie par Marc et rapportée dans le même recueil, montre une gastropathie grave, survenue chez un syphilitique de 40 ans en plein tertiarisme, guérie au bout de 3 mois par des frictions mercurielles. — M. Hayem a vu se produire chez un syphilitique tertiaire non alcoolique, une hématémèse formidable; l'iodure, un moment interrompu, acheva la guérison commencée par la glace et le régime lacté. — M. Hiller, en 1883, a publié un cas d'hématémèse symptomatique d'une syphilis viscérale traitée et améliorée par les spécifiques. — M. Schwimme, en 1873, rapporta le cas d'une gastro-entérite syphilitique chez un enfant, guérie par le traitement spécifique. — Leudet et Gubler avaient vu, à l'occasion de faits d'ictères syphilitiques, se développer un état catarrhal des voies digestives et biliaires, qui marchait concurremment avec les syphilides cutanées et en était pour ainsi dire la reproduction intérieure.

Mais ce ne sont là que des faits cliniques dépourvus du contrôle anatomique qui est indispensable. Il ne faudrait pas exagérer leur valeur. Et puis quelques-

1. M. le docteur Galliard a publié dans le premier volume des *Archives générales de médecine* de 1886 p. 66-83, un très bon mémoire intitulé : *Syphilis gastrique et ulcère simple de l'estomac*. Nous lui ferons de nombreux emprunts. — Voici les conclusions de cette excellente étude : 1° La syphilis gastrique existe; nous en avons pour preuve un certain nombre de faits cliniques importants, des faits anatomiques discutables, mais aussi des faits anatomiques certains : deux cas de gommes ulcérées de l'estomac. — 2° Elle est peut-être moins rare qu'on ne l'a cru jusqu'ici (je laisse de côté la dégénérescence amyloïde). — 3° En étudiant de près (soit pendant la phase d'ulcération progressive, soit après cicatrisation) certains ulcères dits simples, survenus chez des syphilitiques, on arrivera peut-être à établir l'influence pathogénique de la vérole, ou mieux, à préciser les caractères des *syphilides ulcéreuses* de l'estomac. — 4° Le résultat pratique de cette découverte sera l'application utile du traitement spécifique à cet ordre de gastropathies.

uns d'entre eux se rapportent plutôt à la syphilose du foie qu'à celle de l'estomac. Ainsi, dans un cas de M. Goldstein, où le malade fut emporté par une hématémèse foudroyante, il y avait des gommes et de la cirrhose syphilitique dans le foie, sans aucune altération ni de l'estomac, ni de l'intestin.

Parmi les faits où l'autopsie a été faite, tous sont loin de présenter des lésions probantes. Écartons d'abord ceux où il n'y avait que de la dégénérescence amyloïde, puisque cette dégénérescence provient non pas de la syphilis, mais de la cachexie. Dans un cas de M. Oser, on trouva des ulcérations de l'intestin avec des érosions gastriques qui dépendaient de l'ulcération amyloïde. — MM. Virchow, Leudet, Lancereaux, ont décrit des hypertrophies des parois de l'estomac et des ulcérations qu'ils rapportent à la syphilis; mais ces faits sont équivoques et ne présentent pas des lésions suffisamment empreintes de spécificité.

Il n'en est pas ainsi des suivants. Parmi eux le plus remarquable est celui que nous devons à M. Cornil (*Leçons sur la syphilis*, 1879, p. 406). Trois tumeurs gommeuses du diamètre de 5, 3, 2 centimètres, siégeaient sur la muqueuse de l'estomac au voisinage du pylore. A leur niveau la muqueuse était conservée, mais amincie et adhérente. — Sur une coupe, épaississement et induration du tissu sous-muqueux, hypertrophie de la couche musculaire. — Pylore rétréci. — — Au niveau de la petite courbure, le tissu cellulaire périphérique était adhérent aux ganglions lymphatiques indurés, et l'on voyait à la surface de l'estomac une cicatrice dure, blanchâtre, rayonnée, etc., etc. La nature syphilitique de la néoplasie était certaine. L'examen histologique ne laissa pas le moindre doute à cet égard. C'est bien là un exemple incontestable de *gastrosyphilose gommeuse*.

Un autre cas a été observé par M. Klebs (*An. pat.*, t. I, p. 261). Ulcérations et cicatrices de la peau, du pharynx, de l'épiglotte. — Gommes du poumon et du foie. — L'estomac présentait sur sa face postérieure, près de la petite courbure, une ulcération arrondie, de la grandeur d'une pièce de un franc, comparable aux ulcérations syphilitiques de la base de la langue. Le fond de l'ulcère était constitué par les tuniques sous-muqueuses épaissies, et du côté du péritoine on trouvait une plaque lisse dure, et saillante. A la coupe on pouvait se convaincre qu'il s'agissait là d'une *infiltration gommeuse des tuniques externes, avec dégénérescence caséeuse du côté des membranes internes.* — Dans l'intestin, au niveau de la valvule iléo-cœcale et dans la dernière portion de l'iléon, existaient des gommes ulcérées.

N'est-ce pas là aussi un cas très authentique de *gastrosyphilose?* Mais, au lieu d'être purement gommeuse, comme dans le fait de M. Cornil, elle est *gommo-scléreuse et ulcérée.*

Dans ces gastrosyphiloses la spécificité a été prise sur le fait. — Il n'en est pas ainsi dans les cas où on ne trouve que des cicatrices de l'estomac chez les syphilitiques. Proviennent-elles de gommes ulcérées ou d'ulcères simples? Il est fort difficile de le dire. Les probabilités sont en faveur de la première hypothèse quand il existe, comme dans le cas de M. Cornil, des gommes ulcérées au voisinage, ou un grand nombre d'autres lésions spécifiques comme dans le fait suivant observé par M. Fréricbs (*Maladies du foie*, p. 329) :

La malade, âgée de 36 ans, avait été plusieurs fois prise d'accidents manifestement syphilitiques et était atteinte depuis deux ans d'albuminurie et d'anasarque, quand elle succomba. — Autopsie : Pleurésie droite, rate et reins amyloïdes. — Pancréas induré — Foie présentant des rétractions cicatricielles profondes; son parenchyme était dur, brillant, rouge brun. — Sur la petite courbure de l'estomac, petite cicatrice rayonnée qui donnait naissance à une cloison remarquable entre le cul-de-sac cardiaque et la portion pylorique de l'estomac.

Existe-t-il chez les syphilitiques des ulcères ronds perforants, qu'on doive rattacher *exclusivement* à la diathèse ? — C'est encore là une question qu'il est fort malaisé de résoudre. — « Il ne faut pas oublier, dit M. Galliard, que la syphilis à elle seule peut engendrer des lésions susceptibles de préparer les voies à l'ulcère simple ; c'est d'abord le catarrhe gastrique de la période secondaire (j'ai essayé dans un autre travail (*Th. de Paris*, 1882), d'établir le rôle pathogénique de la gastrite) ; c'est ensuite l'*artérite syphilitique* qui peut déterminer la mortification et les pertes de substance des parois de l'estomac... » — L'histologie de l'ulcère simple *chez les syphilitiques* n'a pas été faite jusqu'ici avec assez de soin pour nous permettre d'affirmer que la syphilis n'agit pas sur sa production d'une façon banale comme toutes les autres affections générales, mais qu'elle le *crée directement*.

La statistique peut-elle fournir quelques données à cet égard? M. Engel admet que 10 fois sur 100 l'ulcère est précédé de syphilis, et M. Lang, allant plus loin, prétend qu'on la trouve dans plus de 20 pour 100 des cas d'ulcère perforant. — M. Galliard a démontré péremptoirement l'exagération qu'il y avait dans ces chiffres. « J'ai lu, dit-il, plusieurs centaines d'observations d'ulcères gastriques, en me préoccupant surtout des circonstances étiologiques, sans rencontrer plus d'une dizaine de fois la syphilis. » — D'un autre côté M. Chvostek, sur 143 cas *d'ulcère duodénal*, affection si souvent comparée à l'ulcère simple de l'estomac, ne cite la syphilis qu'une fois, — Donc il est permis de dire que la syphilis est une des causes les plus exceptionnelles de la *maladie de Cruveilhier*.

Le traitement résoudra-t-il la question ? Sans doute, s'il réussit. Mais malheureusement il échoue souvent, et que faut-il penser alors de la nature d'un ulcère stomacal qui lui résiste et qui pourtant est survenu en pleine syphilis ?

Quant aux symptômes des gastropathies, ils ne diffèrent en rien chez les syphilitiques de ce qu'ils sont chez les sujets exempts de cette maladie. Il n'existe en eux aucune spécificité et le diagnostic ne peut se faire qu'à l'aide des antécédents et des coïncidences spécifiques.

Il résulte de ce qui précède que les gastrosyphiloses sont excessivement rares, puisque nous n'en possédons encore que quelques cas bien authentiques ; qu'elles appartiennent à la phase tertiaire de la syphilis ; que les unes sont gommeuses les autres gommo-scléreuses ; et que, sous ces deux formes, elles aboutissent à l'ulcération, à la sclérose avec toutes leurs conséquences ; enfin que quelques unes sont peut-être primitivement ulcéreuses et constituent un *ulcère simple*, mais d'origine syphilitique, en tout semblable à celui d'origine commune, et n'en différant que par la spécificité de sa cause.

II. Syphilis de l'intestin grêle, du gros intestin et du péritoine. — Elle présente encore plus d'obscurité que celle de l'estomac. C'est que sur tous ces points les lésions de toute espèce et de toute provenance y sont beaucoup plus nombreuses. Aussi, sans parler des troubles fonctionnels qui n'ont absolument rien de spécifique et ne peuvent donner à eux seuls la notion ni même le soupçon de leur cause diathésique, le diagnostic anatomique est-il extrêmement difficile et compliqué. Il faut le faire avec les ulcères tuberculeux, avec les cicatrices de la fièvre typhoïde, avec les ulcérations de la dysenterie, avec celles de toutes les tumeurs qui peuvent s'ulcérer dans l'intestin, telles que les néoplasies leucémiques, cancéreuses, etc. — « On doit de plus ne pas perdre de vue ce fait que la phtisie pulmonaire et la tuberculose de l'intestin coïncident souvent avec la syphilis et que des ulcérations liées à un état amyloïde des vaisseaux intestinaux peuvent être la suite de suppurations syphilitiques prolongées. — Il faut, dans chaque cas particulier, faire avec soin le diagnostic anatomique différentiel, et encore la syphilis ne pourra-t-elle pas être affirmée sûrement s'il n'y a pas de néoplasmes gommeux. » Cornil.

Nous devons nous borner à une simple énumération des faits les plus authentiques. Parmi eux citons en première ligne celui de M. Laurenzi. Il existait une véritable éruption gommeuse sur l'intestin ; en outre, des dépôts gommeux couvraient le péritoine pariétal et viscéral et rappelaient, par leur disposition, les éléments d'une variole discrète. De la grosseur d'une lentille, d'une couleur blanc jaunâtre, ils offraient à la coupe, les uns l'aspect d'un tissu scléreux, les autres une apparence colloïde. L'examen microscopique permit de reconnaître qu'ils étaient formés d'un tissu fibreux au sein duquel se voyaient de nombreux éléments nucléés réunis par groupes. Ces néoplasmes siégeaient à la fois et dans le tissu sous-séreux et dans les couches sous-muqueuses de l'intestin grêle. — Dans un fait rapporté par M. Klebs, on constata également la présence de gommes dans l'intestin. Les unes à l'état de crudité soulevaient la muqueuse, les autres étaient ulcérées.

Telles sont les lésions entéro-péritonéales gommeuses. Mais il existe aussi, particulièrement dans l'intestin, l'infiltration diffuse du néoplasme qui aboutit à l'ulcération et à la sclérose et qui de plus peut produire la sténose. Ainsi dans le cas de M. Laurenzi il s'était produit dans l'intestin grêle une série de rétrécissements fusiformes qui alternaient avec un nombre égal de dilatations ampullaires. — Chez un sujet observé par M. Oser, la muqueuse de l'iléon au niveau des plaques de Peyer, était le siège d'un infiltrat gris rougeâtre avec ulcération centrale.

Les ulcérations intestinales syphilitiques ont été observées et décrites par des anatomo-pathologistes si autorisés qu'on ne peut pas contester leur existence.

Cullerier mettait hors de doute l'existence des lésions tertiaires du tube digestif, à cause du fait suivant qu'il avait observé. Une femme notoirement syphilitique fut prise en plein tertiarisme d'une diarrhée abondante. Elle était grosse et accoucha d'un enfant chétif qui mourut bientôt après sa naissance. Elle ne tarda pas à succomber dans le dernier degré de faiblesse. — Dans toute l'étendue du gros intestin on trouva un grand nombre d'ulcérations arrondies et à divers états, les unes récentes, siégeant sur une base dure et large, les autres à fond déprimé, gris, jaunâtre et livide. Quelques-unes ne comprenaient que la muqueuse et laissaient parfaitement voir la couche musculeuse; d'autres plus profondes intéressaient les fibres même de cette couche. Dans plusieurs de ces dernières les fibres musculaires étaient comme dilacérées et flottaient au milieu de l'ulcération. Toutes offraient un décollement de la muqueuse dans le pourtour de l'ulcération où il y avait un épaississement du tissu cellulaire qui formait comme un bourrelet arrondi avec une ouverture centrale. — *Aucun engorgement dans le mésentère.*

Chez un syphilitique tertiaire, M. Virchow a rencontré la gomme à tous ses degrés dans le canal intestinal : le jéjunum portait trois grandes cicatrices ; dans l'iléon deux ulcères avaient entamé la muqueuse ; en outre le péritoine était parsemé de petites tumeurs blanchâtres.

Chez deux individus qui, après avoir présenté diverses manifestations syphilitiques succombèrent à une diarrhée rebelle, M. Huet, d'Amsterdam, constata en même temps qu'une dégénérescence lardacée du foie et de la rate, des ulcérations arrondies multiples du gros intestin, des cicatrices et des excroissances comme verruqueuses développées dans le tissu sous-muqueux, d'une grande ressemblance avec les néoplasies gommeuses. — Dans un cas de syphilis tertiaire publié par Leudet, il existait de nombreuses ulcérations du gros intestin et surtout du côlon transverse et du rectum. L'une de ces ulcérations en voie de cicatrisation avait fini par amener un rétrécissement qui permettait à peine l'introduction de l'indicateur. — M. Lancereaux a vu un cas où l'altération syphilitique n'était pas douteuse ; elle était constituée par un amincissement dans l'étendue d'une pièce de un franc de la paroi intestinale qui était réduite à la membrane séreuse et à une partie de la membrane muqueuse. Il semblait qu'entre ces membranes colorées en violet avait existé un dépôt gommeux lequel avait fini par être résorbé.

Chez un homme âgé de 36 ans et qui avait des antécédents syphilitiques, M. Meschede a trouvé dans l'intestin grêle 54 ulcérations d'une longueur qui variait de 1 à 5 centimètres. Des noyaux à contenu gélatineux étaient disséminés sans ordre dans les lobes supérieurs des poumons. La description qu'il en donne pourrait s'appliquer aussi bien à une affection tuberculeuse qu'à une affection syphilitique.—MM. Warfwinge et Blix ont publié sous le nom de *syphilis intestinale*, l'observation d'un malade de 37 ans, ancien syphilitique, qui était atteint depuis deux ans de diarrhée avec mélange de pus dans les selles. Avant la mort, on constata la présence de l'albumine dans les urines. Il existait deux ulcérations annulaires dans le rectum. A l'autopsie on trouva 75 ulcérations arrondies dans l'intestin grêle. Elles étaient toutes en forme d'anneau et avaient environ 4 centimètres de long sur 5 centimètres de large. Les sommets des poumons renfermaient des noyaux caséeux. — Était-ce bien de la syphilis?

Comme symptômes, on a observé une diarrhée jaunâtre, quelquefois sanguinolente et dysentériforme, des alternatives de diarrhée et de constipation, des coliques vives, un dépérissement graduel, une cachexie de plus en plus profonde, etc. Mais ces symptômes dépendent souvent aussi d'une affection des glandes annexes, du foie en particulier, beaucoup plus que d'une syphilose intestinale. Les évacuations sanguinolentes signalées par les auteurs des derniers siècles, ont été rencontrées plus récemment dans le cours de la syphilis tertiaire. Leudet en a rapporté un cas. — M. E. Vidal en a vu un semblable qui guérit par l'iodure de potassium. M. Lancereaux raconte que M. Gendrin lui avait dit avoir obtenu un succès rapide de l'emploi du traitement mercuriel contre une diarrhée de longue date, accompagnée de cachexie, et qui jusque-là s'était montrée rebelle à toute espèce de médication entre les mains des meilleurs praticiens.

Le *diagnostic* ne peut se faire que par les antécédents et les coïncidences qui sont plus ou moins nombreuses. — Remarquez que, dans la syphilose intestinale, on n'a pas signalé l'envahissement des ganglions mésentériques par le syphilome. — Mais les glandes annexes du tube digestif sont souvent atteintes. — « Il faut se garder de croire, dit avec raison M. Lancereaux, à l'existence d'une lésion matérielle des intestins, toutes les fois que l'on voit apparaître, dans le cours d'une syphilis, des désordres digestifs ou de la diarrhée; ces désordres n'ont parfois d'autre cause qu'une lésion des organes de l'hématopoïèse. » — Le *pronostic* est toujours grave. — Le *traitement* sera fondé sur le plus ou moins de probabilités que présentera l'affection au point de vue de son origine syphilitique.

SECTION IV. — *Syphilis tertiaire de la région ano-rectale.*

Les lésions spécifiques de la région ano-rectale, et en particulier le rétrécissement qui en est la conséquence la plus ordinaire, avaient été entrevues par Morgagni. — Desault, Richerand et Boyer les avaient signalées. Toutefois leur histoire didactique ne date que du mémoire de Gosselin paru en 1854. — La discussion s'empara de ce sujet vingt ans plus tard. A partir de ce moment il fut l'objet de nombreux travaux, parmi lesquels il faut citer ceux de MM. Lancereaux, Desprès, Guérin, Panas, Trélat, Verneuil, Bumstead, Witehead, Profeta, Fournier qui décrivit très complètement la lésion sous le nom de *syphilome ano-rectal*, Mollière qui lui consacra un important chapitre dans son *Traité des maladies du rectum*, Domenico Barduzzi, dont le travail remarquable parut en 1875 dans le *Giornale delle malatie veneree*, etc.

FRÉQUENCE. — La syphilose de la région ano-rectale est beaucoup plus commune que celle de l'intestin, dont elle est l'expression la plus complète. Mais, au point de vue numérique, elle est très inférieure à celle de la bouche et du pharynx, c'est-à-dire de la partie supérieure du tube digestif. Cela tient en grande partie à ce que les deux sexes en sont très inégalement atteints. C'est là une particularité des plus remarquables. Ainsi le rétrécissement syphilitique du rectum est *incomparablement* plus fréquent chez la femme que chez l'homme, dans la proportion de 8 contre 1 (Godberg). C'est à peu près celle que donnent les statistiques de tous les auteurs. — Quelle est la cause de cette surprenante différence? On peut en invoquer plusieurs dont aucune n'est péremptoire : la menstruation, le voisinage des organes génitaux qui facilite la propagation de leur syphilome au rectum et à l'anus, la grossesse, l'accouchement, les excès vénériens, les rapports contre nature, etc. — Il est évident qu'il existe entre les deux régions génitale et ano-rectale, une solidarité anatomique et fonctionnelle beaucoup plus étroite chez la femme que chez l'homme.

Chronologie. — Cette syphilose se développe d'ordinaire à une époque reculée, 10, 15, 20 ans après l'accident primitif; quelquefois entre 5 et 10 ans de syphilis, et enfin, dans quelques cas, on l'a vue se manifester beaucoup plus tôt et coïncider avec les lésions secondaires (Fournier, Verneuil). — Gosselin contestait à tort le caractère tertiaire des rétrécissements syphilitiques du rectum. Il les faisait provenir de chancres initiaux qui auraient modifié à la longue, par un retentissement inexplicable et longtemps après leur disparition, la contexture des tuniques et des tissus de la région ano-rectale. — L'âge auquel les malades en sont atteints dépend de celui auquel ils ont été infectés. Bornons-nous à dire que cette affection s'observe de 20 à 45 ans et surtout de 30 à 40 ans.

I. Anatomie pathologique. — Les lésions que la syphilis fait naître dans la région ano-rectale appartiennent à diverses poussées qui, sans s'exclure, conservent cependant presque toujours leur caractère initial, depuis leur début jusqu'à leur terminaison. Cette terminaison est la même pour tous, mais au bout d'un temps variable et avec des degrés divers. Elle consiste en une diminution de calibre constituée par un tissu cicatriciel ou une dégénérescence fibreuse.

1° *Ulcérations ano-rectales.* — Les ulcérations ano-rectales ne sont autre chose que des syphilides ulcéreuses limitées exclusivement à cette région ou faisant partie d'une poussée générale. Au niveau de l'anus ces ulcérations affectent ordinairement la forme d'une fissure profonde, d'une rhagade qui rappelle celles de la phase secondaire, mais s'en distingue cependant par la néoplasie subinflammatoire qui l'accompagne. Elles reposent en effet sur des tissus engorgés, épaissis, indurés; elles s'enfoncent entre les plis tuméfiés de la marge de l'anus, devenus de gros bourrelets rouges et luisants, difficiles à écarter, ou bien elles les escaladent et affectent une forme ondulée (Fournier). Tout autour de l'orifice anal on trouve non seulement des bourrelets, mais aussi des séries de mamelons ovoïdes ou aplatis latéralement, de gros condylomes scléreux de la grosseur d'une groseille ou d'un haricot. Ce sont là des productions morbides essentiellement tertiaires. Le phagédénisme parti d'une des fissures s'en empare quelquefois et on voit, dans certains cas, tout le pourtour de l'anus converti en une vaste ulcération profonde, à base dure, à bords épaissis et taillés à pic. — Soumises à des irritations continuelles, les ulcérations anales se compliquent d'accidents inflammatoires et persistent indéfiniment. — J'en ai vu qui affectaient la disposition circinée, en forme de croissant dont les pointes s'enfonçaient dans la marge de l'anus. La portion extramarginale guérissait vite, l'autre durait beaucoup plus longtemps.

Les ulcérations anales franchissent souvent le sphincter anal et deviennent alors *intrarectales.* Elles remontent à deux ou trois centimètres sur les parois du rectum. — S'y développent-elles *primitivement?* Oui. Dans quelques cas elles faisaient partie d'une syphilide ulcéreuse comprenant l'S iliaque et le colon; d'autre fois elles s'étaient développées exclusivement et d'emblée sur le rectum.

Elles y produisent des pertes de substance à bords irréguliers, à fond rouge et saignant, parallèles ou perpendiculaires à l'axe, dans leur diamètre principal. — De pareilles lésions sont excessivement rares.

2° *Gommes ano-rectales.* — Il faut en dire autant des gommes de cette région — A l'anus il y a des infiltrations diffuses plutôt que circonscrites qui forment des bourrelets et des saillies mamelonnées, reposant sur une base commune d'induration. Mais la gomme proprement dite y est tout à fait exceptionnelle ; elle n'y arrive que par extension. Chez une malade qui portait à la fesse gauche une énorme ulcération gommeuse de forme phagédénique, M. Fournier a vu la lésion progresser vers l'anus, l'envahir et y produire une ulcération profonde qui pénétra jusque dans le rectum. — Sur ce dernier organe le développement primitif de tumeurs gommeuses est fort problématique. La syphilis s'y traduit essentiellement par une infiltration diffuse des parois, par une néoplasie scléro-gommeuse qui montre une tendance invincible à se transformer en tissu fibreux rétractile et à produire un rétrécissement de même nature.

3° *Syphilome ano-rectal.* — Cette néoplasie diffuse scléro-gommeuse constitue la lésion la plus fréquente et la plus grave de l'extrémité inférieure du tube digestif. Elle se répartit inégalement sur l'anus et sur le rectum. Elle est d'ordinaire beaucoup plus accusée dans ce dernier dont elle *indure* et *épaissit* les parois et par suite rétrécit le calibre.

Nous avons décrit si souvent le néoplasme scléro-gommeux diffus qu'il ne sera pas nécessaire de nous étendre longuement sur celui du rectum. C'est par le toucher rectal qu'on peut apprécier toutes les particularités de la lésion, surtout chez la femme en le combinant avec le toucher vaginal. Les parois rectales perdent leur souplesse et deviennent rigides, inégales, lobulées, se creusent de sillons en tous sens, présentent de longues cannelures verticales et, en un mot, offrent les accidents superficiels de terrain que produit sur cette muqueuse, comme sur celles de la langue, des lèvres, des joues, le bridement des tissus par rétraction interstitielle, etc. Ce ne sont pas là des cicatrices à proprement parler, puisque la lésion évolue sourdement sans donner lieu à des pertes de substance par ulcération. — A quelque période qu'on explore l'organe avec le doigt, ou *de visu* avec une valve de Sims, on ne trouve pas en effet que sa muqueuse soit entamée. L'attribut essentiel de son syphilome, plus accusé ici peut-être que partout ailleurs, est d'aboutir à la sclérose sans passer par l'ulcération.

C'est dans le tiers inférieur du rectum que se développe à peu près exclusivement la gomme diffuse. Presque toujours on ne la rencontre que dans la portion ampullaire. C'est là son siège de prédilection. — Plus rarement elle envahit la portion sphinctérienne. Elle peut remonter à trois centimètres verticalement au-dessus de l'anus, et elle embrasse toujours la circonférence entière du conduit, sans se circonscrire jamais à une seule portion de son contour.

Dans la première phase de la lésion, dans sa phase de tuméfaction diffuse, le rectum est moins large qu'à l'état normal, sans être encore rétréci ; mais il est moins souple, moins élastique, moins dilatable. Ses fonctions d'organe expulsif s'accomplissent avec moins d'énergie et de régularité. Il reste absolument indolent et aucun trouble de sensibilité locale n'appelle l'attention sur un désordre grave qui, bien que susceptible de persister longtemps à l'état de latence, n'en porte pas moins en lui le germe d'une coarctation fatale.

4° *Syphilome périanal.* — Les lésions scléro-gommeuses nées dans le rectum envahissent souvent l'anus et se déversent au dehors dans la région périanale. Il est rare qu'elles s'y circonscrivent exclusivement. Nous avons déjà décrit les crêtes, les bourrelets qu'elles y forment, les petites tumeurs assez analogues d'aspect à des marisques ou à des tumeurs hémorrhoïdaires herniées, etc. Toutes ces saillies sont sèches, dures et élastiques, indolentes et non érodées, sauf quand elles s'enflamment. On les désignait autrefois sous le nom de condylomes, de bouquets condylomateux. — J'ai vu dans quelques cas toute la face interne des fesses envahie par d'énormes suffusions néoplasiques qui formaient en arrière, de chaque côté, une tumeur en croissant, à concavité antérieure, épaisse de deux ou trois centimètres. Au lieu d'être uniforme, l'infiltration se fait souvent sous forme de plaques, de plis radiés, toujours volumineux et qui semblent avoir leur racine dans le tissu cellulaire sous-cutané. Toutes ces lésions sont sujettes à s'irriter par leur pression réciproque, et, d'indolentes qu'elles étaient d'abord, elles deviennent sensibles, prurigineuse, puis se fissurent, s'érodent ou s'ulcèrent. Elles se continuent avec des lésions semblables du rectum ou bien, plus rarement, elles en sont séparées par un intervalle de tissus sains. — Dans quelque cas exceptionnels le syphilome envahit tout à la fois le rectum l'anus et la région périanale.

5° *Rétrécissement syphilitique du rectum.* — Il en est de la syphilose ano-rectale comme des labiopathies et des glossopathies spécifiques scléro-gommeuses. On peut parvenir sans doute dans ses premières phases et même plus tard à la guérir, mais souvent on ne fait qu'enrayer pour un moment son processus qui tend invinciblement à transformer le rectum en un conduit fibreux dont les parois rétractiles se rapprochent, se resserrent et diminuent de plus en plus son calibre. La pathogénie du rétrécissement rectal d'origine spécifique a été la source de nombreuses controverses. Gosselin les faisait provenir d'une *modification toute spéciale de la vitalité dans les tissus contaminés par le virus chancreux.* C'est une hypothèse toute gratuite et inadmissible. En réalité, la sténose rectale spécifique n'a que deux causes : l'ulcération ou l'infiltration scléro-gommeuse. Les atrésies consécutives à l'ulcération sont relativement très rares. Elles sont constituées par du tissu cicatriciel qui a réparé les pertes de substance causées, soit par un phagédénisme chancrelleux (cas très exceptionnel), soit par des syphilides ulcéreuses du rectum[1]. — Les atrésies consécutives à l'infiltration néoplasique diffuse, qui sont de beaucoup les plus communes, proviennent d'une dégénérescence fibreuse du conduit rectal. L'ulcération n'est pas nécessaire pour qu'elles se produisent, mais quoique rare, il est incontestable qu'elle a lieu quelquefois à la surface des syphilomes diffus, et alors la sténose résulte tout à la fois de la dégénérescence fibreuse et de la cicatrisation. C'est ainsi qu'on peut expliquer les cas où l'on dit avoir observé des rétrécissements rectaux déjà constitués, au-dessous d'ulcérations non encore cicatrisées. —

1. Le chancre syphilitique intrarectal est d'une rareté extraordinaire. De plus il reste superficiel et n'a pas de tendance au phagédénisme. On doit donc l'exclure comme cause des rétrécissements cicatriciels. On en peut dire autant des plaques muqueuses. — En matière de syphilis, il ne faut donc rattacher les rétrécissements cicatriciels du rectum qu'aux *syphilides ulcéreuses du rectum.* Ces sortes de rétrécissements surviennent en général à une période moins reculée de la diathèse que les rétrécissements d'origine syphilomateuse.

Comme cause accessoire, il faut faire entrer aussi en ligne de compte l'inflammation qui se développe souvent autour des vieilles ulcérations ou au sein des nappes syphilomateuses.

Le rétrécissement syphilitique du rectum siège presque toujours dans la région ampullaire, jamais plus haut, rarement au-dessous, sur le sphincter. C'est en général à 3 ou 4 centimètres de l'anus que le doigt le rencontre, et il n'est jamais assez élevé pour être hors de son atteinte. — Sa forme est valvulaire, annulaire ou cylindrique. — Les formes valvulaires et annulaires dérivent de cicatrices ; la forme cylindrique qui est la plus étendue, provient de la transformation fibreuse du syphilome diffus. — La lumière du rétrécissement présente plusieurs degrés, depuis celui qui admet largement le doigt, jusqu'à celui qui ne peut être franchi que par une sonde de trousse. Il n'y a jamais d'obstruction complète.

Les parois de la sténose rectale sont constituées par une masse indurée et calleuse, d'aspect fibreux, dans laquelle se confondent, sans qu'on puisse les délimiter, toutes les tuniques du conduit. Il est visible, dans la plupart des cas, que la muqueuse, bien qu'englobée dans la sclérose, n'a pas été son foyer primitif ; qu'il était primitivement dans le tissu sous-muqueux, et que de là il a rayonné partout, même parfois en dehors des tuniques dans le tissu cellulaire périphérique.

En amont de l'atrésie, le rectum subit les altérations qui ne manquent jamais de se produire dans les canaux sténosés : il se dilate, sa tunique musculaire s'hypertrophie et sa muqueuse s'enflamme et s'ulcère profondément et à pic, sur une hauteur de 8 à 10 centimètres. — L'ulcération située au-dessus du rétrécissement se fait en nappe, rarement en îlots, et supérieurement elle se termine d'une façon brusque par un rebord festonné au-dessus duquel la muqueuse reprend tout à coup son aspect naturel (Gosselin). Quelquefois elle se complique de gangrène, dissèque la tunique musculaire et perfore l'intestin. Elle est la source de ces écoulements purulents, sanieux, souvent fétides, qui, par leur quantité et leur persistance contribuent à produire la cachexie terminale. — Une pareille ulcération n'a rien de spécifique ; ce n'est qu'une conséquence banale de tous les rétrécissements. Elle n'en joue pas moins un rôle important dans l'ensemble de l'affection, car, outre qu'elle est grave par elle-même, elle précède et prépare d'autres complications : rectite périphérique, abcès périrectaux, décollements, fusées purulentes, fistules partant de l'intestin à diverses hauteurs et s'ouvrant en bas au-dessous du sphincter, au périnée, dans le vagin, etc., en nombre variable ; on en a compté jusqu'à cinq au pourtour de l'anus.

II. *Description clinique de la syphilose ano-rectale. — Symptômes et processus.* — Ils ne diffèrent pas de ceux qu'on observe dans les coarctations d'origine commune. Avant qu'ils apparaissent et soient évidents, avant même qu'on puisse soupçonner l'existence de la lésion qui les produit, celle-ci se prépare et s'établit peu à peu d'une façon insidieuse, progressive et latente. — Au bout d'un temps plus ou moins long, la défécation, jusque-là normale, devient, sans qu'on sache pourquoi, rare et un peu difficile. — Quand il existe une ulcération rectale, il se fait, avant que l'angustie rectale puisse se traduire par les phénomènes qui lui sont propres, une excrétion de pus par les selles, avec ou sans mélange de sang. — Ces phénomènes s'accroissent avec une lenteur extrême; il leur faut des mois pour arriver à ce degré qui ne peut laisser aucun doute sur leur signification réelle.

Les symptomes du rétrécissement confirmé sont : 1° *Une constipation* qui rend les évacuations de plus en plus rares et finit par se montrer absolument réfractaire à tous les moyens qu'on emploie pour la combattre. Il y a des malades qui en sont réduits à n'avoir qu'une garde-robe pendant quinze jours, un mois, six semaines. — 2° *La difficulté et la douleur des évacuations alvines :* ce n'est qu'au prix des plus grands efforts, accompagnés de souffrances plus ou moins vives qui peuvent aller jusqu'au spasme et à la syncope, que les malades parviennent à expulser quelques parcelles de matières fécales. Les lavements, les purgatifs n'y faisant rien, ils se servent du doigt ou ont recours à des pratiques bizarres, comme cette malade dont parle M. Godebert, qui malaxait les matières fécales à travers la paroi vagino-rectale pour les expulser de force par la filière du rétrécissement. — Ces matières, ordinairement dures, s'étirent, s'effilent et sortent de l'anus sous forme de rubans, de cordons semblables à du macaroni, etc., etc. Quelquefois elles sont ovillées; d'autrefois elles sont entraînées au dehors par une *débacle diarrhéique*, qui survient à des intervalles plus ou moins éloignés, spontanément ou à force de remèdes, et qui produit un soulagement de courte durée. — 3° *Un catarrhe mucoso-purulent du rectum :* quand les parties situées en amont de l'atrésie se sont enflammées et ulcérées, les matières fécales sortent enduites d'une couche gluante; puis c'est une véritable excrétion de paquets glaireux et enfin de pus verdâtre, sanieux et mal lié, qui se fait, à mesure que la muqueuse rectale se désorganise de plus en plus au-dessus du rétrécissement.

Un pareil état de choses ne peut s'établir sans entraîner des troubles fonctionnels graves qui retentissent sur la santé générale : épreintes, ténesme, angoisse abdominale, avec météorisme, coliques, borborygmes, plénitude douloureuse de l'S iliaque où la main perçoit un empâtement, une véritable tumeur formée de scyballes durcies, diarrhée colliquative après des semaines de constipation opiniâtre, accidents de dyspepsie gastro-intestinale, digestions lentes et pénibles, nausées avec vomissements glaireux, bilieux et alimentaires, et comme conséquences morbides en dehors du tube digestif, nervosité excessive, tristesse, découragement, désespoir, hypochondrie avec idées de suicide, etc. Tel est en résumé le complexus phénoménal dont les cercles morbides qui ont pour centre la sténose rectale, s'élargissent peu à peu, embrassent tout l'organisme et finissent par affaiblir, amaigrir, cachectiser les malades, ruiner irrémédiablement leur santé, les prédisposer à toutes les maladies intercurrentes, et provoquer chez eux les affections les plus graves, telles que la tuberculose pulmonaire, qui est une conséquence directe ou indirecte trop fréquente du *marasme stercoral*. — Quelquefois les fonctions urinaires sont impliquées dans le processus; il se produit alors un arrêt momentané de la sécrétion urinaire, une anurie qui cesse au bout de deux ou trois jours.

III. *Complications et coïncidences.* — A cet état si grave par lui-même, viennent s'ajouter à la longue des complications : abcès ano-rectaux, décollements par fusées purulentes, fistules, paralysie du sphincter dont les fibres sont étreintes et étouffées par le syphilome, et comme corollaire, *incontinence* des matières fécales, péritonite mortelle, suite soit d'une perforation intestinale spontanée, soit d'une inflammation de voisinage, soit des tentatives chirurgicales les plus innocentes en apparence et les plus délicatement faites, un simple toucher rectal, un cathétérisme. — De même que dans tous les rétrécissements, le *spasme* joue ici souvent un rôle capital; on a vu des coarctations qui admettaient à peine l'extrémité du doigt pendant la vie présenter après la mort un grand diamètre (Mason). — Il est à remarquer que la syphilose ano-rectale s'accompagne beaucoup moins que d'autres de coïncidences spécifiques. Elle est souvent une manifestation isolée de la diathèse.

IV. *Durée et terminaisons.* — La durée est difficile à déterminer par suite de l'incertitude qui règne sur le début précis du syphilome. Son état de latence peut être très long. En général l'évolution se fait avec une grande lenteur. Il y a des malades qui, grâce à quelques soins, conservent pendant des années une santé satisfaisante. Mais les choses changent de face quand les fonctions digestives se troublent profondément et que la névropathie hypochondriaque s'empare des patients. A plus forte raison en est-il ainsi lorsque le rétrécissement se complique, ou que quelques-uns de ses phénomènes arrivent à leur summum d'intensité. — La guérison n'est possible que si l'on intervient de bonne heure, et encore ne l'obtient-on pas toujours avec les spécifiques seuls. L'affection est une de celles qui leur résistent le plus. Il est rare d'arriver dans les cas un peu sévères et déjà anciens, à une reconstitution franche et complète de la santé. — La cachexie et la mort surviennent trop souvent en dépit de tous nos efforts pour les conjurer.

V. *Pronostic.* — Aussi le pronostic est-il toujours grave, surtout quand il s'agit de ces rétrécissements fibreux cylindriques, de plusieurs centimètres de hauteur, consécutifs au syphilome diffus de l'ampoule rectale, qui se compliquent si aisément d'une désorganisation profonde de la muqueuse au-dessus d'eux. — Les rétrécissements valvulaires et annulaires sont beaucoup moins redoutables, mais ils n'en constituent pas moins un danger des plus sérieux.

VI. *Diagnostic.* — Il faut se préoccuper chez les syphilitiques, surtout si ce sont des femmes, des phénomènes les plus légers, les plus insignifiants qui sont signalés ou qu'on a découverts du côté du rectum : constipation qui n'était pas habituelle, paresse inusitée du rectum, accidents dysentériformes, selles liquides, glaires catarrhales, sanguinolentes, hémorrhoïdes, etc. Une fois que l'attention du médecin a été attirée d'une façon ou d'une autre de ce côté-là, il est indispensable qu'il s'assure par la vue et par le toucher de l'état anatomique du rectum et de l'anus.

L'exploration ne présente pas de grandes difficultés. On parvient aisément, avec le doigt introduit dans le rectum et aussi dans le vagin, à constater le siège et le degré de la sténose. Quelquefois, mais rarement, il est nécessaire de recourir à des sondes. — Quoi qu'il en soit, cette exploration doit être faite avec la plus grande prudence, parce qu'elle peut entraîner des accidents mortels [1].

Le rétrécissement une fois reconnu, on en déterminera la cause au moyen des antécédents, des manifestations actuelles de la syphilis et des caractères intrinsèques de la sténose. — Les antécédents et surtout les coïncidences font souvent défaut. Certaines particularités, au con-

1. Dans un cas de rétrécissement fibreux de nature syphilitique, un chirurgien aussi prudent qu'habile, M. le professeur Lannelongue, pratiqua chez une femme le simple toucher rectal, et presque subitement il se produisit une phlegmasie péritonéale bientôt suivie de mort. A l'autopsie on trouva une péritonite du petit bassin, causée par l'ouverture dans le péritoine d'une poche purulente périrectale, située au-dessus de la coarctation. Probablement que cette poche avait été rompue par la manœuvre de l'explorateur (*Gaz. des Hôp.*, 1872). — Même terminaison fatale, chez une femme syphilitique, affectée d'un rétrécissement rectal. Un de nos meilleurs chirurgiens, M. Le Dentu, l'ayant explorée avec beaucoup de circonspection au moyen d'une bougie de gomme élastique, dès le lendemain la malade fut prise d'une péritonite qui l'enleva rapidement. A l'autopsie, on trouva une perforation intestinale (Pinguet, th. Paris, 1873).

traire, se retrouvent presque toujours dans les coarctations syphilitiques, telles sont : 1° leur siège à la partie inférieure de l'intestin, qui les rend accessible au doigt. Il n'est pas d'exemple de rétrécissement syphilitique du rectum commençant à plus de 8 centimètres au-dessus de l'anus (Godebert). 2° Leur régularité cylindrique et leur étendue de 5 à 8 centimètres de hauteur. 3° L'état relativement peu accentué de leur surface. 4° La présence au pourtour de l'anus d'une infiltration diffuse, sur laquelle font saillie des condylomes et des bourrelets d'hyperplasie scléro-gommeuse.

Quand on a constaté ces signes et qu'on n'a découvert chez le patient aucune autre cause possible de rétrécissement : traumatisme, pédérastie (qui n'est en général qu'une cause occasionnelle), dysenterie, la question du diagnostic est bien près d'être résolue, d'autant plus que la dysenterie entraîne à sa suite infiniment moins souvent qu'on ne l'a dit l'atrésie du rectum, du moins dans nos pays.

La vraie difficulté, c'est le diagnostic différentiel du cancer et de la syphilose dans cette région. Malgré les analogies que présentent ces deux affections, surtout quand la première est jeune, il est, en général, possible de les distinguer. Ainsi, le cancer siège sur un point plus élevé ; il est constitué par une tumeur plutôt que par un cylindre induré ; sa saillie dans le rectum est beaucoup plus accentuée, et sur ce point la muqueuse est profondément lobulée et mamelonnée ; l'axe du conduit finit par devenir coudé, tortueux, au lieu de rester rectiligne comme dans la syphilose. Plus tard la tumeur cancéreuse s'accentue dans tous les sens et devient inégale comme consistance dans ses différentes parties dont quelques-unes restent dures, tandis que d'autres se ramollissent, s'ulcèrent, se changent en fongosités végétantes qui saignent avec la plus grande facilité et secrètent en abondance un ichor sanieux et fétide. — Ajoutez à ces caractères, qui sont de véritables signes, les symptômes de la cachexie cancéreuse, la teinte jaune paille de la peau, l'œdème des extrémités inférieures, l'engorgement des ganglions prévertébraux, le processus plus rapide, la propagation du carcinome aux parties voisines, etc.

VII. *Traitement.*—Tant que les rétrécissements syphilitiques du rectum ne sont pas arrivés à la sclérose définitive des tuniques, il faut administrer l'iodure et l'hydrargyre. — Sans doute on favorisera un peu le rétrécissement, ici comme dans d'autres conduits, en *cicatrisant* les lésions syphilomateuses, mais on peut y remédier au moyen d'une dilatation préventive, continuée longtemps, presque indéfiniment, à l'aide de grosses canules rectales. — Le cancer, dans ses premières phases, pouvant simuler le syphilome, il sera toujours prudent de recourir aux spécifiques, même si on a la presque certitude qu'il s'agit bien d'une affection carcinomateuse, d'autant plus que ni l'iodure, ni le mercure n'en précipitent ici la marche, comme cela a lieu pour la langue.

Il est incontestable que la syphilose rectale, quand elle est jeune encore, peut être guérie par l'emploi des spécifiques et par une dilatation progressive, méthodique, faite avec des mèches enduites d'onguent napolitain. — Plus tard, les spécifiques sont impuissants et il faut se borner à faire un traitement local. — L'affection ne relève plus que de la chirurgie.

Le rétrécissement confirmé d'origine syphilitique, contre lequel sont impuissants le mercure et l'iodure de potassium, présente les mêmes indications que ceux de toute autre provenance. On soumettra les malades à un régime alimentaire très nourrissant sous un petit volume et donnant le minimum de résidus stercoraux, tels que laitage, viandes, œufs, etc. On prescrira des lavements simples ou rendus laxatifs par l'addition d'huile, de sel marin, de glycérine, etc. On administrera de temps en temps des purgatifs, et entre autres des purgatifs doux, comme l'huile de ricin, la belladone unie au savon médicinal (20 cent. de ce dernier, 1 cent. de poudre et 1 cent. d'extrait de belladone pour une pilule, — de 2 à 3 par jour), qui ne congestionnent pas l'extrémité du tube digestif. Mais on ne fera pas de leur emploi une méthode habituelle, car, outre qu'ils ne sont que des palliatifs provisoires, ils finissent par accroître la constipation.

Le traitement chirurgical consiste dans la dilatation lente et progressive faite avec la plus grande prudence, tous les 2 ou 3 jours, et sans laisser à demeure le corps dilatant (grosse mèche de charpie ou canule en caoutchouc, enduite de pommade belladonée). — Cette méthode, si elle ne guérit pas radicalement, procure du moins un soulagement marqué, très apprécié du malade ; elle prolonge l'existence et la rend supportable. — Dans les cas où elle est tout à fait insuffisante, on a recours à l'électrolyse et en dernier lieu à la rectotomie, qui consiste à diviser toutes les parties molles postérieures, y compris la paroi et le sphincter, depuis l'anus jusqu'au coccyx. On la pratique avec le bistouri, l'écraseur linéaire, ou mieux encore le thermo-cautère.

BIBLIOGRAPHIE RELATIVE A LA SYPHILIS TERTIAIRE DE L'ESTOMAC, DES INTESTINS ET DE LA RÉGION ANO-RECTALE. — ALLINGHAM, *Diseases of the rectum*, trad. par Poinsot. (Paris, 1877.)

BERGER, *Rétr. syph. du rectum*. (*Gaz. Hôp.*, 1883.)

SECTION V. — *Syphilose tertiaire du foie et des autres glandes annexes du tube digestif.*

§ Ier. — SYPHILOSE DU FOIE.

De tous temps le foie a été pour les médecins une mine inépuisable de théories. Aussi n'est-il pas étonnant qu'on lui ait fait jouer un rôle considérable dans la genèse de la syphilis. Les idées de Galien sur l'importance de cette glande régnaient à la fin du quinzième et au commencement du seizième siècles. Elles déteignirent sur les conceptions qu'on se fit de l'étrange et terrible épidémie qui envahit l'Europe à cette époque. Benedetti, un des plus anciens syphiliographes, rapporte qu'à l'autopsie d'un jeune gentilhomme syphilitique, on trouva que la capsule du foie était érodée. — En 1540, Lecoq soutenait « qu'une qualité nuisible et pestilentielle pullule dans le foie des syphilitiques. » —En 1555, Fallope, de Padoue, supposait que la sanie virulente pénètre dans les veines, « et que, comme ces veines atteignent au foie et non au cœur, il s'ensuit que le foie est atteint d'abord et en lui-même, et ce foie étant le seul organe toujours lésé est, par conséquent, le siège de prédilection de cette maladie. » — Brassavole et Montanus soutenaient les mêmes idées. — En 1563, Tomitanus mentionna

CORNIL, *Gommes de l'estomac.* (*Soc. méd. des Hôp.*, 1874.) — CROTE, *On syph. rectum.* (*Med. Times and Gaz.*, 1865.) — CULLERIER, *De l'entérite syphilitique.* (*Union médicale*, 1854.) — CURLING, *Diseases of the rectum*, 1851.

DE SANTI, *Étude sur le rétr. syph. du rectum.* (*Rev. méd. de Toulouse*, 1878.) — DESPRÈS, *Chancre phagédénique du rectum.* (*Archiv. de méd.*, 1868.) — DUJARDIN-BEAUMETZ, *Observ. de syph. tert. viscérale.* (*Gaz. Hôp.*, 1866.)

FIOUPE, *Ulc. simple de l'estomac ; syph. probable.* (*Progrès méd.*, t. II, p. 425.) — FOLLIN, *Rétr. de l'œsoph.* (*Traité de path. externe*, t. I.) — A. FOURNIER, *Lésions tertiaires de l'anus et du rectum.* (*Ann. de derm. et de syph.*, 1875.)

GALLIARD, *Syphilis gastrique et ulcère simple de l'estomac*, (*Arch. g. d. med.* Janv. 1886.) — GODEBERT, *Essai sur le rétr. syph. du rectum*, 1873. — GOSSELIN, *Fistule anale syph.* (*Gazette des hôpit.*, 1880.)

LEUDET (de Rouen), *Mémoire sur les lésions de la syph. viscérale.* (*Monit. des sciences*, 1860.) — LUTON, *Rétr. œsoph.* (*Nouv. Dict. de méd. et de chir. prat.*, art. Œsophage, 1879.) — LUIGI LAURENZI, *Entero-péritonite gommosa sif.* (*Giorn. delle malattie ven.*, 1871, t. II.)

MASON, *Syph. les. of the rectum.* (*Ann. Journ. of med. sc.*, 1873.) — MOLLIERE, *Traité des mal. du rectum et de l'anus.* — MONNOT, *Contribution à l'ét. du syph. ano-rectal.* (Th. Paris, 1882.)

PAGET, *Syph. Diseases of the rectum.* (*Br. med. Journ.*, 1870.) — PINGUET, *Des méth. thérap. pour le rétréciss. du rectum.* (Th. Paris, 1873.)

RICARDO, *Rétr. fibr. du rectum.* (Th. Paris, 1868.)

TRÉLAT et DELENS, *Rétr. du rectum.* (*Dict. encycl. des sc. méd.*)

WARFWINGE et C. BLIX, *Syph. int.* (*Ann. de derm.*, 1878-79.)

comme lésions du foie qu'il avait trouvées sur le cadavre de quelques syphilitiques « une sorte de gale et de pustules. » — Par contre, Botal affirmait qu'il n'avait jamais rencontré la moindre altération dans le foie des syphilitiques.

Vers le commencement du dix-septième siècle, les élucubrations galéniques furent remplacées par d'autres. La chimiâtrie les détrôna. Ce fut une éclipse momentanée pour le foie. Mais Astruc (1740) ne manqua pas de le faire engorger par la syphilis, comme il faisait engorger tout le reste. Et il y a du vrai dans son galimatias, reproduit, amplifié, commenté par les plus illustres médecins de cette période, Van Swieten, Boerhaave, Fabre, Lassus, etc. — « La jaunisse, dit Rossen de Roseinstein (1764) dans son *Traité des maladies des enfants*, a été remarquée par de bons observateurs parmi les accidents de la syphilis, et dans ce cas elle peut guérir par le mercure. » — Voilà qui est bien parlé. — Écoutez encore Hufeland : « L'hydropisie peut être de nature syphilitique »; Portal (1812) : « Le foie peut être quelquefois affecté par le vice vénérien peu de temps après que ce vice a été contracté et d'autrefois à des distances plus ou moins éloignées de la cohabitation impure ». — Rayer (1835) mit en lumière un fait capital sur lequel j'ai beaucoup insisté au sujet des néphrosyphiloses, à savoir la coïncidence qu'il avait fréquemment rencontrée entre les néphrites albumineuses d'une part et les maladies du foie de l'autre, chez les malades atteints de syphilis constitutionnelle. — M. Ricord (1839) trouva dans le foie et décrivit des lésions qu'il compara aux gommes du tissu cellulaire sous-cutané.

Mais c'est avec Dittrich (1849) que commencèrent nos connaissances les plus sérieuses sur la pathologie syphilitique du foie, puisqu'elles avaient pour base 46 observations. — A partir de cette époque, les travaux sur la syphilose du foie se multiplièrent en quelques années.

Parmi les plus importants il faut citer ceux de Gubler, d'Yvaren, de MM. Luton, Virchow, Frerichs, Wilks, Leudet, Hérard, Lancereaux, Cornil et Ranvier, et surtout la thèse très remarquable de M. le docteur Lucien Lacombe (1874) et, plus récemment, celle de M. Delavarenne (1879), qui mérite aussi les plus grands éloges. — Bien d'autres ont écrit sur ce sujet depuis quarante ans. Ils ne seront pas oubliés dans la bibliographie.

Fréquence. — Il est assez difficile de dire dans quelle proportion numérique exacte le foie est attaqué par la syphilis. Assurément sa syphilose occupe une des premières places parmi les viscéropathies spécifiques. Elle l'emporte de beaucoup, à tous égards, sur celles de l'estomac, du tube intestinal, du poumon et peut-être du rein, etc. — Mais en est-il de même pour la névraxe et surtout pour le cerveau? Non. Je puis affirmer d'après mon expérience personnelle que tout syphilitique, quels que soient la forme et le degré de sa syphilis, quelles que soient les conditions dans lesquelles il se trouve placé, et par ce fait seul qu'il est infecté, se trouve bien plus dans l'imminence d'une détermination sur l'encéphale que sur l'organe hépatique.

Chronologie. — La chronologie nous en donne la raison dans une certaine mesure. En effet, la syphilis du foie fait essentiellement partie de la période tertiaire. Il est très rare, quoi qu'on en ait dit, de la voir apparaître peu de temps après l'accident primitif. Les intervalles de 4, 9, 14, 15, 24 et même 40 ans, depuis le début de l'infection, sont les plus communs. Elle coïncide dans la grande majorité des cas avec les accidents tertiaires de la dernière période, les gommes du tissu cellulaire sous-cutané, les exostoses, les nécroses, les pharyngopathies ulcéreuses, etc. — Bien au contraire, les affections syphilitiques de l'encéphale surviennent fréquemment à une époque peu éloignée du chancre. Elles appartiennent tout autant aux syphilis jeunes qu'aux syphilis anciennes, et peut-être plus à celles qui sont bénignes et éphémères dans leurs manifestations extérieures, qu'à celles qui sont vouées dès leur origine aux processus successifs et interminables du tertiarisme.

C'est un fait que j'ai mis en lumière il y a 16 ans et mon expérience depuis 1872 n'a fait que le confirmer. Combien d'autres après moi ont rapporté de cas d'encéphalopathies précoces ! — En est-il de même pour le foie? Comptez les déterminations précoces de la syphilis sur cet organe. Ce sera facile. Il n'y en a qu'une dizaine qui réunissent toutes les conditions d'authenticité qu'on est en droit d'exiger. C'est qu'il ne faut pas prendre pour une syphilose hépatique tout ictère qui d'aventure se produit pendant la première phase de la maladie constitutionnelle. Tant d'autres causes peuvent lui donner lieu, qu'on est en droit d'élever des doutes sur son origine spécifique, quand il traduit à lui seul la souffrance du foie. — Pour déclarer que cet organe est réellement touché par la syphilis, il faut que quelques modifications matérielles se soient produites en lui, qu'il soit pour le moins augmenté de volume, que tout ne se réduise pas à un simple trouble fonctionnel.

Eh bien, quoique mon attention soit fixée depuis 20 ans sur les déterminations viscérales précoces de la syphilis, je n'ai trouvé qu'un seul cas de syphilose hépatique méritant cette épithète. — Je crois, par exemple, qu'il n'en existe pas un seul plus indiscutable que celui-là, car, en dehors de toute autre cause que la syphilis, je vis se développer sous mes yeux, et en pleine période secondaire, au milieu des accidents multiples des 8 ou 10 premières semaines, intimement mêlée à leur évolution et en partageant les vicissitudes, une affection hépatique caractérisée non plus par l'ictère seulement, mais par l'hypertrophie de l'organe et par des douleurs dans l'hypochondre droit et l'épigastre.

§ II. — Syphilis précoce ou secondaire du foie.

Cette observation est trop typique pour que je ne la résume pas ici. Je l'ai communiquée à M. Delavarenne qui l'a reproduite tout au long dans son excellente thèse. Elle me fournira l'occasion de dire quelques mots sur la *syphilis secondaire du foie* dont on a singulièrement exagéré la fréquence et la portée.

Le malade, âgé de 36 ans, scieur de long, entra le 18 février 1876, dans mon service, à l'hôpital du Midi, salle 8, n° 36. — Il était grand, vigoureux, bien constitué, d'une bonne santé et n'avait jamais eu aucune manifestation diathésique, ni aucun symptôme de maladie chronique, lorsqu'il contracta la syphilis au commencement de l'année 1876. — On ne trouva dans ses antécédents qu'une fièvre typhoïde en 1863, et un chancre mou en 1872. — Pas d'alcoolisme, ni d'impaludisme.

Son dernier chancre, quoique compliqué d'un bubon suppuré, était bien réellement syphilitique. Son pus et celui de son bubon furent inoculés sans résultat. Il fut très long à guérir malgré le traitement interne employé dès le début. L'adénopathie au contraire se cicatrisa très vite.

Les premières traces des accidents consécutifs firent leur apparition juste six semaines après le début du chancre et furent précédées de troubles constitutionnels assez sérieux : fièvre vespérale et nocturne, irrégulière, avec diaphorèse abondante ; agitation, insomnie, céphalées violentes surtout pendant la nuit ; douleurs dans les membres, faiblesse générale, etc. Ils consistèrent en une roséole érythémateuse, entremêlée de papules qui s'élargirent rapidement. — A la huitième semaine révolue de la syphilis, le genou droit puis le gauche devinrent douloureux, sans hydarthrose ; l'arthropathie ne tarda pas à se généraliser et sévit avec violence sur les coudes, les poignets, toutes les articulations de la main et du pied, etc. Elle dura 15 jours, avec des alternatives de mieux et de plus mal ; il y eut aussi des douleurs crampoïdes musculaires.

Elle était guérie depuis huit ou dix jours, lorsque le malade présenta sur la peau une teinte manifestement ictérique. Aucune cause autre que la syphilis ne pouvait expliquer cette affection hépatique, ni excès en quoique ce soit, ni catarrhe gastro-intestinal, ni secousse physique ou morale. Le traitement non plus ne pouvait pas en rendre compte ; il n'avait été commencé qu'au moment de l'invasion des accidents secondaires et avait consisté en 6 cent. de protoiodure d'hydrargyre chaque jour, auxquels j'avais ajouté plus tard 2 cuillerées à dessert de sirop de biiodure ioduré.— Cette syphilose hépatique débuta sans fièvre, sans troubles digestifs marqués, sans douleur, et ne donna lieu qu'à un sentiment de gêne et d'embarras au niveau de l'épigastre.

Tout ne se borna pas à la jaunisse ; au bout de 4 ou 5 jours, la palpation et la percussion du foie provoquaient une douleur légère et faisaient constater déjà une augmentation notable de volume. Au bout de huit jours, la teinte ictérique était devenue très foncée et orange, de jaune qu'elle était auparavant. En même temps grossissaient les papules plates et les plaques cutanées dont quelques-unes atteignirent les dimensions d'une pièce de un franc et s'érodèrent.

État du malade au quinzième jour de l'hépatosyphilose : pouls 68, régulier. Peau fraîche. Temp. 37,8. Langue humide, rose, peu chargée. — Légère inappétence. — Pesanteur gastrique après l'ingestion des aliments. Un peu de douleur à la pression de l'épigastre, près de la ligne médiane à droite. Ventre plat et souple. Une ou deux garde-robes par jour, fétides et décolorées.

Le bord supérieur, du foie remontait jusqu'à la sixième côte et son bord inférieur descendait à trois travers de doigt au-dessous du rebord des fausses côtes, il ne dépassait la ligne médiane que de 2 centimètres. Sa surface, dans la partie accessible à la palpation ne présentait ni bosselures ni anfractuosités. En arrière, à droite, matité hépatique dans le tiers inférieur de la poitrine. — Légère voussure épigastrique. — Rate normale.

Peau et muqueuse fortement teintées en jaune orangé. — Dans les urines, ni sucre, ni albumine, mais très grande proportion de matières colorantes. — Pas d'hémorrhagies.

Larges papules plates dans le dos, sur les flancs, les avant-bras et les jambes. Nombreuses croûtes d'impétigo dans le cuir chevelu. — Plaques cutanées squameuses ou croûteuses. Céphalalgie frontale avec vertiges. Sommeil. État général assez bon.

Dès l'apparition de l'ictère, j'avais suspendu le traitement spécifique, mais je le repris quand l'hypertrophie du foie m'eut démontré qu'il s'agissait bien là, non pas d'un simple trouble de la sécrétion biliaire, mais d'une véritable hépatosyphilose subinflammatoire. Je donnai 2 grammes d'iodure de potassium vers le quinzième jour de l'affection, à l'époque où elle atteignit la plénitude de son développement. Elle resta stationnaire environ une semaine, puis elle commença à décroître lentement. — L'amélioration se traduisit vers le vingt-cinquième jour, par le retour de l'appétit et des forces et une coloration moins foncée de l'ictère. Mais à cette époque le malade fut tourmenté par de nouvelles crises de douleurs rhumatismales et surtout névralgiformes dans les jointures et dans la continuité des membres.

Au trentième jour de l'hépatosyphilose, la situation était devenue excellente ; peu ou plus de douleurs, syphilide papulo-érosive en voie de guérison. — Le foie descendait moins bas au-dessous des fausses côtes, l'ictère s'effaçait de jour en jour. — Retour des forces. Grand appétit. Disparition des vertiges. Le malade se levait, ce qu'il n'avait pas fait depuis plusieurs semaines.

Cinquante jours après l'apparition de l'ictère, il put sortir, à peu près complètement guéri.

Est-il possible d'élever quelque doute sur la nature syphilitique de cette affection du foie? Qui aurait pu la produire si ce n'est la maladie constitutionnelle? N'en a-t-elle pas été une émanation directe au même titre que les arthropathies, les algies névralgiformes, les papules, les plaques cutanées, l'impétigo? Et remarquez bien le processus : l'augmentation progressive du foie, son hypertrophie stationnaire, puis sa décroissance graduelle, la coloration très intense et orangée de l'ictère, la douleur épigastrique vers le lobe gauche du foie qui paraissait la partie de l'organe la plus atteinte; puis spontanément, ou sous l'influence de l'iodure de potassium, l'amélioration et une guérison définitive qui a marché parallèlement à celle de tous les autres accidents dont l'évolution s'est pour ainsi dire combinée d'une façon intime avec celle de l'hépatosyphilose. — Que faudrait-il de plus pour entraîner la conviction?

Y a-t-il d'autres observations aussi probantes que celle-là? — Deux, dues à M. Luton, sont également incontestables :

Soixante-quinze jours après la guérison d'un chancre infectant, douleurs assez vives dans l'hypochondre droit, augmentation de volume du foie, et, quatre jours après, ictère. En même temps, poussées de plaques muqueuses dans la gorge et roséole. Aucune autre cause que la syphilis.

Chez le second malade, au dixième mois de l'infection, plaques muqueuses, syphilide érythémateuse et en même temps ictère très intense et hypertrophie du foie. — Aucune autre cause que la syphilis.

Dans le *Traité de la syphilis* de M. Lancereaux, on trouve trois observations qui lui sont personnelles et une recueillie par M. Biermer. Sur ces quatre cas d'hépatosyphilose précoce, deux sont très probants :

Chez un malade, en même temps que se produisait l'éruption de la roséole et des plaques muqueuses, le foie devint douloureux, se tuméfia et il y eut une suffusion ictérique. Perte d'appétit, douleurs musculaires et articulaires violentes. Céphalalgie intense. Aucune cause occasionnelle.

Chez une jeune femme de 18 ans, ictère franc, avec gonflement sans douleur notable du foie, ni spontanée ni provoquée à l'hypocondre, survenu en même temps que l'angine, les plaques muqueuses, les syphilides papulo-lenticulaires, l'alopécie de la période secondaire.

Dans l'excellente thèse du docteur Lacombe, outre trois cas d'hypertrophie hépatique avec ou sans douleur, *mais sans ictère*, pendant les premières phases de la syphilis, nous trouvons la suivante qui est plus détaillée et fort curieuse :

Huit mois après le coït infectant, la malade fut prise de roséole, de plaques muqueuses, d'alopécie. Quelques jours après survint un ictère avec gonflement du foie *et de la rate* et des douleurs dans le côté droit, à la percussion. En même temps apparurent des exostoses au front et à la clavicule. — Perte d'appétit. — Douleurs nocturnes de tête très vives. — Amélioration sous l'influence du traitement. L'ictère ne dura que 17 jours. Le gonflement du foie persista deux mois et demi environ.

Un cas à peu près semblable se trouve dans le premier fascicule des affections du foie de M. le docteur Quinquaud : jaunisse, hypertrophie du foie, céphalée nocturne et syphilides exantématiques. — Le foie mit quatre mois à reprendre son volume normal.

Tout en étant précoce, la syphilose du foie coïncide parfois avec des manifestations d'ordre tertiaire. C'est ce qui a lieu dans les syphilides malignes. En voici deux exemples communiqués à M. Delavarenne par M. le docteur Quinquaud :

Chancre ulcéreux sublingual, survenu un mois après le coït infectant. — Au deuxième mois du chancre, troubles constitutionnels graves, et peu de temps après, éruption d'une syphilide maligne généralisée, constituée par de larges plaques cutanées psoriasiformes ou suppurantes et par des pustules d'ecthyma. — C'est en pleine éruption, vers le troisième mois du chancre, que le malade commença à ressentir un peu de pesanteur dans l'hypochondre droit, une légère sensibilité épigastrique et des douleurs abdominales. Le foie dépassait de deux travers de doigt le rebord des fausses côtes sur la ligne médiane mamelonnaire. On le sentait à peine sur la ligne sternale. — Aucune bosselure, aucune tumeur à sa surface. — Submatité hépatique, en arrière, dans le quart inférieur de la poitrine. — La rate était également plus volumineuse qu'à l'état normal. — Il existait une petite quantité d'albumine dans les urines. — Pas d'ictère. — On ne trouvait dans le passé du malade ni dans les conditions actuelles de son existence, aucune cause à laquelle on pût rattacher cette affection hépatique. Il s'agissait donc bien d'une syphilis maligne précoce, avec détermination, vers le troisième mois de l'infection, sur le foie, sur la rate, et probablement aussi sur les reins. — Sous l'influence du traitement spécifique, l'albumine disparut au dix-septième jour, le foie commença à diminuer vers le huitième, mais il ne revint à son état normal qu'après une médication mixte de deux mois.

Il est évident que la syphilis était seule responsable de la tuméfaction douloureuse survenue dans les viscères des hypochondres. Un seul symptôme faisait défaut, c'était l'ictère. Il n'est pas indispensable et il y a bien des cas d'hépatosyphilose dans lesquels il ne se montre pas. — Il existait dans le fait suivant et il dura même trois mois.

Le jeune malade, âgé de 19 ans, avait eu un chancre infectant de la verge après un mois d'incubation. — Au deuxième mois de ce chancre, troubles constitutionnels très sévères : fièvre, sueurs profuses, courbature excessive, céphalées nocturnes, qui durèrent 12 jours. Puis, arthropathies du coude et du genou droit, avec épanchement léger dans ce dernier, qui furent guéries au bout de 10 jours.

C'est à peu près vers cette époque, c'est-à-dire vers le deuxième mois du chancre, que le malade se plaignit d'une gêne épigastrique sans fièvre, avec un peu d'inappétence. Ensuite son ventre augmenta de volume. — Quelques jours après, éruption érythémateuse par plaques disséminées sur tout le corps, croûtes au cuir chevelu, etc.

Le foie débordait notablement les fausses côtes. Il présentait une tuméfaction diffuse, dénotant une hypertrophie générale et non partielle. Ni saillies ni dépression à sa surface. — La rate était également hypertrophiée. — Ictère très foncé, d'une couleur jaune d'ocre. — Urines non albumineuses, donnant avec l'acide nitrique la coloration verte, caractéristique de la biliverdine. — Matières fécales décolorées.

Une syphilide maligne pustulo-crustacée ne tarda pas à remplacer la première poussée érythémateuse. Elle fut postérieure à l'hépatosyphilose. — Amaigrissement, cachexie. — Traitement mixte et tonique. — Au bout de quinze jours, le foie diminua de volume et l'ictère devint moins foncé. La guérison complète demanda trois mois de traitement. Cette affection hépatique dépendait uniquement de la syphilis. Ce jeune garçon n'avait jamais eu de fièvres intermittentes, il ne faisait point d'excès alcooliques et, avant son chancre, ni depuis, il n'avait présenté aucun dérangement des fonctions digestives, etc.

Une circonstance à noter dans ce fait, c'est que l'hépatosyphylose a précédé les déterminations sur la peau. Elle a été antérieure non seulement à la syphilide maligne pustulo-crustacée, mais aussi à l'éruption érythémateuse qui l'avait précédée et en avait été comme l'avant-coureur. — Elle est survenue entre les troubles constitutionnels et la première poussée du côté de la peau. En réalité elle a traduit, au même titre que la fièvre, les sueurs profuses, les céphalées et les arthropathies, l'impression immédiate et directe du virus sur l'organisme.

I. Je ne pense pas qu'il soit possible de trouver une hépatosyphilose bien authentique plus précoce que celle-là. Mais où commence la précocité, où finit-elle ? Quelles sont ses limites exactes ? — En général on peut appeler précoces toutes les déterminations viscérales ou autres qui, appartenant d'ordinaire à la période tertiaire de la syphilis, s'effectuent pendant sa phase virulente, c'est-à-dire pendant les deux ou trois premières années de l'infection. — Mais à quelle époque la viscéropathie la plus précoce peut-elle commencer ? Je ne pense pas que ce soit moins d'un mois ou un mois et demi après le début de l'accident primitif. Il faut que la deuxième incubation, celle de la syphilis généralisée soit accomplie. Toute manifestation viscérale qui survient avant cette époque doit être tenue pour suspecte en tant qu'émanation de la syphilis. Cette maladie ne peut pas produire des lésions loin de son foyer primitif, avant d'être devenue une infection généralisée. Supposez que dix jours après son chancre un malade fût frappé d'une attaque d'hémiplégie droite et d'aphasie. Seriez-vous autorisé à dire que cette encéphalopathie est syphilitique ? Non. — Mais vous auriez certainement des motifs très plausibles pour le supposer, si de pareils accidents s'étaient produits vers le deuxième ou le troisième mois du chancre, en pleine explosion des troubles constitutionnels et des premières manifestations matérielles de la maladie. En fait de précocité, on est tombé dans l'exagération, surtout lorsqu'il s'est agi des déterminations sur le foie.

Croit-on que ce ne serait pas une grosse erreur pathologique d'attribuer à la syphilis une jaunisse qui se montrerait une ou deux semaines après le chancre ? C'est pourtant ce qui a été fait. — Il faut exclure de la syphilis toutes les affections hépatiques qui surviennent pendant la deuxième incubation, fussent-elles constituées non seulement par l'ictère, mais aussi par l'hypertrophie du foie. Aussi je ne puis admettre comme syphilitique l'ictère qui eut lieu quelques jours après le chancre *et deux mois avant les éruptions secondaires*, chez une malade dont l'observation recueillie par M. Martel, est rapportée dans la thèse de M. Lacombe. Je le puis d'autant moins qu'il y avait d'autres causes que la syphilis, et, entre autres, de mauvaises conditions hygiéniques pour produire cette jaunisse.

Quant à l'époque où finit la précocité des hépatosyphiloses, elle est encore plus difficile à déterminer. — Faut-il admettre avec M. Delavarenne, une catégorie des syphiloses hépatiques *intermédiaires*, c'est-à-dire placées entre la phase secondaire et la phase tertiaire, et participant de l'une et de l'autre, comme certaines syphilides cutanées et muqueuses ? Rien ne me paraît justifier cette division tout artificielle, ni la forme de l'affection, ni sa chronologie, car l'auteur y fait entrer les deux cas de M. Quinquaud ci-dessus résumés, dans lesquels les accidents hépatiques sont survenus précisément deux mois et demi et trois mois après le chancre. Il est vrai que les syphilides étaient malignes. Mais quoique tertiaires par leur processus anatomique, les a-t-on jamais rangées parmi les accidents de transition et les accidents réellement tertiaires ?

Comme date, la précocité cesse après la deuxième ou la troisième année de l'infection. — Du reste ce n'est pas la chronologie seule qui tranche cette question. Les caractères cliniques, le processus et les coïncidences spécifiques viscérales de l'affection doivent entrer aussi en ligne de compte. Les hépatosyphiloses précoces sont en effet des déterminations conjonctives subinflammatoires, qui n'ont point de tendance à se fixer dans le foie, à s'emparer définitivement de son parenchyme ou de son enveloppe fibreuse, pour les scléroser et y faire pousser des productions gommeuses, etc. Elles n'aboutissent jamais aux conséquences extrêmes du processus ; elles l'ébauchent seulement et s'en tiennent à sa première phase, comme le font du reste toutes les viscéropathies de cette période. Aussi n'entraînent-elles pas dans leur orbite, du moins la plupart du temps, la rate et les reins, ainsi qu'elles manquent rarement de le faire lorsqu'elles sont complètement tertiaires par leur chronologie et par leurs lésions. — De plus elles n'aboutissent jamais à cette cachexie abdominale syphilitique dont elles deviennent un des principaux facteurs aux phases ultimes de la maladie constitutionnelle. — Enfin elles sont susceptibles de se guérir spontanément, ou bien on en vient facilement à bout et en peu de temps au moyen des spécifiques.

II. — Tous les ictères qui surviennent chez les syphilitiques ne doivent pas être considérés comme la preuve d'une détermination de la maladie constitutionnelle sur le foie. A ce compte les hépatosyphiloses précoces seraient loin d'être des raretés. Pour ma part j'ai vu peut-être dix ou quinze cas d'ictère dans la phase secondaire de la syphilis, et cependant, sur ce nombre je n'en ai admis qu'un, celui dont l'observation a été relatée plus haut. Tant de causes peuvent produire la jaunisse qu'il n'est pas étonnant de la rencontrer quelquefois au début de la syphilis. Je suis même surpris qu'elle n'y soit pas plus fréquente. Est-ce que le traitement auquel on soumet les syphilitiques, les contrariétés, les chagrins, les peines morales de toute sorte, l'humiliation, la terreur, sans compter beaucoup d'autres motifs de perturbation pour tout l'organisme, est-ce que toutes ces conditions étiologiques ne seraient pas suffisantes la plupart du temps pour expliquer les troubles hépatiques et l'ictère catarrhal qui en est la conséquence? Aussi faut-il autre chose. — Tout d'abord il me semble indispensable que le malade ne se trouve point au moment même où il est atteint de jaunisse sous l'influence d'une ou de plusieurs des causes qui le suscitent habituellement: qu'il n'ait pas d'affection des voies digestives, d'embarras gastrique muqueux ou bilieux, d'entérite saisonnière, ou paludéenne, qu'il n'ait fait aucun excès de table, subi aucune commotion anormale, qu'il n'existe dans ses antécédents prochains ou même éloignés ni impadudisme, ni alcoolisme, etc. — Mais ce n'est pas tout : pour admettre que le foie a été touché par la syphilis, n'est-il pas nécessaire qu'il en existe une preuve matérielle ? Et où la trouver sinon dans une augmentation de volume, dans une hypertrophie congestive ou inflammatoire de la glande? — La douleur dans l'hypochondre droit et à l'épigastre fournit aussi une preuve en faveur de la spécificité ; mais elle est loin d'avoir la même valeur que l'hypertrophie.

Lorsque, en pleine période secondaire, au milieu de toutes les manifestations qui se produisent alors en foule, un peu partout, le foie se tuméfie et devient douloureux, sans aucune autre cause provocatrice que la syphilis, on peut affirmer que l'organe est spécifiquement atteint, alors même que l'ictère ferait défaut. Lorsque, au contraire l'ictère existe seul, sans hypertrophie du foie, on doit, toutes choses restant égales d'ailleurs, et qu'il y ait ou qu'il n'y ait pas de douleurs, mettre en doute la spécificité de l'affection. — L'hypertrophie hépatique constitue, selon moi, le vrai signe, le critérium capital de l'hépatosyphilose secondaire. Aussi je rejette la plupart des cas qu'on nous a donnés depuis 1853 comme des *ictères syphilitiques secondaires.* C'est à cette époque que Gubler publia dans les bulletins de la Société de Biologie, son *Mémoire sur l'ictère qui accompagne quelquefois les éruptions syphilitiques précoces.* — Cet ictère entra dans la syphiliographie sous son patronage. On l'accueillit avec beaucoup trop de complaisance. — J'espère qu'après les raisons que je viens de donner on se montrera plus sévère à son égard.

ANATOMIE PATHOLOGIQUE. — Quels sont les éléments morbides qui entrent dans la composition de l'hypertrophie secondaire du foie? Nous n'en savons rien d'une manière positive, car je ne crois pas qu'aucune autopsie en ait été faite. Mais il est fort probable que cette hypertrophie ressemble à celle qui caractérise le début de l'hépatosyphilose tertiaire, c'est-à-dire qu'elle résulte non pas d'un simple encombrement dans la circulation du foie, d'une hypérémie de ses vaisseaux, mais d'une diapédèse des globules blancs et d'une véritable prolifération d'éléments embryonnaires dans le tissu conjonctif de l'organe. —

Seulement ces produits morbides ne se réunissent pas en foyer sous formes de tumeurs gommeuses, ils ne s'épanchent pas en nappes épaisses d'infiltration scléro-gommeuse, ils ne s'organisent pas, se résorbent facilement et disparaissent sans laisser après eux aucune lésion permanente. — Ce qui prouve bien qu'il ne s'agit pas d'un simple mouvement congestif, c'est que l'hypertrophie persiste pendant deux ou trois mois ou même plus. Quelquefois avant de s'éteindre complètement, elle présente quelques alternatives de diminution et d'augmentation qui coïncident en général avec la disparition des syphilides, leur recrudescence ou de nouvelles poussées. — Il est impossible dans l'état actuel de nos connaissances sur ce sujet d'expliquer la pathogénie de ces lésions. Les hypothèses que nous pourrions faire ne serviraient à rien.

Étiologie. — Nous ne sommes guère plus avancés en fait d'étiologie. — L'extrême rareté de l'hépatosyphilose permet de supposer que la prédisposition individuelle joue un rôle considérable dans sa genèse. Les cas se répartissent à peu près également entre les deux sexes (sur 13 cas, 7 hommes et 6 femmes). Les saisons paraissent avoir quelque influence : sur neuf cas, six eurent lieu à la fin d'avril, à la fin d'août, c'est-à-dire vers une époque où les hypersécrétions biliaires sont communes. (Delavarenne.)

Description clinique. — L'*hypertrophie hépatique* qui constitue le symptôme capital est quelquefois la seule expression de la maladie du foie. Mais habituellement elle coexiste avec les deux autres symptômes, la douleur et l'ictère. — Sur treize cas, l'hypertrophie ne fut seule que trois fois ; dans les dix autres cas, il y eut ictère et la douleur ne manqua qu'une seule fois (Lacombe). D'ordinaire toutes les fois qu'il y a ictère, il y a aussi douleur. — Le foie dépasse le rebord des fausses côtes de deux ou trois travers de doigt. En déprimant la paroi abdominale à son niveau, on sent que sa surface est lisse, sans bosselures ni dépressions, et que son bord épaissi ne présente pas d'échancrures. Il est uniformément tuméfié dans toutes ses parties.

La *douleur* consiste en un sentiment de gêne et de pesanteur dans l'hypochondre ou à l'épigastre. Elle devient rarement aiguë et elle n'est jamais paroxystique comme dans les coliques hépatiques. La plupart du temps elle est et reste lourde, gravative, continue ou vaguement rémittente. La pression la réveille ou l'exaspère si elle est spontanée. Elle n'est pas plus intense la nuit que le jour. Des trois symptômes de l'hépatosyphilose, c'est elle qui se montre la dernière et qui disparaît la première.

L'*ictère* est un signe fonctionnel d'une grande valeur mais dont on a certainement exagéré l'importance. Gubler l'attribuait à une roséole des canalicules biliaires. C'est là une étiologie très contestable et dont on n'a point fourni la preuve anatomique. — Ne peut-on pas en dire autant de l'opinion qui fait provenir la jaunisse d'une hypertrophie des ganglions lymphatiques du hile, comprimant les canaux biliaires ? — Ce qui est bien certain, c'est qu'il y a obstacle au cours de la bile et résorption de ce liquide, puisqu'on a souvent trouvé les selles décolorées et que les urines qui teignent le linge en jaune, donnent avec l'acide nitrique la réaction verte due à la présence du pigment biliaire, au lieu de la couleur acajou qui caractérise l'hémaphéïsme.

Il est fort probable que le processus hypérémique, qui confine plus ou moins à l'inflammation, se propage aux canalicules biliaires et y suscite une prolifération de nouvelles cellules épithéliales, avec une desquamation des anciennes qui forment alors une sorte de bouchon s'opposant au libre cours de la bile. C'est par ce mécanisme plutôt que par les compressions ganglionnaires que se produit l'encombrement des voies biliaires et la résorption qui en est la conséquence. L'ictère serait donc le signe d'un état subinflammatoire de l'hypertrophie hépatique. « Il est, dit M. Delavarenne, consécutif au gonflement du foie ; d'abord peu intense, il met cinq ou six jours pour arriver à son degré maximum. Nous pouvons encore suivre là l'évolution anatomique. Au moment où les canalicules biliaires commencent à être malades, débute la teinte plutôt subictérique que franchement ictérique ; leur conduit n'est pas encore complètement obstrué ; l'obstruction ne devient complète qu'au bout de quelques jours ; alors l'ictère est formé et persiste dans cet état plus ou moins longtemps suivant le degré d'intensité atteint par la lésion, suivant les effets du traitement. » . . . .

Dans l'hépatosyphilose secondaire le processus s'effectue sourdement et sans susciter aucune réaction fébrile. La température reste normale et le pouls descend un peu au-dessous de la moyenne. — On a noté quelquefois des démangeaisons, mais jamais d'épistaxis ni d'hématémèse.

Les troubles digestifs font très souvent défaut au début de la maladie. Ils ne précèdent point son invasion et par conséquent on ne peut pas les accuser de l'avoir produite ou favorisée. Ils n'apparaissent que quelque temps avec les accidents hépatiques et comme leur conséquence naturelle. L'augmentation de volume du foie existe déjà depuis quelques jours, lorsque la langue, jusque-là rosée, se couvre d'un enduit saburral et que les digestions, de faciles qu'elles étaient, deviennent lentes, pénibles, douloureuses. Il se produit quelquefois des nausées et des vomissements ; les garde-robes sont rares et les matières fécales décolorées, etc. — Ce fait que la dyspepsie gastro-intestinale est postérieure à la détermination hépatique, n'a-t-il pas une grande valeur au point de vue du diagnostic ?

Les *coïncidences* spécifiques sont extrêmement nombreuses puisque l'hépatosyphilose se produit en pleine période secondaire et au moment où les manifestations de la syphilis généralisée se multiplient de toutes parts et se succèdent presque sans interruption : troubles constitutionnels prodromiques graves, plaques muqueuses, syphilides exanthématiques, papuleuses, érosives, pustuleuses, malignes, périostoses précoces, arthropathies, douleurs musculaires, céphalées violentes, etc. — Il est à remarquer que l'affection syphilitique du foie ne survient pas dans les formes très bénignes de l'infection, comme cela arrive fréquemment pour les cérébropathies. Elle appartient aux formes d'une moyenne intensité et peut être encore plus aux formes sévères, graves et même malignes, à celles qui s'emparent violemment de l'organisme, qui l'ébranlent, l'altèrent, l'affaiblissent, le cachectisent et tendent, dès le principe, à envahir les viscères profonds. Parmi ces derniers, outre le foie, il faut signaler la rate qui devient quelquefois volumineuse et les reins qui laissent dans quelques cas filtrer de l'albumine. Mais leurs lésions dans l'hépatosyphilose secondaire sont insignifiantes comme fréquence et comme gravité, en comparaison de l'importance quelles acquièrent à tous égards dans l'hépatosyphilose tertiaire des phases ultimes de la maladie constitutionnelle.

Le *processus* débute par la tuméfaction du foie, puis viennent l'ictère et la douleur qui ne la précèdent jamais et durent moins longtemps qu'elle, car tandis que l'hypertrophie ne se résout complètement qu'au bout de 3 ou 4 mois en moyenne, l'ictère s'efface d'ordinaire au bout de 5 ou 6 semaines et la douleur disparaît beaucoup plutôt. — La marche est continue et la terminaison toujours heureuse.

Les *ictères graves* qu'on a quelquefois observés dans la période secondaire de la syphilis ne dépendent point de cette maladie[1]. C'est une coïncidence tout à fait fortuite qui fait que ces deux maladies se rencontrent sur le même terrain. On s'accorde généralement aujourd'hui à reconnaître qu'il n'y a entre elles aucun lien de causalité. Et ce qui le prouve bien c'est la différence profonde entre les lésions de l'ictère grave chez les syphilitiques et de la véritable hépatosyphilose : tandis que cette dernière hyperplasie le tissu conjonctif sans toucher à ses cellules, l'autre, au contraire, attaque la partie active ou sécrétante et donne lieu d'emblée à une atrophie parenchymateuse aiguë.

Le *diagnostic* de l'hépatosyphilose secondaire se fait par élimination. Quand il est bien démontré qu'aucune cause autre que la syphilis n'a pu produire l'affection du foie, force est bien de la rattacher à la diathèse. Mais à une condition toutefois, c'est qu'il y ait une altération matérielle de l'organe, c'est-à-dire son augmentation de volume.— L'influence curative du traitement spécifique fournirait aussi, dans les cas douteux, un élément de diagnostic. — Le *pronostic* n'a rien de fâcheux, puisque l'existence n'est jamais compromise et que la guérison a toujours été obtenue. Reste à savoir si un foie qui a été atteint par la syphilis dans la période secondaire ne porte pas et ne garde pas en lui une prédisposition à l'être plus tard sous un mode plus sérieux. La clinique ne nous a fourni encore aucune donnée précise pour résoudre cette question. Toutefois il est à remarquer que parmi les syphiloses hépatiques tertiaires on ne trouve point, parmi les antécédents de la période secondaire, une première détermination précoce sur le foie. — Au nombre des circonstances qui assombrissent un peu le pronostic ordinairement bénin, notons l'hypertrophie simultanée ou consécutive de la rate et la présence de l'albumine dans les urines. — Ce n'est sans doute qu'une ébauche de syphilose abdominale généralisée; mais n'exprime-t-elle pas une imprégnation plus profonde, un degré plus avancé, une extension plus grande dans la détermination viscérale?

Le *traitement* doit être mixte : on administrera tout à la fois, et à des doses assez fortes, l'hydrargyre et l'iodure. On combattra par des purgatifs légers l'embarras gastro-intestinal, on donnera des toniques s'il y a un commencement de cachexie et on aura recours à des révulsifs tels que sinapismes, ventouses, vésicatoires, si la douleur est vive et l'hypertrophie aiguë et volumineuse.

§ III. — Syphilis tertiaire du foie.

L'hépatosyphilose tardive ou tertiaire est incomparablement plus commune que celle qui vient d'être décrite. Les recueils scientifiques

1. Sur un relevé de 63 cas, M. Lebert en a compté sept dans lesquels l'ictère malin était survenu chez des syphilitiques, soit à la première période, soit au début des accidents secondaires. Gubler l'a observé trois fois dans les mêmes circonstances. — M. Féréol a vu mourir d'ictère malin une femme qui avait des chancres indurés aux petites lèvres. — M. Lacombe rapporte plusieurs cas d'ictère malin chez des syphilitiques, un entre autres qui lui a été communiqué par M. Charcot et d'autres recueillis par M. Andrew et Hilton Fagge, etc.

en contiennent de nombreuses observations. Bien que beaucoup soient encore méconnues ou passent inaperçues, il n'y a pas d'années où on n'en présente plusieurs spécimens à la Société anatomique de Paris. On peut donc dire que son histoire est faite et qu'elle repose sur une base solide, parce que c'est l'étude de lésions tout autant que celle de la clinique qui en a fourni les matériaux. On a vu précédemment que c'était tout le contraire pour l'hépatosyphilose précoce. Dans la phase tertiaire de la syphilis, les déterminations qui s'effectuent sur le foie ont un caractère de ténacité et de permanence qui fait un contraste frappant avec la tendance résolutive des hypertrophies hépatiques secondaires. Et cependant, au fond, dans les deux cas, ce sont les mêmes éléments morbides qui sont en scène, mais leur rôle est différent. Ceux de la phase tertiaire ne disparaissent presque jamais sans laisser sur le foie une empreinte indélébile. Après l'avoir hypertrophié, ils le fragmentent en lobules, en mamelons, par des brides et des bandes scléreuses qui l'étranglent ; ils le déforment, l'atrophient, s'emparent de sa substance, compriment ses vaisseaux, ralentissent sa circulation, affament ses éléments actifs, et le condamnent à une insuffisance de ses fonctions qui ne vaut guère mieux que leur abolition complète. Cependant, comme le propre de ces lésions est d'être partielles, c'est-à-dire de ne pas embrasser au même degré la totalité de l'organe, il arrive qu'à côté des points sclérosés et atrophiés ou détruits, d'autres qui n'ont été que peu ou pas atteints redoublent d'énergie pour faire compensation et s'hypertrophient par la suractivité qui leur est imposée.

On a décrit trois formes anatomiques dans les hépatosyphiloses tardives : l'hépatite interstitielle chronique ou cirrhose, les gommes et la dégénérescence amyloïde. — Cette dernière n'appartient pas au processus syphilitique. C'est une lésion commune, banale qui n'a rien de spécifique, qu'on rencontre dans un grand nombre d'états morbides généraux et qui est ordinairement la conséquence d'une cachexie produite par une suppuration prolongée. Ce que nous avons dit à son sujet pour la syphilose du rein trouve ici son application. Elle fut signalée autrefois par Portal et plus tard par Rayer. M. Frerichs eut le tort d'en faire une forme particulière de la syphilose hépatique. On l'observe aussi fréquemment dans les cachexies tuberculeuses et scrofuleuses que dans la cachexie syphilitique. Elle entraîne une hypertrophie considérable de l'organe et donne une coloration ponctuée spéciale par l'emploi de l'iode et de l'acide sulfurique.

Restent donc l'hépatite interstitielle et la gomme. La première se rapproche du processus inflammatoire ordinaire. Elle présente toutefois dans ses localisations, dans de grandes entailles scléreuses dont elle laboure le foie, dans l'ensemble des déformations qu'elle lui fait subir, une physionomie morbide assez spéciale pour qu'elle ne soit pas méconnue ni confondue avec d'autres qui s'en rapprochent plus ou moins, parce qu'elles dérivent du même processus anatomo-pathologique. Mais cet ordre de lésions n'atteint jamais la haute spécificité inhérente aux tumeurs gommeuses. La gomme seule, dans le foie comme ailleurs, est absolument caractéristique. N'a-t-on pas été trop loin en séparant ces deux formes d'une façon aussi tranchée qu'on le fait habituellement? N'y a-t-il pas quelque exagération et même un contresens à considérer comme d'une nature presque différente deux ordres de lésions qui émanent directement de la même source diathésique? Leur coexistence plus fréquente peut-être dans le foie que partout ailleurs, leurs rapports intimes, leur fusion, ne protestent-elles pas contre cette étroite théorie dichotomique? — L'unité de lésion sous la variété des formes, voilà ce qui est vrai. En dehors de cette conception, il n'y a que des subtilités inutiles et inacceptables.

Étiologie. — On a dit que l'hépatosyphilose tertiaire se rencontrait principalement chez les personnes qui avaient négligé de traiter leur syphilis dans ses premières périodes. Ce qui le prouverait, c'est qu'un assez grand nombre de malades qui en sont atteints ignorent même qu'ils aient jamais eu la syphilis. — Cette proposition est peut-être contestable, si on la prend dans un sens trop absolu. Le traitement n'a pas une action préventive aussi puissante ni d'aussi longue portée qu'on se plait à le dire. — Toutefois il n'est point nécessaire, pour que l'hépatosyphylose tertiaire se produise, qu'elle ait été précédée d'une syphilis grave, maligne, à poussées successives interminables, formant comme une chaîne morbide plus ou moins longue depuis l'accident primitif jusqu'au foie syphilitique. Souvent la maladie constitutionnelle a longtemps sommeillé quand elle se réveille pour attaquer cet organe.

Et pourquoi celui-là plutôt qu'un autre? — Quelles sont les causes occasionnelles qui provoquent ou favorisent cette détermination? On a invoqué le traumatisme, et comme preuve de son influence, M. Virchow a fait remarquer que c'est d'ordinaire autour des ligaments suspenseurs coronaires, triangulaires du foie que l'on rencontre les premières lésions, parce que, en ces endroits, les tractions exercées sur l'organe font sentir plus vivement leur action. Trouvez-vous à cet argument une grande valeur? Voyez combien le foie de la femme est plus molesté que celui de l'homme par la pression du corset, et pourtant l'hépatosyphilose est moins fréquente chez elle que dans notre sexe.

Parmi les influences étiologiques, une des plus actives et des moins contestables, c'est l'abus de l'alcool. L'excitation qu'il produit, même à des doses trop faibles pour susciter la cirrhose qui lui est propre, est susceptible cependant de faire un appel auquel obéit la syphilis chez les individus prédisposés. Aussi trouve-t-on souvent des excès alcooliques dans les antécédents de l'hépatosyphilose tertiaire. — Le foie est un champ de prédilection pour les méfaits séparés ou réunis du syphilisme et de l'alcoolisme.

Les saisons, les climats jouent-ils un rôle dans la genèse de cette affection ? Je crois qu'elle est trop profonde, trop constitutionnelle pour subir des influences aussi transitoires et aussi superficielles que celles des saisons, du moins dans nos pays. Mais en est-il ainsi ailleurs ? — Dans son *Essai sur l'hépatite du Para*, M. Fereira, médecin de l'hôpital portugais du Para, nous dit qu'il n'a pas trouvé que la syphilis, qui est si répandue dans cette province, ait une préférence pour le foie, comme cela s'observe en Europe. — Par contre, dans la thèse de M. Sourrouille (1874), intitulée *Trois ans en Cochinchine*, nous trouvons une affirmation contraire : « Dans le cas d'une syphilis constitutionnelle, dit-il, il est rare que le malade s'en sauve. Il meurt cachectique ou à la suite d'une dysenterie hémorrhagique, ou de *cirrhose du foie*, dernier terme de la syphilis et le plus fréquent. » Auquel croire ? Choisissez. — Ce qu'il y a de plus clair dans tout cela, c'est que nous ne savons à peu près rien sur les causes accessoires et occasionnelles qui mettent en jeu l'action syphilitique et la concentrent sur le foie ou l'éparpillent en même temps sur d'autres viscères.

Anatomie pathologique. — Dans toutes les autopsies d'hépatosyphilose tertiaire, on trouve une *périhépatite* dont l'intensité paraît être en rapport avec celle des altérations du parenchyme. C'est elle qui donne lieu à ces adhérences nombreuses, épaisses, résistantes qui enchassent quelquefois complètement l'organe et l'unissent solidement aux parties qui l'entourent, surtout au diaphragme. — L'hyperplasie extrahépatique et le tissu conjonctif et fibreux qui en résulte, présentent des formes et des degrés variables, depuis les tractus celluleux lâches, à larges mailles, faciles à déchirer, jusqu'au tissu scléreux, dense, serré, coriace qui unit invinciblement le foie aux organes qui l'entourent et l'immobilise dans une coque étouffante. Ces néoformations se condensent principalement autour des ligaments suspenseurs et elles siègent de préférence sur la face convexe. Mais on les trouve aussi sur la face concave et sur les bords, soudant étroitement ces parties à l'intestin, à la rate, au rein, à l'estomac. Ce qu'il y a de particulier dans ces adhérences et ce qui les distingue de celles qui proviennent d'une périhépatite commune, c'est qu'elles ne sont pas disséminées au hasard sur la capsule d'enveloppe; elles correspondent toujours à une lésion analogue située dans l'épaisseur de l'organe. Ces tractus extrahépatiques et intrahépatiques s'unissent pour former des cages fibreuses qui fragmentent le foie et emprisonnent les parties du parenchyme qu'ils en ont séparées. Aussi quand on parvient à isoler l'organe en rompant ses adhérences, trouve-t-on au-dessous d'elles sur la capsule d'enveloppe, des coutures fibreuses, des brides et une lobulation d'autant plus prononcée que la sclérose périhépatique était plus ancienne et mieux organisée. — Outre ces adhérences, il existe à la surface du foie d'autres produits de l'hyperplasie périhépatique. Ce sont de larges plaques d'un blanc laiteux, d'un aspect nacré, qui s'étalent à la surface de la capsule de Glisson et occupent son épaisseur.

Le *volume* du foie varie suivant les différentes phases de l'hépatosyphilose. Il varie aussi suivant que telle ou telle partie de son parenchyme a été plus particulièrement touchée, car il est rare que les lésions s'y trouvent également distribuées, surtout quand la maladie est ancienne.

La syphilose tertiaire du foie débute comme sa syphilose secondaire par une hypérémie subaiguë, généralisée ou partielle, qui augmente dans des proportions plus ou moins considérables le volume de la glande. Il est rare qu'on puisse observer cette première phase, car, bien que procédant d'une irritation formative un peu inflammatoire, elle se développe souvent d'une façon fort insidieuse, sans douleur et sans ictère. Pourtant on l'a reconnue quelquefois pendant la vie et elle est admise par tous ceux qui ont écrit sur la syphilis du foie : Dittrich, Lancereaux, Biermer, Frerichs, Virchow, Cornil et Ranvier, Hanot, etc. — Cette hypertrophie initiale de l'hépatosyphilose, produite par des poussées congestives et inflammatoires, résulte d'une invasion d'éléments embryonnaires dans le tissu conjonctif du foie. Dès le début, avant qu'on puisse distinguer à l'œil nu sur sa surface une granulation, les espaces prismatiques qui séparent ses lobules sont épaissis et bourrés de jeunes cellules rondes. — Ces mêmes cellules s'épanchent dans la zone cellulaire de la capsule de Glisson; elles entourent et infiltrent les branches intralobulaires de la veine porte, et forment même autour de la veine centrale lobulaire une zone embryonnaire épaisse parfois d'un demi-millimètre, qui sépare cette veine du réseau des cellules hépatiques. Elles s'insinuent donc partout. — Durant cette période, caractérisée par l'abondance excessive de cette néoformation cellulaire, le foie est lisse, peu résistant et se laisse facilement déchirer. Quelquefois il subit de véritables poussées inflammatoires qui se propagent jusqu'aux canalicules biliaires et y produisent cette prolifération épithéliale, cet état catarrhal dont nous avons parlé plus haut, comme une cause d'encombrement des voies d'excrétion et d'ictère par rétention de la bile, etc., etc.

Après cette première période qui est forcément transitoire et ne se termine point ici par résolution comme dans les syphiloses hépatiques secondaires, la turgescence hypérémique diminue et la glande revient à son volume à peu près normal, mais sans s'y arrêter longtemps, car le mouvement de retrait une fois commencé s'accentue et se poursuit jusqu'à l'atrophie. Mais avant d'en venir là, certaines parties du foie, celles qui sont les plus touchées — elles le sont rarement toutes au même degré — se couvrent de petites éminences arrondies, du volume d'une tête d'épingle à celui d'une noisette, séparées les unes des autres par un épaississement fibreux de la capsule de Glisson. Le tissu hépatique est devenu en ces points plus résistant, plus condensé, moins facile à déchirer et il présente un commencement d'anémie. — Que s'est-il donc passé? Un commencement d'organisation dans les éléments embryonnaires, leur transformation en une trame conjonctive dont les mailles larges et lâches encore, se rétractent déjà suffisamment pour ébaucher une fine lobulation. — A ce moment du processus, ce qu'il y avait d'inflammatoire ou de subaigu s'est éteint. Les voies biliaires sont libres et les gaînes cellulaires périvasculaires ne se sont pas encore assez rétractées pour gêner la circulation sanguine au point de donner lieu à l'ascite. — C'est une sorte d'arrêt plus apparent que réel, une transition qu'on serait tenté de prendre pour une guérison, si on ne savait qu'à la période tertiaire les produits morbides ont une tendance invincible à aller jusqu'au point extrême de leur processus.

Aussi la véritable période de l'hépatosyphilose tardive est-elle *la période atrophique*. C'est elle qu'on rencontre à l'autopsie des syphilitiques qui sont morts par leur foie. Dans les autres périodes, la maladie de cette glande ne pouvait que contribuer à déterminer la mort; ici elle suffit à elle seule (Delavarenne).

La période atrophique que les autres avaient préparée est constituée par deux ordres de lésions, la *gomme* et la *sclérose*. Elles ne sont point indépendantes et il est exceptionnel de ne pas les constater toutes les deux sur le même foie. Elles procèdent de la même cause et sont la conséquence d'un même processus anatomique[1]. — Déjà dans la période antérieure on rencontre ces deux ordres de lésions, surtout la néoformation conjonctive; mais la gomme y apparaît aussi quelquefois sous forme de petits noyaux disséminés dans la trame cellulo-fibreuse.

1° *Cirrhose syphilitique du foie.* — C'est un singulier aspect que celui de cet organe, lorsque, débarrassé de ses adhérences périphériques, il montre à nu les ravages qu'y a fait la sclérose. Sa surface au lieu d'être lisse, unie ou finement granuleuse, est creusée d'entailles profondes qui se ramifient, se réunissent et circonscrivent de gros lobules arrondis ou irréguliers, saillants, isolés les uns des autres dans une grande partie de leur surface, quelquefois presque détachés et comme retranchés du reste de l'organe par les brides cicatricielles qui étranglent leur base. — Considéré dans son ensemble l'organe est alors monstrueusement déformé. Le lobe gauche est rapproché du lobe droit et il est devenu globuleux au lieu de s'étendre horizontalement. A proprement parler le foie n'est plus qu'un conglomérat de mamelons, de lobules cimentés à leur base par du tissu fibreux, et M. Lancereaux, qui a fait une savante description de la syphilis du foie, a eu raison de le comparer au rein des jeunes veaux. C'est surtout au voisinage du ligament suspenseur que se creusent les principaux sillons. La fragmentation lobulaire est beaucoup plus accentuée sur la surfaee convexe que sur la surface inférieure de l'organe. Les bords sont rendus mécon-

1. C'est un point que M. le docteur Lucien Lacombe a mis en lumière, mieux que personne, dans sa thèse. — Il a proposé de désigner l'une de ces lésions sous le nom de *syphilis infiltrée*, et l'autre sous le nom de *syphilis nodulaire*. « Tout tissu embryonnaire, dit-il, a deux destinées possibles : ou il mourra de bonne heure et pour ainsi dire d'inanition », c'est ce qui arrive dans les gommes, « ou il aura le temps de se développer, de devenir adulte et de constituer un véritable tissu conjonctif », c'est ce qui a lieu dans la cirrhose syphilitique du foie.

Parmi les meilleures descriptions qui aient été faites des lésions de la syphilis tertiaire du foie, je signale avec plaisir, celle qui se trouve dans la thèse de M. Delavarenne.

naissables par leur épaississement et par les entailles profondes qui les segmentent.

Dans certains cas où l'atrophie est très prononcée, la lobulation n'est pas aussi tranchée, et la surface du foie reste presque partout lisse et uniforme; mais il est rare qu'alors elle ne soit pas recouverte de larges plaques nacrées qui résultent d'un épaississement sclérosique de la capsule de Glisson et qui semblent brider les parties sous-jacentes. Dès ce moment, il existe çà et là des dépressions qui sont inégales, froncées, stellaires et dont les plis radiés vont se fondre dans les opacités de la capsule. Ces dépressions ne sont autre chose que des cicatrices dues à la résorption de gommes développées à la surface du foie, et elles constituent un signe presque pathognomonique de sa syphilose.

Bien que l'atrophie soit générale, il y a cependant des points sur lesquels elle est plus accusée que sur d'autres. L'uniformité est l'exception dans les foies syphilitiques. « Nous avons rencontré 6 fois une atrophie gauche qui 4 fois s'accompagnait d'une hypertrophie droite, et 7 fois une atrophie droite s'accompagnant 4 fois d'hypertrophie gauche. Enfin nous avons eu l'occasion de voir à la Pitié une hépatisation, dans laquelle le lobe carré était tellement hypertrophié, que le foie avait un volume équivalant au volume normal, malgré une atrophie énorme des autres lobes, surtout du lobe droit. » (Delavarenne.)

Cette hypertrophie partielle, qui contraste avec l'atrophie circonvoisine, est produite quelquefois par une dégénérescence amyloïde. Mais, ainsi que l'ont fait remarquer Leudet et MM. Lacombe et Delavarenne, elle provient surtout d'un surcroît d'activité déployé par les cellules intactes du foie pour suppléer à l'inertie ou à l'abolition fonctionnelle de celles qui ont été étouffées par la sclérose. C'est une véritable *hypertrophie compensatrice.* D'après M. Virchow, il y aurait dans ces cas d'hypertrophie une augmentation des acini et des cellules du foie. La compensation s'établit non seulement d'un lobe à l'autre, mais de lobule à lobule, et peut-être même va-t-elle beaucoup plus loin. N'est-ce pas à elle qu'est due la persistance pendant longtemps, d'un fonctionnement à peu près régulier de la glande hépatique, malgré les énormes lésions scléreuses dont elle est le siège?

Une conséquence singulière de ces lésions c'est de détacher parfois complètement un morceau de l'organe et d'en faire une tumeur distincte. Ce fait étrange a été observé par M. Alling et par M. Frantz Riegel. Dans ces deux cas, l'on avait découvert pendant la vie une tumeur de l'hypochondre grosse comme le poing, qui semblait indépendante du foie. A l'autopsie on reconnut qu'elle était constituée par du tissu hépatique, qu'elle en avait la structure et la lobulation, mais qu'elle ne tenait plus au reste de l'organe que par un pédicule fibreux long et grêle.

Sur la coupe d'un foie atrophié par la sclérose syphilitique, il est facile de voir que la lobulation de la surface se continue dans l'épaisseur du parenchyme. Des tractus, des brides, des bandelettes de tissu fibreux, s'entrecroisent en effet dans tous les sens et forment une trame à mailles larges dans lesquelles est comprimé le tissu hépatique. Il en résulte un mamelonnement semblable à celui de la superficie. Le cloisonnement intérieur est étroitement uni à celui des surfaces et n'en est que le prolongement. Les bandes qui forment le fond des entailles s'enfoncent, en effet, comme un coin entre les lobules. Leur tissu fibreux, dense, résistant, de couleur grise, s'amincit et blanchit à mesure qu'il devient plus profond et il s'unit aux tractus analogues qui divisent en îlots l'intérieur de l'organe. — C'est cette trame scléreuse qui donne au foie sa dureté, sa résistance et sa couleur jaunâtre.

Quand on examine ces lésions au microscope, on trouve que l'hyperplasie conjonctive est à la fois périlobulaire et intralobulaire, ce qui veut dire qu'elle ne s'est pas limitée comme dans la cirrhose vulgaire[1], à la périphérie du lobule, mais qu'elle a pénétré dans son intérieur partout où elle a trouvé du tissu cellulaire. — Les fils et les mailles de la trame fibreuse se multiplient sur l'objectif et deviennent innombrables, sans affecter dans leur arrangement et leur distribution aucune régularité. Cette trame est intéressante à observer surtout dans l'intérieur du lobule ; le tissu de nouvelle formation qui le pénètre y conserve encore la même forme de tractus, et le fragmente plutôt qu'il ne l'infiltre. Ces tractus cloisonnent le lobule dans tous les sens de la périphérie vers le centre, séparent les cellules par groupes et même les isolent les unes des autres. — Comment, ainsi enserrées par ce tissu fibreux, pourraient-elles conserver leur structure normale? Aussi sont-elles presque toujours altérées : elles grossissent, se remplissent de graisse, ou bien elles subissent en même temps que les parois des capillaires la dégénérescence amyloïde. En général elles ne sont atrophiées que dans le voisinage des cloisons fibreuses.

2° *Tumeurs gommeuses du foie.* — Si caractéristiques qu'elles soient les lésions précédentes ne donnent qu'une idée très incomplète de l'hépatosyphilose tertiaire. — Le signe spécifique leur manque ; je veux dire la gomme. — Mais si je ne vous en ai pas parlé jusqu'ici, c'était pour ne pas encombrer ma description, et point du tout parce que cette tumeur est rare ou incompatible avec le processus cirrhosique. — L'altération gommeuse du foie est au contraire beaucoup plus fréquente que sa sclérose, et elle lui est intimement associée dans la grande majorité des cas.

Les gommes du foie sont ordinairement arrondies et d'un volume variable, qui va de la grosseur d'un grain de millet à celle d'une noix ou même d'un œuf, elles sont lenticulaires, arrondies, ou en forme de haricot. Leur coloration est grise, blanche ou jaunâtre, leur consistance ferme ou un peu molle suivant le degré de leur évolution. Parfois elles ont l'aspect d'une sorte de magma d'où s'échappe un liquide d'apparence laiteuse, mais ordinairement elles présentent à la coupe une surface sèche, élastique, saillante au-dessus des parties voisines et limitée par une ligne anguleuse et non régulièrement circulaire. Tantôt elles sont groupées au nombre de quatre, cinq ou plus, formant des îlots distincts ; tantôt elles sont irrégulièrement disséminées un

1. La cirrhose alcoolique ne présente jamais ni les énormes lobules de la surface qu'on observe dans la cirrhose syphilitique, ni les vastes îlots de tissu hépatique circonscrits à l'intérieur par les cloisons de la sclérose spécifique. — Elle est constituée par des granulations petites et souvent égales, formant à l'intérieur et à l'extérieur de petits grains d'un jaune brunâtre, saillants, et du volume d'un grain de raisin. La capsule de Glisson est en général très peu épaissie, et on ne la voit pas labourée, comme dans la syphilis, par d'épaisses et larges bandelettes fibreuses. Elle adhère rarement aux organes voisins. Enfin, dans la cirrhose alcoolique, la prolifération conjonctive s'effectue spécialement autour des lobules et des vaisseaux porte. — Dans les maladies du cœur, le foie est induré, ferme, lisse à sa surface, d'un jaune pointillé de brun (foie noix muscade), mais il n'offre jamais les épaississements fibreux de la cirrhose syphilitique, ni ses déformations.

peu partout. Enfin il peut arriver qu'il n'y en ait qu'une seule et alors elle est ordinairement volumineuse.

Dans presque tous les cas où la glande hépatique a été envahie par des tumeurs gommeuses, elle contracte des adhérences solides et résistantes avec les organes du voisinage et en particulier avec le diaphragme. Ces adhérences s'effectuent surtout au niveau des gommes qui occupent la superficie de l'organe. — Il est à remarquer que, dans les tumeurs cancéreuses, de pareilles adhérences sont exceptionnelles. — Le foie qui contient des gommes est presque toujours lobulé et déformé, labouré de brides ou creusé de pressions cicatricielles, atrophié sur certains points, hypertrophié sur d'autres par compensation fonctionnelle ou dégénérescence amyloïde. En un mot, il présente l'ensemble des désordres organiques que produit à sa surface et dans son épaisseur, la sclérose spécifique. Il y a donc, à peu près constamment simultanéité entre les deux ordres de lésions. Et ce qui le prouve bien, c'est que, dispersées à la surface ou dans la profondeur du foie, les gommes sont toujours plongées au sein d'un tissu rétractile, grisâtre et vasculaire qui leur forme des loges distinctes d'où il est quelquefois possible de les énucléer. Il ne s'agit pas là d'une simple condensation de la masse du foie, produite par le refoulement des cellules hépatiques ; c'est bien en réalité une nouvelle formation de tissu conjonctif qui s'est effectuée. Elle fait partie du vaste système de réseaux rétractiles qui brident, segmentent et étouffent le parenchyme de l'organe. A la surface du foie, le mamelonnement n'est pas toujours constitué par la substance hépatique ; il y a parfois des lobules marronnés de grosseur variable, de forme hémisphérique qui ne sont autre chose que de grosses tumeurs gommeuses, d'un gris foncé à leur périphérie, jaunâtres à leur centre. Ce sont ces néoplasmes qui ont été souvent pris pour des tumeurs cancéreuses, et comme ils sont susceptibles de disparaître spontanément, ils ont fait croire autrefois à la curabilité du carcinome hépatique.

La guérison des gommes du foie est attestée par les cicatrices qu'elles laissent. Ces cicatrices, rattachées par Dittrich à leur véritable cause, ont été de la part de M. Lancereaux l'objet d'une étude approfondie. D'après ce savant anatomo-pathologiste les cicatrices hépatiques provenant de la syphilis se divisent en deux groupes : les unes résultent de l'hépatite interstitielle, les autres reconnaissent pour cause la résorption du produit gommeux. Nous avons étudié les premières ; occupons-nous des secondes. Les cicatrices qui remplacent les gommes se montrent sous forme de dépressions profondes, irrégulières, au fond desquelles existent un tissu fibreux abondant et des détritus de produits gommeux. Elles siègent habituellement vers la partie moyenne du lobe droit qui peut se trouver comme divisé en deux moitiés ; quelquefois on les rencontre au milieu du lobe gauche qui est alors réduit à une mince languette fibreuse (Lancereaux). — Dans l'intérieur de l'organe les cicatrices gommeuses donnent lieu à des noyaux fibreux irréguliers et stellaires dont les prolongements s'unissent et se confondent avec les tractus de la sclérose interstitielle [1].

1. Diagnostic anatomique du foie syphilitique. — On ne confondra pas les cicatrices gommo-scléreuses du foie avec la dépression transversale qui, chez la femme résulte de l'usage abusif du corset. — L'atrophie par lésion vasculaire présente une disposition en rapport avec la direction des vaisseaux, et la capsule fibreuse n'est pas épaissie à son niveau. — Les cicatrices traumatiques sont rares, ainsi que celles

Il y a une grande différence comme évolution entre les gommes internes et celles du tissu cellulaire sous-cutané ou sous-muqueux. Ces dernières, en effet, quand elles ne se résorbent pas, arrivent toujours à évacuer leur contenu au dehors et à s'ulcérer. Comment se fait-il qu'il en soit autrement à la surface des viscères ? Pourquoi les gommes superficielles du foie après s'être ramollies ne déversent-elles pas leurs produits dans le péritoine ? Peut-être le font-elles ? Qu'en savons-nous ? Mais si elles le font, pourquoi n'en résulte-il pas une péritonite ? — Il est probable cependant qu'elles se cicatrisent sans s'ouvrir et sans s'ulcérer. A-t-on jamais constaté des ulcérations gommeuses sur le foie dans les hépatosyphiloses tertiaires ? Je ne le crois pas. Quant aux gommes interstitielles force leur est bien de ne pas sortir de leur sphère, de garder en elles l'intégrité de leurs produits morbides, et de les conserver indéfiniment dans un certain état de *statu quo,* ou bien de les résorber.

Il est difficile de suivre ces produits morbides dans leur évolution, de déterminer leurs étapes et d'en préciser la durée. D'après quelques faits qu'il a observés, M. Lancereaux croit que le processus complet d'une gomme hépatique depuis sa naissance jusqu'à sa cicatrisation ne dépasserait pas une année. Cette évaluation n'est-elle pas un peu courte ? Et puis beaucoup de gommes ne s'arrêtent-elles pas en chemin ? Toutes aboutissent-elles à la cicatrisation ? C'est douteux. — Quelques-unes subissent une véritable pétrification ; mais le cas est rare.

L'analyse microscopique peut-elle nous donner la clé des transformations que subissent les gommes viscérales ? Présentent-elles des particularités de structure capables d'expliquer leurs divers modes d'évolution, etc.? Cette étude a été faite avec beaucoup de soins par M. le docteur Cornil pour les gommes du foie. (*Leçons sur la syphilis*, pp. 374-87.) — On voit à l'œil nu dans les gommes du foie trois zones distinctes ; 1° la partie centrale de la tumeur qui est jaune ou gris jaunâtre, opaque et caséeuse ; 2° la coque fibreuse semi-transparente qui

qui sont consécutives aux abcès du foie. En général, il sera possible de distinguer les cicatrices syphilitiques du foie de celles qui sont produites par d'autres causes.

Les tubercules du foie atteignent rarement un volume considérable, et ce sont ceux-là seuls qui pourraient être confondus avec les gommes. Alors la partie centrale du tubercule est caséeuse ou molle, puriforme ou crayeuse et analogue à du mastic. La gomme est toujours plus dure, d'une élasticité fibreuse au centre et à sa périphérie. De plus elle est entourée d'une coque fibreuse qui est incomparablement plus dense et plus épaisse, plus ramifiée que celle qui enveloppe le tubercule. — Quant aux tubercules hépatiques miliaires, grisâtres ou transparents qui sont les plus fréquents dans cet organe, il serait difficile de les confondre avec des gommes. Et puis, les tubercules, quels que soient leur forme et leur volume, ne coïncident-ils pas avec des lésions de même nature dans d'autres viscères et principalement dans le poumon ? — Pour ce diagnostic anatomique, l'examen à l'œil nu est plus digne de confiance que l'analyse histologique. — « La plupart des lésions anatomiques, a dit avec beaucoup de raison M. Cornil, qu'elles siègent à la peau, qu'elles soient apparentes ou qu'elles soient cachées dans la profondeur des organes internes, sont caractérisées surtout par leur forme et leur disposition générale, plus que par les phénomènes histologiques qui se passent dans les tissus. » — Cependant la présence du bacille de Koch dans une tumeur ne serait-elle pas, malgré les apparences contraires, un argument irréfutable en faveur de sa nature tuberculeuse ?

Le foie cancéreux ne contracte pas, comme le foie syphilitique, d'adhérences avec les organes voisins ; il n'offre de cicatrices ni dans sa profondeur, ni à sa surface. La tumeur cancéreuse est en rapport direct avec le tissu de l'organe et n'en est pas séparée comme la gomme par une coque fibreuse, épaisse et grisâtre. — Sa forme est marronnée, avec dépression centrale, et non globuleuse comme la tumeur syphilitique. De plus, elle est très vasculaire contrairement à cette dernière. Ici, dans les cas douteux, le microscope peut être d'un grand secours, car le carcinome, le sarcome, l'épithéliome à cellules cylindriques, etc., n'ont aucune espèce d'analogie avec les syphilomes.

l'entoure; 3° une zone formée par le tissu ocreux ou rouge du foie. — Cette dernière est traversée irrégulièrement par les prolongements fibreux de la deuxième zone qui vont se réunir aux tractus scléreux qui entourent les lobes et les vaisseaux périlobaires, etc. — A un fort grossissement on trouve que la partie centrale est composée de cellules rondes, grenues, atrophiques, très petites, disposées en îlots, au milieu d'une substance fondamentale fibrillaire. — Les cellules centrales de chaque îlot sont plus grenues et plus atrophiées que celles de la périphérie. — Autour de la masse centrale de la gomme il existe une bordure cellulaire demi-transparente, formée par des fibres de tissu conjonctif laissant entre elles *des espaces plasmatiques et lymphatiques.* Ces espaces sont remplis par des cellules rondes, granuleuses ou graisseuses.

Cette zone est très importante et joue un rôle considérable dans l'évolution, parce que c'est elle qui résorbe les éléments caséeux de la masse centrale et les digère pour ainsi dire avant qu'ils ne pénètrent dans les vaisseaux lymphatiques et de là dans la circulation générale. Elle se condense, se sclérose de plus en plus et s'opacifie à mesure que la gomme vieillit, et elle finit par devenir tout à fait fibreuse, lorsque ses fonctions de *membrane résorbante* sont rendues inutiles par suite du manque de matériaux à résorber.

Elle se confond alors avec la coque fibreuse la plus extérieure; toutes deux se resserrent sur elles-mêmes et finissent par former un noyau cicatriciel plein ou avec une cavité centrale très petite, dans laquelle restent encore quelques débris de la masse caséeuse qui ont échappé à la résorption. — Ces vestiges n'attesteraient-ils pas au besoin la nature gommeuse de la lésion, à défaut d'autres preuves? — Le système vasculaire des gommes s'oblitère quelquefois par coagulation de la fibrine ou entassements de cellules lymphatiques, et l'ischémie qui en résulte contribue sans doute grandement à la dégénérescence caséeuse et à l'atrophie du centre de la gomme. Mais d'un autre côté le mouvement de résorption s'en trouve ralenti, et peut-être ces gommes restent-elles indéfiniment dans le *statu quo* d'une flétrissure qui s'arrête en chemin, avant d'arriver à la cicatrisation définitive.

A mesure qu'elles vieillissent, les gommes se sclérosent dans toutes leurs parties : leur tissu fibreux s'accentue et ses fibres finissent par l'emporter sur les cellules, non seulement dans la zone périphérique, mais aussi dans le centre caséeux. C'est ce qui explique pourquoi ce centre est très dur, très fibreux, et nullement ramolli comme dans les tubercules. — En somme, les tumeurs gommeuses hépatiques, après une période d'augment et d'état deviennent caséeuses à leur centre; puis elles s'atrophient tout à la fois par résorption et par sclérose. — L'atrophie et la rétraction de toute la néoplasie *peuvent se continuer pendant des années.* La guérison et la disparition définitive des gommes du foie n'a lieu qu'au bout d'un nombre d'années indéterminé.

3° *Lésions des vaisseaux hépatiques.* — Il arrive un moment où la sclérose syphilitique comprime les vaisseaux portes et même les vaisseaux hépatiques et produit une ischémie progressive qui finit par entraîner l'ascite. Voilà quel est en gros le résultat des lésions vasculaires. Il ne diffère pas de celui qu'on observe dans la cirrhose vulgaire. — Mais il importait d'étudier en détail les altérations que la syphilis fait subir aux vaisseaux du foie et ce qui a été fait par M. Verflassen (Thèse d'Iéna, 1877). Pour lui les gros vaisseaux du foie ne sont intacts qu'au début de la syphilose hépatique. Plus tard ils sont toujours atteints. —

Une gaîne de tissu conjonctif serré les entoure, les aplatit latéralement, réduit leur lumière à une fente, met en contact leurs parois qui se soudent quelquefois par formation de tissu embryonnaire, etc. Comme ces lésions se trouvent au voisinage des gommes, dans l'épaisseur ou autour des masses conjonctives, il faut bien admettre que l'irritation spécifique s'est propagée jusqu'à eux et les a envahis. Mais on les rencontre aussi dans des points où le tissu du foie est resté normal, ce qui prouve bien qu'il existe une inflammation propre à la gaîne, indépendante jusqu'à un certain point du milieu qui l'entoure, et qui s'étend à toutes les ramifications du vaisseau. — Le processus se limite le plus souvent à la gaîne. Des plis parallèles à l'axe longitudinal s'observent dans la lumière des veines sclérosées, et en particulier dans les veines hépatiques. On en voit aussi quelquefois de transversaux. Les petites veines sont rarement plissées. Ces plis contribuent à diminuer le calibre des vaisseaux et font obstacle au cours du sang. Quelquefois les branches de la veine porte sont obstruées par des tumeurs, des excroissances, des productions pseudo-membraneuses ou des concrétions fibrineuses. — Tous les vaisseaux du foie, veine porte, veines hépatiques, veine cave, artère hépatique[1], finissent par être atteints dans leurs troncs et dans leurs ramifications par le processus scléro-gommeux.

En est-il de même pour les vaisseaux lymphatiques? D'après M. Hayem, il existerait une périlymphangite que l'on pourrait comparer à la lymphangite noueuse que l'on observe dans l'épaisseur de la peau. — Ce fait n'est pas commun puisqu'il n'a pas été signalé par d'autres observateurs.

4° *Lésions des canalicules biliaires.* — Ils sont beaucoup moins attaqués que les vaisseaux et on les trouve le plus souvent intacts. M. Cornil a constaté dans la syphilose du foie un fait qui se produit communément dans la cirrhose ordinaire, c'est la formation nouvelle de canaux biliaires fins, plus ou moins nombreux, au milieu du tissu conjonctif embryonnaire ou adulte qui forme la zone extérieure des gommes ou qui entoure les îlots hépatiques. Leur genèse est évidemment la même que dans l'hypertrophie scléreuse. — Ces canaux biliaires paradoxaux, anastomosés les uns avec les autres, représentent des trabécules de cellules hépatiques comprimées. Une traînée de ces cellules s'est transformée en un canalicule biliaire et les cellules sont devenues son endothélium, car les cellules hépatiques, après avoir perdu par compression leur forme spécifique, reviennent à l'état embryonnaire, et les trabécules se transforment en tubes composés de cellules indifférentes. Quant aux gros canaux biliaires, ils sont quelquefois plus ou moins oblitérés par la pression qu'exercent sur eux les bandes ou les masses scléreuses, et il en résulte un ictère par rétention biliaire. M. Lancereaux a signalé leur compression par des ganglions lymphatiques. M. Cuffer a vu la vésicule biliaire étranglée à sa partie moyenne par une bride de tissu rétracté.

5° *Lésions des cellules hépatiques.* — Au milieu de pareilles altérations qui portent une atteinte si profonde à la structure de l'organe en hypertrophiant et sclérosant sa trame conjonctive, que deviennent ses éléments actifs, quelles modifications subissent les cellules hépatiques? La syphilis ne s'attaque pas ici

1. Les artères sont souvent beaucoup plus altérées que les veines. Les lésions qu'on y a trouvées consistent en périartérite, hypertrophie de la tunique moyenne et surtout endartérite végétante pouvant devenir oblitérante.

plus qu'ailleurs à la partie noble et active de la glande; elle ne donne jamais lieu à une hépatite parenchymateuse. Elle n'agit sur les cellules qu'indirectement, par l'intermédiaire du tissu conjonctif. Celui-ci semble draîner pour nourrir sa monstrueuse hypertrophie, l'apport de sang qui leur revient; puis il les étouffe en se rétractant, de sorte qu'il en vient à bout tout à la fois par émaciation et par compression. De là leur étiolement, leur dégénérescence.

Elles deviennent granuleuses et se laissent envahir par de la substance amyloïde. Ces deux dégénérescences se produisent en proportions presque égales. Dans les dégénérescences adipeuses les substances grasses remplissent les cellules sous forme de granulations et de globules réfringents. Dans la dégénérescence amyloïde, les portions envahies augmentent de volume et présentent des taches d'une coloration transparente cireuse, qui offrent plus tard sur leurs coupes un aspect assez semblable à celui du saumon fumé et se colorent par points en un rouge intense qui passe au violet, quand on les traite par l'iode et l'acide sulfurique. Ce n'est point là une forme particulière de la syphilis hépatique. Il n'y faut pas voir non plus un effet du mercure sur le foie. Ni ce médicament, ni la maladie constitutionnelle ne jouent un rôle actif dans la pathogénie de cette affection, Elle est la conséquence du marasme et de la cachexie.

6° *Coexistences spécifiques.* — Parmi elles, il faut placer en première ligne la splénomégalie syphilitique, qui est quelquefois suivie d'atrophie. L'augmentation de volume de la rate est certainement plus fréquente que l'état contraire, et dans bien des cas elle lui est antérieure. Ces changements dans les dimensions de l'organe splénique sont extrêmement fréquents dans l'hépatosyphilose tertiaire, beaucoup plus que dans la cirrhose ordinaire. Il semble qu'entre les déterminations de la syphilis sur ces deux organes, il y a plus qu'une cause mécanique et qu'il se crée une véritable coordination entre leurs phénomènes morbides. — Il en est ainsi des coïncidences ou complications spécifiques du côté du rein. Je renvoie à ce que j'en ai dit dans ma leçon sur les néphrosyphiloses.

Signalons enfin pour terminer les gommes du poumon, et parfois, mais beaucoup plus rarement qu'on n'aurait pu le croire, l'engorgement syphilitique des ganglions du mésentère.

Description clinique des hépatosyphiloses tertiaires. — 1° *Symptômes et processus.* Les signes et les troubles fonctionnels qui révèlent la détermination de la syphilis sur l'organe hépatique ne se montrent presque jamais au début même de la lésion. Celle-ci, sous ses formes gommeuses, scléreuses ou scléro-gommeuses, procède sourdement, d'une façon obscure, insidieuse, et ne se révèle que lorsque le foie est déjà sérieusement atteint. N'est-ce pas ainsi que les choses se passent dans toutes les viscéropathies? Il n'y a point de coup d'éclat dans leur début, d'invasion brusque, sauf pourtant dans les encéphalopathies sans prodromes, qui sont peut-être plus communes qu'on ne l'a dit.

Rien de semblable dans le foie. Pas de grand trouble fonctionnel qui mette sur la voie. Qui nous avertira qu'un foyer morbide est là qui se forme et menace la vie? La douleur la plupart du temps, l'ictère quelquefois, plus rarement, et dans tous les cas beaucoup plus tard, un dépérissement progressif, une cachexie abdominale hépatico-splénique et rénale. — Une fois l'attention dirigée du côté du foie, on l'examine, on le palpe, on le percute et on trouve en lui des modifications de forme, de volume et des particularités physiques plus spéciales encore, qui attestent tout à la fois l'existence et la nature de son affection.

Période hypertrophique. — Pendant des mois la *douleur* ne consiste qu'en un sentiment de gêne, de pesanteur que la marche, les efforts et les grands mouvements exaspèrent. Plus tard elle s'accentue ; c'est alors une souffrance sourde, entrecoupée parfois de quelques paroxysmes aigus, nocturnes, et accompagnée d'irradiations vers l'épigastre et la fosse iliaque droite. — Rien toutefois qui ressemble à une colique hépatique. — Les crises douloureuses sont exceptionnelles.

La palpation et la percussion accroissent la souffrance ou la réveillent, surtout quand il existe des gommes hépatiques. C'est un symptôme assez inconstant, sur lequel on ne peut faire aucun fond pour juger la gravité et encore moins l'ancienneté de la lésion, car il diminue ou disparaît à mesure que celle-ci s'accentue et devient irrémédiable. Il n'est important que comme révélateur. — Il appartient principalement à la première période du processus.

Dans cette première période nous en trouvons un autrement précieux et significatif : c'est l'*hypertrophie hépatique*, qui traduit physiquement l'hyperplasie conjonctive depuis l'époque de son début jusqu'au moment où lui succède la rétraction sclérosique. Elle évolue avec lenteur, sans appareil inflammatoire, et les malades ne s'aperçoivent d'une augmentation de volume dans l'hypochondre droit, que longtemps après les sensations vagues survenues dans la région hépato-gastrique. — Cette hypertrophie atteint quelquefois des proportions considérables. Elle embrasse alors tout l'organe dont la surface et le bord antérieur restent unis, lisses et réguliers. Elle dépasse de deux ou trois travers de doigt les fausses côtes et forme quelquefois une tumeur volumineuse à l'épigastre. — D'autrefois c'est un empâtement général diffus, sur lequel tranchent quelques élevures plus accentuées, et qui est constitué tout à la fois par la glande hypertrophiée, par la périhépatite et par des tumeurs gommeuses. Celles-ci, en effet, contrairement à ce qui a lieu dans les hépatosyphiloses secondaires, peuvent se montrer dès le début et en même temps que l'hyperplasie conjonctive.

Il y a des alternatives d'augmentation et de diminution dans cette phase d'hypertrophie, dont la durée toujours considérable est cependant incertaine, car il est rare qu'on soit témoin de son origine. Elle peut se prolonger pendant des mois et même des années, suivant les cas, surtout si on ne l'arrête pas au moyen du mercure et de l'iodure à hautes doses. — Mais si on fait intervenir de bonne heure et énergiquement ces deux spécifiques, on a quelque chance de la faire rétrocéder, parfois avec une rapidité inespérée.

Et l'*ictère*, qui est le signe le plus sensible, l'expression la plus probante d'une affection quelconque de la glande hépatique, ne se montrera-t-il pas? Eh bien, il ne faut pas trop compter sur lui. Il manque souvent. Sa durée et son intensité sont variables; on ne le voit jamais apparaître qu'après l'hypertrophie et la douleur. Dans un cas observé par M. des Tureaux et rapporté par M. Delavarenne, trois fois le malade fut pris de douleurs et de gonflement du foie, à une année de distance, et trois fois l'ictère ne survint que quelque temps après. N'était-il pas alors manifestement produit par l'irritation qui s'était propagée aux canalicules biliaires et par l'obstruction desquamative qui en avait été la conséquence? — Mais d'autres fois, même à cette période, il peut résulter d'une compression mécanique produite sur les gros canaux biliaires par la tuméfaction des glandes lymphatiques (Frerichs), par une gomme (Virchow), par la périhépatite (Lancereaux, Biermer).

Quel que soit son mode pathogénique, il est, en général, d'une longue durée. Quoique sous la dépendance d'une lésion matérielle, il peut se montrer, d'après Leudet, Gubler, Virchow et Lebert, plusieurs années avant l'apparition d'accidents sérieux du côté du foie. Quelle est alors sa cause? Peut-être une circonstance fortuite, étrangère à la spécificité.

Je ne saurais trop répéter que ce phénomène est, bien que cela puisse paraître étrange, d'une importance assez médiocre dans l'ensemble symptomatique de la syphilose du foie, et que cette importance décroît et devient à peu près nulle pendant les dernières phases de l'hépatosyphilose tertiaire.

Quoique rare dans les premiers temps de cette affection, l'*ascite* s'y observe quelquefois et elle indique alors que l'hyperplasie a particulièrement attaqué la gaîne des vaisseaux portes et des veines sus-hépatiques.

Quant aux troubles fonctionnels, lorsqu'ils existent, ce qui n'a pas toujours lieu, ils consistent en symptômes dyspeptiques vagues et sans aucune signification précise : diminution de l'appétit, anorexie réelle, lenteur et difficulté des digestions, etc. — Mais on peut dire d'eux comme de l'ictère, qu'ils occupent un rang très inférieur dans la hiérarchie des phénomènes morbides propres à la syphilose du foie, et la preuve ce sont les surprises que ménage l'autopsie quand on ne s'est fondé que sur eux pour le diagnostic. — On trouve alors des lésions anatomiques dont on était loin de se douter durant la vie.

Pendant cette première phase, la rate et le rein sont quelquefois impliqués dans le processus, beaucoup moins que plus tard, il est vrai. Les urines peuvent être albumineuses et la rate dépasser son volume normal.

En nous guidant pour la description clinique, sur le processus anatomo-pathologique, nous arrivons à un moment de transition où l'hypertrophie générale disparaît peu à peu, laissant au foie son volume normal. Ou bien encore l'atrophie se produit sur un point, tandis que sur un autre se forme une hypertrophie compensatrice qui rétablit l'équilibre. Ce n'est pas, à proprement parler, comme je l'ai déjà dit, une période. N'y voyez qu'un moment de l'évolution qu'il suffit de signaler, parce qu'il est presque virtuel et insaisissable.

Période atrophique. — La période vraiment atrophique, au contraire, est celle qui s'offre le plus fréquemment à l'observation clinique, et par conséquent celle que nous connaissons le mieux. C'est encore sur les signes physiques qu'il faut s'appuyer pour se rendre compte des particularités de forme, de processus, de constitution anatomique qu'elle présente. Les phénomènes n'ont pas la même simplicité que dans la première période, parce qu'ils n'évoluent point avec autant de régularité. Il se produit en eux une sorte d'anarchie comme dans toutes les phases de décadence ; ils s'entremêlent, se contrarient, se superposent ; mais tous, dans cette marche un peu désordonnée, aboutissent à la désorganisation définitive de la glande. Comment y échapperait-elle avec les tumeurs gommeuses, la cirrhose, les hypertrophies partielles qui, pour être compensatrices un moment, n'en tombent pas moins en dégénérescence graisseuse et amyloïde ? Et la sclérose des vaisseaux, l'ischémie qui en résulte, l'ascite, la diminution progressive et fatale des fonctions du foie, puis de celles de la rate, puis de celle des reins ! Vraie cachexie abdominale où les éléments morbides abondent et se multiplient de plus en plus. Cachexie incurable, trop souvent, rebelle à toutes médications spécifiques ou autres et dont cependant nous ne devons jamais complètement désespérer.

Par quels signes se révéleront tous ces facteurs divers qui entrent successivement en jeu, et qui, sans s'épuiser, se combinent dans un crescendo continu pour opérer plus sûrement une œuvre de désorganisation irréparable ?

C'est autour de la déformation et des changements de volume du foie que gravite toute la symptomatologie dans cette période. — Au moyen de la palpation et de la percussion, on arrive à constater que, dans son ensemble, il a subi une notable diminution. Mais cette diminution est rarement uniforme et générale. Ainsi, tandis que certaines parties ont à peu près complètement disparu, d'autres, par contre, sont devenues plus volumineuses. Il en résulte que la glande hépatique perd peu à peu sa configuration normale qu'on ne parvient plus à retrouver. Il y aurait bien là de quoi dérouter si on ne savait que ces grandes déformations sont précisément un des caractères les plus significatifs de l'hépatosyphilose tertiaire. Vous verrez, par exemple, le lobe droit s'enfoncer sous les fausses côtes, s'y dérober et devenir inaccessible, tandis que le gauche s'étale comme une volumineuse tumeur sur la région épigastrique. Plus fréquemment ce sera le contraire : le petit lobe sera réduit à une mince languette, et le gros descendra jusqu'à l'ombilic. — Le bord libre reste rarement régulier : on sent par la palpation qu'il a perdu son tranchant, qu'il s'est épaissi et arrondi, que des scissures profondes l'ont rendu inégal, irrégulier, et l'ont couvert de bosselures.

Mais c'est surtout à la surface de l'organe, lorsqu'il ne s'est pas encore rétracté sous les fausses côtes, que vous percevrez les saillies, les nodosités, les lobules que produit la segmentation cirrhosique. Il y en a aussi qui résultent de grosses gommes superficielles. Comment les distinguer des autres ? Les doigts les plus subtils n'y parviendraient pas. C'est bien assez qu'ils puissent nous faire percevoir cette dureté, cette circonscription qui caractérisent les accidents de terrain produits sur le foie par sa syphilose et qu'ils les distinguent des masses cancéreuses, d'une pâte moins ferme qui devient avec le temps molle et facile à déprimer. — Par une palpation très minutieuse, on reconnaît parfois que le glissement de la paroi abdominale sur le foie n'a plus lieu pendant les mouvements respiratoires, et que l'organe est immobilisé par les adhérences de la périhépatite dans la vaste loge de l'hypochondre droit. — Prenez toutes les maladies organiques du foie, ses hypertrophies, ses atrophies si communes, ses cancers, ses kystes, ses abcès et même ses cirrhoses ordinaires, vous n'en trouverez aucune qui produise des déformations aussi profondes que l'hépatosyphilose atrophique. — Ces déformations finissent par devenir pathognomoniques. Sans elles on serait bien embarrassé pour diagnostiquer l'affection.

A part les antécédents, les coïncidences, quels sont, en effet, les autres signes ou symptômes qui pourraient nous venir en aide? Est-ce l'*ascite?*

Certes c'est là une circonstance pathologique d'une haute importance, mais elle ne diffère pas grandement de celle qui est produite par d'autres maladies de la glande. Quoiqu'on puisse l'observer déjà dans la période hypertrophique, elle y est une exception, tandis qu'elle est commune dans la période atrophique. Comment en serait-il autrement? Toutes les lésions qui président à sa genèse ne s'accumulent-elles pas sur le foie, au fur et à mesure qu'il se farcit de gommes et qu'il est de plus en plus étroitement ficelé par les bandes fibreuses de la sclérose? Ses vaisseaux comprimés ou rétrécis ne forment-ils pas une écluse au grand courant sanguin abdominal vers la veine cave? Ne peut-il pas survenir un barrage instantané qui l'arrête tout à coup? Et c'est ce qui a lieu.

Aussi trouve-t-on de grandes différences dans le processus de l'ascite syphilitique. En général elle se développe avec beaucoup de lenteur et progressivement. Mais il arrive aussi quelquefois que l'inondation du péritoine se fait avec la rapidité d'un débordement subit, soit qu'il y ait déjà ou qu'il n'existe pas encore de liquide séreux dans sa cavité. D'ordinaire elle est fort tenace. Quand on l'a ponctionnée, elle se reproduit de nouveau très vite, et en deux ou trois jours elle est revenue à son point primitif[1]. Loin de diminuer à chaque ponction elle augmente

1. Dans un cas rapporté par M. Ch. Bourrel (Th. Paris, 1884), il existait une ascite abondante qui fut ponctionnée un grand nombre de fois. On crut le malade atteint d'une cirrhose atrophique. L'autopsie démontra qu'il existait une véritable syphilose hépatique. — M. Sabourin en fit l'analyse histologique : « L'hyperplasie nodulaire est à peu près généralisée, dit-il, ici en petits foyers, là en masses d'un centimètre de diamètre. Le système porto-biliaire est altéré dans toute son étendue, mais surtout dans ses fines ramifications. Çà et là, la cirrhose devient parenchymateuse et envahit sous forme de nodules les lobules hépatiques. » — M. Sabourin retrouva là les caractères de ce qu'il appelle les *cirrhoses sus-hépatiques*, habituelles pour lui dans les foies syphilitiques et donnant à ceux-ci une apparence de foie cardiaque. Dans certains points, les coupes prennent l'aspect de la cirrhose annulaire. — La maladie avait été de très longue durée et avait présenté une marche insolite.

Voici les conclusions de la thèse de M. Bourrel (*Contribution à l'étude de la syphilis hépatique*).

« La syphilis hépatique se présente quelquefois cliniquement comme une cirrhose atrophique vulgaire. — On pourra soupçonner l'origine syphilitique de l'affection, même en l'absence de commémoratifs ou de traces évidentes de syphilis, si l'on observe les particularités suivantes : — Malade jeune. — Début par des douleurs plus ou moins violentes dans l'hypochondre droit, procédant par poussées intermittentes, spontanées ou à la pression, s'accompagnant quelquefois de fièvre. — Ictère coexistant avec ces symptômes de début, ou les ayant précédés une ou plusieurs fois. — Alternatives de diminution et d'augmentation du liquide ascitique, disparition même, soit spontanément, soit à la suite d'un traitement antisyphilitique ou autre. — Retard dans la production des veinosités abdominales. — Teinte cachectique bronzée de la peau. — Albuminurie passagère et récidivant fréquemment, ou permanente. — Diarrhée tenace, persistante. — Durée très longue de la maladie, à dater du début de l'ascite.

Nous devons ajouter que, dans certains cas, l'appareil symptomatique peut ressembler

plutôt. Dans un cas elle récidiva autant de fois qu'elle fut ponctionnée, treize fois, et ne disparut que par un traitement ioduré. M. Lancereaux, sur cinq cas d'ascite syphilitique, en a vu trois où la guérison a été radicale. Pourtant c'est un symptôme très grave, car à l'époque où elle apparaît, le traitement ne peut plus guère influencer l'hépato-syphilose.

Avec l'ascite coexistent fréquemment des dépôts pseudo-membraneux à la surface du péritoine, surtout dans l'hypochondre droit. Il faut prendre garde, quand on les constate, de les attribuer à une péritonite tuberculeuse. — On perçoit quelquefois, mais seulement dans la première période ou dans les poussées aiguës de la phase atrophique, un frottement péritonéal dans la région hépato-gastrique.

L'*ictère* est un phénomène relativement rare dans toutes les déterminations de la syphilis sur le foie. Mais il l'est encore plus à la période qui nous occupe que dans la première. Faut-il s'en étonner? Non, puisque les voies biliaires sont beaucoup moins atteintes que le parenchyme et que les vaisseaux sanguins. Leur compression par une gomme, un ganglion, un bloc de sclérose est en outre exceptionnel.

Que se passe-t-il du côté du tube digestif, du côté des autres viscères et de la nutrition générale, pendant la période atrophique de l'hépato-syphilose? Ordinairement le trouble des fonctions gastro-intestinales est peu prononcé, beaucoup moins que ne le ferait supposer la gravité de la maladie. On a même dit, mais à tort, que leur intégrité était un signe presque spécial.

Toujours est-il que l'estomac se trouve dans un état d'encombrement vasculaire veineux qui le prédispose aux *hématémèses*. C'est un accident qui est noté bien des fois et sur lequel on s'est souvent mépris en l'attribuant à une affection gastrique. Il dépend, dans la plupart des cas, de la rupture d'une veine gastrique devenue variqueuse. — Mais, comme beaucoup d'autres hémorrhagies symptomatiques des affections du foie, ne pourrait-on pas la rattacher à une altération du sang? — Cirillo, qui connaissait mieux qu'aucun de ses contemporains (1803) la syphilose hépatique, avait remarqué que les malades atteints de cette sorte d'obstruction étaient fréquemment surpris par un *flux hémorrhoïdal* et une *hémorrhagie de la narine droite* et quelquefois même par un *crachement de sang*. Sans doute que ce crachement de sang n'était autre chose qu'une hématémèse. L'hémorrhagie gastrique est

à la cirrhose des buveurs, à un point tel que le diagnostic différentiel pendant la vie est impossible, ou n'est fait que grâce aux commémoratifs ou aux lésions syphilitiques coexistant dans d'autres organes. »

donc à craindre, car, par son abondance, elle peut rapidement compromettre les jours du malade et le faire périr[1].

Peu marqués au début, les désordres digestifs s'accentuent à mesure que l'atrophie spécifique se développe : l'appétit diminue et se perd, les digestions deviennent lentes, laborieuses, incomplètes, et s'accompagnent d'éructations, de vomissements muqueux et surtout d'évacuations diarrhéiques irrégulières. La *diarrhée* a été notée par Leudet cinq fois dans sept cas. — Les selles sont séreuses et quelquefois brunâtres et noirâtres, assez analogues à du marc de café, ou même dysentériformes.

Ajoutez à ces troubles gastriques un météorisme plus ou moins prononcé, qui contribue avec l'ascite et les adhérences du foie au diaphragme à entraver le libre jeu de la respiration. Aussi devient-elle quelquefois extrêment gênée, et elle l'est d'autant plus, qu'il n'y a pas seulement dans tous les cas un obstacle mécanique, mais une propagation du processus à la plèvre ou au poumon.

La circulation artérielle s'accomplit normalement. Celle des veines de la moitié inférieure du corps est plus ou moins entravée, et on observe parfois un œdème des jambes indépendant de la cachexie et de l'albuminurie. — Mais c'est surtout le système porte qui est obstrué comme le prouvent la prédominance de l'ascite et la dilatation, dans quelques cas, des veines sous-cutanées de l'abdomen.

La rate est presque toujours augmentée de volume, les urines sont albumineuses. Ainsi se trouve constituée la trilogie de la syphilose abdominale.

Comment l'organisme ne serait-il pas profondément atteint dans sa nutrition générale, quand des organes tels que le foie, la rate et les reins sont simultanément ou successivement attaqués par des lésions fixes, progressives et qui ne régressent pas ? Aussi les malades

1. Dans un cas observé par M. Leduc (Soc. an. 1880), la malade qui était syphilitique depuis 25 ou 30 ans, fut emporté en moins de vingt-quatre heures par une hématémèse extrêmement abondante. On avait constaté chez elle, pendant les trois mois qu'elle resta à l'hôpital, les symptômes d'une cirrhose avec ascite considérable et rapide. L'urine rare était chargée d'urates, mais ne contenait ni sucre ni albumine. Le foie était dur et diminué de volume ; la rate dépassait son volume normal. — *Autopsie :* intestin grêle, épaissi par une infiltration sanguine sur une longueur d'un mètre environ. Estomac très dilaté et parcouru par de grosses *varices*. C'est une d'elles qui, en s'ouvrant, avait donné lieu à l'hématémèse mortelle ; un caillot récent l'oblitérait. La veine porte était oblitérée par un caillot non fibrineux, assez adhérent par places, et qui se prolongeait dans les veines mésentériques, splénique, et les divisions hépatiques de son tronc. C'est cette thrombose qui avait produit l'ascite rapide et l'infiltration sanguine des parois intestinales. Foie d'un jaune clair, sillonné par des tractus fibreux, immobilisé par des adhérences, sclérosé, mais sans cicatrices de gommes.

maigrissent-ils fatalement. Leur peau se ride, se dessèche et prend une teinte plombée, jaunâtre ou bronzée. Ils tombent dans le marasme. Leurs forces s'affaiblissent, leur température baisse, on les croirait atteints d'un cancer gastro-hépatique, et, par le fait, ils n'en valent guère mieux, puisque leur cachexie se termine ordinairement par la mort. Néanmoins il ne faut jamais désespérer d'eux. Nous en avons vu un qui était tombé bien bas et que l'iodure de potassium a ressuscité.

Coïncidences et complications. — Parmi les viscéropathies syphilitiques, celle du foie est peut-être une des moins isolées. Je sais bien que dans un assez grand nombre de cas, elle survient seule, longtemps après une période de santé parfaite, et comme une conséquence lointaine, improbable, inattendue, d'une syphilis légère et même ignorée. Mais que de fois n'est-elle pas précédée et accompagnée d'autres manifestations qui peuvent nous éclairer sur sa nature ! — Quelquefois elle fait partie d'une syphilis viscérale généralisée [1]. — Parmi ses coïncidences les plus ordinaires, en dehors des déterminations sur la rate et sur le rein, qui font partie de son processus et forment comme un syndrome abdominal, il faut noter les affections syphilitiques du larynx, des voies aériennes, des poumons et de la plèvre, les gommes sous-cutanées, les exostoses et quelquefois les encéphalopathies, etc.

Quand aux *complications* qui peuvent l'aggraver et précipiter sa marche, nous mettons en première ligne les hémorrhagies, et en particulier l'hématémèse.

Au nombre des causes morbides susceptibles de concentrer, en même temps que la syphilis, leur action sur le foie, les deux plus importantes sont incomparablement l'alcoolisme et l'impaludisme, dont l'influence pathologique sur la production des cirrhoses est

1. M. Lancereaux a relaté un cas de syphilis viscérale généralisée dans laquelle l'affection hépatique occupait une place importante : syphilis depuis quinze ans avec une bonne santé constante, jusqu'au moment où le tertiarisme s'empara du malade et l'emporta en peu de temps. Toux, laryngopathie spécifique ; exostose de l'apophyse orbitaire droite ; — ascite, météorisme avec dilatation des veines sus-ombilicales ; — délire, agitation, coma et mort. *Autopsie :* exostose du tibia gauche avec épaississement du périoste. — Nodosités saillantes et jaunâtres de la dure-mère au niveau des lobes frontaux qui renferment de petites masses jaunâtres du volume d'un pois. — Sténose du larynx. — Érosion de la trachée. — Induration des bronches. Induration et sclérose du sommet droit avec dilatation des bronches au même niveau. — Ganglions post-sternaux, inguinaux et lombaires, volumineux et de teinte vineuse. — Végétations papilliformes sur les valvules mitrale et aortique. Adhérence du foie qui est divisé en îlots par des sillons, comme le rein des jeunes veaux ; rate volumineuse à capsule opaque. Rien aux reins. Testicule gauche en partie sclérosé.

incontestable, supérieure même à celle de la syphilis et surtout plus fréquente. — Dans nos climats y a-t-il d'autres grands types de sclérose hépatique? En trouve-t-on d'autres agents en dehors de l'alcoolisme, de l'impaludisme et de la syphilis?

Eh bien, là encore, puisque l'*hybridité* est en honneur, ne serait-on pas légitimement en droit de créer des *formes mixtes de cirrhose hépatique*? Assurément il y en a et même beaucoup. Ne rencontre-t-on pas souvent dans la pratique des individus tout à la fois syphilitiques et alcooliques, chez lesquels les deux intoxications semblent s'être combinées pour produire l'affection hépatique? Quelle est la part qu'il faut faire à chacune d'elles dans la genèse, les symptômes, le processus, la cachexie terminale? Voilà ce qu'il est difficile de dire, surtout quand les antécédents sont vagues et que les coïncidences spécifiques font défaut. — Pour moi la *cirrhose alcoolico-syphilitique* ou *syphilitico-alcoolique* est une réalité pathologique; je ne dirai pas un type, parce-que si nous sommes édifiés sur ses deux causes, nous ne connaissons pas d'une façon précise sa formule clinique. — Quant à la cirrhose syphilitico-palustre, on la rencontre moins fréquemment dans la pratique. Il n'est pas douteux pourtant qu'elle existe, et que si on se donnait la peine de l'étudier, on en trouverait de nombreux exemples dans les contrées ou sévissent tout à la fois la syphilis et l'impaludisme. On se figure aisément ce qu'elle pourrait être. Mais nos conjectures sont-elles l'expression de la vérité? — Gardons-nous des descriptions qui ne reposent pas sur des faits rigoureusement observés.

Durée et terminaisons. — La durée totale des affections syphilitiques du foie est généralement longue, à moins que l'augmentation rapide de l'ascite ou une complication telle que l'hématémèse ne vienne hâter la terminaison funeste. — Les hépatosyphiloses peuvent exister pendant des mois ou même des années, sans jeter une perturbation très profonde dans l'économie. — Elles récidivent quelquefois[1].

La durée de chacune des périodes de la maladie est difficile à déter-

1. Récidives. — « Il n'est pas rare de voir quelques accidents légers (ictère, troubles digestifs, etc.), précéder de deux ou trois ans les manifestations les plus graves. Axenfeld a pu voir un malade chez lequel la mort est survenue un mois environ après les premiers accidents... Un point digne de remarque en ce qu'il distingue la syphilis hépatique des affections avec lesquelles on peut la confondre, et notamment de la cirrhose alcoolique, c'est la possibilité des récidives. Au lieu de suivre une marche progressive et continue, ces accidents s'arrêtent par un traitement approprié; puis, au bout d'un certain temps, variable de quelques mois à plusieurs années, ils reparaissent sous la même forme, mais plus facile à conjurer. Quelet, Leudet, citent des faits de ce genre, et M. Frerichs rapporte l'observation d'un jeune négociant chez lequel deux récidives successives, accompagnées des désordres les plus graves, cédèrent au traitement ». (Lacombe, *loc. cit.*, p. 53.)

miner. Il est rare en effet, qu'on assiste au début de la première et qu'elle évolue sans être soumise à aucun traitement. On peut l'évaluer approximativement, d'après M. Delavarenne, à un peu plus ou un peu moins d'une année. La seconde période serait plus courte[1].

Presque partout l'hépatosyphilose tertiaire finit par engendrer le marasme et la cachexie. Aussi se termine-t-elle souvent par la mort. Mais quelquefois le traitement spécifique l'améliore promptement et la guérit. Bien plus, la guérison qui n'est pas très rare, d'après M. Lancereaux, est quelquefois spontanée : les troubles fonctionnels cessent d'eux-mêmes et cela peut-être plus souvent qu'on ne serait tenté de le supposer. — A l'appui de cette proposition consolante, l'auteur cite des faits incontestables où l'on pouvait sentir des bosselures à la surface du foie. Il était donc fort probable qu'on avait affaire surtout à la forme gommeuse. — L'expérience a démontré que cette forme de l'hépatosyphilose résistait beaucoup moins que l'hépatite interstitielle à nos moyens thérapeutiques.

La mort ne dépend pas toujours de l'affection hépatique seule. Le plus souvent elle est causée par des lésions concomitantes ou par des complications, en tête desquelles il faut placer l'érysipèle et la pneumonie (Lancereaux).

Diagnostic et pronostic. — Toutes les fois qu'une affection chronique du foie présentera une physionomie louche, une allure équivoque, des caractères indécis, une origine obscure et incertaine, il sera prudent de songer à la syphilis, quand même il n'y aurait aucune raison plausible de soupçonner son intervention. Il faut qu'elle se présente toujours à l'esprit, lorsqu'on passe en revue les causes de la maladie. On l'acceptera ou on la rejettera suivant les circonstances ; l'essentiel est de ne pas l'oublier et de se bien pénétrer de ce fait qu'elle est souvent tout là où on parierait cent contre un et même plus qu'elle n'a aucune influence étiologique. — Fouillez donc de toutes façons le passé des malades. Allez au fond de leurs antécédents les plus lointains, sans

1. Les lésions syphilitiques du foie ont une marche lente et chronique. Sur 19 malades atteints d'hépatosyphilose, M. Chvostek a trouvé que la durée de la maladie avait varié de quatre mois à un an et demi. Un s'améliora, deux guérirent, les seize autres moururent. — Les complications observées par l'auteur furent des lésions de la rate, des reins, des os, des poumons, du larynx, de la peau, des cavités nasales et du pharynx. — Une de ces observations prouve que, même dans les cas où l'hépatite est très prononcée et semble avoir amené des troubles mettant la vie en danger, on peut encore obtenir la guérison. Cette dernière serait évidemment plus fréquente si on diagnostiquait l'affection et si on la traitait dès le début (*Vierteljahrschrift f. Derm. u. syphilis*, 1881).

vous laisser distraire ni tromper par la proximité plus ou moins illusoire de ces commémoratifs dont la banalité plaît aux patients et ne les compromet pas. — Recherchez en outre tous les vestiges anciens ou récents qu'aurait pu laisser la maladie constitutionnelle, et voyez s'il n'existe encore aucune de ses manifestations.

Cette enquête faite avec tout le soin qu'elle exige fournit une base solide au diagnostic, si elle est positive. — Si elle est négative et qu'il y ait cependant quelque motif de supposer que l'affection hépatique est de provenance suspecte, il nous reste l'épreuve thérapeutique.

Mais avant d'en parler, examinons quels sont les caractères cliniques sur lesquels on doit s'appuyer pour diagnostiquer l'hépatosyphilose. Nous l'avons déjà dit, ces signes se trouvent bien plus dans les changements de forme et de volume du foie, que dans les symptômes physiopathologiques de sa maladie et les troubles généraux qu'elle suscite dans tout l'organisme. Mais qu'on ne s'imagine pas que l'exploration physique soit aussi simple, aussi facile et aussi catégorique au lit du malade qu'elle l'est dans les descriptions qu'en donnent les auteurs. — Combien de fois les nuances anatomiques que nous avons signalées n'échappent-elles pas à la percussion et à la palpation! Ces deux modes d'exploration ne peuvent-ils pas être gênés et même empêchés par l'ascite et par le météorisme? Et puis, bien loin d'être pathognomoniques, les lésions du foie sont neutres quelquefois et ne nous disent rien. Ainsi, sur dix-sept cas, M. Frerichs a trouvé quatre fois le volume de la glande diminué, sept fois normal, et six fois augmenté. — Le contraste entre l'hypertrophie d'un lobe et l'atrophie ou la disparition de l'autre est sans doute bien spécial à la syphilose hépatique, mais il est loin d'être constant. On ne le trouve que tardivement, il n'appartient pas exclusivement à la syphilis et le développement d'un kyste donne parfois lieu aux mêmes apparences[1]. — Dans quelques cas la forme de l'organe est à peine altérée, ou bien il n'y a sur sa face supérieure que des dépressions cicatricielles qu'il est à peu près impossible de percevoir à travers les parois abdominales, si amincies

1. Un malade entre à l'hôpital Lariboisière avec un aspect cachectique, de l'ascite et de l'œdème des membres inférieurs. Son affection datait de deux ans. Dans l'hypochondre droit on constatait une tumeur très volumineuse, dure et bosselée. L'absence de troubles digestifs éloignait l'idée d'un cancer. Le malade avait eu la syphilis et portait sur le gland la cicatrice du chancre. M. Millard diagnostiqua une syphilis hépatique. Cependant le traitement resta inefficace. L'œdème se généralisa, la diarrhée survint et le malade mourut rapidement. A l'autopsie on trouva un kyste hépatique, d'un volume moyen, dans le lobe droit, et au-dessous, dans l'épaisseur du mésocolon, un chapelet de petits kystes gros comme des abricots. (Lacombe, Thèse, 1874, p. 52.)

qu'elles soient par la maigreur du sujet. — Et puis n'y a-t-il pas aussi les adhérences qui les masquent? Ne peuvent-elles pas dérober à nos doigts les gommes ou les lobules soit du bord antérieur, soit de la surface supérieure? — Alors même qu'on parvient à les percevoir nettement, il n'est pas aussi aisé qu'on le dit de les distinguer des inégalités quelquefois très considérables produites par la cirrhose commune, ni même des tumeurs arrondies et un peu molles du cancer. Cette consistance pâteuse attribuée au cancer du foie n'existe pas toujours. Par contre, on l'a observée quelquefois dans les gommes, soit qu'elles fussent réellement ramollies, soit que la gangue cellulaire dont elles sont entourées diminuât, au palper, leur fermeté habituelle. — Concluerons-nous de ce qui précède que la syphilose du foie est impossible à diagnostiquer, si on s'en tient à ses phénomènes intrinsèques? Assurément non. Mais c'est bien souvent en dehors d'elle qu'on devra chercher et qu'on trouvera les circonstances pathologiques propres à la reconnaître.

Ainsi, dans le diagnostic différentiel le plus délicat, celui entre l'hépatosyphilose et la cirrhose commune, l'examen physique seul est souvent insuffisant. Mais il y aura de grandes probabilités en faveur de la première, si les troubles digestifs sont faibles, manquent complètement ou ont été très tardifs. — Dans la syphilose du foie, l'hypertrophie de la rate est presque constante, tandis qu'elle n'existe guère qu'une fois sur trois ou quatre dans la cirrhose simple. L'ascite y est moindre et s'y reproduit plus vite; le processus est plus uniformément progressif, etc. [1].

Dans la cirrhose mixte, c'est-à-dire tout à la fois alcoolique et syphilitique, il est à peu près impossible de déterminer la part respective qui revient à chacune de ces deux grandes influences pathogéniques. — On en peut dire autant au sujet des cirrhoses syphilitico-palustres. — Le diagnostic différentiel est du reste fort difficile entre l'hépatosyphilose et les altérations du foie produites par l'impaludisme chronique. On s'y est trompé plus d'une fois.

L'hépatosyphilose tertiaire pourrait être confondue parfois avec la péritonite tuberculeuse [2]. Dans cette dernière, les douleurs abdominales

1. Outre les phénomènes dyspeptiques qui sont habituels dans la cirrhose alcoolique et qui ont précédé de longtemps les altérations anatomiques de la glande, il y a aussi toute la catégorie des troubles nerveux produits par l'abus des boissons spiritueuses: les fourmillements, les crampes dans les membres, les paralysies partielles, les tremblements, les attaques répétées de delirium tremens, etc. — L'ictère y est exceptionnel, l'ascite plus considérable, le processus plus rapide.

2. On trouve dans le *Traité de syphilis*, de M. Lancereaux, un cas curieux dans lequel

sont plus vives; il existe des vomissements; la coloration de la peau est blafarde au lieu de présenter une teinte terreuse ou bronzée; le ventre donne une sensation d'empâtement, une matité diffuse qui diffère de l'épanchement ascitique peu prononcé et mobile de la syphilose du foie; enfin la péritonite tuberculeuse s'accompagne fréquemment de tubercules dans les poumons et dans les plèvres.

Dans les affections carcinomateuses du foie, les deux lobes de l'organe sont envahis simultanément par des tumeurs marronnées. Ces tumeurs n'étant pas adhérentes aux parties qui la recouvrent, se perçoivent plus aisément que les gommes et les lobules du foie syphilitique. Tout l'organe présente quelquefois une augmentation considérable de volume. L'ictère est fréquent et très prononcé, et la cachexie du cancer diffère de la cachexie syphilitique. Ajoutez que l'hépato-syphilose peut se produire à tout âge, tandis que le cancer n'arrive en général qu'à une période avancée de la vie.

Maintes fois c'est l'apparition inattendue de quelque lésion syphilitique sur un point quelconque du corps, ou bien un mieux très rapide obtenu par l'emploi des spécifiques, qui seuls permettent de diagnostiquer la syphilose hépatique. Le fait suivant que j'ai observé en est une preuve. Il trouve bien sa place ici, car il résume tout ce qui précède et nous fournit des notions précieuses et rassurantes sur le pronostic.

Le patient était un homme d'une quarantaine d'années, vigoureusement constitué, très sanguin, gros sans être obèse, et extrêmement arthritique. — Belge d'origine et habitant son pays natal, il voyageait beaucoup et ne manquait jamais de venir me voir quand il passait à Paris, car il se croyait toujours sous le coup des accidents syphilitiques les plus graves. Son nez surtout le préoccupait : il se figurait qu'il avait de l'ozène et que la pituitaire et les os étaient rongés par des ulcérations phagédéniques. Je n'y découvris rien, ni d'autres non plus. Pendant deux années je le vis à différentes reprises pour cette syphilose nasale imaginaire. Je finis par croire qu'il était atteint de syphiliophobie. Pour lui être agréable je lui prescrivis de l'iodure de potassium. Il

on diagnostiqua tout d'abord un cancer du foie, et plus tard une péritonite tuberculeuse. Ce qui avait fait soupçonner un cancer, c'était la sensation d'une tumeur épigastrique au niveau du petit lobe du foie, et puis l'état de maigreur du patient qui était tombé dans un état de marasme absolu. — Ensuite on pensa à une péritonite tuberculeuse quand le ventre fut devenu énorme. — Epistaxis multiples. Expectoration sanguinolente. Menace d'asphyxie, etc.

On crut à sa fin prochaine et cependant, en trois semaines, chose surprenante, l'ascite disparut presque complètement, sans l'intervation d'aucun moyen thérapeutique. Il y eut une véritable guérison spontanée qui fit rejeter l'hypothèse d'un cancer et d'une péritonite — D'ailleurs on découvrit du côté du crâne des lésions manifestement syphilitiques, et on apprit que, cinq mois auparavant, des tumeurs gommeuses multiples avaient envahi le cuir chevelu et avaient été guéries par un traitement spécifique.

en prenait du reste sans ma permission; il était même disposé à en abuser. Mais je ne l'en blâmais pas trop, parce qu'il lui survint des douleurs dans les articulations et principalement au genou droit qui fut atteint d'une arthropathie grave, longue, très tenace sur la nature de laquelle on ne fut jamais édifié. — Inutile de dire que pour lui l'origine syphilitique de cette arthropathie ne souffrait aucun doute.

Et par le fait ses craintes étaient trop légitimes, comme on va le voir, et je regrettai plus tard de ne pas les avoir assez prises au sérieux.

A l'âge de dix-sept ans il avait contracté des chancres à la verge, qui furent suivis, paraît-il, de manifestations légères sur la peau et sur les muqueuses : tâches sur le front, boutons sur le corps, maux de gorge. Il n'avait fait qu'un traitement incomplet. — Quinze ans après, il eut deux nouveaux ulcères aux parties génitales. Sigmund les déclara parcheminés et infectants, mais ils ne furent suivis d'aucune manifestation spécifique, cutanée, muqueuse ou autre. — C'est quatre ou cinq ans plus tard, qu'il eut une succession de rhumes qui lui firent croire à une détermination de la syphilis sur le nez, et en même temps ses articulations furent atteintes. — Telle était son histoire. L'arthropathie du genou droit s'était produite pendant l'hiver si rigoureux de 1879-1880.

C'est deux ans après, pendant l'hiver de 1881-1882, que M. D..... commença à éprouver les premiers symptômes d'une affection gastro-hépatique grave (vingt-troisième année de la syphilis). — Je l'avais perdu de vue depuis longtemps. Ses articulations allaient beaucoup mieux et il avait repris ses voyages. Il n'avait point renoncé à l'iodure de potassium.

Quand je le revis il y avait déjà plusieurs mois qu'il souffrait de l'estomac et les troubles gastriques n'étaient point ceux d'une dyspepsie ordinaire, car ils avaient entraîné en bien peu de temps une diminution de poids de 32 kilos. — Il était déjà en pleine cachexie : teint plombé, terreux sans aucune suffusion ictérique, maigreur extrême, perte des forces, etc. Cette cachexie reproduisait trait pour trait la physionomie de la cachexie cancéreuse. — Aussi mon savant ami, le professeur Straus, à qui je l'adressai, n'hésita-t il pas à supposer qu'il existait chez M. D... un cancer de l'estomac et du foie. Et cette opinion était d'autant plus plausible qu'on trouvait une tumeur très volumineuse, bosselée, à trois ou quatre travers de doigt au-dessous des fausses côtes, le long du bord externe du muscle droit. L'état des fonctions digestives était si mauvais, l'estomac si intolérant, que nous n'osâmes pas prescrire de l'iodure de potassium. Du reste il y avait eu abus de ce médicament. Pourquoi en prescrire de nouveau ?

Le malade alla faire une saison à Royat et tous les médecins qu'il consulta déclarèrent qu'il s'agissait bien d'une affection cancéreuse La cachexie s'accentuait tous les jours. — A Cannes on fut du même avis qu'à Royat, à Nice aussi. Mais pendant que M. D..., arrivé au dernier degré du marasme, séjournait dans cette dernière ville, il commença à éprouver une douleur sourde au bras gauche, puis bientôt après il y constata une tuméfaction. Son médecin, M. le docteur Frémy diagnostiqua une exostose syphilitique et ce fut pour lui un trait de lumière, une révélation inattendue, le premier indice positif de cette vieille syphilis que nous avions tous trop oubliée.

Immédiatement M. Frémy administra de l'iodure de potassium. Il y avait alors environ un an que les accidents hépatogastriques avaient débuté.

L'effet curatif de ce médicament fut presque instantané et réellement merveilleux. Il fit disparaître comme par enchantement les troubles hépato-gastriques, arrêta net le marasme et dissipa comme à vue d'œil la grosse tumeur de l'épigastre. — Ce fut une vraie résurrection. — En un temps très court, tous les accidents locaux et généraux causés par ce pseudo-cancer s'évanouirent. Au bout de deux ou trois mois la santé était à peu près revenue ce qu'elle avait été autrefois, avant cette affection.

Et c'est ce que je constatai moi-même au printemps de 1883 quand M. D... revint me voir. Il était alors en pleine convalescence. La tumeur abdominale avait disparu. Plus de troubles digestifs. — Retour des forces et de l'embonpoint. L'exostose du bras persistait encore. — Nous conseillâmes M. Straus et moi de continuer l'iodure que nous regrettions maintenant de n'avoir point donné plus tôt, dès les premiers mois de ce prétendu cancer.

Ce qu'il y avait de curieux dans ce fait, ce qui était bien capable de dérouter, c'est que toute la détermination paraissait s'être concentrée sur l'estomac et que la tumeur avait l'air d'être plutôt gastro-épiploïque qu'hépatique.

Ajoutons qu'il n'y avait jamais eu ni ictère, ni ascite.

Aussi maintenant suis-je à me demander si je n'aurais pas mieux fait de placer cette observation dans le chapitre de la gastrosyphilose. — Que le lecteur en décide à son gré.

Quoi qu'il en soit, M. D... était sauvé et guéri. Je ne pense pas qu'il y ait eu de rechute. — En octobre 1883, je le revis à son retour d'un voyage en Russie; tous les accidents syphilitiques avaient disparu, mais les douleurs rhumatismales étaient revenues, ce qui ne l'avait pas empêché de regagner 20 kilos.

En juin 1884, le malade qui avait passé l'hiver en Portugal, n'avait éprouvé rien de nouveau du côté de l'estomac, depuis sa guérison. Sa santé eût été parfaite sans les arthropathies des extrémités inférieures qui étaient revenues. A cette époque le genou gauche était très gonflé et très douloureux ainsi que les articulations du pied droit. Était-ce syphilitique ou rhumatismal ? Les uns disaient oui, les autres non. Toujours est-il que l'iodure de potassium n'y faisait rien, et pourtant avec quelle promptitude n'avait-il pas guéri l'affection gastro-hépatique! — A propos de son action, remarquez qu'il avait été absolument impuissant pour *prévenir*, puisque son usage et même son abus pendant les deux ou trois années qui précédèrent la tumeur gommeuse abdominale et la gastrosyphilose ne les avaient point empêchées de survenir à leur heure, spontanément, sans l'intervention d'aucune cause occasionnelle.

Il est inutile de commenter une pareille observation. Elle parle assez haut et assez clairement d'elle-même. Ne nous dit-elle pas, comme tant d'autres, qu'en fait de syphilis on doit tout craindre et ne jamais désespérer de rien, et que même, dans le péril le plus grand, les spécifiques qui n'ont point préservé du mal, peuvent parfois merveilleusement le guérir et sauver l'existence ?

Malheureusement tous les cas sont loin d'avoir une issue aussi heureuse que celui-là. Un grand nombre d'hépatosyphiloses, arrivées à la période atrophique, sont incurables. Le traitement n'a plus aucune prise sur elles. Il n'en est pas ainsi pendant la première phase de l'affection. Tant que le foie est simplement hyperplasié par du tissu embryonnaire, sa guérison s'obtient presque toujours par un traitement approprié. Il peut même se faire qu'elle se produise spontanément. — La forme gommeuse est d'un pronostic moins grave que la forme sclérosique. Mais ces deux formes sont si souvent réunies, qu'on ne peut faire que des conjectures plutôt théoriques que pratiques sur l'une ou sur l'autre. C'est bien assez de porter un jugement sur la maladie dans son ensemble. Trop heureux si nous n'avons de mécomptes ni dans le diagnostic ni dans le pronostic. — Parmi les symptômes les plus fâcheux, il faut placer en tête l'ascite et les hémorrhagies, le marasme, la diarrhée colliquative, l'albuminurie, etc. Et pourtant, même lorsque toutes ces mauvaises conditions se trouvent réunies chez le même malade, il n'est pas impossible de le sauver. Voici à cet égard, une observation des plus instructives communiquée par M. Hérard à la Société médicale des hôpitaux (1864). Je la résume :

La patiente âgée de quarante ans avait une anasarque considérable, une diarrhée rebelle à tous les moyens, des flots d'albumine dans les urines et une ascite très abondante. Le foie présentait une hypertrophie énorme, sans déformation sensible à la main. Cet état de marasme très avancé, faisait présager une fin prochaine.—Eh bien, sous l'influence de l'iodure de potassium, l'amélioration se produisit avec une extrême rapidité, et quelques mois après son entrée à l'hôpital, où elle était venue déjà quatre ans auparavant pour des accidents viscéraux, elle sortait guérie. Six mois plus tard, elle était encore en bonne santé.

Traitement. — L'iodure de potassium doit toujours être administré à une dose élevée, 2, 3, 4, 6 grammes, dans tous les cas de syphilose hépatique confirmée ou même seulement soupçonnée. C'est le remède qui possède contre les engorgements du foie d'origine spécifique la plus puissante et la plus prompte efficacité. Si les voies digestives sont dans un état de délabrement trop prononcé pour pouvoir supporter la médication iodurée, on tâchera d'y remédier tout d'abord, et, en attendant, on aura recours aux frictions mercurielles. — On ne négligera pas les moyens adjuvants ; on combattra les symptômes et entre autres les hématémèses et la diarrhée. On tâchera de relever les forces par des toniques, d'activer les fonctions de la peau par des bains et des douches, et puis, pour consolider la guérison, on conseillera les eaux thermales de Luchon, de Barèges, de Néris, de Plombières, de Dax, de Bourbon-Lancy, etc.

Bibliographie. — Bech, *Hépat.-syph. asc. guérison.* (*Gaz. hôp.* 1885.) — Billouard, *Foie syph. rencontré sur un sujet mort d'infiltr. gangr. et de gangr. du scrot.*

De la syphilis dans ses rapports avec le diabète. — La question des rapports de la syphilis avec le diabète reste encore fort obscure, malgré les tentatives faites de tous côtés pour la résoudre. Il n'est pas rare de rencontrer ces deux maladies chez les mêmes sujets. — Comment en serait-il autrement, puisque toutes les deux sont très fréquentes? Elles ne s'excluent point assurément, et c'était facile à prévoir. Là n'est pas la difficulté; ce qu'il importerait de savoir, c'est si la syphilis, dont la puissance pathogénique est si vaste et si profonde, est capable à elle seule, et sans l'intervention d'aucun autre facteur étiologique, de produire le diabète sucré.

A première vue ne doit-on pas répondre par la négative? Et cela pour plusieurs raisons. Il y a d'abord un argument numérique: les cas dans lesquels on a pu soupçonner la syphilis d'avoir donné naissance au diabète sont excessivement rares et en outre discutables; tandis que les cas dans lesquels le diabète n'a rien à voir avec la syphilis sont innombrables. Un autre argument,

et de la verge. (*Bull. Soc. anat.* 1878.) — Biermer, *Ueber Syph. der Leber und Milz, Casuistische Mittheilungen, etc.* (*Schweiz Zeitschrift für Heilkunde,* 1862.) — Bourrel, *Contribut. à l'étude de la syph. hépat.* (Th. Paris, 1884.) — Budd. *On the diseases of the Liver,* 1857.

Capozzi, *Hépat. gom. syph.* (*Giorn. delle mal. ven.* 1870.) — Ciaramelli. *Sif. del fiag. obs.* (*Clin. méd. contemp,* 1885.) — Cliquet, *De l'hep. syph. et de sa guérison.* (*Trib. méd.* 1877.) — Chvostek. *Sur la syph. du foie.* (*Ann. derm. et syph.* 1882.)

Delavarenne, *Essai sur la syph. du foie chez l'adulte.* (Th. Paris, 1879.) — Demange, *Observ, de syph. hépat. : 1° Syph. tert. du foie, hépat. gom. et interstit.; 2° Syph. du foie, ictère léger, persistant; trait. mixte, guérison.* (*Revue méd. de l'Est,* 1879.) — Dittrich, *Alt. syph. du foie.* (*Ann. des mal. de la peau de Cazenave,* t. III, p. 245.)

Faligan, *Des affect. syph. du foie.* (Th. Paris, 1863.)

Gailleton, *Hépat. gom. et périt. mort.* (*Lyon méd.* 1874.) — Gubler, *Mémoires de la Soc. de biologie,* 1853 p. 25.

Haldane, *Case of cirrh. of the Liver, with Syph. hep.* (*Edinb. med. Journal.*) — Hayden, *Hypertr. syph. du foie.* (*Med. Press and Circ.* 1868.) — Hérard, *De la syphilis du foie.* (*Union méd.* 1864.)

Ivon, *Cirrhose alcool. chez un syph.* (*Bull. Soc. an.* 1878.)

Jastrowitz, *Ein Fall, v. Thrombose der Pfortader aus Lüet. Ursache.* (*Rev. sc. méd.* 1883.)

Lacombe, *Etude sur les accid. de la syph. hép. chez l'adulte.* (Th. Paris, 1873.) — Lancereaux, *Traité de la syphilis.* — *Sur les cicatrices du foie.* (*Bull. soc. anat.* 1862). — *Des lésions visc. syph.* (*Gaz. hebd.* 1864.) — *Cirrhose syph. du foie et syph. généralisée.* (*Gaz. hôpit.* 1881, *etc.*) — Lecontour, *Des affections syph. du foie.* (Th. Paris, 1858.) — Leduc, *Cirrh. hép. d'or. syph.* (*Chron. méd.* 1881.) — Leudet, *Rech. clin. sur l'étiol. la curab. et le trait. de la syph. hépatique.* (*Arch. gén. de méd.* fév. 1866.)

Mouillot, *Syph. cirrh. of liver.* (*Brit. med. Journ.* 1881.)

Murchison, *Syph. dis. of the liver, diaphragme and dura mater.* (*Lancet,* 1861.)

Oppolzer, *Syph. der Leber.* (*Wiener mediz Halle,* 1863.)

Quelet, *Essai sur la syphilis du foie.* (Th. Stras., 1856.)

Rendu, *Syph. hépat. art. Foie du Dict. encycl. des sc. méd.* 1879.

Sangalli, *Fegato syph.* (*Giorn. delle malat. vén.,* 1856.)

Verflassen, *Etude sur l'anat. et les sympt. des affect. syph. du foie.* (Th. Iéna, 1877.) — Virchow, *Syph. constit.*

Wagner, *Syph. du foie.* (*Arch. d. Heilkunde,* 1864.) — Wilks, *On the affect. of int. organs.* (*Guy's Hospital eports,* 1863.)

— Voy. aussi Homolle, Troisier, Raymond (1874) Ory, Déjerine, Moutard-Martin, Cuffer, Malassez, etc., etc.

c'est que la syphilis n'agit pas sur les organes par une simple perturbation fonctionnelle de leurs éléments actifs ; elle ne les attaque même pas immédiatement ; elle n'arrive à eux que par l'intermédiaire des lésions qu'elle suscite dans leur gangue conjonctive. — Comment expliquera-t-on son influence sur les fonctions glycogéniques du foie? — Je ne sache pas que, dans ses déterminations matérielles sur cet organe, on ait constaté des urines sucrées.

Mais peu importe la théorie. Il ne faudrait pas rejeter les faits parce que nous sommes incapables de les expliquer. Ces faits existent-ils ? Quelles conditions doivent-ils réunir pour entraîner la conviction ? S'il était bien constaté, non pas une fois par hasard, mais fréquemment, que des individus, exempts jusque-là de toute affection diabétique et n'ayant pas de sucre au moment où ils contractent un chancre, présentent plus tard, 4 ou 5 mois, un an, 2 ans après et même plus, les symptômes du diabète, sans qu'on puisse invoquer aucune autre cause que la syphilis, si cette circonstance étiologique, nettement établie et dégagée de tout ce qui peut l'obscurcir, saisissait l'esprit par son évidente simplicité, nous serions en droit d'affirmer hautement que la syphilis occupe une place incontestable dans l'étiologie du diabète. Mais en est-il ainsi ? Sait-on au juste à quelle époque les urines ont commencé à contenir du sucre, quand on le constate pendant la phase des accidents secondaires ? — J'ai découvert deux ou trois fois du sucre chez des malades que je traitais pour des syphilides cutanées ou muqueuses, peu éloignées du chancre infectant, et jamais il ne m'a été possible de conclure que le diabète provenait de la même cause que les syphilides.

On objecte que souvent on a vu le sucre des diabétiques atteints de syphilis disparaître comme les manifestations réellement spécifiques sous l'influence du mercure et de l'iodure de potassium. Le fait est possible. Mais est-ce là un argument bien sérieux? Le bromure de potassium et beaucoup d'autres médicaments n'ont-ils pas eu la réputation de guérir, eux aussi, le diabète sucré ? Le glycose ne disparaît-il pas quelquefois spontanément ou sous l'influence des moindres changements de régime et des conditions nouvelles dans lesquelles un malade se trouve momentanément placé? Ne revient-il pas ensuite ? — Sait-on au juste quand il commence et quand il finit de se montrer ?

Je n'admets pas aussi aisément que quelques auteurs l'action pathogénique de la syphilis sur le diabète. Du reste je ne suis pas le seul. Dans son ouvrage sur le *diabète sucré* (1876, trad. de Charvet), M. le Dr Arnoldo Cantani (de Naples) dit que, dans aucun des cas qu'il a observés, la syphilis ne paraît avoir déterminé l'éclosion du diabète ; parfois elle l'avait précédé, mais d'ordinaire elle était guérie. D'autres fois elle a disparu après le début du diabète. Puis, ajoute-t-il, nous avons observé tant de cas de syphilis avec accidents cérébraux et autres, mais non suivis de diabète, que nous ne pouvons croire à une relation entre les deux maladies.

Écoutons maintenant l'opinion de différents auteurs et d'un des plus autorisés M. Lécorché (*Traité du diabète*, 1877).

D'après lui, la syphilis, alors même qu'elle ne donne pas lieu à des tumeurs cérébrales, peut devenir une des causes du diabète sucré. C'est aussi l'opinion de J. Frank, Seegen, Van Hoven, J. Jaksh, Leudet et Dub. — On ne saurait pas plus contester l'existence du diabète syphilitique que celle du diabète goutteux. — Le diabète affecte avec la syphilis des rapports tout à fait différents : il peut apparaître dans son cours comme une des manifestations de la diathèse (Jaksh, Scott, Frank, Van Hoven et Leudet); il peut n'exister qu'à l'état de maladie concomitante (Cantani et Seegen).

Quand le diabète émane de la syphilis, il constitue parfois l'unique manifestation de cette maladie. Chez un homme de 30 ans, incontestablement syphilitique, qui se présenta à l'Hôtel-Dieu, dans le service de M. Moissenet en 1876, pour un diabète intense (86 grammes de sucre sur 10 litres d'urine), l'iodure de potassium détermina très rapidement une disparition à peu près complète du sucre (Lécorché).

Le diabète peut exister concurremment avec d'autres manifestations syphilitiques, ulcérations, exostoses ou tumeurs cérébrales (Seegen); — Un homme de 45 ans, dont l'existence avait toujours été très agitée, qui cependant s'était toujours bien porté et présentait de l'embonpoint, fut pris de maux de tête fréquents, se montrant de préférence la nuit. Puis, survint dans la jambe gauche une sensation de fourmillement avec diminution de la sensibilité et de la mobilité, qui s'accompagna de douleurs névralgiques. A la jambe droite, se montra un ulcère variqueux avec tuméfaction œdémateuse et exostose. — C'est alors que se produisirent la soif et l'épuisement. En examinant l'urine, on constata la présence du sucre. Soumis à l'iodure et au fer, le malade vit disparaître toutes ces manifestations, ainsi que le sucre. Mais le sucre reparut de nouveau sans autre accident spécifique et nécessita une cure à Carlsbad. Le malade quitta la station, éliminant encore 2, 5 pour 100 de sucre.

Quand le diabète existe à titre de maladie concomitante, il est étranger à la syphilis et affecte avec elle les mêmes rapports qu'avec toute autre maladie chronique, c'est-à-dire qu'il paraît y avoir alternance entre la glycosurie et les manifestations de nature syphilitique.

Observation de Seegen : Homme 47 ans; père mort d'affection cérébrale. Jamais de maladie. A fait de 20 à 40 ans des excès de table et de femmes. Quelques années avant l'observation de son diabète, se trouvant à une fenêtre, il avait été pris de l'idée de se précipiter dans la rue. Cet accès de manie s'était reproduit plusieurs fois. Griesinger, consulté en 1865, trouva 30-40 grammes de sucre dans les urines. Envoyé à Carlsbad, deux fois le malade vit le sucre disparaître et reparaître. L'hiver suivant, manifestation cutanée syphilitique, sous l'influence de laquelle le sucre se mit à diminuer. On le traita par le sublimé en injection. L'éruption céda, mais le diabète reprit son intensité première.

Le diabète peut être symptomatique de la syphilis, mais à des conditions différentes : tantôt il n'est que l'expression symptomatique d'une tumeur cérébrale syphilitique, tantôt il paraît sous la dépendance de la syphilis elle-même, existant en tant que diathèse. Dans ces cas, il s'améliore sous l'influence du traitement spécifique. — Le diabète, au contraire, qui ne dépend pas de la syphilis et qui ne fait que coexister avec elle, résiste à tout traitement spécifique et semble même s'amender quand apparaissent des manifestations syphilitiques.

La glycosurie peut n'être qu'un symptôme de tumeurs cérébrales syphilitiques ou bien exister sans tumeur et être l'expression unique de la diathèse syphilitique (Jacoby et Jacksh, 1863).

La polyurie syphilitique (Watts. — *The Lancet*, 1849) est améliorée par le traitement spécifique. Elle est le plus souvent sous la dépendance d'une tumeur cérébrale ou d'une exostose d'origine syphilitique.

« Il n'est guère permis, dit M. le docteur Jullien (*Loc. cit.*, p. 648, 1045), de contester aujourd'hui l'existence d'une glycosurie syphilitique précoce, essentielle, c'est-à-dire indépendante des lésions nerveuses qui, à une période avancée de l'infection, peuvent amener secondairement le sucre dans les urines. Les faits sur lesquels s'appuie notre opinion sont assez peu connus pour que nous en relations brièvement les principaux. — Dans une observation, il s'agit d'un homme de 28 ans, chez lequel l'abondance et la fréquence des mictions, la polydipsie et l'impuissance témoignaient d'un diabète des mieux caractérisés. Les urines contenaient une grande proportion de glycose. Dub (de Prague), auquel nous empruntons ce fait, aperçoit des taches exanthématiques, une ulcération buccale, des adénites multiples et retrouve la cicatrice d'un chancre. Il administre le mercure et fait disparaître en six semaines tous les accidents. — L'iodure de potassium eut un égal succès chez une jeune fille de 20 ans qui, à côté de divers symptômes de vérole (ulcérations de la gorge, croûtes dans les cheveux, psoriasis, paralysie faciale), souffrait d'un diabète sucré assez avancé (Dub)... — Il est donc absolument rationnel de considérer l'infection générale comme responsable des désordres des fonctions urinaires. — La polyurie était très accentuée dans un cas où l'autopsie révéla une tumeur syphilitique du quatrième ventricule (Perroud). Le diabète est plus rare. Leudet en a publié une remarquable observation : La femme Teaupin, la malade, éprouvait une soif vive et qui la forçait à boire jusqu'à 8 ou 10 litres de liquide par jour ; les urines étaient très abondantes et contenaient une grande proportion de glycose. La malade fut une première fois guérie par l'iodure de potassium. Quelques années plus tard, la polydypsie et la polyurie reparurent, mais sans glycosurie ; elle succomba et l'on trouva *post mortem*, une lésion du quatrième ventricule. Je ne sache pas que l'albuminurie ait jamais été observée dans les mêmes circonstances. »

Malgré l'autorité des pathologistes dont je viens de résumer l'opinion, je considère l'influence pathogénique de la syphilis sur le diabète comme très contestable. Moi aussi, je pourrais citer des faits. Ainsi, je soigne depuis sept ans un malade qui, en pleine santé apparente, a eu un chancre suivi d'une syphilis assez grave. Puis, vers la quatrième année, sont survenues des douleurs dans les extrémités inférieures, bientôt suivies d'une incoordination des mouvements, etc. Bref, cet homme, dont l'observation sera relatée plus tard, offre l'exemple d'un tabes à peu près incontestablement syphilitique. — Dès l'apparition des premiers symptômes de l'ataxie, j'examinai ses urines et j'y trouvai beaucoup de glycose. Mais depuis quand avait il ce diabète ? Il n'en avait jamais éprouvé et il n'en éprouve encore aucun des troubles fonctionnels. L'iodure de potassium ne l'a guéri ni de son diabète ni de son ataxie. Est-ce là un diabète syphilitique ? Beaucoup diraient oui Quant à moi, je reste dans le doute.

Le diabète s'observe très rarement dans la syphilis tertiaire, et c'est cependant lorsque la maladie constitutionnelle a profondément imprégné l'organisme durant de longues années, qu'elle devrait provoquer la dyscrasie glycosurique, si elle avait sur elle une action aussi pathogénique que la goutte[1].

Au sujet du diabète, une autre question se présente : Quelle est son action sur la syphilis ? Un diabétique qui contractera la syphilis aura-t-il des accidents qui différeront comme gravité, comme forme, comme processus, comme durée, comme récidive, etc., etc., de ce qu'ils auraient été chez lui s'il n'avait pas été diabétique ? — Là encore il est très difficile d'être affirmitif, si on veut s'en tenir aux faits, au lieu de se lancer dans les hypothèses. Il est bien évident

1. M. le docteur Servantie a fait en 1876, sous l'inspiration de M. le docteur Lécorché, sa thèse sur les *Rapports du diabète et de la syphilis*. En voici les conclusions : — 1o Certaines lésions cérébrales ou médullaires, d'origine syphilitique, peuvent amener le diabète. Comme la lésion qui lui a donné naissance, cette complication doit être traitée par les antisyphilitiques. La gravité du diabète dans cette circonstance est du reste généralement moins grande que celle de la lésion primitive, et de plus, il paraît moins rebelle au traitement ; — 2o Dans quelques cas, le diabète est produit par la syphilis. Le traitement du diabète syphilitique sera naturellement celui de la diathèse syphilitique ; — 3o Il est enfin des cas dans lesquels le diabète et la syphilis, quoique coexistant ensemble dans le même organisme, sont étrangers l'un à l'autre. On distingue ces cas des précédents, par la marche toute différente des symptômes. Il faut traiter distinctement chacune de ces deux maladies : la syphilis, par les mercuriaux et l'iodure de potassium, et essayer de guérir, ou du moins d'améliorer le diabète par le régime et un traitement approprié.

a priori, que la syphilis est plus exposée à mal tourner chez les diabétiques que chez les gens qui se portent bien. Et pourtant ne voit-on pas des syphilitiques, exempts de toute tare et jusque-là d'une santé florissante, présenter les accidents les plus graves, sans qu'on sache pourquoi, et aboutir parfois presque d'emblée au tertiarisme. Par contre, il y a des diabétiques qui se tirent très bien de leur syphilis J'en soigne un en ce moment dont la syphilis a été bénigne, bien que son début n'annonçât pas qu'il en dût être ainsi. M. le docteur Lécorché, qui le traitait pour un diabète, me l'adressa en juin 1885, pour une ulcération pénienne d'apparence furonculeuse. C'était un homme de 51 ans, vigoureux, bien constitué, sanguin et diabétique depuis longtemps. Il lui survint à la racine du filet, sur la muqueuse préputiale, une ulcération très inflammatoire, à base pâteuse plutôt que dure. Elle était creusée en cratère et très semblable à un furoncle rempli de détritus sphacélés. — Peu ou pas d'adénopathie. — Le diagnostic était d'autant plus difficile que le malade avait alors deux furoncles, un sous la mâchoire, l'autre sur la figure. — L'ulcération pénienne en était-elle un aussi? — C'était bien un chancre infectant. Peut-être le diabète lui avait-il imprimé cette forme insolite[1]. — Toujours est-il que la suite de la syphilis ne répondit pas au commencement Le malade n'a eu que des éruptions et des plaques muqueuses très superficielles qui ont facilement guéri et n'ont jamais montré la moindre tendance à l'ulcération et encore moins à la gangrène (1888).

J'ai vu d'autres diabétiques chez lesquels la syphilis n'était ni plus ni moins sérieuse que chez des sujets ordinaires. Voilà ce qui résulte jusqu'à présent de mon expérience personnelle; mais je fais beaucoup de réserves et je n'en tire aucune conclusion absolue.

1. On trouve dans la thèse de M. Arnaud (*De l'influence réciproque du diabète sur la syphilis et de la syphilis sur le diabète*) quelques cas de chancre qui ont présenté une tendance gangreneuse et phagédénique chez des malades atteints de diabète sucré. Faut-il y voir un effet de la dyscrasie ou le résultat d'une irritation produite par l'urine sucrée sur les ulcérations? Peut-être l'une et l'autre influence. — Toujours est-il que les accidents consécutifs ne sont pas généralement aussi graves que l'accident primitif.

M. Arnaud croit que la syphilis peut produire directement le diabète sucré. Je suis loin de partager sa manière de voir sur ce point comme sur beaucoup d'autres. — Voici les conclusions de ce travail :

1° Il existe des rapports étroits entre la syphilis et le diabète; 2° Deux cas peuvent se présenter : Ou bien la syphilis survient chez un sujet diabétique depuis un temps plus ou moins long; ou bien le diabète apparaît chez un syphilitique de date plus ou moins récente. — 3° Le diabète préexistant modifie les allures cliniques de la syphilis, soit parce qu'il cachectise le malade en rendant ainsi le terrain plus apte à une évolution grave de la vérole, soit parce qu'il exerce une action néfaste sur les éléments anatomiques par le fait du contact direct avec ceux-ci du sucre contenu dans les humeurs de l'économie; 4° Il n'est pas douteux que la syphilis puisse créer par elle-même et directement un diabète plus ou moins persistant, dû aux modifications hématologiques et élémentaires qu'elle détermine constamment; 5° La syphilis peut amener une autre variété de diabète, grâce à des productions tertiaires (gommes) développées au voisinage du 4e ventricule et comprimant le centre de la glycosurie décrit par Claude Bernard; 6° Lorsque la syphilis survient chez un diabétique, le chancre infectant et les manifestations secondaires ont une tendance ulcéreuse plus ou moins marquée, de telle sorte que ces lésions, ainsi déviées de leur aspect objectif ordinaire, peuvent prêter à une erreur de diagnostic; 7° Dans ces mêmes circonstances, l'évolution de la syphilis paraît plus rapide que normalement; 8° Certains auteurs ont prétendu que, dans ces cas, le sucre disparaît lorsque des manifestations spécifiques apparaissent. Nous n'avons pas constaté ce fait; cependant, d'après nos observations, le sucre semble avoir disparu de l'urine avec une rapidité qu'on ne constate pas dans le diabète en général; 9° Le pronostic devra être plus grave, toutes choses égales d'ailleurs, lorsque la syphilis évoluera chez un malade diabétique, que lorsqu'elle surviendra chez un sujet sain; 10° Au point de vue thérapeutique, il faut instituer un traitement en même temps antidiabétique et antisyphilitique.

Syphilis des glandes salivaires.

Chez une femme âgée de 45 ans, couverte d'ulcérations syphilitiques, et morte d'un érysipèle développé à leur pourtour, M. Lancereaux trouva, en 1860, une ulcération spécifique de la glande sous-maxillaire. — L'organe, ferme au toucher et comme flétri, mais non diminué de volume, présentait de nombreux sillons entre ses lobules, lesquels étaient d'une coloration jaune, liée à la présence de granulations graisseuses. L'épaississement des cloisons fibreuses interacineuses témoignait d'une sclérose assez avancée.

Un cas plus instructif et plus curieux que le précédent, est celui que M. A. Fournier observa chez un de ses malades en 1875. Il s'agissait d'une *syphilis tertiaire de la glande sublinguale*, qui survint chez un malade de 30 ans, syphilitique depuis onze ans. Il s'était formé chez lui, dans la fosse sublinguale droite, une tumeur oblongue, ovalaire, comparable à une datte de moyen volume, ferme et d'une consistance charnue. Elle causait un peu de gêne dans la déglutition et la prononciation. On ne pouvait la rattacher à une autre cause que la syphilis. Aussi l'iodure de potassium en fit-il promptement justice. — M. Verneuil a rapporté un cas analogue au précédent, mais sans la preuve thérapeutique. — Enfin, en 1880, M. Lang a publié le premier cas connu de syphilose parotidienne (*parotitis syphilitica*). La malade avait 39 ans et son infection remontait à quatre ans. Elle présentait à la fois des syphilides de l'isthme du gosier, une mamelle tuméfiée, tendue, douloureuse, et la parotide gauche était légèrement augmentée de volume. — Guérison de tous les accidents par des frictions mercurielles.

Syphilis du pancréas.

Elle est extrêmement rare. D'après M. Lancereaux on trouverait le pancréas induré par la sclérose, chez beaucoup de sujets ayant succombé à la syphilose viscérale. — Le même auteur a observé un cas de gomme pancréatique. Il en rapporte un autre dû à Rostan : le malade avait eu un chancre quatorze ans avant sa mort. On trouva à l'autopsie des gommes multiples des muscles, une tumeur gommeuse de la région mammaire et deux autres dans le pancréas. Ces tumeurs, soumises à l'examen microscopique par Verneuil et Robin, furent considérées comme incontestablement syphilitiques.

Bibliographie. — Fournier, *Dégénérescence syph. de la glande sublinguale.* (*Soc. de chir.*, 1875, et *Ann. de derm. et de syph.*), 1875, t. VII. — Lancereaux, *Traité de la syphilis.* — Lang, *Ueber mastitis und. parotitis syph.* (*Wiener med. woch.* 1880, et *Rev. sc. m.*, t. XIII, p. 206).

APPENDICE

SYPHILIS TERTIAIRE DES GLANDES MAMMAIRES.

Dans mon premier volume sur la syphilis, j'ai décrit longuement l'accident primitif de la mamelle et ses lésions secondaires. J'ai aussi consacré quelques lignes à ses gommes[1]. Ce n'était qu'une esquisse, et je me réservais d'étudier dans ce deuxième volume les affections tertiaires de ces organes. Fallait-il placer cet article à la suite de mes leçons sur la syphilis tertiaire des organes génitaux? Au point de vue anatomique, les seins n'en font pas partie. Ils n'en sont qu'une annexe physiologique chez la femme. Ils dépendent de la peau, et ce sont des glandes en grappe comme les glandes salivaires et le pancréas. C'est ce qui me décide à en parler maintenant. Au surplus qu'importe? L'essentiel c'est de savoir à quoi nous en tenir sur leur syphilose.

Elle est loin d'être commune. M. Jullien n'a pu en réunir que trente observations authentiques. Une des plus remarquables a été recueillie par M. Lancereaux et publiée dans la thèse d'agrégation de M. le Dr P. Horteloup (1872).

Les anciens auteurs n'avaient pas ignoré les déterminations de la syphilis sur les seins. Dès le dernier siècle, Sauvage avait cité des cas de cancer vérolique du sein[2]. Troncin avait exagéré les suites cancéreuses de la vérole : pour lui, on ne devait pas hésiter à considérer les trois quarts au moins des cas d'engorgements, de squirrhes, d'ulcérations et de cancers des seins ou de la matrice comme étant le résultat du virus syphilitique non détruit. — M. Richet communiqua un cas des plus probants à M. Velpeau pour la deuxième édition du *Traité des maladies du sein*. — D'autres faits ont été observés par MM. Zambaco, Yvaren, Maisonneuve, Verneuil, Ambrosoli, Hennig, Cheever, Lang. — On lira avec intérêt, sur cette question, l'excellente thèse de M. Antoine Gromo (1878).

Le processus syphilitique s'exprime dans le sein, comme dans les autres parenchymes, sous ses deux formes d'infiltration scléreuse et de tumeurs gommeuses.

La sclérose syphilitique des mamelles s'observe dans les deux sexes ; elle est peut-être plus fréquente chez l'homme que chez la femme. C'est une des manifestations précoces de la syphilis, puisqu'elle se montre ordinairement vers la fin de la période secondaire et ne s'accuse que par des phénomènes légers, tels

1. Charles Mauriac. — *Leçons sur les maladies vénériennes*, pages 256, 261, 320, 319, 667, 815.

2. « Une fille de 30 ans, avait aux deux mamelles une tumeur de la grosseur d'un œuf de poule, dure, bosselée, profonde, avec des douleurs lancinantes qui s'étendaient par intervalles depuis l'aisselle jusqu'à la mamelle, le long d'une série de glandes également dures et bosselées. Elle se plaignait en même temps de douleurs nocturnes, d'ulcères à la bouche et au vagin, lesquels étaient les restes d'une vérole acquise depuis 10 ans.

Les circonstances ne permettant pas d'employer les frictions, j'eus recours aux pilules de Keyser, dont l'usage, continué pendant un mois et demi, fit disparaître la douleur et la tumeur des mamelles, ainsi que tous les symptômes de la vérole qui n'ont pas reparu depuis ; d'où l'on peut conclure qu'il y a des carcinomes d'une espèce particulière, différents du carcinome ordinaire qu'on n'a jamais pu guérir par les seuls remèdes mercuriels. » *Nosologia methodica*, t. 4.

que sensibilité à la pression et tuméfaction diffuse, sans signes bien évidents d'une inflammation franche. — Le traitement spécifique en fait rapidement justice.

Gommes des mamelles. — Ulcérations gommeuses. — Cancer vérolique. C'est la syphilis vraiment tertiaire de ces organes. Sa fréquence est beaucoup plus grande chez la femme que chez l'homme, puisque, sur treize cas, trois seulement appartiennent à ce dernier. Les gommes débutent sous la forme d'une petite tumeur cachée dans la profondeur du sein et nettement circonscrite. On pourrait alors la prendre pour une tumeur adénoïde. Peu à peu elles augmentent de volume et atteignent celui d'une pomme, d'un œuf de poule (Lang), d'une tête d'enfant (Sauvage). Elles sont inégales, bosselées, dures, élastiques jusqu'au moment où, se rapprochant de la surface, elles touchent la peau et l'envahissent. A ce moment, elles entrent dans leur phase de régression nécrobiosique, se ramollissent et donnent la sensation d'un tissu mou, imbibé de sucs qui se réunissent à son centre et le rendent fluctuant. Quand la tumeur s'est ouverte, il s'en écoule un liquide crémeux et lactescent (cas de Verneuil).

Peu à peu le pertuis s'élargit et la caverne ulcéreuse remplace la gomme.

La perte de substance qui en résulte a des bords décollés et taillés en biseau aux dépens de leur face profonde. Sa forme est circulaire et son fond pultacé.

Ces caractères étaient très nets dans une observation de M. Segond (Th. de Gromo, p. 34). De plus, il y avait dix petites gommes cutanées à la périphérie du mamelon.

En pareil cas le diagnostic ne présente aucune difficulté, surtout si les commémoratifs viennent s'ajouter à l'impression que donnent les symptômes et le processus de ces tumeurs. — C'est avec le cancer qu'il est facile de les confondre quand on ne voit que l'ulcération, et si les antécédents sont muets. Voici quelques signes différentiels : Le cancer siégeant à la fois dans les deux seins et ayant plusieurs foyers dans chacun d'eux est d'une extrême rareté ; — les gommes, au contraire, sont bilatérales et multiples ; — dans les gommes du sein, il y a quelquefois un retentissement du côté des ganglions de l'aisselle, mais il est beaucoup moins prononcé, moins dur, moins étendu que l'adénopathie carcinomateuse, avec son gros paquet de ganglions occupant toute la cavité axillaire.

Y a-t-il dans le sein comme dans d'autres organes, comme dans la langue, par exemple, des affections hybrides syphilitico-cancéreuses ? M. Ozenne, si partisan de l'hybridité et qui l'a recherchée et découverte un peu partout, avoue que sur ce point les documents font à peu près complètement défaut.

Dans les cas douteux, l'épreuve thérapeutique, qu'il faut toujours tenter, fournit un élément précieux au diagnostic. Dans les cas que nous devons à Sauvage, Maisonneuve, Richet, Icard Collier, l'iodure de potassium a fait disparaître des tumeurs et guéri des ulcérations si semblables au carcinome qu'on proposait de les enlever. Aussi serait-il prudent, en pareille occurence, de faire suivre un traitement spécifique, avant d'en venir à l'intervention chirurgicale.

HUITIÈME LEÇON

SYPHILIS TERTIAIRE DU SYSTÈME CIRCULATOIRE

MESSIEURS,

L'ensemble de nos connaissances sur les affections syphilitiques du système circulatoire ne présente point encore l'aspect de ces monuments aux assises profondes et solides, qui sont à peu près achevés, et dont la vue seule suggère tout de suite l'idée d'une construction définitive, assez forte pour résister longtemps aux progrès, aux découvertes et même aux révolutions de notre science.

Est-ce la faute de la syphiliographie contemporaine s'il en est ainsi? Non. — Sur ce sujet n'a-t-elle pas tout tiré de son propre fonds? Ce que nos devanciers nous avaient légué n'était-il pas à peu près insignifiant?

Les matériaux qu'elle a mis en œuvre, elle les a extraits d'une mine inépuisable, de l'anatomie pathologique, agrandie, enrichie par l'histologie. —Malheureusement, l'observation clinique qui devrait devancer et guider les investigations sur le cadavre, est restée presque muette jusqu'à présent. On a essayé de la deviner, de la refaire après coup. Mais ces résurrections ne manquent-elles pas de souffle et de vie?

Si les déterminations de la syphilis sur le système circulatoire étaient aussi fréquentes que d'autres viscéropathies spécifiques, il est probable que nous posséderions des documents plus nombreux et plus authentiques.

C'est surtout l'étude des artériopathies qui nous les fournira. Du cœur aux capillaires les recherches se poursuivent depuis quelques années sur tout le réseau artériel. Des résultats d'une grande importance et d'une authenticité incontestable ont été obtenus. L'histoire de l'artériosclérose syphilitique commence à sortir des incertitudes et des obscurités de l'hypothèse. Aux faits déjà connus s'en ajoutent chaque jour de nouveaux qu'on soupçonnait à peine. N'est-il pas permis d'espérer que l'avenir nous en réserve une riche collection? C'est de ce côté-là que semble devoir s'agrandir le domaine de la syphilis.

Quant aux autres départements du système circulatoire, ils offrent un champ moins fécond et plus exploité, quoiqu'ils n'aient pas donné encore tout ce qu'on en peut attendre.

Je vais décrire les déterminations de la syphilis : 1° sur le cœur; 2° sur les artères; 3° sur les veines; 4° sur les lymphatiques et les glandes vasculaires.

§ I. — Cardiopathies syphilitiques.

Au commencement de ce siècle, Corvisart, frappé par la ressemblance des lésions valvulaires du cœur avec les excroissances vénériennes des parties génitales, avait conclu qu'elles devaient avoir la même origine, et l'un des premiers il avait parlé des cardiopathies de nature syphilitique. — Laënnec combattit cette manière de voir. Malgré quelques tentatives infructueuses pour la rétablir, elle fut rejetée par presque tous les pathologistes, jusqu'au moment où l'étude de quelques lésions cardiaques trouvées sur le cadavre des syphilitiques vint démontrer qu'elle reposait sur des bases sérieuses et non plus sur des hypothèses et des analogies [1].

La première observation est due à M. Ricord. Le dessin des lésions se trouve dans sa clinique iconographique (pl. XXIV).

Le malade avait eu plusieurs fois des chancres, puis des tubercules ulcérés de la peau. Il mourut subitement. — A l'autopsie, on trouva le cœur hypertrophié. L'endocarde du ventricule droit avait plus de 1 millimètre d'épaisseur; il était d'une consistance fibreuse et d'un blanc mat. — A gauche, l'endocarde était recouvert, près de la pointe, par un thrombus adhérent, au-dessous duquel existait une infiltration hémorrhagique et une fausse membrane de 1 millimètre d'épaisseur. — Sur plusieurs points des parois ventriculaires, il y avait des masses tuberculeuses d'une substance jaunâtre, dure, criant sous le scalpel, totalement dépourvues de vaisseaux, mais ramollies en quelques endroits

1. En 1803, Portal (*Anat. path.*), avait écrit que le virus vénérien peut produire l'érosion du cœur et en affaiblir les parois. Ne pouvant résister à l'effort du sang, celles-ci se dilatent et les cavités du cœur sont agrandies. Cela est prouvé, ajoute-t-il, par les nombreuses observations de Morgagni, de Sénac, de Lieutaud, etc.; mais ces observations sont peu concluantes.

Voici un cas curieux qu'on trouve dans les *Mémoires de la Soc. de méd.*, 1775 : — Une fille de 22 ans, renfermée dans l'hôpital de Perpignan, mourut après avoir présenté les symptômes les plus graves de la syphilis constitutionnelle, et de plus des accidents du côté du cœur, avec une douleur pongitive dans cette région. L'autopsie cadavérique montra une *large ulcération qui occupait la face postérieure du cœur dans toute l'étendue des deux ventricules.* Au fond de cet ulcère, on ne trouvait plus que quelques fibres musculaires qui formaient une toile très mince et qui furent rompues par une légère pression du doigt. La substance cardiaque environnante était notablement indurée. Le cœur avait 11 pouces 8 lignes de circonférence au-dessous des oreillettes, et l'ulcère avait quelques pouces de superficie.

comme des gommes syphilitiques du tissu cellulaire sous-cutané. — Les fibres musculaires étaient refoulées, comprimées, dégénérées et infiltrées de sang. — Dans la base des poumons on trouvait des tumeurs analogues.

Plus tard vint une observation de M. Lebert, concernant une femme qui avait eu des tubercules syphilitiques de la peau. Dans les derniers temps de sa vie, elle présenta un souffle doux au premier temps.

A l'autopsie, outre les gommes du tissu cellulaire sous-cutané, de la voûte crânienne, une carie du frontal et une ulcération du palais, on trouva dans les parois du cœur des tumeurs dures, élastiques, homogènes, d'un jaune rougeâtre, constituées par de petites cellules à noyau rond, entourées d'une substance finement granulée. Il y avait en outre un grand nombre de noyaux fibro-plastiques, etc. — Il s'agissait donc, non pas de gommes encore caséeuses et ayant atteint leur complet développement, mais d'un tissu conjonctif récent, vasculaire et entièrement organisé, etc.

L'étude des lésions syphilitiques du cœur fut poursuivie par M. Virchow, à qui nous devons les recherches les plus intéressantes sur ce sujet. Il y a dans son travail sur la *Syphilis constitutionnelle* une longue observation dont je me bornerai à donner le résumé.

Le malade, âgé de 47 ans, valet de bourreau, avait eu un chancre à l'âge de 33 ans. — Dyspnée intense. Œdème léger des extrémités inférieures. Souffle systolique à la pointe, hypertrophie modérée du cœur. Augmentation du deuxième bruit de l'artère pulmonaire. — Crachats rougeâtres, etc.

Autopsie. — Cœur notablement augmenté de volume, surtout à gauche. — Sur le ventricule droit, et au niveau des gros vaisseaux, péricarde présentant des tâches d'aspect tendineux et assez étendues. — Au niveau de la pointe, fausses membranes très vasculaires, formées d'un tissu conjonctif lâche et gélatineux, adhérentes au péricarde qui en ce point est épaissi et calleux. — Dans la cloison, épaississement sur une assez grande étendue, avec dégénérescence fibreuse. Au-dessous de l'endocarde presque cartilagineux, des cordons fibreux s'enfonçaient profondément dans le tissu musculaire et entouraient des tubérosités irrégulières, isolées ou réunies, formées par un tissu jaunâtre, sec, homogène. Tout autour, le tissu musculaire était pâle et en dégénérescence graisseuse.

Dilatation totale du ventricule gauche, principalement en avant et à gauche. Vers sa pointe, diverticulum de la grosseur d'une noix muscade, à endocarde épaissi et sclérosé. — Muscles papillaires de la mitrale ratatinés et transformés en cordons fibreux durs et aplatis. — Sur presque toute la surface du ventricule gauche, l'endocarde épaissi, inégal, mamelonné, dur, rigide, était d'un blanc bleuâtre. Au-dessous de lui le tissu musculaire était remplacé par un tissu conjonctif mou très vasculaire, comme œdématié. — Dans l'épaisseur des parois de ce ventricule, tubérosités aplatiès et arrondies, d'un blanc jaunâtre, d'un aspect desséché, d'une consistance sèche, dure, résistante, caséeuse. Stries jaunes de dégénérescence graisseuse dans tout le parenchyme musculaire. — Valvules et aorte normales, carnification et induration cicatricielle du poumon. — Foie muscade avec hyperplasie. — Tuméfaction parenchymateuse des reins. — Épaississement partiel de la muqueuse vésicale. — Hernie obturatrice commençante. — Hyperplasie médullaire des ganglions inguinaux.

Dans ce cas curieux, il existait, outre les tumeurs gommeuses, une myocardite interstitielle simple très étendue, tout à fait spéciale, qui s'était propagée de la paroi du cœur aux muscles papillaires et avait déterminé une endocardite pariétale. Les valvules étaient encore très peu touchées. — Il existait aussi une péricardite. — Donc on trouvait tout à la fois une myocardite simple et une myocardite gommeuse, une péricardite et une endocardite syphilitiques.

Nous devons à M. le docteur Lancereaux une monographie très complète sur les cardiopathies spécifiques (*Traité de la syphilis*). Elle contient deux observations inédites dont voici le sommaire :

M. D..., 29 ans. — Oppression violente, asystolie, accès épileptiformes et mort. — *Autopsie* : Cicatrices à la surface des circonvolutions et dans l'épaisseur de la substance blanche cérébrale ; amas de globules de graisse dans le corps strié. — Tumeurs gommeuses multiples sous l'endocarde et dans l'épaisseur de la paroi ventriculaire gauche. — Atrophie et dégénérescence des fibres musculaires du cœur. — Dépressions et sillons cicatriciels à la surface du foie. — Double sarcocèle syphilitique.

M. F.... 44 ans. Palpitations, dyspnée excessive, cyanose des extrémités, asystolie et mort. Tumeur gommeuse et transformation fibreuse des parois du ventricule droit. — Gommes et cicatrices du foie. — Cicatrices de la rate et des reins.

Parmi les cas les plus probants et les plus curieux de cardiosyphilose, il faut citer celui de M. Oppolzer (*Wiener med. Wochersschrift*, 1860, p. 65).

Le malade qui était syphilitique depuis quatre ans fut tout à coup frappé d'hémiplégie gauche et succomba au bout de quelques jours. — Pendant la vie on avait trouvé sa tête tournée à droite et la langue déviée du même côté. — Commissure gauche abaissée, sillon nasal du même côté moins prononcé. — Les muscles de la moitié gauche de la face ne se contractaient que lorsque le malade parlait. Paralysie des membres supérieurs et inférieurs gauches. — Fonctions cérébrales détruites. — Le choc du cœur dans les foyers ordinaires de l'auscultation n'était pas particulièrement violent. — Bruits du ventricule gauche normaux quoique un peu faibles. On pouvait à peine les percevoir au-dessus de l'aorte. — Pouls fort, plein et régulier, 112.

On constata à l'autopsie un ramollissement du lobe moyen de l'hémisphère droit, avec oblitération par embolie de l'artère de Sylvius correspondante. — Il y avait aussi embolie des artères liénales et hépatiques. — La source de ces embolies résidait dans le cœur. — Il existait, en effet, au-dessous de la valvule externe de l'aorte, deux petits pertuis arrondis, conduisant à une cavité de la grosseur d'un haricot, située juste au-dessous du sinus de Valsalva, dans l'épaisseur de la paroi musculaire externe du cœur. — Les parois de cette cavité se présentaient sous l'aspect d'une masse d'un rouge cerise, dégénérée. Dans la cavité même il y avait un peu de sang liquide et des débris de la paroi fragmentée. — Les valvules aortiques étaient recouvertes de pseudo-membranes jaunes et molles. Les autres valvules étaient normales.

Outre les auteurs que je viens de citer, on consultera avec fruit la thèse de M. Grenouiller (Paris, 1878)[1], les mémoires de M. Mayer, de M. Marchiafava et de M. Mannino (1881), l'article consacré à cette question par M. Profeta, dans son *Traité des maladies vénériennes*, l'excellent chapitre XX sur les lésions des organes du système circulatoire, de M. le docteur Jullien, dans son *Traité pratique des maladies vénériennes*, p. 944. — Dans ce chapitre, M. Julien a résumé tous les cas de cardiosyphilose connus jusqu'en 1886[2]. — J'ai consacré

1. Voici les conclusions de la thèse de M. Grenouiller : L'influence de la syphilis sur le cœur ne se traduit, dans la période secondaire, que par des contractions irrégulières. — Dans la période tertiaire, on a observé dans le péricarde une sclérose liée à la myocardite et des dépôts de matières gommeuses. — L'endocarde peut devenir le siège d'une endocardite scléreuse, par propagation ; il n'est pas prouvé que les végétations qu'on y rencontre soient de nature syphilitique. — Les gommes de la substance musculaire sont moins rares. Elles s'accompagnent ordinairement d'une dégénérescence fibreuse plus ou moins étendue. Il paraît, dans quelques circonstances, y avoir myocardite interstitielle syphilitique, sans productions gommeuses. — Chez les deux tiers des malades, la mort arrive subitement. Dans certains cas le mécanisme de l'effort n'y est peut-être pas étranger.

2. Voici les cas qu'il faut ajouter à ceux que j'ai résumés. Je reviendrai sur quelques-uns. Je me borne ici à reproduire le sommaire qu'en a donné M. Jullien (*loc. cit.*, p. 946). — On trouve aussi dans la très bonne thèse de M. Grenouillet un tableau synoptique plus développé de 29 de ces cas.

1. Homme 60 ans. Hypertrophie du cœur. — Tumeur grosse comme un œuf dans l'oreillette droite. — Hémiplégie, coma. (*Lhonneur*, 1856).

2. Femme 25 ans. Syphilitique depuis 8 ans. — Mort subite en allant à la selle. — Nodosités du ventricule gauche et du septum (*Haldane*, 1862).

3. H. 23 ans, trouvé mort dans la rue. — Grosse tumeur du septum (*Wilks*, 1863).

4. H. 29 ans. Mort subite. — Masse fibro-celluleuse du ventricule droit (*Nisbett*, 1863).

5. H. 30 ans. Mort subite. — Nodules gommeux de l'oreillette droite, sclérose cardiaque, hypertrophie (*Friedreich*, 1866).

6. H. jeune, *syphilitique depuis un an*. Mort subite. — Nodules gris-jaunâtre sur les deux ventricules (*Hutchinson*, 1866).

7. H. 31 ans, syphilitique depuis 8 ans. — Mort subite sur la chaise percée. — Nodules lenticulaires des deux ventricules et de l'oreillette droite. Sclérose. Hypertrophie (*Wagner*, 1866).

8. F. 35 ans, syphilitique depuis 18 ans. — Mort par dyspnée progressive. — Trois dans le ventricule gauche (*Morgan*, 1872).

9. H. 28 ans. Mort subite dans le coma. — Dépôt blanc jaunâtre sur les deux ventricules ; gommes anévrysme à la pointe gauche (*Nalty*, 1873).

10. H. 40 ans. Mort subite, précédée de dyspnée et de douleurs précordiales. — Matière jaunâtre dans la paroi du ventricule droit (*Pearce Gould*, 1875).

11. H. 28 ans, trouvé mort dans son lit. — Gros nodules proéminents sur chacune des deux faces du cœur. — Hypertrophie (*Cayley*, 1875).

quelques pages aux cardiopathies syphilitiques, dans mes *Leçons sur les myopathies syphilitiques*.

Fréquence. — Les cardiosyphiloses doivent être rangées parmi les viscéropathies syphilitiques les plus rares. Le nombre des cas bien authentiques que nous possédons ne dépasse peut-être pas 25 ou 30.

12. H. Mort subite. — Dépôt gris jaunâtre dans le cœur et sclérose (*Bruzelius*, 1877).

13. H. Pleurésie, péricardite, lésions des reins et du foie. — Cœur dilaté, tissu musculaire remplacé dans sa totalité par un dépôt cellulaire interstitiel (*Loomis*, 1876).

14. H. Mort avec symptômes d'insuffisance mitrale. — Myosite interstitielle du cœur. — Gomme dans le septum (*Graeffner*, 1877).

15. H. 25 ans. Mort avec œdème et hydrothorax.— Plusieurs noyaux blanchâtres(infarct.) sur le ventricule gauche. Le plus gros, conoïde, du volume d'une noisette et d'une forme allongée dans la direction des fibres. Huit nodules transparents du volume d'un grain de millet sur le trajet de l'artère coronaire droite (*Erhlich*, 1881).

H. 42 ans. Symptômes d'une grave lésion cardiaque. — Syphilis viscérale généralisée. Cœur gros, ventricule droit dilaté. Endocarde épaissi sur la cloison, ulcère vers la pointe, nombreuses gommes dans l'intérieur du muscle (*Marchiafava*, 1881).

17. H. 42 ans. Syphilis des os et des viscères. Atrophie brune du cœur sur le tiers inférieur du septum. Tumeur grosse comme une pomme, présentant tous les caractères des gommes (*Marchiafava*, 1881).

18. H. 35 ans. Mort par tuberculose pulmonaire. — Périostoses craniennes et tubercules pulmonaires. — Cœur gros. Sur les valvules semi-lunaires deux petites verrues résistantes, jaune grisâtre, constituées par du tissu connectif et des cellules fusiformes (*Marchiafava*, 1881).

19. H. 45 ans. Ostéomyélite du tibia, cœur droit graisseux, le gauche hypertrophié. Toute la surface interne du ventricule gauche, sauf la moitié supérieure du septum, revêtue d'une couche de tissu fibreux, envahissant le myocarde dans une épaisseur de 12 millimètres. — Endartérite oblitérante à la périphérie (*Marchiafava*, 1881).

20. H. 35 ans. OEdème, dyspnée, albuminurie. — A la face antérieure du ventricule droit, traînée fibreuse, indurée, de 8 centimètres de long sur 3 de large. — Sur le ventricule gauche, plaque indurée large comme une pièce de 5 francs; petites plaques de même nature çà et là. — Corde fibreuse dure; nodules sur la cloison interventriculaire (*Mannino*, 1881).

21. F. 27 ans. Mort en quelques heures par asphyxie progressive. — Petites masses lenticulaires blanc de lait sur le ventricule gauche et sur le pilier de la tricuspide, dans la partie postérieure de la cloison. — Aspect caséeux, consistant, ferme. — Endocardite scléreuse bilatérale (*Teissier*, 1882).

22. H. Perte de connaissance et mort au bout de quelques heures. — Petite masse dans la paroi antérieure du ventricule gauche, occupant toute l'épaisseur du muscle. Granulations jaune paille sur l'endocarde (*Henderson*, 1882).

23. H. 45 ans. Mort avec les symptômes d'une insuffisance mitrale. — Dilatation anévrysmale du volume d'une orange, à la partie externe et supérieure du ventricule gauche, soulevant une des valvules de la mitrale. — Parois d'un demi-centimètre, constituées par une nappe interstitielle de tissu gommeux, jaune, brillant, assez résistant, s'étendant même dans l'épaisseur de la valvule mitrale (*Bard*, 1881).

Ces observations sont loin d'avoir toutes une valeur considérable; mais par leur réunion, elles acquièrent de l'importance et contribuent chacune à nous faire connaître l'anatomie pathologique des cardiosyphiloses. Malheureusement, elles ne nous éclairent pas beaucoup sur toutes les autres circonstances de leur histoire, qu'il y aurait un si grand intérêt à connaître.

Les deux sexes sont loin de fournir le même contingent, puisqu'on en trouve six fois plus chez les hommes que chez les femmes. Cette inégalité ne permet-elle pas d'élever des doutes sur la nature de quelques cardiopathies qu'on regarde comme syphilitiques? — L'âge des malades ne nous indique rien. Sur 22 cas, il y en a eu 8 de 20 à 30, 13 de 30 à 50, un à 60 ans.

CHRONOLOGIE. — D'après M. Jullien, les cardiosyphiloses se développent en moyenne dix ans après le chancre infectant. Dans 6 cas, la syphilis ne datait que d'un an; dans les autres, c'était de 4 à 18 ans.

Ce sont, par conséquent, des manifestations du tertiarisme dans la grande majorité des cas. Aussi coïncident-elles généralement avec les accidents les plus tardifs de la maladie constitutionnelle.

ANATOMIE PATHOLOGIQUE. — La syphilis attaque séparément ou simultanément toutes les parties constituantes du cœur : le péricarde, l'endocarde, les valvules, mais surtout le tissu musculaire. Par ordre de fréquence, c'est ce dernier qui vient de beaucoup en première ligne. L'endocarde est presque toujours compromis dans le processus musculaire; le péricarde lui échappe très souvent.

I. *Lésions syphilitiques du tissu musculaire et des valvules du cœur.* — Elles se formulent dans cet organe, comme dans les autres, sous les deux modes de l'infiltration diffuse qui aboutit à la sclérose, et de la prolifération en foyers circonscrits, qui donne naissance à des tumeurs gommeuses. Bien loin de s'exclure ces deux processus se combinent intimement. M. Virchow s'est demandé s'il n'existait pas dans le cœur, des inflammations syphilitiques sans formation gommeuse, comme on en rencontre, dit-il, au foie et aux testicules.

Telle myocardite simple déterminant le développement d'un anévrysme partiel, n'a-t-elle pas une origine syphilitique ? C'est possible, mais rare, et de pareils faits pourront toujours, avec quelque apparence de raison, être rapportés à une autre cause que la syphilis, car sa véritable, sa seule lésion absolument spécifique c'est la gomme. — « Dans les masses fibreuses blanchâtres ou vascularisées qui proviennent incontestablement du tissu conjonctif interstitiel des parois du cœur, et à l'intérieur desquelles le tissu musculaire propre disparaît peu à peu, se montrent, comme dans le foie, deux sortes de productions jaunes, souvent tuberculiformes. C'est d'abord la tumeur gommeuse subissant la métamorphose graisseuse, et ensuite des *espèces d'îlots, débris d'un tissu musculaire subissant l'atrophie*, et très riche en pigment. Ce tissu musculaire est souvent coloré en jaune, en brun ou en vert. Il est friable, mou, et montre au microscope beaucoup de pigment dans les faisceaux primitifs. — On doit bien le distinguer de la formation gommeuse, quoique comme nous l'apprend mon observation, les gommes puissent contenir certaines portions de parenchyme musculaire atrophié ou en décomposition... La gomme cardiaque ne provient pas de la fusion du tissu musculaire avec l'épanchement; mais elle se développe entre les éléments musculaires dont elle contient les débris en quantité plus ou moins grande. L'exsudation crue manque ici comme dans les inflammations des autres muscles. » (Virchow.)

1. *Myocardiosyphilose interstitielle ou diffuse.* — Quoi qu'il en soit, le développement isolé et spontané de l'infiltration qui doit aboutir à la sclérose est extrêmement rare. Il est permis de le mettre en doute et de le rattacher au rhumatisme ou à la goutte, quand il n'existe, ni au cœur, ni sur d'autres points, aucune trace de produits gommeux.

Un fait qui frappe au premier abord dans l'anatomie pathologique des cœurs syphilitiques, c'est que les parois seules sont atteintes et que les orifices et les valvules restent le plus souvent intacts. Sans doute ils sont touchés quelquefois, mais ce n'est pour ainsi dire qu'accessoirement et leur rôle dans les cardiosyphiloses est à peu près insignifiant.

Quoique rares, les lésions valvulaires ont cependant été observées quelquefois. M. Forster a décrit une endocardite syphilitique siégeant principalement à la mitrale et à la tricuspide, chez des enfants atteints de syphilis héréditaire. Chez une femme âgée de 51 ans, qui depuis trois ans avait été traitée pour une insuffisance aortique, on vit se développer, trois semaines avant la mort, les signes d'une insuffisance tricuspidienne. L'autopsie permit de constater une adhérence, par endocardite, de la valvule gauche de la tricuspide, et Conheim considéra que cette lésion provenait d'une gomme métamorphosée.

M. Laured a rapporté un cas d'encocardite syphilitique des valvules sygmoïdes de l'aorte.

Le premier effet de l'infiltration embryonnaire sur le muscle cardiaque est d'en augmenter le volume, d'en épaissir les parois et d'en dilater les cavités. Ces altérations ne sont pas également réparties dans tout l'organe ; presque toujours elles restent partielles, sans que leur localisation sur un point ou sur un autre soit soumise à aucune règle. — D'abord ce n'est qu'une vascularisation anormale, accompagnée d'une infiltration, sous forme de traînées ou de nappes, d'éléments embryonnaires ; puis vient la transformation de ceux-ci en tissu connectif.

Les cellules, rondes d'abord, s'allongent, deviennent fusiformes et s'entourent d'une substance fondamentale, claire, légèrement fibrillaire, qui les sépare. Les anciens espaces conjonctifs s'agrandissent, les fibres musculaires sont de plus en plus petites et plus écartées les unes des autres. — A un degré plus avancé, on ne trouve plus que du tissu fibreux, et les fibres musculaires disparaissent complètement.

Il est peu probable que la multiplication nucléaire se fasse primitivement dans les fibres musculaires et qu'elles subissent ainsi d'emblée la transformation fibreuse. Toujours est-il qu'elles s'altèrent promptement, parce que le tissu conjonctif de nouvelle formation qui les entoure se nourrit à leur dépens, les presse, les étouffe, les atrophie et finit par les anéantir, après leur avoir fait subir la dégénérescence granulo-graisseuse.

La myocardite interstitielle diminue la force contractile du cœur et sa résistance à la pression centrifuge du sang sur ses parois. Aussi, quand elle a détruit sur un point toutes les fibres charnues, il s'y forme une dilatation anévrysmale dont les parois sont constituées par l'endocarde et le péricarde épaissis, et une couche intermédiaire de tissu cardiaque sclérosé.

Les traînées, les tractus, les plaques du tissu fibreux sont comparables aux intersections qui existent normalement dans certains muscles de la vie animale, dans les muscles droits en particulier. Ils sont d'un tissu blanchâtre, ou gris, très résistant, dur, entremêlé de parties restées saines ou ayant subi la dégénérescence gommeuse. On rencontre ce tissu un peu partout, sous l'endocarde, dans l'épaisseur des parois, à la pointe ou à la base, autour des gommes, dans les muscles papillaires qu'il atrophie et rétracte, etc.

En l'absence de tissu gommeux, il serait difficile de distinguer cette sclérose cardiaque de celle qui est produite par d'autres causes générales, telles que l'arthritisme et l'alcoolisme. — Dans l'arthritisme, il est vrai, la lésion occupe presque constamment les orifices et les valvules du cœur; dans l'alcoolisme il existe de la surcharge graisseuse, et la dégénérescence granuleuse des fibres musculaires s'effectue primitivement et indépendamment de tout état phlegmasique antérieur. — Mais toutes ces influences étiologiques peuvent se combiner et il est difficile d'en démêler les résultats respectifs.

La sclérose syphilitique du cœur présente de nombreux degrés comme étendue. Parfois on en trouve à peine quelques traces çà et là; d'autres fois, au lieu de se disséminer, elle se concentre sur certains points; enfin il lui arrive, mais très exceptionnellement, d'envahir presque tout l'organe. C'est ce qui eut lieu dans un cas unique, celui de M. Loomis de New-York : le tissu cardiaque était dans sa presque totalité (*all most entirely*) remplacé par un tissu cellulaire interstitiel. Toutes les cellules embryonnaires ne subissent pas la transformation en tissu connectif. Sur quelques nodules, la dégénérescence graisseuse s'en empare et donne lieu à de petits points ou à des traînées jaunâtres qui ne sont autre chose que de la matière gommeuse.

2. *Myocardiosyphilose gommeuse.* — Ici nous sommes en pleine spécificité. Il est impossible de récuser la syphilis. Elle seule peut créer ces amas de substance jaune, molle et désagrégée, qui proéminent à la surface interne ou externe du cœur ou qui sont cachés dans l'épaisseur de ses parois. La matière gommeuse se présente sous la forme de tumeurs arrondies, plus ou moins régulières, variables comme volume et comme nombre. Quelques-unes sont très petites, d'autres ont la grosseur d'un pois, d'un haricot, d'une cerise et même d'un œuf de pigeon. Le plus souvent multiples, elles se placent les unes à côté des autres, en amas ou en groupes, sans aucune disposition systématique. Ils est rare qu'elles restent solitaires. — De consistance ferme ou caséeuse, de coloration grisâtre ou jaune blanchâtre, elles sont homogènes à la coupe, sèches plutôt qu'humides, et en tout semblables à celles des autres organes.

Une auréole de tissu conjonctif les entoure. Quelquefois elles se trouvent comme noyées au milieu de la sclérose qui est alors l'élément principal de la lésion. En somme, c'est presque toujours un tissu mixte ou la gomme et la sclérose prédominent suivant les cas.

La structure des gommes cardiaques est finement cellulaire ; leur stroma est constitué par du tissu conjonctif. Quand elles sont volumineuses, on peut y rencontrer aussi des faisceaux musculaires un peu atrophiés. C'est dans la cloison interventriculaire qu'elles acquièrent les plus grandes proportions. C'est là que M. Wirchow en a vu, qui atteignaient le volume d'un œuf de pigeon et faisaient saillie dans les cavités cardiaques.

Voici, d'après M. Lancereaux, le siège qu'occupaient les gommes cardiaques dans neuf cas qu'il a analysés[1] :

Les deux ventricules	2 fois.
Le ventricule gauche	3 fois.
Le ventricule droit	2 fois.
La cloison interventriculaire	1 fois.
L'oreillette droite	1 fois.

On peut conclure de ce tableau que la détermination gommeuse, comme la sclérose, se fait principalement sur les fibres musculaires du cœur, et que ses orifices et ses valvules sont respectés, du moins dans la grande majorité des cas. Autour des foyers gommeux les fibres musculaires subissent la dégénérescence granulo-graisseuse, avec ou sans la conservation de leurs stries, et elles finissent par disparaître, étouffées sous la surabondance des éléments morbides.

Il est bien démontré aujourd'hui que les gommes du cœur subissent la même évolution que celles du tissu cellulaire sous-cutané. Elles se ramollissent, et si elles ne sont pas résorbées, elles se perforent, s'ulcèrent et déversent leur matière nécrobiosée dans les cavités cardiaques. Plusieurs observations, et entre autres celle de M. Oppolzer, le démontrent péremptoirement. Il n'est pas douteux qu'on doit rapporter à ce processus : 1° La formation de petits anévrysmes intrapariétaux, qui ont succédé à d'anciens foyers évacués; 2° les pertes de substance par ulcération ; 3° les infarctus par embolie dans divers organes, et surtout les oblitérations emboliques des artères du cerveau, qui causent ces hémiplégies plusieurs fois signalées dans les cardiosyphiloses. — Tous les auteurs sont d'accord sur ce point, sauf M. Cornil. « La néoplasie gommeuse, dit-il, n'a pas de tendance dans le muscle cardiaque à se ramollir et à s'évacuer. Il en est de même dans les muscles profonds, par exemple le cas de gomme considérable du muscle long dorsal, cité plus haut d'après Virchow. Le ramollissement aboutissant à la suppuration et à la destruction bourbillonneuse de la gomme musculaire, appartient donc seulement aux muscles superficiels. » — Nous ne pouvons partager cette manière de voir. Les gommes du cœur comme celles de l'intestin peuvent suppurer et s'éliminer. Elles se comportent donc autrement que celles du foie et des reins, dont le centre devient caséeux en masse, mais ne suppure pas, et qui, s'entourant d'un tissu fibreux épais, restent en place, sans aucune tendance à s'éliminer. — Pourquoi ces différences dans le processus? — Nous l'ignorons. Aucune vue de l'esprit ne peut prévaloir contre les faits. Il faut s'incliner devant eux et nous sommes obligés d'admettre que les gommes cardiaques suppurent, s'évacuent et s'ulcèrent [2].

1. Dans 19 cas, M. Grenouiller a noté la répartition suivante des gommes du cœur : parois du ventricule gauche, 9 cas ; — du ventricule droit, 6 ; — de l'oreillette droite, 2 ; — de l'oreillette gauche, 1 ; — de la cloison, 1. — Le néoplasme était en outre généralisé dans 2 cas.

2. *Diagnostic anatomique des gommes cardiaques.* — « Il est très difficile, dit M. Virchow, de distinguer ces gommes des sarcomes à petites cellules et des tubercules. Selon moi, le signe distinctif le plus important des gommes, est la prompte dégénérescence graisseuse et la formation de grandes masses caséeuses d'une substance presque amorphe ; de plus les sarcomes du cœur ne sont jamais primitifs, et quand ils sont métastatiqués, l'examen des tumeurs-mères peut éclairer ce diagnostic. — Les tubercules du cœur sont habituellement miliaires ; quand ils deviennent plus grands, il est difficile de les distiuguer des gommes

Outre les gommes d'un certain volume, on trouve dans les parties saines du muscle cardiaque ou dans celles qui sont devenues scléreuses, de petits néoplasmes à peine visibles à l'œil nu et pas plus gros que les plus fines granulations tuberculeuses. Ce sont des productions gommeuses miliaires, dans lesquelles on peut toujours reconnaître un centre caséeux et une périphérie embryonnaire. — Ces petits néoplasmes sont de nature syphilomateuse et semblables à ceux que M. Malassez a proposé d'appeler *nodules syphilitiques*, et qu'il a décrits dans le sarcocèle syphilitique. Ils sont entremêlés d'altérations diffuses du tissu connectif, constituées par des infiltrations partielles des cellules embryonnaires et ils s'accompagnent aussi de lésions vasculaires.

Les lésions vasculaires dans les cardiopathies, sont très communes. Elles occupent les artères, et consistent dans une périartérite caractérisée par une accumulation de cellules embryonnaires dans la tunique adventice. Cette altération peut exister seule, mais habituellement la tunique interne est infiltrée, elle aussi, des mêmes cellules, épaissie en un point ou dans tout son pourtour, et il y a des bourgeons internes qui obstruent ou oblitèrent son calibre.

Quant aux fibres musculaires leur altération est purement passive. Elles se rétrécissent de plus, en plus en conservant leur striation ; puis elles deviennent fusiformes avec leur noyau au milieu du renflement. La striation s'y efface peu à peu, des extrémités au centre, et elles finissent par être semblables aux cellules fusiformes des sarcomes, dont elles diffèrent par la grosseur de leur noyau. — Elles subissent aussi une dégénérescence particulière caractérisée par la disparition du noyau et la transformation de la substance contractile, sans atrophie bien manifeste, en une substance homogène, réfringente et d'aspect vitreux. Cette dégénérescence qui ne s'observe pas dans les points sclérosés, mais seulement dans le centre caséeux des gommes, répond à ce que M. Virchow a décrit sous le nom de dégénérescence albumineuse.

Le tissu musculaire du cœur peut aussi présenter, dans quelques cas de cardiopathie scléro-gommeuse, la dégénérescence lardacée ou amyloïde. C'est un élément morbide surajouté à l'élément spécifique, mais qui, là pas plus qu'ailleurs, ne dépend point uniquement de la syphilis.

II. *Endocardite syphilitique.* — On trouve presque toujours l'endocarde altéré au niveau des lésions scléro-gommeuses du muscle cardiaque. Il devient d'un blanc mat, prend une consistance fibreuse et s'épaissit considérablement (dans un cas, de 1 millimètre)). — On l'a trouvé vascularisé, tâcheté de jaune et recouvert de papilles simples et bifurquées (Lebert). — D'autres fois il est mamelonné et comme cartilagineux.

Ses altérations peuvent-elles se produire indépendamment de celles du muscle cardiaque ? Peut-être, mais c'est peu probable. En tout cas elles n'ont pas de tendance, qu'elles soient scléreuses, gommeuses ou ulcéreuses, à envahir les valvules qui sont habituellement, mais pas toujours, respectées. Cependant on les trouve parfois épaissies, indurées, raccourcies ou allongées, et on y a constaté la présence de petites végétations condylomateuses (Corvisart, Julia, Gamberini, Lombroso, Scarenzio, de Amicis).

et j'attacherais pour le moment une plus grande importance à la concomitance d'une tuberculose générale qu'aux caractères des tubercules isolés. Toutefois, on trouve sous ce dernier rapport un auxiliaire utile dans l'enkystement des tumeurs gommeuses par des couches charnues ou calleuses de tissu connectif, ainsi que dans la dimension plus grande des cellules isolées. » (*Path. gén. des tumeurs*, t. IV, p. 475.)

III. *Péricardite syphilitique.* — Le péricarde est beaucoup moins souvent atteint que l'endocarde et son feuillet viscéral l'est plus que son feuillet pariétal. Epaississement, néomembranes cellulo-fibreuses, plaques scléreuses, adhérences partielles, très rarement générales, telles sont les lésions qu'on y a rencontrées. Dans un cas, M. Lancereaux a trouvé une tumeur gommeuse sur le péricarde; elle avait le volume d'un noyau de cerise, était un peu molle, jaunâtre et formée de cellules plasmatiques granuleuses. Dans un autre cas, M. Wagner vit le feuillet viscéral parsemé de gommes miliaires.

Description clinique des cardiosyphiloses. — 1. *Troubles fonctionnels et signes.* — Rien de plus vague et de plus incomplet que les signes et les troubles fonctionnels de ces cardiopathies. La plupart du temps l'affection reste inaperçue jusqu'à ses dernières phases, et elle se termine brutalement par une asystolie rapidement progressive ou par la mort subite.

Palpitations, désordre des battements du cœur, douleur vive ou sensation angoissante de constriction précordiale, oppression, dyspnée, tendance aux lipothymies, menaces brusques de suffocation comme dans l'angine de poitrine, faiblesse ou irrégularité du pouls, coloration terreuse de la peau, cyanose des muqueuses, de la face, des extrémités, distension des veines du cou, etc.; en un mot, asystolie sous ses diverses formes et à tous ses degrés, tel est l'ensemble des troubles fonctionnels causés par les cardiopathies syphilitiques.

Quant aux signes, ils se résument en une augmentation plus ou moins considérable de la matité du cœur, des bruits sourds, étouffés, accompagnés ou non d'un bruit de souffle léger, dont la cause organique et le siège sont toujours difficiles à déterminer. Et c'est précisément cette obscurité dans les signes physiques, qui est le propre de la myocardiopathie ; elle concorde exactement avec l'absence ou la rareté des lésions valvulo-orificielles, si fréquemment démontrée par les autopsies. Il peut se faire toutefois que les valvules deviennent insuffisantes par suite de l'induration des muscles papillaires et du retrait des cordages tendineux. En pareil cas il existerait un bruit de souffle. Du reste ils ont été notés plusieurs fois. J'ai observé non seulement son existence, mais aussi sa disparition dans le fait suivant :

Le malade, âgé de 25 ans, avait eu à 20 ans une syphilis sévère, puisque, après les premières manifestations superficielles, il lui survint, dès la première année, des ulcérations gommeuses sur les extrémités inférieures. — Ce n'était pourtant pas faute de se traiter, car il n'avait pas cessé de prendre du mercure et de l'iodure, jusqu'à l'époque où il vint me consulter, le 2 juin 1887, pour des accidents tertiaires fort graves.

Depuis trois mois, en effet, il éprouvait des céphalées très violentes, principalement nocturnes, des douleurs dans les membres, et il avait quatre ou cinq grosses gommes du cuir chevelu et une frontale. Pas de troubles cérébraux. — Coryza un peu fétide.

Ce qui me frappa surtout, ce fut l'état du cœur. Il existait chez le patient une cardiopathie qui ne remontait qu'à quelques mois, et pourtant il n'avait jamais eu aucune affection rhumatismale et il n'était point sujet aux palpitations de cœur avant sa syphilis. — Pouls régulier et très rapide, véritable tachycardie. — Bruit de souffle au deuxième temps. Un peu d'hypertrophie cardiaque. —Pas d'albumine dans les urines. Léger œdème aux extrémités inférieures. — Je prescrivis 6 grammes par jour d'iodure de potassium.

Dès le 7 juin, je constatai, après cinq jours de traitement, une amélioration remarquable. Moins d'excitation cardiaque. — Persistance du souffle au deuxième temps. — Diminution des bosses gommeuses du crâne et du front.

Le malade fut obligé de s'absenter, et je ne le revis que quatre mois après. A cette époque, il n'existait plus aucune trace de souffle au deuxième temps. Le cœur fonctionnait à peu près normalement. Plus de céphalées. — Disparition des gommes de la tête.

Incontestablement il existait une cardiopathie. En quoi consistait-elle au juste? — J'avoue qu'il me serait difficile de le dire. Toujours est-il qu'elle fut grandement améliorée par l'iodure, que la tachycardie disparut assez vite, et qu'au bout de quelques mois, le souffle diastolique lui-même ne se percevait plus. — Je cherchai vainement à cette cardiopathie une autre cause que la syphilis.

2. *Processus, durée et terminaisons.* — Les cardiosyphiloses progressent ordinairement d'une façon lente, continue et insidieuse. D'autres fois elles procèdent par accès d'asystolie, qui mettent rapidement la vie en danger et se terminent souvent par mort subite. Celle-ci est très fréquente ; on l'a observée dans presque la moitié des cas. Les terminaisons à longue échéance, avec engorgement du foie et des poumons, œdème des extrémités inférieures, ascite, hydrothorax, sont de beaucoup les plus rares. La mort par le cerveau arrive assez fréquemment.

La durée des cardiosyphiloses est très difficile à déterminer, parce qu'il est presque impossible de fixer l'époque exacte de leur début. On est souvent surpris par les accidents cardiopathiques les plus graves, comme dans le cas observé par M. Teissier.

La patiente était une prostituée âgée de 27 ans, d'une constitution vigoureuse, et syphilitique depuis quatre ans environ. Malgré sa syphilis et des excès d'absinthe et de tabac, elle se portait habituellement bien. La veille même du jour de sa mort, elle se rendit au dispensaire. — Le soir, elle dînait dans une brasserie avec quelques-unes de ses compagnes, lorsqu'elle se plaignit de coliques d'estomac et de ventre, puis d'une oppression violente avec palpitations. Les symptômes cardiaques marchèrent avec une rapidité extrême : asystolie complète en quelques heures, cyanose, pouls petit et irrégulier, angoisse respiratoire excessive, etc. — Mort en moins de vingt-quatre heures

Autopsie. — On trouva une endocardite syphilitique, une myocardite scléreuse et une myocardite gommeuse qui siégeaient spécialement sur les parois ventriculaires et interventriculaires. — Ces lésions se rapprochaient beaucoup de celles que M. Malassez a décrites dans son remarquable mémoire sur les lésions histologiques de la syphilis testiculaire. On y trouvait des *nodules syphilitiques*. Les éléments musculaires, comme les canaux séminifères, étaient comprimés, étouffés, détruits par les nodules gommeux ou la sclérose, et n'avaient qu'un rôle passif dans les lésions. (Voyez la relation de cette autopsie faite avec grand soin par M. Cobrat. (*Ann. de derm. et de syph.*, 1882, p. 334-340.) Périartérite et endartérite des vaisseaux du cœur. — Les reins étaient également altérés par des nodules syphilitiques, par de la sclérose et par des lésions artérielles, etc. — Rien ailleurs.

Le marin dont l'autopsie fut faite par M. Henderson se rendait à son travail quand il tomba en portant la main à son cœur. L'auteur crut qu'il s'agissait là d'une obstruction subite de l'artère coronaire?

Ces sortes de terminaisons rapides, inattendues ou subites, ne doivent pas nous étonner, puisqu'elles sont fréquentes dans toutes les cardiopathies, quelle qu'en soit la cause, où la substance musculaire du cœur est directement altérée soit par l'artériosclérose, soit par d'autres lésions. Mais la mort n'est pas, dans les cardiosyphiloses, la conséquence forcée d'un pareil processus, et la guérison peut avoir lieu avec ou sans dilatation partielle du cœur.

Un malade observé par nous pendant six mois, dit M. Lancereaux, en fournit une preuve, Il s'agit d'un homme jeune, bien constitué, d'une bonne santé habituelle et qui présentait, en même temps qu'un léger œdème des extrémités, une augmentation considérable du volume du foie. Cet organe descendait jusqu'à l'ombilic ; sa surface était légèrement bosselée ; le cœur à peine plus volumineux, ne présentait aucun bruit anormal, mais ses battements étaient mous. Les autres organes étaient sains. Malgré l'absence d'antécédents avoués, le malade, en raison de l'état de son foie, fut soumis à un traitement spécifique et pendant plusieurs mois il prit de l'iodure de potassium. Or, sous l'influence de ce médicament, nous vîmes l'oppression disparaître, le cœur reprendre sa régularité et le foie diminuer de volume, au point de ne plus dépasser que de un ou deux travers de doigt le rebord costal. La cachexie, en même temps, fit place à un certain embonpoint. » (*Loc. cit.*, p. 300).

Un homme de 32 ans, dans la troisième année de sa syphilis, observé et soigné par M. Profeta, souffrait de palpitations. Le pouls était d'une petitesse extrême. — On vit aussi survenir un catarrhe bronchique, et quinze jours plus tard de graves lipothymies. Mais aucun souffle, aucun bruit anormal à l'auscultation. — Heureusement une éruption généralisée de tumeurs gommeuses vint éclairer le diagnostic. — Le malade fut soumis à un traitement spécifique vigoureux et il guérit complètement.

« Une femme âgée de 37 ans, entra à l'Hôtel-Dieu pour se faire traiter d'exostoses, situées à la partie antérieure du tibia. D'une force et d'une constitution ordinaire, elle n'avait jamais fait de maladie sérieuse. Il y six ans environ qu'elle a contracté la syphilis. — Pâle, décolorée, amaigrie, elle a un foie qui déborde de deux ou trois travers de doigt le rebord costal, Elle accuse de l'essoufflement, une sensation de gêne précordiale, des palpitations violentes. La percussion montre que le cœur est augmenté de volume, et l'auscultation y révèle un souffle doux. Les battements de cet organe sont irréguliers. Le pouls est faible et dépressible, Ne voyant aucune cause qui vînt expliquer les désordres du cœur et du foie, je soupçonnai que les lésions de ces organes pouvaient se rattacher à la syphilis et c'est ce que vint prouver le traitement par l'iodure. » (Lancereaux, *Loc. cit.*, p. 301.)

Y avait-il réellement une cardiosyphilose, dans le cas précédent ? C'est un point qui ne me paraît pas clairement établi. Il n'est pas rare de voir apparaître, dans le cours des maladies du foie, des troubles cardiaques qui ne tiennent point à une lésion matérielle et dépendent simplement d'une perturbation dynamique réflexe.

Chez un officier d'état-major, âgé de 50 ans, qui était atteint de syphilis, il survint, sans autre cause que cette maladie, des palpitations et de la dyspnée. Dès le début de cette cardiopathie, il y eut une diminution considérable dans la force des bruits de l'organe. Plus tard, souffle diastolique. — M. Mayer obtint de très bons résultats en instituant un traitement antisyphilitique. (*Viertelj. f. dermatol. u. syph.*, 1882.)

3. *Diagnostic, pronostic et traitement.* — Rien n'est plus difficile à diagnostiquer que les affections syphilitiques du cœur. Elles n'ont aucun signe pathognomonique. L'essentiel c'est de s'assurer que le malade a eu la syphilis et d'en reconstruire l'histoire à l'aide des commémoratifs. On recherchera aussi avec soin s'il n'existe pas actuellement des accidents spécifiques internes ou externes, etc. — Les signes bien tranchés d'une affection des valvules ou des orifices du cœur doivent, *a priori*, nous faire supposer que la cardiopathie n'est pas syphilitique, puisque les cardiosyphiloses sont essentiellement musculaires, et se manifestent beaucoup plus souvent par des troubles fonctionnels que par les signes physiques du rétrécissement des orifices ou de l'insuffisance des valvules. — On cherchera surtout à savoir, la myocardite étant constatée, si elle est rhumatismale, alcoolique ou syphilitique. En pareille occurrence, les antécédents du malade peuvent seuls nous guider. Notre embarras est d'autant plus grand, qu'il est loin d'être rare que ces trois conditions étiologiques générales ne se rencontrent pas chez la même personne. Comment démêler la part qui revient à chacune d'elles dans la cardiopathie ? Ici encore le traitement nous aidera, mais il ne faut pas trop compter sur lui.

Cette impuissance trop fréquente des spécifiques à améliorer la situation, sinon à en faire complètement justice, provient sans doute de ce qu'on y a recours à une époque où la transformation fibreuse des produits morbides est un fait acquis, et contre lequel rien ne peut prévaloir. Il est probable que les gommes céderaient moins difficilement ; mais comment le savoir? N'est-il pas impossible de faire entre le scardiopathies scléreuses et gommeuses le moindre diagnostic différentiel ?

Le pronostic est des plus graves. Ce qui le prouve bien, c'est que l'histoire des cardiosyphiloses ne repose à peu près que sur les lésions découvertes à l'autopsie. Mais peut-être le cœur n'est-il pas toujours mortellement frappé par la syphilis? Peut-être y a-t-il des cas légers dont l'origine reste méconnue, et qui sont guéris par la médication qu'on dirige contre des lésions concomitantes? — Toujours est-il que, jusqu'à présent, presque tous les cas de cardiosyphilose se sont terminés fatalement. Mort subite 15 fois sur 30, dont 3, chose singulière, pendant la défécation ; — dyspnée suraiguë, avec angoisse respiratoire atroce, asphyxie rapide, coma, etc. ; — dyspnée lente, avec asystolie progressive ; — mort par le cerveau ; — albuminurie, gangrène [1] : voilà ce que produit la syphilis lorsqu'elle envahit le cœur. Heureusement que cet organe lui échappe plus qu'aucun autre viscère. — Il faut faire entrer aussi en ligne de compte, dans le pronostic, les coïncidences spécifiques viscérales ou autres, les affections du poumon, du foie, du cerveau et la cachexie.

Le traitement consiste à administrer de l'iodure de potassium, à combattre les troubles fonctionnels et à soutenir les forces par des toniques et des stimulants.

1. M. Morgan a vu le lobule du nez tomber en gangrène. (*Dublin Journal*, 1871). Cet observateur croit à tort qu'il existe des cardiopathies syphilitiques sans la lésion matérielle.

BIBLIOGRAPHIE. — *Cardiopathies syphilitiques.*

CANTANI, *Myocard. syph.* (*Ann. de der. et de syph.*, 1870.) — CAYLEY, *Cas de syph. card.* (*Path. soc. of Lond.*, 1875.)

DE AMICIS, *Vegetaz. sif. sulle valvole aort.* (*London Hosp. Reports,* 1867.)

ERHLICH (*Ann. derm. et syph.*, Paris, 1881).

GAMBERINI, *Vegetaz. sif. sulle valvole aort.* (*Giorn. delle malat. ven.*, 1866.) — GRAEFFNER, *Gomme dans le septum.* (*Deut. arch. f. kl. med.*, 1877.) — GRENOUILLER, *Étude sur la syph. card.* (Th. Paris, 1878.).

HENDERSON, *Gom. du cœur.* (*Med. Times*, 1882.) — HERTZ, *Syph. card.* (*Virchow's arch.*, 1873.) — HALDANE, *Edinb. med. journ.*, 1862.)

JANEWAY, *Syph. as cause of card. dis.* (*Th. med. recorder*, 1872.)

KEY et BRUZELIUS, *Alt. du cœur dans la syph.* (*France méd.*, janvier 1878.)

LEBERT, *Traité d'anat. path.*, vol. I, Paris, 1855-61. — LHONNEUR, *Obs. de syph. card.* (*Bull. soc. anat.*, 1856.) — LOOMIS, *Syph. of the heart.* (*New-York. path. soc.*, 1876. — *Traité de Bumstead et Taylor*, 1883, p. 683.)

MACKENZIE (Stephen), *Syph. card.* (*M. Times and Gaz.*, 1879.) — MANNINO, *Sopra un*

§ II. — Affections syphilitiques des artères [1].

La médecine des trois derniers siècles, et surtout celle du dix-huitième, nous a laissé quelques documents sur les lésions que la syphilis

caso di miocard. sifil. (*Giorn. d. malat. vener.*, 1881.) — Marchiafava (*Bull. d. rep. acad. med. Roma*, 1881). — Meyer, *Ann. derm. et syph.*, 1882. — Morgan, *Lés. card. de la cachexie syph.* (*Dubl. anat. Journ.*, 1872.)

Nalty, *Gommes du cœur.* (*Med. Times and Gaz.*, 1873.)

Pearce-Gould, *Gommes du cœur.* (*Br. med. Journ.*, 1875.)

Ricord, *Clin. icon. de l'Hôp. du Midi*, pl. XXIX, Paris 1851.

Scarenzio, *Sif. muscul. del cuore con papule sif. sulle valvole mitr.* (*Giorn. delle malat. ven.*) — Spilmann, *Lés. card. d'orig. syph.* (*Ann. derm. et syph.*, 1881.)

Teissier, *Contr. à l'hist. de la syph. du cœur.* (*Ann. derm. et syph.*, Paris 1882.)

Virchow, *Syph. const.*, 1860.

Wagner, und Wendt *das syphilom der herzens.* (*Arch. d. Heilkunde*, 1866.) — Wilks, Nisbett *and* Forster, *On syph. aff. of int. org.* (*Guy's Hospital reports*, 1863.)

1. Documents historiques et cliniques sur les affections syphilitiques des artères.

I. *Artérioscléroses syphilitiques.* — Les observations que nous ont laissées sur ce sujet les médecins des siècles derniers, sont incomplètes à tous les points de vue. Ils s'occupèrent moins de la lésion artérielle elle-même, que de ses conséquences, c'est-à-dire de la dilatation anévrysmale principalement, ainsi qu'on le verra plus loin. Cependant Astruc devina que certaines névropathies, faisant exception à celles qui sont produites par des tumeurs craniennes et méningées, provenaient d'altérations spécifiques survenues dans les artères craniennes. C'est lui qui, le premier, reconnut que, dans toute une classe de cérébropathies syphilitiques, il existait, entre la cause générale et ses effets sur le cerveau, une lésion intermédiaire qui émanait plus directement de cette cause et qui consistait en une altération des artères du cerveau.

Mais c'est surtout depuis une vingtaine d'années que l'artériosclérose syphilitique a été étudiée, d'abord sous sa forme chronique, et puis dans sa modalité aiguë. Ce dernier côté a été mis en lumière par une observation très curieuse de Leudet présentée au congrès de Blois (1884). Cette même année, M. Baroux attira l'attention sur elle dans un très bon travail intitulé l'*Artérite syphilitique et spécialement sa forme aiguë* (Th. Paris).

A. *Artériopathies syphilitiques de l'encéphale.* — Les artères du cerveau sont le siège de prédilection de l'artériosclérose gommeuse. Aussi ce sont elles qui ont fourni les premiers et les plus nombreux matériaux sur ce sujet.

Morgagni avait signalé les petits anévrysmes d'origine syphilitique, qu'on trouve quelquefois dans les artères des méninges et des plexus choroïdes.

MM. Dittrich (1849), Gildemester et Goyack (1854), Esmarck (1857), Virchow (1859) Meyer (1862), relatèrent des cas de syphilis cérébrale, causés par une altération des carotides ou des artères intracraniennes. Ces dernières étaient transformées en cordons fibreux contenant dans leur intérieur des coagulations sanguines.

M. Steenberg exposa, en 1860, ses recherches sur les affections syphilitiques du cerveau, d'origine vasculaire. D'après lui, la cause du ramollissement de l'encéphale, chez les syphilitiques, est le processus athéromateux que la syphilis a une si grande tendance à produire dans les vaisseaux encéphaliques. Quand cet athérome spécifique envahit les fines ramifications artérielles, leur épaississement, les coagulations sanguines qui ont lieu au niveau des points les plus altérés, entravent considérablement la circulation du sang

fait naître dans le système artériel. — Ils ne sont pas tous dignes de confiance, tant s'en faut ; mais il est incontestable qu'on y trouve déjà

ou la rendent impossible. De là résultent *des congestions et des apoplexies capillaires*. — Si les gros vaisseaux sont atteints d'athérome, il peut se faire qu'une grande partie du cerveau soit privée de sa nutrition normale et que le malade succombe rapidement.

M. Wilks relata plusieurs cas d'altérations syphilitiques des artères en 1863, et, entre autres, le suivant : Une femme, âgée de 38 ans, syphilitique depuis 5 ans, fut enlevée par une attaque d'apoplexie. — A l'autopsie, on trouva dans le cerveau un foyer de ramollissement. Les artères cérébrales présentaient sur leurs parois de nombreux nodules, durs et arrondis, semblables à des tubercules, qui faisaient saillie en dedans et en dehors. — Des dépôts analogues existaient aussi dans le tronc principal de l'artère carotide et de l'artère vertébrale. Mais ils abondaient surtout dans les plus petites ramifications artérielles.

M. Bristowe (1864) rapporta des cas de lésions artérielles syphilitiques dans la syphilose cérébrale, un entre autres, chez un homme de 34 ans, qui avait des vertiges de la céphalalgie et des accès épileptiformes. Les mouvements étaient faibles à gauche, la vue moins distincte, la parole difficile ; il survint du coma et la mort. — La dure-mère épaissie adhérait à l'aide d'un tissu fibroïde à la substance cérébrale, qui était ramollie au point de l'adhérence, et contenait plusieurs tumeurs d'un blanc opaque et du volume d'une noisette. — A la partie antérieure du corps strié droit, existait un kyste ayant le même volume. Le reste du cerveau était sain. — L'artère carotide et ses branches étaient oblitérées par des cordons fibreux, adhérents à la paroi vasculaire. Le foie, parsemé de cicatrices, contenait plusieurs petites tumeurs noueuses (*knotty tumours*).

En France, M. Lancereaux fit le premier des recherches d'une grande importance sur l'artériosclérose gommeuse des artères du cerveau. Dans un travail fait en collaboration avec M. Gros, il démontra l'existence de l'artérite spécifique, indiqua ses principales conséquences cliniques et son siège préféré sur les artères de la tête. Plus tard, il consacra d'autres travaux à cette question. Voici une de ses observations : « Un jeune homme de 25 ans, depuis 5 mois en traitement d'une éruption syphilitique qu'il ne pouvait guérir, succomba rapidement, après avoir présenté des phénomènes d'encéphalite. A l'autopsie nous constatâmes, en même temps que des tumeurs de petit volume, l'existence d'une encéphalite partielle et d'une oblitération presque complète des deux carotides internes à leur terminaison. Les parois artérielles lésées étaient le siège d'un néoplasme qui les rendait plus épaisses et rétrécissait notablement leur calibre. Il ne s'agissait pas dans ce cas d'une lésion athéromateuse, mais d'un produit circonscrit et constitué par des cellules et des noyaux arrondis. »

M. Muller (1868) rapporta cinq cas de ramollissement cérébral avec artérite syphilitique.

M. Hughlings Jackson (1868-73) publia plusieurs mémoires sur les rapports de la syphilis cérébrale avec les lésions spécifiques des artères intracraniennes.

Parmi les travaux les plus importants sur la relation qui existe entre la syphilis cérébrale et les artériopathies spécifiques des vaisseaux de cet organe, on doit mentionner particulièrement celui de M. Heubner (1874). Sur 164 autopsies de cerveaux syphilitiques, cet auteur trouva 68 cas de gommes, sans mention des artères ; 44 cas où celles-ci présentaient les lésions de l'artérite, et où il y avait en outre des gommes ; 36 cas de méningite, parmi lesquels l'artérite existait 2 fois ; enfin 16 cas d'artérites isolées, sans altération de la substance nerveuse. Nous aurons l'occasion de revenir plusieurs fois sur les mémoires de M. Heubner.

M. Buzzard, dans son très remarquable ouvrage sur les *Affections syphilitiques du système nerveux*, étudia la question de l'artérite syphilitique (1874).

En 1874, Leudet rechercha les relations entre l'artérite et la syphilis cérébrale.

En 1875, M. Charcot s'en occupa également, et ses idées furent reproduites dans la thèse de M. Rabot.

une ébauche de l'artériosyphilose, qu'ont non seulement complétée, mais créée de nouveau, pour ainsi dire, les recherches des anatomo-

En 1877, M. Greenfield observa, en deux ans, 22 cas de syphilis viscérale suivis de mort, sur lesquels, dans 3 cas, il rencontra des lésions cérébrales avec artérite.

Le tronc basilaire est assez fréquemment atteint de lésions syphilitiques. N'était-ce pas le cas dans le fait suivant observé par M. Blachez? Un officier d'artillerie, âgé de 42 ans, atteint de syphilis tertiaire, fut emporté par une hémorrhagie méningée, consécutive à la rupture de l'artère basilaire. Ce vaisseau était renflé à sa partie moyenne et terminale, de manière à présenter le volume d'une grosse plume d'oie. Ses parois étaient épaissies et comme infiltrées d'une matière granuleuse, blanchâtre et d'aspect fibreux. Vers sa partie latérale droite, il existait une petite ouverture à bords irréguliers, de 2 ou 3 millimètres de diamètre. Une large cicatrice se rencontra à la surface du foie.

M. Russel a rapporté aussi un cas d'anévrysme du tronc basilaire.

M. Brault (1878) relata un cas où il trouva, sur la carotide interne, des lésions de l'artérite syphilitique, avec bourgeons proéminents à l'intérieur de la cavité de l'artère.

M. Cornil étudia en 1879 l'artérite syphilitique cérébrale au point de vue anatomique : « Nous pouvons résumer, dit-il, ce qui a trait aux artères syphilitiques en disant que leur rôle, très important au point de vue des symptômes, car le ramollissement cérébral est la conséquence de leur obstruction, n'est pas aussi bien démontré en ce qui concerne l'origine même du mal. Le plus souvent en effet, il s'agit de *petites gommes siégeant d'abord autour des artères*. Cependant on a vu des nodules gommeux débuter dans leur paroi externe et même dans leur tunique interne, d'après quelques auteurs. »

M. Celso Pellizzari a publié une observation extrêmement remarquable de gommes des artères du cerveau. Le sujet mourut avec des phénomènes cérébraux multiples. — A l'autopsie, on constata, outre une hépatite syphilitique, des lésions de la dure-mère, des adhérences du cerveau à la lame criblée de l'ethmoïde, un ramollissement de l'hémisphère droit au début, un rétrécissement de l'artère sylvienne et de la basilaire, avec des thrombus organisés et des nodules gommeux de la grosseur d'une tête d'épingle à un haricot, le long de l'artère sylvienne. Dans l'examen de cet artère, M. Vicenzo Brigidi trouva, avec une endartérite végétante, une dégénérescence amyloïde de la paroi. La gomme et l'endartérite avec thrombose étaient la cause du ramollissement. — M. A. Fournier, dans son ouvrage sur la *Syphilis cérébrale* a étudié très complètement les rapports des altérations du cerveau avec l'artérite syphilitique. — Je relaterai plus tard, au sujet des encéphalopathies syphilitiques, un beau cas d'artério-sclérose intracranienne que j'ai observé dans mon service en 1887.

B. *Artériopathies syphilitiques du cœur et du poumon.* — Ces affections artérielles sont beaucoup moins fréquentes que celles de l'encéphale, aussi ne possédons-nous sur elles que des documents rares et incomplets.

M. Birch-Hirschfeld a observé une endartérite syphilitique de la coronaire droite. Il s'agissait d'un homme de 25 ans, qui depuis 4 ans était syphilitique et présentait au niveau du foie des cicatrices de gommes. — Il mourut de phtisie pulmonaire. Pendant sa vie, il avait eu des palpitations et de l'angine de poitrine.

MM. Chvosteck, Weischselbaum et P. Erhlich ont également trouvé des altérations syphilitiques dans les vaisseaux du cœur, accompagnées d'une hypertrophie de l'organe.

M. Balzer a observé des anévrysmes miliaires du péricarde chez un syphilitique. — La malade avait un ulcère syphilitique tertiaire de la cloison et de la sous-cloison du nez. En outre elle était tuberculeuse. On trouva une *trentaine d'anévrysmes miliaires*, échelonnés sur le trajet de l'artère coronaire antérieure, analogues à ceux qu'on observe sur les artères du cerveau. — Petites hémorrhagies dans la gaîne des vaisseaux du péricarde. — Les anévrysmes étaient sacciformes, fusiformes, disséquants. Infiltration embryonnaire de la paroi des artères, etc.

Nous devons à M. C. O. Weber une observation très importante, *d'affection syphilitique*

pathologistes modernes. — Son histoire sérieuse ne date réellement que de nos jours. Toutefois l'autre, pour être trop souvent hypothé-

de l'artère pulmonaire, chez une jeune fille qui mourut d'apoplexie pulmonaire et qui avait présenté sur plusieurs points du corps des altérations syphilitiques très caractéristiques. On trouva comme cause de l'apoplexie pulmonaire, une sténose très marquée de l'artère pulmonaire droite, produite par une néoformation consistant en un tissu de granulation. Beaucoup de branches de ce vaisseau étaient épaissies, à une distance fort éloignée de leur pénétration dans les poumons.

M. E. Wagner a rapporté aussi un cas d'artérite pulmonaire syphilitique.

C. *Lésions syphilitiques des artères dans diverses parties de l'organisme.* — Dans presque toutes les lésions syphilitiques des viscères, les artères sont atteintes. On l'a vu pour le foie, pour les reins, pour les poumons, pour le cœur. La question est de savoir si elles le sont primitivement ou consécutivement, et quel est le rôle qu'elles jouent dans la pathogénie des lésions du parenchyme. — On soupçonne, sans l'avoir démontré péremptoirement, qu'elles ne sont pas étrangères aux ulcérations de l'estomac et des intestins. Il est évident que, dans l'encéphale, il y a toute une classe d'altérations qui sont uniquement sous leur dépendance et que la syphilis ne se produit que par leur intermédiaire. En est-il ainsi ailleurs ? On ne peut faire à cet égard que des conjectures.

Une communication très importante a été faite par le docteur Karl Huber (*Virchow's arch. vol.*, l. XXIX, p. 537), sur une lésion étendue des vaisseaux, avec nombreuses calcifications dans leur intérieur. Il s'agissait d'une fille publique toute jeune, qui fut prise, *six mois* après le début de sa syphilis, d'un œdème des extrémités inférieures, qui s'étendit à tout le corps. L'urine trouble et fortement albumineuse, contenait des cylindres hyalins. Les contractions du cœur étaient faibles. — Autopsie : dégénérescence amyloïde de beaucoup d'organes. Lésions étendues des vaisseaux. Le tiers supérieur de l'aorte paraissait normal. A partir de ce point, on trouvait sur sa membrane interne des épaississements de 2 à 3 millimètres, peu étendus, ne dépassant pas la grosseur d'une lentille, de couleur blanche ou jaune, qui, d'abord isolés, étaient, plus bas, entassés les uns à côté des autres, surtout au niveau des orifices vasculaires. — Dans la portion supérieure des artères fémorales, les foyers étaient rugueux et calcaires. Plus bas encore, les épaississements, durs comme de la pierre, se touchaient par leurs bords, faisant une saillie considérable du côté de la lumière du vaisseau. Les branches musculaires telles que : artères tibiales, péronières, dorsales du pied, étaient pour ainsi dire transformées en tuyaux calcaires, avec de petites ectasies tantôt partielles, tantôt totales. De plus, la lumière des vaisseaux, en plusieurs points, était devenue presque entièrement imperméable, par suite des lésions de l'artère elle-même ou des dépôts thrombosiques à leur niveau. — Les artères du bassin offraient de semblables altérations. Il en était ainsi de celles des membres supérieurs et du bas-ventre. *Par contre, le cercle artériel du cœur et les artères du cerveau se trouvaient absolument intacts.* L'artère pulmonaire et ses branches, les veines pulmonaires semblèrent peu atteintes, aussi bien au point de vue des épaississements que des dépôts calcaires. — L'examen microscopique fit voir que la membrane interne était la plus endommagée. La moyenne s'était augmentée en grande partie d'une façon seulement passive ; l'adventice ne présentait que de rares espaces infiltrés de cellules. — M. Huber démontra, en outre, par un autre cas, que dans le cours de la syphilis, on pouvait voir se produire des calcifications sur les artères de l'encéphale.

MM. Chvostek et Weichselbaum ont aussi rapporté à la syphilis des cas de lésions artérielles généralisées qu'ils ont observés, etc.

M. Lomokowsky (*Viertelj. f. dermatol. u. syph.*, 1879), a trouvé de la sclérose des artères radiales chez un syphilitique, mais l'examen microscopique n'a pu être fait.

M. Oedmansson (*Virchow's and Hirch's Jahresb.*, 1869), a observé dans cinq cas d'avortement causés par la syphilis, un processus athéromateux, développé dans les vaisseaux du

tique et fantaisiste, est loin de n'avoir aucun intérêt. On s'occupait alors de l'action qu'exerce la syphilis sur les grosses artères. Les

cordon ombilical, avec épaississement de la membrane interne et thrombose des branches principales. — Il met sur le compte de ces changements, accompagnés d'une inflammation interstitielle du placenta, la cause de la mort du fœtus.

M. E. Schultz trouva sur le cadavre d'un enfant, né d'une mère syphilitique et mort un quart d'heure après sa naissance, des altérations dans les petites artères de plusieurs régions. La membrane interne était normale, la moyenne ou musculaire hypertrophiée, et l'adventice concentriquement épaissie; dans la couche qui était entourée par le tissu cellulaire ambiant, existait une infiltration de cellules embryonnaires. On voyait des lésions vasculaires et de nombreux foyers hémorrhagiques dans le derme, dans le tissu cellulaire sous-cutané, les reins, le foie, le tissu conjonctif intermusculaire. En outre, il y avait de l'ascite, de la péritonite adhésive, de l'induration du pancréas, de la tuméfaction de la rate. Les plus gros vaisseaux et l'aorte étaient normaux.

Chez un sujet qui avait eu des ulcères de l'intestin, M. Heubner pensa qu'il devait y avoir des lésions vasculaires semblables à celles de l'encéphale. — Dans les cas d'entérite chez les enfants hérédo-syphilitiques, les vaisseaux, et en particulier les artères, offrent des altérations pathologiques (Lang).

Dans tous les cas qui précèdent, il n'est question que de *l'artérite syphilitique chronique*. En 1884 Lendet a démontré qu'elle pouvait aussi se présenter avec les symptômes et les allures de l'état aigu. — Il s'agissait d'un homme qui, dans le cours de la troisième année de sa syphilis, eut une *inflammation aiguë, symétrique, des deux artères temporales*. Il guérit assez rapidement par le traitement spécifique.

M. Baroux a réuni plusieurs cas semblables dans sa thèse, dont voici les conclusions:

I. L'artérite syphilitique peut affecter deux formes différentes : Une forme aiguë, une forme chronique. Celle-ci se termine quelquefois par un anévrysme. — II. Cette artérite peut se rencontrer sur toutes les artères du corps, mais elle est le plus souvent localisée aux artères de la tête; les autres artères étant saines. — III. C'est une artérite circonscrite, souvent symétrique. — IV. Elle présente dans son évolution deux périodes : 1° Une période d'induration, avec conservation de la lumière de l'artère; 2° Une période d'oblitération de l'artère, avec toutes ses conséquences. — V. L'artérite syphilitique aiguë a des caractères propres, tirés de la marche et de la symptomalogie spéciale qu'elle produit. Elle doit être étudiée à côté de l'artérite syphilitique chronique.

II. *Anévrysmes syphilitiques.* — On reconnaît, dit Lancisi, qu'un anévrysme est de nature syphilitique, non seulement parce qu'un coït impur a précédé son développement, ou parce que des accidents syphilitiques se sont montrés sur une autre partie du corps, mais encore et surtout d'après les phénomènes qui se sont passés dans les points où siège la dilatation artérielle. En effet, les pulsations de l'artère ne se montrent pas d'emblée. Des douleurs le plus souvent nocturnes se déclarent dans quelques ligaments ou dans quelques os, bientôt suivies d'une tumeur qui a commencé par comprimer l'artère et qui ensuite, par les suppurations virulentes à laquelle elle a donné lieu, a attaqué les tuniques du vaisseau artériel et, occasionnant leur amincissement et leur dilatation, y a fait naître des pulsations anévrysmatiques. » — Cet auteur rapporte deux cas d'anévrysme, l'un de la sous-clavière gauche, l'autre de la droite, tous les deux produits par des lésions vénériennes, voisines de ces vaisseaux. — Un traitement par les mercuriaux et les sudorifiques en aurait triomphé d'une façon inespérée (?)

Morgagni rattacha à la syphilis certaines altérations de l'aorte, et en particulier quelques anévrysmes de ce vaisseau. Il invoque certains faits à l'appui de cette relation étiologique, et cite Plancus qui attribuait à la maladie vénérienne des ulcérations et des excroissances comme pustuleuses des artères : « Arteriam magnam veluti ulcerosam et corrosam, variisque pustulis scatentem sæpe observavi in cadaveribus eorum præsertim

observations cliniques et anatomiques qui ont trait à cette question datent de loin. Ambroise Paré (1517-1590), Lancisi (1654-1720), Fran-

qui syphilide laborarunt et ad anevrysma aortæ, vel ad pectoris hydropem sunt dispositi. »

Morgagni ne s'occupa point seulement des anévrysmes syphilitiques survenus sur les gros vaisseaux, il signala aussi ceux de même provenance occupant les petites artères, telles que celles des méninges, des plexus choroïdes, etc. A ce titre il est le véritable précurseur des travaux les plus récents sur l'artériosyphilose.

La question pathogénique relative à l'influence de la syphilis sur la production des anévrysmes a soulevé de nombreuses controverses depuis plus d'un demi-siècle. Les hommes les plus éminents portèrent sur elle des appréciations fort différentes.

Gendrin y croyait un peu, sur la foi de Morgagni.— Scarpa trouva les lésions suivantes chez un caporal, âgé de 22 ans, syphilitique : petite tumeur rougeâtre de l'aorte au-dessus de sa valvule, s'ouvrant par un étroit pertuis dans l'intérieur du péricarde. A ce niveau, sur la face interne du vaisseau, inégalités, érosions, ulcérations entremêlées de plaques jaunes. — Marjolin et Bérard (*Dict. en 3 vol.*, t. III) n'étaient pas loin d'admettre que le virus syphilitique exerce directement son action sur les membranes des artères, les ramollit, les rend friables, y produit des ulcères, et que ces diverses altérations sont nécessairement suivies de dilatations anévrysmales.

Guthrie fit remarquer que les anévrysmes étant beaucoup plus fréquents chez l'homme que chez la femme, on ne comprendrait pas cette différence, s'ils étaient produits par la syphilis et le mercure, attendu que ces deux conditions étiologiques sont à peu près numériquement égales dans les deux sens. — Nélaton accepta l'opinion de Guthrie. — Broca, dans son *Traité des anévrysmes*, regarda comme tout à fait hypothétique l'influence de la syphilis sur les anévrysmes, ainsi que celle du traitement mercuriel.

La réaction contre l'étiologie syphilitique des anévrysmes s'est beaucoup apaisée, depuis que les recherches anatomiques modernes ont remplacé les conjectures et les hypothèses relatives à l'artériosyphilose, par des descriptions minutieuses, précises et incontestables de ses formes, de ses variétés, de ses localisations. — On peut dire que, depuis une trentaine d'années, cette question est entrée dans une nouvelle phase infiniment plus féconde en résultats positifs, que celle qui l'avait précédée. — En voici un résumé succinct :

M. Dittrich trouva chez une syphilitique une inflammation et une oblitération de la carotide interne droite et de l'artère sylvienne (1849).

M. Virchow vit chez une jeune fille de 18 ans, qui avait eu plusieurs poussées d'accidents syphilitiques, l'aorte présenter des surfaces scléreuses et athéromateuses très étendues et tout à fait en contradiction avec son âge.

M. H. Hertz mentionna le rapport étiologique de la syphilis avec un anévrysme de l'aorte descendante, chez une femme âgée de 34 ans, syphilitique depuis 2 ans.

M. Nalty (*Med. Times and Gaz.*, 1875) observa chez un soldat, âgé de 35 ans, qui avait été infecté 5 ans auparavant, un anévrysme de l'aorte qui se présentait sous la forme d'une tumeur volumineuse, sous l'articulation sterno-claviculaire droite. Elle diminua d'une façon évidente sous l'influence de l'iodure de potassium, et elle se solidifia ; néanmoins le malade mourut.— A l'autopsie, on trouva de nombreuses gommes dans le cœur et dans l'endocarde. Les valvules aortiques étaient épaissies, et sur l'une d'elles il y avait un dépôt semblable à du tissu osseux. Une partie de la crosse de l'aorte, dans son trajet ascendant, et le tronc brachio-céphalique étaient transformés en un anévrysme qui enserrait la trachée et qui, par sa pression d'arrière en avant, avait usé la poignée du sternum et les cartilages des première et deuxième côtes. Le sac anévrysmal du tronc brachio-céphalique avait la grosseur d'une moitié d'orange. Il était rempli de stratifications fibrineuses. Pourtant le trajet du sang à travers le vaisseau, vers la sous-clavière et la carotide droites, était complètement libre. On voyait plus loin, sur la surface interne de la crosse aortique, quelques productions gommeuses et quelques érosions. L'aorte

cesco Albertini (1662-1738), parent et élève de Malpighi, avaient signalé les rapports étiologiques des anévrysmes profonds, d'une part avec

descendante, aussi bien la thoracique que l'abdominale, parut saine. Le foie et la rate étaient le siège de quelques noyaux gommeux. — La perméabilité du canal dans l'anévrysme explique, d'après l'auteur, ce fait qu'aucune différence ne pouvait être sentie entre les deux pouls radiaux.

M. Wilks (1863) relata un cas d'anévrysme de l'aorte abdominale, chez une jeune prostituée syphilitique. En Angleterre la fréquence des anévrysmes et des lésions des gros vaisseaux a été depuis longtemps signalée. Pourtant la syphilis n'y est pas plus répandue que dans d'autres pays. Quoi qu'il en soit, les médecins anglais ont apporté un tribut considérable à l'histoire de l'artériosyphilose et des anévrysmes qui en sont la conséquence.

M. Welch, professeur-adjoint de pathologie à l'école militaire de Netley, trouva que, sur 117 cas de lésions diverses de l'aorte, l'existence de la syphilis était indiscutable dans la proportion de 46,1. Sur 56 cas de syphilis mortelle, il découvrit des lésions spécifiques, des nodules de l'aorte, dans plus de la moitié des cas, et même, dans 18 cas, ce vaisseau présentait un peu de dilatation et comme une ébauche d'anévrysme. — Dans 106 autopsies de sujets exempts de syphilis, il n'y avait que 5 cas d'anévrysme se rapportant à l'arthritisme ou à l'alcoolisme. (*Aortic aneurism in the Army. The Lancet*, 1879.)

Une autre statistique pleine d'intérêt fut dressée, en 1879, par M. Dabidson : sur 114 soldats autopsiés à l'école de médecine de Netley, 22 avaient des lésions athéromateuses des artères, et 17 parmi eux étaient incontestablement syphilitiques. Sur les autres, 78 sujets qui n'avaient pas eu la syphilis, il n'y en avait que 4 présentant les lésions de l'athérome.

En 1878, MM. Cunningham, Russel, Macleod, rapportèrent trois cas de syphilis cérébrale avec anévrysmes des diverses artères du crâne constatés par l'autopsie.

M. J. Croft publia en 1880 un cas d'anévrysme poplité chez un syphilitique (*Bristish med. Journ.*). — La même année, M. Snow, en Amérique, cita deux cas d'anévrysmes, causés par la dégénérescence syphilitique des artères.

M. Knight observa, en 1883, un anévrysme de l'aorte, chez un homme de 42 ans, ayant eu 12 ans auparavant la syphilis, avec des accidents secondaires. Il conclut que la syphilis est une cause fréquente d'anévrysmes. (*Journal of. med. New-York.*)

En France, parmi ceux qui se sont occupés de cette question, il faut placer en tête M. le docteur Lancereaux qui n'a cessé d'appeler l'attention sur les artériopathies syphilitiques (*Traité de la syphilis* ; — *Soc. de chir.*, septembre 1863 ; — *Archiv. méd.*, 1873). — Un anévrysme de la sous-clavière, dont il put suivre le traitement, fut amélioré sous l'influence de l'iodure de potassium. En 1877, il montra, sur l'artère sylvienne d'un sujet mort de syphilis cérébrale, deux dilatations anévrysmales, ayant la grosseur d'un petit pois.

En 1879, une observation de M. Vallin, ayant trait à un vétérinaire militaire, ancien syphilitique, qui présentait plusieurs anévrysmes de l'aorte, fut l'objet d'une discussion à la Société médicale des hôpitaux. MM. Fournier, Vallin, Cornil, Hillairet, se prononcèrent en faveur de l'influence pathogénique de la syphilis sur les anévrysmes, tout en faisant des réserves sur la proportion numérique de cette cause.

Thèse du docteur Dupret, en 1880, sur la fréquence des anévrysmes syphilitiques et le traitement qui leur convient (*Des lésions artérielles et des anévrysmes dans la syphilis*).

M. Lancereaux (*Journal des connaissances médicales pratiques*, 1882), MM. Lecorché et Talamon (*Études médicales faites à la maison de santé*), insistèrent sur les bons effets de l'iodure de potassium dans le traitement des anévrysmes chez les syphilitiques.

M. Constantin Paul (*Traité des maladies du cœur*, pp. 316-320), publia deux observations, l'une de dilatation aortique, l'autre d'anévrysme vrai du même vaisseau, tous deux

la syphilis, d'autre part avec l'empoisonnement chronique par le mercure.

d'origine syphilitique. Dans le second, il obtint une amélioration remarquable par le traitement spécifique.

« Nous accordons, dit M. Peter, une influence spéciale à l'action des liqueurs alcooliques et surtout à la syphilis. » (*Traité des maladies du cœur et de la crosse de l'aorte.*)

M. le docteur Legendre (Th. Paris, 1883), a cité de nombreux cas d'anévrysmes où la syphilis a été invoquée comme cause.

En 1883 (*Archiv. de physiol.* p. 93) M. Balzer fit l'autopsie d'un syphilitique présentant des anévrysmes miliaires de l'artère coronaire antérieure. Il attribua l'inflammation des petits vaisseaux, ainsi que la formation de ces anévrysmes, à la syphilis.

En 1884, M. le docteur Verdié publia une thèse très complète sur les anévrysmes d'origine syphilitique, contenant 43 cas de ces tumeurs ainsi répartis : anévrysmes craniens, 8 cas; artères coronaires, 2 cas; aorte, 30 cas; artères des membres, 3 cas. — C'est un excellent travail où toutes les questions relatives à ce sujet sont abordées, discutées et étudiées avec le plus grand soin. — En voici les conclusions :

1° La syphilis est une cause déterminante de lésions artérielles de divers ordres : artérite gommeuse, artérite scléreuse, endartérite, athérome; ces lésions n'ont aucun caractère spécifique ou pathognomonique; — 2° Les faits cliniques, bien plus que l'anatomie pathologique, établissent cette relation étiologique, et démontrent que l'anévrysme syphilitique résultant des lésions précédentes est une affection relativement fréquente, dont la proportion numérique ne peut encore être exactement définie; — 3° L'anévrysme survient à la période tertiaire de la syphilis, après un temps variable qui est en moyenne de 11 ans environ. Il peut affecter toutes les artères : les artères du cerveau, l'aorte et les artères des membres; — 4° En ce qui concerne leurs symptômes et leur marche, ces anévrysmes ne diffèrent pas des anévrysmes relevant des autres causes étiologiques; — 5° Le traitement spécifique a quelquefois, mais rarement, une action curative, la plupart du temps ses effets ne sont que palliatifs, ils n'amènent qu'une amélioration passagère, sans enrayer les progrès de l'affection qui se termine souvent par la mort. L'iodure de potassium est la base de ce traitement, l'électro-puncture pourrait être tentée dans les cas absolument désespérés.

La médecine allemande a fourni un contingent considérable à l'étude des anévrysmes syphilitiques. — M. le docteur Langenbeck trouva que, dans la moitié de tous les cas d'anévrysmes aortiques, dans un cas d'anévrysme de l'aorte ascendante, dans 4 cas d'anévrysmes de la crosse, les malades avaient presque toujours ressenti les atteintes de la syphilis. — L'action parfois si remarquablement favorable de l'iodure de potassium sur les anévrysmes, doit être, d'après lui, rapportée à cette circonstance étiologique.

M. Zeissl a relaté un cas extrêmement curieux d'artérite de l'artère humérale gauche, avec anévrysme, chez un homme âgé de 31 ans, qui avait eu 10 ans auparavant la syphilis. Cette lésion fut guérie par un traitement antisyphilitique, au bout de trois mois. La tumeur avait débuté, deux ans auparavant, dans la partie interne du sillon bicipital; elle s'accrut lentement et ne devint douloureuse que dans les deux derniers mois. — Le bras du côté malade avait maigri, était devenu plus faible, et le patient le trouvait plus froid que l'autre. L'articulation du coude, fléchie à angle obtus, était dans l'impossibilité de s'étendre. La tumeur anévrysmale de cette région était épaisse comme le pouce et mesurait 8 centimètres de longueur. Le pouls radial était faible. On administra le traitement antisyphilitique. La tumeur s'oblitéra, diminua et finit par disparaître en 5 mois, mais la circulation collatérale s'était rétablie beaucoup plus tôt.

Dans son récent ouvrage sur la syphilis, M. Lang publie un cas fort curieux d'artérite syphilitique, avec anévrysme de la poplitée, observé par lui chez un homme, syphilitique depuis 19 ans, et qu'il avait soigné pour différentes poussées de sa maladie. Comme les précédentes, la dernière avait consisté en une éruption de gommes aux bras, au scro-

Morgagni fut un de ceux qui s'occupèrent le plus du rôle de la syphilis dans la production des tumeurs anévrysmales sur les grandes et aussi sur les petites artères (Art. 13 de la lettre LVIII). — Après lui cette

tum, etc. — Dans la dernière attaque qui remontait à un an, son genou gauche s'était tuméfié et était devenu douloureux. Il ne se soigna qu'imparfaitement, et six semaines avant de se faire traiter par M. Lang, il ressentit une douleur dans le creux poplité gauche. — A côté de gommes nouvellement abcédées et de nombreuses cicatrices syphilitiques, on constatait, dans le creux poplité, une saillie très distincte sur le trajet de l'artère et faisant corps avec elle. Elle était en forme de fuseau, d'une dureté élastique, d'une épaisseur de 4 centimètres vers sa partie moyenne, et on sentait, dans toutes ses parties, des pulsations très nettes. Ses deux extrémités se perdaient sons les masses musculaires. Le malade ressentait un peu de faiblesse dans la jambe correspondante et une douleur dans le mollet. Il s'agissait incontestablement d'une tumeur anévrysmale. — On fit donner de l'iodure de potassium et appliquer un emplâtre hydrargyrique sur elle. — Dès le sixième jour, on pouvait remarquer une diminution notable de son volume et un affaiblissement remarquable de ses pulsations. Le patient sentit, dans les jours qui suivirent, disparaître peu à peu tous les symptômes de son affection. Il avait aussi des périostoses au genou droit, qui furent promptement guéries. Au bout de quatre semaines de traitement, il quitta la clinique de M. Lang, dans un état d'amélioration très sensible.

Je pourrais relater, en les résumant, bien d'autres cas, mais je suis obligé de me limiter. Je termine par une simple bibliographie.

BIBLIOGRAPHIE. — *Affections syphilitiques des vaisseaux sanguins.*

ALTHAUS, *Trombose syph. de l'artère basil., ramoll. nécrobios. du pont de Varole. Double hémipl.* (*Ann. de Derm. et de syph.*, 1881.)

BALZER, *Anévr. miliaires du péricarde chez un syph.* (*Ann. de derm.*, 1884.) — BARBE et RIOBLANC, *Anévr. de l'aorte d'orig. syph.* (*Ann. Derm. et syph.*, 1885.) — BARBERET et CHOUET, *Contr. à l'étude de l'artér. syph.* (*Recueil et mém. de méd. et de chir. milit.*, 1879.) — BAROUX, *De l'artérite syphilitique et spécialement de sa forme aiguë.* (Th. Paris, 1884.) — BAUMGARTEN, *Art. et endartér. chronique dans la syph.* (*Virchow's Archiv.*, 1879.) — BLACHEZ. (*Bulletin de la Soc. anat.*, 1863.) — BRAMWELL, *Case of aneurism of aorta, traited by iodide of potass.* (*Edimb., Med. Journ.*, 1878.) — BRAULT. *Art. syph. Hémorrh. Ménin. Mort subite.* (*Soc. an.*, 1878.) — BRISTOWE, (*Trans. of the path. Soc. of London*, vol. XVI, 1864.) — BUZZARD, *Clinical aspects of syphilitic nervos. affections* (*London*, 1874.)

CORRAZA, *Storia di un caso d'aortite d'indole speciale.* (*Giorn. delle malat. ven.*, 1866.) — CROFT, *Constit. syph.; popliteal aneurism.* (*Brit. M. Journ.*, 1880.)

DESPRÈS, *Syphilis, gangrène spont.* (*Rev. de chirur.*, 1884.) — DITTRICH (*Pragen Viertelj.*, 1859.) — DOWSE, *Gomma syph. of post. cerebral sinuses and tentorum cerebelli* (*Trans. of the path. Soc. of London*, 1876.) — DRECHFELD, *Du traitement de l'anévrysme aortique avec observ.* (*Rev. mens. de méd. et de chirurg.* Th. 1878.) — DUPLAIX, *Artériosclérose généralisée. — Ataxie locom. avec insuff. aortique. — Sclérose des cord. post. Scléroses viscér.* (*Ann. de derm. et de syph.*, 1884.) — DUPRET, *Des lésions artérielles et des anévrys. dans la syphilis.* (Th. 1880.)

GILDEMESTER et HOYACK (*Journal méd. hebd. des Pays-Bas*, 1854.) — GOSSELIN, *Gomme veineuse de la syph. externe.* (*Clin. chir.*, t. II, 1873.)

HANOT, *Art. syph. Rev. crit.* (*Rev. sc. méd.*, t. IX.) — HEUBNER (*Arch. d. Heilkunde*, 1874.) — *Die Luestische Erkrankung der Hirnarterien*, 1874. Leipzig.) — HUBER, *Ueber syph. Gefässerkr.* (*Archiv. f. path. anat. und. phys. et Rev. sc. méd.*, 1881.) — HUGHLINGS JAKSON (*London, Hosp. reports.*, 1868. — *Britisch med., Journ.*, 1873. — *Journ. of medical sc.*, 1873 : *two cases of intracranial syphilis ; — Nervous sympt. in cases of cong. syph.*)

étude fut négligée même par ceux qui étudiaient spécialement les maladies vénériennes. — Il faut arriver jusqu'à nos jours pour voir les recherches anatomiques et histologiques tirer cette question de l'obscurité et de l'oubli, et puis la résoudre avec des données précises et positives qu'on chercherait inutilement dans les ouvrages anciens.

L'impression que laisse la lecture des documents historiques et cliniques relatifs à l'influence pathogénique de la syphilis sur les lésions du système artériel, c'est qu'on se trouve en présence d'un fait incontestable et d'une immense portée. On ne peut s'empêcher de le comparer à d'autres faits de même ordre, mais provenant d'une autre source, et de se demander quelles sont leurs analogies et leurs différences, leurs affinités et leurs incompatibilités ; si leur germination sur le même sol et dans les

— HUTCHINSON, *Refroidiss. et livid. des doigts par artér. syph.* (*Med., Times*, 1884.) — *Doigt livide guéri par trait. antisyph.* (*Giorn. delle malat. vener.*, 1885.)

JACCOUD, *Anévrysme syph. de l'aorte ascend.* (*Sem. méd.*, 1887.) — JOHNSON, *Diseases of Kidney.*

KNIGHT, *Syph. and aneur.* (*Arch. of med.* New-York, 1882.) — KÖNIGSTEIN, *Syph. artér.* (*Arch. of dermat.*, 1879.)

LANCEREAUX (*Archiv. gén. méd.*, 1873, t. II. — *Traité de la syph.*, p. 308. — *Des affect. nerv. syph.*, etc. — *De l'art. céréb. syph.* (*Assoc. franç.*, 1877.) — *Phlébite syph.* (*Trait. d'anat. path.*, 1881. — LANGENBECK, *Syph. des veines* (*Centralbt. L. chirurg.*, 1880, et *Ann. derm.*, 1881.) — LÉCORCHÉ et TALAMON, *De la syph. dans l'étiol. des anévry. de l'aorte.* (*Journ. des conn. méd.*, 1881.) — LEGENDRE, *Anévry. spont. de l'aorte ascend.* (Th. Paris, 1884.) — LEUDET, *Cliniq. de l'Hôtel-Dieu de Rouen*, 1874. — *De la curab. de l'artér. syph.* (*Congrès pour l'avanc. des sc.*, 1884.) — LOMBROSO, *Aortite veget. per causa sif.* (*Giorn. delle malat. ven.*, 1867.)

MAJOCCHI, *Artér. et endartér. dans le syphilome* (*Ann. de derm. et de syph.*, 1885.) — MARTYN, *Périart. et endart. syph. de l'aorte et des artères céréb. moyennes. — Thrombose de ces dernières. Lésions des deux corps striés ; hémiplégie double.* (*Obs. avec planches. Britisch med. Journal*, nov., 1877.) — MAZZONI, *Aneurisma per arter. sif.* (*Giorn. delle mal. ven.*, 1883.) — MERCIER, *De la syph. cérébr. tertiaire, avec accidents comat. sidérants.* (Th. Paris, 1875.) — MEYER, *Périart. noueuse, avec antécéd. syph.* (*Gaz. hebd.*, 1883.) — MOXON, *Cas d'inflam. aiguë des art. céréb. pend. la syph.* (*Ann. de derm. et de syph.*, 1876.)

ORMEROD, *Case of symetr. syph. disease of the third nerves, with art. and other lesions* (*Rev. sc. med.*, p. 882.)

RABOT, *Contribution à l'étude syph. des artères cerébrales.* (Th. Paris, 1875.) — RAMSKILL, *Syph. arter. thromb. and hémipl.* (*Archiv. of dermat.*, 1879.) — RUSSEL, *Lésions spécif. des artér. cérébr.* (*Ann. de derm. et de syph.*, 1878-1879.)

SHARKEY, *Alt. syph. préc. des artèr.* (*Med. Times*, 1884.) — SNOW, *Syph. degener. of the arteries as a causa of aneuris., with a report of two cases* (*Med. record.*, N.-Y., 1880.) — STEENBERG (*Geschwülste*, vol. II, 1860.)

VALLIN, *Anév. multiples de l'aorte chez un syph.* (*Ann. derm.*, 1879.) — WELCH, *Syph. dis. of the cerebr. arter., with aneurism and aneurysm. dilatat.* (*Journ. of ment. sci.* London, 1878). — *Aort. aneurism in the army.* (*The Lancet*, 1875.) — VERDIÉ, *Des anévrysmes d'orig. syph.* (Th. Paris, 1885.) — WILKS, *On the syph. affect. of the internal organs* (*Guy's Hospit. reports*, 1863.) — VIRCHOW, *Syph. constit.*, 1859.) — WAGNER, *Endartér. syph. de la région de l'insula.* (*Berl. klin. woche*, 1882.)

mêmes lieux n'a pas prêté à la confusion, si la similitude de leurs conséquences a toujours permis de dégager leur individualité, et si enfin la spécificité de ceux qu'on rattache à la syphilis est assez évidente pour dissiper tous les doutes. Assurément il n'est pas possible qu'une certaine pénombre n'enveloppe bien encore des lésions aussi profondes, aussi inaccessibles à nos moyens d'exploration, et que nous conjecturons sans les voir et sans les toucher. Mais n'en est-il pas ainsi pour toutes les artérioscléroses? Et cependant on les admet, on voit même de jour en jour s'agrandir la sphère de leur action morbide. La difficulté n'est pas là.

Elle provient de l'embarras où on se trouve maintes fois pour démêler, dans la complexité des causes générales qui altèrent le système artériel, quelle est celle qui est en jeu, ou, s'il y en a plusieurs, quelle est la part qui revient à chacune d'elles. Ce problème, qui se pose à propos de chaque cas, est facile à résoudre quand le patient et sa syphilis sont jeunes tous les deux et qu'aucune autre diathèse n'intervient pour compliquer le conflit. Mais plus tard, à mesure qu'on avance dans la vie, les causes morbides constitutionnelles qui dormaient dans la première période de l'existence, s'éveillent dans la seconde, et s'emparent dans la troisième d'un organisme qui vieillit. — Et la syphilis ne change-t-elle pas, elle aussi, à mesure qu'elle s'éloigne de son origine? Elle ne perd rien de sa spécificité, sans doute, mais ses lésions tranchent moins sur celles d'ordre commun, et si elles sont tout aussi syphilitiques qu'autrefois, elles le sont surtout de nature et d'essence beaucoup plus que de forme. Aussi arrive-t-il souvent que c'est la médication spécifique seule qui nous les révèle. — Ces réflexions s'appliquent peut-être mieux aux artériopathies syphilitiques qu'à toutes les autres déterminations de la syphilis.

Quoi qu'il en soit, il paraît maintenant établi : 1° que la syphilis se détermine sur les artères et suscite en elles une périartérite qui envahit peu à peu toute leur épaisseur, aboutit à une endartérite, à une sclérose spécifique, à un rétrécissement de la lumière du vaisseau et même à son oblitération complète; 2° que l'artériopathie affecte les rapports les plus étroits avec les gommes miliaires ou autres développées à sa périphérie, et qu'elle devient elle-même gommeuse; 3° que les artères de la partie supérieure du corps, et particulièrement celles du cerveau, sont le siège de prédilection de la syphilose vasculaire; 4° que les artériosyphiloses prédisposent à la dilatation et à l'anévrysme des grosses et des petites artères; 5° qu'il existe par conséquent une classe d'anévrysmes syphilitiques, susceptibles d'être influencés favorablement par le traitement antisyphilitique.

Ces propositions anticipées seront démontrées, je l'espère, par la description qui va suivre.

Fréquence. — Si on s'en rapportait avec trop de confiance à certaines statistiques, l'artériopathie syphilitique serait extrêmement fréquente. Mais il est trop évident qu'on a mis sur son compte beaucoup de lésions artérielles survenues à l'âge moyen ou au déclin de la vie, qui procédaient d'une autre maladie constitutionnelle ou qui étaient une conséquence naturelle de l'involution organique. — Les faits les plus péremptoires sont ceux dans lesquels l'artériopathie se produit hors de saison, chez des sujets jeunes et peu de temps après le début de la syphilis. Eh bien, d'après la plupart des auteurs, ceux-là sont excessivement rares[1].

Chronologie. — La syphilose artérielle, en effet, arrive presque toujours vers l'âge de 30 ou 40 ans et souvent plus tard. Les malades qui en étaient atteints avaient la syphilis depuis longtemps. L'artériosyphilose et les anévrysmes qui en sont la conséquence, appartiennent donc dans la grande majorité des cas à la phase tertiaire de la syphilis. Il y a quelques exceptions, sans doute, mais elles sont excessivement rares.

Étiologie. — Nos connaissances sur cette question sont à peu près nulles. — Les causes qui provoquent la syphilis à attaquer les artères cérébrales sont bien vagues et nous les étudierons plus tard, mais il faut croire que ces causes sont très efficaces, puisque l'artériosyphilose entre pour moitié dans la pathogénie de la syphilis cérébrale. — En prenant pour type l'artériosyphilose intracranienne, on serait porté à croire que les syphilis bénignes la produisent plus aisément que les syphilis graves. Elle est à peu près deux fois plus fréquente chez l'homme que chez la femme.

Anatomie pathologique. — La topographie de l'artériosyphilose présente un caractère frappant et sur lequel il faut revenir, bien que nous l'ayons déjà signalé plusieurs fois : c'est son siège sur les petites artères, principalement

1. Cependant M. Gjon (de Christiania) a rapporté 13 cas de syphilis artérielle survenue pendant l'année qui a suivi le chancre infectant. — Dans le cas de M. Brault, l'artérite aiguë de la carotide gauche eut lieu six mois après le début de la syphilis. — M. Barows a observé un cas où l'artérite aiguë de l'extrémité supérieure de la carotide gauche survint 14 mois après le début de l'infection. — D'après M. Heubner, dans 24 cas de syphilis des artères du cerveau, en partie avec, en partie sans autres néoplasies dans l'intérieur du crâne, le temps qui s'écoula entre le début de l'infection et la maladie cérébrale fut : 1 *fois de* 9 *mois*, 15 fois de 2 années, 15 fois de 3 et d'un plus grand nombre d'années.

sur celles du cerveau. Les artériopathies spécifiques intracraniennes l'emportent, comme nombre, sur toutes les autres, dans une proportion énorme. Mettez en regard de cette fréquence relative vraiment extraordinaire, la supériorité numérique des encéphalopathies spécifiques sur toutes les autres syphiloses viscérales, et vous aurez déjà une preuve de la solidarité très étroite qui existe entre ces deux ordres de lésions. D'un autre côté, considérez combien sont précoces les encéphalopathies, et vous en déduirez que les artériosyphiloses intracraniennes le sont également, et qu'elles sont remarquables tout à la fois par leur fréquence et par leur précocité.

A quoi tient cette préférence de la syphilis pour les artères du cerveau? Il est difficile de l'expliquer. Faut-il l'attribuer à la présence d'une gaîne lymphatique autour de ces artères et à la préférence de la syphilis pour les tissus lymphatiques?

L'aorte, qui est le siège si fréquent de l'athérome, est rarement enflammée par la syphilis. Cependant c'est sur elle que siégeaient presque toujours les anévrysmes auxquels on a trouvé un caractère spécifique. — *L'aortite syphilitique* a été signalée par MM. Virchow, Beer (1868), Hédénius (1867), Huber (1880). — On a décrit aussi l'artérite de l'artère pulmonaire, des artères de la rate (Beer), des artères du foie, des coronaires.

L'artériosyphilose de ces dernières est une des plus importantes. Je la place en seconde ligne; elle vient immédiatement après celle du cerveau. Peut-être joue-t-elle un rôle considérable dans un grand nombre de myocardiopathies dont on a méconnu jusqu'ici l'origine.

Il est rare que l'artériosyphilose se généralise; cependant on en a cité quelques cas. La plupart du temps elle se borne à une seule artère et à une partie de cette artère. Elle est très souvent bilatérale et symétrique.

C'est sous le mode chronique qu'elle se produit. Les cas où on l'a observée à l'état aigu ou subaigu sont extrêmement rares. Mais comment apprécier un processus qui a pour siège la profondeur des viscères?

L'inflammation aiguë des artères a été décrite par le docteur Moxon. A l'autopsie d'un syphilitique, M. Moxon trouva parmi d'autres lésions caractéristiques de la syphilis, que l'artère basilaire, qui avait beaucoup augmenté de volume et diminué de calibre, présentait une apparence laiteuse et ressemblait à du macaroni bouilli. Ses parois étaient molles et toutes leurs couches étaient tuméfiées et infiltrées d'une grande quantité de corpuscules embryonnaires. La lésion se limitait brusquement et avait une surface unie (*The Lancet*, 1869).

Leudet, M. Baroux, M. Brault ont aussi rapporté des cas d'artérite aiguë syphilitique. — En voici un résumé :

Obs. de Leudet. — Le malade âgé de 53 ans avait la syphilis depuis 6 ans, lorsqu'il présenta au niveau de la tempe gauche, dans un point qui était depuis quelque temps le siège de douleurs lancinantes, une augmentation marquée du volume et de la consistance de la branche antérieure de l'artère temporale superficielle gauche. — Cordon uniforme, dur, dans lequel les battements artériels diminuèrent puis disparurent. — Aucune trace d'adhérence. — Rien au cœur. — Intégrité absolue des carotides et de l'aorte. — État stationnaire pendant 7 mois. — Au bout ce temps, alors que cette artère restait encore dure, douloureuse, imperméable, celle du côté droit devint le siège d'une altération en tout semblable à la précédente. Ces deux artériopathies symétriques, quoique aiguës par leurs symptômes, n'en durèrent pas moins plus d'un an. Ce ne fut qu'au quatorzième mois que les temporales reprirent leur souplesse et redevinrent perméables. Le traitement par l'iodure de potassium et par l'iodure de sodium fut-il pour quelque chose dans la guérison? — Le malade avait éprouvé sept ou huit mois avant cette artériosyphilose des douleurs dans les membres et dans la tête, un affaiblissement de la mémoire, un changement dans son caractère, sans signes précis d'une détermination sur le cerveau ou la moelle. — Les douleurs de tête se propageaient jusqu'à la voûte osseuse nasale. — Tous ces troubles fonctionnels disparurent avec la lésion artérielle. Dépendaient-ils d'elle?...

Obs. de M. Baroux. — Le malade âgé de 27 ans n'avait aucun antécédent héréditaire. Il était syphilitique depuis quatorze mois, sans autres accidents que quelques éruptions superficielles et des plaques muqueuses. Un soir il fut pris, sans cause appréciable, d'une céphalalgie frontale atroce qui augmenta toute la nuit et s'accompagna d'une faiblesse très grande des membres et d'une diminution des facultés intellectuelles. Le lendemain son frère le trouva plongé dans le coma. Il s'en plaignait depuis un mois, et sa santé générale s'était, à partir de ce moment, considérablement détériorée. Il était devenu presque cachectique en moins d'un mois. Huit jours avant son attaque de coma, il pouvait à peine se tenir debout.

On le transporta à l'Hôtel-Dieu où on lui fit prendre de l'iodure de potassium. Amélioration au bout de quatre ou cinq jours. Au bout de douze jours, guérison de l'état comateux, si bien que le malade qui avait peu de céphalalgie et de troubles intellectuels, sortit et ne continua pas le traitement. — Un mois après, deuxième attaque de coma qui l'emporta en vingt-quatre heures. — *Autopsie :* Rien dans les méninges ni le cerveau. A l'extrémité supérieure de la carotide interne et de l'hexagone artériel de Willis, épaississement, induration et augmentation de volume sur une longueur de 23 millimètres, oblitération de la lumière de la carotide par des bourgeons naissant de l'endartère et entremêlés de caillots. — Infiltration générale des tuniques artérielles par des cellules embryonnaires extrêmement abondantes, tassées les unes contre les autres, surtout dans la tunique interne. Elles formaient à elles seules toute l'induration et les bourgeons artériels. Pas d'autres lésions là ni ailleurs.

Obs. de M. Brault.— Le malade âgé de 29 ans n'était qu'au dixième mois d'une syphilis bénigne, lorsqu'il mourut subitement, après avoir présenté pendant quelques semaines un certain degré d'aphasie, de l'amnésie et des troubles gastriques violents. — Cachexie accentuée. — *Autopsie :* Hémorrhagie méningée causée par une rupture de la *carotide interne gauche* au niveau de son entrée dans le crâne. — Au-dessus de la rupture, l'artère était le siège d'un épaississement considérable, d'aspect piriforme et du volume d'un pois. Épaississement beaucoup moins considérable sur la carotide droite au niveau de sa bifurcation. — Rien aux sylviennes, ni au tronc basilaire, ni aux autres organes. — Un peu d'endartérite commençante, sur la carotide interne droite. — *Sur la gauche*, épaississement des parois, étroitesse de la lumière du vaisseau et volumineux bourgeon de l'endartère. — Les trois tuniques artérielles avaient perdu leur structure propre et leur caractère différentiel; elles étaient uniformément composées de tissu embryonnaire en voie de dégénérescence sur certains points. La lame élastique interne persistait seule. Le bourgeon de l'endartère rappelait ceux qui se forment à la suite des ligatures; il avait une structure embryonnaire avec un peu d'infiltration hémorrhagique.

M. Wilks a observé aussi un cas d'artérite syphilitique aiguë chez une femme âgée de 38 ans, syphilitique depuis 5 ans. Cinq semaines avant sa mort causée par un coma apoplectique, violente céphalalgie. Première attaque trois semaines avant celle qui l'emporta. — La vertébrale et la carotide gauches étaient épaissies sans induration et oblitérées par des bourgeons endartériques.

Il est probable que, quel que soit leur processus ultérieur, les artériopathies syphilitiques débutent toutes de la même façon. A la périphérie, au centre et à l'intérieur de l'artère, entre ses tuniques, il se produit une infiltration de cellules embryonnaires qui, suivant les cas, subissent des vicissitudes diverses et donnent lieu à des lésions qui diffèrent comme aspect et comme composition histologique, sans s'écarter cependant beaucoup de ce qu'on observe dans les artériopathies d'une autre provenance que la syphilis. On peut même dire que, prise isolément, l'artériosyphilose n'a pas de caractères bien spéciaux et qu'elle ressemble beaucoup aux lésions artérielles que cause une inflammation simple.

Artériopathies syphilitiques aiguës ou subaiguës.— Dans ce mode d'évolution, les trois tuniques sont envahies à peu près simultanément. La périartérite est la première comme date; la tunique interne ne se prend en général qu'après les deux autres. L'endartérite syphilitique isolée est exceptionnelle, si tant est qu'elle existe.

Le caractère essentiel de l'artériosyphilose aiguë, c'est la production rapide d'une grande quantité de cellules embryonnaires, qui a pour résultat d'augmenter le volume du vaisseau, d'épaissir ses parois et de diminuer son calibre. En outre sa consistance est augmentée, son élasticité moindre ou nulle, et elle devient friable. — La saillie formée par la tumeur artérielle est circonscrite ou diffuse, mais d'ordinaire peu étendue. L'obstruction de la lumière du vaisseau ne dépend pas toujours de l'épaississement seul des parois. Elle tient aussi à la formation de bourgeons végétants qui prennent naissance sur la tunique interne. Est-ce cette circonstance qui fit admettre par M. Heubner que l'artérite syphilitique était tout à fait caractéristique et qu'elle consistait surtout en une endartérite végétante? — Pour lui, la lésion artérielle débute sur la face interne du vaisseau, par une prolifération de nouvelles cellules superposées. rondes ou fusiformes, qui bouchent les trous de la membrane fenêtrée, en remplissent les dépressions et les enfoncements, puis rétrécissent le calibre de l'artère et forment un bourgeon latéral, qui n'existe que sur une partie de la membrane interne et qui fait saillie dans la lumière du vaisseau. Ce bourgeon est le point de départ d'une coagulation sanguine, d'une thrombose et par suite d'une ischémie cérébrale. — M. Heubner a beaucoup insisté sur ce début endothélial de l'artériopathie syphilitique et sur le bourgeon latéral. Il considère ces deux particularités comme spéciales à l'artérite syphilitique qu'il fait provenir de l'irritation directe de l'*endothélium* par le *virus* contenu dans le sang. — Aujourd'hui, au contraire, presque tous les anatomo-pathologistes regardent l'endartérite comme consécutive à la périartérite.

Quoi qu'il en soit, dans les formes aiguë et subaiguë de l'artériosyphilose les trois tuniques artérielles se trouvent bientôt complètement infiltrées par des cellules embryonnaires tassées les unes contre les autres, qui dilacèrent les lames élastiques et musculaires, ne respectent que la lamelle élastique interne, soulèvent l'endothélium, et forment à sa surface ces bourgeons, ces végétations, qui sont également embryonnaires et semblables à ceux que produit la ligature d'une artère. — Dans quelques cas, la couche séreuse interne tombe elle-même, emportée par le courant sanguin, et les éléments embryonnaires venant à se se rencontrer dans leur progression centripète, se fusionnent et s'organisent en un tissu scléreux qui oblitère définitivement le vaisseau. D'après quelques auteurs, ce processus, qui aboutit à l'oblitération, serait caractéristique de la syphilis.

Mais un autre caractère, ce serait le début par l'adventice, dans laquelle il s'effectue toujours une prolifération intense de cellules embryonnaires. C'est là le fait primitif de l'altération, car cette lésion accompagne constamment celle des autres tuniques et se montre parfois isolément.

Artériopathies syphilitiques chroniques. — La ligne de démarcation qui les sépare des précédentes est souvent peu tranchée, surtout en clinique. Mais anatomiquement parlant, la chronicité, qu'elle soit consécutive à l'état aigu ou qu'elle se produise d'emblée, résulte de l'organisation plus ou moins rapide des éléments embryonnaires qui infiltrent les parois, et de leur transformation en un tissu soit scléreux, soit gommeux.

Dans l'*artériosyphilose scléreuse*, qui est de beaucoup la plus commune, les parois artérielles, de souples et élastiques qu'elles sont à l'état normal, deviennent rigides et fibroïdes; elles augmentent d'épaisseur et de consistance. A l'œil nu, le vaisseau présente dans les points malades une coloration blanchâtre, opaque, qui contraste avec la teinte bleue des parties saines. Les points épaissis forment des îlots, des plaques, de petites nodosités saillantes à l'intérieur et à l'extérieur, quelquefois miliaires et lenticulaires, etc. L'épaississement opaque existe sur un point de la circonférence ou le plus habituellement sur tout son pourtour. Plus rarement il y a sténose par atrophie cicatricielle et oblitération complète comme par une ligature. Souvent on voit, accolée au vaisseau, une dilatation ou une poche anévrysmale d'un volume variable suivant la grosseur de l'artère. — Les taches, les plaques, les mouchetures, les viroles qui rendent l'artère syphilitique noueuse et rétrécissent ou déforment son calibre, sont constituées par le tissu fibreux, élément principal de toutes les scléroses. Mais il est entremêlé souvent de points ou de stries jaunes qui attestent l'existence d'un autre élément, du tissu gommeux, résultant de la dégénérescence partielle et spéciale des éléments embryonnaires.

Dans l'artériosyphilose gommeuse, ce tissu, au lieu d'être en minorité sur les plaques et les nodosités, les constitue complètement. L'artériopathie se présente à peu près sous les mêmes aspects que dans la forme précédente, mais ici l'hyperplasie est jaunâtre et moins dure. Cette variété est excessivement rare, surtout si on la compare à l'artériosclérose spécifique.

Les rapports entre l'artériopathie syphilitique et les gommes, non pas interstitielles mais périphériques, ont été, dans ces dernières années, l'objet de travaux pleins d'intérêt, qui ont jeté une vive lumière sur la pathogénie de certaines productions syphilitiques. — On avait remarqué depuis longtemps que, dans le cerveau surtout, les gommes affectaient des rapports intimes avec les artères cérébrales et les accompagnaient, comme le font les tubercules, jusque dans leurs plus petites ramifications. L'envahissement gommeux de l'encéphale semblait se faire par les artères qui étaient comme les vecteurs du produit morbide. — M. Lancereaux admettait que le point de départ de ces gommes était dans la gaîne lymphatique périvasculaire, qu'elles étaient par conséquent extravasculaires, qu'elles comprimaient l'artère et suscitaient en elle un processus d'inflammation chronique qui s'étendait plus ou moins loin sur le vaisseau, au delà du foyer syphilomateux. — Mais les recherches de MM. Hutinel (*Rev. méd.*, 1876), Brissaud (*Progr. méd.*, 1881), Malassez (*Arch. phys.*, 1881), Balzer (*Rev. méd.*, 1883) ont démontré que, n'importe dans quel organe, l'artérite chronique *existe au début* de toute gomme, loin de lui être consécutive. — Le premier stade d'une gomme serait une périartérite qui donnerait naissance à un nodule périvasculaire (gomme microscopique de Hutinel, formation folliculaire de Brissaud) composée de cellules embryonnaires. La tunique interne ne s'enflammerait que plus tard; le vaisseau resterait par conséquent perméable pendant longtemps, et l'endartérite oblitérante ou végétante ne surviendrait que beaucoup plus tardivement. — Ainsi, d'après ces recherches, l'artérite chronique est la cause de la gomme, laquelle naît par couches concentriques autour du vaisseau.

Dans l'artérite chronique, la tunique moyenne disparaît quelquefois complètement. C'est là une des principales causes et l'origine d'un grand nombre d'anévrysmes.

Jusqu'ici nous n'avons pas parlé de *l'athérome*, si commun dans les artériopathies qui dépendent de l'arthritisme, de l'herpétisme, de l'impaludisme, de l'alcoolisme, de la sénilité. — Ferait-il défaut dans la syphilis? Assurément il y est moins commun que dans les états morbides précédents, mais cependant on l'y rencontre quelquefois. D'après M. Berkley-Hill, il y serait même assez fréquent. Mais alors dépend-il de la maladie constitutionnelle ou d'une autre cause diathésique? A cela il est difficile de répondre péremptoirement.

« Dans un grand nombre de nos observations d'anévrysmes, dit M. Verdié, l'existence de plaques jaunâtres, de dépôts athéromateux, de plaques calcaires est signalée. — Dans deux faits qui nous sont personnels, nous avons trouvé à l'autopsie de deux sujets relativement jeunes, morts d'accidents cérébraux, des plaquettes d'athérome sur l'aorte et sur les artères sous-clavières... » (Th. Paris, 1884). — D'après M. Heubner, les artérites syphilitiques se distingueraient de l'athérome par leur peu de tendance à la dégénérescence graisseuse. — Ce serait, d'après M. Lebreton, un processus formatif plutôt que dégénératif.

Peut-être les artères propres des gros vaisseaux artériels, leurs *vasa vasorum*, subissent-ils d'abord l'artériosclérose. On devrait alors attribuer en grande partie à leur rétrécissement, à leur oblitération, la nécrobiose, la dégénérescence des parois artérielles.

Le mécanisme de la formation d'une poche anévrysmale est facile à comprendre. L'artériosyphilose a un double résultat : d'une part elle diminue la résistance des parois à la pression sanguine, et d'autre part elle augmente cette pression par les obstacles qu'elle apporte au courant sanguin, en rétrécissant sur certains points le calibre des vaisseaux. L'artère cède sur le point le moins résistant, et il se forme là une poche anévrysmale dont la constitution propre est la même que celle des anévrysmes ordinaires.

Description clinique des artériosyphiloses. — Comme les artériosyphiloses se montrent très rarement sur les artères de la surface du corps accessibles à l'exploration, il n'y a que peu de chose à dire de leurs signes objectifs. La plupart du temps les symptômes qui nous font deviner ou affirmer qu'une artère est malade, ne se rattachent pas à la lésion elle-même du vaisseau, mais à ses conséquences, c'est-à-dire au groupe des troubles fonctionnels que le rétrécissement ou l'obturation de l'artère suscitent dans les organes auxquels elle se distribue.

Quand l'artériopathie est externe, on peut constater les phénomènes qu'elle fait naître et suivre leur processus. Sur un point limité du vaisseau il se produit un peu de douleur et on trouve que l'artère est épaissie, indurée et roule sous le doigt comme une corde. En même temps la pulsation sanguine s'y amortit et, au lieu d'être nette, devient comme pâteuse. La pression augmente la douleur spontanée. Peu à peu les battements s'effacent, à mesure que le volume et l'induration s'accroissent, et il arrive un moment où ils cessent tout à fait. — Le caractère propre de l'induration artérielle aiguë ou subaiguë, est d'être uniforme dans toute son étendue, c'est-à-dire sans nodosités, et de se terminer d'une façon assez brusque à ses deux extrémités, en restant limitée aux points qu'elle a primitivement envahis. Elle n'irradie point autour d'elle de jetées inflammatoires dans le tissu cellulaire périartériel; elle ne se noie pas dans une gangue phlegmo-œdémateuse, et conserve jusqu'à la fin la netteté de ses contours.

On peut distinguer deux phases dans cette artériosyphilose : la phase d'induration, avec perméabilité du vaisseau, et la phase d'oblitération, dans laquelle le sang ne passe plus ou ne fait que filtrer, sans produire dans l'artère une diastole perceptible.

C'est dans cette seconde phase, que les phénomènes se rattachant à l'ischémie surviennent ou augmentent, s'ils avaient déjà commencé pendant le stade d'induration, et atteignent la plénitude de leur développement. Ils varient suivant le siège de l'artérite, et sont soumis dans leur marche à toutes les vicissitudes qu'impliquent la facilité ou les obstacles que rencontre l'établissement d'une irrigation sanguine collatérale. Sur les membres, l'obstruction et l'oblitération des principaux vaisseaux artériels s'accompagnent d'œdème par inertie circulatoire, d'un peu de cyanose, d'affaiblissement musculaire continu ou intermittent, d'un abaissement de la température et même de la gangrène des extrémités. On n'a pas souvent observé jusqu'à présent d'artériopathies syphilitiques avec un pareil cortège d'accidents [1].

Leurs méfaits ont pour siège les viscères plutôt que les parties externes du corps, et, parmi les viscères, c'est le cerveau qui en pâtit à lui tout seul plus que tous les autres réunis. Il faut noter aussi la rétine. M. le docteur Galezowski a démontré que l'artérite aiguë syphilitique

1. En 1884, M. Desprès amputa un jeune homme de 27 ans, en pleine période secondaire, qui avait un sphacèle du pied, probablement produit par une artérite syphilitique. Le malade guérit. — M. Lancereaux a vu une sous-clavière blanche, rétrécie et complètement obstruée chez un syphilitique avéré. — Chez un malade de M. Bristowe frappé d'hémiplégie, le pouls radial s'effaça progressivement, puis disparut. — Chez un autre, l'artère axillaire gauche s'oblitéra subitement (Proust). — M. Hutchinson rapporta à une artérite gauche une série de symptômes, marqués surtout par le refroidissement et la lividité des doigts.

se développait quelquefois sur les artères de la rétine et donnait naissance à une rétinite.

En fait de troubles fonctionnels d'origine viscérale, produits par l'artériosyphilose, on ne connaît bien que ceux qui émanent d'une ischémie cérébrale et des conséquences graves qui en résultent pour la nutrition de l'organe. Et ici il n'y a plus de distinction à établir entre l'artérite spécifique aiguë et l'artérite spécifique chronique. Tout au plus est-il permis de dire que, dans la première, ils *doivent* être plus brusques et plus rapides, ce qui n'est peut-être pas toujours exact.

Quoi qu'il en soit, voici en quoi consistent ces troubles fonctionnels; on peut les résumer en quelques mots : Céphalalgies violentes, accès épileptiformes, somnolence ébrieuse (Heubner), perturbation et surtout affaiblissement continu, progressif ou paroxystique de toutes les fonctions cérébrales; paralysies circonscrites et surtout hémiplégie droite avec aphasie, ictus apoplectique, coma, mort souvent rapide. Ces troubles atteignent leur maximum, leur caractère foudroyant dans les oblitérations carotidiennes et basilaires complètes. — Chez un malade observé par John Wyeth, la mort fut subite, par arrêt respiratoire, après quelques jours de vertiges et de fourmillements. Lorsqu'il perdit connaissance, tout besoin de respirer sembla s'être évanoui et les mouvements du thorax devinrent incoordonnés et comme arythmiques. A l'autopsie on trouva l'artère basilaire complètement oblitérée par un thrombus, au point précis de sa bifurcation.

L'ischémie de l'encéphale se traduit ordinairement par une céphalalgie gravative, toujours frontale, qui est prodromique et précède divers changements dans les fonctions psychiques et les organes des sens. — Puis viennent l'ictus apoplectique avec coma ou, ce qui arrive souvent, sans perte de connaissance, une hémiparésie ou une hémiplégie plus prononcées en général au membre supérieur qu'à l'inférieur, de l'aphasie, etc. Ces symptômes peuvent s'amender et même disparaître complètement; ensuite ils réapparaissent et enfin ils s'établissent d'une façon permanente. C'est alors que les malades tombent dans la déchéance cérébrale complète, avec délire permanent, vague ou systématisé, paralysie des sphincters, contractures, crises épileptiformes, etc.

Depuis 1874, j'ai démontré par des faits, que l'artérite cérébrale syphilitique pouvait se développer dès les premiers mois de l'infection. D'autres observateurs ont confirmé depuis ce que j'avais été, je crois, un des premiers à établir [1]. — M. Robertson a vu un malade dont le

1. CHARLES MAURIAC, *Mémoire sur les affections syphilitiques précoces du système nerveux.* (*Ann. de derm. et de syph.*, 1874-75.)

chancre durait encore, succomber par suite d'un thrombus accolé aux parois épaissies de la *carotide gauche interne*, au niveau de sa bifurcation. — Un jeune homme de 22 ans tomba hémiplégique au quatrième mois de l'infection (Hulke). — Un sexagénaire fut paralysé en pleine période secondaire et resta de fait hémiplégique et aphasique (Goodlee). — M. Jullien a observé deux cas de ce genre, l'un chez une jeune femme, l'autre chez un étudiant en médecine qui, moins d'un an après le début de l'infection, tomba frappé d'une hémiplégie. — Outre les cas rapportés dans mon mémoire, j'en ai observé moi-même beaucoup d'autres dont je parlerai plus tard. — Presque toutes les hémiplégies brusques chez les syphilitiques dépendent de l'artériosyphilose intracrânienne, sans compter qu'elle tient aussi sous sa dépendance un grand nombre de déchéances cérébrales progressives et intermittentes.

L'artériosyphilose, quoique moins commune ou moins souvent observée dans les autres viscères que dans l'encéphale, y existe cependant; mais sa symptomatologie ne s'accuse point en eux par des troubles fonctionnels aussi accentués. Elle se confond avec le syndrome de l'affection principale. Il n'est pas douteux, par exemple, que l'artériopathie des coronaires joue un rôle considérable dans les cardiopathies d'origine syphilitique comme dans toutes les autres. Est-il possible de dire quels sont les symptômes et les lésions qui en dépendent? Non. — De même pour le foie, les poumons, les reins.

La question du diagnostic, si difficile déjà pour le cerveau, devient impossible pour les autres organes. Quand on a établi qu'ils sont malades de par la syphilis, on ne peut pas aller au delà. Qui oserait affirmer, dans l'état actuel de nos connaissances sur les viscéropathies syphilitiques, que telle ou telle d'entre elles dépend plutôt d'une artériosyphilose que d'une infiltration scléro-gommeuse de la trame conjonctive?

Quant au pronostic, nous le connaissons malheureusement beaucoup mieux. Les déterminations de la syphilis sur les artères sont toujours très graves pour plusieurs raisons. La première, c'est qu'elles attaquent principalement les organes internes et surtout le cerveau, où elles produisent des lésions irrémédiables; la seconde, c'est qu'elles naissent insidieusement et restent latentes pendant la période de leur processus où le traitement spécifique pourrait les arrêter dans leur marche et empêcher leur dégénérescence gommeuse de se produire; la troisième, c'est que les spécifiques sont à peu près impuissants à l'époque où les troubles fonctionnels, provenant de l'ischémie, imposent leur administration. Le mal est déjà fait; ni l'iodure ni le mercure ne rendront son calibre ou sa perméabilité à une artère sclérosée ou oblitérée. — Ces réflexions un peu pessimistes s'appliquent surtout à l'artériosyphilose cérébrale qui conduit au ramollissement, aux foyers hémorrhagiques, aux brusques épanchements sanguins par rupture dans les méninges, etc., etc. [1].

Un autre côté du pronostic, c'est celui qui se rapporte aux anévrysmes syphilitiques. Il mérite une étude à part.

Description clinique des anévrysmes syphilitiques. — Leur existence a été niée pendant longtemps ou du moins on ne l'admettait qu'avec beaucoup de réserves. Aujourd'hui on tombe peut-être dans l'excès contraire. Le nombre des anévrysmes syphilitiques se multiplie comme par enchantement. On en trouve trop. N'y a-t-il pas là un peu d'exagération? Sur quoi, en effet, se fonde-t-on pour déclarer qu'ils sont spécifiques? Sur ce fait qu'ils sont survenus chez des sujets infectés et que l'iodure de potassium les a améliorés ou guéris. La première preuve est contestable : il ne suffit pas que le terrain soit syphilitique pour que la lésion le soit. — La seconde a plus de valeur, sans être pourtant à l'abri de toute objection. Faut-il accepter celle qui attribue l'action curative de ce sel à son influence sédative sur le cœur, à la diminution qu'il produit dans la pression artérielle? Et cette autre qu'il n'est pas improbable qu'il puisse attaquer et résoudre les hyperplasies et les athéromes artériels de toute provenance, aussi bien que ceux d'origine syphilitique. — En dehors de ces deux preuves, il n'y en a pas d'autres. On en chercherait vainement dans les caractères cliniques, dans le processus et même dans l'anatomie pathologique. Les

1. MM. Arthur Meigs et G. de Schweinitz ont eu l'occasion d'observer, depuis le mois de janvier 1877, un individu qui présentait des accidents syphilitiques secondaires. En septembre de la même année, ce malade eut une hémiplégie droite, avec embarras de la parole. Ces symptômes s'amendèrent graduellement; mais, au mois de décembre, à la suite de forts vomissements, il se déclara une nouvelle attaque de paralysie incomplète qui, après une amélioration temporaire, devint permanente. Il y avait perte absolue du langage. En mai 1880, anesthésie de la jambe gauche. En 1881, à la suite d'une chute, fracture du col du fémur, ce qui obligea le malade à garder le lit. Deux ans après sa première attaque, il eut des tremblements avec contracture de la jambe droite. Six mois avant sa mort, gangrène du pied gauche et hypéresthésie cutanée générale.

L'autopsie et l'examen microscopique ont montré qu'il y avait :

1° Destruction étendue de tous les tissus du noyau caudé, de la couche optique gauche et de la portion de la moelle lombaire en contact avec la tumeur;

2° Une lésion étendue des vaisseaux sanguins : dilatation des capillaires, épaississement des artérioles dans le cerveau et transformation hyaline des capillaires et petites artérioles;

3° Une dégénérescence des cellules ganglionnaires: opacité, pigmentation avec raccourcissement ou suppression de leurs prolongements.

anévrysmes syphilitiques ressemblent de tous points aux anévrysmes ordinaires.

Anévrysmes syphilitiques de l'aorte. — Tout l'intérêt de cette importante question se porte depuis quelques années sur les anévrysmes des gros vaisseaux et de l'aorte en particulier. Dans son excellente thèse inaugurale, M. Verdié a compté, sur 43 cas d'anévrysmes syphilitiques, 30 anévrysmes de l'aorte, qui lui semblent ne devoir soulever aucune contestation. — Que faut-il, en général, pour qu'il en soit absolument ainsi?

1° Une infection plus ou moins récente chez un sujet jeune, n'ayant pas encore atteint l'âge où se produisent les athéromes artériels; 2° des antécédents sans vice héréditaire rhumatismal ou goutteux; 3° une absence complète de toutes les causes hygiéniques, professionnelles, traumatiques, susceptibles d'agir sur l'aorte, etc.; 4° des coïncidences spécifiques; 5° enfin le critérium thérapeutique. — Toutes ces conditions se trouvent rarement réunies.

Mais, sans atteindre un pareil idéal étiologique, beaucoup de cas s'en rapprochent suffisamment pour que leur spécificité s'impose aux esprits les plus sceptiques. Elle est du reste acceptée et défendue par de grandes autorités : MM. Lancereaux, Jaccoud, Lecorché et Talamon, Fournier, Vallin, Paul Wilks, Dreschfeld, Mohamed, Mazzoni, etc. — Dans le cas de MM. Lecorché et Talamon, il existait, en même temps qu'une poche thoracique avec voussure, une périostose de l'orbite et une de la clavicule. L'iodure fit affaisser presque immédiatement ces trois tumeurs. Les crises d'angine de poitrine et les signes physiques de l'anévrysme disparurent promptement, et la malade quitta l'hôpital complètement guérie. Tous les faits sont loin d'être aussi catégoriquement démonstratifs que celui-là. Il y en a même un grand nombre qui ne résistent pas à la critique et qu'il faut rejeter.

Dans la plupart, l'anévrysme aortique est survenu à une époque très éloignée du début de l'infection : 21ᵉ, 20ᵉ, 18ᵉ, 30ᵉ, 5ᵉ, 3ᵉ, 12ᵉ, 9ᵉ, 9ᵉ, 4ᵉ, 2ᵉ années de la syphilis, soit en moyenne douze ans après le chancre.

L'examen nécroscopique a été fait un grand nombre de fois, car la mort est fréquente à la suite de cette affection, ce qui démontre bien que l'iodure de potassium n'a pas toute l'efficacité qu'on lui prête un peu trop gratuitement.

Dans le cas observé par MM. Rioblanc et Verdié, l'analyse histologique fut faite par M. Lebreton. Épaississement énorme de l'aorte, dont la tunique externe, qui a quintuplé de volume, est parcourue par *des artères profondément altérées* : quelques-unes sont complètement oblitérées, d'autres ont une endartérite proliférante, et presque toûtes une périartérite, semblable à celle qui accompagne toutes les scléroses viscérales d'origine vasculaire. — Multiplication et trame plus serrée des fibres conjonctives de la tunique externe et surtout à la partie la plus rapprochée de la tunique moyenne. — Dans cette dernière, parmi les fibres élastiques quadruplées de nombre et devenues plus volumineuses, grande quantité de cellules arrondies, formant des amas ou des séries linéaires de cellules embryonnaires sans dégénérescence graisseuse. — Mêmes lésions dans la tunique interne avec quelques plaquettes visibles à l'œil nu de tissu scléreux. — La dilatation anévrysmale qui occupait l'aorte ascendante et la crosse était énorme. Toute l'aorte thoracique était altérée jusqu'au diaphragme. — Rien dans l'aorte abdominale. — Peu de chose dans les carotides et les sous-clavières.

Dans le cas observé par MM. Barberet et Chouet, M. Kiener trouva des lésions inflammatoires et des lésions dégénératives de l'aorte. Ces dernières étaient très prononcées : infiltration graisseuse ou calcaire diffuse, dépôts athéromateux à contours bien limités. Il y avait des altérations nodulaires pouvant être ramenées à deux types principaux : abcès atheromateux et fibromes.

Dans le cas de M. Nalty, les lésions étaient plus spécifiques et essentiellement gommeuses. Du reste, il y avait des gommes partout : dans la cuisse gauche, dans le cœur, au-dessous du péricarde, au-dessous de l'endocarde, dans les cavités droites et les cavités gauches. Deux anévrysmes, l'un de l'artère innominée, l'autre de l'aorte, qui comprimaient la trachée et avaient détruit la poignée du sternum et les cartilages des deuxième et troisième côtes. Il y avait plusieurs *élévations gommeuses*, visibles sur la surface interne de la crosse de l'aorte avec, érosions des parois du vaisseau. — Gommes du foie et de la rate. — Le malade avait eu un chancre avec bubon cinq ans auparavant, mais pas d'accidents secondaires. — Tout cela n'est pas très net. — Qu'était-ce, par exemple, que ces élévations gommeuses de l'aorte?

Chez une jeune fille de 22 ans qui avait eu manifestement la syphilis, *deux ans* avant son anévrysme de l'aorte, M. Snow ne trouva dans ce vaisseau que des tuniques d'épaisseur variable, et, sur la surface interne, des nodosités et des plaques athéromateuses. Les artères coronaires étaient dilatées, elles aussi, et leurs parois épaissies et indurées. Occlusion complète de la sous-clavière gauche par une petite portion de tissu dégénéré. — Pendant la vie, crises d'angine de poitrine et grande dysphagie. — Faut-il mettre un pareil anévrysme sur le compte de la syphilis? Il est assurément permis de rester dans le doute.

Je ne m'étendrai pas plus longuement sur l'anatomie pathologique. N'est-il pas visible qu'elle est incapable, à elle seule, de nous éclairer sur la nature de l'anévrysme aortique ? — Serons-nous plus heureux en cherchant la spécificité dans les signes et dans les troubles fonctionnels ? Pas davantage. Ce sont ceux des anévrysmes de toute provenance.

Mais avant de décrire sommairement leurs signes et leurs symptômes, nous devons nous demander si l'aortite qui les précède et qui les prépare est susceptible d'être reconnue. Il serait bien important qu'il en fût ainsi, parce que, attaquée dès son début par le traitement spécifique, on en viendrait sans doute alors plus aisément à bout qu'à sa phase de dégénérescence et de dilatation. M. le professeur Jaccoud[1] qui a publié sur les aortites et les anévrysmes des travaux très remarquables, ne pense pas que l'on doive admettre cliniquement, comme maladie autonome, l'aortite aiguë. — Quant à l'aortite chronique, elle reste souvent tout à fait latente, soit qu'elle ne donne pas lieu à des troubles fonctionnels, soit qu'une affection du cœur ou du péricarde la masque et l'absorbe. Quelquefois, cependant, l'aortite chronique produit un certain nombre de symptômes : Matité anormale en dehors du bord droit du sternum, commençant dans le troisième espace intercostal et remontant plus ou moins haut vers l'articulation sterno-claviculaire, souffle systolique sur le trajet de l'aorte et loin de son orifice, hypertrophie du ventricule gauche, sans autre cause que l'aortite, douleur rétro-sternale continue ou paroxystique, sensation diffuse et angoissante de constriction thoracique, accès d'angine de poitrine, troubles respiratoires. — Tout cela est un peu vague et se montre indistinctement dans toutes les aortites, qu'elles soient alcooliques, rhumatismales et goutteuses ou syphilitiques, saturnines, etc. Il est clair que si de pareils symptômes survenaient chez un syphilitique, il serait prudent de lui faire prendre de l'iodure, des alcalins et de le soumettre à un régime lacté.

Dans l'anévrysme de l'aorte, les signes, les symptômes, les troubles fonctionnels laissent rarement de l'incertitude sur son existence. — Mais il y en a quelquefois d'énormes qui restent latents jusqu'à la fin de l'existence. Les principaux phénomènes, résultant de la compression que les poches anévrysmales de l'aorte produisent sur les nombreux organes contenus dans les médiastins, sont des symptômes d'excitation ou de paralysie du côté de la glotte, de l'œsophage et du pharynx, quand le récurrent est lésé ; des accès d'angine de poitrine si c'est le plexus cardiaque qui est particulièrement atteint ; de la dyspnée respiratoire par compression des grosses bronches ; de la dysphagie ; des hémorrhagies ; sans compter le groupe des signes stéthoscopiques et plessimétriques, les caractères de la tumeur qui fait saillie à travers les parois thoraciques, etc. Ce n'est pas ici le lieu de donner une description clinique détaillée, puisqu'elle ne nous apprendrait rien sur la nature de la lésion.

1. Voy. les belles leçons cliniques du professeur Jaccoud sur ce sujet : *Gaz. hôp.*, février et mai 1886, juin 1887. — *Leçons de clinique méd. faites à l'hôpital de la Pitié* (1884-85). — *Semaine médicale* 1887 : *Aortite et anévrysme de l'aorte, d'origine syphilitique.*

Chez une malade de 50 ans, que M. Jaccoud a soignée plusieurs fois dans son service, il existait une dilatation énorme et un anévrysme considérable de la crosse de l'aorte, avec un bruit systolique, remarquable par son intensité et son étendue tout à fait insolites. Chose étrange, on ne constatait aucune trace de compression soit de l'œsophage, soit de la trachée, soit du récurrent ou du pneumogastrique; par conséquent ni dyspnée, ni aphonie, ni troubles pupillaires. L'anévrysme remontait à trois ans. Le savant professeur le soupçonnait d'être syphilitique, sans en avoir encore la preuve, lorsqu'il survint une perforation de la voûte palatine, qui confirma pleinement ses présomptions. — A ce sujet, il rappela une autre observation d'un mari et de sa femme, syphilitiques tous deux, et qui moururent, à six mois de distance l'un de l'autre, des suites d'un anévrysme aortique.

M. Jaccoud a beaucoup insisté dans ses cliniques sur la provenance syphilitique d'un grand nombre d'anévrysmes aortiques. C'est un de ceux qui ont le plus mis en relief l'importance de cette notion étiologique. Sa malade, grâce à l'iodure, obtint une amélioration qui a duré deux ans. Pour lui, ce sel, aidé de de la diète lactée, est le meilleur remède de l'anévrysme des gros vaisseaux, alors même qu'il ne procède pas de la syphilis.

Une autre malade, âgée de 45 ans, éprouvait depuis cinq ans divers troubles du côté de la respiration et surtout de la circulation, et il lui était survenu une tumeur anévrysmale de l'aorte ascendante, une hypertrophie du cœur, de l'insuffisance aortique, des lésions mitrales, etc., etc., sans aucune des causes ordinaires de cette grave affection aortique, si ce n'est une syphilis contractée vingt ans auparavant et qui avait été très incomplètement traitée. M. Jaccoud, qui la reçut dans son service, diagnostiqua, après une analyse très approfondie de tous les symptômes, une aortite généralisée, avec dilatation dans toute son étendue, un anévrysme de la portion ascendante et une périaortite avec adhérences entre l'aorte et la paroi thoracique; en outre, il existait une cardiopathie complète, etc. Mais le côté intéressant pour nous, c'est l'étiologie syphilitique qui ne faisait aucun doute pour M. Jaccoud. — Ici, je lui laisse la parole :

Retenez bien que cette étiologie n'est pas un fait insolite et que cela est assez fréquent.

Cela bien établi, cette notion de spécificité modifie-t-elle le pronostic d'une façon notable ? C'est là une question que je n'ai pas manqué d'examiner, et les observations rassemblées depuis lors ne modifient pas les conclusions que j'avais établies.

Sur un total de 27 observations, en comptant les miennes, il ne semble pas que le traitement dirigé contre la cause de la maladie en ait modifié l'issue finale ; la preuve c'est que toutes les observations sont complètes, je veux dire qu'elles sont accompagnées de la relation de l'autopsie.

Lorsque le traitement intervient dès la notion de spécificité établie, il assure à la maladie une durée plus longue, des rémissions plus prolongées. Vous auriez pu en voir un bel exemple chez un de nos malades, il y a deux ans, qui a dû au traitement une rémission complète de plus de deux ans de durée.

Mais, si l'anévrysme est formé, le traitement ne peut guère empêcher que le malade ne soit exposé aux accidents mécaniques déterminés par la tumeur elle-même.

Si l'on est éclairé à temps, si l'on soupçonne la période préanévrysmatique de l'aortite, c'est alors que le traitement pourrait intervenir efficacement, et je ne doute pas que lorsqu'il n'y a ni tumeur, ni poche, le malade atteint d'aortite syphilitique ne puisse guérir, puisque les autres artérites syphilitiques sont curables.

De là l'importance chez les syphilitiques de s'occuper de l'appareil circulatoire, de s'enquérir des symptômes qu'ils peuvent présenter de ce côté ; il faut pouvoir agir à temps, car lorsque la poche s'est formée, on ne doit guère attendre du traitement que des rémissions plus longues que dans l'anévrysme vulgaire.

Nous ne savons pas grand'chose sur l'évolution de la lésion chez notre malade ; nous ne savons rien sur la date d'apparition des phénomènes cardiaques et leurs rapports avec l'apparition des phénomènes aortiques.

Il y a quatre ans environ que cette femme a supposé qu'elle avait quelque chose d'anormal du côté du cœur, et le premier symptôme qu'elle a éprouvé était constitué par des douleurs intrathoraciques très violentes avec paroxysmes fréquents ; mais, pendant deux ans, elle n'a pas éprouvé autre chose. C'est depuis deux ans seulement qu'une saillie s'est développée au-devant de la poitrine, au niveau des points que je vous ai indiqués.

Sa croissance a d'abord été très lente ; elle n'a présenté pendant longtemps aucun changement, puis dans ces derniers mois elle s'est rapidement accrue de volume. Nous comprenons ainsi la superficialité de la tumeur et la minceur très accusée de ses parois.

Le pronostic général, dans ce cas particulier, le pronostic clinique, est opposé au pronostic pathologique. Je crois qu'il ne faut augurer rien de bon de l'issue de la maladie, je crois que cette aortite rentre dans la catégorie des anévrysmes malins, ainsi que je les ai nommés, pour les opposer à ceux qui restent stationnaires.

Il est probable qu'il s'accroîtra encore ; je pense aussi que la tumeur extérieure est loin de nous exprimer la totalité de l'anévrysme, qu'il y a là des parties plus profondes, que les artères périphériques, voisines de l'aorte, sont toutes malades. Je considère, en outre, que les accès de dyspnée de cette femme ne peuvent pas être imputés uniquement à des lésions cardiaques ; celles-ci jouent bien un certain rôle, le fait est évident, mais nous sommes obligés aussi de supposer là une compression sur le nerf vague, sur le nerf phrénique du côté droit.

Pour toutes ces raisons, le pronostic est grave et n'est point atténué malheureusement par la notion de la spécificité de la maladie.

Que peut faire ici le traitement ? Nous avons toutes espèces de raisons pour appliquer d'emblée l'ensemble du traitement qui m'a semblé le meilleur dans les anévrysmes de l'aorte.

Je soumettrai donc cette malade au régime lacté absolu, qui détermine dans la pression circulatoire les modifications les plus favorables.

L'iodure de potassium, qu'on donne dans les cas d'anévrysmes non syphilitiques, est ici, dans le cas d'anévrysme syphilitique, tout à fait indiqué. En pareils cas, cependant, l'iodure de potassium ne suffit pas pour faire disparaître certains symptômes pénibles, et le meilleur moyen pour combattre les accès persistants de dyspnée, c'est d'administrer avec l'iodure, une quantité égale de bromure de potassium ; nous avons donné à notre malade 2 grammes de chaque substance et nous en augmenterons progressivement la dose jusqu'à 4 grammes. C'est là le moyen le plus efficace en pareilles circonstances, qu'il s'agisse d'un anévrysme avec ou sans syphilis.

Si cette thérapeutique ne calme pas la malade, il faudra alors, à un moment donné, recourir aux injections hypodermiques de morphine, mais j'aime autant m'en passer, si je puis.

Depuis trois jours, la malade se trouve beaucoup mieux, peut-être s'agit-il là d'une de ces rémissions dont je vous parlais tout à l'heure.

Un mot pour terminer : faut-il, ici, recourir à la méthode thérapeutique dont on s'est beaucoup préoccupé, à l'électropuncture ?

Je n'insiste pas sur les inconvénients imputables à la méthode elle-même ; la production d'embolies, la formation d'abcès autour des aiguilles, qui peuvent déterminer quelquefois la mort par hémorrhagie, la collection purulente finissant par ulcérer les parois du vaisseau ; ce sont là des inconvénients qu'on peut rencontrer dans tous les cas.

Mais, dans le cas spécial, je ne consentirai jamais à l'application de cette méthode, et cependant il semble qu'il y ait là des conditions des plus opportunes, la saillie de la tumeur, sa parfaite délimitation. Je n'y consentirai pas, parce que la tumeur n'est pas toute la maladie, parce qu'à une petite distance d'elle, il y a une insuffisance énorme de l'orifice aortique, et qu'à chaque diastole, le courant rétrograde ramènerait forcément dans le ventricule gauche quelques-uns des caillots formés dans cette poche. Ce seraient là des accidents fatalement mortels, que ces caillots intracardiaques !

Retenez bien aussi ce précepte : En présence d'un anévrysme aortique et avant de déterminer la méthode de traitement à appliquer, il faut ne pas s'occuper exclusivement de l'anévrysme, mais aussi de l'état de l'aorte et du cœur ; autrement on s'exposerait à commettre des fautes graves de thérapeutique pouvant entraîner la mort du malade.

Je n'ajouterai rien aux réflexions qui précèdent. Elles nous apprennent tout ce qu'il est essentiel de connaître sur le pronostic et le traitement.

Il est à remarquer que dans un grand nombre d'anévrysmes attribués à la syphilis, on ne rencontre que bien rarement sur d'autres points du corps des lésions de même origine, récentes ou encore en activité.

Cette absence de coïncidences pourrait-elle être invoquée comme un argument contre la facilité trop grande à admettre la spécificité, d'après des antécédents lointains, ne comprenant que des déterminations superficielles et guéries depuis longtemps ? Chacun en jugera à sa guise... Parmi les complications les plus graves il faut compter les cardiopathies qui manquent rarement. Il est bien difficile, à moins d'avoir suivi le processus cardio-aortique, de savoir quel a été, de l'aorte ou du cœur, l'organe le premier atteint.

Anévrysmes des artères des membres. — Ils ont été beaucoup moins fréquemment observés que ceux de l'aorte, ce qui ne les empêche pas d'avoir une existence tout aussi authentique que ces derniers. — J'en ai rapporté plusieurs exemples.

En voici un de M. John Croft qui mérite d'être résumé. Le malade, âgé de 34 ans, avait eu la syphilis treize ans avant de s'apercevoir qu'il existait une tumeur dans le creux poplité gauche, avec douleur dans le mollet et œdème dans la jambe du même côté. Au moment de son admission, périostose du radius, de la clavicule, du sternum, et psoriasis spécifique sur diverses parties du corps. — L'anévrysme durait depuis cinq mois. L'iodure de potassium produisit une amélioration rapide. — Bande d'Esmark au-dessous et au-dessus de l'anévrysme. Au bout d'une heure, compression digitale après avoir enlevé les bandes. Deux heures après, l'anévrysme était devenu solide et rempli par un caillot consistant. Guérison rapide et définitive.

Anévrysmes intracraniens. — Ce sont les plus fréquents après les anévrysmes de l'aorte. On ne peut pas les diagnostiquer pendant la vie, parce que leurs symptômes se confondent avec ceux de l'artérite et les troubles cérébraux qui se rattachent à l'artériosyphilose cérébrale.

C'est donc une question d'anatomie pathologique avant tout. Mais elle a bien son intérêt. D'après M. Knight, la moitié des anévrysmes intracraniens seraient d'origine syphilitique. — M. Verdié en a relaté plusieurs cas dans sa thèse. M. Spillmann leur a consacré un excellent mémoire (*Annales de Dermat. et de syphiligr.*, 1886), qui contient tous les cas connus jusqu'à ce moment. Ils sont au nombre de quatorze, dont deux appartiennent à l'auteur et ont été étudiés avec un soin minutieux.

Dans le premier cas, le malade, âgé de 27 ans, fut pris, au onzième mois d'une syphilis peu grave mais mal traitée, de céphalée et de somnolence, puis de vomissements, de vertiges et de coma. — Mort très rapide. — Épanchement sanguin sous-arachnoïdien abondant, produit par la rupture d'un anévrysme de l'artère basilaire.

Dans le second cas, *la syphilis ne datait que de* 8 *mois*. La jeune malade, âgée de 21 ans, avait subi un traitement spécifique pour des accidents cutanés et muqueux, superficiels et peu graves, ce qui ne l'empêcha pas de devenir comme à moitié stupide, endormie, abrutie, incapable de tout travail manuel, jusqu'à ce que, 15 jours après le début de ces troubles cérébraux, elle tomba brusquement sans connaissance et en convulsions. — Aucun autre antécédent étiologique et morbide que la syphilis. — M. Spillmann démêla, au milieu de l'état comateux, une paralysie faciale gauche et une hémiplégie droite. — *Autopsie :* hémorrhagie sous-arachnoïdienne abondante. Dilatation anévrysmale sur la moitié gauche de l'hexagone artériel de Willis, formant une tumeur grosse comme une petite noisette, allongée d'avant en arrière, et située exactement au confluent des artères carotide interne, communicante antérieure, communicante postérieure et sylvienne. La dilatation portait principalement sur la communicante postérieure. — Une rupture s'était faite à la partie interne de la dilatation. — A droite, sur un point symétrique à l'anévrysme, la carotide droite était noueuse. — Il y avait un décollement général de la tunique interne des artères malades, y compris même la lame élastique. Sa lésion fondamentale histologique consistait en un épaississement de la tunique interne du vaisseau, épaississement dû à une néoformation de tissu vaguement fibrillaire et une infiltration de noyaux interstitiels se colorant par le carmin. Mais, en aucun point, il n'existait les granulations graisseuses propres à la dégénérescence athéromateuse. La tunique moyenne était altérée par suite de la dégénérescence granuleuse de ses fibres. La tunique externe était enflammée, principalement dans ses parties superficielles.

Chez une femme de 58 ans, qui avait eu la syphilis, chute de la paupière gauche, puis faiblesse graduelle de tout le côté correspondant, abaissement de la commissure gauche. Parole empâtée. Aphasie. Coma. Mort. — Sur l'artère sylvienne gauche, renflement fusiforme d'une longueur de 3 centimètres sur 12 millimètres de largeur. Anévrysme sur la branche sphénoïdale de l'artère sylvienne. (Mademoiselle Skwortzoff. Obs. recueillie dans le service de M. Maynan. Th. Paris, 1881).

Anatomie pathologique. — Inflammation de la tunique externe. — État granuleux de la tunique moyenne, mise à nu, par places, dans l'intérieur du vaisseau. C'est la tunique interne qui est toujours la plus malade. — Dans plusieurs observations, on ne rencontre aucune altération athéromateuse des autres artères. Les poches anévrysmales ne sont pas habituellement tapissées par des caillots. Elles communiquent avec l'artère par un orifice assez petit, sous forme de fissure ou bien arrondi, ce qui explique pourquoi les malades survivent quelquefois plusieurs heures à la rupture de l'anévrysme. Cette rupture n'est pas fatale.

Étiologie. — L'anévrysme syphilitique intracranien peut être très précoce ou très ancien, et se développer de huit mois à plus de vingt ans après le début de la syphilis. — Sur quatorze observations, il y avait sept hommes et sept femmes. La gravité de la syphilis ne prédispose point à l'anévrysme cérébral. Peut-être, l'arthritisme, l'alcoolisme, les excès vénériens, le surmenage intellectuel le favorisent-ils ainsi que l'insuffisance du traitement.

Symptomatologie. — Aucun symptôme qui soit spécial à l'anévrysme intracérébral. Voici ceux qu'on a notés : Douleurs vagues dans la tête, puis céphalées intenses, continues, avec exacerbations nocturnes, vertiges, éblouissements, bourdonnements d'oreille, embarras de la parole; syncopes, nausées, vomissements; démarche incertaine, faiblesse intellectuelle, hébétude, somnolence, demi-coma, convulsions; ictus apoplectique; coma, symptômes terminaux d'une hémorrhagie méningée. — Diagnostic impossible. — Traitement énergique dès qu'on soupçonne une artériose spécifique intracranienne[1].

TRAITEMENT DES ANÉVRYSMES SYPHILITIQUES. — C'est Bouillaud qui, le premier, en 1854, administra l'iodure de potassium dans les anévrysmes ordinaires. Puis vint Chuckerbutty en 1862. Plus tard MM. Constantin Paul, Potain, Jaccoud, Bucquoy en obtinrent des améliorations, en l'employant à hautes doses.

L'efficacité de l'iodure fut évidente dans six cas d'anévrysmes de l'aorte, quoique ce sel ne fût administré qu'à la dose de 2 grammes.

1. Le mémoire de M. Spillmann que je viens de résumer, se termine par les conclusions suivantes : 1° Les anévrysmes d'origine syphilitique des artères cérébrales ne sont pas une rareté pathologique; 2° Les artères basilaire et sylviennes semblent être le siège de prédilection de ces dilatations anévrysmales; 3° Elles se terminent presque toujours par une rupture artérielle, précédée de l'ensemble des symptômes de l'hémorrhagie méningée; 4° Ces anévrysmes se développent, dans la majorité des cas, chez d'anciens syphilitiques, mais ils peuvent aussi constituer un accident précoce et se montrer quelques mois seulement après le début de l'infection; 5° Les syphilis incomplètement traitées ou livrées à elles-mêmes, prédisposent plus que les autres, aux complications vasculaires cérébrales; 6° Il faut agir vite et largement, chaque fois qu'on se trouve en présence d'un malade atteint d'artérite cérébro-syphilitique.

(Balfour). — MM. Byron-Bramwel, Drechfeld, Lancereaux, Lécorché, Talamon, ont obtenu d'excellents effets de l'iodure, associé ou non aux frictions mercurielles, dans les anévrysmes et les artériopathies de toute provenance, même dans ceux qui n'étaient pas syphilitiques. C'est ce qui me faisait dire plus haut que l'efficacité du traitement iodure et hydrargyrique n'était pas une preuve absolue de spécificité, et que l'origine d'un grand nombre d'artériopathies et d'anévrysmes qualifiés de syphilitiques restait encore fort douteuse dans un grand nombre de cas[1].

Angine de poitrine d'origine syphilitique. — Quand on voit la syphilis attaquer le tissu musculaire du cœur et ses artères, on est tout disposé à croire que l'angine de poitrine doit être une conséquence fréquente de semblables lésions. Eh bien, cette vue de l'esprit n'est pas justifiée par les faits, quoi qu'elle ait encore en sa faveur le grand nombre de terminaisons par mort rapide ou subite dans les cardiopathies spécifiques.

Mon collègue et ami M. le docteur Huchard, qui a fait une étude si approfondie de l'angine de poitrine, n'a trouvé que très peu d'antécédents syphilitiques chez les deux cents sujets qui ont servi de base à ses savantes et originales recherches, pas même chez les quarante-trois qui ont été absolument et définitivement guéris par la médication iodurée. — Cette forme de cardiopathie syphilitique est donc très rare. Nous n'en avons vu aucun symptôme bien caractéristique dans les cas dont nous avons donné le résumé. Des accidents dyspnéiques, avec douleur et angoisse précordiales, sont souvent mentionnés, mais le syndrome systématiquement coordonné qui donne une physionomie si particulière à l'angine de poitrine, y est si vague qu'on ne peut même pas dire que l'affection y soit à l'état d'ébauche.

Parmi les ouvrages récents sur la syphilis, celui de M. Rumpf est le

[1] *Artériopathies syphilitiques consécutives ou de voisinage.* — Je terminerai par quelques mots sur les lésions artérielles que suscite le voisinage d'une gomme, d'une exostose, d'une ulcération, etc. — Ce n'est pas, à proprement parler, de l'artériosyphilose. Le travail morbide présente bien sans doute un caractère spécifique, mais ce caractère lui est communiqué, et il reste borné au point même où a eu lieu son développement initial. Il donne lieu à des phénomènes de compression et d'ulcération. Ces derniers sont les plus graves ; nous devons à M. Verneuil un remarquable exemple de dénudation artérielle au sein d'un foyer phagédénique. Ce cas se termina par la perforation de la fémorale, suivie d'une hémorrhagie foudroyante. A l'autopsie, on trouva la gaine vasculaire indurée, inextensible, et le calibre de l'artère rétréci par l'épaississement et par le retrait concentrique de ses parois. — De pareils cas sont très rares, surtout aujourd'hui que la syphilis est infiniment mieux traitée qu'autrefois.

seul où elle soit décrite, et encore tous les cas qu'a cités cet auteur sont loin d'être concluants. — M. le docteur Hallopeau a publié dans les *Annales de dermatologie et de syphiligraphie* (décembre 1887), un mémoire sur cette question. Il y résume les cas connus jusqu'à ce jour et y relate un fait qu'il a observé lui-même.

Le premier fait rapporté par M. Rumpf est très concluant.

Le malade, âgé de 29 ans, avait eu, six ans auparavant, un chancre suivi de maux de gorge et d'éruptions, lorsqu'il fut pris de douleurs vives dans la région précordiale, avec irradiations violentes dans le dos et dans le bras gauche. Elles se produisaient sous forme d'accès et s'accompagnaient d'un sentiment de constriction et d'angoisse, puis de palpitations et de tachyrardie. — Les crises, d'abord assez rares, finirent par devenir quotidiennes. — Aucun bruit anormal, aucun signe physique de cardiopathie organique. — Un traitement ioduré, aidé par des douches froides, guérit complètement le malade au bout de quelques jours. Au bout de plusieurs années, l'angoisse ne s'était pas reproduite. — L'âge du sujet excluait l'athérome des coronaires. On ne trouvait dans ses antécédents que la syphilis pour expliquer cette cardiopathie spasmodique.

M. Vincenzo Vitone a publié deux cas d'angine de poitrine qui, comme celui de Rumpf, paraissent bien être de provenance syphilitique. — Chez le premier malade, âgé de 34 ans, la syphilis, qui datait de quatre ans, avait produit des douleurs profondes dans les membres et des céphalées avec accidents vertigineux, lorsque des crises de douleurs précordiales avec irradiations dans le bras gauche et sensation brusque d'angoisse et de suffocation survinrent et se reproduisirent plusieurs fois par jour. Leur durée était très courte. Quelques-unes s'accompagnaient *d'une augmentation de la chaleur et de l'hyperhidrose dans tout le côté gauche du corps.* — Aucun signe de cardiopathie organique. Comme le patient avait eu antérieurement des accidents d'impaludisme, on lui donna du sulfate de quinine, mais sans aucun résultat, tandis que des injections sous-cutanées d'un centigramme de sublimé dissous dans un gramme d'eau distillée, pratiquées tous les jours, arrêtèrent dès le sixième les crises d'angoisse de poitrine.

Dans le second cas, il s'agissait aussi d'accès douloureux avec angoisse précordiale, se renouvelant plusieurs fois par jour, sans aucun signe de cardiopathie organique, qui furent également guéries par des injections sous-cutanées de calomel.

Le premier cas de M. Vitone a présenté des troubles vaso-moteurs qu'on n'observe pas habituellement dans l'angine de poitrine ordinaire, l'hyperthermie et l'hyperhidrose du côté gauche du corps. — Dans le fait observé par M. Hallopeau, il se produisit des phénomènes analogues :

Le malade, âgé de 36 ans, avait eu une syphilis bénigne, régulièrement traitée et de courte durée, lorsqu'il fut réveillé pendant la nuit par une sensation d'angoisse profonde dans la région précordiale, avec irradiations dans l'épaule gauche, qui ne dura que quelques instants. — Les jours suivants, même crise se reproduisant plusieurs fois dans les 24 heures, poussant leurs irradiations jusqu'au coude gauche et même jusqu'à l'extrémité des trois derniers doigts. — Nous ne suivrons pas l'auteur dans la description un peu trop compliquée qu'il donne de ce cas. S'il y eut des phénomènes d'angoisse au début, ils se métamorphosèrent, paraît-il, en un autre type clinique dont l'origine pouvait être rapportée à des troubles réflexes de l'innervation vaso-motrice. Ils consistèrent d'abord en des sensations de froid et d'engourdissement dans la moitié gauche de la tête, puis dans toute la moitié gauche du corps, plus tard en un étourdissement localisé au même côté du crâne, suivi d'une parésie passagère de l'extrémité inférieure correspondante.

On a souvent observé, dit M. Hallopeau, dans l'angine de poitrine, des sensations associées et des phénomènes réflexes qui s'expliquent par les anastomoses du plexus cardiaque ; les troubles anormaux qui se sont produits chez notre malade peuvent être rapportés à une excitation du centre bulbaire qui tient sous sa dépendance l'innervation des vaso-moteurs, dans la moitié gauche du corps ; la parésie passagère de l'extrémité inférieure droite s'explique aussi par l'ischémie passagère du centre moteur dans l'hémisphère gauche. L'ordre chronologique dans lesquels se succédaient, dans les derniers temps, la sensation sus-sternale, l'étourdissement et la parésie passagère du pied droit, ne sont guère susceptibles d'une autre interprétation. Une excitation paralysante partant du sympathique cervical pour aller s'exercer directement sur le centre moteur du pied dans l'encépale se comprendrait difficilement.

Tout cela n'est-il pas un peu subtil? Et puis s'agissait-il bien d'accidents réellement syphilitiques? Le sujet était arthritique. Il avait eu dans son enfance et jusqu'à l'âge de 25 ans des accès d'asthme, à 28 ans un rhumatisme articulaire subaigu, à 29 et à 30 ans des accès de goutte; il était sujet à la migraine, à l'eczéma, aux hémorrhoïdes; enfin il s'était surmené avant de devenir sujet aux crises en question. — Voilà une étiologie autrement typique que celle de la syphilis. Et pourtant l'auteur n'en tient pas compte, ou s'il en parle, c'est pour la rejeter, parce que la guérison a eu lieu en quelques jours par l'iodure de potassium. — Je ne le suivrai pas dans son observation théorique un peu embrouillée; qu'il me suffise de dire qu'il attribue l'affection *à des néoplasies syphilitiques développées sur le trajet des filets sympathiques du plexus cardiaque* (?). — C'est une simple hypothèse. Il me semble qu'il est beaucoup plus rationnel et plus clinique de rattacher les accidents singuliers éprouvés par ce malade à l'arthritisme plutôt qu'à la syphilis [1].

En somme ce que nous savons sur l'angine de poitrine d'origine syphilitique se réduit encore à peu de chose.

1. Voici les conclusions du mémoire de M. Hallopeau : 1° La syphilis peut donner lieu, dans ses périodes secondaire et tertiaire, à des accès d'angine de poitrine ; — 2° Ces accès peuvent offrir le type classique de cette affection ; — 3° D'autres fois ils se compliquent d'autres troubles de l'innervation, liés à une excitation reflexe des vaso-constricteurs ou des vaso-dilatateurs ; provoquent ainsi des sensations anormales de refroidissement ou de chaleur dans une moitié du corps avec frissonnements et hyperhidrose, et peuvent donner lieu à des parésies par ischémie des centres moteurs ; — 4° Ils sont liés au développement de néoplasmes spécifiques sur le trajet des plexus cardiaques ou dans son voisinage immédiat ; — 5° Ils peuvent se modifier dans leurs caractères sous l'influence de l'évolution des lésions, de leur disparition dans les points primitivement affectés, et leur extension à d'autres rameaux du sympathique ; — 6° Ils peuvent guérir en peu de jours sous l'influence de la médication mercurielle ou iodurée et ne jamais se renouveler.

§ III. — Affections syphilitiques des veines.

Les veines sont beaucoup moins souvent que les artères le siège de néoplasies syphilitiques. — Quand elles sont attaquées, c'est sur un point localisé, et en général consécutivement et d'une façon indirecte, par une tumeur siégeant dans leur voisinage.

M. Langenbeck (1881) fit l'extirpation d'une tumeur du volume d'un œuf de pigeon, siégeant sur le côté droit du cou, qu'on avait prise pour un cancer. L'examen microscopique, puis les ulcérations qui apparurent plus tard sur la langue, le voile du palais et les joues, démontrèrent péremptoirement que la tumeur était une gomme. La dissection fit voir que cette gomme avait probablement pris naissance dans la tunique externe de la veine jugulaire. Elle était d'une couleur jaune grisâtre et très pauvre en vaisseaux. Aucun suc ne put en être tiré. On reconnaissait facilement dans cette tumeur les parois de la veine jugulaire, mais elles étaient devenues si friables, qu'elles se déchiraient dès qu'on essayait de les séparer du tissu morbide développé autour d'elles. A l'intérieur du vaisseau existaient des caillots décolorés et très adhérents.

M. Langenbeck a rapporté un second cas de gomme phlébitique, grosse comme un œuf d'oie, qu'on extirpa parce qu'on la prit pour une tumeur de mauvaise nature. Elle partait de la veine fémorale ou plutôt du tissu cellulaire qui l'entourait. Ici également, les parois de la veine étaient excessivement friables et on trouvait dans son intérieur un thrombus décoloré, très adhérent, percé d'un petit canal à son centre. — Le malade mourut de pyohémie.

Un cas du même genre avait été observé dès 1872 par Gosselin. La preuve anatomique n'en fût pas donnée comme dans les précédents, parce que cet habile chirurgien ne commit point d'erreur de diagnostic. Mais tout porte à croire qu'il s'agissait aussi d'un syphilome périveineux:

Une syphilitique de 65 ans était entrée à la Charité, se plaignant de douleurs dans la jambe gauche, avec difficultés dans la marche et impossibilité d'étendre le genou. Sur la partie postérieure et supérieure du mollet, on trouva un gonflement très sensible à la pression, situé profondément, à une grande distance de la peau et sans adhérence avec elle. Il était allongé sous forme d'un cordon de 4 centimètres de longueur sur 1 de largeur. Aucun changement de couleur à la peau, pas d'empâtement superficiel. Jamais de varices. — Rien sur les autres points du système veineux. Pas de pyrexie à laquelle on put attribuer une thrombose. — M. Gosselin conclut qu'il s'agissait d'une gomme développée dans le tissu conjonctif qui forme l'enveloppe et la membrane externe de la saphène externe. La malade fut guérie en quinze jours par le sirop de Gibert. — Un autre cas fut observé par ce professeur sur un jeune homme qui présentait, en même temps que les accidents secondaires, des gommes précoces du tissu cellulaire à l'état de crudité. On remarquait de plus sur les deux jambes trois indurations allongées, sous-cutanées, qui correspondaient à la veine saphène interne ou à l'une de ses branches collatérales. Elles avaient de 3 à 5 centimètres de longueur et étaient douloureuses à la pression. La cure mixte fut ordonnée et procura un prompt succès.

La phlébite des veines superficielles des deux jambes, coïncidant avec des gommes musculaires, a été observée par M. Granhow chez un commerçant âgé de 33 ans. Les veines étaient devenues très douloureuses à la pression, les extrémités enflées et les ganglions inguinaux tuméfiés. Guérison rapide par l'iodure de potassium.

M. Lang a observé dans son service de clinique, chez un homme de 26 ans, présentant sur beaucoup de points des manifestations syphilitiques, une *phlébite* des deux saphènes, avec *périphlébite* du côté droit. Guérison complète après trois mois de traitement.

M. Dowse faisant l'autopsie d'un homme de 25 ans, emporté par une maladie qu'avaient surtout caractérisée des crises épileptiformes, trouva sous un crâne sclérosé et surmonté d'exostoses, une vaste gomme de la tente du cervelet. L'altération s'étendait aux sinus du voisinage et les obstruait tous, à l'exception des occipitaux.

M. Deakin (1879) a décrit une phlébite scléreuse d'origine syphilitique. Il trouva la veine porte doublée d'une membrane blanche, dense, chez un homme qui portait en outre une grosse gomme du foie. Les ramifications de la veine, aussi bien que celles de l'artère hépatique, étaient considérablement rétrécies.

Chez une femme morte de syphilis, M. Huber trouva une série de plaques circonscrites, épaisses et calcifiées, le long des grosses veines des membres inférieurs. Même lésion, mais moins accentuée, sur les veines des extrémités supérieures, sur la veine porte, l'artère pulmonaire et sur tout le système artériel jusqu'à ses plus fines ramifications, à l'exception de la crosse aortique, des artères coronaires et des vaisseaux encéphaliques. — M. Jullien, qui rapporte ce cas, croit qu'il faut faire beaucoup de réserves sur l'interprétation que lui donne l'auteur, et je suis de son avis.

Dans les cas que j'ai cités jusqu'ici, sauf dans le dernier (mais faut-il l'accepter ?) l'affection syphilitique veineuse était localisée et ne manifestait aucune tendance à la généralisation, — Il s'agissait de syphilomes phlébitiques circonscrits, ayant poussé dans la tunique externe des veines ou dans leur gangue conjonctive périphérique. — Les lésions étaient d'ordre tertiaire. Elles s'étaient produites là, un peu au hasard, et comme elles l'auraient fait sur tout autre point. Le système veineux dans son ensemble n'était point soumis à un processus général, révélant qu'à un moment donné la syphilis avait eu une sorte d'intention formelle de lui faire subir ses atteintes.

De pareilles déterminations embrassant un vaste territoire veineux et suggérant l'idée d'une sorte d'attentat prémédité, sont excessivement rares, et je n'en connais qu'un *seul cas* qu'il m'a été donné d'observer et que je vais décrire avec quelques détails. Je le donne sous toutes réserves.

M. B. Charles, âgé de 20 ans, d'une magnifique santé et n'ayant jamais eu aucune maladie locale ou générale, héréditaire, constitutionnelle ou acquise, contracta une balanoposthite infectante, suivie d'une syphilide généralisée, à larges papules plates, et de quelques plaques muqueuses. — La santé resta très bonne. Il ne se produisit ni phénomènes rhumatismaux, ni accidents nerveux, et la syphilis, quoique sévère, ne suscita aucune manifestation diathésique en dehors d'elle. Traitement par les frictions, auquel il fallut bientôt renoncer, à cause de la stomatite. Il ne donnait pas, du reste, les bons résultats que j'en attendais, et j'eus recours à la liqueur de Van Swieten.

Vers la troisième semaine de la syphilis (deuxième mois du chancre), le malade qui restait tranquillement dans sa chambre payante, à l'hôpital du Midi, et marchait fort peu, ressentit une douleur assez vive dans le mollet de la jambe droite qui devint, peu de temps après, dure et enflée, au point que la station debout était presque impossible. — Je ne sentis aucune veine oblitérée, mais je soupçonnai quelque phlébite profonde avec thrombose. — Aucune cause interne, externe, occasionnelle ou dyscrasique, autre que la syphilis, ne pouvait l'expliquer.

Cette affection veineuse n'était pas encore guérie, l'état syphilitique s'améliorait peu à peu, lorsque deux mois après, des douleurs se manifestèrent dans le bras droit. En le palpant, je constatai que les veines sous-cutanées sur sa face interne, étaient oblitérées, dures, douloureuses, et avec des trainées rouges de la peau sur leur trajet. La phlébite avec thrombose était évidente. Elle s'accompagnait d'un engourdissement et surtout d'un œdème très considérable de tout le membre correspondant.

L'embonpoint n'avait pas diminué ; la santé restait toujours très bonne. Le malade sortit sans être guéri complètement, ni de sa syphilide, ni de ses deux phlébites. — Mais il revint au bout d'un mois (cinquième mois du chancre), pris de douleurs qui occupaient cette fois la cuisse du côté droit. — La phlébite n'y était pas douteuse, car sur sa face interne existaient, depuis le genou jusqu'à l'aîne, des trainées rouges de la peau, au-dessous desquelles on sentait de gros cordons durs, moniliformes, provenant de la thrombose des veines sous-cutanées. — Repos, cataplasmes, bains. — Au bout de huit jours, disparition des phénomènes aigus, mais persistance de l'œdème sur les membres inférieurs et de la coloration foncée des téguments. —Rien ne put m'expliquer cette succession de phlébites et de thromboses spontanées, qui semblaient résulter d'une sorte de dyscrasie veineuse, née sous l'influence de la diathèse syphilitique. — Plus tard, ce malade eut des crampes dans la jambe gauche, et une douleur dans le creux poplité. Je n'y sentis pas d'induration veineuse.

Le phlébites, les thromboses et les œdèmes disparurent à la longue. — Au bout de six mois, il n'en existait plus trace. Le malade avait alors une nouvelle syphilide à plaques cutanées, psoriasiformes, et une laryngopathie.

Je m'abstiens de tout commentaire sur ce cas. — Je l'ai observé avec le plus grand soin, cherchant partout des causes à ces phlébites successives et n'en trouvant pas d'autres que la syphilis. — Chacun l'interprétera à son gré.

Lésions syphilitiques des capillaires. — Elles sont peu connues, mais il est fort probable qu'elles sont à peu près les mêmes que celles des artérioles. Comment les capillaires ne seraient-ils pas comprimés et oblitérés par l'hyperplasie conjonctive qui se développe autour d'eux, ou pour les nodules gommeux, les gommes qui naissent dans la trame celluleuse des tissus ? M. Biesiadechi a constaté que, dans la sclérose du chancre, il y avait épaississement des capillaires par suite de la prolifération de noyaux cellulaires que l'on voit parfois proéminer à l'intérieur du vaisseau. M. Greenfield a vu, en 1877, des capillaires englobés dans une gomme cérébrale ; leurs parois étaient épaissies et leur lumière entièrement oblitérée par la prolifération des cellules endothéliales. M. Lancereaux croit que, chez les syphilitiques, les capillaires sont souvent atteints de dégénérescence graisseuse.

§ IV. — Affections syphilitiques tertiaires du système lymphatique et des glandes vasculaires sanguines.

I. *Syphilose des ganglions lymphatiques.* — Pendant les deux premières périodes de la syphilis, le système lymphatique occupe, comme date et comme importance pathogénique, la première place parmi les tissus de l'organisme qu'attaque le virus syphilitique. L'adénopathie inguinale fait partie intégrante du syndrome primitif. Elle est inséparable du chancre, et constitue la première étape et le second foyer de l'infection dans son processus centripète. Elle contribue sans doute puissamment à en multiplier le principe et à en généraliser les conséquences. Bien avant que la peau, les muqueuses, les viscères soient atteints ou du moins témoignent qu'ils le sont, le système lymphatique est déjà touché. Il l'est d'emblée, et cela d'autant plus que le début de l'infection est plus rapproché. On est trop enclin à ne voir en lui qu'un retentissement des lésions spécifiques qui se développent dans tel ou tel district de l'économie. Il les précède quelquefois loin d'en être la conséquence, et fréquemment il atteste son autonomie pathologique et son indépendance par la disproportion qui existe entre ses lésions et celles dont on le fait dériver. N'en voit-on pas tous les jours la preuve dans une des adénopathies syphilitiques précoces les plus communes, dans l'adénopathie cervicale ? Elle survient souvent sans qu'il y ait d'éruption sur le cuir chevelu ; et, quand il en existe, il y a presque toujours un défaut de proportion entre la syphilide et l'engorgement ganglionnaire.

Le même fait a lieu pour le syndrome primitif. Si nous pouvions assister à ce qui se passe dans les ganglions viscéraux, pendant la

Bibliographie. — Bloch (de Copenhague), *Spleen in syph.* (*Arch. of derm.*, 1882.) — Baumgarten, *Tumeur gom. miliaire de la rate.* (*Arch. de Virch.*, 1884.) — Gold, *Zur kenntniss der milz syph.* (*Viert f. derm.*, 1880.) — Turner, *Syph. lardac. of suprar. caps.* (*The Lancet*, 1884.)

phase virulente de la syphilis, il est probable que nous constaterions des résultats semblables à ceux que nous observons à la surface du corps. Nous y verrions des adénopathies se développer dans des points où il n'existe encore aucune viscéropathie ; ou bien, il n'y aurait aucun rapport exact entre ces deux ordres de déterminations, et nous arriverions à conclure, comme je l'ai fait dans mon premier volume, que le système lymphatique est hiérarchiquement placé très haut dans le processus primitif et secondaire de la maladie constitutionnelle[1].

En est-il ainsi pendant la période tertiaire? On peut hardiment répondre par la négative. Il est hors de doute, en effet, que le système lymphatique est beaucoup moins influencé par la syphilis tertiaire, que par la syphilis primitive et par la syphilis secondaire. Plus la syphilis est vieille, moins il y a de chances pour que des individus, sains d'ailleurs, c'est-à-dire exempts de toute autre diathèse héréditaire ou acquise, voient leurs ganglions s'engorger et suppurer. On dirait que le syphilome tertiaire n'a qu'une affinité très faible ou même nulle pour

1. *Lymphopathies syphilitiques généralisées.*—Dans mon premier volume sur la syphilis, je n'ai parlé que des lymphopathies circonscrites, et en particulier de celles qui se développent quelquefois entre le chancre infectant et les adénopathies spécifiques, et qui leur servent pour ainsi dire de trait d'union. (Voyez *Leçons sur les mal. vén.* pp. 375, 529.)

Je me réservais de parler ici de celles qui se généralisent et qui attestent une action directe de la syphilis sur cet ordre de vaisseaux. J'en ai observé un grand nombre de cas pendant les premiers mois de l'infection. Sans cause connue, les malades éprouvent une douleur sourde, spontanée, le long des membres, qui s'exaspère par les mouvements et les gêne au point de produire souvent de la claudication, quand la lymphopathie siège sur les membres inférieurs, ce qui est l'ordinaire. — Lorsqu'on examine les points endoloris, on trouve, le long de la gaîne des vaisseaux, des cordons durs, un peu sensibles, sans adhérences avec la peau ni les parties voisines, sans traînées rouges à leur niveau, et présentant çà et là des nodosités rondes, ovoïdes ou en forme de disques. Ce sont des lymphatiques hypertrophiés par une hyperplasie syphilitique subinflammatoire. — L'affection n'occupe ordinairement que le segment d'un membre, le bras ou la cuisse, soit de l'un, soit des deux côtés. Parfois elle est beaucoup plus étendue. J'ai pu suivre les cordons indurés, depuis le pied jusqu'à l'aîne, depuis la main jusqu'à l'aisselle. Bazin est un des premiers qui aient décrit cette affection. Elle est indépendante de l'adénopathie, et la preuve, c'est que les ganglions auxquels aboutissent les lymphatiques hyperplasiés par la syphilis ne sont pas, en général, très volumineux. D'un autre côté, dans les adénopathies syphilitiques énormes, on n'observe pas souvent de lymphopathies consécutives. — Il y a donc là un fait de détermination spontanée et directe sur cet ordre de vaisseaux.

Les symptômes se réduisent à une induration douloureuse, avec nodosités, sur une plus ou moins grande étendue des lymphatiques externes, sans rougeur de la peau, ni œdème, ce qui distingue l'affection de la phlébite. — Les troubles fonctionnels consistent en tiraillements douloureux, et gêne plus ou moins prononcée dans les mouvements des membres.

Le diagnostic est facile, le pronostic bénin, la durée de 2 ou 3 septenaires, et la terminaison toujours favorable.

Quant au traitement, il se borne, outre la médication générale, à des émollients et à quelques onctions, le long des vaisseaux, avec de l'onguent mercuriel belladoné.

les ganglions. Il les laisse de côté ou ne les attaque que de seconde main, après avoir envahi les organes d'où naissent leurs lymphatiques.

J'ai été depuis bien longtemps frappé par l'espèce d'incompatibilité qui existe entre les lésions d'ordre tertiaire et le système lymphatique. Ainsi, n'est-il pas singulier de voir, par exemple, certains chancres presque tertiaires par leur phagédénisme, ne s'accompagner habituellement que d'une adénopathie insignifiante, tandis qu'on en trouve souvent une énorme dans un chancre superficiel et nain? Plus tard, les engorgements syphilitiques de la période virulente, qui se résolvent très lentement et persistent pendant des années, disparaissent lorsque surviennent des accidents profonds, des syphilides tuberculeuses des pseudo-chancres génitaux, ulcéro-gommeux, etc.

Le système lymphatique semble abdiquer devant le tertiarisme, comme s'il n'avait plus aucun rôle pathogénique à jouer. Sans doute il pourra souffrir encore ça et là, devenir par hasard le siège d'une lésion syphilomateuse; mais il restera indemne dans son ensemble, perdra son autonomie et son indépendance pathologiques, pour vivre dans la subordination des lésions viscérales.—C'est, en effet, dans le voisinage des viscères attaqués par la syphilis, qu'on trouve des ganglions tuméfiés et syphilomateux. Ils subissent beaucoup plus leur influence que celle de la peau ou des muqueuses.

Les adénopathies tertiaires externes sont extrêmement rares. Quand on en voit se développer après la phase secondaire, on trouve, en général, pour les expliquer une autre diathèse que la syphilis et cette diathèse, c'est la tuberculose.

Pendant la période tertiaire, les vaisseaux lymphatiques ne sont jamais pris sur une grande étendue, tandis qu'ils le sont assez fréquemment pendant la phase secondaire.

Ainsi l'adénopathie tertiaire est très rare et ne se produit presque jamais d'emblée. Elle reste circonscrite aux ganglions, et est consécutive aux lésions des organes voisins. — Parmi les adénosyphiloses profondes, celles qu'on observe le plus ordinairement sont les adénosyphiloses bronchiques, pulmonaires, médiastines et les adénosyphiloses hépatique et gastrique. Celles du mésentère, des lombes, du bassin sont excessivement rares. — Parmi les adénosyphiloses superficielles, on a noté parmi les plus fréquentes celles des régions claviculaire, cervicale, inguinale et axillaire.

Au nombre des causes qui peuvent favoriser et provoquer l'adénosyphilose, le tempérament lymphatique est mis en première ligne. C'est une étiologie un peu banale et *a priori*, qu'il serait sans doute difficile de justifier dans tous les cas. Toujours est-il que les malades atteints d'adénosyphilose externe ressemblent beaucoup à des scrofuleux. M. le docteur Ernest Besnier a soigné, dans son service, une femme qui offrait une telle multiplicité de gommes ganglionnaires ulcérées, au niveau des régions parotidiennes et latérales du cou, qu'au premier abord on l'eût prise pour une strumeuse. — En 1871, M. Verneuil a publié une très remarquable observation de lymphadénopathie tertiaire gommeuse qui s'était développée dans les ganglions de l'aine, à la suite d'une affection chronique du pied ayant nécessité l'amputation de la jambe.

Anatomie pathologique. — Pour MM. Virchow et Lancereaux, qui ont été les premiers à étudier et à décrire les lésions syphilitiques tertiaires des ganglions, l'adénosyphilose revêt deux formes : l'une gommeuse, l'autre scléreuse. Souvent toutes les deux se trouvent réunies. — M. Cornil en a ajouté une troisième, la forme catarrhale.

Le début est à peu près le même dans tous les cas. Le ganglion se tuméfie et augmente de volume par le fait d'une hypérémie et d'une inflammation subaiguë qui ont pour effet d'accroître le nombre et le volume des cellules lymphatiques et de congestionner les vaisseaux, d'infiltrer de cellules embryonnaires toute la trame de l'organe, etc.

1° *Adénosyphilose gommeuse.* — Elles sont moins fréquentes que les autres formes, surtout que la forme scléreuse. Elles succèdent au stade irritatif ou purement fluxionnaire du début, en passant par un état intermédiaire que M. Virchow appelle le stade médullaire, et qui, par le fait, n'est que la première période de la gomme. — Dans ce stade, en effet, les corpuscules lymphatiques prolifèrent de plus en plus ; ils se serrent les uns contre les autres, rétrécissent les canaux qui les séparent, et présentent ainsi une hyperplasie où les cellules abondent, ce qui donne à la coupe de la glande un aspect blanchâtre ou d'un rouge grisâtre. — Ce tissu de granulation a peu de chose à faire pour se transformer en tissu gommeux, et c'est ce qui arrive, par places seulement, ou dans une grande étendue. Par suite de leur prolifération excessive, une partie des nouveaux éléments meurt, et la plupart subissent une métamorphose incomplète. Il en résulte un détritus qui persiste au milieu des autres éléments encore intacts.

« Il est évident, dit M. Virchow, que *ces processus présentent la plus grande analogie avec les tumeurs gommeuses d'autres parties*, et l'on ne pourra pas s'empêcher de mettre sur la même ligne l'hyperplasie médullaire qui constitue le point culminant de l'affection locale et la tumeur syphilitique de granulation, d'autant plus que les corpuscules lymphatiques de nouvelle formation se rapprochent, par leurs dimensions et l'état lisse de leurs noyaux, des cellules de granulation, et que le stroma glandulaire prend aussi part à la production gommeuse. »

Dans l'adénosyphilose gommeuse générale ou partielle, les ganglions augmentent de volume et sont d'abord d'une consistance ferme ; plus tard ils se ramollissent et deviennent même fluctuants. Si la tumeur ganglionnaire est sous-cutanée, elle ne tarde pas à adhérer à la peau, comme les gommes de cette région, à s'en emparer, à l'amincir, à l'ulcérer, et à déverser au dehors les produits de sa fonte nécrobiosique. — Elle devient en pareil cas une véritable *écrouelle syphilitique*, qui offre la plus grande ressemblance avec l'écrouelle strumeuse.

Les ganglions viscéraux peuvent aussi passer par les mêmes phases, c'est-à-dire se ramollir, s'ulcérer et s'ouvrir dans les conduits ou les cavités qui les avoisinent. Nous en avons cité un cas à propos des affections syphilitiques de la trachée et des bronches.

Les ganglions, qui sont devenus le siège d'une hyperplasie gommeuse, s'accroissent quelquefois beaucoup plus en longueur qu'en épaisseur, c'est-à-dire dans le sens de leur plus grand diamètre, et peuvent ainsi s'allonger de 4, 5 et 6 centimètres (Gonnet).

2° *Adénosyphilose scléreuse.* — Lorsque le processus attaque surtout la trame conjonctive des ganglions lymphatiques, ce qui a lieu le plus souvent, et ne tourne pas à la prolifération excessive des cellules embryonnaires, la néoformation, au lieu de se condamner par sa suraboudance à une déchéance granulo-graisseuse, s'organise et se transforme en tissu fibreux. — L'hyperplasie, de cellulaire qu'elle était au début, devient, avec le temps, fibreuse et fait subir à l'organe une véritable *dégénérescence cirrhosique*. Dans cette cirrhose adénique, la capsule ganglionnaire paraît peu altérée ; elle l'est moins que la trame interstitielle qui acquiert un degré de consistance et d'épaississement spécial à la syphilis, et qu'on ne trouve au même degré dans aucune autre adénopathie. — Au milieu de cette trame fibreuse, il peut exister çà et là quelques points d'infiltration gommeuse, car ici, comme partout ailleurs, les deux formes se trouvent entremêlées et sont loin de s'exclure. Je serais même porté à croire que l'*adénopathie scléro-gommeuse est la plus fréquente*. — Quoi qu'il en soit, les ganglions sclérosés sont d'abord volumineux et consistants ; puis, tout en restant plus gros qu'à l'état normal, ils diminuent un peu et s'indurent de plus en plus. Ils irradient autour d'eux peu de jetées inflammatoires ; cependant ils adhèrent aux organes voisins par une trame cellulaire ; mais ils ne se ramollissent ni ne s'ulcèrent.

3° *Adénosyphilose catarrhale.* — Dans un cas de gommes de l'estomac et du foie, M. Cornil trouva une adénite étendue aux ganglions situés au devant du trépied cœliaque, au bord supérieur du pancréas, au voisinage du pylore et autour des bronches. A la coupe, il suintait de ces ganglions un liquide puriforme. Voici ce que M. Cornil constata à l'examen histologique :

« Tous les vaisseaux lymphatiques périganglionnaires et capsulaires, les voies lymphatiques, les veines périfolliculaires et tout le tissu caverneux des ganglions étaient remplis et distendus à un haut degré, par de grandes cellules globuleuses, d'aspect épithélioïde, provenant des cellules lymphatiques et des cellules tuméfiées de l'endothélium, qui revêt les cavités et les voies lymphatiques...

« ... Il y avait donc là une inflammation catarrhale de toutes les voies lymphatiques contenues dans les ganglions, inflammation consécutive à la même lésion des vaisseaux lymphatiques afférents, et ayant pour origine les lésions syphilitiques du foie et de l'estomac. — Il est certain qu'il s'agissait bien là d'une inflammation du revêtement interne des voies lymphatiques et que les grandes cellules gonflées qui les remplissaient n'avaient pas été simplement transportées, mais qu'elles étaient réellement formées sur place dans les ganglions, soit aux dépens des cellules endothéliales, soit aux dépens des cellules lymphatiques...

« C'est une *inflammation chronique qu'on peut appeler catarrhale*, par opposition aux formes scléreuses et cirrhotiques, caractérisées par l'épaississement du tissu conjonctif des cloisons. Cette adénite est le pendant et la conséquence de l'inflammation chronique des vaisseaux lymphatiques ». (*Leçons sur la syph.*, p. 429-31.)

Description clinique de l'adénosyphilose. — *Symptômes.* — Quelles que soient les formes anatomiques que prendra définitivement l'adénosyphilose, au début elle est toujours à peu près constituée de la même façon, et se présente sous l'aspect d'une tumeur régulièrement ronde, ou plutôt ovoïde et même allongée, lisse à sa surface, d'une consistance assez ferme, mobile sous la peau et dans le tissu cellulaire sous-cutané, sans adhérences ni superficielles ni profondes. — Elle est remarquablement indolente ou à peine douloureuse. Son volume n'atteint pas des proportions considérables ; il ne dépasse pas en général celui d'une noix.

Le nombre des ganglions syphilomateux est ordinairement très restreint, et toujours moins considérable que dans les autres maladies constitutionnelles qui attaquent le système lymphatique. Ainsi on ne les voit pas s'agglomérer en masses aussi lobulées et aussi énormes que dans la scrofule.

Dans quelques cas très exceptionnels, on a constaté une tuméfaction et un épaississement spécifiques des lymphatiques qui aboutissent à la glande malade et qui en sortent. Ils donnent au toucher la sensation de cordons durs, indolores et mobiles, mais quelquefois entourés d'une zone d'empâtement œdémato-scléreuse plus ou moins étendue. Ils deviennent même parfois le siège de gommes lymphatiques véritables.

L'adénosyphilose peut rester longtemps et même toujours dans cet état d'induration chronique qui finit par se résoudre à la longue. Mais, d'autrefois, ses deux formes anatomiques s'accentuent de plus en plus et donnent lieu à des symptômes spéciaux.

1° *Adénosyphilose gommo-ulcéreuse.* — Les ganglions syphilomateux, au lieu de conserver la consistance dure du début, se ramollissent peu à peu, et deviennent d'abord molasses puis fluctuants. En même temps, ils augmentent de volume, perdent leur mobilité, irradient autour d'eux une inflammation qui gagne les tissus périphériques et surtout la peau. Celle-ci devient d'un rouge sombre, s'amincit, se perfore et s'ulcère au point culminant de la tumeur. Le ganglion se trouve ainsi converti en une caverne d'où sort un liquide épais, filant, citrin, renfermant des débris de tissus mortifiés. Puis il s'en élimine peu à peu des masses sphacelées d'un gris jaunâtre, etc.

L'ulcération de l'adénosyphilose ne reste pas longtemps fistuleuse ; elle s'agrandit et ne tarde pas à présenter la spécificité syphilitique. Ses bords sont décollés, irréguliers, anfractueux, taillés à pic, jaunâtres et entourés d'une zone d'un rouge sombre tirant sur le noir. Le fond est livide; les bourgeons charnus qui le recouvrent, après l'élimination des détritus du sphacèle, deviennent souvent fongueux, exubérants et même végétants (Campana). Il est facile de les réprimer ; un traitement spécifique modifie très vite le bourgeonnement et lui imprime une activité cicatricielle de bonne nature, qui aboutit à une guérison rapide. — Les cicatrices qui en résultent sont creuses, régulières et entourées d'une aréole pigmentaire d'un brun cuivré, qu'elles conservent pendant longtemps et qui atteste leur origine syphilitique.

Mais quelquefois l'adénosyphilose gommo-ulcéreuse au lieu de suivre le processus réparateur, devient phagédéniqne soit en largeur, soit en profondeur et cette complication peut entrainer les plus graves conséquences.

2° *Adénosyphilose scléreuse ou scléro-gommeuse.* — Dans cette forme, l'induration du début persiste, s'accentue et le volume de la tumeur diminue un peu. L'ulcération et la suppuration n'ont jamais lieu en pareil cas, d'après M. Virchow, et les ganglions sclérosés se résorbent tôt ou tard. — Nous sommes plutôt de l'avis de M. le professeur Potain qui a dit :

« Les ganglions scléreux reviennent peu à peu sur eux-mêmes, se décolorent, s'indurent, et, comme l'atrophie qui se produit alors porte principalement sur l'élément cellulaire, les glandes finissent par se réduire au seul tissu conjonctif. D'autres fois la transformation graisseuse prend le pas sur l'atrophie; auquel cas, la glande volumineuse encore, s'infiltrant de matière caséeuse, subit un ramollissement qui peut aller jusqu'à la diffluence. »

C'est là le processus de la forme scléro-gommeuse qui est beaucoup plus commune que ne le laissent entendre les auteurs partisans des dichotomies tranchées en fait de lésions syphilitiques.

Parfois, mais très rarement, les ganglions sclérosés, au lieu de rester isolés et mobiles, forment une masse dure, bosselée, indolente, par suite d'une périadénite qui s'est développée autour d'eux et les a englobés dans une gangue cellulaire commune. — Mais ce fait est l'exception dans la syphilis, tandis qu'il est la règle dans la scrofule.

Il y a dans les adénosyphiloses, outre les symptômes et les signes intrinsèques, des troubles fonctionnels qui dépendent de la compression que les tumeurs ganglionnaires exercent sur les vaisseaux, sur les nerfs, sur les conduits excréteurs, etc. Ils sont nombreux, surtout dans l'adénosyphilose viscérale. Nous en avons longuement parlé à propos de chaque viscéropathie spécifique et nous n'avons pas à y revenir. —

Dans l'adénosyphilose externe, les troubles fonctionnels dépendent du siège des ganglions ; ils ne diffèrent pas du reste de ceux que peuvent produire les tumeurs de toute nature siégeant dans les mêmes lieux.

Quant aux symptômes généraux, ils sont nuls dans les adénosyphiloses tertiaires, parce qu'elles sont toujours circonscrites. On n'observe des phénomènes de chloro-anémie et de cachexie lymphatique que dans la période secondaire de la syphilis, lorsque tout le système lymphatique est intéressé. Et encore ne faudrait-il pas rendre les ganglions seuls responsables de cette sorte de *dyscrasie secondaire*. Bien d'autres facteurs étiologiques contribuent à la produire[1].

Complications et coïncidences. — Parmi les complications possibles, il n'y en a guère qu'une qui soit à craindre, c'est le phagédénisme. Il l'est par lui-même et aussi par le voisinage de gros vaisseaux dans les régions où se développe ordinairement l'adénosyphilose. Si le phagédénisme ne se bornant pas à être serpigineux devient térébrant, il arrivera un moment où il dénudera les veines, les artères et perforera leurs parois. C'est ce qui eut lieu chez un malade de M. Verneuil ; l'artère fémorale fut mise à nu, détruite et une hémorrhagie foudroyante se produisit.

Parmi les coïncidences, celles qui sont spécifiques s'observent surtout dans les viscéropathies dont l'adénosyphilose interne n'est qu'une conséquence. Elles sont moins communes dans les adénosyphiloses externes qui sont habituellement beaucoup plus spontanées que les précédentes. Ces coïncidences sont d'une grande utilité pour le diagnostic.

Il n'en est pas ainsi des coïncidences résultant d'une autre diathèse, de la tuberculose par exemple. Elles ont au contraire pour résultat de compliquer et d'obscurcir le diagnostic. Chez les syphilitiques, en effet, qui sont en même temps scrofuleux, l'adénopathie devient mixte ; elle participe tout à la fois des deux maladies constitutionnelles. Les ganglions sont plus volumineux, plus agglomérés, réunis par une gangue périphérique pâteuse en masses lobulées plus considérables. Les fistules y prédominent plus que l'ulcération. Il y a des clapiers au lieu de cavernes gommeuses franches. Ou bien, à côté de ces dernières, on trouve des collections d'un pus équivoque, séreux, granuleux, dans le tissu cellulaire sous-cutané, avec amincissement et teinte violacée de la peau. — Dans ces adénopathies hybrides, il est presque toujours fort difficile de savoir au juste quelle est la part respective qui revient à la syphilis et à la scrofule. Cette dernière l'emporte sur la

1. J'ai longuement traité cette question dans mon premier volume sur les *Maladies vénériennes*. J'y renvoie le lecteur. Voy. pp. 472, 476.

première pour deux raisons : parce qu'elle semble s'emparer d'un plus grand nombre de ganglions, et qu'une fois qu'elle s'en est saisie, elle s'y perpétue indéfiniment. Ajoutons à cela que le traitement antisyphilitique améliore l'adénopathie mixte, sans la guérir complètement, et a beaucoup moins de prise sur elle que dans les cas d'adénopathie d'un type franchement syphilitique.

Les combinaisons avec le cancer sont infiniment plus rares qu'avec la syphilis. Si elles se produisaient, on en trouverait la cause dans le développement d'un carcinome sur un point quelconque du district lymphatique, et la prédominance rapide de l'élément cancéreux reléguerait bien loin et ferait vite disparaître ce qu'il pourrait y avoir de spécifique dans la tumeur.

Diagnostic. — Il résulte de ce qui précède que la question du diagnostic peut devenir, dans certaines circonstances, fort complexe et très embrouillée, et qu'on ne la résoudra qu'en interrogeant avec soin le passé du malade, et en voyant se dérouler les différentes phases du processus. Il faut aussi tenir compte du secours important que nous fournit la médication spécifique.

L'adénopathie scrofulo-tuberculeuse est la plus facile à confondre avec celle d'origine syphilitique. Elle s'en distingue par sa généralisation plus grande, son volume plus considérable, sa tendance plus prononcée à la suppuration périphérique. Elle se développe chez les enfants ou les jeunes gens ayant déjà d'autres manifestations de même nature ; elle affecte de préférence les glandes cervicales et sous-maxillaires. Son processus est caractérisé par le développement successif d'inflammations suppuratives périganglionnaires, de fistules sous-cutanées ou ganglionnaires, sans tendance bien marquée à l'ulcération, et, quand celle-ci se produit, elle ne devient jamais phagédénique. L'état général est mauvais, et aucun traitement, le spécifique pas plus que les autres, n'arrive à donner en peu de temps des résultats décisifs, etc.

Les adénopathies cancéreuses se développent au voisinage d'organes atteints du cancer. Elles sont donc consécutives dans la grande majorité des cas. Les ganglions atteignent rapidement un volume considérable ; ils sont d'une dureté ligneuse, d'une forme irrégulière et lobulée ; ils adhèrent aux tissus voisins qu'ils entraînent rapidement dans leur processus. Leur ulcération est fongueuse, saignante, d'un mauvais aspect, d'une odeur infecte. Leur marche, impitoyablement envahissante, ne se laisse arrêter par rien. Leur retentissement sur l'organisme est rapide, profond, et aboutit fatalement à la cachexie cancéreuse, etc.

PRONOSTIC. — Le pronostic de l'adénosyphilose est beaucoup moins grave, dans la plupart des cas, que celui de l'adénoscrofulose, à moins toutefois qu'elle ne se complique d'un phagédénisme malin et térébrant, ce qui est très exceptionnel. — L'adénosyphilose profonde peut entraîner des troubles fonctionnels graves, mais pas plus que toute autre adénopathie d'une autre origine. — Quand l'affection est reconnue et traitée à temps, on peut la faire résoudre facilement en quatre ou cinq semaines.

TRAITEMENT. — Il suffira pour cela d'instituer un traitement ioduré et mercuriel. Le premier est plus efficace que le second, et il faudra le donner à haute dose, s'il y a complication de phagédénisme. On n'ouvrira les points fluctuants qu'à la dernière extrémité. J'ai vu un grand nombre d'adénopathies spécifiques se résoudre sous la seule influence du traitement spécifique, sans évacuer leur contenu au dehors, même quand elles étaient ramollies sur une grande étendue. Le badigeonnage avec la teinture d'iode, les pointes de feu au thermocautère, les applications successives de vésicatoires volants, hâtent la résolution, etc. — Il sera souvent utile d'aider le traitement spécifique en faisant suivre parallèlement un traitement tonique et réparateur.

§ V. — AFFECTIONS SYPHILITIQUES TERTIAIRES DES GLANDES VASCULAIRES SANGUINES.

I. *Syphilose de la rate.* — Les recherches les plus modernes sur la structure et les fonctions de la rate ont démontré son étroite analogie avec les ganglions lymphatiques. On a dit avec raison que c'était une glande lymphatique sanguine, constituée par du tissu connectif (gaîne des artères spléniques, qui s'est transformée en tissu adénoïde). Seulement ce tissu n'est plus sillonné par des lacunes ou sinus lymphatiques. Ici c'est le sang lui-même qui se répand dans les mailles du tissu et entraîne avec lui les globules blancs qui s'y développent incessamment. Les corpuscules de Malpighi, la pulpe de la rate forment comme un amas de ganglions lymphatiques plus ou moins fusionnés, dans lesquels les conduits lymphatiques sont remplacés par des vaisseaux sanguins.

La rate produit en abondance des globules blancs comme les ganglions lymphatiques. On n'est pas encore bien fixé sur son rôle relativement aux globules rouges. Les détruit-elle comme on l'a cru pendant longtemps? Des expériences récentes tendent à démontrer au contraire que la rate est un laboratoire de production pour ces éléments.

Quoi qu'il en soit, la pathologie syphilitique apporte une nouvelle preuve à l'analogie qui existe, à tous égards, entre la rate et les ganglions lymphatiques. — Comme ces derniers, elle est atteinte surtout pendant la phase secondaire ou virulente de la maladie, Le gonflement qui en révèle la lésion se montrerait 7, 5 sur 100 environ, soit au début, pendant les troubles constitutionnels, lorsqu'ils sont intenses, soit moins souvent un peu plus tard. (Haslund). MM. Weill (de Heidelberg) et Wewer, ont les premiers signalé ce fait en 1874. Cette splénomégalie secondaire, bien que pouvant devenir considérable, ne produit pas de troubles fonctionnels notables. Peut-être lui a-t-on attribué un peu gratuitement les désordres stomacaux qui se produisent parfois au début de l'infection, en se fondant sur ce fait physiologique que cet organe, avec les vaisseaux courts qu'il envoie à la grosse tubérosité de l'estomac, est chargé de pourvoir à la sécrétion des glandes à pepsine. Les anorexies, les boulimies qu'on observe chez certains syphilitiques tiennent-elles à la syphilose splénique ? C'est une vue de l'esprit qui se justifie par certaines données physiologiques qui ne reposent pas encore sur une série de faits bien établis. — En somme la splénomégalie secondaire n'occupe qu'une place nulle ou à peu près insignifiante dans la symptomatologie de la syphilis. Il faut la chercher pour s'apercevoir de son existence [1].

1. M. Biermer a constaté une tuméfaction de la rate, *huit* mois après le début de l'infection. Elle s'accompagnait d'une hypertrophie du lobe gauche du foie, avec ictère.

M. A. Weill a observé une splénomégalie spécifique, 21 *et* 24 *jours avant l'apparition de la roséole*. Elle se montra encore une fois, 4 semaines après l'apparition de l'exanthème. — Un trait caractéristique de cette splénomégalie, ce fut sa disparition complète, la première fois après 5 semaines, la seconde fois après dix semaines de durée.

M. Wewer a noté une tuméfaction splénique 7,5 pour 100, chez des malades atteints de syphilis constitutionnelle. Elle céda, en même temps que les autres symptômes, à un traitement antisyphilitique. — Dans deux cas il trouva, plusieurs mois après l'infection, une tuméfaction de la rate, avec éruptions récidivantes. Le traitement produisit aussi dans ces cas-là une diminution du volume de l'organe.

D'après M. Haslund, la splénomégalie disparaît vite après la fièvre prodromique de l'infection, surtout lorsqu'on a recours au traitement antisyphilitique.

M. Lang constata que la rate était tuméfiée *huit* fois sur *trente* sujets atteints depuis peu de syphilis. « Dans quatre cas, dit-il, il y avait eu de la malaria. Chez l'un d'eux nous pûmes cependant constater la diminution de l'organe en même temps que la rétrocession des autres symptômes de la syphilis. Dans trois cas, la tuméfaction de la rate s'était produite sous nos yeux. » — Dans la syphilis plus avancée, cette affection de la rate se voit assez souvent avec la syphilis hépatique.

Dans un cas, M. Fr. Mosler fut conduit à faire provenir de la syphilis une leucémie

En est-il de même dans la phase tertiaire de la syphilis ? Assurément. Sans doute la rate est attaquée dans un assez grand nombre de cas et en particulier dans ceux ou le foie et les reins se sont syphilisés. Elle est un des trois facteurs de la cachexie abdominale syphilitique. Mais elle ne paraît l'être que très rarement d'emblée. Elle n'a pas une symptomatologie qui lui soit propre. On ne connaît guère sa syphilose que par les lésions spécifiques que l'autopsie fait découvrir. Aussi pour écrire son histoire faut-il se borner à rapporter des faits.

Pas plus pour la rate que pour les autres organes, nous ne mettrons sur le compte de la syphilis la dégénérescence amyloïde; elle est un résultat de la cachexie.

Les hyperplasies syphilitiques de la rate se présentent sous deux formes, selon M. Virchow : une *molle* et une *dure*. La dernière ressemble le plus souvent à la rate amyloïde. Elle est constituée par une augmentation des éléments du tissu conjonctif. C'est une véritable splénite interstitielle qui atrophie les follicules et raréfie la pulpe.

La forme molle, au contraire, provient d'une augmentation des cellules du contenu, principalement de la pulpe. — Ces deux formes entraînent une anémie parenchymateuse, souvent même une véritable pâleur du parenchyme, surtout la forme dure, qui produit des épaississements, des indurations demi-cartilagineuses et des synéchies de la capsule, consécutives à une périsplénite partielle ou diffuse.

Dans les points où il s'est formé des foyers de splénite interstitielle, il se produit ultérieurement une véritable cirrhose partielle de la rate, c'est-à-dire un ratatinement du tissu, un épaississement cicatriciel, suivi de ces rétractions inévitables qui s'observent partout, en pareil cas, dans le foie, dans les reins, dans les testicules, dans l'iris, etc.

Mais au milieu de la sclérose splénique, il y a très fréquemment des parties jaunes qui ne sont autre chose que de la matière gommeuse et qui révèlent la spécificité de la lésion.

Le syphilome circonscrit de la rate, c'est-à-dire ses gommes, sont très rares. MM. Rokitanski, Virchow, Wagner, Wilks, Rees, Gold, Pihan-Dufeilley, Forster en ont observé plusieurs cas.

Dans une statistique fort intéressante, dont les matériaux lui ont été fournis par les nécropsies faites à l'hôpital de Copenhague, M. A. Haslund a trouvé que, sur 44 adultes qui étaient morts de syphilis acquise, 27 présentaient de l'hyperplasie et 3 de la dégénérescence amyloïde de la rate; mais il ne rencontra aucun cas d'affection gommeuse de cet organe.

M. Riess trouva sur deux cadavres, dans quelques organes et principalement

caractéristique. Durant le cours de la syphilis constitutionnelle, il survint une tuméfaction de presque tous les ganglions du corps et une tuméfaction considérable de la rate, avec augmentation du nombre des globules blancs. — La leucocytose, observée plusieurs fois dans la syphilis, s'y montre sous la forme d'une véritable leucémie. M. Mosler trouva la raison du cas qu'il a rapporté, dans ceci, qu'à la grande extension qu'avait prise la maladie des ganglions lymphatiques, s'était ajoutée une inflammation de la rate dans le cours de la syphilis.

dans le foie et la rate, côte à côte, des altérations leucémiques et syphilitiques (gommeuses). Il était impossible d'établir entre elles une délimitation exacte.

M. Berkelley-Hill a cité le cas d'un homme atteint pour la seconde fois (?) de la syphilis, qui garda pendant plus d'un an (la première année de sa deuxième infection) une rate énorme, parfaitement indolente. Au bout de ce temps, l'engorgement splénique disparut, et plus tard le malade succomba à une hépatite spécifique.

Dans la plupart des nécropsies faites par MM. Wilks, Hutchinson, Jackson et Grégorie, on a trouvé des gommes spléniques; elles étaient de petit volume et siégeaient dans le tissu conjonctif sous-capsulaire. Cependant M. Gold a rapporté un exemple de gomme centrale de la rate, chez une femme de 45 ans, syphilitique avérée, qui mourut de phtisie pulmonaire. Cette gomme ovoïde mesurait 5 centimètres sur 2 centimètres et demi, et ressemblait absolument à une gomme du foie.

M. Baumgarten a décrit une variété de gommes miliaires, développées dans la rate et en même temps dans la plupart des viscères. On aurait pu croire au premier abord qu'il s'agissait d'une tuberculose généralisée; mais les antécédents syphilitiques étaient formels; il n'y avait point de bacilles de Koch et l'inoculation aux lapins ne donna que des résultats négatifs.

Il est rare qu'on découvre pendant la vie l'affection syphilitique de la rate, à moins que l'attention ne soit dirigée sur elle par la syphilose du foie et du rein, dont elle est une conséquence ordinaire. M. Giuseppe Ria rapporte le cas d'un homme atteint d'une tumeur splénique que plusieurs médecins expérimentés rattachèrent à la malaria. Tous les moyens efficaces employés en pareil cas étaient restés infructueux, lorsqu'un jour éclatèrent des accidents syphilitiques très graves du côté de la bouche et du larynx.

La syphilose de la rate a été signalée souvent dans la syphilis héréditaire précoce et tardive[1].

II. *Affections syphilitiques de la glande thyroïde, du thymus, des capsules surrénales et du corps pituitaire.*

Syphilose du corps thyroïde. — J'ai observé une fois, pendant les premières phases d'une syphilis assez grave, la tuméfaction du corps thyroïde. Elle fut considérable et coïncida avec le gonflement spécifique des ganglions, qui d'ailleurs ne présenta rien d'extraordinaire. Le sujet, âgé de 30 ans, avait été scrofuleux dans son enfance. Cette tuméfaction de la thyroïde disparut au bout de peu de temps.

M. Lang a trouvé dans la thyroïde plusieurs dépôts compacts, manifestement

1. M. Ordenstein a observé chez un malade qui descendait d'un père syphilitique, une leucémie, probablement d'origine syphilitique, qui avait résisté à tous les modes de traitement et qui fut améliorée d'une façon étonnante par la liqueur de Van Swieten, administrée pendant plusieurs mois.

D'après M. Birch-Hirschfeld, il existe presque sans exception, chez les nouveau-nés atteints de syphilis héréditaire, une tuméfaction splénique. — Les recherches de M. Haslund, basées sur 154 cas d'enfants morts de syphilis héréditaire, lui ont permis de constater que 55 fois il existait de la splénomégalie, sans gommes ni dégénérescence amyloïde dans aucun cas.

M. Grégorie a vu de nombreux noyaux gommeux dans la rate d'un homme de 36 ans, mort subitement, et qui, selon toute vraisemblance, était atteint de syphilis héréditaire.

circonscrits, de la grosseur d'une châtaigne et assez sensibles chez un homme âgé de 40 ans, mal nourri, qui avait eu six mois auparavant un chancre infectant. Il existait chez lui une syphilide papulo-pustuleuse sur le tronc et à la tête, des plaques dans les oreilles, sur la conjonctive, sur les amygdales, etc. Il souffrait en outre de maux de tête extrêmement violents. — Des gommes du corps thyroïde ont été trouvées en même temps que des gommes d'autres organes, en particulier chez les nouveau-nés. (Birch-Hirschfeld)

Syphilose du thymus. — Lieutaud trouva chez un jeune garçon de 18 ans, syphilitique, le thymus profondément détruit. — Plus tard, Véron, en 1825, et Cruveilher découvrirent des abcès de cet organe sur le cadavre d'enfants syphilitiques. — En 1850, Paul Dubois a attiré l'attention sur une infiltration purulente de cet organe dans une syphilis héréditaire. Elasser et Lebert confirmèrent la découverte de Dubois. Friedleben la regarda comme vraisemblable, Virchow comme incertaine. — M. Weisflog a réuni dans sa dissertation inaugurale, 5 cas bien constatés d'affection syphilitique du thymus, auxquels il ajouta une observation personnelle. — M. Hermann Widerhofer en communiqua également un cas frappant qu'il eut l'occasion d'observer en 1858 dans l'établissement des enfants trouvés de Vienne.

Syphilose des capsules surrénales. — A l'autopsie des syphilitiques, on a trouvé quelquefois les capsules surrénales augmentées de volume ou infiltrées par des dépôts gommeux. MM. Birch-Hirschfeld et C.-A. Gardon constatèrent l'existence de gommes ou de produits morbides semblables à des gommes, chez des malades qui étaient morts avec les symptômes d'une maladie d'Addison. — Dans un cas rapporté par M. Chvostech, la capsule droite pesait 9 grammes et la gauche 5 ; leur surface était sillonnée de nombreuses dépressions entre lesquelles on voyait de la substance propre composée de granulations miliaires, jaunâtres, dures. M. Turner a rencontré une masse lardacée au centre de la capsule surrénale droite chez un syphilitique avéré. Il y avait un noyau central fibreux, très volumineux, duquel partaient des stries rayonnées. Les vaisseaux offraient l'altération classique de la syphilis. A une période avancée de la syphilis, M. Virchow a vu les capsules envahies par une dégénérescence graisseuse complète.

Syphilose de la glande ou corps pituitaire. — Une lésion gommeuse du corps pituitaire a été rapportée par MM. Lancereaux et Gros (*Affect. nerv. syph.* p, 247). —M. Meyer a trouvé, dans un cas de syphilis, sur la selle turcique, une tumeur pâteuse, élastique, du volume d'une noisette, fusionnée avec l'os et dont le corps pituitaire était vraisemblablement le point de départ. — Cette glande, augmentée de volume, était infiltrée de matière gommeuse et en partie sclérosée, dans un cas rapporté par M. Virchow.

En somme, les affections tertiaires des glandes vasculaires sanguines, n'occupent qu'une place très peu importante dans le processus de la syphilis. Elles n'ont aucun intérêt clinique ; ce sont de pures curiosités anatomo-pathologiques. Ajoutez qu'elles sont excessivement rares et qu'elles n'occupent jamais le premier plan quand elles existent.

Appendice. — Aux lésions précédentes il faut ajouter :

1° *Les lymphadénomes syphilitiques de l'isthme du gosier*, décrits par M. Tanturri (de

Naples). On les observe principalement dans la période secondaire de la syphilis. Ils sont constitués par une tuméfaction plus ou moins considérable des follicules de la muqueuse bucco-pharyngienne et par l'hypertrophie des amygdales. Ces dernières glandes deviennent très grosses chez un grand nombre de syphilitiques et peuvent acquérir le volume d'un œuf de pigeon. J'en ai observé de nombreux exemples. Leur forme est oblongue, et leur surface divisée par des sillons plus ou moins profonds d'un rouge foncé. Cette hypertrophie est indépendante des plaques muqueuses et des traînées opalines qui sont si communes dans ces organes à cette période de la maladie.

2° *L'engorgement des follicules de la base de la langue*, jusqu'au bord des ligaments glosso-épiglottiques. Toute cette partie de la langue est quelquefois parsemée de plusieurs petites tumeurs rougeâtres et d'une dureté élastique qui proéminent plus ou moins au-dessus de la surface linguale. Elles sont indolentes et ne causent aucun trouble fonctionnel. Elles n'en sont pas moins pour les malades qui les découvrent un sujet d'inquiétude incessant. On peut les rassurer, car il ne résulte jamais de ces lésions aucune conséquence fâcheuse.

3° *Le groupe des follicules qui entourent la trompe* et qui appartient aux éléments lymphoïdes, est atteint aussi par la syphilis, mais seulement dans sa phase virulente. — On voit le cercle que forme cet engorgement derrière le pilier postérieur.

Dans tous les points ci-dessus mentionnés, le syphilolymphome, qu'on pourrait appeler *syphilolymphome pharyngo-lingual*, est caractéristique.

Il préexiste et survit souvent aux accidents cutanés et muqueux. Ses éléments constitutifs sont de petites cellules rondes, nucléées, et l'hypertrophie inflammatoire du tissu conjonctif.

Il donne lieu à peu de symptômes. — Son pronostic est bénin, car la lésion ne devient jamais ou bien rarement ulcéreuse ou phagédénique, etc. Elle n'est pas l'indice d'une gravité exceptionnelle de la diathèse. On l'observe au contraire ordinairement dans les syphilis bénignes.

On le traite au moyen de cautérisations faites avec le crayon de nitrate d'argent tous les deux ou trois jours. — Du reste, il se guérit spontanément à la longue.

Une remarque à faire, c'est que, dans les glandes de l'hématopoïèse, le virus agit *tout à la fois et directement* sur les deux éléments qui les constituent, c'est-à-dire sur les vésicules closes et sur la trame du tissu conjonctif. — Dans les autres viscères, il attaque seulement le tissu conjonctif; ici, il porte aussi primitivement son action sur l'élément noble de l'organe, sur celui qui la constitue spécifiquement, c'est-à-dire sur les vésicules closes.

NEUVIÈME LEÇON

AFFECTIONS SYPHILITIQUES DU SYSTÈME NERVEUX

Messieurs,

N'est-il pas étrange que les rapports de causalité si étroits, si saisissants, qui rendent presque toute la pathologie du système nerveux tributaire de la syphilis, aient été, pendant deux siècles et demi, à peu près ignorés, méconnus ou contestés ?

Outre qu'un pareil fait est humiliant pour notre amour-propre, ne fournit-il pas un argument difficile à réfuter contre les médecins qui croient que la syphilis ne remonte en Europe qu'à l'époque de la Renaissance ? Ceux qui prétendent au contraire qu'elle y a existé de tout temps, n'ont-ils pas beau jeu quand ils nous disent : Oui elle régnait alors comme aujourd'hui, mais on ne savait pas la discerner, réunir ses éléments épars, constituer son unité morbide, la faire surgir des affections confuses et vagues où s'absorbait son autonomie. Vous vous en étonnez ! Et combien y a-t-il qu'on a fini par découvrir la syphiliopathie du système nerveux ? Pourtant ce n'est pas faute d'avoir labouré, fouillé, exploité de toutes façons, depuis 1493, cette terre morbide de la syphilis que vous supposez neuve. Sa mine la plus féconde, la plus riche, la plus variée, depuis quand l'a-t-on trouvée ? Depuis quand connaissons-nous ses multiples filons qui s'étendent et se ramifient en tous sens, à toute profondeur, dans le vaste domaine de la pathologie nerveuse ?

Que répondre à celà ? — N'a-t-on pas grande chance d'être dans le vrai, quand on spécule en pareille matière sur les courtes vues, l'ignorance, les préjugés des siècles passés ? — Plus tard on en dira sans doute autant de nous. Consolons-nous-en, c'est la loi du progrès.

Toutefois n'exagérons rien. Si profonde que fût l'obscurité sur cette grave question, on pouvait entrevoir, à la lueur de quelques faits, l'importance qu'elle avait déjà ou qu'elle devait prendre plus tard. Mais on n'en eut réellement conscience que vers le milieu de notre siècle.

Tout à coup la lumière se fit. Éclatante et victorieuse, elle dissipa toutes les ténèbres. Ce fut comme par une sorte d'enchantement que les yeux s'ouvrirent, regardèrent et virent. On entendit les voix éparses des précurseurs qui avaient jusque-là crié dans le désert. Les documents cliniques qu'ils nous avaient légués et qui étaient restés lettre morte, furent précieusement réunis, rapprochés, commentés, comparés aux faits nouveaux qu'on découvrait à profusion. — Une nouvelle branche de la pathologie syphilitique était sortie des limbes, et, secouant son sommeil léthargique, elle poussait avec une vigueur et une exubérance extraordinaires.

N'y avait-il pas lieu de s'en étonner? Pour ma part, j'en fus très frappé, et c'est sous cette impression que j'écrivis les lignes suivantes, dans mon premier ouvrage sur les affections syphilitiques des centres nerveux.

« Il est à remarquer, disais-je en 1875, que, parmi les déterminations viscérales de la syphilis, celles qui s'effectuent sur les centres nerveux, ont pris depuis quelques années une prédominance que ne faisaient point soupçonner les travaux des syphiliographes qui ont écrit sur la syphilis au commencement de ce siècle, et encore moins ceux des syphiliographes antérieurs.

A quoi faut-il attribuer un fait aussi considérable ?

La maladie constitutionnelle a-t-elle subi, depuis son origine jusqu'à nos jours, des métamorphoses de nature à profondément modifier, dans leurs rapports respectifs, l'ordre, l'intensité, la fréquence, la topographie de ses manifestations internes et externes ?

Le nervosisme qui, sous ses formes aussi multiples que bizarres, peut passer à bon droit pour une des maladies les plus propres à notre époque, est-il resté étranger au développement de la syphilose cérébro-spinale? En a-t-il, au contraire, créé ou du moins favorisé l'opportunité par une sorte d'aptitude morbide très facile à mettre en jeu et qui se transmet, en s'aggravant, d'une génération à une autre ?

La manière dont on traite à peu près uniformément, par des spécifiques, toutes les syphilis et tous les syphilitiques, a-t-elle eu quelque influence sur un résultat qui semble grandir, se multiplier et devenir de plus en plus redoutable chaque jour ?

Voilà bien des points d'interrogation, qui sont peut-être tout à fait inutiles. Pourquoi chercher si loin, dans des causes obscures et plus ou moins difficiles à préciser et à démêler, la raison de cette prédominance actuelle des déterminations de la syphilis sur les centres nerveux ?

Elle a sans doute, me dira-t-on, existé de tous temps, au quinzième, au seizième, au dix-septième, au dix-huitième siècle, aussi bien qu'au dix-neuvième. Seulement, autrefois, elle était ignorée ou méconnue, tandis que, depuis cinquante ans, le cercle de l'observation syphiliographique s'étant élargi, en même temps que la clinique serrait le sujet de plus près et l'approfondissait, on a fini par trouver le rapport de causalité qui rattache à la syphilis une multitude de névropathies organiques, dont l'origine passait pour n'avoir rien de spécifique.

Je suis loin de dédaigner la force de cet argument. Je crois trop aux progrès incessants de la médecine comme de toutes les autres sciences, pour n'être pas persuadé que nous allons plus loin que nos devanciers dans l'étude des cas pathologiques, que nous en pénétrons mieux les causes, et que notre conception de la maladie en général et des maladies constitutionnelles en particulier, est infiniment plus compréhensive, plus profonde et plus vraie que celle qui régnait, avec toutes ses vicissitudes, aux époques plus ou moins éloignées de la nôtre.

Néanmoins, il peut paraître étrange que parmi le grand nombre de médecins éminents qui ont étudié et décrit la syphilis, au moment de son explosion ou peu d'années après, alors qu'elle sévissait comme une épidémie meurtrière et jetait l'épouvante dans toute l'Europe, il s'en trouve si peu qui aient signalé la syphilose cérébro-spinale.

Ainsi, il faut arriver jusqu'au commencement du dix-huitième siècle pour rencontrer quelques notions à peu près certaines sur les désordres que la syphilis produit du côté des centres nerveux. Dans le seizième siècle, Ulrich de Hutten est le premier et peut-être le seul qui ait mentionné les accidents de paralysie produits par l'action directe de la diathèse syphilitique sur le névraxe ou sur les nerfs. Cirillo, en 1776, décrivit le sommeil comateux et le strabisme comme des manifestations très fréquentes chez les individus qui ont des exostoses du crâne. En outre, il donna l'observation de deux paraplégies et d'une paralysie générale d'origine syphilitique, guéries rapidement par les frictions de sublimé.

Quelques années auparavant, de Horne, Lalouette, Boerhave, Laubius, Hieronymus avaient rapporté plusieurs cas où l'abolition des sens, de la vue et de l'ouïe, des hémiplégies, des tremblements musculaires, etc., etc., avaient été observés chez les syphilitiques.

Toutefois, c'est à partir du dix-neuvième siècle seulement que la pathologie syphilitique des centres nerveux sortit de l'état rudimentaire où elle était restée jusqu'alors. — Les faits sur lesquels on pouvait l'édifier étaient-ils trop rares, trop incomplets, trop mal observés pour entraîner la conviction? Étaient-ils insuffisants ou méconnus au point de ne pas même susciter des investigations dans cette voie si largement ouverte de nos jours? Comment se fait-il, par exemple, qu'un observateur de génie tel que Hunter, qui passe à juste titre pour un des fondateurs de la syphiliographie moderne, ait déclaré catégoriquement que jamais la syphilis, si profondément qu'elle pénétrât dans l'organisme, n'atteignait les centres nerveux? J'ai peine à croire que, si un pathologiste de cette force eût été témoin des accidents cérébro-spinaux syphilitiques que nous rencontrons si fréquemment aujourd'hui, il n'en eût pas suivi la filiation et découvert la véritable origine.

Je n'ai point l'intention de faire ici de la bibliographie. Je me bornerai aux réflexions précédentes que suggère un simple coup d'œil d'ensemble jeté sur l'histoire des affections syphilitiques du système nerveux. Qu'on parcourre la liste des thèses, des monographies, des leçons, des mémoires, des traités qui, depuis 1800, ont eu pour objet l'étude de cette importante question, et on verra que leur nombre, et je dirai même leur valeur, s'accroît d'année en année. Chaque nation a fourni son contingent; celui de l'Angleterre et de l'Allemagne est riche, précieux et d'une haute valeur sur bien des points; mais, dans cette branche de la syphilis, comme dans les autres, on peut dire, sans exagération d'amour-propre national, que la France occupe la première place. »

Afin de mettre un peu d'ordre et de clarté dans un sujet aussi complexe que celui des déterminations de la syphilis sur le système nerveux, je le diviserai en trois parties principales. La première sera consacrée à l'étude des affections syphilitiques du cerveau, la deuxième

Historique. — J'ai souvent dit que les anciens syphiliographes furent ceux qui eurent la compréhension la plus large et la plus nette en même temps de la nouvelle maladie qui venait d'éclater en Europe. On a mis deux siècles pour revenir, sur certains points, à des vérités qu'ils avaient vues et formulées du premier coup. L'historique de la syphilose du système nerveux va nous en fournir, dans une faible mesure il est vrai, quelques nouvelles preuves.

I. N'est-il pas curieux par exemple, de voir qu'Ambroise Paré en savait plus long sur ce sujet que Hunter et que son école? — « Vérole, dit-il, est maladie causée par attouchements... infectant aussi les parties internes, avec douleurs nocturnes, extrêmes à la tête; aucuns perdent l'ouïe; autres ont la bouche torse comme renieurs de Dieu; autres deviennent impotents des bras ou jambes, cheminant tout le cours de leur vie à potence; autres demeurent en une contraction de tous leurs membres, qui est le plus souvent en criant et lamentant, maudissant l'heure qu'ils ont été engendrés; aucuns sont vexés d'épilepsie, et, pour le dire en un mot, on peut voir la vérole compliquée de toutes espèces et différences de maladies. »

Voilà qui a de l'ampleur. — Il y en eut même un peu trop dans ce temps-là, car ce fut une mode allant jusqu'à la manie, d'attribuer à la syphilis à peu près indistinctivement toutes les maladies qui survenaient chez les sujets infectés. Peu importaient l'époque et les conditions pathogéniques, les circonstances multiples et variées de tous ces états morbides. Par cela seul qu'ils avaient poussé sur un terrain imprégné de virus, ne fallait-il pas en rendre ce virus responsable? Toutes les autres causes n'étaient rien devant lui; tout au plus jouaient-elles un rôle de comparse. Lui seul dominait la scène et y régnait en souverain.

On va loin avec une pareille conception. Quand on rend toute la pathologie tributaire d'un même principe morbide, on ne court aucun risque de commettre des omissions. N'est-ce pas le moyen le plus simple et le plus facile de ne rien oublier? Aussi toute la syphiliographie ancienne est-elle encombrée des maux innombrables qu'on attribuait avec plus de générosité que de discernement à la syphilis. C'est un magasin inépuisable. Vous n'avez qu'à y fouiller; vous y trouverez tout et vous aurez lieu d'être satisfait si vous appréciez la quantité plus que la qualité.

Soyons juste toutefois. Il y avait sans doute beaucoup de clinquant et d'oripeaux dans tous ces costumes dont on affublait la syphilis. Mais que de vues profondes et vraies percent à travers cette confusion! Dans leur naïveté instinctive, les vieux syphiliographes y voient mieux et plus loin que, deux siècles plus tard, les écrivains de la période huntérienne. Ceux-ci, dans l'étroitesse de leurs vues théoriques, émondèrent si bien la syphilis qu'ils ne lui laissèrent à peu près rien de son tertiarisme viscéral. — Un d'eux cependant, Benjamin Bell, publia l'observation suivante, qu'il suffit de résumer en quelques mots pour en montrer toute la portée : « Une femme enfermée depuis deux ans comme folle, ayant été soumise au traitement mercuriel pour des ulcérations suspectes, avait été guérie à la fois de l'aliénation mentale et de l'accident cutané. » — On n'y prêta point l'attention qu'elle méritait. Le cours des idées était ailleurs.

Du reste de pareils faits n'étaient pas nouveaux. Depuis longtemps on avait signalé des phénomènes névropathiques chez les sujets atteints de syphilis, mais sans doute qu'on

à celles de la moelle épinière, la troisième à celles des nerfs. — C'est là aussi l'ordre de leur importance.

les regardait comme des curiosités, des anomalies qui échappaient à toute loi et dépendaient plus des individus que de leur infection. Toujours est-il que leur pathogénie ne fut point systématisée et resta jusqu'à nos jours comme une ébauche imparfaite.

Voici quelques-unes des observations les plus probantes à ce sujet :

En 1614, Thierry de Herry déclarait qu'un syphilitique atteint d'accidents spasmodiques et d'épilepsie en avait été guéri par un traitement spécifique.

Sauvages avait vu des paralysies, des hémiplégies, des céphalées qu'on ne pouvait attribuer qu'à la syphilis (1706-1767).

Dans ce dix-huitième siècle, si réfractaire aux idées d'envahissement des viscères par la syphilis, Alexandre Trajanus lui attribua des troubles de la vue et de l'ouïe, Lalouette certains tremblements musculaires guéris par des fumigations mercurielles, Boerhaave, quelques cérébropathies.

II. Dans les premières années du dix-neuvième siècle, les observations sur la syphilis du système nerveux devinrent peu à peu plus nombreuses et plus variées. Le cas de Benjamin Bell rapporté plus haut, date de 1802. Charles Bell, en 1830 (*The nervous system of the human body*. (London, 3ᵉ éd., p. 326), relata un cas d'hémiplégie faciale gauche, survenue chez une jeune fille de seize ans, sept semaines après le début de sa syphilis. Huit jours après, la malade était affectée d'une paralysie faciale droite, et c'était là une circonstance bien significative, car la syphilis seule éparpille ainsi son action sur les divers points du système nerveux. Ce cas, remarquable par la précocité des accidents, avait été observé par Dupuytren.

Nouveaux cas d'hémiplégie faciale survenue peu de temps après le chancre (Thèse de Bottut-Desmoutiers, 1834. — *Gaz. méd.* 1836. — Zabriskie, *Amer. jour. of med. sc.* 1841. — Diday, 1842, *Gaz. med.*

Chaque année apportait son contingent de faits isolés. Mais en 1849, plusieurs se trouvèrent réunis dans un travail de Knorr (communication de l'Hôpital de Hambourg : Hémiplégie droite survenue immédiatement après le chancre chez un homme de 30 ans. — Faiblesse du bras droit, hémiplégie faciale gauche chez un matelot, en même temps que son chancre; guérison au bout de quelques mois par traitement mercuriel. — Trois autres cas où existaient des troubles psychiques marqués, avec faiblesse de la mémoire, altération du jugement, etc., furent aisément guéris par le mercure et l'iodure de potassium.

L'importance des travaux sur cette grande question des *névrosyphiloses* s'accroît rapiment. Ainsi, en 1851, M. Charles Bedel soutint à Strasbourg son excellente thèse sur la *Syphilis cérébrale*. — Il semble qu'il y ait eu, à partir du commencement de la seconde moitié du dix neuvième siècle, plus d'ensemble et plus d'entrain dans les investigations, avec une curiosité plus éveillée sur tous les points relatifs aux affections nerveuses d'origine syphilitique.

III. Leur étude ne prit tout son essor que de 1860 à 1863, lorsque parurent successivement : d'abord en 1860, le grand travail de M. Gustave Lagneau sur les *Affections syphilitiques du système nerveux*; — puis, en 1861, l'ouvrage très important de MM. Gros et Lancereaux sur les *Affections nerveuses syphilitiques*, où se trouvait étudié, sous toutes ses faces, l'état de la question qui devenait de plus en plus à l'ordre du jour, où les auteurs avaient réuni à peu près tous les faits publiés jusqu'alors, et décrit, d'après eux, dans leur ensemble et dans leurs détails, presque tous les modes si variés de détermination de la syphilis sur les centres nerveux et sur les nerfs, etc.; — enfin, en 1862, le volume de M. Zambaco sur les *Affections nerveuses syphilitiques*, qui ne le cédait point à ceux qui l'avaient précédé et enrichissait la syphiliographie nerveuse d'un riche contingent d'observations personnelles.

C'est par ces trois importants ouvrages que s'ouvrit cette ère féconde où l'élan une

PREMIÈRE PARTIE

ENCÉPHALOPATHIES SYPHILITIQUES

Parmi les viscères, le cerveau est incomparablement celui qui est le plus menacé par la syphilis. Elle l'attaque directement, ou bien elle ne

fois donné ne s'arrêta plus. Ils marquèrent une étape dans l'histoire de la syphilis. A côté d'eux, comme mérite, sinon comme importance, il faut placer la thèse très originale et d'une grande valeur que M. le docteur Ladreit de Lacharrière soutint en 1861 sur les *Paralysies syphilitiques*.

A signaler aussi : Quelques articles de Rayer (*Ann. de th.* 1847). — La thèse du docteur Sonrel, à Strasbourg, sur les *Paralysies syphilitiques du mouvement* (1862) ; — le traité de la syphilis du docteur Lancereaux, où toutes les affections tertiaires, et en particulier celles du système nerveux, sont étudiées avec beaucoup de soin et de compétence ; — l'ouvrage du docteur Yvaren, intitulé *Métamorphoses de la syphilis*, qui est antérieur comme date, et qui contribua pour une très large part à agrandir le domaine des affections syphilitiques viscérales ; — les recherches très importantes de M. le docteur Tarnowshy sur l'*Aphasie syphilitique* (1870) ; — celles de M. O. Heubner, *Ueber Hirnerkrankung des syphilitischen* (1870). — Cet auteur démontra l'influence pathogénique des lésions syphilitiques artérielles du crâne sur les maladies du cerveau, et leur rattache un grand nombre de cérébropathies qu'on attribuait avant lui à l'action directe de la syphilis sur la pulpe encéphalique.

Syphilis of the nervous system (1870), New-York, 1870, par le docteur Keyes. — *Remarks on cerebral diseases having its origin in syphilis*, par M. Owen-Rees (1872).

En 1873, je commençai une série de recherches sur les affections syphilitiques des centres nerveux, et je publiai dans les *Annales de dermatologie et de syphiligraphie*, un mémoire considérable, qui fut plus tard réuni en volume sous le titre de : *Mémoire sur les affections syphilitiques précoces des centres nerveux*. Paris, G. Masson, 1879, 200 pages. Je fus un des premiers à démontrer que, contrairement à ce qu'on croyait, les déterminations de la syphilis s'effectuaient beaucoup plus tôt sur le cerveau que sur les autres viscères, et que c'était cet organe qui était le plus immédiatement menacé pendant les premières années de l'infection. — J'en donnai comme preuve un grand nombre d'observations que j'avais recueillies avec beaucoup de soin et minutieusement analysées. — A partir de cette époque, plusieurs observateurs prouvèrent également, après moi, la précocité fréquente des névrosyphiloses centrales. Parmi eux, je citerai MM. les docteurs Surmay, Marrchoz, Troisier Gaudichier, etc.

Mes recherches sur ce sujet ne se bornèrent pas au seul fait de la précocité ; elles embrassèrent aussi dans leur ensemble et sous tous leurs modes les affections syphilitiques d'origine nerveuse. — Je les poursuivis et je les complétai par des articles que je publiai dans la *Gazette hebdomadaire*. Ils parurent en volume sous le titre de : *Localisations de la syphilose corticale du cerveau. — Aphasie et hémiplégie droites à forme intermittente.* Paris, G. Masson, 1877. 116 pages. — Dans cet ouvrage composé avec des observations personnelles, j'étudiai aussi, outre la question clinique, celle de la physiopathologie et de la pathogénie des encéphalopathies syphilitiques, et je passai en revue les travaux qui avaient précédé les miens.

Dans le même ordre d'idées, je publiai, en 1878, un troisième mémoire intitulé : *Contribution à l'étude des amblyopies symptomatiques de la syphilose cérébrale*, sur lequel je reviendrai quand il sera question des ophtalmopathies syphilitiques. Plus tard (1881), je fis, en collaboration avec M. le docteur Romain Vigouroux, un travail publié

l'atteint qu'en produisant des lésions dans la boîte osseuse qui l'enferme ou dans les membranes qui l'enveloppent. On ne connaissait

dans le *Progrès médical* et qui parut en brochure sous le titre de : *Études sur les paralysies pseudo-syphilitiques et sur leur traitement par les œstésiogènes.*

En 1879 parurent les belles leçons de M. le professeur Alfred Fournier, sur la *Syphilis du cerveau*, qui obtinrent vite une notoriété méritée et contribuèrent grandement à vulgariser en France cette branche si importante, si vaste, si touffue de la pathologie syphilitique. — Le même auteur publia en 1882, sous le titre de : *Ataxie locomotrice d'origine syphilitique* le résultat de ses recherches sur les déterminations spinales de la syphilis. Cet ouvrage non moins important que le premier, fut complété par un autre, sur la *Période préataxique du tabes d'origine syphilitique.* Tous les deux élucidèrent un des points les plus obscurs de la syphilose des centres nerveux, celui qui concerne particulièrement l'action vague, indécise, bien qu'acceptée par tout le monde, de la syphilis sur la moelle épinière. Ils donnèrent lieu à de nombreuses controverses. Les critiques qu'on en fit n'étaient pas toutes sans fondement, quelques-unes des conclusions de l'auteur sont, en effet, exagérées et ne doivent être acceptées qu'avec de grandes réserves.

Depuis 1882 jusqu'à 1888, de nombreuses publications sur les encéphalopathies et les myélopathies d'origine syphilitique, ont paru dans les recueils scientifiques. — L'espace me manque pour analyser toutes les œuvres qui ont contribué dans ces derniers temps aux progrès si considérables de nos connaissances sur les maladies syphilitiques du système nerveux. Leur liste se trouvera dans le paragraphe consacré à la bibliographie. Mais il y a des auteurs que je tiens à signaler, en terminant, d'une façon toute particulière. Ce sont MM. Déjerine, Juliard, Caizergues ; — Broadbent, Read, Cheadle, Gowers ; — Lang, Erb, Baumgarten ; — Murri, Giacomini, Rovighi, Dreer et Sommer ; — Echeverria, Van Buren, Reyes, etc., etc.

Il faut signaler aussi les travaux de M. Virchow sur les altérations syphilitiques du cerveau qui se trouvent dans son ouvrage sur les tumeurs et dans son livre sur la syphilis constitutionnelle ; — ceux de M. Cornil dans ses Leçons sur la syphilis ; — et les recherches si originales de M. Hughlings Jackson sur les épilepsies partielles, sur les névrites optiques symptomatiques des tumeurs du cerveau, et sur d'autres points de la pathologie cérébrale commune ou spécifique.

Parmi les livres les mieux faits, les plus clairs et les plus méritants, à tous les points de vue, je tiens à donner une place exceptionnelle à celui qu'un médecin anglais, M. le docteur Thomas Buzzard, publia à Londres, en 1874, sous le titre de : *Clinical aspects of syphilitic nervous affections.* — C'est un des ouvrages les plus suggestifs et les plus pratiques que je connaisse. Je ne saurais trop en recommander la lecture.

En 1887, M. Rumpf a publié sur les *affections nerveuses syphilitiques* un ouvrage très considérable où se trouvent exposés, analysés, discutés avec beaucoup d'érudition et un grand sens critique, tous les principaux documents qu'il a réunis et ceux qui lui sont personnels. — C'est, comme livre didactique sur cette matière, le plus complet qui ait encore paru. (*Die syphilitischen Erkrankungen des Nervensystems.* Wiesbaden, 1887.)

BIBLIOGRAPHIE. — ALISON, *Chorée syph.* (*Amer. Journal*, 1877 *et Rev. sc. méd.*, t. XI, p. 615.) — ALTHAUS, *Sur les affections syph. du syst. nerveux.* (*Med. Times and Gaz.*, nov. 1877, p. 511.) — *On a case of syph. cérébro-spinale.* (*Med. Times* 1882, vol. I, p. 595.) — *Tumeur syph. des mén. cérébr.* (*Brit. Med. Journ.* 1883, p. 877.) — ANDRONICO, *Casi di sifilide cerebrale.* (*Giorn. it. d. m. v.*, 1884, p. 45.) — *Sifilide in rapporto colle psicopatie.* (*Giornale it.*, 1885, p. 105.) — ATKINSON, *Cereb. syph.* (*New-York, Med. Journ.*, 1880, t. XXXI, p. 327.)

BABINSKI, *Épilepsie, hémorrh. méning. chez une syphilitique.* (*Ann. de dermat. et de syph.*, 1883, p. 677.) — BALFOUR (G.), *Nevralgia as a symptom of syphilitic cerebral disease.* (*Edimb., Med. Journ.*, oct., 1875, p. 289.) — BALLET, *Syph. céréb. paral. du mot.*

guère autrefois que les lésions consécutives à celles du crâne et à celles de la dure-mère, et on les mettait au premier plan. Aujourd'hui on

oc. ext. à droite, dév. conjuguée. (*Progrès méd.*, 1880, p. 766.) — BAMBERGER, *Cas de méning. syph. et remarques sur la syph. des centres nerveux.* (*Arch. für path. Anat. und Physiol.* LX, 2, 1874.) — BARBIER, *De l'épil. syph. et de son diagn. différ. avec l'épilepsie vulgaire.* (Th. Paris, 1885.) — BARDUZZI, *Sulla sif. cerebr.* (*Giorn. it. delle mal. ven. e della pelle*, 1879.) — BARETY, *Atrophie des muscles interosseux des mains, suite de syphilis.* (*Ann. de dermat.*, t. V, p. 206.) — BARTHÉLEMY, *Hémiplégie g. puis droite, eschare au sacrum; mort.* (*Progrès méd.*, p. 570, 1877.) — BASTARD. *Lésions cutanées et médullaires.* (*Union méd.*, oct. 1878, et *Rev. sc. med.*, t. XIII, p. 652.) — BAUMGARTEN, *Syph. des Gehirns ùnd des Rückenmarks.* (*Arch. für path. Anat. ùnd Physiol.* Band LXXXVI, fasc. II, 1882. — *Ann. derm.*, t. III, p. 755. — *Rev. sc. med.*, t. XXIII, p. 232.) — BAYER (O), *Guérison d'une paralysie ascendante par un trait. antisyph.* (*Union med.*, 1869.) — BEDEL, *De la syph. cérébrale.* (Th. Strasbourg, 1851.) — BECHTEREW, *De la structure des gommes du cerveau.* (*Rev. des sc. med.*, t. XVIII, p. 201, 1881.) — BERGER, *Rapport de la syphilis avec la dégénérescence des cordons postérieurs de la moëlle.* (*Ann. de dermat. et de syph.* t. II, p. 777, 1881.) — BERNHARDT, LEWIN, REMAK, WESTPHAL, *Neurol.* (*Centralblatt*, 1884, n° 7, p. 165 et n° 11, p. 260.) — BERNHEIM (Samuel), *Et. clinique de la syphilis du cerveau, cas grave; curabilité.* (Th. Paris, 1882, et *Ann. de dermat.*, t. II, p. 106, 1882.) — BERTRAND (Thèse de Paris, 1874). — BITTERLIN, *De l'hémiplégie syph.* (Th. Paris, 1872.) — BJORKEN, *Cas de syph. cérébrale et méning.* (*Upsala Läkareforen forhande* VIII, n° 6, 1874.) — BOUCHARD et LÉPINE, *Obs. de méning. syph., gommes des méninges.* (*Gaz. méd. de Paris*, p. 726, 1866.) — BOUCHER, *Syph. cérébr.* (*Ann. de derm. et de syph.*, 1885, p. 117.) — BOURCERET et COSSY, *Gomme du cerveau.* (*Bull. soc. anat. de Paris.* 5e série, t. VIII, 48e année. p. 346, 1873.) — BRADBURY, *Gommes du cerveau, du foie et du testicule.* (*Ann. de derm. et de syph.*, 1881, t. II, p. 167.) — BRADLEY, *Syph. gummatous Tumour of the brain, with remarks.* (*Brit. med. Journal*, t. I, p. 643.) — BRAULT, *Arter. cérébr. syph. hémorrh. méningée; mort subite.* (*Bull. soc. anat.*, p. 552, 1878.) — BRISDALL, *Syph. and atax. loc.* (*Arch. of dermat*, 1882.) — BROADBENT, *Letsonian lectures on syph.* (*Brit. Med. Journal*, janv.-févr.-mars 1874.) — *Paral. of the left side of the face due to syph· disease* (*Med. Times and Gaz.*, p. 398, 1879.) — BROUSSE, *Réflexions sur un cas de syph. cérébr.; aphasie (hémiplégie gauche) à forme intermittente.* (*Montpellier méd.* 1881, t. XLVI, p. 289 et *Rev. sc. med.*, XVIII, p. 203.) — BULL (Charles-Stedmann), *Some points in the pathology of ocular lesions of cerebral and spinal syph. illustrated by cases.* (*The Amer. Journal*, 1881, t. LXXXI, p. 302.) — VAN BUREN et KEYES, *La syphilis du système nerveux.* (*Med. Journ. of New-York*, 1870.) — BUZZARD, *Cas de paral. rapidement guérie par le traitement antisyphilitique (myélite aiguë).* (*Rev. des sc. méd.*, 1881, t. XVII, p. 204.) — *The association of tabes dorsalis vith syph.* (*Arch. of dermat.*, 1882, vol. VIII, n 3. — *Clinical aspects of syph. nerv. affect.* (London, 1874.) — *De la somn. prol. dans certains cas de syph. cérébr.* (*The Lancet*, 6 juin 1879.) — BYROM-BRAMWELL, *Syph. 7 ans avant; accès épil. suivis d'hémipl. guérie tempor. par KI, retour des accès sous l'infl. d'un traumat.; mort.* — *Gomme localisée au niveau de la 1re et de la 2e circonv. front. droite.* (*Ed. Med. Journ.*, janvier 1879, p. 599.)

CAIZERGUES, *Des myélites syph.* (Th. Montpellier, 1878.) — CANTANI. *Sifiloma alla base del cervello in un adulto.* (*Giorn. it. d. m. v.*, p. 189, 1878.) — CAPDEVILLE, *Paral. des muscles de l'œil chez une femme de 35 ans atteinte de taches syphil.* (*Marseille méd.*, 1880, p. 601.) — CARADEC, *Névromes mult. avec troubles trophiques dans le cours de la syphilis secondaire.* (*Gaz. Hôp.*, p. 98, 1880 et *Ann. de Derm.*, t. I, p. 294, 1880.) — CAYLA, *Etude critique sur le rapport étiologique entre la syphilis et l'ataxie.* (Thèse de Bordeaux, mars 1882.) — CAZAL (DU), *Syph. cérébro-spinale, paral. mult.* (*Ann. méd. psych*, 1881, t. VI, p. 140 et *Gaz. Hôp.*, 1880, p. 278.) — CÉRENVILLE (DE), *Myélite syph. parap.; guérison par Hg et KI.* (*Bull. de la soc. méd.* de la Suisse romande, oct. et nov. 1876. — *Lyon*

les relègue au second et à bon droit, car elles sont, et elles ont sans doute toujours été moins fréquentes que les encéphalopathies directes.

Cette remarque s'applique surtout aux lésions cérébrales qui procèdent

méd., 1877, t. XXIV, p. 357.) — CERASI, *Osserv. sopra un caso di accessi epilett. da sif.* (*Giorn. it.*, 1882, p. 303.) — *Perdita quasi completa della memoria per sifilide.* (*Giorn. it.*, 1867, t. I, p. 54.) — *L'afasia per sifilide.* (*Gaz. med. di Roma*, 1880, p. 141.) — CHANTEMESSE, *Syph. cér. guérie.* (*France méd.*, 1882, vol. I, p. 793.) — CHARCOT et GOMBAULT, *Syphilis des centres nerveux.* (*Archives de physiol.*, 1873.) — CHAUVET (Ch.), *Syphilis; son influence sur les maladies du système nerveux.* (Th. d'agrég., 1880.) — CHARPENTIER, *Syphilis cérébrale simulant une paralysie générale.* (*Ann. de dermat.*, 1885, p. 158.) — CHEADLE, *Epileptic convulsions and hæmoptysis, syph. gummata in brain and liver.* (*Rev. des sc. méd.*, 1881, t. XXII, p. 203.) — CHEVALET, *Paralysie ascendante d'orig. syph. guérie par les frictions.* (*Bull. de thérapeut.*, 1869.) — CHEVALIER, *Syph. cérébr. succédant à un traumatisme.* (*Ann. d'ocul.*, 1881, p. 42, *Rec. d'ophtalm.*, 1881, p. 210, *et Ann. de dermat.*, t. II, p. 568.) — CHOMELET, *Paral, syph. avec atrophie musc. locale.* (*Brit. med. Journal*, févr. 1873, t. I, p. 172.) — CHRISTIAN, *Des rapp. entre la syph. et la paral. gén. des aliénés.* (*Ann. de dermat.*, t. I, p. 742, et *Union méd.*, 1880, t. XXIX, p. 1002.) — *Troubles ocul. de nat. prob. syph. au début de la paral. gén.* (*Union méd.*, avril 1884.) — CHUQUET, *Syph. epil.* (*Arch. of dermat.*, 1879, vol. V, p. 205.) — CLOSMADEUC (DE), *Syphilophobie, suicide, plaie abdominale; guérison.* (*Mouvem. méd.*, 1870.) — COCO (Diégo), *Contrib. alla diagn. della sif. cer.* (*Morgagni*, 1868.) — COOPER, *Syph. paral. success. de tous les nerfs de l'orbite.* (*Med. Times and Gaz.*, 1879, vol. II, p. 65.) — COSSY, *Pseudo-paralysie syph. des membres inférieurs.* (*Progrès méd.*, 1881, p. 583.) — DA COSTA (J.), *Tumeur cérébrale syph., cong. cérébr. suite d'artérite syph.* (*New-York Med. Record*, 1878.) — COYNE, *Contr. à l'étude de la syph. cérébrale.* (*Journ. des connaiss. méd. prat.*, 1878, p. 302 et 321.) — CROSS, *Mal. syph. du syst. nerveux.* (*Amer. Journal of syph. and dermat.*, n° 3, 1872.) — CURNOW, *Syph. cerébr., aphasie, gomm. de l'écorce.* (*Med. Times*, 13 avril 1884.)

DAMASCHINO, *Paralysie syphilitique.* (*Journal de méd. et de chir. prat.*, 1881, p. 299 et *Gaz. Hôp.*, 1881, p. 924.) — DARGAUD, *De l'hémiplégie faciale dans la période secondaire de la syphilis.* (Th. Paris, janv. 1885.) — DÉJERINE, *Myélite aiguë centrale à une époque rapprochée de l'infection.* (*Revue de méd.*, 10 janv. 1884; *Rev. des sc. méd.*, XXIV, p. 574 *et Ann. de dermat.*, 1884, p. 219.) — DELA-FIELD. *Tumeur syph. des nerfs spinaux.* (*Amer. Journ. of syph.*, 1873.) — DESNOS, *Gommes de l'hémisphère cérébral droit ayant donné lieu à des symptômes de paralysie générale sans paral. locale.* (*Soc. méd. des Hôp.*, 25 fév. 1885; *Rev. des sc. méd.*, t. XXVI, p. 393.) — DESPLATS et DESNOS, *Ataxie locom. syph.* (*Bull. de thérap.*, 1882; *Ann. de derm.*, 1883, p. 677.) — DICKINSON, *Cas d'hémiopie chez un homme atteint de syphilis; guérison, avec remarques.* (Chicago, *Med. Journal*, 1877.) — DIFFRE, *Quelques faits de névralgie syph.* (Th. de Montpellier, 1884; *Rev. des sc. méd.*, XXVI, p. 213.) — DOWAL (Mac), *Diffus. cerebr. syph.* (*Journal of mental sc.*, janv. 1880.) — DOWSE (Thomas S.), *Gumma syph. of post. cerebr. sinuses and tent. cereb.* (*Trans. of the path. soc. of London.* Vol. XXVII, p. 11, 1876.) — *Syph. Epilepsy.* (*The Pratictioner*, 1878, vol. XXI, p. 270, 1878.) — *Syph. and locomotor ataxy.* (*London Med. Record* 1881, t. IX, p. 80.) — DREER, *La sifil. e la pazzia.* (*Archiv. it. per le mal. nervose*, 1869.) — DREYFUS-BRISAC, *De l'étiologie du tabes dorsalis syphilitique; athérome.* (*Gaz. hebd.* n° 39, 1881.) — DRYSDALE, *Epilepsie syphilitique.* (*Gaz. hebd.*, p. 556, 1876.) — *Quelques cas très graves d'aphasie syphil.* (*Brit. Med. Journ.* Août 1877.) — *Syphilis as a cause of aphasia and of locomotor atax.* (*The Lancet*, mai 1878; *Arch. of Dermat.*, 1879, vol. V, p. 205.) — *Syph. cerebr. spinal.* (*The Lancet*, 1880, p. 529.) — *Aphasie syph.* (*The Med. Record*, 3 sept. 1887.) — DUNN, *Syph. of the nerv, system.* (*Bost. Med. and Surg, Journal*, 1880, t. CIII, p. 569.) — DUPLAIX, *Ataxie locom. et artério-sclérose génér. chez*

d'une affection des os du crâne. Celles que produisent les affections syphilitiques des membranes du cerveau et en particulier de la pie-mère, ont des connexités si étroites avec les maladies spécifiques de la

un syphil. (*Ann. derm.*, 1884, p. 219.) — DUVAL, *Vomiss, incoerc. causés par une lés. cér. de nature syph.* (*Rec. de mém. de méd. mil.*, 1869.)

ECHEVERRIA (Gonzales), *On Epilepsy.* (New-York, 1870.) — *On syph. epil.* (*London Med. Record*, 1881, t. IX, p. 134; *Arch. of Dermat.*, 1882.) — ERB, *Etiologie du tabes dorsalis.* (*Ann. de derm.*, 1884, p. 391.) — ERLENMEYER, *Les psychoses syphil.* (Neüvid, Leipzig, 1876.) — ESTORE, *Paral. gén. et syph., à propos d'observ. de Drysdale.* (*Montpellier méd.*, 1880, t. XLV.)

FINGER, *A constant nervous disturbance in the early eruptive stage of syph.* (*Arch. of Dermat.*, 1882, n° 2, vol. VIII, p. 156.) — FIORI, *Sifil. cer. per riguardo alla diagn. delle enim. quadragimelle.* (*Giorn. it. d. m. v.*, p. 55. 1877.) — FOURNIER, *De l'ataxie locom. d'orig. syph. tabes spécifique.* (1882.) — *Leçons sur la période preataxique du tabes d'or. syph.* (Paris, 1885.) — *Triple paral. ocul. d'orig. syph.* (*Ann. de dermat.*, t. V, p. 190.) — *De l'ataxie locom. de l'épil. syph.* (*Ann. de dermat.*, t. VII, p. 187 et 228, 1886.) — *Paral. du mentonnier par lésion syph. du max. sup.* (*Gaz. Hôp.*, n° 34, 1877.) — *De la pseudo-paral. gén. d'or. syph.* (*Rev. des sc. méd.*, 1878, t. XI, p. 614.) — FOVILLE, *Contrib. à l'ét. des rapports entre la syph. gén. et la paral. gén.* (*Lyon méd.*, 1879, t. XXXI, p. 287.) — FRANCESCKI, *Chorée syph.* (*Union méd.*, 1886.

GALLARD, *Affection rare de la moëlle épinière d'orig. syph.* (*Union méd.*, 1874, p. 706.) — GALLERAND, *Obs. d'encéphalite syph.* (*Arch. de méd. navale*, t. XVIII, p. 200, 1872.) — GAMBERINI, *La sif. cereb. psicosi sif.* (*Giorn. it. d. m. v.*, 1878, p. 129 et 1880, p. 20.) — GAMEL, *Des tumeurs gommeuses du cerveau.* (Th. Montpel.-Marseille, 1875.) — GAUCHER, *Syph. bulbo-médullaire précoce.* (*Rev. de méd.*, août 1882.) — GAY (De Kasan), *Statist. sur la syphilis cérébrale.* (*Archiv für Dermatol.*, 1870.) — « GAZETTE HEBDOMADAIRE », *Syphilis du cerveau*, p. 412, 476, 487, 545, 624, 640 et 699; 1882.) — GILLES DE LA TOURETTE, *Gomme syph. de la 1re circonv. front. g. rotation et déviation conjuguée de la tête et des yeux.* (*Progrès méd.*, 6 mai 1882.) — GIOVANNI-PIERANTONI, *Sif. cereb.* (*Il Raccoglitore med.* XXXVIII, 18, p. 561, 1876.) — GOSSELIN, *Syph. et hémiplégie.* (*Gaz. Hôp.*, 1880, p. 122.) — GOTTLIEB-KRAUSS, *Gehirn syphilis.* (*Allgem. Wien. Med. Zeit.*, n° 10, 1873.) — GOWERS, *Syph. nerveuse.* (*Brit. Med. Journal*, 318-II, 1878 et *Rev. sc. méd.*, 1879, t. XIV, p. 258.) — GRASSET, *At. loc. d'or. syph.* (*Union méd.*, 1880, t. XXX, p. 282.) — GREIFF, *Syph. of spinal cord.* (*Arch. of dermat.*, 1882, n° 3, vol. VIII, p. 284; *Giorn. it. d. m. v.*, 1882, n° 243.) — GRILLI, *Rapporti fra sifilide e la pazzia paralitica* (*Giorn. it.*, 1883, n° 160.) — L. GROS et LANCEREAUX, *Des affect. nerv. syph.* (Paris, 1861.)

HAMMOND, *A case of syph. glosso-labio-laryng. paralysis.* (*New-York Med. Gaz.*, 1880, p. 34.) — HARDY, *Tumeur syph. du cerveau.* (*Gaz. méd. des Hôp.*, 1880, p. 1018.) — HELLET, *Essai clinique sur l'hémiplégie syph.* (Th. de Paris, n° 375 et *Rev. sc. méd.*, t. XVII, p. 205.) — HILDENBRAND, *Syphilis dans ses rapports avec l'aliénation mentale.* (Th. Strasbourg, 1859.) — HOMOLLE (G.), *Méningo-myélite subaiguë à la fin de la période secondaire de la syphilis; mort.* (*Bull. de la Soc. anat. de Paris*, p. 514, 1876.) — HUGHLINGS JACKSON, *Syph. des centres nerveux.* (*Med. Times and Gaz.*, 1873.) — HUGUENIN, *De la syphilis cérébrale.* (*Corresp. Bl. f. schweiz. Aerzte* nos 45 et 47, 1876.) — *Gomme du lobe temp. gauche, refoulement du cervelet et de la moëlle allongée dont la moitié gauche est comprimée par l'ap. odontoïde sympt. d'une tumeur de la protub.* (*Corr. Blatt für schweiz. Aerzte*, août 1882.) — VON HUISTOW, *Vésanie et paral. syph.* (*Arch. für Psych.*, vol. IV, p. 465, 1873.)

JACCOUD et LABADIE-LAGRAVE, *Dict. de méd. et de chir. prat. art. Méninges*, p. 196-197-283.) — JACKSON, *Lect. on intracran. syph.* (*Ann. derm.*, 1880, p. 634.) — JACOBSON, *Des lés. syph. des centres nerveux.* (*Chicago med. Soc.*; *Chicago med. Journal*, p. 285, 1878).

pulpe cérébrale, qu'elles n'en peuvent être séparées qu'artificiellement. Il faut les englober toutes dans la même étude clinique.

— JACKSCH, *Des paralysies syph.* (*Prayer medizinische Woch.*, 1867.) — JARISH (A), *Etat de la moëlle épinière dans sept cas de syphilis.* (*Ann. de derm. et de syph.*, 1882, n° 56, t. III, p. 304.) — JESPERSEN, *Syphilis, cause de maladie progressive.* (Copenhague, 1874.) — JULLIARD.

KETLI, *Hémicrânie chez un syphil.; guérison par le Hg.* (*Pester an chir. Presse* XIV, n° 3.) — KIERNAN, *Fièvre syph., accès de démence.* (*Journal de méd. et chir. prat.*, 1881, t. LII, p. 1868.) — KIERNEN (James), *Psychoses de la fièvre syphil. secondaire.* (*Annales médico-psychol.*, 1882, t. VII, p. 326.)

LADREIT DE LA CHARRIÈRE, *Des paralysies syph.* (Th. Paris, 1861.) — LAGARDELLE, *Syph. céréb. paral. gén. progres.* (*Gaz. hebd. d. sc. méd. de Bordeaux*, 1880, p. 63 et *Ann. médico-psych.*, t. VI, p. 310.) — LAGNEAU (G.), *Mal. syph. du syst. nerveux.* (Paris, 1860.) — LANDOUZY, *Du rôle étiol. attribué à la syph. dans l'ataxie.* (*Abeille méd.*, 1881, p. 466.) — LANÇEREAUX, *Discus. sur quelques faits de pachyméningite gommeuse avec lésions des circonv. cérébrales.* (*Abeille méd.*, 1878, p. 343.) — *Paral. syph. du n. trij.*, *gomme de la dure-mère.* (*Union méd.*, 1881.) — *Syph. cérébr.* (*Gaz. hebd.*, 1882, p. 412, 476, 543, 624, 640, 699 et *Ann. Derm.*, 1884, *p.* 366.) — LANG, *Syph. cér.* (*Ann. derm.*, 1881, t. II, p. 776.) — LECHNER, *De la pathogénie des hémorrh. cérébr. dans les premières périodes de l'infection spécifique.* (*Ann. derm.*, 1882, t. III, p. 754.) — LE DENTU, *Obs. de syph. du cerveau et des os du crâne greffée sur une ancienne blessure non cicatrisée du frontal. Trépanation sans efficacité. Guérison par le traitement spécifique. Paraplégie quatre ans après; mort.* (*France méd.*, p. 1305, 15 déc. 1884.) — LEE, *Lésions syph. des nerfs crâniens.* (*Ann. derm.*, 1885, p. 319.) — LELOIR, *Monopl. brach. dr. chez un anc. syph.* (*Gaz. méd.*, n° 4; *Progr. méd.*, 1879, p. 525.) — LEMONNIER, *Sympt. vésic. et uréthr. inaugur. la pér. préataxique du tabes sur un syph.* (*Ann. Derm.*, 1885, n. 286.) — LE PETIT, *Et. sur la parapl. syph.* (Th. de Paris, n° 456, 1878.) — LEVI, *Deux cas de syph. cérébr.* (*Giorn. Veneto*, 1879; *Giorn. it.*, 1879, *p.* 290.) — LIEDESDORF, *On syph. disease of the brain and ins Wien. med. Hallep.* 88, 1864.) — LJUNGGREN (Alrik), *Syph. du cerveau et des nerfs.* (*Arch. für Derm. und Syph.*, 1872.) — LOMBROSO (Cesare), *Mani, meningite spinale per causa sifilitica.* (*Giorn. it.*, vol. II, p. 96, 1867.) — LUYS, *Considér. gén. sur la struct. et les mal. du syst. nerveux.* (*Union méd.*, juillet 1886.)

MACKENZIE, *A case of dissem. syph. men.* (*The Lancet*, 1881, vol. I, p. 582.) — *A case of hemiparaplegia spinalis.* (*The Lancet*, 9 juin 1883 et *Rev. sc. med.*, t. XXIII, p. 234.) — MANSSUROW, *Die tertiaire syph.* (*Gehirnleider Geistes Krankheiten Wien.*, 1877.) — MANGON, *Syph. cérébr. précoce.* (Th. Paris, 1883 et *Rev. sc. méd.*, t. XXIII, p. 651.) — MAROTEL, *De quelques man. nerv. syph.* (Th. de Paris, n° 149, 1879.) — MATHIEU, *Un cas d'ataxie unilat. d'orig. syph.; sensation subject. de mauvaise odeur.* (*Ann. de dermat.*, 1882, t. III.) — MAURIAC (Charles), *Mémoire sur les affections syphilitiques précoces des centres nerveux*, in-8° de 200 p. Paris, G. Masson, édit., 1874. — *Localisation de la syphilose corticale du cerveau. Aphasie et hémiplégie droite syphilitique à forme intermittente*, 1876, in-8° de 116 p. G. Masson, édit. — *Contribution à l'étude des amblyopies symptomatiques de la syphilose cérébrale.* 1878, Paris. — MAURIAC (Charles) et VIGOUROUX, *Deux cas de paralysies pseudo-syph. traitées par les æsthésiogènes.* (*Progrès méd.*, 1881, p. 353, 381, 398, 416.) — E. MAURIAC (de Bordeaux), *Contribution à l'étude de la syphilis cérébrale.* — MELLART, *Pseudo-paralysie syph. guérie par le sirop de Gibert.* (*Journ. de méd. de Paris*, 1883, p. 742.) — MÉPLAIN, *Tabes syph. précoce.* (*Ann. derm.*, 1885, p. 218. — MÉRIC (De), *Syph. disease of third nerv. with mydriasis without ptosis.* (*Brit. Med. Journ.*, t. I, p. 29-52.) — MICKLE (Junius), *Notes on syph. in the insane.* (*Brit. and for Med. Chir. Review*, april 1877.) *Insan of syph. cases of orig.* (*New-York Med. Journ.*, 1880, t. XXXII, p. 108.) — MŒBIUS, *Uber tabes der Veibern.* (*Centralblatt für Nervenheilkunde*, 1884, n° 9.) — MOLINIER, *Syph. cérébrale.* (*Rev. méd. de Toulouse*,

J'en dirai autant d'un autre ordre d'encéphalopathies consécutives qu'on ne connaît que depuis peu de temps et qui n'en occupent pas

1880, p. 337.) — MORAT, *Ancienne syph.; hémipl. mouv. choréif. des doigts de la main et du pied du même côté.* (*Lyon méd.*, t. III, p. 384, 1872.) — MOXON, *On syph. disease of spin. cord.* (*Dubl. quart. Journ.*, t. LI p. 449, 1870.) — MULLER, *Syph. et psychose.* (*Correspondenz Blatt*, 1873.)

NAUNYN, *Syph. des centres nerveux*, 60 *obs.* (*Rev. sc. méd.*, 1880, t. XVI, p. 222.) — NEGRESCO, *De la paral. gén. d'or. syph.* (Th. de Montpellier, oct. 1882.)

OPPENHEIM, *Alt. des Tabes.* (*Neurol. Centralblatt*, 1884, n° 7, p. 167 et n° 11, p. 260.) — OTTOLENGHI E GONTI, *Il senso cromatico nei sifilitici.* (*Los sper.* Juin, 1885, p. 662.) — OWEN REES, *Cerebral syph.* (*Guy's Hospital Rep.*, p, 249, 1872.)

PELLIZARI (C.), *Della sif. cer. ed in partic. delle les. arter. da sif. nel cervello.* (*Firenze*, 1877.) — *Della sif. epilett.* (*Lo Sper.*, 1879.) — PÉRIER, *Contr. à l'ét. de l'épil. d'orig. syph.* (Th. Paris, n° 70, t. XIX, 1881.) — PERROUD, *Tumeur du 4e ventric. avec polyurie; hémipl. et mort.* (*Ann. de dermat.*, t. I, p. 519, 1869.) — PETITHAU, *Iodure intus, et extra : myélite grave guér.* (*Arch. méd. belge*, août 1884 et *Rev. sc. méd.*, XXV, p. 263.) — PETROW, *Ueber die Veranderungen des sympatischen Nervensystems bei const. syph.* (*Virchow's Archiv.* t. LVII; *Centralblatt*, p. 510, 1873.) — PHILIPSON, *Syph. para.* (*Ann. derm.*, 1878-79, p. 290.) — PIROCCHI et PORLEZZA, *Midriasi da sifil.* (*Giorn. it.*, p. 129, 1872). — PIROCCHI, *Sifilide e pazzia.* (*Giorn. it.*, p. 257, 1878; *Ann. Derm.*, 1880.) — PONCET, *Méningite syph.* (*Ann. derm.*, 1871, p. 185.) — POTAIN, *Un nouveau cas de paral. hystér. chez un syph.* (*Gaz. Hôp.*, 28 avril 1887.) — PORTER (W.), *Un cas de paraplégie syph.* (*The Lancet*, 28 juin 1885.) — PRÉVOT (J.-L.), *Du rôle de la syph. comme cause de l'ataxie locom. progres.* (Genève, 1882.) — PRICE (A.), *Syph. cér. à forme céphal. sans paral.; gomme du cerveau occupant la région temporo-pariétale gauche.* (*The Lancet*, 16 fév. 1885.) — PROUST, *Tremblement du membre droit chez un syph.* (*Bull. de la Soc. clin. de Paris*, 1877.) — PUSINELLI, *Ueber der Besieh. Zwisch. Lues und Tabes.* (*Arch. für psych. und nerv.*, p. 706, 1882.) — PUY-LE-BLANC, *Epil. syph. surv. 10 ans après l'inf.* (*Ann. derm.*, 1878-79, p. 231.)

QUINQUAUD, *Méningite chron. syph.* (*Bull. de la Soc. clin. de Paris*, 1877.)

RAMSKILL, *Observ. de mal. syph. du syst. nerv.* (*Ann. de derm. et de syph.*, t. I, p. 347, 1869.) — RAYMOND, *Article tabes dorsalis in Dict. encycl. sc. méd.*, 3e série, t. XVI, 1885.) — READE, *On affect of the nerv. system from syph.* (*Brit. med. Journ.*, 1870.) — REMAK, *Affection protubérantielle prob. syph.* (*Berlin. Klin. Woch.*, 11 déc. 1882.) — RENDU, *Ataxie loc. syph.* (*Sem. méd.*, 1883, p. 153.) — REVILLIOD, *Paral. d'or. syph.* (*Soc. anat.*, 14 mars 1885.) — RICHARD, *Contrib. à l'ét. de l'hémipl. hystér. chez les syph.* (Déc. 1887., Th. Paris.) — RICKLIN, *Des relations du tabes dorsal et de la syph.* (*Rev. gén. in Rev. sc. méd.*, t. XXVI, 1885, p. 324.) — RIGAL, *Tumeur syph. intracranienne.* (*Gaz. Hôp.*, 1881, p. 554 et 204.) — RINECKER, *Des affect. syph. de la moëlle.* (*Berlin. Klin. Woch.*, 10 juil. 1882.) — RITTI (A.), *Des rapports entre la syphilis et la paralysie générale.* (*Gaz. hebd.*, 1879, p. 725 et *Ann. derm.*, t. I, p. 297, 1879.) — RIVAUD (L), *De la pseudo-paral. gén. chez les syph.* (*Rev. des sc. méd.*, 1881, t. XVIII, p. 204.) — ROBINSON, *Syph. and loc. atax.* (*The Lancet*, 1881, vol. I, p. 644.) — ROCCHI, *Sifilide spinale.* (*Giorn. it.*, p. 273, 1873.) — ROSENTHAL, *Beiträge zùr Alt und Therapie des Tabes Virchow's Archiv.* XCIX, 1, p. 18, 1885 et *Rev. sc. méd.*, XIX, p. 205.) — ROVIGHI, *I criteri diagn. della sif. cer.* (*Giorn. it.*, 1883, p. 160.) — RUMPF, *Un cas de syph. des centres nerveux.* (*Sem. méd.*, 1884, p. 297.) — *Contrib. à l'ét. de l'atax. loc. syph.* (1881, *Berl. Klin. Woch.*, 5 sept.; *Deut. Med. Woch.*, 1885.)

SAUCET, *Influence de la syph. sur l'évol. de la paral. gén.* (Th. Paris, n° 225, 1878.) — SAVARD, *Étude sur les myélites.* (Paris, thèse, 1882.) — SCHUSTER, *Intorno all' epilepsia sifilitica.* (*Ann. derm.*, t. VIII, p. 59, 1877.) — SCHUTZENBERGER, *Syph. secondaire, hémiplégie, Hg; guérison.* (*Ann. derm.*, t. III, 1871, p. 396.) — SÉE (G.), *Paral. gén. chez un*

moins une place très considérable dans les cérébrosyphiloses. Je veux parler de celles qui dérivent d'une affection syphilitique des artères du cerveau.

Quels que soient le siège primitif des lésions encéphaliques et le mode suivant lequel elles se produisent, la symptomatologie, le processus, le pronostic et le traitement ne présentent que des différences souvent insensibles. Les phénomènes morbides qui les traduisent forment rarement des groupes systématiques bien définis, toujours identiques à eux-mêmes, et d'une circonscription immuable. Ils se combinent au

syph. (*Ann. derm.*, 1880, t. I, p. 743.) — SEGUIN, *De la parapl. chez les suj. syph.* (*Arch. of Derm.*, 1879, vol. V, p. 123 et 202. — *Three cases of chron. trigem. nevral. by syph.* (*Arch. of medic*, 1881, vol. II, p. 87.) — *La syphilis comme cause de tabes dorsalis, sur 72 cas, 52 pour 100 de non syph.* (*New-York med. Journal*, juin 1884.) — SEELIGMULLER, *Ueber syph. Neuralgien.* (*Berl. Klin. Woch.*, n° 43, p. 671, oct. 1883 et *Rev. sc. med.*, p. 234 et XXV, p. 262.) — SEPPILI, *Contrib. à l'ét. de la syph. cér.* (*Riv. exp. di fren. e di med. leg.*, 1877, p. 499 et *Rev. sc. med.*, 1878, t. XII, p. 780.) — SERVANTIÉ, *Des rapports du diabète et de la syph.* (Paris, thèse, 1876.) — SEESSEL, *Paralysie syph.* (*Ann. derm.*, 1883, p. 67.) — SILVER, *General Paralysis; syph. Tumour.* (*Med. Times and Gaz.*, 3 oct. 1872.) — SOMON, *Zur Casuistik der cerebralen syph.* (*Arch. für derm.*, 1873.) — SMITH (W.), *On insan from syph.* (*Brit. Med. Journ.*, p. 30, 1868.) — SOLARI, *Observ. de syph. cér.* (*Ann. de dermat.*, t. I, p. 347, 1869.) — VON SOMMER, *Sur un cas remarq. de men. syph.* (*Ann. derm. et syph.*, 1880, t. I, p. 626.) — SORESINA, *Sif. del syst. nervoso.* (*Giorn. it.*, t. II, p. 87, 1869.) — SPILLMANN, *Syph. et Tabes.* (*Rev. med. de l'Est*, 1881.) — STENGER, *Syph. du centre ov. g. et de la moitié dr. du pont de Varole.* (*Ann. derm.*, 1882, t. III, p. 756.) — STEWART, *Isanity from syph.* (*Brit. med. Journ.*, t. II, p. 333-409.)

TAKACS, *Hémipl. à la suite d'une méning. cér. spin. syph.* (*Pester. Med. Chir. Presse*, XIV, nos 12 et 13, 1878.) — TAPRET, *Et. de la syph. cér. en France.* (*Arch. gén. de méd.*, 1879, vol. I, p. 327.) — TARNOWSKY (B.), *Aphasie syph.* (Paris, 1870.) — TAYLOR (R.-W.), *Neural sciatic syph.* (*New-York Med. J.*, 1880, t. XXVI, p. 235; *Rev. sc. méd.*, t. XVII, p. 222 et *Ann. derm.* t. I, p. 633.) TROISIER, *Tumeurs gommeuses du cerveau.* (*Progrès méd.*, p. 99, 1874. — *Note sur un cas d'encéphal. préc.* (*Progrès méd.*, 1879, p. 59 et *Rev. sc. méd.*, t. XIII, p. 648.) — TUCKWELL, *Paralysie prob. d'or. syph. affect. la forme ascend., guérison par KI.* (*The Lancet*, 14 janv. 1882.)

VÉDRÈNES, *Nécrose front. hémipl., trépan. guér.* (*Rec. mém. méd. mil.*, 1869.) — VERNET (M.), *La syphilis est-elle une cause de paralysie gén.?* (Th. Nancy, 1886-87.) — VIARD, *Épil. d'or. syph.* (*Arch. gén. de méd.*, vol. I, p. 214, 1879.) — VINACHE, *Contr. à l'ét. des parapl. syph.* (Th. de Paris, n° 74, 1880.) — VOIGT, *Syph. et tabes.* (*Ann. derm.*, 1885, p. 183.) — VULPIAN, *Monopl. brach. dr. chez un syph. anc., plaques de mén. gomm. sur la partie sup. de la circ. front. asc.* (*Bull. soc. anat.*, 1879, p. 50.)

WEBER, *Syph. dis. of the spinal cord.* (*Arch. of Derm.*, 1879, vol. V, p. 203.) — WEISS, *Epilepsie partielle syph.* (*Bull. de la Soc. clin. de Paris*, 1877.) — WILLE, *La syph. cons. dans ses rapp. avec les psychoses.* (*Ann. derm.*, t. III, 1871.) — *Un cas de syph. cér.* (*Lo sper.*, p. 298, sept. 1884.) — WINGE, *Disease of the spinal cord. possib. of syph. orig.* (*Dubl. Med. Presse*, 2e série, IX, p. 659, 1853.) — WOOD, *Manif. clin. de syph. cér.* (*Boston Med. Journal*, fév. 1884 et *Lyon méd.*, t. XLVIII, p. 183.)

ZAMBACO, *Des affections nerv. syph.* (Paris, 1862.) — ZIEHL, *Ein fall von Gehirn im Begum des sec. stad.* (*Deut. Med. Woch.* 1884, et *Rev. sc. méd.*, t. XXV, p. 678. — HERMANN V. ZEISSL et MAXIMILIAN V. ZEISSL, *Traité clin. et thér. des maladies vénériennes.* Trad. et ann. par Raugé, Paris, 1888.

contraire et s'enchevêtrent de la façon la plus capricieuse, ou bien ils se simplifient à l'extrême et se bornent à une seule expression symptomatique. Ils s'étalent, s'éparpillent ou se concentrent un peu au hasard et sans obéir à aucune règle. C'est là un des traits les plus accentués, les plus frappants des cérébrosyphiloses.

Si logique et si rigoureuse que soit la méthode qu'on emploie pour les étudier, les analyser et en former des groupes distinctifs, ces affections nous échappent et nous déroutent. C'est que les désordres ont des sources multiples, des localisations variées et inattendues qui ne présentent entre elles aucune incompatibilité. Ils restent isolés, se succèdent ou se produisent simultanément, sans qu'on sache trop pourquoi. — Nous les suivrons plus tard dans toutes leurs manifestations protéiformes.

Ainsi ces manifestations proviennent : 1° de lésions des os du crâne, ce sont les plus rares ; 2° de lésions des méninges ; 3° de lésions de la pulpe encéphalique ; 4° de lésions méningo-encéphaliques, ce sont peut-être les plus communes ; 5° de lésions des artères du cerveau, elles sont également très fréquentes. — Enfin il est arrivé plusieurs fois qu'on n'est parvenu à découvrir aucune lésion dans l'encéphale de sujets qui étaient morts d'une maladie cérébrale qu'on ne pouvait attribuer qu'à la syphilis.

Une autre remarque à faire, c'est que les cérébrosyphiloses ne subissent pas les modifications que l'âge de la syphilis imprime aux viscéropathies ou autres déterminations qui surviennent à ses différentes périodes.

Qu'elles soient précoces ou tardives, qu'elles appartiennent à la phase secondaire ou à la phase tertiaire, elles ont toujours la même physionomie générale et la même gravité. Le tertiarisme n'y ajoute rien. Elles se passent de lui, et la preuve, c'est qu'il est assez exceptionnel de les voir coïncider avec les désordres scléro-gommeux de la peau, des muqueuses et des organes internes.

SECTION I. — *Description générale des cérébrosyphiloses.*

Avant d'étudier les diverses associations phénoménales que présentent les déterminations de la syphilis sur l'encéphale il est utile et même indispensable d'envisager dans son ensemble la syphilose de cet organe, d'en faire la pathologie générale, de passer en revue toutes les circonstances anatomiques, symptomatiques, physiologiques ou autres qui, sans appartenir plus particulièrement à tel ou tel groupe, se rencontrent à peu près dans tous.

Fréquence. — J'ai dit souvent que les cérébrosyphiloses l'emportent de beaucoup comme fréquence sur toutes les viscéropathies de même provenance. Je vais plus loin, car je suis persuadé que, parmi les accidents graves, de toute nature et de toute date, suscités par la syphilis dans son interminable évolution, ceux qui frappent l'encéphale occupent peut-être le premier rang comme nombre. — C'est une impression qui résulte de ce que j'ai observé depuis vingt ans. Je ne sais pas s'il en était ainsi autrefois, mais je crois fermement qu'aujourd'hui, abstraction faite des lésions spécifiques et superficielles de la peau et des muqueuses, toute syphilis qui sort de ce programme vulgaire et obligatoire, menace le cerveau autant et plus que tout le reste. Il serait sans doute difficile de justifier cette proposition par des chiffres. Je ne fais qu'exprimer ce qui résulte de mon expérience personnelle. Sur 100 syphilis, il y en a environ 15 ou 20 qui tournent mal. Eh bien, parmi ces 15 ou 20, tenez pour à peu près certain que si les déterminations ulcéro-gommeuses de la peau et de la région pharyngo-nasale ont la majorité, celles qui s'effectuent sur le cerveau et ses méninges les suivent de près, et qu'on trouverait même des séries où elles les dépassent. Tout cela est très approximatif, j'en conviens. La précision mathématique poussée plus loin serait illusoire. — N'en restez pas moins pénétrés de cette grande vérité, c'est que la syphilis attaque avec une fréquence déplorable les cerveaux de notre génération.

Parmi les maladies infectieuses et constitutionnelles, dyscrasiques, toxiques, susceptibles d'agir d'une façon ou d'une autre sur l'encéphale, la syphilis ne le cède à aucune. Le nombre des cérébropathies syphilitiques est peut être plus considérable que celui des cérébropathies tuberculeuses, du moins chez les adultes. N'est-il pas incontestablement supérieur à celui des cérébropathies cancéreuses? — Dans un hôpital exclusivement consacré à l'épilepsie et aux paralysies, M. Althaus a trouvé 5 pour 100 d'affections nerveuses syphilitiques pour la totalité des admissions. — Les paralysies syphilitiques représentaient 20 pour 100 des paralysies de toute nature, et les troubles de l'intelligence et de la mémoire d'origine spécifique atteignaient la proportion énorme de 60 pour 100.

Je sais toutes les réserves que l'on doit faire au sujet des statistiques. Il y a des chiffres cependant dont on ne peut contester la valeur. Or, tous nous démontrent que, dans l'étiologie des maladies cérébrales, la syphilis joue un rôle capital par la fréquence et la variété des affections qu'elle suscite dans l'encéphale à toutes les phases de son processus.

CHRONOLOGIE. — Les déterminations de la syphilis sur le cerveau peuvent s'effectuer à toutes les périodes de la maladie constitutionnelle, depuis la première poussée des accidents généralisés, jusqu'aux limites ultimes de la diathèse, qui ne sont souvent que celles même de l'existence. Mais un fait qui domine la question chronologique, c'est que les cérébrosyphiloses surviennent très fréquemment pendant la phase secondaire, à une époque incomparablement moins éloignée de l'accident primitif que n'importe quelle autre syphilose d'ordre viscéral. Ce fait considérable, j'ai été un des premiers à le signaler et à en démontrer l'évidence par des preuves cliniques que me fournissait mon expérience personnelle ou que j'avais trouvées dans différents ouvrages. — Depuis

RECHERCHES STATISTIQUES SUR LA PRÉCOCITÉ DES AFFECTIONS SYPHILITIQUES DES CENTRES NERVEUX. — Voici ce que j'ai écrit sur cette question, en 1878, dans mon mémoire sur les *Affections syphilitiques précoces des centres nerveux :*

La précocité des accidents syphilitiques du système nerveux est-elle un fait rare ou commun ? Quelle est sa fréquence ? A quelle époque l'imminence de ces redoutables déterminations est-elle à craindre ?

Pour résoudre ces questions pratiques qui intéressent à un si haut point la prognose de la maladie constitutionnelle, j'ai compulsé dans différents recueils un grand nombre de faits. Ils n'avaient point été choisis pour soutenir une thèse particulière, mais pris au hasard par plusieurs observateurs qui les rapportaient sans aucune idée préconçue.

Voici les résultats auxquels je suis arrivé. Ils m'ont causé quelque étonnement, bien que j'y fusse préparé par ma conviction que la syphilis peut devenir dangereuse pour les viscères dès les premiers jours de sa diffusion dans l'organisme. Il s'en faut de beaucoup que cette statistique embrasse la majorité des cas de syphilose cérébro-spinale disséminés dans les annales de la science ; mais le chiffre de 168, sur lequel elle est basée, est assez important pour donner une idée à peu près exacte de ce qui se passe habituellement.

Dans les 8 cas de ce mémoire, recueillis par moi, *l'intervalle entre l'accident primitif et l'apparition de la syphilose cérébro-spinale n'a pas dépassé un an.* Eh bien, je considérerai comme réellement précoces les accidents de cette nature qui se développent dans les douze premiers mois de la maladie constitutionnelle, et j'en ferai la première série de ma statistique. — Est-ce à dire que ceux qui surviennent après la première année ne sont pas précoces ? Non. Mais la précocité n'impliquant rien d'absolu, et ayant des limites un peu arbitraires, il faut bien lui assigner un terme pour la facilité des comparaisons. — Ce sera, si l'on veut, une *précocité du premier degré.*

Il y aura aussi des *précocités du deuxième degré.* N'est-il pas, en effet, légitime au point de vue pathologique, de regarder comme précoce une affection du système nerveux qui se développe deux ou trois ans après l'accident primitif ? Sans doute, car la maladie constitutionnelle est encore dans sa période de virulence. Mais remarquons combien il est difficile de trouver, même approximativement, le point exact où la détermination viscérale cesse d'être précoce. Si on voulait à toute force une ligne de démarcation, je crois qu'on pourrait la tracer au moment où la syphilis quitte la phase des éruptions généralisées, des plaques muqueuses ou cutanées, des manifestations dont les produits

seize ans que mon travail sur ce sujet a été publié, j'ai eu l'occasion d'observer bien des cas de cérébrosyphilose et ils n'ont fait que me confirmer dans ma première manière de voir. — Peut-être la précocité n'y a-t-elle pas été aussi grande que dans ma première statistique, mais il n'en reste pas moins solidement établi que :

Parmi toutes les viscéropathies causées par la syphilis, les cérébrosyphiloses sont non seulement les plus fréquentes, mais aussi les plus précoces.

Depuis mes recherches sur les affections syphilitiques précoces des centres nerveux, plusieurs travaux dans le même sens ont été publiés, et tous arrivent à peu près aux mêmes conclusions que moi.

Dans sa thèse sur la *syphilis cérébrale précoce* (1886), M. le Dr Gaudichier a étudié, au point de vue chronologique, l'apparition des accidents cérébraux. Ses recherches statistiques comprennent 376 cas dont

sont virulents, pour entrer dans un ordre d'accidents plus profonds, plus circonscrits et incapables ou moins susceptibles de se communiquer. Mais il y a là, ainsi que sur tant d'autres points, beaucoup d'incertitude et de variabilité ; il faut trop souvent se contenter d'à peu près, et ne point demander aux faits pathologiques une rigueur qu'ils ne comportent pas.

Pour simplifier le discours, j'emploierai souvent le mot *incubation* : il désignera l'intervalle de temps qui s'est écoulé entre l'accident primitif et l'apparition de la syphilose cérébro-spinale.

Je n'attache ici à ce mot aucune idée théorique. Il n'implique point, par exemple, la continuité d'une action morbide sourde, latente, qui s'élabore discrètement, et sans intermittences dans la profondeur de l'organisme, sous l'influence du virus, pour aboutir fatalement à tels ou tels résultats, dont il soit à peu près possible de prédire la date et de fixer la nature.

I. Cela étant établi, entrons dans l'analyse des 168 cas de ma statistique. Voici les chiffres que donne ce que j'appelle la précocité du premier degré :

Sur 168 cas, l'incubation de la syphilose cérébro-spinale a été d'une année, et de moins d'une année, 53 fois. Ce chiffre est énorme, puisqu'il exprime plus du tiers de la totalité.

Décomposons-le, suivant les mois, car c'est par mois, et quelquefois par jours, que l'on compte dans cette première série.

Eh bien, l'intervalle entre l'accident primitif et l'apparition des accidents syphilitiques nerveux a été de :

Un mois dans	3 cas.	Six mois dans	6 cas.
Deux mois dans	4 cas.	Huit mois dans	2 cas.
Trois mois dans	5 cas.	Neuf mois dans	2 cas.
Quatre mois dans	7 cas.	Douze mois dans	20 cas.
Cinq mois dans	4 cas.		

Au sujet des 20 cas où l'incubation a été de 12 mois, je ferai une remarque : c'est que 12 mois ou un an étant un chiffre rond, on a dû y englober les intervalles de temps qui étaient moindres ou plus considérables de quelques mois. Le chiffre 12 ne doit pas être d'une rigueur absolue, et il est probable que les incubations d'un an étaient souvent de 10, 11, 13 ou 14 mois.

J'ai trouvé 2 ou 3 cas où il y avait eu simultanéité entre l'accident primitif et les accidents nerveux, mais je ne les ai point admis. Est-ce que la syphilose cérébro-spinale peut

337 chez les hommes et 39 seulement chez les femmes. Le tableau relatif aux hommes démontre que c'est surtout de 3 à 4 ans après le chancre, que l'on observe le plus grand nombre de syphiloses cérébrales. — Les cas ne font qu'augmenter de la première au commencement de la quatrième année. Ils deviennent de moins en moins fréquents ensuite. Cependant ils atteignent encore des chiffres considérables, puisque, sur 337, il y en a eu 24 de six à sept ans après l'accident primitif, et 22 de 11 à 12 ans. — Dans un cas la cérébro-syphilose ne se produisit que 37 ans après le chancre. — Au delà de la quinzième année, elle devient de plus en plus rare. — Chez les femmes la précocité serait moins grande et le maximum de fréquence ne se trouverait qu'entre 6 et 7 ans, au lieu d'être comme chez les hommes entre 3 et 4 ans.

En divisant les cas chez les hommes par période triennale, M. Gau-

se manifester avant que l'infection de l'économie par le virus syphilitique se soit effectuée ? Ne serait-ce pas une monstruosité pathogénique ? Il faut se défier des coïncidences ; elles n'impliquent pas toujours des rapports de causalité ? Or, ce sont de pures coïncidences qui font développer à la même date, d'une part le chancre syphilitique, et d'autre part une affection quelconque du névraxe.

Je serais tenté d'en dire autant pour l'intervalle de trois semaines et d'un mois. Mais on doit être affirmatif pour les incubations de sept semaines et de deux mois. N'est-ce pas le moment, en effet, où la syphilis, confinée jusque-là dans l'accident primitif, sort de son état latent ? Elle frappe le système lymphatique, la peau et les muqueuses. S'en tient-elle toujours là ? Non. La diffusion franchit les téguments et ces parties extérieures *exposées à l'air* dont parle Hunter. Les viscères les plus profonds ne sont pas à l'abri de ses atteintes.

Parmi eux, le *cerveau vient de beaucoup en première ligne.*

Dès l'explosion des accidents vraiment constitutionnels de la syphilis, cet organe peut être endommagé. Quelquefois, il ne l'est que faiblement. Tout se borne à des troubles fonctionnels passagers produits, soit par l'impression directe du virus sur les éléments nerveux eux-mêmes, soit plutôt par les perturbations momentanées de l'irrigation vasculaire dans les méninges et les couches les plus superficielles du cerveau. Mais, qu'on ne l'oublie pas, l'encéphalopathie syphilitique peut s'élever déjà à tous les degrés de gravité. L'âge de la syphilis n'y fait rien, comme on s'en convaincra plus tard, quand nous parlerons du pronostic.

La moelle épinière échappe beaucoup plus fréquemment que le cerveau aux attaques légères ou graves, fugaces ou persistantes de la syphilis sur le névraxe. Il est rare de voir des myélopathies se développer pendant les premières phases de la maladie constitutionnelle. Les douleurs névralgiques des membres et du thorax qui se produisent assez souvent à cette époque, sont plutôt l'expression des souffrances du système nerveux périphérique, que le symptôme d'une détermination sur la moelle épinière.

II. La précocité du deuxième degré comprendra, pour les raisons que j'ai données ci-dessus, les cas d'affection syphilitique du névraxe, qui surviennent dans le cours de la deuxième et de la troisième année.

A partir des incubations comprises dans les 12 premiers mois, on trouve rarement mentionnées des divisions mensuelles. Les malades ne comptent plus que par années. Ils semblent, à mesure qu'ils s'éloignent du début de leur maladie, perdre la notion pré-

dichier, a trouvé qu'il y avait eu : de 1 à 4 ans : 77 cas de syphilose cérébrale ; de 4 à 7 : 73 ; de 7 à 10 : 57 ; de 10 à 13 : 49 ; de 13 à 16 : 37 ; de 16 à 19 : 13 ; de 19 à 22 : 11 ; de 22 à 25 ; 6 ; de 25 à 28 : 6 ; de 30 à 34 : 1 : de 34 à 37 : 0 ; de 37 à 40 : 1.

M. Gaudichier conclut qu'en prenant la moyenne chez les hommes et chez les femmes, le maximum de fréquence des cérébrosyphiloses serait de 4 à 7 ans. — D'après moi il serait un peu plus rapproché de l'accident primitif. — D'après M. Fournier, les accidents cérébraux ont

cise de sa durée. Leur mémoire est en défaut, et c'est tout naturel. Aussi peut-on affirmer, que les incubations les plus courtes sont celles qui doivent inspirer le plus de confiance parce que tout concourt, et chez le malade et chez le médecin, à leur donner un caractère plus rigoureux de certitude.

L'intervalle qui s'est écoulé entre l'accident primitif et l'affection syphilitique des centres nerveux a été de :

Deux ans dans	19 cas.	Trois ans dans	13 cas.

Sur 168 syphiloses cérébro-spinales, il n'y en a donc eu que 32 de la deuxième à la troisième année inclusivement, tandis que de 2 à 12 mois, il s'en est développé 53. Il en résulte que la précocité du premier degré est presque deux fois plus nombreuse que celle du deuxième degré, quoiqu'elle comprenne deux années, tandis que la première ne dépasse pas les 12 premiers mois de la syphilis.

III. A un âge plus avancé de la syphilis, les incubations ont été réparties de la manière suivante :

1° Pour la quatrième, la cinquième, la sixième années :

Quatre ans dans	13 cas.	Six ans dans	6 cas.
Cinq ans dans	9 cas.		

Total, 28 cas seulement pour ces trois années ; proportion beaucoup plus faible, on le voit, que pour la précocité du deuxième degré, puisqu'il y a 4 cas de moins et une année de plus.

2° Pour les septième, huitième, neuvième et dixième années :

Sept ans dans	10 cas.	Neuf ans dans	5 cas.
Huit ans dans	7 cas.	Dix ans dans	6 cas.

Total, 28 cas, comme dans la série précédente, quoiqu'il y ait une année de plus.

Ainsi, jusqu'à 10 ans, il y a une décroissance de plus en plus grande dans le nombre des cas de syphilose cérébro-spinale.

Mais cette décroissance est encore bien plus rapide après 10 ans, puisque les séries des cinq années ne donnent :

La première, de 11 à 15 ans, que les incubations suivantes :

Onze ans dans	2 cas.	Quatorze ans dans	1 cas.
Douze ans dans	3 cas.	Quinze ans	2 cas.
Treize ans dans	3 cas.		

Soit 11 cas seulement pour cinq années.

La deuxième, de 16 à 20 ans :

Seize ans dans	1 cas.	Dix-neuf ans dans	2 cas.
Dix-sept ans dans	4 cas.	Vingt ans dans	1 cas.
Dix-huit ans dans	2 cas.		

Soit 10 cas pour ces cinq autres années.

été observés dans le courant de la seconde ou de la première année de la syphilis, et même à partir du septième, du sixième ou du cinquième mois, Mais ce sont là des faits rares et d'autant plus rares que l'apparition des accidents s'y montre plus précoce. — La catégorie des cas très tardifs est aussi rare, selon lui, que celle des accidents très précoces, et il place le maximum de fréquence de la syphilose cérébrale entre *la troisième et la dix-huitième année*. Dans cette période, ils se distribueraient approximativement de la manière suivante, d'après son

Après 20 ans de syphilis, voici ce que l'on trouve comme intervalles de temps entre l'accident primitif et la syphilose cérébro-spinale :

Vingt et un ans dans..........	1 cas.	Quarante-trois ans dans.........	2 cas.
Vingt-cinq ans dans............	1 cas.	Quarante-huit ans dans..........	1 cas.
Quarante-deux ans dans.........	1 cas.		

Proportion si faible, qu'elle ne peut même pas être comparée aux séries de 10 à 15 ans et de 15 à 20.

Je n'ignore point combien les chiffres sont trompeurs, et je suis loin de prétendre que les statistiques, même les plus complètes et les mieux faites, puissent donner des lois, surtout en pathologie. Il faut tenir compte des erreurs de supputation et prendre les statistiques pour ce qu'elles valent ; elles se bornent à indiquer, dans une mesure très large, et dont il ne faut pas exagérer la rigueur, la fréquence ou la rareté des faits, sans en donner la raison physio-pathologique. Mais cette raison, cette cause profonde des phénomènes, n'est pas ce qu'il faut chercher pour le moment.

Une statistique dont les éléments auraient été puisés à d'autres sources, donnerait-elle des résultats semblables? Je crois, sans pouvoir toutefois l'affirmer, qu'ils ne différeraient pas grandement, et qu'ils établiraient, comme ceux qui précèdent, la fréquence relativement très grande des syphiloses du névraxe, pendant les deux ou trois premières années de la syphilis et principalement pendant la première.

Les faits, dont j'ai relevé les incubations, se trouvent dans les trois excellentes monographies de MM. Lagneau fils, Zambaco, Gros et Lancereaux, sur les affections syphilitiques du système nerveux [1].

La rareté de plus en plus grande des syphiloses cérébro-spinales aux périodes avancées de la syphilis, n'a rien, du reste, qui doive étonner. Considérez, en effet, que parmi les syphilitiques d'une même génération, beaucoup succombent par une cause ou par une autre, avant que la syphilis ait dit chez eux son dernier mot. La mortalité les moissonne en proportion de leur âge. Ne pourrait-on pas dire que s'ils avaient vécu plus longtemps, leurs centres nerveux seraient devenus syphilomateux? Dans l'appréciation des statistiques, il ne faut donc pas perdre de vue que le nombre des syphilis âgées de 1, 2, 3 ans est infiniment plus considérable, à n'importe quel moment, que le nombre des syphilis âgées de 10, 15, 20, 30 ou 40 ans, etc.

Dans ses recherches statistiques sur l'étiologie de la syphilis tertiaire, M. le docteur Jullien a réuni 224 cas qu'il a divisés en quatre catégories. La première comprend 59 cas, dans lesquels la syphilis n'ayant pas été traitée, a suivi sa marche naturelle ; la seconde, 47, où le traitement mercuriel a été institué dès le début des chancres ; la troisième, 111, traités par le mercure à partir de l'apparition des accidents secondaires, et la quatrième, 7, traités par l'iodure de potassium seul.

Dans la première catégorie, il n'y a qu'un cas de syphilose des centres nerveux ;

Dans la deuxième, on en compte 6 ;

1. J'ai évité, autant que possible les erreurs qui auraient pu résulter de la reproduction des mêmes faits, dans chacun de ces trois ouvrages.

expérience personnelle : les deux tiers des cas de la troisième à la dixième année ; — un tiers des cas de la dixième à la dix-huitième année, de telle sorte que le *maximum de fréquence des accidents cérébraux de la syphilis paraît contenu entre la troisième et la dixième année après la contamination.* — Les faits que j'ai observés donnent une moyenne plus rapprochée de l'accident primitif. Mais ce sont là des différences minimes et qui importent peu. Ce qui ressort de toutes les statistiques, c'est que les syphilis jeunes sont plus fécondes en cérébro-syphiloses que les syphilis d'un âge moyen et surtout que les syphilis

Dans la troisième, 13 ;

Et dans la quatrième, il n'en existe pas.

C'est donc un total de 20 cas de syphilose cérébro-spinale sur 224 cas de syphilis tertiaire, soit un peu moins d'un dixième.

Dans ces 20 cas, l'intervalle entre le début de la syphilose cérébro-spinale et l'accident primitif a été de :

Dix mois dans	1 cas.	Quatre ans dans	1 cas.
Un an dans	7 cas.	Cinq ans dans	1 cas.
Un an et demi dans	1 cas.	Six ans dans	1 cas.
Deux ans dans	1 cas.	Neuf ans dans	2 cas.
Deux ans et demi dans	1 cas.	Dix ans dans	1 cas.
Trois ans dans	3 cas.		

Ainsi, en regardant comme précoces les cas dans lesquels l'incubation ne dépasse pas 3 ans, on voit qu'il y a 13 syphiloses cérébro-spinales précoces sur 6 tardives. Sur ces 13 syphiloses, 8 appartiennent au premier degré de précocité, puisqu'elles se sont déclarées dans les 12 mois qui ont suivi l'accident primitif, et 6 sont du deuxième degré de précoité, leur début ayant eu lieu de 1 à 3 ans après le chancre.

Voilà donc une nouvelle catégorie de faits qui milite en faveur de la précocité des affections syphilitiques du système nerveux.

Aussi M. Jullien a-t-il eu raison de dire dans son excellent *Traité des maladies vénériennes*, en faisant allusion à ce chiffre : « Nous n'en concluons pas à la précocité presque constante de ces manifestations cérébro-spinales, attendu que peut-être par coïncidence, beaucoup d'accidents tardifs ont pu nous échapper ; mais, du moins, croyons-nous avoir prouvé le peu d'exactitude de l'opinion contraire. »

Dans la très bonne thèse de mon ami M. le docteur Ladreit de Lacharrière, sur les paralysies syphilitiques, il y a 13 observations prises avec beaucoup de soin. Onze fois l'intervalle entre l'accident primitif et l'apparition des accidents nervoso-syphilitiques a été noté d'une manière précise, et il a été de :

Trois mois dans	1 cas.	Onze mois dans	1 cas.
Quatre mois dans	1 cas.	Quatorze mois dans	1 cas.
Cinq mois dans	1 cas.	Seize mois dans	1 cas.
Six mois dans	1 cas.	Quinze ans dans	1 cas.
Neuf mois dans	1 cas.	Seize ans dans	1 cas.
Un an dans	1 cas.		

Ces faits, sauf les deux derniers, rentrent, comme on le voit, dans la catégorie des syphiloses cérébro-spinales très précoces. Leur proportion, par rapport à celles qui sont tardives, est donc comme 9 est à 2.

Cette proportion est loin d'être toujours la même dans les différents travaux sur la syphilis cérébro-spinale.

Prenons un des meilleurs ouvrages sur la matière, celui de M. le docteur Thomas

vieilles. Eh bien, n'était-ce pas tout l'inverse qu'on croyait autrefois ? Et ce fait si caractéristique de la précocité des accidents cérébraux dans la syphilis, n'aggrave-t-il pas singulièrement le pronostic de cette maladie ? — Quelle différence, en effet, entre la proximité, l'imminence d'un danger, et son échéance à 20 ou 30 ans, même avec toutes les probabilités et la presque certitude de cette échéance, et à plus forte raison quand elle est très aléatoire !

Étiologie. — I. De quelle importance serait, au point de vue du pronostic et surtout du traitement, la connaissance des circonstances étiologiques qui préparent et favorisent les déterminations de la

Buzzard, publié en 1874 à Londres, intitulé : *Clinical aspects on syphilitic nervous affections*. Nous y trouvons 37 observations. Dans 26, l'intervalle entre l'accident primitif et l'apparition de la syphilis cérébro-spinale, a été noté d'une manière plus ou moins approximative, et il a été de :

Neuf mois dans	1 cas.	Neuf ans dans	1 cas.
Treize mois dans	1 cas.	Dix ans dans	3 cas.
Deux ans et demi dans	1 cas.	Onze ans dans	1 cas.
Trois ans dans	1 cas.	Douze ans dans	1 cas.
Quatre ans dans	2 cas.	Quatorze ans dans	2 cas.
Cinq ans dans	3 cas.	Quinze ans dans	1 cas.
Six ans dans	3 cas.	Dix-neuf ans dans	1 cas.
Sept ans dans	2 cas.	Trente-deux ans dans	1 cas.
Huit ans dans	1 cas.		

Il résulte de ce tableau que dans les cas observés par M. Buzzard, les cas précoces ont été rares, puisqu'on n'en compte (en comprenant le premier et le deuxième degré de précocité), que 4 sur 26, c'est-à-dire qu'ils sont six fois moins nombreux que les cas tardifs.

Il me serait facile de multiplier ces statistiques, mais je pense que les chiffres que j'ai donnés suffisent amplement pour démontrer la fréquence relativement grande des accidents syphilitiques pendant les premières phases de la maladie constitutionnelle. Tout en faisant des restrictions sur leur exactitude, tout en tenant compte des nombreuses erreurs auxquelles on s'expose en les compulsant sur une grande échelle, il n'en est pas moins certain que, *parmi les syphiloses tertiaires et viscérales, aucune ne l'emporte comme précocité sur les syphiloses cérébro-spinales*.

Telle est la conclusion pratique et vraie à laquelle conduisent l'observation de tous les jours et la lecture des innombrables documents publiés sur la syphilis.

Depuis que ce travail a été commencé, j'ai observé d'autres cas de syphilose cérébro-spinale précoce. En les ajoutant à ceux qui sont rapportés dans la première partie de ce mémoire, je trouve que l'intervalle entre le chancre infectant et les accidents nerveux a été de :

Cinq mois dans	9 cas.	Quinze mois dans	1 cas.
Huit mois dans	1 cas.	Quinze mois dans	1 cas.
Un an dans	1 cas.		

J'ai été appelé aussi à soigner des malades atteints d'accidents nerveux syphilitiques, chez lesquels le début de la syphilose remontait à 4, à 5, à 7 et même à 19 ans. Mais la grande majorité des faits bien authentiques de syphilose cérébro-spinale soumis à mon observation, rentraient dans la catégorie des accidents les plus précoces.

syphilis sur le cerveau? Nous pourrions peut-être les écarter ou les neutraliser, empêcher les lésions d'éclore, les étouffer dans leur germe, arrêter leur développement et prévenir les conséquences funestes qu'elles ont pour une pulpe aussi facile à désorganiser que celle du cerveau, même lorsqu'elles ne sont encore que rudimentaires.

Mais là, comme nous l'avons vu tant de fois, la spontanéité capricieuse de la syphilis déjoue tous nos calculs. Nous avons beau nous évertuer à rechercher les causes prédisposantes, occasionnelles, déterminantes, prochaines ou éloignées, héréditaires ou accidentelles, etc., nous n'arrivons à aucun résultat concluant. Force nous est, la plupart du temps, de rester dans le vague. Nous en sommes réduits à des conjectures plus ou moins probables, dont des faits contradictoires viennent tôt ou tard renverser le fragile échafaudage.

Dans l'immense majorité des cas, la syphilis attaque le cerveau sans aucune raison plausible, parce que cela lui plaît ainsi, et bien qu'elle semble n'y être poussée par quoi que ce soit d'accessible à nos investigations. Combien de sujets sont en parfait équilibre cérébral et dans la plénitude d'une santé générale excellente, lorsqu'ils sont frappés tout à coup d'accidents cérébraux!

Par contre, on en voit, mais c'est le petit nombre, qui semblent y être voués, soit par des prédispositions héréditaires, soit plutôt par des causes adjuvantes, dont l'action permanente ou répétée sur le cerveau indique à la syphilis qu'elle peut vaincre facilement la résistance vitale de cet organe. — Parmi ces causes, il faut placer au premier rang, le surmenage cérébral, les tensions excessives de l'esprit, les veilles prolongées, les émotions, les chagrins, les grandes secousses morales, les passions dépressives, etc, etc.

Viennent après, ou peut-être sur la même ligne, les perturbations physiques et fonctionnelles que produit dans le cerveau l'abus des boissons alcooliques. — Les excès vénériens occupent aussi une large place dans l'étiologie des cérébrosyphiloses. Il serait facile de citer des cas ou ces trois ordres de causes ont exercé isolément ou par leur réunion une influence incontestable. On a dit que chez les gens adonnés par profession ou par goût aux travaux de l'esprit, chez les littérateurs, par exemple, chez les professeurs, les médecins, les avocats, etc., les cérébrosyphiloses s'observaient avec un degré de fréquence remarquable. C'est exact dans une certaine mesure. Mais que de gens dont la culture intellectuelle est le moindre souci, et qui ne tirent jamais leur cerveau de la torpeur où il se complaît, sont victimes des déterminations de la syphilis sur cet organe! Les bas-fonds sont, dans cet ordre de faits, plus souvent atteints que les sommets. Il est vrai qu'ils ont pour eux la supériorité numérique[1].

Je crois que si on voulait créer artificiellement une cérébrosyphilose chez n'importe quel syphilitique, on n'y réussirait pas. N'en voit-on pas qui s'exposent à toutes les causes susceptibles de diriger sur le cerveau l'action de la syphilis, et qui pourtant ont la chance de lui échapper? — Mais le médecin, tout en constatant cette absence de logique dans l'étiologie des cérébrosyphiloses, n'en doit pas moins agir, en pareille occurrence, comme si ce que nous appelons le hasard n'y entrait pour rien, et il insistera chez tous les syphilitiques sur la nécessité de pacifier leur cerveau, s'il a l'habitude d'être en ébullition, de le régler, de lui donner des loisirs, de le soustraire aux émotions pénibles, à tout ce qui peut le secouer violemment, le congestionner ou l'épuiser, comme le font l'intempérance et les excès vénériens, etc.

Les causes qui prédisposent les syphilitiques aux cérébrosyphiloses contribuent peut-être plus encore à les faire récidiver qu'à les produire. Aussi l'hygiène cérébrale et génitale doit-elle être d'une sévérité plus grande chez ceux qui ont été guéris plus ou moins complètement d'une première attaque.

II. — Y a-t-il des formes et des degrés de syphilis qui soient plus aptes que d'autres aux déterminations cérébrales ?

Un fait qui me frappa beaucoup lorsque j'observai pour la première fois des cas de syphilose cérébro-spinale, ce fut la bénignité de l'accident primitif. Tous mes malades avaient eu un chancre infectant superficiel, qui n'avait manifesté aucune tendance à l'ulcération et qui s'était guéri en quelques jours, sans laisser aucune trace. — Ce que je dis du chancre s'applique aussi aux manifestations générales de la maladie.

1. « Les hommes voués aux travaux intellectuels présentent en face du syphilome une vulnérabilité plus grande des centres nerveux ; aussi les femmes semblent-elles jouir d'une certaine immunité, et c'est par centaines que l'on pourrait citer les exemples d'hommes éminents, savants, artistes, que ce mal a terrassés. Qui ne connaît la fin malheureuse d'un éminent professeur de la Faculté de Paris, et quel syphiliographe peut ignorer qu'une des plus grandes personnalités de la vénéréologie italienne nous fut ainsi enlevée, victime de la contagion professionnelle. Je veux aussi mentionner le cas d'un jeune homme, un externe des hôpitaux de Paris, syphilitique depuis quelques mois à peine, et que je vis tomber, frappé d'un ictus apoplectiforme pendant qu'il préparait le concours pour l'internat... Il faut noter aussi l'influence du froid, cet ennemi des syphilitiques, qui, incontestablement, a joué un rôle dans quelques observations. On doit enfin mentionner les traumatismes du crâne. — Byron Bramwell avait guéri un syphilitique, d'accès épileptiformes, avec hémiplégie gauche, quand un traumatisme, réchauffant le foyer morbide, entraîna la réapparition de tous les phénomènes pathologiques et la mort du malade. A l'autopsie, on reconnut une gomme localisée au niveau de la première et de la deuxième circonvolution frontale droite. » (Jullien, *Loc. cit.*, p. 1005.)

Des éruptions érythémateuses ou papuleuses, des plaques muqueuses, tels étaient les accidents qui précédaient, accompagnaient ou suivaient les attaques de syphilose cérébro-spinale. Ils étaient presque toujours insignifiants, eu égard à la gravité de la détermination viscérale.

D'autres observateurs ont fait la même remarque. — M. Broadbent est celui qui a le plus insisté sur cette particularité. Dans ses leçons, (*On syphilitic affections of the nervous system ;* Lancet, 1874), il soutient que c'est principalement lorsque les symptômes secondaires ont été légers ou ont manqué, ou bien lorsque les symptômes tertiaires se sont montrés prématurément, que les accidents nerveux ont fait explosion. Il cite à l'appui de son opinion Gros et Lancereaux, Braus, Buzzard et Moxon. Cette remarque s'applique à toutes les syphiloses cérébro-spinales, quel que soit le moment de la diathèse auquel elles se produisent.

Eh bien, quoique M. Broadbent soit très absolu dans sa manière de voir, il le serait encore plus s'il n'avait compris dans son appréciation que les cas de détermination syphilitique *précoce* sur les centres nerveux.

Est-ce à dire que les syphilis graves ou malignes confèrent au malade une sorte d'immunité contre la syphilis cérébro-spinale ? Non, assurément, puisqu'il y a quelques cas qui prouvent le contraire. Mais ce qu'on peut avancer, c'est qu'elles n'y prédisposent pas[1].

1. Comme le nombre des syphilis ayant dans leur phase primitive et secondaire une apparence bénigne, est incomparablement plus grand aujourd'hui que celui des syphilis à manifestations externes ulcéro-gommeuses graves, il n'y a peut-être pas lieu de s'étonner autant qu'on l'a fait, de rencontrer plus de cérébrosyphiloses dans les premières que dans les secondes. La qualité du chancre et des syphilides cutanées et muqueuses qui lui succèdent ne peut fournir des notions pronostiques d'une certaine valeur que sur la forme anatomique des déterminations futures, et pas du tout sur leurs localisations viscérales. Ainsi, il y a de grandes probabilités pour qu'un chancre phagédénique soit suivi, durant une longue période, de poussées ulcéreuses sur la peau ; mais il n'y en a que fort peu pour que le cerveau en particulier soit atteint, ou du moins pas plus que s'il s'agissait d'un chancre résolutif et superficiel. Toutefois, on aurait grand tort d'en conclure que les syphilis graves, dans le sens où on l'entend d'habitude, confèrent une sorte d'immunité contre les cérébrosyphiloses, tandis que les syphilis dites bénignes y prédisposent d'une façon toute particulière. Je ne crois pas à une sorte de balancement entre les accidents internes et les accidents externes.

Quoi qu'il en soit, un fait bien établi et par mes propres recherches et par celles de beaucoup d'autres, c'est que les déterminations sur le cerveau se rencontrent plus fréquemment dans les syphilis moyennes ou bénignes que dans les syphilis graves.

Sur 47 cas de cérébrosyphiloses, M. Fournier a trouvé 3 cas de syphilis antérieurement graves ou tout au moins sérieuses, et 44 cas de syphilis moyennes ou bénignes. Il en a judicieusement conclu :

« 1° Que toute syphilis, bénigne, moyenne ou grave dans ses premières manifestations, peut être suivie d'accidents cérébraux ; 2° Que la bénignité originelle d'une syphilis

D'un autre côté, parce qu'une syphilis est bénigne dans son accident primitif et dans ses premières manifestations cutanées et muqueuses, faut-il la soupçonner d'éventualités névropathiques prochaines ? Non, encore, puisqu'un nombre immense de syphilis légères ou d'une moyenne intensité évoluent ou guérissent sans les présenter jamais.

III. — Mais si nous ne trouvons ni chez le malade lui-même, ni dans l'étiologie commune, ni dans les caractères de l'accident primitif, des notions qui nous permettent de prévoir la détermination cérébro-spinale, peut-être serons-nous plus heureux en interrogeant les troubles constitutionnels que suscite quelquefois dans l'organisme l'intoxication syphilitique. — Indépendamment du mouvement fébrile, de l'anémie, de la chute des forces et de l'amaigrissement, etc., on voit chez certains sujets un ébranlement nerveux considérable précéder de quelques jours les éruptions cutanées, et céder peu à peu, à mesure qu'elles marchent vers la plénitude de leur efflorescence. Eh bien, quel pronostic peut-on fonder sur ces perturbations si variées et si multiples de la nervosité ? Généralement elles ne présagent rien de grave; elles se calment spontanément ou se dissipent sous l'action de l'iodure de potassium. J'ai vu, chez des femmes, ces névropathies d'invasion acquérir un degré d'intensité extrême, sans laisser trace de leur passage dans le cerveau ou la moelle épinière. Par contre, chez plusieurs sujets atteints plus tard de syphilose cérébro-spinale, les névropathies d'invasion ne s'étaient pas manifestées.

Le danger n'est pas encore là, et de pareils troubles sont rarement les prodromes d'une détermination fixe et organique. Mais, si au lieu d'être fugaces ils persistent ; si, loin de se calmer à mesure que les éruptions mucoso-cutanées se développent, ils redoublent de violence ; et surtout, si, après avoir disparu, ils se reproduisent plus tard d'une manière continue ou par attaques soudaines et nocturnes, il faut les considérer, non plus comme des troubles constitutionnels vagues, mais comme les symptômes précis d'une action morbide qui se localise sur un ou plusieurs points des centres nerveux.

IV. — Il fallait bien s'attendre à ce que le mercure fût rendu responsable des déterminations de la syphilis sur le cerveau. Quels sont les méfaits qu'on n'a pas mis à sa charge? C'est une habitude invétérée puisqu'elle dure depuis des siècles, et il est à craindre qu'on n'y renonce

(traitée ou non traitée, peu importe) n'est en rien une garantie contre l'éventualité d'accidents cérébraux ultérieurs ; 3o Et que, même à consulter les faits aujourd'hui contenus dans la science, ce sont les syphilis originairement moyennes ou bénignes qui paraissent fournir aux accidents de cet ordre le plus fort contingent. »

pas de sitôt. Eh bien, qu'y a-t-il de fondé dans ce reproche? Rien de péremptoire. Sur quoi repose-t-il? Sur quelques statistiques trop restreintes[1]. A une époque où on usait du mercure tout autant qu'aujourd'hui et où la règle était même d'en abuser, est-ce que les cérébrosyphiloses étaient plus communes qu'aujourd'hui? Rien ne le prouve. Si la médication hydrargyrique les produisait, ainsi qu'on l'en accuse, comment s'y prendrait-elle pour les guérir? Et pourtant il est incontestable qu'elle est contre elles d'une efficacité très grande, sinon souveraine et que, dans tous les cas, on lui fait une large place à côté de la médication iodurée.

Ce préjugé contre le mercure n'est-il pas la conséquence de la doctrine fausse du balancement entre les manifestations externes et les manifestations viscérales de la syphilis? Il y en a qui croient encore que, dans la syphilis comme dans les fièvres éruptives, si on empêche le virus d'accomplir son œuvre au-dehors, il ne manquera pas de prendre sa revanche à l'intérieur. — J'ai fait justice de ces idées erronées. Il est aussi faux que suranné et ridicule de dire qu'*on ne doit pas enfermer le loup dans la bergerie*.

Anatomie pathologique. — Elle comprend les lésions de l'encéphale, de la boîte crânienne, des méninges et des artères cérébrales. Nous les étudierons de dehors en dedans, et nous les diviserons en quatre groupes.

Mais je crois utile de faire préalablement quelques remarques qui s'appliquent à tous les syphilomes intracrâniens. — On peut les traduire sous forme de propositions :

1° Toutes les productions syphilomateuses du crâne, des méninges et du

1. « En 1874, dit M. Jullien, j'ai insinué après bien d'autres que les excès du traitement mercuriel n'y seraient peut-être pas étrangers. Je me basais sur une statistique dont je ne sache pas qu'on ait constaté le bien fondé. Mais ce n'était qu'une statistique, et je ne fais nulle difficulté de convenir qu'en nosologie, il ne faut user d'un pareil moyen qu'avec défiance. Il ne serait pas difficile en effet de m'opposer bon nombre de cas dans lesquels le malade, bien que resté vierge de tout traitement, a souffert d'accidents nerveux redoutables. C'est ainsi que la statistique de Waldemar comprend, sur 89 cas de lésions spécifiques nerveuses, 25 malades restés exempts de toute influence thérapeutique. A mon tour, je pourrais multiplier des véroles traitées dès le début par les praticiens les plus expérimentés, qui, pour les avoir gorgés de mercure, n'en virent pas moins, et quoi qu'ils aient pu faire, se développer les lésions du myélencéphale. J'apporterai aussi le témoignage d'un hydrothérapiste distingué, M. Keller, lequel m'a dit avoir observé des sujets qui, plus ou moins longtemps après un traitement spécifique, sept ans et plus, se plaignaient de symptômes nerveux prononcés (secousses dans la moelle, mélancolie), et chez lesquels il put constater par l'analyse chimique, l'excrétion de liquides hydrargyriques. Et je ne manquerai pas de rapprocher cette remarque, d'une autre qui me fut communiquée par Alricq (d'Aulus) qui, dans les mêmes circonstances, a vu sous l'influence de l'hydrothérapie, des malades souffrir quelques jours de stomatite mercurielle avec gonflement des gencives et fétidité *sui generis*. » (*Loc. cit.*, p. 1004.)

cerveau, sans acception de siège, de forme, de structure, n'envahissent jamais la totalité des tissus sur lesquels elles se sont développées. Elles auront beau se multiplier et s'étendre, elles n'en resteront pas moins toujours partielles et circonscrites. En cela elles diffèrent du processus congestif et inflammatoire, par exemple, qui se répand uniformément sur de vastes surfaces. Les plaques pseudo-membraneuses de la dure-mère qui sont beaucoup plus diffuses et plus étalées que les produits gommeux, ne sont jamais extrêmement grandes et n'occupent jamais complètement des deux côtés la surface interne de cette membrane;

2° Les lésions syphilomateuses du cerveau et de ses enveloppes ont presque toujours plusieurs foyers qui se développent simultanément ou successivement, non pas seulement sur une seule membrane, mais sur les différentes parties constituantes de la masse méningo-encéphalique. — La multiplication et la dissémination sont la règle;

3° Mais, dans cet éparpillement, il ne règne aucun ordre, aucune systématisation. Rien de plus variable, de plus capricieux, de plus asymétrique que la topographie du syphilome des méninges et du cerveau;

4° Prises dans leur ensemble, les lésions syphilitiques intracrâniennes sont plus fréquentes à la périphérie de la masse encéphalique que dans ses régions centrales. Les syphilomes méningo-corticaux l'emportent certainement comme nombre sur les gommes des parties profondes du cerveau;

5° Les syphilomes du cervelet le cèdent de beaucoup comme fréquence à ceux du cerveau.

6° Les syphilomes intracrâniens affectent une prédilection marquée pour les régions antérieures de l'encéphale et plus particulière encore pour la base, vers les régions moyennes et sphénoïdales;

7° Outre les lésions scléro-gommeuses qui sont une émanation directe de la syphilis, il existe des lésions d'ordre commun, inflammatoires et ischémiques, qui sont la conséquence des précédentes et dans lesquelles on ne trouve aucun élément spécifique. — Ces lésions, bien que de second ordre, n'en jouent pas moins un rôle capital dans les cérébrosyphiloses, car elles aboutissent presque toutes au ramollissement, c'est-à-dire à la destruction de la pulpe cérébrale;

8° Les lésions artérielles syphilitiques d'emblée, ou consécutives à des syphilomes développés à côté d'elles, occupent une place de premier ordre dans la pathogénie des lésions cérébrales et en particulier du ramollissement et des hémorrhagies.

1er groupe. *Syphilomes ostéo-méningitiques.* — La plupart ont déjà été décrits dans les leçons consacrées aux ostéopathies syphilitiques (*Voy. pp.* 353-56 *de ce vol.*). Leur point de départ est tantôt dans les parois du crâne, tantôt dans

DOCUMENTS ET OBSERVATIONS SUR L'ANATOMIE PATHOLOGIQUE DES CÉRÉBROSYPHILOSES

I. *Syphilomes ostéo-pachyméningitiques.*

Quelques-unes des plus anciennes observations sur l'anatomie pathologique des cérébrosyphiloses sont dues à Morgagni. Dans son grand ouvrage : *De sedibus et causis morborum*, il cite des cas où, à la suite de la syphilis, des malades atteints d'épilepsie ont présenté des indurations et des productions de nouvelle formation des méninges *avec induration cérébrale au-dessous*. Il rapporte aussi un fait de Molinettus qui trouva à l'autopsie d'un syphilitique atteint d'épilepsie et de convulsions : « Tria gummata cruda quæ

la dure-mère. Il est rare que les os et la membrane fibreuse ne finissent pas par être impliqués tous les deux dans le processus, et que le cerveau ne soit pas attaqué tôt ou tard par le foyer morbide primitivement situé en dehors de lui. La cérébropathie est alors *indirecte.* Autrefois elle était plus commune qu'aujourd'hui; c'était même la seule que l'on connût. De nos jours on l'observe très rarement. C'est pourquoi il ne sera pas inutile d'en rapporter un cas que je viens d'observer :

M. X... âgé de 63 ans, entré le 1er décembre 1887 dans mon service, salle 12, numéro 6, avait vu se développer 18 mois auparavant, au niveau du bord supérieur du pariétal gauche, une tumeur qui, d'abord dure, se ramollit et s'ulcéra, en laissant à nu une large surface osseuse noirâtre. Quand je vis ce malade, il s'était produit sur plusieurs points de l'os nécrosé des perforations par lesquelles s'écoulait un pus fétide qui jaillissait en jet pendant la toux ou les efforts respiratoires, et était agité de mouvements isochrones aux systoles artérielles. Il y avait évidemment au-dessous de la plaque osseuse nécrosée, entre elle et la dure-mère, un vaste foyer purulent. Et ce qui le prouvait encore mieux que les particularités de la lésion elle-même, c'étaient les troubles survenus du côté du cerveau depuis plusieurs mois. Ils consistaient en un affaiblissement général de la force musculaire, sans qu'il y eût aucune paralysie localisée, en un embarras prononcé de la parole et en une déchéance très notable des facultés intellectuelles. Toutes les fonctions cérébrales semblaient atteintes à peu près dans la même mesure, sans aucune localisation précise, sans aucune prédominance particulière, ni aucune modalité phénoménale, accentuée dans tel ou tel sens. L'encéphalopathie cependant se traduisait surtout par des symptômes de dépression. Il n'y avait eu et il ne se produisit jamais ni convulsions, ni contractures, ni délire aigu.

La santé générale avait été fortement compromise, et le patient était devenu très cachectique. Il paraissait avoir dix ans de plus que son âge. — Il n'y avait point d'albumine dans ses urines. Tous les viscères, sauf le cerveau, étaient à peu près intacts.

Il résultait des renseignements fournis par le malade lui-même ou par son entourage,

inhærebant duræ membranæ ». — On oublia ces observations pendant longtemps et on conserva l'habitude de rapporter les affections cérébrales surtout à des ostéopathies crâniennes et aux lésions des méninges consécutives.

La rareté des ostéo-pachyméningites est beaucoup plus grande qu'on ne le croit communément. Quelques chiffres vont le prouver. — M. Engelstedt, sur 12 autopsies de syphilose cérébrale, n'a pas trouvé une seule exostose intracrânienne. Dans 7 cas il existait des foyers de ramollissement, dans 1 des exsudats des méninges du cerveau et de la moelle, avec ramollissement, dans 4 cas l'examen macroscopique ne permit de constater aucune lésion. — M. Steenberg n'a rencontré aucun cas de syphilose cérébrale pouvant être rattachée à la présence de lésions osseuses du crâne. — Sur un grand nombre de cérébrosyphiloses que j'ai observées, je n'en ai rencontré qu'une seule, celle que je viens de résumer, qui fût produite par un syphilome ostéo-pachyméningitique. — D'après moi, il n'y en a certainement pas une sur 100. — M. Naunyn n'a jamais rencontré d'exostoses intracrâniennes. Dans les 8 autopsies de syphilose cérébrale qu'il a faites, il y avait des gommes de la substance cérébrale, du ramollissement par endartérite, du ramollissement simple.

1. Il y a des syphilomes végétants de la dure-mère qui, ayant leur point de départ sur sa surface externe, peuvent attaquer l'os et produire ce qu'on désigne sous le nom d'*endocranite* (Bruns). Quoi d'étonnant à cela, puisque la dure-mère est le périoste interne des os du crâne ? — Un des exemples les plus curieux d'endocranite a été observé par M. le professeur Bouchard. Cette lésion fut trouvée sur le cadavre d'un jeune homme de 18 ans, chez lequel on ne soupçonnait point la syphilis. Il était mort après une longue maladie qu'on n'avait jamais pu définir. On avait cru successivement à une fièvre typhoïde, à une phtisie pulmonaire aiguë, à une méningite tuberculeuse, à des accidents urémiques, etc. — Dans les 4 derniers jours de son existence, il eut des attaques convulsives et du coma. — A l'autopsie, on trouva une gomme du sternum. Mais la lésion la plus curieuse était au crâne et sur la dure-mère. Le crâne, en effet, était percé à jour, surtout à sa face interne et sur plusieurs points. — Autour des perforations, le tissu osseux était densifié et éburné. « Les trous étaient remplis par de petites tumeurs de la surface externe de la dure-mère, dont quelques-unes arrivaient jusqu'au péricrâne, mais sans le soulever, sans faire saillie, sans produire une tumeur extérieure appréciable. Ces tumeurs de la dure-mère étaient nombreuses; leur volume était

qu'il avait eu un chancre syphilitique à l'âge de 18 ans, suivi d'alopécie et de manifestations cutanées, qu'il s'était marié à 24 ans, qu'il avait infecté sa femme et que quelques-uns de ses enfants avaient eu la syphilis héréditaire, etc., etc. L'existence d'une très ancienne syphilis chez lui ne faisait aucun doute. Il n'en avait pas souffert au début, et très peu ou pas du tout plus tard, jusqu'au moment où, 44 *ans* après l'apparition du chancre, survint cette grave affection ostéo-méningitique. Les phénomènes de compression cérébrale qu'elle finit par produire s'accentuèrent de plus en plus, en présentant toutefois des remittences très marquées. Ils ne commencèrent à devenir fort sérieux que le jour où le malade perdit tout à coup connaissance, un mois environ avant d'entrer dans mon service. Il eut une attaque de coma qui dura 24 heures et, quand il en sortit, la plupart de ses facultés intellectuelles et motrices étaient compromises. Sans doute il y avait eu auparavant des signes vagues d'encéphalopathie, mais elle ne se formula qu'à partir de ce moment, et encore ce fut toujours sous une forme indécise. Il arriva un moment où la mémoire depuis longtemps imparfaite se perdit complètement. La parole devint un balbutiement presque incompréhensible. — Annihilation de plus en plus grande de l'intelligence. — Faiblesse musculaire extrême sans aucune paralysie localisée. Et toujours suppuration extrêmement abondante et fétide sous l'os nécrosé.

Quant je vis que l'*encéphalopathie indirecte*, causée par l'agrandissement probable du foyer ostéo-méningitique, prenait une mauvaise tournure, je priai mon collègue et ami, M. le docteur Humbert, de pratiquer la trépanation. C'est ce qui fut fait le 14 mars 1888. L'os nécrosé avait une épaisseur extraordinaire de 2 centimètres environ. Il fallut employer le trépan et la gouge pour y creuser une large ouverture. Quand elle fut faite, le pus en sortit à flot. Il était d'un brun rougeâtre et d'une horrible fétidité. On constata qu'il existait, entre la dure-mère et la table interne du pariétal nécrosé, un foyer fort étendu qui se prolongeait au loin, en avant, et dont le fond était constitué par la dure-mère épaissie et recouverte d'un bourgeonnement rougeâtre et fongueux. Les mouvements d'expansion et de retrait isochrones aux systoles et aux diastoles du cœur, ceux d'une amplitude plus grande provoqués par les efforts respiratoires, étaient devenus très sensibles, etc.

Cette opération qui permit au foyer purulent ostéo-méningitique de se vider avec plus

variable. Beaucoup pouvaient être comparées à un grain de millet et à un pois ; d'autres étaient aplaties, atteignaient 5 à 6 millimètres d'épaisseur et jusqu'à 2 ou 3 centimètres de largeur. Elles étaient molles, peu friables, grisâtres ou d'un gris rose, les plus petites demi-transparentes ; elles étaient vasculaires, et cette vascularisation qui occupait toute l'épaisseur des petites nodules était manifeste surtout à la périphérie des grosses tumeurs. Il n'y avait pas de ramollissement central, pas de teinte jaunâtre, pas d'état caséeux, pas d'incrustations calcaires. — Ces tumeurs faisaient corps avec la dure-mère, mais elles ne la traversaient pas et ne produisaient pas de végétations, ni même de tumeurs à sa face interne. » — Les deux couches de tissu fibreux de la dure-mère étaient infiltrées d'éléments ronds, et à sa surface interne existait une membrane mince. — Ces végétations différaient de celles de l'ostéite bourgeonnante simple ou scrofuleuse par la grande abondance de tissu conjonctif, se rapprochant dans sa disposition générale du tissu réticulé adénoïde. M. Cornil fit l'examen nécroscopique de ces tumeurs et les trouva syphilitiques comme la gomme du sternum. Il s'agissait probablement chez ce garçon d'une syphilis héréditaire.

Dans la majorité des cas d'ostéo-pachyméningite, le processus débute par la dure-mère et n'atteint les os que consécutivement. Les altérations développées primitivement dans les enveloppes osseuses du système nerveux, ne produisent que très rarement des troubles fonctionnels, si les méninges ne sont pas altérées. — Des gommes de la surface extérieure du crâne traversent quelquefois la boîte osseuse, et quand elles occupent de larges surfaces, il est possible qu'elles agissent sur le cerveau par compression, sans altérer sensiblement les méninges.

2. Dans un cas de tumeurs syphilitiques du pariétal, rapporté par M. Crampton, il existait de l'aphasie, une paralysie du bras droit et des accès épileptiformes. Ces accidents disparurent à la suite de la trépanation. (*Dublin hospit. rep.*, vol. I, p. 342.)

3. M. Dittrich a trouvé, comme cause d'amaurose syphilitique, une carie de l'os frontal avec épaississement de la dure-mère, s'étendant presque jusqu'à la base du cerveau et englobant le nerf optique dans une masse fibreuse grisâtre et tomenteuse.

4. M. Wagner a constaté des villosités osseuses, des ostéophytes multiples et des exostoses du volume d'un

de facilité, fut suivie d'une amélioration très notable dans le fonctionnement du cerveau. La mémoire et la parole revinrent, les forces musculaires se relevèrent un peu. L'intelligence sortit aussi de sa torpeur habituelle. Mais il n'y avait pas grand espoir de sauver le patient, parce que sa cachexie faisait des progrès de jour en jour plus rapides. Le 31 mars, une phlegmatia alba dolens se déclara dans le membre inférieur droit. Le 1er avril un énorme abcès se forma dans la région occipitale gauche. — Mort 6 jours après, sans qu'aucun phénomène particulier se fût produit du côté du cerveau.

Autopsie. — Rien du côté du cœur, si ce n'est une surcharge graisseuse. Aorte très athéromateuse. Aucune lésion dans les poumons, très peu dans les reins et sans aucune spécificité. — Veine iliaque primitive droite complètement oblitérée par un caillot fibrineux de 3 centimètres de longueur. — Athéromasie dans toutes les artères.

A la face interne de la voûte crânienne, l'ostéite et la nécrose s'étendaient à 5 ou 6 centimètres au delà de l'orifice fait par la trépanation. Les portions osseuses atteintes avaient triplé d'épaisseur. Elles recouvraient un vaste foyer dont la paroi inférieure était constituée par la dure-mère épaissie, dure, coriace, recouverte de fausses membranes très adhérentes, sèches du côté du cerveau, molles et fongueuses dans le foyer. En aucun point elle n'était perforée.

Ce qui me surprit beaucoup, c'est que le cerveau, au niveau de ce foyer ne présentait aucune lésion. Partout ailleurs il était intact et ses artères elles-mêmes n'étaient pas altérées. Le foyer ostéo-méningitique n'avait donc agi sur lui que par compression, sans susciter ni dans la pie-mère, ni dans les circonvolutions, aucun travail inflammatoire, et sans porter une atteinte sensible à sa structure. — Ce qui me parut étonnant, c'est que l'affaiblissement musculaire fût resté à peu près également réparti entre les deux côtés du corps, avec une compression monolatérale. Toute la masse cérébrale semblait avoir été comprimée au même degré, bien que l'effet mécanique de la lésion n'eût porté que sur la région pariétale supérieure gauche.

Lorsque les poches purulentes ostéo-pachyméningitiques ne résistent pas à la pression du liquide qu'elles contiennent et se rompent, il se fait un épanchement

pois au moins, le long de la suture sagitale et un peu aussi sur les pariétaux, en même temps que des altérations syphilitiques des méninges. La dure-mère était épaissie et montrait en plusieurs endroits des néoformations d'aspect jaunâtre. — *Toute la faux du cerveau était transformée en une infiltration épaisse de couleur blanchâtre*, et l'examen microscopique y démontra la même constitution que dans la gomme.

5. M. Rittershausen a trouvé aussi des ostéophytes de la surface interne du crâne avec exsudats entre la dure-mère et l'os. Il s'agissait d'un malade de 41 ans, qui avait eu la syphilis et souffrait de douleurs de tête très vives, lancinantes, puis de crises apoplectiformes avec surdité et faiblesse de *toute la moitié gauche du corps*. — Plus tard, paralysie de ce côté avec parésie du facial correspondant. Puis, contracture des extrémités gauches avec tremblement. Coma et mort. — *Autopsie.* Au-dessus du *lobe frontal droit*, entre la dure-mère fortement hyperhémiée et l'os, exsudat mou et jaunâtre. Sur la partie postérieure du pariétal gauche, couche continue d'ostéophytes qui s'étendait plus loin à la surface interne du crâne.

6. On a rarement observé des altérations osseuses de la base du crâne intéressant le cerveau. M. Glück a décrit une lésion de ce genre avec nécrose de la surface interne de la base du crâne, destruction de l'atlas et de l'appareil ligamenteux de l'apophyse odontoïde. La mort eut lieu par compression de la moelle allongée.

7. M. Chvostek a constaté des lésions de pachyméningite chronique dans des cas de syphilis acquise, et il a trouvé un syphilome du nerf trijumeau droit et du ganglion de Gasser qui s'était étendu aux méninges.

8. M. Bœck a observé un cas de pachyméningite hémorrhagique, d'origine syphilitique.—Il y avait un véritable *hématome de la dure-mère*. Les manifestations avaient été celles que l'on constate habituellement, mais il y eut des troubles de l'olfaction, des maux de tête, des troubles intellectuels (démence avec état d'excitation) qui occupaient le premier plan du tableau clinique, et cela probablement parce que *les plus volumineuses poches d'hématomes siégeaient au-dessus des circonvolutions frontales*. (Virchow's Archiv. Bd 94 II cf t. III.)

MM. Waldeyer, Kobner et Heubner ont trouvé de la pachyméningite dans des cas de syphilis héréditaire.

9. Dans un cas relaté par M. Virchow, une infiltration syphilomateuse englobait le chiasma des nerfs optiques, le moteur oculaire commun et l'olfactif. Elle se composait d'une masse calleuse rouge, gélatineuse, dans laquelle on distinguait quelques foyers caséeux. — M. Steenberg a trouvé également une néoformation

qui provoque très vite des accidents de méningite aiguë. L'inflammation chronique de la dure-mère peut aussi se propager lentement à l'arachnoïde, à la pie-mère, et atteindre par leur intermédiaire une portion plus ou moins étendue de la couche corticale. C'est même de cette façon que les choses se passent habituellement. Il est rare que le cerveau reste indemne et subisse pendant des mois les effets de la compression, sans que sa substance soit altérée. Aussi peut-on considérer comme une exception le fait que je viens de rapporter.

Syphilomes de la dure-mère. — Cette membrane est peut-être de toutes les enveloppes cérébrales celle qui souffre le plus fréquemment des atteintes de la syphilis, non seulement à la suite de lésions osseuses, mais aussi primitivement et d'une façon directe.

Les altérations dont elle devient le siège sont plus ou moins empreintes de spécificité au point de vue de leur structure. Dans les unes qui sont diffuses, on ne trouve que les produits de l'inflammation commune. Ce sont des plaques plus ou moins étendues de pachyméningite chronique, semblables en tout à celles que serait susceptible de produire une autre cause morbide. C'est de la sclérose plus ou moins pure, sans aucun élément ou du moins avec très peu d'éléments gommeux. — Dans d'autres, au contraire, qui se groupent en tumeurs circonscrites, la spécificité anatomique est manifeste. Ce sont des gommes. J'ai si souvent décrit ces deux modalités des lésions syphilitiques, qu'il n'y a pas lieu de revenir ici sur leurs différences, sur leurs associations, sur leur processus, etc.

Disons une fois pour toutes, que dans le cerveau et ses méninges, comme partout ailleurs, les altérations produites par la syphilis se traduisent tantôt par de la sclérose, tantôt par de la matière gommeuse, sans qu'il y ait entre elles

analogue sur l'hémisphère gauche. Elle avait épaissi la dure-mère et gagné la pie-mère. — Dans un autre cas observé par M. Virchow, un infiltrat syphilomateux de la dure-mère occupait la fosse crânienne moyenne et englobait le ganglion de Gaser, le nerf optique gauche et la carotide.

10. Dans un autre cas observé par M. Virchow (Wirchow's Archiv., Bd XV, p. 291), le malade, âgé de 32 ans, avait des douleurs de la cuisse gauche, de la colonne vertébrale et de l'épaule, des convulsions spasmodiques dans les membres inférieurs, de la céphalalgie à droite, de la parésie dans la jambe gauche, et du délire. — *Autopsie.* A l'extérieur du crâne (régions de la fontanelle postérieure, du front et de la tempe droite), au-dessous des parties molles fortement hypérémiées et œdémateuses, soulèvement étendu et uni, formé en grande partie par la tuméfaction du péricrâne, dans lequel étaient déposées des masses jaunâtres, lenticulaires, d'aspect graisseux. — Au-dessous, surface osseuse d'aspect poreux, par suite de l'agrandissement des espaces médullaires et des canaux vasculaires, remplis d'une matière jaunâtre qui pénètre du périoste dans les os. — A la surface interne du crâne, dans presque toute l'étendue de l'hémisphère droit, moins à gauche, entre la dure-mère et l'os, *dépôt moitié mou, moitié ossifié qui dépend aussi bien de la dure-mère que de l'os*, surface osseuse couverte de petites travées qui se réunissent par places et constituent des fongosités spongieuses. Entre ces trabécules, prolifération molle et gélatineuse de la dure-mère. Celle-ci est épaissie en certains endroits, et présente à sa surface interne une masse assez consistante, brun rougeâtre, déchiquetée, qui s'étend à toute la fosse antérieure et moyenne du crâne, du côté droit et présente de ce côté une épaisseur de 1 1/2 à 2 lignes. — A gauche, exsudat beaucoup moins épais, moins coloré. — Le cerveau est pâle dans toute son étendue. La surface des hémisphères est un peu affaissée à droite et d'une légère teinte jaunâtre. — La substance grise de l'écorce et des gros ganglions centraux est tout à fait anémiée. L'arachnoïde adhère légèrement à la région cervicale. Quelques-unes des dernières vertèbres dorsales sont si molles, qu'elles se laissent pénétrer par le couteau.

11. Dans une observation recueillie par M. Roth, les symptômes consistèrent en maux de tête et accès épileptiformes, qui d'abord furent limités au *côté droit*. Autrefois il y avait eu un peu de parésie au bras droit. Le reste de l'observation pendant un an et demi jusqu'à la mort fait défaut. — *Autopsie.* Crâne très épaissi à la région temporale *droite*. Petite pointe osseuse sur le pariétal *gauche* à sa face interne. La dure-mère, au niveau de l'épaississement de l'os, était, elle aussi, épaissie mais sans plus d'adhérences qu'à l'état normal. — La dure-mère, à la partie supérieure et postérieure de la région temporale *gauche*, à un pouce de la ligne

aucune incompatibilité, bien loin de là, puisqu'elles sont intimement combinées dans la plupart des cas et méritent à tous égards la dénomination de *scléro-gommeuses ou gommo-scléreuses*, suivant la prédominance des éléments qui les constituent (*voyez pp. 44-53 de ce volume*).

La *sclérose ou pachyméningite* de la dure-mère est externe ou interne, suivant que l'un ou l'autre de ses feuillets est plus particulièrement affecté. — La pachyméningite externe ou *endocranite* s'observe le plus habituellement à la suite de lésions osseuses, bien qu'elle puisse être primitive et les produire au lieu d'en dépendre. Sa gravité tient à son étendue et surtout à son siège : sur le trajet des nerfs cérébraux et à la base, elle est plus dangereuse qu'à la voûte où elle atteint quelquefois des proportions considérables, sans donner lieu à aucun trouble fonctionnel. — Il en est du reste ainsi de la pachyméningite interne et de toutes les lésions des méninges et de la boîte crânienne.

L'inflammation spécifique interne de la dure-mère se rencontre très rarement à l'état isolé. Elle coïncide presque toujours avec des lésions analogues de la pie-mère et de la couche corticale, et forme des disques plus ou moins épais d'une sclérose dure, résistante, dans laquelle il est difficile de distinguer chacune des méninges et de savoir où a débuté le processus.

Les tumeurs gommeuses de la dure-mère occupent son épaisseur et font une saillie plus ou moins prononcée sur l'une ou sur l'autre de ses faces. Leur forme est arrondie ou aplatie, leur consistance ferme, quelquefois molle, presque jamais diffluente, leur nombre de 2, 3, 4 et même plus, mais il y en a aussi qui sont uniques. Leur volume varie depuis celui d'un grain de millet jusqu'à celui d'une noix, d'une petite pomme. — Leur structure ne diffère pas de celles des gommes situées ailleurs. Elles se distinguent des psammomes par l'absence de grains de

médiane était soudée à la pie-mère et à l'écorce cérébrale dans l'étendue d'un pouce carré. La substance corticale en ce point était plus sombre qu'à l'état normal, et plus profondément, celle du cerveau, au niveau de l'adhérence à la dure-mère était indurée. Atrophie générale des circonvolutions; de plus, dépression, comme s'il y avait disparition de quelques circonvolutions, des deux côtés, juste au-dessus de la fosse de Sylvius.

M. Mildner (*Wiener med. Wochensch*, 1872), a trouvé que dans 17 cas d'encéphalopathies syphilitiques, la lésion siégeait 8 fois dans les os du crâne avec méningite secondaire, plaques lardacés ou tumeurs d'un grain de pavot à un œuf de pigeon.

12. *Obs. de M. Roth.* — Homme de 52 ans, qui avait eu autrefois un chancre de la verge et pas d'autres manifestations. Six mois après son entrée à l'hôpital, tuméfaction à demi molle sur le crâne et violentes céphalées, surtout la nuit. Il fut pris d'accès épileptiformes, puis de pneumonie et mourut. — ***Autopsie :*** outre de nombreuses cicatrices et des gommes du crâne, il y avait dans la dure-mère, au niveau du sommet du grand hémisphère gauche, une tumeur osseuse, lisse, circonscrite, d'environ un quart de centimètre de diamètre, qui l'avait traversée et adhérait aux méninges sous-jacentes.

13. On a trouvé à la base des néoplasmes pachyméningitiques, composés d'exsudats inflammatoires encore riches en vaisseaux, mais en partie sclérosés et devenus caséeux sur certains points. M. Bruberger a vu un néoplasme méningitique gélatineux et couenneux au niveau du pont de Varole et de la moelle allongée. — Ces néoplasmes sont quelquefois très circonscrits et affectent la forme de tumeurs. — Mais les véritables tumeurs de la dure-mère sont presque toutes constituées par du tissu gommeux. Telle était la tumeur gommeuse que M. Moxon trouva sur la selle turcique. Elle avait le volume et la forme d'une moitié de noix et elle s'était étendue de la dure-mère à la pie-mère et aux nerfs optiques. — MM. Owen, Rees et Passavant ont trouvé des cas analogues. — M. Findeisen a observé sur le même sujet une infiltration syphilomateuse des méninges, avec infiltration de même nature des vaisseaux de la région ; il y avait aussi une gomme du pédoncule cérébral droit.

14. Chez une femme de 40 ans qui vint mourir dans le service de M. Lancereaux, une gomme de la dure-mère adhérait intimement à la corne frontale, dans toute la portion située en avant du bulbe olfactif, au moyen d'une substance sèche, jaune, un peu molle, du volume d'un marron, située entre la dure-mère qui en était le point de départ et la pie-mère. L'infiltrat pénétrait presque dans le tissu cérébral qui était ramolli

sable, des sarcomes par leur faible vascularité. Elles offrent une grande tendance à la dégénérescence graisseuse, et ce qui le prouve, c'est que si leur périphérie est constituée par un tissu grisâtre et ferme, leur centre est formé d'un noyau jaunâtre plus ou moins ramolli.

Une de leurs particularités les plus frappantes, c'est de susciter autour d'elles un mouvement inflammatoire qui aboutit à la formation d'adhérences cellulo-vasculaires avec la pie-mère et la couche corticale.

Avec le temps ces adhérences deviennent scléreuses et la gomme de la dure-mère se trouve au centre d'une plaque fibreuse dont la surface interne repose sur les circonvolutions, et s'étend même au delà, vers les parties profondes du cerveau. La substance cérébrale est toujours affectée en pareil cas. Elle prend part au processus, renferme elle-même quelquefois des tumeurs gommeuses et est toujours le siège d'une encéphalite partielle et d'un ramollissement inflammatoire ou ischémique.

La topographie des gommes de la dure-mère ne présente rien de fixe. Tous ses points peuvent en être atteints, mais leur véritable siège d'élection est dans la région frontale et aux environs du corps pituitaire. M. Wagner a décrit une tumeur gommeuse implantée sur la faux du cerveau.

Parmi les complications les plus fréquentes que produit le syphilome scléro-gommeux de la dure-mère, il faut noter, outre les altérations consécutives de la pie-mère et de l'écorce cérébrale, les lésions des nerfs et des vaisseaux. Les nerfs sont aplatis et atrophiés, et c'est ce qui explique les névralgies et les paralysies qui s'observent dans leur territoire. Les vaisseaux sont obstrués par compression, envahis par la matière gommeuse, oblitérés, thrombosés. L'oblitération de la carotide, de l'artère sylvienne, de la basilaire a été constatée par

entre les deuxième et troisième circonvolutions frontales déprimées et enflammées, et l'altération s'étendait encore dans une zone considérable de la périphérie.

II. *Syphilomes méningitiques et méningo-encéphaliques.*

Il est incontestable que la syphilis peut susciter dans les méninges et dans le cerveau des lésions purement inflammatoires, au milieu desquelles on ne découvre aucune trace de matière gommeuse. Toutefois, dans la plupart des cas, ce dernier élément ne fait pas défaut, et, à lui seul, sans le secours de la clinique et de l'étiologie, il suffit à prouver l'origine spécifique de la lésion.

Quoiqu'inflammatoires par leur structure cellulo-vasculaire, puis fibroïde ou fibreuse, les méningo-encéphalites syphilitiques ne se présentent presque jamais sous la forme d'une maladie aiguë et généralisée. — La subacuité, la chronicité, la localisation dans les symptômes et dans le processus constituent les principaux traits de leur physionomie. Elles n'embrassent qu'un district ou plusieurs districts peu étendus de la surface cérébrale et ne s'étalent pas uniformément et d'une manière continue sur toute l'écorce des deux côtés avec la symétrie qu'on observe dans beaucoup d'autres méningo-encéphalites d'une autre origine. — Toutefois il y a quelques exceptions à cette règle, comme elles sont très rares, il est utile de les citer. En voici un exemple remarquable observé par M. Richet :

16. Chez un jeune homme offrant des signes certains de syphilis constitutionnelle, survinrent des accidents cérébraux consistant en une aberration intellectuelle, avec incertitude dans les mouvements. — Douleur frontale continue sous forme de bandeau. Embarras puis abolition de la parole. La langue restait souvent pendante sans que le malade pût la rentrer dans la bouche, et les contractures des masséters la faisaient mordre et saigner. A la fin la paralysie des muscles devint générale. MM. Velpeau, Bouilland, Trousseau, Ricard, et Richet soupçonnèrent une tumeur syphilitique de l'encéphale, probablement une exostose siégeant à la selle turcique et occasionnant ainsi une paralysie uniforme de toutes les parties du corps, sans prédominance marquée dans une région déterminée. L'iodure et les frictions mercurielles ne produisirent aucune amélioration. Sur la fin de la vie, il y eut des symptômes de paralysie des pneumo-gastriques avec de grands efforts inutiles pour expulser les mucosités qui encombraient la trachée et les bronches. — *Autopsie:* Aucune lésion du crâne. *La pie-mère très épaissie était d'une structure fibreuse et elle adhérait à la substance grise*

plusieurs observateurs. Les sinus eux-mêmes, malgré leur résistance, ne sont pas épargnés. Dans un cas fort intéressant, une grosse gomme implantée sur la tente du cervelet, avait oblitéré tous les sinus aboutissant au pressoir d'Hérophile, sauf les deux occipitaux (Dowse).

2e GROUPE. *Syphilomes méningitiques et méningo-encéphaliques.*—Si dans la plupart des cas la dure-mère s'associe au syphilome ostéo-crânien comme cause ou comme effet, elle n'est pas moins intimement unie au processus scléro-gommeux des *membranes molles* du cerveau.

On décrit séparément les lésions syphilitiques de ces trois enveloppes, mais il est extrêmement rare qu'elles restent isolées. Si elles le sont au début de la localisation, il n'en est plus ainsi par la suite. L'irradiation de l'une à l'autre est un fait si constant, que quelques auteurs, entre autres M. L. Meyer, le regardent comme un signe pathognomonique de la syphilis. De plus, en pareil cas, les couches les plus superficielles de l'écorce ne manquent jamais d'être tôt ou tard impliquées dans le processus.

Le syphilome de l'*arachnoïde* est très rare. Il se présente sous forme de taches opalescentes plus ou moins épaisses, étalées ou en masses compactes, au milieu desquelles sont disséminés quelques points jaunes de dégénérescence graisseuse. Quelquefois ce sont des gommes circonscrites qui s'y développent comme dans un cas observé par M. Hildenbrand.

Mais le véritable foyer des méningopathies syphilitiques est dans la *pie-mère*. C'est en elle que se forment primitivement la plupart des lésions scléreuses et gommeuses qui envahissent peu à peu les autres membranes et la couche corticale du cerveau. L'hyperplasie spécifique de la pie-mère est plus souvent constituée par du tissu cellulo-fibreux que par des produits gommeux. Elle se

de toute la surface de l'encéphale. Elle étranglait en quelque sorte les cordons nerveux en les comprimant, à l'endroit où ils émergent de l'encéphale, entourés par un prolongement de cette membrane. — La mort fut la conséquence d'une inertie progressive du cerveau rétréci par une sclérose généralisée de la pie-mère.

M. Richet observa deux autres cas semblables, l'un fut fatal et l'autre fut guéri par l'iodure de potassium. (Voy. *Zambaco, Aff. nerv. d'orig. syph.* p. 316.)

16. Rayer, qui avait souvent observé et guéri des accidents cérébraux d'origine syphilitique, a rapporté un bel exemple d'inflammation syphilitique des méninges. Le malade, âgé de 40 ans, avait le nez déformé, des ulcères au palais, des exostoses aux jambes, des douleurs ostéocopes et des céphalées. Il fut pris de vertiges, de surdité à droite et d'une hémiplégie du même côté, puis de convulsions épileptiformes et de coma qui l'emportèrent. — Autopsie. — *Membranes de l'hémisphère droit chroniquement enflammées, épaissies, lardacées, adhérentes entre elles et avec le cerveau*, à la voûte mais surtout à la base. — Dans la fosse du rocher droit, *tumeur lardacée de la grosseur d'un œuf de pigeon*, adhérente à l'os et formée par de la lymphe plastique comme les gommes syphilitiques. Partout où les membranes adhéraient, la substance cérébrale était ramollie; surtout vers la base. La portion osseuse du rocher à laquelle se fixait la tumeur était dénudée. — A propos de cette observation (*Ann. de thérap.* 1847) Rayer disait avoir guéri trois cas de *syphilis méningienne larvée* s'offrant avec des phénomènes de ramollissements encéphalique, de la semi-paralysie, de l'idiotisme, quelquefois du délire et de l'aberration dans les idées.

Les documents et les observations relatifs aux syphilomes des méninges molles sont si communes que je n'en rapporterai pas d'autres exemples. — Ces lésions du reste se confondent souvent avec celles du cerveau.

III. *Syphilomes encéphaliques.*

17. Chez un sujet dont l'histoire a été rapportée par Sanson, et qui mourut à la suite de différents phénomènes cérébraux, constitués surtout par de la paralysie, de l'aphasie et du coma, on trouva au niveau de l'extrémité antérieure de l'hémisphère gauche une tumeur gommeuse trilobée, du volume d'une petite noix, implantée sur la dure-mère et d'un blanc gris-jaunâtre.

18. *Obs. de M. W. Nearonow.* — Un homme de 34 ans, syphilitique, atteint de convulsions *du côté*

présente habituellement sous la forme de plaques ou de traînées qui suivent le trajet des vaisseaux, surtout au niveau de la scissure de Sylvius. Ce ne sont quelquefois que de simples opalescences très minces, mais la plupart du temps la membrane devient trois ou quatre fois plus épaisse qu'à l'état normal et les produits morbides dont elle est infiltrée subissent peu à peu la transformation fibreuse et finissent par donner à la pie-mère l'aspect, la dureté, la résistance d'une aponévrose. — Ces néoplasies scléreuses atteignent parfois les proportions d'une véritable tumeur. Mais d'ordinaire elles sont moins ramassées sur elles-mêmes et s'étalent en plaques ou s'allongent en rubans.

Les plaques de méningopathie sont presque toujours partielles. Dans un cas observé par M. Brouardel, il n'y en avait qu'une qui était exclusivement circonscrite à la région de la protubérance. Les larges plaques qui englobent une grande partie ou la totalité du cerveau comme une carapace, de façon à le presser dans tous les sens, à l'étouffer pour ainsi dire sous une étreinte générale à laquelle aucun point n'échappe, sont très exceptionnelles. Cependant il en existe des exemples, et le plus remarquable est celui que nous devons à M. le professeur Richet. Les plaques méningitiques ont de la tendance à pousser des irradiations le long des vaisseaux et des nerfs, et c'est ce qui explique pourquoi elles donnent lieu fréquemment à des phénomènes circonscrits d'ischémie et de dénutrition cérébrale, ainsi qu'à des symptômes paralytiques ou névralgiformes de compression sur tels ou tels nerfs crâniens, en particulier sur les nerfs moteurs de l'œil et sur le nerf de la cinquième paire.

Les plaques méningitiques arrivées au développement avancé où on les trouve sur le cadavre, sont constituées par l'adhérence intime des trois membranes entre elles et, de plus, par leur fusion plus ou moins étroite avec la couche corticale du cerveau. Ce sont alors de véritables *méningo-encéphalopathies partielles*, dans lesquelles la pie-mère, qui est au milieu, constitue comme le nœud de la soudure, de même qu'elle est d'ordinaire le foyer primitif et principal de la lésion. Il est peu de maladies, il n'en est peut-être pas où l'on trouve au même degré que dans la syphilis une adhérence aussi étroite des méninges entre elles et avec l'écorce, et en même temps une transformation scléreuse aussi prononcée.

N'allez pas croire toutefois que ce soit là le seul signe spécifique de ces lésions. Au milieu des plaques, si scléreuses qu'elles soient, on rencontre fréquemment des traînées, des grains, des nodules, des noyaux de matière gommeuse.

gauche, sans perte de connaissance, avait en même temps de l'hémiparésie de ce côté, avec diminution de la sensibilité cutanée, exagération du réflexe rotulien et du pied. Il mourut d'une affection pulmonaire. — *Autopsie.* La pneumopathie, aussi bien que les autres lésions parenchymateuses, était syphilitique. — Au cerveau, tumeur gommeuse, de consistance assez ferme, ayant 3 centimètres et demi de longueur sur 3 de hauteur, occupant le bord supérieur du tiers postérieur *de la première circonvolution frontale droite*, à environ 9 centimètres et demi de la limite supérieure de la scissure de Rolando. La substance blanche et grise, voisine de la tumeur était ramollie. De plus, une tumeur analogue, mais de moindre volume, siégeait à l'extrémité du lobe occipital, également à *droite*.

19. *Obs. de M. Barthélemy* (*Progr. méd.*, 1877), chez une jeune femme affectée d'une syphilis grave : céphalée, somnolence, hébétude, vertiges, troubles sensoriels. Puis subdélirium, agitation, vomissements, stupeur. — Enfin hémiplégie gauche, paralysie du bras droit, coma et mort. — *Autopsie :* série de petits foyers d'encéphalite, disséminés dans la région antérieure du cerveau, gros comme une lentille, grisâtres, et ne se distinguant du tissu périphérique que par une diminution de consistance très accentuée.

20. *Obs. de MM. Charcot et Gombault.* — Nombreuses plaques de sclérose, éparses sur plusieurs points de l'encéphale : protubérance (au nombre de 2 ou 3), pédoncules cérébraux, bandelettes optiques, faisceau

Il n'est même pas rare que la méningopathie se formule dans la pie-mère, comme dans la dure-mère, sous le mode exclusivement gommeux. Mais là, ainsi que partout, la gomme suscite autour d'elle un processus d'hyperplasie conjonctive, qui l'entoure et même la submerge quelquefois, au point qu'il est difficile de dire si c'est par la gomme ou par la sclérose que le processus a débuté. Les plaques méningo-encéphaliques sont très fréquemment scléro-gommeuses.

Quelquefois la néoplasie gommeuse l'emporte dans l'ensemble du processus et constitue la forme prédominante de la lésion qui se présente sous le mode d'une infiltration diffuse, en nappe, ou sous celui d'une véritable tumeur circonscrite ovoïde et globuleuse. — Les *plaques gommeuses méningitiques* sont d'une couleur jaunâtre et ressemblent à une couche de pus, qui se serait concrétée au milieu des méninges ou à la surface des circonvolutions. Elles ont plusieurs millimètres d'épaisseur et s'étalent sur des surfaces de plusieurs centimètres carrés.

Les *gommes de la pie-mère*, qui sont un peu moins fréquentes que celles de la dure-mère, présentent le même aspect que ces dernières. Ce sont des masses solides et fermes, lardacées, grises à leur circonférence et jaunâtres à leur centre, quelquefois même tout à fait jaunes et tuberculiformes d'aspect. Leur volume varie. C'est habituellement celui d'un gros pois. Parfois elles atteignent celui d'une noisette, rarement elles arrivent à celui d'une noix ou d'un œuf de poule. C'est dans la pie-mère qu'on a trouvé les plus grosses gommes. Il y en a aussi qui sont presque miliaires. — Leur nombre varie : on en rencontre quelquefois trois, quatre, et même davantage, comme aussi il peut en exister qu'une seule. — Leur siège de prédilection est à la convexité des hémisphères dans la région fronto-pariétale, et peut-être plus encore à la base du cerveau, aux environs de la selle turcique.

Quand les productions gommeuses sont anciennes et considérables, elles affectent parfois simultanément les méninges, les os et le cerveau. En pareil cas, il est fort malaisé de dire quel a été leur point de départ. Knorre regardait la pie-mère comme le foyer où s'élaboraient toutes les gommes de la périphérie du cerveau, même celles de l'écorce cérébrale. Il est certain que ces dernières ne sont jamais indépendantes de la pie-mère et qu'elles adhèrent toujours avec elle. Leur solidarité s'explique par le nombre infini des liens vasculaires qui unissent la pie-mère et l'écorce, et par la fréquence de la syphilose vasculaire que les travaux de M. Heubner et de M. Baumgarten ont mise hors de doute.

latéral de l'isthme, plancher du 4e ventricule. — D'un gris rouge à leur périphérie, jaunâtres à leur centre, situées sous la pie-mère, dures, petites, la plus grande ne dépassant pas le diamètre d'une pièce de 50 centimes, pénétrant peu loin dans la substance nerveuse. (*Archiv. de physiol. norm. et path.*, 1873.)

21. Chez un sujet mort avec des phénomènes d'aphasie, MM. Bourceret et Cossy trouvèrent, au niveau de la partie postérieure de la face externe de la corne frontale gauche, un épaississement des méninges avec adhérences au cerveau. — En outre, une gomme de 2 centimètres de diamètre occupait la partie postérieure des 2e et 3e circonvolutions frontales gauches.

22. Dans une observation citée par M. Gamel, une gomme située sur la base du cerveau, au-dessous de l'espace sous-arachnoïdien antérieur, avait le volume d'un petit œuf de poule. Elle avait remplacé le 3e ventricule, dont la cavité avait complètement disparu, et elle empiétait de chaque côté sur les couches optiques ainsi que sur le bord antérieur de la protubérance.

23. *Obs. d'encéphalo-méningite aiguë, par M. Gamel.* (*Essai sur les tum. gom. du cerv.*, th. Montp., 1875.) Chez un syphilitique âgé de 40 ans, tout à coup céphalée violente, injection des yeux, larmoiement, chaleur vive, fièvre, agitation, hébétude, mouvements convulsifs des membres et des globes oculaires, contraction des papilles ; puis, coma profond, anesthésie, paralysie musculaire générale, stertor, etc. ; mort le 9e jour.

L'affinité entre les gommes et les vaisseaux se montre de la façon la plus évidente dans la pie-mère. De petites tumeurs gommeuses, dont le volume varie de celui d'un grain de chènevis à celui d'un haricot, se développent, en effet, au sein de son tissu conjonctif, le long des artères cérébrales qui cheminent entre les circonvolutions. — Les artères de la base et les artères sylviennes en particulier, sont le siège d'élection de ces petites tumeurs, comme elles le sont des granulations beaucoup plus petites de la méningite tuberculeuse. — Ces petites gommes se logent en partie dans la substance des circonvolutions; elles entourent les artères qui passent à côté d'elles, et qui sont plus ou moins engagées dans un tissu inflammatoire scléreux. Ces vaisseaux s'altèrent en pareil cas. Ils deviennent le siège d'une artérite chronique, avec épaisissement de leurs tuniques et, en particulier, de leur tunique interne. Leur lumière se rétrécit, s'oblitère, s'obstrue de thromboses, de telle sorte que la circulation du sang y devient difficile et même impossible. De cette ischémie qui se produit sur un territoire plus ou moins étendu de l'écorce et des parties sous-jacentes, résultent des ramollissements plus ou moins considérables dans les lobes cérébraux, dans le lobe frontal surtout, ou bien de petits foyers de nécrobiose cérébrale qui laissent plus tard à leur place des pertes de substance, des cicatrices, de petits kystes séreux.

Parmi les conséquences les plus graves des plaques scléro-gommeuses méningitiques, il faut mettre en première ligne leur retentissement sur le cerveau, qui s'effectue soit par propagation de voisinage, soit par rétrécissement et insuffisance de la circulation cérébrale. Ces deux modes, loin de se contrarier, combinent leurs effets et les rendent d'autant plus pernicieux. Comment en serait-il autrement? N'est-ce pas par la pie-mère, qui est la nourricière de l'écorce cérébrale, par les artères médullaires qu'elle distribue à la substance blanche, et surtout par le nombre infini d'artérioles excessivement grêles, qu'elle plonge comme une chevelure touffue dans les couches de la substance grise (voyez les belles recherches de M. Duret sur la circulation et le mode de nutrition des divers départements du cerveau)? — Ces vaisseaux resteront-ils intacts au milieu des épaississements scléro-gommeux de la plaque méningitique? Assurément non. Ils seront tôt ou tard, surtout les plus petits, comprimés et oblitérés par le néoplasme. L'irrigation sanguine diminuée, rétrécie, puis abolie, ne permettra

— *Autopsie :* gomme grosse comme une noix, occupant la bosse frontale du ventricule droit et se propageant latéralement jusqu'à la pie-mère, par envahissement, et destruction de la substance nerveuse. — Au voisinage de cette gomme, méningite récente et suraiguë : pie-mère rugueuse, opaque et adhérente au cerveau, épanchement sanguin dans l'arachnoïde, gouttelettes de pus le long de la scissure de Sylvius.

24. Dans un cas observé par M. Hérard, une tumeur gommeuse du volume d'un œuf de pigeon occupait la protubérance, s'irradiait vers le pédoncule cérébelleux moyen, et comprimait le pathétique, l'auditif, le moteur oculaire externe et le trijumeau du côté gauche. Elle avait à peu près complètement détruit ces nerfs au niveau de leur origine apparente.

25. Dans un cas observé par M. le professeur Brouardel, une gomme cérébrale, située de façon à comprimer les veines de Gallien, avait déterminé, par le fait même de cette compression, un épanchement énorme dans les ventricules latéraux, une véritable *hydrocéphalie* qui, bien que *consécutive*, primait la lésion principale, c'est-à-dire la petite gomme.

26. Le même observateur a rapporté un exemple remarquable de ramollissement circonscrit dû à une artérite très localisée, chez un syphilitique. Le foyer de ramollissement, du volume d'une noix, siégeait dans le centre même d'une circonvolution et l'artériole qui alimentait cette circonvolution était absolument et totalement oblitérée par une endartérite très nette avec caillot.

27. *Obs. de M. Rumpf. Lésions de la couronne rayonnante.* H. 31 ans. A 29 ans, chancre, roséole et

plus à l'écorce de recevoir l'apport nécessaire à sa nutrition normale. L'anémie, puis l'émaciation, et enfin la nécrobiose moléculaire d'une partie de la substance grise des circonvolutions finiront par se produire fatalement. Les artères médullaires de la pie-mère résistent mieux à l'étreinte scléro-gommeuse que les touffes des artérioles. Aussi la partie grise des circonvolutions est-elle plus compromise que leur substance blanche. — Les artères de la pie-mère ne sont pas toujours oblitérées mécaniquement. Ce serait une erreur de croire qu'elles sont condamnées à un rôle purement passif. Bien au contraire, ce sont elles qui s'altèrent primitivement d'une façon spontanée et qui prennent une place prépondérante dans le processus, ainsi que nous le verrons ultérieurement.

Comme la dure-mère et la pie-mère affectent des rapports étroits avec les nerfs de la base du crâne, puisque la première envoie à presque tous un prolongement en forme de gaîne et que la seconde se réfléchit sur eux et les entoure étroitement, il n'y a rien d'étonnant à ce qu'ils souffrent des lésions de ces deux membranes Et c'est ce qui arrive. Les plaques scléreuses méningitiques, en effet, les suffusions gommeuses et scléro-gommeuses, quand elles siègent à la base du crâne, s'étendent vers les prolongements cellulo-fibreux des nerfs crâniens; elles les hyperplasient, les infiltrent, les rétrécissent et compriment ainsi et étranglent le tissu du nerf qui s'atrophie, dégénère et même disparaît complètement.

3° GROUPE. *Syphilomes du cerveau.* — Les lésions que la syphilis suscite dans le cerveau sont peut-être plus souvent indirectes que directes, c'est-à-dire qu'elles ne sont pas toujours constituées par un syphilome scléro-gommeux né dans la substance cérébrale elle-même, mais bien par un syphilome ayant son siège primitif dans les parties voisines. Rien d'étonnant à cela. Cet organe n'est-il pas compris entre la pie-mère qui tamise sur toute sa surface extérieure le liquide sanguin à travers la trame fine et serrée de ses artérioles, et l'appareil de ses grosses artères qui forment à sa base l'hexagone de Villis, et envoient des flots de sang dans toute l'épaisseur de son parenchyme, vers les parties centrales, au moyen de leurs grosses branches? Comment ne subirait-il pas le contrecoup de toutes les lésions qui se développent dans son appareil nourricier périphérique et dans son appareil nourricier profond. Et c'est ce qui arrive. Les conséquences de ces lésions séparées ou réunies sont le ramollissement et l'hémorrhagie, le premier surtout. Le travail morbide propre à la syphilis n'y entre

plaques dans la gorge. — Au bout d'un an, *hémiplégie droite* et 6 mois après, *paralysie progressive de la jambe gauche.* — Paralysie de la vessie et du rectum. — Mort. — *Autopsie* par le professeur Koster. — Dans l'hémisphère *gauche*, foyer de ramollissement brunâtre, un peu plus gros qu'un noyau de cerise, englobant l'extrémité interne du noyau lenticulaire et gagnant de là la capsule. — Ce foyer s'étendait en avant jusqu'au corps strié et en arrière et en dedans presque jusqu'à la couche optique. — La protubérance ne présentait rien d'anormal ni d'asymétrique. — Au niveau de la moëlle allongée, le cordon postérieur gauche était atrophié, gris.

28. Cinq foyers de lésions encéphaliques furent trouvés par M. Bradbury chez un malade qui présentait des gommes multiples dans le testicule et dans le foie : 1° à la surface interne de la dure-mère, gomme grosse comme une féverole, déprimant la surface du cerveau, au niveau du centre de la circonvolution pariétale droite; 2° gomme du pont de Varole droit, englobant les racines des nerfs de la 5e paire et de la 6e paire et recouvrant celles de la 7e; 3° gomme située dans les membranes, au niveau de la partie antérieure et médiane du cervelet resté intact; 4° foyer d'encéphalite gommeuse gros comme une noix à la surface du lobe occipital gauche; 5° ramollissement du corps strié et de la couche optique à droite.

29. Dans une observation de M. Weber, il existait une méningite syphilitique très étendue. Le malade, âgé de 28 ans, après avoir éprouvé de vives douleurs dans les jambes, fut pris de maux de tête, puis de coma. Puis

pour rien. Ils ne diffèrent pas des foyers de ramollissement ou d'hémorrhagie, qui proviendraient d'une toute autre cause. Il sera donc inutile de les décrire minutieusement.

Occupons-nous d'abord des lésions du parenchyme cérébral qui émanent en ligne droite de la diathèse. Elles sont exclusivement scléreuses ou gommeuses et la plupart du temps scléro-gommeuses.

A. *Les lésions scléreuses* constituent l'encéphalite hyperplasique ou la *sclérose syphilitique du cerveau*. Elle a son siège primitif dans la trame cellulaire de l'organe, dans sa névroglie, et résulte de la prolifération celluleuse qui s'y accomplit. Ce sont des foyers d'inflammation spécifique qui, à mesure qu'ils parcourent les phases successives de leur processus, compriment, atrophient et tuent les éléments propres du tissu nerveux. Dans leurs premières phases, la consistance des parties atteintes est diminuée comme dans le ramollissement aigu; mais dans les dernières, elle augmente au contraire et acquiert un certain degré de dureté semblable à celle du foie. C'est alors qu'il y a véritablement une sclérose constituée par l'organisation en tissu cellulo-fibreux des éléments embryonnaires de l'infiltrat syphilitique. — La coloration de ces foyers est plus foncée que celle de l'état normal; elle devient grise, jaunâtre ou teintée de rouge ça et là.

Presque toujours le syphilome hyperplasique du cerveau est partiel, circonscrit, limité, par exemple, à une circonvolution. D'autrefois il s'étend sur une surface plus ou moins considérable, M. Zambaco en a vu un qui s'était emparé de toute la région avoisinant la scissure de Sylvius.

Il n'y a quelquefois qu'un seul foyer de sclérose; mais il est plus ordinaire d'en rencontrer un certain nombre qui se disséminent sur les diverses parties du cerveau.

Leur volume est très variable, depuis celui d'une lentille jusqu'à celui d'une noisette. — Quand ils sont de proportions considérables, ils se présentent d'ordinaire sous forme de plaques circonscrites ou diffuses, éloignées ou rapprochées, larges comme une pièce de cinquante centimes ou beaucoup plus, situées au-dessous de la pie-mère et plongeant plus ou moins profondément dans la substance cérébrale qui paraît déprimée à leur niveau.

Les plaques et les noyaux de sclérose présentent souvent à leur centre des

survinrent des convulsions toniques qui furent suivies d'une paralysie généralisée. — A l'*autopsie*, vaste méningite occupant les régions frontales, temporales et pariétales. Ce fait manque de précision dans ces détails, mais il montre par ses symptômes et ses lésions, que le syphilome peut envahir d'une façon diffuse, la plus grande partie des méninges.

30. Une forme circonscrite de l'infiltration limitée aux méninges et intéressante par sa *localisation aux centres corticaux moteurs*, a été rapportée par Steenberg. — Après des manifestations multiples, paralysie faciale droite et paralysie complète du bras droit, avec diminution de la sensibilité, alors que la jambe droite était seulement parésiée. — L'*autopsie* montra un fort épaississement de la dure-mère avec de l'infiltration sanguine, au-dessus de l'hémisphère gauche, avec soudure à la pie-mère.

31. Dans un cas observé par M. Roth, les symptômes consistèrent en maux de tête, accès épileptiformes, avec spasmes, prédominant dans la moitié gauche du corps. — Parésie gauche. — Léger ptosis et mydriase à droite. — *Autopsie*: dure-mère dans une étendue de 2 pouces de long. sur 1 et demi de largeur, adhérente au crâne et à la pie-mère. — En ces points la pie-mère était 3 ou 4 fois plus épaisse qu'à l'état normal. — Entre ces deux membranes, il y avait deux grosses masses de couleur jaunâtre, ressemblant à un pus épais. — Au-dessous de cette plaque de pachyméningite, dépression de la surface cérébrale dont la substance était un peu ramollie.

32. *Obs. de M. Paetsch* (*Char. Ann. Bd*, 629). — Femme 45 ans, mariée à 24. — Plusieurs fausses-couches.

stries ou des points jaunâtres qui ne sont autre chose que de la matière gommeuse. La lésion est alors scléro-gommeuse.

B. Elle est aussi quelquefois exclusivement gommeuse, soit sous la forme diffuse, soit sous la forme circonscrite. — Dans la forme diffuse, ce sont des traînées, des bandelettes, des placards jaunâtres et analogues à du pus concrété, des fusées irrégulières, des épanchements capricieux de substance spécifique qui se font à la surface ou au sein de la masse encéphalique, sans jamais atteindre des proportions très considérables. — Dans la forme circonscrite, la matière gommeuse se concrète en tumeurs et donne lieu à la véritable gomme cérébrale.

Gommes du cerveau. — Elles sont relativement beaucoup plus rares que celles des méninges. — Ce sont des tumeurs semblables à toutes les gommes viscérales, arrondies, ovoïdes, oblongues, souvent irrégulières, remarquablement consistantes, et présentant : à leur centre, un point caséeux sec et jaune, très limité; plus en dehors, une grande abondance de tissu scléreux, calleux très dur; et enfin, tout à fait à leur périphérie, une zone de tissu cérébral fort vasculaire et ramolli par l'infiltration de cellules embryonnaires.

Le volume des gommes cérébrales est rarement inférieur à celui d'un gros pois, d'une noisette, et rarement supérieur à celui d'un œuf.

Leur nombre est variable. Il est assez fréquent de ne rencontrer qu'une seule gomme; d'autrefois on en trouve cinq ou six. Enfin il arrive, mais exceptionnellement, qu'elles sont si nombreuses et si disséminées, qu'on croirait à une sorte d'éruption gommeuse à la surface de l'encéphale. — Leur volume est en raison inverse de leur nombre. — Si elles se répartissent au hasard et en divers points, il arrive aussi parfois qu'elles se réunissent en grappes, en bouquets, dans tel ou tel point limité du cerveau.

Elles ne paraissent avoir aucune prédilection constante et exclusive dans leur siège. On les a rencontrées à peu près sur tous les points de l'encéphale : hémisphères, noyaux, ventricules, pédoncules cérébraux, protubérances, etc. Cependant il est incontestable qu'elles sont plus communes dans les hémisphères cérébraux que partout ailleurs, et que là, les endroits qu'elles envahissent avec une préférence marquée, sont les circonvolutions cérébrales.

Dans les trois quarts des cas au moins, les gommes du cerveau sont périphé-

— Eruptions sur le corps. — Six mois avant sa mort, maux de tête à exacerbations nocturnes; faiblesse de la mémoire. — Diminution de l'odorat, de la vision avec papille droite dilatée. — Marche mal assurée, crises épileptiformes au bout de 3 mois avec coma consécutif. — Puis troubles psychiques, perte de l'intelligence. Infiltration du nerf optique. — Paralysie des membres supérieurs et inférieurs. — Coma, mort. — *Autopsie :* dure-mère soudée avec la pie-mère à la partie moyenne de la circonvolution ascendante. La pie-mère, aux points adhérents et à la base, au niveau des bulbes olfactifs, est de consistance ferme, lardacée et d'aspect jaunâtre. A la convexité, à gauche, sur la première circonvolution frontale, foyer également ferme de la largeur d'une pièce de 10 francs, qui, à la coupe, se détache nettement sur l'écorce grise un peu comprimée et paraît absolument jaune au centre. — Quelques noyaux à l'intérieur de la pulpe cérébrale.

33. Dans un cas rapporté par M. Griesinger, semis remplis de caillots récents. — Dure-mère normale. — Pie-mère et arachnoïde adhérentes dans toute leur étendue et surtout à la convexité. — Arachnoïde très épaissie et par plaques sur certains endroits. — Adhérences étroites avec l'écorce cérébrale. — Rigidité de l'artère basilaire.

34. *Obs. de M. Clouston* (*Journ. of ment. sc. July* 79). — Syphilome du volume d'un œuf de pigeon partant de la dure-mère et qui atteignait le lobule pariétal inférieur *droit*. La substance cérébrale voisine était ramollie et la voûte cranienne perforée au niveau du lobule. — Pendant la vie, cette partie était très sensible à la pression et à la percussion qui déterminaient des convulsions de 5 minutes de durée dans la jambe gauche. — Connaissance conservée. — Léger spasme du bras gauche. — Vertiges. — Accès épileptiformes

riques ou *corticales*. La région antéro-latérale et surtout antérieure de l'écorce est beaucoup plus souvent envahie par elle que la région postérieure. — Les gommes s'observent très fréquemment aussi à la base du cerveau, et, en particulier, dans les parties moyennes de cette base, aux environs du corps pituitaire. — Ces deux localisations des tumeurs gommeuses dans la partie antérieure de l'écorce et à la base du cerveau expliquent d'une part, la fréquence de l'aphasie, des épilepsies partielles, des paralysies circonscrites dans les membres, et d'autre part la fréquence des parésies ou paralysie des muscles moteurs de l'œil et des névralgies du trifacial, etc.

L'*examen microscopique* des tumeurs cérébrales gommeuses a fait constater que leur structure était analogue à celle des autres gommes, et n'en différait que par la nature du tissu au sein duquel elles se sont développées. Leur zone périphérique, qui se confond insensiblement avec le tissu nerveux normal, est constituée par les éléments de la névroglie infiltrés de cellules rondes ou embryonnaires et par des débris de tubes nerveux normaux. — Beaucoup d'éléments cellulaires de la névroglie affectent la forme d'éléments étoilés, décrits par M. Jastrowitch (cellules de Gogli, cellules-araignées), et formés par un noyau et une certaine quantité de protoplasma qui pousse des prolongements aux deux extrémités de la cellule. MM. Charcot et Gombault, qui avaient trouvé dans un cas beaucoup de cellules-araignées, les regardèrent comme caractéristiques des gommes syphilitiques du cerveau ; mais M. Coyne fit remarquer qu'elles n'y existaient pas toujours, et que, quelquefois, on les rencontraît aussi à l'état normal. — La partie grise, fibreuse et transparente des gommes, est formée d'un tissu réticulé dur, de cellules de la névroglie parfois rameuses, et d'une grande abondance de cellules embryonnaires entre les éléments précédents et dans les gaînes lymphatiques périvasculaires. — Quant au foyer central de ces gommes, à leur noyau jaune et caséeux, il résulte d'une agglomération de cellules innombrables, tassées les unes contre les autres, qui ont comprimé les vaisseaux, étouffé tous les éléments du tissu nerveux, et qui sont elles-mêmes tombées dans la régression granulo-graisseuse.

Le *diagnostic anatomique* des gommes du cerveau devra être fait avec les autres tumeurs cérébrales et avec le tubercule en particulier. — Les plaques de sclérose pure, syphilitique ou d'une autre provenance, sont rosées, grisâtres, transparentes et de même couleur au centre qu'à la circonférence. Elles sont

avec légère hémiplégie à gauche. Spasmes et mouvements involontaires du bras gauche qui était anesthésié ainsi que la joue gauche. — Le malade était âgé de 46 ans ; il mourut subitement.

35. M. Bechterew (*Petersb. med., Wochensch.*, 79), dans un cas de parésie faciale droite, trouva à la surface du cerveau, au niveau de la première circonvolution frontale gauche, un foyer de ramollissement rougeâtre de 3 centimètres de diamètre.

36. *Obs. de M. Broadbent* (*Lancet*, I. 1874), parésie et anesthésie du bras gauche, avec parésie faciale, accès convulsifs permanents. — Plus tard paralysie de la jambe du même côté. — *Autopsie :* Artère cérébrale athéromateuse. — Derrière la scissure de Sylvius, deux foyers de ramollissement du volume d'une noix. — Petites dépressions avec foyer de ramollissement à la surface du corps strié et de la couche optique, surtout à droite.

37. Dans un cas rapporté par MM. Esmarch et Jessen, l'arachnoïde présentait une sorte d'infiltration lenticulaire disséminée sous forme de petites granulations comparables comme volume à une tête d'épingle. On a même trouvé l'arachnoïde épaissie presque dans les ventricules (cas de Owen Rees), (*Rev. sc. m.*, t. I).

38. *Cas de gomme arachnoïdienne observé par M. Hildenbrand.* — Il s'agissait d'un homme qui mourut après un grand nombre d'accès épileptiformes. — Méninges injectées, épaissies, entièrement opaques, surtout à la partie postérieure des hémisphères et le long de la faux du cerveau. A la partie antéro-supérieure de l'hémisphère droit, il existait dans l'épaisseur de l'arachnoïde un noyau jaunâtre du volume et

formées de tissu fibreux organisé et non d'un néoplasme devenu caséeux. — Le sarcome angiolithique se reconnaît facilement à ses grandes cellules plates et à ses vaisseaux infiltrés de sels calcaires. — Les sarcomes névrogliques sont ordinairement uniques et formés de cellules fibro-plastiques allongées, de cellules ovoïdes, toutes de même forme, constituant un tissu réticulé, mou, très vasculaire, uniforme, facile à dilacérer, etc.

Le diagnostic des gommes d'avec le gros tubercule du cerveau présente quelquefois des difficultés sérieuses. Dans le tubercule, la partie centrale opaque et sèche, parfois fendillée, ramollie, est toujours plus étendue que la partie centrale de la gomme; sa circonférence est plus régulière et n'envoie pas de prolongements radiés dans le tissu cérébral voisin. Il est entouré souvent de petits tubercules miliaires transparents. Toute sa masse est parfois caséeuse, ce qui n'a pas lieu pour la gomme. — A l'examen microscopique on trouve que les vaisseaux de la partie opaque du tubercule sont oblitérés, tandis que, dans presque tous les cas de grosses gommes cérébrales, les vaisseaux sont plus ou moins complètement perméables au sein de la partie centrale. — A ces signes différentiels, ajoutons que le tubercule se produit presque exclusivement dans le jeune âge, chez les sujets lymphatiques ou scrofuleux, que son siège de prédilection est dans le cervelet, qu'il coïncide souvent avec des granulations tuberculeuses miliaires situées sur d'autres points du cerveau, et qu'il est loin de s'accompagner aussi fréquemment que la gomme, de ramollissement cérébral, etc., etc. — Assurément, toutes ces différences entre les gommes et les tubercules permettront, dans la plupart des cas, de ne pas les confondre. Toutefois, n'oubliez pas qu'en aucun point du corps ces deux tumeurs n'ont autant de ressemblance que dans le cerveau.

Processus anatomique et terminaison des gommes cérébrales. — Abandonnées à leur évolution naturelle, elles parcourent sans doute les mêmes phases que les gommes des autres parties du corps. Peuvent-elles se ramollir et se résorber à leurs phases ultimes, ou laisser après elles une cicatrice ou un de ces petits kystes, si communs dans le cerveau, qui contiennent un liquide analogue à celui du ramollissement laiteux, et qu'entoure un tissu cérébral plus ou moins ramolli, etc.? — C'est là une question assez difficile à trancher. — D'après M. Lancereaux, « un certain nombre de prétendus kystes du cerveau ne seraient en réalité que l'enveloppe persistante d'anciennes tumeurs gommeuses ». Pour

de la forme d'un pois coupé par le milieu, à structure homogène et à fibres concentriques. Le long des bords internes des hémisphères, l'arachnoïde était tout à fait adhérente à la substance grise.

39. Chez un jeune homme de 25 ans, presque au début de la syphilis, il survint une diminution progressive des forces du côté gauche, puis de l'agitation, des vomissements, de la chaleur, du strabisme avec paralysie des sphincters et enfin des convulsions. — *Autopsie :* injection des méninges, épaississement de la pie-mère et de l'arachnoïde, teinte opaline des parois des anfractuosités. La surface du lobe cérébral droit, un peu en arrière de la partie médiane, déprimée, diffluente, était le siège d'un foyer de ramollissement gros comme une noix (Gallerand).

40. Chez une femme observée par Balfort, on trouva à l'autopsie une gomme de 4 à 5 centimètres de diamètre attenant à la protubérance et s'étendant entre les pédoncules de manière à comprimer le moteur oculaire droit qui était ramolli et détruit.

41. Dix-huit ans après avoir été infecté, un homme de 43 ans mourut avec des symptômes complexes : hémiplégie *gauche* et atrophie musculaire ; paralysie et atrophie des muscles masticateurs, mydriase et ptosis à *droite* ; cophose, amblyopie, et finalement crises épileptiformes. — *Autopsie* : Pie-mère légèrement épaissie, trouble et d'un aspect laiteux ; dans le centre ovale et du même côté, gomme de 1 centimètre et demi de diamètre, deuxième gomme grosse comme une noisette dans le tiers antérieur de la moitié droite du pont de

M. Cornil, au contraire, « si l'on peut supposer qu'une gomme dans un stade avancé de son évolution rétrograde, arrive à fournir une masse molle en dégénérescence graisseuse, entourée d'un tissu cérébral enflammé, ramolli, il est plus difficile d'admettre l'origine gommeuse des lacunes et des kystes. Ces derniers m'ont paru surtout en rapport avec les lésions inflammatoires chroniques des artères cérébrales, liées à la syphilis. »

Le processus des gommes cérébrales est toujours très lent; il leur faut plusieurs mois pour se constituer. — Une fois formées, elles persistent très longtemps dans le même état. — Sous l'influence du traitement antisyphilitique peuvent-elles se résorber complètement? L'observation clinique semble le démontrer : des malades, qui avaient présenté les symptômes les plus positifs de gommes du cerveau, ont été complètement guéris, et chez quelques-uns de ceux qui, ainsi guéris, ont été emportés par une autre affection, on a trouvé les cicatrices caractéristiques de ces gommes, sous forme de dépressions sur l'écorce, de brides, de tractus, de noyaux irréguliers, froncés, étoilés, etc., dans les parties centrales.

A l'intérieur des *cavités du cerveau*, l'action syphilitique est moins commune qu'à sa surface ou dans son épaisseur, mais on l'y trouve cependant et elle s'y traduit par des lésions de même nature. Ainsi on voit des épaississements, des opacités, des scléroses partielles de la séreuse, des plaques, ou des noyaux de matière gommeuse, de grosses tumeurs gommeuses, des foyers de ramollissement ou d'hémorrhagie, de vastes épanchements sanguins ou des hydropisies, avec dilatation plus ou moins considérable, de véritables hydrocéphalies par compression des veines et des sinus, etc.

4° GROUPE. *Syphilomes des artères du cerveau.* — Je me suis occupé de cette importante question dans une autre partie de cet ouvrage (voy. pp. 800, 801, 802, 812, 813, 818, 819, 826, 827, 828 et 829). Je me bornerai à résumer ici l'état actuel de nos connaissances sur cette question qui a pris depuis quelques années une importance si grande. — Il suffit de jeter un coup d'œil d'ensemble sur les dispositions et la topographie des syphilomes méningiens et cérébraux, pour voir qu'ils ont des affinités presque constantes avec les vaisseaux artériels. Qu'il s'agisse d'infiltrat scléreux, scléro-gommeux, de gommes diffuses ou circonscrites, ces produits morbides ont une tendance incontestable à se grouper autour des vaisseaux artériels et à les suivre dans leurs ramifica-

Varole. Cette dernière lésion protubérantielle avait occasionné l'hémiplégie alterne. La gomme du centre ovale avait produit les troubles des organes des sens et différents désordres du côté des vaso-moteurs.

42. A la dixième année d'une syphilis traitée à Lourcine, une femme âgée de 31 ans fut prise de céphalée, d'affaiblissement de la vue et des facultés intellectuelles. Deux ans après, syphilide tuberculeuse de la face et attaque apoplectiforme suivie d'*hémiplégie gauche* avec paralysie complète du bras, parésie de la jambe et abolition presque complète de la vue du même côté. — Au bout de quelques semaines, accès épileptiformes avec déviation des globes oculaires. Vertiges; — cachexie; — mort. — *Autopsie :* Cerveau et méninges pâles. — Sur une coupe du cerveau, à *droite*, points jaunâtres entourés d'une substance ramollie. — Plaques jaunes à la surface des ventricules dues à l'agglomération de petites tumeurs lenticulaires (Hérard).

43. Dans un cas observé par M. Lancereaux, la protubérance annulaire augmentée de volume présentait à sa partie antérieure une masse jaunâtre solide, sèche, légèrement saillante sur les méninges saines, grosse comme une amande, située sur la ligne médiane, occupant le tiers inférieur de la protubérance, une faible portion de l'extrémité supérieure des pyramides. Elle avait détruit le nerf de la sixième paroi.

44. Cas de *gomme cérébelleuse* observé par M. Gamel. Le malade était mort dans le coma après avoir présenté des troubles de l'équilibre et de la coordination motrice. — *Autopsie.* On trouva les méninges et les

tions, sous formes de traînées ou de chapelets. On dirait qu'ils cherchent en eux un support. Mais il y a plus que cela. N'allez pas croire, en effet, qu'il ne s'agisse que d'une simple juxtaposition, d'un contact matériel, d'un appui physique. Ce sont des liens très étroits, indissolubles de pathogénie, qui unissent entre eux les vaisseaux et les syphilomes de l'encéphale. C'est à cette conclusion que semblent aboutir les recherches récentes qu'on a faites sur le point d'origine et le processus, à leur état naissant, des productions gommeuses cérébrales. Ainsi M. Rindsfleisch admet qu'elles font plus que d'élire domicile au voisinage des vaisseaux, qu'elles proviennent des gaînes cellulaires artérielles. M. Virchow professe la même opinion. M. Wilks et l'école anglaise se sont occupés de cette question depuis 1863, et ils croient à l'origine vasculaire des gommes cérébrales. M. Heubner admet que toutes les gommes naissent des parties les plus vasculaires de la masse encéphalique, c'est-à-dire de ses méninges, que toutes sont primitivement méningitiques, mais qu'à mesure qu'elles grossissent, elles s'enfoncent dans la matière cérébrale, s'éloignent peu à peu de leur point de départ et finissent par devenir plus centrales que périphériques. C'est une manière de voir qui peut être exacte pour quelques cas ; mais dans beaucoup d'autres, il est incontestable que les gommes se développent primitivement au sein du parenchyme cérébral. Et là encore ne proviennent-elles pas, comme dans les méninges, des vaisseaux artériels? Tout paraît le prouver.

Sans entrer dans une discussion théorique sur ce sujet, je me bornerai à donner textuellement les propositions par lesquelles M. Rumpf, dans son ouvrage récent, résume les connaissances actuelles sur l'anatomie pathologique du syphilome encéphalique :

I. « Les lésions syphilitiques qui atteignent le système nerveux ont toujours leur point de départ dans le système vasculaire. Elles appartiennent par leur nature à la classe des granulations, et ce n'est que par des différences cliniques qu'il est utile d'en distinguer de deux sortes, suivant leur localisation et l'évolution différente de la maladie : *a* Infiltration syphilitique des capillaires du tissu conjonctif ; *b* Infiltration syphilitique des capillaires des vaisseaux (*vasa vasorum*).

II. Ces deux processus aboutissent, dans certains cas rares, à des tumeurs circonscrites qui, à un certain degré de régression, s'appellent gommes, mais plus fréquemment à des infiltrations très étendues.

III. L'existence et les métamorphoses régressives de l'infiltration syphilitique sont liées

substances cérébrales fortement congestionnées. Au centre du lobe droit du cervelet, tumeur gommeuse du volume d'une amande dont certains points commençaient à se ramollir.

45. *Obs. de M. Rosenthal.* — Femme de 38 ans qui, depuis 2 ans, présentait un affaiblissement progressif des facultés cérébrales. Pas de signes d'excitation ni de paralysie jusqu'à la mort. — *Autopsie :* Syphilome du volume d'une amande au niveau du noyau lenticulaire gauche, avec intégrité de la capsule interne. Gomme du foie.

46. *Obs. de M. Rosenthal.* — Une femme de 26 ans, traitée depuis 6 ans pour accidents secondaires, et depuis 4 ans pour rétinite et céphalée, fut prise de strabisme, et un mois après hémiplégie gauche. — On constata : Paralysie du moteur oculaire commun et du moteur oculaire externe à *gauche*. — Langue déviée à droite. — Pilier gauche du voile repoussé à gauche. — *Hémiplégie gauche* avec conservation des réactions électriques. Du côté de la sensibilité, diminution de la sensibilité mécanique et électrique dans tout le côté gauche. — Douleurs fréquentes dans le plexus cervico-occipital. — Gêne de la déglutition, de la parole. — Somnolence et mort. — *Autopsie.* Syphilome du volume d'une noix au niveau de la queue du lobe temporal *droit*, s'étendant jusqu'au noyau lenticulaire. — Capsule interne repoussée et comprimée. A la base du cerveau, le nerf moteur oculaire commun gauche était atrophié et ramolli. On n'y trouvait plus que quelques tubes nerveux intacts. — Vaisseaux de la base athéromateux. — Exostoses des tibias.

47. *Obs. de M. Rosenthal.* — Malade de 37 ans, syphilitique. Première attaque apoplectique avec hémiplégie

à la plus ou moins bonne nutrition des néoplasmes. Quand l'apport vasculaire est insuffisant, une fonte rapide, une résorption presque totale en est la conséquence. — Quand la nutrition est plus active, la fonte se fait plus lentement. Dans ce dernier cas, il persiste souvent des restes du néoplasme qui dépendent du processsus d'échange des cellules de l'infiltration (dégénérescence graisseuse et infiltration calcaire).

IV. L'infiltration syphilitique des capillaires du tissu conjonctif provoque dans la majorité des cas, des troubles localisés, et, dans des cas rares, en atteignant la circulation, des troubles généraux.

V. L'infiltration syphilitique des *vasa vasorum* peut, avec les troubles de la circulation générale et l'altération qui en résulte pour le système nerveux, amener des lésions localisées d'une double manière : 1° en ce que le territoire nerveux irrigué par le vaisseau subit une mortification par oblitération du vaisseau nourricier (thrombose et ramollissement); 2° en ce qu'une déchirure du vaisseau malade amène une hémorrhagie dans le territoire lésé.

VI. Les hémorrhagies et les ramollissements survenant à la suite d'altérations vasculaires syphilitiques sont des manifestations consécutives » (p. 68).

Dans le cerveau surtout, mais aussi dans les autres organes, l'envahissement gommeux, sous forme d'infiltrat ou de tumeurs, se fait par les artères qui sont comme les vecteurs du produit morbide. — L'artérite chronique est la cause de la gomme, laquelle naît par couches concentriques autour des vaisseaux, etc. (voy. p. 815, 816 de ce volume).

A. Ainsi développées, les gommes s'organisent autour des vaisseaux sous forme de couches concentriques, ou bien elles s'en détachent plus ou moins. Toujours est-il qu'elles réagissent très souvent sur eux. En les comprimant et en les étreignant dans une certaine étendue, elles réduisent leur calibre, y diminuent le courant circulatoire, et font naître des thromboses ou produisent des oblitérations complètes.

Les lésions par compression intéressent presque exclusivement le système artériel; elles sont beaucoup plus rares dans les veines. Cependant M. Virchow a observé un cas de thrombose du sinus transverse produit par la compression qu'exerçait sur lui une plaque de pachyméningite. Cette thrombose avait entraîné le ramollissement rouge d'une circonvolution.

B. Les artériopathies cérébrales d'origine syphilitique, qui restent exclusivement pariétales et n'envahissent pas le territoire périvasculaire, sont très fréquentes. Elles proviennent d'hyperplasies cellulaires interstitielles qui de-

gauche. — Un an après, deuxième attaque avec hémiplégie *gauche et aphasie*. — Amélioration de l'aphasie, mais 2 ans après la première attaque, troisième attaque d'*hémiplégie gauche* avec aphasie et cécité verbale. — Ouïe intacte. La malade ne comprenait pas ce qu'on lui disait, ni ce qu'on lui écrivait. — Pas de troubles psychiques. — Mort à la troisième année de la cérébro-syphilose. — *Autopsie* : Destruction de presque toute la circonvolution *pariétale ascendante droite*, du gyrus supramarginal voisin, et du lobe pariétal supérieur. A gauche, destruction des deux premières circonvolutions temporales.

On pourrait ici mettre les symptômes observés sur le compte de la lésion corticale, mais on remarquera qu'il est bien rare que le ramollissement se circonscrive à une partie si limitée de l'écorce cérébrale. Dans la plupart des cas, les lésions anatomiques sont complexes.

48. C'est un processus analogue qu'on retrouve dans l'observation de Chvostek (*Vierteljahr. f. dermat. syph.* u, Bdx, page 19).

Il trouva chez un malade qui avait *des maux de tête, exacerbation* nocturne, *une légère hémiplégie* droite avec aphasie, agraphie, alexie et surdité verbale, et de plus de la parésie faciale gauche, et du membre supérieur gauche. — L'autopsie montra de l'endartérite et du rétrécissement de la sylvienne gauche, du ramollissement jaune de la partie postérieure des circonvolutions de l'insula, et des circonvolutions temporales gauches en haut, et de vieux foyers de ramollissement dans le noyau lenticulaire gauche, un syphilome

viennent scléreuses ou gommeuses, ou plus souvent encore scléro-gommeuses.

1° La sclérose qui prédomine tantôt sur la tunique externe (périartérite), tantôt sur l'interne (endartérite), produit constamment, à un degré plus ou moins prononcé, la déformation et le rétrécissement des artères. Elle épaissit leurs parois, les rend rigides, rénitentes et dures; détruit leur élasticité, les rétracte, les soude, les rétrécit avec les plaques, les nodosités, les grains arrondis, les mouchetures, les taches, les tubes, etc., en un mot toutes les modalités si variées qu'affecte la dégénérescence scléreuse vasculaire. — Ce processus est toujours lent et aphlegmasique, quelquefois aigu (Moxon). — Un ou plusieurs rameaux ou ramuscules artériels sont atteints. Tout le cercle de Willis peut être converti en cordes rigides et noueuses.

2° Les artériopathies gommeuses, beaucoup plus rares que les scléreuses, se combinent quelquefois avec elles et leur sont consécutives. On les observe très exceptionnellement à l'état de pureté, c'est-à-dire sans aucun mélange d'éléments scléreux. Elles consistent en dépôts gommeux interstitiels, sous forme d'infiltration lamelleuse, de grains durs et ronds, de nodules, d'excroissances intravasculaires, etc.

A n'envisager ces lésions scléro-gommeuses des artères cérébrales qu'en elles-mêmes, elles sont évidemment minimes et de peu d'importance. Cependant elles peuvent devenir le point de départ de dilatations anévrysmales, de perforations qui produisent des hémorrhagies méningées et cérébrales mortelles (voy. p. 826-828 de ce volume). — C'est là un *danger direct*, résultant du processus et des transformations de la lésion elle-même. Il faut en tenir compte, bien qu'il se produise exceptionnellement. Mais le *danger indirect*, qui résulte des artériopathies syphilitiques du cerveau, est incomparablement plus fréquent sinon plus sérieux, et c'est à lui qu'il faut rapporter le plus grand nombre de cérébrosyphiloses. Les conséquences de toutes ces lésions d'une apparence si peu grave, ne sont-elles pas en effet la diminution progressive de la lumière des vaisseaux affectés (sténose), la formation d'un caillot fibrineux adhérent (trombose), ou d'un caillot migrateur (embolie), et quelquefois même l'obturation complète, absolue? — C'est le premier degré dans ces conséquences.

du volume d'une noix dans le noyau lenticulaire droit avec ramollissement circonvoisin, pachyméningite chronique, syphilome du nerf trijumeau droit et du ganglion de Gasser.

49. Une autre observation assez compliquée est rapportée par Herxheimer (*Lues cerebri Mittheil, aus der med. Klin der un. Wurzbuy*, 1885, Fall XI). — Malade de 76 ans, syphilisé à 74, reçu à l'hôpital pour troubles cérébraux et syphilis floride. Après ictus apoplectique, le malade avait eu de la parésie des jambes avec perte de la sensibilité, perte de l'ouïe, de l'acuité visuelle, puis paralysie des bras, difficulté de la parole, incontinence d'urine et des fèces. *Autopsie :* Lésions de l'aorte, des coronaires et des vaisseaux de la base du cerveau; deux petits foyers de ramollissement dans le noyau lenticulaire gauche avec contenu liquide rougeâtre. Dans la couche optique du côté droit, trois foyers, deux remplis de la même sérosité qu'à gauche, le troisième rempli de masses mollasses grisâtres avec amas de noyaux, détritus et restes de fibres nerveux.

IV. *Syphilomes des artères cérébrales.*

50. Dans un cas observé par M. Rumpf, il existait une paralysie générale avec parésie, contracture et spasme des extrémités. — Infiltration syphilitique diffuse des petites artères dans les circonvolutions frontales, avec épaississement de la pie-mère.

51. Dans un autre cas du même auteur, coma profond entrecoupé de délire furieux. — Les lésions vasculaires s'étendaient à presque toute l'écorce, mais elles étaient plus accentuées sur le lobe pariétal.

52. Chez un sujet syphilitique depuis dix ans, survinrent des accidents cérébraux qu'on qualifia de démence paralytique. — La pie-mère très épaissie dans toute son étendue, était d'un brillant fibreux. *La plupart de*

Le second, qui en est le corollaire presque forcé, consiste dans des phénomènes d'anémie, d'ischémie, de dénutrition, de ramollissement ou d'hémorrhagie, qui se produisent dans un district vasculaire plus ou moins étendu de l'encéphale. — Artériopathie, insuffisance de l'irrigation sanguine, désorganisation nutritive de la pulpe cérébrale, telles sont les trois étapes de ce processus qui occupe une place si importante dans le vaste domaine des cérébrosyphiloses.

Ajoutez aux conséquences de l'envahissement des artères par le syphilome, non seulement la formation d'anévrysmes plus ou moins volumineux sur les gros troncs, mais aussi celle d'*anévrysmes miliaires* sur les artérioles. — Ces anévrysmes miliaires peuvent être en très grand nombre. Sans aucun doute ils jouent un rôle important dans les encéphalopathies spécifiques. Leur petitesse les dérobe à un examen superficiel et sommaire des coupes du cerveau. Peut-être sont-ils beaucoup moins rares qu'on ne le croit.

Il est fort probable que les encéphalopathies dans lesquelles on n'a découvert aucune lésion matérielle provenaient de quelques altérations spécifiques des petits vaisseaux sténosiques ou anévrysmaux, que l'œil ne permettait pas d'apercevoir. — Au surplus, la syphilose seule des gros vaisseaux, sans aucune désorganisation consécutive de la pulpe nerveuse, du moins apparente, peut donner lieu à un complexus symptomatique qui ne diffère en rien de celui qui est produit par la sclérose et les gommes, le ramollissement et l'hémorrhagie spécifiques des méninges et du cerveau.

Le cas suivant, que j'ai observé en 1887, vous en donnera une idée exacte et complète. — Les pièces ont été présentées à la Société anatomique (séance du 8 avril 1887) par mon interne, M. Le Roy.

Accidents cérébraux précoces, survenus au septième mois d'une syphilis d'apparence bénigne. — Hémiplégie gauche, embarras de la parole, troubles psychiques. — Cérébropathie compliquée, avec phénomènes multiples. — Mort un mois et demi après son invasion, — Altérations exclusivement localisées dans les artères de la base du crâne.

Le malade, âgé de 46 ans, tailleur, entré le 16 mars 1887 dans mon service, avait eu sept mois auparavant, en août 1886, un chancre infectant, suivi d'une roséole légère, puis d'une éruption papuleuse discrète. — J'avais constaté et traité cette syphilis dès le mois de septembre, c'est-à-dire presque dès son début, et la médication hydrargyrique avait été continuée presque sans interruption jusqu'en février 1887.

C'est vers le 15 de ce mois-là, que le malade fut pris d'une céphalagie atroce au point

ses vaisseaux étaient oblitérés. Quelques veines épaissies et flexueuses conservaient encore leur perméabilité. Partout il y avait amincissement de la couche corticale avec anémie égale de la substance grise et de la substance blanche (Huguenin).

53. Une fille publique de 31 ans, présentant divers accidents syphilitiques (ozène, ostéopathie nasale, etc.), fut frappée d'hémiplégie gauche avec paralysie faciale. — Céphalées nocturnes. — Affaiblissement de l'ouïe. — Mort par affection pulmonaire aiguë. — *Autopsie.* Nombreux nodules jaunâtres, du volume d'un grain de blé à celui d'un noyau de cerise, dans la région du mésocéphale, abondants surtout au niveau de l'hexagone de Willis, étroitement unis aux artères qui à leur niveau étaient rétrécies ou oblitérées. Ces nodules siégeaient dans la tunique adventice et la tunique moyenne. Le tissu de néoformation avait le caractère d'une prolifération granuleuse en voie de se caséifier ou déjà caséeuse. La tunique interne était séparée des deux autres tuniques altérées, par un tissu normal. — S'appuyant sur cette autopsie, M. Baumgarten regarde les altérations de la tunique externe comme secondaires et estime que le processus débute par une périartérite gommeuse localisée à la tunique adventice cellulaire externe.

54. *Obs. de M. Schottelius.* — En même temps que les méninges étaient altérées, les deux vertébrales et le tronc basilaire étaient transformés en un cordon plein, du même volume que les artères normales, mais

de lui faire pousser des cris; elle était continuelle mais s'exaspérait considérablement pendant la nuit. Elle était survenue sans motif et n'avait d'autre cause apparente que la syphilis.

Au bout de quelques jours se produisirent d'autres symptômes cérébraux : affaiblissement de la mémoire, diminution de l'intelligence, embarras de la parole, maladresse des mains, faiblesse et incertitude dans la marche, sans incoordination réelle des mouvements.

Vers le 1er mars (quinzième jour de l'encéphalopathie), les symptômes s'accentuèrent davantage, et il y eut une attaque d'apoplexie avec perte de connaissance pendant quelques heures. C'est alors que le malade, obligé de s'aliter et ne voyant aucune amélioration dans son état, malgré l'emploi du sirop de Gibert à une dose élevée, prit le parti d'entrer dans une des chambres payantes de l'hôpital du Midi.

Le 15 mars (vingt-huitième jour de l'encéphalopathie), il présentait l'état suivant: Hébétude, baillements fréquents, embarras de la parole, incertitude de la marche, impossibilité de se tenir debout sur un membre. — La jambe gauche était plus faible que la droite et le malade traînait la pointe du pied de ce côté là en marchant. Il remuait facilement les doigts, mais écrivait avec peine et très lentement; aussi son écriture était-elle irrégulière et tremblée. Cependant le style restait à peu près correct et les mots sans faute d'orthographe. — Les maux de tête ne revenaient plus qu'à de rares intervalles et ils étaient de courte durée, avec irradiations douloureuses dans toute la voûte crânienne. — Sensation continuelle de refroidissement dans les jambes et dans les pieds. — Réflexes rotuliens conservés, — Sensibilité normale dans tous ses modes. — Aucun phénomène convulsif. — Miction et selles normales. — Rien dans les urines. — Pas d'œdème des membres inférieurs. — Pouls régulier à 96°. — Température, 37°,6. — Cœur et poumons intacts.

Les antécédents étaient à peu près négatifs, en dehors de la syphilis. — Bonne santé habituelle. — Jamais d'exès alcooliques. — Aucun signe d'arthritisme ; on n'en trouve pas trace dans sa famille. — Aucune cause occasionnelle.

Donc rien, comme étiologie, que la syphilis contractée en août 1886. Il avait eu en même temps blennorrhagie et plus tard orchite.

Je prescrivis l'iodure de potassium à haute dose, mais les accidents cérébraux n'en allèrent pas moins avec une grande rapidité, à partir du 15 mars.

Le 17, impossibilité de marcher. — Parole de plus en plus difficile.

Le 18, vers le soir, le patient qui ne pouvait plus depuis le matin se tenir debout, ni prendre aucun aliment solide, fut frappé d'une *attaque d'hémiplégie gauche* complète et il entra dans le coma.

Les jours suivants, même état avec quelques alternatives de mieux et de plus mal. La parole et l'intelligence revinrent un peu, mais le coma reprit bientôt le dessus et l'hémi-

qui présentait latéralement des nodosités multiples, grisâtres, pouvant atteindre le volume d'un pois. — Dans un autre cas, l'artère vertébrale et tout le trajet de la basilaire étaient transformés en un cordon fibreux, sans tuméfaction circonscrite. Dans les deux cas, la néoformation s'était faite dans la tunique fenêtrée, mais il y avait aussi altération de l'adventice et des *vasa vasorum*. — C'est à l'altération de ces derniers que l'auteur fait jouer le principal rôle et il ne regarde les altérations de la couche endothéliale que comme secondaires.

55. M. Chvosteck a rapporté un grand nombre de faits de lésions artérielles syphilitiques (*Vierteljahr. f. Derm. u. syph.* Bd, 9) entre autre les suivants : Chancre induré à 24 ans. — Trois ans après, le malade fut pris de vomissements, de douleurs vives dans le front et à la nuque, avec vertiges, incertitude de la marche, etc. — Hémiplégie *gauche*. Coma. Mort. — *Autopsie.* Troncs artériels de la base du cerveau et leurs branches présentant des épaississements jaunâtres, multiples, avec rétrécissements considérables de leur calibre. — Épaississement des deux carotides. — Le centre semi-ovale *droit*, les parties externes du noyau lenticulaire de la capsule externe de l'avant-mur présentaient un foyer hémorrhagique avec inondation du ventricule latéral. — Cœur hypertrophié à gauche et sclérosé.

56. M. Eichorst et surtout M. Leyden, dans ses études sur les lésions de la protubérance et de la moelle allongée, ont trouvé des ulcérations graves de l'artère basilaire avec thrombose consécutive de la partie

plégie gauche resta toujours absolue. — Rien n'y fit, ni la médication spécifique, ni les révulsifs, ni les purgations avec l'eau-de-vie allemande.

Le 24 mars (cinquième semaine révolue de l'encéphalopathie), impossibilité d'exécuter aucun mouvement. Le malade semble comprendre un peu, mais ne répond que par quelques signes des yeux. — Paralysie absolue des deux membres du côté gauche. Le côté droit ne peut se mouvoir volontairement, mais il n'y a pas de paralysie flasque comme à gauche. La langue n'est pas déviée. — Aucune paralysie oculaire. — Pupilles égales et sensibles à la lumière. — Mort dans le coma, le 25 mars, à 6 heures du matin.

L'*autopsie* qui put être pratiquée vingt-six heures après la mort, fit constater les lésions suivantes. Elles ont été décrites par M. Le Roy :

« A l'ouverture du thorax, on constate qu'il n'y a pas d'épanchement dans les plèvres. Le poumon droit est un peu adhérent, au niveau du sommet droit. Les poumons sont sains, sauf le sommet droit qui présente des traces de tubercules calcifiés et quelques épaississements scléreux.

Le cœur est absolument normal. Valvules saines. L'aorte ne présente en aucun point des plaques d'athérome; elle a partout son épaisseur et son calibre normaux.

Les artères carotides, sous-clavières, fémorales, ne présentent aucune altération.

Tube digestif normal. Reins de volume et de poids normaux. La capsule se détache facilement. A la coupe un peu de congestion.

Rate et foie normaux. Vessie et prostate normales. A l'ouverture du crâne, on ne constate aucune exostose. Dure-mère saine.

La pie-mère est détachée du cerveau avec une grande facilité. Aucune adhérence anormale. Le cerveau a une consistance et un aspect absolument normaux.

Des coupes méthodiques du cerveau, du cervelet, des pédoncules, du bulbe, ne montrent aucune altération d'hémorrhagie ou de ramollissement. La couleur et la consistance sont partout absolument normales.

Les altérations sont exclusivement localisées au niveau des artères de la base du crâne.

Les carotides internes sont légèrement épaissies et blanchâtres, mais perméables.

La *cérébrale moyenne droite* présente, presque dès son origine, un épaississement et une forme cylindrique, avec une teinte blanchâtre particulière. Ses branches principales sont oblitérées par un caillot rouge, solide, qui les remplit complètement.

La cérébrale antérieure du même côté est également blanchâtre et oblitérée par un caillot rouge.

La cérébrale moyenne du côté gauche présente quelques tâches blanchâtres, mais elle est restée perméable, ainsi que la cérébrale antérieure.

Les autres artères des centres nerveux, ne paraissent pas altérées.

La moelle est normale, au moins à l'examen macroscopique.

Nous avons pratiqué l'examen histologique des différents organes ; des coupes ont été

située au-dessus. — Une chose intéressante à noter dans un cas de Leyden, c'est qu'on ne découvrit les foyers de ramollissement dans la protubérance que par l'examen microscopique. — Dans un autre cas de M. Leyden les lésions frappaient surtout les petits vaisseaux de la moelle allongée.

M. Graff a signalé des anévrysmes d'origine syphilitique.

M. Rumpf, à qui j'emprunte un grand nombre des documents qui précèdent, dit dans son remarquable ouvrage, qu'il en a observé plusieurs cas, dans un, entre autres, de syphilis cérébrale avec hémorrhagie dans le noyau lenticulaire du corps strié.

57. *Obs. de M. Heubner.*—Un homme de 34 ans, ayant un exanthème et un testicule syphilitiques fut frappé d'hémiplégie *droite*. Le nerf facial était intéressé aussi. — Mort dans le coma. — *Autopsie*. Tout l'hémisphère *gauche* était plus mou que le droit, avec foyers multiples d'hypérémie et ramollissement surtout marqué dans le territoire du corps strié et à la partie inférieure du lobe cérébral moyen du même côté. Comme cause de ce ramollissement, l'artère sylvienne gauche, à une ligne de son origine et sur une étendue de deux lignes, était doublée de volume, très indurée et très épaissie. Sa lumière à ce niveau était oblitérée par un caillot sanguin, long de deux lignes et se prolongeant dans l'artère du corps calleux. — Artère cérébelleuse gauche oblitérée également.

58. *Obs. de M. Heubner.* — Hémiplégie droite qui parut et disparut spontanément. — Puis, *hémiplégie*

faites sur plusieurs artères du cerveau, ce qui nous a permis de constater les particularités suivantes. Sur des coupes de la sylvienne droite, à 4 centimètres environ, au delà de son origine, on constate :

La tunique moyenne a conservé son aspect normal ; nombreuses fibres lisses non altérées.

En dedans de la limitante externe, on voit un épaississement notable de la tunique interne, constitué par de nombreuses cellules embryonnaires; sur un point, on observe une sorte de cellule géante renfermant un grand nombre de noyaux. Le tiers environ de la circonférence de la tunique interne est le siège d'un épaississement beaucoup plus considérable, qui paraît réduire de moitié au moins le calibre de l'artère. Cet épaississement est constitué par des cellules fusiformes séparées par une assez grande quantité de substance amorphe. Le calibre de l'artère est rempli par un caillot granuleux, décoloré, renfermant de nombreux éléments embryonnaires, à la périphérie surtout.

La tunique externe est presque entièrement transformée en tissu embryonnaire, avec de nombreux noyaux, mais son épaisseur n'est pas supérieure à celle de la tunique moyenne.

D'autres coupes, pratiquées sur diverses branches de la sylvienne droite et de la cérébrale antérieure, montrent les mêmes lésions, mais à un degré beaucoup moindre; la périartérite semble cependant prédominer sur l'endartérite dans ces artères.

Sur quelques coupes, nous avons tenté la recherche des bacilles de Lustgarten, mais sans résultat.

Nous avons aussi pratiqué des coupes de la circonvolution frontale ascendante, du côté droit, près du sillon interhémisphérique.

La substance grise présente sa structure normale. (Le durcissement avait été d'ailleurs, obtenu rapidement à l'aide de l'alcool absolu. D'autres parties de circonvolutions ont été placées dans un liquide de Müller.)

Le rein est à peu près normal : cependant, sur certains points, entre les tubuli contorti, on peut observer des îlots de cellules embryonnaires, qui semblent indiquer un début de néphrite interstitielle.

Le foie est absolument normal.

En somme : endartérite et périartérite des artères de la base, surtout au niveau de la sylvienne et de la cérébrale antérieure droites, et thrombose de ces troncs artériels, ce qui explique l'hémiplégie gauche et les troubles cérébraux.»

Lésions d'ordre commun consécutives aux syphilomes méningiens, cérébraux et artériels. — Quoique j'en aie parlé plusieurs fois jusqu'ici, il ne sera pas inutile d'y revenir et de les étudier dans leur ensemble. C'est que, par leur fréquence et par leur gravité, elles occupent une place d'une importance capitale dans l'anatomie pathologique des cérébrosyphiloses. Rarement elles font défaut et c'est à elles, plus encore qu'au syphilome, qu'il faut rapporter presque tous les

gauche, troubles psychiques, coma et mort. — *Autopsie.* Artère sylvienne *droite* doublée de volume et oblitérée par un caillot. — Artère basilaire, deux lignes avant sa bifurcation, oblitérée également par un caillot, et fortement épaissie. — Au niveau de l'hémisphère central *droit*, à un quart de pouce du corps calleux, dans l'intérieur de la substance cérébrale, cavités irrégulières remplies d'un liquide laiteux. — Cerveau *gauche* très congestionné.

59. *Obs. de M. Heubner.*— A la deuxième ou troisième année d'une syphilis contractée à 20 ans, paralysie du bras *droit*, puis délire et état comateux avec évacuations involontaires. — Amélioration. — Quatre ans après, syphilide, puis perte de connaissance avec paralysie complète du côté *droit*, compliqué de contracture, d'incontinence d'urines et de fèces, etc. — Amaigrissement, albuminurie. — Œdème et mort. — *Autopsie.* Syphilis de la peau, du crâne, du foie, des testicules, du foie, de la rate, des reins, du mésentère. — Induration spécifique très étendue des artères cérébrales. — Ramollissement jaunâtre et sclérosé du corps strié et du noyau lenticulaire *gauche*. — Atrophie cérébrale légère. — Dégénérescence secondaire des cordons conducteurs.

désordres fonctionnels propres aux encéphalopathies. Une plaque méningitique ou corticale, une gomme intracrânienne pourraient à la rigueur rester impunément en contact avec la matière cérébrale ou ne provoquer que des phénomènes momentanés de compression, si elles ne suscitaient autour d'elles, où à distance, un processus d'irritations ou un processus ischémique. Le cerveau, comme les autres organes, s'habitue au contact des corps étrangers. Ceux-ci ne deviennent dangereux que quand leur présence fait naître autour d'eux des phénomènes inflammatoires, ou que leur développement progressif gêne, diminue ou abolit la circulation sanguine dans un département plus ou moins étendu de l'encéphale.

Les trois processus consécutifs aux syphilomes intracrâniens, quel que soit leur siège, sont le processus irritatif ou inflammatoire le processus ischémique et le processus hémorrhagique.

A. *Processus irritatif.* — Quel que soit son siège, qu'il se développe dans les méninges ou dans le cerveau, il reste ordinairement partiel et circonscrit. De plus, il a dès le début et il conserve toujours par la suite une allure lente et chronique. — C'est à ce processus que sont dues les méningites secondaires qu'on trouve invariablement autour des gommes superficielles, avec infiltrations, néoplasies, épaississements, scléroses, adhérences, etc., etc. La gomme engendre la plaque méningitique; mais celle-ci peut être primitive et donner naissance ultérieurement à des produits gommeux, par la régression spécifique qui s'accomplit sur un ou plusieurs points de son étendue. — Il n'en est pas ainsi au sein de la masse cérébrale : là, les encéphalites qui les accompagnent leur sont toujours consécutives et ne les produisent jamais. — Très souvent le processus d'inflammation consécutif aux syphilomes, est tout à la fois méningien et encéphalique. Les altérations de l'écorce en offrent de nombreux exemples.

B. *Processus ischémique.* — Ses effets se manifestent avec toute évidence et aboutissent à la plénitude de leurs conséquences sur une grande échelle, quand un syphilome comprime un gros vaisseau, ou bien quand l'artériosyphilose interstitielle arrive par la confluence et le volume de ses lésions, à rétrécir peu à peu et de plus en plus le champ de la circulation sanguine dans une étendue considérable du cerveau. Toutes les péripéties qui résultent d'une irrigation insuffisante de la pulpe cérébrale sont trop connues pour qu'il soit utile de les décrire ici. Qu'il me suffise de dire que le *ramollissement*, qui exprime la désorganisation ultime de la substance nerveuse, en est la conséquence la plus habituelle, que c'est à lui qu'aboutissent, comme terminaison commune, presque tous les processus anatomiques intracrâniens. Rarement ce ramollissement est rouge, c'est-à-dire sous son mode aigu. Presque toujours il est blanc, jaunâtre, c'est-à-dire chronique et essentiellement ischémique. Il s'étale sur une plus ou moins grande surface dans la couche corticale, ou bien il se dissémine en îlots épars et isolés qui ne dépassent pas le diamètre d'une lentille ou d'une pièce de cinquante centimes. — Il forme quelquefois au centre du cerveau des foyers extrêmement circonscrits en rapport avec le petit calibre de l'artère et les étroites limites de son foyer d'irrigation.

C. *Processus hémorrhagique.* — Il est beaucoup moins fréquent que celui qui aboutit à la nécrobiose et résulte d'une rupture vasculaire produite soit par un excès de la tension sanguine sur certains points circonscrits, soit par le syphilome artériel lui-même avec ou sans dilatation anévrysmale. Le sang épanché forme de petits foyers, ou bien il s'étale en nappes à la surface des méninges ou dans la cavité ventriculaire de l'encéphale.

Un fait bien singulier, et qui pourtant n'a rien d'extraordinaire aujourd'hui qu'on en connaît la pathogénie, c'est que les désordres fonctionnels les plus graves, ceux même qui entraînent rapidement la mort, s'observent quelquefois chez des sujets dont le cerveau ne présente aucune lésion apparente. Le cas dont j'ai été témoin et que j'ai relaté plus haut, en est un exemple des plus frappants. — Ne prouve-t-il pas que le processus ischémique, quand il provient d'une artériosclérose étendue, peut entraîner les conséquences les plus fatales sans aboutir au ramollissement? *L'anémie* de la pulpe cérébrale joue donc un rôle important dans la production des troubles fonctionnels. C'est à elle qu'il faut attribuer, non seulement les encéphalopathies spécifiques mortelles sans lésion matérielle appréciable, mais aussi beaucoup de phénomènes morbides très limités, permanents ou fugaces, dont l'autopsie ne donnait pas toujours la cause anatomo-pathologique. — Cette cause, on doit la chercher dans la lésion scléro-gommeuse des plus petites ramifications artérielles. On ne parviendra peut-être pas toujours à la découvrir; mais on peut hardiment affirmer son existence.

Parmi les particularités bizarres des encéphalopathies syphilitiques ou autres, notez-en deux qui paraissent irrationnelles et qui cependant sont faciles à expliquer avec ce qui a été dit précédemment. Ces deux particularités sont : 1° l'existence de lésions méningo-encéphaliques sans symptômes pendant une période plus ou moins considérable ; 2° l'existence de symptômes sans lésions apparentes des méninges et du cerveau. — Vous en trouverez la raison d'une part, dans l'absence de lésions consécutives d'ordre commun, et d'autre part dans des lésions artérielles qui anémient le cerveau sans le désorganiser.

Nous ne connaissons encore qu'imparfaitement les *localisations de l'artério-syphilose cérébrale*. Il est probable qu'elle peut aller très loin, n'atteindre que de très petits vaisseaux et donner lieu à des troubles fonctionnels extrêmement circonscrits. Dans les artères comme ailleurs, la lésion syphilitique n'obéit pour ainsi dire qu'à ses caprices. Elle ne subit, du moins en apparence, aucune localisation forcée. — Un champ vaste, illimité, celui du tissu cellulaire, gangue et matrice de tous les organes, se trouvant ouvert devant elle dans l'intérieur de la boîte crânienne, dans le cerveau, les méninges et les artères, elle s'y promène aussi librement que sur la peau et sur les muqueuses.

Parmi les conséquences des syphilomes intracrâniens, celles qui dépendent d'un obstacle à la circulation veineuse, sont beaucoup moins fréquentes que celles qui résultent de l'ischémie artérielle. Toutefois, l'*hydropisie des ventricules latéraux* a été observée dans des cas où une gomme était placée de telle façon qu'elle gênait la circulation en retour. L'*hydrocéphalie spécifique* devra être ajoutée à la liste si nombreuse des désordres que la syphilis produit dans l'encéphale.

D'autres maladies constitutionnelles attaquent aussi cet organe. Est-ce de la même façon ou autrement que la syphilis? Voici ce que j'écrivais, à ce propos, en 1877. Depuis cette époque, l'artériosyphilose est beaucoup mieux connue.

J'ai souvent réfléchi aux analogies et aux différences qui existent entre les diverses maladies constitutionnelles. Pour moi, il n'est pas douteux que la syphilis et la scrofule ont entre elles des affinités considérables; que leurs liens de parenté sont plus étroits, par exemple, que ceux qui les unissent soit à l'arthritisme, soit à la dartre. Il y aurait sur ce sujet des considérations instructives à vous présenter; mais il faudrait leur faire embrasser toutes les périodes de ces lésions, en comparant, dans chacune d'elles, les accidents qui leur appartiennent en propre. Il faudrait en outre poursuivre dans les divers organes, et soumettre à un rapprochement analytique les processus morbides qui naissent et éclosent sous l'influence des deux maladies constitutionnelles. Ce n'est point le moment d'entreprendre ici une pareille étude. Permettez-moi cependant de vous dire quelques mots d'une des manifestations viscérales les plus graves de la scrofule : je veux parler de la *méningite tuberculeuse*, ou mieux de la *tuberculose encéphalique* dans ses divers modes, inflammatoires, granuleux, diffus, circonscrits, superficiels ou profonds.

Eh bien, entre la tuberculose et la syphilose encéphaliques vous trouverez de nombreux points de contact. Laissons de côté les tumeurs tuberculeuses ou syphilitiques, qui se ressemblent tellement quelquefois qu'il est impossible de les distinguer. Tenons-nous-en aux lésions moins concentrées, aux formes disséminées qui atteignent leur type le plus complet dans la méningite tuberculeuse. Cette affection, qui a été l'objet d'études si remarquables à tous les points de vue, a rendu et rendra encore de grands services pour nous aider à localiser les centres.

Dans la méningite tubercluеuse, les lésions de la région fronto-pariétale sont peut-être plus communes et plus importantes que celles de la base, et ce sont elles qui produisent la plupart des phénomènes convulsifs ou paralytiques qui peuvent arriver à un degré considérable de dissociation. Je suis convaincu qu'il en est de même pour certaines formes de la syphilose cérébrale.

Pour moi, il y en a une qui se rapproche beaucoup de la méningite tuberculeuse ; c'est celle qui envahit les méninges, puis le tissu conjonctif superficiel des circonvolutions, ou, pour parler d'une façon plus technique, les réticulums sous-méningés de la névroglie. Elle se présente sous forme de disques irréguliers, constitués par une hyperplasie plus ou moins inflammatoire, qui finit par englober, dans une tumeur étalée à la superficie du cerveau, une étendue plus ou moins considérable des méninges et de l'écorce. Le siège primitif de l'action morbide est dans la trame cellulaire des méninges ou de la névroglie, peut-être dans les vaisseaux artériels, sous forme d'une endartérose ou d'une inflammation spécifique de la tunique adventice de ces vaisseaux. Depuis quelques années on fait de grands efforts pour se rendre compte du mode de détermination de la syphilis sur les vaisseaux en général et sur ceux de l'encéphale en particulier. On n'est pas arrivé jusqu'à présent à des résultats bien positifs; il n'est pas douteux pourtant que les investigations anatomo-pathologiques poussées dans ce sens éclaireront bien des points encore obscurs, et enrichiront la pathologie syphilitique d'un de ses plus intéressants chapitres.

Mais si l'on est encore condamné à l'incertitude sur l'existence et, à plus forte raison, sur les divers rôles que peuvent jouer les *artériopathies primitivement syphilitiques*, on peut affimer que les lésions artérielles ou veineuses consécutives aux lésions hyperplasiques ou gommeuses du tissu méningo-névroglique prennent une part active dans le processus, principalement à ses périodes avancées.

Il se passe au niveau des plaques méningo-encéphaliques quelque chose d'analogue à ce que vous voyez dans les points où la méningite tuberculeuse concentre principalement son action : les vaisseaux sont envahis, déformés, déviés, comprimés, affaissés ; ils deviennent le siège de thromboses ou d'obstructions par les produits morbides spéciaux, etc. Il en résulte que, dans une zone plus ou moins étendue, il se produit de l'anémie locale, de l'ischémie, des infiltrations séreuses partielles, des suffusions sanguines ou des hémorrhagies capillaires, des ramollissements, etc., etc.

Je ne serais pas éloigné de croire que si les artères cérébrales ne sont pas primitivement attaquées par la syphilis, elles peuvent, quand elles se trouvent au contact des foyers morbides, servir à leur propagation. C'est ce qui expliquerait comment ces foyers se multiplient et donnent lieu à des phénomènes dont la cause organique se groupe généralement autour de la scissure de Sylvius et du sillon de Rolando.

Le fait est incontestable pour la méningite tuberculeuse. Pourquoi n'en serait-il pas ainsi pour la syphilose méningo-encéphalique ? L'induction est légitime, mais fort heureusement que les occasions d'en vérifier l'exactitude au moyen des autopsies se présentent rarement. Et, à cet égard, il y a entre la tuberculose et la syphilose de l'encéphale une différence qui est tout à l'avantage de la seconde. C'est ce qui fait sans doute que son anatomie pathologique, sa pathogénie, sa physiologie pathologique sont infiniment moins connues que celles de la première. Elle n'a pas rendu encore les mêmes services à la physiologie du cerveau, parce qu'on la guérit quelquefois, et que, malgré son immense gravité, elle est loin d'être aussi fatalement mortelle que la méningite tuberculeuse ou la tuberculose du cerveau. (*Localisations de la syphilis corticale du cerveau. — Aphasie et hémiplégie droites à forme intermittente*, p. 93-96.)

Symptomatologie. — Si, avec les notions de physiologie du cerveau que nous possédons actuellement, on essayait de mettre en œuvre les matériaux fournis par l'anatomie pathologique, et de construire, sans le secours de la clinique, la symptomatologie des cérébrosyphiloses, y réussirait-on ? Oui, dans une large mesure. Assurément, ce ne serait pas un portrait achevé dans toutes ses parties, poussé jusqu'aux plus petits détails des lignes et des teintes, que nous aurions en procédant ainsi. Mais l'ensemble des traits, l'expression générale, les larges touches caractéristiques, en un mot, la physionomie, seraient reproduits, dans cette esquisse de toutes pièces, avec un relief et une couleur capables d'en donner une idée satisfaisante.

I. Remarquez d'abord que tous les départements de l'encéphale, même ceux qui restent le plus habituellement indemnes dans les cérébropathies vulgaires, sont susceptibles d'être attaqués par la syphilis. Il en résulte que tous, absolument tous les troubles fonctionnels qui proviennent d'une lésion quelconque de cet organe et de ses enveloppes, peuvent figurer dans la symptomatologie. N'est-ce pas ce que prouve l'observation ? Depuis la parésie la plus légère et la plus circonscrite, jusqu'à la déchéance, l'anarchie, l'incohérence, la ruine progressive ou l'abolition rapide, ne voyons-nous pas toutes les fonctions se troubler, se pervertir et se perdre ? Convulsions épileptiformes et paralysies soit partielles, soit étendues, et en général monolatérales, troubles sensoriels, névralgies, affaiblissement de la mémoire, embarras et perte de la parole, obtusion de l'intelligence, divagation, délire, manie, démence, etc., etc., rien n'y manque. — Ne vous attendez pas cependant à trouver tout cela chez le même sujet, encore moins d'emblée et dès le début. Non. Chaque cérébropathie syphilitique semble choisir ce qui lui convient dans cette *multiplicité* des phénomènes morbides. C'est ce qui explique la *diversité* des syphiloses encéphaliques, diversité d'autant plus grande qu'il y a une infinité de *degrés* dans les symptômes par lesquels elles s'expriment et qu'elles ne s'astreignent point irrévocablement au même *syndrome.*

L'anatomie pathologique nous donne la raison de cette sorte de spécificité dans l'expression phénoménale. J'ai insisté sur ce fait que les lésions syphilitiques sont extrêmement communes dans les méninges et dans l'écorce, beaucoup plus qu'au centre et dans la couronne rayonnante. Or, n'est-ce pas dans l'écorce qu'existent les grands foyers où s'élaborent les fonctions cérébrales ? Qu'y a-t-il d'étonnant à ce qu'une plaque scléro-gommeuse méningo-encéphalique suscite des convulsions, des troubles intellectuels, de l'aphasie, des paralysies très partielles ou étendues ? Et si au lieu d'une plaque il y en a plusieurs, disséminées, inégalement réparties des deux côtés, le complexus phénoménal ne deviendra-t-il pas inextricable ? En outre, la lésion n'aboutit pas du premier coup à son complet développement. Non seulement elle est partielle, mais elle est aussi progressive. De là tous les degrés que parcourt le trouble fonctionnel, peu à peu ou par soubresauts, depuis une altération presque insaisissable d'abord, mais s'accentuant de plus en plus, jusqu'à l'abolition brusque, momentanée ou définitive.

Des particularités sans nombre que présentent les lésions des méninges, de l'écorce, de la couronne rayonnante et des artères cérébrales, on peut donc déduire à priori les grands traits de physionomie des cérébrosyphiloses. Dans l'ensemble, il y a au premier abord quelque chose qui choque et qui déroute par l'imprévu, la bizarrerie des associations phénoménales, l'extrême circonscription ou la multiplicité infinie des symptômes. Mais on s'explique aisément qu'il en doit être ainsi. L'étude clinique confirme ce que faisait prévoir l'anatomie pathologique. Bien que toutes les deux ne soient pas constamment d'accord ou du moins qu'elles ne nous paraissent pas l'être, elles nous conduisent aux propositions suivantes :

1° La symptomatologie des cérébrosyphiloses comprend tous les troubles fonctionnels, sans exception, qu'est susceptible de produire le cerveau quand il devient malade pour une cause quelconque. Aussi la *multiplicité* des phénomènes qui la constituent est-elle un de ses principaux caractères.

2° Par contre, cette symptomatologie, malgré sa multiplicité, peut être et est habituellement, à une certaine période, extrêmement *partielle*, chacun de ses phénomènes restant très circonscrit.

3° La gamme de ses manifestations est fort étendue, depuis le trouble fonctionnel *unique*, jusqu'à la multiplicité et à la complexité les plus étonnantes.

4° La *diversité* et la *dissémination* doivent aussi être comptées au nombre de ses attributs les plus significatifs.

Il en résulte des combinaisons étranges qui contrastent avec les syndromes définis, logiques qu'on trouve dans beaucoup de cérébropathies d'ordre commun. Des symptômes qu'on a l'habitude de voir se développer isolément, qui ne sont point solidaires les uns des autres, qu'aucun lien pathologique ne semble devoir réunir, s'associent aussi d'une façon inattendue, quoiqu'ils aient souvent leur foyer sur des points très éloignés du cerveau. — Tirez, comme au hasard d'une loterie, tel nombre de symptômes qu'il vous plaira et n'importe lesquels, parmi tous ceux que produisent les cérébropathies d'une provenance quelconque. Eh bien, soyez sûr que cet assemblage aussi fortuit, aussi capricieux qu'on peut le supposer a été réalisé ou sera réalisé par la syphilose cérébrale. Ne vous étonnez donc pas si les combinaisons symptomatiques sont souvent insolites, extraordinaires et d'une inépuisable variété qui déjoue toute prévision. — Et quelle complexité plus inextricable encore, plus surprenante, quand la symptomatologie ne reste pas circonscrite dans la boîte crânienne, quand elle embrasse, comme cela lui arrive souvent, tout le névraxe, et de méningo-encéphalique devient cérébro-médullaire !

II. Parmi les troubles fonctionnels qui donnent à la symptomatologie des cérébro-syphiloses une physionomie presque pathognomonique, il faut mettre au premier rang, les *parésies* et les *paralysies des nerfs crâniens*. Voilà encore un caractère dont l'anatomie pathologique nous donne la raison et qu'elle nous permettrait de deviner si la clinique ne nous en offrait pas constamment des exemples. — Les lésions syphilitiques du cerveau, qui sont périphériques plutôt que centrales, n'ont-elles pas en effet une prédilection marquée pour les régions antérieures de l'organe et surtout pour sa base, vers les régions moyennes et sphénoïdales? — L'écorce au niveau des principaux centres de localisation, les nerfs crâniens dans leur trajet intracrânien, voilà les points qu'attaque de préférence la syphilis. Aussi les paralysies intéressant les nerfs crâniens antérieurs, et en particulier les *nerfs oculaires* et le *nerf optique*, ont-elles une valeur clinique presque aussi grande que les symptômes corticaux. Aucun phénomène morbide ne dénonce avec plus de certitude la nature diathésique de la lésion. Dans le chaos, l'obscurité, les formes changeantes du complexus, c'est un point fixe et comme un phare qui nous éclaire et qui nous guide. Supposez n'importe quelle association phénoménale : du moment que vous y démêlez une mydriase, un prolapsus de la paupière supérieure, du strabisme, ou même une simple diplopie, sans strabisme évident, accusez hardiment et *a priori* la syphilis, sans crainte de porter un jugement téméraire. *Sept ou huit fois sur dix* elle est coupable.

La fréquence de ce phénomène capital, si grande qu'elle soit, n'est cependant pas supérieure à celle de certains autres troubles fonctionnels importants, plus graves, plus directement cérébraux qui occupent une place prépondérante dans la symptomatologie des cérébrosyphiloses. — Qu'ils émanent des foyers du mouvement, de la sensibilité ou de l'intelligence, ils se traduisent toujours par de la dépression ou de l'excitation. Ceux qui appartiennent au premier mode sont les anesthésies, les parésies, les paralysies, le coma, l'affaiblissement, l'obtusion d'une, de plusieurs, ou de toutes les facultés intellectuelles, etc. ; ceux qui appartiennent au second consistent en névralgies, en convulsions, en délires aigus, subaigus, chroniques dans les variétés si nombreuses des perversions intellectuelles qui constituent la folie.

Si tous ces modes d'expression morbide se rencontrent dans les cérébrosyphiloses, ce n'est point avec la même fréquence, du moins à leurs diverses périodes. — Les troubles de la sensibilité, par exemple, soit sous forme d'anesthésies, soit sous forme de névralgies, ne viennent, qu'en dernière ligne dans la hiérarchie symptomatique. Sans doute les céphalées prodromiques sont très communes, les névralgies faciales sont loin d'être rares, mais elles ne constituent pas à elles seules toute la maladie cérébrale. Ce n'est point là un de ses éléments essentiels; elle peut s'en passer et ils ne jouent souvent dans son ensemble qu'un rôle épisodique et transitoire. Aussi, quand vous rencontrerez des cérébropathies équivoques et d'une origine douteuse, dans lesquelles les anesthésies et les phénomènes névralgiformes prennent par leur nombre, par leurs singularités, par leur durée, une prédominance marquée sur les autres manifestations, écartez l'hypothèse de la syphilis comme cause, ou du moins ne l'admettez qu'avec la plus grande réserve, alors même que son existence chez le malade ne serait pas douteuse. Songez plutôt à l'hystérie, surtout s'il s'agit d'une femme.

Bien autrement significatifs sont les troubles de la motilité. Existe-t-il un seul exemple de cérébrosyphilose dans laquelle ils aient fait absolument défaut ? Non. Ils lui sont indispensables. Sans eux elle ne serait pas ou resterait à l'état d'ébauche, comme dans ces souffrances vagues du cerveau, qui sont plutôt une menace qu'une maladie et dont une médication spécifique prévient facilement les conséquences. Mais quand l'affection cérébrale est confirmée, quand elle est sortie de sa phase prodromique pour entrer dans sa période d'état, et à plus forte raison quand elle a duré longtemps et parcouru les principales étapes de son processus, les fonctions du mouvement sont toujours compromises, ici ou là, d'une façon ou d'une autre, et tôt ou tard très sérieusement et sur une vaste étendue.

Des deux modes de ce trouble quel est le plus fréquent et le plus grave ? Quelques auteurs placent en tête les *accidents convulsifs épileptiformes* ou *épileptiques*. Je ne suis pas de cet avis. Certes je me garderai bien de méconnaître leur importance et de restreindre la large place qu'ils occupent dans la symptomatologie des cérébrosyphiloses, puisqu'à eux seuls ils sont susceptibles d'en constituer certaines formes pendant longtemps. Toutefois ils ne sont pas nécessaires au point qu'on ne puisse bien s'en passer. Dans un grand nombre de cas ils n'apparaissent à aucune période de l'affection. En est-il ainsi du mode opposé, c'est-à-dire de la paralysie ? Y a-t-il des cérébrosyphiloses dans lesquelles, depuis le début jusqu'à la fin, la motilité n'ait jamais été diminuée progressivement ou tout à coup, soit sur un point limité, soit dans une moitié du corps ou des deux côtés, soit presque partout ou dans un seul muscle, à tous les degrés, depuis la parésie la plus faible jusqu'à la paralysie absolue et irrémédiable ?

Il n'en existe pas. Si la paralysie fait défaut dans les premières périodes de certaines cérébrosyphiloses, soyez sûrs que ce ne sera pas pour longtemps. Elle est inéluctable. C'est un élément essentiel des cérébrosyphiloses et qui ne manque jamais dans celles dont le processus n'a pas été arrêté soit par le traitement, soit par une prompte terminaison fatale. Et ce qui prouve bien que la paralysie prime comme fréquence les convulsions épileptiformes, c'est que celles-ci aboutissent fatalement à une diminution de la motilité momentanément surexcitée. Non seulement la paralysie est une modalité primitive, mais encore elle est le terme auquel finissent par arriver les autres perversions qui atteignent le système musculaire. C'est ce qui me fait dire que, dans l'ensemble symptomatologique, les phénomènes paralytiques l'emportent sur les phénomènes convulsifs.

Du reste, l'excitation dans les cérébrosyphiloses, comme dans beaucoup de cérébropathies organiques, semble n'être qu'un état passager qui n'est point condamné par son essence même à une durée perpétuelle. Le travail organique qui lui donne naissance n'est-il pas transitoire ? Les phénomènes d'irritabilité dans l'écorce cérébrale n'ont qu'un temps ; ils s'émoussent peu à peu, s'atténuent et s'éteignent à la fin dans une nécrobiose qui paralyse, qui détruit la fonction. L'état dépressif, quand il n'y a pas guérison, est donc le corollaire obligé de l'état d'excitation.

C'est là un fait général qui s'observe dans les troubles intellectuels comme dans les troubles du mouvement. L'obtusion, l'affaiblissement des facultés intellectuelles sont assurément beaucoup plus communs que les délires, surtout que les délires systématisés.

Qu'il y ait dans les cérébrosyphiloses des phénomènes d'excitation psychiques, que le cerveau extravague parfois sur le mode aigu des vésanies expressives, bruyantes, fécondes en conceptions délirantes, ce n'est pas douteux. Il y a longtemps qu'on parle des folies syphilitiques. Toutefois, sous ces apparences d'une suractivité cérébrale morbide qui n'est bien souvent que momentanée, vous trouverez constamment la dépression. Et ce n'est pas elle qui est éphémère. De jour en jour elle s'installe à demeure dans la symptomatologie ; sa prise de possession s'agrandit, se fortifie, devient de plus en plus profonde. Bientôt ce ne seront plus des sons discordants que vous entendrez. L'instrument, d'abord fêlé et en désarroi, se disloque et se détraque de plus en plus ; il perd peu à peu et une à une ou, tout à coup, même ses notes fausses, et finit par s'effondrer dans le mutisme ou la cacophonie de l'abrutissement et de la démence. Donc encore ici, comme pour le mouvement, dépression progressive des phénomènes psychiques et leur anéantissement définitif, avec ou sans période préalable d'excitation. Et je ne compte pas le cas ou le coma se met de la partie, entre en scène et brusque le dénouement.

III. Les déterminations de la syphilis sur le cerveau, bien qu'elles soient empreintes d'une spécificité aussi grande que celles qui s'effectuent sur n'importe quelle partie du corps, ne créent point de symptômes qui leur soient propres. Chacun des phénomènes morbides par lesquels s'exprime la lésion cérébrale syphilitique est absolument semblable à celui que produirait une lésion de tout autre nature. C'est le même vocabulaire ; aucun de ses termes n'a une signification spéciale et invariable. — Il en est ainsi du moins à première vue et quand on n'y regarde pas de très près. Cependant s'il n'y a pas à proprement parler création d'une chose nouvelle, il existe dans les faits eux-mêmes ou dans leur ensemble, leur groupement, leur succession, leur ordre chronologique, certaines nuances, quelques particularités de contour, de relief, de couleur, qui constituent comme une formule spécifique propre à en révéler l'origine. Cette formule on la trouve dès le début et jusqu'à la fin, tantôt évidente et se lisant couramment du premier coup, tantôt obscure, équivoque, hiéroglyphique et indéchiffrable sans le secours des antécédents et des procédés de diagnostic par élimination.

C'est dans la période prodromique qu'il importe surtout de découvrir la cause diathésique. N'est-ce pas, en effet, le moment le plus opportun pour la médication spécifique, celui où elle peut le plus aisément triompher du mal et couper court au processus? Il est incontestable qu'on arrive à guérir certaines cérébropathies dans leur période initiale, quand elles sont de fraîche date et n'ont encore donné lieu qu'à quelques phénomènes morbides à peine ébauchés.

Névralgies temporo-faciales, fronto-cervico-pariétales, myopathies douloureuses des muscles du cou, céphalées atroces à redoublements nocturnes, éblouissements, obnubilations, étourdissements, accès vertigineux, sensations étranges dans l'intérieur du crâne, insomnies ou somnolences invincibles, irradiations douloureuses dans diverses parties du corps, faiblesse musculaire ou indécision et incohérence dans les mouvements ; et, du côté de l'entendement, diminution ou trouble de plusieurs facultés intellectuelles, en particulier de la mémoire, modification du caractère, tristesse, pressentiments sinistres, impressionabilité excessive, etc. : tels sont les phénomènes qui, isolés ou réunis, doivent faire craindre l'invasion prochaine d'une syphilose cérébrale. Leur signification pathologique est en raison directe de leur durée, de leur continuité ou de la fréquence de leurs attaques.

Si tous ces symptômes prémonitoires ont une importance séméiotique que prouve surabondamment l'observation clinique, il y en a quelques-uns qui, par eux-mêmes et par leur association avec d'autres, acquièrent une valeur exceptionnelle. En première ligne, il faut placer *les céphalées*, avec leurs variétés infinies comme siège, intensité, durée, retour périodique ou continuité, etc. Quand ces douleurs de tête deviennent atroces et s'exaspèrent principalement pendant la nuit; quand par leur violence elles vont jusqu'à produire une sorte de délire momentané, il faut redouter l'imminence prochaine d'une attaque d'encéphalopathie. L'*insomnie* aussi est un signe capital. Elle peut exister seule ou accompagner la céphalalgie dont elle est la conséquence. — Qu'on ajoute à ces deux prodromes un *affaiblissement brusque et notable de la mémoire*, une *diminution ou une perte complète du pouvoir sexuel*, et on aura un groupe de quatre symptômes indicateurs de premier ordre. Sans préciser la localisation, ils donnent la certitude que les centres nerveux, et surtout le cerveau, sont sous le coup d'un travail morbide grave. Et si à ces symptômes s'ajoutaient, comme j'en ai vu des exemples, la parésie de la vessie et du rectum, des douleurs en ceinture autour du tronc, à divers niveaux, avec des troubles cardio-pulmonaires, on pourrait affirmer que l'action syphilitique a envahi tout le névraxe.

Un autre signe précieux, surtout au point de vue d'une localisation précise, ce sont les douleurs que certains malades ressentent dans les profondeurs de la cavité orbitaire. Elles ressemblent à des douleurs de crampe et proviennent sans doute des efforts inconscients d'accommodation que nécessite la paresse d'un ou de plusieurs muscles moteurs de l'œil. Quand on analyse avec soin les céphalées frontales, on arrive à découvrir et à démêler au milieu de la douleur commune cette douleur orbitaire spéciale qui se manifeste avant la diplopie et les déviations de l'axe visuel.

Les troubles de la sensiblité générale et de la sensibilité sensorielle sont loin de fournir des signes aussi certains que les troubles de la motilité. — Anesthésie, hypéresthésie, se montrent rarement au début ou dans le cours des névropathies syphilitiques, avec une prédominence particulière. — L'hypéresthésie est tout à fait exceptionnelle en dehors des névralgies et des céphalées. Quant à l'anesthésie, elle accompagne la paralysie du mouvement comme dans les névropathies organiques communes; mais elle lui est toujours subordonnée et j'ai remarqué maintes fois qu'elle est relativement beaucoup moins prononcée dans la paralysie syphilitique que dans la paralysie se rattachant à une autre cause.

Parmi les prodromes de l'action syphilitique sur le cerveau, la céphalalgie occupe une place à part et de premier ordre. Elle constitue une des formes les plus fréquentes et les plus indiscutables du début. On l'observe dans les deux tiers au moins des cas ; elle s'associe à tous les autres symptômes et accentue singulièrement leur signification. Aussi mérite-t-elle d'être étudiée avec le plus grand soin et sous tous ses aspects. Son siège est profond, intracrânien, méningitique ou cérébral. Les malades ont conscience que son foyer est au centre de la tête. Quelquefois elle est très circonscrite et térébrante comme si on enfonçait un clou : c'est ce qui a lieu dans les tumeurs. D'autres fois au contraire elle s'étale sur une vaste étendue du cerveau, avec une accentuation plus prononcée sur les régions frontales ou temporo-pariétales de l'un ou de l'autre côté. Gravative en pareil cas ou constrictive, elle inquiète et menace même dans ses formes légères. Les malades lui trouvent un caractère insolite, étrange; ils deviennent tristes et irritables, perdent le sommeil, l'appétit, maigrissent et éprouvent une perturbation notable dans leurs facultés intellectuelles.

Les principaux caractères de la céphalalgie syphilitique sont : 1° L'*exacerbation nocturne* qui ne manque que très exceptionnellement et qui est presque pathognomonique: on l'observe plus souvent dans la période secondaire que dans la tertiaire; 2° L'*intensité* qui peut aller jusqu'à absorber, déprimer, abrutir l'intelligence, pousser au délire furieux, au suicide, à l'homicide, comme dans un cas relaté par M. Zambaco, et jusqu'à susciter tous les désordres que produisent dans l'organisme les algies les plus épouvantables; 3° La *persistance* et les *récidives*. Le mal de tête n'est pas plus éphémère qu'il n'est superficiel; c'est un mal diathésique une vraie *céphalée* qui peut durer des semaines, des mois et même des années. Sans doute elle présente des accalmies, des intermittences; elle disparaît même quelquefois spontanément. Mais si on la méconnaît et si on ne la traite pas, elle se reproduit, sous forme de crises plus ou moins longues, avec une extrême facilité.

Si grande que soit l'importance de la céphalée dans la période initiale des cérébropathies, il ne faut pas cependant lui accorder une valeur absolue. — Ce n'est pas un prodrome constant. Ainsi je viens d'observer dans mon service un jeune homme de 22 ans qui, au quinzième mois d'une syphilis d'apparence bénigne, et sans aucune autre cause qu'elle, a été pris subitement d'un accès d'épilepsie partielle dans le bras gauche, avec aphasie transitoire. Rien, pas même la moindre céphalalgie, ne l'avait précédé et annoncé [1]. Il s'agissait bien là pourtant d'une lésion de l'écorce. Or c'est dans les localisations méningo-corticales que la douleur de tête semble acquérir son maximum de fréquence et d'intensité. Elle accompagne beaucoup moins habituellement les lésions intracérébrales. — Mais qu'importent ces exceptions. La céphalée n'en reste pas moins le phénomène prodromique capital des cérébropathies. Elle ouvre la scène morbide. Seule elle l'occupe plus ou moins longtemps dans toutes ses péripéties. Puis vient un moment où se forme presque fatalement à sa suite un cortège varié d'autres phénomènes plus cérébraux qu'elle, prémonitoires encore,

1. « J'ai fait, dit M. Fournier, l'autopsie d'un sujet qui, ayant succombé à des lésions très importantes du crâne et des méninges, avec ramollissement presque général de la substance grise et ramollissement étendu de la substance blanche, *n'avait jamais présenté le moindre mal de tête* pendant les deux ans que dura sa maladie. »

mais d'une signification plus menaçante et qui tournent rapidement au symptôme précis d'une lésion constituée. Telles sont les crises de congestion et d'anémie cérébrales circonscrites ou diffuses, les parésies ou les raideurs toniques dans quelques muscles, les amnésies continues, progressives, intermittentes, certaines difficultés momentanées de la parole, des accès de vertige, l'incertitude dans la marche, la maladresse des mains, l'inappétence sexuelle, l'affaiblissement génital, l'indifférence, la torpeur, l'évanouissement des facultés intellectuelles et morales qui, sans être encore irrémédiablement atteintes, ne présentent plus l'harmonie fonctionnelle que leur donnent un entendement et une volonté en pleine possession de leur conscience intime et de leur force directrice.

IV. Pour naître, vivre et se développer, les néoplasmes syphilitiques sont obligés de faire un appel à la circulation sanguine des tissus au milieu desquels ils se sont implantés. A mesure qu'ils grandissent, ils deviennent un foyer de plus en plus actif et considérable d'irrigation sanguine irrégulière, surtout quand autour d'eux se produisent des irradiations congestives et hyperplasiques. En même temps qu'ils créent à leur périphérie une circulation morbide, ils entravent ou arrêtent par compression celle qui s'effectue dans les vaisseaux veineux ou artériels des méninges et de la pulpe cérébrale. Comment n'en résulterait-il pas une rupture d'équilibre incompatible avec le fonctionnement normal de l'organe? Ajoutez à ces modes de perturbation dans le régime de la circulation artérioso-veineuse, l'envahissement direct des artères par le syphilome, l'obstruction des grosses veines et même des sinus par le voisinage des gommes ou des plaques scléro-gommeuses, etc. Et ne croyez pas que l'action tout à la fois hypérémique et anémiante qui trouble la circulation cérébrale soit toujours circonscrite et endiguée dans sa progression continue. Assurément il en est ainsi quelquefois, et c'est ce qui explique pourquoi l'on trouve de grandes lésions qui n'ont donné lieu à aucun trouble fonctionnel. Mais que de fois se produit au loin, sur un seul hémisphère ou même des deux côtés, par brusques secousses, comme un flux et un reflux de l'apport sanguin! Ici le liquide surabonde et déborde, tandis qu'ailleurs, par suite de cet appel autour du foyer morbide, les voies circulatoires se vident momentanément et laissent la partie qu'elles arrosaient dans un état d'irrigation insuffisante pour la régularité de leur fonctionnement. C'est à ces fluctuations, à ces remous, je dirais presque à ces tempêtes qui agitent, déplacent, bouleversent la masse sanguine dévolue à l'encéphale et à ses méninges, qu'il faut rapporter un grand nombre de phénomènes prodromiques qualifiés à tort ou au moins incomplètement par l'épithète de congestifs, car l'anémie n'y joue pas un rôle moins considérable que la congestion.

Quoi qu'il en soit, voici quels sont ces prodromes. Ils appartiennent à toutes les formes du *vertige* et aboutissent souvent, par la surprise de leurs accès les plus brusques et les plus violents, à produire l'*ictus apoplectique*, à ce qu'on nomme vulgairement *le coup de sang*. Le trouble circulatoire étant permanent ou passager, continu, intermittent ou rémittent, les troubles fonctionnels qui l'expriment présentent le même processus.

Dans la forme continue, il se produit un ensemble très complexe de phénomènes névropathiques : 1° troubles de la vue et de l'ouïe : obnubilation, bourdonnements d'oreille avec un état vertigineux permanent ou paroxystique ; 2° troubles de la sensibilité : douleurs rhumatoïdes vagues, fixes ou douleurs irradiantes névralgiformes ; dans la tête, dans les membres, un peu partout, fourmillements, engourdissements fugaces ou persistants ; 3° troubles de la motilité : inertie musculaire avec courbature, maladresse, incertitude, manque d'assurance et de précision dans les mouvements des jambes, des mains, de la langue ; paresse de l'intestin et surtout de la vessie, par laquelle débutent beaucoup d'affections cérébrales et médullaires ; 4° troubles de l'intelligence qui s'affaiblit et s'émousse dans ses principaux attributs, la mémoire, la volonté, l'attention ; modifications dans le caractère qui devient irascible, morose, apathique, indifférent ; 5° diminution de l'appétit sexuel et de la puissance virile.

Dans la forme intermittente ou paroxystique, au milieu d'une santé cérébrale à peu près satisfaisante, les malades éprouvent de vrais raptus qui leur enlèvent momentanément la conscience d'eux-mêmes, ou bien ils sont pris subitement d'un accès vertigineux qui va jusqu'à les renverser. C'est comme un ouragan qui soudain s'abat sur eux, puis passe sans laisser aucune trace. Dans les plus violentes crises, la connaissance se perd. Mais en général l'ictus ne va pas jusque-là, même lorsqu'il s'accompagne d'une résolution passagère de certains groupes de muscles, d'une parésie, d'une paralysie éphémères. Quand les accidents apoplectiformes arrivent jusqu'à produire un vrai coma avec abolition complète de la connaissance et du mouvement, avec rétention ou émission involontaire des urines et des matières fécales, stertor et danger imminent pour la vie, il ne s'agit plus d'un prodrome, mais de la maladie confirmée. En général, la forme paroxystique est constituée par le vertige et par tous les phénomènes accessoires qu'il implique avec lui. Les malades sont comme sur le bord d'un précipice. Un pas de plus et ils tombent dans l'épilepsie, l'aphasie, la paralysie, la psychosyphilose, etc., c'est-à-dire dans une ou plusieurs des principales formes de la syphilose cérébrale.

Ces deux formes symptomatiques de la perturbation circulatoire intracranienne s'observent quelquefois isolément. Mais elles ne sont point incompatibles, et dans la plupart des cas elles se combinent pour produire une forme mixte rémittente, avec trouble cérébral permanent entrecoupé de crises vertigineuses et apoplectiformes.

Si anormal et si menaçant qu'il soit, cet état de choses peut durer très longtemps, des semaines, des mois et même des années. Il est rare qu'il disparaisse spontanément. S'il en était ainsi, on pourrait élever des doutes sur sa provenance syphilitique. Quant on l'attaque à temps avec l'iodure et le mercure, on peut en triompher.

Tels sont les principaux modes de la période initiale communs à toutes les cérébropathies. Plus tard quelques-uns des symptômes qui étaient à peine esquissés, s'accentuent pour constituer la maladie confirmée. D'autres apparaissent. Un plus ou moins grand nombre s'associent, et forment des syndromes définitifs ou transitoires que nous décrirons ultérieurement.

Processus.— Sans sortir des généralités, voyons maintenant comment ces symptômes évoluent, quelles sont leurs particularités aux diverses phases du processus, les formes qu'ils revêtent, les changements qu'ils subissent, leur durée, leurs terminaisons, toutes les vicissitudes auxquelles ils sont exposés depuis le début jusqu'à la guérison, la mort ou l'infirmité irrémédiable.

I. Une première circonstance à peu près commune à tous et très frappante, c'est qu'il est rare qu'un phénomène morbide, quel qu'il soit, atteigne du premier coup la plénitude de son expression symptomatique. Maintes fois, par exemple, la motilité n'est atteinte d'abord que très légèrement, dans tel ou tel département du système musculaire. Puis, à cette diminution succède la parésie, et à la parésie la paralysie. N'en est-il pas de même pour les troubles intellectuels et moraux? Que de nuances et de degrés avant la déchéance complète des facultés mentales! Par contre, au lieu de cette marche en avant, on voit quelquefois tel ou tel symptôme faire un pas en arrière, s'atténuer peu à peu ou brusquement, et même disparaître tout à fait après une durée souvent éphémère. — Il en est de même pour les syndromes.

Si la *lenteur*, la *continuité*, la *progression* s'observent le plus communément lorsque l'évolution des cérébrosyphiloses est abandonnée à elle-même, il arrive aussi que de véritables *intermittences*, complètes pour qui n'y regarde pas de très près, mais peut-être très rarement ou jamais absolues, se constatent dans les premières phases, et cela pendant des semaines et des mois. J'en ai relaté plusieurs exemples et récemment j'en ai observé un bien remarquable.

Le malade, âgé de 48 ans, avait eu 20 ans auparavant une syphilis exempte de toute manifestation sérieuse, lorsque, au milieu d'une existence très agitée et de nature à troubler et surmener le cerveau, il fut pris inopinément d'une perte complète ou à peu près complète de la parole, qui dura 12 heures, et se compliqua, dans les dernières heures, d'une crise épileptiforme limitée au bras droit. Après cette première attaque, retour à la santé sans aucun trouble moteur ou psychique. — Huit mois après, deuxième attaque d'aphasie et d'épilepsie dans le bras droit, plus longue que la première et avec un rétablissement moins franc. — Six mois après, troisième attaque sous la même forme, mais cette fois la parole resta embarrassée, le bras droit fut parésié et l'intelligence plus ou moins profondément troublée. — Treize jours après, quatrième attaque d'aphasie et d'épilepsie circonscrite au bras droit. Atténuation mais persistance de l'aphasie, parésie et maladresse de plus en plus accentuées du bras droit et surtout affaiblissement de l'intelligence avec un mélange de conceptions bizarres ou niaises, rabâchage et balbutiement des mêmes idées, des mêmes phrases où il reste comme englué dans un débordement de conversation fastidieuse et interminable, etc.

L'*intermittence*, sur laquelle j'ai beaucoup insisté dans mon mémoire sur *l'aphasie et l'hémiplégie droite intermittentes*, est donc un type du processus des cérébrosyphiloses qui, pour être moins fréquent que le type continu et progressif, n'en est pas moins fort important et très significatif. — Par la marche naturelle de l'affection cérébrale, si le traitement n'intervient pas ou reste inactif, l'intermittence passe tôt ou tard à la rémittence pour aboutir fatalement à la continuité.

Dans chaque symptôme on observe des alternatives de mieux et de plus mal, qui sont parfois extrêmement prononcées. Je les ai signalées dans un grand nombre de mes observations. Il n'est pas toujours aisé d'en trouver les causes. Une de celles qui me paraissent les mieux établies, c'est l'influence de l'état hygrométrique. On dirait que l'humidité agit sur les lésions scléro-gommeuses intracraniennes comme sur les cicatrices de vieilles blessures.

Les cérébrosyphiloses fourmillent de contrastes; plus on les approfondit et plus on en découvre. Ainsi, à côté de cette lenteur du processus et de cette indécision des symptômes qui semblent tâtonner avant de trouver leur formule achevée, on voit des coups brusques, des attaques foudroyantes comme durée et comme intensité des phénomènes. Les accidents cérébraux revêtent immédiatement un très haut degré de gravité, au point de mettre d'emblée en imminence de terminaison fatale. C'est alors le coma qui prédomine. Cette forme de cérébrosyphilose peut être la première en date et l'unique, se produire en pleine santé et très rapidement, sans laisser au cerveau qu'elle écrase, le temps de manifester sa souffrance par d'autres symptômes. Mais d'ordinaire elle succède à des modes d'évolution d'un autre genre. En pareil cas elle est, ou bien le retour offensif d'une affection cérébrale qui semblait régresser, ou bien une forme de ces recrudescences si fréquentes à tous les degrés, depuis le début jusqu'à la terminaison.

II. Continuité, intermittence, rémittence, développement progressif et lent des phénomènes morbides, etc., voilà ce que nous avons vu jusqu'à présent dans la marche des cérébrosyphiloses. Elles sont donc en général d'une très longue *durée*. Mais cette durée il est fort difficile de l'évaluer, même approximativement, et d'en donner une moyenne satisfaisante, car elle est très inégale d'un cas à un autre. Quand les grandes fonctions de l'économie autres que celles du cerveau ne sont pas atteintes, les malades peuvent vivre fort longtemps. J'en ai vu qui traînaient encore une misérable existence purement animale, quinze ans après le début de leur encéphalopathie. Les infirmités qui en proviennent, si elles sont irrémédiables, restent souvent dans un *statu quo* indéfini. Le processus est arrêté; la cicatrisation du syphilome s'est faite dans le cerveau comme celle d'une gomme sur la peau. Qu'il ne survienne pas de récidive, et les chances d'une longévité relative sont possibles. Ce qui le prouve c'est que l'on voit un assez grand nombre de cérébropathes syphilitiques passer d'un hôpital à l'autre pendant des années.

Mais les *récidives*, les *recrudescences* sont à craindre ici, car elles sont pour le moins aussi fréquentes que dans toutes les autres localisations du tertiarisme. Bien que la plupart du temps elles ne soient constituées que par un retour et une exaspération des symptômes déjà existants, et que la cérébropathie se reproduise ou s'accentue sous son mode primordial, il arrive toujours qu'elle étend ses limites et atteint un champ plus vaste du fonctionnement cérébral. De plus elle sort de sa formule initiale d'une façon inattendue comme par le coma, ou bien de son processus habituel, par l'*acuité inflammatoire* de l'ancienne maladie ou d'une poussée nouvelle. — Les *méningo-encéphalites* avec fièvre sont, comme les attaques violentes de coma, un épisode exceptionnel dans le cours des cérébrosyphiloses; mais il est certain qu'elles viennent quelquefois s'implanter sur elles et en brusquer le dénouement. — Élévation de la température, maux de tête violents, agitation, délire, mouvements convulsifs, vomissements, constipation, alternatives de prostration et de surexcitations générales, parésies, paralysies partielles, hypéresthésies, insomnies, assoupissement et coma qui submerge tout avant la mort à brève échéance : tel est, en abrégé, ce qu'on observe en semblable occurrence.

Une pareille modalité symptomatique peut-elle être primitive? Y a-t-il des cérébrosyphiloses qui sont d'emblée et restent toujours purement méningitiques ou méningo-encéphaliques avec la fièvre, l'acuité et la marche précipitée des phénomènes, caractérisant les méningites de cause commune? Tout est possible en fait de syphilose cérébrale. On a décrit des méningites syphilitiques primitives dont il est difficile de mettre en doute l'authenticité. Mais si les deutéropathiques sont rares, tenez pour plus exceptionnelles encore celles qui surviennent *ex abrupto*, avant toute autre manifestation encéphalique et restent fidèles jusqu'au bout à leur type initial et à la symptomatologie classique de la méningite aiguë.

III. Lorsque les cérébrosyphiloses sont abandonnées à leur marche naturelle ou attaquées par des moyens thérapeutiques insuffisants, elles n'ont que fort peu tendance à la guérison spontanée. On voit bien quelquefois s'apaiser et s'éclaircir le tumulte des phénomènes initiaux ou de ceux des recrudescences, lorsqu'elles se produisent sous forme d'attaque ; on observe bien aussi quelques rémissions rassurantes ; néanmoins, au-dessous de cette accalmie, la maladie quoique simplifiée n'en continue pas moins son cours et, dans les cas où elle n'avance pas, elle produit un *statu quo* qui persiste indéfiniment.

La tendance des cérébrosyphiloses est donc désorganisatrice et cela à toutes les périodes de la maladie constitutionnelle, aussi bien dans ses premiers mois qu'au bout de vingt, trente ou quarante ans. — Non seulement elles ne se résolvent pas, mais encore elles semblent avoir une propension marquée à s'étaler, à embrasser un champ plus vaste du cerveau, et à envahir autant qu'à se perpétuer.

Entre les formes les plus simples et les plus circonscrites des cérébrosyphiloses et leurs formes les plus expansives et les plus compliquées, il existe un grand nombre de degrés qui sont comme autant d'étapes variées du processus.

Quelquefois la maladie au lieu d'irradier en tous sens et de s'accroître par des empiètements successifs, se concentre et s'immobilise dans une forme qui se dessine nettement dès le début, et reste jusqu'à la fin telle qu'elle était à son origine. Si elle ne perd rien ou peu de chose de sa prise de possession première, elle n'y ajoute rien non plus. Ainsi, chez certains sujets elle se bornera à produire une paralysie des muscles moteurs de l'œil, une paralysie faciale, une hémiplégie de tout un côté du corps, sans affecter beaucoup l'intelligence qui cependant ne sort presque jamais indemne d'une attaque de cérébrosyphilose. C'est dans les formes paralytiques pures et d'emblée que l'affection cérébrale a le plus de tendance à s'en tenir aux seuls phénomènes qui la caractérisent. On voit aussi quelquefois ce fait se produire, mais beaucoup plus rarement dans l'aphasie avec hémiplégie. Là, malheureusement, l'action morbide si elle est d'abord circonscrite, se dissémine plus tard et finit presque toujours par se compliquer d'une perturbation intellectuelle de plus en plus profonde, comme dans le cas que je citais plus haut.

Je vous ai dit que les formes épileptiques ne constituaient point une modalité définitive, qu'elles étaient au contraire essentiellement transitoires. De plus, elles sont expansives. Le type est donc condamné à disparaître ou à s'altérer. Il ne se conserve pas indéfiniment dans sa pureté primitive. Il n'y a pas de sujets devenus simplement épileptiques par le seul fait de la syphilis, et restés tels jusqu'au terme de leur existence, sans l'adjonction d'aucun autre mode de cérébropathie.

Il en est ainsi des formes psychiques. La folie syphilitique n'est jamais seule, du moins d'une façon permanente. Son isolement n'est que momentané ou accidentel. Si on le constate quelquefois au début, bientôt il disparaît peu à peu, car à l'agitation, à l'incohérence, à la manie, aux divers états délirants, s'ajoutent des phénomènes cérébraux variés, d'un autre ordre, qui altèrent et compliquent la formule initiale. — Un cas célèbre observé par Benjamin Bell fait exception à cette règle. Mais est-il d'une authenticité incontestable? Il s'agit d'une jeune femme infectée par son mari, qui devint folle et dont la folie persista pendant près de deux ans, sans se compliquer d'autres phénomènes cérébraux. De plus, elle n'aboutit pas à la démence comme le font presque tous les malades affectés de psychosyphilose. Mais si, chez elle, la folie resta pure, elle ne s'établit pas d'emblée; elle fut précédée d'accès épileptiques qui, d'abord assez rares, devinrent ensuite de plus en plus fréquents et en même temps plus intenses, jusqu'au moment où la folie parut y mettre un terme en se déclarant tout à coup avec une violence qui nécessita l'entrée de la malade dans un asile spécial.

Que conclure de ce qui précède? C'est que, dans les cérébrosyphiloses, le processus s'immobilise très exceptionnellement dans un type symptomatique immuable et permanent. Semblables à un grand nombre de manifestations syphilitiques, les cérébrosyphiloses sont protéiformes, et cet aspect changeant de leurs modalités symptomatiques si variées tient plus encore à l'expansion des phénomènes qu'à leur multiplicité. — Mais cette expansion qui succède aux troubles prodromiques presque toujours circonscrits comme la céphalalgie, les vertiges, les ictus prémonitoires, n'est pas d'une durée illimitée. Il arrive par la force des choses un moment où elle se resserre par l'anéantissement graduel des foyers morbides. Elle se simplifie peu à peu et s'uniformise pour aboutir à des paralysies et à des déchéances intellectuelles absolues et irrémédiables.

IV. Quand aux associations phénoménales de la période active des cérébrosyphiloses, de cette période qui, dans l'évolution, est placée entre la phase prodromique et celle de la fin, il serait difficile de les décrire toutes, tant elles sont diverses et changeantes selon les sujets. En voici pourtant quelques exemples.

1° Début par des parésies ou des paralysies : oculaires, faciales, d'un membre, de tout un côté du corps ou alternes, etc. Aphasie très souvent. Puis troubles intellectuels composés surtout d'amnésie, de débilité intellectuelle, de délires passagers, d'accès maniaques entrecoupés d'ictus congestifs ou d'épilepsie, etc. — En m'en rapportant à mon observation personnelle, ce type avec prédominance de la paralysie à toutes les phases est de beaucoup le plus fréquent. — Il y a entre la paralysie et les troubles intellectuels une sorte de lien très étroit sur lequel je reviendrai plus tard.

2° Début par des absences, des vertiges, des crises convulsives ; puis excitation cérébrale, manie, incohérence, hébétude progressive, et finalement démence. — Mais ce qui est plus commun encore que ces troubles psychiques et souvent antérieur à eux, ce sont les troubles moteurs sous forme de parésie ou de paralysie, non seulement dans les muscles qui ont été le siège de l'épilepsie, mais aussi ailleurs quoique moins fréquemment.

3° Début par des troubles exclusivement psychiques : — Affaiblissement progressif de l'intelligence, inaptitude au travail, amnésie, idées bizarres, délire d'action, etc. ; — quelquefois attaque brusque de folie. Puis, parésies, paralysies circonscrites et passagères, crises d'aphasie, d'épilepsie et enfin paralysie définitive avec ou sans contracture, et démence.

Ces types qu'on pourrait multiplier, je vous les ai exposés dans leur ordre de fréquence, je n'ose dire dans leur ordre de gravité. Parmi les phénomènes que je n'y ai point fait entrer, parce qu'ils n'appartiennent en propre à aucun, il ne faut pas omettre les troubles sensoriels dont l'importance est capitale, car ils ne vont à rien moins, dans beaucoup de cas, qu'à entraîner la perte de la vue et de l'ouïe.

V. Si, sans compter la mort, la plupart des cérébrosyphiloses ont pour fin la démence paralytique, il y en a d'autres qui n'aboutissent pas à des conséquences aussi désastreuses, tout en ayant des terminaisons excessivement graves. Parmi les terminaisons de cet ordre sont les *infirmités persistantes* qui portent sur le mouvement, sur l'intelligence et sur les sens, séparément ou à la fois. — Rarement tout est perdu. Mais quelle lamentable situation ! D'autant plus que ces infirmités ne sont pas incompatibles avec une santé animale qui permet aux sujets de vivre encore longtemps. Je vous en ai cité un cas. Le plus étonnant peut-être est celui du Dr Russel, qui a vu un malade survivre trente-cinq ans à la cérébrosyphilose qui l'avait frappé d'imbécillité.

Malgré les craintes que doit inspirer la probabilité de ces résultats néfastes, il y a cependant quelques raisons d'espérer. Ne rencontre-t-on pas, en effet, des cas qui se terminent par une guérison complète? Malheureusement ce sont les plus rares et nous en sommes réduits à compter, au nombre des chances les moins déplorables, les guérisons incomplètes. Embarras léger de la parole; — diplopie, strabisme, mydriase, ptosis; — déviation de la face et son asymétrie dans les grands mouvements du visage; — faiblesse ou maladresse d'un membre; — diminution générale ou partielle des facultés intellectuelles, surtout de la mémoire; — affaiblissement de la finesse de l'ouïe ou de l'acuité visuelle, etc., : tels sont les troubles divers et permanents que laisse souvent à sa suite l'orage qui s'est abattu sur le cerveau. Heureux encore sont les cas où il n'a pas tout emporté.

VI. Parmi toutes les cérébropathies organiques de n'importe quelle provenance, il n'y a que les syphilitiques qui soient susceptibles de guérir. Le peuvent-elles spontanément? C'est douteux; mais peut-être y a-t-il plus de chances pour elles que pour les autres. — Ce que vous devez mettre hors de toute contestation, c'est que le traitement spécifique par le mercure et l'iodure de potassium exerce sur ces maladies une action curative quelquefois étonnante et inespérée, bien qu'elle soit loin d'être absolument infaillible. On en trouve de nombreux exemples et des plus authentiques dans les ouvrages d'auteurs dont on ne peut suspecter ni la bonne foi ni la sagacité. La malade de B. Bell, affectée depuis 27 mois d'une folie qui semblait incurable, ne fut-elle pas guérie en quelques semaines sous l'influence de l'hydrargyre? — M. Buzzard parvint à guérir par les spécifiques un malade qui avait une double hémiplégie faciale, une paralysie oculaire, une paralysie des quatre membres avec anesthésie cutanée, une paralysie partielle de la respiration et de la déglutition. — M. Ramskill guérit aussi un malade non moins gravement atteint, se soutenant à peine sur ses jambes, épileptique, amnésique, incohérent, hébété, délirant, incapable de s'habiller, paralysé d'un œil, sourd de l'oreille gauche, presque aveugle du même côté, etc. — Dans deux cas des plus graves et qui paraissaient au-dessus des ressources de l'art, M. Fournier obtint un double succès par un traitement énergique. — Assurément, si des cérébropathies d'un pronostic aussi désespérant que les précédentes avaient été produites par une cause autre que la syphilis, la mort ou des infirmités définitives en eussent été la conséquence.

Toutefois ne comptez pas trop sur ces guérisons miraculeuses. Nous sommes bien forcés d'avouer que, dans la très grande majorité des cas, surtout quand on n'intervient pas dès le début, les spécifiques n'ont pour résultat que de limiter la maladie et d'enrayer son processus. On peut faire disparaître quelques symptômes, on atténue les autres, on obtient un arrêt dans la marche, mais voilà tout. Ce n'est là qu'une guérison incomplète. Presque toujours, même dans certains cas dont il semble qu'on devrait triompher aisément, elle est et reste telle. C'est du moins ce qui résulte de ma pratique personnelle. Le traitement spécifique m'a peut-être causé plus de déceptions dans les cérébrosyphiloses que dans toutes les autres manifestations de même origine. Je reconnais néanmoins qu'il est exceptionnel de le voir tout à fait inerte, à moins qu'il ne s'agisse d'une affection qui n'est plus en voie d'évolution, et qui a dit son dernier mot, en produisant des infirmités aussi indélébiles que peut l'être, par exemple, la large et profonde cicatrice d'une gomme cutanée.

VII. Dans la vaste question du processus des cérébrosyphiloses, il faut faire entrer en ligne de compte leur retentissement sur les autres fonctions de l'économie. Bien des fois on trouve un contraste frappant entre l'état du cerveau et la santé générale qui en est à peine éprouvée et reste florissante. Cependant, tôt ou tard, elle subit le contre-coup des troubles encéphaliques et il s'établit progressivement à côté d'eux des *troubles nutritifs*. De leur réunion résulte une sorte de cachexie cérébrale dont les éléments principaux sont la langueur des fonctions digestives, la dyspepsie, la constipation, l'amaigrissement, la pâleur de la face, l'altération profonde de la physionomie et une vieillesse anticipée et rapide qui fait que les semaines, les mois et même les jours semblent s'appesantir plus que les années sur l'individu.

A ces causes de cachexie s'ajoutent parfois des phénomènes d'ordre réflexe tels que le vomissement qui, pour être d'ordinaire accidentel et éphémère, ne s'élève pas moins quelquefois au rang de symptôme principal par sa fréquence, sa ténacité, sa résistance aux agents thérapeutiques, comme si un foyer circonscrit et spécial, d'où dépend la coordination de cet ordre de mouvements tombés en ataxie, avait été particulièrement lésé.

Coïncidences et complications. — I. J'ai fait remarquer que les coïncidences spécifiques étaient peut-être plus rares dans les cérébrosyphiloses que dans les viscéropathies tertiaires. Néanmoins on en observe quelquefois, et j'en ai signalé plusieurs quand je me suis occupé des syphiloses du rein, du foie, du poumon, du cœur. On rencontre aussi chez les sujets dont le cerveau a été frappé par la syphilis, quelques-unes de ces lésions visibles et caractéristiques qu'elle produit extérieurement à la surface du corps : syphilides secondaires ou tertiaires, plaques muqueuses, exostoses, périostoses, rhinopathies, pharyngopathies, etc. Ces coïncidences sont d'un grand secours pour le diagnostic, mais il ne faut pas trop compter sur elles. J'ajoute qu'il n'y en a aucune qui semble avoir une affinité particulière pour les cérébrosyphiloses.

II. Les complications ne sont pas très communes. Sans doute celles qui menacent accidentellement la santé compromise par une maladie interne grave et de longue durée, peuvent survenir ici comme dans toute autre affection. Il est inutile d'en parler ; elles rentrent dans le domaine de la pathologie commune. Les complications vraiment spécifiques, c'est-à-dire qui dépendent directement de la syphilis et de la cérébrosyphilose, sont les seules qui nous intéressent. Eh bien, elles ne surviennent que rarement. Les brusques attaques d'apoplexie par rupture d'un anévrysme dans l'artériosclérose cérébrale, avec épanchement de sang dans les méninges et dans les ventricules, l'invasion rapide d'une méningo-encéphalite aiguë ; voilà celles qui tiennent de plus près au processus. — D'autres sont lointaines et moins directes. Mettez de ce nombre les *laryngoplégies syphilitiques* dont j'ai cité plusieurs cas, le *diabète*, et l'*albuminurie*, signalés par Leudet, M. Lancereaux et M. Servantie. La polydipsie, la polyurie, sans glycosurie, qui se rattachent sans doute à quelque altération du quatrième ventricule, et dont M. Perroud de Lyon a rapporté une observation des plus intéressantes ; quelques troubles circulatoires, tels que palpitations, intermittences, irrégularités, accélération ou ralentissement du pouls [1], etc.

1. Chez une femme de 43 ans, qui fut prise tout à coup d'une *soif intense*, jusqu'à boire dix litres par jour, et qui urinait en proportion, il survint plus tard des crises intermittentes de céphalalgie occipitale, des vertiges, des bourdonnements de l'oreille gauche, des troubles de la vue, etc. — Six mois après, ictus apoplectique soudain, hémiplégie gauche, troubles intellectuels, coma, mort rapide en douze jours. — Autopsie :

DIAGNOSTIC. — L'étude de la syphilose cérébrale a été poussée si loin depuis quelques années, et fouillée dans tous les sens d'une façon si approfondie, que la question du diagnostic est loin de présenter aujourd'hui les mêmes difficultés qu'autrefois. On la résout même sans peine et sûrement dans la grande majorité des cas, à la condition d'avoir toujours présentes à l'esprit les grandes lignes de la symptomatologie et certaines circonstances qui, à elles seules, sont presque pathognomoniques.

I. Ainsi, on peut établir comme une règle générale, que toute cérébropathie, quelle qu'en soit la forme, qui survient chez un sujet d'une santé générale ordinaire, dans la période de la vie comprise entre vingt et quarante ans, est probablement d'origine syphilitique. S'il est démontré que ce sujet a eu quelques années auparavant un chancre infectant et des accidents consécutifs, légers ou graves peu importe, non seulement il y a probabilité, mais encore certitude presque complète. — Voici donc deux éléments de diagnostic d'une valeur capitale, qui sautent presque aux yeux. Pour l'âge aucun doute. Pour l'existence de la syphilis il y en a aussi fort peu, car cette maladie est devenue tellement familière et d'une notion si répandue parmi les malades, que bien peu ignorent qu'ils l'ont eue ou se méprennent sur les accidents qu'elle leur a causés. Le nombre des syphilis ignorées ou méconnues devient de nos jours de plus en plus rare. Mais, quand même les antécédents spécifiques seraient incertains, l'âge seul auquel est survenue la cérébropathie suffirait pour décider de sa nature.

Prenez l'épilepsie. Si la première attaque s'effectue vers vingt, vingt-cinq, trente ans, tenez-la pour suspecte, indépendamment de toute considération autre que cette période de l'existence. Il y a de grandes chances pour qu'elle soit syphilitique. N'est-il pas, en effet, absolument exceptionnel que les attaques d'épilepsie franche, idiopathique, attaquent les sujets parvenus à cet âge? N'est-ce pas toujours pendant la première ou la seconde enfance qu'elles éclatent? Sur 209 épileptiques, 177 l'avaient été avant trente ans (Beau); sur 66, 50 l'étaient devenus avant vingt ans (Boucher et Cazanovitch); et com-

Syphilose du foie. — Lésions syphilitiques des méninges, ramollissement cérébral. — Cinq gommes encéphaliques, dont l'une, la plus importante, du volume d'un pois, occupait la face inférieure du cervelet et se trouvait en rapport avec la face postérieure du bulbe, c'est-à-dire avec le *plancher du quatrième ventricule*, dans la moitié gauche duquel elle avait creusé une dépression très manifeste (*Lyon méd.* 1869). Quelquefois le sympathique et les vaso-moteurs sont atteints. Dans un cas observé par M. Broadbent, les troubles circulatoires étaient limités à une moitié du corps. Le pouls droit, correspondant au côté du corps paralysé, était plus petit et moins distinct que le pouls gauche. De plus, les membres étaient raidis de ce côté avec une perversion sensorielle qui produisait une sensation de chaleur, alors que la main était plongée dans l'eau froide. D'après l'auteur, tout cela tenait à « un spasme artériel généralisé dans la moitié droite du corps». *The Lancet*, 1876.)

bien d'autres statistiques tout aussi probantes! — D'un autre côté, dans la plupart des cérébrosyphiloses qui se formulent tout d'abord sous le mode épileptique, on ne découvre jamais ou du moins très rarement l'épilepsie vraie, pendant l'enfance ou l'adolescence. Qu'en concluerons-nous? C'est qu'une première attaque épileptiforme chez un adulte doit être, *à priori*, considérée comme syphilitique, et, j'ajoute, traitée comme telle, alors même qu'on ne découvrirait aucun vestige de syphilis ni dans le passé, ni dans le présent du malade.

Prenez l'hémiplégie. Les mêmes réflexions lui sont applicables. Seulement ici la question d'âge est renversée ; mais elle n'en reste pas moins tout aussi probante que dans l'épilepsie. La syphilis en effet devance les autres causes de l'hémiplégie ; celles-ci n'agissent qu'à une période avancée de la vie, tandis que la maladie spécifique frappe le cerveau d'individus qui sont encore jeunes. Ainsi, 30 fois sur 36 cas, les malades atteints d'hémiplégie syphilitique avaient moins de quarante ans (Lancereaux). Toutes les statistiques donnent une moyenne aussi caractéristique. On peut donc établir comme une règle générale, que chez tout individu qui de vingt à quarante ans subit une parésie ou une paralysie musculaires, sous un mode quelconque, en dehors de conditions toxiques, morbides ou traumatiques ordinaires, la syphilis est en jeu, qu'il faut la rechercher et que, découverte ou non, elle doit fournir la principale indication thérapeutique.

Plus l'âge est en désaccord avec la nature de la cérébropathie, plus il y a de probabilités pour qu'elle soit de provenance syphilitique. Les épilepsies *tardives*, les hémiplégies ou autres paralysies *précoces* sont peut être 9 fois sur 10 produites par la syphilis. Plus l'invasion de la cérébropathie s'harmonise avec l'opportunité de l'âge, moins grande devient la certitude de l'étiologie spécifique. Ainsi, on ne pourrait pas dire, *à priori*, qu'une épilepsie survenue à seize, dix-huit ans, par exemple est syphilitique, non plus qu'une hémiplégie qui frapperait après cinquante ans. Et cependant, que le vague et le doute qui résultent pour le diagnostic de la concordance entre l'âge et la cérébropathie ne nous fassent pas perdre de vue la possibilité d'une intervention syphilitique. Songez d'une part aux conséquences éloignées de la syphilis héréditaire, quand il s'agira de sujets devenus cérébropathiques avant vingt ans ; et d'autre part, quand c'est après la cinquantaine que le cerveau a été frappé, n'oubliez pas les échéances lointaines et viscérales de la syphilis acquise, dont la guérison bien qu'apparente reste toujours problématique.

II. Si l'âge du sujet est un élément d'une haute valeur dans la question du diagnostic, en est-il ainsi de celui de la syphilis? Ici nous n'avons plus à nous occuper de l'existence ou de la non-existence de la diathèse. Elle s'impose à nous. Mais dans quelle mesure, si nous nous plaçons simplement au point de vue chronologique? Eh bien, en se fondant sur les statistiques données précédemment, on peut affirmer que plus une cérébropathie se rapproche de la période initiale, et plus il est probable qu'elle dépend de la syphilis. La précocité de cette viscéropathie est si bien établie, qu'elle doit être prise en grande considération. Il ne faudrait pas cependant qu'elle fût trop grande. Ainsi, un sujet qui serait frappé d'hémiplégie ou d'épilepsie quinze jours ou trois semaines, par exemple, après le début du chancre, ne devrait point être regardé comme atteint d'une cérébrosyphilose. Les déterminations de la syphilis sur le cerveau ne sont possibles qu'à l'époque où l'infection se généralise, c'est-à-dire vers le cinquantième jour de la sclérose initiale. A partir de ce moment, on est en droit d'attribuer à la maladie qui vient d'envahir l'organisme, tous les troubles nerveux centraux ou périphériques qui se produisent. Les uns sont fugaces et symptomatiques d'une souffrance générale causée par le nouvel état constitutionnel; ce sont les plus fréquents. Les autres se formulent d'une façon plus précise, plus permanente, et attestent l'existence d'une lésion circonscrite de la masse encéphalique. Ils sont exceptionnels, sans doute, dans les premiers jours de la période secondaire, mais il lui appartiennent aussi légitimement qu'à la période tertiaire et même plus. Les cérébropathies qui attaquent un syphilitique d'âge moyen, de la première à la cinquième ou sixième année de sa syphilis, dépendant exclusivement de cette dernière, peut être 19 fois sur 20. Passé la dixième année de la maladie, les cérébropathies qu'elle produit deviennent de moins en moins communes; et, en même temps, naissent et se développent, à mesure que le sujet avance dans la vie, les causes nombreuses qui sont susceptibles de porter une atteinte à l'intégrité du cerveau, telles que les néphropathies albuminuriques, l'artériosclérose, les maladies du cœur, l'arthritisme, etc. L'âge avancé du sujet et l'âge avancé de la syphilis peuvent donc, jusqu'à un certain point, faire supposer qu'une cérébropathie survenue dans de pareilles conditions n'est point spécifique. Le diagnostic est alors beaucoup plus embarrassant que quand il s'agit d'une cérébropathie chez un sujet jeune ou d'âge moyen, récemment syphilitique.

III. Les signes diagnostiques fournis par chaque symptôme pris en lui-même, dans son caractère propre, et indépendamment de combinaisons qu'il peut former avec d'autres symptômes de même origine, ces signes là n'ont rien de caractéristique. Mais certaines particularités de la symptomatologie, envisagée dans son ensemble et dans la succession de ses phénomènes, sont à leur début ou deviennent plus ou moins vite presque pathognomoniques. Qu'il me suffise de résumer ici ce que j'ai longuement développé plus haut.

Importance chez les syphilitiques, comme phénomènes avant-coureurs des cérébrosyphiloses, d'un trouble nerveux quelconque, insolite, intermittent ou continu, mais d'une certaine durée, et ne pouvant être expliqué par aucune des causes qui le produisent ordinairement. L'exaspération nocturne doit le rendre suspect. En première ligne, parmi ces troubles : céphalées graves et persistantes, vertiges, diminution de la mémoire et du pouvoir sexuel, insomnie, incertitude ou affaiblissement de la vision et surtout diplopie.

Et quand la cérébropathie n'est plus seulement à l'état de menace, mais existe réellement : extrême circonscription ou diffusion excessive de ses phénomènes, leur dissémination sans qu'aucune règle apparente y préside, leurs combinaisons inattendues, l'incohérence que présentent leur invasion et leur succession, l'état incomplet de leur développement, l'intermittence ou la rémittence dans leur processus, le mélange quelquefois inextricable de symptômes cérébraux et de symptômes spinaux, l'absence de toute systématisation radicale formant un type fixe et immuable pendant toute la durée de l'évolution, au contraire un polymorphisme dans lequel les physionomies variées que revêt la cérébropathie spécifique, n'ont jamais une ressemblance parfaite avec les cérébropathies de cause commune qui s'en rapprochent le plus, etc., etc.

IV. Parmi les circonstances qui viennent le plus en aide au diagnostic, dans les cas douteux, il faut placer en première ligne les antécédents syphilitiques, ou l'existence actuelle d'accidents dont la spécificité est indéniable. Il est donc indispensable de les rechercher avec soin et de reconstruire toute l'histoire pathologique des sujets, principalement dans ses rapports avec la syphilis. Mais sachez bien que, parmi les manifestations anciennes ou récentes, aucune, quelles qu'aient été ou que soient encore sa forme, ses tendances, ses localisations, ne présente d'affinité particulière avec les déterminations de la syphilis sur le cerveau. Mettez à part les ostéopathies craniennes qui sont toujours une menace pour cet organe. Quant au reste, il importe peu que le malade ait eu ou ait encore telles ou telles modalités symptomatiques.

Les déterminations encéphaliques ne s'associent point à d'autres viscéropathies pour former de grands syndromes pathologiques comme les syphiloses du foie, du rein et de la rate, par exemple. L'essentiel c'est que l'on n'ait aucune incertitude sur l'existence de la maladie constitutionnelle. Sa bénignité n'est point une garantie contre les cérébrosyphiloses ; elle plaiderait plutôt en leur faveur.

Quelle confiance pouvons-nous avoir dans les résultats du traitement ioduré et mercuriel comme criterium, lorsque les bases de diagnostic qui viennent d'être exposées paraissent peu solides ou manquent tout à fait? En général, l'action immédiatement curative est une bonne preuve de la spécificité ; mais cette preuve n'est pas absolue dans tous les cas. Et d'abord, si l'iodure et le mercure sont administrés trop tard, il peut se faire qu'ils restent inertes, parce que la lésion cérébrale est devenue une lésion définitive, incapable de régresser, et qu'il est aussi impossible de la détruire qu'une cicatrice. En conclura-t-on que l'affection n'était pas syphilitique? Et puis ne se produit-il pas quelquefois chez les syphilitiques des accidents nerveux qui sont indépendants de la diathèse, certaines paralysies périphériques, faciales ou oculaires par exemple, résultant de l'action du froid ou d'une autre cause? N'ont-elles pas souvent une tendance spontanée à la guérison? Et si elles disparaissent vite quand on administre l'iodure, faudra-t-il attribuer un pareil résultat à ce médicament, et en conclure que l'affection était spécifique? Assurément nous devons toujours instituer un traitement spécifique dans les cérébropathies de physionomie équivoque et de cause douteuse ; mais n'oublions pas que le mercure et l'iodure sont susceptibles d'améliorer certaines affections dont la nature syphilitique ne saurait être admise, et qui dépendent de la scrofule ou du rhumatisme. Enfin, pour s'appuyer sur les résultats que donne leur administration, il faut qu'elle ait été faite d'une façon régulière, complète, et dans la mesure propre à développer toutes leurs vertus curatives.

V. Jusqu'ici j'ai passé en revue les circonstances qui nous permettent de soupçonner et même d'affirmer l'origine syphilitique d'une cérébropathie quelconque. Pour aller du simple au compliqué, j'ai supposé que l'individu était sain et exempt de tout état constitutionnel autre que la syphilis. Malheureusement, il n'en est pas toujours ainsi, car l'existence de cette diathèse n'est point incompatible avec celle de beaucoup d'autres, qui elles-mêmes sont susceptibles de se déterminer sur le cerveau. La question du diagnostic devient dès lors beaucoup plus complexe et par conséquent beaucoup plus difficile à débrouiller.

A. Dans les premiers mois de l'infection généralisée, il se produit assez souvent chez certains sujets, surtout chez les femmes, un état morbide qui, tout en dépendant de la syphilis, n'en est pas néanmoins une émanation directe. C'est une sorte de diathèse transitoire nervoso-anémique, si féconde en manifestations nerveuses, qu'elle pourrait faire croire à une détermination matérielle sur le cerveau. D'ordinaire, il n'en est rien ; la perturbation passagère l'ébranle sans le léser et il sort indemne de l'orage qui s'est abattu sur lui. J'ai vu cependant des cas où on pouvait s'y tromper. Mais la modalité symptomatique est encore plus protéiforme alors que dans les cérébropathies à lésion fixe. Elle est plus vaporeuse ; elle se traduit beaucoup moins par des paralysies localisées et durables, par des convulsions et par des troubles psychiques permanents, que par des douleurs névralgiques, des anesthésies ou analgésies, des défaillances momentanées et diffuses de la force musculaire, des spasmes, etc. Il y a là tout à la fois de la chlorose, de l'hystérie et de la syphilis, et la plupart du temps la névropathie dépend beaucoup plus, en pareille occurrence, des deux premières que de la dernière.

B. La chlorose disparaît à mesure que s'efface la première impression violente de la syphilis sur un organisme qu'elle vient d'envahir. L'hystérie au contraire persiste si elle existait déjà ; ou bien, étant née avec la syphilis et sous son influence, comme il advient fréquemment, elle l'accompagne dans les périodes ultérieures, et toutes les deux forment un terrain morbide où poussent comme à souhait les névropathies de toute sorte. C'est là un fait qu'il ne faut jamais perdre de vue dans la question qui nous occupe. Le diagnostic des cérébropathies syphilitiques est beaucoup plus difficile chez les femmes que chez les hommes. La pratique vous le prouvera maintes fois. L'hystérie est un facteur étiologique dont on doit chez elles tenir le plus grand compte, même dans les cas tranchés où son intervention ne paraît pas admissible. Et, même chez les hommes, n'en est-il pas ainsi quelquefois ? J'ai observé plusieurs cas dans lesquels des hémiplégies que j'avais prises au premier abord pour des hémiplégies syphilitiques, n'étaient autre chose que des hémiplégies hystériques. L'hystérie possède dans ses manifestations musculaires, par exemple lorsqu'elles se produisent d'emblée sous le mode parésique ou paralytique, un grand nombre des attributs qui appartiennent à celles d'origine syphilitique. Ne sont-elles pas capricieusement distribuées, très circonscrites ou très diffuses, incomplètes, intermittentes ou rémittentes ? De plus ne s'accompagnent-elles pas quelquefois de troubles psychiques, d'embarras de la parole, d'aberrations visuelles, etc. ? Sans doute. Mais tous ces caractères sont plus accentués, plus touffus, plus tumultueux, plus expansifs que dans les manifestations les plus incoordonnées des cérébropathies syphilitiques. C'est là un des principaux signes diagnostiques. Un autre d'une grande importance, c'est que les troubles de la sensibilité sous tous leurs modes sont infiniment plus communs et plus prononcés dans l'hystérie que dans la syphilis. Enfin, dans les cas les plus difficiles comme diagnostic, qui sont ceux à paralysies circonscrites et permanentes, sans autre manifestation névropathique, la fixité n'est pas aussi grande que dans les paralysies symptomatiques d'une cérébrosyphilose. On peut en opérer le transfert d'un côté sur l'autre au moyen de l'aimant. J'en ai publié un exemple probant. — Dans les névropathies hystériques, les fonctions psychiques sont moins profondément atteintes que dans les cérébropathies syphilitiques, sinon au début de l'attaque du moins ultérieurement ; car tandis que les secondes conduisent presque fatalement à l'abrutissement, à la démence et à toutes les conséquences les plus désastreuses du ramollissement, dans l'hystérie l'entendement ne tombe jamais aussi bas, sort souvent indemne de ces crises de bizarrerie et d'incohérence plutôt que de dépression, et finit par reprendre pleine possession de lui-même.

C. Je ne ferai que signaler les affections générales accidentelles, les pyrexies, les fièvres éruptives, la diphtérie et la plupart des maladies graves qui peuvent entraîner à leur suite des affections nerveuses variées mais plus particulièrement des paralysies. Il est clair que chez un syphilitique atteint d'une névropathie, il faudra tenir compte des antécédents plus ou moins éloignés qui se rapporteraient à l'une ou à l'autre de ces maladies aiguës. La plupart du temps l'embarras ne sera pas grand pour découvrir la vraie cause, et le traitement spécifique nous viendra en aide.

Mais les difficultés sont autrement sérieuses quand il s'agit de maladies diathésiques. Parmi elles, en effet, le rhumatisme et la goutte sont susceptibles de se déterminer, de même que la syphilis, sur les centres nerveux ou sur les nerfs, et d'y produire des affections nerveuses à peu près identiques, du moins comme symptômes. La scrofule s'y localise beaucoup moins dans la période moyenne de la vie ou au déclin de l'existence. Cependant les tubercules du cerveau et la méningite tuberculeuse qui en sont tributaires, pourraient être confondus quelquefois avec des gommes cérébrales et des méningopathies syphilitiques. Le diagnostic différentiel présente même alors les plus grandes difficultés, principalement quand il s'agit de tumeurs intracraniennes. — La méningite tuberculeuse se distingue beaucoup plus aisément des méningites spécifiques, bien qu'il y ait entre elles une grande affinité phénoménale. Mais les secondes sont plus circonscrites et d'une richesse symptomatique infiniment moins grande et moins variée que la première.

De toutes les maladies constitutionnelles, l'arthritisme est celle que la syphilis a le plus de chance de rencontrer dans son long processus. N'avons-nous pas vu souvent leur conflit se produire sur la peau, sur les muqueuses, sur le système locomoteur, presque partout, et sous des formes symptomatiques à peu près semblables? Le système nerveux ne pouvait manquer d'être un théâtre commun pour les déterminations rhumatismales ou goutteuses, et c'est ce qui a lieu. Les premières s'effectuent principalement à la périphérie, sur les nerfs ou bien sur la partie spinale du névraxe. Les secondes pénètrent plus avant et donnent brusquement lieu à des apoplexies congestives, à des ramollissements, à des hémorrhagies du cerveau. Que ces événements pathologiques surviennent, avec leur grande variété de symptômes, chez des individus tout à la fois syphilitiques et arthritiques, comme on en rencontre un si grand nombre, quel ne sera pas votre embarras pour rattacher chacun d'eux à sa véritable origine? Sans doute, il n'est pas malaisé dans le discours, de noter entre eux quelques différences. Mais en est-il toujours ainsi quand on se trouve en face de la réalité? L'hypéresthésie ne se rencontre que très rarement comme manifestation syphilitique; elle est au contraire assez fréquente dans le rhumatisme. Les douleurs rhumatismales s'exaspèrent le matin et non pas au commencement de la nuit comme les douleurs ostéocopes. Sont-ce là des caractères différentiels d'une valeur incontestable? Peut-on se fonder sur eux pour déclarer qu'une névralgie, qu'une paralysie faciale, brachiale, oculaire, par exemple, est rhumatismale ou syphilitique? Les antécédents, les causes occasionnelles, la médication spécifique nous fournissent en pareil cas des éléments de diagnostic plus dignes de confiance que les phénomènes pris en eux-mêmes.

Pour la goutte, les difficultés du diagnostic sont encore plus grandes que pour le rhumatisme chez les sujets syphilitiques atteints d'une névropathie centrale ou périphérique. Il est vrai que ce n'est guère qu'à la dernière période de la vie que la goutte se détermine sur le système nerveux, tandis que les névrosyphiloses y sont rares à cette époque et sont au contraire communes dans la jeunesse, surtout dans l'âge de maturité.

D. A ces deux diathèses et à la dernière principalement, se rattache encore cette grande altération du système artériel si féconde en viscéropathies graves, l'artériosclérose, qu'il ne faut jamais perdre de vue dans le diagnostic des cérébrosyphiloses. Les névropathies et les cardiopathies qui en sont la conséquence doivent toujours être présentes à l'esprit en pareille occurrence, quel que soit l'âge du sujet. S'il est vrai que l'artériosclérose généralisée et celle qui est circonscrite aux artères cérébrales, d'où dérivent tant d'hémorrhagies et de ramollissements non inflammatoires, appartiennent surtout à la période moyenne de la vie et à la vieillesse, il n'en est pas moins certain qu'elles peuvent s'établir prématurément et donner lieu à des cérébropathies qu'on serait tenté de rattacher à la syphilis. Pourtant, elles lui sont étrangères.

L'artériosclérose ordinaire, lorsqu'elle se produit prématurément chez des sujets qui sont syphilitiques ou qui le deviennent, rend très difficile le diagnostic de leur cérébropathie. Et ce qui l'obscurcit encore, c'est que l'artériosclérose cérébrale d'ordre commun, tout aussi bien que celle qui est d'origine syphilitique, peut rester confinée dans la boîte cranienne et n'altérer en rien les artères accessibles à notre exploration, comme la temporale et la radiale. A quelles particularités se rattacher pour distinguer entre elles ces cérébropathies? Celles qui proviennent de la syphilis produisent peut-être une perturbation mentale plus considérable. Mais en est-il toujours ainsi? Assurément non. Au moment même où l'accident survient, le diagnostic de la cause est souvent impossible. Plus tard le processus peut nous éclairer; il est presque spécifique dans les cérébrosyphiloses. — L'examen approfondi du cœur, des gros vaisseaux, des veines, nous aidera aussi, de même qu'une analyse critique minutieuse des antécédents et de la filiation des phénomènes. La considération de l'âge est d'un grand poids, à la condition toutefois de ne pas oublier qu'il se compte moins par le nombre des années que par l'état du système artériel.

E. Les dyscrasies produites par les intoxications sont une grande source de perturbation pour le système nerveux central ou périphérique. Parmi elles vient en première ligne l'alcoolisme. Qu'on songe toujours à lui dans les névropathies des syphilitiques. Combien de fois ne complique-t-il pas le diagnostic! Sans doute il y a beaucoup de signes différentiels; mais, dans quelques paralysies périphériques, l'origine toxique ou infectieuse n'est pas toujours facile à déterminer. On ne peut formuler sur ce point, comme sur tant d'autres, aucune règle générale. En fait de diagnostic, dans ces cas morbides très complexes, le fait lui-même, avec toutes ses particularités qu'anime la vie, et qu'elle rend plus ou moins saisissantes, nous sera d'un bien plus grand secours que les considérations générales théoriques ou cliniques. — *Consilium summendum est in arena*, est un aphorisme qui trouve à chaque instant son application dans le diagnostic des cérébrosyphiloses.

A propos d'elles, parmi les empoisonnements, un de ceux sur lesquels on discute le plus, c'est l'empoisonnement mercuriel. Quel est son rôle dans les méfaits de la syphilis sur le cerveau? Eh bien, sans rejeter complètement la possibilité des accidents nerveux causés par l'hydrargyre, il faut déclarer catégoriquement qu'ils sont très rares et se distinguent de ceux qui proviennent de la syphilis par les signes ordinaires de l'intoxication mercurielle du côté de la bouche et du tube digestif, par la prédominance du tremblement général sur les convulsions ou les paralysies, et par un processus des accidents qui est loin d'avoir la physionomie spéciale que présente celui de la syphilose cérébrale. — Les autres intoxications, la saturnine, par exemple, produisent des névropathies trop caractéristiques pour qu'on la confonde avec celles de provenance syphilitique.

F. Je terminerai la question du diagnostic, en vous signalant les difficultés qu'on y rencontre, lorsque chez un syphilitique, en plein traitement mercuriel ou ioduré, surviennent quelques phénomènes nerveux à peine ébauchés ou fugaces, des vertiges par exemple, un peu de faiblesse musculaire dans un membre, une difficulté momentanée de la parole, etc. Dépendent-ils d'une détermination syphilitique sur le cerveau ? Sont-ils le résultat d'un trouble stomacal résultant de la médication ? Faut-il suspendre l'usage des spécifiques ou le continuer ? — J'ai observé un grand nombre de cas où il était impossible de n'être pas fort perplexe à tous les points de vue. Ces cérébropathies *frustes* sont d'une interprétation fort délicate. On les observe aussi chez des syphilitiques de longue date, qui ont depuis longtemps cessé de se traiter. — Dans ces cas incomplets, où chaque phénomène est une inquiétude et une menace plutôt qu'une réalité, on fixera son attention sur le fonctionnement de l'estomac et maintes fois on y trouvera le point de départ des accidents nerveux qu'on était tout d'abord tenté de rapporter à la syphilis.

Pronostic. — Les déterminations de la syphilis sur le cerveau ne le cèdent en gravité à aucune de celles qui s'effectuent sur les autres organes, et on peut même dire que, dans la grande majorité des cas, sur ce point-là, elles la surpassent. Bien plus, elles doivent être mises au même rang que les grandes maladies qui entraînent souvent la mort ou compromettent la santé d'une façon irrémédiable. Pour les combattre nous avons des spécifiques ; sans être infaillibles, ils sont doués d'une puissante vertu curative. Mais s'ils guérissent complètement quelques cérébrosyphiloses, combien de fois n'obtient-on avec eux qu'une amélioration passagère ? Que d'infirmités incurables s'établissent définitivement, malgré tous nos efforts thérapeutiques pour les conjurer et les faire disparaître ? En m'en rapportant à mon expérience personnelle, je suis presque tenté d'affirmer qu'un cerveau qui a été touché par la syphilis ne s'en relève jamais absolument et en garde toujours quelque empreinte. Et comptez aussi le nombre des guérisons apparentes qui sont suivies de rechutes. Le pronostic de ces affections, envisagé dans son ensemble, est donc d'une gravité extrême. En voici quelques preuves numériques.

Sur 30 malades, 5 furent guéris, 12 obtinrent une amélioration, 6 n'éprouvèrent aucun changement, 7 moururent (Gjor). — Sur 147 cas réunis par M. Lagneau fils, il y eut une terminaison plus ou moins heureuse 83 fois, une terminaison funeste 57 fois, c'est-à-dire dans les deux cinquièmes environ des cas; il est vrai que la mort fut 7 fois l'effet d'une maladie incidente. — Dans 90 cas, à terminaisons connues, M. Fournier a trouvé 47 cas malheureux, comprenant les cas suivis de mort et d'infirmités graves, et 43 cas heureux ou relativement heureux, comprenant les guérisons vraies et les guérisons incomplètes avec reliquats légers. — Sur ces 90 cas, il n'y a pas eu plus de 30 guérisons véritables. — Le chiffre des morts s'est élevé à 14, et celui de survie avec infirmités graves, à 33. Ainsi, tout au plus un cas heureux ou relativement heureux, contre un cas se terminant soit par la mort, soit par une infirmité définitive.

Assurément il ne faut pas prendre au pied de la lettre le résultat brut que donnent les chiffres. Il est bien évident qu'on ne peut pas faire toujours un triage analytique, et ne comprendre dans telle ou telle série que des cas absolument comparables. On y englobe indistinctement ceux qui sont arrivés à des périodes différentes du processus, et on se trouve exposé à mettre sur la même ligne une syphilose cérébrale qui débute et une cérébrosyphilose qui en est arrivée à ce point où la lésion est inattaquable par les spécifiques. Mais, tout en faisant la part de cette inégalité dans les faits supputés, même en admettant que quelques-uns qui ont mal tourné auraient pu être amendés ou guéris par le traitement appliqué en temps opportun, il n'en reste pas moins établi que les cérébrosyphiloses doivent être classées parmi les maladies les plus redoutables. J'en ai traité et j'en traite encore un grand nombre. J'ai été appelé à les soigner à toutes les périodes de leur processus. Eh bien, je suis obligé de déclarer que je n'ai presque jamais pu arriver à la guérir complètement, quand il y avait une paralysie franche d'origine centrale, avec ou sans aphasie, et des troubles psychiques. Dans les formes superficielles où il n'existait que de l'excitation corticale avec épilepsie partielle, sans paralysie consécutive, j'ai obtenu quelquefois, mais rarement, des résultats curatifs d'une longue durée. Je ne dirai pas qu'ils ont été définitifs, car je n'ai pas toujours pu suivre les patients les ayant perdu de vue plus ou moins longtemps après leur guérison. Et c'est pour cette raison, et aussi parce qu'il y avait trop d'inégalité dans la comparaison des faits qui me sont personnels, que je n'en donnerai pas la statistique. Les chiffres ne modifieraient en rien l'impression lamentable que je me vois forcé de formuler presque sans restriction.

Le pronostic présente, du reste, de très grandes différences qui sont en rapport avec la forme de la maladie, avec son intensité, son âge, son processus, etc., et j'ajoute avec le plus ou moins d'aptitude que présentent les sujets à subir l'action curative des spécifiques. Parlons seulement de la forme des cérébropathies, parce que c'est l'élément du pronostic le plus intéressant au point de vue clinique, sinon le plus important. En général les lésions qui n'occupent que la périphérie du cerveau, celles qui proviennent, par exemple, des os ou des méninges sont beaucoup moins graves que celles qui atteignent les parties centrales et la base. Parmi les modalités symptomatiques, celle qui se traduit par des crises d'épilepsie partielle est une des moins sérieuses, parce qu'elle procède d'une façon intermittente, qu'elle reste longtemps isolée, qu'elle retentit moins que d'autres sur les fonctions psychiques, et aussi parce qu'elle se laisse plus facilement influencer par les spécifiques, lorsqu'elle est attaquée à temps, c'est-à-dire avant de s'être compliquée de paralysies permanentes et de troubles psychiques. Infiniment plus dangereuses sont les formes de cérébrosyphiloses qui procèdent par ictus apoplectiformes et aboutissent à la parésie et à la paralysie de tout un côté du corps, avec ou sans aphasie. La contracture qui vient s'ajouter à la paralysie est un très mauvais signe, parce qu'elle est l'indice d'une destruction irrémédiable des éléments nerveux qui entourent la lésion. — La forme mentale dépressive, avec débilitation rapide et profonde, sans rémission, des facultés intellectuelles et morales est une des plus graves. L'hébétude, l'idiotie, la torpeur suivies d'accès comateux, etc., sont des signes très fâcheux, ceux qui indiquent le mieux que l'affection marchera vers une terminaison funeste, malgré le mercure et l'iodure de potassium. — Indépendamment des formes, il y a des symptômes qui, par leur intensité, peuvent arriver à compromettre l'existence immédiatement ou dans un court délai. Tels sont les symptômes apoplectiques avec coma prolongé, les crises violentes de manie avec accès épileptiques ou hémiplégie, etc., etc.

Une circonstance qui assombrit encore singulièrement le pronostic, c'est que les *recrudescences* et les *récidives* de la syphilose cérébrale sont excessivement fréquentes. Que de fois n'arrive-t-il pas qu'au moment où les symptômes se sont atténués et marchent vers une disparition prochaine, tout à coup un incident nouveau surgit ; ou bien la maladie primitive, par un brusque retour offensif, recommence et détruit en un clin d'œil tout ce que nous avions obtenu du traitement. N'y a-t-il pas là de quoi mettre en doute l'action préventive des spécifiques ? Et les récidives ne sont-elles pas aussi un argument contre lui ? Leur fréquence est aussi grande que celle des recrudescences. On ne compte pas les cas dans lesquels la cérébropathie spécifique se reproduit sous sa forme première ou sous une autre, après la guérison, même quand cette guérison a été d'une longue durée. Il y a des récidives uniques ; ce sont les plus rares. Il y en a de multiples ; il y en a d'incessantes, d'espacées, de subintrantes, etc. Et ce qui est plus déplorable encore, c'est qu'en général les récidives l'emportent comme gravité sur les premières attaques. Songez toujours à elles et tenez-vous sur le qui-vive même dans les cas les plus favorables.

L'âge de l'affection est d'un grand poids dans le pronostic, parce que moins elle est avancée dans son processus, et plus on a de chance de la guérir avec les spécifiques.

Et c'est peut-être cette possibilité qui fait que, si graves qu'elles soient, les cérébrosyphiloses sont en définitive moins redoutables que les cérébropathies d'origine commune. Je vais plus loin et je dis que, même abstraction faite de la question du traitement qui cependant mitige dans une grande mesure la sévérité du pronostic, ces affections cérébrales laissent plus d'espoir que celles d'une autre provenance. Sans doute leur tendance spontanée à l'amendement et à la guérison est bien faible ; mais cependant elle existe, et elle est relativement beaucoup plus prononcée que dans les cérébropathies ordinaires. Aussi, me semble-t-il qu'il y a de l'exagération dans cette croyance que tout est perdu sans le traitement et que tout est sauvé par lui. La vérité se trouve, comme il arrive souvent, entre les deux points extrêmes de cette manière de voir.

Traitement. — Moins que personne je suis disposé à me montrer sceptique à l'endroit des deux spécifiques qui combattent si victorieusement les lésions du tertiarisme. Toutefois, il faut bien reconnaître que, dans les cérébrosyphiloses, nous n'en obtenons peut-être pas des résultats aussi heureux que dans d'autres affections de même ordre et de même date. C'est que, là plus qu'ailleurs, il est essentiel de combattre la lésion dès qu'elle donne le moindre signe de son existence, et avant s'il était possible, quand certains symptômes indiquent qu'elle *se prépare*. Nul doute qu'en agissant ainsi, on ne prévînt la formation définitive d'un grand nombre de cérébropathies. Ces accidents nerveux tels que les céphalées, les vertiges, les troubles momentanés de la parole et de la vision, ces accès épileptiformes eux-mêmes que nous guérissons aisément dans la plupart des cas avec le mercure et l'iodure, ne sont-ils pas les ébauches d'une maladie que nous empêcherons d'aboutir à ses conséquences graves? Nous pouvons la tuer dans son principe, lorsqu'elle est à l'état naissant, avant qu'elle ait sérieusement touché la pulpe cérébrale dont la trame délicate est si facile à désorganiser. Le danger est moins dans la lésion elle-même, souvent insignifiante en tant que lésion et qui serait inoffensive en tout autre endroit, le danger est moins là que dans le terrain sur lequel s'effectue la détermination.

I. Mais avant de disserter sur l'action curative des spécifiques et de tracer les règles qu'on doit suivre pour l'obtenir, pour en corroborer les effets et pour les rendre durables, nous devons nous demander quelle est leur *action préventive*. C'est un point du traitement sur lequel j'ai beaucoup réfléchi et dont j'ai souvent parlé à propos d'autres accidents syphilitiques. Je ne crois pas d'une manière absolue à l'action préventive. Je sais bien qu'il est aisé de combattre cette manière de voir par des statistiques[1]; mais elles ne détruiront pas chez moi l'impression qu'y ont laissée un grand nombre de faits où la médication spécifique la plus régulière, la plus persévérante, n'a pas empêché le cerveau d'être envahi par la syphilis. Bien plus, il y a des statistiques qui démontrent

1. « J'ai pris dans mes notes 100 observations de syphilis cérébrale (les 100 dernières qui se soient présentées à moi) et je les ai soigneusement dépouillées au point de vue du traitement subi par les malades antérieurement à l'invasion des accidents cérébraux, notamment au début même de la maladie. Je visais ceci : savoir quel contingent fournissent à la syphilis cérébrale les malades traités, et d'autre part, les malades non traités. Sur 100 cas de syphilis cérébrale, j'en ai trouvé :

5 sur des malades ayant fait un traitement mercuriel véritablement sérieux, méthodique, assidu, régulier ;

6 sur des malades ayant fait un traitement mercuriel que j'appellerai moyen, mais à coup sûr non suffisant ;

3 sur des malades s'étant occupés de leur maladie pendant 15 à 18 mois, avec intervalle de repos thérapeutique ;

7 sur des malades ne s'étant traités que de 7 mois à un an ;

70 sur des malades n'ayant fait qu'un traitement très écourté, variable comme durée de 1 à 6 mois ;

4 sur des malades n'ayant fait aucun traitement ;

5 sur des malades ne s'étant jamais traités que par l'iodure, sans mercure.

Au total et en chiffres ronds, 5 malades sur 100 ayant fait un traitement sérieux, contre 95 malades n'ayant subi qu'un traitement insuffisant, court, très court, dérisoire ou nul. D'où il suit que la syphilis cérébrale est 19 fois plus rare chez les sujets ayant subi un traitement mercuriel sérieux, que chez les sujets n'ayant suivi qu'un traitement mercuriel écourté ou nul. D'où il suit que le mercure exerce une action préventive efficace, puissante pour conjurer l'invasion de la syphilis sur le cerveau. C'est un préventif de la syphilis cérébrale. » A. Fournier.

au contraire que le traitement mercuriel, loin de prévenir la syphilose cérébrale, a été une de ses causes les plus puissantes, et que c'est à lui surtout, beaucoup plus qu'à la maladie constitutionnelle, qu'on doit les attribuer. Voilà deux opinions extrêmes. Je rejette la seconde et je crois qu'il faut montrer une grande réserve *théorique* sur la première. Je dis *théorique*, car cette réserve ne nous empêchera dans aucun cas de traiter très complètement et très longuement toute syphilis, si légère qu'elle soit, pendant deux ou trois années au moins, tour à tour ou simultanément avec les deux spécifiques, en accordant cependant la préférence au mercure dont la portée thérapeutique nous semble plus grande, plus profonde et plus durable. — Aujourd'hui que les notions sur la syphilis sont très répandues dans toutes les classes de la société, même dans la plus ignorante et la moins initiée aux choses de la médecine, il y a bien peu de malades qui ne se traitent pas. Je crois qu'à aucune époque cette maladie n'a été aussi bien connue du public, et qu'il n'a jamais mieux compris ni subi l'impérieuse nécessité d'un long traitement antisyphilitique. Et pourtant, voyez combien les cas de cérébrosyphilose sont fréquents. On dirait même qu'ils se multiplient, à mesure que d'autres viscéropathies et d'autres accidents de tertiarisme externe diminuent de fréquence et de gravité. Cela est si vrai, que les cérébrosyphiloses dominent maintenant d'une grande hauteur toutes les affections de même ordre et sont devenues le point culminant de la pathologie syphilitique. — Que ces doutes, un peu vagues peut-être quoique reposant sur un fond sérieux de réalité, ne vous influencent en rien dans la pratique. Traitez la syphilis comme si les deux spécifiques devaient avoir une action préventive aussi indiscutable que leur action curative. Mais que doit-on entendre au juste par un traitement complet, ne laissant rien à souhaiter, ayant donné sans contestation possible la plénitude de sa double action thérapeutique? Voilà encore une question à laquelle il n'est pas aisé de répondre péremptoirement.

II. Revenons à l'action curative. Il est inutile d'insister sur l'absolue nécessité de combattre par le mercure et par l'iodure les moindres prodromes d'une cérébrosyphilose. Céphalées, vertiges, douleurs névralgiformes des membres, affaiblissements musculaires transitoires, diplopie, troubles intellectuels variés et, à plus forte raison, convulsions partielles, etc. Eh bien, que tous ces signes si légers, si fugaces qu'ils soient, deviennent pour le praticien l'indication formelle d'un traitement spécifique, si le sujet a eu la syphilis, et s'ils ne peuvent être sûrement attribués à une autre cause qu'elle.

Comment faut-il attaquer une cérébrosyphilose en germe ou confirmée? Très énergiquement. Il serait dangereux d'hésiter, de tergiverser, de donner pour prétexte à la modération thérapeutique, le peu d'intensité des phénomènes. Il est essentiel dans tous les cas, en conservant néanmoins la mesure qui convient à chacun d'eux, d'aller bien au delà des doses qui suffisent, par exemple, pour les accidents secondaires. La vigueur, je dirai presque la violence, est de rigueur, là tout autant et peut-être plus que dans la syphilose gommeuse suraiguë du voile du palais.

Les deux spécifiques, le mercure et l'iodure, seront administrés simultanément, d'emblée, à une dose élevée. L'indication du traitement mixte est formelle. Sans doute, avec un seul de ces médicaments, on pourrait obtenir de très bons résultats, mais le succès est plus assuré avec les deux. — On donnera du premier coup 3 ou 4 grammes d'iodure chaque jour et plus tard, s'il en est besoin, de 6 à 8 grammes. Je l'ai souvent prescrit d'emblée à ces dernières doses, sans qu'il en résultât aucun inconvénient pour l'estomac et les intestins. — Si on administre le mercure par la bouche, il faudra faire prendre quotidiennement de 15 à 20 centigr. de protoiodure et de 4 à 5 centigr. de sublimé. Ces doses sont en général assez facilement tolérées. On ne doit pas craindre de provoquer la salivation. Sans lui attribuer une signification curative, il est certain qu'on voit souvent une amélioration très notable coïncider avec son apparition. On est généralement d'accord pour reconnaître que le sublimé attaque moins les gencives que le protoiodure, et que ses effets thérapeutiques sont plus rapides et plus radicaux. Il y en a qui préconisent le calomel donné quotidiennement à la dose de 0,50 cent. à 1 gr., en 8 ou 10 fois. Mais aujourd'hui, c'est surtout en injections sous-cutanées qu'on emploie ce médicament d'après la méthode de Scarenzio. Elle a, certes, beaucoup d'inconvénients. Il est incontestable néanmoins, que très souvent, dans les cas les plus graves, on en a obtenu d'étonnants effets curatifs. Elle a sa place marquée quand l'administration des mercuriaux par la bouche est impossible à cause de l'état des voies digestives, ou bien reste insuffisante et inerte. — Une puissante méthode, c'est encore celle des frictions mercurielles. On fait une friction par jour, tantôt sur un point du corps, tantôt sur l'autre, avec de 5 à 10 grammes d'onguent napolitain. Quel que soit le procédé auquel on ait recours, il est nécessaire d'obtenir en peu de temps une mercurialisation énergique.

Est-il indispensable d'employer le traitement mixte pendant toute la durée de la syphilose cérébrale? Non ; dès que les symptômes les plus menaçants sont conjurés, j'ai l'habitude de dédoubler ce traitement, et de donner alternativement le mercure et l'iodure pendant une période de dix jours environ, en conservant ou en augmentant un peu les doses initiales de chacun d'eux.

La médication spécifique sous ses modes variés doit être poursuivie très longtemps. Les effets en sont quelquefois tardifs ; mais ne perdons pas pour cela tout espoir. On voit dans quelques cas, rares il est vrai, une amélioration très prononcée se produire à la longue, et peut-être n'aurait-elle pas eu lieu si on s'était découragé trop tôt. Toutefois la règle c'est que la médication spécifique, quand elle doit réussir, produit dans un très court délai des modifications favorables. — Une particularité remarquable c'est qu'elle n'attaque pas toujours au même degré les divers symptômes de l'affection. Il y en a qu'elle fait disparaître rapidement; d'autres lui résistent, par exemple l'hémiplégie, quelques troubles intellectuels, l'amnésie, la perte de l'attention, etc.; d'autres ne disparaissent jamais complètement. De là, nécessité de prolonger le traitement pendant des semaines et des mois. — Afin de laisser quelque repos à l'estomac et à l'organisme, et aussi afin d'éviter l'accoutumance, il est nécessaire de suspendre, à des intervalles plus ou moins éloignés, l'usage des deux spécifiques. C'est en outre un excellent moyen pour redonner à leur action curative l'énergie première qui s'était affaiblie peu à peu. Outre l'alternance des deux spécifiques dont j'ai parlé plus haut, et qui donne déjà ce résultat, je fais cesser tout traitement durant une ou deux semaines selon les cas, lorsqu'il a été suivi d'une manière continue un mois ou deux. Rien de mathématique, du reste, dans les alternances ou les interruptions. On doit se laisser guider en tout cela par des indications individuelles qui échappent à une généralisation trop absolue. Évitez le dogmatisme dans la pratique encore plus que dans la théorie. —Après une guérison apparente ou vraie faut-il s'abstenir de toute médication ? Nullement, mais il faut l'employer à moins hautes doses, la dédoubler plus fréquemment quand elle a été mixte, laisser de plus longs intervalles entre sa reprise, et ne jamais la quitter définitivement que d'une façon conditionnelle, car il en est du cerveau touché par la syphilis, comme de beaucoup d'autres manifestations syphilitiques, surtout de celles de l'ordre tertiaire ; elles ont besoin d'être constamment tenues en bride par l'iodure ou par le mercure[1].

1. MÉDICATION RATIONELLE. — Parallèlement à la médication spécifique, il y a un ensemble de moyens thérapeutiques d'ordre commun, auxquels il faut aussi recourir et qui constituent un *traitement latéral et auxiliaire*. Quand on traite une affection qui a la

Section II.

Description des groupes symptomatiques qui constituent les principales formes des cérébrosyphiloses.

Après avoir envisagé et décrit dans leur ensemble les cérébrosyphiloses, je vais maintenant aborder l'étude des différentes formes qu'elles sont susceptibles de revêtir. — C'est une tâche qui est assez difficile, parce que ces formes n'ont rien d'absolu, qu'il n'existe entre elles bien souvent aucune ligne de démarcation tranchée, et qu'elles empiètent les unes sur les autres dans le cours de leur évolution, en subissant peu à peu ou tout à coup ces métamorphoses si communes dans un grand nombre de manifestations syphilitiques. Comment s'en étonner ? Ne portent-elles pas en elles-mêmes la négation d'un classement définitif à cause de la multiplicité, de la diversité, de la dissémination de leurs symptômes, de la coexistence de phénomènes n'ayant pas l'habitude d'être associés dans la pathologie vulgaire, de la bizarrerie de leur allure, de leur incoordination, de l'expression vague et indécise de leurs traits principaux ou accessoires, de l'arrêt dans leur développement, de leurs intermittences, etc. ? Comme nous faisons ici surtout

chance de pouvoir être combattue par les spécifiques, on croit trop aisément que toute l'indication thérapeutique doit se borner à les prescrire. Ce procédé est commode et sommaire. Il évite la peine d'analyser un à un les symptômes, et de rechercher en eux l'élément morbide *particulier* et l'élément morbide *commun* ou général, celui qu'on retrouve dans toutes les affections d'un même organe, quelle qu'en soit la cause locale ou constitutionnelle. C'est pourtant une opération qu'il ne faut pas négliger. Elle est même indispensable, car sans elle on se laisse aveuglément conduire par l'empirisme spécifique, et souvent on ne voit pas ou on omet des indications secondaires auxquelles il serait urgent de déférer pour deux raisons : la première, c'est qu'en s'attaquant au symptôme dans ce qu'il a de commun, de général, on pare souvent à un danger plus ou moins urgent, etc. ; la seconde, c'est qu'en débarrassant l'affection de ce qu'elle a d'excessif dans sa manifestation phénoménale, on favorise l'action des spécifiques et l'on n'en prépare et assure que mieux le succès.

En d'autres termes, parce que vous avez deux spécifiques à votre disposition pour combattre les encéphalopathies syphilitiques, ne vous privez pas du précieux secours de la médication rationnelle qui s'adresse aux affections cérébrales de toute forme et de toute provenance. Elle implique, outre une hygiène appropriée, l'usage des déplétions sanguines générales ou locales, des révulsifs temporaires ou permanents, des évacuants, des antispasmodiques, des excitants, etc., enfin de tous les modes d'action que la pratique basée sur nos connaissances physiologiques peut nous suggérer en pareil cas. — L'hydrothérapie est un excellent auxiliaire, surtout dans la forme épileptique. Les bromures de potassium, de sodium, d'ammonium, le chloral combattent avec avantage les formes où domine un éréthisme névrosique insolite ; l'antypirine, celles où il se produit de violentes douleurs. — On a eu recours aussi à l'électricité dans les formes paralytiques. Enfin, il est indispensable que les malades se soumettent à une *hygiène cérébrale* sévère, qu'ils évitent les excès de table, de liqueurs fortes, de coït, les travaux intellectuels sérieux, les émotions morales, les exercices trop violents, etc.

de là clinique, c'est elle que nous invoquerons pour distinguer entre elles les déterminations si polymorphiques de la syphilis sur le cerveau.

Parmi les modalités symptomatiques prédominantes nous n'en choisirons que deux : celles qui ont leur source, d'une part, dans la contractilité musculaire, et, de l'autre, dans l'ordre des phénomènes psychiques. Les premières se subdivisent en deux catégories suivant que la contractilité est affaiblie ou exaltée et pervertie. De là trois groupes : 1° cérébrosyphiloses paralytiques ; 2° cérébrosyphiloses convulsives ; 3° cérébrosyphiloses psychiques.

On pourrait aussi prendre pour base les localisations du syphilome dans l'encéphale, décrire séparément les lésions de l'écorce, celles des noyaux celles de la base. Mais ce point de vue anatomique me semble très inférieur au point de vue clinique et beaucoup plus hypothétique que lui. Nous aurons du reste l'occasion de nous en occuper en faisant la pathogénie des accidents.

Premier groupe. — *Cérébrosyphiloses avec prédominance des phénomènes paralytiques.* — Ce sont les plus communes, puisque toutes les déterminations spécifiques sur le cerveau finissent par aboutir à la paralysie. Même dans sa forme primitive ce groupe l'emporte de beaucoup comme fréquence sur les deux autres avec lesquels, au surplus, il se combine très souvent en proportions si variables qu'elles changent d'un sujet à l'autre, et sur le même sujet aux diverses phases du processus. Ne perdez jamais de vue cette sorte de fluctuation décevante dans la phénoménalité. On dirait un kaléïdoscope, si ce mot pouvait s'appliquer à l'ordre des phénomènes pathologiques. — Le théâtre de ces cérébrosyphiloses comprend tout le système musculaire. Circonscrites ou très étendues, depuis la mydriase jusqu'à la paralysie de tout un côté du corps ou de telle ou telle partie de chacun de ces côtés dans les hémiplégies alternes, elles présentent tous les degrés. Mais il leur arrive très rarement de produire du premier coup cet anéantissement complet, absolu de la contractilité musculaire qu'on rencontre dans un grand nombre de cérébropathies non spécifiques. J'ajoute que le trouble de la sensibilité qui les accompagne est presque toujours inférieur à celui qu'on observe dans les affections cérébrales ordinaires. En outre, la paralysie y présente moins de fixité. On y voit des alternatives de mieux et de plus mal et souvent aussi des intermittences complètes comme dans certaines névroses. Enfin quelques-unes dans leur phase initiale et dans leur période d'état sont rapidement amendées ou guéries par l'iodure de potassium et le mercure.

Si les paralysies syphilitiques sont souvent incoordonnées comme beaucoup d'autres manifestations cérébrales de même ordre, cependant elles présentent un *syndrome* très remarquable qui occupe une des premières places dans la syphilose du cerveau. C'est l'*aphasie avec l'hémiplégie droite.*

APHASIE ET HÉMIPLÉGIE DROITE SYPHILITIQUES. — Cette combinaison si commune et presque forcée, qu'on rencontre à chaque pas dans la pathologie cérébrale ordinaire, est également d'une fréquence très grande dans la syphilose du cerveau. En m'en rapportant à mon expérience personnelle, je lui donne la première place. J'ai trouvé qu'elle l'emportait de beaucoup sur les autres formes comme nombre.

L'aphasie syphilitique, avec ou sans hémiplégie, ne diffère ni par sa cause ni par ses symptômes de l'aphasie vulgaire. Les particularités qui l'en distinguent tiennent à quelques circonstances accessoires, et n'ont rien d'essentiel ni de permanent.

Anatomie pathologique. — La faculté du langage étant liée à l'intégrité du centre articulateur qui siège dans la troisième circonvolution frontale gauche, c'est en ce point qu'on trouve le syphilome. Comme il est à côté des centres moteurs du côté droit, il arrive presque toujours que cette partie de l'écorce est atteinte instantanément ou peu à peu par la même lésion, et que l'aphasie s'accompagne d'une hémiplégie droite. En voici trois exemples :

1. Syphilis évidente datant de 4 à 5 ans. *Hémiplégie droite complète* et, douze heures après, abolition absolue de la parole. —Amélioration, puis retour des accidents, attaques épileptiformes. Mort.— Ramollissement jaunâtre occupant presque tout le tiers antérieur de l'hémisphère *gauche*. Corps strié gauche réduit en bouillie à sa partie antérieure et contenant une tumeur jaune du volume d'une fève, dure, compacte, fibrinoïde. Rien dans l'hémisphère droit. (Leard.)

2. Syphilis tertiaire révélée par une tumeur de la tête et de la clavicule du côté droit. *Aphasie et hémiplégie droite.* Amélioration, puis mort.— 2e et 3e circonvolutions frontales du lobe antérieur *gauche* réduites en bouillie. Gomme grosse comme une noix sur les méninges, au niveau des circonvolutions frontales, et sur la glande pinéale. Artères de la base saines. Gommes dans le foie. (Bouchard et Lépine.)

3. Syphilis secondaire avec papules cutanés, alopécie, orchite double. Traitement énergique par le mercure et l'iodure de potassium. — Néanmoins, accès épileptiformes, suivis d'*hémiplégie droite et d'aphasie*, de gêne dans la déglutition et la respiration. Mort. — Épanchement dans l'arachnoïde. Ramollissement du corps strié *gauche* et de toute la face inférieure du lobe antérieur gauche. (Raynaud.)

Dans les cas très exceptionnels où l'hémiplégie qui accompagne ou précède l'aphasie siège à *gauche*, le syphilome occupe le lobe antérieur droit.

1. A la 2e année d'une syphilis confirmée, hémiplégie *gauche* et embarras de la parole. Affaiblissement des facultés intellectuelles. Mort. — Ramollissement de la substance blanche, à la partie antérieure et supérieure de l'hémisphère *droit*, dans une étendue de 2 à 3 cent. (Gubian.)

2. Sept mois après le début du chancre infectant, hémiplégie subite à *gauche* avec aphasie.— Aggravation progressive des accidents. Mort au bout de 15 jours.— Hypérémie légère des méninges. Un peu de sang dans les ventricules. Aucune autre altération ailleurs. (Engelstedt.)

Ainsi, dans ce dernier cas, pas de syphilome apparent. C'était pourtant bien une cérébropathie essentiellement syphilitique et très précoce ; elle a emporté le malade en 15 jours. N'est-ce pas étrange? N'y avait-il pas quelque lésion artérielle profonde qui a jeté dans une anémie incompatible avec tout fonctionnement la partie antérieure de l'hémisphère droit? Plus que toute autre maladie, la syphilis nous ménage de pareilles surprises.

Dans les cas où l'aphasie ne forme pas un syndrome avec l'hémiplégie et se trouve englobée au milieu d'autres troubles fonctionnels, disséminés de tous côtés, survenus sans homogénéité symptomatique, sans groupement fixe, sans succession régulière, les lésions syphilitiques rendent-elles compte d'un pareil complexus ? On en jugera par le cas suivant :

Périostite du crâne guérie par l'iodure. — Puis, maux de tête, prolapsus de la paupière supérieure, avec exophtalmie du même côté, convulsions, perte de la mémoire. — Plus tard, affaiblissement des facultés intellectuelles et aphasie. Idiotie, affaiblissement général de la contractibilité musculaire avec prédominance dans tout le côté *gauche*. Mort. — Gommes à la surface du cerveau. Nerf trijumeau *droit* enfoncé dans une masse gommeuse jusqu'au ganglion de Gasser. Dégénérescence gommeuse des nerfs oculomoteurs et olfactifs *droits* (le malade croyait toujours sentir une odeur ammoniacale). Foyers ramollis dans la substance cérébrale. (Westphal.)

Ici l'aphasie est perdue dans un dédale de phénomènes nerveux de toute sorte, et on ne peut découvrir ni à droite ni à gauche, sur les lobes antérieurs, des lésions circonscrites propres à en rendre compte, non plus que de l'hémiplégie gauche qui s'est ébauchée aux dernières heures de la vie. — Dans d'autres cas, l'imbroglio de symptômes et de lésions est encore plus prononcé[1]. C'est ce qui porterait à croire que la localisation de la faculté du langage articulé dans la troisième circonvolution frontale gauche n'a peut-être pas la valeur absolue qu'on veut lui donner. On trouve dans la pathologie syphilitique, comme dans la pathologie commune, des cas où l'aphasie a coïncidé avec des lésions situées sur d'autres régions de l'écorce. Il y a donc lieu de croire que les opérations de l'élocution verbale sont des phénomènes d'ensemble, des phénomènes d'émission volontaire, qui ont besoin, pour s'accomplir physiologiquement, du concours de toutes les activités cérébrales. La troisième circonvolution frontale gauche ne serait que l'instrument matériel de l'expression verbale, sa porte de sortie, après qu'elle a été engendrée dans toutes les régions de l'activité psychique[2].

1. Un malade syphilitique depuis un an *perdait quelquefois la faculté d'articuler les mots*. Douleurs névralgiformes horribles au-dessous de l'oreille gauche, sans tumeur externe. Attaques épileptiformes avec contracture limitées à la jambe et au bras droits. Mort. Toute la partie des méninges qui tapisse le temporal gauche et le rocher était épaissie, rouge et recouverte de pus en dehors et en dedans. La partie de l'hémisphère gauche correspondant à la partie malade des enveloppes était recouverte de pus, ramollie, réduite en bouillie jusqu'à 3 centim. de profondeur. Le ganglion de Gasser était compris dans une masse épaisse et purulente de la dure-mère cranienne. Carie du temporal et de la base du rocher. (Worms.)

2. Quoi qu'il en soit, dans l'aphasie syphilitique, ce sont surtout des lésions de la troisième circonvolution gauche qu'on rencontre. La localisation a été poussée plus loin : ainsi l'*agraphie* ou perte de la mémoire graphique des mots paraît produite par une lésion de la 2e frontale; *la cécité verbale* ou perte de la mémoire visuelle des mots résulterait d'une lésion du lobe pariétal, la *surdité verbale* ou perte de la mémoire auditive verbale devrait être rapportée à une lésion du lobe temporal gauche. Je ne précise pas davantage. — Ce sont là divers modes de l'aphasie. Les syphilomes qui sont la cause de tous ces troubles, siègent dans les méninges et l'écorce (méningo-encéphalopathie scléro-gommeuse circonscrite), ou bien plus profondément (gommes du

Symptômes. — Que les prodromes habituels des cérébrosyphiloses aient ou n'aient pas existé, le début de l'aphasie se produit de deux façons différentes : tantôt il est brusque, rapide, foudroyant comme un ictus apoplectique, c'est le cas le plus rare ; tantôt il est lent, progressif, et le symptôme n'arrive qu'au bout de quelques jours à son expression complète. Parfois une attaque vient précipiter la marche du début et faire tout à coup de la dysphasie une aphasie véritable. — L'ictus aphasique est déterminé dans certains cas par une émotion violente. Ex. : une mère voit son enfant menacé de mort par un accident; subitement elle perd la parole et le mouvement du membre supérieur. — Quand le processus initial s'effectue avec lenteur, les malades éprouvent un embarras dans la langue, surtout pour prononcer les mots difficiles; ils bégaient un peu, prononcent mal, substituent une lettre à une autre, n'ont plus aucun goût pour la lecture à haute voix ou pour de longues conversations, etc.

Rien du reste de particulier à l'aphasie syphilitique dans tout cela. Elle ressemble point pour point, dans toutes ses périodes et dans toutes ses variétés phénoménales, à l'aphasie d'origine vulgaire. Il serait donc superflu de la décrire minutieusement. — Elle présente des degrés différents suivant les individus et chez le même individu. Quand elle est *incomplète*, ce qui est très fréquent, il y a embarras et perversion, mais non suppression de la parole. Le malade se trompe de mots, les prononce mal, bredouille, articule avec lenteur et effort. Toutefois il arrive tant bien que mal à exprimer sa pensée et à se faire comprendre. Quand elle est *complète*, mutisme absolu ou possibilité de prononcer seulement quelques mots incohérents et sans signification.

L'intelligence est toujours atteinte dans l'aphasie syphilitique, mais d'une façon très variable. Ainsi, chez quelques sujets, elle semble l'être fort peu, car ils saisissent tout ce qu'on leur dit, y répondent mentalement par des mots qu'ils ont le désir d'exprimer sans le pouvoir, bien que la langue reste libre de tous ses mouvements. La conception, le souvenir, la propriété des mots,

lobe frontal). D'autrefois, il y a un ramollissement sans matière gommeuse, dérivant d'une artériosclérose spécifique de la cérébrale moyenne, *artère sylvienne*, dont le rôle est capital, puisqu'elle alimente par sa 1re branche le lobe de l'insula, par sa 2e la 3e circonvolution frontale, par sa 3e la circonvolution frontale ascendante, par sa 4e la pariétale ascendante, par sa 5e la première circonvolution temporale et le pli courbe; en somme toutes les régions motrices. Que l'une de ces branches soit oblitérée par un syphilome et on observera l'aphasie, ou l'agraphie, ou la cécité verbale, ou la surdité verbale, ou des paralysies des membres, etc. Si le tronc même de la sylvienne est oblitéré avant sa division en branches, toutes les circonvolutions qu'elle irrigue seront paralysées.

Pour bien comprendre la pathogénie des troubles produits par les syphilomes, il faut toujours avoir présente à l'esprit la distribution des artères cérébrales. La cérébrale antérieure se rend aux 1re et 2e frontales, la cérébrale postérieure se distribue au lobe occipital; aux 2e et 3e circonvolutions temporales. Telles sont les artères qui constituent le *système artériel des circonvolutions ou de l'écorce*.

Le système artériel des noyaux gris centraux et du corps strié (*capsule interne*) se détache de l'hexagone de Willis. Ce sont des artères terminales sans anastomoses. Le groupe médian antérieur se distribue à la partie antérieure du noyau caudé, le postérieur à la face interne de la couche optique et des parois ventriculaires; le latéral postérieur va à la partie postérieure de la couche optique, *le latéral antérieur ou sylvien*, le plus important de tous, forme ce qu'on appelle les artères striées qui, nées de la sylvienne, se partagent aussitôt en deux groupes, l'interne et l'externe. Ce dernier, qui est très supérieur aux autres, se divise en *artères lenticulo-striées*, qui se rendent aux 2/3 antérieur de la capsule interne (fibres motrices) et en *artères lenticulo-optiques* pour le 1/3 postérieur (anesthésie).

Les lésions syphilitiques de la sylvienne, qui sont les plus communes, sont donc susceptibles de donner lieu aux phénomènes morbides les plus variés, les plus multiples, les plus circonscrits, etc. Elles jouent un rôle considérable dans les cérébrosyphiloses.

leur enchaînement existent; seulement c'est à l'état virtuel, et leur réalisation par la parole fait défaut. Le centre articulateur seul est lésé.

Il y a *anarthrie*. En pareil cas il n'est pas rare que les sujets puissent écrire aussi facilement et aussi correctement que par le passé. Toutefois l'*agraphie* accompagne d'ordinaire l'aphasie. La *cécité verbale* qui consiste dans la perte plus ou moins complète de la faculté de lire, la *surdité verbale* dans celle de comprendre les mots parlés, sont aussi deux complications ou mieux deux compléments de l'aphasie qu'elle présente dans un grand nombre de cas.

L'embarras de la parole, avec ce qu'il implique pour tous les cas dans l'expression du langage, y compris la mimique, varie souvent d'un moment à l'autre, dans les cas où il n'y a pas abolition complète, absolue. J'ai observé très fréquemment qu'il était moins prononcé le matin, au réveil, que dans la journée et le soir. Il s'accentue lorsque le malade a une émotion ou veut parler plus vite que d'habitude. Les variations atmosphériques ne sont pas sans influence sur lui; j'ai remarqué que l'humidité, le temps orageux et autres conditions qui agissent sur les tissus cicatriciels, sur les rhumatismes, etc., augmentent l'aphasie.

Processus. — Il est donc rare qu'il existe en elle une continuité parfaite. Mais ces faibles remittences ne sont rien, comparées aux intermittences complètes qu'elle présente quelquefois. C'est surtout au début qu'on les observe. J'ai consacré un long travail à cette forme intermittente de l'aphasie [1]. Depuis, j'en ai observé plusieurs cas.

La continuité, avec quelques alternatives de mieux et de plus mal, telle est la règle, alors même que le début a été franchement intermittent. — L'intelligence est toujours touchée, et cela dans une mesure très inégale. Chez quelques sujets elle paraît l'être faiblement. Chez d'autres, au contraire, les phénomènes psychiques s'accentuent peu à peu sous le mode d'une diminution progressive, semblable à celle qu'on observe dans le ramollissement ordinaire.

Parmi les troubles plus ou moins indissolublement liés à l'aphasie et qui font partie de son processus, il faut placer en première ligne l'hémiplégie droite, et en seconde ligne, l'épilepsie partielle du même côté. — L'aphasie et l'hémiplégie droite suivent à peu de chose près les mêmes alternatives d'augmentation et de diminution. C'est ordinairement l'aphasie qui précède l'hémiplégie, qui est plus prononcée qu'elle et qui lui survit. — Les liens entre l'aphasie et les convulsions épileptiformes sont moins étroits.

Associations symptomatiques de l'aphasie. — Elles sont très nombreuses et comprennent à peu près toutes les manifestations d'ordre cérébral, mais suivant des proportions fort différentes [2]. — Parmi les particularités que j'ai notées, la plus importante est peut-être la fréquence plus grande de l'hémiplégie gauche dans l'aphasie syphilitique que dans les aphasies d'ordre commun. Le

1. Aphasie et hémiplégie droite syphilitiques à forme intermittente, Paris, 1877.

2. Dans l'excellent travail de M. Tarnowsky, sur l'aphasie syphilitique, on trouve des statistiques fort intéressantes. — 1° L'âge auquel 53 syphilitiques ont été frappés d'aphasie donne *une moyenne de 34 ans*. — 2° Parmi eux, il y avait 38 hommes et 15 femmes seulement. — 3° Il y a eu 27 guérisons et 29 morts. — L'aphasie syphilitique a coïncidé avec : l'hémiplégie droite, 18 fois, et la gauche, 14 fois; la paralysie des extrémités supérieures et l'anesthésie des inférieures, 1 fois; la paralysie des extrémités inférieures, 4 fois; la paralysie de l'extrémité supérieure droite, 2 fois; celle de l'extrémité supérieure gauche, 1 fois; la paralysie des 4 membres, 3 fois; l'hémiplégie droite et la cécité, 1 fois; le prolapsus de la paupière droite, 1 fois; l'absence de paralysie, 5 fois; la perte des facultés intellectuelles, 11 fois.

fait s'expliquerait si, dans tous les cas, il était prouvé que les malades étaient gauchers ou qu'ils étaient atteints simultanément d'une lésion de la troisième circonvolution gauche, et d'une lésion dans les centres moteurs de l'écorce du côté droit.

Ce dernier fait ne paraît pas impossible. Le propre des localisations syphilitiques dans le cerveau n'est-il pas de se multiplier, de se circonscrire, de s'étaler, de changer de place ou de s'immobiliser? Et même quand elles s'immobilisent, ne les voit-on pas pousser des irradiations de côté et d'autre, irradiations subordonnées au phénomène primordial, mais qui n'en sont pas moins fécondes en péripéties de toute sorte? — Ici c'est une aphasie syphilitique avec paralysie des extrémités supérieures et anesthésie des inférieures; là, avec l'aphasie, on a trouvé plusieurs fois la paralysie des extrémités inférieures. Dans quelques cas l'aphasique était paralysé des quatre membres. Et cette hémiplégie, sœur inséparable de l'aphasie, vous la verrez quelquefois mutilée, réduite à presque rien ou à peu de chose, au prolapsus de la paupière supérieure droite, à un léger strabisme, à la diplopie seule, sans strabisme. Bien plus, quelquefois *seule* en scène, elle mime ou balbutie piteusement son triste monologue pathologique.

Diagnostic. — Chez les hommes qui deviennent aphasiques de 20 à 50 ans, on peut dire presque à coup sûr que l'affection est de provenance syphilitique. — Ce diagnostic *a priori*, se trouve confirmé par les commémoratifs. Combien de fois ne m'est-il pas arrivé de le porter ainsi à première vue, avec la certitude de ne pas me tromper? Et c'est une conviction si grande chez moi, qu'en l'absence de tout antécédent syphilitique, j'institue en pareil cas le traitement spécifique, pourvu toutefois que je ne découvre chez le sujet ni maladie des reins, ni maladie du cœur, ni artériosclérose, etc.

Faut-il faire entrer, chez les hommes, l'hystérie en ligne de compte? Est-elle capable de produire chez eux le syndrome aphasie et hémiplégie droite, etc.? Ce n'est pas impossible, mais assurément de pareils cas sont des plus exceptionnels. Chez les femmes il n'en est pas de même. Ce point très délicat de diagnostic a été très longuement discuté dans mon mémoire sur l'*aphasie et l'hémiplégie droite intermittentes*. Une de mes malades était syphilitique et n'avait jamais eu d'hystérie évidente. Elle fut atteinte de crises très répétées d'aphasie et d'hémiplégie droite, avec guérison complète entre les accès, et absence totale de troubles du côté de la sensibilité, etc. Après avoir beaucoup hésité, je crus qu'il s'agissait d'une cérébrosyphilose et je conseillai un traitement antisyphilitique. — Depuis, la malade a radicalement guéri. Elle vit encore et se porte très bien. Aussi je penche maintenant plutôt pour l'hystérie que pour la syphilis. — Les troubles du langage ne sont pas rares dans les affections hystériques, mais ils consistent plutôt en une aberration qu'en une paralysie de la parole. Dans l'hystérie, l'hémiplégie siège trois fois plus souvent à gauche qu'à droite, et est plus prononcée dans le membre inférieur que dans le supérieur, ce qui n'a pas lieu dans l'aphasie syphilitique; elle attaque rarement aussi les muscles de la face. Elle s'accompagne toujours d'anesthésies, d'analgésies, etc., de troubles très variés et très caractéristiques de la sensibilité commune ou sensorielle. Il y a des pleurs, des spasmes respiratoires, des mouvements convulsifs, etc. Malgré toutes ces différences, le diagnostic est parfois fort difficile. Je ne saurais trop insister sur ce point. Il existe souvent la plus grande analogie entre les cérébropathies hystériques et syphilitiques. Et ce qui augmente encore notre incertitude, c'est que la coexistence de ces deux ordres de cérébropathies n'est pas extrêmement rare. Dans ce complexus phénoménal souvent inextricable, on arrive avec le temps et au moyen d'une analyse minutieuse des symptômes, à distinguer ce qui revient à l'hystérie et ce qui dépend de la syphilis. Ces cas hybrides dont j'ai relaté quelques cas, ont été signalés aussi et très bien étudiés par M. le professeur Potain[1].

Donc, dans le diagnostic de l'aphasie, on devra toujours songer à l'hystérie s'il s'agit d'une femme. — Enfin, il faudra passer également en revue chez les sujets de l'un et l'autre sexe toutes les dyscrasies, les maladies organiques, les intoxications susceptibles de produire un trouble momentané ou permanent de la parole.

Pronostic. — C'est le même que celui de toutes les cérébropathies spécifiques. Plus grave que celui de la forme convulsive pure, il l'est moins que celui des psychosyphiloses d'emblée. Il est très variable suivant les périodes et les associations pathologiques. — Les aphasies sans accidents hémiplégiques sont généralement beaucoup moins dangereuses que les aphasies accompagnées d'une paralysie permanente des muscles de la face et des membres. Ce sont les cas qui guérissent. Quand le syndrome aphasie et hémiplégie est très accusé, il n'y a guère à espérer une guérison complète. L'intermittence, si on en sait profiter pour le traitement, est une condition favorable.

Traitement. — C'est celui des autres formes d'encéphalopathies syphilitiques.

Paralysies syphilitiques. — La paralysie musculaire complète ou incomplète, primitive ou consécutive, est de toutes les modalités symptomatiques la plus commune dans les cérébrosyphiloses. Beaucoup débutent, et un plus grand nombre se terminent par elle. A tous les degrés, elle se combine avec les formes les plus simples ou les plus compliquées. Quelquefois elle constitue à elle seule toute la maladie. Il est rare toutefois qu'elle reste à l'état d'isolement définitif.

La localisation des phénomènes paralytiques est très variable. Ils occupent systématiquement tout un côté du corps : ce sont les *hémiplégies*. Ou bien ils se limitent à un groupe circonscrit de muscles, ou même à un seul muscle : ce sont les *monoplégies*.

I. Hémiplégie syphilitique. — C'est le type le plus important des paralysies spécifiques, à cause de sa fréquence, de son étendue, des lésions qu'il traduit et des autres symptômes cérébraux graves qui l'accompagnent ou qu'il vient compliquer.

Quand l'hémiplégie se produit d'emblée comme phénomène initial, et prédomine sur tous les autres symptômes, elle constitue par excellence ce qu'on peut appeler la *forme hémiplégique* de la cérébrosyphilose. — Mais quelquefois elle n'est qu'un symptôme ultime ou moyen dans le processus, de même qu'au lieu d'être le symptôme principal, elle se réduit dans quelques cas au rôle d'un accident épisodique incomplet et transitoire.

Anatomie pathologique. — Toutes les lésions qui ont été décrites dans l'anatomie pathologique peuvent entraîner l'hémiplégie : plaques scléro-gommeuses,

1. Voyez mon *Étude clinique sur les paralysies pseudo-syphilitiques et sur leur traitement par les æsthésiogènes faite en collaboration avec M. le docteur Vigouroux* (*Progrès méd.*, 1883). — Voyez une Leçon du docteur Potain *Sur un nouveau cas de paralysie hystérique chez un sujet syphilitique* (*Gaz. Hôp.* no 53, 1887).

méningo-encéphaliques, tumeurs gommeuses, ostéopathies crâniennes internes, lésions syphilomateuses des artères. Ces dernières jouent un rôle considérable, et même on peut dire prépondérant dans la production des hémiplégies. Tout ce qui contribue à gêner ou à interrompre la circulation dans tel ou tel district du cerveau, est fécond en troubles symptomatiques passagers ou durables. La compression des artères par une gomme ou une plaque méningitique, surtout l'envahissement de leurs parois par de la matière scléro-gommeuse, donnent lieu à de l'ischémie qui elle-même entraîne l'insuffisance de nutrition, d'où résulte le *ramollissement*.

Cette lésion qui est d'ordre commun, bien que la cause en soit spécifique, se rencontre tôt ou tard dans la grande majorité des cérébrosyphiloses hémiplégiques. Et c'est elle qui en constitue la gravité, parce qu'étant une lésion indirecte et non spécifique, le mercure et l'iodure ont moins de prise sur elle que sur une lésion scléro-gommeuse. Sans entrer ici dans des détails qui seraient inutiles, je me bornerai à faire ressortir l'importance et la gravité de ce mode pathogénique auquel sont soumises la plupart des hémiplégies syphilitiques. Presque toutes celles qui occupent une moitié complète du corps, procèdent d'un ramollissement ischémique consécutif à une artériosyphilose de la sylvienne. Les monoplégies se rattachent plutôt directement à la lésion syphilitique elle-même, et sont généralement produites par une gomme ou une plaque méningitique très circonscrite. Du reste, il n'y a rien d'absolu dans tout cela, car il peut se faire que le syphilome occupe exclusivement telle ou telle petite artère qui alimente un foyer fonctionnel fort circonscrit, et qu'il en résulte une monoplégie du même ordre anatomo-pathologique que les grandes hémiplégies. Enfin il faut signaler les cas dans lesquels on n'a trouvé aucune lésion cérébrale, ils deviennent de plus en plus rares depuis qu'on connaît mieux l'artériosyphilose cérébrale.

Symptômes. — L'hémiplégie ne survient presque jamais sans être annoncée par des prodromes. Cependant j'ai observé leur absence dans quelques cas, entre autres, chez un jeune homme de 24 ans, que je soignais depuis 18 mois, pour une syphilis légère en apparence, et qui fut frappé subitement, en parfaite santé, et sans aucune cause occasionnelle, d'une hémiplégie gauche, en descendant de cheval. Tout se borna à cette hémiplégie, mais elle persista fort longtemps, pendant plusieurs années, et je crois même qu'elle n'a jamais disparu complètement. J'ai vu aussi des cas d'hémiplégie droite avec aphasie se produire sous forme d'attaques brusques, sans aucun phénomène prémonitoire.

De tous les phénomènes prodromiques, le plus habituel, c'est la céphalée. Elle peut sans doute manquer quelquefois, mais, en général, on l'observe à peu près deux ou trois fois sur quatre, avec tous les caractères d'intensité, de ténacité, d'exacerbations nocturnes, de résistance aux narcotiques, que présente ce symptôme dans la majorité des cérébrosyphiloses.

Elle survient un temps variable avant l'attaque, quelques jours seulement, ou bien des semaines, des mois et même des années. Elle est seule ou elle s'accompagne de quelques autres prodromes, tels que vertiges, obnubilations, éblouissements, étourdissements, somnolence, inaptitude au travail, diminution de la mémoire, absences, défaillances, bourdonnements d'oreille, affaiblissement de la vue et de l'ouïe, etc.

Mais parmi les troubles prodromiques les plus significatifs comme invasion plus ou moins prochaine d'une attaque franche d'hémiplégie, il faut placer en première ligne ceux de la mobilité, tels que faiblesse passagère dans un ou plusieurs doigts, une main, un pied, de l'un ou des deux côtés, embarras subit de la langue, lourdeur d'une paupière, etc. Ces défaillances très circonscrites ou étendues, sont de peu de durée. J'en ai vu cependant qui persistaient pendant plusieurs heures et disparaissaient sans laisser aucune trace, car elles sont légères, superficielles et se bornent à produire un peu de maladresse, de titubation, des faux pas, du balbutiement, des trémulations dans les muscles, enfin une série de phénomènes bizarres qui chez les hommes et les personnes exemptes d'une névropathie hystériforme, sont de nature à donner l'éveil, surtout s'il existe des antécédents syphilitiques.

Les troubles de la sensibilité générale sont beaucoup plus rares dans les prodromes que ceux de la motilité, et infiniment moins accusés et moins significatifs. S'ils prédominaient, il faudrait les attribuer plutôt à l'hystérie qu'à une détermination prochaine de la syphilis sur le cerveau. Du reste, ils sont vagues, et consistent en fourmillements, engourdissements passagers, sensations de froid, douleurs profondes dans les membres, parfois excessivement pénibles et dont le siège probable est dans les muscles, hypéresthésies singulières dans les points menacés; ce dernier phénomène est très rare. Ajoutez à cela des douleurs névralgiformes dans le trijumeau et quelques perturbations fort exceptionnelles du côté du grand sympathique : paresse de la vessie avec incontinence ou rétention d'urine, pollutions nocturnes, vomissements, etc.

L'attaque d'hémiplégie qui succède au bout d'un temps plus ou moins long à ces phénomènes précurseurs, se produit brusquement ou d'une façon progressive. Quand elle est soudaine, c'est sous forme d'un ictus apoplectique avec sidération générale et *perte de connaissance*, ou bien sous forme d'une simple résolution musculaire avec *conservation de la connaissance*. Le malade plus ou moins défaillant, étourdi, sent une région de son corps s'affaisser; il est averti de l'imminence d'une chute; il en a conscience et peut la prévenir, parce que les phénomènes paralytiques n'arrivent pas du premier coup à leur maximum d'intensité; il leur faut quelques minutes qui suffisent pour se rendre compte de ce qu'ils vont produire. C'est cette deuxième forme qui est de beaucoup la plus commune dans la cérébrosyphilose hémiplégique.

Accentuez cette deuxième forme en ce qu'elle a d'essentiel, c'est-à-dire dans la durée et l'augmentation graduelle du phénomène paralytique, avant qu'il arrive à la plénitude de ses effets, et vous aurez l'attaque de l'*hémiplégie progressive*. Ajoutez-y aussi un autre caractère, l'extension croissante des muscles qui doivent être définitivement envahis. Dans cette forme, la connaissance est toujours conservée. Pour se constituer, l'hémiplégie, en pareil cas, demande, non pas quelques minutes, mais des heures et parfois deux ou trois jours. Elle s'annexe successivement le membre supérieur, le membre inférieur, la face, en commençant par l'une ou l'autre de ces trois parties qu'elle affaiblit d'abord, qu'elle parésie ensuite et enfin paralyse plus ou moins complètement. Là, aucun coup violent, aucun ictus. Nous sommes loin de l'apoplexie. Tout s'accomplit sans secousse, sans commotion, à la sourdine et dans un calme parfait, souvent pendant le sommeil, et ce n'est qu'au réveil que les malades s'aperçoivent du changement qui s'est produit en eux.

Ces caractères si particuliers de l'invasion persistent jusqu'à un certain point dans l'hémiplégie confirmée et lui donnent une physionomie très frappante et pour ainsi dire spécifique. Ainsi, dans les cérébrosyphiloses hémiplégiques, vous ne verrez presque jamais la motilité abolie d'une façon absolue. *La paralysie reste incomplète*. Même dans les attaques les plus fortes, quelques mouvements partiels sont possibles dans les membres, et ils le deviennent de plus en plus par la suite, jusqu'à n'être plus qu'une sorte de *parésie hémiplégique*. Il y a une variété très grande dans les degrés de l'affaiblissement musculaire. Beaucoup de syphilitiques, après leurs attaques, sont capables de remuer les bras et les jambes, de s'en servir pour les besoins les plus urgents et les plus élémentaires de la station, de la marche, de la préhension, etc. ; mais ils sont faibles, maladroits, inhabiles aux travaux délicats ; ils ont perdu la souplesse, la promptitude, la force et surtout la dextérité de leurs mouvements.

Les diverses paralysies qui constituent le syndrome hémiplégie, présentent aussi une grande inégalité dans leur développement. — Presque toujours, le bras est beaucoup plus affaibli que la jambe ; mais d'autrefois, c'est le contraire. Ailleurs, c'est à la face que se prononcera surtout la paralysie, comme il peut se faire aussi qu'elle soit à peine touchée, si bien que sa parésie ne devient sensible que dans les jeux accentués de la physionomie, dans les grands mouvements du visage, qui seuls sont capables de rendre visible, par exemple, l'asymétrie de la bouche. Ainsi la paralysie peut prédominer sur l'un des trois grands segments, face, bras et jambes, que comprend l'hémiplégie, et faire presque défaut sur les deux autres. Toutes ces combinaisons sont possibles et elles contrastent avec l'harmonie, la coordination qu'on trouve presque constamment dans les hémiplégies ordinaires d'origine cérébrale, tandis qu'elles se rapprochent à certains égards des hémiplégies hystériques.

Dans l'hémiplégie syphilitique confirmée, comme dans celle qui se prépare, les troubles de la sensibilité n'occupent qu'une place très insignifiante[1]. J'ai dit depuis longtemps que la syphilis respectait la sensibilité ou l'atteignait infiniment moins que la motilité. Cette disproportion qui porte sur la fréquence aussi bien que sur le degré, entre les troubles moteurs et les troubles sensitifs, est presque pathognomonique. Que parfois l'hémiplégie se complique d'une hémianesthésie complète, c'est possible ; mais cette déviation à la règle générale vous l'observerez chez la femme avec tous les troubles sensoriels qu'elle implique, et dès lors n'est-il pas plus naturel de l'attribuer à l'hystérie, au lieu d'en rendre la syphilis responsable ? Le tiers postérieur de la capsule interne

1. Mon savant confrère et ami, M. le docteur E. Mauriac (de Bordeaux), a publié un cas extrêmement intéressant de syphilis cérébrale, qui prouve qu'on ne doit pas prendre les règles générales dans un sens trop absolu, celle, entre autres, qui établit que les cérébrosyphiloses compromettent beaucoup moins la sensibilité que la motilité. — Ce fut tout le contraire pour le cas du docteur E. Mauriac. En voici le résumé : Syphilose unilatérale et circonscrite de la base du crâne, du côté gauche, chez un homme de 35 ans. Début des accidents *vingt mois* après l'apparition du chancre induré, par une céphalée persistante, accompagnée d'insomnie. Bientôt après, vertiges, puis attaque brusque de diplopie et de strabisme interne de l'œil gauche (2 ans et 7 mois après le coït infectant). Persistance de la céphalée et des vertiges. Quelques mois après, le malade eut une sorte d'attaque pendant la nuit, sans perte de connaissance, puis il fut pris de vomissements répétés, et éprouva un engourdissement marqué dans les membres du côté droit. — A la suite de cette attaque, redoublement de la céphalée et des vertiges, réapparition de la diplopie qui avait cessé, constriction permanente de la pupille de l'œil gauche, *troubles trophiques du même organe*, *anesthésie de la face du côté gauche*, *hémianesthésie des membres et du tronc du côté droit*. Aucune altération de la *motilité*. — Traitement par l'iodure de potassium à hautes doses pendant six mois, au bout desquels une guérison complète est obtenue. (Dr E. Mauriac, de Bordeaux) : *Contrib. à l'étude de la syphilis cérébrale*, Bordeaux, 1880.)

où siège le foyer morbide de l'hémianesthésie, est sans doute très rarement le siège du syphilome qui affecte beaucoup plus la partie antérieure que l'autre extrémité du cerveau. Est-ce à dire que les troubles de la sensibilité font toujours défaut? Assurément non. Quelques malades sont un peu hypéresthésiques, d'autres accusent des perversions de la sensibilité, des sensations contraires, par exemple, à la cause qui les produit[1].

L'intelligence est très diversement affectée dans les hémiplégies syphilitiques. Quand elles sont primitives et à l'état de pureté, il est possible qu'il ne se produise aucune modification morbide dans l'entendement. J'en ai observé quelques cas chez les hémiplégiques du côté gauche. Mais ces cas heureux sont très rares. Les troubles psychiques s'associent presque toujours à l'hémiplégie, soit qu'ils la précèdent, soit qu'ils l'accompagnent ou lui soient consécutifs. Combien de fois n'arrive-t-il pas que l'intelligence et toutes les facultés diverses qu'elle comprend, s'émoussent, perdent la finesse, l'acuité de leurs perceptions et descendent vite la pente de la déchéance psychique qui conduit au ramollissement confirmé, avec des crises de délire, de manie, d'hallucination, etc.?

La paralysie ne reste pas toujours circonscrite à une moitié du corps. Elle envahit parfois quelques segments du côté opposé et devient une hémiplégie alterne. Voici un cas que j'ai observé et qui donnera une idée exacte de ce qui se passe en pareil cas.

Le malade avait 29 ans et était syphilitique depuis 3 ans. Il n'avait eu que des accidents légers, incomplètement et irrégulièrement traités. Tout à coup, sans cause appréciable, il fut pris de grands maux de tête vespérins et nocturnes, et au bout de 15 jours, il s'aperçut que sa *jambe gauche* avait de la peine à le soutenir; il devint même presque aussitôt incapable de marcher. Mais après trois ou quatre jours, amélioration spontanée et guérison apparente vers le 10e jour, si bien qu'il put faire un long voyage. — Trois semaines après, paralysie de la 3e paire du *côté gauche* avec prolapsus de la paupière supérieure, strabisme, amblyopie. Au bout d'une semaine *hémiplégie droite* occupant les deux membres, très prononcée surtout dans le supérieur, sans rien à la face. — Quatre jours après *paralysie faciale du côté gauche* avec difficulté de fermer la paupière; rien aux membres de ce côté. Il ne survint aucun trouble de la sensibilité dans les parties paralysées, mais elles furent le siège de troubles vaso-moteurs se traduisant par une transpiration abondante à certains moments de la journée. Chose curieuse, l'intelligence resta intacte: mémoire parfaite, aucun embarras de la parole. Le malade me raconta toute son histoire avec une clarté et une précision qui excluaient toute localisation sur les centres psychiques. Jamais de convulsions épileptiformes. Cette cérébrosyphilose s'amenda vite sous l'influence d'un traitement très énergique (frictions et 8 grammes d'iodure par jour). Le malade se trouva même si bien qu'il revint en province avant d'être complètement guéri. Il y a toujours de la ressource quand l'intelligence n'a pas été touchée.

Associations pathologiques. — Le cas précédent nous fournit l'exemple d'une des associations les plus communes, celles des *ophtalmoplégies* ou *paralysies oculaires*. Elles servent de prodrome à l'hémiplégie, l'accompagnent ou la suivent. M. Fournier les a trouvées 12 fois dans 60 cas. Elles sont en général postérieures à l'attaque et portent avec une fréquence marquée sur la troisième paire dont la paralysie est générale ou partielle, faible ou très prononcée, etc. — Celles de la quatrième paire (pathétique) sont excessivement rares; celles de la

1. Chez un malade de M. Fournier, atteint d'une parésie hémiplégique gauche, l'eau froide donnait la sensation de l'eau chaude et réciproquement. Il en était de même chez un malade de M. Broadbent.

sixième paire (moteur oculaire externe) viennent en seconde ligne, mais à une très grande distance de celles de la troisième paire. — Plusieurs paires peuvent être atteintes simultanément, de l'un ou de l'autre côté.

Parmi les nerfs craniens dont la syphilose coïncide quelquefois avec l'hémiplégie, il faut noter aussi le trijumeau dont les lésions spécifiques donnent lieu à des névralgies atroces, et à des paralysies de la sensibilité sur les divers points du territoire soumis à son innervation. — Chez un malade à qui je donne des soins, l'affection du trijumeau du *côté gauche* a précédé de plusieurs années une attaque d'aphasie avec hémiplégie incomplète du *côté droit*, comprenant les membres et la face.

Ajoutez à ces coïncidences des troubles de la vue et de l'ouïe, des symptômes d'ordre médullaire relevant plus ou moins de l'ataxie.

Je ne mentionnerai que pour mémoire l'*aphasie*, parce qu'elle constitue avec l'hémiplégie une des formes de cérébrosyphiloses les plus couramment observées dans la pratique.

Processus. — L'hésitation que l'hémiplégie syphilitique semble éprouver à s'établir, se traduit quelquefois non plus par des parésies passagères, *incomplètes*, remittentes ou subintrantes, mais par des attaques franchement intermittentes. J'en ai observé un grand nombre de cas. C'est une forme très authentique. Les accès varient beaucoup comme nombre, comme durée, comme intensité, comme intervalle entre chacun d'eux, etc. En général, ils sont très courts, de 5 à 20 minutes. Quand ils s'allongent et se reproduisent souvent, c'est un signe que la continuité ne tardera pas à remplacer l'intermittence. Du reste, elle est la règle, et il n'y a guère d'hémiplégie syphilitique qui ne la présente pendant une partie de son processus ou du moins dans sa dernière période. Parmi celles qui sont consécutives ou accessoires et ne jouent qu'un rôle épisodique, comme dans les psychosyphiloses, la fixité du trouble paralytique est moins prononcée que dans la forme primitive, et sujette à plus de fluctuations. — Les degrés sont très variables, depuis l'affaiblissement presque insensible jusqu'à la paralysie absolue. Cette dernière est rare ; c'est la parésie qui domine dans les hémiplégies comme dans toutes les autres paralysies d'origine syphilitique. — Lorsque la paralysie est ancienne et fort prononcée, elle se complique, ainsi qu'il arrive presque toujours, de *contracture*, et c'est là un très mauvais signe, car il indique que la contractilité est alors à peu près irrémédiablement compromise. — Les convulsions qui s'entremêlent avec l'hémiplégie et qui la précèdent, sont très fréquentes et seront étudiées plus loin au sujet de l'épilepsie syphilitique. Pour donner un exemple typique du processus, voici le résumé d'un cas que j'ai observé :

Le sujet âgé de 34 ans, d'une bonne santé et d'une vie sobre, avait depuis 8 ou 10 mois, une syphilis légère à plaques muqueuses, traitée tant bien que mal, lorsqu'il commença à éprouver une série de troubles nerveux indiquant une détermination de la syphilis sur le cerveau : étourdissements, vertiges, obnubilations, faiblesse musculaire générale, incertitude dans la marche, se reproduisant sous forme d'accès plus ou moins éloignés. Ces accès étaient précédés et accompagnés de violentes céphalalgies presque continues. — Pas de perte de la mémoire, rien du côté de l'intelligence. Pendant trois années consécutives ces troubles persistèrent et se reproduisirent plusieurs fois par semaine, sans être assez graves pour arrêter le malade. Mais, au commencement de la 3e année (4e de la syphilis), il y eut une véritable attaque, sans perte de connaissance, accompagnée d'une grande faiblesse générale et d'une aphasie qui dura 3/4 d'heure. Le lendemain il n'y paraissait plus.—Pendant toute une année, il éprouva quelques crises semblables. Puis la céphalalgie devint occipitale et plus aiguë que d'habitude, les vertiges augmentèrent, et enfin, à la 6e année de la syphilis, après 4 *ans de prodromes* qui se répétèrent et augmentèrent de plus en plus, le malade, sans perdre connaissance, vit la diminution, progressive et vague jusque-là, de la contractilité musculaire se formuler définitivement en une hémiplégie du côté gauche, sans aucune atteinte à l'intelligence, mais avec un embarras assez notable de la parole. — Il est probable que les choses n'en seraient pas venues là, si on avait vigoureusement combattu ces longs prodromes; mais à peine donna-t-on de temps en temps quelques grammes d'iodure. — L'hémiplégie était *complète* dans le bras et dans la jambe, tandis qu'à la face elle était à peu près nulle. — Sensibilité presque intacte sous tous ses modes. Un peu d'aphasie. — Mémoire et intelligence intactes. Peu d'amélioration malgré de hautes doses d'iodure et des frictions mercurielles. Au bout de quelques jours, contracture dans les membres paralysés, puis atrophie musculaire. — Infirmité inguérissable. — Pas de paralysie faciale, à proprement parler.

Quelquefois l'*hémiplégie* devient *double*, mais elle ne l'est jamais d'emblée, et résulte de deux attaques successives qui se produisent à des intervalles plus ou moins rapprochés, quelques semaines ou quelques mois. M. Fournier a vu une femme être frappée de *deux hémiplégies en deux jours*. En général, les deux moitiés du corps sont inégalement atteintes comme intensité et comme durée. On a trouvé en pareil cas des lésions bilatérales dans le cerveau. M. H. Jackson constata des lésions multiples et bilatérales intéressant les *deux sylviennes*, avec ramollissement du corps strié droit et gauche, chez un sujet qui avait été affecté d'une hémiplégie droite, puis d'une hémiplégie gauche à trois mois de distance.

Diagnostic. — Le trouble paralytique produit par la syphilis ne présente en lui-même rien de pathognonomique. Mais les circonstances dans lesquelles il se produit, les symptômes qui le précèdent, le préparent, lui font cortège, etc., enfin l'affection *dans son ensemble*, tout cela donne à l'hémiplégie syphilitique une physionomie originale qu'il est difficile de méconnaître. —Les prodromes ne sont-ils pas caractéristiques ? Dans quelle autre hémiplégie trouverait-on ces céphalées, ces paralysies fugaces, ébauchées, entremêlées d'accès d'épilepsie partielle, etc. ? Et quand l'hémiplégie s'établit définitivement, ne présente-t-elle pas quelques particularités très significatives, telles que la conservation de la connaissance, la lenteur et l'augmentation graduelle de l'affaiblissement musculaire, son état incomplet, sa répartition inégale, capricieuse, dans toute la moitié du corps affecté ? Et ces associations étranges de l'hémiplégie avec les ophtalmoplégies, avec les névrites optiques, les affections du trijumeau, les monoplégies du côté opposé, etc., est-ce qu'on les voit dans les hémiplégies de cause vulgaire ? Aussi peut-on dire que l'éparpillement du trouble paralytique, son incoordination, sa distribution capricieuse et faite comme par hasard, constituent une forte présomption en faveur de la syphilis. Ajoutez à cela quelques embarras de la parole ou l'aphasie complète, des crises épileptiformes, une altération de la sensibilité, beaucoup moins grande que dans les autres hémiplégies, et vous aurez un tableau symptomatique assez frappant pour y voir au premier coup d'œil l'œuvre de la syphilis[1]. — Du reste, on peut trouver ailleurs des manifestations actuelles de cette maladie ou des vestiges du mal qu'elle a fait autrefois; et, s'il n'y en a pas de trace, le malade en a sans doute

1. Nous avons déjà parlé du diagnostic différentiel des paralysies syphilitiques et hystériques. Nous y reviendrons au sujet des paraplégies.

conservé le souvenir. N'est-il pas inutile d'insister sur l'importance des commémoratifs? L'âge à lui seul fournit un précieux élément de diagnostic : tandis que la plupart des hémiplégies de cause commune surviennent dans la vieillesse et à ses approches, la plupart de celles qui sont syphilitiques frappent des sujets jeunes ou peu avancés dans la vie. Quatre-vingt fois sur cent ils ont moins de quarante ans [1]. *Trente-quatre ans* est la moyenne. L'âge des apoplectiques vulgaires serait, quarante-six fois seulement sur cent, au-dessous de quarante ans. Un autre argument en faveur de la spécificité d'une hémiplégie, c'est l'action curative du mercure et de l'iodure de potassium.

Le *pronostic* découle des considérations qui précèdent. Quant au *traitement*, c'est celui de toutes les cérébrosyphiloses. Il importe à ce point de vue de savoir si la lésion est exclusivement cérébrale ou si elle siège dans les os du crâne, Lorsqu'il y a ostéopathie, l'intervention chirurgicale est quelquefois nécessaire. Dans un cas d'hémiplégie syphilitique, une application de trépan procura une guérison complète.

II. Monoplégies syphilitiques. — En fait de localisation paralytique, tout est possible dans la syphilis et tout a été observé. Il y a un grand nombre de parésies et de paralysies qui sont et qui restent singulièrement circonscrites, la *mydriase*, par exemple, dont il sera question ultérieurement et les *ophtalmoplégies* frappant une ou plusieurs paires nerveuses d'un seul côté ou des deux, etc. Un seul membre inférieur ou supérieur, et, dans ce membre, un ou plusieurs doigts sont quelquefois atteints, et cela sans aucune coordination, de la façon la plus désordonnée. Ce sera tantôt un bras seul, tantôt un bras d'un côté et une jambe de l'autre, etc. [2]. Il suffit de mentionner ces bizarreries de localisation. Mais parmi les *monoplégies*, quelques-unes méritent qu'on les décrive séparément.

1° *Hémiplégie faciale.* — Cette hémiplégie à l'état de pureté, c'est-à-dire quand elle est exempte de toute autre combinaison paralytique, de toute autre manifestation névropathique, est infiniment moins souvent syphilitique qu'on ne le prétend. Une hémiplégie faciale, accidentelle, rhumatismale, ne peut-elle pas se produire au début ou dans le cours de la syphilis, sans que cette maladie entre pour rien dans son étiologie? C'est une affection assez commune pour qu'il en soit ainsi.

Je donnais des soins à un jeune homme de 21 ans, atteint d'un chancre induré. Au 42e jour de ce chancre, céphalalgie, puis roséole papuleuse confluente, maux de gorge, etc. Le 50e, sans aucun redoublement de la céphalalgie qui resta très ordinaire, hémiplégie faciale droite, avec paralysie de l'orbiculaire, déviation à gauche de la luette, conservation de la sensibilité, etc. Aucun trouble psychique, aucun phénomène cérébral, rien du côté des autres nerfs. — Ne voilà-t-il pas une hémiplégie faciale survenue dans des conditions telles qu'il serait assez naturel de la considérer comme syphilitique? Telle ne fut point

1. Sur 60 cas d'hémiplégie syphilitique, M. Fournier en a trouvé : 26 de 21 à 30 ans ; 25 de 31 à 40 ; 7 de 41 à 50 ans ; 2 à 58 ans ; c'est-à-dire 51 sur 60 avant 41 ans, soit 5/6e des cas avant 41 ans, et de plus 26 cas sur 60 avant 31 ans.

2. Dans un cas d'aphasie et d'hémiplégie droite que j'ai observé, la jambe droite n'était point paralysée. *Le bras seul était parésié.* Et encore ne l'était-il que partiellement, car les mouvements du membre autour de l'épaule s'exécutaient bien, ainsi que ceux de l'avant-bras sur le bras. Les muscles de l'avant-bras avaient seuls été frappés. Ils étaient le siège d'une paralysie prononcée, sans atrophie, qui se traduisait par l'impossibilité de serrer un objet quelconque et d'étendre les doigts immobilisés dans une demi-flexion. — N'est-ce pas un exemple frappant de *monoplégie brachiale ?*

pourtant ma manière de voir. Je ne donnai pas d'iodure au malade, je n'augmentai pas la dose de mercure. — Vésicatoire volant derrière l'oreille droite. Guérison en 15 jours. — J'ai revu souvent ce malade. Il n'a jamais présenté aucun trouble pouvant se rattacher à la syphilis cérébrale.

Pour qu'une hémiplégie faciale soit déclarée syphilitique, il faut d'autres phénomènes que ceux qui se rattachent à une paralysie pure et simple du facial. Qu'on se donne la peine d'observer avec soin, et on verra que, dans les cas où la diathèse intervient, elle se limite rarement à ce nerf. Avant, pendant ou après l'attaque d'hémiplégie faciale, il y a des parésies vagues ou prononcées sur d'autres muscles, sur ceux des yeux par exemple, ou sur ceux d'un membre du même côté ou du côté opposé. Ou bien ce sont d'autres troubles cérébraux significatifs, tels que les vertiges, la perte de la mémoire, l'insomnie, etc. Et puis l'encéphalopathie se déclare et il devient visible tôt ou tard que l'hémiplégie faciale n'en était que l'avant-coureur. Il faut au moins que l'hémiplégie faciale soit précédée et accompagnée de violentes céphalées nocturnes pour qu'on la considère comme syphilitique et cérébrale. Sans doute l'action diathésique peut se concentrer sur le nerf lui-même ou son conduit osseux, mais la base du cerveau est si près, qu'il y a bien des chances pour qu'elle soit touchée.

Ce qui précède s'applique à l'hémiplégie faciale d'origine cérébrale ou de siège intracranien. Mais cette paralysie, comme beaucoup d'autres, peut être périphérique et, en pareil cas, je ne vois aucun moyen de la distinguer de celle qui est produite par un coup de froid par exemple.

Dans l'hystérie, l'hémiplégie faciale ne se produit jamais ou du moins elle est excessivement rare. C'est sur son existence que je me basai, dans un cas de diagnostic très délicat, pour rapporter à la syphilis une aphasie et une hémiplégie droite intermittentes, bien qu'il y eût d'autres phénomènes d'ordre hystérique. C'est ce qui détermina aussi M. Potain à supposer chez une femme, tout à la fois hystérique et syphilitique, atteinte d'une hémiplégie gauche de la face et des membres; que la cause de la paralysie faciale était syphilitique et agissait sur le nerf lui-même dans son trajet intracranien, tandis que l'hémiplégie du bras et de la jambe, qui s'accompagnait d'une abolition complète de la sensibilité, dépendait de l'hystérie.

Les hémiplégies faciales d'origine cérébrale diffèrent de celles d'origine périphérique en ce qu'elles sont moins complètes; l'orbiculaire des paupières y est en général respecté. Cela tient à ce que les fibres du facial inférieur semblent provenir de la région de l'écorce voisine du siège de la fonction du langage articulé, tandis que les fibres du facial supérieur prendraient naissance plus en arrière dans la région du lobule pariétal inférieur. Mais cette dernière origine est loin d'être suffisamment établie. Quoi qu'il en soit, la syphilis peut produire des hémiplégies faciales associées à d'autres paralysies ou même isolées, en attaquant l'écorce dans la région frontale, en lésant le bulbe, en comprimant le nerf dans son trajet intracranien, ou quand il est sorti du rocher. — Les hémiplégies faciales produites par une compression du nerf dans l'intérieur du crâne ou par une lésion de son noyau bulbaire intéressent tous les muscles auxquels se distribue ce nerf, et en particulier l'orbiculaire, les muscles du voile et de la luette, une partie de ceux de la langue, etc., etc. — Quand même on aurait des doutes sur la nature syphilitique d'une hémiplégie faciale isolée, du moment que l'infection est bien prouvée ou seulement probable, il faudra toujours instituer un traitement ioduro-mercuriel, sans négliger pour cela les diverses médications topiques usitées en pareil cas.

2° *Glossoplégies et labioplégies.* — Ce sont des paralysies très circonscrites, souvent associées, et qu'on trouve fort rarement à l'état isolé dans les cérébropathies syphilitiques. J'en ai observé un cas bien curieux chez un malade qui avait eu plusieurs attaques d'aphasie et d'hémiplégie droite intermittentes de plus en plus graves; si bien que, dans une des dernières, il fut pris d'un accès furieux et se jeta sur sa mère pour la frapper. Mais ce qu'il y eut de plus remarquable, c'est que sa langue et ses lèvres furent atteintes d'une parésie, laquelle se traduisait par une grande difficulté de la première à se mouvoir et par l'inertie des secondes qui ne pouvaient se rapprocher. La salivation était incessante et la déglutition fort difficile. On aurait cru qu'il s'agissait d'une paralysie *labio-glosso-laryngée.* Et, en effet, le malade en présentait le masque et les principaux accidents. Mais la nutrition des muscles affectés resta intacte, ce qui n'a pas lieu dans les vraies paralysies labio-glosso-laryngées. — Aussi j'attribuai cette glosso-labioplégie, survenue comme complication de l'aphasie, non pas à une lésion du bulbe, mais à celle d'un foyer que j'appellerai pour la commodité du discours *labio-glossique.* Il est cortical et occupe la troisième circonvolution frontale; c'est lui qui tient sous sa dépendance les mouvements des mâchoires, des lèvres et de la langue. Qu'y aurait-il d'étonnant à ce qu'une lésion qui produit l'aphasie, s'étendît jusqu'au centre des mouvements labio-glossiques [1]?

D'ailleurs cette labio-glossoplégie présentait presque tous les caractères des lésions corticales. Dans ces lésions, outre que le trouble paralytique peut être *fractionné* et *partiel* à l'infini, parce que la dissociation symptomatique est susceptible d'aller aussi loin que la dissociation anatomique, il est *incomplet*, c'est-à-dire qu'il y a parésie plus souvent que paralysie proprement dite. De plus il est transitoire et variable. Enfin il ne porte pas à la *nutrition* des muscles qu'il frappe la même atteinte profonde que les lésions de la substance grise bulbo-spinale. Il est loin d'entraîner au même degré l'atrophie et la dégénérescence de la fibre musculaire.

Que faut-il conclure de ce qui précède? C'est que, dans les cérébropathies syphilitiques, on ne trouve point communément la *vraie paralysie labio-glosso-laryngée.* Celle qu'on y rencontre quelquefois n'est, comme dans le cas

1. Je ne puis pas entrer ici dans toutes les discussions de physiologie pathologique que suscitent de pareils cas. Je renvoie le lecteur à mon travail sur l'*Aphasie et l'hémiplégie droite syphilitiques à forme intermittente.* Tout ce qui est relatif aux localisations de la syphilose corticale du cerveau y a été longuement exposé et analysé. Comme je fais surtout ici de la clinique, je me bornerai à résumer ce cas si curieux qui est un exemple frappant de la complexité phénoménale et des bizarreries de processus que présentent certaines syphiloses cérébrales. — En pleine convalescence, et même après la guérison d'une aphasie et d'une hémiplégie droite syphilitiques à forme intermittente, survenues au 15e mois de la syphilis, nouvelles attaques d'encéphalopathie sous forme de raptus cérébral, d'une violence extrême, avec : 1o Accès de folie furieuse; 2o affaiblissement symétrique et diffus de tout le système musculaire, plus prononcé cependant à droite qu'à gauche, et aux extrémités supérieures qu'aux inférieures; 3o salivation, difficulté de la déglutition et embarras dans le mécanisme de la parole (*labio-glossoplégie*); 4o incontinence stercorale et urinaire; 5o trouble profond et perversion momentanée des facultés mentales et intellectuelles au début, puis dépression, faiblesse, imbécillité de toutes les facultés psychiques; 6o conservation de la sensibilité, intégrité des fonctions plastiques; 7o absence de toute manifestation syphilitique autre que l'encéphalopathie. Dernière attaque survenue 26 mois après l'apparition du chancre.

que j'ai observé, *qu'une pseudo-paralysie de cette espèce*, un syndrome ébauché, incomplet, fruste, qui ne joue en général qu'un rôle épisodique, dont la signification anatomo-pathologique n'est point la même, qui présente un pronostic beaucoup moins grave, se rattache aux lésions de l'écorce, et est apte à être plus ou moins rapidement amélioré par un traitement ioduro-mercuriel.

Assurément on peut rencontrer chez les syphilitiques de vraies paralysies labio-glosso-laryngées. J'en ai observé un cas très remarquable. A la troisième année révolue de la syphilis, il survint des troubles de la vision, de la prononciation, de la déglutition, de la phonation, puis du strabisme interne d'un côté, etc. Tous les muscles de la face dans sa partie inférieure, subirent une atrophie extraordinaire. Puis il y eut de l'incoordination, une véritable ataxie dans les extrémités inférieures. Au milieu de tous ces désordres, conservation absolue de l'intelligence. Les lésions occupaient donc le bulbe et la moelle. Mais étaient-elles d'origine syphilitique? Quel criterium invoquer? Aucune circonstance clinique n'était favorable à cette hypothèse, et la preuve par le traitement fit défaut, puisque j'eus beau employer le mercure et l'iodure aux plus hautes doses, rien n'y fit; l'affection marcha sous son type classique et imperturbablement vers sa terminaison funeste. Est-ce ainsi que se comportent les cérébro-myélopathies syphilitiques? Non, et je suis convaincu qu'elles ne produisent la plupart du temps que de fausses paralysies labio-glosso-laryngées. (Voy. mon ouv., *loc. cit.*, p. 97-116.) J'aurai du reste à revenir sur cette question à propos des affections syphilitiques de la moelle épinière[1].

2e GROUPE. — *Cérébrosyphiloses avec prédominance des phénomènes convulsifs.* — La place qu'occupent les phénomènes convulsifs dans les déterminations de la syphilis sur le cerveau est d'une importance capitale, mais de second ordre, cependant, eu égard à celle qui appartient de droit aux phénomènes paralytiques, pour les raisons qui ont été précédemment exposées et sur lesquelles il est inutile de revenir.

Les troubles de la motilité qui s'effectuent sous ce mode sont susceptibles de s'associer à tous les autres symptômes des cérébrosyphiloses. Néanmoins, il leur arrive fréquemment d'être isolés et de cons-

1. On peut affirmer d'une manière générale que toutes les névropathies empreintes d'une forte *systématisation* dans tous leurs phénomènes et dans leur processus ne sont pas d'origine syphilitique. Les déterminations de la maladie constitutionnelle sur les centres nerveux sont si variées, si multiformes, qu'elles simulent parfois ces névropathies systématiques d'une manière frappante; mais il y a toujours un ou plusieurs traits qui révèlent leur provenance. Nous verrons plus tard que cette remarque s'applique à la paralysie générale et à l'ataxie locomotrice, aussi bien qu'à la paralysie labio-glosso-laryngée. Dans cette dernière, le bulbe et la substance grise de la moelle présentent une altération plus ou moins complète des cellules et des groupes ou foyers de cellules. Coloration d'un jaune ocreux des cellules, diminution de leur volume, effacement de leurs angles, forme globuleuse, disparition du prolongement du noyau, du nucléole, etc., etc. Çà et là, comme dernier terme de l'altération, sur les points autrefois occupés par les cellules, granulations jaunes désagrégées, disséminées, sans la moindre trace de noyau ou de nucléole. Tels sont, en résumé, les caractères anatomo-pathologiques de la maladie. — Dans les affections syphilitiques des centres nerveux, au contraire, on n'observe jamais une lésion directe et primitive des éléments nerveux eux-mêmes. C'est dans le tissu conjonctif, dans la névroglie, que se font les exsudats hyperplasiques et que naissent et grandissent les tumeurs gommeuses, etc.

tituer à eux seuls toute la maladie, et cela durant une grande partie du processus.

Ils consistent à peu près exclusivement en convulsions épileptiformes. L'affection qui en résulte ressemblerait souvent d'une manière frappante à l'épilepsie vraie, iodiopathique, si elle ne présentait cette particularité caractéristique qui ne lui fait presque jamais défaut, d'être dès le début et de rester constamment partielle.

La circonscription du phénomène convulsif épileptiforme dans tel ou tel département du système musculaire, voilà quelle est la règle ou pour mieux dire la loi qui gouverne les épilepsies symptomatiques d'une syphilose cérébrale.

N'y cherchez pas l'ébranlement mystérieux qui agite tout le système nerveux et le jette dans ces crises d'épilepsie généralisée dont l'anatomie pathologique n'a point encore découvert la cause matérielle. Ici tout est clair, tout est net et s'explique aisément. Une lésion bien déterminée suscite, dans les cérébrosyphiloses convulsives, le phénomène prédominant. Et cette lésion, c'est un syphilome encéphalique ou méningo-encéphalique qui attaque l'écorce, l'irrite et y développe une surexcitation fonctionnelle intermittente dont la décharge convulsive exprime le maximum d'acuité.

Mais cet équilibre instable ne peut pas durer indéfiniment. Tôt ou tard la paralysie se mêle à la convulsion. L'intermittence est remplacée par la rémittence. D'autres symptômes cérébraux s'ajoutent à l'affection épileptiforme et viennent démontrer qu'elle n'était qu'un épisode de début dans la cérébrosyphilose envahissante. Voilà un autre caractère qui creuse une profonde ligne de démarcation entre l'épilepsie syphilitique et l'épilepsie essentielle.

Quant aux autres phénomènes d'ordre convulsif qu'on rencontre dans les cérébrosyphiloses, ils sont insignifiants si on les compare à celui-là. Ils ne constituent que des symptômes consécutifs, tels que les tremblements, les contractures, les agitations choréiformes, etc., qu'on observe quelquefois au déclin des cérébropathies paralytiques.

L'épilepsie syphilitique est essentiellement corticale ; aussi s'accompagne-t-elle en général d'un moins grand nombre de perturbations fonctionnelles que les autres formes d'encéphalopathies syphilitiques. Mais la fatalité de son processus la conduit aux désorganisations profondes dont le ramollissement est l'expression définitive. — Quoiqu'elle soit presque toujours primitive, il arrive aussi quelquefois qu'elle se développe dans le cours des autres formes, à titre de complication plus ou moins éphémère.

Quand elle est isolée et à l'état de pureté, c'est peut-être la moins grave de toutes les cérébrosyphiloses et celle sur laquelle le traitement spécifique a le plus de prise. — Étudions-la maintenant dans tous ses détails.

ÉPILEPSIE SYPHILITIQUE. — *Fréquence et chronologie.* — Comme les lésions périphériques ou corticales sont très communes dans les cérébrosyphiloses, il est tout naturel que l'épilepsie qui en dérive le soit aussi. Ajoutez qu'elle se produit, très exceptionnellement il est vrai, dans quelques cas de syphilomes occupant les parties profondes du cerveau. Et cependant je la place en seconde ligne sous le rapport numérique, car je l'ai rencontrée beaucoup moins souvent que l'aphasie et l'hémiplégie, comme forme initiale et isolée. Il est incontestable cependant que sa fréquence est très grande, si on fait rentrer en ligne de compte tous les cas où elle se manifeste, soit comme phénomène primitif et isolé, soit comme phénomène consécutif ou complication. Il y a, en effet, peu de cérébrosyphiloses qui ne présentent pas dans leur processus aux péripéties nombreuses quelques attaques épileptiformes. Comme les autres formes, l'épilepsie syphilitique peut être très précoce, mais assurément elle ne l'est pas plus que les formes aphasiques et hémiplégiques.

Étiologie. — Émotions, excès de tout genre, surmenage intellectuel, traumatisme, etc., telles sont les *causes occasionnelles* qu'on a l'habitude d'énumérer. Mais bien souvent dans la pratique on n'en peut invoquer aucune et on voit les crises épileptiformes se développer et se succéder spontanément, sans y être sollicitées par quoi que ce soit[1].

Anatomie pathologique. — Les travaux de M. Huglings Jackson et de M. Charcot, ont jeté la plus vive lumière sur la cause organique de l'épilepsie partielle à laquelle appartient essentiellement l'épilepsie syphilitique. — C'est une lésion de l'écorce qui la produit, que cette lésion s'y soit développée primitivement ou qu'elle provienne, comme cela arrive dans la plupart des cas, d'une ostéopathie ou d'une plaque scléro-gommeuse des méninges. — « Les lésions de la pachyméningite gommeuse circonscrite, avec participation des membranes sous-jacentes paraissent être le substratum anatomique le plus habituel de l'épilepsie syphilitique. » (Charcot.)

Symptômes. — Si on isole le phénomène convulsif et qu'on n'envisage que lui, on trouvera qu'il est absolument le même dans l'épilepsie syphilitique que dans l'épilepsie vraie. Bien plus, les symptômes qui le précèdent, qui l'accompagnent et qui le suivent, sont, à peu de chose près, identiques dans les deux affections.

Les cérébrosyphiloses convulsives présentent le *grand mal* et le *petit mal.*

Dans le *grand mal :* sidération avec perte de connaissance et chute. Après quelques convulsions toniques initiales de courte durée, convulsions cloniques, distorsion de la face, écume à la bouche, morsure de la langue et, pour terminer, stertor apoplectique. — La crise finie, retour rapide à la connaissance, mais avec quelques troubles psychiques passagers, tels qu'hébétude légère, confusion

1. Dans un cas, Meza obtint la cessation des crises en proscrivant le café dont le malade avait abusé. Elles revinrent et l'emportèrent après un excès de cette infusion. — Une ostéite syphilitique qui avait mis à nu le périoste interne du crâne en certains points s'accompagnait de crises épileptiformes. Larrey rapporte qu'on pouvait reproduire à volonté la crise par une compression graduée sur la dure-mère.

dans les idées, diminution de la mémoire, etc. Tout cela disparaît vite et il n'en reste plus trace jusqu'au retour d'une autre crise.

Dans le *petit mal*, tous les phénomènes du vertige, accès de défaillance, de tremblement, de spasmes, des crampes, avec ou sans douleurs circonscrites, se produisent brusquement et disparaissent de même, etc. Quelquefois, surexcitation cérébrale soudaine, produisant des crises inconscientes de fureur, des impulsions irrésistibles, tout ce qui constitue le délire comitial, etc. Prenez tous les détails les plus minutieux de cette symptomatologie multiforme qui appartient à l'épilepsie vraie, et vous les retrouverez dans l'épilepsie syphilitique, mais avec des nuances, des degrés, une étendue, et certaines circonstances spéciales qui, presque toujours, lui donnent une physionomie facile à reconnaître.

Du reste, son attaque est dans la grande majorité des cas précédée de prodromes qui indiquent l'imminence d'une encéphalopathie sous quelque forme que ce soit. — Il est possible toutefois que l'épilepsie se produise d'emblée et qu'elle entre en scène avant le moindre trouble présageant l'invasion d'accidents cérébraux. Grandes crises ou petites crises, grand mal ou petit mal, vous verrez quelquefois débuter par eux des encéphalopathies restées latentes jusqu'à l'explosion de ces redoutables crises. Mais de pareils faits sont loin de constituer la règle. Presque toujours l'épilepsie syphilitique, quel que soit son mode, est précédée de prodromes, comme les autres formes des cérébrosyphiloses : céphalées, vertiges, tous les malaises cérébraux vagues, sans formule précise, se rapportant soit à la congestion, soit à l'anémie de l'encéphale, etc. Qu'on y ajoute une altération plus ou moins notable de la santé générale qui n'implique aucune détermination sur le cerveau, mais qui ne s'en produit pas moins très fréquemment dans la période qui la précède. — Si ces phénomènes morbides, entre autres la céphalée prémonitoire, permettent de soupçonner l'invasion plus ou moins prochaine d'une cérébrosyphilose quelconque, la forme qu'elle va prendre n'est indiquée ni par le caractère propre à chacun d'eux, ni par leurs combinaisons variées.

Indépendamment des phénomènes avant-coureurs qui font présager la première invasion d'une encéphalopathie, y en a-t-il qui, plus rapprochés de la crise, nous autorisent à dire qu'elle sera épileptique? Ceux qui existaient changent-ils alors de caractère? La céphalée devient peut-être plus intense et plus *fixe*. On l'a vu se circonscrire dans l'une des régions temporo-frontales, s'exaspérer pendant la nuit, etc., et cela non pas seulement au début de la première crise, mais aussi à chaque attaque consécutive. — De plus, il se produit quelques symptômes, non plus seulement *prochains*, mais *immédiats*, qui ont une signification beaucoup plus accentuée, car ils font presque partie de la crise. Ce sont ceux qui constituent les *auras*. Ces auras, en effet, existent dans l'épilepsie syphilitique comme dans l'épilepsie vulgaire ; peut-être pas aussi constamment ni au même degré. Ils n'ont du reste rien de spécial, et quoique très variés, ils restent toujours les mêmes pour chaque sujet. Ils consistent en sensations anormales, telles que douleur fixe ou irradiante dans un point quelconque du corps, fourmillements, crispations, trépidations parcourant les membres, perceptions étranges de l'ouïe et de la vue, etc.

L'épilepsie est quelquefois *généralisée* et tout à fait semblable, comme je le disais plus haut, à l'attaque de l'épilepsie commune. Mais il n'en est ainsi ordi=

nairement que dans la première crise. Il semble que le raptus cortical, quoique circonscrit dans un point limité de l'écorce, à la partie antérieure de l'un ou de l'autre hémisphère, se diffuse pour ainsi dire et s'empare plus ou moins violemment de tous les centres moteurs dans les deux côtés de l'encéphale. Plus tard, quand l'organe s'est accoutumé à ces violences de la première période, il leur résiste mieux, reprend son équilibre, et l'harmonie s'établit entre la lésion et les symptômes, c'est-à-dire que ceux-ci sont partiels et circonscrits comme elle.

Mais, par la suite, cette harmonie devient encore plus prononcée, en ce sens que certains phénomènes nerveux annonçant la permanence et la fixité de la lésion corticale, se montrent entre les crises et s'accentuent de plus en plus. De telle sorte que l'épilepsie dépouille peu à peu son pseudo-caractère d'essentialité et passe graduellement de l'état *névrosique* à l'état *cérébral*, quand elle n'a pas pris dès le début cette dernière physionomie. — Le stade initial, pendant lequel l'épilepsie syphilitique ressemble à une épilepsie ordinaire, dure quelques semaines ou plusieurs mois. Dans quelques cas tout à fait exceptionnels, l'essentialité de l'affection persiste beaucoup plus longtemps, pendant un an, dix-huit mois. M. Fournier a vu chez un de ses malades l'encéphalopathie syphilitique se traduire pendant *quatre années* uniquement par des attaques épileptiques pures, sans le moindre trouble cérébral d'aucun genre, autre que les crises convulsives se succédant à des intervalles de plusieurs mois. Il est vrai que ce malade prenait régulièrement chaque jour de deux à trois grammes d'iodure de potassium.

Au début des cérébrosyphiloses épileptiques, le *grand mal* est beaucoup plus commun que le *petit mal*. Mais les troubles variés qui constituent ce dernier, s'ils ne s'établissent pas d'emblée, finissent tôt ou tard par se montrer dans l'intervalle des crises et par former entre elles comme une sorte de trait d'union morbide. Ce sont des vertiges, des absences, des suspensions soudaines de la pensée avec pâleur de la face et fixité du regard, des angoisses, des défaillances, des hallucinations sensorielles, des spasmes musculaires qui peuvent s'élever au degré de petites crises d'épilepsie circonscrite et consciente, des parésies musculaires ou même de vraies paralysies localisées, affectant soit un ou plusieurs muscles de l'œil, soit un membre isolément, une moitié de la face ou plus souvent encore une moitié latérale du corps.

L'épilepsie syphilitique finit donc par présenter un complexus phénoménal beaucoup plus riche que l'épilepsie vulgaire, et plus permanent, si bien que l'existence d'une lésion matérielle dans un point de l'écorce ne tarde pas à sauter aux yeux, pour peu qu'on soit initié à la pathologie cérébrale. — En même temps qu'à cette épilepsie s'adjoignent des symptômes qui ne font pas partie intégrante de ses crises, elle se circonscrit, elle a conscience d'elle-même, elle décroît peu à peu et finit par se noyer dans les formes paralytiques et psychiques dont le ramollissement avec ou sans démence est le terme fatal et l'expression dernière.

Cela posé, entrons dans les détails. Qu'on se pénètre bien de ce grand fait qui domine les cérébrosyphiloses épileptiformes, c'est que si les crises sont *totales* comme dans le grand mal vulgaire, elles sont aussi très souvent *partielles* dès le début et le deviennent forcément par la suite. — Les *accès convulsifs partiels* embrassent une étendue très variable du système musculaire. — 1° Il y en a qui n'occupent qu'un membre, le supérieur beaucoup plus fréquemment que l'inférieur; d'autres fois, mais très exceptionnellement, c'est la face. Dans ces épilepsies très circonscrites, les muscles sont agités pendant quelques minutes de secousses musculaires variables comme intensité et comme rythme, sans qu'il y ait perte de connaissance. — 2° Il y en a qui affectent toute une moitié du corps et donnent lieu à l'*épilepsie monolatérale*. Cette épilepsie est très fréquente. C'est une des manifestations les plus significatives de la syphilose cérébrale. Les spasmes convulsifs se produisent en pleine connaissance et de la même façon que dans l'épilepsie plus circonscrite, mais ils s'étendent à toute une moitié du corps et laissent l'autre moitié absolument indemne. — Ces convulsions monolatérales ont leur point de départ le plus habituel dans le membre supérieur; de là elles se propagent ensuite au membre inférieur, à la face, au cou, à la langue. Elles débutent rarement par la face et le membre inférieur [1].

Dans l'épilepsie syphilitique partielle, la connaissance est conservée, à l'inverse de ce qui se produit dans l'accès vulgaire du grand mal. Le patient, en pleine possession de lui-même, devine sa crise, il la sent, il la voit et la suit dans ses péripéties successives; il la raconte et la décrit dans ses moindres détails. Cette conservation de la connaissance présente du reste des degrés comme toutes les autres particularités de la crise, depuis sa plénitude absolue jusqu'à un état d'obscurcissement qui se rapproche de l'inconscience complète. Il y a des malades qui, pendant l'accès, causent comme à l'état normal; d'autres ne peuvent pas parler, tout en sachant très bien ce qui se passe en eux et autour d'eux; d'autres n'ont qu'une perception vague, confuse, qui est inerte, passive, ou se traduit par une mimique élémentaire. Enfin, dans les cas où le complexus épileptiforme est très accusé, on voit des crises convulsives, partielles et conscientes au début, devenir tout à coup généralisées et avec perte de connaissance, puis se terminer par un stertor apoplectiforme d'où le malade sort ayant encore quelques convulsions latéralisées. Même au plus fort de la période du grand mal, précédée et suivie de convulsions partielles, il y a prédominance du phénomène convulsif dans le côté primitivement atteint. Toutes ces variétés, toutes ces combinaisons sont possibles, et il est inutile de les décrire minutieusement. — Qu'il me suffise de signaler quelques autres particularités : l'absence du cri initial dans l'attaque convulsive d'épilepsie syphilitique, l'existence, ou mieux, la *perception* de la douleur. La conservation de la conscience fait que le malade souffre, ce qui n'arrive pas quand le grand ictus comitial le plonge dans l'anéantissement. — Les algies qui accompagnent les crises d'épilepsie partielle, les précèdent quelquefois et les annoncent, peuvent atteindre, dans certains cas, un degré d'acuité très considérable et devenir une vraie torture. Elles siègent en général dans les points convulsés.

Après les crises de ces épilepsies partielles, le cerveau peut revenir à son état de fonctionnement normal, ou bien présenter pendant quelques heures des traces de la secousse qu'il a éprouvée : affaiblissement de la mémoire, engourdissement de l'intelligence, excitabilité nerveuse, faiblesse musculaire, etc. — Bien souvent, surtout quand l'affection dure depuis longtemps, des parésies ou des hémiplégies progressives succèdent à la convulsion, lui survivent plus

1. L'épilepsie *partielle* est aussi appelée *Jacksonnienne*, parce que c'est M. Hughlings Jackson qui, le premier, en a fait l'étude la plus complète.

ou moins longtemps, disparaissent pour se reproduire à de nouvelles attaques, jusqu'à ce qu'elles deviennent permanentes.

N'est-ce pas là un signe manifeste de lésion fixe? Un autre, c'est que chez le même individu, la crise convulsive ne se promène pas çà et là; elle se reproduit toujours dans les points qu'elle a primitivement attaqués et reste fidèle à sa monolatéralité initiale.

Dans l'intervalle des crises, les malades sont loin d'avoir une santé aussi parfaite que la plupart des épileptiques vrais. Ils sont d'emblée ou deviennent ensuite sujets à des troubles cérébraux qui, d'abord vagues et éphémères, s'accentuent de plus en plus. J'en ai signalé quelques-uns précédemment. Je vais insister sur les plus graves, sur ceux qui attestent de la façon la plus formelle, l'existence d'une cérébropathie organique formant le substratum de l'épilepsie symptomatique. Du côté de l'intelligence, on observe principalement des phénomènes de dépression, tels que : la paresse de l'esprit, l'inaptitude au travail, les défaillances et les faiblesses de la mémoire, l'apathie, l'indifférence, de profonds changements dans le caractère qui se traduisent par la tiédeur des sentiments affectueux, l'égoïsme, la taciturnité, etc. Il est visible que le malade descend peu à peu tous les degrés de la déchéance intellectuelle. De toutes les facultés, la mémoire est peut-être celle qui est le plus touchée par l'épilepsie syphilitique. A la dépression, s'ajoute quelquefois une excitation qui peut aller jusqu'à la folie furieuse et pousser aux violences les plus dangereuses.

Mais, de tous les symptômes d'ordre cérébral qui viennent forcément s'ajouter à l'élément convulsif, le plus important c'est la paralysie ou la parésie sous forme monoplégique ou hémiplégique. Ses rapports avec l'excitation musculaire sont si étroits, qu'elle semble en être le corollaire et se circonscrit dans le même département musculaire.— Outre cette paralysie consécutive, il s'en produit quelquefois d'un autre ordre et d'une topographie différente, qui ne dépendent plus de la lésion qui a suscité l'épilepsie, mais d'un foyer morbide situé ailleurs, à la base, dans la couronne rayonnante ou sur l'écorce. La dissémination capricieuse des lésions dans la masse encéphalique, rend toutes les combinaisons possibles et les explique. Il ne s'agit plus alors du syndrome si fortement uni et si constant de l'épilepsie partielle avec sa paralysie subséquente, mais d'une véritable complication, d'un épiphénomène de hasard comme le sont la névrite optique et les ophtalmoplégies qu'on rencontre si communément associées à la cérébrosyphilose épileptique, et qui pourtant ne font point partie intégrante de son syndrome.

Je ne me suis occupé jusqu'ici que des épilepsies syphilitiques *primitives* qui, dès le début de la détermination, occupent le premier plan, dominent la scène morbide et conservent ce caractère jusqu'aux phases ultimes du processus.

Il y en a qui surviennent aussi dans le cours de cérébrosyphiloses d'une forme différente. Elles sont par conséquent *consécutives*, et tellement entremêlées avec les autres troubles nerveux d'une nature plus grave et d'une durée plus longue, qu'elles n'ont qu'un rôle épisodique. Elles restent à l'état d'ébauche, sans autonomie réelle, et s'évanouissent bientôt comme les dernières fulgurations d'une excitabilité qui s'éteint dans la nécrobiose terminale des syphilomes de l'écorce.

L'état général est variable. Quelques sujets subissent les attaques des cérébrosyphiloses épileptiques sans que leur santé en soit fortement ébranlée;

mais à la longue la plupart pâlissent, maigrissent, perdent leurs forces musculaires et finissent par tomber dans cette cachexie cérébrale qu'entraînent fatalement les lésions graves de l'encéphale.

Processus. — On a pu s'en faire une idée par ce qui précède. Au début, les crises convulsives de la cérébrosyphilose épileptique sont ordinairement éloignées les unes des autres, et elles restent ainsi d'autant plus qu'elles se conservent à l'état de pureté, c'est-à-dire sans adjonction de troubles d'un autre ordre. A mesure que la lésion qui les a produites fait des progrès, on voit ces crises se rapprocher. Au lieu d'être séparées par un ou deux mois, par exemple, elles ne le sont que par deux ou trois semaines, puis par quelques jours, et il arrive même que les attaques se répètent plusieurs fois dans l'espace de vingt-quatre heures. Enfin elles peuvent devenir subintrantes et presque continues. Mais alors la convulsion en elle-même n'est plus qu'un phénomène presque accessoire, comparé aux autres troubles profonds qui peu à peu sont intervenus et se sont emparés de l'encéphalopathie dans sa nouvelle forme symptomatique.

Les transformations auxquelles est condamnée l'épilepsie syphilitique par la force des choses constituent un de ses grands caractères. C'est sans aucun doute le côté le plus frappant de son processus. Ne voyez donc en elle qu'une modalité phénoménale transitoire, sans existence propre permanente, sans identité avec elle-même depuis son début jusqu'à la terminaison. Aussi ses étapes n'ont-elles rien de fixe et présentent-elles des fluctuations dont on ne peut calculer ni le nombre, ni la durée. L'intermittence franche est remplacée par la rémittence, et la continuité s'établit à la longue. Mais au fur et à mesure qu'il en est ainsi l'épilepsie ne s'efface-t-elle pas, ne finit-elle pas par disparaître?

Associations spécifiques d'ordre cérébral ou autres. — Toutes sont possibles : aphasie, psychosyphiloses, lésions sensorielles de l'ouïe et surtout de la vue, opthalmoplégies, glossoplégies, pseudo-paralysies générales, etc. D'autres affections syphilitiques ayant pour foyer la moelle peuvent aussi coïncider avec l'épilepsie, soit qu'elles l'aient précédée, soit qu'elles aient pris naissance pendant sa durée. Enfin des manifestations spécifiques existent quelquefois en même temps qu'elle en dehors du système nerveux.

Pathogénie. — Elle ne diffère pas de celle qui préside à la production des autres épilepsies partielles, symptomatiques d'une lésion cérébrale. L'expérimentation, la clinique, l'anatomie pathologique ont mis hors de doute, que ces sortes d'épilepsies sont produites par une altération de la substance grise siégeant au niveau de la zone motrice corticale. Quelles que soient la cause et la nature de cette altération, les effets en sont toujours les mêmes. Tôt ou tard une sorte de décharge nerveuse se produit sous forme de convulsion épileptiforme et se localise dans le côté du corps opposé à la lésion. — Comment se fait-il qu'avec une lésion unilatérale l'épilepsie soit quelquefois généralisée ? Il est difficile de le dire. Toujours est-il que cette généralisation n'est que momentanée, et que les phénomènes convulsifs arrivent toujours à se circonscrire dans tel ou tel département du système musculaire animé par le foyer moteur devenu le siège du syphilome. — L'épilepsie partielle ne provient-elle que des lésions de l'écorce ? Il serait téméraire de l'affirmer. Nos connaissances sur les localisations cérébrales sont encore bien imparfaites, et peut-être ne faut-il pas ajouter une foi trop grande à tout ce qu'on en a dit. Nous sommes loin d'avoir encore leur dernier mot.

Diagnostic. — C'est en dehors de l'affection cérébrale que nous trouverons les éléments de diagnostic les plus dignes de confiance. — En premier lieu, l'âge auquel s'est produite pour la première fois la crise épileptique, peut à lui seul nous donner une certitude presque absolue. En effet, l'épilepsie syphilitique survient dans l'âge mûr, entre vingt-cinq et quarante-cinq ans, tandis que l'épilepsie essentielle apparaît beaucoup plus tôt dans l'enfance et l'adolescence. — Aussi y-a-t-il huit ou neuf chances sur dix pour qu'une épilepsie éclatant tout à coup, en pleine santé, dans la période moyenne de la vie, soit une épilepsie symptomatique. Or parmi les épilepsies symptomatiques celle qui provient de la syphilis est de beaucoup la plus commune. En second lieu, s'il est prouvé que l'adulte devenu épileptique a eu la syphilis à une époque plus ou moins éloignée, comment ne pas rapprocher ces deux grands faits et établir logiquement entre eux une relation de cause à effet ? Toute ou à peu près toute la question du diagnostic est là : dans l'âge d'une part et dans les antécédents de l'autre. Chez les femmes, il y a toujours la possibilité de l'hystérie dont il faut tenir compte. Quand elle prend le masque de l'épilepsie partielle, ce qui arrive rarement, on trouve sur la peau des plaques d'anesthésie, d'analgésie qui n'existent jamais dans l'épilepsie symptomatique. L'hémianesthésie accompagne l'hémiplégie convulsive — Il y a des phénomènes spasmodiques plus prononcés, plus généraux, d'ordre plus névrosique, d'origine hystérique, etc.

Comme toutes les épilepsies partielles ou symptomatiques se ressemblent à peu de chose près, la seule analyse des phénomènes est incapable de nous révéler la nature de leur cause matérielle. S'agit-il d'un tubercule, ou bien d'une tumeur cancéreuse intracranienne, de cysticerques, d'une lésion quelconque intéressant l'écorce? Comment l'affirmer si on n'a pas recours aux commémoratifs, si on ne sort pas du cercle étroit de l'encéphalopathie pour chercher ailleurs des motifs plus plausibles de nous prononcer en faveur de telle ou telle des hypothèses que suscite la question complexe de l'étiologie? Assurément de toutes les maladies générales c'est la syphilis qui réunit en sa faveur la plus grande somme de probabilités. Mais un syphilitique peut avoir le cerveau attaqué par d'autres lésions que le syphilome, et à la période de sa vie où celui-ci a coutume de se produire. — Le seul critérium en pareil cas nous est fourni par les résultats du traitement antisyphilitique. Nous avons aussi les procédés de diagnostic par exclusion, la coexistence de l'épilepsie avec des manifestations contemporaines syphilitiques ou avec des accidents peu éloignés, etc. Et c'est ainsi que se forme un faisceau d'hypothèses plausibles, qui la plupart du temps, équivaut à une certitude complète.

Dans tous les cas, même dans ceux qui sont les plus équivoques, il faut instituer un traitement spécifique, alors même que les antécédents syphilitiques seraient incertains ou inavoués. C'est une règle de pratique sur laquelle il est presque inutile d'insister, car elle est aujourd'hui appliquée par tous les médecins. Quels sont ceux qui ne savent pas que toute épilepsie survenue pour la première fois chez un sujet adulte a peut être dix-huit ou dix-neuf *chances* sur vingt d'être syphilitique?

Pronostic. — J'emploie le mot *chance* à dessein et dans son sens heureux, car bien que l'épilepsie symptomatique d'un syphilome soit grave, elle l'est dans tous les cas beaucoup moins que celle qui dépend d'un tubercule, d'un cancer, d'un abcès intracranien, d'un cysticerque, d'une hémorrhagie circonscrite, d'une pachyméningite commune, etc. — Son pronostic varie du reste suivant les étapes de la cérébrosyphilose dont elle est une des expressions. Au début, quand les accès sont purement convulsifs et éloignés les uns des autres, la guérison par un traitement spécifique est possible et même probable. Plus tard, quand apparaissent, s'accentuent peu à peu et, à plus forte raison, quand prédominent les troubles psychiques et paralytiques, tout espoir est à peu près perdu. Il ne faut pas cependant abandonner la médication spécifique, car on l'a vue réussir dans les cas qu'on croyait hors de sa portée curative. Le grand point toutefois pour en assurer le succès, c'est de l'employer dès la première apparition ou mieux dès le premier soupçon de la cérébrosyphilose épileptique. Dans cette forme comme dans les autres, et peut être plus que dans les autres, il est moins difficile de prévenir que de guérir. Toute la question est d'arriver à temps et d'agir avec vigueur et décision [1].

1. Il y a des épilepsies syphilitiques, à peine ébauchées et frustes qui pourraient être ignorées et méconnues si le malade ne se tenait pas sur ses gardes. D'autres se produisent pendant la nuit et ne réveillent même pas quelquefois le patient. Les traces de morsures sur la langue, les taches de salive sanguinolente sur les oreillers attestent seules l'existence de ces accès nocturnes. Du moment que quelques troubles nerveux prémonitoires se seront produits chez un syphilitique, on devra toujours pousser son investigation dans le sens d'une épilepsie larvée, parce que parmi les diverses formes de cérébrosyphiloses, c'est elle qui dans quelques circonstances exceptionnelles, il est vrai, échappe le plus aisément.

La syphilis pendant son invasion et sa période secondaire produit quelquefois une sorte de perturbation générale qui se répercute principalement sur le système nerveux chez les personnes névropathiques. On observe ce fait surtout chez les femmes. Il y en a qui commencent à devenir hystériques sous cette influence, qui restent telles après, mais à un moindre degré. Chez d'autres, une hystérie déjà existante présentera une intensité et des recrudescences insolites. J'ai vu même chez les hommes des phénomènes hystériques simulant à s'y méprendre une cérébrosyphilose, survenir pour la première fois chez des syphilitiques qui sans doute y étaient fortement prédisposés. — En est-il ainsi pour l'épilepsie ? Une épilepsie franche, essentielle, sans syphilome intracranien, antérieure à la syphilis et silencieuse depuis longtemps, pourrait être réveillée par cette maladie. Mais il est plus difficile de comprendre que, sous la seule influence de l'état général que crée la diathèse, une épilepsie essentielle se forme de toutes pièces chez un individu qui n'en avait jamais eu auparavant, puis disparaisse pour ne plus se reproduire jamais. M. Fournier en a observé un cas : chez un jeune homme de 25 ans, il survint du 3e au 6e mois d'une syphilis secondaire, et sans aucune cause prédisposante ou occasionnelle, en pleine santé, trois grosses attaques d'épilepsie complète, qu'on ne put rattacher qu'à la diathèse. Etait-ce bien elle qui en était seule responsable ? Toujours est-il qu'on agit comme s'il en était ainsi, ce qu'on doit toujours faire en pareille occurrence, et par la suite les crises épileptiques ne se reproduisirent plus dans une période de 20 années. Des cas semblables sont d'une rareté extrême.

HÉMICHORÉE, ATHÉTOSE. — Parmi les troubles du mouvement qui se rattachent à un excès ou à une perversion de la contractilité musculaire, se placent, à une immense distance de la convulsion épileptique, certains mouvements choréiformes qui n'occupent en général qu'une moitié du corps. Cette sorte d'hémichorée ne s'établit jamais d'emblée ; elle est toujours consécutive. Il peut se faire que précédée par un autre trouble du mouvement, elle soit néanmoins isolée quand son attaque se produit. C'est ce qui arriva chez un syphilitique qui, à la 3e année de sa maladie, avait eu une épilepsie partielle dans le membre inférieur droit. Au bout de 5 semaines, il fut pris de véritables accès choréiformes qui se répétaient chaque jour d'une façon subintrante ; ils affectaient la face, la langue et plus spécialement la main gauche qui, dans son agitation, devenait incapable du plus simple mouvement volontaire (Fournier). Habituellement l'hémichorée se superpose à l'hémiplégie ou lui succède. Cas de parésie droite et d'hémichorée dans le membre du même côté (Costilhes). — Cas d'hémichorée violente dans un côté du corps qui avait été atteint auparavant d'une hémiplégie syphilitique complètement guérie (Lancereaux). — Cas d'hémichorée remplaçant une parésie hémiplégique guérie depuis neuf mois : grande intensité des spasmes convulsifs, excitation cérébrale, fou rire, difficulté de la parole, troubles intellectuels, etc. Guérison (Alison). — De pareils faits sont très rares. Il en est ainsi de l'*athétose* qui n'occupe, elle aussi, qu'un côté du corps et qui consiste en mouvements exagérés d'attitude, se produisant avec lenteur et continuité, irréguliers dans leur succession et rappelant ainsi qu'on l'a dit, le va-et-vient perpétuel des tentacules de la poulpe marine. (Voyez le beau travail du docteur Paul Oulmont : *Étude clinique sur l'athétose*, 1878.)

TROISIÈME GROUPE.— *Cérébrosyphiloses avec prédominance des phénomènes psychiques.* — Il n'existe pas une seule détermination de la syphilis sur le cerveau qui ne porte une atteinte plus ou moins sérieuse et durable aux facultés psychiques.

Les cas où elles sont très peu touchées, à peine, ou même pas du tout, en apparence du moins, sont exceptionnels. Tôt ou tard l'intelligence est englobée dans le processus comme tout le reste.

Par contre, elle n'est que fort rarement attaquée seule, d'emblée et sans qu'aucun autre phénomène nerveux, paralytique ou convulsif entre en scène, et vienne attester la *matérialité* de la lésion. —Elle ne s'envole pas pour longtemps, en toute liberté et à tire-d'aile, dans les espaces illimités de la folie. Ses perversions, même les plus dégagées du complexus habituel des cérébrosyphiloses, ont en elles quelque chose qui contrarie leur essor, rend leur allure équivoque et lourde, comprime ou étouffe leur libre expansion et empêche leur fantaisie délirante de s'égarer un peu partout, ou bien de se systématiser constamment dans telle ou telle direction. Ce qu'elles pourraient avoir par hasard d'imaginatif, de fantasque, je dirais presque d'exquis, de subtil ou d'effréné en leur divagation, comme les grandes vésanies, retombe bientôt dans le terre à terre et la platitude de cette déchéance psychique où l'idéation de plus en plus raréfiée et appesantie s'embourbe aux bas-fonds de l'ineptie, de l'incohérence, de l'abrutissement qui précèdent son extinction définitive.

Lorsque le virus syphilitique attaque l'intelligence, il laisse toujours sur un point quelconque de l'encéphale des traces matérielles de son action. Il n'agit pas d'une façon mystérieuse et virtuelle. Il ne donne pas lieu directement et sans aucun intermédiaire à des *folies essentielles*. Aussi les aliénistes français ont-ils eu grandement raison de rejeter hors du domaine de la folie proprement dite ces pseudo-folies syphilitiques qu'on a tenté souvent, surtout à l'étranger, d'y faire entrer par force. En admettant que toutes les formes si variées du désordre mental puissent être l'expression presque unique et quelquefois primitive de certaines cérébrosyphiloses extraordinaires, il se produira infailliblement tôt ou tard deux circonstances de nature à révéler leur origine : la première, c'est l'association pathognomonique d'autres troubles encéphaliques dont la provenance ne laisse aucun doute ; la seconde, c'est l'altération du type qui ne conserve jamais pendant toute l'évolution la netteté qu'il présente dans la folie pure.

Presque toujours l'affection mentale n'est qu'un accessoire de l'encéphalopathie syphilitique, une décadence qui tantôt marche parallèlement à celle des autres fonctions nerveuses avec calme et continuité, tantôt se détache violemment sur ce fond sombre par des éclairs de délire, de manie, de mélancolie, de lypémanie, mais qui loin de dominer l'ensemble lui est ou lui devient tôt ou tard subordonnée.

N'a-t-on pas singulièrement exagéré depuis quelques années la fréquence des psychosyphiloses ? Voit-on beaucoup de cérébropathes syphilitiques chez lesquels les conceptions délirantes soient constamment orientées en une direction fixe et invariable ? — Sans doute quelques-uns de ces malades tombent dans la mélancolie, l'hypochondrie, et vont même jusqu'à l'exaltation extrême des idées et à la fureur des actes. Mais bientôt l'hébétude, l'abrutissement, l'absurdité, la bizarrerie, l'incohérence submergent l'excitation, et tous ces phénomènes de folie finissent par se noyer dans l'état mental du ramollissement.

Et puis, les manies vraies qui surviennent chez un syphilitique sont-elles forcément une émanation de sa maladie? La syphilis ne pourrait-elle pas, là comme dans beaucoup d'autres états morbides, ne jouer que le rôle de cause incitatrice ?

Eh bien, c'est ce qu'elle fait probablement dans une grande maladie, la *paralysie générale*, dont on a eu le tort de la rendre trop souvent responsable. Que chez les sujets prédisposés elle en provoque le développement au même titre que les causes communes débilitantes ou perturbatrices, on est en droit de l'admettre dans une certaine limite. Mais que son action pathogénique sur le cerveau aille jusqu'à créer de toutes pièces la vraie paralysie générale, celle qui possède cette physionomie si typique qu'ont découverte et décrite Bayle et Calmeil, voilà ce que l'immense majorité des syphiliographes et des aliénistes se refuse à admettre.

La syphilis donne lieu, ainsi que je l'ai dit depuis longtemps, à des paralysies généralisées entremêlées de certains états psychiques variables et flottants, plutôt qu'à cette cérébropathie si arrêtée dans ses lignes, si persistante dans ses tendances, si concrète et si constamment identique à elle-même dans toutes ses lésions, qu'on désigne sous le nom de paralysie générale. — Cet entité morbide peut être simulée par quelques cérébropathies spécifiques ; mais elle conserve toujours son autonomie, et le virus syphilitique, de quelque façon qu'il s'y prenne pour attaquer le cerveau, ne peut pas la lui enlever. Il est possible que dans l'innombrable variété de ses combinaisons il se rapproche d'elle fortuitement. Arrive-t-il jamais à la création parfaite et intégrale du type dans toute sa pureté ?

Lorsque l'envahissement progressif des centres nerveux par la syphilis a diminué, anéanti ou bouleversé toutes les activités nerveuses dans leur synergie fonctionnelle, n'importe quels désordres névropathiques peuvent se rencontrer. C'est un chaos surprenant de symptômes paralytiques, psychiques, sensoriaux, auquel rien ne manque sauf la *coordination phénoménale*, la *systématisation* de tels ou tels accidents dont la prédominance marque certaines maladies d'une empreinte ineffaçable. La folie, la paralysie générale, l'ataxie locomotrice progressive ne sont pas, dans leur type pur et immuable, des enfants *légitimes* de la syphilis. Ce qu'elle produit dans ce genre-là, ce sont des états morbides *bâtards*. Ils se rapprochent sans doute quelquefois beaucoup de ces affections ; ils leur ressemblent par moments d'une façon surprenante ; mais regardez-y de près, tôt ou tard vous verrez apparaître les signes différentiels qui les distinguent et dissipent une confusion momentanée.

I. *Psychosyphiloses syphilitiques.* — Les troubles psychiques produits par la syphilis sont si variés, si nombreux et entremêlés dans un complexus si inextricable, qu'il est difficile de les classer. Les uns se développent lentement et d'une façon continue, sous la forme d'une diminution des facultés intellectuelles, d'une dépression mentale progressive, qui aboutit à l'hébétude et à l'abrutissement. D'autres plus soudains dans leur début, plus vifs, plus intenses, plus vibrants, jettent tout de suite le cerveau dans l'exaltation et le conduisent par étapes rapides aux délires aigus de la folie.

A.— Les premiers sont de beaucoup les plus communs et les plus authentiques. Ce sont ces phénomènes de *dépression intellectuelle et morale* que nous avons rencontrés dans presque toutes les cérébropathies décrites précédemment. L'affaissement des facultés psychiques, même lorsqu'il devient prédominant et occupe la première place au milieu des autres symptômes nerveux, ne s'accompagne point de perversion mentale, d'incohérence et de délire. Les idées sont rares, lentes, paresseuses, alourdies et semblent se dégager péniblement d'un cerveau devenu incapable d'une conception suivie. La mémoire[1] qui de toutes les facultés est, dans les cérébropathies spécifiques, quelle qu'en soit la forme, la première et la plus profondément atteinte, ne peut plus réunir ces ébauches d'idées. Il en résulte pour les paroles et pour les actes, des oublis, des maladresses, des lacunes, de l'inattention, etc., qui constituent une véritable déchéance intellectuelle dont le

1. L'affaiblissement de la mémoire est un phénomène capital dont j'ai plusieurs fois, dans mes études sur les encéphalopathies syphilitiques, fait ressortir toute l'importance. Il est souvent très précoce et, à lui seul, en l'absence de tout autre symptôme, il doit faire craindre chez un syphilitique l'invasion probable et prochaine d'une cérébropathie. Aussi mérite-t-il d'être recherché et étudié avec le plus grand soin.

D'ordinaire la mémoire s'affaiblit peu à peu. Parfois elle revient brusquement ; c'est comme une lumière qui se ranime, vive, rapide, inattendue ; puis elle rentre dans son demi-jour ou dans ses ténèbres. Il y a là des alternatives de mieux et de plus mal, vraiment singulières et inexplicables comme dans l'aphasie. Chaque attaque de cérébropathie est un coup pour la mémoire et précipite les progrès de l'*amnésie*. L'abolition instantanée, absolue, coupe court dans certains cas à la diminution progressive ou hésitante.

La mémoire peut faire défaut pour certains faits, les plus récents, par exemple, et les plus personnels, tandis qu'elle reste intacte pour des événements anciens et indifférents. Toutes ces particularités ne sont point exclusivement propres à la syphilose cérébrale ; elles s'observent dans les cérébropathies de n'importe quelle provenance. Dans toutes, quels qu'en soient le siège et la nature, il est rare que la mémoire ne soit pas

patient a conscience quand elle est faible, mais à laquelle il s'accoutume et qui finit, à mesure qu'elle s'accentue, par lui enlever peu à peu, même la notion intime de son *moi* et des changements profonds qui s'y produisent. Parallèlement à ces troubles psychiques se développent des troubles moraux, dans une gamme qui, pour être tranquille, n'en est pas moins très frappante. Concentration, taciturnité, indifférence pour soi-même et pour les siens, misanthropie, alternatives de paresse ou d'agitation sans motifs, avec des impatiences ou des colères hors de propos : voilà ce qu'on observe habituellement.

Accentuez le degré de cette première série de phénomènes psychiques ; exagérez, par exemple, l'agitation, les bizarreries, les balourdises, les contresens, les bévues dans les paroles et dans les actes, et vous aurez une sorte d'état vésanique vague, généralisé, sans tendance monomaniaque, avec un fond d'incohérence, calme et permanent, sur lequel apparaissent parfois çà et là, tremblotent et s'éteignent, comme d'éphémères phosphorescences, quelques échappées d'une aberration plus vive, mais que n'interrompent point brusquement ou peu à peu, un délire véhément ou continu, une folie systématisée dans tel ou tel sens.

Voilà les troubles psychiques que présentent la plupart de ces cérébrosyphiloses. Ils sont continus et progressifs dans leur ensemble, et ils aboutissent fatalement si on n'intervient pas et même trop souvent malgré la médication spécifique, à une décadence intellectuelle et morale complète, irrémédiable, définitive. Cependant il y a des moments d'accalmie spontanée chez quelques-uns de ces psychopates, une sorte d'intermittence ou plutôt de rémittence, comme on l'observe, mais peut être pas autant, dans les autres troubles nerveux concomittants. La raison et la déraison s'entrechoquent ; le cerveau, dans un accès de lucidité, se ressaisit en tout ou en partie. La divagation cesse, la mémoire revient, le jugement se corrige, etc. Espoir décevant ! L'hébétude et l'incohérence ne tardent pas à reprendre le dessus ; et qu'il y ait des saccades ou de la permanence dans le trouble mental, il n'en marche pas moins fatalement à la démence qui est le dernier terme de tous les processus psychopathiques de la syphilis.

Avant d'y arriver, ce trouble mental qui déprime et désaccorde tout à la fois les facultés intellectuelles et morales, sans bruit, à la sourdine, en rompant sur tous les points l'harmonie, l'enchaînement des idées, des paroles, des actes, des sentiments dans les plus petites comme dans les plus grandes choses, quitte parfois son allure calme, et s'engage timidement dans une monomanie systématique ou bien s'y élance d'un bond. L'hypochondrie, la lypémanie, la mélancolie, certaines idées fixes sans fondement, quelques tendances au suicide, telles sont les formes de délire plus ou moins aigu qui, de temps en temps, mais dans des cas très exceptionnels, viennent rompre l'uniformité et la monotonie du processus habituel.

Cette forme de psychosyphilose est ordinairement précédée, accompagnée et surtout suivie, même quand elle est prédominante, d'un ou de plusieurs symptômes paralytiques ou convulsifs qui forment un syndrome variable dans ses

atteinte. Comment s'en étonner ? N'est-ce pas la faculté la plus générale, la faculté maîtresse. Sans elle, que deviendraient les autres ? Elle paraît avoir ses racines dans chacune des parties de la masse encéphalique. Le cerveau de tous les animaux en est doué, même celui des plus obtus et des plus bas placés dans l'échelle des êtres, sur les confins du monde végétal. Ne semble-t-elle pas projeter quelque vague lueur d'intelligence sur les instincts obscurs et primordiaux de la matière organique animée du moindre souffle de vie ?

éléments mais toujours caractéristique dont elle est le point culminant. Elle se dégage quelquefois des associations qui avaient signalé son début et reste la seule expression phénoménale de la cérébropathie. C'est ce qui était arrivé dans le cas suivant : On me conduisit, en 1888, un jeune homme dont l'aspect florissant et calme n'annonçait rien de cérébral. Il me déclara qu'il n'avait jamais été malade et répondit très posément et sans le moindre embarras à toutes mes questions, dans un sens négatif. Ces assertions toujours répétées sur le même ton et d'une façon un peu niaise me firent bientôt voir que j'avais affaire à un psychopathe et il ne me fut pas difficile de découvrir la provenance de son affection cérébrale, car sa peau était encore tachetée par les macules d'une syphilide papulo-tuberculeuse confluente. La personne qui l'accompagnait me dit que cet homme était tombé dans un état mental qui le rendait incapable de gérer ses affaires et qu'il avait eu six mois auparavant une attaque d'aphasie et d'hémiplégie droite. Il n'en restait aucune trace.

B. Les perturbations psychiques qui méritent à quelque titre le nom de *folie syphilitique* sont beaucoup moins nombreuses que les précédentes. Plus brusques et plus rapides dans leur invasion, elles se caractérisent par de l'excitation cérébrale et du délire. Peuvent-elles reproduire, comme on l'a dit, toutes les formes de l'aliénation mentale commune? Sans doute, dans une certaine mesure, mais à l'état d'ébauche et avec quelques nuances délicates qu'il est possible de saisir, avec des coïncidences symptomatiques qu'on finit par découvrir et qui sont une vraie révélation. Là, comme dans d'autres cas, l'important est de se tenir sur ses gardes et d'être bien pénétré de cette idée qu'un trouble mental qui fait dire d'une personne jusque-là sensée, qu'elle devient folle, peut parfaitement dépendre de la syphilis et rien que d'elle. D'un autre côté, on ne doit pas oublier que la folie pure, peut s'emparer d'un syphilitique sans participer en rien de la maladie constitutionnelle. Le fait suivant en est une preuve évidente : Un de nos aliénistes les plus autorisés fut consulté pour une malade atteinte de syphilis secondaire, et en même temps d'une manie qu'on croyait syphilitique. Il n'en jugea pas ainsi et conseilla de différer le traitement de la syphilis jusqu'à la guérison de l'accès de folie dont il estima la durée probable à six semaines. Trois semaines après, la folie était spontanément guérie et le traitement spécifique fut alors institué.

Ce qui domine dans les troubles vésaniques tributaires de la syphilis, c'est ordinairement un délire simple, comme on en voit dans la fièvre, la méningite, les encéphalites aiguës etc. : excitation permanente ou alternant avec de la somnolence, loquacité, divagation, impatiences, insomnie, extravagance sous tous ses modes dans les propos et dans les actes, accès de fureur. C'est là un état aigu, violent, subit, ayant le caractère d'un accident. — D'autrefois le trouble mental sous ses apparences modérées a quelque chose de plus profond, de plus constitutionnel et semble pénétrer plus avant dans le domaine de la véritable aliénation mentale : instabilité, incoordination dans les idées, dans les projets, flot tumultueux de paroles irréfléchies, actes empreints d'insouciance ou d'une déraison qui s'accroche à tout et ne se fixe obstinément sur aucun sujet, exaltation, irritabilité hors de propos et pour des causes insignifiantes, ébullition intellectuelle à contresens et stérile ou idiote, avec tous les mauvais effets d'un caractère qui a subi la même perturbation que l'entendement. — Enfin le trouble mental, dans d'autres cas, n'a plus seulement un pied dans la folie; il y est en plein, si l'on en juge par les modes que prend alors la perversion intellectuelle. Ce n'est plus seulement du délire aigu et de l'extravagance mitigée, mais un ensemble de perturbations intellectuelles et morales comme dans la manie, avec égarement, incohérence, hallucination, emportements, vociférations, accès de fureur dangereux, etc., et cette insomnie persistante, opiniâtre invincible, qu'on rencontre si fréquemment dans toutes les cérébropathies syphilitiques et surtout dans les psychosyphiloses. Eh bien, même à ce degré et en ne tenant compte que des phénomènes vésaniques, un aliéniste ne s'y trompera pas. Il trouvera dans cet état-là moins de violence, de continuité, d'essor délirant, et surtout de systématisation que dans la folie vraie. Il est extrêmement rare que la folie syphilitique s'endigue dans une modalité précise et toujours prédominante. Sans doute dans quelques cas, les hallucinations, par exemple, la lypémanie, la monomanie, avec délire de persécution occupent le premier plan; mais elles ne font qu'apparaître sur la scène. Leur monologue ne tarde pas à baisser de ton, et à se confondre avec cette divagation générale qui n'a rien de fixe et qui se traîne plutôt qu'elle ne s'envole d'un sujet à un autre, avant de s'anéantir dans la démence des phases ultimes.

Si les divers types ou degrés de perturbations psychiques dont je viens de donner les traits les plus saillants, n'étaient ni précédés, ni accompagnés, ni suivis d'autres manifestations cérébrales d'un ordre plus matériel ; s'ils survenaient d'emblée, isolément et se perpétuaient sans fin dans leur solitude, il serait sans doute fort malaisé de les rattacher à leur cause diathésique. Mais en est-il ainsi ? Non. Combien de fois au contraire ne trouve-t-on pas soit dans le passé, soit dans l'état actuel du patient, des associations phénoménales qui sont comme un trait d'union entre sa psychose et sa syphilis. Et s'il n'y a rien ni dans les commémoratifs, ni dans le présent qui puisse nous guider et nous éclairer, soyez sûrs que bientôt la cérébropathie perdra son caractère exclusivement psychique pour devenir polymorphe, comme toutes les déterminations de la syphilis sur l'encéphale. Les phénomènes nerveux qui précèdent le plus habituellement ces troubles psychiques, à une époque plus ou moins éloignée de leur invasion, consistent en céphalées violentes, en diplopie avec ou sans strabisme et ptosis, en crises plus ou moins répétées d'épilepsie ou d'aphasie, en vertiges, ictus apoplectiformes, paralysies partielles ou hémiplégies, etc. — D'autres fois aucun intervalle ne les sépare, et il y a concomitance, enchevêtrement, contemporanéité, c'est-à-dire association plus ou moins étroite de tous les éléments symptomatiques pour former un ensemble, un complexus névropathique dont il serait difficile de méconnaître la signification et la provenance.

Il faut tenir pour des faits d'une rareté extrême ceux dans lesquels la psychose syphilitique, sous sa forme la plus accentuée et la plus maniaque, s'empare instantanément d'un cerveau raisonnable et exempt jusque-là de toute altération apparente. Je n'en ai vu qu'un cas, chez un jeune officier qui, à son retour d'Afrique, fut pris subitement et sans cause d'un délire incoordonné, violent, opiniâtre, continu, sans aucun autre trouble d'ordre cérébral. Il eût été incapable de me donner un renseignement quelconque sur son état antérieur. Mais son frère qui me l'avait conduit, m'apprit qu'une syphilis assez forte, contractée quatre ou cinq ans auparavant, ne devait pas être étrangère à cet événement inattendu, et qu'il n'y avait en dehors d'elle aucune circonstance qui pût l'expliquer. Je fus de cet avis, et je le traitai par l'iodure et l'hydrargyre pendant quelques jours, mais pas assez longtemps pour voir l'effet de la médication spécifique. On fut obligé de l'interner dans un asile d'aliénés[1].

Voilà les cas qu'il est réellement difficile de diagnostiquer, surtout lorsque la syphilis remonte dans un passé très lointain, qu'elle est silencieuse depuis longtemps, qu'il n'existe aucune coïncidence spécifique en dehors du système nerveux, et que tous les phénomènes qui constituent la psychose, délire, mélancolie, manie, toutes ces incohérences d'idées et d'actes ressemblent à peu près exactement à ceux qu'on rencontre dans la folie commune. L'embarras sera encore plus grand si le sujet présente une prédisposition héréditaire aux vésanies. Mais, dans ce dernier cas, s'il est bien avéré qu'il est syphilitique, les présomptions étiologiques pencheront vers la maladie constitutionnelle, car elle frappe de préférence les cerveaux des sujets issus de cérébropathes.

Au point de vue pratique, et sans nous égarer dans des subtilités inutiles, posons comme une règle générale que ce fait aujourd'hui bien établi d'un rapport de causalité entre la syphilis et certaines formes de vésanies, impose au médecin le devoir de recourir à la médication spécifique, dans les cas où il ne peut rester aucun doute sur l'existence d'une infection spécifique antérieure. Peu importe que la phénoménalité psychique emprunte le masque de la folie vraie ; du moment que vous ne pouvez lui découvrir ni lui assigner d'autre cause probable que la syphilis, hâtez-vous d'administrer l'iodure et l'hydrargyre. Le succès dans maintes circonstances équivoques a justifié et justifiera encore cette sage pratique.

Quelles sont les lésions syphilomateuses, qui donnent lieu aux cérébropathies avec prédominance psychique? Présentent-elles dans leur forme, dans leur nature, dans leur distribution quelques particularités caractéristiques? Méningites plus ou moins circonscrites, avec ou sans foyers gommeux, périencéphalites, sclérose cérébrale, artériosclérose, lésions d'ordre commun plutôt que spécifiques, c'est-à-dire prédominance de la dégénérescence scléreuse sur l'infiltration purement gommeuse ; distribution irrégulière de ces lésions sur les deux côtés, mais avec une prédominance beaucoup plus accentuée sur les lobes frontaux : tels sont les désordres matériels qu'on a rencontrés. Il faut les prendre en bloc et renoncer à établir entre chacun d'eux et chacun des troubles psychiques qu'ils suscitent une corrélation pathogénique satisfaisante. Nos connaissances sur les localisations cérébrales n'ont pas encore été poussées jusqu'à ce point.

Le processus des cérébrosyphiloses psychiques, s'il n'est pas enrayé par le traitement, ce qui est loin d'être rare, aboutit fatalement à la déchéance et à l'extinction plus ou moins complète des facultés intellectuelles et morales. Il traverse de nombreuses péripéties avant d'en arriver là, et quelquefois une mort plus ou moins rapide par le cerveau l'empêche d'aboutir au terme extrême de son évolution. D'ordinaire cette évolution est assez lente. Il lui faut plusieurs mois, un ou deux ans pour se compléter.

1. Un des cas les plus saisissants dans ce genre, est celui que M. Fournier rapporte d'après M. Rayer. Il s'agissait d'un homme politique bien connu qui fut pris tout à coup, en sortant de la Chambre où il venait de soutenir avec son talent habituel une importante discussion, d'une violente crise d'hallucination, puis d'une véritable attaque de folie. M. Rayer suspectant la syphilis, prescrivit un traitement spécifique, et les phénomènes s'atténuèrent presque instantanément. Guérison rapide et complète qui ne se démentit point pendant plusieurs années. — Cependant plus tard, nouvelle crise d'accidents cérébraux spécifiques qui cette fois emportèrent le patient.

Que la psychosyphilose, je ne saurais trop le répéter, ait débuté par l'excitation ou la dépression, c'est toujours cette dernière qui finit par prendre le dessus, de même que la paralysie absorbe les convulsions. Les délires aigus, les hallucinations, les manies et monomanies, ne sont que transitoires. A la longue et quelquefois très rapidement, l'idéalité vésanique devient lourde, languissante et obscure ; elle est remplacée par l'apathie, l'hébétude, l'imbécillité, l'abrutissement et la démence. Cette métamorphose inéluctable quand on ne guérit pas, cette marche forcée vers une même terminaison commune et la même pour toutes leurs variétés, voilà un des grands traits de physionomie dans les psychosyphiloses. Aussi le processus est-il, dans les cas douteux, un élément capital du diagnostic. — Mais dans cette marche, il y a des intermittences, des rémittences, des arrêts, des retours offensifs, des recrudescences, en un mot les péripéties si multiples et si variées que présentent toute affection spécifique de l'encéphale.

Y a-t-il des psychosyphiloses susceptibles de se terminer spontanément par la guérison ? C'est fort douteux. Tout au plus seraient-ce celles qui sont et qui restent à l'état d'ébauche et qu'on pourrait appeler *frustes*, à cause de l'indécision, du vague et de la bénignité des phénomènes. Certains états névropathiques de la période secondaire sont de ce nombre. Quelques pathologistes qui semblent se complaire à exagérer l'action de la syphilis sur le cerveau, croient à l'existence fréquente de vésanies spécifiques pendant cette phase de la maladie constitutionnelle. C'est une erreur de diagnostic et de pathogénie. Il est possible qu'alors l'ébranlement produit par l'invasion du virus dans tout l'organisme imprime au système nerveux et en particulier au cerveau, des troubles qui simulent la folie. Il est possible aussi qu'il suscite, comme cause occasionnelle, de véritables accès de folie chez ceux qui y sont prédisposés par leurs antécédents héréditaires ou par d'autres circonstances étiologiques, etc.; mais il y a loin de là à une classe particulière de vésanies propres à cette étape du processus.

La médication ioduro-mercurielle employée de bonne heure et avec énergie, peut guérir certaines cérébropathies. Celles qui se montrent le plus réfractaires à son influence curative sont précisément les psychosyphiloses. Les délires passagers, toutes les formes légères de l'excitation dans ses modalités aiguës et accidentelles, tous ces troubles qui semblent produits par des fusées transitoires d'hypérémie autour des principaux foyers morbides, cèdent assez aisément aux deux spécifiques. Il en est autrement des psychosyphiloses dans lesquelles prédominent constamment les symptômes de dépression, d'hébétude, d'incohérence intellectuelle et morale. Celles-là procèdent immédiatement de syphilomes installés à demeure dans les méninges et dans le cerveau. Trop souvent elles résistent à tous les moyens thérapeutiques que nous dirigeons contre elles.

Aussi sont-elles d'une gravité très grande, car elles aboutissent la plupart du temps à des infirmités psychiques absolument incurables. Au plus faible degré, l'intelligence perd ce qu'il y a de plus délicat en elle, de plus fin, ce qui constitue pour ainsi dire sa floraison de luxe. Sans se perdre, elle n'est plus semblable à elle-même ; elle tombe de la distinction dans la vulgarité. A un degré plus avancé, une profonde débilité s'en empare, l'étiole, la flétrit, diminue ou éteint presque ses qualités fondamentales : la mémoire, le jugement, l'attention ;

détend ou détraque le ressort moral, émousse et pervertit les sentiments, etc. Ce n'est pas tout à fait la décadence complète. Ces simples d'esprit ont encore quelques lueurs dans l'entendement. Mais voici venir une perturbation plus grande, unie à un affaiblissement plus radical : l'inertie, l'absence de toute spontanéité, la stupeur, la rareté des pensées et des paroles, l'hébétude, l'idiotie avec ou sans incohérence, etc., tels sont les principaux éléments de cette déplorable dégradation intellectuelle et morale.

Tout ce qui précède démontre clairement combien sont dangereuses les psychopathies syphilitiques. « Je suis persuadé, dit M. le docteur Buzzard, qu'il existe un grand nombre de sujets, qui, à la période moyenne de la vie, deviennent des *invalides chroniques de l'intelligence,* par le fait de la syphilis du cerveau. »

Dans la plupart des cas, la vie n'est pas menacée d'une façon immédiate et prochaine. Pourtant il y en a qui, tout à coup, deviennent tragiques, car au bout de quelques semaines et même de quelques jours, une attaque de coma mortel emporte les malades.

Il est donc impérieusement indiqué d'agir vite et avec vigueur, de diriger contre toutes les psychopathies spécifiques, dès leur apparition et plus tard tous les moyens curatifs que nous fournit la médication spécifique. Dans la période initiale, ils peuvent sauver la situation ; dans la période d'état, ils la sauvent rarement d'une façon complète ; une amélioration relative est tout ce qu'on en obtient. — Plus tard, quand les symptômes ne sont pas l'expression d'un syphilome qui évolue, mais celle d'une lésion qui a définitivement détruit quelques-uns des foyers du cerveau, quand ils sont devenus des infirmités, il est inutile de s'acharner contre eux. Ce serait peine perdue. Le mercure et l'iodure n'ont plus sur de pareils états, aucune action curative.

Paralysie générale syphilitique.— Au milieu de la multiplicité innombrable des phénomènes que la syphilis fait naître quand elle s'empare du cerveau, peut-il se produire quelquefois des combinaisons plus ou moins fortuites, présentant la physionomie, les allures, la marche, la terminaison de cette grande maladie nerveuse qu'on désigne sous le nom de *paralysie générale?* Ou bien la syphilis est-elle capable de créer par elle-même, directement, sans le secours d'aucune autre influence étiologique, à l'aide des seules lésions qui lui sont propres, une entité morbide absolument semblable à la paralysie générale ? Entre la paralysie générale d'origine syphilitique, si tant est qu'il existe réellement un syndrome qui mérite ce nom et la paralysie générale vraie, exempte de toute teinte spécifique, y a-t il une telle identité de lésions anatomiques et de manifestations phénoménales, que les deux affections n'en doivent faire qu'*une*, et qu'elles ne présentent entre elles d'autre différence que leur étiologie?

Telles sont, dans le domaine des cérébropathies, les questions qu'on agite, qu'on discute, qu'on tente de résoudre [1].

En 1878, dans mon *Mémoire sur les affections syphilitiques précoces du système nerveux,* j'avais abordé ce problème, et je m'étais formellement prononcé contre l'absorption par la syphilis du type classique de la paralysie générale. Ma con-

1. Cette question a été mise au concours par l'Académie de médecine. M. le docteur E. Mesnet, rapporteur de la commission, a fait sur les mémoires présentés, un remarquable travail intitulé : *Rapports de la paralysie générale et de la syphilis cérébrale*, lu à l'Académie de médecine le 13 octobre 1888.

viction dans ce sens n'a fait que s'accentuer. Je maintiens, aujourd'hui comme alors, que les syndromes plus ou moins analogues à cette maladie, que l'action syphilitique a fait naître par des désordres méningo-encéphaliques n'émanant que d'elle, sont trompeurs; qu'ils ne nous en donnent qu'une fausse image, et que l'autonomie de la vraie paralysie générale, si accentuée dans ses grandes lignes, si précise dans ses détails, si saisissante dans son ensemble, n'a été ni détruite ni même entamée par la maladie constitutionnelle. Qu'on ne s'étonne pas toutefois qu'il y ait eu méprise sur ce point capital de pathologie nerveuse. Plusieurs causes ont contribué à la produire. La première, c'est qu'il n'est pas impossible que la paralysie générale vraie se développe chez des syphilitiques, sans que l'infection ancienne ou récente y soit pour rien ; il en est alors d'elle comme de ces vésanies pures, dégagées de toute spécificité, qui surviennent parfois dans les mêmes conditions. La seconde, c'est que le syndrome pseudo-paralytique, qui est exclusivement l'œuvre de la syphilis, arrive dans quelques cas à simuler d'une façon si frappante la paralysie générale, qu'il est permis de s'y tromper, surtout qu'on n'en voit que certaines phases et qu'on ne l'embrasse pas dans la totalité de son évolution. La troisième, c'est que l'impulsion si puissante donnée par les recherches modernes à l'étude des cérébropathies syphilitiques, a peut-être dépassé son but; elle a créé des pathologistes trop fervents que leur zèle emporte au delà de la clinique positive et de l'interprétation raisonnable. Ils ont rêvé et poursuivi à outrance la conquête du cerveau par la syphilis.

D'autres pathologistes qui étaient nombreux autrefois, mais le deviennent de moins en moins, tombèrent dans un excès contraire ; ils passaient sous silence la syphilis dans l'étiologie de la paralysie générale, ou bien ils ne faisaient que la mentionner et, visiblement, la regardaient comme une quantité insignifiante et négligeable. Nous ferons tous nos efforts pour rester sur ce terrain scabreux dans la juste mesure qui répond à la réalité des faits.

Fréquence. — Il est évident tout d'abord que si la syphilis jouait dans l'étiologie de la paralysie générale le rôle prépondérant qu'on lui attribue, on devrait la trouver chez la plupart de ceux qui sont atteints de cette dernière affection. Cette fréquence serait une preuve qui, sans être absolument convaincante, attesterait cependant l'existence de relations plus ou moins étroites entre ces deux maladies. En est-il ainsi ? D'après M. le professeur Fournier, qui a écrit des pages excellentes sur la *pseudo-paralysie générale syphilitique*, s'il est avéré que la syphilis aboutit parfois à la paralysie générale, elle ne le fait pas d'une façon qui soit assez habituelle pour devenir significative, pour attester par *évidence numérique* un rapport de causalité.

Les statistiques allemandes nous fournissent les résultats les plus différents au sujet de la proportion des paralytiques généraux atteints de syphilis. Cette proportion varie entre 12 et 78 pour 100. Il en est de même dans les documents recueillis en Angleterre, en Amérique et en Danemark. — En France on a trouvé que cette proportion était peu élevée, qu'elle oscillait entre 4 *minimum* et 9 *maximum*. Que conclure de ces chiffres? nous nous bornerons à dire comme M. Mesnet et avec l'un des auteurs dont il analyse le mémoire dans son rapport, que la syphilis est *assez* fréquente chez les paralytiques généraux.

Étiologie. — Ce résultat un peu vague étant admis, qu'en conclurons-nous ? Quel rôle en faut-il déduire pour la syphilis, dans l'étiologie de la paralysie générale? La mettrons-nous sur la même ligne que l'hérédité nerveuse, le surmenage, l'alcool, les excès cérébraux ou autres, l'épuisement nerveux quelle qu'en soit la cause, et tant d'influences nocives d'ordre commun, qui sont les causes acceptées de cette affection? Lui attribuerons-nous, au contraire, un rôle capital et tout à fait en dehors de son action dépressive ou anémiante, etc., un rôle *tout spécifique?* Les facteurs généralement reconnus ne seraient-ils alors que de second ordre, et incapables d'arriver à produire la paralysie générale, sans la puissante intervention du virus syphilitique? Ce virus, à lui seul, ou secondé par d'autres influences vulgaires, serait-il la cause suprême de la maladie? Eh bien, non; cette manière de voir est insoutenable. S'il se produisait semblable paralysie générale par cette intervention *sine quâ non*, mystérieuse et inexplicable du virus, où en seraient l'unité, l'autonomie de cette affection dans ce qu'elle a de légitime et de vrai? Elle flotterait à la merci de la première syphilis venue. Mais ce n'est pas ainsi que les choses se passent. La syphilis réalise sans systématisation préméditée, et comme par un jeu tout à fait exceptionnel du hasard, un ensemble de troubles psychiques et moteurs qui se combinent à certains moments de manière à faire illusion, mais qui ne reproduisent que sous forme d'ébauche imparfaite et à gros traits la physionomie si complexe et si caractéristique de la vraie paralysie générale.

Le rang numérique qu'occupe la pseudo-paralysie générale syphilitique parmi les autres formes des cérébrosyphiloses, est fort peu élevé. Elle est beaucoup moins fréquente que les formes hémiplégiques, aphasiques et convulsives. En m'en rapportant à mon expérience personnelle, je trouve qu'on la rencontre nettement formulée, 20 fois moins souvent, à peu près, que le syndrome aphasie avec hémiplégie droite. Peut-être cette proportion est-elle encore trop forte.

Sur la quantité innombrable de syphilis qui se contractent, il n'y en a qu'un nombre relativement fort restreint qui aboutissent au tertiarisme et aux déterminations viscérales. Mettons le cinquième, et c'est certainement là le maximum. Sur ce cinquième, combien se produira-t-il de cérébrosyphiloses, et parmi ces cérébrosyphiloses, combien de pseudo-paralysies générales spécifiques? Sans fixer de chiffres, il n'est pas difficile de les pressentir *extraordinairement faibles*, surtout si on les met en regard du nombre immense des paralysies générales vraies qui encombrent les asiles d'aliénés.

Comment dès lors ne pas être, *a priori*, choqué par l'assertion des pathologistes qui accordent à la syphilis une prédominance marquée dans l'étiologie de cette maladie? Comment ne pas repousser avec énergie l'étrange affirmation de ceux qui, comme M. Kjelberg, prétendent que la paralysie générale progressive ne se développe jamais dans un organisme complètement indemne de syphilis, soit héréditaire, soit acquise?

Anatomie pathologique. — Pour bien montrer les analogies et les différences qui existent entre la paralysie générale vraie et la pseudo-paralysie générale des syphilitiques, il faut mettre en regard et comparer les lésions encéphaliques qui leur sont propres. Ce qui caractérise les lésions qui produisent la paralysie générale vraie, c'est la *diffusion uniforme;* aussi l'a-t-on nommée périencéphalite diffuse. Dans les cérébrosyphiloses, il se forme des foyers plutôt que des désordres régulièrement étalés et continus. La dissémination est un de leurs principaux caractères. Elle se fait çà et là, au centre, à la phériphérie, dans les noyaux, sur l'écorce, sur les méninges, aux racines ou sur le trajet des paires crâniennes, d'un côté ou de l'autre, etc., sans se soumettre à aucune systématisation, si ce n'est à une prédominance marquée pour les lobes antérieurs.

Nous voilà loin de la diffusion uniforme si particulièrement remarquable dans la paralysie générale. Eh bien, quand les cérébrosyphiloses s'incarnent plus ou moins exactement en ce type, quelles sont les lésions qui suscitent et qui expliquent cette modalité symptomatique exceptionnelle ? Elles se rapprochent à un certain degré, de celles qui appartiennent à la périencéphalite. Toutefois les méninges y sont plus épaissies, plus hyperplasiées, plus durcies par la sclérose. Au-dessous, le cerveau leur adhère et présente à divers degrés les infiltrations embryonnaires, les dégénérescences fibreuses qui l'atrophient et étouffent ses éléments actifs. Les foyers sont en général peu accusés. L'élément scléreux, si répandu dans toutes sortes de lésions, et qui par lui-même n'a rien de spécifique, l'emporte sur l'élément gommeux qui s'y rencontre rarement. Enfin dans les deux maladies, ce sont les deux lobes frontaux qui sont les plus atteints. La syphilis surtout, par sa symphyse méningo-cérébrale, les étreint et les étouffe.

Telles sont les analogies. Quant aux différences, elles consistent précisément dans l'absence d'une diffusion aussi uniforme, aussi concertée que dans la périencéphalite diffuse. De plus, la sclérose prédomine beaucoup plus dans les méninges que dans le cerveau chez les syphilitiques, tandis que c'est le contraire chez les paralytiques généraux. Nous ne connaissons pas encore assez par le menu et dans tous ses détails, l'anatomie pathologique de la fausse paralysie générale syphilitique pour pousser plus loin le parallèle. Une pareille pénurie ne prouve-t-elle pas la rareté de cette forme des cérébrosyphiloses [1] ?

1. Dans la paralysie générale typique, les lésions occupent toute l'étendue des centres nerveux et non pas seulement les méninges et l'encéphale, comme on l'avait cru tout d'abord. Voici quelles sont ces lésions : épaississement et adhérence des méninges au crâne et au cerveau, surtout au niveau des lobes frontaux ; atrophie des circonvolutions ; augmentation de la cavité des ventricules qui sont hérissés de granulations sclérosiques ; diminution de volume du cerveau. La sclérose interstitielle diffuse qui l'envahit dans toute son épaisseur part d'un côté d'une des méninges et d'un autre côté de la surface épendymaire des ventricules. La phlegmasie débute probablement par la paroi des petits vaisseaux et par la névroglie. — La périencéphalite, l'encéphalite interstitielle, l'épendymite sont représentées dans la moelle par des lésions analogues : myélite diffuse périépendymaire et périphérique, et méningite chronique. Bien que prédominant au cerveau, le processus sclérosique très systématisé et toujours identique à lui-même frappe donc tout le centre nerveux et devient cérébro-médullaire.

Dans les cas de cérébrosyphiloses simulant plus ou moins bien la paralysie générale, on a noté une grande variété de lésions : altérations osseuses et surtout diverses formes de la pachyméningite. Toutefois Mendel a trouvé que sur 57 cas, 10 fois la dure-mère n'était pas touchée. Les altérations de l'arachnoïde et de la pie-mère ont été le plus fréquemmeut observées, avec prédominance dans les régions frontales et pariétales. — On a noté aussi l'hydropisie de l'arachnoïde et celle des ventricules avec leur dilatation — Atrophie du cerveau, en particulier des lobes frontaux, avec prolifération nucléaire extraordinaire. Sclérose de toute la masse cérébrale avec diminution et disparition des éléments nobles du cerveau. — Altérations vasculaires : MM. Esmarck et Jetsen en trouvèrent chez un vieux syphilitique devenu paralytique général ; l'artère cérébrale postérieure et la basilaire étaient athéromateuses, les nerfs moteurs oculaires communs des deux côtés, noueux, triplés de volume et transformés en une masse lardacée. — Le trijumeau droit et l'oculaire externe étaient le siège d'une altération analogue. MM. Binswanger, Arnd, Schüle constatèrent la sclérose des petits vaisseaux artériels. — M. Schultz trouva chez un paralytique général, arrivé à la 15e année de sa syphilis, une artériosyphilose typique de presque toutes les artères de la base de l'encéphale. On a également signalé des anévrysmes fusiformes multiples.

« En somme, dit M. Rumpf, à qui j'emprunte ces détails, les altérations vasculaires semblent être les plus fréquentes lésions de la paralysie générale syphilitique, bien que leur développement soit extrêmement variable dans quelques cas. » — A l'appui de cette proposition, l'auteur rapporte trois observations personnelles. En voici deux : A la 14e année de la syphilis, chez un homme de 43 ans, troubles de la vue, diplopie, maux de

Description clinique. — Nous sommes beaucoup mieux renseignés sur ses symptômes. Parmi eux domine l'excitation cérébrale. Sans doute elle est grande, extraordinaire quelquefois, poussée jusqu'à l'extravagance la plus complète ; mais elle ne s'envole jamais aussi loin que la folie des paralytiques généraux. On dirait qu'elle est retenue au sol, non point par la raison assurément, mais plutôt par un lest d'idiotie, d'abrutissement, de démence prématurée. En outre, cette excitation reste vague, sans continuité, sans but déterminé. Elle n'entre pas en plein dans la modalité si caractéristique et si étonnante de la vraie paralysie générale. Elle ne devient que rarement ou que par éclairs de la *mégalomanie*. Le délire ambitieux, le délire des grandeurs, du moins dans ce qu'il a de grandiose et d'éblouissant, n'est pas son fait. Elle est plus étriquée, plus avare, moins royalement prodigue dans ses conceptions délirantes. Le *délire de la satisfaction* n'a pas non plus chez elle la même amplitude. Le *moi* y est moins absorbant, plus réservé, plus timide. Il ne plane pas aussi haut ; il ne s'élance pas d'une fougue aussi folle ni avec une aussi absolue certitude du succès et du triomphe dans les gigantesques aventures imaginaires où se complaît l'idéation démesurément emphatique de la vraie paralysie générale, etc., etc.

Les désordres de la locomotion sont loin d'être aussi prononcés et aussi spéciaux dans la cérébrosyphilose pseudo-paralytique que dans cette dernière. Ils n'arrivent jamais au même degré et au même ensemble d'ataxie motrice, réglée, systématisée. Prenons, par exemple, parmi eux le *tremblement* qui occupe une place si importante, dans la phénoménalité des fous paralytiques. Il consiste en une trémulance, un mouvement fibrillaire et vermiculaire des lèvres, de la supérieure surtout et de la langue. Il est presque pathognomonique. On ne le trouve ni sous cette forme, ni au même degré chez les syphilitiques ; il fait même parfois complètement défaut. Celui des mains est plus fréquent, sans atteindre la même intensité, ni surtout la même régularité que dans la paralysie générale.

Pendant ses premières périodes et même plus tard, la périencéphalite diffuse ne détermine d'autres troubles de la motilité que des désordres dans la coor-

tête ; puis le malade devint léger, prodigue, se mit à boire, eut du délire furieux, du délire des grandeurs et mourut. On trouva une méningite de la convexité, un thrombus de la basilaire avec obturation de la cérébrale postérieure gauche ; atrophie des deux nerfs optiques, ventricules un peu dilatés, petite tumeur du volume d'un pois à la partie moyenne du corps strié, contenant des bacilles de la syphilis (?) — Au bout de cinq ans de syphilis, chez un officier exempt d'antécédents nerveux, troubles psychiques graves, puis délire furieux, hallucinations, tremblement fibrillaire de la langue, troubles caractéristiques de la parole, accès convulsifs, mort. — A part une légère altération de l'artère basilaire et une adhérence entre la pie-mère de la convexité et la substance corticale, l'examen macroscopique donna peu de renseignements. A l'examen microscopique, on trouva des lésions de l'écorce cérébrale dans les lobes frontaux : induration, crevasses, fissures qui lui donnaient un aspect poreux ; épaississement avec rétrécissement des petits vaisseaux de la pie-mère qui se tamisent dans l'écorce ; infiltration de noyaux répandus en partie dans le tissu conjonctif et dans les gaines adventices élargies qui entourent les artérioles.

Ainsi, il est incontestable qu'il existe une certaine analogie entre les lésions de la paralysie générale vraie et celles de la paralysie générale syphilitique. Toutes les deux sont fondamentalement constituées par de la sclérose encéphalique et méningitique. Mais sa diffusion est répartie d'une façon incomparablement plus régulière chez la première que chez la seconde affection. — Dans la syphilose pseudo-paralytique, les artères sont peut-être plus profondément lésées et elles le sont sans aucune systématisation. Les lobes frontaux sont les plus touchés dans les deux maladies.

N'est-il pas étonnant qu'on trouve si peu de tissu gommeux dans la paralysie générale syphilitique ? Les lésions paraissent être tout à fait d'ordre commun et sans spécificité.

dination motrice. Il n'y a pas paralysie proprement dite. La puissance musculaire loin d'être abolie conserve toute sa force, mais elle ne sait pas aller droit au but. Elle manque de précision, elle est incoordonnée. Ce n'est qu'ultérieurement, quand les lésions encéphaliques ont progressé et se sont compliquées d'altérations spinales que la motilité diminue d'énergie, s'affaisse et transforme son ataxie initiale en une parésie et une paralysie progressives et terminales.

Les choses se passent tout autrement dans la pseudo-paralysie générale syphilitique. Les troubles moteurs y sont surtout d'ordre paralytique. Et ce qu'il y a de bien plus remarquable et de plus distinctif, c'est que des parésies et des paralysies très réelles et habituellement partielles et non généralisées se montrent, non pas seulement dans le décours de l'affection ou pendant ses phases ultimes, mais dans la période initiale, même avant elle et alors que la cérébrosyphilose n'a pas encore pris la physionomie et les allures de la paralysie générale. Ce fait qu'une paralysie oculaire, une monoplégie, une hémiplégie faciale, une hémiplégie de l'un ou de l'autre côté, sont communes ou imminentes pendant toute la durée de la pseudo-paralysie, et à n'importe quel moment, me paraît avoir une haute signification.

Parmi les paralysies partielles qui précèdent ou accompagnent en pareil cas les troubles psychiques, les paralysies de la troisième paire et l'hémiplégie droite ou gauche sont de beaucoup les plus fréquentes. Mais ce n'est pas avec elles seulement que s'associe la psychose spécifique. Les attaques brusques de congestion, les crises épileptiformes se joignent au cortège de ces phénomènes cérébropathiques qui altèrent à chaque instant le type, montrent ce qu'il a d'artificiel et de fortuitement combiné, plutôt que de concerté avec suite et régularité.

Dans les deux affections, le processus diffère encore plus que les symptômes isolés ou réunis. Du côté de la psychose syphilitique, l'imprévu s'oppose à toute évolution régulière ; il est impossible de deviner la succession des phénomènes et de leur assigner un terme. On est toujours sur le qui-vive. Certains désordres se produisent à l'improviste et à contretemps ; d'autres au contraire disparaissent, mais momentanément et pour revenir plus tard, on ne sait quand. Rien de fixe ni de calculable. Des sauts, des écarts, des surprises, une grande ataxie dans la marche générale encore plus que dans chacun des symptômes, un complexus beaucoup plus grand dans la phénoménalité, voilà ce qu'on observe. Comparez ce processus désordonné à l'évolution continue et calculable en sa progression régulière de la vraie paralysie générale. Ici du moins vous savez toujours où en sont les choses. Vous pouvez déterminer le début, circonscrire les périodes, mesurer leur durée, assigner un terme plus ou moins probable à tel ou tel phénomène, prévoir sa disparition et son remplacement par un autre, juger de la marche dans ses détails et dans son ensemble ; en un mot, vous rendre d'avance un compte à peu près exact de l'affection à tous ses moments.

L'état général n'est pas aussi compromis que pourraient le faire supposer le nombre et la gravité des troubles nerveux. Qu'il s'agisse d'une paralysie générale vraie ou syphilitique, les malades conservent pendant des mois et des années une santé matérielle presque parfaite. Ce contraste entre le physique et le moral est peut-être plus frappant dans la première que dans la seconde.

Si dans cette dernière on trouve parfois, à la longue, la détérioration particulière qui constitue la cachexie spécifique propre aux profondes viscéropathies syphilitiques, en revanche nous avons contre tous ces désordres la ressource du traitement spécifique. Il est consolant de savoir que, contrairement à la vraie paralysie générale qui est absolument incurable, la pseudo-paralysie syphilitique peut être guérie. Je ne dis pas que cela ait lieu dans tous les cas ; malheureusement il s'en faut de beaucoup. Mais ce qu'on est en droit d'espérer, et ce qu'on obtient presque toujours, c'est une grande amélioration. Il y a des cas où le mercure et l'iodure ont réellement ressuscité des malades. Grâce à eux, la cachexie, les désordres psychiques ou moteurs, les convulsions, les ictus apoplectiformes ont été réprimés dans ce qu'ils avaient de plus dangereux. Sans doute il est rare que les malades sortent parfaitement indemnes d'une aussi grave détermination. Il leur en reste, dans la grande majorité des cas, des infirmités incurables ; ils sont menacés par des retours offensifs. Mais enfin ils vivent; leur existence peut même se prolonger très longtemps et leurs jours ne sont pas comptés comme ceux des paralytiques généraux. Le pronostic est donc très différent dans les deux cas.

Pour terminer ce parallèle et montrer que la paralysie générale des syphilitiques ne doit pas être confondue avec la paralysie générale vraie, mais que cependant elle la simule quelquefois au point de rendre le diagnostic très difficile, je vais résumer un cas que j'ai observé.

M. X..., âgé de 30 ans, étudiant en médecine, contracta la syphilis en 1877 et n'eut comme accidents consécutifs que de la roséole et des plaques muqueuses. Traitement énergique à cette époque et depuis, presque ininterrompu pendant 7 années. Rien cependant d'extraordinaire jusqu'en 1883. Il se produisit alors une mydriase du côté gauche ; elle guérit rapidement. On crut qu'une affection spécifique de la moelle allait se déclarer; il n'en fut rien, et c'est le cerveau qui commença à se prendre insensiblement. Impossible d'incriminer une cause autre que la syphilis, car le sujet n'était ni alcoolique, ni débauché, ni rhumatisant. — Diminution graduelle des facultés intellectuelles, impossibilité de travailler et de passer ses examens. Ses idées devinrent confuses, fixes ou très mobiles et presque toujours enfantines et ridicules. Ce processus psychopathique se fit très lentement. Il s'accentua surtout en août et en septembre 1887 (10e année de la syphilis). Il se produisit alors un peu d'embarras de la parole, qui était insensible le matin et ne devenait sérieux que dans la journée ou sous l'influence d'une émotion un peu vive.

En février 1888, attaque de congestion cérébrale avec affaissement musculaire et sans perte de connaissance, mais suivie de délire, d'agitation, de paralysie de l'avant-bras du côté gauche, d'incertitude dans la marche et même d'impossibilité de marcher. La crise dura 3 jours. Elle était survenue en pleine santé, si bien qu'on croyait tout fini.

Quand on me conduisit le malade, deux semaines après, la paralysie avait complètement disparu, mais les mains étaient fort maladroites. Il marchait très bien et faisait des courses de 8 à 10 kilomètres. Jamais de convulsions. Ce qui était atteint chez lui c'était l'intelligence. L'encéphalopathie avait une forme essentiellement psychique : enfantillages, idées fixes, extravagantes, conceptions délirantes, suivies d'actes déraisonnables, affaiblissement considérable de la mémoire et accès de colère, humeur sombre. M. X... bredouillait, parlait à tort à travers, radotait, revenait sans cesse sur les mêmes idées, et avait la physionomie d'un idiot, d'un hébété, d'un individu à moitié ivre. Force musculaire et sensibilité intactes et égales des deux côtés. Écriture assez bonne, meilleure que n'aurait pu le faire supposer l'état cérébral.

J'instituai un traitement spécifique énergique. Ce traitement fut mal suivi à cause d'une diarrhée très forte. Néanmoins, trois semaines après, amélioration fort grande surtout du côté de la mémoire. Difficulté de la parole un peu moindre. — Idées toujours puériles — Plus d'accès extravagants. Pleurs sans cause, mais humeur moins noire et presque gaie. Rien du côté du mouvement ni de la sensibilité. Santé générale très bonne. Même traitement.

Je perdis M. X. de vue pendant 6 mois. Quand il revint à ma consultation, je le trouvai dans une disposition d'esprit optimiste qui se réfléchissait sur sa figure toujours souriante. Il avait l'air enchanté de lui-même et se déclarait complètement guéri. Et en effet, il causait, lisait, écrivait, se souvenait presque aussi bien que si son cerveau n'eût jamais été malade. Mais sa parole restait un peu hésitante et il y avait quelque chose de traînant et de puéril dans sa prononciation. — Force musculaire très considérable lui permettant des exercices gymnastiques compliqués et des courses énormes. — Écriture excellente, rédaction parfaite de certains cours qu'il suivait, etc. Tout cela aurait pu faire croire à une guérison complète; mais un sourire un peu niais restait stéréotypé sur les lèvres. De temps en temps un propos enfantin se faisait jour et les idées d'une nature un peu trop ambitieuse pointaient çà et là, etc. Aucune crise congestive depuis celle de février.

Eh bien, que pensez-vous de ce fait? Est-ce la fausse paralysie générale syphilitique ou la paralysie générale vraie? — Y aurait-il entre nous quelque divergence d'opinion sur le diagnostic, ou bien sommes-nous d'accord?..... Oui, sans aucun doute, du moins sur le traitement.

Formes rares des cérébrosyphiloses. — Les grands syndromes constitués par l'aphasie, les paralysies, les convulsions, les troubles psychiques ne sont pas les seuls qu'on rencontre dans les cérébrosyphiloses. Assurément c'est eux qu'on observe le plus souvent; ils possédent l'autonomie la plus forte et la plus persistante. A ce double titre ils doivent être placés en première ligne.

Mais, au-dessous ou à côté d'eux, il y en a d'autres qui, sans avoir la même importance, du moins comme nombre, n'en méritent pas moins d'être décrits. Je n'ai fait que les signaler çà et là jusqu'à présent; je vais y revenir.

Ces formes sont au nombre de deux; elles occupent pour ainsi dire les deux points extrêmes de l'expression symptomatique propre aux méningo-encéphalopathies spécifiques. L'une, en effet, est constituée presque exclusivement par des phénomènes d'excitation et l'autre par des phénomènes de dépression; l'une est *méningitique* et l'autre *comateuse*. Comme complication on rencontre quelquefois le coma ou la méningite au milieu des autres syndromes. Mais ils existent en outre isolément, dans certains cas très exceptionnels, ou bien ils prédominent d'une façon assez tranchée pour constituer deux formes autonomes de cérébrosyphilose.

I. *Forme méningitique.* — Les syphiloses méningo-encéphaliques circonscrites ou diffuses sont très rares à toutes les périodes de la syphilis. On en a publié cependant un assez grand nombre de cas; mais leur authenticité n'est pas à l'abri de toute critique. Pour ma part, je n'en ai observé que deux ou trois cas. Est-ce un effet du hasard? — Un médecin américain d'une très grande autorité, M. le docteur R. Taylor, croit que la méningite subaiguë syphilitique est relativement fréquente pendant la seconde période de la syphilis. Céphalalgie violente et continue, vertiges, cauchemars ou insomnies, éréthisme nerveux, hypéresthésie des sens, troubles psychiques, délire intermittent ou continu pouvant aller jusqu'à la manie suraiguë, fièvre, etc. : tels sont les principaux symptômes qui se sont présentés chez deux malades de M. Taylor, qui ont guéri, et chez un troisième où les choses ont toujours marché en s'aggravant.

Un type de ces méningo-encéphalites, c'est le cas suivant que j'ai observé, longuement décrit et commenté ailleurs. En voici le résumé :

Chez un homme de 36 ans, qui n'avait aucun antécédent constitutionnel ou toxique, il survint, sans cause occasionnelle, au huitième mois d'une syphilis bénigne dans ses premières poussées, que j'avais suivie et traitée dès son début, un ensemble d'accidents qui me firent croire d'abord à une pyrexie. Céphalalgie surtout nocturne, fièvre assez vive, fugace et irrégulière, constipation, nausées et vomissements bilieux. Bientôt, phénomènes cérébraux tels que stupeur, somnolence, délire, céphalalgie plus prononcée, etc. Puis tout à coup chute, avec perte complète de connaissance, sans convulsions, ni écume à la bouche, ni paralysie localisée. Cette attaque fut suivie d'une somnolence qui dura quarante-huit heures ; un peu plus tard, stupeur typhoïde sans crises d'agitation. Accès atroces de céphalée, commençant vers 8 heures du soir et ne finissant qu'à 7 heures du matin. — Au bout de deux ou trois semaines, déviation des yeux, difficulté de la parole, mémoire très affaiblie. Faiblesse musculaire généralisée sans paralysie partielle, ni tremblement, ni contracture. Le malade se levait seul, mais il titubait comme un homme ivre. Intégrité de toutes les sensibilités sur toutes les parties du corps. Persistance des vomissements bien que la langue fût nette et sans aucun enduit saburral. Ventre fort déprimé, constipation et inappétence. — Cet état se prolongea, avec des alternatives de mieux et de plus mal, pendant deux mois, et le malade eut la chance d'en sortir complètement guéri. J'avais administré l'iodure dès que la spécificité de l'affection m'eut été démontrée par l'analyse des symptômes. Parmi les phénomènes qui m'indiquèrent sa provenance syphilitique, il y en a trois qui me parurent significatifs : l'ictus apoplectiforme, le strabisme, l'aphasie transitoire.

Pour de plus amples commentaires sur ce cas qui me paraît typique, je renvoie à mon mémoire sur les *Affections syphilitiques précoces du système nerveux*.

II. *Forme comateuse*. — Cette forme est encore plus rare que la forme méningitique, Elle a été très bien décrite par le docteur Mercier dans sa thèse inaugurale (*De la syphilis cérébrale avec accidents comateux*). Il en rapporte un cas observé par lui et un, communiqué par M. Fournier, et sept autres dus à différents observateurs : Trousseau et Lassègue, de Graetz, Sanson, Lagneau, Hérard, etc.

Dans les cas les plus typiques, il n'existe que peu ou point de prodromes d'une grave encéphalopathie syphilitique. Puis tout à coup le malade tombe dans un coma absolu et stertoreux. L'invasion brusque et sidérante est le trait caractéristique de cette forme. Quand les phénomènes prémonitoires ne manquent pas complètement, ils sont en général insuffisants pour faire prévoir l'attaque comateuse, et ne diffèrent pas de ceux qui précèdent d'ordinaire les autres variétés de cérébrosyphiloses. Ils sont même beaucoup plus vagues, car on n'a constaté que rarement les accidents vertigineux, les convulsions épileptiformes et les vomissements qui doivent toujours faire craindre une tumeur cérébrale. Il est vrai qu'en revanche les troubles oculaires ont souvent été notés et, à eux seuls, ils ont une grande valeur comme signe des tumeurs de l'encéphale, sans toutefois indiquer leur nature.

Pris en lui-même, ce coma syphilitique ne diffère pas de celui qui est produit par d'autres causes. Son intensité peut arriver aux dernières limites. La durée varie de quatre ou cinq jours à deux ou trois semaines. Tout dépend de l'intervention thérapeutique. Sa marche est continue. L'intelligence et la parole semblent renaître quelquefois, mais le coma reprend vite le dessus jusqu'à la mort. Les convulsions épileptiformes et les vomissements sont rares.

En général, c'est à une phase jeune de la syphilis que la forme comateuse se produit.

Dans les cas où la mort a été la terminaison du coma, ce qui est moins fréquent qu'on ne serait tenté de le croire, puisqu'il n'en a été ainsi que dans deux cas sur neuf, l'autopsie a démontré chaque fois des lésions analogues, c'est-à-dire une tumeur syphilitique, de l'infiltration gommeuse et un ramollissement étendu de la substance cérébrale.

Le diagnostic présente les plus grandes difficultés, lorsqu'on ne connaît pas le passé du malade et qu'il n'existe chez lui aucune trace ancienne ou récente de syphilis. Si l'attaque de coma est survenue en pleine santé, sans aucun phénomène prémonitoire, notre embarras sera extrême, surtout si ceux qui entourent le malade ne peuvent nous fournir aucun renseignement. En pareille occurence, on passera en revue toutes les causes qui produisent le coma, d'abord dans le domaine de l'encéphale, de ses membranes et de ses vaisseaux, puis dans les nombreuses espèces de dyscrasies et d'intoxications qui sont susceptibles d'y donner lieu. Les causes du coma se multipliant à mesure qu'on avance dans la vie, le diagnostic de la cérébrosyphilose comateuse offrira plus de difficultés chez les sujets âgés et chez les vieillards que chez les jeunes gens et dans l'âge mûr. Dans toutes les hypothèses sur les causes de cet accident, on réservera une place à la syphilis et les probabilités de cette cause deviendront de plus en plus grandes à mesure qu'on aura éliminé toutes les autres, parmi lesquelles il faut placer l'intoxication urémique, la dyscrasie diabétique, les fièvres pernicieuses comateuses, les empoisonnements par l'alcool, par le plomb, etc., sans excepter les maladies cérébrales et les grandes névroses, l'épilepsie, l'hystérie, etc. L'étude des antécédents, la recherche des coïncidences spécifiques sont d'une importance majeure; les effets du traitement ioduro-mercuriel ne le sont pas moins pour résoudre cette question difficile. Il est inutile d'ajouter que des prodromes comme la diplopie, le strabisme, les céphalées nocturnes et des attaques d'aphasie, d'épilepsie, d'hémiplégie partielle, etc., primeront tout le reste comme valeur diagnostique.

Le pronostic serait des plus graves si on n'avait pas le traitement spécifique. Dans beaucoup de cas, il a sauvé des malades condamnés sans lui à une mort presque certaine. De là, nécessité de l'employer immédiatement sous sa forme la plus intensive.

Localisations cérébrales et pathogénie des cérébrosyphiloses. — Après avoir décrit les associations symptomatiques qui constituent les principaux groupes cliniques des cérébrosyphiloses, je vais envisager ces affections au point de vue physio-pathologique, c'est-à-dire jeter un coup d'œil sommaire sur les rapports qui existent entre leurs foyers anatomiques et leurs symptômes.

I. Dans le cerveau proprement dit, les principales localisations des syphilomes se font à la périphérie, sur l'écorce, en avant, c'est-à-dire aux régions frontales de l'un et de l'autre côté. Quand on veut se rendre compte du mode pathogénique qui préside aux variétés si nombreuses des phénomènes morbides dans les cérébrosyphiloses, on doit toujours avoir présente à l'esprit la topographie des principaux centres fonctionnels de l'écorce. Pour montrer le parti qu'on en peut tirer, je renvoie le lecteur à mon ouvrage sur les *Localisations de la syphilose corticale du cerveau*, etc., pp. 85, 92. — Une réaction s'était faite, il y a quelques années, contre ces localisations que les remarquables travaux cliniques de M. Hughlings Jackson, de M. Charcot et de ses élèves semblaient avoir fondées sur les bases les plus solides, car elles confirmaient les découvertes expérimentales des centres corticaux que nous devons à MM. Fritisch et Hetzig, à MM. Ferrier, Carvile et Duret. Aujourd'hui on est bien forcé d'y revenir quand on voit, comme dans une opération célèbre de M. Péan, le chirurgien, guidé par le médecin, tomber d'une façon précise sur le foyer du mal au moyen de la trépanation, le mettre à nu, l'enlever et guérir un malade condamné à une mort presque certaine [1]. L'analyse des phénomènes, faite en prenant pour guide la physiologie des centres corticaux, présente donc, outre son intérêt scientifique, une importance pratique de premier ordre, puisqu'elle nous permet de découvrir sur le crâne les foyers du mal et nous donne la possibilité de les extraire, lorsque le traitement interne est incapable de les faire disparaître. Donc, comme conclusion, je vous dirai sur ce sujet : Ne négligez jamais d'analyser, de classer les phénomènes des cérébrosyphiloses, en vue de la localisation de leurs syphilomes producteurs sur les différents foyers de l'écorce.

II. Dans l'interprétation pathogénique des phénomènes, nous pouvons prendre pour base anatomo-pathologique deux ordres de lésions prédominantes : d'une part, les endartérites ou les affections gommeuses des artères intracrâniennes, et d'autre part les hyperplasies diffuses ou circonscrites des méninges et de l'écorce cérébrale. Le ramollissement est toujours le terme de ces deux ordres de lésions. Les méningopathies et les artériopathies cérébrales ne s'excluent point ; elles peuvent coexister comme aussi elles peuvent se produire isolément. Les symptômes doivent différer suivant que l'une ou l'autre de ces lésions existe seule ou prédomine. Mais comme le ramollissement est le terme de toutes les deux, il est difficile que l'analyse des phénomènes puisse conduire à un diagnostic anatomique rigoureusement exact.

On peut diviser l'hémiplégie syphilitique en trois variétés. La première se développe lentement ; elle est directe et provient de la compression qu'exerce sur les fibres une tumeur gommeuse développée dans les conducteurs nerveux eux-mêmes ; — la seconde, causée par un ramollissement local du cerveau, se rattache à une dégénérescence scléro-gommeuse de l'artère cérébrale moyenne ou d'une de ses branches, qui la rétrécit ou l'oblitère ; — la troisième, qui est presque toujours transitoire, survient après une convulsion (hémiplégie convulsive de Todd). Elle est produite par une hyperplasie gommeuse des membranes, qui a envahi les circonvolutions, et qui, agissant sur elles comme un corps étranger, a troublé l'équilibre de la matière grise, l'a mise en état d'instabilité fonctionnelle, et l'a poussée à une décharge nerveuse (*discharging lesion*). — Or, la conséquence des lésions à décharge convulsive, c'est une paralysie transitoire par épuisement des fibres nerveuses qui, dans le corps strié, ont été surmenées par la violence du courant convulsif.

Les hémiplégies convulsives ne sont pas produites par une congestion ou une extravasation sanguine. Le processus est le suivant : 1° formation d'une hyperplasie ou d'une tumeur dans le tissu connectif méningo-encéphalique : — 2° instabilité d'équilibre fonctionnel déterminée par la production morbide dans la matière grise avoisinante ; — 3° décharge paroxystique de la matière grise sous forme de convulsions ; — 4° épuisement temporaire

1. *Épilepsie partielle déterminée par une tumeur cérébrale siégeant au niveau de la zone motrice et traitée par la trépanation et l'ablation de la tumeur. Disparition des accidents.* — Communication faite par M. Péan en son nom et au nom de MM. Gilbert, Ballet et Gélineau, à l'Académie de médecine, séance du 10 février 1889.

des fibres nerveuses du corps strié, correspondant au territoire de la matière grise envahie par la morbiformation.

La même interprétation peut s'appliquer presque rigoureusement à l'aphasie. Toutefois, ainsi que le fait remarquer M. Hughlings Jackson, les hyperplasies, les tumeurs, de quelque nature qu'elles soient, syphilitiques ou autres, ne causent point, en général, une abolition du langage aussi étendue, aussi complète, que le ramollissement et l'hémorrhagie.

Les deux principales variétés pathogéniques de l'aphasie syphilitique seraient donc : 1° L'aphasie symptomatique d'un ramollissement produit par une thrombose de l'artère cérébrale moyenne gauche ; elle correspond exactement à la deuxième variété de l'hémiplégie ; — 2° L'aphasie épileptique, qui est le pendant de l'hémiplégie épileptique, et qu'on rencontre assez souvent dans la syphilis. La première variété d'aphasie l'emporte de beaucoup sur la seconde comme fréquence, et elle s'associe à la deuxième variété d'hémiplégie, surtout quand cette hémiplégie siège du côté droit. Qu'en faut-il conclure? C'est que ce remarquable syndrome, aphasie et hémiplégie droite, qui constitue le mode symptomatique le plus commun des syphiloses cérébrales, se rattache presque toujours à une altération syphilitique de l'artère moyenne du côté gauche.

Ici se présente une difficulté qu'il faut faire ressortir pour mettre en garde contre les interprétations trop précipitées. On s'explique très bien que l'embolie des sylviennes, consécutive à l'athérome artériel, se produise plus facilement à gauche qu'à droite, et que par conséquent l'hémiplégie droite et l'aphasie, qui en sont la conséquence, soient, plus souvent que d'autres phénomènes paralytiques, le symptôme de la dégénérescence athéromateuse droite. Si la sylvienne gauche, en effet, est plus apte à être oblitérée que la droite, c'est que la carotide gauche se trouve plus directement que la droite dans l'axe du courant sanguin, et qu'elle est la voie la plus rectiligne que puisse prendre l'embolus pour aller du cœur et de l'aorte au cerveau. La prédominance de la lésion à gauche dépend donc, en pareil cas, d'une simple disposition anatomique. En est-il ainsi dans les syphiloses avec le syndrome aphasie et hémiplégie droite? Non, puisque la lésion ne provient point d'un embolus parti de l'aorte ou du cœur, mais d'un rétrécissement ou d'une oblitération thrombosique nés sur le lieu même par le fait d'une artérite syphilitique qui a choisi la sylvienne gauche. — Du reste, que l'aphasie et l'hémiplégie droite syphilitiques résultent d'une dégénérescence gommeuse, d'une artérite chronique et de la thrombose, qui en est la conséquence, ou bien qu'elles soient produites par une hyperplasie des méninges et de la névroglie corticale, indépendante de toute lésion artérielle, n'est-il pas étonnant de voir la syphilis affecter une prédilection si singulière pour le côté gauche du cerveau ?

Quelle en est la cause ?

Il paraît démontré que plus un organe est en état d'activité physiologique, plus est grande la préférence qu'ont pour lui les manifestations diathésiques. Eh bien, dans cette affinité élective de la syphilis pour le côté gauche du cerveau ne faudrait-il pas voir une preuve de l'énorme prédominance fonctionnelle de l'hémisphère gauche chez la plupart des individus ? — Et ce qui vient à l'appui de cette hypothèse, c'est que les ramollissements syphilitiques par ischémie et ceux par productions gommeuses méningo-corticales s'établissent surtout dans le territoire de l'artère cérébrale moyenne droite ou gauche, au voisinage du sillon de Rolando et de la scissure de Sylvius, c'est-à-dire dans les parties les plus actives des hémisphères, dans la région des centres idéo-moteurs.

D'après ce que je viens d'exposer, il existerait donc deux grandes variétés d'encéphalopathies syphilitiques. Les unes seraient consécutives aux troubles ischémiques, provenant de la syphilose des artères du cerveau ; les autres dépendraient de productions gommeuses ayant leur siège dans les méninges ou dans la névroglie. Les premières présenteraient les symptômes du ramollissement classique, les secondes ceux des tumeurs du cerveau. — Cette distinction ne manque pas d'importance clinique, surtout au poin de vue du pronostic et du traitement. Sans doute, il ne faut pas toujours chercher à l'établir d'une manière absolue, ni la poursuivre dans toutes ses conséquences théoriques ; mais on doit la regarder comme fondée et en tenir compte.

Ces deux variétés de l'encéphalopathie syphilitique peuvent exister séparément; bien des fois aussi elles coïncident. Et quelle raison les rendrait incompatibles ? Ne procèdent-elles pas de la même cause générale que rien n'empêche d'agir et qui agit, en effet, simultanément sur divers tissus et sur divers organes etc. ? C'est parce que ces encéphalopathies combinent leurs effets, mélangent et enchevêtrent leurs symptômes, qu'on observe dans beaucoup de syphiloses cérébrales tant de phénomènes un peu disséminés de tous les côtés, sans lien fonctionnel apparent et sans uniformité dans le processus.

Voici en quelques mots un parallèle séméiotique entre ces deux variétés d'encéphalopathies syphilitiques :

La céphalalgie est un prodrome commun au ramollissement syphilitique ischémique et aux productions gommeuses corticales ; mais dans le premier elle est diffuse, bilatérale, habituellement frontale ou généralisée, tandis que dans les secondes elle est fixe, circonscrite du côté de la néoplasie et à son niveau, rémittente et paroxystique.

La paralysie ou la parésie dans tout un côté du corps, ou du moins dans une portion considérable de ce côté, se manifeste sous forme d'attaques, sans perte de connaissance dans le ramollissement ischémique. Dans les néoplasies gommeuses méningo-corticales, les troubles du côté de la motilité débutent très souvent par une épilepsie partielle ou hémiplégique, par cette épilepsie avec aura, que Bravais avait découverte dès 1827, et qui a été si parfaitement décrite de nos jours par M. Hughlings Jackson. Ce symptôme appartient en propre aux tumeurs cérébrales et ne se voit jamais ou presque jamais dans le ramollissement, surtout au début. — J'en dirai autant des vomissements.

Les troubles psychiques, les altérations de la sensibilité générale et des organes des sens, sont aussi beaucoup plus communs dans les productions gommeuses méningo-corticales que dans le ramollissement.

Quoiqu'il y ait beaucoup plus de richesse et de variétés dans la séméiologie des tumeurs syphilitiques du cerveau que dans celles du ramollissement ischémique, cependant cette dernière affection est plus grave que la première. — Une étendue plus considérable de la pulpe cérébrale est irrémédiablement détruite, et puis les spécifiques ont infiniment moins de prise sur la syphilose des artères que sur celle des méninges ou de la névroglie. C'est sans doute à l'affection syphilitique des artères cérébrales qu'il faut rapporter ces graves encéphalopathies qui résistent au mercure et à l'iodure de potassium, tout autant que les encéphalopathies d'origine athéromateuse.

Parmi les troubles sensoriaux produits par les tumeurs méningo-corticales d'origine syphilitique ou autre, ceux de la vue occupent la place la plus importante. Leur étude a été faite avec une grande perspicacité par M. Hughlings Jackson. La névrite optique (*optic neuritis*), les altérations consécutives du disque et l'amaurose ont été, de sa part, l'objet d'une étude approfondie. Il a établi, d'après de nombreuses observations, que la névrite optique avec ou sans atrophie du disque, est presque toujours double, bien qu'elle se rattache souvent à une lésion unilatérale du cerveau. D'une manière générale, dit ce savant médecin, les symptômes cérébraux se groupent, non seulement selon leurs affinités fonctionnelles, mais quelquefois suivant les divisions nutritives et artérielles de la région. Si un malade a une double névrite optique et des convulsions ayant débuté dans la main ou la face, on trouvera la lésion dans les circonvolutions du district arrosé par l'artère cérébrale moyenne...

« La convulsion ne peut fournir aucune information relativement à la nature de la lésion. Elle n'indique que le lieu où se sont produits les changements qui perturbent l'équilibre de la matière grise et la poussent à des décharges. Cette disposition dépend-elle ou ne dépend-elle pas d'une tumeur ? La maladie est-elle organique ou fonctionnelle ? S'il n'existe pas de névrite optique, il est très probable que l'accès ne dépend ni d'une tumeur ni d'aucun autre produit morbide. Mais, s'il existe une névrite optique double, nous pouvons conclure avec confiance que la maladie siégeant dans le territoire de l'artère cérébrale moyenne est une tumeur. La névrite optique indique donc la nature générale de la lésion, tandis que la convulsion en indique le siège.

« La névrite optique peut provenir d'une maladie du cervelet.

«... La névrite optique peut exister sans une tumeur du cerveau. Néanmoins, je pense que la névrite optique est le signe le plus certain d'une grosse lésion (*coarse organic disease*) située dans l'intérieur du crâne. » (Hughlings Jackson.)

III. Une région du cerveau qui ne le cède pas à l'écorce, comme importance, variété et signification presque pathognomonique des symptômes, c'est la base. *Les lésions syphilomateuses de la base* et des parties qui l'avoisinent sont très communes et leur interprétation pathogénique est d'un haut intérêt. Pour s'en rendre compte, il suffit de songer à la quantité des vaisseaux et des nerfs entassés dans cet étroit espace. Et puis, n'y a-t-il pas là aussi la protubérance et la bulbe ?

Il est très fréquent de voir les paralysies ou les névralgies des branches nerveuses reposant sur la base, précéder pendant longtemps les cérébrosyphiloses, avant qu'elles arrivent à se constituer définitivement. Il arrive même qu'elles sont parfois la seule expression d'un syphilome qui se borne à n'attaquer qu'elles seules. Malheureusement c'est l'exception, et de violentes céphalées frontales ou occipitales attestent trop souvent que le cerveau, lui aussi, est impliqué dans le processus.

Parmi les nerfs qui sont le plus fréquemment atteints par les syphilomes de la base, il faut mettre en première ligne le moteur oculaire commun. Il l'est dans sa totalité, ou ce qui arrive peut-être plus fréquemment, dans quelques-unes de ses branches. Et même n'est-il pas étrange de voir combien peut être circonscrite sa lésion, puisqu'elle se borne parfois à produire une simple mydriase ?

Le nerf olfactif est, lui, au contraire, le plus rarement intéressé. Entre ces deux extrêmes viennent, par ordre de fréquence, le nerf optique et le trijumeau. — Tous les autres, et en particulier le moteur oculaire externe et le facial, sont susceptibles d'être également touchés, non pas d'emblée, mais successivement, à mesure que le syphilome gagne en étendue. Une question souvent difficile à résoudre, c'est celle de savoir en quel point et comment un nerf de la base est attaqué par la syphilis. Est-ce dans son parcours, est-ce dans son foyer d'origine ? Est-ce par une gomme voisine de lui ou par une hyperplasie scléro-gommeuse de son tissu propre? On a trouvé que les cordons nerveux étaient quelquefois, comme lésion propre à eux seuls, infiltrés de masses d'un gris jaunâtre, tantôt gélatineuses et transparentes, tantôt résistantes et compactes, laissant voir, à la coupe, des ponctuations blanchâtres qu'on prenait autrefois pour des tubes nerveux non encore altérés, mais qui ne sont autre chose que des points caséeux.

Syphilis de la protubérance, du bulbe et du cervelet.

Lorsque les lésions syphilomateuses occupent les régions postérieures de la base au niveau de la *protubérance* et du *bulbe*, lorsqu'elles siègent dans ces deux organes ou affectent les artères qui la nourrissent, il survient des phénomènes paralytiques beaucoup plus complexes et d'une gravité qu'expliquent le nombre et l'importance des nerfs qui émanent de l'isthme. Les noyaux bulbaires, en effet, ne sont-ils pas groupés dans un espace très restreint, autour du canal central du bulbe et dans la moitié inférieure du plancher ventriculaire ? Qu'en résulte-t-il ? Que les paralysies sont multiples et en général bilatérales. Elles affectent les fonctions importantes dévolues à ces nerfs, c'est-à-dire, pour ne citer que les principales, l'expression mimique, l'articulation des mots, la mastication, la phonation, et, quand le pneumogastrique est touché, la circulation et la respiration, etc. Dans les cas ou l'on voit survenir progressivement ou tout à coup une paralysie de la langue, d'une portion ou de la totalité du facial, avec des troubles profonds de la déglutition et des désordres cardio-pulmonaires, on peut localiser le syphilome dans le bulbe lui-même ou dans son voisinage. Ces symptômes appartiennent aux lésions vasculaires qui compromettent l'irrigation de la protubérance et de la moelle allongée. En semblable occurrence, il se produit des accès violents de dyspnée, avec ou sans paralysie d'un ou de plusieurs des nerfs bulbaires, des vomissements, quelquefois des convulsions, de la cyanose, etc. Au milieu de ce tumulte d'accidents qui menacent la vie, les troubles simultanés du langage et de la *déglutition* sont les plus caractéristiques.

De quelque nature que soient les lésions du bulbe, elles donnent lieu aux mêmes symptômes. Cependant celles qui sont de provenance syphilitique se distinguent par les particularités suivantes : apyrexie complète, ce qui n'a pas lieu dans la méningite tuberculeuse dont plusieurs phénomènes se rapprochent de ceux des syphilomes de la base; altération de plusieurs nerfs, soit simultanément, soit successivement; ainsi certaines paralysies disparaissent, reviennent, alternent avec d'autres, etc.

L'*alternance* doit être prise non pas seulement dans un sens vague et relatif à l'enchaînement chronologique, mais dans une acception toute physio-pathologique. Les paralysies dites *alternes* sont symptomatiques d'une lésion de la protubérance annulaire. Dans cet organe, en effet, une même tumeur peut comprimer le pédoncule cérébral et produire une hémiplégie opposée à la lésion et léser en même temps l'un des nerfs moteurs de l'œil par exemple, ou le tronc du facial ; on voit alors l'hémiplégie faciale alterner avec celle qui frappe les membres du côté opposé. L'alternance dans la syphilose cérébrale est possible aussi par le fait seul de syphilomes n'occupant que les hémisphères, mais disséminés simultanément sur le droit et sur le gauche.

Les lésions syphilitiques de la *moelle allongée* et des parties qui l'avoisinent peuvent entraîner la mort, sans être aussi considérables, à beaucoup près, que celles qui siègent sur tout autre point du cerveau. L'infiltration du tissu conjonctif périprotubérantiel ou péribulbaire est d'un pronostic beaucoup moins défavorable que l'artériosyphilose du tronc basilaire et des branches artérielles qui en émanent.

Les foyers syphilomateux qui siègent uniquement dans la capsule interne sont beaucoup plus rares que ceux de l'écorce et de la base, du moins dans sa partie antérieure. Ils donnent en général lieu à des hémiplégies qui occupent tout un côté du corps pour peu qu'ils aient un volume considérable. Il faudrait qu'ils fussent très circonscrits pour ne produire que des paralysies partielles.

Comme rareté dans les localisations de la syphilose encéphalique, il faut mettre en première ligne celles du cervelet. Cependant il en existe quelques cas. « Chez un syphilitique observé par M. Gamel, de Marseille, il survint une céphalalgie extrêmement violente et un défaut de stabilité dans les membres inférieurs, qui rendait la marche presque impossible. Il ne pouvait rester en équilibre ; pour faire quelques pas, il avait besoin de l'appui des deux bras. Dès qu'il voulait marcher, il s'inclinait de côté, brusquement, comme entraîné, en étendant les mains pour chercher un point d'appui; aucun muscle n'était paralysé. — A l'autopsie, on trouva dans le cervelet une gomme grosse comme une amande. — Outre ces phénomènes d'incoordination, on observe dans les syphilomes du cervelet, des vertiges, des vomissements, du strabisme, des mouvements de manège. — Dans un cas de M. Bernheim, le malade, les yeux ouverts, ne pouvait se maintenir debout et élargissait la base de sa sustentation pour échapper au vertige; amélioré, il conservait une impulsion du côté gauche. Un autre, vu par le même professeur, était triste, abattu, hébété, en proie à des cauchemars et au délire; il titubait comme un homme ivre, et de plus éprouvait une rétropulsion invincible. Dans ces deux cas il s'agissait bien de lésions du cervelet, tumeurs gommeuses ou méningite localisée, que l'on fut assez heureux pour enrayer grâce au traitement spécifique. » Jullien.

Toutes les localisations des syphilomes prêtent aux mêmes considérations pathologiques que les lésions circonscrites ou diffuses de l'encéphale provenant d'une autre origine. Elles sont peut-être plus complexes et moins fixes, et leur interprétation est souvent incertaine, hypothétique, peu satisfaisante à tous les points de vue. Aussi ai-je mieux aimé prendre pour base de classification dans les cérébrosyphiloses les symptômes que les lésions. Et puis ne voit-on pas quelquefois ces affections se manifester sans *symptômes en foyer.*

Cérébrosyphiloses sans symptômes en foyer. — Ces formes cliniques, où les signes d'une localisation déterminée font défaut et qui ne se manifestent que par des symptômes généraux, occupent une place très importante dans la syphilose encéphalique.

En pareil cas, on ne constate que des troubles fonctionnels de tout le cerveau, qui sont probablement produits par des perturbations circulatoires dues à l'artériosclérose ou par des infiltrations diffuses, de siège très variable, qui entravent l'afflux du sang ou embarrassent la circulation des voies lymphatiques. Quels sont les symptômes de cet état de choses ? Des céphalées, des vertiges, des insomnies, des troubles psychiques vagues, des crises ébauchées de tremblement ou de parésie diffuse, ne s'élevant ni à la convulsion, ni à la paralysie partielle, etc.

Parmi les troubles de la motilité sans lésion en foyer, il faut noter une différence d'innervation des deux pupilles, sans paralysie du constricteur ou du dilatateur de l'iris, une véritable *inégalité non paralytique*, car la pupille, sous certaines excitations, réagit aussi bien d'un côté que de l'autre.

D'autrefois, on observe une *parésie* de cet organe, un affaiblissement de sa réaction à la lumière, unie ou bilatérale. Elle est très fréquente dans le tabes, mais on la rencontre aussi quelquefois comme un des premiers symptômes dans les affections cérébrales syphilitiques (Rumpf). Ce symptôme, d'après le même auteur, a une importance d'autant plus grande, que la syphilose cérébrale sans foyer se présente souvent sous le même aspect clinique que la *neurasthénie* cérébrale. Dans ces cas de diagnostic difficile, un signe précoce *d'affection organique* peut être d'une importance capitale pour le traitement.

J'aurais pu m'étendre beaucoup plus longuement sur la syphilose cérébrale. Je regrette que l'espace dont je pouvais disposer dans ce volume ne me l'ait pas permis. J'ai été forcé de passer sous silence le grand nombre d'observations que j'ai recueillies sur ce vaste sujet. Peut-être trouveront-elles plus tard leur place dans un ouvrage exclusivement consacré aux déterminations de la syphilis sur le système nerveux.

DIXIÈME LEÇON

AFFECTIONS SYPHILITIQUES DU SYSTÈME NERVEUX

(*Suite et fin.*)

DEUXIÈME PARTIE

MYÉLOPATHIES SYPHILITIQUES

Messieurs,

Dans l'étude des déterminations de la syphilis sur la moelle épinière, nous sommes loin d'être arrivés au même degré de certitude que pour les cérébrosyphiloses. Malgré tous nos efforts, notre conviction n'a pas encore acquis cette ampleur à laquelle rien n'échappe, cette solidité sur laquelle le doute n'a aucune prise. D'où vient ce sentiment de malaise, d'inquiétude qui s'empare de notre esprit et se change en perplexité, quand il s'agit de se prononcer catégoriquement sur les nombreux problèmes que suscite cet ordre d'affections syphilitiques ? Ne dirait-on pas à certains moments que le sol chancelle et se dérobe sous nos pas ? Au lieu de le trouver saturé de tertiarisme comme dans les viscéropathies dont nous nous sommes occupés jusqu'ici, c'est à peine si de temps à autre nous rencontrons d'aventure sur la moelle des lésions syphilomateuses. Il semble que leur germe, si vivace partout ailleurs, s'étiole ici et perd toute sa vigueur spécifique. Et n'est-ce pas ce qui a lieu ? Le syphilisme s'y atténue, s'y efface, s'y noie dans les altérations d'ordre commun. A peine, dans les méninges rachidiennes et surtout dans le cordon médullaire, en découvrirez-vous des traces sous forme de gommes ou de suffusions gommeuses. Très rares sont les méningo-myélopathies franchement syphilitiques de par leurs lésions. Presque partout, sur la vaste étendue de ce territoire nerveux, domine le processus de sclérose et de ramollissement, dans ce qu'il a de plus pur et de plus exempt de spécificité.

Le *stigmate* anatomique fait défaut dans l'immense majorité des cas. Mais du moins le trouverons nous dans les symptômes ? Chacun d'eux en portera-t-il l'empreinte ? N'y comptez point.— D'ailleurs ne serait-ce pas trop exiger ? Nous nous en passions bien pour le cerveau. Pourquoi ne le ferions-nous pas ici ?

Oui, mais dans les cérébrosyphiloses, les associations phénoménales suppléent à ce qui manque aux éléments qui les constituent. La bizarrerie, l'incohérence, l'éparpillement, l'étrangeté des phénomènes morbides, leurs assemblages fortuits ou incompatibles, et toutes ces choses disparates qu'on croirait incapables de créer une physionomie, sont précisément les traits qui la constituent et d'où elle tire sa puissante originalité.

Dans les myélosyphiloses il n'en est pas ainsi. Les symptômes apparaissent, se déroulent, se juxtaposent suivant un ordre régulier, physiologique, et ne montrent que rarement quelques velléités d'indépendance. Tout y est pour ainsi dire classique. La syphilis n'ajoute rien, ne retranche rien ou bien peu aux myélopathies ordinaires. Dans la symptômatologie et le processus, presque autant que dans les lésions, elle abdique et ne veut pas se mettre en frais de puissance créatrice. Là aussi le stigmate est faible, s'il ne manque pas tout à fait.

Bien plus, l'absence de toute systématisation qu'on signale à bon droit comme un des traits les plus frappants de sa manière, et que nous retrouvons dans n'importe quel point de l'organisme dont elle s'empare, n'y renonce-t-elle pas quand elle s'incarne aussi intimement qu'il est possible de le faire dans la plus systématisée de toutes, dans le *tabes*, avec ou sans ataxie locomotrice progressive ? C'est même là qu'elle semble perdre tous ses droits à l'autonomie ; aussi la lui conteste-t-on. Ne voyez-vous pas devenir plus fortes et plus opiniâtres les résistances contre l'absorbante spécificité du tabes syphilitique ?

Est-ce à dire qu'elles en auront raison ? Qui pourrait l'affirmer ? N'exagérons rien ni dans un sens ni dans un autre. Il est incontestable que la syphilis est un facteur étiologique de premier ordre et d'une profonde portée dans les myélopathies de toutes formes, qu'elles soient circonscrites ou diffuses, aiguës ou chroniques, périphériques ou centrales ; qu'elles se formulent en *tabes antérieur*, avec prédominance de la paraplégie ou en *tabes postérieur*, avec tout le cortège des troubles sensoriels, sensitifs, moteurs psychiques, que complète et que couronne l'ataxie locomotrice.

L'observation clinique, en nous faisant assister à la filiation des accidents, depuis le début de l'intoxication jusqu'à la myélopathie, nous démontre qu'il en est ainsi. — Nous nous disons qu'il est impossible qu'en pareil cas cette grande maladie ne tienne pas sous sa dépendance l'affection médullaire, comme les autres manifestations qui l'ont précédée ou qui l'accompagnent.

Et quand un pareil enchaînement se reproduit sur une vaste échelle, suivant une proportion numérique variable, mais toujours fort grande dans ses oscillations, nous sommes bien forcés de nous incliner.

Il arrive un moment où le nombre qui ne dit pas grand'chose par lui-même fait loi en étiologie. Loi dure et humiliante. Au lieu d'établir la nature d'une maladie sur des particularités caractéristiques de lésions, de symptômes, de marche, de terminaison, de traitement, en être réduit à la statistique! Quoi de plus triste? N'est-ce pas là ce qui met notre esprit, et je serais tenté de dire notre amour-propre scientifique, dans cet état d'incertitude et d'embarras dont je vous parlais plus haut? N'est-ce pas parce que nos légitimes aspirations vers la vérité ne touchent pas directement le but, n'y arrivent que par des voies détournées ou ne l'entrevoient qu'au loin et comme à travers une brume qui l'obscurcit.

Oui, nous avons conscience que la syphilis occupe une grande place dans la pathogénie des maladies de la moelle épinière. L'observation clinique et les chiffres nous le disent. Mais quant à en donner la preuve complète, nous ne le pouvons pas. En vain faisons-nous appel à la spécificité des symptômes, du processus et des lésions. Cet appel n'est pas entendu.

Le stigmate syphilitique, si évident partout ailleurs, reste équivoque, se dérobe ou même ne se montre jamais, et notre espoir de le découvrir est si souvent frustré, qu'il en résulte un sentiment pénible de découragement et de scepticisme.

Les réflexions qui précèdent me sont suggérées, ai-je besoin de le dire, par la question du tabes syphilitique. Numériquement, la syphilis occupe une grande place dans son étiologie. Mais combien ne serait-il pas préférable que ses lésions continssent quelques parcelles de matière gommeuse, et qu'il copiât moins servilement le tabes ordinaire?

Quant aux autres myélopathies, elles sont moins sujettes à contestation. Le stigmate n'y est pas aussi nul. C'est par elles que je vais commencer les descriptions particulières. Je les pousserai aussi loin que possible ; mais je crains qu'elles ne démontrent ce qu'il y a de fondé dans ces considérations préliminaires qu'on trouvera peut-être un peu trop pessimistes.

Fréquence. — Les déterminations de la syphilis sur la moelle épinière sont incomparablement moins nombreuses que celles qui s'effectuent sur le cerveau. Il est impossible d'en donner une raison physiologique, mais le fait brutal s'impose et force nous est bien de l'accepter. En avançant qu'il y a de 20 à 30 encéphalopathies spécifiques pour une myélopathie, je crois être au-dessous de la vérité, et dans cette supputation je comprends tous les cas de tabes syphilitique ou survenu chez des syphilitiques. Or, pour beaucoup de pathologistes, il y a bon nombre de ces cas qui n'appartiennent pas rigoureusement aux myélosyphiloses.

L'écart entre le nombre des myélosyphiloses dans l'un et dans l'autre sexe est très considérable, surtout si l'on y englobe les cas d'ataxie locomotrice. On trouve alors que les femmes sont bien moins atteintes que les hommes par cette viscéropathie. Cette différence diminue dans une forte proportion, mais néanmoins reste encore assez grande si l'on distrait le tabes de la statistique. C'est une circonstance qu'on a invoquée en faveur de la spécificité de ce dernier. Dans le tabes commun, en effet, le contingent des hommes l'emporte de beaucoup sur celui des femmes. Pourquoi la syphilis ne ferait-elle pas disparaître ou diminuer cette inégalité, si elle tenait réellement l'affection sous sa dépendance immédiate?

L'âge du sujet n'a qu'une importance médiocre. C'est à peu près celui de toutes les myélopathies, quelle qu'en soit la cause. Elles s'observent surtout de 25 à 45 ans.

Chronologie. — La chronologie qui repose sur l'âge non plus du sujet, mais sur celui de la syphilis, offre un bien autre intérêt. Incontestablement les déterminations sur la moelle peuvent s'effectuer à toutes les périodes de la maladie constitutionnelle, sauf toutefois dans sa phase primitive. A une époque très éloignée de l'accident primitif, elles deviennent de plus en plus rares. Elles sont assez fréquentes au contraire pendant les deux ou trois premières années de l'infection. En m'en rapportant à mes observations personnelles, je suis disposé à les mettre au nombre des viscéropathies précoces et, au point de vue chronologique, je ne trouve guère de différence entre elles et les cérébrosyphiloses.

MM. Broadbent et Buzzard fixent le maximum d'apparition des myélosyphiloses à la cinquième année; M. Jespersen, à la quatrième. MM. Heubner et Keyes les ont vues survenir six mois après le début du chancre. J'en ai rencontré quelques-unes de plus précoces encore, dans les trois ou quatre premiers mois, à partir des premiers jours de la sclérose initiale. Pour M. Caizergues, les myélopathies débutent de la deuxième à la troisième année. M. le Dr Savard, sur 74 cas, en a trouvé 26 où le début a été observé entre six et huit mois, et 48 entre un an et 25 ans. Ces derniers se répartissaient comme il suit : 9 entre la première et la deuxième année, 16 entre 2 et 5 ans, 9 de 5 à 8 ans, 5 de 10 à 15 ans, 9 de 15 à 25 ans. D'où il résulte, conclut l'auteur, que le maximum de fréquence peut être fixé entre la *deuxième et la huitième année*, et, d'une façon plus précise, vers la quatrième et la cinquième année.

J'admets très volontiers cette moyenne qui est à peu près la même que pour les cérébrosyphiloses ; mais j'ajoute qu'au lieu de la *huitième* année, je mettrais plutôt la quatrième et même la troisième. Au surplus, cela importe peu. Le point essentiel, c'est de bien établir que les myélosyphiloses sont des déterminations syphilitiques précoces. Elles ont en elles-mêmes si peu de spécificité, que leur apparition à une époque rapprochée de l'accident primitif prend une grande valeur pour établir leur provenance et leur nature, et supplée, dans une certaine mesure, à l'insignifiance ou à la nullité du stigmate syphilitique.

Étiologie. — Dans les myélosyphiloses comme dans presque toutes les déterminations de la syphilis, viscérales ou autres, on ne peut invoquer d'autre cause que la diathèse elle-même. Pourquoi affecte-t-elle la moelle plutôt que les reins, les poumons, le cœur, le cerveau ? On n'en sait rien. Sa spontanéité ne paraît soumise à aucune règle et échappe par conséquent à toute prévision.

Les formes et les degrés de la maladie constitutionnelle ont-ils quelque influence sur la production des myélopathies spécifiques ? M. Broadbent soutient que la bénignité des accidents secondaires, loin d'être une garantie contre cette grave éventualité, y prédisposerait plutôt. Il y a là assurément quelque chose d'exagéré et de paradoxal. Ne serait-il pas plus exact de dire que la gravité des manifestations extérieures n'implique point une probabilité plus grande des myélopathies que les conditions opposées, et que si les syphilis légères en présentent un nombre plus considérable, c'est tout simplement parce qu'elles l'emportent de beaucoup comme fréquence sur les autres ? En prenant la proposition de M. Broadbent dans son sens absolu, on en concluerait que les affections de la moelle épinière d'origine syphilitique doivent être très communes, puisque les syphilis légères sont en immense majorité. Je ne crois pas du tout, comme M. Caizergues, que les éruptions multiples et abondantes préservent des localisations spinales. M. Julliard a réagi contre l'opinion de M. Broadbent, qui avait trouvé beaucoup d'adhérents. D'après lui, les accidents nerveux éclatent presque toujours dans le cours d'une syphilis dont les premiers accidents ont été très intenses.

N'est-ce pas un peu exagéré de part et d'autre ? L'observation ne permet point de formuler une manière de voir tranchée ni, à plus forte raison, une opinion doctrinale sur cette question. Du reste, les statistiques sont trop peu nombreuses pour nous permettre de conclure. A l'origine des myélosyphiloses, on trouve, sans qu'on sache pourquoi, tantôt des syphilis bénignes, tantôt des syphilis moyennes, tantôt des syphilis graves. En un mot, la forme et la gravité de la maladie générale paraissent sans influence sur la détermination médullaire.

Les causes prédisposantes pathologiques sont encore ce qu'il y a peut être de plus fondé dans l'étiologie des myélosyphiloses. N'est-il pas rationnel, en effet, de supposer que la syphilis qui survient chez un rhumatisant, un goutteux, un névropathe, se portera plus facilement sur la moelle que chez un sujet exempt de toute tare semblable ? Les faits semblent donner raison à ceux qui pensent ainsi. Il y a même des auteurs qui vont plus loin et qui prétendent que dans la plupart des cas la syphilis n'est pas la cause première et directe de la myélopathie, mais seulement sa cause occasionnelle, et qu'elle ne fait que donner le branle à une prédisposition qui sans elle ne serait pas sortie de sa latence et de son inertie.

Les excès vénériens sont des facteurs étiologiques de premier ordre dans toutes les myélopathies, dans celles d'origine syphilitique comme dans les autres. La présence du centre génito-spinal dans la région lombaire n'explique-t-elle pas la fréquence plus grande des myélosyphiloses dans cette région ? A côté et même peut-être au-dessus, il faut placer l'influence du froid humide, que j'ai notée dans quelques-unes de mes observations[1]. Les fatigues corporelles, surtout celle de la marche, jouent aussi un rôle considérable.

Parmi les intoxications chroniques, l'alcoolisme est celle qu'on rencontre le plus souvent dans les antécédents des myélopathes syphilitiques.

Toutes les causes d'épuisement nerveux, le surmenage, les excès sous leurs modes les plus raffinés, la vie de luxe avec les excitations sans nombre que lui fournissent les grandes villes, telles sont encore des causes puissantes de détermination sur la moelle, surtout quand elles se combinent avec d'autres et agissent sur des sujets prédisposés.

1. Cette influence a été signalée également par MM. Broadbent, Reade, Jespersen, Moxon, Stemberg, etc. Les pays froids fournissent plus de myélopathies que les pays chauds. A lui seul, le froid peut, indépendamment de toute cause diathésique, provoquer une inflammation de la moelle épinière.

Beaucoup de tabétiques en ont été incontestablement les victimes, et on peut se demander si ce sont ces causes ou la syphilis qu'il faut le plus incriminer. Ces problèmes étiologiques sont fort obscurs, et c'est ce qui rend si confuse la question du tabes spécifique.

Faut-il faire entrer l'insuffisance du traitement mercuriel et ioduré parmi les causes des myélopathies syphilitiques ? Avec certaines statistiques, on peut répondre affirmativement ; mais avec d'autres, au contraire, il faudrait conclure que ce n'est pas une médication incomplète ou mal faite qui doit être accusée, mais le mercure qui en fait la base principale [1]. Je rejette ce dernier résultat qui est artificiel et paradoxal. Je me suis expliqué sur cette question au sujet des cérébrosyphiloses et je n'ai rien à y ajouter. Sans doute on trouve dans beaucoup de cas d'affections du système nerveux, que la syphilis dont elles émanent n'a peut-être pas été convenablement traitée pendant sa première phase. Au surplus, que faut-il entendre par *convenablement* traitée ? C'est encore là un point sur lequel il n'est pas aisé de s'accorder. Mais ce qui combat trop victorieusement les déductions qu'on en pourrait tirer, c'est que souvent on voit survenir les cérébrosyphiloses ou les myélosyphiloses chez des sujets qui ont suivi autrefois les règles les plus strictes et les plus sévères du traitement. Bien plus, ceux qui le suivent encore, qui sont sous son influence de chaque jour ne subissent pas moins quelquefois la fatalité inéluctable de la détermination. J'ai été souvent témoin de pareils faits, et c'est ce qui me rend très circonspect sur ce sujet.

Anatomie pathologique. — Quand on envisage dans leur ensemble les lésions des myélopathies syphilitiques pour les juger en elles-mêmes et les comparer avec celles du cerveau, on est frappé par un premier fait, c'est l'absence presque complète ou du moins le degré très inférieur de la spécificité.

Ces lésions, en effet, ne diffèrent presque point de celles d'ordre commun. Rien de caractéristique et qui à première vue décèle leur nature. L'élément gommeux sous ses deux formes de tumeurs ou d'épanchements diffus est encore plus rare dans la moelle que dans l'encéphale. Les cellules araignées qu'on croyait plus nombreuses et munies de prolongements plus grands dans les lésions médullaires syphilitiques que dans les autres (Charcot, Gombault, Homolle, Moxon) appartiennent normalement à certaines régions de la moelle

1. Sur 237 cas de syphilis, M. Jullien dit que 59 qui n'ont pas été traités n'ont eu aucun accident nerveux ; que sur 47 qui ont pris du mercure dès le début, 7 ont eu des accidents cérébro-spinaux ; que sur 111 qui ont pris du mercure seulement dans le cours des accidents secondaires, 11 ont eu des lésions des centres nerveux.

M. Fournier, par contre, soutient que : *l'ataxie syphilitique se présente pour la presque totalité des cas comme une conséquence de syphilis insuffisamment traitées à leur début.* Sur 79 cas, il y en avait 73 où le traitement initial n'avait pas dépassé un an de durée, et 46 où ce traitement n'avait même pas dépassé trois ou quatre mois.

(Coyne). M. Pierret a signalé leur présence dans un cas de myélite non spécifique.

Ce qu'il y a de moins équivoque encore, jusqu'à présent, comme caractère anatomique des myélosyphiloses, c'est peut-être la simultanéité en même temps que l'accentuation très prononcée des lésions dans les méninges et dans les vaisseaux (Julliard). Les observations de Winge, d'Homolle, d'Hayem, de Savard, etc., démontrent, en effet, que le processus occupe les enveloppes, gagne leurs prolongements qui constituent la trame conjonctive de la moelle, et infiltre aussi la tunique adventice des vaisseaux. Là, comme dans les autres organes, se confirme l'affinité très grande de la syphilis pour le tissu conjonctif et pour les lymphatiques. Il en résulte que les lésions des myélosyphiloses sont forcément diffuses et incapables de se systématiser. Telle est la règle générale sinon absolue. Les lésions franchement systématiques dans ces sortes d'affections sont ordinairement consécutives; elles résultent d'une dégénérescence remontant à une lésion antérieure plus ou moins éloignée.

La syphilis peut-elle attaquer primitivement et d'une façon directe, les éléments nerveux, indépendamment de la névroglie? C'est peu probable. Cependant un fait de M. Déjerine, un autre de M. Savard sembleraient le prouver.

On a cité des cas de myélosyphiloses mortelles, sans altération matérielle apparente. Elles se produiraient surtout dans la période secondaire (Zambaco). J'ai constaté deux ou trois fois le contraste vraiment étrange entre l'état matériel presque normal de l'organe, et la gravité des symptômes. Mais les notions que fournit la simple vue ne sont-elles pas insuffisantes? L'examen microscopique est indispensable. Il a restreint et restreindra de plus en plus la catégorie des cas où l'on ne trouvait que des troubles dynamiques.

La comparaison entre les désordres des myélopathies et des cérébropathies syphilitiques fait voir des analogies et des différences. Les premières consistent dans la fréquence des lésions méningées et vasculaires, dans leur dissémination et dans les conséquences identiques qui en résultent pour les éléments nerveux. Les secondes ont trait principalement à une diminution sensible, sur tous les points, du coefficient de spécificité dans les myélosyphiloses, qui fait que leurs lésions se rapprochent beaucoup plus des lésions d'ordre commun que celles des cérébrosyphiloses.

Ces généralités posées, étudions les détails.

I. — *Myélosyphiloses consécutives aux affections syphilitiques du rachis.*— Leur histoire a été faite à peu près complètement dans les leçons consacrées aux ostéosyphiloses (voyez, pages 358-361 de ce volume). Il est donc inutile d'y revenir. Qu'il me suffise de dire que le retentissement des ostéopathies rachidiennes sur la moelle et sur les enveloppes est moins commun que celui des ostéopathies crâniennes sur le cerveau. Ce fait tient sans doute à ce que la colonne vertébrale a un périoste propre, distinct de la dure-mère rachidienne, et à ce que les parois du canal sont séparées par un assez grand espace du cordon médullaire.

Les myélosyphiloses indirectes sont, du reste, encore plus rares que les myélosyphiloses directes dans lesquelles la moelle avec les membranes est attaquée d'emblée ; elles offrent en outre, moins d'intérêt et d'importance.

II. — *Méningopathies rachidiennes syphilitiques.* — Leur fréquence dans la syphilose médullaire a été signalée par tous les auteurs. La dure-mère, l'arachnoïde et la pie-mère présentent la même prédisposition aux atteintes de la syphilis. La plupart du temps, on ne peut distinguer quelle est celle de ces trois méninges qui a été la première et la plus fortement frappée. Elles ne sont même jamais malades isolément, parce que le processus qui les envahit se propage avec la plus grande facilité de l'une à l'autre, les soude étroitement et n'en fait qu'une seule membrane épaisse, dure, hyperplasiée ou infiltrée de produits gommeux.

Les autopsies de moelles syphilitiques sont encore si peu nombreuses, qu'une description générale est difficile. Pour donner une idée de ces sortes de lésions dont la spécificité est toujours nulle ou très faible, nous résumerons les cas les plus authentiques.

1o *Gommes des méninges.* — Chez une femme paraplégique depuis 8 ou 10 mois, on trouva une gomme de la dure-mère cérébrale et une deuxième gomme, de l'épaisseur du doigt, longue de 3 cent., siégeant sur la dure-mère spinale et comprimant, à gauche, la moelle, de la 2e à la 5e vertèbre cervicale. (Rosenthal.)

Dans un cas de syphilis tertiaire invétérée : paraplégie et sciatique gauche très violente; mort dans le marasme.— Épanchement gélatineux de consistance gommeuse, comprimant la moelle dans la moitié inférieure de la région dorsale et dans toute l'étendue de la région lombaire. — Dans la fesse gauche, au-dessous des muscles, tumeur du volume d'une noix comprimant le nerf sciatique. L'examen microscopique pratiqué par Robin fit constater dans ces lésions le tissu propre des gommes. (Zambaco.)

M. Petit a trouvé au niveau de la queue du cheval des lésions constituées par des tumeurs dont les plus petites avaient le volume d'un grain de millet et les plus grosses celui d'une noix.

Chez une femme morte de paraplégie en pleine période tertiaire : moelle normale, plaque de sclérose oblitérant le premier trou sacré, et carie superficielle de l'os au voisinage; canal sacré rempli par une masse, en partie gommeuse, en partie hémorrhagique, qui avait envahi la dure-mère et englobait les racines nerveuses. — Dure-mère encore reconnaissable, mais épaissie, entourée de tissu conjonctif hypérémié et parsemée de tumeurs gommeuses.

2° *Sclérose des méninges.* — Elle est beaucoup plus commune que les gommes et existe très souvent à l'état isolé, tandis que jamais ou presque jamais les gommes méningo-rachidiennes ne constituent la seule lésion. Elles ne poussent que dans les points où les membranes ont été préalablement hyperplasiées.

Dans un cas observé par le Dr Savard, l'arachnoïde et la pie-mère, considérablement épaissies et couvertes de plaques blanchâtres formées par un exsudat abondant, adhéraient très intimement à la substance médullaire.

Paraplégie subaiguë chez une malade atteinte de syphilis tertiaire. La dure-mère était soudée à l'arachnoïde par une fausse membrane d'une épaisseur aussi grande que la dure-mère ; en outre, altération de la moelle. (Winge.)

Méningite de la moelle cervicale. Les enveloppes réunies entre elles formaient une membrane adhérant solidement à la moelle et légèrement à la paroi interne du canal médullaire. Atrophie de la substance grise, dilatation du canal central. (Bruberger.)

Les lésions méningées sont loin d'être toujours aussi prononcées que dans les cas précédents. Elles échappent souvent à l'œil nu, et il faut l'examen histologique pour les découvrir. Il est surtout indispensable pour étudier les prolongements de la sclérose dans l'épaisseur de la moelle. Cette sclérose interstitielle qui a son point de départ dans les méninges, à leur face interne, joue un rôle considérable dans les altérations spécifiques du parenchyme médullaire.

II. *Lésions de la moelle elle-même.* — Il est de règle, en effet, ici comme partout ailleurs, que la syphilis n'attaque pas primitivement les éléments constitutifs et nobles de l'organe, c'est-à-dire les éléments nerveux. Sans doute cette proposition n'a rien d'absolu; mais s'il y a des cas exceptionnels qui la contredisent, ils ne suffisent pas à détruire la subordination à peu près constante des désordres du parenchyme à ceux de la trame cellulaire qui lui sert de charpente.

Siège. — Les méningopathies et les myélopathies sont donc unies entre elles par une étroite solidarité. Aussi leur siège, qui n'a rien de fixe ni de systématique, est-il le même. Dans la plupart des cas, elles occupent soit la partie cervicale de la moelle soit plus particulièrement la région dorso-lombaire.

Étendue. — Elle est très variable. Il y a des myélopathies qui sont primitivement très *circonscrites* et qui restent telles; d'autres au contraire, et ce sont les plus nombreuses, ont de la tendance à se répandre un peu partout et à devenir *diffuses.*

Acuité, subacuité et chronicité. — Les premières sont toujours chroniques, scléreuses et exceptionnellement gommeuses. Les secondes se rapprochent des myélites subaiguës ou aiguës et aboutissent vite à un ramollissement rapide de la moelle épinière. Au point de vue anatomique, elles sont beaucoup moins spécifiques que les premières. Dans les cas que j'ai observés, il était absolument impossible de les distinguer du ramollissement aigu d'ordre commun.

1° *Gommes médullaires.* — Elles sont excessivement rares. On les a trouvées soit au centre de l'organe (Wagner), soit à sa périphérie avec adhérence aux méninges d'où elles provenaient peut-être. Elles se présentent tantôt sous la forme de tumeurs circonscrites, tantôt sous celle d'infiltration gélatineuse d'un gris rougeâtre ou de masse caséeuse sèche.

Dans un cas, la production gommeuse formait un anneau autour de la partie inférieure de la moelle dorsale et étranglait le tissu médullaire. (Zambaco.)

Chez une femme de 50 ans, syphilitique depuis 5 ans : myélite ascendante aiguë mortelle. — Arachnoïde et pie-mère épaissies, infiltrées d'un exsudat louche, surtout au niveau de la région dorsale et lombaire, très adhérent à la moelle qui était rouge et consistante. — A ce niveau et un peu au-dessous, gomme grosse comme un pois, superficielle mais pénétrant à quelques millimètres dans l'épaisseur de la substance médullaire. Forme arrondie, consistance très molle. Au microscope, on trouva un épanchement considérable de la tunique des artérioles, une atrophie des cornes antérieures et peu de prolifération dans la névroglie. (Savard.)

Chez un homme de 24 ans, syphilitique depuis dix-huit mois : paraplégie mortelle en 8 semaines. Rien aux méninges. Diminution de consistance dans la région dorsale où l'on trouva une tumeur jaunâtre, sphérique, du volume d'un haricot. Vascularisation anormale et ramollissement du tissu nerveux périphérique. — Pas de tubercule dans les poumons ni dans le foie. (Mac Dowel.)

Paraplégie chez une femme de 55 ans, qui ne présentait aucun symptôme de syphilis, mais disait avoir eu cette affection. — Sur le côté droit de la région lombaire, corps dur, entourant les racines postérieures auxquelles il adhère, ainsi qu'à la moelle, formant une masse allongée, irrégulière, du volume d'une noix, et constituée par une substance jaune et amorphe. — Tumeurs analogues dans le foie et dans les poumons. (Wilks.)

Tumeurs du volume et de la forme d'une noisette, d'un blanc bleuâtre, occupant le centre de la moelle allongée, dans sa moitié gauche. Autre tumeur du volume d'une noix dans l'hémisphère gauche du cervelet. (Wagner.)

Chez un nègre de 31 ans, syphilitique depuis 5 ans, paralysie de la jambe droite, puis rétention d'urine et paraplégie; ascite.— Gomme de la moelle épinière vers la 3e vertèbre lombaire. — Reins brightiques.

2° *Ramollissement de la moelle épinière.* — Dans la grande majorité des myélopathies, qu'on peut avec plus ou moins de certitude attribuer à la syphilis, les lésions se formulent sous deux modes qui ne sont point exclusifs l'un de l'autre, et se combinent au contraire ou se succèdent fréquemment. Ces deux modes sont le ramollissement d'une part, et la dégénérescence sclérosique de l'autre. Dans quelques cas, le ramollissement seul existe et occupe une grande étendue de la moelle; c'est ce qu'on trouve à la suite des myélopathies à processus rapide, accompagnées d'eschares profondes de la région sacrée. Dans d'autres, il n'est que partiel, disséminé et entremêlé d'une prolifération cellulaire qui s'organise de plus en plus, et après avoir étouffé les éléments nerveux devenus diffluents, les résorbe et se substitue plus ou moins complètement à eux. Enfin, sur certains points, ce ne sont que des noyaux, des plaques, des tractus scléreux, plus ou moins complètement formés, qui se sont substitués au parenchyme médullaire, sans laisser trace, si ce n'est à leur périphérie, de la métamorphose qu'ils lui ont fait subir. Le ramollissement en pareil cas est accessoire, consécutif comme celui qui se produit autour de corps étrangers implantés dans le système nerveux. De pareilles lésions ne se produisent pas d'emblée; elles sont le terme d'un long processus anatomo-pathologique et ne s'observent que dans les myélosyphiloses de longue durée.

Ces diverses modalités du processus se combinent sans aucune régularité et n'affectent aucune fixité ni dans leur distribution ni dans leur étendue. Elles ne se prêtent guère à une description dogmatique, et, pour en donner une idée exacte, il faut, tant il y a peu de systématisation dans tout cela, étudier et analyser les cas trop rares où l'autopsie a donné des résultats offrant des garanties sérieuses.

Trois fois M. Waldemar Stemberg a observé un ramollissement de la moelle épinière : 1° Cerveau intact, et ramollissement de la moelle au niveau des deuxième et troisième vertèbres dorsales; 2° paraplégie cervicale avec crises épileptiformes : outre les lésions cérébrales, ramollissement médullaire à la région cervicale ; 3° ramollissement dans cette même région chez un paraplégique qui souffrait d'une douleur intense à la nuque.

Dans un cas fort intéressant observé par M. Savard, il existait sur la moitié inférieure de la région dorsale un ramollissement de la moelle allant jusqu'à la diffluence; la substance grise était peu nette et comme atrophiée. La région lombaire présentait au contraire de la fermeté. — L'examen microscopique montra que la principale altération occupait les cellules des cornes antérieures. Nulle part il n'y avait de foyer de myélite diffuse ou localisée. On ne constata de processus irritatif soit du côté des vaisseaux, soit du côté de la névroglie, ni dans la substance grise ni dans la substance blanche. —La syphilis semblait avoir attaqué directement le parenchyme, et l'altération qu'elle y avait produite était constituée par une pigmentation très prononcée des cellules des cornes antérieures, aboutissant à l'atrophie d'un certain nombre d'entre elles par le mécanisme de l'atrophie pigmentaire. — Ces lésions furent trouvées chez une femme de 56 ans, syphilitique depuis 7 ans, qui, 195 jours environ avant sa mort, fut atteinte brusquement pendant la nuit d'une paraplégie *absolue*, compliquée au 5e jour d'une profonde eschare du sacrum. A l'époque où survint cette paraplégie, il y avait sur la peau de larges plaques de syphilides pustulo-crustacées, dessinées en demi-cercle.

Dans un autre cas observé par M. le Dr Savard, la moelle, au niveau du renflement lombaire, présentait un point de ramollissement très marqué, dans une étendue de 1 cent. environ. A la coupe, la substance médullaire paraissait injectée, rougeâtre, et offrait quelques points d'une coloration un peu jaunâtre. Au-dessus et au-dessous de cette partie ramollie, la moelle paraissait plus ferme qu'à l'état normal et comme sclérosée. — L'examen histologique fit constater au niveau de la région lombaire un épaississement de la trame conjonctive, c'est-à-dire des tractus fibreux qui partaient de la périphérie et pénétraient dans le parenchyme médullaire.— En outre, un grand nombre de tubes nerveux étaient atrophiés. Cependant c'était dans les cornes antérieures, surtout à droite, qu'on observait le processus scléreux : atrophie de leurs grosses cellules motrices et de leurs prolongements ; leur remplacement sur quelques points par un réticulum conjonctif très prononcé. Peu d'altération dans les vaisseaux.— Le malade âgé de 43 ans était syphilitique depuis 10 ans, lorsqu'il fut pris, sans cause appréciable, d'une faiblesse progressive dans les jambes, qui en quelques jours aboutit à une paraplégie complète. Au bout de 20 jours, eschares du sacrum. Mort par épuisement vers la 5e semaine de la myélopathie.

J'ai observé deux cas dans lesquels la myélopathie, manifestement syphilitique, fut constituée anatomiquement par des lésions semblables, c'est-à-dire par un ramollissement ou une infiltration diffuse. Je rapporterai ces faits au chapitre des symptômes. (Voy. pages 1013-1017.)

De pareils cas sont loin d'être exceptionnels. De par l'enchaînement pathogénique des accidents, la physionomie, l'état constitutionnel des malades, les coïncidences spécifiques, etc., on est obligé de les rapporter à la syphilis. Mais la lésion ne justifie pas d'une façon péremptoire cette hypothèse qui pourtant équivaut à une certitude. M. Schultz (*arch. f. psych. bd. VIII, p.* 222), au congrès de neurologie (Bade 1877), fit une communication sur les rapports de la myélite et de la syphilis. Il avait cinq examens de moelle; les malades avaient présenté des signes d'inflammation médullaire dans le cours de leur syphilis et avaient succombé entre 28 et 42 ans, sans qu'aucune autre cause pût être incriminée. Voici encore quelques autres faits sur ce sujet :

Six mois après le chancre induré, invasion subite d'une myélopathie grave. Amélioration sous l'influence des spécifiques, puis rechute, troubles trophiques et mort. *Myélite centrale* dans la région dorsale. La substance grise était très injectée surtout dans sa partie antérieure. Les cordons latéraux l'étaient aussi. A ce niveau, les racines antérieures présentaient à un très haut degré les altérations de la névrite parenchymateuse (état moniliforme des tubes nerveux, segmentation de la myéline, multiplication des noyaux, disparition du cylindre axe, présence de corps granuleux dans le tissu cellulaire interstitiel). Rien du côté des racines postérieures.— Cellules nerveuses de la moelle converties en blocs fibreux, globuleux, opaques, noyés dans des corps granuleux et des noyaux. — Altérations, inflammation des capillaires, de la névroglie et de la pie-mère. Dégénérescence secondaire des noyaux pyramidaux, de la moelle lombaire et du cordon de Goll dans la moelle cervicale. (Déjerine.)

Au bout d'un an de syphilis, invasion brusque d'une myélopathie à marche rapide. — Eschares du sacrum. Mort. A peu près mêmes altérations que dans les cas précédents. Elles siégeaient au niveau du renflement dorso-lombaire et occupaient la pie-mère, les gaînes conjonctives, les racines antérieures (rien dans les postérieures). La myélite était parenchymateuse et siégeait presque exclusivement dans la substance grise. Elle s'était un peu répandue aussi dans la substance blanche où l'on observait un foyer de myélite (dilatations vasculaires, prolifération des noyaux de névroglie, hypertrophie du cylindre-axe. Déjerine.)

Donc dans ces deux cas, comme dans beaucoup d'autres, rien que des altérations banales; aucun caratère spécifique qui puisse permettre de distinguer anatomiquement ces myélopathies syphilitiques de celles qui ne le sont pas.

Chez une malade observée par M. Julliard, la syphilis était dans sa première phase, lorsque se produisirent des accidents d'une myélopathie qui se termina par la mort au bout de 4 mois. — Ramollissement de la moelle au niveau des régions dorsale et lombaire. Les vaisseaux de la substance blanche et grise étaient très dilatés et épaissis. La myélite avec ramollissement des cordons latéraux postérieurs et même de la substance grise, était tellement intense à la région dorsale, qu'elle s'accompagnait d'hémorrhagie interstitielle. Dans la région lombaire moyenne, la méningite prédominait et la moelle paraissait intacte.

Une femme de 23 ans, syphilitique depuis 2 ans environ et atteinte d'une syphilide papulo-squameuse, fut prise, sans cause appréciable autre que sa diathèse, d'accidents myélopathiques graves, rapides, avec eschare du sacrum, qui l'emportèrent en trois mois. — Ramollissement de la partie inférieure de la moelle dorsale; nombreux corps granuleux à ce niveau. — Sorte de sclérose au-dessus du renflement lombaire, irrégulière et sans systématisation. Méningite au niveau des points sclérosés, etc. — M. Homolle, à qui est due cette observation, fait remarquer avec raison combien les lésions étaient disséminées et irrégulières, et il insiste en outre sur les lésions vasculaires et sur la coexistence de la méningite avec la sclérose médullaire.

3° *Myélopathies scléreuses.* — La dégénérescence fibreuse de la moelle épinière constitue une modalité anatomique aussi importante et peut-être d'une fréquence plus considérable que le ramollissement. Elle s'associe du reste très souvent avec lui, si bien qu'on doit la considérer, non pas comme une variété distincte et tranchée, mais comme une phase du même processus qui s'est accentué surtout primitivement dans la trame conjonctive de l'organe et dans ses méninges, ou qui est intervenu plus tard pour cicatriser les pertes produites par la myélite parenchymateuse.

Le cas de M. Homolle montre le mélange de deux lésions. Dans beaucoup d'autres faits, elles se présentent sous le même aspect. Entre le ramollissement sans sclérose ou avec très peu de sclérose, et la sclérose avec peu ou pas de ramollissement, il y a un grand nombre de degrés intermédiaires qui, bien que différant un peu les uns des autres, ont cependant comme caractère commun une absence complète de toute systématisation.

Chez une femme de 46 ans, syphilitique depuis 8 ans, il survint des accidents de myélopathie qui marchèrent d'abord très lentement, mais se précipitèrent et devinrent très intenses après avoir duré deux ans et emportèrent la malade en un mois. — Dans ce cas, observé et relaté par M. Julliard, on ne trouva presque rien d'anormal à l'œil nu, mais l'examen microscopique fit constater une sclérose de la moelle épinière : épaississement considérable de la tunique adventice des vaisseaux, avec tractus conjonctifs formant une véritable sclérose interstitielle. — Pie-mère adhérant complètement au tissu scléreux et considérablement épaissie par un processus phlegmasique ancien. La substance grise était peu intéressée par ces lésions, qui étaient en général périphériques et offraient leur maximum entre la 1re et la 3e dorsale. Dégénérescence ascendante du cordon de Goll à la région cervicale. Dégénérescence latérale double, complète et symétrique des cordons latéraux, se poursuivant jusqu'à la partie inférieure des régions dorsale et lombaire.

Ce sont des lésions analogues, ou se rapprochant du moins beaucoup de celles-là, qu'on trouve dans d'autres autopsies.

Chez une syphilitique âgée de 39 ans, qui fut atteinte d'une paraplégie à marche chronique avec rémissions, rechutes, et qui se termina par la mort, M. Winge constata une participation des méninges au travail inflammatoire. Elles étaient injectées et adhéraient par de fausses membranes à la moelle dont la substance blanche avait pris une coloration gris jaune. — La dégénérescence scléreuse marchait de la périphérie au centre. Elle occupait la région dorsale, vers le milieu de laquelle il existait à peine un peu de substance blanche. Les vaisseaux étaient transformés en cordons fibreux. — Le tissu scléreux de la moelle était irrégulièrement réparti et consistait en masses d'un gris jaunâtre, translucide, ressemblant à du mucus solidifié ; il contenait très peu de fibres nerveuses.

Dans le cas de MM. Charcot et Gombault, il s'agissait d'une femme de 40 ans qui, 22 ans avant d'être atteinte de myélopathie, avait eu une syphilis à manifestations cutanées et muqueuses superficielles. On constatait encore des ulcérations multiples aux grandes lèvres, lorsqu'elle fut prise de paralysie du membre inférieur gauche et d'anesthésie dans son congénère droit. Puis, crises épileptiformes, paralysie du moteur oculaire commun, hémiplégie faciale droite. Mort au bout de 8 ou 10 mois avec somnolence et paralysie des sphincters. — Atrophie et dégénérescence de la bandelette optique droite, du chiasma, du nerf optique et du tubercule mamillaire gauches. Tache rouge, ocreuse sur le pédoncule gauche. Plaque rouge également sur le plancher du 4e ventricule. — Sur la moelle : renflement latéral de un cent. de longueur en forme de nodosité vers la huitième dorsale gauche. L'arachnoïde épaissie englobait les racines nerveuses correspondantes et les appliquait contre cette tumeur. Elles étaient grises et atrophiées. Induration du cordon latéral correspondant dans une étendue considérable. Au niveau de la lésion, dans toute la moitié gauche et dans les cordons postérieurs, tissu médullaire gris rosé, très vasculaire. — Pas du tout de ramollissement. — Le renflement latéral était constitué par l'épaississement de la pie-mère et de l'arachnoïde enflammées et par leur sclérose. D'épais tractus conjonctifs partant de cette tumeur traversaient tout le cordon pour gagner la substance grise. Vaisseaux sclérosés, grande abondance de corpuscules étoilés. Disparition presque complète des éléments nerveux. A ce niveau, les cordons postérieurs droits avaient été aussi envahis par le tissu de sclérose, etc., etc.

Dans une observation de M. Leyden, les lésions médullaires, au lieu d'être diffuses comme c'est l'habitude, n'occupaient qu'une région très limitée de l'organe, et, en ce point, il y avait une artérite oblitérante nette qui avait produit une dégénérescence scléreuse secondaire.

Sclérose latérale. — Jusqu'ici nous n'avons vu se produire aucune tendance bien évidente à une localisation médullaire précise et circonscrite. La diffusion est la règle. Il y a cependant quelques cas exceptionnels qui se rattachent non pas à une dégénérescence secondaire, causée par une maladie de l'encéphale, mais à une dégénérescence *primitive*, n'occupant qu'un seul district de la moelle épinière. A cet ordre des faits très rares se rapporte une observation de sclérose latérale publiée par M. Minkowski (*Deutch. arch. f. klini. Bd.* 34, p. 433).

La malade était une jeune ouvrière de 19, ans qui avait eu auparavant de larges plaques muqueuses et de la roséole. Au bout de quelques mois succédèrent à ces lésions secondaires du tremblement et de l'affaiblissement dans les jambes, qui devinrent peu à peu une paraplégie incomplète. Intégrité totale de la sensibilité. Pas de paralysie vésicale ni anale. Réflexes tendineux exagérés, réflexes cutanés perdus. Tremblement de plus en plus prononcé. Rien du côté des nerfs crâniens. Amélioration par des frictions mercurielles : marche plus assurée et moins tremblante. Mais la malade était tuberculeuse et elle mourut 10 mois environ après le début de cette myélopathie précoce. Dans la moelle, à l'œil nu, on ne voyait rien d'anormal. Après durcissement dans le liquide de Müller, coloration plus claire de la partie postérieure des *cordons latéraux*. Examen microscopique : dans la région dorsale, dégénérescence accentuée des faisceaux cérébraux et lésions beaucoup moins marquées des faisceaux pyramidaux ; faisceaux conservés en grande partie, quelques-uns atrophiés ; lacunes avec corpuscules graisseux de dégénérescence. Légère prolifération de la névroglie. Atrophie très marquée d'une partie des cellules de la colonne de Clarke. — Dans la région cervicale, mêmes lésions; mais la dégénérescence cessait au-dessus de l'entrecroisement des pyramides. Les cordons de Goll paraissaient intacts. Vers le 7e nerf cervical, petite hémorrhagie entre la corne grise antérieure et la postérieure.

Voici bien un exemple de systématisation dans les cordons latéraux de la moelle. Mais la lésion était-elle syphilitique? Le succès relatif du traitement mercuriel semblerait le prouver. Il ne guérit point la sclérose latérale ordinaire.

Atrophie musculaire progressive. — Il est incontestable que le processus syphilitique a une grande tendance à se localiser dans la substance grise. Ne l'a-t-on pas vue attaquée soit par le ramollissement et l'infiltration diffuse, soit par la sclérose dans presque tous les faits que nous avons résumés? Comme aptitude à subir les atteintes de la syphilis, elle présente donc la plus grande analogie avec l'écorce cérébrale. Le tissu paraît offrir là une résistance moindre et il s'altère plus aisément sous l'influence de l'ischémie qu'y produisent les lésions du système artériel médullaire. Ces lésions sont ordinairement diffuses et disséminées; mais quelquefois elles paraissent se circonscrire, se systématiser. Nous n'avons encore à cet égard que des notions assez confuses. Il est probable cependant que c'est à une altération spécifique des cornes antérieures qu'on pourrait attribuer le cas suivant observé par M. Rumpf :

Le malade, âgé de 25 ans, chez lequel il n'existait aucun antécédent nerveux, avait eu à 19 ans un chancre infectant, et plus tard des syphilides ulcéreuses. C'est vers la 6e année de la syphilis qu'il éprouva, sans qu'on pût invoquer d'autre cause, un affaiblissement du pied gauche, qui s'étendit bientôt à toute la jambe. *Cette jambe diminua peu à peu sensiblement de volume.* Trois mois après, faiblesse et *amaigrissement* de la jambe droite. Marche de plus en plus difficile. — Pas de douleurs, pas de fourmillements, pas de troubles de la miction. — Plus tard, pied en varus équin. Rien d'ataxique. — Aucun trouble de la sensibilité, de la miction, ni de la défécation. Le territoire du nerf péronier gauche était seul complètement paralysé; l'excitabilité électrique y était perdue. Elle était très affaiblie dans le péronier droit, les deux cruraux, les sciatiques. Atrophie des deux jambes, surtout à gauche.

Tout incomplet qu'il est, je rapporte ce fait sans autopsie, parce qu'il sert pour ainsi dire de transition, avec d'autres analogues où la systématisation s'ébauche, à cette grande catégorie de cas qu'on nous donne comme de l'ataxie locomotrice toujours syphilitique.

Dans cette ataxie ou *tabes syphilitique*, il n'y a plus rien de spécifique ni dans les lésions ni dans les symptômes. L'anatomie pathologique qui ne nous a fourni souvent que des notions confuses, et à peu près dépourvues de toute spécificité, s'identifie alors si complètement avec celle des tabes d'ordre commun, qu'il est impossible d'y saisir et d'y noter la moindre différence. Le terrain morbide ne renferme pas le moindre filon, le plus petit gisement de matière gommeuse ou même scléro-gommeuse. C'est la sclérose des cordons postérieurs dans tout ce qu'elle a de plus absolu comme lésion, de plus intransigeant comme systématisation. Il est donc inutile de la décrire.

DESCRIPTION CLINIQUE

SECTION I.— *Myélosyphiloses paraplégiques et sans ataxie.*

Pour mettre quelque ordre dans l'exposition des symptômes, j'étudierai successivement les groupes qui correspondent aux principales lésions. Il importe de faire remarquer dès maintenant que ces divers groupes de phénomènes morbides n'ont rien d'absolu dans leur expression ni de strictement arrêté dans leurs lignes. On les voit s'enchevêtrer souvent, se modifier dans le cours de l'affection, s'atténuer, s'exagérer, disparaître même pour rentrer en scène plus tard, etc.; de telle sorte qu'ils donnent l'image de ce polymorphisme qu'on observe dans un si grand nombre de manifestations syphilitiques, et en particulier dans celles du cerveau. — Toutefois, il paraît y avoir là plus de fixité. La symptomatologie des myélosyphiloses est loin d'avoir une originalité aussi frappante que celle des cérébrosyphiloses. Elle s'écarte moins de la physionomie que présentent les myélopathies de toute provenance. Les traits qui l'en distinguent, sont plus rares et plus vagues. La spécificité manque dans les expressions phénoménales individuelles, comme elle fait défaut dans les lésions.

N'y a-t-il donc rien de spécial, de *stigmatique* dans la symptomatologie des myélosyphiloses ? Plusieurs des caractères que j'ai donnés comme propres aux cérébrosyphiloses se retrouvent ici, mais avec quelque différence dans le relief et la couleur. Ce n'est qu'une ébauche imparfaite. Notez une certaine irrégularité, une certaine diffusion dans les symptômes, leur dissémination désordonnée, le degré incomplet de leur développement, et ce sera tout. Comme évolution, ces symptômes présentent une particularité qui ne manque pas de valeur : ce sont des alternatives plus ou moins brusques et rapides d'amélioration et d'aggravation; on ne les n'observe pas d'une façon aussi tranchée dans les myélopathies communes. Il en est ainsi des rechutes, des récidives qui surviennent inopinément, à une époque où l'on pouvait espérer la guérison. — On a signalé aussi, comme un fait très fréquent, la précocité des troubles génitaux et urinaires qui précèdent souvent les autres symptômes (Savard). Mais, je le répète, toutes ces circonstances qui se rattachent à l'ordre, à la distribution des symptômes, ou au processus de l'affection prise dans son ensemble, sont loin de se prêter à des considérations aussi nettes que dans les cérébrosyphiloses.

A. *Compression de la moelle épinière.* — Cette compression qui résulte d'une ostéopathie spécifique du rachis ne donne lieu à aucun phénomène, spécial et ressemble à celle que produisent les tumeurs d'une autre nature. Dans la première phase, le syphilome ostéopériostique n'exerce sur l'organe qu'une action mécanique. Plus tard, il englobe les méninges dans son processus et fait naître une méningo-myélite transverse. Les accidents se développent d'ordinaire avec lenteur. Quelquefois ils sont soudains et foudroyants lorsque, par exemple, une arthropathie spécifique des articulations vertébrales se complique d'une luxation subite, comme le fait a été observé dans l'articulation atloïdo-axoïdienne. (*Voy. pp.* 358-61, *p.* 395 *de ce vol.*)

La compression syphilitique de la moelle se rencontre plus fréquemment à la région cervicale que dans les autres. Le voisinage du pharynx n'en est-il pas la cause ? Dans les cancers et les tubercules du rachis, elle porte plutôt sur la région dorso-lombaire.

Les phénomènes morbides qui dépendent de la compression sont d'ordre névralgique et d'ordre paralytique. Les premiers proviennent de la compression et de l'inflammation consécutives des nerfs ; ils se traduisent par de l'hypéresthésie, des irradiations douloureuses, puis de l'anesthésie sur le trajet des cordons altérés, du zona, des contractures, de l'atrophie des muscles, etc. Les seconds donnent lieu à un affaiblissement général et progressif de la contractilité musculaire dans les extrémités inférieures seulement, ou aussi dans les supérieures, suivant le siège de la lésion.

Les troubles moteurs se produisent les premiers dans les paraplégies symptomatiques de la compression. La sensibilité reste longtemps intacte, parce que la substance grise qui sert de conducteur aux impressions sensibles ne subit les effets de la compression qu'après les cordons blancs.

Il y a quelquefois, dès le début, de la constipation et de la rétention d'urine, résultant de ce que la contractilité des réservoirs et la sensibilité de leur muqueuse sont diminuées. Ultérieurement, l'incontinence des urines et des matières fécales survient quand la tonicité des sphincters est défectueuse.

Les réflexes sont exagérés, lorsque la compression arrive à séparer pour ainsi dire de l'encéphale une portion de la moelle, et y détermine une irritation inflammatoire. Cette lésion consécutive donne lieu d'abord à une rigidité temporaire et intermittente des membres, et ensuite à des contractures permanentes, en extension puis en flexion.

Lorsqu'une des moitiés de la moelle est seule comprimée, on observe l'*hémiparaplégie avec anesthésie croisées*, c'est-à-dire paralysie motrice dans le membre inférieur correspondant au côté de la compression, et anesthésie sur le côté opposé. En général, la paralysie du côté lésé n'est pas complète, et, de plus, il existe un peu d'affaiblissement du côté opposé, ce qui s'explique par un entrecroisement incomplet des faisceaux latéraux.

Dans la compression très prononcée de la moelle cervicale, il y a une paralysie des quatre membres ; c'est la *paraplégie cervicale.* Dans la compression faible ou incomplète, les membres supérieurs sont seuls paralysés, parce que les conducteurs des incitations motrices volontaires de ces membres sont plus superficiels, et par suite plus faciles à comprimer que ceux des membres inférieurs. Troubles oculopupillaires avec contraction ou dilatation de l'iris, troubles vasomoteurs, accidents dysphagiques et dyspnéiques, convulsions générales de cause spinale, tels sont les phénomènes qu'on observe aussi dans la compression de la moelle cervicale. Plus la lésion est élevée, plus il faut craindre l'invasion des phénomènes bulbaires et la mort par asphyxie ou par syncope.

La compression cervicale d'origine syphilitique, qui est la plus commune, est en général incomplète, et ne s'exprime quelquefois que par des phénomènes d'irritation spinale superficielle et circonscrite [1].

Les troubles trophiques sont rares et ne s'observent qu'à une période avancée, quand la moelle a été désorganisée par une méningomyélite consécutive.

1. Dans quelques cas de syphilome rachidien, la moelle est à peine touchée et les symptômes ne consistent plus alors qu'en douleurs et en difficultés dans les mouvements.

Chez un malade de 44 ans, qui présentait de l'onyxis syphilitique, il survint de violentes douleurs vers la nuque, avec irradiations se dirigeant surtout du côté de l'occipital, et une grande gêne dans les mouvements de la tête. C'était avec peine que le malade pouvait la tenir droite, lorsqu'il ne la fixait pas avec les mains. La pression sur la 4e vertèbre cervicale déterminait une douleur très vive. L'iodure de potassium fit disparaître tous ces accidents. (Lücke.)

Comme contraste à cette syphilose rachidienne ébauchée, voici un cas où elle fut complète et accompagnée d'une compression mortelle de la moelle épinière. Après des manifestations syphilitiques cutanées et muqueuses et une ostéite gommeuse du tibia droit, le malade se plaignit d'une douleur extrêmement vive vers l'apophyse mastoïde du côté droit, douleur qui était augmentée par tout mouvement de la tête et condamnait à une immobilité absolue. Au bout de 2 mois 1/2, on reconnut que la douleur avait son siège maximum à la partie la plus inférieure de l'occipital et sur l'apophyse épineuse de la 2e vertèbre cervicale. Il s'agissait d'une ostéite cervicale. — Amélioration considérable par les spécifiques. Mais, deux mois après, en se mettant au lit, le malade eut un craquement dans le dos. Aussitôt après, angoisse respiratoire subite, sentiment de strangulation avec douleur atroce pendant la déglutition. Il s'était produit subitement une compression de la moelle allongée. On trouva à l'autopsie une nécrose superficielle de surface interne de la base du crâne avec la destruction de l'arc antérieur de l'atlas et de l'appareil ligamenteux de l'apophyse odontoïde. La moelle allongée était aplatie et dissociée. (*Leopold Glück, Alg. Wiener méd. Ztg.*, 1879, nº 47)

Les myélites produites par la compression des syphilomes rachidiens sont en général transverses et présentent le caractère de la sclérose annulaire. Elles entraînent à leur tour des altérations secondaires de la moelle, qui se traduisent par la dégénérescence scléreuse de certains faisceaux. Au-dessus de la tumeur, cette dégénérescence occupe les faisceaux cérébelleux, les faisceaux de Goll, en respectant complètement les faisceaux pyramidaux ; au-dessous de la tumeur, elle occupe les cordons de Türck, ou faisceaux pyramidaux directs et la partie interne et postérieure des cordons latéraux ou faisceaux pyramidaux croisés. En d'autres termes, la myélite transverse par compression se complique d'une sclérose descendante des cordons latéraux et d'une sclérose ascendante partielle des cordons postérieurs. C'est la sclérose des cordons latéraux qui produit les contractures secondaires.

Pour diagnostiquer la myélite syphilitique par compression, il faudra se fonder, non pas seulement sur les troubles médullaires, mais aussi sur les altérations de la colonne vertébrale. Ces altérations ne restent pas toujours latentes ; on les perçoit quelquefois à l'extérieur sous forme de gonflement vague ou de tumeurs circonscrites des vertèbres. Quand elles donnent lieu à des arthropathies dans la colonne cervicale, outre la lésion matérielle, on a encore pour se guider la gêne douloureuse des mouvements de la tête condamnée à l'immobilité, la raideur du cou, la tuméfaction sur tel ou tel point, la sensibilité à la pression et à la percussion, les irradiations névralgiformes, etc. L'exploration du pharynx ne devra pas être négligée, puisque le point de départ de l'ostéosyphilose cervicale se trouve quelquefois dans cette région. L'existence de lésions syphilitiques sur d'autres régions du corps est d'un grand secours ainsi que l'absence de toutes les autres causes locales ou générales, telles que la tuberculose, le cancer, les kystes hydatiques, les anévrysmes. Mais quand il n'existe aucun signe du côté de la colonne vertébrale, il est plus difficile de se prononcer. Toutefois, si des phénomènes de compression médullaire survenaient chez un sujet notoirement syphilitique, on n'hésiterait pas à agir comme si leur spécificité était démontrée, et on administrerait à haute dose le mercure et l'iodure de potassium.

B. *Méningites spinales syphilitiques.* — Sous le mode aigu et généralisé, elles sont très rares, si tant est même qu'elles existent ; mais on les trouve fréquemment sous forme de plaques exsudatives ou sclérosiques de tractus ou de manchons fibreux, et elles sont mêlées à presque toutes les myélosyphiloses. La plupart des tumeurs scléreuses et scléro-gommeuses de la moelle ne sont autre chose que des pachyméningites circonscrites; aussi leurs symptômes se confondent-ils avec ceux qui résultent de la compression. Les méningites sont plus fréquentes en arrière de l'organe qu'en avant, et plus dans les régions dorsale et surtout lombaire que dans la région cervicale. Je ne parle que des primitives et non de celles qui se sont développées consécutivement à une lésion osseuse. Comme le processus méningitique s'étend d'une part aux nerfs correspondants et d'autre, à la moelle, on observe des phénomènes complexes de méningo-névro-myélite.

La maladie débute lentement par des douleurs dorsales ou lombaires qu'augmentent la pression sur les apophyses épineuses et plus encore les mouvements de la colonne vertébrale; de là une raideur forcée de tout le tronc. Les irradiations dans les côtés de la poitrine et du ventre, le long des extrémités inférieures sont quelquefois atroces, déchirantes ou térébrantes, et s'accompagnent d'hypéresthésie et d'anesthésie cutanée, plus rarement de contracture douloureuse des muscles, de flexion des membres, etc. Il n'est pas ordinaire que les symptômes d'irritation soient d'une grande violence et persistent pendant longtemps; presque toujours ce sont les phénomènes de paralysie qui, survenus de bonne heure, l'emportent peu à peu sur tous les autres. Cela tient à une myélite chronique avec ramollissement ou bien à une sclérose annulaire consécutive à la méningite. En pareil cas, il s'agit bien d'une méningo-myélite; aussi voit-on souvent survenir, outre la paralysie, des troubles de la miction, de la défécation et même des altérations trophiques.

C. *Myélosyphiloses diffuses aiguës et subaiguës.* — Elles sont beaucoup plus rares que celles qui présentent une marche lente et chronique. Elles peuvent s'observer à toutes les périodes de la syphilis; mais il est incontestable qu'elles appartiennent plutôt à la phase secondaire qu'à la phase tertiaire; c'est là du moins ce qui résulte de mon expérience personnelle. Leur spécificité est d'autant plus évidente qu'elles surviennent à une époque plus rapprochée de l'accident primitif. Comme elles n'ont en elles-mêmes rien de caractéristique, il est clair que leur provenance sera problématique si elles apparaissent isolément, très tard, au moment où la maladie générale ne donne plus signe d'existence, et si elles ne présentent aucun lien visible avec les phénomènes de même nature qui les ont précédées. — La coïncidence de manifestations syphilitiques sur d'autres viscères ou sur d'autres parties du corps est toujours une circonstance concluante, quelle que soit la date de la myélosyphilose dans le processus de la maladie générale.

Le début des myélosyphiloses aiguës se fait en général d'une façon brusque et presque foudroyante. Les premiers symptômes consistent habituellement dans des troubles de la vessie et une faiblesse subite des extrémités inférieures. La paraplégie est légère et inégalement marquée au début dans les deux membres; mais bientôt elle devient très prononcée et presque complète des deux côtés. Elle est précédée et accompagnée de troubles divers de la sensibilité, d'hypéresthésie, d'anesthésie, de fourmillements dans les pieds, de sensations de froid, de douleurs violentes dans la région dorso-lombaire avec irradiations transversales et constrictives en ceinture extrêmement pénibles, etc. Inertie vésicale et rétention d'urine, puis incontinence; constipation puis selles involontaires : tels sont les phénomènes qui ne font jamais défaut du côté de la vessie et du rectum. On en peut dire autant des troubles trophiques qui consistent en eschares rapides, étendues, profondes dans la région sacrée, aux talons, sur toutes les parties où s'exerce une pression continue.

Comme l'acuité n'est pas très grande, bien que le processus marche quelquefois avec une grande rapidité, la fièvre n'est pas vive et même il n'existe aucun retentissement du côté de la santé générale.

Les réflexes sont toujours exagérés, du moins au début. Il y a quelquefois une surexcitation des organes génitaux avant la maladie confirmée, mais elle se transforme bientôt en impuissance complète.

Les phénomènes varient suivant le siège de la lésion. On a vu des cas où les troubles de la sensibilité et du mouvement étaient limités à un membre, à un côté du corps; mais ces cas d'hémiparaplégie spinale sont exceptionnels dans les myélosyphiloses qui nous occupent. L'hémianesthésie spinale syphilitique, la monoparaplégie aiguë sont ordinairement produites par une gomme ou une exostose qui se développent rapidement, compriment la moelle et y font naître une myélite transverse unilatérale.

La *myélosyphilose dorso-lombaire*, qui est la plus commune, répond au type classique de la myélite subaiguë et aiguë. La *myélosyphilose cervico-dorsale* donne lieu quelquefois à une paralysie isolée des membres supérieurs, mais le plus souvent à la paralysie des quatre membres. Ce qui la caractérise surtout, ce sont : 1° des phénomènes dyspnéiques, la gêne de la déglutition, le hoquet; 2° des troubles gastriques; 3° des troubles circulatoires; 4° des troubles oculo-pupillaires, etc. Tous ces symptômes se multiplient, s'accumulent et augmentent de gravité à mesure que le processus se rapproche du bulbe, et, quand il l'atteint, ils arrivent à leur summum d'intensité.

Ces sortes de myélosyphiloses aiguës et subaiguës, quelle que soit la prédominance de leur siège, ont une allure vive et leur évolution se fait parfois en quelques jours ou quelques semaines. Ce sont les plus dangereuses de toutes les formes de détermination syphilitique sur la moelle. Il est rare, en effet, que leurs symptômes s'amendent sous l'influence du traitement spécifique. Une légère amélioration a-t-elle lieu, presque toujours elle est de courte durée et les symptômes reparaissent avec la même intensité. La mort est la terminaison la plus ordinaire. La guérison complète peut-elle se produire? C'est fort douteux. Quand les malades ont la chance de survivre, ils ne recouvrent jamais intégralement l'usage de leurs membres.

On a décrit comme une variété de ces myélosyphiloses la *paralysie ascendante aiguë*. MM. Déjerine et Goetz en ont publié un fait dans les *Archives de physiologie*[1] : la mort survint le quatrième jour. Le malade n'avait présenté aucun trouble de sensibilité. On ne trouva aucune lésion dans la moelle. — Dans un autre cas rapporté par M. Berger, la guérison eut lieu[2]. — D'après M. Heubner, cette forme se développerait dans la première phase de la syphilis. Elle apparaît sans prodromes ni phénomènes méningitiques, débute par une paraplégie

1. M. Savard en a aussi observé un cas chez une femme syphilitique depuis six ans et qui présentait des traces manifestes d'éruptions syphilitiques. La mort eut lieu après tous les symptômes de la myélite ascendante aiguë. A l'autopsie, on trouva une gomme de la moelle et une artérite diffuse dans toute la hauteur de l'axe nerveux. « Il est probable, dit M. Savard, que la gomme peu volumineuse ne comprenait pas la moelle, et qu'elle s'était développée à la périphérie, sans donner lieu à des symptômes apparents, lorsque tout à coup survint une myélite ascendante aiguë qui emporta rapidement la malade ».

2. *Cas de myélosyphiloses guéries*. Voici ce cas, et quelques autres suivis de guérison :

Un officier de trente-cinq ans ressentit, à la troisième année d'une syphilis légère, de la raideur à la nuque, accompagnée de difficulté dans le mouvement des jambes. Au bout de deux ou trois jours, paraplégie complète, miction paresseuse, constipation. Impossibilité de lever les jambes, surtout la droite. Sensibilité moins affaiblie à gauche qu'à droite. Tumeur au niveau de la suture fronto-pariétale et au niveau de la deuxième cervicale. Traitement : Onction mercurielle ; 4 gr. d'iodure de potassium ; électrisation. Au bout d'un mois guérison sans récidive.

Homme de trente-cinq ans, ayant eu, il y a huit ans, un chancre non traité, suivi de pustules d'ecthyma. Douleurs nocturnes dans les jambes, puis paraplégie survenue brusquement avec anesthésie. Paralysie de la vessie et du rectum. Guérison rapide par le traitement mercuriel.

Trois mois après un chancre induré suivi de roséole et de plaques muqueuses, douleurs très vives dans les lombes, chez un jeune homme de vingt-trois ans. En trois jours, paralysie de la jambe droite, la jambe gauche restant intacte. Traitement spécifique mixte. Au bout de six jours amélioration ; guérison complète au bout de deux semaines. (Caizergues.)

Chez un homme de trente-six ans, syphilitique depuis six ans, tout à coup crampes douloureuses dans la jambe droite, puis paraplégie des deux côtés le lendemain. Douleurs en ceinture au niveau de l'épigastre, miction difficile. Impotence. Cinq grains d'iodure par jour, un seizième de grain de strychnine, électrisation de la colonne. Au bout de quarante jours guérison complète. (William Moore.)

complète rapidement envahissante de bas en haut, et qui aboutit vite, si rien ne l'arrête dans son processus, à la région cervico-bulbaire, où elle donne lieu à une explosion formidable de désordres cardio-pulmonaires. Les troubles trophiques, et en particulier les eschares au sacrum, auxquelles on a donné le nom de *decubitus acutus* pour les distinguer d'eschares à processus lent (*decubitus chronicus*), qui sont l'effet de la pression prolongée sur une partie du corps, ces troubles trophiques se développent dans cette forme avec une effrayante rapidité.

Pour éclaircir un peu ce sujet obscur des myélosyphiloses à forme aiguë et subaiguë, je vais rapporter deux cas qui ne peuvent guère laisser de doute sur la provenance spécifique de l'affection, surtout le premier.

Mon savant confrère et élève, M. le docteur Robert, a bien voulu me communiquer un cas de syphilose médullaire guérie, dont voici le résumé :

Sept ans après un chancre infectant suivi de roséole et de plaques muqueuses, contracté à l'âge de vingt-quatre ans, le malade éprouva, sans cause appréciable, des douleurs en ceinture au niveau des lombes et des éclairs de douleur dans les jambes, avec grande faiblesse musculaire. Aggravation progressive, déchéance virile, et, au bout de deux mois, paraplégie presque absolue, paresse de la vessie et du rectum. Sensibilité à peine atteinte. Rien du côté de la colonne vertébrale. Éruption d'apparence syphilitique. Cerveau intact. Traitement intensif avec une friction quotidienne et 5 à 6 grammes d'iodure de potassium. Pointes de feu sur le rachis. Au bout de quatre jours, le malade pouvait descendre de son lit et s'asseoir dans un fauteuil. Au bout de sept jours, il circulait dans son appartement. Les douleurs avaient cessé. Six semaines après, il reprenait ses occupations ordinaires. Cette guérison rapide et complète persiste depuis deux ans et demi. (juin 1889.)

Dans l'ouvrage de M. Zambaco sur les *Affections syphilitiques du système nerveux*, qui est si riche en observations concernant les myélopathies de toutes sortes, on trouve plusieurs faits de guérison.

Il y en a aussi quelques-uns dans l'excellente thèse de M. le docteur Lardreit de Lacharrière.

Gallard a guéri un homme de trente-trois ans qui avait eu une syphilis grave douze ans avant de devenir paraplégique. Cette syphilis avait produit d'abord une hémiplégie complète du côté gauche, avec raideur des membres, deux ans après le chancre. — Il n'existait pas de troubles de la vessie ni du rectum. Au bout de deux mois, l'iodure et les courants continus firent disparaitre complètement la faiblesse des membres inférieurs, qui s'accompagnait de douleurs en ceinture, d'anesthésie, d'hypéresthésie, d'impuissance, etc. (*Un. méd.*, 1874.)

Voici un autre cas très remarquable par la précocité de la myélosyphilose et la promptitude de la guérison. Le malade, âgé de vingt-sept ans, éprouva en pleine période secondaire, et trois ou quatre mois après un chancre induré du gland suivi d'éruptions spécifiques qui persistaient encore, des troubles paralytiques du côté de la vessie et du rectum et une parésie de la jambe droite. La jambe gauche était le siège de troubles de la sensibilité qui n'existaient pas dans la jambe droite. Rachialgie au niveau des apophyses lombaires. Traitement ioduré et mercuriel. Au bout d'une semaine, le malade put uriner seul, et, quelques jours plus tard, la paralysie de la jambe gauche et les troubles de la sensibilité dans la jambe gauche avaient disparu. Il s'agissait là sans doute d'accidents médullaires dus au développement probable d'une tumeur gommeuse des enveloppes ou

La succession des phénomènes si nombreux et si intéressants qu'a présentés l'affection cérébro-spinale suivante, son début trois mois après le chancre, l'apparition, avant la myélosyphilose, de deux déterminations sur le cerveau d'ordre absolument spécifique, l'enchaînement logique et pour ainsi dire diathésique de ces accidents sous leurs formes variées, toutes les circonstances de chronologie et d'envahissement progressif sont de nature à ne laisser aucun doute sur la nature syphilitique de la myélopathie. Impossible de trouver un exemple plus frappant de la diffusion, de la dissémination des désordres que produit la syphilis, non pas seulement dans telle ou telle partie du cordon médullaire, mais aussi dans toute l'étendue du système nerveux central.

Le malade, âgé de 27 ans, se portait habituellement très bien et ne présentait dans ses antécédents aucune cause locale ou générale, accidentelle ou constitutionnelle d'une affection cérébro-médullaire, autre que son chancre infectant.

Au soixante-quinzième jour du chancre, troubles cérébraux vagues; au centième, *paralysie du nerf moteur oculaire commun du côté droit.* Au bout de 87 jours, guérison très rapide, produite par une abondante salivation mercurielle.

Au septième mois du chancre, deuxième détermination syphilitique intracrânienne sur l'hémisphère droit : *Hémiplégie incomplète de tout le côté gauche.* Dilatation de la pupille gauche et diplopie. Céphalalgie, vertiges, affaiblisse-

de la moelle elle-même, ou bien à une exostose. Tous ces phénomènes s'accomplirent dans les six premiers mois de la syphilis. (Bastard. *Un. méd.*, 1878.)

Trop souvent la guérison n'est qu'incomplète et momentanée. C'est ce qui eut lieu dans le cas suivant observé par M. Vinache. Au huitième mois d'un chancre induré suivi de syphilide papuleuse généralisée, d'iritis condylomateuse : paraplégie brusque et à peu près complète en deux heures, avec incontinence d'urine. Amélioration au bout de huit ou dix jours avec le traitement spécifique; elle s'accentua les jours suivants, si bien que la miction devint facile et volontaire et que le malade put marcher appuyé sur une canne. Mais, au quatrième mois des accidents médullaires, nouvelle attaque de paraplégie qui emporta le malade au bout de trois mois.

J'ai obtenu un cas de guérison dont voici le résumé :

Le malade, âgé de vingt-sept ans, fut pris, au dix-septième mois d'une syphilis, de troubles dans les mouvements des extrémités inférieures, beaucoup plus prononcés à droite qu'à gauche. Il en résulta une grande difficulté pour la marche, qui était causée tout à la fois par l'inégalité de la parésie dans les deux jambes, par des altérations de la sensibilité cutanée et par une certaine incoordination des mouvements. Un peu d'incontinence d'urine. Rien du côté des yeux ni du cerveau. Traitement intensif avec l'iodure et les frictions mercurielles. Au bout de trois ou quatre jours, la marche qui était déséquilibrée et presque impossible devint beaucoup plus régulière et plus stable. Disparition progressive des troubles moteurs et sensitifs. Guérison au bout de quelques semaines.

Voici une autre guérison que j'ai obtenue. Je ne puis donner, faute de place, que le résumé succinct de ce cas malgré l'intérêt qu'il présente :

Myélopathie précoce, sans aucun trouble cérébral, survenue par la seule influence de la syphilis, chez un homme de quarante-sept ans, vingt mois après le chancre infectant. Raideur désordonnée plutôt que paralysie des extrémités inférieures donnant lieu à une fausse ataxie. Exagération des réflexes. Processus lent et progressif.

Amélioration rapide par l'iodure et les frictions mercurielles. Guérison au bout de trois mois de traitement, et huit mois après le début de cette myélosyphilose.

ment de toutes les fonctions nerveuses. Processus rapide de cette attaque d'encéphalopathie; guérison au bout de 30 jours.

Qu'on veuille bien remarquer le contraste entre la bénignité relative de deux déterminations sur le cerveau et la gravité de la détermination sur la moelle qui s'effectua plus tard. Le traitement a fait disparaître vite et d'une façon complète la paralysie du moteur oculaire commun, puis l'hémiplégie circonscrite de tout le côté gauche, tandis qu'il a été tout à fait impuissant contre la myélosyphilose.

Celle-ci apparut au neuvième mois et demi de la syphilis, un mois après la guérison de l'hémiplégie. Son caractère le plus remarquable, dès le début, fut la généralisation de l'action morbide sur toute l'étendue de la moelle épinière.

Outre la faiblesse des extrémités inférieures, il se produisit, en effet, presque d'emblée, un sentiment de gêne, de pesanteur, d'angoisse respiratoire, ayant son siège dans la moitié supérieure du sternum et les points adjacents de la paroi thoracique antérieure. Les phénomènes paralytiques s'accusèrent de plus en plus; ils furent accompagnés d'algies d'une excessive intensité, siégeant principalement dans le thorax. — Du côté de l'appareil cardio-pulmonaire il se développa une sorte d'état asthmatique caractérisé par un sentiment d'oppression, d'angoisse respiratoire, de dyspnée, qui se reproduisait sous forme d'accès trois ou quatre fois, dans la journée et durait environ une heure ou deux. Elle était principalement nocturne et se traduisait par une détresse respiratoire qui rendait les mouvements respiratoires courts, précipités, haletants, et devenait une véritable orthopnée nerveuse, indépendante de toute lésion matérielle appréciable dans l'appareil cardio-pulmonaire.

La paraplégie fut relativement assez tardive, car au trente-cinquième jour de la myélosyphilose, le malade pouvait encore marcher, très imparfaitement, il est vrai. Aussi restait-il toujours au lit. La faiblesse musculaire était plus prononcée dans le membre inférieur gauche que dans le droit.

Chose curieuse, les troubles cardio-pulmonaires diminuèrent à mesure que la paraplégie s'accentua de plus en plus. La diffusion des phénomènes disparut peu à peu pour faire place à un travail pathologique mieux localisé dans son siège et plus précis dans ses manifestations.

Le processus sembla quitter les parties supérieures de la moelle épinière pour se concentrer dans son renflement inférieur, et il y resta confiné jusqu'à la mort qui eut lieu trois mois et demi après le début de l'affection médullaire, au treizième mois de la syphilis.

Cette myélosyphilose diffuse fut donc plutôt *descendante* qu'*ascendante*. Elle se manifesta par des phénomènes à foyers disséminés, tous d'une forme aiguë, douloureuse, car le malade fut tourmenté constamment par des douleurs spontanées le long du rachis, qui devenaient parfois très violentes et s'irradiaient jusqu'à l'extrémité des membres inférieurs.

Les membres supérieurs conservèrent à peu près intactes leur sensibilité et leur motilité. Il y eut de l'anesthésie et de l'analgésie dans la partie subombilicale du tronc. Sur les membres inférieurs, la paralysie du mouvement était plus prononcée à droite qu'à gauche. C'était l'inverse pour la sensibilité : elle était beaucoup plus profondément compromise à gauche qu'à droite, ce qui est dans l'ordre, ainsi que le démontrent les expériences physiologiques sur la moelle épinière.

Vers le quarantième jour de cette myélosyphilose commencèrent les troubles trophiques, c'est-à-dire une large escharre au sacrum. La cachexie fit des progrès de plus en plus rapides et le malade passa par toutes les phases des myélopathies inexorables qui se terminent fatalement par la mort dans un assez bref délai. Le traitement hydrargyrique et ioduré n'y fit rien. Son impuissance prouve-t-elle quelque chose contre la spécificité de cette affection ? Je ne le crois pas. — A l'autopsie, absence de lésions syphilomateuses dans la moelle.

L'affection pourtant n'était-elle pas évidemment syphilique? Ces déterminations intermédiaires sur le cerveau presque aussitôt après le chancre ne le prouvent-elles pas? Que faudrait il de plus pour entraîner la conviction ? Je donne donc avec confiance ce cas comme un exemple de myélosyphilose aiguë ou subaiguë. On le trouvera au complet dans mon ouvrage sur les *Affections syphilitiques précoces des centres nerveux.*

Le suivant ne me paraît pas moins digne d'intérêt, non seulement par sa forme, mais aussi par sa précocité et l'impression qu'il laisse de son absolue dépendance diathésique. Aussi je le raconte tout au long, car de pareils faits ne sont pas communs.

Myélopathie aiguë avec paraplégie rapide, ayant débuté en pleine période secondaire, neuf mois après le début du chancre syphilitique. Dès le 15e jour, apparition de la gangrène sacro-ischiatique. — Cachexie médullaire très grave et précipitée. — Mort au 41e jour de la myélopathie. — A l'autopsie, lésion d'une myélite diffuse, irrégulière, surtout dorso-lombaire, sans produits syphilomateux.

M. K. J., 26 ans, domestique, entré le 10 octobre 1882, salle 6, lit 19, dans mon service à l'hôpital du Midi, était sanguin, vigoureusement constitué et présentait toutes les apparences d'une bonne santé. Jamais aucune maladie constitutionnelle ou accidentelle avant 1882. Le premier janvier de cette année-là, coït suivi trois ou quatre semaines après d'un écoulement blennorhagique et, par la suite, de maux de tête, d'angine, de croûtes dans les cheveux, etc. Traitement mercuriel et ioduré pendant 40 jours. — Nouvelle poussée cinq mois après le début de la syphilis ; le malade était alors dans une maison de détention où il maigrit beaucoup. Aucun traitement spécifique. Sorti de là, il entra dans une maison bourgeoise, et, grâce à la cuisinière, il put boire chaque jour six litres de vin, du café, de l'alcool et manger à l'avenant. Aussi en très peu de temps augmenta-t-il de trente livres (juillet 1882). Bonne santé jusqu'au 2 octobre de la même année.

A cette époque (9e mois de l'infection), plaques ulcéreuses sur les organes génitaux et éruption spécifique sur diverses parties du corps. Mais, chose plus grave, le patient commença à éprouver de l'affaiblissement avec raideur dans les extrémités inférieures. En même temps, douleur vers la partie moyenne de la cuisse droite d'abord, puis de la cuisse gauche, et constriction pénible en ceinture à la hauteur de l'ombilic. La débilité musculaire devint bientôt plus considérable à gauche qu'à droite. Il fallait soutenir et soulever la jambe de ce côté-là pour monter un escalier.

Dans la première semaine d'octobre la marche était encore possible, mais le malade tombait souvent sur ses genoux et il frappait fortement le sol avec le talon. Une fois assis, il ne pouvait pas se relever seul.

C'est dans cet état qu'il fut reçu salle 6. Les accidents progressèrent avec une rapidité excessive. Trois jours, en effet, après son admission, la marche devint impossible. Rétention complète d'urine, puis incontinence, garde-robes involontaires et inconscientes. — La sensibilité des extrémités inférieures, qui avait été conservée ou du moins peu atteinte jusqu'au moment de la paralysie complète, fut presque totalement abolie. Jamais rien du côté du cerveau ni des autres viscères.

État du malade le 19 octobre 1882 (15e jour environ de la myélopathie, 9e mois révolu de la syphilis) : Intelligence intacte. — Décubitus dorsal forcé. Impossibilité d'imprimer aux membres inférieurs le moindre mouvement d'ensemble. Sensibilité très émoussée à gauche, complètement abolie à droite où la paralysie était de date plus ancienne. De ce côté-là, le chatouillement de la plante du pied produisait, quoique non perçu, des mouvements réflexes légers. A gauche, le chatouillement était perçu mais ne suscitait aucun mouvement réflexe. Insensibilité de toute la moitié droite du ventre jusqu'à trois travers de doigt au-dessous de l'ombilic; dans les parties correspondantes, à gauche, la sensibilité était très affaiblie. Douleur à la pression vers les deux ou trois dernières vertèbres dorsales et les premières lombaires. Aucune lésion de la colonne vertébrale.

Incontinence complète vésicale et anale ; urines quelquefois un peu sanguinolentes (sans sucre ni albumine). Érosions et phlyctènes sur les fesses, avec menace de gangrène.

Syphilide papuleuse circinée en voie de guérison. Rien dans la gorge.

Il existait une coïncidence si frappante entre cette grave myélopathie et la syphilis, qu'il était impossible de ne pas songer à quelque lien étroit de causalité entre les deux. Cependant, il y avait, outre la syphilis, deux autres causes qui auraient pu agir sur la moelle épinière : l'alcoolisme et ce parti que le malade avait pris de coucher, vers le mois d'août, sur le carreau de sa chambre pour combattre l'habitude qu'il avait, dit-il, de pisser au lit. Mais cette incontinence n'était-elle pas le résultat d'un commencement de myélopathie antérieure au refroidissement? Il ne resterait donc comme étiologie que la syphilis, l'alcoolisme et aussi quelques mauvaises conditions hygiéniques durant l'incarcération du malade.

Le processus fut presque foudroyant. En quarante-huit heures, formation d'eschares étendues et profondes.

Le 27 octobre (25e jour de la myélopathie), il survint de l'anxiété respiratoire. Œdème considérable des bourses. Plaques ecthymateuses aux deux talons surtout à droite. Amaigrissement. Pouls ample, régulier, 108, excès de chaleur fébrile.

État le 9 novembre (37e jour de la myélopathie). Pouls 120, régulier, peau fraîche et pâle. Anxiété respiratoire modérée. — Paralysie musculaire complète dans les deux membres inférieurs. Quelquefois tressaillements musculaires involontaires dans la jambe droite. Douleur au niveau du mollet et sur le membre inférieur gauche, surtout quand on le remue.

Différence très grande de la sensibilité entre les deux côtes des extrémités paralysées. Ainsi à gauche et dans la partie correspondante de l'abdomen, elle était à peu près intacte en tous ses modes, tandis qu'à droite l'insensibilité était complète depuis la ligne médiane et une ligne horizontale passant à trois travers de doigt au-dessus de l'ombilic, jusqu'au pied. *Donc, effet croisé entre la paralysie et l'anesthésie, puisque la paralysie était plus prononcée à gauche qu'à droite.*

Les excitations cutanées des membres inférieurs ne suscitaient aucun réflexe. Perte de substance énorme par gangrène ayant dénudé tout le sacrum Cachexie médullaire aiguë, etc.

Mort le 12 novembre 1882, (10e mois 1/2 de la contamination, 41e jour de la myélopathie). — Autopsie faite 36 heures après la mort. Aucune lésion dans le cœur, les poumons, le foie, la rate, les reins.

Le cerveau et la moelle ne présentaient à l'œil nu aucune lésion. De plus, fait digne de remarque, ces deux organes avaient une consistance assez ferme. Je confiai l'examen histologique de la moelle à M. le docteur Brault, alors préparateur du professeur Cornil. « Il s'agit, me répondit-il, d'une myélite diffuse, ayant porté principalement sur les cornes antérieures, principalement à la partie inférieure de la région dorsale et à la région lombaire. Elle était à peine marquée à la région cervicale. Le foyer le plus considérable existait à la réunion des 2/3 supérieur et du 1/3 inférieur de la région dorsale. Au-dessus de ce foyer, le cordon de Goll était sclérosé dans toute son étendue jusqu'à la partie supérieure de la région cervicale. Au contraire, les faisceaux radiculaires postérieurs étaient intacts.

Au point de vue histologique, cette myélite était caractérisée par des dilatations vasculaires, par la présence de corpuscules granuleux, de cellules araignées en grand nombre, par la raréfaction de la névroglie. De plus, les cellules des cornes antérieures étaient moins nombreuses à la région dorsale et en partie atrophiées. En somme, il s'agissait là d'une myélite diffuse, irrégulière, plus avancée dans certains points que dans d'autres, ayant affecté une marche subaiguë, déterminé la paralysie par suite de la prédominance des lésions à la région dorso-lombaire. La lésion du cordon de Goll est une dégénérescence ascendante secondaire et sans signification importante. On peut considérer que la syphilis est la cause d'une pareille affection. »

Dans un cas observé par M. Le Petit, et qui présente beaucoup d'analogie avec le mien pour la précocité, la nature et la gravité de la myélosyphilose, on trouva à l'autopsie des tumeurs multiples au niveau de la queue de cheval; elles étaient dures, grisâtres et constituées par des gommes.

B. *Myélosyphiloses chroniques diffuses et circonscrites.* — Entre l'acuité et la chronicité dans les myélites, la ligne de démarcation n'est pas aussi simple ni aussi facile à établir qu'entre ces deux formes dans d'autres maladies. Nous avons un élément qui nous manque : ce sont les troubles constitutionnels que suscite habituellement dans l'organisme une action morbide violente, rapide et grave. Dans les myélites aiguës, en effet, surtout dans celles qui se développent chez les syphilitiques, il n'y a point, du côté de la circulation ni des voies digestives, le retentissement qu'y produisent maintes inflammations de moindre importance. L'organisme ne suscite contre les dangereux désordres qui menacent un de ces organes les plus importants aucun mouvement réactionnel et synergique. Il n'y a ni fièvre, ni hyperthermie, ni embarras gastrique. L'acuité et la chronicité du processus myélopathique sont à cet égard-là à peu près égales vis-à-vis de l'organisme. Où donc trouver les différences qui les séparent? Sera-ce la durée? Mais là encore il n'y a rien de tranché sinon dans les cas extrêmes. Il est bien clair, par exemple, qu'entre une myélite qui tue au bout d'un septenaire et celle qui n'emporte le malade qu'après huit mois, un an ou plus de durée, on ne doit pas hésiter sur la qualification qui convient à l'une et à l'autre. Mais combien de cas intermédiaires où la durée nous laisse indécis? Dans ces affections, une différence de quelques semaines et même de quelques mois compte moins que les heures et les jours dans les inflammations d'ordre commun sur d'autres parenchymes.

Je crois que la chronicité dans les myélopathies provient moins de la durée et de la marche des phénomènes morbides que de leur nombre, de leur intensité, de leur simultanéité et de la profondeur, au sein de l'organe, des foyers d'où ils émanent.

Dans les myélopathies aiguës, presque tous les désordres naissent en un bref délai, s'accumulent et s'enchaînent en quelques jours pour produire le syndrome complet propre à ces sortes d'affections médullaires. Il devient évident dès la première phase que toutes ou presque toutes les parties constituantes de la moelle sont envahies; qu'elles ne sont pas seulement effleurées, mais profondément atteintes, et que chacune d'elles à peu près au même moment ou dans une succession rapide, est désorganisée ou en imminence d'une destruction prochaine.

Dans les myélopathies chroniques, au contraire, le syndrome reste incomplet comme nombre. En outre, si quelques-uns des phénomènes qui le constituent sont très accentués, d'autres manquent ou ne sont qu'ébauchés. Il n'y a point au même degré, que sur les formes aiguës, la simultanéité et la concentration du processus sur tous les éléments de l'organe. Quelques-uns sont touchés, d'autres restent intacts. C'est à la périphérie, dans les cordons que siège le mal. Il ne gagne pas du premier coup le centre de la moelle, sa substance grise. Il la respecte ou ne l'atteint que tardivement, à une époque où l'accumulation successive de tous les phénomènes du processus médullaire le conduit, dans sa lente progression, à prendre la même physionomie que les myélopathies aiguës durant leur première phase.

Malgré ces grandes lignes, la démonstration n'est pas nette; aussi, dans beaucoup de cas, ne peut-on dire si la forme de telle ou telle affection médullaire est aiguë ou chronique. Pour moi, le signe le plus certain de l'acuité, c'est le nombre de symptômes et, par-dessus tout, l'apparition, à une époque peu éloignée du début, des troubles trophiques, c'est-à-dire des larges eschares que fait naître la désorganisation de la substance grise.

Description clinique des myélopathies chroniques. — La syphilose médullaire se traduit dans la grande majorité des cas par le processus chronique. La date de son apparition par rapport au début de la syphilis n'a rien de fixe. En général, elle est plus tardive que dans la forme aiguë. Les myélopathies chroniques peuvent se montrer à toutes les phases de la maladie constitutionnelle. J'en ai observé de très précoces; mais je crois qu'en général elles apparaissent plus fréquemment dans la phase tertiaire que dans la secondaire. Elles revêtent toutes les formes de l'inflammation spécifique de l'organe. Un grand nombre se présentent sous la forme de myélites transverses.

Leur début est lent. Quelquefois cependant la paraplégie se développe d'une façon brusque, et, en quelques heures, les malades se trouvent dans l'impossibilité de se tenir sur leurs jambes. Cet *ictus paraplégique* est exceptionnel. Dans la plupart des cas, la myélosyphilose chronique s'établit peu à peu, d'une façon insidieuse et si peu tranchée qu'on ne la devine pas sous les premières douleurs légères et vagues, les tiraillements dans les membres, les sensations passagères de froid et de chaud, les fourmillements, les engourdissements qui lui servent de prodromes. Durant la première période, les phénomènes qui ouvrent la marche et qui se rapportent à un faible degré d'irritation médullaire existent seuls plus ou moins longtemps, et ne consistent qu'en troubles variés de la sensibilité; mais il se produit aussi parfois un peu de raideur, de la contracture dans quelques groupes musculaires avec ou sans crampes, un peu de lenteur dans la miction, etc.

Du moment qu'on voit survenir chez un syphilitique de la rachialgie, quelques sensations singulières de froid et d'engourdissement dans les extrémités inférieures, une certaine gêne dans leurs mouvements, il faut soupçonner une détermination sur la moelle. Mais un signe plus caractéristique, et qui manque rarement, qui apparaît même quelquefois le premier et longtemps avant les autres, c'est celui qui est constitué par des troubles génito-urinaires, et consiste en une paresse de la vessie et en un affaiblissement du pouvoir génital.

L'affaiblissement du sens génital s'établit graduellement : les érections deviennent rares, faibles, incomplètes, et le coït est bientôt impossible. Chez un jeune homme une impuissance qu'on croyait temporaire et dont on ignorait la cause, dura un an et fut vainement combattue par les moyens employés en pareils cas. On aurait dû recourir à l'iodure de potassium et au mercure, car il survint brusquement une paraplégie qui prouva que cette impuissance dépendait d'une myélopathie depuis longtemps latente et qu'on ne pouvait attribuer qu'à la syphilis.

Même précocité, même fréquence et peut-être plus grande encore pour les troubles urinaires. Ils commencent par une dysurie progressive ou subite, et aboutissent à une rétention complète ou incomplète, à laquelle succède l'incontinence. Des phénomènes semblables se produisent, mais à un moindre degré, du côté du rectum. Dans tout cela, comme dans tout le reste, rien de particulier. Aucune différence entre ces perturbations, quelle que soit la cause de la myélopathie. Aussi me paraît-il tout à fait inutile de les décrire minutieusement.

Après les sensations de froid, d'engourdissement et les fourmillements dans les extrémités inférieures, surviennent des phénomènes véritablement douloureux dont le foyer principal réside d'ordinaire à la région lombaire. Cette rachialgie s'accompagne d'une constriction en ceinture située au niveau, au-dessus, au-dessous de l'ombilic, ou même beaucoup plus haut, dans la région thoracique qu'elle étreint de la façon la plus pénible, continuellement ou par crises, en produisant une gêne ou une angoisse respiratoires. Les irradiations douloureuses se propagent aussi du rachis sur les membres inférieurs et s'accompagnent quelquefois d'hypéresthésie cutanée le long des principales branches nerveuses. Rien de plus variable, du reste, que ces algies périphériques d'origine médullaire. Parfois au lieu d'émaner du foyer rachidien, elles semblent avoir leur point de départ dans les membres inférieurs et remonter de là vers la colonne vertébrale. Également développées des deux côtés, plus prononcées quelquefois soit à droite soit à gauche, parfois tout à fait monolatérales, continues, intermittentes, rémittentes, sourdes ou par éclairs, elles affectent toutes les variétés. Dans quelques cas, elles font complètement défaut. On les voit précéder longtemps l'apparition de la paralysie des membres inférieurs, se montrer en même temps qu'elle, ou ne survenir que lorsqu'elle est déjà nettement établie.

Les troubles de la motilité consistent essentiellement en une diminution de la force musculaire dans les membres inférieurs. Ils arrivent rarement du premier coup à la paralysie complète. Presque toujours le processus se fait lentement, d'une façon fort insidieuse, ou bien par soubresauts irréguliers et avec une inégalité souvent très prononcée soit à droite soit à gauche. Là encore on trouve les variétés les plus complexes et les plus imprévues, d'un côté ou de l'autre; mais toutes aboutissent à la paraplégie pure ou mélangée d'une certaine incoordination qui n'est pas de l'ataxie typique, et s'explique par des particularités du trouble parésique ou paralytique, ou par l'adjonction de phénomènes musculaires d'un autre ordre. Ainsi, chez un de mes malades, la locomotion désordonnée des membres inférieurs dépendait peut-être moins d'une faiblesse paraplégique très réelle, que d'une certaine raideur des muscles, avec incapacité d'en mesurer la contraction et impossibilité de la projection des membres en avant, surtout du droit. Il en résultait une incoordination très différente de celle de l'ataxie. Les jambes restaient écartées et une sorte de trémulation les agitait, leur imprimait des saccades en dehors, et faisait frapper un coup sec au talon. La raideur musculaire était plus prononcée à droite qu'à gauche. Réflexes rotuliens très exagérés. La sensibilité de la plante des pieds au contact, à la température, au chatouillement, était amoindrie mais non abolie. Le malade éprouvait la sensation d'une corde étreignant le bas-ventre, les cuisses, les jambes et les pieds. Rien ailleurs. Fonctions cérébrales intactes. Il fut guéri par le traitement spécifique. Il y avait tout à la fois chez lui des phénomènes de dépression et d'irritation spinales.

Dans ces sortes de myélosyphiloses, sur le fond commun qui est la parésie de la paralysie des extrémités inférieures, se dessinent capricieusement, avec des nuances et des degrés très variables, suivant les sujets et aussi chez le même malade, des troubles sensitifs ou moteurs qui donnent à la physionomie générale de l'affection une certaine mobilité, moins grande assurément que celle des cérébrosyphiloses, mais peut-être plus prononcée que dans les myélopathies ordinaires.

C'est surtout du côté de la sensibilité qu'on observe le plus de variétés dans l'expression phénoménale. Quelques auteurs ont avancé qu'elle était toujours normale et que ce fait-là était absolument caractéristique dans les myélosyphiloses. Cette proposition est fort exagérée; mais il est incontestable que dans un assez grand nombre de cas, le contraste est grand et même étrange entre l'intégrité de la sensibilité et les lésions motrices. Maintes fois on la trouve diminuée notablement ou du moins émoussée. Peut-être est-elle plus souvent encore pervertie dans ses différentes modalités. Anesthésie, hypéresthésie simple ou douloureuse, analgésie, aberration de lieu dans les sensations provoquées, confusion entre elles, etc., et cela sur de larges surfaces ou des points circonscrits : telles sont les modifications passagères ou persistantes qu'elle subit.

Au début et dans les premières phases, les réflexes sont presque toujours exagérés. Plus tard ils reviennent à leur état normal, diminuent ou s'éteignent, principalement lorsque la myélosyphilose d'abord diffuse, s'accentue, ce qui arrive quelquefois, dans le sens d'une véritable sclérose des cordons postérieurs.

Les troubles trophiques sont beaucoup plus rares dans cette forme que dans la forme aiguë ou subaiguë. On ne les voit jamais se produire d'emblée ou dès les premiers jours, comme dans cette dernière, avec un caractère presque foudroyant. Les eschares ne surviennent qu'exceptionnellement, à une époque très reculée du processus, et comme conséquence de la cachexie médullaire progressive, plutôt que d'une lésion directe des centres trophiques. On a signalé quelquefois la présence d'eschares du sacrum, même dans des cas qui ont été suivis de guérison.

Quel que soit le syndrome dans telles ou telles myélosyphiloses paraplégiques, les phénomènes qui le constituent se développent avec lenteur et marchent parallèlement dans leur progression. Ainsi, à mesure que la faiblesse devient plus grande dans les extrémités inférieures, les troubles génito-urinaires décroissent graduellement et ceux de la sensibilité s'élargissent ou s'accentuent. Souvent la paralysie, qui était d'abord limitée à un membre, atteint celui du côté opposé. L'*hémiparaplégie* n'est pas rare; en pareil cas, on trouve ordinairement de l'anesthésie dans le membre dont les muscles sont intacts ou ont été un peu touchés. C'est ce qui eut lieu dans un cas que j'ai relaté plus haut et aussi dans celui de MM. Charcot et Gombault.

En général, la paralysie reste limitée aux membres inférieurs, quelquefois pourtant elle remonte et atteint les bras; mais elle y est rarement complète; ils ne sont ordinairement que frappés d'une parésie légère.

Plus rarement encore voit-on dans la forme chronique le processus, en sa marche ascendante, remonter jusqu'au bulbe et provoquer des accidents cardio-pulmonaires promptement mortels.

Spontanément ou sous l'influence du traitement spécifique, le processus des myélosyphiloses chroniques s'arrête quelquefois et persiste dans le même *statu quo* pendant des semaines et des mois et même des années. Dans des cas plus heureux encore, on voit les accidents s'amender peu à peu : les troubles vésicaux disparaissent, la force revient peu à peu dans les extrémités inférieures et la maladie, ainsi atténuée progressivement, arrive à une guérison complète. Mais qu'on ne s'y fie pas trop. Les rechutes sont à craindre. On a vu de véritables récidives longtemps après la disparition de tous les phénomènes médullaires. Ce qui est assez ordinaire, ce sont les alternatives de mieux et de plus mal. Ces oscillations, ces irrégularités dans le processus constituent même une particularité peut-être plus prononcée dans la myélosyphilose que dans les myélopathies communes.

Quant à la marche fatale vers un état irrémédiable, il faut bien reconnaître qu'elle est la règle malgré ces saccades, ces temps d'arrêt, ces améliorations décevantes. Les malades peuvent vivre longtemps, mais ils restent infirmes. La faiblesse persiste dans les membres inférieurs, la puissance génésique ne revient pas, la vessie reste paralysée, etc.

D'autres, plus gravement atteints, deviennent cachectiques et meurent épuisés par les troubles urinaires, par les eschares ou bien sont emportés par les accidents cardio-pulmonaires de la syphilose cervico-bulbaire. — Enfin, d'autres meurent par le cerveau, car il arrive parfois que le processus, après avoir envahi la moelle, s'établit aussi dans le cerveau. D'autres fois la moelle n'est prise qu'après ce dernier organe. Toujours est-il qu'il y a des exemples de *syphilose cérébro-spinale* plus ou moins analogues à celui que j'ai observé et relaté plus haut, mais dans lesquels la mort arrive à plus longue échéance.

Toutes les coïncidences spécifiques peuvent se rencontrer en même temps que les myélosyphiloses. Quels que soient leur forme, leur siège, leur degré, leur âge, il n'existe entre elles aucune incompatibilité. Quant à des relations plus particulières avec telles ou telles déterminations s'effectuant sur un autre théâtre que la moelle, on n'en a point constaté. Mais en ce qui concerne l'ensemble du système nerveux, il n'en est plus ainsi. Nul doute, en effet, qu'il n'y ait une très grande affinité entre les affections qui nous occupent et celles du cerveau. Comment en serait-il autrement? Sans compter la tendance de la syphilis à semer un peu partout ses lésions sur chacun des viscères qu'elle envahit, n'y a-t-il pas entre ces deux parties du névraxe une continuité de tissus, une solidarité fonctionnelle qui fait que leurs différents foyers morbides doivent se propager au loin, non pas sans doute par les lésions qui leur sont propres, mais par les dégénérescences scléreuses secondaires qu'entraînent leur désorganisation, ainsi que le rétrécissement ou l'extinction de leur activité physiologique? Ces dégénérescences jouent un rôle considérable dans la pathologie syphilitique du système nerveux. Le syphilome primitif, avec les symptômes qui lui sont propres peut guérir en partie, ou spontanément ou sous l'influence des spécifiques. Mais d'ordinaire, il laisse une perte de substance comblée par une cicatrice. Or cette cicatrice est comme un corps étranger au-dessus ou au-dessous duquel se produisent, suivant le mécanisme et la direction des transmissions nerveuses, les dégénérescences organiques consécutives qui se traduisent toujours par des symptômes de second ordre plus au moins systématiques. Ce fait explique bien des points de la pathologie spécifique du névraxe qui, au premier abord, semblent incompréhensibles. Je n'en citerai que deux qui sont, d'une part l'incurabilité, la résistance obstinée à l'action des spécifiques que présentent certaines syphiloses des centres nerveux et d'autre part, une sorte de systématisation qui s'établit à la longue et contraste avec l'irrégularité et la dissémination capricieuse des foyers primitifs.

Dans bien des cas, la moelle est touchée après d'autres parties du système nerveux. Souvent les malades ont eu des accidents cérébraux avant de devenir paraplégiques. Ils peuvent en être guéris; mais il faut les rechercher, car ils sont d'une grande importance pour le diagnostic. Notre investigation ne doit pas se borner au cerveau. Il faut examiner aussi le fonctionnement antérieur ou actuel des nerfs sur lesquels se porte de préférence l'action syphilitique, soit d'emblée, soit consécutivement. Le nerf optique, les nerfs moteurs de l'œil viennent à cet égard en première ligne.

Pour établir le diagnostic, les antécédents sont d'une importance capitale, à cause de l'absence de spécificité dans les symptômes pris en eux-mêmes et envisagés dans leur groupement, leurs combinaisons, leur processus. Ici tout est plus obscur, plus incertain que dans les cérébrosyphiloses. Le stigmate y est nul ou à son minimum. Si on peut constater dans le passé du malade des crises d'épilepsie, des attaques apoplectiformes, des troubles de la parole, des paralysies circonscrites ou étendues, des vomissements, etc., la spécificité de l'affection médullaire sera regardée comme très probable. Nous n'irons pas cependant jusqu'à dire, avec M. Buzzard, que toute paraplégie qui succède à une hémiplégie est syphilitique. La dissémination des symptômes nerveux antérieurs sur telle ou telle partie du névraxe, leur guérison par les spécifiques permettront d'affirmer que la myélopathie actuelle est bien de même origine, et à plus forte raison en sera-t-il ainsi lorsqu'on découvrira dans le passé du malade l'existence d'une myélopathie antérieure plus ou moins semblable à la dernière venue. Les rechutes, les récidives, les oscillations dans les déterminations de la syphilis sur la moelle ne sont-elles pas en effet très fréquentes et presque caractéristiques?

On se fondera aussi, pour le diagnostic, sur la fréquence et la précocité des troubles génito-urinaires, sur la diffusion des symptômes, sur la prédominance de la paraplégie dans ses rapports avec les altérations de la sensibilité aux points envahis, etc... Un début brusque ne doit pas faire exclure l'hypothèse d'une origine syphilitique. L'*ictus* se produit quelquefois dans la moelle comme dans le cerveau.

L'influence des spécifiques sur les myélopathies est-elle assez décisive pour nous révéler leur provenance? Sans doute, quand elles sont amendées très rapidement, et à plus forte raison, quand elles sont guéries en quelques jours par le mercure et l'iodure de potassium, il est difficile de ne pas les déclarer syphilitiques. Malheureusement, de pareils faits s'observent très rarement. Combien de fois ne voit-on pas des myélopathies, qu'on a toute raison d'attribuer à la syphilis, résister au traitement mixte le plus énergique? Par contre, certaines affections médullaires qui n'ont aucun lien de parenté prochaine ou éloignée avec la syphilis sont quelquefois favorablement influencées par les spécifiques. La valeur diagnostique du traitement ne doit donc pas nous inspirer une confiance absolue.

L'époque de la diathèse à laquelle survient la myélopathie me paraît d'une grande importance. J'ai observé, à la distance de quelques semaines, deux myélopathes : l'un, âgé de vingt-quatre ans, a été atteint dix mois juste après un chancre induré et des accidents secondaires indéniables; l'autre, âgé de soixante-sept ans, ne l'a été que quarante-trois ans après un chancre de nature douteuse. Rien de spécifique dans les symptômes chez l'un et chez l'autre. Mais, qui ne restera dans le doute sur le second et qui n'affirmera pas que le premier est devenu paraplégique par le seul fait de la syphilis?

Le diagnostic de la lésion médullaire, de sa constitution anatomique, de son siège, de son étendue, de ses irradiations, a beaucoup moins d'importance que le diagnostic étiologique. Dans les myélosyphiloses paraplégiques de longue durée, qu'on pourrait appeler le *tabes moteur*, il y a souvent autour du phénomène principal, la paraplégie, une grande complexité de phénomènes accessoires qui l'ont précédé ou qui l'accompagnent. Ils dépendent des déplacements du processus anatomique, de son accentuation plus ou moins prononcée sur tel ou tel point aux diverses étapes de cette interminable affection. Ainsi, vous observerez quelquefois, à leur début ou plus tard, des douleurs rachialgiques extrêmement intenses s'accompagnant de la diminution dans la motilité d'un membre et de celle de la sensibilité dans les membres du côté opposé, ce qui est un signe de la compression latérale de la moelle épinière. D'autres fois, ce sera comme une raideur tétanique dans le rachis, des irradiations douloureuses dans tel ou tel district des racines postérieures, des agacements, des irritations musculaires dans tel ou tel district des racines antérieures, etc. Tout cela traduit une excitation médullaire d'origine méningitique. Ces troubles variés vont et viennent, disparaissent ou se fixent et gravitent d'une façon un peu capricieuse autour de la paraplégie qui est le point de départ ou au moins l'aboutissant de tout le reste dans ces sortes de myélosyphiloses.

Sur la moelle épinière d'autres diathèses que la syphilis peuvent se déterminer. L'arthritisme sous ses deux formes, le rhumatisme et la goutte, est un des agents les plus féconds et les plus actifs des affections de la moelle épinière. Les exemples de rhumatisme spinal sont beaucoup plus communs qu'on ne le croit. En pareil cas, la paralysie des membres inférieurs s'accompagne souvent de contracture et d'une hypéresthésie très marquée, quelquefois, mais moins souvent que dans les myélosyphiloses, de la paralysie du rectum et de la vessie. Ces phénomènes peuvent s'amender rapidement et disparaître pour faire place à des manifestations articulaires et à d'autres complications de nature rhumatismale. Il peut y avoir de grandes difficultés de diagnostic sur les sujets qui sont tout à la fois rhumatisants et syphilitiques, ce qui est loin d'être rare. Le conflit des deux diathèses sur la moelle est un des problèmes étiologiques les plus difficiles à résoudre. Les antécédents sont souvent notre seule ressource. Dans les myélopathies rhumatismales, les symptômes ont plus d'acuité et une durée moins longue. Mais ce sont là des nuances souvent insaisissables et qui n'existent pas toujours.

Dans la goutte, il survient quelquefois des ramollissements ou des dégénérescences scléreuses de la moelle, avec paraplégie, qui ressemblent beaucoup aux accidents spinaux de la syphilis. Là encore le diagnostic se basera principalement sur les antécédents, etc.

Chez la femme et même chez l'homme, il faudra faire entrer en ligne de compte l'hystérie, et ne pas confondre avec une myélosyphilose paraplégique. les paraplégies qu'elle produit. Il suffit de signaler la possibilité de la confusion pour qu'on puisse l'éviter. Mais on n'oubliera pas que tout prête à l'erreur dans beaucoup de cas où de nombreuses influences étiologiques s'entremêlent, se combinent et semblent concentrer leur action sur la moelle épinière. Je me bornerai aussi à mentionner les paraplégies produites par diverses intoxications et en particulier par le saturnisme, l'hydrargyrisme, l'alcoolisme, elles agissent sur les nerfs périphériques plus que sur la moelle. Quant à ces paraplégies qu'on attribuait autrefois à une action réflexe des maladies génito-urinaires sur la moelle, ne sont-elles pas plutôt la cause que l'effet de ces dernières dans la grande majorité des cas?

Le pronostic est toujours très grave. Il varie suivant les formes, l'étendue, le siège, la marche des myélites. Quelques médecins, et, entre autres M. Broadbent, croient que les myélosyphiloses précoces sont moins dangereuses que les tardives. C'est à une opinion toute contraire que m'ont conduit mes observations. Les affections médullaires promptement mortelles, je ne les ai rencontrées que dans la période secondaire. Je ne veux pas dire par là qu'elles ne se produisent pas dans la phase tertiaire, car quelques faits, rares il est vrai, me donneraient un démenti. Qu'en faut-il conclure? Que l'âge de la syphilis, ici comme pour le cerveau, n'a aucune influence, en tant que bénignité ou gravité, et ne peut être d'aucun secours pour le pronostic. Il en est tout autrement de l'âge de la lésion elle-même. Il est évident que, tout à fait au début, on en peut mieux augurer que plus tard, puisque, étant en voie de formation, elle est infiniment plus susceptible d'être guérie par les spécifiques, qu'à l'époque de sa constitution définitive et pour ainsi dire cicatricielle. M. Lallier a vu une syphilitique guérie de sa paraplégie par le choléra; cette paraplégie n'était-elle pas plutôt hystérique?

Une guérison, même complète, ne mettant pas à l'abri des récidives, on se montrera toujours très réservé sur l'avenir du malade. Toutes les statistiques prouvent que les cas de guérison sont fort rares.

Section II. — *Myélosyphiloses tabétiques.*

Jusqu'ici je ne me suis occupé que des myélosyphiloses diffuses, dans lesquelles on ne trouve aucune trace constante de systématisation, comme symptômes et comme lésions. Cette question, dont j'ai fait ressortir tous les côtés obscurs et indécis, est cependant presque lumineuse quand on la compare à celle que je vais aborder.

Nous n'avons jamais quitté le terrain syphilitique, en ce sens que, dans la lésion, on trouvait parfois quelques filons, quelques gisements de cette matière gommeuse qui reste, malgré qu'on ait dit, le caractère matériel le plus indéniable de la syphilis. Maintenant, nous voilà en plein dans les lésions et dans les symptômes d'ordre commun. Rien, mais absolument rien, sauf l'étiologie fondée sur les nombres, ne va nous rappeler que nous sommes encore sur le domaine de la syphilis. C'est la première fois que, dans cette longue étude sur le tertiarisme, ce fait étrange se produit. Partout où nous avons poursuivi et dépisté les méfaits de la syphilis à sa période tertiaire, que ce fût sur la peau, sur les os, ou dans les viscères, etc., nous avons toujours trouvé les stigmates qui lui sont propres. Quelquefois ils sont rares; d'autrefois ils surabondent dans les lésions et dans les symptômes, si bien que leur nature éclate avec la dernière évidence.

Pour les myélosyphiloses qui vont suivre il n'en est plus ainsi. C'est même tout le contraire qui a lieu. Fouillez-les dans tous les coins, retournez-les dans tous les sens, multipliez les interrogations que suscite le doute; peine perdue, recherches vaines. Vous voyez se dresser comme un grand sphynx qui ne veut point dire son dernier mot, ce tabes énigmatique, d'origine syphilitique, sur lequel on est encore si loin de s'entendre. Quel besoin de nous fatiguer à le décrire? N'est-il pas, en effet, absolument identique à celui qu'on trouve dans tous les livres, à celui qu'on rencontre chez tant de sujets exempts de toute teinte spécifique? Si encore le traitement par l'iodure et le mercure avait quelque prise sur lui! Mais non. Ces deux remèdes ne le font sortir ni de son mutisme, ni de son impassibilité.

Parmi les myélosyphiloses qu'on qualifie de systématiques, le tabes, avec ou sans ataxie locomotrice progressive, est la seule qu'on attribue à la syphilis. Il y en a une cependant qu'elle semblerait plus apte à produire. C'est la sclérose en plaques. Ne trouve-t-on pas dans cette affection la manière d'agir, les procédés de la syphilis? A priori ne serait-on pas tenté de croire que c'est elle qui produit les plaques de sclérose disséminées un peu irrégulièrement partout, non-seulement dans la moelle, mais aussi dans le cerveau, sur les cordons antéro-latéraux, dans les sillons de la moelle et même dans sa substance grise, sur le corps calleux, sous l'épendyme des ventricules, dans les couches profondes de l'écorce, sur les pédoncules, la protubérance, le bulbe, les bandelettes et les nerfs optiques, etc., etc. Voilà bien la dissémination à son suprême degré, cette dissémination irrégulière qu'on regarde à bon droit comme un des traits de l'action syphilitique et qui se montre, d'une façon si frappante dans les cérébrosyphiloses. Chose étrange et qui déconcerte toutes nos prévisions, la syphilis ne figure pas dans l'étiologie de cette myélopathie! Elle n'a été incriminée ni par MM. Vulpian et Charcot à qui revient le mérite d'en avoir tracé la première description clinique, ni par tous ceux qui s'en sont occupés depuis.

Les autres myélopathies systématisées, la sclérose latérale amyotrophique, le tabes dorsal spasmodique, l'atrophie musculaire progressive, ne paraissent pas non plus être tributaires de la syphilis.

Seul, le tabes sensitif avec ou sans ataxie locomotrice dépendrait d'elle presque toujours. Elle accaparerait et dominerait despotiquement toute son étiologie. — C'est ce fait très extraordinaire et capital que nous allons analyser et discuter.

Étiologie. — Il est clair qu'en pareille matière, le nœud de la question se trouve dans l'analyse des conditions étiologiques, puisque, comme je l'ai dit d'avance, le tabes syphilitique ne se distingue en rien du tabes ordinaire.

C'est M. Vanderlick qui, dès 1854, a mentionné le premier le tabes parmi les myélopathies d'origine syphilitique. Plus tard, MM. Virchow (1864), Schulze (1867) Buzzard (1871) fournirent sur ce sujet quelques indications; mais elles restèrent éparses et sans importance jusqu'à l'époque où M. Fournier reprit cette question, l'enrichit d'un grand nombre de faits, la creusa et lui donna une ampleur telle que la syphilis, à laquelle avaient à peine pensé les grands créateurs du tabes, ceux qui en avaient fait l'étude la plus profonde et la plus complète, devint tout à coup et comme par un changement à vue, sinon son unique, du moins son plus important facteur étiologique.

De nombreuses statistiques ont été faites sur les rapports du tabes, avec la syphilis. Si un grand nombre sont favorables et semblent démontrer péremptoirement que la maladie constitutionnelle est la cause la plus commune du tabes, d'autres, au contraire, ne donnent que des résultats équivoques ou contredisent même les premières. Voici ces statistiques.

Sur 249 malades affectés de tabes, M. Fournier en a trouvé 231 qui avaient eu la syphilis, et 18 seulement qui ne l'avaient pas eue; ce qui revient à dire que sur 100 cas de tabes, il en est 93 où ce médecin dit avoir rencontré d'une façon authentique des antécédents de syphilis. Cazalis, Vulpian, M. Quinquaud et d'autres confirmèrent ou accentuèrent ces résultats. M. Erb qui s'est occupé plus particulièrement de cette question a donné deux statistiques. Dans la première série il a trouvé la proportion de 82,3 tabétiques sur cent sujets ayant des antécédents vénériens ou syphitiques présumés. — Sur ces cent vénériens 52 avaient eu, outre les chancres, des accidents secondaires, et 30,3 des chancres seulement. — Dans la deuxième série, 91 tabétiques pour 100 vénériens dont 62 avec chancres et accidents secondaires, et 29 avec chancres seulement. Ce qui diminue un peu la valeur de cette statistique de M. Erb, c'est qu'il est uniciste et compte comme syphilitique quiconque a eu autrefois un chancre. Beaucoup parmi ceux qui ont donné des statistiques favorables à l'étiologie syphilitique des tabes ne sont-ils pas dans le même cas? Peut-être a-t-on admis trop facilement l'existence de la maladie constitutionnelle chez un grand nombre de tabétiques. Toujours est-il que, sur ce sujet où il semblerait que les chiffres dussent mettre tout le monde d'accord, en fournissant une moyenne à peu près semblable, on voit les résultats les plus contradictoires. Ainsi tandis que M. Quinquaud trouve que sur 100 tabétiques, 100 étaient syphilitiques, M. Lewin nous dit que, sur 800 personnes soignées par lui de la syphilis depuis 1865 et dont l'état actuel lui est connu, 5 seulement étaient venues le consulter pour des affections des centres nerveux, et pas une ne présentait de symptômes d'ataxie. — M. Oppenheim a étudié l'état du réflexe patellaire chez 70 malades, syphilitiques depuis 5 ans au moins; or chez un seul le réflexe manquait.

J'ai observé un certain nombre de malades dont la myélopathie affectait plus ou moins la forme et les allures du tabes typique. Ces malades avaient eu incontestablement la syphilis, et la filiation des accidents était de nature à ne laisser aucun doute sur la solidarité qui existait entre l'affection de la moelle et l'infection dont ils avaient été victimes plus ou moins longtemps auparavant. Ils étaient bien tabétiques de par la syphilis. Tout semblait le prouver, car les autres causes étaient nulles ou insignifiantes. Mais je ne suis guère consulté que par des syphilitiques. Combien d'autres malades qui n'ont jamais eu la syphilis deviennent tabétiques ! Aussi, tout en attribuant un grand rôle à cette maladie dans l'étiologie du tabes, peut-être serait-il téméraire de l'en rendre à peu près seule responsable. Comme elle est extrêmement fréquente, il n'est pas étonnant qu'elle se rencontre souvent parmi les antécédents des ataxiques. Beaucoup de pathologistes sont disposés à croire qu'elle n'intervient que comme une simple cause prédisposante qui détériore tout l'organisme et particulièrement le système nerveux. L'étiologie à peu près exclusivement syphilitique du tabes, très en vogue il y a quelques années, semble l'être un peu moins aujourd'hui [1].

M. Charcot, par exemple, dont l'opinion est d'un si grand poids en pareille matière, refuse à la syphilis tout rôle efficace direct dans la production du tabes. Il n'admet pas le tabes syphilitique et fait, au contraire, jouer un rôle prépondérant aux antécédents nerveux du sujet. Mais, tout en refusant à la syphilis seule un rôle suffisant pour former de toutes pièces un *tabes syphilitique*, il reconnait que différentes causes morbides ou autres, et en particulier la syphilis, peuvent hâter ou aggraver l'évolution du tabes, bien que celui-ci ne soit pas d'essence spécifique.

D'après beaucoup de pathologistes très autorisés en neuropathologie, le tabes ne serait, suivant l'expression nouvellement adoptée, qu'une lésion *parasyphilitique*.

Outre les statistiques, il y a les *arguments* pour ou contre, qui ont moins de valeur que les faits, car avec quelque subtilité dans le raisonnement on en peut faire une arme à deux tranchants. Trois objections principales ont été opposées à la doctrine du tabes syphilitique : 1° Le tabes prétendu syphilitique n'a ni lésions ni symptômes qui lui soient propres; 2° Le tabes est une maladie systématique et il n'est pas dans les habitudes de la syphilis de produire des lésions de cet ordre; 3° Le tabes des syphilitiques n'est pas plus influencé que le tabes ordinaire par les spécifiques.

Ce sont là des objections qui certes ne sont pas tout à fait irréfutables, mais

1. Un grand nombre d'auteurs admettent sans hésitation que la grande majorité des tabes procède de la syphilis. MM. Greppo, Moore, Dreschfield, Drysdale, Reder, Bourdou, Erb, Mayer, Reumont, Rumpf, Spillmann, Tennesson, Dujardin-Beaumetz, Carré, Teissier (de Lyon) et beaucoup d'autres citent des cas d'ataxie guéris par le traitement spécifique, et ne mettent pas en doute la nature diathésique de l'affection qu'ils ont eu à combattre.

Les moyennes des statistiques sont loin d'être toutes favorables à l'étiologie syphilitique du tabes. Ainsi M. Topinard indique que sur 270 cas de syphilis du système nerveux, 4 seulement correspondaient à l'ataxie. « Chez presque tous les ataxiques que nous avons observés à la Salpétrière, dans le service de M. Charcot, dit M. le docteur Savard, nous n'avons pas souvent trouvé d'antécédents syphilitiques; c'étaient le froid, l'humidité, les rhumatismes antérieurs qu'il fallait incriminer ». M. le professeur Cornil n'admet pas l'étiologie syphilitique du tabes. M. Julliard fait les plus grandes réserves sur ce sujet; M. Jullien aussi, dans son excellent *Traité pratique des maladies vénériennes*.

Voici quelques statistiques. La proportion des tabétiques ayant eu un chancre et des accidents secondaires est de 85,5 0/0 (Althaus), de 29,5 0/0 (Séguin), de 53 0/0 (Gowers), de 48 0/0 (Voigt), de 46 0/0 (Bernhardt), de 31,5 0/0 (Pusinelli), de 47 0/0 (Buzzard), de 28,5 0/0 hommes, 0 0/0 femmes (Remak), 20 et 43 0/0 (Berger), de 10,4 0/0 1re série, et de 4 0/0 2e série (Oppenheim), de 10 0/0 (Eulenburg), de 18 0/0 (Rosenthal).

il est impossible d'en faire table rase. Quand on n'a aucune idée préconçue, elles s'emparent de l'esprit, et on ne s'en débarrasse pas aisément, même lorsque les chiffres viennent de temps en temps brutalement les chasser. Il reste toujours cette impression, qu'il est étrange de voir la syphilis, qui frappe d'une empreinte si forte et si pathognomonique tout ce qu'elle produit, comme lésions et comme symptômes, abdiquer complètement sa spécificité, quand il s'agit du tabes, et s'incarner en lui de la façon la plus complète.

D'après ce qui précède on peut voir combien il est difficile de se faire une opinion solide au milieu d'un fouillis de documents qui semblent se combattre et s'entre-détruire. L'appel au raisonnement ne laisse pas planer moins de doute. On sent que cette grave question est encore loin d'être résolue, du moins sur tous ses points. Les autorités les plus compétentes sont en désaccord. Peut-être trouvera-t-on plus tard une formule étiologique très compréhensive du tabes, qui classera suivant son rang et son importance chacune des causes qu'on lui assigne. C'est alors qu'on verra quel est le rôle réel de la syphilis. Toujours est-il que, si ce rôle n'est pas aussi nettement déterminé qu'on le pourrait souhaiter, nous en devons tenir grand compte et accorder une place considérable au tabes dans les myélosyphiloses.

Description clinique.— Dans le tabes syphilitique comme dans le tabes d'ordre commun, l'ataxie est loin de constituer toute la maladie. Avant qu'elle se produise, il survient des troubles nerveux très variés dans différentes régions de l'économie, qui attestent presque au même degré qu'elle l'invasion, non pas seulement de la moelle épinière mais des centres nerveux dans leur totalité, par cette singulière et énigmatique affection. Son domaine est donc très vaste; il s'agrandit de jour en jour, et nous n'en connaissons pas encore les limites. C'est la boîte de Pandore d'où sortent tous les maux d'origine nerveuse. Quand elle n'était qu'entr'ouverte, l'incoordination semblait l'occuper tout entière. Mais, depuis, de tous ses coins obscurs, ont pris leur vol une multitude de symptômes qui, comme une avant-garde, précèdent et annoncent l'ataxie, l'accompagnent ou lui font cortège, et se mettent en campagne souvent sans elle, pendant des années, et même parfois sans qu'elle sorte jamais de son inexplicable inertie. — Il y a dans cette grande maladie, une ataxie qui ne se borne pas à l'incoordination désordonnée des mouvements dans les membres inférieurs, mais qui s'impose à tous les autres phénomènes, et leur imprime un cachet d'incohérence dans la marche, de caprice dans les allures, d'irrégularité dans l'ordre d'apparition, de polymorphisme protéique en tout, que résume l'épithète *ataxique*, prise dans son sens le plus compréhensif. Il y a là depuis le début jusqu'à la terminaison une vingtaine de symptômes sensitifs, moteurs, sensoriels, psychiques qui s'entremêlent, se combinent, s'isolent, entrent en scène et en sortent, y reviennent, sans qu'aucune loi supérieure semble les gouverner. Ne dirait-on pas qu'ils procèdent du hasard? Et cependant la lésion qui les produit est systématique et n'occupe que les cordons postérieurs. La syphilis, chose singulière ne change en quoi que ce soit, ni dans l'ensemble ni dans les détails, ni dans la marche, ni dans la durée, ni même dans la terminaison, la physionomie, les habitudes, je dirais presque l'humeur du tabes sensitif. Quelles que soient ses causes plus ou moins probables, il reste toujours identique à lui-même. Et c'est ce qui me fait croire qu'au-dessus de l'étiologie que nous connaissons ou que nous soupçonnons, il y a une cause première qui domine toutes les autres. Où faut-il la chercher? Réside-t-elle dans le système nerveux? Est-elle en dehors de lui, dans le système artériel? Quel est son point de départ, et par quel mécanisme pathogénique encore inconnu, d'autres influences plus contingentes la mettent-elle en branle, et malgré leurs variétés, lui font-elles produire toujours des effets identiques?

Cette identité me dispensera de donner ici une longue description du tabes syphilitique. Il me suffira d'énumérer ses symptômes qui sont absolument semblables à ceux de tous les autres tabes. — La période de début est celle qui doit préoccuper le plus les praticiens, parce que c'est à ce moment que la maladie aurait quelque chance d'être enrayée ou guérie par les spécifiques. Il est d'une grande importance qu'elle soit diagnostiquée et même devinée.

Dans cette période où l'ataxie ne s'est pas encore formellement déclarée, et qu'on a désignée sous le nom de période préataxique, les troubles morbides sont essentiellement variables, mobiles dans leur physionomie, dans leur apparition et dans leur durée. A eux seuls ils peuvent constituer pendant fort longtemps toute la maladie, pendant un an, 3 ans, 6 ans, 10 ans et même au delà. Leur fréquence est loin d'être égale. Entre les troubles de la sensibilité générale qui occupent le premier rang comme nombre, et les troubles laryngés, les troubles trophiques, les arthropathies qui sont au dernier, se placent à peu près dans leur ordre de fréquence : les ophtalmoplégies, les vésico-génitopathies, les troubles cérébraux et ceux des organes des sens, les parésies ou paralysies partielles, les troubles gastro-intestinaux, circulatoires et quelques autres phénomènes accessoires comme les atrophies musculaires partielles, etc.

I. *a. Troubles de la sensibilité générale.* — Les douleurs fulgurantes sont les plus ordinaires. Le tabes syphilitique débute très souvent par elles. Leurs accès constituent parfois toute la maladie pendant plusieurs années. Elles sont d'abord légères, espacées, limitées aux extrémités inférieures; puis elles augmentent progressivement d'acuité; leurs crises se rapprochent; leurs foyers se multiplient et envahissent les parties supérieures du corps. Comme phénomène initial elles fournissent une indication formelle, celle d'un traitement hâtif et énergique. D'autres douleurs non fulgurantes apparaissent aussi au rachis, au thorax, dans les membres, sous forme d'irradiations névralgiformes, de sensations de froid ou de brûlure, de ceinture constrictive circumthoracique, de douleurs en bracelet, en brodequin, etc., d'hypéresthésies singulières, disséminées ou en plaques, dans la région rachidienne, ou sur les membres inférieurs, etc., quelquefois d'une grande intensité. Par contre les anesthésies sont non moins fréquentes et non moins significatives par leur multiplicité et leur distribution irrégulière. Parmi elles l'*anesthésie plantaire ou défaut de perception nette du sol* est la plus commune et la plus importante pour le diagnostic.

b. Ophtalmoplégies. — Diplopie, myosis, strabisme, mydriase, blépharoptose, plus rarement hémiopie : telles sont, par ordre de fréquence, les troubles de l'innervation motrice des yeux qui marquent le début du tabes. Ces paralysies sont la plupart du temps partielles, circonscrites et transitoires. La paralysie totale de tel ou tel nerf, du moteur oculaire commun, par exemple, qui est le plus souvent atteint, constitue une exception. Les ophtalmoplégies apparaissent soudainement et sans cause apparente, disparaissent de même, récidivent souvent et ne s'accentuent, comme forme et comme durée, qu'à une époque éloignée du début de la maladie. Tous ces troubles sont souvent indécis, fugaces et mobiles. Ils n'en sont pas moins suggestifs; aussi faut-il les rechercher avec le plus grand soin.

c. *Vésico-génitopathies.* — Ce sont des troubles dans l'innervation vésicale et génitale, qui donnent lieu à de la dysurie, de la rétention et de l'incontinence d'urine d'une part, et d'autre part à un affaiblissement et à une extinction de la puissance virile. Ils sont extrêmement communs, quelquefois les premiers en date et les seuls, à l'exclusion de tous les autres, pendant une longue durée. L'exorde vésical qui constitue les *faux urinaires*, se traduit par de la paresse vésicale, des rétentions d'urine soudaines et inexplicables, de l'anesthésie vésicale et de l'incontinence, des coliques vésicales, avec spasmes douloureux qui troublent la miction. Les plus communs parmi ces troubles sont ceux qui se rattachent à une insuffisance musculaire du réservoir urinaire, progressive ou avec crises soudaines, produisant tous les phénomènes d'une évacuation pénible, longue, entrecoupée, laborieuse. Il en résulte aussi une incontinence accidentelle, involontaire, partielle, nocturne ou diurne, très faible parfois, mais toujours, à quelque degré quelle soit, fort caractéristique. Les spasmes douloureux du col, les cystalgies peuvent acquérir une grande intensité. Leurs crises aiguës avec irradiations dans tous les organes du petit bassin causent des souffrances atroces, comparables à celles des coliques hépatiques et néphrétiques, et s'accompagnent de ténesme, de pollakiurie, de besoins impérieux d'uriner de douleurs uréthrales, etc.—Les troubles génitaux aussi constants que les vésicaux consistent en symptômes d'excitation et de dépression. Les premiers sont moins fréquents que les seconds : c'est une appétence sexuelle insolite et exagérée suivie de pertes séminales involontaires. Ce faux éréthisme vénérien, toujours éphémère, dont les érections fréquentes, rapides, se calment vite, aboutit ordinairement, dans un bref délai, à une débilité génésique progressive, qui a pour dernier terme une impuissance complète et définitive. Pollutions constituant une véritable incontinence spermatique; éjaculations trop promptes, prématurées; diminution de la sensation volupteuse et des désirs ; émoussement de la sensibilité spéciale des téguments génitaux; difficulté, brièveté, insuffisance des érections : tels sont les phénomènes morbides génitaux les plus remarqués par les tabétiques et qui les touchent le plus.

d. Troubles cérébraux et paralysies partielles.— Le cerveau étant très souvent impliqué dans le processus du tabes, dont la sphère d'action comprend non pas seulement la moelle mais tout ce qui constitue les centres nerveux, il n'est pas étonnant de rencontrer, au début ou dans le cours de l'ataxie, des symptômes d'ordre cérébral, tels que vertiges, accès épileptiformes, hémiplégie, aphasie, psychosyphiloses, etc. — La forme cérébrale du tabes, syphilitique ou non, est très fréquente ; elle comprend au moins un tiers des cas. Sa symptomatologie est constituée par la combinaison, en proportions presque égales, des symptômes cérébraux et des symptômes médullaires. Si les premiers précèdent quelquefois les seconds, la plupart du temps ils les accompagnent et sont plutôt *péri* que *préataxiques.* Le vertige dans le tabes n'a rien de caractéristique et ne présente qu'une importance médiocre. On cherchera ses causes qui sont quelquefois, outre l'action directe sur le cerveau : la diplopie, des lésions de l'oreille, une affection du larynx, une dyspepsie, etc. Les défaillances nerveuses, les évanouissements, les ictus congestifs, les crises épileptiformes, aphasiques, sont ordinairement éphémères et peu intenses. Tous ces phénomènes ne jouent qu'un rôle effacé dans l'ensemble ; mais, comme ils sont souvent prémonitoires, il ne faut jamais oublier que le tabes, de quelque provenance qu'il soit, affecte fréquemment une modalité cérébrale très tranchée et parfois presque exclusive de toute autre. A cet égard-là, le tabes syphilitique ne se distingue en rien des autres, ce qui est bien fait pour étonner un peu, car on pourrait exiger de lui qu'il ne copiât pas aussi servilement les types du *tabes cérébro-spinal* ordinaire.

Dans sa remarquable thèse inaugurale *sur les symptômes céphaliques du tabes*, M. le professeur Pierret a décrit les phénomènes paralytiques qui envahissent le domaine des nerfs craniens et se développent aussi sur d'autres points. Ce sont : l'hémiplégie faciale sous forme de parésie peu accentuée et de courte durée, qui présente ce caractère singulier et presque pathognomonique de guérir spontanément ; les hémiplégies de tout un côté du corps, incomplètes, souvent éphémères et qui disparaissent spontanément aussi sans laisser aucune trace. — Les paralysies d'origine tabétique se distinguent de celles d'origine cérébrale par l'absence de la céphalée prodromique, l'état très incomplet de leur développement, leur résolution rapide et spontanée. Cette atténuation, en tout, contraste avec la gravité de leur signification. Il semble que le tabes en se promenant sur tous les points de l'axe cérébro-spinal, se borne à en effleurer quelques-uns avant de se concentrer sur les cordons postérieurs. C'est là un fait fort étrange et bien difficile à expliquer. Quelles sont en effet les lésions qui produisent ces ophtalmoplégies, ces hémiplégies à l'état d'ébauche, qui apparaissent tout à coup et s'évanouissent ensuite silencieusement comme des ombres ? Nous l'ignorons. Quoi qu'il en soit ces accidents paralytiques sont fréquents. Ils affectent des localisations diverses et se sont répartis comme il suit dans les observations de M. Fournier : hémiplégie de tout un côté du corps 18 fois, faciale 8, paraplégie 5 fois, parésie linguale 3, monoplégie 3, laryngoplégie 2. — Leur disparition s'est faite : en quelques semaines dans 5 cas, en quelques jours dans 7, en quelques heures dans 2, en une demi-heure dans 1, en quelques minutes dans 2 [1].

L'affaiblissement de la mémoire, les modifications dans le caractère, l'amoindrissement de l'intelligence, des troubles plus graves d'incohérence intellectuelle, de folie, de paralysie générale, tels que ceux que nous avons décrits précédemment : voilà ce qu'on rencontre aussi quelquefois avant ou pendant l'ataxie tabétique.

Ajoutez-y certains *troubles de l'ouïe*, bourdonnements, sifflements, tintements, bruissements avec tous les degrés de la surdité uni ou bilatérale, et plus rarement avec les accidents vertigineux *ab aure læsa* qui constituent le syndrome connu sous le nom de *maladie de Ménière*. — La surdité tabétique se produit rapidement, est très intense, incurable, bilatérale, sans lésions appréciables pendant la crise. « *Le tabes*, dit M. Pierret, *peut débuter par le nerf auditif aussi bien que par le nerf optique.* »

Ajoutez-y aussi, et à plus forte raison, car ils sont plus communs et d'un ordre plus important, les *troubles visuels* qui se manifestent bien plus souvent au début même ou dans le premier temps du tabes que dans ses périodes ultérieures, et qui consistent en amblyopie, rétrécissement du champ visuel, dyschromatopsie. Brouillards, nuages, gaze devant les yeux, vision centrale confuse et indistincte, vision périphérique rétrécie et limitée par des échancrures. Cette dernière peut être très atteinte alors que l'acuité visuelle centrale est presque intacte. Les deux yeux sont ordinairement affectés, mais ils le sont successivement et à des degrés différents. — L'amaurose tabétique est progressive ; elle ne survient jamais subitement. — La cécité est l'aboutissant ultime presque fatal de tous les troubles oculaires tabétiques.

1. Des accidents paraplégiques se rencontrent aussi quelquefois mais beaucoup plus rarement parmi les phénomènes pré ou périataxiques.— Tantôt ce sont de simples affaiblissements parétiques, tantôt de véritables paraplégies. Comme toutes les paralysies ou parésies de cette période, quel qu'en soit le siège, celles qui occupent les membres inférieurs sont ordinairement transitoires. M. Gowers, Buzzard, Fournier ont relaté des cas où la paraplégie a été l'exorde de l'ataxie. — D'après M. Déjerine, certaines scléroses des cordons latéraux se produisent au cours du tabes ; elles résultent d'une méningo-myélite par propagation. La méningite spinale postérieure, qui est si commune dans le tabes, franchirait ses limites ordinaires pour empiéter sur les cordons latéraux, etc. — La paraplégie ne fait pas que précéder parfois l'ataxie ; il lui arrive aussi de se combiner avec elle. J'en ai observé quelques exemples. M. Buzzard a vu chez une femme syphilitique *une paraplégie des membres inférieurs* et une *ataxie des membres supérieurs*. L'autopsie fit constater : une dégénérescence grise des cordons postérieurs et des fibres radiculaires correspondantes ; à la région cervicale, une sclérose des cornes postérieures ; à la région cervico-dorsale, une sclérose des cornes antérieures ; à la région lombaire, une atrophie des cellules des cornes antérieures, avec atrophie semblable des fibres radiculaires antérieures ; sur plusieurs points des ectasies vasculaires, etc. (*The Lancet*, 10 *juillet* 1882, *clinical Lectures on the association of the tabes dorsalis with syphilis.— On certain little recognised phases of tabes dorsalis id.* 7, 18, 82).

e. Troubles gastro-intestinaux. — Ils consistent en vomissements et douleurs gastralgiques continus ou sous forme de crises. Les premiers surviennent spontanément sans être accompagnés ou suivis d'embarras stomacal. On les méconnaît en général, jusqu'au moment où leur répétition force, en l'absence de toute autre cause, à leur assigner une origine nerveuse. L'intolérance gastrique pour les aliments et les boissons présente tous les degrés. Elle arrive parfois à être complète et peut durer des mois et même une année (Pitres). Les troubles gastriques avec prédominance de la douleur se produisent sous forme de crises, de coliques gastralgiques dont l'intensité est comparable à celle des coliques hépatiques ou néphrétiques. Quelquefois ce ne sont que de simples crampes de l'estomac, mais d'ordinaire la douleur épigastrique, dont l'invasion est soudaine, devient rapidement atroce, déchirante, dilacérante, mordicante, avec irradiations dans le dos, le thorax, l'abdomen et s'accompagne de vomissements ou d'efforts violents pour vomir et d'un ébranlement profond de tout le système comme la plus violente colique néphrétique. La crise passée, l'estomac récupère toutes ses fonctions. La terminaison est aussi brusque que l'invasion. La durée est de un à trois ou quatre jours; l'intermittence se compte par mois d'abord, puis par semaines, à mesure que les accès se multiplient. Souvent il existe une absence complète d'appétit et quelquefois une flatulence extraordinaire. Contre les accidents gastriques d'origine tabétique, toute médication est impuissante.

Du côté de l'intestin les troubles sont aussi d'ordre nerveux. Besoin insolite et impérieux d'aller à la garde-robe, sans nécessité réelle et avec des selles naturelles; diarrhées sans cause, persistantes, rebelles, continues ou intermittentes, avec ou sans ténesme intestinal, peu abondantes, d'une très longue durée, sans caractère particulier dans leur composition, sans conséquences fâcheuses pour la nutrition, etc. Ajoutez-y la constipation comme contraste, puis l'incontinence anale; le ténesme ano-rectal avec sensation d'un corps étranger dans le rectum dont l'anesthésie cause l'inconscience du passage des selles, etc. Tous ces troubles intestinaux et rectaux peuvent être des signes révélateurs du tabes.

f. Troubles laryngés. — Il en en de même des troubles qui se produisent plus exceptionnellement du côté du larynx, et qui consistent en toux spasmodique et coqueluchoïde, en laryngoplégies, accès de suffocation à début et à terminaison brusques, pouvant s'élever jusqu'au degré d'une apnée foudroyante, qui ressemble à une attaque d'apoplexie et se termine quelquefois par la mort. Les crises laryngées avec mélange de spasme et de paralysie, dans lesquelles l'innervation des muscles et de la muqueuse est profondément perturbée, ont été décrits pour la première fois par mon savant collègue et ami le docteur Féréol, et ont été l'objet d'études ultérieures fort intéressantes faites par Krishaber, Cherchevsky (de St-Pétersbourg), Lhoste, Fournier, etc. Les laryngoplégies tabétiques ressemblent à celles que j'ai décrites dans les laryngosyphiloses (voy. pp. 560-88). Elles présentent comme particularité de se guérir spontanément, ainsi que toutes les parésies et paralysies de cet ordre, que le tabes soit ou ne soit pas syphilitique. Ce qui fait le danger des laryngopathies tabétiques, c'est la soudaineté et la violence des crises d'une apnée qui semble avoir son point de départ dans le foyer même de l'innervation respiratoire. Il y a tout à la fois crises laryngées et probablement aussi crises cardio-pulmonaires. Dans ces cas foudroyants c'est le spasme, beaucoup plus que la paralysie, qui joue le principal rôle.

g. Troubles trophiques. — On a aussi observé au début du tabes des troubles trophiques qui paraissent tenir à des névrites dégénératives des nerfs cutanés, articulaires, musculaires, etc., plutôt qu'à une lésion des cornes antérieures (Déjerine et Pierret). Ils consistent en arthropathies, fractures spontanées, mal perforant, chute des ongles, des dents, sueurs locales, atrophies musculaires, etc. Le mal perforant du pied a été noté dans quelques cas comme le premier symptôme du tabes syphilitique. Il ressemble exactement à celui du tabes d'ordre commun. N'y a-t-il pas là quelque chose d'étrange? Est-ce qu'il ne serait pas plus naturel que la syphilis qui stigmatise d'une façon si frappante toutes les lésions tégumentaires qu'elle produit, laissât du moins sur celle-là quelque trace de son empreinte? Mais aucun phénomène préataxique, périataxique ou ataxique ne diffère chez les syphilitiques de ce qu'il est chez les sujets exempts de toute teinte spécifique. Cette remarque s'applique à la chute et à la dystrophie des ongles, qui ne ressemblent nullement aux onyxis syphilitiques. Les orteils sont plus souvent attaqués que les doigts, surtout le gros orteil. La chute des ongles se fait spontanément, sans travail inflammatoire préalable. Il en est ainsi également de la dystrophie qui occupe le même siège et qui consiste en épaississements, irrégularités, rugosités, teinte jaunâtre ou noire des ongles, etc.

Avant ou après l'ataxie, tous les troubles que nous venons de passer en revue apparaissent ou s'évanouissent, restent isolés ou se combinent, s'échelonnent ou s'accumulent, sans qu'aucune règle fixe semble gouverner leur évolution capricieuse. Aussi n'y a-t-il pas de groupements typiques. Ce qui est typique, au contraire, c'est l'infinie variété des associations qui s'effectuent entre ces symptômes dont la seule affinité réside dans la grande cause première, immédiate et toujours identique à elle-même, d'où ils dérivent, quelles que soient les causes occasionnelles ou diathésiques qui la mettent en action.

II. Nous voici arrivés au trouble principal de l'affection, c'est-à-dire à l'incoordination singulière du mouvement, dont le principal foyer est dans les membres inférieurs. Le tabes sans doute existerait sans elle, mais elle le complète et en est incontestablement le phénomène le plus caractéristique. Ici encore, à ce phénomène la syphilis n'ajoute ni ne retranche rien, on ne saurait trop le répéter.— Les symptômes ataxiques apparaissent à des époques très variables, quelquefois mais rarement au début et avant tous les autres, comme aussi 5, 10, 15, 20 ans après et même plus, sans compter qu'ils peuvent faire complètement défaut. C'est en général de la troisième à la sixième année qu'ils entrent en scène, d'une façon lente, graduelle, presque imperceptible, si bien qu'ils existent souvent déjà depuis longtemps sans que les malades en aient conscience. Il faut les soumettre à certaines épreuves probatoires pour les convaincre de leur ataxie. Ces épreuves, au moyen desquelles on recherche et on découvre l'ataxie naissante ou latente, sont tellement connus qu'il suffira de les énumérer. On fait marcher le malade au commandement et on voit qu'il y a de l'indécision, de la maladresse, de l'embarras, de l'hésitation, lorsqu'il s'agit de se lever brusquement et de se mettre en marche aussitôt, de s'arrêter court, de faire volte-face, etc. Les troubles dans la coordination sont rendus également manifestes par la difficulté à descendre et à monter un escalier, et surtout par l'occlusion des yeux qui met les malades en état d'équilibre instable, même dans la simple station, à plus forte raison quand ils marchent, etc. La station sur un pied, le cloche-pied avec ou sans occlusion des yeux, sont aussi des épreuves révélatrices.

Abolition des réflexes tendineux et notamment *du réflexe rotulien* ou *signe du docteur Westphal*, qui a eu le mérite de la découvrir et d'en indiquer l'importance. Ce phénomène que tout le monde connaît, est au nombre de signes précoces du tabes, car il apparaît, dans les deux tiers des cas environ, avant l'ataxie, à un plus ou moins haut degré et même sous sa forme complète et absolue. Par contre, il lui arrive d'être très tardif, à peine sensible, de manquer quelquefois, et, ce qui est plus rare, d'être remplacé par un signe contraire, c'est-à-dire par l'exagération du mouvement réflexe qui se produit dans les jambes chez les sujets sains lorsqu'on frappe le tendon rotulien. Quoi qu'il en soit de ces anomalies, l'abolition du réflexe patellaire n'en constitue pas moins un signe d'une grande valeur, parce que, tôt ou tard, il se produit à peu près constamment dans le tabes[1].

Abolition du réflexe lumineux ou *signe d'Argyll Robertson*. Ce signe qui consiste dans l'affaiblissement ou la perte complète de la contraction pupillaire sous l'influence de la

1. Le *signe de Romberg* consiste dans l'impossibilité pour le malade de se tenir debout, les pieds rapprochés, sans chanceler. — Un autre signe, c'est la *dissociation des sensations;* ainsi une piqûre produit d'abord une sensation de contact, puis, au bout d'un temps plus ou moins long et appréciable, une sensation de douleur. (Westphal.)

lumière, s'observe très souvent dans le tabes confirmé et même quelquefois dans la période préataxique. La pupille peut réagir encore à l'accommodation.

Dans l'ataxie la puissance musculaire est conservée, mais elle est troublée par le dérèglement et l'insubordination des agents moteurs. Il en résulte un manque plus ou moins complet de coordination qui rend la marche difficile et même impossible, ce qui équivaut presque à une paralysie. L'ataxique lance brusquement le pied au lieu de le détacher du sol ; le membre est maladroitement projeté en avant, d'une façon excessive ou avec des déviations latérales qui le font faucher; puis il retombe lourdement, en frappant du talon, etc. Au plus haut degré de l'incoordination, les jambes follement projetées dans tous les sens, agitées comme *des jambes de pantin*, ne sont plus d'aucun secours, et non seulement la marche, mais aussi la station debout deviennent impossibles.

L'incoordination débute toujours par les membres inférieurs, et elle y reste localisée sans envahir les supérieurs. Quelquefois ces derniers sont atteints à la longue, ou bien d'emblée, ce qui est très rare, et toujours beaucoup moins que les inférieurs.

Le propre de l'ataxie est d'augmenter progressivement; elle n'arrive à un notable degré d'intensité qu'après un an ou deux. J'ai vu des cas où elle restait indéfiniment stationnaire.

Autour d'elle gravitent les symptômes si divers qui la précèdent et l'annoncent. Atténués ou le plus souvent exagérés, ils persistent jusqu'à la fin. D'autres se joignent à eux, de telle sorte que l'affection, au fur et à mesure qu'elle progresse, s'exagère et se complique tout à la fois dans ses manifestations multiples. Les douleurs fulgurantes, très variables suivant les sujets, redoublent souvent d'intensité pendant la seconde période du tabes et deviennent quelquefois intolérables par leur acuïté et la répétition de leurs accès. Il en est ainsi de l'anesthésie sous toutes ses formes, qui a son maximum dans la région inférieure du corps et son expression la plus complète à la plante des pieds.

Les troubles urinaires, les troubles gastro-intestinaux subissent le même accroissement progressif. C'est ainsi que peu à peu se produit la cachexie des phases ultimes, durant laquelle commencent ou s'accentuent les troubles trophiques, surtout du côté des muscles et dans les membres inférieurs. Mais il est à remarquer que beaucoup d'ataxiques conservent pendant des années un état de santé général satisfaisant, au moral comme au physique.

Les diversités symptomatiques de la première période du tabes, qui peuvent si aisément donner le change sur la vraie nature de la maladie, s'atténuent avec le temps et tendent à l'uniformité, sans pouvoir jamais l'atteindre complètement. Aussi peut-on constater, même aux phases avancées, quelques prédominances phénoménales qui créent des formes ou des types se détachant sur le fond commun de l'incoordination motrice.

Parmi ces formes, une des plus importantes est la *forme amaurotique*. Elle l'est tout à la fois par sa fréquence et sa gravité. L'amblyopie et l'amaurose qui la constituent se produisent souvent sans aucun autre grand trouble tabétique, et cet état fruste de l'affection peut durer fort longtemps, jusqu'à dix ou douze ans et même davantage, mettons en moyenne deux ou trois ans. En pareil cas, il est rare que quelque perturbation nerveuse, légère mais significative, ne tire pas l'amaurose de son isolement et n'en indique pas la nature. En présence d'une amblyopie, il faut toujours rechercher le tabes et étudier la papille optique. Le début est névro-oculaire, contrairement à ce qui a lieu dans les névrites optiques symptomatiques d'une cérébrosyphilose. Le processus s'effectue avec lenteur et progressivement. Rétrécissement concentrique du champ visuel avec un certain degré de dyschromatopsie, myosis inégal et très accusé, décoloration de la papille dont les contours deviennent nets et tranchés, avec intégrité de sa vascularisation, tels sont les symptômes et les signes principaux de l'amaurose tabétique.

Je me bornerai à signaler les *formes gastrique*[1], *laryngée*, *articulaire*, *semi-ataxique*.

1. *Gastropathies et vomissements dans la syphilose cérébro-spinale.* — Les troubles de l'estomac ne s'observent pas seulement dans le tabes, sous la forme précédemment indiquée. Je les ai rencontrés aussi dans certaines cérébrosyphiloses. C'est un point sur lequel je n'ai pas assez insisté dans la 9e leçon et j'y reviens aujourd'hui. — Douleurs ou simples malaises épigastriques se produisant par crises, avec ou sans

Cette dernière est extrêmement rare et s'efface avec le temps.

Coïncidences spécifiques du tabes. — Parmi les plus remarquables, il faut noter celles qui ont pour siège la moelle elle-même. Ainsi le tabes coexiste quelquefois avec la paraplégie qui se produit alors avant, pendant ou après les phénomènes d'incoordination ; avec l'atrophie musculaire, ce qui semble indiquer une extension de la sclérose jusqu'aux cornes antérieures. Plus fréquentes sont les associations du tabes avec des phénomènes d'ordre cérébral, paralytiques, hémiplégiques, épileptiques, aphasiques, psychiques, etc., dont il a été question précédemment.

Marche, durée terminaison. — On distingue trois étapes dans le tabes : le début ou période préataxique, la période d'état ou d'incoordination avec ses phénomènes périataxiques, et la période cachectique ou terminale. Chacune d'elles a une durée très variable et présente des diversités d'expressions morbides dans lesquelles la syphilis n'entre pour rien, puisqu'elle ne modifie jamais, ni dans l'ensemble ni dans les traits particuliers, la physionomie du tabes.

Les douleurs fulgurantes et les ophtalmoplégies se rencontrent assez souvent à l'état isolé dans la phase initiale dont la durée qui est en moyenne de trois ou quatre ans, oscille entre quelques mois et dix, vingt, trente années.

La deuxième période est moins capricieuse que la première comme durée. Aussi est-il difficile de lui assigner des limites. Je connais des syphilitiques dont l'incoordination dure depuis quinze ans et paraît devoir se prolonger longtemps.

Tous les malades n'arrivent pas à la période cachectique. Quelques-uns sont emportés par une maladie intercurrente, la phtisie pulmonaire, par exemple. D'autres meurent par le cerveau, par le bulbe, par des complications urinaires, etc.

Dans l'évolution du tabes, notez comme une particularité qui ne fait jamais défaut, la mutation et la multiplicité des phénomènes périataxiques, leur durée éphémère, leurs retours inattendus, etc.

Il y a des cas rares où le processus du tabes s'effectue totalement en une ou deux années ; d'autres où l'incoordination se montre d'emblée ou de très bonne heure, d'autres où elle n'arrive jamais.

Diagnostic, — Il faut toujours soupçonner le tabes dès qu'il survient chez un syphilitique des douleurs intermittentes dans les membres inférieurs, ne présentant pas le type des douleurs ostéocopes. J'ai vu plusieurs fois ces douleurs, qu'on a trop de tendance à négliger, attendu qu'on les prend pour des douleurs rhumatismales vagues, ouvrir la scène et l'occuper seules pendant des mois et même un ou deux ans. Elles ont plus de signification peut-être qu'une ophtalmoplégie, parce que celle-ci peut dépendre d'une cérébrosyphilose. Les troubles urinaires sans cause sont aussi un excellent signe diagnostique. Mais à quoi bon insister sur tout cela ? La difficulté n'est pas de reconnaître ni même de soupçonner le tabes. C'est ordinairement chose aisée, du moment qu'on se tient sur ses gardes. Le point embarrassant, c'est de se faire une conviction sur sa nature syphilitique ou non. Eh bien, dans maintes circonstances on est forcé de demeurer indécis, lorsque, par exemple, un très long intervalle de santé s'est écoulé entre le

vomissements, et ne pouvant s'expliquer par aucun état morbide apparent de l'estomac : voilà des symptômes indicateurs dont on ne devra jamais perdre de vue la signification chez les syphilitiques. Ils constituent souvent les seuls prodromes de la détermination encéphalique. J'en puis citer un triste exemple. A la septième année de sa syphilis, un de mes malades, âgé de 31 ans, fut pris tout à coup d'une grande angoisse épigastrique et de vomissements. Au bout de sept à huit heures, il eut de fortes douleurs de tête et sa parole s'embarrassa ; puis il devint incapable d'écrire et donna quelques signes de déraison. Le soir du même jour, à onze heures et demie, il perdit connaissance et tomba dans un coma profond dont rien ne put le faire sortir et qui se termina par la mort au bout de douze heures. Eh bien, depuis près d'une année, ce malade dont l'état cérébral resta intact jusqu'aux dernières heures de sa vie, était devenu sujet à des vomissements bilieux qui survenaient sans cause. Il éprouvait aussi des embarras de l'estomac qui n'avaient rien de catarrhal. Tous ces troubles étaient les prodromes de l'encéphalopathie qui l'a emporté et qui s'est produite malgré le traitement le plus méthodique et le plus complet, suivi pendant sept années, depuis le début de l'accident primitif.

chancre et l'invasion du tabes, lorsque l'existence de la syphilis n'est pas tout à fait indéniable, lorsque, outre la syphilis, il existe d'autres causes susceptibles de produire la maladie. La multiplicité des facteurs étiologiques nous jette forcément dans le doute, puisque aucun d'eux, pas plus la syphilis que les autres, ne stigmatise le tabes. La chronologie, la succession, l'enchaînement des phénomènes tabétiques constituent les principaux éléments du diagnostic. Lorsque ces phénomènes apparaissent dans les premières années de la syphilis et se trouvent unis et comme solidarisés avec d'autres manifestations spécifiques, il est logique de les rapporter à la même cause, surtout s'il n'en existe pas d'autre à côté. Les troubles cérébraux qui précèdent le tabes et s'interposent entre la syphilis et lui sont d'une importance capitale en fait de diagnostic. Le nombre, la diversité, les mutations fréquentes des combinaisons symptomatologiques, ont aussi une grande valeur, parce qu'elles sont peut-être plus communes et plus accentuées dans le tabes spécifique que dans les autres, à cause de la tendance qu'a toujours la syphilis à multiplier ses lésions et à les disséminer sur toute l'étendue du système nerveux. La complexité, l'hybridité, l'indécision des formes doivent donc toujours être recherchées avec soin, car on peut dire ici, comme pour le cerveau, que plus l'affection s'éloigne de son type classique, plus il est probable qu'elle est syphilitique. Il faut rechercher aussi avec soin, si le tabes n'a pas précédé la syphilis ou bien s'il ne s'agit pas d'un pseudo-tabes tenant à une *polynévrite périphérique*[1].

Le *pronostic* diffère fort peu de celui du tabes vulgaire. — Le *traitement* reste la plupart du temps inefficace ou ne donne que des améliorations incomplètes et transitoires. Pour en obtenir de bons résultats, il faudrait l'instituer dès le début du mal et sous sa forme la plus intensive. Il sera le même que dans les cérébrosyphiloses. On y joindra le traitement local : grands vésicatoires le long du rachis, fréquemment répétés et qu'on pourra panser avec de l'onguent mercuriel, cautères, cautérisations ponctuées au thermocautère, le long des gouttières vertébrales. L'hydrothérapie, l'électricité, les bains sulfureux, les eaux thermales de Lamalou, Néris, Balaruc, Ragatz, Uriage, Aix-les-Bains, etc., sont quelquefois utiles dans les formes torpides et à la période d'état, mais n'arrivent qu'à soulager quelques symptômes et à remonter l'état général. Il en est ainsi de la médication auxiliaire avec le bromure, la morphine, le chloral, etc.

La grande question est de savoir si avec le mercure et l'iodure on peut triompher d'un tabes· « *Qu'il soit ou non syphilitique, le tabes confirmé n'a rien à attendre comme guérison du traitement antisyphilitique.* » (Fournier). Il soulage parfois de vieux symp-

1. M. le professeur Leloir a lu au *Congrès de dermatologie et de syphiligraphie* de 1889, une *note à propos d'un cas où le tabes a été antérieur de cinq ans au minimum à une syphilis confirmée.* En voici le résumé : Chez un sujet présentant des antécédents nerveux héréditaires et personnels, une ataxie locomotrice, dont les signes allèrent en s'accentuant, débuta vers 1878. Ce sujet contracta la syphilis en 1883. A partir de ce moment les phénomènes ataxiques s'exagérèrent et leur évolution sembla en quelque sorte précipitée, comme si la syphilis avait donné un coup de fouet à ce tabes.

M. Leloir dit avec raison que, dans beaucoup de prétendus tabes guéris, on peut se demander si l'on n'a pas affaire à une variété de pseudo-tabes dont les espèces augmentent tous les jours en nombre, et dont quelques-uns ne partagent pas absolument le caractère d'incurabilité que tous les médecins compétents s'accordent à reconnaître aujourd'hui au tabes véritable. «Les propositions suivantes, ajoute M. Leloir, sont le résumé de ce que j'ai entendu dire bien des fois par les médecins les plus compétents en matière de tabes : Charcot, Brown, Legrand et mon regretté maître Vulpian, et de ce que j'ai pu observer moi-même :

1° Il ne faut pas confondre le véritable tabes, avec une série d'autres maladies nerveuses qui lui ressemblent, de pseudo-tabes. — Ce diagnostic est parfois très difficile.

2° Dans bien des cas le tabes vrai est sujet à des rémissions, parfois très prolongées, survenant sans raison bien appréciable. —Il ne faut pas attribuer une rémission au traitement employé, comme le font trop souvent des médecins insuffisamment au courant de la névro-pathologie, car ces rémissions se montrent dans le cours des traitements les plus variés, les plus divers, voire même en l'absence de tout traitement.

3° Dans certains cas, et plus souvent qu'on ne le pense, ainsi que me le faisait encore observer il y a quelques mois mon maître Charcot, et ainsi que j'ai pu l'observer chez un certain nombre de mes malades, le traitement antisyphilitique intensif prescrit à des tabétiques vrais est préjudiciable aux malades, et vient même parfois aggraver leurs phénomènes tabétiques. »

tômes, tels que les douleurs fulgurantes, ou bien il atténue et dissipe certains symptômes d'invasion plus récente. J'ai constaté ce fait plusieurs fois. C'est l'iodure surtout qui donne ces améliorations de détail. J'ai remarqué souvent que mes malades marchaient mieux quand ils revenaient à ce médicament, mais ce n'était pas pour longtemps. Quelquefois cependant la médication spécifique *immobilise* l'affection. Rarement elle la fait reculer, plus rarement encore elle la *guérit*. On ne peut avoir en elle qu'une confiance douteuse. Néanmoins il faut toujours l'employer énergiquement surtout au début, car alors elle tuera peut-être le tabes dans son germe. Un grand nombre de praticiens se vantent, non seulement d'avoir amélioré, mais même d'avoir guéri complètement une quantité imposante de tabes syphilitiques. Pour ma part, je n'en puis pas dire autant. Aussi est-il naturel que je reste à cet égard, comme à tant d'autres, au sujet du tabes syphilitique, dans un doute étiologique, clinique et thérapeutique, qui est partagé par beaucoup de cliniciens.

TROISIÈME PARTIE

AFFECTIONS SYPHILITIQUES DES NERFS ET DES ORGANES DES SENS

Tous les nerfs, y compris le grand sympathique [1], peuvent être attaqués par la syphilis sur les différents points de leur trajet, depuis leur origine jusqu'à leur terminaison. Aucune loi apparente ne préside à ces sortes de déterminations, ni pour le point précis où elles s'effectuent, ni pour le mode d'altération qu'elles choisissent. Il y a d'abord une grande distinction à faire entre les lésions spécifiques qui attaquent directement et d'emblée le nerf lui-même, et celles qui ne l'atteignent qu'indirectement et parce que le hasard les a fait naître à côté de lui. Les premières sont les plus importantes, car à proprement parler, il n'y a qu'elles qui soient réellement syphilitiques. Les secondes, en effet, ne diffèrent que fort peu de celles que font naître n'importe quelles productions morbides, autres que le syphilome, situées à côté des nerfs et qui les envahissent. Elles n'en occupent pas moins une grande place dans la pathologie syphilitique du système nerveux par leur nombre et par l'importance fonctionnelle des nerfs qui subissent les effets de la compression. C'est ce mode de processus indirect et secondaire qui, par exemple, met en souffrance la plupart des nerfs de la base, si fréquemment englobés dans leur trajet intracranien par les syphilomes du crâne, des méninges et du cerveau.

1. *La syphilose du grand sympathique* est beaucoup moins connue que celle des autres nerfs. Sans doute on observe quelquefois chez les syphilitiques des troubles qui semblent se rattacher à ce système, mais ils sont fort vagues et on peut dire que la clinique ne nous révèle presque rien de précis à cet égard. Selon M. Petrow, de Saint-Pétersbourg, le grand sympathique subirait les atteintes fréquentes du virus. Ses recherches ont porté sur douze cas. Pigmentation très considérable des cellules nerveuses, transformation de leur protoplasma en matière colloïde, hyperplasie énorme du tissu conjonctif interstitiel étranglant les fibres et les cellules nerveuses : telles sont, en résumé, les lésions qu'il a rencontrées dans le grand sympathique.

Parmi les lésions directes des nerfs, il en est quelques-unes dont la spécificité ne peut faire aucun doute, puisqu'elles sont constituées par des productions gommeuses, infiltrées ou circonscrites. Ainsi de petites tumeurs gommeuses ont été trouvées quelquefois, non pas seulement à côté des nerfs, mais dans leur épaisseur même. MM. Esmark Jessen, Dixon, en ont rencontré sur le moteur oculaire commun et sur le trijumeau, où elles s'étaient développées primitivement. M. P. Dela Field (de New-York) découvrit en 1872, sur les gros nerfs qui forment la queue de cheval, une gomme du volume d'un haricot, logée dans leur tissu propre. Deux de ces nerfs adhéraient entre eux et présentaient un épaississement considérable de leur gaîne conjonctive.

Dans les nerfs, comme dans les centres nerveux, les altérations, bien que spécifiques par leur origine, sont souvent néanmoins d'ordre commun et constituées par les produits ordinaires de l'inflammation chronique. C'est la trame conjonctive qui en est le siège : au milieu d'elle s'opère la proliération embryonnaire dont le processus aboutit à la transformation fibreuse qui comprime, atrophie et détruit à la longue les éléments actifs du cordon nerveux. La question de savoir si ces derniers peuvent être le point de départ, le siège primitif de la sclérose n'est pas encore résolue. L'atrophie du nerf optique est constituée, d'après M. Charcot, comme dans les scléroses de la moelle épinière, par la métamorphose fibrillaire de la névroglie et la disparition concomittante du cylindre de myéline d'abord, puis du cylindre axile. Suivant lui, c'est chose difficile de savoir quel est, de ces deux phénomènes, celui qui précède l'autre. « J'incline beaucoup à croire, dit-il, que, de même que dans la moelle épinière, le tube nerveux est affecté en premier lieu, antérieurement à la gangue conjonctive. L'induration grise des nerfs optiques dans l'ataxie locomotrice pourrait donc être désignée sous le nom de *névrite parenchymateuse* ». L'éminent professeur s'exprime ainsi au sujet de l'atrophie du nerf optique d'origine tabétique, sans spécifier si le tabes était ou non syphilitique.

On admet généralement que la syphilis s'attaque avec une prédilection marquée sinon exclusive à la trame conjonctive des organes. Il est probable qu'elle ne déroge pas à ses habitudes quand il s'agit des nerfs. Quoi qu'il en soit, le résultat est toujours le même, puisqu'il aboutit à la destruction de la partie active et aux troubles fonctionnels qui en sont la conséquence.

Les atrophies et les dégénérescences des nerfs, qu'elles proviennent de la compression exercée sur eux par un syphilome voisin, ou bien qu'elles soient causées par le développement interstitiel de produits gommeux et scléro-gommeux ou même purement scléreux, n'ont rien d'extraordinaire et rentrent dans la pathologie ordinaire de la syphilis. Mais il n'en est pas ainsi de certaines affections des nerfs qu'elle tient sous sa dépendance, et qui cependant n'offrent, ni dans leurs lésions ni dans leurs symptômes, aucun stigmate propre à révéler leur origine et expliquer leur pathogénie. Je veux parler de cette grande classe de paralysies des nerfs crâniens qu'on observe si fréquemment dans les cérébrosyphiloses et dans les myélosyphiloses, dans ces dernières surtout, lorsqu'elles sont d'ordre tabétique, et qui résultent non pas d'une grosse lésion matérielle située sur un point quelconque de leur parcours, mais d'une altération mystérieuse se développant d'emblée dans leurs *noyaux d'origine*.

Sous quel mode pathologique ces noyaux sont-ils attaqués? Pourquoi le sont-ils si souvent d'une façon isolée, exclusive? Comment se fait-il que le processus organique qui s'en prend aux noyaux se résolve avec la même promptitude qu'il s'est montré, ainsi que cela a lieu dans maintes paralysies oculo-motrices ou autres manifestement syphilitiques? Non seulement la syphilis atteint les noyaux sans toucher ce qui les entoure, mais elle semble choisir telle ou telle partie, de préférence aux autres, dans le noyau lui-même. N'est-ce pas ce que prouvent péremptoirement les paralysies si extraordinairement partielles qui ne frappent quelquefois qu'un seul des muscles auxquels se distribue la paire nerveuse? Voyez combien l'action morbide spécifique qui se détermine sur le nerf de la troisième paire, par exemple, se divise, se subdivise, s'éparpille à l'infini. Où la chercher, où la trouver? Dans les branches terminales, dans le tronc ou dans le noyau? Dans le tronc ce n'est guère admissible ; les éléments y sont trop tassés pour s'altérer isolément. Dans les branches terminales, ce n'est pas improbable. Dans le noyau d'origine, la probabilité est encore plus grande, parce qu'il est démontré cliniquement que la grande majorité de ces sortes de paralysies sont d'origine centrale et non périphérique. Mais, en admettant que la paralysie des paires crâniennes dépende dans la plupart des cas d'une lésion qui s'est fixée sur leur noyau d'origine, nous n'avons résolu qu'une partie du problème. Reste à savoir quelle est cette lésion. Attaque-t-elle primitivement les cellules ou la névroglie? Par quoi est-elle constituée? Quel est son processus? A-t-elle son point de départ dans les artères dont il ne faut jamais perdre de vue les lésions quand il s'agit de déterminations syphilitiques?... Lorsqu'elle est éphémère, comme dans le tabes, dépend-elle d'un simple trouble dans l'irrigation sanguine? Comment se fait-il alors qu'elle se circonscrive à certaines cellules sans toucher les autres? A toutes ces questions que nous pourrions multiplier encore, il est actuellement impossible de donner une réponse satisfaisante. Ici, comme pour le tabes, nous restons dans un doute qui inquiète et qui trouble l'esprit, parce que quelques côtés seulement du problème semblent éclairés, et encore n'est-ce que d'une lueur équivoque ; tandis que beaucoup d'autres sont plongés dans l'obscurité la plus complète. Telles sont les réflexions que suggère l'étude des paralysies qui frappent si souvent les paires craniennes, et qui occupent une place incomparablement plus grande que celle de tous les nerfs réunis du tronc et des membres.

Les affections syphilitiques des nerfs peuvent apparaître à toutes les périodes de la syphilis, depuis l'invasion des accidents secondaires jusqu'aux époques les plus reculées du tertiarisme. L'âge de la diathèse où on les observe le plus communément est celui dans lequel les affections du cerveau et de la moelle, dont elles sont souvent symptomatiques, ont leur maximum de fréquence. Comme d'ordinaire elles dépendent en tout de ces dernières, nous n'avons rien à dire de particulier sur leur étiologie.

Que les nerfs soient atteints par la syphilis ou par une autre cause morbide diathésique ou locale, ils expriment leurs souffrances à peu près de la même façon, et chacun suivant le mode qui lui est propre. Les troubles du mouvement, de la sensibilité, des fonctions sensorielles, de la nutrition, ne diffèrent point ici de ce qu'ils sont ailleurs. Ils peuvent acquérir le même degré d'intensité, passer par les mêmes phases d'atténuation et d'exaspération, disparaître, récidiver, sans que ces circonstances présentent rien de caractéristique. Leur recrudescence pendant la nuit s'observe fréquemment; mais, si elle est assez marquée quelquefois pour faire soupçonner la nature de l'affection, elle ne suffit pas pour en donner la certitude absolue. Dans les cas douteux, l'amélioration très rapide produite par l'emploi de mercuriaux et de l'iodure est beaucoup plus pathognomonique.

Après cette vue d'ensemble sur les affections syphilitiques des nerfs, étudions celles qui présentent le plus d'intérêt.

I. SYPHILOSES NERVEUSES DES MEMBRES ET DU TRONC.—Les *névralgies* syphilitiques sont communes dans la seconde période de la syphilis, surtout à son début. Elles occupent une place considérable parmi les troubles fonctionnels qui traduisent la souffrance de l'organisme produite par l'infection, à l'époque où elle se généralise. Il ne faut pas les confondre avec les douleurs rhumatoïdes et ostéocopes des membres, avec celles qui proviennent de petites tumeurs périostiques développées sur les côtes et sur le sternum, etc. Le caractère névralgique s'accentue parfois d'une façon très tranchée dans les membres. J'ai vu, chez quelques malades, des irradiations algiques d'une violence extraordinaire parcourir les principales branches du plexus brachial, et susciter des espèces de crispations ou de contractures musculaires, avec un affaiblissement de la contractilité allant presque jusqu'à la paralysie. En pareil cas il y a plus qu'un trouble dynamique; il est probable que de pareils désordres sont produits par une cause locale matérielle, par une véritable *névrite*. En général, les névrites de cette période sont superficielles et résolutives; elles n'ont qu'une courte durée et disparaissent spontanément. On les guérit très vite avec le traitement spécifique. Mais parfois elles sont plus profondes, plus tenaces, et elles donnent lieu à toutes les conséquences qui leur sont habituelles, quand le nerf mixte est désorganisé.

Le cas suivant, que je résume, montre d'une manière incontestable que, dans la syphilis récente, les nerfs périphériques peuvent être atteints de *névrite*. Un homme de trente-huit ans, souffrant depuis 9 mois d'une syphilis sévère, avec exanthèmes, plaques muqueuses, néphropathie albumineuse, périostose tibiale, fut pris après la guérison de ces premiers accidents, de douleurs et de fourmillements dans la main et dans l'avant-bras du côté gauche. Les nerfs du plexus brachial, et en particulier le cubital, devinrent très sensibles à la pression. Toutes les fois qu'on pressait les cordons nerveux dans le sillon bicépidal, et dans le creux axillaire sur le plexus brachial, on provoquait des sensations douloureuses qui se propageaient à tout le membre. Le nerf médian était moins affecté; le radial ne l'était pas du tout. Les irradiations algiques avaient leur maximum dans l'annulaire et l'auriculaire. Il existait aussi une *hyperalgésie* dans tout le côté cubital de l'avant-bras. Dans la zone hypéresthésique, les piqûres d'aiguille produisaient un pompholyx du volume d'un grain de mil, entouré d'une aréole rouge. L'irritabilité électrique du cubital et du médian était diminuée. Les espaces interosseux se creusèrent par suite d'une atrophie musculaire, notamment entre les métacarpiens de l'annulaire et du petit doigt. — Les nerfs des membres inférieurs du même côté furent aussi un peu atteints. — Rien du côté de la moelle épinière. Réflexes intacts.

Cette névrite brachiale périphérique dura environ un mois et demi. Elle fut guérie par l'iodure. L'atrophie s'arrêta, les paresthésies disparurent, la sensibilité des nerfs à la pression devint moindre, etc.

Cette observation recueillie par M. Ehrmann (*Wiener, medic., Blätter*, 1886), est typique, comme exemple de névrite syphilitique indépendante de toute participation des méninges rachidiennes et de la moelle. L'affection n'était point produite par la compression de tumeurs gommeuses; elle était trop multiple pour qu'il en fût ainsi, puisqu'elle s'étendait aussi aux membres inférieurs du même côté. Il faut admettre que les troncs nerveux étaient eux-mêmes spécifiquement enflammés. Ainsi, la *névrite multiple*, qui est produite par d'autres maladies infectieuses aiguës et chroniques, reconnaît aussi pour cause l'infection syphilitique, soit à une époque avancée de son processus, soit peut-être plus souvent dans ses premières étapes.

Parmi les névralgies des membres inférieurs d'origine syphilitique, la *sciatique* est la plus importante et la plus commune. Elle peut survenir à toutes les périodes de la syphilis. Son existence est une des mieux démontrées par les observations de Cirillo, Gérard, Zambaco, Lafargue, etc. — Elle dépend ou bien d'une névrite scléro-gommeuse, ou bien d'une gomme interstitielle, quand elle n'est pas produite par la compression d'un syphilome placé dans le voisinage du tronc nerveux, comme cela eut lieu dans le cas rapporté plus haut (voy. p. 998)[1].

1. Cette compression eut être exercée aussi par une tumeur ostéopériostique. Chez un malade de

Quelle qu'en soit la cause organique, qu'il n'est pas toujours facile de diagnostiquer, on peut acquérir la certitude de son origine diathésique en administrant le mercure et surtout l'iodure de potassium. Les coïncidences spécifiques sont aussi d'un grand secours pour le diagnostic. Toutes les sciatiques qui se développent chez des sujets actuellement en puissance de syphilis, ou en ayant subi autrefois des atteintes, devront être traitées par la médication spécifique.

La sciatique syphilitique, quand elle est périphérique, reste ordinairement limitée à un seul côté.— Lorsqu'elle est bilatérale, elle dépend presque toujours d'une altération des méninges rachidiennes ou de la moelle épinière. La distinction entre les sciatiques périphériques et celles d'origine centrale ou méningo-médullaire est d'une importance capitale au point de vue du pronostic.

Et ce n'est pas seulement dans les sciatiques qu'il faut chercher à faire cette distinction, mais aussi pour toutes les autres névrites et névralgies du tronc et des membres. — La sciatique est peut-être celle qui est le plus souvent symptomatique d'une myélosyphilose. Mais, à cet égard, les névrites ou névralgies lombo-abdominales et intercostales ne lui cèdent guère. Elles ont même une signification plus accentuée, principalement quand elles se produisent sous la forme d'une ceinture douloureuse, etc.

Les névralgies cervico-occipitales sont loin d'être rares dans la syphilis. J'en ai observé fréquemment à l'époque où l'infection se généralise; elles sont alors sans gravité et disparaissent rapidement avec les autres troubles constitutionnels de cette période. Mais, plus tard, dans la phase tertiaire et même avant, ces névralgies ont une signification bien autrement sérieuse, car presque toujours elles sont symptomatiques d'une affection syphilomateuse des vertèbres cervicales ou de l'articulation altoïdo-axoïdienne. Il ne faut pas perdre de vue la possibilité de ces lésions. On instituera un traitement énergique sur la seule indication diagnostique fournie par les douleurs névralgiformes occupant la région cervico-occipitale.

II. — SYPHILOSE DES NERFS CRANIENS. — Ces nerfs subissent très fréquemment les atteintes de la syphilis, soit qu'elle les attaque directement, soit qu'elle ne compromette leur structure et leurs fonctions que par l'intermédiaire de l'encéphale et du bulbe rachiden. — Leurs affections sont donc *primitives* ou *consécutives*, et la première question qu'on doit se poser et résoudre, c'est de savoir à laquelle de ces deux catégories elles appartiennent. N'est-ce pas d'une importance capitale au point de vue du pronostic?

M. Lafargue, une douleur aiguë, partant de la tête du péroné, dessinait exactement le trajet du nerf plantaire jusqu'à l'extrémité des orteils; il existait une exostose tibiale et un gonflement de la tête du péroné. Guérison par l'iodure.

Chez un malade de M. Zambaco, le nerf sciatique était comprimé par une tumeur gommeuse du volume d'une noix, située dans la fesse gauche, au-dessous des couches musculaires. Chez un autre, les douleurs s'irradiaient le long des branches du petit sciatique, jusqu'à l'aine, au scrotum, sur la partie externe de la région fessière et à la face postérieure de la cuisse. Il y avait en même temps des plaques muqueuses à la bouche et à l'anus; la névralgie céda très vite aux pilules mercurielles. Chez un autre, la sciatique avait coïncidé avec des douleurs ostéocopes et le développement d'une exostose tibiale; l'iodure de potassium la guérit promptement.

Il existe aussi dans la science des cas de *névralgies crurales et iléo-scrotales*, manifestement d'origine syphilitique.

Première paire ou Nerfs olfactifs. — Les troubles sensoriels du côté de l'odorat tiennent à une lésion du nerf olfactif ou à une lésion de la pituitaire. On ne les observe que dans la période tertiaire, dans les rhinopathies spécifiques ou bien dans les affections de l'encéphale. Ils ne se produisent jamais seuls et indépendamment de toute lésion et c'est dans le crâne qu'il faut chercher la raison anatomique de l'anosmie. Ce sont les suffusions et les tumeurs gommeuses, les pachyméningites scléreuses ou sclérogommeuses comprenant la face inférieure des lobes frontaux, qu'on rencontre ordinairement en pareil cas[1]. M. Kergaradec a vu l'anosmie produite par une tumeur quadrilobée qui avait détruit tout le lobe olfactif. D'autres symptômes sensoriels et cérébraux accompagnent presque toujours l'anosmie. Chez une malade, syphilitique depuis dix ans, observée par M. Mollière, outre l'émoussement graduel de la perception des odeurs, il y avait en même temps de l'amblyopie, des battements de cœur irréguliers, de la dysphagie et des vertiges. Elle arriva à ne plus percevoir les odeurs les plus fortes. Après un traitement ioduré, l'odorat redevint normal.

Chez beaucoup de malades l'olfaction n'est abolie que d'un seul côté. L'odorat est encore diminué par une lésion de la 7e et de la 5e paires, parce que la première paralyse et immobilise les narines et rend difficile l'action de flairer, et que la seconde produit des troubles nutritifs dont souffre la muqueuse des fosses nasales.

Deuxième paire ou Nerfs optiques. — Leurs lésions sont communes dans la syphilis. Elles comprennent, non pas seulement le nerf lui-même sur son trajet ou dans sa terminaison, mais le chiasma, les bandelettes optiques et les corps genouillés. La plupart du temps elles sont produites par un syphilome de la base. Ce sont les nerfs optiques et le moteur oculaire qui en souffrent le plus. Aussi leurs affections sont-elles un signe précieux pour le diagnostic des cérébrosyphiloses. Nous avons vu à propos du tabes quelle place importante elles occupent aussi dans sa symptomatologie.

1. *Syphilose de la base du cerveau.* — Quoique j'en aie dit quelques mots plus haut (pp. 987-89) j'y reviens ici, à cause de son importance. De même que la tuberculose, la syphilis a une sorte de prédilection pour la base. Pourquoi s'y détermine-t-elle aussi souvent? Est-ce parce que la circulation sanguine et lymphatique y est très active, ou parce que le tissu conjonctif y abonde autour des vaisseaux? Les nerfs de la base présenteraient-ils un terrain particulièrement favorable au développement des syphilomes?... Toujours est-il qu'il y a là un foyer syphilitique intracranien qui est de premier ordre, et marche de pair avec les foyers corticaux. Les foyers protubérantiels, pédonculaires et bulbaires ne viennent qu'en troisième ligne. — Les syphilomes de la base ne se développent pas toujours isolément. Maintes fois le processus gagne la substance cérébrale elle-même et des foyers de ramollissement se rencontrent alors dans le noyau lenticulaire et les corps striés, etc. En pareil cas, on trouve, associée à la paralysie d'un nerf de la base, une hémiplégie de tout un côté du corps, résultant d'une lésion de la capsule interne. Il y a toujours alors une assez grande complexité de symptômes, qu'il n'est pas toujours aisé de débrouiller.

Voici quelques faits : Homme de trente-six ans, mort dans le coma après de violents maux de tête, sans convulsions ni paralysie. A l'*autopsie*, gomme du volume d'un œuf de poule dans la partie moyenne de la base du lobe frontal droit, et qui avait vraisemblablement pris naissance dans la pie-mère. — La partie moyenne du lobe frontal était aplatie par la tumeur; tout le cerveau était gorgé de liquides et les ventricules élargis. — *Le nerf olfactif gauche était comprimé, aplati et transformé en une masse grise conjonctive.* (Rumpf.)

Un homme de trente-six ans reçut un traumatisme à la partie postérieure de la tête. Depuis, céphalalgie frontale *gauche*, vomissements, affaiblissement de la vue suivi de *cécité à droite, anosmie droite*. Ensuite épilepsie et hémiplégie droites. Mort sans troubles psychiques au bout de deux mois. — *Autopsie* : Surface orbitaire du lobe frontal droit, soudée à la dure-mère par une tumeur gommeuse qui pénétrait, en se diffusant

La syphilose du nerf optique est relativement fréquente. C'est à elle qu'il faut rapporter la plupart de ces amauroses qu'on attribuait depuis longtemps à la syphilis, mais dont on ignorait la cause organique. Aussi supposait-on qu'elles étaient dynamiques. L'ophtalmoscopie a fait justice de cette erreur. Les amblyopies spécifiques dépendent presque toujours d'une névrite optique ou d'une atrophie du nerf optique. Nous avons déjà dit quelques mots de ces deux lésions.

NÉVRITE OPTIQUE. — Elle ne se développe en général qu'à une époque avancée de la syphilis. Cependant, comme elle est souvent symptomatique des cérébro-syphiloses, elle participe de leur précocité. Toutes les lésions intracraniennes ne jouent pas un rôle égal dans son étiologie; ce sont surtout les syphilomes de la base, circonscrits ou diffus, les productions scléro-gommeuses des méninges fronto-protubérantielles, les tumeurs gommeuses des lobes frontaux, de la région sphénoïdale, des couches optiques, de la protubérance, etc., qui lui donnent naissance. Elle s'observe beaucoup plus rarement dans les cérébro-syphiloses consécutives à une affection spécifique des artères encéphaliques.

Il y a des névrites optiques directes, isolées, indépendantes d'une affection cérébrale, cranienne ou intraorbitaire, et provenant d'une détermination immédiate de la syphilis sur le nerf de la vision. On peut dire que l'affection est alors à l'état de pureté. Ses symptômes sont les suivants : une rougeur sombre, diffuse, colore la papille, rend parfois difficile de distinguer ses vaisseaux à leur point d'émergence et efface les contours du disque. Les suffusions, le trouble nuageux dépassent quelquefois la papille et s'étendent plus ou moins loin au delà de son pourtour. Il existe alors une véritable *névro-rétinite*. Les artères et les

dans la substance cérébrale. Le *nerf optique droit, entre le chiasma et le trou optique, était détruit ainsi que le nerf olfactif du même côté.* En arrière, la tumeur gagnait un peu le côté gauche. (Péterson.)

Homme de trente ans, syphilitique depuis quatre ans, atteint depuis trois mois de névralgie faciale gauche. — A l'ophtalmoscope, infiltration du nerf optique gauche (névrite optique). Puis, stupeur, convulsions, coma et mort au bout d'un mois. — Tumeur dans la région de la selle turcique et des sinus caverneux. Dure-mère très adhérente au lobe antérieur *gauche* ramolli. — *Le nerf optique gauche, entre le trou optique et le chiasma, était deux fois et demi plus volumineux que le droit, par suite d'infiltration avec tuméfaction gommeuse.* (Hulke.)

Le nerf olfactif, les nerfs optiques et moteurs oculaires communs étaient intéressés dans le cas suivant observé par M. Virchow. Chez une femme de vingt-neuf ans, syphilitique depuis vingt-deux ans, douleurs dans le front, les joues et le globe oculaire du côté gauche. Elle avait la sensation que l'œil allait sortir de l'orbite. Au bout de quelques jours, *cécité à gauche ;* puis, *cécité à droite.* Rien à l'ophtalmoscope. Aucune paralysie nulle part. Intelligence normale. Tout cela s'était accompli en trois mois. — Six mois après, vomissements, *ptosis* de la paupière droite, puis de la gauche, *anosmie*, paralysie partielle de la moitié droite de la face, sans paralysie des membres; délire, coma et mort.— *Autopsie.* A la base, en arrière de la région *des bulbes olfactifs*, adhérences très vasculaires du lobe antérieur avec la dure-mère. L'adhérence principale était au niveau du chiasma. Sur les côtés de la selle turcique, masse compacte, grisâtre, gélatiniforme, dans laquelle pénétraient *les nerfs optiques*, tandis que les *trijumeaux* et les moteurs oculaires communs passaient par-dessus. Le *moteur oculaire droit* était transformé en une masse cicatricielle, gélatineuse, un peu rougeâtre. Le *moteur oculaire gauche*, avant de pénétrer dans la tumeur, était gonflé et transformé en tissu rougeâtre. Bien qu'entourés par la néoformation et un peu tuméfiés, les nerfs optiques avaient leur aspect normal à la coupe. — Carotide gauche à parois épaissies. Rien dans les corps striés ni les couches optiques. La prolifération la plus active s'était faite entre les deux moteurs oculaires, et s'étendait de là à la partie moyenne et antérieure de la protubérance où se trouvaient des néoformations très considérables dans le domaine des artères basilaires. La protubérance était tuméfiée et avait sa partie antérieure transformée en une masse grisâtre, gélatineuse avec petits foyers caséeux. — Cervelet à peu près normal, sauf au niveau de l'origine apparente du moteur oculaire, où l'on trouvait des néoformations multiples et quelques autres foyers gommeux disséminés. Malgré ces altérations protubérantielles, il n'y avait pas eu, chose étonnante, de paralysie du côté des membres. Mais peut-être la paralysie faciale en dépendait-elle.

veines sont toujours moins distincts qu'à l'ordinaire. Les troubles fonctionnels consistent en lueurs, étincelles ou cercles lumineux purement subjectifs, qui impressionnent péniblement les malades ; en brouillards et nuages qui obscurcissent la vision. Celle-ci baisse progressivement. Comme dans les autres névrites, la perception des couleurs ne disparaît que peu à peu et quand il est devenu à peu près impossible de distinguer les objets. En général, ce trouble fonctionnel est beaucoup plus accusé dans cette forme que dans les autres.

Il est très rare qu'il se produise dans cette névrite primitivement spécifique, les exsudats, les œdèmes, les hémorrhagies qu'on rencontre fréquemment dans les névrites symptomatiques de lésions intracraniennes, syphilitiques ou d'une autre nature. C'est là un caractère négatif d'une grande importance. L'infiltration nuageuse, diffuse, du nerf est le seul symptôme apparent; mais il est si caractéristique qu'on peut le considérer comme pathognomonique. Certaines formes de choroïdite séreuse, où les particules très ténues qui flottent dans le corps vitré altèrent l'aspect du fond de l'œil et rendent la pupille nuageuse, pourraient être prises pour une névrite optique. Afin d'éviter la confusion, on explorera avec soin les régions équatoriales : si les vaisseaux rétiniens sont vus très nettement sur cette zone, on en conclura que le processus n'intéresse que les parties profondes et qu'il siège probablement dans le nerf optique et non dans le corps vitré.

La névrite optique se complique très fréquemment de rétinite, moins souvent de chorio-rétinite, et quelquefois d'iritis et d'irido-cyclite. Son pronostic est toujours grave, car livrée à elle-même, elle aboutit à l'atrophie scléreuse du nerf optique et à la cécité. Heureusement que si on l'attaque de bonne heure par des frictions mercurielles et de l'iodure à haute dose, on peut l'enrayer et la guérir.

La névrite symptomatique des syphilomes intracraniens se distingue de la névrite optique directe par la turgescence, la flexuosité des veines, les épanchements sanguins, le décollement de la rétine, etc.; et, aussi, outre les signes ophtalmoscopiques, par les symptômes propres aux tumeurs ou lésions intracraniennes. Elle est beaucoup plus grave, et sa guérison est subordonnée à celle des désordres dont elle est un des symptômes. Sa terminaison ordinaire est l'atrophie[1]. (Voy. aussi pour l'atrophie de la papille, pp. 986, 1035, 1039 de ce volume.)

1. M. Katt a vu une *double névrite optique avec myélite diffuse aiguë.* On trouva une inflammation interstitielle de la bandelette optique gauche, propagée dans l'épaisseur du chiasma et dans les deux nerfs optiques, mais *à leur centre* seulement. Plaques de sclérose médullaire. — Dans les myélites infectieuses, l'envahissement de l'appareil optique se fait par le chiasma, c'est-à-dire au niveau du grand réservoir optique de la base du crâne, siège de prédilection de la tuberculose et de la syphilis. L'agent infectieux est transporté par les vaisseaux (la périvasculite l'atteste). L'inflammation chiasmatique se propage au nerf optique par ses parties centrales, laissant intactes les couches périphériques.

Voici un exemple de *névrite optique double, symptomatique d'une gomme du corps strié droit.* — A la deuxième année de sa syphilis, chez un homme de trente ans, diminution de la vue, surtout à droite; puis céphalalgie frontale intense. Démarche chancelante. Pas de paralysie. Parole lente. Pupilles dilatées, non contractiles à la lumière. Cécité presque complète. Œil droit : papille tuméfiée; vaisseaux rétiniens tortueux et dilatés, avec quelques extravasations sanguines sur leur trajet; névro-rétinite très accentuée. A gauche mêmes lésions, mais moins marquées. En divers points, artères recouvertes d'un exsudat. Au bout de deux mois de traitement, l'œdème papillaire diminua et le nerf optique prit un caractère atrophique. Mort en trois heures dans un coma subit. — Sur la partie latérale droite de la base, vers le pont de Varole, tumeur blanchâtre et molle, comprimant en dedans le tractus optique droit et le côté droit du chiasma qui était déplacé et porté à gauche de la ligne médiane. Moitié droite de l'hexagone de Willis comprimée par la tumeur. Le moteur oculaire commun, situé sur la partie interne de la gomme, était épaissi mais très peu

La dernière phase de la névrite optique primitive ou consécutive, qui est l'*atrophie*, se reconnaît à la disparition presque totale des vaisseaux papillaires qui deviennent filiformes, à la teinte blanc nacré de la papille et à la diffusion de ses bords irréguliers et quelquefois déchiquetés, caractères qui distinguent l'atrophie consécutive à la névrite, de l'atrophie simple essentielle.

Troubles de la vision produits par les syphilomes intracraniens. — Quel que soit le siège de ces syphilomes, ils peuvent donner lieu à une névrite optique double, même lorsqu'ils sont unilatéraux. La perte de la vue qui survient alors, soit tout à coup, soit graduellement, et qui s'accompagne de sensations subjectives telles que mouches volantes, étincelles de diverses couleurs, cercles de feu, n'est bien souvent que *partielle*. Le malade ne distingue, par exemple, qu'une partie du même objet, ou, de deux objets, n'en distingue qu'un seul, ou bien il ne voit que le haut et le bas d'un objet situé en face de lui, le milieu restant obscur. Les premiers effets du traitement dans certains cas d'amaurose syphilitique absolue sont de rendre la *cécité partielle*. On a noté une achromatopsie complète localisée à l'œil droit lequel présentait les lésions de la névro-rétinite : le malade voyait tous les objets, mais les voyait en gris. (Weill.)

Il est remarquable de constater que ces divers troubles visuels, qui sont produits par une lésion fixe, présentent parfois une intermittence très franche.

J'ai observé une atrophie papillaire bilatérale, chez un garçon de vingt-cinq ans, survenue après une attaque d'aphasie, avec parésie de la face, du bras et de la jambe du côté droit. Me basant sur l'étude des localisations corticales, j'admis qu'une plaque scléro-gommeuse des circonvolutions frontales qui, primitivement n'occupait que la troisième frontale gauche, avait envahi plus tard les frontales voisines et atteint les foyers qui sont en communication anatomique et en solidarité physiologique avec les nerfs optiques. L'existence d'une névrite optique double, en pareil cas, s'explique par la présence de fibres commissurales qui établissent la relation signalée par M. le docteur Luys entre les deux moitiés de l'encéphale. (Voy. mon mémoire sur les *Amblyopies symptomatiques de la syphilose cérébrale*.)

Pour expliquer les particularités que présentent les troubles de la vision dans les syphilomes intracraniens, il faut avoir toujours présentes à l'esprit les dispositions anatomiques de l'appareil nerveux de la vision. Quand le néoplasme se développe sur le trajet d'une bandelette optique, il se produit une hémianopsie symétrique. S'il est à droite, l'obnubilation envahit la moitié droite de chaque rétine ; s'il est à gauche, c'est tout le contraire. — Lorsque le chiasma est intéressé, la perte de la vision a lieu dans la moitié interne de chaque rétine ou dans la moitié externe du même côté, suivant que le néoplasme siège à sa partie antérieure médiane ou sur ses parties latérales, etc., etc. — Tout syphilome situé au delà des corps genouillés et intéressant les faisceaux optiques dans la profondeur des hémisphères amène une amblyopie croisée. — Il y a des lésions corticales unilatérales qui peuvent entraîner une névrite optique double. — Les névrites optiques retentissent toujours sur la rétine. — Les lésions centrales intracraniennes sont la cause de la plupart des névro-rétinites.

Opthalmoplégies syphilitiques. — 1° *Paralysie du nerf de la troisième paire ou Nerf moteur oculaire commun.* — De toutes les paires nerveuses c'est celle qui est le plus fréquemment atteinte par la syphilis, soit sur son trajet soit dans ses foyers d'origine. Ces foyers sont multiples. En effet, d'après des travaux récents exposés dans l'excellente thèse de M. le docteur Blanc, ce nerf, au delà du pédoncule cérébral, se divise en six racines qui toutes répondent à des noyaux d'origine distincts, plus ou moins éloignés les uns des autres. Les noyaux des

altéré. — Ventricule latéral gauche fort dilaté. Corps strié droit très tuméfié et ramolli. (*W. O. Moore, New-York, Med. jour.* 1886.)

muscles petit oblique, releveur, droit supérieur, droit externe, forment un groupe particulièrement séparé de ceux du sphincter irien et du muscle ciliaire. Il en résulte une indépendance très complète entre la musculature externe et la musculature interne de l'œil : l'une a sa source dans le quatrième ventricule, l'autre dans le ventricule moyen. Ce fait explique les cas de mydriase qui s'observent fréquemment sans que les muscles moteurs soient touchés.

Si un syphilome atteint le nerf dans son trajet, alors que toutes ses fibres sont réunies, la paralysie sera totale ; si au contraire il existe une lésion isolée des racines, on aura des paralysies partielles.

Il est d'une grande importance, au point de vue du pronostic, de savoir si les parésies ou paralysies syphilitiques du moteur oculaire commun sont d'origine centrale ou d'origine périphérique.

En général, ce diagnostic ne présente pas de grandes difficultés, car presque toujours les premières sont précédées ou accompagnées de symptômes d'une autre nature, tels que céphalées nocturnes, vertiges, troubles de la vue, ictus congestifs, crises d'épilepsie, d'aphasie, hémiplégie, etc. Quand tous ces symptômes font défaut, on peut admettre qu'il s'agit seulement d'une paralysie par lésion du nerf dans le cours de son trajet.

Les paralysies du moteur oculaire commun qui dépendent du tabes se distinguent de celles qui sont périphériques et cérébrales par les caractères suivants : Elles sont presque toujours dissociées et partielles ; la papille est atteinte soit isolément soit en même temps que d'autres parties du système nerveux oculaire, mais toujours ce symptôme joue le principal rôle. La paralysie tabétique n'atteint qu'un petit nombre de muscles, et même habituellement un seul, le muscle droit interne. Dans la syphilose intracranienne, au contraire, la paralysie est totale et elle comprend ordinairement toutes les branches du nerf ; aussi observe-t-on alors simultanément le ptosis, le strabisme externe, l'immobilité de l'œil, la dilatation pupillaire. La cause de ces différences réside dans la localisation anatomique des lésions. Le syphilome intracranien réside, en effet, souvent dans la partie antérieure de l'espace interpédonculaire et attaque le nerf dans un point où il est complètement constitué ; au contraire le tabes se localise dans la région bulbo-protubérantielle, sur des points où les racines du nerf sont encore dissociées.

Un caractère très important de l'affection tabétique du moteur commun, c'est la coïncidence du *myosis*, ou rétrécissement de la pupille, avec la paralysie des autres muscles qu'anime ce nerf. Dans la syphilose intracranienne, c'est, au contraire, la mydriase qui est observée. — Autre signe différentiel : dans le tabes il y a persistance du réflexe accomodateur (signe d'Argyll) ; dans le syphilome du tronc de la troisième paire, la pupille dilatée reste inerte devant toutes les excitations. — Enfin, les paralysies tabétiques du moteur commun sont souvent fugaces, éphémères, guérissent spontanément, mais récidivent bien des fois ; tandis que les autres sont stables, durent beaucoup plus longtemps, guérissent difficilement, mais ne récidivent presque jamais. Il en résulte un contraste singulier entre la gravité apparente et la gravité réelle. Les affections tabétiques du moteur, quoique symptomatiquement beaucoup moins compromettantes au point de vue fonctionnel du nerf, ont une signification infiniment plus inquiétante, puisqu'elles sont symptomatiques d'une affection incurable et mortelle.

Cela posé, qu'il me suffise d'énumérer les symptômes de la syphilose du moteur commun ; ils ne diffèrent point de ceux de toute autre cause. La paralysie du droit interne entraîne le *strabisme divergent,* mais ce strabisme est quelquefois insensible. La *diplopie* ne s'en produit pas moins et elle est croisée. Il y a défaut d'association dans le mouvement des deux globes. — La paralysie du *droit supérieur* et du *petit oblique* rend à peu près impossible l'élévation du globe : le malade est obligé de lever la tête et de porter les objets le plus bas possible pour les regarder. De plus il y a *diplopie* en hauteur et diplopie croisée : l'image appartenant à l'œil malade sera située plus haut que celle de l'œil sain. — La paralysie du *droit inférieur*, en empêchant la cornée d'être tournée en bas et en dedans et le méridien en dehors, rompt l'association fonctionnelle qui existe entre lui et le pathétique ou quatrième paire et augmente les troubles diplopiques. Enfin, à ces symptômes, ajoutez : 1° la paralysie complète ou incomplète du *releveur de la paupière supérieure* donnant lieu à la blépharoptose ; 2° celle du sphincter de l'iris entraînant une dilatation moyenne avec immobilité de la pupille, c'est-à-dire la *mydriase*; 3° la réduction ou l'anéantissement du pouvoir accommodateur produit par la paralysie du muscle ciliaire. Le *myosis* résulte de la paralysie des muscles dilatateurs de la pupille, et s'observe principalement dans les ophtalmoplégies tabétiques.

2° *Paralysie de la quatrième paire ou Nerf pathétique.* — Ce nerf qui a son origine au-dessous de l'aqueduc de Sylvius, dans un noyau gris qui lui est commun avec le nerf de la troisième paire, porte l'œil en bas et en dehors; d'où déviation en haut et en dedans quand il est paralysé isolément, ce qui est très rare.

La tête s'incline en bas et latéralement vers l'épaule du côté paralysé afin de combattre le défaut de rotation de l'œil dans ce sens. Une diplopie se produit dans la moitié inférieure du champ visuel, avec image fausse sur un plan inférieur à l'image vraie. Cette diplopie qui s'accompagne de céphalalgie, de vertiges, d'étourdissements est ordinairement très fatigante. Elle se combine avec celle qui résulte de la paralysie du moteur commun, car les deux paires sont souvent atteintes simultanément.

3° *Paralysie de la sixième paire ou Nerf moteur oculaire externe.* — Elle est loin d'être aussi rare que la précédente, mais est loin cependant aussi d'avoir la même fréquence que la paralysie du moteur commun, laquelle est la paralysie que la syphilis produit avec une prédilection marquée. Elle se présente souvent isolée. C'est la plus fréquente des paralysies oculaires rhumatismales. (Grasset.) Ce nerf naît de la partie moyenne du plancher du quatrième ventricule, d'un noyau situé contre la ligne médiane et qui donne naissance également à quelques fibres du facial. (Noyau facial supérieur.)

Sa paralysie entraîne un symptôme très simple : la déviation du globe oculaire est en dedans et la diplopie en dehors du champ visuel, latérale et homonyme. Cette diplopie ne s'accompagne que de vertiges modérés et elle se produit sans qu'il y ait de strabisme interne apparent. M. Grasset a démontré que la paralysie de cette paire se combinait quelquefois avec la paralysie conjuguée du droit interne dans l'œil opposé. Cette association permettrait d'affirmer que le noyau de la sixième paire est intéressé, car jamais la paralysie du droit interne de l'œil sain ne s'observe dans les paralysies périphériques de la sixième paire, si près que la lésion soit du noyau. La conjugaison ophtalmoplégique d'où résulte un strabisme secondaire externe dans l'œil sain et un strabisme interne dans l'œil primitivement atteint, résulte d'un faisceau anastomotique unissant le noyau de la sixième paire d'un côté, au noyau de la troisième paire du côté opposé. (Duval.)

Les symptômes propres aux paralysies des moteurs de l'œil sont loin de s'accuser dans tous les cas avec une grande netteté, parce que ces paralysies sont souvent *partielles, incomplètes associées, uni* ou *bilatérales*. Mais le trouble de la vision n'en est que plus prononcé, et les diverses diplopies combinées le produisent parfois à un degré tel qu'on serait tenté, quand le strabisme fait défaut, de croire qu'il existe une altération profonde de l'œil lui-même. — Ces troubles de la vision sont souvent *mobiles*, parce que les ophtalmoplégies syphilitiques varient de nombre et d'intensité. L'inégale répartition des paralysies à droite et à gauche, sur des nerfs différents, complique parfois la question du diagnostic.

Mais ce n'est pas dans les détails, pour ainsi dire techniques, des ophtalmoplégies que résident ses principales difficultés. Elles proviennent de l'embarras où l'on se trouve parfois pour déterminer leur cause générale. Sont-elles syphiliques ou rhumatismales? Proviennent-elles d'une diathèse ou d'une circonstance accidentelle? Se rattachent-telles à un syphilome intracranien ou annoncent-elles un tabes? etc., etc. Voilà les questions qu'il importe le plus de résoudre. Il ressort clairement de tout ce qui précède, que la syphilis atteint avec une préférence singulière les nerfs de l'œil, soit dans leurs troncs et leurs branches, soit dans leurs noyaux d'origine, sans qu'on sache toujours au juste par quel ordre de lésions elle arrive à ce but. — Quelquefois ces paralysies sont la conséquence de lésions périphériques qui laissent indemne l'encéphale, et ressemblent beaucoup aux paralysies rhumatismales. Mais ces lésions primitivement circonscrites à un nerf ne peuvent-elles pas plus tard envahir les méninges et le cerveau? Il faut donc se tenir sur ses gardes, même dans les cas les plus légers en apparence, car, comme je l'ai dit maintes fois, ce sont souvent ceux-là qui ont la signification pronostique la plus grave.

L'ophtalmoplégie la plus empreinte de spécificités est incontestablement celle de la troisième paire. La *mydriase* qui en dépend existe parfois d'une façon isolée. M. Alexander considère ce symptôme comme un indice à peu près certain de syphilis : sur 35 cas observés par lui, 25 étaient certainement liés à la syphilis, 5 étaient douteux, et 5 reconnaissant une autre cause. Le pronostic, d'après cet auteur, serait grave, parce que la mydriase, en pareil cas, est incurable, et surtout parce que, reconnaissant toujours une origine cérébrale, elle est le prélude de troubles mentaux. Cette conséquence fut observée chez dix des sujets cités plus haut. De pareilles assertions ne sont-elles pas un peu absolues?

Les paralysies oculaires peuvent résulter de lésions circonscrites à certains points de la substance grise des circonvolutions. Le *ptosis* notamment aurait souvent son origine dans des lésions de l'écorce grise du cerveau (Landouzy) et, à ce titre, son pronostic serait des plus fâcheux.

Les ophtalmoplégies intracraniennes, périphériques ou cérébrales, par lésion propre ou par compression du nerf, par syphilome cérébral, etc., etc., durent longtemps, deviennent quelquefois définitives et n'ont guère de tendance à guérir spontanément comme le font les ophtalmoplégies tabétiques. Attaquées dès leur début par une médication énergique, elles disparaissent assez facilement; mais si on les néglige, elles deviennent réfractaires au traitement et persistent souvent d'une façon définitive.

Leur chronologie dans la diathèse est très variable. Il y en a un grand nombre qui se montrent de bonne heure, dans la période secondaire ; ce sont celles dont l'origine syphilitique est la moins contestable. Beaucoup plus tard, quand elles sont isolées, sans aucun symptôme cérébral ni aucune coïncidence spécifique, et qu'il s'agit, par exemple, non plus du moteur oculaire commun, mais de la sixième paire, leur signification diathésique diminue, à mesure que s'accroît l'intervalle qui les sépare de l'accident primitif.

Les ophtalmoplégies simples ou multiples, uni ou bilatérales, se combinent quelquefois avec des paralysies d'un autre siège, avec celles de la cinquième paire, notamment, ainsi que j'en ai vu plusieurs cas, et avec l'hémiplégie faciale.

Leurs *récidives* sont fréquentes. A leur sujet, comme à celui des laryngoplégies, on se pose les deux questions suivantes auxquelles il est difficile de répondre : les muscles moteurs ne sont-ils pas attaqués par la syphilis directement et sans l'intermédiaire de leurs nerfs? Est-ce toujours la paralysie qui produit les déviations et les diverses variétés de diplopie? Le spasme qui aboutirait aux mêmes résultats n'y est-il pour rien ?

Syphilose de la cinquième paire ou Nerf du trijumeau. — N'est-ce pas un fait singulier que ce nerf si important de la base du cerveau, dont les racines sont multiples et qui anime toute la face par ses nombreuses branches de distribution, soit beaucoup moins souvent atteint par la syphilis que les paires motrices de l'œil? Pourtant il est aussi exposé qu'elles, sinon plus, à l'action des syphilomes dans ses noyaux d'origine, dans son point d'émergence, dans son tronc et ses branches. Sa petite racine, qui est motrice, provient du noyau masticateur situé sur le prolongement des cornes antérieures de la moelle, dans l'étage moyen de la protubérance ; sa grosse racine, qui est sensitive, fait suite aux cornes postérieures, et s'étend depuis le tubercule de Rolando jusqu'à la partie antérieure de la protubérance. Eh bien, comment se fait-il que, sur tous ces points où la syphilis a l'habitude de sévir, il soit respecté? Et plus loin, dans son trajet intracranien, pourquoi n'est-il pas plus souvent comprimé par les syphilomes de la base ? Est-ce parce qu'il est un peu plus en dehors de la ligne médiane que les autres paires nerveuses avoisinantes? Quoi qu'il en soit, ce n'est là qu'une question de fréquence. Nous possédons, en effet, beaucoup de cas où sa syphilose est mise hors de doute.

Chez un de mes malades, il survint à la quatrième année de la syphilis, bien qu'il se fût toujours traité dès le début du chancre, une parésie du moteur oculaire commun gauche, une paralysie du voile du palais et de tout le territoire de la face animé par le nerf maxillaire supérieur, avec hypéresthésie dentaire et anesthésie de la peau et des muqueuses, etc. Chez un autre qui fut frappé d'hémiplégie droite et d'aphasie, il y eut, à gauche, paralysie du moteur oculaire commun, puis paralysie du nerf maxillaire inférieur, avec atrophie des muscles temporal et masséter, et difficulté ou impossibilité de mâcher de ce côté. M. Chouppe, dans un cas de névralgie du trijumeau, trouva, comme cause matérielle, une exostose du rocher qui avait dissocié les fibres du ganglion de Gaser.

Les symptômes de la syphilose du trijumeau consistent en douleurs névralgiques, en sensations d'engourdissement, de fourmillements, sur divers points de la face, en anesthésies, hypéresthésies, troubles musculaires du côté des mâchoires, troubles secrétoires, troubles trophiques, herpès, zona ophthalmique, ophthalmie névro-paralytique, etc. Ces symptômes n'ont en eux-mêmes rien de spécifique. Ils ressemblent à tous ceux qui produisent les affections de ce nerf quelle qu'en soit la cause. Mais il existe ordinairement des coïncidences du côté des moteurs de l'œil, ou bien des phénomènes de cérébro-syphilose, qui mettent sur la voie du diagnostic. Il est très rare, en effet, que le trijumeau soit attaqué isolément par la syphilis. Les troubles trophiques n'indiquent point que le ganglion de Gasser soit plus spécialement atteint par le syphilome, puisque ces troubles se produisent quand on lèse la racine bulbaire du trijumeau.

Syphilose de la septième paire ou Nerf facial. — J'en ai déjà dit quelques mots (pp. 953-55). La lésion qui en est la cause est encore fort mal connue. Elle peut survenir à toutes les périodes de la syphilis. J'en ai observé des cas à une époque très voisine de l'accident primitif. Les symptômes de la paralysie varient suivant le point où le nerf est attaqué. Il peut l'être dans son noyau propre qui est situé sur le prolongement de la corne antérieure. Il peut l'être aussi dans son trajet à travers le temporal. On a prétendu, sans en donner la preuve, que les périostoses et les exostoses de cet os étaient la cause ordinaire des hémiplégies faciales syphilitiques. Les fibres radiculaires des faciaux s'entre-croisent sur la ligne médiane. Aussi un syphilome bulbo-protubérantiel qui atteint les fibres du facial après l'entrecroisement, et le faisceau pyramidal avant l'entrecroisement, détermine-t-il une *hémiplégie alterne*, c'est-à-dire une paralysie de la face du côté correspondant à la lésion, et une paralysie des membres du côté opposé. — Enfin il y a des lésions de l'écorce qui peuvent à elles seules produire une hémiplégie faciale isolée.

Je crois que les paralysies faciales complètes et typiques, semblables à celles d'origine rhumatismale, *à frigore* ou traumatiques, et sans aucun phénomène nerveux d'origine centrale, sont très rares dans la syphilis. En pareil cas il n'existe aucune circonstance, sauf les antécédents et l'absence de toute cause autre que la syphilis, qui permette de se prononcer. La nature de la cause étant établie ou présumée, l'important est de savoir si la paralysie faciale est centrale ou périphérique. — Quand toutes les branches sont atteintes elle est plutôt périphérique. L'orbiculaire reste-t-il intact, elle est plutôt centrale. L'absence des réflexes, la perte de la contractilité faradique et galvanique pour le nerf, la perte de la contractilité faradique, avec exaltation de la contractilité galvanique pour le muscle, sont des signes de paralysie périphérique. — Pour les hémiplégies centrales on a, au contraire, les coïncidences de troubles intellectuels, l'aphasie, les crises épileptiformes, les hémiplégies de tout un côté, etc.

Lorsque la lésion syphilomateuse porte sur le tronc du facial, en dehors du canal de Falloppe, il existe une paralysie des muscles de la face, sans aucun autre symptôme. — Quand elle siège au-dessus du point d'émergence de la corde du tympan et du muscle de l'étrier, outre la paralysie faciale, il y a de plus une paralysie du goût et une diminution de la sécrétion salivaire. La lésion est-elle entre l'émergence du nerf de l'étrier et le ganglion géniculé, mêmes signes; et de plus, finesse exagérée de l'ouïe ou plutôt hypéralgésie auditive. Occupe-t-elle le ganglion géniculé, mêmes signes, auxquels s'ajoute la paralysie du voile du palais et de la luette. Enfin, siège-t-elle au-dessus du ganglion géniculé, mêmes signes, moins les troubles du goût.

Il est à remarquer que, pour le facial, comme pour le moteur oculaire commun et pour d'autres paires craniennes, la paralysie peut être partielle. Ainsi j'ai vu une paralysie du voile du palais, sans aucune paralysie des muscles qu'anime le facial. Elle coïncidait avec une paralysie du nerf maxillaire supérieur et du moteur oculaire commun gauches.

Syphilose de la huitième paire ou Nerf auditif. — Une partie de ses fibres d'origine s'épanouissent sur le plancher du quatrième ventricule, sous forme de tractus blancs (*barbes du calamus scriptorius*), et ont leur origine réelle dans les couches les plus superficielles et dans les parties externes de la substance grise du plancher du quatrième ventricule. C'est la racine superficielle. La racine profonde pénètre dans l'épaisseur de la partie supérieure du bulbe, entre le corps restiforme et le faisceau intermédiaire. —Cette origine, et les étroites relations de l'auditif avec le facial et l'intermédiaire de Wrisberg, expliquent la possibilité de sa syphilose. Il est même étonnant qu'elle ne soit pas plus fréquente. Elle l'est incomparablement moins que celle du nerf optique. — Nous avons vu précédemment que dans le tabes syphilitique la surdité se produisait quelquefois au même titre que la cécité, et avait la même signification pathogénique.

Différents troubles de l'ouïe accompagnent les néoplasmes situés au voisinage des centres auditifs et des nerfs auditifs, soit dans leur trajet de la fossette sus-olivaire au canal auditif interne, soit dans leur partie intrabulbaire. Un homme, sourd du côté droit et syphilitique tertiaire, mourut au milieu de convulsions épileptiformes dans le service de Rayer : on trouva une inflammation chronique des membranes de l'hémisphère droit et une tumeur lardacée du volume d'un œuf de pigeon, formée dans le tissu de la dure-mère au niveau de la fosse du rocher.

La surdité produite par un syphilome qui comprime le nerf auditif s'associe parfois à la paralysie faciale. Comment en serait-il autrement, puisque le facial et l'auditif sont si intimement unis? La lésion du nerf facial seul peut-elle produire la cophose, en paralysant le tenseur du tympan, en déterminant l'occlusion de la trompe par la paralysie du palato-staphylin et du péristaphylin interne, comme l'admet M. Bruncher? C'est possible; toutefois, la surdité, en pareil cas, n'est pas subordonnée à la paralysie faciale, mais à la paralysie simultanée du nerf auditif.

Otopathies syphilitiques. — Au sujet des lésions de ce nerf, je vais décrire sommairement les lésions syphilitiques de tout l'appareil auditif. — Elles sont encore peu connues. Beaucoup plus obscures que celles de l'œil, elles viennent bien loin derrière elles comme nombre et comme importance.

Le côté le plus intéressant dans cette question, c'est *la syphilose de l'oreille interne*. Mais les lésions spécifiques de l'oreille externe et surtout de l'oreille moyenne jouent un rôle considérable dans la cophose d'origine syphilitique et devront être étudiés tout d'abord[1].

A. *Syphilose de l'oreille externe.* — I. Il existe quelques observations de chancres syphilitiques de l'oreille. Dans un cas recueilli par M. Lavergne, cet accident primitif survint à la suite d'une morsure et produisit de graves désordres par son phagédénisme, entre autres, une otite externe diffuse qui de proche en proche détermina un peu de myringite, envahit les diverses couches du tympan, perfora cette membrane, et suscita une otite moyenne.

II. Les syphilides du pavillon de l'oreille et celles du conduit auditif externe s'observent quelquefois dans la période secondaire. Ces dernières compromettent seules l'audition. Elles sont rares, puisque M. Desprès n'en a trouvé que 5 cas sur 980 femmes atteintes d'accidents secondaires variés. Les syphilides du conduit auditif sont érosives, papuleuses, papulo-hypertrophiques, uni ou bilatérales. Elles ne paraissent avoir aucun siége de prédilection; cependant elle se localiseraient plutôt dans la profondeur du conduit qu'à son entrée (Stöhr). Elles envahissent quelquefois toute son étendue, gagnent le tympan et le perforent. Il en résulte un rétrécissement et même une oblitération du canal, une otite externe douloureuse, une sécrétion séro-purulente fétide, des bourdonnements, des troubles de l'audition qui peuvent aller jusqu'à la surdité. Il y a des plaques végétantes qu'on pourrait prendre pour des polypes ordinaires. Avec un peu d'attention l'erreur sera facile à éviter. Les injections détersives, les cautérisations au nitrate d'argent et les topiques desséchants viendront en aide au traitement interne hydrargyrique et ioduré.

III. M. le docteur Ladreit de Lacharrière a décrit une *otite syphilitique*, à début rapide peu douloureux, occupant les deux conduits et caractérisée par de la rougeur, de la tumé-

1. La *syphilis de l'oreille* a été très complètement décrite par M. le docteur Jégu, dans son excellente thèse inaugurale sur ce sujet. Paris, 1884.

faction, du fendillement de la peau des parois, de la rougeur, de l'éraillement du tympan, une sécrétion mucoso-purulente infecte, une diminution de l'ouïe, qui persiste quelquefois par suite d'un état catarrhal consécutif des caisses. Cette affection est légère et guérit assez vite.

IV. Dans la période tertiaire, il peut survenir des *syphilides gommeuses* du pavillon et des *gommes du conduit auditif.* Ces dernières naissent dans le tissu cellulaire sous-cutané et dans le périchondre. Elles occupent de préférence la portion cartilagineuse du conduit, sont peu douloureuses et troublent peu l'audition. De leur fonte résultent de petits abcès circonscrits qu'il ne faudrait pas prendre pour des abcès ordinaires. MM. E. Ménière et Grüber ont signalé l'existence d'exostoses et d'hypérostoses de l'oreille externe. Elles se développeraient surtout dans le voisinage du tympan et oblitéreraient plus ou moins le conduit auditif.

B. *Syphilose de l'oreille moyenne.* — I. En 1863, plusieurs médecins rapportèrent des cas des *chancres syphilitiques de la trompe d'Eustache*, survenus à la suite du cathétérisme pratiqué par un spécialiste dont le nom acquit bientôt une triste célébrité. Il est inconcevable que tant de cas semblables, signalés par Fournié, Gosselin, Ricord, Vigla, Hillairet, Bucquoy, Danyau et Cullerier, de 1863 à 1865, aient eu pour origine la même opération imprudente, pratiquée par le même auriste. — Voici quels étaient, d'après M. Bruncher, les principaux caractères de ces chancres : chancre initial très étendu, siégeant dans la région sus-palatine ou au pourtour du pavillon de la trompe ; adénopathie des ganglions cervicaux et des ganglions sous-maxillaires ; accidents secondaires intenses du côté de la muqueuse bucco-pharyngienne, angine très douloureuse, catarrhe naso-pharyngien, ozène, surdité ; en général, syphilis grave, à marche rapide, à tendance ulcéreuse.

Les chancres de la gorge, qui sont très communs, produisent souvent une obstruction de la trompe et une hypérémie de la caisse.

II. Maintes fois les angines syphilitiques secondaires retentissent sur l'oreille moyenne et déterminent un certain degré de cophose, précédée ou accompagnée de bourdonnements continus ou intermittents, de sifflements d'oreille, d'otalgie, etc. Les accidents peuvent se limiter à la trompe : affaiblissement de l'ouïe, bruits subjectifs et sensation de plénitude dans l'oreille et dans la tête ; mais le plus souvent la caisse est envahie : otite moyenne, catarrhe de la caisse et de la trompe. — Le tympan perd alors son éclat et devient d'un gris terne. Il se déprime à son centre, s'épaissit et se perfore quelquefois. Lorsque cette *otite par propagation* est très grave, il se produit quelquefois une inflammation du périoste, frappant surtout les osselets et le périoste. — En somme, rien de spécifique, et ce sont les lésions du pharynx qui révèlent la nature de cette *otite moyenne.* La guérison complète a généralement lieu, surtout quand le tympan est respecté, et qu'il ne s'est pas formé des cicatrices de la trompe pouvant amener son obstruction.

III. La caisse du tympan peut aussi être *directement* atteinte par la syphilis. M. Retz en a rapporté un cas. On en connaît encore quelques autres, mais ils sont rares. Otorrhée, perforation du tympan, carie des osselets, etc , tels sont les symptômes ordinaires.

On a décrit aussi une otite moyenne sèche, hypertrophique (Grüber, Schwartz), s'emparant successivement des deux oreilles et s'accompagnant d'une surdité assez prononcée, de la dépression et de l'opacité avec teinte cuivrée du tympan, de douleurs auriculaires, temporales et frontales avec exacerbations nocturnes, de bourdonnements, etc. Le traitement ioduro-mercuriel a peu d'action sur cette variété d'otite moyenne.

IV. Dans la syphilis tertiaire, les syphilides gommeuses naso-pharyngiennes peuvent obstruer la trompe, puis l'atrésier par cicatrisation. Il est des cas graves où, à la suite de syphilis naso-pharyngienne, d'ostéites naso-craniennes, ces lésions osseuses se sont étendues à la trompe, à la caisse du tympan et au labyrinthe.

C. *Syphilose de l'oreille interne.* — Plus on avance vers les parties profondes de l'oreille, et plus devient obscure et controversable la question de la syphilose auriculaire.

I. *Accidents labyrinthiques par lésion directe.* — Ils se produisent à toutes les périodes de la syphilis secondaire et de la syphilis tertiaire, et on les a vus souvent coexister avec des manifestations oculaires. De deux autopsies pratiquées par M. Moos, il est permis de conclure que l'affaiblissement notable de l'ouïe ou la surdité qui surviennent quelquefois chez les syphilitiques, en l'absence de lésions notables de la caisse et du tympan, sont produites par une périostite et une infiltration hyperplasique du labyrinthe.

Les signes de l'*otite labyrinthique syphilitique* consistent en vertiges, incertitude dans la marche, nausées avec ou sans vomissements, bourdonnements d'oreille avec leurs modalités variées, parfois même bruits subjectifs terrifiants, enfin diminution brusque ou progressive de la faculté auditive. C'es le *syndrome de Ménière*. Tantôt les accidents sont unilatéraux, tantôt ils frappent les deux oreilles successivement ou simultanément. Caractères de la surdité : rapidité de l'abolition de l'ouïe en quelques jours et quelques semaines ; surdité marquée pour les sons élevés ; perception osseuse, par application de la montre ou du diapason sur le crâne, complètement abolie, tandis qu'elle existe quand ces instruments sont placés devant le conduit auditif ; audition de la voix haute généralement conservée. — Il n'y a là aucun signe pathognomonique, et il faut chercher les éléments du diagnostic dans les commémoratifs dans l'absence de toute autre cause de surdité, et dans les bons effets que donne quelquefois un traitement spécifique énergique.

Les mêmes accidents éclatent quelquefois à la suite des lésions syphiliques de l'oreille moyenne.

II. *Lésions labyrinthiques consécutives avec ostéopathies du rocher.* — Épaississement du périchondre de l'oreille, hypertrophie du temporal, gonflement du rocher avec atrophie de la septième paire (P. Ménière), ostéites naso-craniennes, nécrose des palatins et du vomer ; gommes, exostoses des pariétaux ou de l'apophyse mastoïde, tumeurs gommeuses de la base de l'encéphale ou du crâne, etc. : telles sont les lésions qu'on a vues retentir sur les organes de l'ouïe et y déterminer des troubles variés. Mais la plus importante de toutes, c'est la carie et la nécrose du rocher, avec otorrhée antérieure ou consécutive. La muqueuse des cavités de l'oreille servant de périoste à l'os qu'elle recouvre, ne peut pas être longtemps et profondément atteinte, sans que le tissu osseux sous-jacent s'altère lui-même. Toutefois la lésion osseuse du labyrinthe peut être primitive. Dans ces sortes de caries ou de nécroses d'emblée, l'affection osseuse ne reste pas ordinairement limitée au rocher ; elle s'étend aux fosses temporales et même plus loin. Il existe toujours alors des accidents cérébraux. La *carie de l'apophyse mastoïde* doit toujours faire soupçonner la syphilis chez l'adulte. Elle se développe à la suite d'une otite moyenne purulente, d'une façon lente et progressive.

III. *Accidents auditifs par lésion intracranienne.*—La coexistence de phénomènes cérébraux et de la surdité verbale, fera soupçonner une lésion syphilomateuse dans l'origine du nerf auditif. — La destruction d'un point de l'écorce cérébrale situé en arrière des centres moteurs, à gauche, au niveau des première et seconde circonvolutions temporo-sphénoïdales, du lobule sphénoïdal inférieur et du pli courbe, est en rapport avec la surdité et la cécité verbales. Dans les diverses formes de cérébrosyphiloses, on observe quelquefois des troubles auditifs qui consistent en bourdonnements, accès de vertiges, surdité, maladie de Ménière avec hyperacousie douloureuse.

D'autres fois, c'est une diminution rapide ou progressive de l'ouïe, depuis la dysécie légère jusqu'à la cophose absolue. Le pronostic de ces troubles auditifs est grave, car s'ils disparaissent quelquefois, il leur arrive aussi d'aboutir, malgré le traitement spécifique, à une cophose incurable.

Pour terminer, mentionnons des troubles auditifs qu'on observe dans le tabes et qui ont été décrits précédemment.

La surdité rapide occupe une place importante dans l'hérédo-syphilis. Nous nous en occuperons prochainement.

BIBLIOGRAPHIE.— BARATOUX, *De la syphilis de l'oreille. (Rev. mens. laryng. d'othol. et de rhin.*, 1884-85.) — BUNCHER, *Étude sur les lésions de l'appar. aud. dans la syph. cong. et*

Syphilose des nerfs de la dixième et de la onzième paires ou Nerfs pneumo-gastrique et spinal. — Son histoire est encore très peu connue et même à peine ébauchée. Pourtant ce nerf doit être touché comme les autres par la syphilis, soit dans ses origines, soit sur le trajet de son tronc et de ses principales branches. On peut même affirmer qu'il l'est, et je n'en veux d'autre preuve, mais celle-ci est bien positive, que les laryngoplégies incontestablement spécifiques dont j'ai donné la description (pp. 560-88 de ce volume). L'est-il en pareil cas directement ou indirectement, sur son parcours ou dans ses noyaux d'origine? Telle est la question qui s'impose et qu'on ne peut pas toujours résoudre. Il est probable que c'est à la source même de son innervation qu'il est atteint dans les laryngopathies tabétiques. Cette source réside dans deux noyaux : l'un sensitif situé sur les côtés du 4e ventricule et sur le prolongement de la corne grise médullaire postérieure; l'autre moteur constitué par de petites masses grises, à limites indécises, situées sous le faisceau intermédiaire du bulbe et sur le prolongement de la corne antérieure de la moelle. Les racines bulbaires du spinal font suite à celles du pneumogastrique et proviennent, comme celles-ci, et celles du glosso-pharyngien, d'un noyau sensitif et d'un noyau moteur dépendant l'un de la corne postérieure, l'autre de la corne antérieure. Les racines spinales émergent de la moelle entre les ligaments dentelés et les racines postérieures des nerfs rachidiens. Il est difficile que ces noyaux ne soient pas attaqués par les grosses lésions syphilomateuses du bulbe et de la protubérance. Rien d'extraordinaire à cela. Ce qui est plus surprenant, c'est de voir la syphilis agir, non pas seulement sur un des noyaux ou sur tous les deux, mais sur quelques parties seulement de ces noyaux, de façon à concentrer les troubles fonctionnels sur la sensibilité ou la mobilité de telle ou telle partie très limitée, comme dans les laryngopathies spécifiques d'ordre spasmodico-paralytique. — Il est très facile de confondre avec des désordres pulmonaires ou cardio-pulmonaires les troubles qui résultent de l'altération des nerfs vagues. N'est-ce pas à cette altération et à celles des spinaux qu'on devrait attribuer certaines paralysies du pharynx, certaines affections asthmatiques, gastralgiques, etc., que fait disparaître assez rapidement une médication spécifique?

Syphilose des nerfs de la neuvième et de la douzième paires ou Nerfs glosso-pharyngien et hypoglosse. — Le noyau gris sensitif du glosso-pharyngien, situé sur le prolongement des cornes postérieures dans le plancher du quatrième ventricule, après avoir fourni les fibres radiculaires de ce nerf, émet en avant et en haut des fibres qui, émergeant entre l'acoustique et le facial, forment le nerf intermédiaire de Wrisberg, lequel, d'après M. Duval, n'est qu'une racine erratique du glosso-pharyngien allant, par l'intermédiaire du facial, se rendre à la langue. Le noyau des fibres motrices est situé dans les parties latérales du bulbe, sur le prolonge-

acquise. (Th. Nancy, 1883.) — BUCK, *Affect. syph. de l'oreille.* (*Amér. Journ. of otology*, New-York, janv., 1879)

DESPRÈS, *Plaques muqueuses du conduit auditif.* (*An. des mal. de l'or.*, 1878.)

HÉDINGER, *Lésions syph. de l'oreille.* (*Rev. sc. méd.*, 1879.)

LÉPINE, *Sur une cause de surdité syph. cérébr. à l'orig. des nerfs craniens* (*Lyon, Méd.*, septembre 1883.)

MOOS, *Lésions anatomiques du labyrinthe dans la syph. second.* (*An. mal. de l'or.*, 1879.)

ROOSA, *New-York med. rec.*, (novembre 1876.)

SEATON, *Surdité brusque dans la syphilis.* (*An. Derm. et syph.*, 1880.)

ment de la corne médullaire antérieure. — Le grand hypoglosse a son origine réelle sur le même prolongement, à l'extrémité inférieure du raphé bulbo-ventriculaire.

Les origines de ces deux nerfs n'impliquent-elles pas la possibilité et la probabilité de leur syphilose directe ou indirecte, quand le bulbe est atteint par de grosses lésions, ou bien quand il devient le siège de ces processus qui attaquent tels ou tels noyaux séparément, soit dans leurs éléments actifs, soit dans leur névroglie?

La syphilose de ces nerfs est à peine soupçonnée. Néanmoins, elle soulève une question importante : Faut-il ranger la syphilis parmi les facteurs étiologiques de la paralysie labio-glosso-laryngée? Pourquoi ne pas l'admettre au même titre que dans le tabes? Du moment qu'on s'engage dans cette voie, il n'y a aucune raison pour ne pas reconnaître une teinte syphilitique à toutes les névropathies, si systématisées, si autonomes qu'elles soient, s'il est prouvé que ceux qui en sont affectés ont eu la syphilis plus ou moins longtemps auparavant. — J'ai longuement discuté cette question dans un autre ouvrage auquel je renvoie le lecteur. (*Localisations de la syphilose corticale du cerveau. Aphasie et hémiplégie droite syphilitiques à forme intermittente.* Paris, G. Masson, 1877, pp. 91-116.)

La paralysie de l'hypoglosse fait partie de la pathologie vulgaire. Sa diplégie avec atrophie de la langue constitue un des symptômes de la paralysie labio-glosso-laryngée, et elle est due à l'atrophie des cellules motrices du noyau bulbaire de ce nerf. On a observé des cas d'*hémiatrophie* linguale dans la syphilis, et M. le docteur Robert Leudet en a fait l'objet d'un mémoire très intéressant : (*Des hémiatrophies de la langue d'origine syph.* (Ann. des malad. de l'or. et du larynx, décembre 1887). Le premier travail un peu complet sur cette question est dû à M. Fairlie Clarke (1873). Il reconnaissait trois classes d'hémiatrophies linguales, suivant qu'elles avaient pour cause des lésions cérébrales, bulbaires ou périphériques. M. Ballet, en 1884, démontra la fréquence de l'hémiatrophie linguale chez les tabétiques. Pour M. Leudet, l'hémiatrophie doit être rangée au nombre des lésions que la syphilis est susceptible de produire. A l'appui de cette assertion il a rapporté des faits probants :

Chez une femme de vingt-deux ans, dont la syphilis remontait à une date incertaine, diplopie guérie sans traitement. Trois ou quatre ans après, céphalées; déglutition et mastication difficiles; la langue ne peut amener les aliments sous les arcades dentaires; voix un peu fausse et nasonnée; ulcérations spécifiques à la voûte palatine. La moitié droite de la langue devint très amincie et sans plissement de la muqueuse. Sa pointe était déviée du même côté et buttait contre la commissure correspondante, d'où gêne extrême pour sa sortie de la bouche. Sa sensibilité tactile était conservée, sa sensibilité gustative très émoussée du côté atrophié, Paralysie de la corde vocale droite. Rhinite spécifique, anosmie. Plus rien du côté de la vue. *Aucun symptôme de tabes.* Guérison des ulcères de la voûte et de la rhinite par le traitement spécifique, mais persistance de l'hémiatrophie linguale et de l'hémiplégie laryngée.

En l'absence de tout symptôme de tabes, n'est-il pas permis, se demande M. Leudet, d'attribuer à l'action de la syphilis sur les noyaux de la douzième paire les phénomènes observés? L'auteur rapporte une autre observation semblable qui lui est personnelle : A la cinquième année de la syphilis, le malade qui était acteur fut pris d'une laryngoplégie à gauche et d'une hémiatrophie de la langue du même côté; — absence complète de tout phénomène tabétique. — Il cite une observation de M. Pel d'Amsterdam : Homme de trente-quatre ans atteint de douleurs de la nuque, de céphalée, de chute des cheveux, chez lequel survint une hémiatrophie gauche de la langue avec paralysie gauche du voile du palais, atrophie des muscles sterno-cléido-mastoïdien et trapèze du même côté, paralysie du récurrent gauche. — Absence également, dans ce cas, de tout signe tabétique. Faut-il attribuer ces lésions multiples à une altération des noyaux de l'hypoglosse, du glosso-pharyngien et de quelques noyaux du pneumogastrique du côté gauche? M. Pel pense qu'il était survenu, dans cette région du bulbe, des troubles d'irrigation sanguine par artériosyphilose des petits rameaux de l'artère vertébrale gauche. Ces troubles auraient entraîné une dégénérescence nucléaire.

Ainsi, il résulterait de ces faits et d'autres semblables, que l'hémiatrophie de la langue peut être rangée parmi les lésions de la syphilis. C'est sans doute une manifestation bien rare; mais elle paraît avoir une autonomie certaine, et elle ne doit pas être considérée comme un symptôme toujours tabétique.

Ophtalmopathies syphilitiques. — A toutes les époques de l'existence, même pendant la vie intra-utérine, l'œil peut devenir le siège de déterminations syphilitiques. Aucun organe des sens n'est atteint plus fréquemment que lui, sauf ceux de la génération. — Aucun ne l'est plus gravement. S'il en est ainsi, ce n'est point parce que les lésions syphilitico-oculaires présentent par elles-mêmes une malignité particulière. Bien au contraire, elles sont en général bénignes, presque vulgaires et peu syphilomateuses; mais les tissus qu'elles attaquent sont doués d'une telle délicatesse, qu'il faut peu de chose pour les désorganiser et pour troubler ou anéantir leurs fonctions.

La syphilis occupe une place importante parmi les causes de la cécité, parce qu'elle envahit l'œil de diverses façons et plusieurs fois, à des intervalles plus ou moins éloignés, et que dans son processus insidieux, chronique, extensif, elle arrive à compromettre d'emblée ou successivement toutes ses parties constituantes. Kératites, iritis, choroïdites, sclérites, irido-choroïdites, rétinites, choroïdo-rétinites, névrites, névro-rétinites, etc., sans compter les affections perioculaires assez sérieuses pour affecter la vision : voilà quelles sont ses œuvres.

Elles se manifestent par des combinaisons si variées, que presque toute la pathologie de l'œil est tributaire de la syphilis.

Parmi les inflammations spécifiques qu'elle produit, la plus fréquente de beaucoup, du moins dans la syphilis acquise, c'est l'*iritis*. L'iris devient très souvent un foyer morbide qui se circonscrit ou pousse des irradiations de tous les côtés. Autour de lui gravitent toutes les lésions du pôle antérieur.

La *choroïdite* est aussi importante que l'iritis, parce que, si elle est moins fréquente, elle est en revanche beaucoup plus grave. C'est elle qui est le principal foyer de toutes les lésions syphilitiques des parties profondes de l'œil, de son pôle postérieur. La plupart des cas de cécité syphilitique sont dus à des choroïdites ou mieux à des *irido-choroïdites* ou à des *choroïdo-rétinites*.

Dans les ophtalmosyphiloses, on est obligé, encore plus que dans les déterminations spécifiques sur les autres organes, d'employer, pour désigner les variétés, des mots composés, parce que la multiplicité des lésions constitue un de leurs caractères particuliers. Très rarement, en effet, l'affection est unique et circonscrite ; elle a l'habitude de se compliquer d'autres affections consécutives qu'elle suscite dans les membranes ou dans les milieux qui l'avoisinent.

La chronologie des ophtalmosyphiloses n'est soumise à aucune règle constante. Sans doute l'iritis, dans la grande majorité des cas, se développe durant les premières phases de la syphilis. Elle est contemporaine des affections erythémato-papuleuses généralisées. Elle participe même de leur nature, et ses affinités avec les papulations variées de la peau et des muqueuses ont été signalées depuis longtemps. Mais il n'en est pas moins établi qu'elle peut survenir beaucoup plus tard, aux périodes les plus reculées du tertiarisme. — La choroïdite, la rétinite sont en général beaucoup moins précoces que l'iritis. Elles appartiennent plutôt à la période tertiaire qu'à la secondaire, ce qui n'empêche pas de les rencontrer quelquefois dans cette dernière, soit à titre de lésions primitives, soit, ce qui a lieu plus souvent, à titre de lésions consécutives à l'iritis.

Les ophtalmosyphiloses ne révèlent pas toujours leur origine par des signes très pathognomoniques. Leurs symptômes et leurs lésions diffèrent peu de ce qu'on observe dans les ophtalmopathies d'ordre commun. Aussi leur diagnostic est-il souvent fort difficile, surtout quand on n'a pour se guider ni des coïncidences spécifiques, ni des renseignements précis sur le passé pathologique des malades. Et puis, n'y a-t-il pas d'autres diathèses qui se déterminent sur l'œil et y suscitent des affections presque semblables à celles qui émanent de la syphilis ? Le rhumatisme et la scrofule, le premier, à un âge avancé, la seconde, dans l'enfance et l'adolescence, peuvent nous causer de sérieux embarras, lorsque les sujets sont en même temps syphilitiques.

Je sais bien qu'avec une observation minutieuse et une analyse subtile des phénomènes, on peut arriver à découvrir leur provenance. Mais combien de fois n'arrive-t-il pas que le traitement spécifique devient notre seul et notre plus précieux moyen de diagnostic ? Il ne guérit pas toujours, surtout quand il n'est pas employé à temps, c'est-à-dire dès le début ; il n'en est pas moins certain que jamais des ophtalmopathies d'ordre vulgaire ou des ophtalmopathies scrofuleuses et rhumatismales ne sont influencées par lui d'une façon aussi favorable. La lenteur, l'indolence, l'extension progressive du processus constituent aussi un élément de diagnostic; il est bien précaire et trop souvent inutile, du moins au point de vue pratique, puisque la maladie a parcouru ses périodes et produit déjà presque tous ses méfaits.

Le pronostic varie suivant le siège des lésions et l'âge de la diathèse. Les ophtalmosyphiloses précoces occupant le pôle antérieur sont moins graves que les ophtalmosyphiloses tardives qui envahissent le pôle postérieur.

Syphilose de l'iris. — C'est une des ophtalmosyphiloses les plus fréquentes, puisque près de la moitié des malades atteints d'iritis sont des syphilitiques. On ne l'a jamais observée pendant la période prodromique des accidents secondaires, si ce n'est peut-être dans le cas d'infection particulièrement maligne. Elle se développe surtout entre le quatrième et le vingt-quatrième mois de la syphilis, et devient rare au delà de la deuxième année. On l'observe beaucoup plus souvent chez les hommes que chez les femmes, parce qu'ils sont plus exposés aux violences extérieures et plus sujets à l'alcoolisme. Le refroidissement, les professions qui exigent une grande application des yeux, l'absence de traitement, les affections oculaires antérieures, etc., telles sont encore quelques-unes de ses causes occasionnelles. Maintes fois elle survient spontanément. Quoique relativement commune, elle ne fait cependant pas partie obligatoire du cortège banal des manifestations spécifiques. Elle n'y figure qu'accidentellement, à peu près une ou deux fois pour cent. Généralement unilatérale à son début, il lui arrive assez souvent d'envahir l'autre côté ultérieurement. — En tout elle se rapproche beaucoup des autres iritis de nature non spécifique, accidentelles ou rhumatismales, surtout quand elle se traduit, ainsi qu'il lui arrive dans la plupart des cas, par une inflammation simple et une sécrétion séreuse. Elle n'atteint toute sa spécificité comme lésion, que quand elle devient gommeuse.

Symptômes. — Les douleurs orbitaires ou périorbitaires que suscite l'iritis syphilitique sont beaucoup moins aiguës que dans les autres espèces, surtout que dans les iritis rhumatismales. Parfois elles s'exaspèrent pendant la nuit, sans qu'il y ait dans ce fait rien de très pathognomonique. — Les troubles visuels consistent, dès le début, en un faible brouillard qui s'étend sur tous les objets; les plus petits deviennent bientôt indistincts. Quelquefois apparaissent des mouches volantes. — Autour de la cornée se produit une fine injection zonulaire, très caractéristique, qui n'est pas toujours complète ni égale, parce qu'il arrive souvent que certains points de l'iris sont plus touchés que d'autres. La pupille devient paresseuse, immobile et se déforme. L'aspect du diaphragme irien varie suivant les formes et les degrés de l'iridosyphilose. Dans *l'iritis congestive*, l'iris est terne et d'une couleur sombre qui contraste avec celle de l'iris du côté opposé, sans avoir rien de spécial. Il y a déjà quelques synéchies postérieures qui altèrent les contours réguliers de la pupille, quand elle se contracte. Ses déformations ne sont point caractéristiques, comme on l'a prétendu, et ressemblent à celles de toutes les autres espèces d'iritis. — Lorsque, de congestive, l'*iritis* devient *séreuse* ou *exsudative*, l'humeur aqueuse qui, jusque-là, avait à peu près conservé sa transparence normale, se trouble, s'accroît et précipite des dépôts d'étendue et de forme variables sur la face postérieure de la cornée et sur la capsule du cristallin. La pupille est moyennement dilatée, immobile et de plus en plus irrégulière quand elle se contracte. — La pression intraoculaire augmente.

A ces éléments d'inflammation commune s'ajoutent dans l'*iritis gommeuse*, des taches, des végétations ou condylomes, des papules et même de vraies tumeurs gommeuses. C'est alors l'iridosyphilose par excellence. Elle mérite une description particulière.

Mais auparavant, quelques mots sur les caractères propres aux iritis spécifiques.— Bien que présentant les caractères d'une phlegmasie, elles sont beaucoup moins inflammatoires que les autres espèces. Leur début est insidieux, et leur allure ultérieure reste calme et sans réaction violente. — Dans la plupart des cas, indolence presque complète. Pas de névralgies irradiantes insupportables, ni de photophobie, ni de larmoiement; si bien que toute iritis qui ne fait pas souffrir peut être, *a priori*, et sans grandes chances d'erreur, déclarée syphilitique. — La plasticité de la syphilis s'accuse par le nombre et la fréquence des synéchies postérieures. Elles se produisent de très bonne heure, et s'organisent vite, si on ne combat pas l'affection dès le début par un traitement spécifique vigoureux. Elles donnent lieu à des déformations permanentes et surtout à *l'atrésie*, ou du moins à une réduction considérable du diamètre de la pupille, à des cataractes pupillaires (fausses cataractes) et, par suite, à des troubles divers de la vision.

Iritis gommeuse. — Je décris sous ce nom l'iritis syphilitique dans laquelle les caractères des lésions iriennes sont plus spécifiques que dans les autres variétés. A son plus faible degré, le syphilome ne consiste qu'en simples taches superficielles, variant du jaune au gris. Puis ce sont de petites tumeurs papuleuses superficielles, uniques ou multiples, au niveau du cercle pupillaire. A un degré plus accentué, le syphilome semble avoir des racines profondes dans la membrane et il s'élève à sa surface, sous forme de condylomes, de végétations, qui couvrent quelquefois la moitié ou la totalité de l'iris dont elles occupent de préférence le quart interne et supérieur. Elles arrivent à toucher la membrane de Descemet, adhèrent au cristallin, refoulent l'iris jusqu'à la cornée, rompent ses liens avec le corps ciliaire, remplissent la chambre antérieure, gagnent la sclérotique, la refoulent et même la traversent. Tel est l'iridosyphilome dans sa plus grande malignité. Heureusement que les choses en viennent rarement à ce point. L'ulcération ou transformation purulente des papules iriennes est extrêmement rare. Quand elle a lieu, il y a de l'hypopion, des pertes de substance, et même des perforations de l'iris. — Les papules et les condylomes ne se résolvent pas sans laisser des empreintes sur le diaphragme irien : échancrure permanente de la pupille, cicatrices, dépressions superficielles et même atrophie partielle ou totale de la membrane, sans compter les inévitables synéchies, etc., etc.

La syphilide iridienne papuleuse, qui est une des formes mitigées les plus communes de l'iridosyphilose gommeuse, a une grande valeur diagnostique; mais elle n'est pas absolue, car on a aussi observé une sorte de papulation analogue dans certaines ophtalmies scrofuleuses.

Les coïncidences de l'iritis avec d'autres ophtalmies spécifiques de l'œil sont très communes, surtout dans le segment antérieur, et elles constituent un groupe important que je vais placer et décrire ici.

a. En premier lieu vient la *choroïdite*. Les lésions de l'iris se propagent très fréquemment à la choroïde. Beaucoup d'ophtalmologistes croient que, dans la grande majorité des cas, l'iris n'est jamais seul atteint et qu'il existe toujours une iridochoroïdite.

b. Il existe à peu près constamment dans les iritis syphilitiques une hypersécrétion de l'humeur aqueuse ; ce liquide se trouble peu à peu et à la longue une couche de globules purulents se dépose dans sa partie inférieure et constitue l'*hypopion.*

D'autres fois ce sont des exsudations jaunâtres fibrineuses, des produits pseudo-membraneux qui flottent dans ce liquide, encombrent le champ pupillaire, se déposent sur les deux faces de l'iris, sur le cristallin et sur la partie postérieure de la cornée dont elles troublent la transparence.

c. Cette membrane est beaucoup moins souvent attaquée dans la syphilis acquise que dans l'hérédo-syphilis, où ses lésions parenchymateuses deviennent pathognomoniques et sont un des éléments de la *Triade d'Hutchinson.* Elle est parfois malade, et outre sa distension, sa projection en avant, elle peut être affectée d'une kératite diffuse, d'une kératite ponctuée, avec taches opalines, fond nuageux, semis de petites taches, injection vasculaire, etc. (voy. plus loin *Syphilis héréditaire*). Jamais ces kératites ne sont une manifestation diathésique isolée; elles accompagnent ou suivent d'autres lésions oculaires, notamment celles de l'iris [1].

Quelquefois l'inflammation de l'iris gagne la conjonctive qui est toujours injectée plus ou moins, mais qui devient alors le siège d'une vraie conjonctivite aiguë avec chémosis séreux, etc. — Les troubles fonctionnels sont plus intenses, surtout si la cornée est prise.

e. Ils le sont bien plus encore quand l'iritis s'accompagne d'une hypérémie ou d'une inflammation de la rétine, ce qui a lieu dans les cas exceptionnellement graves où l'œil tout entier semble entraîné dans le processus iridien. Toutes les fois que la photophobie se produit et acquiert une acuité exceptionnelle dans le cours d'une iritis, il faut craindre une complication.

f. Les gommes du corps ciliaire ou cyclite syphilomateuse, sont quelquefois consécutives à l'iritis de même forme. Mais quelquefois elles se développent d'emblée et l'iris n'est atteint que secondairement. Cette affection a été très bien étudiée par M. Nitot, dans son excellente thèse inaugurale sur cette question (1881). — Les gommes ciliaires, toujours situées en arrière du diaphragme irien, occupent l'épaisseur même du corps ciliaire. Elles ne révèlent leur présence que par des signes d'iritis grave suppurative. Lorsqu'elles ont acquis le volume d'une lentille ou d'un gros pois, elles font hernie, sous forme d'une masse noirâtre, dans le tissu épiscléral, à 4 ou 5 millimètres de la cornée, sur des points qui correspondent à l'attache des muscles droits. En même temps, elles envahissent l'iris et constituent de véritables tumeurs en bouton de chemise. — Comme presque toutes les lésions spécifiques du segment antérieur de l'œil, les cyclites et iridocyclites gommeuses sont secondaires ou de transition. — C'est du quatrième au dixième mois, en moyenne, après le chancre, qu'elles apparaissent. Elles appartiennent en général aux formes graves ou malignes de la syphilis. Les deux yeux sont atteints dans la moitié des cas et presque toujours successivement. — Au début, elles sont fort difficiles à reconnaître. Ce sont des symptômes d'*iritis partielle* qui se produisent sans grands troubles fonctionnels. L'examen ophtalmoscopique est muet. Dans la période d'état, les gommes ciliaires manifestent leur présence par des tumeurs du côté de la sclérotique et surtout du côté de l'iris, qui est terne, refoulé en avant, déformé, et présente toutes les irrégularités pupillaires de l'iritis. — Hypopion. — La cornée perd sa transparence. — Symptômes fonctionnels de toutes les affections graves de l'œil : vision sérieusement compromise, bientôt abolie,

1. *Chancre syphilitique de la cornée.* — Je crois qu'il n'en existe qu'un seul cas qui a été observé et relaté par M. Binet dans son intéressante thèse sur le *Rôle de la syphilis dans la cécité.* Le sujet était un étudiant en médecine; il se fit soigner de la vaste ulcération de la cornée qui s'était développée sans cause chez lui, par les premiers ophtalmologistes et syphiliographes de Paris. A peu près tous s'accordèrent à diagnostiquer un chancre induré. — Guérison de cette ulcération malgré sa gravité. — Quelques semaines après, accidents secondaires.

douleurs atroces, continues et avec exacerbations. L'œil est parfois plus mou que celui du côté opposé. — Processus ordinairement très rapide après la période du début. Pronostic très grave, parce que les gommes arrivées à une certaine période ne disparaissent qu'en détruisant les tissus. — Il est très important de diagnostiquer les gommes ciliaires dès leur apparition, attendu qu'alors le traitement spécifique peut en faire justice et prévenir les dégâts qu'elles ne manquent pas de causer si on les abandonne à leur évolution spontanée. — Au début, on les prend ordinairement pour une iritis partielle. Plus tard, à cause de la rapidité du processus, elles simulent un *mélano-sarcome*. Mais ce dernier a pour point de départ les membranes profondes et en particulier la choroïde. Le mélano-sarcome soulève et refoule plus l'iris que ne le font les gommes ciliaires qui ont une tendance plus grande à se porter vers l'extérieur, à dissocier le tissu de la sclérotique et à faire hernie dans le tissu périscléral, derrière la cornée. Les antécédents et les résultats du traitement spécifique qu'il faut alors toujours instituer, nous viendront en aide dans ces cas dont le diagnostic est fort difficile. Frictions mercurielles, iodure de potassium à haute dose; instillations d'atropine, paracentèse contre l'hypopion, sangsues, vésicatoires, injections de morphine, etc.

Revenons à l'iritis syphilitique. D'après ce qui précède, on voit quel grand nombre de complications contemporaines ou successives elle peut faire naître. Aucune ophtalmosyphilose, à cet égard, ne lui est comparable.

Abandonnée à elle-même, l'iritis syphilitique disparaît rarement sans laisser après elle de l'atrésie, des synéchies, une atrophie partielle de l'iris, des troubles visuels, des complications profondes. Quand on l'attaque de bonne heure, elle guérit sûrement. Cet heureux résultat peut encore s'obtenir après une durée relativement prolongée de la maladie. Cette durée est variable suivant les formes de l'affection. Dans les iritis superficielles et séreuses qui sont généralement bénignes, les périodes se succèdent régulièrement, et chacune d'elles ne dure qu'une semaine environ. Mais dans les formes gommeuses, l'évolution et la durée sont beaucoup moins calculables. Il peut se produire des recrudescences inattendues et des complications dangereuses. On entre ainsi dans l'inconnu comme marche, comme durée, comme terminaison, et la cécité irrémédiable est trop souvent la conséquence de ces graves iritis.

La connaissance des antécédents du malade est indispensable pour diagnostiquer les variétés plastiques et séreuses. Les coïncidences spécifiques, si nombreuses à cette période de la syphilis, sont aussi d'un grand secours.

L'indolence, l'aphlegmasie constituent un bon signe. Lorsqu'il existe des papules, des condylomes, des tumeurs gommeuses pédiculées ou sessiles sur l'iris, l'hésitation n'est pas possible, puisqu'il s'agit là de syphilomes manifestes. Quand même les antécédents feraient défaut, il faudrait recourir au traitement spécifique.

Traitement de l'iritis syphilitique. — Il doit être énergique et institué dès le début, sans aucune tergiversation. L'atropine et le mercure en constituent les deux éléments essentiels. La première indication est de mobiliser l'iris, de la dilater, d'empêcher son adhérence à la capsule du cristallin, de prévenir son atrésie, ses déformations. On fera, pour en arriver là, deux ou trois instillations par jour entre les paupières, d'une solution au centième, ou moins concentrée, de sulfate neutre d'atropine. L'iritis tertiaire offre quelquefois une résistance très grande à l'action de la belladone. Chez les sujets prédisposés aux attaques glaucomateuses, il faut interdire d'une façon absolue l'usage de l'atropine. Quelques personnes la supportent difficilement; la moindre instillation produit chez elles l'enflure des paupières et la conjonctivite catarrhale. On les soumettra avec avantage à l'usage de la duboisine, autre mydriatique plus puissant encore (de Wecker).

J'ai l'habitude de faire appliquer 10 à 15 sangsues sur la tempe du côté malade, et j'en obtiens toujours d'excellents résultats, surtout quand il y a de la conjonctivite et des symptômes d'hypérémie rétinienne.

Il faut administrer le mercure à haute dose et ne pas craindre de provoquer un peu de salivation : 3 ou 4 centigrammes de sublimé, 15 à 20 centigrammes de protoiodure. Je fais faire, en outre, une ou deux frictions quotidiennes sur le front du côté malade, avec de l'onguent mercuriel belladoné. — Calomel à dose fractionnée, quand l'inflammation est aiguë. Dans les formes gommeuses, l'iodure de potassium est impérieusement indiqué à haute dose. — Je le donne aussi dans les formes légères, associé au biiodure d'hydrargyre. — Vésicatoires volants aux tempes, quand la résolution est lente. Quelquefois on est obligé de recourir à la paracentèse oculaire pour diminuer la tension de l'œil, calmer la douleur, modérer la phlegmasie. — Parmi les adjuvants, les *applications chaudes* sur l'œil sous forme de compresses, de cataplasmes de fécule, d'infusions de belladone et de jusquiame, etc., sont indiquées, car ce que le malade affecté d'iritis a le plus à craindre, c'est le froid. — Repos dans une chambre chaude. — Diaphorétiques : le meilleur est le chlorhydrate de pilocarpine en injections.

Pour déchirer la synéchie on a recours quelquefois à l'ésérine (solution au 1/100 avec l'extrait de la fève de Calabar) qui provoque un resserrement du sphincter irien. Mais il n'y faut recourir que lorsque la période aiguë est passée, car ce médicament pourrait augmenter la phlogose de l'iris et faciliter le dépôt d'exsudats plastiques brunâtres au centre de la capsule cristalline. Il est beaucoup plus indiqué de dilater la pupille que de la resserrer.

Syphilose des membranes profondes de l'œil. — C'est l'inflammation spécifique de la choroïde qui est le foyer principal des lésions profondes de l'œil. Beaucoup moins commune que l'iritis, elle est infiniment plus grave et peut aboutir à la cécité absolue. — Chronologiquement, elle appartient à une époque de la diathèse plus tardive que l'iritis, à la période dite de transition. Mais il arrive qu'on l'observe aussi en pleine phase tertiaire, de même qu'on en a vu souvent quelques cas très peu de temps après l'accident primitif.

La rétinite s'associe à elle si souvent que quelques auteurs ne décrivent plus aujourd'hui ces deux affections l'une après l'autre, mais ensemble, sous le nom de *chroïdo-rétinite ou chorio-rétinite*. — Deux fois sur trois, au moins, suivant MM. de Wecker et Forster, la rétinite est précédée d'iritis ou de choroïdite. Sur 32 cas, Fieuzal l'a vue accompagnée 9 fois d'iritis et 23 fois de choroïdite. Malgré l'intimité des rapports qui existent entre la choroïdite et la rétinite, et qui s'expliquent par ce fait que la couche épithéliale de la première doit être rattachée à la seconde, d'après les recherches récentes de l'histologie et de l'embryologie, je les décrirai séparément.

Choroïdite syphilitique. — Ses symptômes les plus habituels consistent en un brouillard devant les yeux, qui rend la vision confuse. D'abord léger, puis épais et semblable à une toile d'araignée (Galezowski), sur laquelle se détachent des taches et des points noirs, il remue constamment devant les yeux. Les contours des objets s'effacent de plus en plus, et on voit tout comme à travers une buée où l'air échauffé par le soleil ou un foyer lointain. Cette dentelle, cette guipure, ces poussières, cette brume qui vacillent, ondoient, s'agitent sans cesse devant les yeux constituent un phénomène visuel des plus gênants, qui est d'autant plus marqué que les lésions sont plus rapprochées du pôle postérieur de l'œil.

A l'ophtalmoscope, on trouve la raison de ces troubles dans la présence, au milieu du corps vitré, de grains, de flocons, de filaments très fins, arachnéens, constituant comme une trame aux mailles lâches et mobiles, qui ondule, se déplace dans tous les sens, se replie sur elle-même ou tournoie dans son mouvement perpétuel. C'est là une des preuves les plus saisissantes du trouble que la choroïdite apporte dans les milieux de l'œil. Ajoutez-y l'apparence nuageuse et comme voilée de la papille optique, qui serait pour quelques ophtalmologistes un signe pathognomonique de la maladie.

Quant à la choroïde elle-même, voici les lésions qu'elle présente quelque temps après le début de l'affection, à sa période d'état ou dans son décours : *Taches d'atrophie choroïdienne*, produites soit par des exsudats, soit par la résorption sur place des cellules pigmentaires. Ces taches ont une teinte blanchâtre que font ressortir les amas du pigment le plus noir, qui s'entassent autour d'elles. Confluentes ou disséminées, arrondies, semblables à de petites mouchetures, les taches se juxtaposent quelquefois en demi-lune, en fer à cheval et constituent la *syphilide cerclée du fond de l'œil*, la *syphilide choroïdienne circinée*, variété de la *choroïdite disséminée* [1].

Dans la choroïtide syphilitique, quelle que soit sa forme, l'acuité visuelle descend ordinairement à 3/4 ou 1/2. La micropie s'observe quelquefois.

Cette affection oculaire est des plus graves. Elle l'est d'autant plus qu'elle se présente avec une bénignité trompeuse et qu'elle est susceptible d'améliorations spontanées. Qu'on ne se laisse pas abuser par l'absence de douleurs et par la lenteur du processus.—Rien de plus fréquent que les rechutes. Après une période d'accalmie, de guérison apparente, on voit survenir d'une façon brusque et inattendue des crises amblyopiques et amaurotiques très menaçantes. C'est qu'il y a là une tendance invincible aux complications redoutables qui se produisent presque fatalement du côté de la rétine et du nerf optique.

Le diagnostic de la choroïdite syphilitique repose principalement sur les

1. La *choroïdite disséminée* désignée aussi sous le nom de choroïdite plastique exsudative (de Wecker), de choroïdite atrophique (Galezowski) est une variété qui appartient presqu'en propre à la syphilis, puisqu'elle dépend d'elle dans les deux tiers des cas.

On la rencontre en général chez les sujets affaiblis ou cachectiques. Elle succède très souvent à l'iritis plastique. Quand elle se localise à la région de la macula, ce qui arrive trop souvent, elle est beaucoup plus dangereuse que lorsqu'elle occupe les régions équatoriales de l'œil.

On divise en quatre classes les diverses formes de choroïdite disséminée : 1° *Choroïdite alvéolaire* (Förster). La choroïde seule est affectée au début; petites productions néoplasiques sans pigment, qui se montrent sous l'aspect de plaques blanches, entourées d'un anneau foncé d'épithélium pigmentaire refoulé. L'exsudation se change en tissu conjonctif adhérent, d'une part à la rétine, d'autre part à la sclérotique; 2° *Excroissances verruqueuses :* petites élevures d'un blanc jaunâtre, entourées de pigment et développées aux dépens de la membrane élastique de la choroïde ; 3° *Prolifération des cellules noires de l'épithélium*, autour des cellules nouvelles dépourvues de pigment ; il en résulte des taches blanchâtres avec encadrement noir ; 4° *Allongement et incurvation de l'extrémité des fibres de Müller*, qui transportent le pigment choroïdien dans les couches externes de la rétine.— Dans toutes ces formes, la rétine participe à l'inflammation de la choroïde. Au début, toutes les taches sont d'un rouge sombre, puis elles deviennent grisâtres et blanchissent à leur centre, tandis que le pigment refoulé à la périphérie forme une bordure noire très nette. Ces plaques sont très abondantes au pôle postérieur ; les plus grandes sont les plus centrales. Elles entourent la macula et la papille, et forment autour d'elle une zone irrégulière.

circonstances suivantes : D'abord les antécédents et les coïncidences spécifiques, puis la présence simultanée au fond de l'œil de plaques exsudatives, de plaques atrophiques, d'infiltration pigmentaire, groupées autour de la papille et de la macula, la perte de la vision centrale, la coexistence d'une rétinite et surtout d'une iritis. — La rétinite pigmentaire s'en distingue par la conservation de la vision centrale avec rétrécissement concentrique du champ visuel, par l'héméralopie (signe à peu près constant, d'après M. Panas). Dans la rétinite syphilitique, exempte de choroïdite, ce qui arrive rarement, la papille optique se montre nuageuse et effacée, beaucoup plus tôt et d'une façon plus accentuée que dans la choroïdite pure, et les troubles visuels y sont plus précoces et plus profonds. — La rétinite albuminurique et la rétinite apoplectique ne présentent ni anneaux ni plaques pigmentaires.

Le traitement spécifique le plus intensif est de rigueur contre les choroïdites encore plus que contre les iritis. Avec lui, on a guéri des choroïdites même anciennes et qu'on croyait incurables. Néanmoins, il y a des cas dans lesquels il échoue.

1. *Affections oculaires qui se groupent autour de la choroïdite ou qui se combinent avec elle*[1]. A. *Rétinite.* — Seule, mais le plus souvent associée à la choroïdite et à l'iritis, elle se développe à la même époque de la diathèse. Son début est lent, son processus graduel. Symptômes: affaiblissement marqué et progressif de la vue, photopsie, photophobie, cécité partielle des couleurs; vision d'objets coloriés, lumineux, globes étincelants, feux d'artifice. — A l'ophtalmoscope : exsudations constituées par une infiltration œdémateuse, qui forme comme un vernis au devant de la rétine, ou fait des taches, des exsudats opaques et solides, à contours diffus, longeant les vaisseaux ou placés dans leurs intervalles. Quand ces exsudats sont situés au-devant de la macula, ils amènent cette cécité de la vision centrale qu'on observe fréquemment. — On trouve aussi des apoplexies rétiniennes disséminées, qui ressemblent aux apoplexies communes et proviennent de la rupture des veines, les artères restent intactes.

M. de Wecker et après lui M. Abadie disent, contrairement aux autres observateurs, que le signe le plus saillant de la rétinite syphilitique est l'*absence de tout symptôme caractéristique*, et qu'ils n'ont jamais rencontré ni les apoplexies ni les foyers de dégénérescence graisseuse si fréquents dans les autres variétés de rétinite.

A la surface et au pourtour de la papille, légère opacité grisâtre de la rétine, qui efface les contours du disque optique. Le plus souvent uniforme, cette suffusion manque parfois; elle est très marquée vers la macula et entre le pôle postérieur et le nerf optique. Dans quelques cas de rétinite syphilitique, Sweiger a vu, autour de la papille, un gonflement, une sorte de bourrelet qui paraissait formé par la rétine tuméfiée.

Marche lente, souvent stationnaire; exacerbations successives; complications diverses. De toutes les lésions du fond de l'œil, c'est celle qui guérit le plus facilement. Elle est moins rebelle et moins redoutable que la choroïdite. La plus grave est celle qui affecte la macula [2].

1. *Sclérotite, épisclérite.* — Très rarement isolée; elle coïncide le plus souvent avec la choroïdite. — Développement sur la conjonctive bulbaire d'une petite élevure d'un rouge sombre, dont le centre se déprime et prend une coloration jaunâtre qui la fait ressembler à une véritable pustule conjonctivale. — Puis affaissement de la tumeur, qui n'est bientôt plus indiquée que par une coloration grisâtre et un léger soulèvement de la conjonctive à son niveau. Plusieurs petites tumeurs se succèdent autour de la cornée qui est quelquefois envahie ainsi que l'iris. Ces lésions sont des espèces de papules ou de tubercules spécifiques. Les gommes primitivement développées dans la sclérotique sont rares, mais on en a observé (Fieuzal, Binet).

2. M. de Graefe a décrit, sous le nom de *rétinite centrale à récidives*, une affection qu'il considère comme de nature syphilitique et qui est caractérisée par des troubles de la vue, survenant presque subitement pour disparaître spontanément et revenir de nouveau après quelques jours. A l'ophtalmoscope : fines

B. *Chorio-rétinite.*— Cette affection, la plus fréquente peut-être de l'œil, a été magistralement décrite par M. Forster. Son caractère fondamental est l'opacité de la rétine, très prononcée surtout au niveau de la papille qui apparaît alors comme la lune à travers un nuage (Galezowski) ou un bec de gaz à travers un brouillard épais (Dehenne). Tout autour, le halo se continue; puis il s'atténue, cesse et le fond de l'œil redevient clair et transparent. Pas de troubles vasculaires, si ce n'est un peu de congestion veineuse. Aucun épaississement sensible de la rétine.

La chorio-rétinite présente trois formes : 1° *La forme pigmentaire* (*rétinite pigmentaire*). — Production de taches noires, déchiquetées, étoilées ou en fer à cheval, dues à la rétraction cicatricielle de la rétine et à la pénétration du pigment choroïdien dans sa trame. Les amas de pigment occupent les régions équatoriales de l'œil et s'étendent de là, le long des vaisseaux, vers le nerf optique. Quelques-unes des taches présentent une décoloration qui résulte de ce que la choroïde ayant disparu, on aperçoit la teinte blanche de la sclérotique. La papille prend de bonne heure l'aspect de l'atrophie jaune; ses vaisseaux sont amincis et effilés. — Il y a tout à la fois destruction du pigment choroïdien et infiltration de la rétine par du pigment. L'aspect de ces lésions ressemble parfois beaucoup à celui de la choroïdite disséminée. Altération très fréquente des parois artérielles.

La rétinite pigmentaire a été rencontrée par M. Galezowski 30 fois sur 120 cas de choroïdite syphilitique. Ses symptômes consistent dans l'héméralopie, plus rarement la nyctalopie, et dans le rétrécissement concentrique du champ visuel. — Toujours diminution plus ou moins considérable de l'acuité visuelle. Une complication fréquente de cette affection, c'est une cataracte polaire postérieure sous forme d'étoile à trois branches. Le pronostic est très grave. Résistance au traitement. Diagnostic très difficile.

2° La *forme atrophique* est toujours précédée d'une choroïdite éruptive dont les boutons rappellent par leur disposition celle des syphilides cutanées. Leur teinte blanche ou jaune clair tranche sur le fond rouge nuageux, troublé par l'état poussiéreux du corps vitré. L'atrophie des plaques blanches de choroïdite dont l'évolution est terminée, coïncide avec celle de la papille et s'accompagne de dépôts pigmentaires rétiniens (plaques étoilées et dentelées.)

3° La *forme fibreuse* est la plus grave et ne s'observe guère que dans les syphilis malignes. Elle débute par de véritables apoplexies hémorrhagiques du fond de l'œil. Des foyers cicatriciels succèdent à ces épanchements sanguins et forment sur le centre de l'organe des taches atrophiques d'aspect tendineux, d'un blanc bleuâtre ou d'un jaune clair. La destruction des membranes est parfois très hâtive dans cette forme pernicieuse. Atrophie considérable de la papille, au point que parfois aucune trace de vaisseaux ne peut être retrouvée sur ce disque nerveux.

Les symptômes fonctionnels des chorio-rétinites sont : la *diminution de l'acuité visuelle*, la *micropsie* qui rend les objets rapetissés, la *métamorphopsie* ou déformation des objets, la *dyschromatopsie* (Galezowski), la diminution dans l'amplitude de l'accommodation (Forster), le *rétrécissement concentrique du champ visuel*, l'*héméralopie:* dans la pénombre ou à la tombée de la nuit les malades perdent la vue distincte des choses. Le phénomène le plus constant est le *scotome*, surtout le *scotome scintillant* (perception dans un point, toujours le même du champ visuel, de flèches lumineuses, de petits feux bleus, jaunâtres ou rouges qui dansent comme des follets).

Marche très lente et par saccades. Toute recrudescence de la diathèse retentit sûrement sur les lésions oculaires. Pronostic toujours grave, même dès le début. Récidives presque immanquables. Vision fort compromise. Guérison absolue extrêmement rare. — Les plus sérieuses encéphalopathies syphilitiques coïncident fréquemment avec la syphilose du fond de l'œil. — Traitement spécifique intensif, le même que pour l'iritis.

opacités de la macula, tandis que le pourtour de la papille et les autres régions de la rétine semblent intactes. Dans l'intervalle des attaques, le fond de l'œil redevient transparent. La macula s'obscurcit de nouveau quand arrive une autre crise. Cette affection est extrêmement rare. M. Abadie ne l'a jamais rencontrée.

Il est dans maintes circonstances extrêmement difficile de diagnostiquer la nature syphilitique des lésions oculaires profondes. Ces graves lésions se rencontrent assez souvent chez des malades qui n'ont été que peu touchés par la diathèse et qui ne présentent plus aucune trace de manifestations récentes ou anciennes. Voici quelques caractères qui permettent d'en soupçonner la spécificité : 1° les changements qui se produisent très vite dans la transparence du corps vitré, l'aspect nuageux du fond de l'œil, etc.; 2° Les localisations vers le pôle postérieur de l'œil, plus communes dans sa syphilose profonde que dans les autres ophthalmopathies; 3° la multiplicité et les combinaisons variées que présentent ces affections; 4° la forme circinée qu'on trouve parfois dans les exsudations qui leur sont propres.

C. *Décollement de la rétine.* — Il se montre rarement à la suite de la rétinite syphilitique. Il affecte la forme d'une poche lorsqu'il est partiel, et d'un entonnoir (de Graefe) lorsqu'il est général; la petite extrémité de l'entonnoir est située au niveau du nerf optique, la grande correspond à la base des procès ciliaires. A l'ophtalmoscope : mouvement d'ondulation, de drap flottant dans la masse tremblotante de la rétine devenue d'un gris bleuâtre; vaisseaux rétiniens comme coudés en forme de Z. — Papille souvent rouge et nuageuse, etc. Troubles fonctionnels : métamorphose des lignes droites en lignes courbes ou brisées, dissociation, irisation des objets, obscurcissement de la vue soumis à de grandes variations, etc.

D. *Lésions du cristallin.* — Outre les cataractes spécifiques consécutives aux dépôts des fausses membranes sur la face antérieure du cristallin, à la suite d'iritis et de cyclites gommeuses, existe-t-il une cataracte *primitive* d'origine syphilitique, au même titre que les cataractes diabétique, rubéolique, albuminurique? M. Bos (th. Bord., 1884) estime qu'il en est ainsi. Il croit que le cristallin, organe épithélial formé par le bourgeonnement du feuillet blastodermique externe, peut être atteint comme le sont les cheveux et les ongles. La cataracte rentrerait alors dans le cadre des accidents secondaires; elle appartiendrait à la variété molle et serait susceptible de guérir complètement sous la seule influence du traitement spécifique. L'existence de cette espèce de cataracte est loin d'être démontrée.

E. *Lésions du corps vitré.* — Le *synchisis étincelant,* ou ramollissement du corps vitré avec dépôts de cholestérine et de tyrosine, a été attribué sans preuve suffisante à la syphilis, probablement parce que les mercuriaux en font promptement justice. M. Courtade a publié l'observation d'une guérison complète, en huit jours, par les spécifiques, d'un synchisis étincelant survenu chez un homme de soixante-sept ans, syphilitique depuis dix mois.

F. *Névro-rétinite.* — Je l'ai décrite en partie précédemment, au sujet de la névrite optique (p. 1045). Elle présente deux variétés : la première est consécutive à une névrite optique; la seconde se montre d'emblée, avec ses deux éléments. Dans cette dernière forme la papille est moins gonflée, d'un gris rougeâtre, et ses bords se fondent insensiblement avec les parties voisines. Les veines ne sont pas aussi dilatées et les lésions prédominent sur la rétine plutôt que sur la papille. D'après M. Galezowski, la papille serait rétrécie dans la névro-rétinite, tandis qu'au contraire elle serait dilatée dans la névrite. Photopsie et chromatopsie, dans la période aiguë; photophobie rare. Névralgies oculaires et périorbitaires. Hémiplégies et ophtalmoplégies parfois, quand l'affection est d'origine cérébrale. — Acuité visuelle souvent peu diminuée, avec des signes ophtalmoscopiques très accentués. La névrite optique la mieux caractérisée n'est pas incompatible, chose fort étrange, avec la conservation de l'acuité visuelle.

La vue se perd peu à peu. — La cécité n'arrive jamais brusquement et n'est irrémédiable que lorsque l'*atrophie papillaire* est complète.

Nous avons déjà parlé de cette atrophie; aussi est-il inutile de la décrire ici. Elle constitue une des causes les plus fréquentes de la cécité. Or sur le grand nombre de ceux qui deviennent aveugles par atrophie papillaire, il y en a beaucoup qui ont eu la syphilis.

LESIONS SYPHILITIQUES DES PARTIES QUI AVOISINENT LE GLOBE OCULAIRE. — I. *Lésions des parois orbitaires et de l'orbite.* — Les ostéopathies des parois de l'orbite produisent un léger œdème palpébral et des douleurs. A un très faible degré, ces deux symptômes ne permettent pas de porter un diagnostic, à moins que les irradiations névralgiformes intraorbitaires ne présentent une exacerbation nocturne accentuée. La tuméfaction très prononcée de la paupière supérieure, l'exophtalmie, la constatation par le palper d'une tumeur, l'heureuse influence du traitement spécifique, les antécédents, les coïncidences diathésiques, etc.; tels sont les signes les plus positifs de l'ostéopathie intraorbitaire.

Les cas les plus graves sont ceux dans lesquels il y a nécrose, suppuration, formation de fistules, etc. En pareil cas, l'intervention chirurgicale est nécessaire. — Le mercure et l'iodure peuvent guérir des exophtalmies spécifiques très avancées. C'est ce qui m'est arrivé une fois. Mais je dois avouer que la lésion était moins grave que chez cet homme dont Deval cite l'histoire, qui vint à Naples avec une exophtalmie telle qu'aucun maître d'hôtel garni ne consentit à le recevoir. Cette hideuse difformité était produite par une tumeur osseuse qui refoulait le globe hors de l'orbite et qui céda radicalement à une médication spécifique. — Les tumeurs gommeuses développées au milieu des parties molles de l'orbite se traduisent aussi par de l'exophtalmie et par des symptômes se rapportant à la compression du nerf optique et des nerfs oculomoteurs, etc. M. Galezowski a décrit une tumeur syphilitique, qui semble avoir son point de départ dans la capsule de Ténon, et dont la disposition circulaire et concave enchâsse en avant le globe oculaire, tandis qu'en arrière elle se prolonge vers le fond de l'orbite. — M. Nettleschip a rapporté un cas grave de processus gommeux de forme inflammatoire, développé dans les parties molles de l'orbite, en bas et en dehors. On y sentait deux petites tumeurs, dont l'une était mobile; la conjonctive et la paupière inférieure étaient œdématiées, et il y avait un strabisme divergent produit par l'envahissement des muscles droit externe et oblique inférieur.

II. *Lésions du sac lacrymal.* — Il y a longtemps que les fistules lacrymales, d'origine syphilitique, ont été décrites. Des exostoses et des hypérostoses se développent sur la branche montante du maxillaire, l'apophyse orbitaire du frontal et l'os unguis. Leur lieu d'élection est le petit isthme situé à l'union du sac et du canal. Il en résulte un rétrécissement suivi d'épiphora. Il y a des dacryocystites symptomatiques de nécroses syphilitiques et de tumeurs gommeuses qui ont pris naissance sur les parois du sac lacrymal et du canal nasal. M. Taylor a relaté deux cas d'infiltration gommeuse des caroncules lacrymales. La nature de toutes ces lésions des voies lacrymales est souvent difficile à deviner. L'essentiel est de songer à la syphilis. Du moment qu'on a la certitude qu'elle a pu intervenir, le diagnostic est à moitié fait. Dans les cas obscurs, les résultats du traitement spécifique viennent le compléter.

III. *Lésions des glandes lacrymales.* — M. Bull a publié, en 1882, un cas de dacryocystite consécutive à une périostite syphilitique. Dès 1859, M. Chalons avait relaté une observation très probante de syphilose glandulo-lacrymale. Les deux glandes étaient prises; la tumeur pendante qu'elles formaient sur le côté externe de l'œil, à travers la paupière, fut guérie en quelques jours par un traitement mercuriel. M. Bumstead dit avoir rencontré plusieurs cas d'inflammation spécifique unilatérale de la glande lacrymale et des tissus voisins.

IV. *Gommes des paupières.* — Le tissu gommeux se développe dans les paupières à l'état de tumeur ou d'infiltration. Les gommes ressemblent au chalazion.

Généralement multiples et grosses comme un pois, elles atteignent parfois le volume d'une aveline. Après être restées longtemps indolentes et inertes, elles se ramollissent, s'ouvrent et s'ulcèrent. Leur guérison, en pareil cas, laisse une cicatrice tendineuse linéaire qui longe le bord des paupières ou forme une succession de petites cavités étroites, recouvertes d'une peau luisante et fine comme du papier de soie (de Wecker). L'infiltration gommeuse se produit souvent sous la forme aiguë, et aboutit quelquefois en deux ou trois jours à une vaste ulcération à bords épais, durs et déchiquetés, qu'on a vu transpercer de part en part le voile palpébral (Hirschler). La cicatrisation de ces grandes pertes de substance peut entraîner un ectropion. Il y en a qui ressemblent au chancre syphilitique ulcéreux des paupières dont j'ai observé de nombreux exemples. Je ne le décrirai pas ici, l'ayant fait dans mon premier volume, sur la syphilis. — Sous le nom de *Tarsitis gommeuse* on a décrit une infiltration scléro-gommeuse du tarse distincte de celle de la peau, et pouvant former une tumeur sous-cutanée grosse comme un œuf de rouge-gorge (Bull) et même de pigeon (Magawly). Processus lent, chute des cils, déformation du bord des paupières, gêne fonctionnelle extrême, guérison par les spécifiques. — La tarsite a été observée de quatre à huit ans après le chancre, et une fois en même temps que les premières éruptions (Fuchs). — Les syphilides tertiaires tuberculeuses se développent aussi sur les paupières. J'en ai vu des cas nombreux que j'ai consignés dans diverses publications.

V. *Gommes de la conjonctive.* — La conjonctive sur laquelle retentissent toutes les lésions oculaires ou périoculaires, qui est quelquefois le siège de chancres syphilitiques, de plaques muqueuses, de tubercules, etc., peut devenir aussi le siège de tumeurs gommeuses. M. Magni (de Bologne), en a vu plusieurs, grosses comme une tête d'épingle, rouges à leur base et blanchâtres à leur sommet, mobiles avec la conjonctive sur laquelle elles étaient disséminées, empiétant un peu sur la cornée, provoquer de la conjonctivite, du larmoiement, de l'œdème et s'accroître avec une rapidité surprenante. Ce n'est point sous cette forme d'éruption aiguë qu'elles se présentent ordinairement, mais plutôt sous celle d'une tumeur de la grosseur d'une petite fève, siégeant au voisinage de la cornée. Quand ces tumeurs se ramollissent et se convertissent en un ulcère fongueux, on les prend pour un épithélioma. La ressemblance avec le cancroïde était telle dans un cas, que MM. de Wecker et Sichel ne purent se préserver de l'erreur dans laquelle était tombé un autre médecin, qu'en constatant sur la tempe du patient des taches cuivrées, ainsi qu'une éruption de tubercules ulcérés sur le bras gauche. La consistance de ces néoplasmes est élastique et leurs bords présentent un aspect diaphane.

M. Bull a rapporté un cas d'*infiltration périlimbique* très curieux : le pourtour de la cornée était enchâssé à la façon d'un verre de montre dans une masse jaune pâle, en forme de bourrelet, large de 8 millimètres, dure au toucher, et à surface irrégulière. Les deux yeux étaient atteints. — L'action curative des spécifiques est un excellent moyen de diagnostic dans les cas douteux.

BIBLIOGRAPHIE. — Consulter pour les affections syphilitiques de l'œil les traités spéciaux sur les maladies des yeux, et les monographies ou mémoires de nos principaux oculistes. — Nous recommandons particulièrement les travaux si nombreux et si remarquables de M. le Dr Galezowski, qui embrassent tous les points les plus importants de la

J'en ai fini avec les déterminations de la syphilis sur les centres nerveux, sur les nerfs et sur les organes des sens. J'ai tâché d'être aussi bref que possible. Et cependant voyez quelle place j'ai dû consacrer à ces syphiloses. C'est qu'elles occupent, à tous les points de vue, la première place en syphiliographie. *Ce sont les plus précoces et, de beaucoup, les plus fréquentes manifestations viscérales de la syphilis.* Ce sont celles qu'ont le plus à redouter les syphilitiques de tout âge et de toute condition, quelles que soient du reste, à d'autres égards, les conséquences de leur infection.

Après tout ce qui précède, est-il nécessaire d'en faire ressortir la gravité ? Qu'il me suffise, en terminant, de vous dire : Surveillez le système nerveux de tous vos malades, même et surtout celui des sujets qui semblent avoir été le moins touchés par la syphilis ; ne négligez aucun des symptômes qui s'y développent, eût-il l'air d'être étranger à la diathèse ; soyez à l'affût de tout ce qui pourrait être un indice de détermination sur le névraxe et ses annexes ; et agissez immédiatement avec décision et vigueur, à l'aide des deux spécifiques, contre la maladie, ne fût-elle encore qu'indécise, à demi ébauchée ou même à l'état d'hypothèse ou de soupçon. Ne vaut-il pas mieux frapper quelquefois dans le vide, que d'assister impassible au développement plus ou moins probable d'une action morbide dont les conséquences peuvent rapidement devenir, si on ne s'y oppose de bonne heure, funestes par l'importance de troubles fonctionnels qu'elles suscitent et la désorganisation si promptement irrémédiable de la trame délicate et fragile du système nerveux ?

pathologie syphilitique des yeux ; ceux de MM. Abadie, de Wecker et Landolt, Mayer, Fieuzal, Hutchinson, Huglings Jackson, Dehenne, Panas, etc.

Signalons aussi : BINET, *Du rôle de la syph. dans la cécité*, th. Paris, 1889. — BLANC, *Le nerf moteur oculaire commun et ses paralysies*, th. Paris, 1885. — COUZON, *Contr. à l'ét. de la kérat. interst. dans la syph. héréd. et dans la syph. acquise*, th. Paris, 1883. — DROUIN, *Affect. des membr. prof. de l'œil*, th. Paris, 1875. — LACOMBE, *kér. int. dans la syph. acquise*, th. Paris, 1879. — A. MEIGDEN, *Note sur quelques aff. syph. de l'œil* (*Méd. Times and Gaz.* 1885), etc.

SYPHILIS HÉRÉDITAIRE

OU HÉRÉDO-SYPHILIS

MESSIEURS,

La *Syphilis héréditaire* ou *Hérédo-syphilis* est, par excellence et dans son acception la plus complète, celle que transmettent au germe les géniteurs infectés avant le coït fécondant. En pareil cas, le principe virulent contenu dans les deux cellules génératrices, le spermatozoïde et l'ovule, ou seulement dans l'une des deux, préexistait, mais à l'état de latence et d'inertie. Il entre en activité au moment où l'intime conjonction de ces deux cellules, d'où résulte la fécondation, donne la vie à un nouvel être. Ce nouvel être est donc tout à la fois l'occasion et la victime d'un mode tout spécial d'infection syphilitique qui, sans lui, ne se serait jamais produite.

Un fait bien remarquable, c'est que le sperme, en dehors de son conflit avec l'ovule, est incapable de créer la syphilis. Qu'une femme saine soit inondée de tous les spermes les plus souillés du principe syphilitique, elle n'en restera pas moins saine, si elle n'est pas fécondée par eux. Mais qu'un de ses ovules ait la mauvaise fortune de subir leur imprégnation, et voici que ce fait, si vulgaire et pourtant si gros de conséquences mystérieuses et inexplicables, peut allumer un foyer de syphilis souvent inextinguible, d'abord chez l'enfant et chez sa mère qu'il infectera, et puis aussi chez tous les autres enfants qui naîtront ultérieurement. Chose étrange, et bien difficile à comprendre avec les théories microbiennes de la syphilis! Comment expliquer que ces funestes spermatozoïdes qui créent l'hérédo-syphilis puissent être impunément inoculés, et qu'ils ne donnent jamais lieu à un chancre syphilitique ni à une syphilis acquise? Que font donc leurs microbes en pareil cas? Dorment-ils, et pour les tirer de ce sommeil léthargique qui équivaut à leur non-existence, faut-il l'*excitation d'un coït fécondant?* Tout porte à le croire. Nous n'en sommes pas moins en pleine hypothèse.

N'est-ce pas aussi une hypothèse, très plausible il est vrai, que le pouvoir de transmissibilité contenu dans l'ovule? Pour ma part, j'y crois fermement et plus encore, s'il est possible, qu'au pouvoir de transmissibilité que possède le sperme. Mais c'est la raison, ce ne sont pas les faits qui me forcent de l'admettre. Une femme syphilitique infecte, en effet, son enfant de deux façons, soit parce que son ovule est syphilitique, soit parce que son sang contient également le principe syphilitique. Comme l'ovule et le sang ne peuvent pas, l'un sans l'autre, être entachés du virus, il sera toujours impossible de démontrer, cliniquement et par expérience, que l'ovule seul est la cause de la transmission héréditaire. Au contraire, nous avons la certitude que cette transmission se fait *en dehors de l'ovule* et *par le sang seul*, puisqu'une femme devenue syphilitique après la conception peut infecter son enfant. Il y a donc deux modes de transmission hérédo-syphilitique absolument prouvés : la *transmission spermatique* et la transmission par le sang de la mère, qu'on pourrait appeler *transmission placentaire*. La *transmission ovulaire* est aussi certaine que les deux autres, mais n'est pas susceptible de la même démonstration clinique.

Faut-il faire une classe à part de l'hérédo-syphilis par transmission placentaire après la fécondation? Je ne le pense pas. Assurément cette hérédo-syphilis n'est pas aussi imprégnée d'hérédité que celle qui se produit au moment même de la conception, et elle le devient d'autant moins que le fœtus a été infecté par la mère à une époque plus voisine de la parturition. Mais il est incontestable cependant que c'est une syphilis héréditaire, c'est-à-dire une syphilis créée *avant la naissance*, par l'infusion directe et générale du principe virulent dans l'organisme, *sans l'intermédiaire du chancre infectant*.

I. L'hérédité syphilitique est soumise à des caprices qui déroutent souvent toutes nos prévisions. J'ai vu des syphilitiques en pleine période secondaire, c'est à-dire au moment le plus dangereux pour la transmission, engendrer des enfants qui étaient et qui sont restés parfaitement sains. Par contre, il y a des transmissions qui s'accomplissent dix, quinze ans après le début de la syphilis, en pleine période tertiaire, et dans les conditions où elle était le plus improbable. Il faut donc s'attendre à bien des surprises en pareille matière. Mais on peut établir comme règle générale : 1° que la transmission héréditaire de la syphilis est surtout probable et presque fatale quand la syphilis des parents est jeune, quand tous les deux en sont infectés, et, s'ils ne le sont pas tous les deux, quand c'est la mère; 2° que la transmissibilité s'atténue peu à peu, diminue et finit par disparaître avec le temps; 3° que la médication spécifique la combat victorieusement chez les deux géniteurs et l'atténue chez l'enfant, lorsqu'elle n'a pas pu l'en préserver.

A ces affirmations qui n'ont rien d'absolu dans leur généralité, des cas exceptionnels viennent, sans qu'on sache pourquoi, donner un démenti, et prouver qu'on aurait tort d'y voir des lois immuables.

Favorables quelquefois, défavorables plus souvent, comme il arrive dans la plupart des choses humaines, ces cas exceptionnels sont une grande cause de perplexité quand il s'agit de prévoir si oui ou non l'hérédo-syphilis pénétrera dans une famille dont les géniteurs sont ou ont été syphilitiques. Ici, comme pour la contagion, on assiste aux événements les plus extraordinaires et les plus déconcertants pour la logique.

II. Parmi les maux innombrables qu'entraîne la syphilis, la transmission héréditaire doit être mise au premier rang et sur la même ligne que les affections spécifiques des centres nerveux. — Ce sont là deux vrais fléaux que, malgré tous nos efforts, nous ne parvenons pas toujours à conjurer.

Que l'hérédo-syphilis soit funeste à une race, qui pourrait le contester? Avortements successifs, accouchements prématurés, mort du fœtus, vie des enfants, précaire, imparfaite, compromise, non pas seulement par leur syphilis, mais par tous les états constitutionnels malsains qu'elle suscite, etc : voilà, quoique fort courte, une énumération bien propre à le prouver.

Parmi les causes de dépopulation, l'hérédo-syphilis occupe une place importante. Il ne faudrait cependant pas l'exagérer. Sait-on au juste le nombre des enfants qui, dans tel ou tel pays, sont tués par ce mal? Non; mais il est permis d'affirmer que cette cause de mortalité est infiniment au-dessous d'une multitude d'autres causes beaucoup plus graves par elles-mêmes et surtout beaucoup plus répandues. Il y a des pays où la syphilis sévit plus dangereusement que dans d'autres, parce qu'on la méconnaît ou qu'on ne la traite pas; et pourtant, ces pays se dépeuplent souvent moins que ceux où les lumières de la science, les progrès de la thérapeutique et de l'hygiène réduisent au minimum les atteintes que cette maladie peut porter à la propagation et à la santé de la race. Je crois que, dans les fluctuations numériques des diverses nations européennes depuis le seizième siècle, l'hérédo-syphilis n'a joué qu'un rôle insignifiant. On se ferait une fausse idée de cette question si on ne l'envisageait qu'à travers le verre grossissant de notre spécialité. Il faut embrasser dans leur ensemble les causes si nombreuses d'accroissement ou de dépopulation d'une contrée et d'une nation pour mettre à peu près chacune d'elles au rang qu'elle occupe légitimement.

Comparez le nombre des ménages où sévit la syphilis au nombre de ceux qui en sont exempts, et vous verrez que les premiers constituent une infime minorité. Dans ces ménages, il est vrai, la mortalité est effrayante. D'après Kassowitz, un tiers de tous les enfants meurt avant la naissance, et, parmi ceux qui naissent vivants, 34 0/0 succombent dans les six premiers mois de l'existence. Les raisons de cette mortalité sont faciles à comprendre. Comment la vie ne serait-elle pas profondément atteinte quand le virus sévit contre elle au moment même où elle sort du néant? Et encore si l'infection procédant des deux cellules génératrices ne venait que d'elles et ne dépassait pas le conflit fécondant, peut-être le virus s'éteindrait-il, submergé sous le flot montant des éléments vivaces qu'engendre à chaque instant le principe de vie qui anime le nouvel être. Mais la source même d'où proviennent les matériaux de l'accroissement, c'est-à-dire le sang de la mère est vicié autant et plus que l'ovule, et par conséquent l'intarissable infection imprègne sans cesse les cellules formatrices du fœtus, depuis la germination initiale jusqu'à l'heure où on coupe le cordon ombilical après la parturition.

Quand la mère est saine et que l'hérédo-syphilis n'est que spermatique, l'infection n'est ni aussi intense ni aussi abondante, du moins dans les premiers mois de la grossesse. Mais ne le devient-elle pas dans les derniers, quand le fœtus a infecté sa mère? Il est permis de le supposer. Remarquez, en effet, que l'hérédo-syphilis ne dépend jamais exclusivement de l'infection spermatique seule. Une autre, moins grave sans doute, mais plus continue se produit tôt ou tard du chef de la mère, puisque la mère est infectée par son enfant. Or, son sang où se multiplie sans cesse le virus ne doit-il pas alors renforcer l'hérédo-syphilis qui n'émanait primitivement que du père seul? On voit combien les choses se compliquent à la longue par cet échange des deux infections de la mère et de l'enfant qui se combinent et s'aggravent mutuellement.

L'infection intra-utérine, à son degré le plus faible, est celle qui se produit dans le cours d'une grossesse, lorsque la mère est devenue syphilitique après la conception. Mais là encore n'est-elle pas plus pénétrante que dans la syphilis acquise après la naissance?

L'hérédo-syphilis peut se transmettre à une seconde génération. C'est un fait tellement exceptionnel, et surtout si difficile à constater, qu'il a été nié. Jusqu'ici on ne connaît pas de syphilis transmise à une troisième génération.

III. Les symptômes de la syphilis héréditaire, qui s'étaient élaborés dans la période fœtale, n'apparaissent ordinairement que vers la troisième semaine de la vie. Quant aux manifestations ultérieures, soit qu'elles succèdent aux premières, soit qu'elles surviennent d'emblée et sans elles, leur éventualité est presque indéfinie, puisqu'on a vu des cas d'hérédo-syphilis jusqu'à l'âge de dix-huit, vingt ans et même au delà.

A partir du moment où l'individu entre dans la période active de la vie sexuelle et en accomplit les fonctions, il est plus exposé qu'auparavant à contracter la syphilis. Dès lors, la démonstration de l'hérédo-syphilis chez lui devient plus problématique.

C'est que la syphilis héréditaire ne crée point de lésions ni de symptômes qui lui soient propres. Elle donne lieu à toutes les manifestations de la syphilis acquise, sauf au chancre infectant dont ne sont jamais atteints les hérédo-syphilitiques. Mais s'ils en sont exempts, ils peuvent le donner, car ils sont éminemment contagieux par toutes leurs lésions secondaires exsudatives et peut-être aussi par leurs lésions tertiaires.

Ces dernières sont très précoces; elles se montrent souvent à l'époque où la virulence du nouvel être est à son point le plus aigu et le plus puissant de contagiosité. Du reste, la distinction entre la période secondaire et la période tertiaire est beaucoup plus difficile à établir et surtout beaucoup plus factice ici que dans la syphilis acquise. Aussi est-il à peu près impossible de dire à quelle époque les hérédo-syphilitiques cessent d'être contagieux, de même qu'il l'est tout autant d'affirmer qu'ils possèdent, temporairement ou pour toute leur existence, une immunité contre la syphilis acquise.

S'il y a beaucoup de lésions semblables dans la syphilis acquise et dans la syphilis héréditaire, cette dernière en possède toute une catégorie d'une importance majeure qui résultent, non pas d'une néoplasie spécifique scléro-gommeuse, mais simplement d'une imperfection ou d'une perversion nutritives. Ce sont les conséquences du trouble produit dans l'évolution par le virus, sans son intervention directe, immédiate, et comme un affaiblissement natif, une sorte d'ataxie et d'insuffisance originelles dans le principe vital qui préside à la formation de l'hérédo-syphilitique. Ces lésions parasyphilitiques diffèrent peu, en définitive, de celles que produirait, dans cet ordre-là, tout autre cause morbide générale, susceptible de cachectiser d'une façon ou d'une autre le nouvel être, depuis les premières ébauches de sa création, jusqu'au terme de son évolution vers l'équilibre stable de la vie organique. De là résultent la petitesse de la taille, la gracilité des membres, le ratatinement de tout le corps, le retard dans la dentition, l'infantilité exagérée comme caractère et comme durée, les malformations osseuses, la faiblesse et l'imbécillité du fonctionnement cérébral, la surdité, la dégradation de toute la personne physique et morale, etc.

Et tout cela n'empêche point l'hérédo-syphilis de stigmatiser ses victimes d'une empreinte toute personnelle et qui n'appartient qu'à elle. Combien de fois n'observe-t-on pas des infiltrations gommeuses, des gommes viscérales discrètes ou le plus souvent confluentes, qui se sont développées avant la naissance? Diffuses, symétriques, ainsi que les éruptions généralisées de la peau et des muqueuses, si communes en pareil cas, elles restent telles après la naissance et pendant les premières années de la vie ; mais plus tard elles ont de la tendance à se circonscrire comme dans la forme acquise.

A côté de ces lésions syphilitiques et parasyphilitiques, placez celles que produisent d'autres grandes diathèses, telles que la scrofule et la tuberculose. Sans doute l'hérédo-syphilis ne les crée pas de toute pièce, mais ne favorise t-elle pas leur apparition ? Ne se trouve-t-elle pas si intimement unie à leur étiologie, qu'on a cru pendant longtemps à une combinaison où les deux maladies perdaient leur autonomie respective pour créer une hybridité scrofulo-tuberculo-syphilitique? Pour le rachitisme n'est-on pas allé plus loin ? Parrot prétendait qu'il n'avait pas d'autre cause que la syphilis. Erreur profonde. Là encore la syphilis ne joue que le rôle de cause excitante, et jamais celui d'une cause primordiale. Les prétendus lupus syphilitiques ne peuvent plus être confondus avec les lupus vrais depuis la découverte du bacille tuberculeux par Koch. Assurément, certaines syphilides tuberculeuses tardives prennent parfois quelques traits de la physionomie propre aux lupus ; mais il n'y a aucune relation pathologique intime entre les deux affections.

IV. On s'imagine que la syphilis héréditaire présente dans son processus des particularités étranges qui la distinguent profondément, à cet égard, de la syphilis acquise. Il en peut paraître ainsi quand on ne va pas au fond des choses, ou qu'on ne les voit que par quelques côtés singuliers. Tenez pour certain que, dans ses grandes lignes, l'évolution reste toujours la même. Seulement c'est, parfois, celle d'une syphilis grave, maligne, dont les lésions éclosent partout simultanément, s'entassent les unes sur les autres, se poursuivent, se devancent et luttent de vitesse comme dans un steeple-chase pathologique où le prix est remporté par les plus dangereuses. Cette subintrance excessive n'est pas toujours la règle, tant s'en faut. Elle appartient à la phase intra-utérine et aux premières années de la vie. Plus tard, l'accalmie se fait dans ce tumulte désordonné, et les poussées se succèdent, séparées par des intervalles de santé et de repos qui permettent à l'organisme de reprendre haleine et de réparer ses forces. Dans un grand nombre de cas, même dans ceux où l'état général n'est plus qu'une ruine irréparable, vous verrez le processus se dérouler comme dans la syphilis acquise avec une chronicité lente, entrecoupée de sommeils diathésiques. Bien plus, ce sommeil diathésique, avec les apparences d'une santé exempte de toute teinte spécifique, peut exister dès la naissance, se prolonger pendant la première et la seconde enfance, et n'être interrompu que vers l'adolescence ou ultérieurement par l'explosion d'un tertiarisme tardif que rien ne faisait présager. N'est-ce pas ce que nous voyons dans certaines syphilis acquises dont la première et la seconde période ont été si atténuées, si légères qu'elles sont restées ignorées ou méconnues?

Dans l'hérédo-syphilis comme dans la syphilis acquise, les premières manifestations cutanées et muqueuses ont ce caractère de diffusion et de généralisation qui caractérise la période secondaire. On y rencontre quelquefois simultanément des lésions diaphyso-épiphisaires ou des viscéropathies qui remontent à la vie intra-utérine. N'y a-t-il pas aussi dans la syphilis secondaire acquise des lésions périosto-osseuses et des déterminations viscérales?

Les exanthèmes cutanés ou muqueux, survenus pendant les premières années de l'hérédo-syphilis, s'éteignent définitivement comme dans la syphilis acquise pour ne plus reparaître. On ne trouve jamais de plaques muqueuses, par exemple, chez un hérédo-syphilitique après la dixième année, ni même avant. On peut même dire que tout enfant qui a une roséole ou une syphilide papuleuse généralisées, vers quatre ou cinq ans, n'est pas un syphilitique de naissance. De pareils accidents, qu'il s'agisse d'une syphilis acquise, infantile, ou héréditaire, ont une signification chronologique d'une fixité presque immuable. Ils indiquent une infection jeune. Tout autrement en est-il des lésions gommeuses ou scléro-gommeuses, surtout en matière de syphilis héréditaire.

V. Quoique la syphilis héréditaire stigmatise l'organisme d'une façon souvent si saisissante qu'il est difficile de la méconnaître, cependant maintes fois on la confond dans ses manifestations tardives avec la scrofule. Comment n'en serait-il pas ainsi? N'est-ce pas à la même époque de la vie que les deux maladies constitutionnelles se rencontrent sur le même terrain, et y font éclore aux mêmes endroits des lésions presque identiques? Autrefois on les mettait à peu près toutes indistinctement sur le compte de la scrofule. Comment les distinguer? Par une analyse minutieuse de leurs caractères intrinsèques, par une enquête rigoureuse sur le passé des petits malades et sur la santé de leurs parents. Un autre moyen de diagnostic à peu près infaillible dans les cas douteux, c'est la merveilleuse rapidité avec laquelle le traitement spécifique, et en particulier l'iodure, amende et guérit les lésions pseudo-scrofuleuses qui émanent de l'hérédo-syphilis.

La syphilis infantile acquise après la naissance présente avec la syphilis héréditaire des différences très grandes dans son début, ses premières phases et son évolution. Mais son tertiarisme ressemble tellement à celui de la syphilis, que l'enquête seule sur les antécédents et la santé des géniteurs peut résoudre la question de sa provenance. Ce diagnostic rétrospectif ne présente pas du reste, en pareil cas, un intérêt pratique considérable. Le grand point c'est de ne pas confondre le tertiarisme de la syphilis héréditaire ou infantile avec les manifestations de la scrofule.

VI. Le pronostic de la syphilis héréditaire est d'une gravité qui surpasse de beaucoup celle de la syphilis contractée à n'importe quelle période de l'existence. Combien d'enfants ne tue-t-elle pas dans l'utérus? Combien dans les premiers jours, dans les premières semaines, dans les premiers mois de leur vie, sans compter les victimes qu'elle fait plus tard jusqu'à l'adolescence et au delà? Suivant diverses statistiques, sur 100 enfants issus de parents syphilitiques, il y en a 70 à 83 qui succombent à diverses époques de leur vie, par le fait seul de leur infection héréditaire.

VII. Heureusement que ces dangers si redoutables nous pouvons les conjurer ou les combattre par la médication mercurielle et iodurée. Le mercure prévient jusqu'aux probabilités de l'infection. Il l'atténue dans ses premiers effets, pendant la vie intra-utérine; il en guérit les premières manifestations après la naissance. Par une sorte de privilège qui compense la gravité de l'hérédo-syphilis, les enfants et les adolescents montrent pour le traitement spécifique une tolérance admirable.

Mais ce qui est bien plus merveilleux encore, c'est que les deux spécifiques développent leur action curative dans l'enfance et l'adolescence avec une rapidité, une plénitude et une puissance qu'on n'obtient pas au même degré ultérieurement. Il semble que les cellules apportent alors dans leur effort éliminateur, suscité par l'iodure et l'hydrargyre, la même sûreté, la même énergie, la même concentration vitale que dans leur accroissement et leur tendance à l'équilibre organique où s'installe, pour un temps trop court, l'être dans sa maturité.

Après ces considérations préliminaires sur l'hérédo-syphilis, étudions successivement tous les points de son histoire.

Étiologie. — La transmission héréditaire de la syphilis a été reconnue par tous les syphiliographes depuis l'apparition de cette maladie en Europe. Hunter la nia. Presque en même temps, à la fin du dix-huitième siècle, son étude clinique devint, en France, un sujet d'émulation pour plusieurs médecins perspicaces, qui s'y consacrèrent et l'enrichirent de travaux qui font encore autorité. Depuis, cette grande question n'a cessé d'être discutée et approfondie. Aussi peut-on dire qu'aujourd'hui, grâce aux recherches modernes faites dans tous les pays, les connaissances que nous avaient laissées nos devanciers ont été corrigées, complétées et élargies ; si bien qu'il faudra peu de chose pour que l'œuvre soit achevée ou du moins conduite à ce degré de perfection très relative dont, faute de mieux, il est sage de se contenter.

I. Lorsque les *deux géniteurs* sont infectés, avant la conception, d'une syphilis jeune, en pleine floraison d'accidents secondaires qui la portent au plus haut degré de sa virulence, la transmission héréditaire est à peu près fatale. L'hérédo-syphilis qui en résulte réunit toutes les conditions pour être dans cet état de sursaturation infectieuse d'où dérivent les maux sans nombre qu'elle est susceptible de produire, depuis les séries d'avortements et la polymortalité du fœtus, jusqu'à la misérable existence de ceux qui n'échappent à la mort que pour devenir comme un musée vivant des plus affreuses lésions.

II. L'hérédo-syphilis est la conséquence de la syphilis, antérieure aussi à la conception, chez *l'un ou l'autre des deux géniteurs.*

Transmission héréditaire par la mère. — Elle est universellement acceptée. La preuve en est fournie par tant de faits, entourés de toutes les conditions les plus indiscutables, que le doute n'est pas possible[1].

Ces conditions ne sont point toujours faciles à trouver, car les ménages où la femme seule est infectée sont infiniment plus rares, surtout dans les milieux où l'honnêteté et la correction sont la règle, que ceux dans lesquels l'apport syphilitique provient du mari. Et puis, il faut que la

1. A l'appui de toutes les propositions que je vais formuler sur l'étiologie de la syphilis héréditaire, il y a des faits authentiques, incontestables, qui forment la base solide sur laquelle elle est fondée. — Je ne les reproduis pas ici parce qu'ils sont connus et qu'on les trouve un peu partout.

femme n'ait pas été préalablement imprégnée par un homme syphilitique.

Ne pourrait-on pas, en effet, arguer alors de cette imprégnation, et soutenir que c'est la syphilis du premier mari qui a contaminé les enfants du second, de même que la peau noire du nègre qui a fécondé une blanche se retrouve quelquefois chez les enfants qu'elle peut avoir plus tard d'un homme de sa race et de sa couleur? Ce n'est pas là une simple objection hypothétique et par analogie : M. Vidal a vu une veuve, remariée à un homme sain, avoir de lui un enfant syphilitique, parce qu'elle avait eu de son premier mari syphilitique un enfant infecté.

Un certain nombre de cas sont à l'abri de ces objections, et, entre autres, treize où M. Fournier a vu des femmes syphilitiques qui n'ont été fécondées que par des hommes exempts de toute teinte syphilitique. Ces treize femmes eurent vingt-huit grossesses d'où résultèrent trois enfants sains, sept hérédo-syphilitiques, neuf morts prématurément et enfin neuf fausses couches.

De ces faits et de tant d'autres, ne doit-on pas conclure que la syphilis maternelle est une cause puissante de l'hérédo-syphilis, comme fréquence et comme gravité? Et ne serait-il pas étrange qu'il en fût autrement, quand l'infection se fait ici par l'ovule et par le sang, quand le nouvel être est imprégné du virus à chaque minute, depuis l'instant insaisissable qui a présidé à sa conception, jusqu'à celui où il se détache de sa mère pour vivre de sa propre existence? L'hérédo-syphilis par le fait de la mère seule, ne le cède en importance sur tous les points qu'à celle que créent les deux géniteurs infectés.

Transmission héréditaire par le père. — Admise et même reconnue comme supérieure à celle de la mère, elle fut, vers 1851, déclarée rare, exceptionnelle et même absolument niée; si bien qu'on posa comme un axiome que jamais les enfants d'un père syphilitique, la mère étant indemne, ne pouvaient être hérédo-syphilitiques, et qu'à cet égard là ils naissaient sains et restaient sains, tout comme si le père n'eût point été infecté. Ceux qui ont soutenu que l'influence du père était nulle sur la transmission héréditaire invoquaient la disproportion évidente qui existe entre le nombre des maris syphilitiques et celui des enfants qui naissent entachés de la maladie constitutionnelle, et cet autre fait que maintes fois un père syphilitique marié à une femme saine procrée des enfants sains. Ce sont là des faits négatifs très vrais qui prouvent seulement que la syphilis n'est pas fatalement transmissible par hérédité paternelle, mais rien de plus. Quant à l'argument qui repose sur la non-inoculabilité du sperme syphilitique, il faut le rejeter, bien qu'il soit vrai également et assez spécieux, du moins en admettant la nature microbienne de la syphilis. Mais, on aurait beau entasser les objections les unes au-dessus des autres, que tout cet échafaudage serait détruit par un seul cas bien authentique de transmission paternelle. Or, aujourd'hui, de pareils cas, entourés de toutes les garanties que l'on peut souhaiter, sont nombreux et on n'a que l'embarras du choix. (Voy. sur ce sujet l'intéressante thèse de M. Riocreux : *Hérédité paternelle de la syphilis.*) Une autre preuve de ce mode de transmissibilité, c'est la fréquence des avortements dans les familles où le père est syphilitique. Cette preuve devient saisissante quand le mari, après avoir procréé toute une lignée d'enfants sains, arrive à ne plus produire que des grossesses à avortements, du jour où il a contracté la syphilis. Une troisième preuve est fournie par l'heureux résultat du traitement de la syphilis paternelle sur les grossesses de sa femme. Leur mauvaise série cesse, pour faire place à une bonne, lorsque le mari se soumet à une médication mercurielle ou ioduro-mercurielle.

Une quatrième et dernière preuve se tire de *la syphilis conceptionnelle :* Une femme n'a jamais eu la syphilis. Celle-ci apparaît sans chancre pendant la grossesse et l'enfant naît syphilitique. N'est-ce pas lui qui a donné la syphilis à sa mère ? Et de qui la tenait-il, si ce n'est de son père ?

Assurément un pareil faisceau de preuves est bien de nature à lever toute incertitude ; mais il ne peut pas effacer l'étonnement que causent des faits diamétralement opposés, et qui, eux aussi, offrent toutes les garanties d'authenticité désirables. Beaucoup de pères, en effet, qui ont eu autrefois la syphilis, qui sont encore dans la période active de cette maladie, bien plus, qui étaient en pleine poussée des accidents les plus contagieux de la phase virulente au moment de la fécondation, procréent parfois des enfants sains à leur naissance, et qui restent tels pendant des années et même toute leur vie. Pourquoi cette différence? Elle est vraiment étrange, d'autant plus que, dans certaines circonstances, tout étant en faveur de la transmission, ou tout lui étant contraire, c'est précisément l'inverse de ce qu'on pouvait légitimement craindre ou espérer qui se produit.

L'hérédité paternelle, outre ce qu'elle a d'aléatoire et par conséquent de difficile à prévoir, comme toutes les choses qui paraissent être un jeu du hasard, présente cette particularité curieuse, qu'elle se traduit chez l'enfant beaucoup plus souvent par des accidents d'ordre commun que par des lésions syphilomateuses. La syphilis paternelle tue l'enfant bien plus souvent qu'elle ne lui transmet la syphilis; ce qu'elle transmet, c'est l'inaptitude à la vie. (Fournier.) Néanmoins, au point de vue purement syphilitique, l'hérédité paternelle est inférieure à l'hérédité maternelle et à l'hérédité mixte, qui semblent infuser à l'enfant une somme et une activité plus considérable de virulence. Mais elle est compensée par la fréquence des cas où elle peut s'exercer; et de plus, si elle est un danger pour l'enfant, elle l'est aussi pour la mère, puisqu'elle l'infecte ou la syphilise par l'intermédiaire de son enfant.

III. Qu'un seul des deux géniteurs, ou bien tous les deux soient syphilitiques, il ne s'ensuivra pas forcément que les enfants le seront aussi. L'hérédité syphilitique, si surabondamment prouvée, est néanmoins incertaine et capricieuse. Aucune fatalité inéluctable ne pèse sur elle et n'enlève tout espoir d'y échapper. L'hérédité paternelle nous l'a démontré. Eh bien, l'hérédité par la mère et même l'hérédité mixte en fournissent, elles aussi, de nombreux exemples, encore plus surprenants et plus inexplicables. N'y a-t-il pas là de quoi nous confondre? Trouverons-nous jamais la raison de ces différences dans les éventualités de la transmission héréditaire? Jusqu'à présent, c'est là un des côtés les plus mystérieux de la syphiliographie qui en compte un si grand nombre, malgré les immenses progrès qu'elle a faits depuis un demi-siècle.

IV. Essayons d'entrer aussi profondément que possible dans l'analyse des conditions qui favorisent ou contrarient la transmission syphilitique héréditaire sous tous ses modes. Elle est loin de s'exercer avec la même intensité et la même fréquence aux différentes étapes de la maladie constitutionnelle. En général, elle subit toutes les alternatives que le temps et l'évolution font subir à la contagion. C'est à ce point qu'il existe une corrélation presque mathématique entre le coefficient de la virulence qui donne lieu à la syphilis acquise et celui de la virulence qui crée l'hérédo-syphilis. Aussi, est-ce pendant les trois premières années de l'infection des parents que l'influence hérédo-syphilitique possède son maximum de puissance. Dans cette période, il y a une année particulièrement fatale, c'est la première. On y voit cette influence sévir sous son mode le plus grave qui est la procréation d'êtres frappés par leur débilité native et leur déchéance organique, d'une inaptitude irrémédiable à la vie. A mesure que la syphilis vieillit, son pouvoir de transmission par hérédité s'atténue graduellement, comme le fait du reste son pouvoir contagieux. Le temps est donc un remède souverain, car il diminue et finit même par tarir complètement les sources où l'enfant puise les principes de sa maladie spécifique. L'action corrective du temps devient très sensible après la troisième année de la syphilis chez les parents, et elle se poursuit, en s'accentuant de plus en plus, à mesure qu'on s'éloigne de l'époque où la diathèse multiplie et dissémine un peu partout ses lésions contagieuses.

V. La syphilis, dans la période où fermentent avec le plus d'activité et d'expansion ses premiers accidents généralisés, est redoutable non seulement à cause de la fréquence, mais aussi à cause de la gravité qu'y acquiert l'hérédo-syphilis. Ainsi, la mortalité dans l'hérédo-syphilis provenant des trois premières années de la syphilis chez les géniteurs, est presque égale aux quatre cinquièmes de la mortalité totale. Celle de la première année correspond à elle seule à plus de la moitié de la mortalité totale. Une décroissance des plus marquées se fait ensuite, la mortalité de la deuxième année étant à peu près le tiers de la première, celle de la troisième la moitié de celle de la deuxième, etc. (Fournier.)

Qu'il s'agisse de l'hérédité paternelle, maternelle ou mixte, les conséquences pour l'hérédo-syphilis, qui résultent de l'âge de la syphilis chez les géniteurs, sont à peu près les mêmes.

Je ne pense pas que le pouvoir de transmission héréditaire existe pendant la période primitive de la syphilis. Il est difficile de déterminer le moment précis où il commence. C'est probablement dès que la maladie donne des preuves positives de sa généralisation dans l'organisme. A quelle époque cesse-t-il? Et d'abord est-il certain qu'il cesse toujours ? Oui, il est extrêmement probable qu'à la longue il s'éteint tout à fait, ou du moins s'atténue au point de devenir inoffensif. Il est plus difficile d'être affirmatif sur le moment où il en arrive là. Nul doute qu'il n'y ait des cas, très exceptionnels fort heureusement, où la syphilis des parents, bien que très vieille, n'en reste pas moins cependant susceptible de se transmettre par hérédité. On a vu quelques cas où l'influence hérédo-syphilitique est entrée en jeu, suivant tel ou tel de ses modes habituels, à la sixième, la huitième, la dixième, la douzième année de l'infection, et même beaucoup plus tard, vers la quinzième, la dix-huitième et jusqu'à la vingtième année, échéance extrême qui n'a pas encore été dépassée.

La transmission héréditaire syphilitique, réellement tardive, commence vers la sixième année de l'infection chez les parents. A partir de cette date, elle devient de plus en plus exceptionnelle. Sur 562 cas d'hérédo-syphilis, M. Fournier en a trouvé 60 qui étaient survenus après la sixième année de l'infection, soit 1 sur 10. Ces cas d'hérédo-syphilis à long terme se traduisirent par les trois modalités usuelles de l'hérédité plus précoce, c'est-à-dire par la transmission de la syphilis elle-même, par la mort et l'expulsion prématurée du fœtus, par la mort à la suite d'affections diverses dérivant de l'infection fœtale. Ils subirent tous la décroissance que le temps finit par produire. Le même auteur est absolument sûr d'avoir vu l'influence héréditaire *quinze et seize ans* après l'infection des parents.

Il en résulte qu'elle n'est pas exclusivement limitée, comme on le croyait autrefois, aux premières phases de la diathèse, mais qu'elle agit encore au cours de la période tertiaire et jusqu'à des étapes reculées de cette période.

Ne voilà-t-il pas de quoi inspirer la plus grande circonspection aux médecins, quand il s'agit de permettre le mariage à leurs clients syphilitiques?

VI. Pour contrebalancer l'insuffisance du temps qu'attestent les hérédo-syphilis à long terme, trouverons-nous dans le traitement un autre correctif? Quelle confiance doit-il nous inspirer? Une très grande, car il est incontestable qu'il atténue, suspend et même éteint le pouvoir de transmission hérédo-syphilitique. Combien de fois ne l'a-t-on pas vu accomplir, à cet égard-là, de véritables prodiges? Qu'il s'agisse de la syphilis du père, de la mère ou des deux géniteurs, toujours il en corrige ou en modifie profondément la funeste influence. Il coupe court aux séries jusque-là ininterrompues des grossesses désastreuses, provisoirement ou pour toujours, suivant qu'on l'interrompt ou qu'on le continue, etc.

Il résulte de ce qui précède que l'hérédité syphilitique a deux puissants correctifs : le temps et le mercure. L'un des deux suffit, le temps peut-être plus encore que le mercure. Mais en les combinant tous les deux, on a la presque certitude d'éteindre chez les géniteurs et la contagiosité de leur maladie et son pouvoir de transmission héréditaire ; ce qui revient à dire que nous sommes légitimement en droit de permettre le mariage aux sujets qui ont subi la double action dépurative du temps et du traitement.

VII. Le degré et la forme de la syphilis chez les parents se retrouvent-ils dans l'hérédo-syphilis? Une syphilis grave produit-elle des conséquences héréditaires redoutables, une syphilis légère est-elle au contraire bénigne dans ses manifestations héréditaires? A cette importante question de pathogénie on ne peut pas faire de réponse catégorique ; car, là comme partout ailleurs, en matière d'hérédo-syphilis, on est témoin de faits contradictoires et inexplicables. S'il est vrai que dans quelques cas il existe une corrélation évidente entre la syphilis des parents et celle de leurs enfants, il est de règle cependant que ce rapport fait défaut dans la grande majorité des cas, et rend sur ce sujet toute prévision incertaine et problématique. Ainsi, il n'est point rare qu'une hérédo-syphilis relativement bénigne provienne d'une syphilis grave, et réciproquement, que d'une syphilis légère dérive une hérédité spécifique des plus pernicieuses. Cette seconde éventualité est celle qui se rencontre le plus fréquemment[1].

VIII. Il serait assez logique d'admettre que le pouvoir de transmission héréditaire doit être à son point culminant lorsque la syphilis est en action, c'est-à-dire à l'époque où les géniteurs sont sous le coup d'accidents spécifiques pendant l'œuvre de la procréation. Eh bien, là encore, les faits déconcertent le raisonnement. C'est par milliers que se comptent ceux qui prouvent que la transmission héréditaire s'effectue bien que l'un des géniteurs ou tous les deux soient, au moment précis de la conception, indemnes de toute manifestation syphilitique. Mais il faut ajouter qu'en pareil cas les chances sont moindres en ce qui concerne la gravité de l'hérédo-syphilis. Cette seconde proposition ressort du reste, de ce que nous avons dit précédemment, sur l'influence atténuante du temps comme nombre et comme gravité des conséquences héréditaires. Il est sinon certain et absolument démontré, du moins fort probable que l'hérédo-syphilis est plus dangereuse quand elle provient d'une syphilis secondaire toujours en pleine fermentation virulente et en suractivité de manifestations successives et subintrantes, que si elle dérive d'une syphilis silencieuse, latente et depuis longtemps au repos, dans ces périodes d'accalmie qui se prolongent de plus en plus après les orages des premiers mois et surtout des premières années de la diathèse.

IX. Aux règles générales, je n'ose dire aux lois, qui régissent la transmission héréditaire de la syphilis, il y a des exceptions que nous sommes dans l'impossibilité de prévoir et d'expliquer, mais qu'il est utile et même indispensable de connaître, pour nous rendre prudents et réservés. Dans une famille syphilitique où se produisent plusieurs

1. « Dix-neuf fois sur vingt en moyenne, dit M. Fournier, ce sont les syphilis légères, bénignes, négligemment traitées et, en raison même de leur caractère bénin, tout à fait oubliées quelquefois par les malades, qui se révèlent plus tard, à échéance plus ou moins lointaine, par ces coups de foudre héréditaires, par ces avortements, ces morts, par toute cette série, en un mot, de désastres qui constituent l'hérédité syphilitique. Aussi bien, de là ressort-il pour nous cet enseignement : que la bénignité d'une syphilis, tout en étant un bon point en faveur de syphilitiques postulant au mariage, est loin de constituer *par elle seule* une garantie suffisante pour nous permettre d'autoriser ceux-ci à contracter mariage ; qu'il faut que cette garantie soit renforcée par des garanties autrement puissantes, vraiment efficaces, par celles du temps et d'un traitement prolongé. »

grossesses, ce sont presque toujours les premiers nés qui sont les plus cruellement éprouvés par l'hérédo-syphilis, et les derniers nés les plus épargnés. Toutefois, dans quelques races, cette atténuation d'influence nocive produite par le temps fait défaut, et c'est même tout le contraire qu'on observe ; la série malheureuse, loin de diminuer, s'aggrave avec le nombre des naissances. La naissance d'un enfant sain ne constitue donc pas toujours, comme on le croit, un brevet d'immunité pour les enfants ultérieurs ; et j'ajoute pour les parents non plus, car on voit souvent que, après avoir procréé un produit exempt de toute tare syphilitique, ils n'en sont pas moins eux-mêmes plus tard sujets à de nouvelles poussées spécifiques souvent fort graves et même mortelles.

Donc, dans la naissance d'un enfant sain, aucune garantie d'avenir spécifique pour les parents. Elle est infiniment moins aléatoire pour les enfants qui succèdent à celui qui est indemne et reste tel, parce qu'il est absolument exceptionnel de voir après cette heureuse éventualité commencer une mauvaise série d'enfants hérédo-syphilitiques.

Il y a des ménages syphilitiques dans lesquels un traitement même intensif et prolongé n'empêche pas les conséquences héréditaires de se produire, sans qu'on sache pourquoi.

Bien plus, ni le temps ni le traitement qui se combinent si heureusement dans la plupart des cas pour donner la plus grande probabilité de garantie, n'arrivent point toujours à neutraliser le pouvoir de transmission héréditaire.

N'y a-t-il pas dans ces irrégularités, dans ces bizarreries, parfois si extraordinaires et si choquantes, de quoi nous rendre suspectes les grandes règles qui paraissent présider à la genèse de l'hérédo-syphilis? Et que dire de ces inégalités étranges entre les syphilitiques au point de vue de leur aptitude à engendrer des enfants sains ou syphilitiques? En voici qui ne se sont jamais que peu ou même pas du tout traités, et qui, s'étant mariés dans la première ou dans la seconde année de la syphilis, n'en procréent pas moins des enfants sains, bien qu'ils soient en pleine poussée d'accidents, ou qu'il leur en survienne de nombreuses et de graves ultérieurement. Si l'hérédo-syphilis se produit quand tout semble fait pour la conjurer, n'est-il pas consolant de pouvoir affirmer qu'un père et qu'une mère non guéris, chez lesquels la syphilis persiste en état d'activité, ont quelque chance de procréer des enfants indemnes de toute tare spécifique? Cela est vrai pour la mère et même pour les deux géniteurs réunis, mais encore plus pour le père, puisqu'on a cru qu'à lui seul il était incapable de transmettre la syphilis à ses enfants.

X. Les alternances qu'on rencontre quelquefois dans les ménages syphilitique entre les enfants hérédo-syphilitiques et les enfants sains tiennent ordinairement à l'heureuse intervention des spécifiques. Mais il est des cas où ces alternances se produisent spontanément. Faut-il les rattacher alors à quelques circonstances particulières du processus syphilitique chez les géniteurs? Sont-elles dues, par exemple, à des *revivifications accidentelles du virus* dépendant de telle ou telle cause, d'une perturbation organique, d'une grossesse, etc. Certes il n'est pas difficile de se mettre en frais d'hypothèses ; toutefois, aucune n'explique de pareilles anomalies, pas plus qu'elles ne nous permettent de comprendre l'*inégalité* de deux jumeaux en matière d'hérédo-syphilis.

Pourquoi donc y en a-t-il un qui est tué par l'hérédo-syphilis, tandis que l'autre en est à peine atteint (cas de MM. Hutchinson et Fournier) ? Pourquoi, chose plus extraordinaire encore, y en eut-il un si gravement touché qu'il succomba, tandis que l'autre ne présenta jamais le moindre indice de syphilis, et se portait à merveille douze ans après sa naissance, ainsi que sa mère, le mari seul ayant eu la syphilis (cas de M. Diday)?

Que conclure de tout ce qui précède? C'est qu'en fait d'étiologie hérédo-syphilitique, nous sommes encore fort ignorants. Sans doute, dans certains cas, on peut prédire presque à coup sûr que les enfants naîtront ou ne naîtront pas syphilitiques. Mais, en dehors des cas tranchés où les conditions favorables ou contraires à l'hérédité sont pour ainsi dire à leur maximum et ne laissent que peu de doutes sur les résultats de la procréation, il y a des ménages dans lesquels la syphilis des deux géniteurs ou de l'un des deux est équivoque au point de vue hérédo-syphilitique. Les chances pour ou contre ne peuvent pas se supputer. Tout est vague et comme effacé ; les garanties sont plus ou moins probables ; et le mari, ou la femme, ou bien tous les deux paraissent être dans un état de santé diathésique à peu près convenable. Eh bien, dans ces ménages, et ce sont les plus nombreux, où de pareilles conditions se rencontrent, tout est possible, aussi bien la naissance d'un enfant sain que la naissance d'un enfant syphilitique. Donc, en pareil cas, faites des réserves expresses sur le pronostic hérédo-syphilitique.

Fréquence. — Quel intérêt, non pas seulement scientifique et spéculatif, mais social et pratique, n'y aurait-il pas à savoir quelle est la fréquence absolue de la syphilis héréditaire? Il faut entendre par là le nombre exact de tous ses méfaits, mis en regard du nombre des naissances exemptes de toute teinte syphilitique. Et si ce dénombrement comprenait la surface entière du globe, quelle source précieuse de renseignements ne trouverait-on pas dans la comparaison entre les statistiques respectives de chaque nation? Peut-être arrivera-t-on un jour à résoudre toutes les questions qui se rattachent à ce côté si important de la démographie. Mais il faut avouer que, pour le moment, nous sommes incapables de nous en faire une idée, même approximative[1]. Ne portons pas nos vues aussi loin et bornons-nous à constater le plus exactement qu'il sera possible ce qui se passe à notre portée.

La fréquence de l'hérédo-syphilis est loin d'être la même dans toutes les classes de la société. Les hautes situations, les grandes fortunes n'en préservent point sans doute, non plus que les conditions moyennes de la bourgeoisie. La syphilis s'insinue partout, jusques aux trônes, quand il y en a; mais il faut bien reconnaître que ce fléau sévit plus

1. M. le Dr Le Pileur a fait une statistique importante sur la *mortalité infantile causée par la syphilis*. Il en a recueilli les éléments à Saint-Lazare, et a formulé des conclusions dont je vais donner les principales. Mais, auparavant, je ne puis m'empêcher de faire remarquer que le point de départ, pris par l'auteur pour une évaluation générale de ce qui se passe à cet égard-là à Paris et en France, est sujet à contestation. Pouvons-nous admettre comme lui, par exemple, que la population de Saint-Lazare est comparable à celle de n'importe quelle ville, et que toutes les catégories sociales y sont représentées; que le nombre des femmes enceintes ou récemment accouchées qu'on y rencontre est également comparable avec celui qu'on observe en ville, et que l'influence exercée par la syphilis sur les produits de la conception devra être la même à la ville que dans cette prison?

Sont-ce là des propositions acceptables? Heureusement que Saint-Lazare n'est point l'image de Paris et encore moins de la province. On y trouve peut-être plus d'hérédo-syphilis en une année que dans vingt-cinq ou trente de nos départements, abstraction faite des grandes villes. L'évaluation partant de l'influence que la syphilis exerce sur la mortalité et sur la vitalité des produits de la conception dans la prison de Saint-Lazare, donnerait les résultats suivants pour la ville de Paris :

a. Sur 100 femmes enceintes, 14 seraient syphilitiques.

b. Sur 100 enfants conçus par des mères syphilitiques, 7 au plus, en y comprenant les avortements et les morts, survivraient au delà du premier mois de l'existence. D'où il résulterait que sur 64 657 naissances ou produits de conception que donne une année de la population parisienne, 9 051 proviendraient de mères syphilitiques; 8418 de ceux-ci périraient dans l'utérus ou peu après leur naissance; 693 seulement dépasseraient les premiers mois de la vie extra-utérine et par conséquent :

c. *Sur* 100 *enfants conçus à Paris*, 13 *périraient par le fait de la syphilis de leur mère, indépendamment de toutes les autres causes de mortalité.*

Contrairement à M. Le Pileur, je pense que ce chiffre de 13 est fort exagéré. Paris ne trouve point son image réduite dans Saint-Lazare. Entre Paris et les campagnes il y a un abîme au point de vue syphilitique, et les grandes villes de la province, qui sont les plus infectées par la syphilis, restent sous ce rapport-là peut-être plus loin de Paris que Paris ne l'est de Saint-Lazare.

Quoi qu'il en soit, ces chiffres de M. Le Pileur sont utiles dans leur exagération, car ils nous permettent, en la diminuant beaucoup pour Paris et pour les grands centres, et *immensément* pour les campagnes, de voir qu'en définitive la dépopulation par la syphilis est comparativement très faible et fort inférieure à celle qui résulte d'une multitude d'autres causes.

rigoureusement sur la population la moins privilégiée d'un pays, et encore plus dans les grandes villes que dans les campagnes. Voilà ce qu'il est permis d'affirmer. C'est très vague, je l'accorde ; mais je ne pense pas qu'on puisse étayer par des chiffres authentiques ces propositions générales.

Contentez-vous de prendre pour mesure de l'hérédo-syphilis, n'importe où, la fréquence de la syphilis, et tenez compte, comme puissants correctifs de son influence nocive sur la race, les mesures de prudence qu'une médecine éclairée conseille ou impose aux syphilitiques qui veulent se marier. S'il y avait partout des praticiens au fait de nos connaissances actuelles sur l'hérédo-syphilis, s'ils étaient consultés et écoutés, s'ils présidaient, médicalement parlant, aux unions de tous les syphilitiques, sans doute l'hérédo-syphilis ne disparaîtrait pas, mais sa fréquence serait certainement diminuée dans des proportions énormes.

En matière de syphilis, nous avons beaucoup plus de prise sur les hommes que sur les femmes, et cela, pour une foule de raisons qu'on devine aisément. N'y a-t-il pas chez eux quinze à vingt fois plus de syphilis ? C'est le mari qui est incomparablement la source la plus commune de l'hérédo-syphilis dans toutes les classes de la société, en particulier dans les classes moyennes et élevées, où la femme infectée par un autre que son mari, surtout dans les premières années du mariage, est une grande exception. — Dans les couches inférieures, plus on descend, plus l'apport de la femme devient considérable en fait d'hérédo-syphilis. Est-il besoin de dire que les ménages légitimes, corrects, honnêtes, y sont moins exposés que les ménages d'aventure, éphémères, interlopes, équivoques en tout, hasardeux, et sans défense contre la syphilis et ses conséquences héréditaires ?

La fréquence de l'hérédo-syphilis atteint son maximum quand les deux géniteurs sont infectés. En seconde ligne, vient l'hérédo-syphilis par le fait seul de la mère. Mais peut-être celle par le fait de l'homme ne lui cède-t-elle pas. Remarquez en effet que le mari qui procrée un enfant syphilitique infecte sa femme par conception. Il lui communique indirectement une syphilis qui peut entrer en action et produire ses accidents habituels sauf le chancre, ou du moins une syphilis latente qui confère l'immunité, alors même qu'elle reste stérile comme lésion spécifique. Mais cette syphilis virtuelle n'a-t-elle aucune influence sur la race ? Qui oserait s'en porter garant ? Certes on peut invoquer beaucoup de faits en faveur de son innocuité héréditaire ; il n'en est pas moins certain que, par le fait du mari, tous les enfants, si le premier est infecté, naîtront d'une source doublement polluée. Donc la fréquence de l'hérédo-syphilis par le fait du père est très considérable et presque de premier ordre. Voyez quelle est la fréquence des avortements dans les familles où le mari est ou devient syphilitique. C'est une série qui n'en finit pas.

Quand on compare la fréquence relative de la syphilis héréditaire suivant l'âge où elle apparaît, on trouve qu'après trois ans elle est relativement très rare. Ainsi M. Fournier en réunissant ses observations personnelles à tous les cas contenus jusqu'ici dans la science n'a pu réunir qu'un total de 272 observations d'hérédo-syphilis tardive (la tardiveté ne commençant qu'après la troisième année de la vie). L'hérédo-syphilis précoce, c'est-à-dire antérieure à la troisième année, est au contraire innombrable. Ajoutez-y les avortements, les morts prématurées, et vous trouverez que c'est depuis la conception jusqu'à la deuxième ou troisième année de l'existence, que l'hérédo-syphilis a son maximum de fréquence. Dans cet intervalle, c'est aux environs du deuxième ou du troisième mois qu'elle atteint son apogée numérique.

Chronologie.— Du moment où le spermatozoïde et l'ovule se rencontrent dans l'œuvre de la fécondation, l'hérédo-syphilis, si elle doit avoir lieu, est créée. A quelle époque se manifestera-t-elle ? A quelle époque aura-t-elle un terme, si elle en a un ? Nous ne parlons ici que de l'hérédo-syphilis spermatico-ovulaire. Mais il y en a une autre, c'est l'hérédo-syphilis placentaire, post-conceptionnelle, sanguine. Son début est plus incertain ; il dépend de l'époque où la mère a été infectée pendant sa grossesse. Elle peut être très précoce ou très tardive. Je ne pense pas qu'une mère affectée seulement de l'accident primitif, au moment de la conception, ait encore le sang assez imprégné de virus pour infecter le fœtus dès les premières minutes de son existence. Il est probable aussi que ses ovules sont indemnes à ce moment. — Tout porte à penser que l'infection sanguine ou placentaire n'est apte à se produire qu'après les premières manifestations généralisées de la syphilis.

Qu'une femme conçoive la veille ou l'avant-veille de l'explosion des premiers accidents consécutifs, avant que ses ovules puissent être souillées; eh bien n'est-il pas probable que, le fœtus se trouvera imprégné de virus par le sang placentaire à une époque extrêmement rapprochée de la *naissance intra-utérine*? C'est là l'exemple de chronologie la plus précoce qu'on puisse imaginer pour l'hérédo-syphilis post-conceptionnelle. Il est plus difficile de se figurer quelle est la date la plus tardive de cette sorte d'infection. On s'accorde à admettre, en se fondant non pas sur des vues théoriques, mais sur des faits bien positifs, qu'une femme enceinte qui contracte la syphilis au septième mois de sa grossesse est inoffensive pour son enfant. Cette proposition a l'air d'être précise et par le fait elle est très vague. — Qu'une femme *contaminée* au septième mois de sa grossesse ne puisse pas infecter son enfant, je le comprends et voici pourquoi : c'est que l'accident primitif ayant une incubation moyenne de trente jours, n'apparaîtra qu'au huitième mois de la grossesse, et les premiers accidents consécutifs ou de généralisation ne surviendront que cinquante-cinq à soixante-cinq jours après le chancre, c'est-à-dire au moment de la naissance ou un peu après? Qu'y aurait-il d'étonnant en pareil cas que l'enfant sortît indemne de l'utérus? — Mais supposez que la syphilis de la mère, contractée vers le cinquième mois de sa grossesse, se généralise le septième mois, sous forme d'éruptions cutanées et muqueuses, etc.? Croyez-vous qu'à ce moment-là le fœtus ne serait pas infecté ou qu'il n'aurait pas le temps de l'être entre le septième mois de sa vie intra-utérine et le jour où il se détache définitivement de sa mère ? Sur le terme chronologique précis, au delà duquel l'infection du fœtus par la mère devenue syphilitique durant sa grossesse est impossible, nous ne sommes pas encore fixés d'une façon mathématique. Nous ne pouvons faire que des conjectures très approximatives sur les dates de l'infection placentaire entre son extrême précocité et son extrême tardiveté.

La chronologie, non plus de l'infection hérédo-syphilitique soit spermatico-ovulaire, soit placentaire, mais de ses manifestations sur tous les points de l'organisme sera étudiée à propos de chacune d'elles. Je veux m'en tenir ici à ce qu'on appelle la syphilis héréditaire *précoce* et la syphilis héréditaire *tardive*.

Est-il besoin de dire que cette division est artificielle et ne s'applique pas à deux espèces différentes; qu'elle n'a pas d'autre portée que celle qui est adoptée pour les trois étapes de la syphilis acquise ? Ici, l'accident primitif, le chancre avec ses adénopathies fait toujours défaut. Le fœtus est infecté d'emblée dans son germe et dans toutes ses parties constituantes. Aussi, n'existe-t-il pas forcément chez lui de périodes d'*incubation*.

Toutefois, n'est-ce pas d'un pareil nom qu'il faut qualifier cet état de santé apparente qui s'écoule entre la naissance et l'apparition des premiers accidents de l'hérédo-syphilis? Doit-on y comprendre aussi en pareil cas toute la vie intra-utérine? Mais savons-nous au juste ce qui s'élabore dans cette phase obscure de l'existence ? Nos connaissances sur ce point sont fort restreintes.

Ce que nous n'ignorons pas, par exemple, c'est que l'hérédo-syphilis tue dans l'œuf, ou qu'elle fait des avortons incapables de vivre et qui sont expulsés dès les premiers mois de la grossesse. Telle est la cause la plus fréquente de ces avortements interminables, si fréquents dans les ménages syphilitiques. Parfois l'enfant succombe avant de naître, parce que les organes les plus essentiels à la vie, le poumon, le foie, les centres nerveux, sont criblés de productions gommeuses sous forme de tumeurs ou d'infiltrations, etc., etc. Le squelette est un des premiers atteints et de la façon la plus caractéristique.

Ce sont là les cas les plus précoces d'hérédo-syphilis. La peau, le tissu cellulaire surtout peuvent aussi être envahis, mais la plupart des lésions sont osseuses ou viscérales. Ces lésions existent parfois à l'état latent après la naissance. Toujours est-il qu'un grand nombre d'enfants hérédo-syphilitiques naissent avec toutes les apparences de la santé, et ne deviennent malades qu'au bout de quelque temps.

Ce temps occupe une place considérable dans la chronologie de la maladie et il importe de le déterminer exactement. Il résulte des nombreuses statistiques faites sur ce sujet, que c'est avant le troisième mois que se manifeste, dans l'immense majorité des cas, la syphilis héréditaire, au bout d'un mois ou deux et même moins. Quelquefois les accidents ne débutent qu'aux sixième et septième mois, aux douzième, quinzième, seizième, à la deuxième année révolue (Diday). De pareils cas sont très exceptionnels, mais d'une authenticité incontestable.

Lorsque l'enfant vient au monde avec les stigmates visibles de sa maladie, ce sont presque toujours des déformations osseuses qu'il présente, et plus fréquemment les lésions du pemphigus syphilitique.

Dans l'hérédo-syphilis précoce, qui est la plus ordinaire, apparaissent donc, dès les premières semaines ou les premiers mois de la vie, quelques accidents spécifiques. Ils sont assez semblables à ceux de la syphilis acquise. Ce sont des syphilides cutanées, des syphilides muqueuses, des onyxis, du coryza surtout. Spontanément, ou sous l'influence d'une médication spécifique, ces poussées superficielles disparaissent pour ne plus revenir, ou bien elles récidivent sous une forme atténuée. L'affection guérit ou semble guérir. Quelquefois c'en est fait d'elle ; on ne la revoit plus. Mais quelquefois aussi, après de longs entr'actes et à des échéances fort variables, en général au cours de la seconde enfance ou de l'adolescence, font soudainement explosion des accidents d'ordre tertiaire. L'hérédo-syphilis précoce, en pareil cas, est suivie d'une hérédo-syphilis tardive, avec ou sans enchaînement de manifestations spécifiques intermédiaires.

L'évolution de l'hérédo-syphilis précoce s'accomplit dans les trois premières années de la vie. Au delà de ce terme, qui est fort approximatif, on considère la maladie comme tardive.

L'hérédo-syphilis tardive n'est pas toujours précédée de l'hérédo-syphilis précoce. Elle peut survenir d'emblée, à une époque plus ou moins avancée de la vie, sans avoir été précédée d'aucune manifestation spécifique dans le premier âge, susceptible d'être soupçonnée par la famille ou reconnue par le médecin. De pareils cas ont été si souvent observés par les syphiliographes les plus autorisés, qu'il n'est pas possible de les nier[1].

Chronologiquement la syphilis tertiaire tardive commencerait donc à partir de la *troisième année*. Ensuite elle serait peut-être susceptible de se produire à *tout âge*. Mais jusqu'à présent on ne l'a jamais vue dépasser la *vingt-huitième année*.

C'est à l'âge de *douze ans* qu'elle atteint son maximum de fréquence.

Y a-t-il des cas d'hérédo-syphilis dans l'*âge mûr* et dans la vieil-

1. Dans son très important ouvrage sur la *Syphilis héréditaire tardive*, M. Fournier a donné comme limites extrêmes aux échéances de cette maladie, d'une part, pour son *début* la troisième année, et, d'autre part, pour son *extinction probable*, la vingt-huitième année. Dans ce long intervalle que se passe-t-il ?

« Pour la préparation de ces conférences, dit ce professeur, j'ai dû dresser l'inventaire des cas de syphilis héréditaires tardives contenus dans la science, en élaguant, bien entendu, tous ceux qui me paraissaient entachés de quelque suspicion. Ajoutant à ces faits ceux que me fournissait ma pratique personnelle, je suis arrivé à réunir un total de 272 observations. Or de ce catalogue de faits, que j'utiliserai plus tard, il se dégage immédiatement, en ce qui concerne la question actuelle, divers points qui doivent trouver place ici :

1° C'est d'abord que l'énorme majorité de ces observations est relative à des sujets jeunes, *âgés de trois à vingt-huit ans*. — Relevant dans ces observations l'échéance précise de divers accidents d'hérédo-syphilis tardive, je trouve que ces accidents se sont produits : 251 fois entre trois et vingt-huit ans et 21 fois seulement entre vingt-huit et soixante-cinq ans. Ces chiffres, à coup sûr sont assez significatifs pour me dispenser de tout commentaire. Donc, très sûrement, incontestablement, la syphilis héréditaire tardive fait ses manifestations avec une énorme supériorité de fréquence dans une période encore peu avancée de la vie, c'est-à-dire de la seconde enfance à la jeunesse ; et, tout au contraire, elle n'affecte qu'avec une proportion de fréquence infiniment moindre les sujets âgés de plus de vingt-huit ans.

2° Dans cette période de trois à vingt-huit ans, la fréquence des accidents hérédo-syphilitiques n'est pas égale pour tous les âges. D'après ma statistique, la syphilis héréditaire tardive atteindrait son maximum de fréquence vers l'âge de douze ans, et, de plus, elle décroîtrait de fréquence dans une proportion considérable à partir de dix-huit ans.

3° Enfin les cas que l'on observe dans une période un peu avancée, de dix-huit à vingt-huit ans, par exemple, ne sont relatifs, pour la plupart, qu'à des manifestations de récidive, ou, pour mieux dire et pour éviter toute ambiguïté, à des manifestations précédées d'autres accidents de même ordre dans un âge moins avancé. »

lesse? On en a cité plusieurs exemples, fort curieux assurément. Mais, bien qu'assez plausibles par eux-mêmes et par la valeur des auteurs qui les ont rapportés (Melchior Robert, Lancereaux, Ricord, Fournier, etc.), peut-être ne présentent-ils pas, comme le dit très justement ce dernier médecin, toutes les garanties scientifiques qu'une critique rigoureuse est en droit d'exiger.

DESCRIPTION ANATOMO-PATHOLOGIQUE DE LA SYPHILIS HÉRÉDITAIRE

I. *Lésions du placenta.* — Quelques auteurs ont avancé, sans en donner une preuve péremptoire, que le placenta était lésé dans tous les cas de syphilis héréditaire. Ce qui paraît établi, c'est que, quand il l'est, la partie maternelle est presque toujours plus souvent et plus gravement atteinte que la partie fœtale. Là, comme partout ailleurs, le syphilome est tantôt circonscrit et tantôt diffus, et donne lieu à une *endométrite placentaire gommeuse*, ou bien à une placentite interstitielle diffuse.

Que ces lésions soient gommeuses, scléro-gommeuses ou simplement scléreuses, elles s'accompagnent toujours d'une hypertrophie très considérable des vaisseaux, de leur oblitération sur une étendue plus ou moins grande, et d'une atrophie consécutive des villosités, qui est le terme habituel du processus. De là des déformations variées (déformation en massue d'Ercolani). — L'hydramnios doit être compté parmi les conséquences fréquentes de la syphilis tertiaire (Bar). On ne l'observe que chez les femmes dont l'infection est ancienne et lorsque le fœtus est contaminé. Il implique toujours un pronostic très défavorable pour l'enfant.

Qu'il soit altéré ou qu'il reste sain, le placenta n'est point, comme on le croyait autrefois, un filtre capable d'empêcher le passage des principes morbigènes de la mère au fœtus ou réciproquement. Les recherches de MM. Mathias Duval et Van Beneden ont démontré qu'il constitue en quelque sorte une hémorrhagie maternelle enkystée par des éléments fœtaux, etc. Du reste, les belles recherches du professeur Straus et de M. Chamberland n'ont-elles pas établi que la bactérie charbonneuse filtrait à travers cet organe, et allait par conséquent de la mère au fœtus? Mêmes résultats pour le pneumocoque (Netter), pour le bacille de la fièvre typhoïde [bacille d'Eberth] (Chantemesse et Widal). Pourquoi le principe virulent, le microbe de la syphilis, ne passerait-il pas lui aussi?...

II. *Lésions de la peau, des muqueuses et du tissu cellulaire sous-cutané.* — La tache érythémateuse, la papule, le tubercule et la gomme sont les éléments générateurs de toutes les dermatoses hérédo-syphilitiques, comme des dermatoses de la syphilis acquise. La pathogénie et la constitution anatomique de ces éruptions ressemblent à celles que j'ai décrites dans mon premier volume (pp. 495-511).

A. Les érythèmes et les papules s'accompagnent dans l'hérédo-syphilis, beaucoup plus souvent que dans la syphilis acquise, d'un soulèvement de l'épiderme vésiculeux ou bulleux. Ce dernier occupe une place considérable dans les manifestations cutanées, sous le nom de *pemphigus syphilitique*. C'est la plus fréquente et la plus précoce. Son siège constant et parfois exclusif est la paume des mains et la plante des pieds. Les bulles qui la constituent et dont le diamètre varie de 2mm à 1cm,05 sont purulentes ou puro-sanguinolentes ; nous les décrirons ultérieurement. Si nous en parlons ici, c'est que, d'après leur pathogénie, elles ne seraient qu'une modalité éruptive de la syphilis papuleuse vulgaire.

B. Cette syphilide est la plus commune chez le nouveau-né. Elle siège surtout aux membres inférieurs, particulièrement sur les fesses, les cuisses et les pieds, quelquefois aux membres supérieurs et au cou, à la face, sur le menton et les régions péribuccales. Ces papules ont tous les volumes, prennent toutes les formes, et deviennent quelquefois d'une largeur insolite, avec un rebord annulaire saillant et un centre déprimé. Ici, comme chez l'adulte, la papulation avec son polymorphisme occupe une place très importante. Ce qu'elle présente de plus spécial à cet âge, c'est que des vésicules ou des bulles, provenant d'exhalaisons liquides au sein des cellules malpighiennes, environnent la papule et la couvrent parfois au point de l'effacer. C'est là ce qui a lieu, comme l'a dit avec raison M. Jacquet, pour le pemphigus qui n'est la plupart du temps qu'une simple variété de la syphilide érythémato-papuleuse. Dans mon premier volume sur la syphilis, j'ai montré que presque toutes les syphilides résolutives acnéiformes, vésiculeuses, varioliformes, etc., procédaient aussi de la papule. Chez le nouveau-né, la congestion normale de la peau, surtout aux extrémités, prédispose sans doute aux sécrétions morbides sous-épidermiques. Mais la lésion originelle n'en est pas moins une papule, bien qu'en apparence il n'y ait qu'une bulle. Du quinzième au vingtième mois, le pemphigus n'est plus aussi net, parce que l'élément primitif papuleux s'accroît et finit par prédominer.

Ces particularités d'évolution pathogénique propres au nouveau-né accentuent chez lui le polymorphisme de la papulation. Il en résulte de nombreuses variétés qu'il importe de ne pas multiplier, et que je m'efforcerai de restreindre, au contraire, car une des réformes les plus urgentes, selon moi, en dermatologie, c'est la simplification.

De la papule procèdent les plaques cutanées et les plaques muqueuses. Les unes et les autres, mais incomparablement plus les secondes, occupent une place de premier ordre dans les dermatoses de l'hérédo-syphilis précoce. Dans l'hérédo-syphilis tardive, on ne les observe jamais, pas plus que dans le tertiarisme acquis. Ce sont elles qui produisent les coryzas purulents, sanieux, puro-sanguinolents, d'une si haute spécificité et d'une si grande fréquence à cet âge. D'elles aussi procèdent les fissures non moins caractéristiques des tissus, etc.

C. Les syphilides primitivement ulcéreuses et destructives, c'est-à-dire sans néoplasie tuberculo-gommeuse initiale, sont beaucoup plus rares dans l'hérédo-syphilis que dans la syphilis acquise. Mais ce qui est très commun, par exemple, c'est de voir la facilité avec laquelle toutes les éruptions spécifiques, érythémateuses ou papuleuses, subissent la transformation érosive et même ulcéreuse. Les variétés humides, exsudatives, présentent une prédominance remarquable sur les formes sèches et squameuses pendant les premiers jours de la vie. Toutes ces exulcérations ont beau se multiplier et envahir des grandes surfaces, elles n'en restent pas moins superficielles, à moins qu'une cachexie profonde n'y suscite un processus ulcéro-gangreneux qui n'appartient pas à l'évolution régulière.

D. Les tubercules cutanés et muqueux, d'où procèdent les syphilides profondément ulcéreuses, destructives, malignes et phagédéniques, ne se montrent que très exceptionnellement dans les premières années de la vie. Ils sont communs dans la syphilis héréditaire tardive. M. Fournier en a compté 56 cas dans 212 hérédo-syphilis tardives, échelonnés de l'âge de quatre ans à celui de vingt-cinq ans, sans prédominance notablement marquée pour telle ou telle période. — Les syphilides tuberculeuses paraissent cependant communes de dix à dix-neuf ans. Leur lésion génératrice, le tubercule, qui n'est autre chose qu'une petite gomme cutanée, ne diffère point là de ce qu'il est dans la syphilis acquise (voy. mon premier vol.). Les tubercules, lorsqu'ils sont confluents, s'entourent souvent sur la peau et les muqueuses d'une néoplasie diffuse, et forment de larges plaques arrondies, des segments de cercle, des anneaux complets. Leur étendue varie beaucoup; ils arrivent à couvrir toute une région de la face, par exemple, et même plus, dans les formes phagédéniques. Le nombre de leurs foyers est toujours restreint, et, 5 fois sur 6, il n'y en a qu'un qui occupe, avec une prédilection très marquée, la face (28 fois sur 53) et les jambes (27 fois sur 53). Ils peuvent du reste siéger partout. A la jambe, c'est la région antérieure qui est atteinte; à la face, c'est la région du nez (18 fois sur 28). L'évolution se fait à froid et sourdement sur la peau et les muqueuses, soit avec les formes sèches et atrophiantes sans suppuration, soit presque toujours avec une destruction profonde et ulcéreuse des téguments et un enduit jaune, crémeux, bourbillonneux qui atteste le processus habituel de la nécrobiose en pareil cas, etc.

E. *Les gommes sous-cutanées* sont beaucoup moins fréquentes que les tubercules cutanés et muqueux. M. Fournier n'en a trouvé que 14 cas sur 212 hérédo-syphilis. Elles occupent principalement les membres et le sternum, et sont susceptibles de se développer à tout âge, de trois jusqu'à vingt-cinq ans. Elle se présentent sous la forme discrète ou sous la forme confluente. La première est plus commune que la seconde. On a vu des sujets qui étaient criblés de gommes. Leur volume est généralement en raison inverse de leur nombre et varie de celui d'un pois à celui d'une aveline. — Même processus que dans la syphilis acquise. On les prend généralement pour des tumeurs scrofuleuses.

F. Cette erreur très commune dans les dermatoses tuberculeuses de l'hérédo-syphilis tardive, l'est encore plus en ce qui concerne les *adénopathies* propres à cette affection. C'est que, précisément, ces adénopathies affectent la même prédilection que la scrofule pour les régions latérales du cou et sous-maxillaires. On en a vu aussi dans les médiastins et le mésentère. Elles sont constituées par une hypertrophie et une infiltration néoplasique du ganglion et n'ont aucune tendance à se fondre, à suppurer, à s'entourer d'un engorgement inflammatoire, à constituer, en un mot, des écrouelles. Celles-ci s'observent quelquefois dans l'hérédo-syphilis, mais elles dépendent alors de la scrofule. L'adénopathie spécifique n'occupe du reste qu'une place fort minime dans l'anatomie pathologique de la syphilis héréditaire.

III. *Lésions des organes génito-urinaires.* — A. Ces organes ne sont pas aussi fréquemment touchés par l'hérédo-syphilis que par la syphilis acquise; cependant, des plaques muqueuses se développent quelquefois sur le scrotum et les grandes lèvres chez les nouveau-nés, sans atteindre la confluence qu'elles présentent dans les régions voisines, principalement aux fesses et à l'anus. On en a vu s'ulcérer, devenir phagédéniques et présenter une si grande ressemblance avec des chancres mous, qu'on les croyait le résultat d'une contagion consécutive à un attentat criminel[1]. Le phagédénisme génital ne s'observe que très exceptionnellement dans les premiers mois de la vie. C'est surtout dans la syphilis héréditaire tardive qu'il peut se développer, quand les organes génitaux sont envahis par des syphilides tuberculo-ulcéreuses, ce qui n'a lieu que rarement (5 fois sur 212 cas). Il est remarquable que l'apparition de ces syphilides coïncide d'ordinaire avec l'éveil ou l'exercice des fonctions sexuelles. Les lésions qu'elles produisent sont semblables à celles que j'ai longuement décrites au commencement de ce volume (voy. pp. 152-56). M. Fournier en a vu produire des pertes de substance considérables et détruire presque complètement les organes génitaux externes, chez un jeune homme de vingt-trois ans et chez une jeune femme de vingt-huit. On est naturellement porté à regarder de pareilles lésions comme le résultat d'une contagion. On les prend pour des chancres simples phagédéniques. L'inoculation et le traitement peuvent seuls, dans quelques cas, nous permettre, avec l'aide des antécédents, d'établir le diagnostic.

B. Les déterminations sur les testicules sont très rares aussi. Cependant on observe le sarcocèle syphilitique dans la première enfance, sous sa forme scléreuse ou scléro-gommeuse. C'est lui qui produit les *atrophies testiculaires congénitales*, regardées avec raison comme un des stigmates les plus frappants de l'hérédo-syphilis. L'augmentation du volume du testicule s'établit lentement et d'une façon indolente; elle est suivie du retour à l'état normal ou d'une dégénérescence fibreuse irrémédiable. Dans l'hérédo-syphilis tardive, le sarcocèle se développe aussi quelquefois. — Mêmes lésions, mêmes symptômes, même processus que dans la syphilis acquise, quel que soit l'âge des hérédo-syphilitiques. Le fongus bénin est très exceptionnel : un seul cas observé par M. Obédénare; il en est de même des gommes testiculaires : Un seul cas dû à M. Hutinel. — On ne sait rien sur les lésions des ovaires.

C. L'hérédo-syphilis rénale est excessivement rare et passe le plus souvent inaperçue. Coupland croit cependant que la majorité des enfants qui succombent à la syphilis héréditaire sont emportés par des complications du côté des reins. Diffuses ou circonscrites, ces lésions rénales ne diffèrent pas de ce qu'elles sont dans la syphilis acquise. — Quant aux lésions des capsules surrénales trouvées par MM. Virchow, Huber, Henning, chez les nouveau-nés syphilitiques, elles sont d'ordre gommeux ou scléro-gommeux, et ne doivent être signalées qu'à titre de curiosité anatomo-pathologique[2].

III. *Lésions du système locomoteur.* — A. Ostéopathies.— Elles sont au premier

1. « Je connais un cas où des syphilides ulcéreuses, développées sur la vulve d'une enfant de quinze mois, faillirent devenir l'objet d'un procès des plus scandaleux, où se fût trouvé compromis un très honnête homme. J'eus le bonheur de pouvoir m'interposer, en démontrant que les lésions vulvaires n'étaient pas le résultat d'une contamination criminelle, mais bien d'une syphilide héréditaire; de sorte que l'affaire n'eut pas de suites ». (Fournier.)

2. Je serais tenté d'en dire autant des hérédo-syphiloses du thymus, de la rate et du pancréas. — Pour le *thymus*, voy. p. 848.— *Rate*. Les altérations de la rate sont constantes chez le nouveau-né : augmentation du volume et du poids, périsplénite généralisée ou circonscrite. Les mensurations de MM. Zeppel et Ruge prouvent que l'hypertrophie splénique peut se montrer dès les premiers temps de la vie intra-utérine, et persister après la naissance pendant un an et même deux ans. Chez le onzième enfant d'une femme syphilitique, atteinte de syphilose pharyngo-nasale et dont tous les enfants furent entachés de syphilis, Tyon trouva, deux ans après la naissance, une rate monstrueuse par son volume. Le mercure guérit promptement cette *mégalosplénite* spécifique. Il ne faudra pas la confondre avec celles qui sont d'origine paludéenne et leucocythémique. — *Pancréas*. Son infiltration spécifique a été trouvée chez des fœtus macérés (Mœvis) et aussi chez des nouveau-nés. (Huber.)

rang des manifestations les plus nombreuses et les plus significatives de l'hérédo-syphilis, à toutes ses périodes, depuis les premières semaines de la vie intra-utérine, jusqu'à vingt-cinq ou trente ans et peut-être au delà. Incomparablement plus fréquentes que dans la syphilis acquise, elles stigmatisent les hérédo-syphilitiques pour leur vie entière, quand un traitement spécifique n'est pas à temps dirigé contre elles. On les attribuait presque toujours à la scrofule, jusqu'à l'époque où les travaux de Robert Taylor, Furth, Wagner, Guéniot, Ranvier, Porack, Parrot, Berne, Pellizzari et Tafani, Augagneur, etc., démontrèrent qu'il fallait les rattacher à la syphilis héréditaire. Beaucoup d'enfants les apportent en naissant ou en sont atteints dans la première année de la vie. Après trois ans, pendant la seconde enfance, l'adolescence et la jeunesse, on les rencontre dans plus du tiers des cas d'hérédo-syphilis tardive. Je ne les étudierai qu'au point de vue pratique, renvoyant à la troisième leçon de ce volume pour tout ce qui concerne l'histologie et la pathogénie. Comme leur histoire clinique se confond avec leur anatomie pathologique, je ne reviendrai pas sur ce sujet ultérieurement, et je lui annexerai le chapitre si important des altérations dentaires.

Les ostéopathies hérédo-syphilitiques présentent les mêmes signes et les mêmes formes que les ostéosyphiloses acquises : *Ostéopériostites, ostéophytes, exostoses parenchymateuses ; — Ostéopériostites raréfiantes érosives ; — Ostéopériostites et ostéomyélites gommeuses, circonscrites ou diffuses ; — Phagédénisme osseux ; — Nécrose ostéosyphilitique.* (Voy. pp. 345-353 de ce vol.)

Les os longs et particulièrement le tibia sont affectés avec une supériorité de fréquence très considérable ; après eux viennent les os du crâne. Ceux de la face sont aussi très souvent attaqués, mais consécutivement aux muqueuses qui les recouvrent.

Les ostéopathies craniennes produisent des lésions suivies de difformités pathognomoniques. — Ces lésions sont ulcéreuses ou hypertrophiantes. Les secondes l'emportent de beaucoup comme nombre sur les premières. — Les érosions ou ulcérations du crâne se produisent toujours de l'extérieur à l'intérieur et elles sont circonscrites ou diffuses. Elles exagèrent l'état poreux de l'os ou le corrodent, le creusent de pertes de substance taillées à l'emporte-pièce, etc. — Les ostéophytes provenant de l'ostéopathie hypertrophiante du crâne affectent ordinairement le front et y produisent trois variétés distinctes de déformations : 1° développement exagéré comme hauteur et comme largeur, proéminence en masse qui le rend *olympien* ou *ventru ;* 2° bosselures de chaque côté de la ligne médiane, occupant la hauteur moyenne du front; 3° bosselure unique, médiane, constituant le front en coin ou en carène. — Sur d'autres parties du crâne, l'ostéo-hypertrophie donne lieu aussi à des lésions caractéristiques : bosses ou bosselures, disséminées un peu partout, en nombre et en dimensions variables, comme les exostoses de la syphilis acquise. On les rencontre de préférence sur les pariétaux, latéralement. Elles sont symétriques. Une altération plus propre à l'hérédo-syphilis, c'est l'élargissement transverse du crâne, au niveau des pariétaux, se compliquant quelquefois d'une dépression au niveau de la suture sagittale (crâne natiforme). Ajoutez à ces déformations qui se combinent de différentes manières et sont toujours très caractéristiques, quand elles prennent un développement considérable : les crânes asymétriques et les crânes hydrocéphales beaucoup moins fréquents et moins significatifs.

A la face, on trouve les difformités nasales, le nez camard, aplati, effondré à sa racine et qui résulte d'une nécrose des os propres de l'organe ou peut-être de leur simple malformation. Ces difformités trop connues pour qu'il soit nécessaire de les décrire, constituent un des stigmates les plus frappants de l'hérédo-syphilis à toutes ses périodes.

Le tibia est l'*os hérédo-syphilitique* par excellence, puisqu'il est à lui seul affecté plus souvent que tous les autres réunis. Après le tibia, à une grande distance, viennent les os de l'avant-bras, puis l'humérus et le fémur.—Un trait frappant des ostéopathies qui nous occupent, c'est leur multiplicité habituelle sur un même sujet. On trouve en moyenne deux ou trois lésions et quelquefois plus pour chaque malade. Une lésion unique est l'exception. Un des petits malades observés par M Lannelongue en présentait *neuf* et un de ceux de M. Hutchinson *douze*. Ces lésions multiples sont très souvent symétriques, comme topographie et comme développement, sur deux os homologues.

Les ostéopathies hérédo-syphilitiques ont pour siège de prédilection, sur les os longs, l'*extrémité terminale de la diaphyse*. Elles naissent au niveau du bulbe de l'os, c'est-à-dire du segment ou foyer de croissance, qui unit la diaphyse à l'épiphyse. De là, elles s'étendent le long de la diaphyse sur une longueur variable. Mais elles peuvent se produire directement sur la diaphyse elle-même et plus exceptionnellement sur les épiphyses.

L'ostéosyphilose hypertrophiante domine peut-être plus encore sur les os longs que sur les os du crâne, et elle y aboutit à des conséquences tout aussi caractéristiques qui consistent également en augmentation de volume et en déformations[1]. Les hyperostoses massives déformantes atteignent leur expression la plus complète sur le tibia. Cet os est quelquefois doublé d'épaisseur sur une hauteur de 8 à 15 ou 20 centimètres et même de l'une à l'autre de ses épiphyses. La crête qui est la partie la plus affectée, au lieu de rester droite, décrit une courbe à convexité antérieure, semblable à celle d'une lame de sabre. En même temps qu'elle subit ce surcroît de matières osseuses, et cette *incurvation arciforme* pseudo-rachitique, elle s'épaissit, devient énorme et se transforme en une surface plane, couverte de petites nodosités ou bosselures grenues. La jambe s'élargit d'avant en arrière et paraît alors aplatie d'un côté à l'autre. Il faut bien prendre garde que l'os n'est point infléchi dans sa totalité. Son axe reste droit. C'est parce qu'on a négligé ou méconnu ce fait capital, qu'on a attribué au rachitisme cette déformation qu'il ne produit jamais. Vous verrez, mais à un moindre degré, le cubitus, le radius, l'humérus, le fémur s'hyperostoser. Quand les deux os de l'avant-bras le sont à des hauteurs différentes, la déformation se fait en zig-zag. Dans un cas rapporté par M. Hutchinson, une tuméfaction circonscrite du fémur avait le volume du poing d'un adulte. On aurait pu croire à une tumeur maligne. On a vu des humérus entourés d'une double coque compacte. Il est facile de deviner, et inutile de décrire les irrégularités qu'imprime l'ostéosyphilose hyperostosante aux os qui en sont atteints et par conséquent aux membres. Quelquefois

1. « Les altérations du crâne ne sont pas aussi caractéristiques que l'avait dit Parrot. Dans un bon nombre de cas elles manquent ou sont peu appréciables pendant la vie, et leur présence même n'est pas un signe absolu de syphilis héréditaire. Enfin, ce ne serait pas en tout cas un signe précoce, car on ne l'observe guère que vers l'âge de un à deux ans et très rarement avant six mois. Les déformations du crâne ont au contraire pour le diagnostic de la syphilis héréditaire tardive une valeur réelle. » J'extrais ce passage d'une excellente monographie de M. le docteur Sevestre, médecin de l'hospice des enfants assistés. (*Des manifestations précoces de la syphilis congénitale, étudiée spécialement au point de vue du diagnostic.* (*Progrès méd.* 1888.)

les os plats comme le scapulum et l'os coxal sont tout à la fois épaissis et raréfiés [1].

Les dactylites par hérédo-syphilis, si bien décrites par M. Robert Taylor produisent souvent dans les doigts des déformations monstrueuses. (Voy. pp. 361-63 de ce volume.)

Des douleurs osseuses, à recrudescence nocturne, accompagnent fréquemment les ostéopathies hypertrophiques et les précèdent quelquefois avec des degrés d'acuité très variables qui, en l'absence de toute lésion, laissent le champ libre aux hypothèses et égarent le diagnostic dans le sens du rhumatisme. Si, dans quelques cas, l'algie va jusqu'à provoquer de l'angoisse, dans d'autres, elle est à peu nulle, et on voit des enfants qui n'éprouvent jamais aucune souffrance ostéocope.

Dans les formes torpides subaiguës ou chroniques, l'hyperostose met des mois et des années à acquérir la plénitude de son développement, et elle n'y arrive qu'après une succession de crises et d'accalmies. Elle reste alors dans un état de *statu quo* qui peut être définitif et que ne révèle souvent aucun trouble fonctionnel.

Les formes aiguës sont beaucoup plus rares que dans les ostéopériostites vulgaires. Il en existe cependant, et elles aboutissent d'ordinaire à la nécrose et aux suppurations éliminatrices. Les *abcès* qui en dérivent sont en général petits et fort peu migrateurs. Le séquestre des nécroses est presque toujours circonscrit et superficiel. Néanmoins, ces ostéopériostites aiguës sont *trompeuses*, ainsi que l'a dit M. Lannelongue, et on ne peut les distinguer des ostéopériostites ordinaires, aboutissant à de pareils résultats, qu'à l'aide des commémoratifs.

Les ostéopériostoses gommeuses hérédo-syphilitiques ne diffèrent point de celles qu'on rencontre dans la syphilis acquise. Elles se développent partout, principalement au crâne et sur les tibias, se résolvent aisément quand on les traite, se ramollissent et s'ulcèrent quand on les néglige, et produisent alors presque fatalement des nécroses superficielles, etc. Elles sont relativement très rares, mais beaucoup moins que les ostéomyélites gommeuses dont M. Lannelongue a observé et rapporté quelques cas, un entre autres, où l'humérus avait son canal médullaire comblé par de la matière gommeuse jaune en voie de régression caséeuse.

La périostosyphilose héréditaire, quelle que soit sa forme, entraîne souvent, comme conséquence, un arrêt dans le développement des os qui en sont atteints et une atrophie dans les muscles qui les meuvent. De plus, elle expose aux *fractures spontanées* [2].

On l'a confondue très fréquemment avec des ostéopathies d'une autre nature,

1. M. le docteur Bénard a signalé des déformations et déviations du bassin chez les hérédo-syphilitiques. Bassin plat et symétrique; diamètres obliques et transversaux diminués par le fait d'exostoses uni ou bi-latérales. — Mêmes remarques faites par M. le docteur Turquet. (Thèses de Paris, 1884.)

2. Les altérations hérédo-syphilitiques du squelette thoracique ont été étudiées dans un beau mémoire de MM. C. Pellizzari et Tafani. Les altérations qui se développent sur l'arc costal, aboutissent souvent à la fracture comme celles des os longs, de l'humérus entre autres. Le périoste empêche les fragments de s'écarter. Les côtes le plus souvent malades sont les côtes vraies, sauf les deux premières; les fausses côtes ne s'altèrent que dans des cas tout à fait graves. Le siège précis du mal est à l'union des deux tiers postérieurs avec le tiers antérieur, dans le point où la diaphyse est le plus mince et le plus incurvée. Le périoste est épaissi et l'on y reconnaît la formation d'un tissu ostéoïde. Les extrémités rugueuses s'engrènent plus ou moins; l'os paraît altéré dans toutes les parties voisines de la fracture.

et cela, au grand détriment des malades, puisque l'erreur de diagnostic leur enlevait le bénéfice certain du traitement. Ses caractères, que je me suis efforcé de préciser brièvement, sont la plupart du temps assez nets pour la faire reconnaître. D'ailleurs, les commémoratifs ne nous viennent-ils pas en aide, sans compter les coïncidences spécifiques? — Le *rhumatisme* qu'on a souvent incriminé attaque les articulations; mais il ne produit point d'hyperostoses sur les diaphyses, ni des tumeurs sur le crâne, ni la déformation si pathognomonique du frontal, des pariétaux et surtout du tibia, etc. Si les *exostoses de croissance* ont, comme siège d'origine presque exclusif, le point de jonction de l'épiphyse avec la diaphyse, elles ne diffusent pas le long de la diaphyse. Elles se développent avec une extrême lenteur, restent toujours indolentes, ne présentent pas surtout d'exacerbations nocturnes, et ressemblent plutôt à une apophyse osseuse surajoutée qu'à l'hyperostose qui s'empare de tout un segment comme dans la syphilis. — C'est principalement avec les *ostéopathies scrofuleuses* que la périostéosyphilose héréditaire a été confondue. Les localisations ne sont pourtant pas les mêmes dans les deux diathèses. Ne sont-ce pas, en effet les os courts, les os plats et les épiphyses que la scrofule attaque de préférence? De plus il est démontré aujourd'hui que les affections osseuses de la scrofule ont pour lésion initiale le tubercule, et que son microbe est leur générateur, si bien qu'on peut les inoculer, et tuberculiser ainsi les animaux sur lesquels on expérimente.

Au lieu de produire la nécrose, comme la syphilis, elles aboutissent à la carie avec le processus pyogénique et inflammatoire qui l'accompagne et les abcès locaux ou migrateurs souvent très considérables qui en sont la conséquence forcée, etc.— Le traitement spécifique fait merveille dans la syphilis, surtout l'iodure, tandis qu'il n'a qu'une action curative insignifiante contre la scrofule.

Les *arthropathies* dérivent, dans l'hérédo-syphilis comme dans la syphilis acquise, des lésions osseuses. Arthralgies, hydarthroses symptomatiques ordinairement d'une périostite et d'une hyperostose des extrémités osseuses; arthropathies plus complexes, simulant une tumeur blanche et constituées par un gonflement considérable des épiphyses, sans empâtement ni œdème, ni inflammation des parties molles, etc.; telles sont les diverses variétés de souffrances et de désordres articulaires qu'on observe. On a décrit aussi une *arthropathie déformante* produite par une hypergénèse ostéophytique des épiphyses, qui réagit sur l'article et y provoque des synovites et des lésions secondaires, cartilagineuses, ligamenteuses, etc. Arrêts de croissance, atrophies musculaires, contrastant avec la tuméfaction quelquefois énorme des extrémités osseuses, troubles dans la locomotion, craquements articulaires, irrégularités de configuration et enfin ankylose; voilà les conséquences habituelles de ces sortes de lésions articulaires qu'il est aisé, pour peu qu'on se tienne sur ses gardes, de ne pas confondre avec la tumeur blanche des scrofuleux (v. p. 400-18 de ce volume).

Parrot a décrit une *pseudo-paralysie infantile* causée par une altération du système osseux chez les nouveau-nés atteints de syphilis héréditaire. « Ayant observé, dit-il, chez eux une impotence à peu près complète des membres, qui simulait un état paralytique, sans lésions du système nerveux et des muscles capables de la produire, et coïncidant avec un décollement des épiphyses des os longs des membres, nous en avons conclu qu'il s'agissait là d'une pseudo-paralysie causée par la solution de continuité des leviers osseux, et nous nous sommes demandé si cette altération des os n'était pas de nature syphilitique. Nos recherches nous ont démontré qu'il en était ainsi, car elles nous ont permis d'établir d'une manière incontestable : 1° que tous les avortons et les nouveau-nés infectés par la syphilis, présentaient une lésion des os pouvant, par ses progrès, produire une rupture des os longs au voisinage des épiphyses; 2° que jamais cette altération n'existait chez les enfants non syphiliques ».(*Syphilis héréditaire et rachitis*, p. 205). — Le même auteur fait remarquer que la qualification de *tertiaires* ne peut pas, comme chronologie, s'appliquer aux ostéopathies hérédo-syphilitiques « parce que ces lésions sont constantes chez les nouveau-nés syphilitiques, qu'elles existent même durant la vie fœtale, et que, s'il est impossible de démontrer qu'elles ont toujours précédé les plus hâtives, on peut affirmer qu'il en est ainsi chez un certain nombre de sujets et que, en tout cas, elles sont contemporaines des manifestations par lesquelles la maladie, virtuelle jusque-là, témoigne pour la première fois de sa puissance. »

Rachitisme syphilitique. — Il fut créé par Parrot, qui promulga cet aphorisme aussi doctrinal qu'erroné : « le rachitisme est un accident de la syphilis; pas de rachitisme sans vérole. » D'après lui, on peut observer chez l'hérédo-syphilitique, à partir des derniers mois de la vie intra-utérine jusque vers l'époque de sa deuxième dentition, une série de lésions du squelette, systématiques, polymorphes, toujours identiques pour un âge de l'individu, et qui par leur évolution naturelle conduisent petit à petit au rachitisme classique. — Cette manière de voir souleva de vives critiques et de nombreuses discussions d'où sortit intacte l'autonomie du rachitisme. Qu'il nous suffise d'énumérer quelques-uns des arguments qu'on opposa à la doctrine du rachitisme syphilitique[1]. Dès 1810, Humboldt avait noté qu'aux Antilles, au Mexique, au Pérou, où les syphilitiques sont innombrables, le rachitisme est inconnu. De même, à Java, Waitz ne l'a jamais constaté chez les indigènes, ni Ernest Martin en Chine, ni Rémy au Japon, et cependant la syphilis est très commune dans toutes ces contrées. « Chez nous, dit M. Cornil, ne voit-on pas les *rickets*, si rares parmi les citadins sur lesquels sévit la syphilis, se multiplier dans les campagnes où cette dernière est parfois inconnue. » On produit artificiellement le rachitisme chez les carnassiers par l'administration continue de l'acide lactique (Heitzmann), ou avec de très petites doses de phosphore (Wagner). Contrairement à Parrot qui assigne à l'apparition du rachitisme un délai de *deux ans après la naissance*, on voit des cas nombreux de rachitisme fœtal. Sur 903 cas, 99 fois l'affection avait débuté avant les six premiers mois, et 259 fois du sixième au douzième mois. — A Berne, où le rachitisme est très fréquent, M. Demne a observé de 1862 à 1868, 648 rachitiques (sur 4200 enfants), et chez les parents d'aucun d'eux il ne trouva ni tuberculose, ni syphilis. M. Pini (de Milan) qui a traité dans son institut pour la cure du rachitisme un total de 4176 enfants, concluait, en 1885, que la syphilis n'entrait même pas dans l'étiologie du rachitisme comme un élément d'une importance appréciable. — Ajoutons à ces arguments ceux qui sont tirés

1. Dans ses statistiques, Parrot avait trouvé que 90 pour 100 des enfants rachitiques présentaient la marque incontestable de l'hérédo-syphilis. On peut lui opposer victorieusement les statistiques de Demne, de West, Hutchinson, Robert Lee, Kassowitz, Bæter, Cazin, et surtout celles que M. le docteur Jullien a faites à l'hôpital Trousseau, dans le service du professeur Lannelongue. — La question du rachitisme a été très bien étudiée par M. Jullien, dans le remarquable chapitre sur l'hérédo-syphilis de son beau *Traité des maladies vénériennes* (pp. 1079-1158).

de nos connaissances positives sur la pathogénie du rachitisme, et ceux que nous fournit la thérapeutique. L'iodure de potassium, les frictions mercurielles n'ont jamais produit que des aggravations dans le rachitisme, tandis qu'on l'améliore rapidement et qu'on le guérit avec une alimentation généreuse, le grand air, une bonne hygiène et la thalassothérapie, etc. — Enfin, les rachitiques contractent la syphilis tout aussi bien que les autres hommes, ce qui n'arriverait probablement pas s'ils étaient hérédo-syphilitiques.

Il en est donc du rachitisme comme du tabes. La syphilis peut en favoriser l'apparition, mais elle ne le crée pas, et son autonomie reste intacte, même quand il est *parasyphilitique*. L'hérédo-syphilis ne détermine pas la genèse de cette affection osseuse, en tant qu'affection spécifique, mais en tant que maladie appauvrissant l'économie, troublant la nutrition et exerçant une influence ordinaire de débilité, de consomption, qui prédispose à toutes les dégénérescences.

Lésions des dents dans l'hérédo-syphilis. — Voilà encore un sujet sur lequel on s'est livré à des discussions interminables. On en a vraiment un peu trop abusé. Et que de descriptions d'une longueur fastidieuse ! La syphilis héréditaire, comme toutes les causes générales qui sont susceptibles de produire une lésion de nutrition quelconque, peut devenir l'origine de malformations dentaires persistantes, en troublant ou interrompant le développement du follicule.

C'est à M. Hutchinson que revient le mérite d'avoir appelé le premier l'attention sur ce fait. D'après lui, l'*érosion semi-lunaire des incisives médianes supérieures* constituerait un signe absolu de syphilis héréditaire. Elle formerait avec la *kératite parenchymateuse et les troubles de l'ouïe*, ce qu'on a nommé la *Triade d'Hutchinson*. Isolées, ou le plus habituellement réunies, ces trois ordres de manifestations ont incontestablement une très haute portée, car elles reconnaissent presque toujours pour cause, d'une façon indéniable, l'influence héréditaire de la syphilis, et se rencontrent communément dans la pratique. Découverte, il y a vingt ans, par M. Hutchinson, cette triade, accrue ou rectifiée dans quelques-uns de ses détails, n'a rien perdu de sa valeur diagnostique.

Je ne m'occuperai ici que des *malformations dentaires*. Elles se rencontrent fréquemment, mais pas toujours dans l'hérédo-syphilis qui apporte parfois aussi un retard notable dans l'évolution dentaire, retard général ou localisé sur un seul groupe, les incisives supérieures, par exemple. Demarquay a observé un enfant syphilitique qui, à l'âge de quatre ans, n'avait pas encore une seule dent. Ce n'est là qu'un épisode dans le retard que la maladie fait subir à toute la croissance, et il n'a en lui rien de très significatif.

Les dents syphilitiques ont été surtout étudiées en Angleterre depuis la découverte d'Hutchinson (*syphilitic teeth, typical teeth, dental ulcers*). De toutes ces recherches il résulte que l'hérédo-syphilis peut attaquer les deux dentitions, mais que la dentition permanente l'est beaucoup plus que la dentition de lait ; que les malformations qui en résultent sont multiples et symétriques ; et que ces malformations consistent en *érosions dentaires*, petitesse, atrophie des dents ou microdontisme, irrégularités, amorphisme, déformations, altérations des divers types de chaque dent, etc., etc.

Pour le docteur Magitot, qui a publié sur cette question des travaux du plus haut intérêt (voy. *Études cliniques sur l'érosion des dents, considérée comme signe rétrospectif de l'éclampsie infantile*, Paris 1881.)— *Traité des anomalies du système dentaire chez l'homme et les mammifères*, Paris, 1877, par le docteur Magitot. — (Voy. aussi les thèses de ses élèves, MM. Castanié, Rottin, Quinet, inspirées par lui, etc.), l'*érosion dentaire*, au lieu d'être toujours le résultat d'une influence hérédo-syphilitique, n'aurait aucune relation avec elle et se rattacherait au contraire à une affection spéciale de l'enfance, l'*éclampsie*. Il trouva que 40 enfants, observés par lui et affectés d'érosions dentaires, avaient tous présenté dans leur enfance des accidents éclamptiques, sans aucune maladie à laquelle pût être rapportée la lésion du système dentaire. Voilà qui est péremptoire. Mais l'auteur n'est-il pas allé trop loin en affirmant que les convulsions de l'enfance étaient la seule cause des érosions dentaires?—Leur extrême fréquence dans l'hérédo-syphilis est incontestable; seulement il n'est pas moins incontestable qu'on les rencontre chez des sujets issus de parents sains, chez des sujets tellement indemnes de toute teinte spécifique, qu'ils sont susceptibles de contracter la syphilis[1]. Toutefois, bien que les malformations dentaires soient susceptibles d'être produites par des causes multiples et diverses, la syphilis les fait naître à elle seule peut-être plus souvent que tout autre état pathologique, surtout avec certaines formes qui par leur fréquence deviennent presque des signes pathognomoniques de spécificité. Chez les parents des sujets affectés d'érosions dentaires, on constate très souvent l'existence d'une syphilis antérieure à la naissance de ces sujets, et les érosions coïncident fréquemment avec des stigmates ou des accidents actuels d'hérédo-syphilis. D'un autre côté, la polymortalité infantile que la syphilis héréditaire produit sur une si vaste échelle, dans l'utérus, à la naissance et plus tard, sévit avec une préférence fatale chez les sujets affectés d'érosions dentaires : 82 fois sur 124.

Ces généralités posées, nous allons étudier maintenant les malformations des dents. Ce qu'on appelle l'*érosion dentaire* occupe la première place. Elle résulte d'une formation vicieuse de la dent qui existe d'emblée, avant l'issue en dehors des gencives. Les portions d'émail et d'ivoire qui manquent n'ont pas été détruites; elles ont manqué *ab ovo*. Ses aspects sont multiples.

Il y a des érosions qui affectent le corps même de la dent : *érosions en cupule et en sillon*.— L'érosion en cupule, qui est une des plus communes, consiste en petites excavations creusées dans la substance de la dent, à la surface de la couronne. Elle attaque toutes les dents, mais surtout les incisives et en particulier les médianes supérieures. Quand elle est profonde, l'émail fait défaut et le fond de la cavité se trouve placé dans l'épaisseur même de l'ivoire. — L'érosion en sillon est très commune aussi et constituée par une rayure transversale et horizontale entaillée dans la couronne de la dent, dont elle fait le tour, ou n'attaque qu'une partie de la circonférence. Elle est superficielle ou profonde, unique ou multiple. Quand les sillons sont multiples, ils se superposent horizontalement et sont séparés les uns des autres par un bourrelet d'émail; ce sont les *dents en étage*, *en escalier*, *en gradins*, etc., connues depuis longtemps. Le dernier gradin ou extrémité libre est aminci, dépourvu d'émail; il s'effrite, s'use rapidement et la dent se trouve ainsi raccourcie. — Ces variétés d'érosions peuvent se combiner et donner lieu à des difformités très complexes qui rendent les dents méconnaissables.

1. Cette malformation se rencontre dans les espèces animales réfractaires à la syphilis, chez le bœuf, le chien, le cheval, l'éléphant, l'hippopotame, etc. On l'a trouvée (M. Moreau) sur la mâchoire inférieure d'un jeune franc de l'époque mérovingienne, découverte dans un cimetière gallo-romain à Brissy (Aisne).

Il y a des érosions qui affectent surtout l'extrémité libre des trois ordres de dents. Parmi les molaires, la *première grosse molaire* en est seule atteinte; sa malformation consiste en une atrophie de son sommet telle qu'on dirait « un moignon d'ivoire émergeant d'une couronne normale» (Magitot). Ce moignon finit par s'user et disparaître, ce qui raccourcit la dent et convertit sa surface supérieure en un plateau lisse, jaune à son centre et émaillé à sa périphérie. — Sur les *canines*, il y a au sommet une simple brèche en forme de V ou plus fréquemment une échancrure circulaire qui évide le bord et le convertit en un petit cône emmanché dans le corps de la dent. — Sur les *incisives*, on trouve des brèches angulaires, des dentelures du bord libre, des amincissements atrophiques plats ou sillonnés de rayures verticales, etc.

Mais, de toutes ces variétés, la plus commune, la plus importante, celle dont il a été si souvent question dans ces dernières années, c'est l'érosion en *échancrure semi-lunaire*, l'échancrure *en croissant*, *en coup d'ongle*, etc., qui constitue ce qu'on appelle la *dent d'Hutchinson*. Son siège de prédilection est sur les incisives médianes supérieures de la seconde dentition. L'échancrure semi-lunaire du bord libre est presque toujours taillée en biseau aux dépens de son bord antérieur; ses angles sont arrondis. Il en résulte que la dent est diminuée dans sa hauteur et aussi dans sa largeur, principalement en bas, ce qui lui donne l'aspect d'un tournevis. Ajoutons que son axe au lieu d'être perpendiculaire est souvent incliné en bas et en dedans, ce qui constitue les dents *obliques*, *convergentes*. A la longue et par le fait de l'usure, l'échancrure finit par disparaître et le bord libre se transforme en une ligne droite, horizontale. Quoique l'échancrure d'Hutchinson s'observe presque exclusivement sur les incisives médianes supérieures de la deuxième dentition, on la rencontre quelquefois aussi sur celles de la première, sur les incisives latérales supérieures, sur les incisives inférieures, et très exceptionnellement sur les canines. Au lieu d'être symétrique, elle est parfois inégale sur les deux médianes supérieures, etc. La *dent d'Hutchinson* peut présenter aussi les autres variétés d'érosion.

Toutes ces malformations dentaires commencent à se produire dans les trois ou quatre premiers mois de la vie. Elles sont la conséquence d'une interruption momentanée survenue dans le processus de dentification, à l'époque où se constitue la dent. Les érosions dentaires affectent toujours plusieurs dents, deux au moins. Outre qu'elles sont symétriques, elles occupent le même niveau sur les dents homologues, et un niveau différent sur les dents non homologues, ce qui tient à ce que les diverses espèces de dents n'ont pas toutes la même évolution chronologique. L'étendue et la profondeur des érosions sont probablement en rapport avec l'intensité et la durée de l'action hérédo-syphilitique, laquelle agit sur tout le système organique, et, par son intermédiaire, sur les dents. Il ne s'agit donc pas là de quelque chose de local, de circonscrit, mais d'une influence d'ordre général.

C'est à cette influence qu'il faut attribuer le *microdontisme* ou l'exiguïté de toutes les proportions des dents, de certaines dents plutôt, car il n'y a guère que les incisives médianes supérieures, latérales supérieures, médianes inférieures qui, par ordre de fréquence, soient atteintes de cette atrophie qu'on a nommée *nanisme*, *infantilisme dentaire* (*dwarf teeth* des Anglais), etc. — L'*amorphisme* dentaire est aussi une conséquence de l'hérédo-syphilis. Il produit les dents en cheville (Hutchinson), les dents cannelées, en fer de hache, en caillou et toutes les monstruosités morphologiques du système dentaire qui s'accompagnent toujours d'une grande vulnérabilité, c'est-à-dire d'une aptitude déplorable à s'user, s'effriter, se casser, se carier, et à disparaître prématurément.

Pour terminer, signalons les changements de coloration, la teinte sale, grise ou jaune des dents, leurs *sillons blancs horizontaux*, leurs irrégularités d'implantation et de disposition réciproque, les altérations des maxillaires eux-mêmes qui contiennent des dents d'autant plus affectées qu'ils sont plus chargés d'ostéophytes (Parrot.), etc.

Toutes les malformations dentaires doivent *éveiller le soupçon* d'une syphilis héréditaire. — Celle qui constitue de beaucoup le meilleur signe et qu'on peut donner comme un témoignage presque certain d'hérédité syphilitique, c'est *la dent d'Hutchinson* [1].

III. *Lésions de l'appareil respiratoire.*— Elles varient suivant l'âge de l'hérédo-syphilis. Le coryza, qui est l'un de ses symptômes les plus constants et les plus précoces, est produit par une inflammation spécifique de la muqueuse nasale la laissant intacte ou ne donnant lieu qu'à des ulcérations peu profondes. Des lésions du périoste, des cartilages et des os sont très exceptionnelles dans la syphilis héréditaire précoce. La dépression de la racine du nez ne se produit que dans la première enfance. Parrot ne l'avait observée qu'une fois sur plus de 200 hérédo-syphilitiques. Maintes fois, du reste, le nez présente une disposition fréquente, signalée par M. Sevestre dans le coryza syphilitique des nouveau-nés, c'est la rétractation ou le resserrement des orifices antérieurs des narines ; « la peau est, à ce niveau, plus lisse, plus tendue, comme attirée à l'intérieur, et l'orifice est lui-même plus étroit : il semble en un mot que la narine se rétracte vers l'intérieur. Cette apparence très spéciale se produit lorsque le coryza dure depuis quelques semaines. »

Les muqueuses sur lesquelles l'hérédo-syphilis tardive porte le plus souvent son action sont, en première ligne, celles de la gorge et du nez; plus rarement celles de la bouche et du larynx; beaucoup plus rarement encore celles des organes génitaux. Sur 212 cas d'hérédo-syphilis tardive, M. Fournier a trouvé 26 fois des lésions tertiaires de la pituitaire et du squelette nasal, 46 fois des ulcérations gommeuses de la gorge, dont 30 occupaient exclusivement le voile du palais. C'est donc le nez et le voile qui sont le plus menacés dans la partie supérieure des voies aériennes à la phase tertiaire de la maladie.

Dans un certain nombre de cas, chez les nouveau-nés syphilitiques, la voix et la toux sont enrouées, rauques, bitonales. Ces phénomènes tiennent généralement à une simple tuméfaction érythémateuse de la muqueuse laryngée. Il est très exceptionnel que des ulcérations s'y produisent à cet âge [2]. Cependant,

1. D'après certains auteurs on aurait beaucoup exagéré la valeur, comme signe hérédo-syphilitique de la dent d'Hutchinson. Ainsi M. Tavernier a publié trois cas de *syphilis acquise* chez des malades qui avaient la dent d'Hutchinson, le crâne natiforme, des cicatrices blanches ou taies de la cornée. — Bien plus, M. Vaquez a vu deux jeunes filles qui portaient ces stigmates et étaient certainement exemptes de syphilis. — Mais, d'un autre côté, M. Molokendom a remarqué que la syphilis se comportait d'une façon très bénigne chez des malades à dents striées, et il en conclut à la valeur de ces signes comme hérédo-syphilis conférant une sorte de demi-immunité.

2. D'après M. John Mackenzie, les manifestations laryngées de la syphilis héréditaire seraient beaucoup plus communes dans le jeune âge qu'on ne le croit communément. Il en aurait rencontré 53 sur 73 cas au cours de la première année, dont 43 cas dans les six premiers mois, 18 dans le premier mois et 4 dans la

M. Diday les admet par analogie. Ce qui est certain, c'est que, plus tard, des laryngosyphiloses ulcéreuses se présentent comme des reliquats de lésions laryngées datant du premier âge. D'autres laryngopathies de nature tertiaire se produisent d'emblée dans l'hérédo-syphilis tardive. Elles sont très rares. Il en est de même des ulcérations cicatrisées et sténosées de la trachée et des bronches.

Comme les hérédo-syphiloses pharyngo-nasales et laryngo-trachéo-bronchiques ne diffèrent point de ce qu'on trouve en ces régions dans la syphilose acquise, je renvoie à ce que j'en ai dit dans ce volume (5e et 6e leçons, pp. 480 et 536).

L'*hérédo-syphilose pulmonaire* n'a pas d'histoire clinique (Parrot). Ou bien les lésions qu'elle produit sont considérables, et les enfants meurent étouffés ; ou bien elles ne tuent pas rapidement, et alors elles donnent lieu à une broncho-pneumonie qui ressemble à celle de tout autre cause[1].

C'est ainsi que les choses se passent fréquemment chez les enfants du premier âge. Plus tard, se développent des pneumopathies d'ordre spécifique qui sont absolument semblables à celles de la syphilis acquise. Elles sont rares (5 sur 212 cas). Leurs lésions et leurs symptômes ne présentant rien de particulier ; je renvoie aux pp. 636-675 de ce volume.

IV. *Lésions de l'appareil digestif.* — Les troubles gastro-intestinaux sont fréquents chez les jeunes enfants syphilitiques. Comme ils n'offrent rien de spécial il est difficile de savoir s'ils dépendent de la syphilis ou s'ils relèvent uniquement de l'athrepsie.— Les altérations qui leur donnent lieu sont peu connues. Epaississement des parois de l'intestin par des dépôts annulaires caséeux ayant l'apparence de gommes (Eberth) ; petites ulcérations au niveau des plaques de Peyer et des follicules isolés (Oser) ; nodules blanchâtres intimement unis à la tunique musculeuse, sur l'estomac et l'intestin grêle (Parrot) : telles sont les principales lésions qu'on a trouvées. — La *péritonite* qui est très fréquente chez les jeunes syphilitiques est plutôt une complication qu'un symptôme de la syphilis héréditaire et ne présente probablement aucune lésion spécifique.

Le véritable foyer de la spécificité dans l'hérédo-syphilose gastro-intestinale, c'est le *foie*. Ses lésions sont très fréquentes et se produisent parfois dès les premiers mois de la vie fœtale. Plus tard elles se développent aussi dans l'enfance,

première semaine de la naissance. On a même cité deux cas de lésions laryngées développées au cours de la vie intra-utérine. « Une ulcération pharyngo-laryngée est presque fatale au cours de la première année. » (John Mackenzie.) Ce pronostic est certainement trop grave, car on peut les guérir avec le traitement spécifique. Mais, dans le larynx, les cicatrices de réparation, les brides fibreuses qui produisent une sténose plus ou moins prononcée du canal laryngé sont un danger pour plus tard, car la moindre inflammation accidentelle prend alors des proportions menaçantes qu'elle n'aurait pas avec des larynx sains. Des larynx guéris de la syphilis peuvent être une cause de mort par dyspnée suffocante ou œdème aigu de la glotte.

1. Dans un cas observé par M. Linn, il y avait des lésions caractéristiques : ilôts grisâtres, assez irrégulièrement disséminés dans tout le parenchyme. « Le réseau des travées interalvéolaires était tout infiltré d'éléments embryonnaires abondants, arrondis ou fusiformes. Les alvéoles étaient revenus sur eux-mêmes. On ne constata pas sur leurs parois un revêtement régulier d'épithélium cylindrique ou pavimenteux. L'épithélium était détaché et formait des amas irréguliers dans la cavité des alvéoles. » Charles Robin et Lorain avaient déjà vu cette desquamation épithéliale et désignaient la lésion sous le nom d'*Epithélioma*.

Dans la pneumosyphilose héréditaire comme dans celle de la syphilis acquise, il y a deux formes : Gommes isolées, infiltration diffuse ou sorte d'hépatisation blanche.—Pour MM. Balzer et Grandhomme, il y aurait quatre formes : *Bronchopneumonie :* 1° récente ou peu intense, bronchite desquamative ; 2° subaiguë à noyaux disséminés ou agglomérés, en bandes verticales, à la partie postérieure du poumon ; 3° avec hépatisation blanche sans dilatation bronchique ; 4° avec dilatation bronchique.

dans la seconde enfance, l'adolescence et jusque dans l'âge adulte. Elles occupent incontestablement une place plus considérable dans l'hérédo-syphilis, à toutes ses périodes, que dans la syphilis acquise. — Leur anatomie pathologique étant la même à n'importe quel âge, je renvoie à ce que j'en ai dit (voy. pp. 750-59).

V. *Lésions de l'appareil circulatoire.* — Rosen, Coupland, Kartow ont observé de véritables foyers syphilomateux logés dans les parois des ventricules du cœur chez les nouveau-nés. Leur aspect est comparable à celui des gommes pulmonaires (Parrot). Rien du reste qui diffère de ce qu'on observe dans les cardiopathies de la syphilis acquise (voy. pp. 791-95). En somme, l'hérédo-syphilose attaque très peu le cœur et encore moins les vaisseaux artériels, veineux et lymphatiques. Je fais exception pour les artères du cerveau.

VI. *Lésions du système nerveux et des organes des sens.* — Nous voici sur un terrain plus favorable à l'hérédo-syphilis. Tous les points des centres nerveux, en effet, sont susceptibles d'être attaqués par elle à n'importe quel moment de son évolution, directement ou indirectement, comme dans la syphilis acquise. Très fréquemment, à l'autopsie des jeunes enfants syphilitiques, on trouve diverses lésions qui affectent les os du crâne, les méninges, l'encéphale, les nerfs crâniens, la moelle épinière, etc.[1]. — Ces lésions sont habituellement mortelles dès le tout jeune âge. Quelques petits malades survivent, mais ils deviennent plus tard presque toujours victimes d'attaques sévères d'encéphalopathies tardives qui se trouvent unies aux premières par des troubles permanents de la motilité et de l'intelligence.

Plus on s'éloigne de la naissance, et plus s'accentuent et se précisent les déterminations de l'hérédo-syphilis sur le cerveau, soit comme anatomie pathologique, soit comme symptômes. Il est incontestable qu'un grand nombre d'accidents cérébraux de l'enfance ou de l'adolescence dérivent d'une transmission syphilitique héréditaire. Quelles sont les lésions en pareil cas [2]? Toutes celles que j'ai longuement décrites précédemment et auxquelles je renvoie pp. 876-904 de ce volume.

1. *Hérédo-cérébrosyphiloses précoces.* — Dure-mère infiltrée de pus au niveau des voûtes orbitaires chez un nouveau-né syphilitique (Cruveilhier). Petits foyers blanchâtres ou jaunâtres constitués par des granulations graisseuses, trouvés dans le cerveau d'un nouveau-né syphilitique; — grandes taches purulentes à l'intérieur du crâne, entre la dure-mère et les os (Charrier). — Sur de tout jeunes enfants syphilitiques *periostitis interna* du crâne plus ou moins étendue (Wagner. Waldeyer, Kobner, etc.). — Gomme soulevant la dure-mère au milieu du frontal (Bargioni). — Chez un hérédo-syphilitique de quatre mois, mort d'une cérébropathie : vive hypérémie de la pie-mère, épanchement sous-arachnoïdien très abondant, ruptures vasculaires intracraniennes multiples (Daniel Mollière). — *L'artériosyphilose cérébrale* a été observée chez de très jeunes enfants syphilitiques dans trois cas remarquables rapportés par M. Barlow : le tronc basilaire, l'artère cérébrale droite, les artères cérébrales postérieures, présentaient des tuméfactions interstitielles de leurs parois qui oblitéraient presque leur calibre. Outre ces lésions scléro-gommeuses, il y avait dans un cas, des *gommes interstitielles de plusieurs paires nerveuses au niveau de leur émergence du cerveau.* — Foyers purulents jaunâtres indurés, ramollissements plus ou moins étendus, engorgement des tissus, hypérémie et sclérose des méninges, ont été très souvent rencontrés dans l'intérieur du crâne chez les hérédo-syphilitiques. — Une observation des plus probantes est celle de M. Chiari : à l'âge de dix mois chez un hérédo-syphilitique qui avait eu jusque-là des plaques muqueuses et des syphilides, etc., dilatation d'une pupille, paralysie faciale, ptosis, hémiplégie, accès épileptiformes, etc. A l'*autopsie* : dans la pie-mère et l'arachnoïde, à droite, foyers blanchâtres d'un centimètre de diamètre; petits foyers jaunâtres dans la substance cérébrale; artères de la base notablement épaissies et oblitérées par places.

Quoique non spécifique par ses lésions, l'*hydrocéphalie* est souvent le résultat d'une influence héréditaire syphilitique. — A l'autopsie d'une hérédo-syphilose d'un nouveau-né, M. le professeur Potain a trouvé la moelle épinière transformée en un cordon fibreux.

2. *Hérédo-cérébrosyphiloses tardives.* — M. Dowse a relaté le cas suivant que je résume; c'est un exemple

Les myélosyphiloses héréditaires sont cinq ou six fois moins fréquentes que les déterminations de même origine sur le cerveau. Elles sont encore fort peu connues. Presque toutes proviennent de la compression exercée sur la moelle par une ostéosyphilose rachidienne. Quoique nos connaissances sur l'anatomie pathologique de ces lésions soient fort obscures et à peine ébauchées, nous n'en devons pas moins tenir pour certain que, dans l'enfance et même dans l'âge adulte, il peut survenir des paraplégies dont l'origine est incontestablement hérédo-syphilitique, ainsi que le démontrent les antécédents, les coïncidences spécifiques, les symptômes et le traitement[1].

Le *tabes* peut-il aussi provenir de la syphilis héréditaire? C'est possible, mais il n'en existe jusqu'à présent aucune preuve authentique.

Les *affections oculaires* occupent la première place comme nombre parmi les manifestations de l'hérédo-syphilis, sinon dans les premiers temps de la vie, du moins plus tard[2]. Elles fournissent un des stigmates les plus précieux de la *Triade d'Hutchinson.*

La *kératite interstitielle* (kératite d'Hutchinson, kératite hérédo-syphilitique) est la lésion oculaire qui constitue ce stigmate. On la connaissait depuis longtemps, mais on s'était mépris sur son origine en l'attribuant presque toujours à la scrofule, lorsque, vers 1859, M. Hutchinson émit cette assertion tout à fait inattendue, qu'une variété de kératite, dite kératite interstitielle chronique,

frappant de cérébro-syphilose hérédo-syphilitique à un âge relativement avancé. — Une jeune fille de douze ans, née de père et de mère syphilitiques, délicate dans son enfance, atteinte à cinq ans d'un écoulement nasal et d'une taie de la cornée gauche, puis, à dix ans, d'une syphilis ulcéro-phagédénique, d'une destruction du nez, d'ozène, etc., fut prise ensuite d'accidents cérébraux : épilepsie, troubles de l'intelligence, diplopie, hémiplégie faciale gauche avec anesthésie, hypéresthésie, au contraire, de la moitié droite de la figure, faiblesse des membres, etc. Plus tard, aphasie et, de plus, hémiplégie droite, etc.

Autopsie : « adhérences très fortes de la dure-mère au niveau des régions pariétales, arachnitis chronique avec épanchement. Sur la surface convexe des hémisphères, trois *nappes gommeuses* venant de la dure-mère et, au-dessous d'elles, ramollisssement de l'écorce; artériosclérose cérébrale; hyperplasie interstitielle de la cinquième et de la septième paires gauches (*Syphilis of the brain and spinal cord*. New-York, 1879).

Chez une autre petite fille de dix ans, manifestement hérédo-syphilitique et cérébropathique depuis plusieurs années, M. Samuel Gee trouva : atrophie considérable d'un des hémisphères cérébraux, sclérose diffuse de tout l'encéphale avec circonvolutions petites, dures et jaunâtres; foyers de sclérose au centre de la substance nerveuse, symphise méningée, épaississement et opacité de la pie-mère, thrombose des sinus, artères épaissies, semées d'infiltrations nodulaires (*Saint-Bartholomew's hospital Reports*, 1880).

Un grand nombre d'autres cas semblables ont été publiés et ne peuvent laisser aucun doute au sujet des déterminations hérédo-syphilitques sur l'encéphale.

1. *Myélopathies hérédo-syphilitiques.* — Chez une jeune fille de treize ans, hérédo-syphilitique : hypérostose de la deuxième vertèbre cervicale et paralysie des quatre membres. Guérison par les spécifiques au bout de deux mois (prof. Lasckhewitz, de Charkow). — Paralysie des quatre membres, également chez une femme de vingt-deux ans, hérédo-syphilitique. Guérison ; puis, rechute avec paralysie des sphincters et eschares au sacrum.— Amélioration ; enfin la malade fut emportée l'année suivante par d'autres manifestations. On trouva, pour expliquer ces phénomènes paraplégiques, le résidu d'une tumeur gommeuse placée au-devant de deux vertèbres supérieures, de façon à comprimer la moelle. La moitié gauche de la moelle allongée présentait encore des traces de l'aplatissement transversal qu'elle avait subi. (*Bartels, Mal. des reins, trad. franç. par Edelmann*, p. 323.)

2. Voici quelles sont, d'après M. Fournier, les proportions relatives des divers accidents causés par l'hérédo-syphilis tardive. Dans 212 cas on trouve : affections oculaires, 101 ; — affections osseuses, 82 ; — syphilides, 53 ; — syphilose gutturale et surtout palatine, 46 ; — symptômes cérébraux, 42 ; — troubles de l'ouïe, 40 ; — lésions nasales, 26 ; — affections hépatiques, 25 ; — spléniques, 15 ; — gommes sous-cutanées, 14 ; — affections rénales, 12 ; — lésions laryngées, 40 ; — affections de la moelle, 8 ; — lésions testiculaires, 6 ; — pulmonaires, 5 ; — articulaires, 5 ; — des muqueuses génitales, 5 ; — linguales, 4 ; — des nerfs, 4 ; — diverses, 15.

était toujours ou presque toujours une conséquence directe de la syphilis héréditaire.

Aujourd'hui, cette opinion qui avait paru paradoxale dans les premiers moments est universellement acceptée.

La kératite *interstitielle, parenchymateuse, diffuse, hérédo-syphilitique,* dont la grande fréquence dans l'hérédo-syphilis contraste d'une façon si frappante avec l'absolue rareté des affections de la cornée dans la syphilis acquise, débute insidieusement, sans réaction générale ni locale, si bien qu'elle peut rester longtemps latente, jusqu'au moment où elle trouble un peu la vision, parce que son siège usuel et primitif est le centre de la cornée. La lésion consiste d'abord en petits points grisâtres se détachant sur un fond légèrement opalescent et comme terni. — Ce premier degré de nébulosité cornéale s'accentue plus tard, dans la deuxième période qui est celle d'*opacification inflammatoire.* Les points primitivement atteints, se rapprochent, s'enflamment et créent une opacité telle que la pupille et l'iris ne se voient plus que confusément. La teinte de cette opacité est celle du verre dépoli ou de l'eau de savon. — En même temps, d'une façon inégale ou uniforme, en un ou plusieurs points de son étendue, la cornée s'injecte, d'abord à son pourtour (cercle périkératique), puis dans son parenchyme qu'envahissent peu à peu de petites arborisations vasculaires qui lui donnent une *teinte saumonée.* C'est là le premier degré de la vascularisation. Le second imprime à la membrane une *teinte cerise,* et enfin le troisième une *teinte sanguinolente.*

Il n'est pas rare de voir alors la cornée qui, au début, à un éclairage oblique, paraissait taillée, par places, à facettes très fines, devenir inégale, très dépolie, ponctuée ou même légèrement érodée par le soulèvement de l'épithélium. — En général, la kératite hérédo-syphilitique est binoculaire, mais successivement, car il est très exceptionnel de voir les deux yeux frappés d'emblée, en même temps.

Des lésions diverses peuvent compliquer cette kératite. La plus commune est l'*iritis.* Il est parfois fort difficile de la voir à cause des opacités et des taches de la cornée qui rendent difficile l'absorption de l'atropine et l'empêchent d'agir sur la pupille.

L'*iritis* peut se produire dans l'hérédo-syphilis indépendamment de la kératite. C'est encore à M. Hutchinson que nous devons la connaissance de ce fait important. Dès 1863, il en avait réuni 23 cas sur des hérédo-syphilitiques âgés de six semaines à seize mois. On l'a observée aussi d'une façon incontestable sur des sujets âgés de trois ans à vingt-sept ans.

On a constaté également aussi des lésions de la sclérotique, de la choroïde, de la rétine, des nerfs optiques. — Je donnerai plus loin l'histoire clinique des ophtalmopathies hérédo-syphilitiques.

Les *affections de l'oreille,* beaucoup moins communes que les affections de l'œil, sont *consécutives* ou *primitives.* — Les premières proviennent de lésions de l'arrière-gorge qui envahissent l'oreille par l'intermédiaire de la trompe d'Eustache. Épaississement du tympan et de la muqueuse de la caisse, ankylose des osselets, sclérose des fenêtres ronde et ovale, etc.; telles sont les lésions qu'on observe alors. — Les secondes consistent en *otite moyenne* suppurative ou en *surdité simple sans lésion appréciable,* etc. (voy. pp. 1053-55 de ce volume). La *surdité bilatérale* est le troisième élément de la *Triade d'Hutchinson,* dont les deux autres éléments sont les malformations dentaires et la kératite interstitielle.

DESCRIPTION CLINIQUE DE LA SYPHILIS HÉRÉDITAIRE

Il y a trois grandes étapes dans le développement de l'hérédo-syphilis : la première comprend toute la vie intra-utérine, c'est l'*hérédo-syphilis fœtale;* la seconde embrasse les deux ou trois premières années après la naissance, c'est *l'hérédo-syphilis précoce ;* la troisième s'étend de la troisième à la vingt-huitième année et au delà, c'est l'*hérédo-syphilis tardive.*

I

HÉRÉDO-SYPHILIS FOETALE. — Si nous ne connaissons pas l'époque précise de son début, ni la pathogénie et le processus des lésions qui surviennent pendant cette période obscure de l'existence, nous sommes du moins édifiés sur ses résultats funestes pour le produit de la conception. — Ces résultats se traduisent par des avortements, une fréquence très grande de la mortalité, des arrêts de développement, des vices d'organisation, des stigmates spécifiques, etc.

La syphilis ne porte en général aucune atteinte sérieuse aux fonctions génitales. Peut-être donne-t-elle lieu quelquefois à de la leucorrhée, à des névralgies utérines, à quelques troubles de la menstruation ; mais, ni dans l'un ni dans l'autre sexe, elle n'entrave la fécondation. Il n'existe point malheureusement de *stérilité syphilitique.* Ne serait-il pas à souhaiter qu'elle eût lieu, du moins pendant la période de la transmissibilité héréditaire? Qu'on n'y compte pas. L'œuvre de la conception s'accomplit chez les syphilitiques tout aussi facilement que chez les sujets sains. Seulement le produit qui en résulte, atteint dans son germe, s'étiole ou est frappé de mort aux diverses phases de son existence intra-utérine. N'est-il pas hors de doute aujourd'hui que la syphilis est de beaucoup la cause la plus commune des *avortements?*

Ce grand fait qu'on ne saurait trop mettre en lumière tient à l'empoisonnement direct et primitif du fœtus par le principe morbide. N'en cherchons point ailleurs l'explication. Sans doute, on trouve quelquefois des lésions dans le placenta, de l'hydramnios, etc. On a dit aussi que la syphilis agissait sur les fibres utérines, excitait leur contraction prématurée, favorisait le décollement des membranes, congestionnait l'organe, etc. Ce sont là des hypothèses sans base sérieuse. La syphilis comme d'autres empoisonnements, le saturnisme, par exemple, qui donne trois fausses couches pour un accouchement normal, coupe court à la grossesse par la mort et l'expulsion prématurée du fœtus.

L'époque de la grossesse à laquelle se produit l'avortement par le fait de la syphilis est vers le septième ou le huitième mois. Ruge admet que près de la moitié des avortements ont lieu dans le cours du septième mois, et que près de 90 0/0 des enfants naissent avant huit mois et demi. Ce n'est là qu'une moyenne. Dans les avortements des premiers mois, il est souvent très difficile de faire la part qui revient à la syphilis. Cette part est toujours grande, ainsi que le démontrent péremptoirement les statistiques. Sur 390 grossesses observées à Lourcine chez des syphilitiques, 249 sont arrivées à terme et 141 ont abouti soit à l'avortement, soit à l'accouchement prématuré; ce qui donne un cas de mort sur moins de trois naissances. D'autres statistiques sont encore plus chargées d'avortements. Aussi, peut-on dire que, de toutes les maladies, c'est la syphilis qui en produit le plus grand nombre[1].

Une autre conséquence qui en découle, c'est qu'elle tue aussi le plus d'enfants en bas âge. La *polymortalité* est, avec les *avortements*, le fait le plus caractéristique de l'hérédo-syphilis fœtale. En ville, plus de 2 cas de mort sur 3 naissances; à l'hôpital, 145 morts sur 167 enfants issus de mères syphilitiques, c'est-à-dire un seul enfant survivant sur 7 à 8 naissances, et, comme moyenne totale approximative : Sur 5 enfants, 4 tués par la syphilis contre un seul survivant, tels sont les résultats qu'a observés M. Fournier. En réunissant ceux qui ont été constatés par d'autres médecins, on trouve une proportion de 77 enfants morts sur 100. Donc les enfants issus de souche syphilitique meurent très souvent avant de naître.

L'avortement et la polymortalité se produisent dans toutes les combinaisons de la syphilis chez les géniteurs, à savoir : le père seul étant syphilitique, la mère seule étant syphilitique, et, à plus forte raison, les deux parents l'étant l'un et l'autre.

Il existe quelques signes qui permettent de dire si un fœtus expulsé avant terme est syphilitique ; mais il n'y en a pas du côté de la mère, pendant la gestation, qui démontrent que l'infection de l'enfant a eu

1. L'influence diathésique se prolonge habituellement sur plus d'une grossesse et se traduit par une *série d'avortements*. Grefberg a relaté le cas d'une femme syphilitique qui, bien que mariée à un homme sain, fit *onze fausses couches en dix ans*, et plus tard, amena à terme un enfant affecté de syphilis. — Rien de plus démonstratif que les faits dans le genre de celui-ci observé par M. Fournier : un jeune ménage commence par avoir trois superbes enfants. Le mari contracte alors la syphilis qu'il communique à sa femme. Cette femme ultérieurement devint enceinte *sept* fois. Résultats de ces sept grossesses : *trois avortements et quatre accouchements prématurés avec enfants morts*. D'autres faits non moins probants sont ceux dans lesquels la série des avortements est interrompue par le traitement spécifique des géniteurs.

lieu, et qu'elle aboutira tôt ou tard à l'avortement, à l'accouchement prématuré et à la mort du fœtus. Ce sont là des éventualités qu'on soupçonne sans les prévoir à coup sûr. — L'apparence du fœtus expulsé n'a rien d'absolument significatif. Les altérations que Ruge a décrites sous le nom de *fœtus sanguinolentes* se rencontrent parfois chez des fœtus qui ne sont point syphilitiques. L'examen des viscères a plus de valeur. Les lésions du thymus, des poumons, du cœur, du foie, de la rate, des capsules surrénales, des testicules, des os, ne sont pas constantes; mais, quand elles existent, on peut, d'après elles, porter un diagnostic rétrospectif qui a bien son importance, puisqu'il fournit l'indication formelle du traitement spécifique chez les géniteurs, afin de prévenir de pareilles éventualités ultérieures.

II

Hérédo-syphilis précoce. — Elle débute au moment de la naissance ou plus tard et s'étend jusqu'à la troisième année. La polymortalité qui fait périr tant d'enfants au sein de leur mère, les poursuit aussi après leur naissance, car l'hérédo-syphilis est essentiellement meurtrière pour les jeunes. Très souvent on voit, dans des familles syphilitiques, un grand nombre d'enfants emportés les uns après les autres dans les premiers jours, les premières semaines ou les premiers mois de leur existence extra-utérine [1].

Parmi les enfants qui survivent à l'hérédo-syphilis après la naissance, il y en a qui présentent des signes de leur affection ; chez d'autres ces signes n'apparaissent que plus tard.

Signes, au moment de la naissance, de l'hérédo-syphilis précoce[2].— Contrairement à l'opinion d'anciens auteurs, les manifestations vraiment congénitales de la syphilis héréditaires sont rares et même exceptionnelles. M. Ricord disait en 1846 n'en avoir jamais observé. Cullerier, à ce

1. Dans un cas d'Érasmus Wilson, cinq enfants issus de parents syphilitiques moururent tous, sauf un, dans les premiers mois de la vie. — Cinq enfants succombèrent, et tous en deçà de la sixième semaine, dans un cas observé par M. Le Pileur. — En réunissant diverses statistiques, j'ai trouvé 77 morts sur 87 naissances. — Dans d'autres statistiques, autant de naissances, autant de décès.—Une femme qui reçut la syphilis de son mari dès les premiers temps de son mariage et ne s'en traita pas, eut 19 grossesses qui aboutirent à 19 morts. Les 5 premières grossesses se terminèrent par l'expulsion d'enfants mort-nés et macérés, et les 14 suivantes donnèrent des enfants qui moururent tous entre 1 et 6 mois (Ribemont-Dessaignes).

2. Je ne saurais trop recommander la lecture d'une excellente monographie de M. le Dr Sevestre sur ce sujet : *Des manifestations précoces de la syphilis congénitale étudiées spécialement au point de vue du diagnostic.* (*Progrès médical*, 1888-1889.)

moment, n'avait vu, pendant dix années, à Lourcine, que deux enfants naître avec des syphilides ; chez l'un c'était une roséole, chez l'autre des plaques muqueuses périanales. Il y en a une cependant qu'on observe plus souvent que toutes celles qui ont été signalées : c'est le *Pemphigus* ou *syphilide bulleuse*.

Le pemphigus vraiment syphilitique existe d'ordinaire au moment de la naissance. Il remonterait, d'après M. Diday, au sixième ou au septième mois de la vie intra-utérine. Plus rarement il n'apparaît que dans les premières heures ou les premiers jours de la vie extra-utérine. Exceptionnellement cette éruption ne s'est montrée qu'entre le septième jour et la dixième semaine. — Son siège de prédilection est à la plante des pieds et à la paume des mains, quelquefois à la face dorsale des doigts et des orteils, à la partie inférieure de la jambe, et beaucoup plus rarement sur d'autres parties du corps, au tronc, à la face. La netteté du type devient d'autant moins accentuée que les bulles s'écartent plus de leur topographie et de leur chronologie habituelles. Celles de la face, par exemple, qui surviennent tard sont beaucoup moins caractérisées que celles de la paume de la main qui existent à la naissance.

Le pemphigus syphilitique est constitué par des taches vineuses, entourées d'une zone d'un rouge vif, sur lesquelles l'épithélium est soulevé par un liquide qui les transforme en bulles de 2 millimètres à 1 centimètre et demi de diamètre. Le développement des bulles est en général très rapide. Quand elles se réunissent, elles forment des phlyctènes à contours polycycliques, des espèces de vessies en baudruche à moitié remplies. Leur liquide, louche au début, devient purulent, verdâtre, sanguinolent. Il se résorbe et se concrète en croûtes brunâtres qui recouvrent une exulcération ou un épithélium imparfait sujet à des desquamations successives. — Dans l'intervalle des bulles, la peau a une coloration plus sombre que le reste du corps, et variant de la teinte hortensia au violet foncé. — L'éruption est presque toujours simultanée ; rarement elle se fait en plusieurs temps, et surtout par poussées, à des intervalles de plusieurs jours.

Le pemphigus des nouveau-nés est loin d'être toujours syphilitique. Il en existe un qui est simple, c'est-à-dire exempt de toute spécificité, et qui se distingue de l'autre par les particularités suivantes : 1° Il n'existe jamais au moment de la naissance et n'apparaît guère avant le vingtième jour ; 2° il ne débute jamais par la plante des pieds ou la paume des mains et affecte plus spécialement la partie supérieure du thorax et le cou ; 3° ses bulles, au lieu d'être d'emblée purulentes, sont remplies d'une sérosité transparente qui devient de plus en plus louche, au bout de quelques jours seulement.

La nature syphilitique du pemphigus, lorsqu'il est congénital et qu'il présente les caractères précédents, a été péremptoirement démontrée par les travaux de Dubois, Depaul, Ollivier et Ranvier, Parrot, etc. C'est un élément précieux pour le diagnostic de l'hérédo-syphilis au moment de la naissance. — La face des enfants et leur apparence, à cette époque, nous renseignent aussi sur leur infection, car ceux qui sont atteints de pemphigus ont généralement des lésions viscérales qui leur donnent une apparence cachectique plus ou moins prononcée, sans avoir toutefois rien d'absolument caractéristique. Mais ce dont il faut bien se pénétrer pour se mettre en garde contre une sécurité trompeuse, c'est que des enfants en puissance de syphilis peuvent naître avec les apparences de la santé la plus parfaite et la plus florissante. C'est même ainsi que les choses se passent le plus ordinairement.

Signes, après la naissance, de l'hérédo-syphilis précoce. — Les premiers symptômes ne se montrent jamais *avant la deuxième semaine.* Ils peuvent n'apparaître, mais très exceptionnellement, qu'au quatrième, cinquième et même sixième mois. S'attardent-ils encore au delà de cette limite? Oui, seulement alors leur échéance est très lointaine, et leur aspect différent, car on entre dans l'hérédo-syphilis tardive ou tertiaire.

Un point de pratique important à noter et qui découle de ce qui précède, c'est qu'un enfant qui, passé six mois, n'a présenté aucune manifestation syphilitique, offre des garanties sérieuses comme vaccinifère; aussi est-il prudent de n'en pas prendre *au-dessous* de cet âge.

L'évolution de l'hérédo-syphilis précoce est beaucoup moins régulière que celle de la syphilis acquise pendant sa période secondaire, bien que les lésions soient à peu près de même ordre et de même siège dans les deux affections. L'ordre d'apparition des accidents n'a rien de fixe. En prenant pour base de leur classification l'*importance qu'ils présentent au point de vue clinique*, on est conduit à mettre en première ligne les manifestations cutanées et muqueuses, en seconde les lésions des os, et en troisième celles des viscères.

I. *Manifestations cutanées et muqueuses de l'hérédo-syphilis précoce.* — A. *Syphilides cutanées.* — Comme leurs différentes espèces sont parfois protéiformes, et qu'il leur arrive, en outre, assez souvent de se réunir chez le même sujet, on éprouve quelque embarras à en tracer des types bien nets. Mais n'a-t-on point, par excès de subtilité dans les descriptions, multiplié les difficultés du sujet? Je m'efforcerai de le simplifier.

Roséole. — Quelques-uns l'admettent, d'autres la rejettent, et soutiennent qu'un enfant qui présente une roséole commune est atteint d'une syphilis acquise. Il est certain que cette éruption n'a ni la même fréquence, ni la même valeur ici que dans cette dernière. Parfois, très exceptionnellement, elle se montrerait générale d'emblée, évoluerait avec une grande rapidité, et précéderait de quelques jours d'autres manifestations moins fugaces et plus caractéristiques.

Syphilide maculeuse. — N'est-ce pas une variété de la roséole? Toujours est-il que, quand elle est bien caractérisée, elle ne ressemble à aucune autre éruption. Son apparition se fait par poussées successives et l'on voit, les unes à côté des autres, des taches d'âge différent.

Ces taches, arrondies, d'un rouge sombre, violacé ou d'un rose tirant sur le jaune, quelquefois pâles et à peine distinctes, dépassent rarement un centimètre, deviennent brunâtres et foncées en vieillissant, augmentent en même temps de nombre et de largeur, et se localisent d'abord sur les fesses et les cuisses. Plus tard, elles se montrent à la face, spécialement au voisinage du menton et du cou, enfin sur le tronc où elles sont discrètes et tardives. — Leur évolution complète, leurs poussées successives, durent plusieurs septenaires. — La *roséole simple* des nouveau-nés se généralise d'emblée, dure beaucoup moins longtemps, et donne lieu à des taches plus abondantes et plus rouges. Il en est de même pour la *roséole vaccinole* qui affecte surtout les membres supérieurs au voisinage du vaccin. — L'*érythème des fesses* peut aussi être pris pour une syphilide maculeuse[1].

Syphilide papuleuse ou en plaques. — Plus tardive que la précédente, cette éruption se produit assez rapidement, mais pas en même temps sur toutes les régions du corps. Elle est plus abondante et plus précoce sur les membres inférieurs, en particulier aux cuisses et aux genoux, que partout ailleurs, excepté toutefois à la face. Ses caractères varient un peu suivant sa topographie.

L'éruption est constituée par de larges papules ou plaques circulaires, d'un centimètre et même plus de diamètre, d'un rouge sombre ou violacé, ou bien jaunes ou grises, à surface plane ou déprimée à son centre et entourée d'un bourrelet périphérique. Une cuticule ou de petites écailles furfuracées les recouvrent et une collerette épidermique les entoure. Après leur résolution, leur affaissement, elles laissent une macule qu'on pourrait confondre aisément avec

1. L'*Érythème simple ou vésiculeux des fesses* qui n'est pas d'origine syphilitique, se présente sous la forme de taches disséminées ou de plaques plus ou moins étendues, débute par des vésicules qui se dessèchent et laissent une rougeur plus ou moins vive, suivie de desquamations autour desquelles il y a d'autres vésicules plus jeunes encore et pleines de liquide. — Suintement qui empèse le linge. Quelquefois érosions serpiginiformes par leur réunion. — Siège surtout marqué à la partie convexe des fesses. De là, irradiation au périnée dont le raphé médian est saillant, induré, ulcéré chez les garçons; à l'anus, plis radiés, gonflés et ulcérés etc. Assurément ces lésions offrent une grande ressemblance avec les lésions syphilitiques fessières, périnéo et ano-génitales. — C'est un point de diagnostic fort délicat, très embarrassant, d'autant plus que cet érythème qui est produit par toutes sortes d'irritations si communes dans ces régions, se développe tout aussi bien chez les nouveau-nés syphilitiques que chez les autres. Les enfants plus âgés n'en sont pas exempts. Les cachectiques, les athrepsiques y sont prédisposés. L'apparence générale de l'éruption, *l'existence de petites vésicules au pourtour des plaques érythémateuses*, l'absence d'éruption dans le fond des plis de la peau, où se nichent si souvent les plaques muqueuses : telles sont les principales particularités locales qui permettront le diagnostic différentiel, sans compter l'appréciation de l'état général, des antécédents, etc., etc.

celle de la syphilide maculeuse. — Sur les membres inférieurs, les plaques atteignent le summum de leur développement. Au menton, elles sont souvent confluentes, offrent peu de saillie et ont une teinte abricot. — Sur le front elles ne dépassent presque jamais la ligne d'implantation des cheveux et se disséminent sans ordre. — Sur les organes génitaux, et en particulier sur le scrotum, elles sont saillantes et discrètes. Sur les membres supérieurs et sur le tronc, elles font habituellement défaut.

Psoriasis. — Érythème squameux. — Faux psoriasis. — Toutes ces dénominations sont impropres et ne peuvent donner qu'une fausse idée de certaines formes de syphilides qu'on observe très fréquemment chez les nouveau-nés. Le psoriasis à proprement parler n'existe pas plus dans les syphilides héréditaires que dans les syphilides acquises. Ce n'est pas un élément générateur comme l'érythème, la papule, le tubercule. C'est un accessoire de chacun de ces types éruptifs, qui se superpose quelquefois à eux sous forme d'une accumulation insolite de squames, ce qui leur donne l'*aspect psoriasiforme*, sans rien changer à leur nature fondamentale. D'un autre côté, il est très fréquent chez les hérédo-syphilitiques, comme chez les syphilitiques ordinaires, de voir des éruptions d'ordre différent se réunir sur le même individu et former des éruptions complexes, des éruptions maculo-érythémato-papuleuses, par exemple, pour prendre la combinaison la plus commune. Chacun de ces éléments générateurs subit, dans son processus, des vicissitudes diverses : les uns conservent leur aspect ordinaire, d'autres se recouvrent de squames, d'autres ont leur pellicule épidermique soulevée par un liquide louche et deviennent vésiculeux ou bulleux, d'autres enfin tournent à l'érosion, à l'ulcération. Il en résulte un polymorphisme dont aucune description ne viendrait à bout, à moins de se surcharger de détails absolument inutiles. Mais à quoi bon? Du moment qu'on a la clé de ce polymorphisme, il me semble que tout s'explique et devient d'une clarté parfaite. Un autre côté du polymorphisme résulte de la disposition des éléments qui sont quelquefois dispersés au hasard ou bien se juxtaposent suivant le mode circiné.

En se plaçant à ce point de vue, M. Jacquet, dans une très bonne revue sur les manifestations cutanées et muqueuses de la syphilis héréditaire précoce, a eu raison de décrire à part la syphilide érythémato-papuleuse polymorphe, et de lui assigner une place prépondérante dans les dermopathies hérédo-syphilitiques.

« En résumé, dit-il, macules simples, macules squameuses, papules avec ou sans collerette, maculo-bulles, et papulo-bulles, tels sont les éléments constituants de la syphilide que je propose de désigner sous le nom *d'érythémato-papuleuse polymorphe*, et que je crois être, de toutes, la plus fréquente. » (*Gaz. Hôp.* 1889, p. 523).

Outre le polymorphisme, cette syphilide composée présente un autre caractère : elle est essentiellement protéiforme comme nombre, comme siège et comme groupement de lésions. Il y a des éruptions qui sont à peine ébauchées et qui restent frustes; d'autres deviennent érosives et ulcéreuses, ou bien leur papulation s'accentue, reste toujours sèche, squameuse, psoriasiforme. Quelques-unes sont isolées, d'autres confluentes, et alors elles se rapprochent, se touchent, ou sont unies par de vastes nappes de néoplasies intermédiaires, moins accentuées qu'elles. Enfin, il y en a qui, au lieu d'être irrégulièrement disséminées, affectent systématiquement une disposition curviligne et sont cerclées, semi-cerclées, etc.

Les changements que cette syphilide subit sous l'influence du siège sont d'un intérêt pratique plus considérable que toutes ces variétés qu'on pourrait multiplier sans aucune utilité. — A *la face*, l'éruption érythémato-papuleuse a une prédilection marquée pour le pourtour de l'orifice buccal, le menton et les sourcils. — Autour de la bouche, ce sont des nappes d'un rouge sombre, sur lesquelles se détachent plus ou moins distinctement des taches ou des papules larges, peu saillantes, isolées ou confluentes. Cette surface qui correspond à la région des poils chez l'homme, se fissure et s'excorie sous l'influence de l'irritation que causent la salive ou d'autres liquides. Elle suinte et se couvre de concrétions d'un jaune-brun. Au front et dans les sourcils, l'éruption est furfuracée, squameuse et même parfois impétiginiforme ou séborrhéïque. Sur le cuir chevelu elle devient saillante, croûteuse, rupioïde. Dans tous les points où la peau est en contact avec elle-même se produisent des érosions d'un gris jaune qui sont humides et suintantes. — Une d'elles est très caractéristique par son siège : c'est la *plaque auriculaire* signalée par M. Sevestre. Elle occupe l'extrémité antéro-supérieure, presque jamais l'extrémité postéro-inférieure du sillon qui sépare le crâne du pavillon de l'oreille. Les érosions spécifiques du conduit auditif externe sont aussi très communes, et l'otorrhée doit être tenue pour très suspecte. — Sur les organes génitaux, sur le scrotum et les grandes lèvres, les papules sont végétantes, condylomateuses, exulcérées. A la fourchette elles deviennent fissuraires. A l'anus elles sont très abondantes, radiées, fissuraires et disposées en cocarde autour de l'orifice.

Parmi les variétés de la papulation, je me bornerai à signaler celle qu'on a décrite sous le nom d'acnéiforme et qu'on a donnée à tort comme une syphilide distincte. Il n'y a là que des papules un peu acuminées dont la pointe est ombiliquée ou couronnée d'une petite croûtelle. — Une discussion sur l'érythème squameux de MM. Gailleton et Madier-Champvermeil, sur les *faux psoriasis* de Trousseau et Lasègue, etc., serait aussi fastidieuse qu'inutile. Toutes ces variétés rentrent dans les syphilides érythémato-papuleuses polymorphes.—J'en dirai autant de la syphilide *lenticulaire de Parrot* ou *érythème lenticulaire* de Sevestre, qui consiste en petites saillies aplaties, lisses, luisantes, qu'on ne voit jamais se développer en dehors des fesses, des jambes, de la partie inférieure du scrotum et des grandes lèvres. Elles forment des îlots dont la saillie et la confluence ont leur maximum sur les fesses. C'est la partie centrale du groupe qui possède les papules les plus larges et les plus élevées. — Pour M. Jacquet, ces papules ne sont pas primitives, elles résultent d'un bourgeonnement dermique consécutif à l'érythème vésiculeux. Ce sont des pseudo-papules, et c'est pour cela qu'elles guérissent vite et spontanément.

Syphilide tuberculo-gommeuse. — Elle diffère de celle de l'adulte en ce sens qu'elle a une grande tendance à se guérir sans se transformer en ulcération. On la rencontre sur la peau des fesses, des cuisses et des jambes, aux régions postéro-externes, sur le tronc, le cuir chevelu, parfois aux mains et aux pieds.

Elle est constituée par de petites masses du volume d'un grain de millet à celui d'un noyau de cerise, dures, mobiles sous la peau, mais ne tardant pas à lui adhérer. Il existe alors une saillie violacée qui s'ouvre à son centre, donne issue à un pus bien lié, puis se comble rapidement. Au bout de trois ou quatre jours, le petit orifice central s'est refermé, et il ne reste plus qu'une cicatrice ponctuée indélébile. Ces saillies sont ordinairement isolées, distantes les unes des autres, plus ou moins nombreuses et disséminées sans ordre sur toute la surface cutanée. C'est dans les deux derniers tiers de la première année qu'elles sont le plus fréquentes. On en observe aussi dès les premiers mois. — Sont-ce là de véritables gommes? M. Jacquet doute de leur spécificité et n'y voit qu'une complication. N'en est-il pas ainsi de la syphilide phlegmoneuse décrite par MM. Barlow et Zantiotis? On peut répondre par l'affirmative.

Syphilides ulcéreuses. — Elles n'existent pas en tant qu'éruptions propres et primitives. Les ulcérations spécifiques qu'on observe chez les hérédo-syphilitiques sont toujours consécutives aux syphilides précédemment décrites, dont elles ne constituent qu'un mode d'évolution.

Comme toutes les syphilides des enfants, elles sont plus fréquentes que partout ailleurs sur les fesses, la partie postérieure des cuisses, le scrotum et les grandes lèvres, que souillent constamment les urines et les matières fécales. La cause principale de leur apparition et de leur durée, c'est moins le processus particulier de la syphilide qu'elles compliquent, que l'état cachectique du sujet. La syphilis n'y entre à peu près pour rien. Elles sont ordinairement superficielles; il y en a de très étendues, avec surfaces piquetées du rouge des papilles mises à nu, qui sont une sorte de sphacèle épidermique. Rarement elles se creusent et deviennent ecthymateuses, phagédéniques, térébrantes, gangreneuses.

Lésions des annexes de la peau. — *L'onyxis et le périonyxis* sont assez fréquents. Ils envahissent quelquefois tous les ongles, restent secs ou deviennent ulcéreux, et ressemblent beaucoup à ce qu'ils sont chez l'adulte. La chute et le remplacement du même ongle peuvent s'effectuer plusieurs fois de suite chez le même sujet. — L'*alopécie* n'a pas la même physionomie que chez l'adulte; au lieu d'être en clairière, elle se montre sous forme de *bandes chauves* postéro-latérales ou fronto-pariétales. — Cheveux courts, lanugineux, décolorés. — Quelquefois chute des cils et surtout des sourcils.

Syphilides des muqueuses. — Elles occupent une place considérable dans l'hérédo-syphilis précoce. Nous avons parlé déjà des *plaques muqueuses* cutanées qui se montrent si fréquemment dans les syphilides érythémato-papuleuses, au point où la peau est irritée ou en contact avec elle-même. Elles sont très caractéristiques, surtout celles du sillon auriculaire, de l'anus, des plis génito-cruraux, etc. — Les éruptions des muqueuses ne le sont pas moins.

A. Une des plus fréquentes est celle qui envahit la pituitaire. Le *coryza* est un des symptômes les plus hâtifs et les plus constants de l'hérédo-syphilis précoce. Il existe rarement seul, sans aucune autre manifestation.

L'enchifrènement toujours très prononcé cause une grande gêne de la respiration, surtout quand l'enfant tette. L'écoulement devient très vite sanieux, puriforme, strié de sang, sanguinolent et se concrète en croûtes jaunes ou verdâtres qui obstruent l'orifice des deux narines. Ce coryza est très tenace et c'est un des derniers stigmates spécifiques à disparaître. Il finit par devenir fétide. — Les altérations de la muqueuse nasale qui le produisent n'atteignent que l'épithélium, les papilles, les glandes. Elles sont rarement ulcéreuses et ne se propagent presque jamais au périoste, aux cartilages et aux os. — L'effondrement du nez s'observe beaucoup plus tard. — L'*atrésie de l'orifice des narines* a été souvent observée par M. Sevestre à la suite du coryza: la peau est à ce niveau plus lisse, plus tendue, comme attirée à l'intérieur, et l'orifice est lui-même plus étroit. Il semble que la narine se rétracte en dedans, lorsque le coryza dure depuis quelques semaines.

B. *Les syphilides labiales* s'observent quatre fois sur cinq, et constituent un des foyers les plus actifs et les plus communs de la contagion syphilitique. Elles ont été parfaitement décrites par M. Sevestre. Les *fissures*, qui forment leur lésion la plus fréquente et la plus caractéristique, sont *commissurales*, *médianes* ou *dispersées*. — Les fissures commissurales, souvent profondes, larges et croûteuses, sont entourées d'un gros bourrelet grisâtre, grenu, qui circonscrit une surface rose et suintante. — Les fissures médianes siègent principalement sur la lèvre supérieure, à droite et à gauche du lobe médian; elles respectent la peau, vont jusqu'au chorion muqueux, et creusent deux ulcérations linéaires fusiformes, rouges, sanguinolentes, pseudo-membraneuses et un peu indurées.

A la lèvre inférieure, la fissure est médiane. Quand elle existe seule, elle est peu caractéristique, tandis que les deux fissures médianes de la lèvre supérieure sont un signe à peu près certain de syphilis, alors même que l'examen le plus attentif ne révèle aucune autre manifestation (Parrot). Il faut tenir néanmoins pour suspecte la fissure médiane de la lèvre inférieure, surtout si elle est indurée. — Quant aux fissures commissurales avec bourrelets, elles ont un haut degré de spécificité. Les fissures dispersées, disposées d'arrière en avant comme les précédentes, sont aussi très significatives. — Toutes les fissures labiales sont douloureuses et gênent la succion. Elles laissent à leur suite des cicatrices, presque pathognomoniques, d'abord violacées, puis blanchâtres.

Outre les fissures, il existe aussi sur les lèvres des plaques muqueuses érythémato-papuleuses arrondies et à fond jaunâtre, etc.

C. *Les syphilides bucco-linguales* sont loin d'avoir la même importance diagnostique que celles des lèvres et du nez. Elles ne se traduisent pas par les plaques opalines si caractéristiques dans la syphilose buccale des adultes. M. Sevestre les regarde comme très rares. Cela tient-il à ce que la muqueuse buccale n'est pas irritée chez les enfants par des matières alimentaires dures?

Quoi qu'il en soit, il faut savoir que les érosions ou ulcérations qu'on observe assez fréquemment sur cette muqueuse chez les enfants *ne dépendent pas ordinairement de la syphilis*. Parmi elles, il faut mettre au premier rang celles que Parrot a décrites sous le nom d'*ulcérations athrepsiques*. On les observe sur le frein de la lèvre inférieure et sur celui de la langue, d'une part; et, d'autre part, sur le voile du palais, sous forme d'ulcérations médio-palatines (aphthes de Bedmar), et surtout sous forme d'ulcérations arrondies, de 1 centimètre de diamètre, situées symétriquement sur les parties latérales de la voûte palatine, au niveau de la saillie que forment dans ces points les apophyses ptérygoïdes (*plaques ptérygoïdiennes de Parrot*). — Outre ces ulcérations athrepsiques, il y a encore les aphthes, les plaques diphtéritiques, etc. Les avis des auteurs sont très partagés sur la question de la spécificité ou de la non-spécificité des lésions bucco-linguales des nouveau-nés. Pour M. Diday, la syphilide de la bouche est très commune. Je crois qu'en pratique on fera bien de tenir pour suspectes toutes ces lésions, sauf les plaques athrepsiques ptérygoïdiennes.

Que de discussions aussi sur la *syphilide desquamative de la langue*, qu'on ne considère plus comme une syphilide, mais comme une *glossite simple*, occupant la surface et les bords de la langue! Cette glossite est constituée par de petites taches d'épithélium épaissi et blanchi qui, en vingt-quatre ou trente-six heures, deviennent un anneau blanc circonscrivant une surface rouge. Plusieurs plaques ainsi constituées apparaissent sur divers points, se réunissent et forment de larges surfaces à configuration polycyclique, entourées d'arcades irrégulières.

On observe aussi cette glossite chez l'adulte.

D. Des fissures syphilitiques se développent quelquefois à l'angle externe, plus rarement à l'angle interne des paupières. Elles occupent plutôt la peau que la conjonctive.

Les plaques muqueuses cutanées se développent chez les enfants dans les sillons sous-nasal et naso-labial, mentonnier, inter-sourcilier, etc. Elles se couvrent souvent de croûtes d'un jaune verdâtre ou brunâtre, tantôt friables, tantôt solides et adhérentes comme celles du rupia. Dans certains points elles s'accumulent parfois en masses si volumineuses que la face est complètement déformée et offre un aspect repoussant. — Au cou, dans les aisselles, dans les plis génito-cruraux, dans les espaces interdigitaux, à l'ombilic, on les rencontre sous forme d'érosions suintantes. Mais leur principal foyer est la région *ano-génitale*. C'est là et à la figure qu'est leur siège de prédilection [1].

1. Trousseau a signalé des plaques muqueuses sur les piliers antérieurs ou postérieurs du pharynx. — Elles y sont extrêmement rares et n'occupent jamais la paroi postérieure de ce conduit. — Le pharynx est encore moins touché que la bouche par l'hérédo-syphilis précoce.

Syphilis hémorrhagique. — M. Mracek en a observé 19 cas chez les nouveau-nés. Aucune des mères n'avait subi un traitement spécifique régulier. De ces enfants, un est né mort; les autres ont vécu d'une

Affections viscérales dans l'hérédo-syphilis précoce. — Elles y occupent une place beaucoup moins importante que dans la syphilis héréditaire tardive. En général, elles ne donnent pas lieu à des symptômes aisément appréciables pendant la vie, et la constatation de leur existence est une surprise d'autopsie.

A. *Syphilose génito-urinaire.* — A l'extérieur, aucune de ces lésions tuberculo-gommeuses plus ou moins phagédéniques et d'ordre tertiaire. Tout se réduit aux éruptions papulo-condylomateuses, érosives et fissuraires.

Le *testicule* est l'organe le plus fréquemment atteint. Sa syphilose est d'ordinaire constituée par une hypertrophie plus ou moins notable qu'il est facile d'apprécier sur le vivant. « Aussi, dit M. Sevestre, quand, chez un enfant suspect, on trouve des testicules volumineux, durs comme des billes et indolores, on peut presque toujours affirmer qu'il est atteint de syphilis héréditaire. En dehors de cette maladie, en effet, l'hypertrophie n'est pas commune. » Cette hypertrophie qui tient à un processus scléro-gommeux de l'albuginée et du parenchyme aboutit souvent, quand elle n'est pas combattue, à la dégénérescence fibreuse de l'organe avec atrophie, qui constitue un des meilleurs stigmates pour reconnaître plus tard l'hérédo-syphilis, quand ses manifestations mucoso-cutanées ont disparu et qu'elle est ou guérie ou entrée dans sa phase tertiaire tardive. — Les lésions des *reins* sont excessivement rares.

B. *Syphilose du système locomoteur.* — Elle a été décrite au chapitre de l'anatomie pathologique. Je me bornerai à dire ici qu'elle existe dans les trois hérédo-syphilis, intra-utérine, précoce et tardive; qu'elle en est un des stigmates les plus importants; que son processus est plus ou moins hâtif; qu'il s'ébauche souvent dans l'utérus, commence ou se complète dans l'hérédo-syphilis précoce; et qu'il acquiert ultérieurement, dans la phase tertiaire, la plénitude de son développement, avec une tendance nécrosique qu'on rencontre fort rarement dans les premiers mois de l'existence, etc. — M. Sevestre fait remarquer que les altérations du crâne sont moins caractéristiques que l'avait dit Parrot, qu'elles manquent ou sont peu appréciables pendant la vie, que leur présence n'est même pas un signe absolu de syphilis, et qu'elles n'apparaissent guère que vers l'âge de un à deux ans et très rarement avant six mois.

C. *Syphilose de l'appareil digestif.* — Ici se présente une grande difficulté. A quoi tiennent les troubles gastro-intestinaux qu'on observe si fréquemment chez les enfants syphilitiques? — Est-ce à l'athrepsie ou à la syphilis? Existe-t-il dans le tube gastro-intestinal des affections réellement spécifiques? On y aurait observé des plaques muqueuses (Jürgens), des tubercules (Virchow), des gommes (Trémeau de Rochebrune, Chiari). — Quoi qu'il en soit, les symptômes en eux-mêmes n'ont rien de spécial : régurgitations, vomissements, diarrhée, ballonnement du ventre, voilà par quoi ils débutent insidieusement. — Rien ne peut les arrêter. L'enfant dépérit et devient lentement cachectique, car l'athrepsie d'origine syphilitique a une durée de plusieurs mois, et c'est là peut-être ce qu'elle offre de plus caractéristique, avec sa résistance aux médications

demi-heure à deux jours. A leur autopsie, on constata des lésions vasculaires d'origine intra-utérine. Les capillaires, les vasa-vasorum, les veinules, les artérioles renfermaient des produits morbides ayant provoqué des troubles locaux de la circulation et même des épanchements sanguins. Il y a donc lieu de conserver la dénomination de syphilis hémorrhagique des nouveau-nés ou celle de *diathèse hémorrhagique consécutive à la syphilis héréditaire* (*Rev. Hayem*, XXX, p. 238,-39).

rationnelles et son amélioration sous l'influence d'un traitement spécifique qui doit toujours être les frictions mercurielles. — Il est probable que les lésions syphilitiques du foie et de la rate jouent un rôle dans cette athrepsie qui entraîne si souvent la mort dans l'hérédo-syphilis précoce; mais ce rôle ne s'accuse par aucun phénomène d'ordre splénique ou hépato-splénique. — La *péritonite syphilitique*, ordinairement limitée au voisinage du foie et de la rate, ne devient apparente que lorsqu'elle se généralise. Alors le ventre est tendu, dur, luisant, rouge, violacé, douloureux; la face se grippe et des régurgitations ou des vomissements bilieux incessants se produisent, etc. Mais n'est-ce pas plutôt une complication qu'une détermination péritonéale vraiment spécifique ?

Syphilose des voies respiratoires. — La voix rauque, sourde, presque éteinte, avec ou sans troubles respiratoires, s'observe quelquefois chez les nouveau-nés syphilitiques. La question est encore ici, comme pour les accidents gastro-intestinaux, de savoir s'il s'agit de laryngites communes ou spécifiques. Les avis sont partagés. On admet aujourd'hui que la *laryngo-syphilose* peut se produire chez les tout jeunes enfants. M. J. Mackensie de Baltimore en a peut-être exagéré la fréquence. L'important est de savoir qu'elle existe et peut exposer aux dangers les plus sérieux. M. Sevestre, qui en a observé quelques cas simulant le croup, l'a très bien décrite. Plus commune qu'on ne le croit, elle peut, dans certains cas, se traduire par des symptômes qui ressemblent à ceux du croup. C'est d'ordinaire dans les six premiers mois de la vie qu'elle apparaît. Elle donne lieu à toutes les altérations de la voix, du cri et de la toux. Celle-ci est fréquente et souvent angoissante; la respiration s'embarrasse de plus en plus, s'accompagne d'un bruit râpeux, et la dyspnée qui résulte de la sténose laryngée présente des paroxysmes assez violents, pour amener une mort très rapide. Lorsqu'on les observe en même temps que la raucité de la voix ou du cri, on pourrait croire qu'il s'agit d'un cas de croup. Quand les crises n'emportent pas les petits malades, ils restent exposés à des suites éloignées provenant de cicatrices, de brides, d'hypertrophie fibroïde ou de sclérose en masse de la muqueuse, etc. Ces laryngopathies qui éclatent tardivement, après une guérison apparente, appartiennent à l'hérédo-syphilis tertiaire, etc. — Il est essentiel de faire le diagnostic dans les cas où le désordre laryngé s'élève jusqu'à la suffocation pseudo-croupale, parce qu'un traitement spécifique employé à temps peut enrayer les accidents et dispenser de recourir à la trachéotomie.

Inutile de nous occuper des déterminations de l'hérédo-syphilose sur le système circulatoire. — Elles sont nulles ou restent ignorées.

F. *Syphilose du système nerveux et des organes des sens.* — Elle est très rare chez les nouveau-nés. On a signalé parmi les symptômes auxquels elle pourrait donner lieu, les crises épileptiformes, les convulsions, les hémiplégies, les paralysies sensorielles, etc. Aucun de ces troubles fonctionnels ne présente une spécificité marquée. — Les altérations des organes des sens sont, au contraire, très pathognomoniques ; elles s'observent fréquemment plus tard, mais peu dans le jeune âge, car elles appartiennent surtout à l'hérédo-syphilis tardive.

Retentissement de l'hérédo-syphilis précoce, en action ou latente, sur la santé générale des nouveau-nés. — Facies de l'enfant syphilitique. — Les troubles généraux de l'organisme font quelquefois complètement défaut, même chez les malades qui ont du coryza et des manifestations cutanées sérieuses. — Quand ils ne préexistent pas à la naissance, ils se développent parfois dans les premières semaines de la vie, sans cause appréciable. Puis apparaît la syphilis et, dès lors, s'expliquent la pâleur et l'amaigrissement qui l'avaient précédée. Dans d'autres cas, la syphilis s'était manifestée depuis plus ou moins longtemps par des signes non douteux, lorsque surviennent des troubles généraux. Il y a donc deux cachexies : une antérieure, l'autre consécutive. La première est beaucoup plus profonde et beaucoup plus dangereuse que la seconde, parce qu'elle dépend de viscéropathies latentes, d'un appauvrissement du sang, d'un vice radical dans l'organisation qui compromet gravement la viabilité. La seconde, au contraire, se rattache à des causes accidentelles auxquelles on peut remédier plus aisément, comme, par exemple, l'insuffisance ou la difficulté du tétage, causées par le coryza, l'athrepsie, les douleurs résultant des érosions, des fissures, etc.

Il n'existe aucun rapport entre les viscéropathies et la bénignité ou l'intensité des lésions extérieures.

Quel que soit le mode pathogénique de la cachexie hérédo-syphilitique, elle présente toujours à peu près les mêmes caractères : Début par des troubles digestifs, amaigrissement plus ou moins rapide, qui rend la peau trop large pour recouvrir les parties sous-jacentes, au-dessus desquelles elle se ride et semble flotter. Sa couleur est pâle, ou mieux, bistrée et comme teintée d'une couche légère de marc de café. Le masque devient ratatiné, ridé, grimaçant, plus ou moins hideux. Mais combien d'hérédo-syphilitiques n'ont pas ce facies et conservent les apparences d'une bonne santé ! On ne trouve chez eux qu'une diminution du nombre des globules (Cuffer).

La tuberculose et la syphilis étant les deux plus grandes causes de la cachexie chez les nouveau-nés, il faudra les rechercher avec soin.

Marche, durée, terminaisons de l'hérédo-syphilis précoce. — L'évolution y est moins régulière que dans la syphilis acquise. Ainsi, des gommes cutanées se montrent quelquefois avant les syphilides superficielles. Il en est de même des viscéropathies profondes. — Toutefois, l'apparition, la topographie et le groupement des symptômes sont subordonnés à certaines règles. — *Ordre d'apparition :* syphilide bulleuse, coryza, fissures du nez, des lèvres et plaque auriculaire antérieure avec rhagades, plaques muqueuses anales. Les lésions osseuses et les viscéropathies échappent à tout ordre chronologique. — *Topographie :* d'abord paume des mains et plante des pieds, fesses, cuisses et, en général, toute la partie postérieure du tronc. Foyers bucco-nasal et ano-génital. — *Groupement :* dissémination diffuse, confluence fréquente aux lieux d'élection; exceptionnellement disposition circinée. — Les syphilides hérédo-syphilitiques sont d'une teinte violacée qui pâlit et devient jaunâtre avec le temps; on n'y trouve pas la teinte bronzée ou chair de jambon.

Le processus présente peut être moins de lenteur et d'indolence dans les syphilides de l'hérédo-syphilis précoce que dans celles de la syphilis acquise, mais certainement beaucoup plus que dans les éruptions d'ordre commun. Récidives fréquentes, poussées subintrantes, atténuation ou aggravation progressives des manifestations superficielles. — Quand les viscéropathies entrent en jeu, le processus se précipite plus ou moins rapidement et conduit à la cachexie profonde, rapide ou chronique.

La guérison, sous l'influence des spécifiques et même spontanée, est possible quand l'état général est bon et que les conditions hygiéniques sont favorables.

L'athrepsie est une des complications les plus fâcheuses. Elle tue peut-être plus d'hérédo-syphilitiques que la diathèse congénitale. — La mort est souvent chez les nouveau-nés la conséquence directe de leur maladie. — Quand la guérison n'est pas complète, la vie peut se prolonger plus ou moins longtemps, mais précaire et exposée à des retours offensifs qui en abrègent la durée. Enfin, l'enfant stigmatisé par la syphilis héréditaire précoce est soumis aux éventualités plus ou moins éloignées de l'hérédo-syphilis tardive.

Diagnostic. — Il est essentiel de savoir si un enfant qui vient de naître est syphilitique ou de prévoir s'il va le devenir. La question du diagnostic est, en effet, d'un intérêt capital, non seulement pour le petit malade, mais pour la nourrice qu'on va lui donner, si ce n'est pas sa mère qui l'allaite. Quand c'est sa mère, il est moins urgent de se prononcer, puisque le fait d'avoir engendré un hérédo-syphilitique, lui confère une immunité certaine contre la contagion.

Dans les cas douteux, lorsqu'il s'agit de confier à une nourrice étrangère un enfant qu'on soupçonne d'être syphilitique, le médecin doit s'imposer comme une règle à peu près invariable de se prononcer et d'agir jusqu'à nouvel ordre, comme si l'existence de l'hérédo-syphilis était démontrée ; car, alors même qu'il se tromperait, il n'en résulterait pour le petit sujet aucun dommage sérieux, tandis qu'une erreur dans le sens contraire serait funeste à la nourrice.

Il faudra toujours se placer *au point de vue de la contagion*, et ne pas oublier que des lésions virulentes, telles que les fissures, les plaques suintantes peuvent se produire du jour au lendemain.

L'enquête sur les parents doit être faite avec le plus grand soin, si on les soupçonne d'être syphilitiques. — Le résultat des grossesses antérieures fournira aussi des renseignements utiles. — Tout dépérissement sans motif éveillera les soupçons, surtout s'il revêt les caractères attribués à la cachexie syphilitique. On examinera la surface entière du corps et principalement les pieds, les mains, les fesses, l'anus, la face, en un mot les grands foyers de l'hérédo-syphilis précoce, sans compter le système osseux, les principaux viscères, la rate, le foie et surtout le testicule.

III

Hérédo-syphilis tardive. — Les enfants qui ont échappé aux atteintes de la syphilis héréditaire dans les premières années de leur existence ou qui en ont été guéris, ne sont pas pour toujours à l'abri de ses coups. Elle peut les frapper ultérieurement, jusqu'à un âge assez avancé de la vie, au delà de l'adolescence et de la jeunesse.

Ou bien elle trouve les enfants voués à l'hérédo-syphilis tardive dans un état de santé à peu près satisfaisant, c'est le cas le plus rare ; ou bien ils portent en eux les stigmates révélateurs de la maladie, sous forme de lésions communes ou de lésions d'ordre spécifique. Il faut étudier ces stigmates et se pénétrer de leur signification clinique, afin de ne pas prendre, comme il arrive presque toujours, les accidents qui vont survenir pour des manifestations de la scrofule.

La constitution, l'habitus, le facies ne portent cependant pas les mêmes empreintes dans les deux maladies constitutionnelles. Les hérédo-syphilitiques, en général délicats et maigres, loin d'avoir la peau fine, fraîche, rosée, transparente des scrofuleux, présentent un teint plombé et d'un gris sale. Ils sont secs et leur lèvre supérieure n'est pas turgescente, ni leurs extrémités bleuâtres et à engelures.

Mais ce qu'il y a peut-être de plus frappant que ces signes extérieurs et superficiels d'un état cachectique qui n'offre rien d'absolument spécial à la syphilis, ce sont les *anomalies de l'évolution physique*. Sans produire aucune lésion se rattachant directement à elle, la syphilis héréditaire s'attaque au principe de vie, et elle en retarde, en amoindrit ou en pervertit l'action. Ainsi, beaucoup d'enfants condamnés aux manifestations tertiaires de l'hérédo-syphilis tardive grandissent lentement. Ils ont une taille petite, des formes grêles, une apparence étriquée, et semblent rester longtemps dans un état d'enfance, qui est en désaccord choquant avec leur âge réel. Ils marchent, parlent et font leurs dents tardivement. Les poils, les testicules, les seins, à l'âge de la puberté, ne prennent aucun essor. Tout est et reste infantile chez ces sujets, auxquels on donne cinq ou six ans de moins qu'ils n'ont. Cette longue enfance dans laquelle ils vieillissent a été remarquée et décrite par tous ceux qui ont étudié sérieusement l'influence de l'hérédo-syphilis sur le développement. Arrêt ou retard de la croissance en tout, au physique comme au moral, telle est la règle. Cet arrêt et ce retard vont même quelquefois jusqu'à l'atrophie, la formation incomplète et la non-formation, à un degré plus avancé de dégénérescence. Dans cette œuvre, la syphilis est aidée par les états constitutionnels qui n'émanent pas d'elle directement, mais qu'elle réveille et fait entrer en action : tels que lymphatisme, scrofule, tuberculose, déglobulisation, nervosisme sous toutes ses formes, etc.

Voilà pour les troubles généraux de l'évolution organique. A ce fond commun de cachexie, plus ou moins déviée dans tel ou tel sens significatif, viennent s'ajouter des phénomènes qui finissent par produire des résultats plus caractéristiques. Ici nous entrons en plein dans l'hérédo-syphilis. Qu'il me suffise d'énumérer les stigmates que j'ai décrits plus haut : *difformités crâniennes et nasales*, front bombé, élevé, olympien, à bosselures latérales, en carène ; — bosselures et élargissement, asymétrie, hydrocéphalie du crâne ; — effondrement du nez à sa racine, nez mal faits, informes, camards, etc. — *Difformités osseuses du tronc et des membres*, principalement du tibia, etc ; rachitisme.

Ajoutez à ces lésions du squelette les *stigmates cicatriciels* de la peau et des muqueuses, qui constituent quelquefois d'excellents signes révélateurs par leurs formes arrondies, polycycliques, serpentines, fissuraires, circinées. Puis le siège : cicatrices des lèvres, du nez, lombo-fessières et crurales postérieures, palatines, gutturales. Ajoutez-y surtout la *Triade d'Hutchinson* : inflammations oculaires, troubles de l'ouie, malformations dentaires.

Si on a assisté à l'apparition et au processus de tous ces désordres, il sera facile de les diagnostiquer. Si on ne constate que les traces indélébiles de leur action morbide, on n'en sera pas moins édifié sur leur nature. Comme beaucoup s'effectuent lentement, d'une façon fort insidieuse, chez des sujets originairement maladifs et dont rien n'étonne en fait d'accidents chroniques qui ne perturbent pas profondément la santé et ne compromettent pas l'existence, les parents et les sujets n'y prêtent pas grande attention. Ils sont loin surtout de les rapporter à leur véritable cause. Aussi, le médecin est-il la plupart du temps obligé de tout deviner, ou de corriger les erreurs d'interprétation qui portent à rendre la scrofule responsable de presque tous ces méfaits.

N'est-ce pas à elle, par exemple, qu'on attribuait il n'y a pas longtemps, les néphélions, les albugos, les leucomes, de ces indéterminables kératites parenchymateuses qu'on aurait pu guérir, si on en avait connu la véritable provenance ?

Il y a encore beaucoup de médecins qui se montrent sceptiques à l'endroit de la syphilis héréditaire tardive. Leur nombre diminue. Comment ne pas être frappé par ces stigmates dont la production s'échelonne depuis la naissance jusqu'au moment où éclatent les accidents tertiaires ? La recherche des antécédents, l'enquête sur les parents, que nous sommes presque forcément conduits à faire, change nos présomptions en certitude. Mais lorsque tout fait défaut, comme il arrive dans quelques cas exceptionnels ; lorsqu'on ne découvre rien du côté des parents, soit qu'ils nient, soit qu'ils ignorent ; lorsque la syphilis héréditaire n'a produit dans l'organisme aucune perturbation durable ; lorsqu'elle est restée jusqu'à l'adolescence et la jeunesse absolument silencieuse et latente, et n'a donné lieu à aucune manifestation spécifique, la question du diagnostic ne peut-elle pas devenir souvent alors extrêmement difficile ? — Pour la résoudre, il faut bien connaître la symptomatologie et le processus du *Tertiarisme héréditaire*.

Description clinique de l'hérédo-syphilis tardive. — Ce tertiarisme diffère fort peu de celui qu'on observe dans la syphilis acquise. Aussi n'aurai-je pas à en parler longuement et je me bornerai à l'étude des particularités les plus importantes pour le diagnostic.

A. *Affections cutanées et muqueuses dans l'hérédo-syphilose tardive.* — Leur symptomatologie, leur processus ne diffèrent pas de ce qu'on observe, à cet égard-là, dans la syphilis acquise. Le point important, en clinique, c'est de les distinguer des diverses variétés de lupus, émanant de la scrofule. En général, cette tâche est rendue facile par les caractères respectifs des deux ordres d'ulcérations, par les commémoratifs, les antécédents héréditaires, l'influence du traitement mercuriel, etc.

B. *Hérédo-syphilose tardive des organes génitaux.* — On tiendra pour suspectes toutes les ulcérations un peu profondes qui se développent sur les organes génitaux, dans les deux sexes, en dehors des rapports sexuels et avant la puberté. Le phagédénisme génital n'est produit que par la syphilis, dans la plupart des cas, à cette période de la vie. Il est fort rare, du reste. Raison de plus, si on le rencontre, pour ne pas se méprendre sur sa signification. Il ressemble absolument à celui de la syphilis acquise. Il en est de même du sarcocèle et des affections rénales.

C. *Hérédo-syphilose tardive du système locomoteur.* — Je n'ajouterai rien à ce que j'en ai dit, si ce n'est pour insister sur les modalités cliniques propres aux ostéopathies syphilitiques, dont le diagnostic avec les ostéopathies scrofuleuses est parfois embarrassant. — Douleurs ostéocopes, hypérostoses déformantes ou tumeurs osseuses très nettes, et que la palpation fait aisément découvrir et circonscrire, latence et chronicité du processus, nécrose : tels sont les traits principaux de l'ostéopathie syphilitique, sans compter le siège de prédilection. Dans la scrofule, les intumescences du squelette sont moins prononcées et plus apparentes que réelles, parce qu'elles sont produites surtout par l'engorgement des parties molles périphériques. Aussi la tumeur osseuse se sent-elle moins sous le doigt. L'empâtement est plus gorgé de sucs, plus phlegmasique, et aboutit constamment à la suppuration. Le processus se termine par la *carie*, où le stylet explorateur entre comme dans « du sable ou du bois pourri » (Bazin), au lieu de se heurter au séquestre dur de la *nécrose*. De là des abcès ossifluents intarissables et graves, qui épuisent, cachectisent et tuent, tandis que les nécroses syphilitiques troublent à peine la santé générale, etc.

D. *Hérédo-syphilis tardive de l'appareil respiratoire.* — Les lésions pharyngo-nasales de la syphilis héréditaire ont souvent été prises pour des manifestations de la scrofule. Le diagnostic différentiel se basera sur les particularités suivantes.

En ce qui concerne le nez : Outre que la syphilis attaque beaucoup plus souvent cet organe que la scrofule, elle ne le fait pas aux mêmes endroits. Son siège de prédilection est, en effet, la partie antérieure et molle de l'organe, le nez proprement dit; tandis que, pour la syphilis, ce sont plutôt les fosses nasales. La scrofule respecte ordinairement le squelette nasal; la syphilis au contraire le nécrose très souvent, dans une étendue quelquefois considérable, ce qui en détruit ou compromet la solidité. Aussi, les déformations nasales par effondrement et les perforations naso-palatines dépendent-elles infiniment plus souvent de la syphilis que de la scrofule.

En ce qui concerne la gorge et le voile du palais : d'abord toutes les lésions qui se produisent de ce côté-là, comme du côté du nez, doivent être, quel que soit l'âge du patient, tenues pour suspectes, et, *a priori*, on doit faire dans l'étiologie une part pour le moins aussi grande à l'hérédo-syphilis qu'à la scrofule.

Le *Lupus,* qui peut produire dans la gorge des destructions aussi graves que la syphilis, l'attaque très rarement, et presque toujours seulement après la face. La période d'infiltration non ulcérative surpasse de beaucoup, comme durée, celle de l'infiltration gommeuse à l'état de crudité. Cette infiltration présente une surface plus mamelonnée, plus granuleuse. — Le processus ulcéreux du lupus, au lieu d'être soudain et rapide comme celui des gommes palatines, s'établit lentement et ne marche qu'à pas comptés, si bien qu'il ne constitue jamais toute la lésion, comme dans les gommes malignes à marche foudroyante, mais seulement un épisode peu accusé et circonscrit, au milieu des granulations muriformes et papillomateuses qui l'entourent. Le contour des ulcérations lupeuses n'est ni aussi net ni aussi franc que celui des ulcérations syphilitiques; leur fond n'est ni excavé ni bourbillonneux, mais peu déprimé et à bords taillés en biseau, au lieu d'être abrupts. Le lupus use, atrophie le voile, principalement sur ses bords qu'il échancre. Il ne le perfore jamais brutalement dans son centre, comme la syphilis (Hébra).

Son processus est aussi lent, aussi torpide que celui de la syphilose palatine est aigu dans la succession de ses différentes phases, qui conduit si vite à la perforation, etc. La destruction gommeuse s'exécute en bloc et brusquement; la destruction lupeuse se fait molécule à molécule, avec une extrême lenteur.

Les *ulcères tuberculeux* de la gorge et du voile ne surviennent d'ordinaire que chez les sujets affectés de tuberculose pulmonaire et gastro-intestinale. Ils sont peu étendus, peu profonds et entourés de nodules granuleux. Ils donnent lieu à un éréthisme douloureux de la gorge, à de la dysphagie, etc., qu'on n'observe point au même degré dans la syphilose pharyngo-palatine.

Pour tout ce qui concerne les déterminations de l'hérédo-syphilose sur le larynx, la trachée, les bronches et les poumons, je renvoie à ce que j'ai dit précédemment sur le tertiarisme de ces organes dans la syphilis acquise (pp. 536-576).

E. *Hérédo-syphilose tardive de l'appareil digestif.*— Elle n'occupe pas une place importante. La langue est très rarement atteinte et le foie beaucoup moins que ne le ferait supposer la fréquence de ses lésions chez le fœtus et dans les premières années de l'existence. Il en est de même pour la rate. Les syphilomes qu'on observe le plus fréquemment sont les *syphilomes ulcéro-phagédéniques des lèvres,* qu'il serait difficile de confondre avec la scrofulose des mêmes parties.

F. *Hérédo-syphilose tardive du système circulatoire.* — Rien à en dire, si ce n'est que les artères paraissent être souvent atteintes, surtout celles du cerveau.

G. *Hérédo-syphilose tardive du système nerveux et des organes des sens.* — Parmi les troubles qui en dépendent, viennent en première ligne, comme fréquence, ceux de l'intelligence, puis les hémiplégies, les parésies diverses, les convulsions épileptiformes, etc. — Beaucoup d'hérédo-syphilitiques présentent, du côté des facultés psychiques, le retard et l'arrêt de développement qu'on trouve du côté des autres organes et par suite du côté de leurs fonctions. Il y a des imbéciles, des idiots, des êtres dégradés intellectuellement et moralement, par cela seul qu'ils descendent de parents syphilitiques. Ils le sont congénitalement ou le deviennent plus tard, sans qu'il soit nécessaire pour cela que des syphilomes se développent dans l'intérieur de la boîte crânienne. Quelques-uns sont hydrocéphales; il serait plus juste de dire microcéphales. Chez la plupart, les sens sont imparfaits et le système musculaire mal équilibré.

Mais l'hérédo-syphilis ne se borne pas à produire cette déchéance vague du fonctionnement nerveux. Elle crée aussi cet ensemble d'affections précises, comme lésions et comme symptômes, que j'ai décrit longuement au sujet de la syphilis acquise. Revenir sur tous les points de cette grande question serait m'exposer à des redites inutiles, car les cérébrosyphiloses héréditaires ne diffèrent pas des autres. Ce qu'il importe de savoir, c'est qu'un grand nombre d'affections encéphaliques de l'enfance et de l'adolescence, qu'on rapportait à des méningites ou à des encéphalites d'ordre commun, ont pour origine la syphilis héréditaire, et constituent toute une classe considérable de ses manifestations tardives.

Les prodromes sont les mêmes : céphalalgie continue ou intermittente, à exacerbations nocturnes, accompagnée de bourdonnements, d'éblouissements, de vertiges, etc.; affaissement progressif de l'intelligence, avec modifications singulières et inexplicables dans le caractère; accès épileptiformes du grand mal, avec perte de connaissance, ou plus souvent épilepsie partielle et petit mal, etc.

Les variétés ou formes sont également les mêmes, ainsi que le processus. On trouve les formes paralytiques, les formes convulsives, les formes psychiques, avec toutes leurs nuances, leurs bizarreries, leurs associations, etc.— Au début, on n'observe que quelques symptômes isolés, peu significatifs, si on ne se tient pas sur ses gardes. Puis interviennent des symptômes nouveaux, nombreux et variés qui constituent tel ou tel syndrome plus ou moins nettement défini, et aboutissent fatalement au complexus des encéphalopathies les plus graves.— Ce complexus, après les péripéties les plus diverses, finit toujours par des troubles moteurs paralytiques, et par l'anéantissement des facultés psychiques. Tels sont les deux termes extrêmes du processus.

Le syndrome *aphasie et hémiplégie droite* est moins commun dans l'hérédo-syphilose que dans la syphilis acquise.

Un autre syndrome encore plus rare est celui qui comprend les *vésanies* et les *pseudo-paralysies générales*. De pareilles modalités morbides impliquent un développement des facultés intellectuelles et morales, qui n'existe pas encore à cet âge.

En revanche, les formes *pseudo-méningitiques* et l'*épilepsie* sous tous ses aspects, s'observent plus fréquemment dans l'hérédo-syphilis que dans la syphilis acquise.

Beaucoup de vieux auteurs avaient signalé l'épilepsie comme une conséquence héréditaire de la syphilis (Hoffmann, Rosen de Rosenstein, Plenck.) C'est qu'en effet elle figure à toutes les étapes de la syphilose cérébrale, chez l'enfant et l'adolescent. On la rencontre au début, à la période moyenne, à la période terminale, soit avec le type pur et classique de l'épilepsie essentielle, soit plus souvent à l'état partiel et associée à d'autres phénomènes. Très exceptionnellement l'épilepsie hérédo-syphilitique persiste seule et identique à elle-même dans toutes ses phases. Cependant M. Althaus a vu un enfant, issu de père et de mère syphilitiques, qui de *deux* à *neuf* ans fut sujet à des crises épileptiques très nombreuses, sans aucune association morbide. Ce n'est qu'à neuf ans que sa mémoire commença à se troubler. M. Althaus le soumit alors au traitement ioduré et obtint une guérison complète. Dans l'immense majorité des cas, l'épilepsie ne domine la scène qu'au début de la cérébrosyphilose, dont on peut la considérer comme un phénomène prémonitoire. Plus tard, elle s'atténue, disparaît ou s'efface devant d'autres phénomènes plus importants d'ordre paralytique et intellectuel. Vous voyez que les choses se passent ici absolument comme chez l'adulte.

Tant de causes peuvent provoquer des convulsions dans l'enfance, qu'on est moins disposé que plus tard à tenir compte de la syphilis dans leur étiologie. C'est pour cela que j'insiste sur ce sujet. Toute crise épileptiforme chez les enfants et les adolescents, quelle qu'en soit la modalité, doit faire songer à la cérébrosyphilose héréditaire. Quand on en devine de bonne heure la provenance, et qu'on a recours dès le début au traitement spécifique, on obtient presque toujours des résultats merveilleux, surtout lorsque l'épilepsie est isolée. Du moment qu'elle se complique de troubles paralytiques ou psychiques, l'effet curatif est moins certain, moins prompt ou bien reste incomplet et nul. Cependant si ces symptômes sont superficiels et légers, il y a beaucoup de chances de succès. Il ne faut jamais désespérer, et il est indiqué d'instituer dans tous les cas la médication spécifique.

La question si capitale du diagnostic ne peut se résoudre dans les cas d'épilepsie isolée, sans antécédents et sans coïncidences spécifiques, que par une enquête sur la santé des parents et sur celle des autres enfants. Il faut chercher les traces de la transmission héréditaire partout où on a quelque chance de les trouver. Ces conseils s'étendent à toutes les autres formes des cérébro-syphiloses. Le traitement est toujours un fort bon moyen de diagnostic.

Parmi les phénomènes très pathognomoniques d'une détermination hérédo-syphilitique sur les centres nerveux, il faut mettre au premier rang les troubles oculo-moteurs, la diplopie, le strabisme, la mydriase, le ptosis, etc.

La durée moyenne des cérébro-syphiloses dans la syphilis héréditaire est, comme dans la syphilis acquise, extrêmement variable. Il y a des processus d'une lenteur extrême : de l'âge de trois ans à l'âge de neuf ans (Bury); de l'âge de trois ans à l'âge de dix-huit ans (Mendel). Ce sont là des cas très exceptionnels. — Il y a des processus rapides, aigus dans leurs symptômes et dans leurs allures, avec une accumulation de phénomènes qui fait croire à une méningite : convulsions épileptiformes, délire, agitation, parésies ou paralysie partielle, affaissement, coma, vomissements, inégalité des pupilles, etc. Ce sont des formes méningitiques semblables à celle dont j'ai donné un exemple chez les adultes.

Comment, en présence de pareils faits, ne pas songer à la méningite tuberculeuse, quand il s'agit d'un enfant? Il y a parfois une telle analogie et même une telle identité de manifestations, que le diagnostic différentiel est presque impossible. En pareil cas, le traitement seul peut nous éclairer. Cependant les alternatives subites de rougeur et de pâleur du visage, la rétraction abdominale, les intermittences et les irrégularités du pouls, la fièvre dissociée avec pouls normal ou ralenti et élévation de la température, tous ces symptômes curieux qui caractérisent la méningite tuberculeuse ne se produisent pas dans les méningopathies syphilitiques, non plus que les cris hydrencéphaliques, la constipation, les vomissements répétés, les grincements de dents, l'opisthotonos, etc. La symptomatologie est donc moins touffue dans la syphilose cérébrale; l'état général n'est pas aussi compromis; l'aspect, l'habitus diffèrent; et, si la physionomie des deux affections est semblable au début, plus tard elle s'accentue tellement dans un sens ou dans un autre, qu'il est plus difficile de s'y tromper. Celle de la méningosyphilose se simplifie, tandis que celle de la méningotuberculose se complique de plus en plus, à mesure qu'on approche de la terminaison funeste.

Un diagnostic différentiel qui présente également de grandes difficultés, c'est celui de la gomme et du tubercule intracrâniens. Ces deux tumeurs donnent lieu aux mêmes symptômes : céphalalgie, accès épileptiformes, paralysies partielles, névrite optique, vomissements, etc. Les antécédents personnels ou héréditaires peuvent seuls nous tirer d'embarras.

Mêmes difficultés souvent pour l'épilepsie. Toutefois, l'épilepsie syphilitique se complique dans la grande majorité des cas de troubles paralytiques et intellectuels qui n'appartiennent pas à l'épilepsie essentielle, etc. Et puis, n'avons-nous pas la ressource du traitement, et la notion des antécédents spécifiques héréditaires ?

L'hérédité syphilitique se traduit quelquefois, mais bien rarement, sur la *moelle* par des phénomènes d'ordre paralytique. Lorsque la paraplégie dépend d'une affection du rachis, le diagnostic est facile. Mais, lorsque la moelle seule est atteinte directement, on ne peut faire que des hypothèses plus ou moins probables touchant le degré de certitude que présentent les antécédents syphilitiques du sujet et de ses parents. — Quant au tabes hérédo-syphilitique, nous n'en dirons rien, parce qu'aucun fait positif ne démontre son existence. — Il en est de même de la sclérose en plaques.

Les *paralysies des paires motrices oculaires*, isolées et indépendantes de tout autre trouble cérébral, ont été observées dans l'hérédo-syphilis tardive. M. le docteur Nettleschip a vu, chez une jeune fille de vingt-quatre ans, née d'un père syphilitique et ayant déjà présenté divers accidents de syphilis héréditaire, se produire un ensemble de symptômes paralytiques indiquant une lésion du moteur oculaire commun, du moteur oculaire externe et du trijumeau du côté droit. — On a constaté aussi d'autres paralysies symptomatiques de compressions exercées sur les troncs nerveux par des tumeurs de voisinage. M. Galezowski en a observé un cas curieux chez une enfant de douze ans. Il y avait exophtalmie très prononcée de l'œil gauche, ptosis, strabisme externe avec diplopie, paralysie de tous les muscles de l'œil, etc. L'existence d'une tumeur profonde de l'orbite n'était pas douteuse. M. Galezowski soupçonna qu'elle était syphilitique, et la guérit en huit ou dix jours avec un traitement spécifique.

La *kératite interstitielle hérédo-syphilitique*, qui se développe spontanément et sans cause occasionnelle, atteint son maximum de fréquence de huit à quinze ans. Assez commune dans l'enfance elle se produit très exceptionnellement pendant la vie fœtale. Au delà de quinze ou seize ans, elle devient très rare. Elle affecte plus souvent les filles que les garçons. Elle présente trois périodes : dans la première, la cornée se ternit et se couvre d'un semis de « verre pilé »; — dans la seconde, elle s'opacifie et s'injecte, c'est la plus longue ; verre dépoli, aspect saumon, cerise, tache sanguinolente, telles sont ses principales modifications; — dans la troisième, guérison ou persistance et constitution trop souvent définitive de *leucomes, d'albugos, de néphélions*. — En général, elle est de longue durée : trois ou quatre semaines pour la première période; trois ou quatre mois pour la seconde et un peu plus pour la dernière;

en tout de douze à dix-huit mois. Quelquefois elle débute comme une kératite inflammatoire : injection scléro-cornéale, photophobie, larmoiement, douleurs oculo-orbitaires et formation rapide de nébulosités cornéales; d'autres fois, ses commencements sont très insidieux, et les taches se forment presque sans aucun phénomène inflammatoire. L'allure de l'affection est alors essentiellement chronique. Cette allure, du reste, elle la prend toujours dans les deux dernières périodes. Son pronostic est fort sérieux, surtout quand il se produit des complications comme l'iritis qui est la plus commune. Et puis les rechutes et les récidives sont fréquentes pendant des années. Heureusement que, même dans les formes les plus graves, le traitement ioduro-mercuriel exerce sur cette kératite une influence curative très grande, qui surpasse parfois tout ce qu'on en pouvait espérer. Mais il échoue aussi quelquefois.

N'y a-t-il pas dans ce fait de la curabilité par les spécifiques un argument favorable à la nature syphilitique de cette affection? Pourtant tout le monde n'est pas d'accord sur cette question. Les uns y voient une lésion cachectique, d'autres une influence scrofuleuse, d'autres une lésion de nutrition que l'hérédo-syphilis est plus apte à susciter qu'aucune autre maladie générale. Peu importe tout cela. Il est incontestable qu'il existe dans cette espèce de kératite un élément syphilitique qu'on ne peut pas nier, car elle dérive deux fois sur trois de la syphilis (de Wecker et Landolt). Et, en outre, plus heureuse que le tabes qui, lui aussi, trouve souvent la syphilis parmi ses causes, n'obéit-elle pas aux spécifiques comme les lésions syphilomateuses les plus légitimes?

L'*iritis* constitue aussi une des manifestations de la syphilis héréditaire et présente les mêmes caractères que dans la syphilis acquise, c'est-à-dire l'indolence, la lenteur du processus et une grande tendance, malgré la forme la plus mitigée de l'inflammation irienne, à produire, avec une surabondance surprenante, des exsudats plastiques qui encombrent, obstruent et oblitèrent le champ pupillaire. La forme gommeuse de l'iritis hérédo-syphilitique a été signalée et bien étudiée dans ces derniers temps par un de nos meilleurs ophtalmologistes, M. le docteur Trousseau. Toutes les affections profondes de l'œil que j'ai décrites précédemment sont susceptibles d'être produites par la syphilis héréditaire. Je n'y reviendrai pas, non plus que sur les *troubles de l'ouïe*. Dans le diagnostic de ces affections, on est aidé par les commémoratifs, les antécédents du malade, ceux de ses parents et par les coïncidences spécifiques, les stigmates persistants, encore plus que par les particularités de l'affection sensorielle. — Celle de l'ouïe est peut-être plus grave que celle des yeux, car elle est brusque, rebelle au traitement et devient très vite, sans que des lésions positives l'expliquent, une difformité permanente et définitive. — La syphilis héréditaire frappe donc de surdité quelques-unes de ses victimes. Mais elle va encore plus loin, car il est indubitable aujourd'hui qu'elle fait un grand nombre de *sourds-muets*. Le mutisme est d'ailleurs la conséquence de la cophose.

SYPHILIS HÉRÉDITAIRE POST-CONCEPTIONNELLE, PLACENTAIRE, SANGUINE.— Tout ce que nous venons de dire sur l'hérédo-syphilis concerne principalement celle qui est conceptionnelle, c'est-à-dire spermatique, ovulaire ou spermatico-ovulaire. Il est probable cependant que parmi le grand nombre de faits qui ont servi à en édifier l'histoire anatomo-pathologique et clinique, quelques-uns provenaient d'une *transmission post-conceptionnelle.* — Théoriquement, il est fort admissible que ce dernier mode de transmission donne lieu à une maladie moins grave, moins profonde, d'une moindre portée infectieuse, dans ses conséquences éloignées. Mais où sont les cas qui démontrent péremptoirement qu'il en est ainsi presque toujours? N'est-il pas évident que par l'absence de l'accident initial, par le processus intime, plus pénétrant, plus direct de l'empoisonnement que la mère infuse sans cesse à son enfant, cette variété d'hérédo-syphilis se rapproche beaucoup plus de la première que de la syphilis infantile acquise ? — Tout dépend peut-être, comme gravité, du moment où la mère a été infectée pendant sa grossesse. Il est logique d'admettre que la transmission intra-utérine sera plus ou moins dangereuse suivant qu'elle aura eu lieu au début, au milieu ou à la fin du processus de la gravidation. Peut-être cette influence se borne-t-elle, dans certains cas, à conférer une sorte d'*immunité* à l'enfant, de même que l'enfant infecté par le père syphilise parfois sa mère, sans que celle-ci présente aucune manifestation d'ordre spécifique. — Toujours est-il que l'hérédo-syphilis post-conceptionnelle me semble tenir le milieu entre l'hérédo-syphilis spermatico-ovulaire et la syphilis infantile acquise dont je vais m'occuper.

SYPHILIS INFANTILE ACQUISE. — Elle est beaucoup plus fréquente qu'on ne le croit communément. Il y a un grand nombre d'enfants et d'adolescents qui sont contaminés directement, depuis les premières heures de leur naissance, jusqu'à l'époque où, après l'âge de la puberté, le sujet se trouve exposé à toutes les chances d'infection qui résultent des rapports sexuels. C'est une étiologie spéciale qu'il est très important de bien connaître.

Sources de la syphilis infantile acquise. — La contagion au *passage*, c'est-à-dire au moment même de l'accouchement, n'est pas impossible. On a même cru qu'elle était fréquente. C'était là une hypothèse gratuite, car il n'existe aucun fait positif démontrant qu'un enfant né sain, a présenté, trois ou quatre semaines plus tard, un chancre syphilitique provenant d'accidents contagieux de la vulve au moment de l'accouchement. La meilleure raison, parmi toutes celles qu'on a données, c'est que presque toujours l'enfant qui naît d'une mère présentant des accidents contagieux est lui-même syphilitique. Mais pourtant il y en a qui, par une heureuse exception, ne le sont pas. Si la mère, par exemple, avait un chancre induré des parties génitales, contracté dans les deux derniers mois de la grossesse et antérieur de quelques jours seulement à la parturition, est-ce que l'enfant serait hérédo-syphilitique? Non. Eh bien, en pareil cas, ne pourrait-il pas contracter la syphilis au passage? Cela n'a pas lieu, je l'accorde. Mais il n'y a pas, comme on l'a dit, d'impossibilité *absolue*, car, si immédiatement après la naissance, on inoculait le chancre de la mère à l'enfant qu'elle vient de mettre au monde, on aurait sans aucun doute un résultat positif.

Un enfant né d'une mère, *syphilitique avant qu'elle l'ait conçu*, peut-il être, *après sa naissance*, infecté par sa mère? Non, car dans ce cas, il est incontestablement syphilitique ou syphilisé, et il présente une immunité réelle et efficace contre toutes les sources de la contamination syphilitique maternelle ou autre. Cette immunité est moins démontrée quand la syphilis a été contractée par la mère *après la conception* et au cours de la grossesse. Mais là encore elle doit exister, si l'infection maternelle remonte aux premiers jours de la gravidité.

Pour l'enfant, l'allaitement, l'élevage sont les sources les plus communes de la contagion syphilitique. Les faits qui le démontrent surabondent et les circonstances particulières qui président à la contamination sont aussi infinies que faciles à expliquer et à prévoir. Parmi ces circonstances, il en est une qu'il faut signaler, c'est la *promiscuité du sein*. Au point de vue de la contagion syphilitique, rien n'est plus dangereux qu'elle, non seulement pour l'enfant, mais pour le milieu où il se trouve. Cette promiscuité a créé bien souvent de vrais foyers d'endo-épidémies syphilitiques. Un seul exemple : une nourrice est infectée par un enfant syphilitique; pour se dégorger les seins, elle donne à téter à trois nourrissons étrangers, qui reçoivent d'elle la syphilis (Dron). Eh bien, ces trois nourrissons n'auraient-ils pas pu infecter leurs mères, leurs nourrices, leurs bonnes, etc.? L'*allaitement mercenaire et non surveillé* est donc fort dangereux.

Contamination des enfants par la syphilis de leurs parents, devenus syphilitiques après leur naissance, par leurs bonnes, leurs gouvernantes, les serviteurs et les familiers de la maison, etc. Le *baiser*, en pareil cas est le mode le plus habituel de la contagion. Sur ce sujet, on pourrait relater une quantité de faits les plus authentiques et les plus curieux. Exemple : chancre lingual chez un enfant qui avait l'habitude de sucer ses pouces et d'introduire ses doigts dans la bouche de toutes les personnes qui l'approchaient. Or, sa bonne était affectée de plaques muqueuses buccales; il lui mettait sans cesse les doigts dans la bouche et les tétait après. (Fournier.)

Contamination des enfants entre eux, contamination par les ustensiles de ménage, par des objets de toilette, par des éponges, des cuillers, des brosses à dents, le lit commun, des instruments de musique, les jouets, etc., etc.

Contamination par des attentats criminels, par la vaccination, par la circoncision, par le cathétérisme de la trompe d'Eustache, etc. (*voy. dans mon premier volume sur la syphilis primitive et la syphilis secondaire le chapitre relatif à la contagion syphilitique*, pp. 241 à 273).

Malgré ces sources si nombreuses et si variées de contagion, la syphilis infantile acquise est relativement rare, beaucoup plus que la syphilis héréditaire; mais elle l'est moins qu'on ne le croit.

Symptômes et processus. — Ils sont les mêmes que dans la syphilis acquise de l'adulte, surtout lorsque les enfants sont déjà formés, et qu'ils ont dépassé l'âge de cinq ans. Le chancre initial ne diffère point chez eux de ce qu'il est à une période plus avancée de la vie; seulement il est presque toujours extra-génital, à la bouche, à la face, un peu partout, et, très exceptionnellement, sur les organes génitaux.

Pronostic.— Il est infiniment moins grave que dans l'hérédo-syphilis. Ambroise Paré l'avait constaté. La plupart des enfants qui contractent la syphilis en guérissent. Les éventualités fâcheuses de la maladie n'arrivent pas chez eux une fois sur vingt. Leur état général n'est point altéré dans la grande majorité des cas, si bien qu'on ne les croit pas malades. Nous sommes loin des 70 à 83 hérédo-syphilitiques sur 100 qui succombent à diverses époques de leur infection héréditaire.

Toutefois, chez certains enfants, principalement quand ils ne sont pas encore *grandelets*, comme dit Ambroise Paré, la syphilis acquise devient grave, moins par les lésions qui lui sont propres, que par les troubles généraux, nutritifs et nerveux, qui épuisent rapidement les forces et jettent dans un état cachectique dont l'athrepsie, la pneumonie et la mort sont la terminaison ordinaire. Dans quelques circonstances heureusement exceptionnelles, la syphilis infantile acquise se montre très meurtrière : à Rivalta, elle tua 10 enfants sur 35, et 4 sur 10 dans l'épidémie de Brives observée par M. Bardinet. Les facteurs de cette gravité sont les mauvaises conditions hygiéniques, et, avant tout, l'âge.

C'est dans les premiers mois de la vie que la syphilis acquise tourne facilement et d'emblée à la malignité.

Le tertiarisme s'observe dans la syphilis infantile acquise comme dans toutes les autres, à des échéances qui varient de cinq à vingt-cinq ans. Il y a de grandes probabilités, quand ces échéances sont très longues, pour qu'on ne remonte pas à la cause de ces manifestations inattendues et qu'on en méconnaisse la nature. C'est d'ailleurs ce qui arrive à ceux qui en sont victimes et à leur entourage. Raison de plus pour que le médecin ne commette pas la même erreur, et ne confonde pas avec la scrofule ce tertiarisme dont le germe a été contracté pendant les premières années de l'existence. — Malheureusement, c'est encore ce qui arrive dans la plupart des cas, et cette confusion conduit à traiter inutilement, par des antistrumeux administrés durant un temps indéfini, des tertiaires qu'un médecin plus avisé guérit en quelques jours avec de l'iodure à haute dose, toujours si bien toléré par les enfants et les adolescents.

Entre le tertiarisme de la syphilis infantile acquise et celui de l'hérédo-syphilis tardive, y a-t-il des différences assez nettement tranchées pour les distinguer l'un de l'autre? Oui, dans la plupart des cas. Mais il arrive aussi qu'on est obligé parfois de chercher en dehors du sujet les éléments du diagnostic, parce que le tertiarisme infantile acquis ressemble traits pour traits au tertiarisme de l'hérédo-syphilis. La confusion, du reste, ne causerait aucun préjudice au malade, attendu que les indications thérapeutiques sont les mêmes dans les deux tertiarismes et se remplissent avec les mêmes médicaments. Il n'en est pas moins important, ne fût-ce qu'à titre de simple curiosité clinique et pour la satisfaction légitime d'un problème résolu, de déterminer la provenance des accidents tertiaires. Je ne parle point des accidents secondaires, parce que du moment qu'ils apparaissent à une certaine époque de la vie, ils nous donnent la certitude de leur origine. Des plaques muqueuses, par exemple, une syphilide érythémato-papuleuse qui surviendraient à l'âge de huit ou dix ans, ne pourraient être la conséquence que d'une syphilis acquise. Jamais l'hérédo-syphilis ne se traduit, au delà de quatre ou cinq ans et même moins, par des manifestations cutanées et muqueuses de cet ordre-là. — Si on pouvait acquérir la certitude que le petit malade a eu autrefois un chancre induré avec son adénopathie concomitante, il est clair que la question serait résolue, puisque la syphilis primitive fait défaut dans l'hérédo-syphilis.

Lorsqu'il y a du doute, les antécédents personnels du malade relatifs à la nature de ses accidents antérieurs, à l'époque de leur apparition à leur enchaînement, sont d'un grand secours. Malheureusement, il arrive maintes fois que les commémoratifs sont obscurs et incertains.

L'enquête sur la famille doit toujours être faite et elle aura pour but de rechercher et de découvrir si les parents du malade et les autres enfants issus d'eux ont eu la syphilis, s'il a existé une grande polymortalité chez les jeunes, ou bien si les grossesses de la mère ont été entravées par des avortements successifs, des naissances prématurées d'enfants morts ou entachés de syphilis, etc. Les résultats d'une pareille enquête, quand ils sont rigoureusement positifs ou négatifs, résolvent à eux seuls la question du diagnostic.

S'ils font défaut, il est possible qu'on soit très embarrassé, parce que la syphilis acquise dans le jeune âge est susceptible de se traduire, à une période plus avancée de la vie, par diverses particularités qui lui sont communes avec la syphilis héréditaire. Ainsi, elle détermine parfois quelques malformations du système dentaire, un certain état d'infantilisme, des ostéopathies et des difformités osseuses plus ou moins semblables ou même identiques à celles qui caractérisent l'hérédo-syphilis.

La surdité brusque et profonde, indépendante du tabes, la kératite interstitielle, les cicatrices cutanées typiques, et bien d'autres attributs de l'hérédité spécifique, se rencontrent quelquefois dans les syphilis infantiles acquises. Qu'on y ajoute aussi certaines déformations nasales, crâniennes, l'aspect simiesque, le rabougrissement, la décrépitude, la vieillesse anticipée, ou l'enfance prolongée par arrêt du développement, etc.

Toutefois, divers symptômes plus ou moins communs dans la syphilis héréditaire font défaut dans la syphilis acquise, trois surtout : Le coryza, le pemphigus des extrémités, la pseudo-paralysie des membres par dislocation diaphyso-épiphisaire. Notez aussi qu'on ne voit jamais, dans la syphilis acquise, certaines éruptions papulo-croûteuses ou excoriatives de la face, occupant le menton, les lèvres, la supérieure principalement, quelquefois le front, ni cette syphilide faciale dont la teinte d'un rose sale et les fissures labiales, mentonnières, oculaires ou au niveau des plis cutanés, constituent un masque croûteux, labouré de rhagades, parsemé d'érosions sanguinolentes ou noirâtres, qui est absolument typique et porte au plus haut degré l'empreinte de l'hérédo-syphilis.

Tels sont les principaux éléments de diagnostic que fournit le parallèle entre les deux syphilis de l'enfance, quand elles arrivent l'une et l'autre à produire des lésions identiques qui ne sont pas *en contradiction avec l'âge du sujet*. J'insiste sur ce dernier point, car si une éruption érythémato-papuleuse, se produisant à cinq ou six ans, implique, comme je le disais plus haut, la syphilis acquise, une gomme se montrant dans les cinq ou six premiers mois de l'existence atteste avec tout autant de certitude l'infection héréditaire.

TRAITEMENT DE LA SYPHILIS HÉRÉDITAIRE.

I. *Prophylaxie.* — Si tous les syphilitiques de l'un et de l'autre sexe connaissaient la question de l'hérédité spécifique, et surveillaient les rapports sexuels dont la fécondation est le but désiré ou peut-être la conséquence involontaire; si surtout ils demandaient et suivaient les conseils d'un médecin éclairé, n'est-il pas évident que l'hérédo-syphilis diminuerait tout de suite dans des proportions énormes et finirait même par disparaître?

Est-il téméraire d'espérer que les progrès de la vénéréologie, sur ce point spécial, ne seront pas inutiles, et que, dans un avenir prochain, ils aboutiront à un résultat pratique que les emportements de la passion rendent peut-être plus irréalisable que beaucoup d'autres, mais qu'on peut cependant obtenir avec un peu de prudence et de bonne volonté?

Le mariage, en prenant ce mot dans son sens le plus large, est une cause fréquente de *contagion* et de *transmission héréditaire* syphilitiques. Ces deux faits sont connexes et se produisent vers la même période de la maladie constitutionnelle, c'est-à-dire, à peu d'exceptions près, dans sa phase virulente ou secondaire, pendant les trois ou quatre premières années. C'est principalement alors que les rapports sexuels doivent être soumis, sous ce double point de vue, à un contrôle sévère dont je vais exposer les principales règles. Elles constituent la prophylaxie tout à la fois contagieuse et héréditaire, contre les *dangers de la syphilis dans le mariage*.

Ces dangers proviennent du mari beaucoup plus que de la femme. La syphilis masculine est vingt fois plus fréquente que la féminine [1]. Cette triste supériorité numérique s'accentue encore et devient même infiniment plus considérable du côté du mari, lorsque les ménages sont réguliers et corrects dans leurs mœurs et dans leur hygiène. Le médecin aura donc à s'occuper, dans la grande majorité des cas, du mari seul, ou de l'aspirant au mariage, et du fiancé. C'est le mari qu'il est essentiel d'éclairer de nos avis et de catéchiser, car il peut infecter la femme *directement* par un de ses accidents contagieux, et *indirectement*, c'est-à-dire par l'intermédiaire du fœtus contaminé qui crée la syphilis conceptionnelle.

La femme, au contraire, est incapable d'infecter le mari autrement que par le premier de ces deux modes de contagion. Et puis, n'est-ce pas le mari qui a le rôle prépondérant dans l'acte du coït pour prévenir la fécondation? N'est-il pas plus difficile, et surtout plus délicat d'agir sur la femme, quand, par exception, c'est d'elle seule que peut venir le péril syphilitique dans le ménage? Son ignorance en ces matières, son

1. Assurément il y a des hommes qui, par ignorance ou manque absolu de tout scrupule, peuvent infecter beaucoup de femmes. Je ne pense pas cependant qu'on en ait jamais vu un qui ait fait autant de victimes que la femme dont un médecin russe d'un grand mérite, M. le Dr Tarnowski (de Saint-Pétersbourg), a raconté les prouesses. Cette femme, à elle seule, infecta *trois cent vingt hommes en dix mois*.

inconscience, je dirais presque son insouciance du danger, sa passivité forcée, les difficultés qu'elle a de prendre une initiative préventive et efficace dans le congrès sexuel, son incontestable supériorité dans la transmission héréditaire, toutes ces circonstances et beaucoup d'autres qu'il est aisé de deviner, n'opposent-elles pas des obstacles beaucoup plus sérieux que quand il s'agit de l'homme, à la prophylaxie de l'hérédo-syphilis et de la contagion? Par eux se trouve largement compensée l'infériorité numérique du danger dont la femme est l'unique source.

Qu'il s'agisse du mari et de la femme séparément, ou bien des deux réunis, le rôle du médecin se mesure à la gravité, au nombre et à la portée des malheurs qu'il peut prévenir. Il y a peu de cas où sa responsabilité soit plus grande et plus engagée. Aussi, est-il indispensable pour lui de ne se laisser influencer par aucune considération étrangère à sa profession, et de ne juger toutes ces choses si complexes et souvent si embarrassantes par l'incertitude des événements, qu'en se plaçant à un point de vue exclusivement médical. Il doit être pessimiste plutôt que le contraire; et, sans aller jusqu'à croire que la syphilis est un obstacle absolu au mariage, il doit prévoir, multiplier, exagérer même au besoin, et dans tous les cas organiser et décréter avec l'autorité la plus impérieuse, toutes les garanties de salubrité pour les deux géniteurs et pour leur progéniture.

L'interdiction du mariage sera formelle pendant toute la période virulente de la syphilis. Quelle en sera la durée? De trois à quatre ou cinq années, suivant les cas, en comptant à partir du chancre infectant. Ce n'est là qu'une moyenne. Je ne crois pas qu'on puisse la diminuer; il faudrait plutôt l'augmenter. Il est, du reste, fort difficile de la déterminer d'avance d'une façon précise. J'ai vu des maris, indemnes depuis longtemps de toute manifestation spécifique, contagionner leur femme et procréer des enfants syphilitiques, bien que je ne les eusse autorisés à se marier qu'après trois ans révolus d'une syphilis dont je les avais traités sans cesse depuis les premiers jours de l'accident initial, et ensuite pendant les poussées d'accidents secondaires et même dans leurs intervalles. N'y a-t-il pas là de quoi nous rendre d'une réserve et d'une prudence extrêmes dans nos conseils?

Et que dire des cas semblables à ceux que j'ai rapportés dans le discours préliminaire de ce volume, où des maris ont infecté leur femme, l'un à la cinquième et l'autre à la neuvième année d'une syphilis qu'il y avait toute raison de croire neutralisée par la double influence du temps et du traitement? En matière de contagion et d'hérédo-syphilis il y a des faits si exceptionnels, si extraordinaires, si inexplicables, qu'ils déconcertent toutes nos prévisions et découragent toutes nos espérances. Enregistrons-les et tenons-en compte, mais pas au point, toutefois, de leur subordonner les faits rassurants et incomparablement plus nombreux de mariages sans contagion réciproque et sans hérédo-syphilis après trois ou quatre ans d'une syphilis convenablement traitée.

Voici, du reste, quelles sont les principales conditions d'admissibilité au mariage pour les syphilitiques. L'âge avancé de leur diathèse est la plus importante. Il faut de plus que cette diathèse n'ait pas présenté, comme caractère prédominant, des poussées incessantes de ces accidents secondaires qui, sous forme de plaques muqueuses buccales, gutturales, linguales, génitales et anales, bien qu'inoffensives pour celui qui les a, sont si dangereuses pour ceux qui l'entourent, surtout dans les rapports continuels et intimes du mariage. — Il faut aussi que, depuis un an ou deux, cette diathèse n'ait donné lieu à aucune manifestation spécifique, et cela, en dehors de toute intervention thérapeutique. Enfin il est indispensable qu'elle ait été combattue longtemps et à diverses reprises par une médication principalement mercurielle, parce que le mercure est d'une action plus puissante, plus profonde que l'iodure pour neutraliser la transmission héréditaire.

Quand le mariage des syphilitiques a lieu en dehors de ces conditions, qui sont d'ordinaire une garantie suffisante contre les éventualités de la contagion et de l'hérédo-syphilose, pour prévenir cette dernière, je ne connais qu'un moyen radical, c'est l'*interdiction absolue de la fécondation*. Que le mari seul, que la femme seule ou que tous les deux soient infectés, la règle est la même. Du côté du mari, elle est aussi rigoureuse et même plus que du côté de la femme, parce que, si la transmission héréditaire n'est pas aussi fatale avec lui qu'avec la mère, lorsqu'il en est l'agent, il se produit, outre l'hérédo-syphilis du fœtus, la syphilis maternelle par conception.

Que les manifestations superficielles, bénignes, éphémères, ne nous fassent pas transiger avec la sévérité de cette règle. Certaines syphilis d'apparence innocente sont beaucoup plus dangereuses pour la progéniture que le tertiarisme le plus grave et le plus invétéré.

Comme il est parfois impossible d'obtenir des époux les pratiques gênantes qui sont susceptibles d'empêcher la fécondation, il faut du moins les édifier sur les moments où elle est le plus dangereuse. Eh bien, lorsque la syphilis est endormie ou latente chez les géniteurs, son pouvoir de transmissibilité héréditaire est, sinon annihilé, du moins très inférieur au degré qu'il atteint pendant la phase active des poussées contagieuses. D'après M. Diday, ce serait pendant la *fermentation morbide* qui précède ces poussées, que la contagiosité et la transmissibilité atteindraient leur maximum. Il en donne pour preuve que souvent le vaccinifère qui infecte n'a rien au moment où l'on s'en sert, et qu'il ne sort que plus tard de ce dangereux état de latence spécifique. Il conclut que l'aptitude du père et de la mère à procréer des enfants syphilitiques peut exister quelque temps avant que la syphilis ne se traduise par des symptômes visibles et ne se révèle par des lésions accusatrices.

Cette aptitude transitoire survivrait aux manifestations et serait susceptible d'être neutralisée par le mercure. Irons-nous jusqu'à dire avec cet éminent syphiliographe que l'existence d'une lésion syphilitique ne dénote, chez le sujet qui la porte, l'aptitude à infecter ses enfants, que quand elle est à la fois contagieuse et curable par le mercure ? Assurément non. Peut-être est-ce admissible en théorie ; mais, sur le terrain de la pratique, il n'est point nécessaire de faire des distinctions aussi subtiles. Il faut juger les choses en gros et frapper de la même interdiction formelle les rapports sexuels, dans leurs conséquences fécondantes, à tous les moments de la phase virulente.

Si cette prophylaxie radicale n'est pas acceptée par les géniteurs ; s'ils n'ont pas assez d'empire sur eux-mêmes pour l'appliquer, ou s'ils n'y emploient que des moyens précaires et inefficaces, quelles ressources nous reste-il contre la probabilité de l'hérédo-syphilis? Une seule : neutraliser chez eux le pouvoir transmissible en attaquant vigoureusement la syphilis par un traitement spécifique approprié. L'hydrargyre est le mieux indiqué. Il a fait trop souvent ses preuves dans ce sens-là pour qu'on hésite à l'administrer pendant toutes les phases du processus de la virulence. Dans les ménages entachés d'une syphilis qui n'a pas dépassé la troisième année, le mercure devrait faire, pour ainsi dire, partie de l'alimentation quotidienne, si on désire que la progéniture soit sauvegardée. — L'iodure de potassium est sans doute efficace, mais pas au même degré.

Les trois grands moyens prophylactiques contre l'hérédo-syphilis sont donc :

1° L'inadmissibilité au mariage de tout syphilitique, homme ou femme, qui n'a pas dépassé la troisième année de la diathèse convenablement traitée ;

2° L'interdiction absolue des rapports sexuels fécondants, dans les ménages où le mari, la femme ou tous les deux, sont atteints d'une syphilis jeune et encore dans la phase virulente ;

3° Un traitement mercuriel intensif et continu, quand les rapports sexuels ne sont soumis à aucune restriction qui les empêche d'aboutir à leur conséquence naturelle qui est la fécondation.

II. *Traitement de la mère pendant la grossesse.*— Quoiqu'il soit difficile de savoir ce qui se passe dans l'ovule, dans le germe et chez le fœtus, au moment de la conception et après elle, il est rationnel de supposer que le traitement spécifique doit continuer son œuvre neutralisante et curative, s'il a été déjà administré; ou la développer dans ces nouvelles conditions sur l'enfant et sur la mère si on ne l'a pas encore institué.

L'expérience de tous les jours ne démontre-t-elle pas qu'il en est ainsi? On a longtemps supposé, peut-être pas tout à fait à tort, que ce traitement pouvait être nuisible à la gestation. On a même été jusqu'à le rendre responsable des avortements, des accouchements prématurés, de la mort intra-utérine, etc., en un mot de tout le mal que cause alors la transmission héréditaire soit à l'enfant, soit à la mère, soit à tous les deux. Aujourd'hui, on est revenu de cette erreur. Une interprétation plus exacte ou moins exagérée a conduit presque tous les syphiliographes à reconnaître que la médication spécifique imposée à la femme syphilitique devenue mère est, en pareille occurrence, le moyen le plus sûr de la préserver, elle et son enfant, ou bien de les guérir tous les deux et de conduire la grossesse, sans accidents, jusqu'au terme naturel de son processus.

Toute femme qui devient enceinte, dans les quatre ou cinq premières années de sa syphilis, doit être mercurialisée, le père fût-il sain.

Toute femme saine qui est fécondée par un homme encore en pleine virulence syphilitique, doit être également mercurialisée, eût-elle toutes les apparences de la santé la plus florissante.

Est-il besoin de dire que l'indication est encore plus urgente et plus impérieuse dans le premier cas que dans le second? Grâce au mercure, on peut atténuer chez le fœtus les conséquences de l'infection spermatique, ovulaire, ou spermatico-ovulaire. Peut-on la prévenir tout à fait? Sans doute, puisque le traitement mercuriel et ioduré met fin à la succession des avortements, des accouchements prématurés, de la polymortalité, des naissances d'enfants pollués, etc.

C'est surtout dans l'infection placentaire ou post-conceptionnelle qu'on est en droit d'attendre beaucoup de la médication spécifique. Elle aura son maximum d'efficacité, si on a soin de l'instituer de bonne heure, dès l'apparition du chancre infectant, chez la femme enceinte qui vient d'être contagionnée, et si on persévère dans son application vigoureuse jusqu'au terme de la grossesse, en l'accentuant à l'époque où éclatent les poussées successives des accidents secondaires.

On n'accepte pas sans quelque répugnance la pratique qui conseille de soumettre à un traitement spécifique une femme parfaitement saine, qui vient d'être fécondée par un syphilitique. — Assurément, il ne faudrait pas hésiter si la contamination du fœtus était un fait accompli. Mais qu'est-ce qui le prouve? Ne voit-on pas des hommes, en pleine virulence, procréer quelquefois des enfants exempts de toute teinte spécifique? Ne faut-il pas tenir compte de cette heureuse éventualité?—Je ne le pense pas. Dans la grande majorité des cas, nous ne devons pas laisser la santé de la mère et de l'enfant à la merci d'une pareille chance qui est toujours fort aléatoire. Songez qu'il y a deux santés à sauvegarder, deux infections à prévenir ou à atténuer : celle de l'enfant par le père et celle de la mère par l'enfant. Il faut reconnaître, du reste, que la nécessité de notre intervention n'est pas la même dans tous les cas, et qu'elle varie suivant les particularités d'âge, d'accalmie ou d'activité, de traitement de la maladie virulente chez le père, au moment de la fécondation. S'il est avéré qu'il était alors récemment infecté et en pleines poussées secondaires, que pourrait-on objecter contre le traitement pendant la gestation? Mais, par contre, ne serait-ce pas outrepasser les limites de la prudence la plus sévère, que d'infliger le mercure et l'iodure à la mère, lorsque la syphilis paternelle, vieille de trois ou quatre ans, ne donnait plus, depuis longtemps, aucun signe de son existence, à l'époque de l'imprégnation? Entre les indications et les contre-indications formelles et à l'abri de toute critique, il y a des degrés, des nuances qu'il est difficile de préciser, mais qu'on sent et qu'on devine mieux qu'on ne les peut décrire. Toujours est-il qu'il est préférable, en pareille occurence, de pécher par excès que par défaut, en prenant garde néanmoins d'éviter toute sursaturation inutile ou dangereuse.

Sur le moment de notre intervention le doute n'est pas permis. Ne faut-il pas, en effet, qu'elle commence le plus tôt possible, c'est-à-dire lorsque la grossesse est évidente? Il serait même préférable qu'elle eût lieu dès le début de la prolifération embryonnaire, si nous avions quelque signe pour nous en indiquer les premières heures.

L'intensité du traitement doit prendre pour mesure les probabilités plus ou moins grandes de l'infection, les résultats des grossesses antérieures, et la tolérance de la mère pour les spécifiques. Il faut tenir grand compte de l'état des voies digestives, souvent alors si malmenées, surtout l'estomac, par certaines grossesses. On n'oubliera pas qu'il est dangereux d'irriter violemment les intestins, parce que l'utérus en subit par sympathie le contre-coup, et qu'il en peut résulter l'avortement ou l'accouchement prématuré. C'est ce qui fait que beaucoup de praticiens renoncent à donner les préparations mercurielles à l'intérieur et les emploient extérieurement sous forme de frictions. Il est bon de ne pas procéder par coups violents et répétés. Des doses moyennes, administrées avec continuité et persévérance, produisent une action curative et préservative plus sûre, et exposent à moins d'inconvénients que les doses intensives. Le choix de la préparation n'a pas grande importance. Le sublimé est peut-être préférable au protoiodure, parce qu'il affecte moins les intestins. L'iodure passe avec raison pour être inférieur au mercure dans l'hérédo-syphilis intra-utérine. Peut-être ferait-on bien de recourir à lui dans les cas où des grossesses antérieures auraient donné des fœtus infiltrés de productions gommeuses.

III. *Traitement curatif de l'hérédo-syphilis.* — Un enfant qu'on soupçonne d'être infecté par le père, par la mère ou par tous les deux, vient au monde avec les apparences d'une bonne santé. Est-il indispensable de le traiter immédiatement, ou faut-il attendre que sa maladie s'affirme par les symptômes qu'elle produit habituellement? Là encore, on s'inspirera des circonstances actuelles et des événements antérieurs. Si toutes les probabilités sont en faveur de la transmission héréditaire, on agira dès les premiers jours de la vie. On hésitera d'autant moins à instituer chez les nouveau-nés la médication spécifique, qu'ils la tolèrent admirablement. Il est même remarquable de les voir supporter des doses relativement beaucoup plus élevées que les adultes et surtout que les vieillards. La seconde enfance, la jeunesse, l'adolescence jouissent aussi de ce privilège, mais pas à un semblable degré. En outre, pendant les premières années de la vie, jusqu'à quinze ou vingt ans, les deux spécifiques produisent leurs effets curatifs avec une sûreté et une promptitude qu'on ne retrouve que rarement plus tard au même degré.

Lorsque les chances de la transmission sont problématiques, l'expectation doit être la règle, jusqu'à l'époque où l'hérédo-syphilis, si tant est qu'elle existe, entre en action.

Il y a deux modes de traitement. L'un est *direct*, l'autre *indirect*. Le premier, plus sûr et plus actif que le second, se passe, comme son nom l'indique, de tout intermédiaire ayant pour but d'en mitiger les effets nuisibles, en soumettant préalablement les spécifiques à l'action d'un autre organisme. C'est le plus fréquemment employé.

Lorsque l'hérédo-syphilis est évidente, il est indispensable d'intervenir sans retard, et, autant que possible avec le traitement direct, parce que le danger est imminent. Sans doute, certaines manifestations de la syphilis héréditaire peuvent disparaître spontanément, mais le traitement seul donne de la sécurité pour l'avenir. Le mercure étant par excellence le remède de la syphilis héréditaire, c'est à lui qu'il faut s'adresser. De toutes ses préparations, la liqueur de Van Swieten est la seule dont l'usage soit commode chez les enfants. On la donne à la dose de deux grammes par jour, soit environ une demi-cuillerée à café dans du lait ou du sirop, ce qui représente deux milligrammes de sublimé. Puis, progressivement, on va jusqu'à la cuillerée à café complète, soit cinq grammes de liqueur ou cinq milligrammes de sublimé. Ces doses seront administrées en quatre fois, immédiatement avant les tétées. Si l'enfant est élevé au biberon, on ajoutera cette préparation au lait, à l'heure même du repas. La liqueur de Van Swieten est d'ordinaire bien tolérée par les enfants.

Elle est fort efficace et n'offre aucun danger, car il est toujours facile de la doser très exactement avec un compte-gouttes ou simplement une petite cuiller. On pourrait à la rigueur prescrire aussi le protoiodure d'hydrargyre à la dose quotidienne de un demi-centigramme. On a vanté le calomel administré sous forme de prises de 1 cent., trois fois par jour, mélangé à une quantité suffisante de sucre (Mayr).

L'*hydrargyrum cum creta* est très usité en Angleterre et recommandé par M. West. Cet auteur en prescrit, à six semaines, 5 cent. deux fois par jour; de six semaines à trois mois, 8 cent.; de trois mois à six mois, 10 cent. Il y ajoute 10 à 15 cent. de craie, s'il y a de la diarrhée.

Existe-t-il des troubles digestifs, et l'enfant est-il entré déjà bien avant dans la cachexie, employez de préférence la médication externe. Aucun moyen n'est préférable aux frictions. Faites-en chaque jour une ou deux sur les parties latérales du thorax et dans les creux axillaires, tantôt d'un côté tantôt de l'autre, avec un petit tampon d'ouate recouvert de la pommade suivante :

♃ Onguent mercuriel double..........	1 gramme
Vaseline blanche........................	2 —
	(pour une friction)

Les frictions mercurielles déterminent rarement la salivation chez les enfants. Leur effet thérapeutique est produit bien avant l'apparition du ptyalisme.

Beaucoup d'auteurs recommandent les bains de sublimé. C'est un moyen d'administrer du mercure, infidèle, dangereux et très inférieur aux frictions. Quand il s'agit d'un nouveau-né, la dose de sublimé pour un bain ne doit pas dépasser 2 grammes. Suivant l'âge, on la portera à trois, quatre et même cinq grammes. La durée du bain sera de vingt à trente minutes. On en fera prendre un tous les deux ou trois jours. Les bains de sublimé sont contre-indiqués toutes les fois que le petit malade présente des ulcérations cutanées. Il faut veiller à ce que, sa bouche venant accidentellement en contact avec le liquide, il n'en avale pas.

Les frictions provoquent quelquefois de l'irritation cutanée qui peut aller jusqu'à l'eczéma rubrum. On évitera ces inconvénients en ne faisant jamais plusieurs fois de suite l'onction sur le même point, en lavant au savon les parties enduites, douze heures environ après l'opération, et en les saupoudrant avec de l'amidon ou de la poudre de lycopode.

L'iodure de potassium se donne à la dose de 5 à 20 centigrammes dans du sirop. Parrot aimait mieux administrer l'iode sous forme de teinture jointe à un sirop astringent : teinture d'iode 1 gramme, sirop de gentiane 100 grammes; une à deux cuillerées dans les vingt-quatre heures. — L'iodure doit être préféré. On y aura recours dans le cas de lésions osseuses ou viscérales reconnues.

Qu'on ne néglige pas le traitement local. Les surfaces suintantes seront lavées avec soin à l'eau boriquée et ensuite recouvertes de poudres absorbantes, ou bien de poudres médicamenteuses, telles, par exemple, qu'un mélange à parties égales de calomel et d'oxyde de zinc. On fera des pansements sur les érosions avec des pommades au calomel, à l'oxyde de zinc, à l'iodoforme. La propreté la plus minutieuse sera de rigueur. Tous les jours ou tous les deux jours, suivant les cas, bain émollient de courte durée, additionné de 10 à 20 grammes de borate de soude.

Le traitement de l'hérédo-syphilis doit varier avec l'âge, l'état constitutionnel des sujets, la forme et les périodes de leur maladie, ses complications, ses déterminations sur tel ou tel organe, etc. Il est utile de l'interrompre quelquefois, puis de le reprendre sous la même forme ou sous une autre, et de le continuer plus ou moins longtemps après la guérison des accidents, afin d'en prévenir le retour et de combattre les viscéropathies si souvent latentes chez les enfants.

Si le mercure est le remède héroïque de l'hérédo-syphilis extra-utérine et de l'hérédo-syphilis précoce, ainsi que de la syphilis infantile acquise, l'iodure de potassium ne produit pas des résultats moins merveilleux dans la syphilis héréditaire tardive. Son indication y prime celle du mercure, ce qui ne veut pas dire qu'il faille exclure ce dernier, attendu que le traitement mixte donne souvent des résultats curatifs qu'on n'obtiendrait pas avec un seul de ces deux spécifiques.

Le traitement *indirect* consiste à faire subir une médication spécifique à la mère, à la nourrice, ou à l'animal, chèvre ou ânesse qui allaite l'enfant. Peut-il en bénéficier ? Nul doute que l'iode passe dans le lait. Il en est ainsi du mercure, quoiqu'on l'ait longtemps nié. Tout le monde reconnaît aujourd'hui que, grâce aux modifications subies par ces deux médicaments dans leur passage à travers d'autres organismes, ils deviennent, secrétés avec le lait et intimement unis à lui, beaucoup plus propres à l'absorption et plus faciles à tolérer par les voies digestives. C'est donc un moyen dont il ne faudra pas se priver, et qui est indiqué chez les petits malades malingres et menacés d'athrepsie ou déjà athrepsiques. En pareil cas, le mieux serait de leur donner une nourrice syphilitique qu'ils ne pourraient pas infecter, et qui aurait besoin elle-même d'un traitement mercuriel et ioduré.

Quant à infliger ce traitement à une femme saine et à compromettre sa santé pour guérir un nouveau-né, en avons-nous le droit? Non.

Tout au plus pourrions-nous proposer ce sacrifice à la mère, si sa santé ou d'autres raisons ne s'y opposaient pas, d'autant qu'elle est toujours touchée par la syphilis, d'une façon ou d'une autre, quand elle a donné naissance à un enfant infecté. Toutefois, s'il y avait des inconvénients sérieux à saturer la mère d'hydrargyre, on aurait recours au lait d'une chèvre mercurialisée. Cet animal rend de grands services aux hérédo-syphilitiques par les qualités de son lait imprégné ou non de substances médicamenteuses. On a obtenu de beaux succès avec ce lait hydrargyrisé. Mais il ne faut l'employer que lorsqu'on ne peut pas faire autrement, et l'abandonner dès que l'enfant se trouve en état de supporter le traitement hydrargyrique direct.

Allaitement des hérédo-syphilitiques. — Les nourrissons atteints de syphilis héréditaire sont très dangereux pour les femmes qui leur donnent le sein, sauf toutefois pour leur mère qui jouit contre les dangers de la contagion par son enfant d'une immunité absolue (loi de Colles ou de Baumès). Je ne saurais trop redire qu'*une femme ayant accouché d'un enfant syphilitique ne court aucun danger d'infection en lui donnant le sein*, alors même qu'elle est ou paraît indemne de toute atteinte syphilitique. La conclusion pratique qu'impose cette loi, c'est qu'il faut user de toute notre autorité pour persuader à la mère, longtemps d'avance, qu'il est indispensable qu'elle allaite son enfant, et, le moment venu, pour l'obliger à le faire. Si, à cause de raisons diverses qu'il est inutile de discuter ici, l'allaitement par la mère est impossible, on tâchera de se procurer une bonne nourrice ayant eu ou ayant encore la syphilis. Certes, elles ne manquent pas, mais il n'est pas facile de les découvrir et de les avoir sous la main quand on en a besoin.

Il est à regretter qu'il n'existe pas aujourd'hui, comme au siècle dernier, cet hôpital de Vaugirard dont parle Bertin, sorte de refuge pour les femmes syphilitiques qui se chargeaient d'allaiter les enfants infectés. Priver l'enfant de son aliment naturel, qui est le lait de la femme, c'est l'exposer à tous les dangers de l'athrepsie. Peut-on toujours les éviter en ayant recours à l'allaitement artificiel, soit au biberon, soit au moyen d'une chèvre ou d'une ânesse? L'expérience prouve que ce mode d'allaitement laisse à l'enfant peu de chances de survie. Néanmoins, on est souvent condamné à y recourir. Mauriceau vantait les avantages de la chèvre nourrice. M. le Dr Boudard, de Gannat, a minutieusement étudié cette question dans tous ses détails. Parrot expérimenta à l'hospice des Enfants-Assistés l'allaitement direct au pis de l'ânesse, et obtint des résultats très satisfaisants. Il engage d'y recourir lorsque les circonstances le permettent. Enfin, quand on ne peut faire autrement, il faut se résigner au biberon, avec du lait de femme, autant que possible, ou avec du lait de chèvre ou d'ânesse.

Quoique ce mode d'alimentation soit très imparfait, mieux vaut encore en faire subir les inconvénients au nourrisson que de sacrifier, pour lui sauver la vie, une nourrice saine qu'il ne manquerait pas d'infecter. Aussi, devons-nous interdire de toutes nos forces l'allaitement par une nourrice mercenaire exempte de syphilis, cette nourrice fût-elle avertie des dangers qu'elle court, et se fût-elle préalablement entendue avec des parents disposés à lui donner, en cas d'événement malheureux, une indemnité pécuniaire. Le médecin se tiendra toujours en dehors et au-dessus de pareils marchés. Tout en conservant le secret professionnel, il sauvegardera sa responsabilité vis-à-vis des parents et de la nourrice. Il n'acceptera même pas l'allaitement surveillé, ni l'allaitement avec des bouts de sein qui ne sont qu'un leurre. Par tous les moyens de persuasion qui sont en son pouvoir, il dissuadera les parents de confier leur enfant à une nourrice saine, et il se retirera s'il n'est point écouté. — Interrogé par la nourrice, il ne trahira pas la confiance des parents, il ne lui révélera point leur secret, à moins que ce soit avec leur assentiment formel et en leur présence. Et si, dûment avertie, la nourrice accepte à ses risques et périls, il réclamera d'elle une preuve écrite, certifiant qu'elle a consenti, en connaissance de cause et malgré ses conseils, à courir les chances d'un pareil allaitement[1].

Nous avons supposé jusqu'ici que l'hérédo-syphilis était un fait acquis. Quand elle n'est qu'une hypothèse plus ou moins probable, et que l'enfant qui vient de naître, jouissant d'une santé irréprochable, ne présente aucun signe sensible d'infection, doit-on, sur un simple soupçon, le priver de l'allaitement par une nourrice saine, autre que sa mère? Oui, serais-je tenté de répondre. Mais cette intransigeance absolue peut à la rigueur fléchir, quand les probabilités d'hérédo-syphilis sont très faibles, et quand on a la certitude d'avoir pris contre elle, avant et pendant la grossesse, toutes les mesures thérapeutiques les plus propres à la prévenir ou à l'atténuer. Si, dans des circonstances aussi favorables, en dehors desquelles il faut se prononcer pour la négative, nous accordons une nourrice au nouveau-né, nous devrons nous imposer la tâche de le surveiller scrupuleusement au moins une fois par jour, afin d'arrêter l'allaitement dès que nous verrons poindre à la bouche, au nez, ou ailleurs, la moindre lésion suspecte. Cette surveillance, du reste, est toujours indispensable, même dans les cas où, malgré nous, l'enfant a été confié à une nourrice qu'il peut infecter. Nous ne nous désintéresserons point du résultat, et nous tâcherons de prévenir les conséquences funestes d'une coupable imprudence que nos conseils n'ont pu empêcher de commettre.

1. Syphilis entre nourrissons et nourrices. — Cette importante question sur laquelle on est loin de s'entendre, a été discutée au Congrès de Médecine légale tenu à Paris en août 1889, à l'occasion d'une étude ou rapport de M. le docteur Morel-Lavallée, intitulé *Syphilis des nourrices*. Je ne reproduirai point cette discussion un peu obscure. Qu'il me suffise d'en résumer et d'en commenter les principales conclusions dont la plupart ne présentaient rien de nouveau.

Nourrissons syphilitiques. — I. Quand le médecin est appelé auprès d'un enfant hérédo-syphilitique, il ordonnera de suspendre l'allaitement, *si la nourrice est encore saine*. Il l'ordonnera malgré la résistance des parents, et même malgré le consentement de la nourrice ; car un pareil consentement obtenu ou acheté, sans parfaite connaissance de cause, serait immoral et nul, et ne couvrirait aucunement ni les parents, ni le médecin. Si les parents refusent de faire cesser l'allaitement, le médecin se retirera en se conformant, pour mettre à l'abri sa responsabilité, aux diverses formalités usitées en pareil cas. (Envoi par lettre chargée d'une consultation dont on conservera le double, et par laquelle on interdira d'une façon formelle, mais sans en donner le motif, la continuation de l'allaitement).

II. *Si la nourrice est déjà contaminée par l'enfant*, le médecin conseillera au père d'avouer la vérité à la nourrice, de l'indemniser, et de la conserver pour allaiter son enfant ; ce qui du même coup, empêchera cette nourrice d'aller porter la syphilis à son foyer ou à d'autres nourrissons.

Nourrices syphilitiques ou en danger de le devenir. Ici intervient la question délicate du secret professionnel. Si une nourrice, contaminée ou encore saine, demande au médecin son avis sur l'enfant hérédo-syphilitique qu'elle allaite, doit-il ne pas prononcer le nom de *Syphilis ?* Le Congrès, sur l'avis des magistrats ou juristes présents, a été d'avis que le médecin n'est aucunement lié par l'article 358, et qu'il doit à la nourrice, sa cliente, la vérité pleine et entière, *avec le nom de la maladie*. Beaucoup de médecins, et je suis du nombre, ne partagent pas cette manière de voir. — Toujours est-il qu'il faut interdire à la nourrice de continuer l'allaitement, si elle est encore indemne; cela va de soi. — Si elle est contaminée, on la traitera. Il me semble que la prescription en dit assez, sans qu'il soit nécessaire d'ajouter le mot syphilis. Doit-on, sur la demande seule de la nourrice, donner une consultation révélatrice au nourrisson hérédo-syphilitique qu'elle présente ? Il est plus prudent de faire intervenir les parents. En attendant d'avoir conféré avec eux, on interdira à la nourrice, si elle est saine, de continuer l'allaitement, sans lui en donner les motifs.

Quelques mois après son engagement, une nourrice présente un chancre du mamelon. On fera tout de suite suspendre l'allaitement, et on élèvera l'enfant au biberon, jusqu'à ce que se soit écoulé le temps maximum des incubations chancreuses ordinaires, qui oscille entre 35 et 50 jours. Peut-être serait-il plus prudent d'attendre le délai des incubations extraordinaires qui sont quelquefois de 2 mois et demi, 3 mois et plus. — Si l'enfant a contracté la syphilis, on lui rendra sa nourrice. S'il est indemne, après ce laps de temps, on lui en donnera une autre.

Lorsque le médecin qui a constaté l'hérédo-syphilis chez un nourrisson, renvoie la nourrice encore indemne, il doit l'avertir que l'allaitement offrait de grands dangers pour elle, et qu'elle-même, étant susceptible pendant six semaines de présenter une affection contagieuse, ne peut nourrir d'autre enfant avant l'expiration de ce terme.

Une mesure prophylactique importante, c'est d'empêcher par des règlements sévères, affichés dans les bureaux de nourrices, celles-ci de se prêter leur nourisson les unes aux autres.

On n'a trouvé encore aucun moyen pratique de parer aux dangers de contamination qu'offrent les nourrices en incubation de syphilis. Faut-il exiger de toute nourrice ayant déjà allaité un enfant, un certificat médical constatant que cet enfant n'était affecté d'aucune maladie contagieuse (Fournier)? — Faut-il exiger de toute personne qui prend dans un bureau une nourrice au sein, la production d'un certificat médical attestant que les parents du nourrisson ne sont atteints d'aucune maladie spécifique susceptible d'être transmise à la nourrice chargée d'allaiter cet enfant (Commission de l'Académie de médecine)? — Faut-il exiger des familles ou de leur mandataire, venant prendre une nourrice dans un bureau, qu'ils s'engagent par écrit à délivrer à la nourrice, au moment de la cessation de l'allaitement, un certificat constatant que cet enfant n'aura été, pendant cette période, atteint d'aucune maladie contagieuse? (Duvernet) etc. — Le congrès rejette tous ces moyens et déclare qu'aucun remède ne peut pratiquement être opposé à cette lamentable situation.

Un médecin, nouveau venu dans une famille, après l'accouchement, apprend que le nouveau-né, envoyé en nourrice avant son arrivée, est susceptible d'hérédo-syphilis. — Prescrire au père de reprendre son enfant.

Un accoucheur est mandé par une famille qu'il ne connaît pas, pour faire l'accouchement et choisir une nourrice. — Le rapporteur estime que l'accoucheur ne peut se mettre à l'abri des conséquences d'une hérédo-syphilis éventuelle de l'enfant, qu'en choisissant la nourrice de concert avec le médecin ordinaire, ou en la faisant choisir par lui, mais en refusant de l'engager à lui tout seul, à moins d'une enquête sur la santé des parents. Le congrès juge cependant que l'accoucheur qui, nouveau venu dans une famille, choisit une nourrice sans plus d'informations, ne peut être tenu pour responsable de l'hérédo-syphilis ultérieure éventuelle de l'enfant.

Au cours de la discussion, M. Brouardel raconte qu'il a connu un malade qui s'est marié au bout de 5 ou 6 ans de syphilis, a eu cinq enfants bien portants, et *un sixième syphilitique.* Ce fait étrange ne prouve-t-il pas qu'on ne peut tracer aucune règle absolue en fait de transmission hérédo-syphilique? M. Brouardel ne voudrait pas d'ailleurs que l'on tirât de ce cas des conclusions trop sévères.

SYPHILIS PAR CONCEPTION.

C'est aux belles recherches de M. Diday que la syphiliographie moderne est redevable de cette curieuse forme de la syphilis.

« J'appelle, dit cet éminent médecin, *syphilis par conception* celle que le produit de la conception, infecté par le père, transmet à la mère durant la vie intra-utérine, ou plus brièvement, la syphilis qui va du père à la mère par le fœtus. » Exemple : Une jeune fille de seize ans eut un seul coït avec un jeune homme, syphilitique depuis six mois, traité régulièrement et qui depuis un mois n'avait plus de symptômes. M. Gailleton examina ce jeune homme le lendemain du coït et ne découvrit aucune lésion, ni sur les organes génitaux, ni sur le reste du corps. Ce coït avait rendu la pauvre fille enceinte. Au bout de *deux mois* et demi, elle consulta M. Gailleton pour des douleurs de tête très vives, et, quinze jours après, ce médecin constatait une syphilide généralisée, avec des plaques muqueuses à la vulve, mais sans adénopathie inguinale. Traitée par le mercure elle accoucha à terme d'une petite fille qui, quinze jours après sa naissance, présenta un coryza et une syphilide pustuleuse générale, symptômes dont elle fut guérie par l'usage de la liqueur de Van Swieten.

M. Diday a observé ou emprunté à divers auteurs 26 cas semblables dont les circonstances importantes ont été résumées en un tableau qui figure dans sa monographie si complète et remplie de vues si ingénieuses et si profondes en même temps sur cette question. (Voy. *Annales de Derm. et de syph.*, année 1876, p. 161, 181. — Voy. aussi *Le péril vénérien dans la famille*, et *Congrès de Clermont pour l'av. des sciences.* 1876.)

I. La loi dite à tort *loi de Colles*, puisqu'il est démontré que c'est Baumès de Lyon qui le premier l'a nettement formulée, cette loi qui nous apprend que la mère jouit vis-à-vis de son enfant hérédo-syphilitique d'une immunité absolue, et qu'elle peut le nourrir impunément, sans crainte d'être jamais infectée par lui, contenait en germe la théorie de la syphilis par conception. A quoi attribuer, en effet, cette immunité, sinon à la syphilis? Et cette syphilis que la mère n'avait pas avant d'être imprégnée, d'où pourrait-elle lui venir si ce n'est d'un processus infectieux dérivant de la conception ?

La syphilis par conception n'est pas autre chose que la syphilis acquise, *moins l'accident primitif*. Pour tout le reste elle lui ressemble. Céphalée, roséole, papulation généralisée, plaques muqueuses gutturales, buccales, vulvaires sans adénopathie, psoriasis palmaire, croûtes du cuir chevelu, alopécie, éruptions érythémato-papuleuses généralisées, et, dans les cas plus graves, éruptions pustulo-crustacées, impétigo, syphilis galopante, etc., voilà ce qu'on trouve comme symptomatologie dans les 26 cas réunis par M. Diday.

En vain les médecins les plus autorisés en matière syphiliographique ont-ils cherché le chancre. Aucun n'est parvenu à le découvrir. Ce fait, bien que longtemps contesté, est généralement admis aujourd'hui, et il est capital pour le dogme de la syphilis par conception qui ne compte plus que quelques incrédules.

On a objecté contre ce dogme le nombre très considérable de mères qui, quoique ayant eu d'un mari syphilitique des enfants syphilitiques, ont elles-mêmes échappé à la syphilis (Nevins Hyde, New-York, 1887). Le fait est vrai. Mais si la femme n'a pas de syphilis apparente, elle n'en est pas moins infectée d'une certaine façon, *syphilisée, vaccinée,* puisqu'elle ne peut pas être contagionnée par son enfant. Serait-elle susceptible de l'être par d'autres ? L'inoculation du virus syphilitique donnerait-elle lieu chez elle à un *chancre infectant.* L'immunité n'est-elle pas relative, limitée, temporaire, etc. Voilà bien des questions auxquelles il est fort difficile de répondre.

Il y a des syphilis qui, bien qu'*imperceptibles* ainsi que les appelle M. Diday, n'en existent pas moins. On les trouve aussi chez le fœtus. Melchior Robert a rapporté le fait d'une femme qui devint syphilitique de par le fait seul de son enfant pendant la grossesse, bien que cet enfant n'ait jamais eu durant sa vie aucune manifestation spécifique. « Les véroles imperceptibles dit M. Diday, courent le monde ; elles le peuplent. — Ces enfants une fois devenus adultes, ces femmes une fois éloignées du moment de leurs couches, constituent la classe des gens réfractaires à la syphilis qui sont toujours un sujet d'étonnement pour la médecine.»

II. Lorsque la syphilis par conception ne reste pas à l'état virtuel, mais se traduit par des accidents bien réels, leur apparition a toujours lieu à une époque relativement très rapprochée de la conception. La moyenne dans 24 cas été de 65 *jours*. Une seule fois ce fut au quatrième mois de la conception. Remarquez que 65 jours, c'est à peu près la durée de la seconde incubation dans la syphilis acquise, c'est-à-dire de celle qui sépare le début du chancre de l'explosion des manifestations secondaires. Donc, nous pouvons conclure de cette circonstance très importante, que l'infection de la mère a eu lieu au moment précis de la conception ou du moins très peu de temps après. Non seulement le fœtus, d'après M. Diday, mais l'embryon, mais l'*ovule lui-même* peuvent infecter celle qui le porte. « Cette notion, ajoute-t-il, n'a pas un intérêt purement spéculatif ; elle éclaire certaines obscurités que nous offre souvent la pratique. Le passage de la syphilis du fœtus à la mère n'est point un dogme nouveau. On le connaissait bien jadis ; mais on ne tenait pour exemples probants de ce mode de transmission que les cas où l'enfant, une fois né, avait ensuite eu des accidents caractéristiques.— Il faut aller plus loin maintenant. Une femme se voit atteinte de syphilis, n'ayant d'autres antécédents, d'autre cause possible de ce mal, qu'un *retard* de quelques mois ou de quelques semaines..... Cela suffit, le fait est plus logiquement explicable si son mari a eu autrefois la syphilis. Il faut aller plus loin encore, pas n'est besoin d'un *retard* ; car, d'une époque à l'autre, il y a le temps voulu pour que se soit faite l'implantation à la surface utérine d'un ovule syphilisé, et, par cette implantation, la transmission du virus. Alors, si une cause quelconque vient à déterminer l'expulsion de l'ovule avant le retour de l'époque ou à l'époque même, tout aura passé inaperçu, et une pauvre femme qui ignore les antécédents de son mari se trouvera vérolée sans pouvoir se rappeler autre chose qu'une *époque* qui s'accompagna d'un peu plus de coliques et peut-être de quelques caillots. » N'est-ce pas ce mode de contagion qui explique pourquoi on trouve si souvent chez la femme la syphilis sans l'accident initial?

Quoi qu'il en soit, la syphilis par conception, avec son cortège de symptômes semblables à ceux de la syphilis acquise, est une *rareté*, tandis que l'immunité des mères ayant procréé des enfants syphilitiques, sans avoir elles-mêmes aucun accident, est une règle à peu près invariable. Toute femme fécondée par un syphilitique est donc plus ou moins *touchée* par la syphilis. Pourquoi l'est-elle à des degrés si divers et avec des conséquences si différentes? Il est difficile de l'expliquer. Contentons-nous d'établir ce fait important.

La syphilis conceptionnelle ou par le choc en retour de l'enfant à la mère a son pendant dans les communications au fœtus de la syphilis maternelle contractée pendant la grossesse. Que se passe-t-il alors de *la mère au fœtus?* Qu'en résulte-t-il pour l'enfant? Eh bien, ce sera le plus souvent la syphilis classique, sauf le chancre, dont les symptômes apparents se manifesteront, ainsi que nous l'avons vu, quelques semaines après la naissance ; ou bien seulement l'*inaptitude à contracter la syphilis par le contact des lésions de la mère, tout en pouvant la contracter avec d'autres personnes*, Ce sont là les termes de la loi de Profeta, qui est beaucoup plus discutable que la loi de Baumès.

Dans la syphilis par conception, M. Hutchinson distingue quatre groupes : 1° celui dans lequel s'observent les symptômes habituels de la syphilis secondaire ; 2° celui où les accidents sont essentiellement bénins ; 3° celui où la maladie ne se traduit par aucun symptôme (plus de la moitié des cas) ; 4° celui où les cas font exception à la loi de Colles.

III. La loi de Colles ne fut pas admise par tout le monde. M. Behrend cite deux cas d'enfants hérédo-syphilitiques par leur père, qui infectèrent leur mère, *après leur naissance*. Premier fait : Une femme qui avait mis au monde un enfant syphilitique, sans avoir été elle-même atteinte de la contagion, l'allaita et en eut quatre chancres, dont un induré et siégeant tous les quatre autour du mamelon gauche. (Guibout.) — Deuxième fait : Un enfant, fils d'un père syphilitique, eut des ulcères aux lèvres et un exanthème maculeux vers le quinzième jour de sa naissance ; il communiqua à sa mère qui l'allaitait un chancre nettement induré suivi d'une roséole intense.

Voici d'autres faits : « ... Une jeune dame qui se trouvait enceinte de sept mois, dit Rostinio, avait fait choix d'une nourrice pour son enfant. Or il advint que l'enfant naquit infecté, la nourrice gagna son mal, et, pendant qu'elle se soignait, la mère le prit à son tour. » 1559. — Une femme mariée à un syphilitique accoucha d'un enfant débile qui, au septième mois de sa naissance, eut les lèvres couvertes d'érosions et communiqua à sa mère un chancre mammaire bientôt suivi d'une érosion caractéristique. (Scarenzio.) — M. le docteur Pietro Pellizzari a communiqué le cas suivant à M. Jullien : Mari syphilitique ; trois enfants hérédo-syphilitiques allaités par leur mère qui reste indemne jusqu'au dernier dont elle eut un chancre mammaire, avec adénopathie caractéristique, et, au bout de quarante-cinq jours, éruption généralisée.

Ces faits, dont il serait difficile de contester l'authenticité, sont si exceptionnels que la loi de Colles reste vraie dans l'immense majorité des cas, et peut être considérée comme telle dans la pratique ; ce qui revient à dire que, malgré ces cas, nous n'en devons pas moins conseiller formellement aux mères d'hérédo-syphilitiques d'allaiter leurs enfants.

L'expérimentation contredit-elle la loi de Colles ? Elle la confirmerait plutôt, ainsi que le prouve le cas suivant rapporté par M. Caspary : Un homme de quarante-cinq ans prend la vérole et souffre d'accidents graves ; sa femme qui lui avait donné plusieurs enfants sains, se préserve, dès lors, avec soin, et ne reprend les rapports conjugaux que deux ans plus tard. Devenue enceinte, elle avorte à six mois, et l'on reconnaît des gommes dans le placenta. Cependant elle ne présentait aucune manifestation. M. Caspary lui inocula sur le bras gauche le liquide sécrété par les plaques muqueuses d'un homme qui n'avait encore subi aucun traitement. Cette inoculation fut négative.

Aujourd'hui, il est généralement admis que, durant la grossesse, la mère et l'enfant se confèrent réciproquement une sorte d'immunité, quand l'un d'eux est infecté, si bien que l'autre devient réfractaire à toute infection ultérieure, du moins pendant quelque temps. Nous avons vu l'immunité conférée à la mère par son enfant syphilitique. Inversement, cette même immunité serait conférée à son enfant par une mère syphilitique. Ainsi, un enfant reconnu sain, né d'une femme syphilitique, ne court aucun danger d'infection ni par l'allaitement, ni par les baisers de sa mère, si transmissibles que soient en réalité les accidents dont cette dernière est atteinte. Mais plus tard, quand l'organisme a été renouvelé par la croissance, cet enfant perd son invulnérabilité en face de la syphilis. Telle est la loi de Profeta. Qu'on ne la tienne pas pour absolue. Voici quelques faits qui la contredisent : Un peintre contagionne sa femme enceinte depuis quatre mois et mère déjà d'un enfant sain. Grossesse heureuse, enfant bien portant. La mère l'allaite, et, au bout de quatre mois, lui communique un chancre à la commissure droite, avec adénopathie, et plus tard syphilis généralisée qui l'emporte. A l'autopsie, absence de lésions caractéristiques de la syphilis héréditaire. Un autre cas presque semblable a été publié par M. Obtulovicz.

D'après ce qui précède on voit combien il faut se défier des *lois* en pathologie syphilitique, surtout en matière d'hérédo-syphilis, où, à l'insuffisance de nos connaissances sur le virus lui-même, s'ajoutent tant d'autres éléments d'incertitude et d'obscurité qui proviennent des phénomènes mystérieux de la génération.

HISTORIQUE. — Paracelse a eu le mérite de formuler le premier la transmission héréditaire de la syphilis, dans cette phrase laconique : *Fit morbus hereditarius et transit a patre ad filium*. Avant lui, on ne connaissait que la syphilis infantile contractée après la naissance.

Theodosius, Augier, Ferrier, Haschardius, Rondelet, acceptèrent l'opinion de Paracelse. « Videbitis, disait Fallope en 1555, puerulos nascentes ex fœminâ infectâ et ferunt peccatum parentum, qui videntur *semi cocti*. »

Ce qu'Ambroise Paré a écrit sur cette obscure question est d'une perspicacité surprenante : « Souvent, dit-il, on voit sortir les petits enfants hors le ventre de leur mère, ayant cette maladie, et tost après avoir plusieurs pustules sur leur corps ; lesquels étant ainsi affectés baillent la vérole à autant de nourrices qui les allaictent. » Il constata aussi la contamination qui se fait après la naissance : « Aucuns prennent la vérole de leur nourrice, parce que icelle maladie, comme avons dit, est contagieuse. »

Les médecins du dix-septième et du dix-huitième siècle n'ajoutèrent rien à ce que leur avaient légué les syphiliographes du siècle précédent sur la question de l'hérédité syphilitique. Elle fut même niée par Hunter, qui, malgré tout son génie, a commis des erreurs monstrueuses en matière de syphilis.

Cette question fut reprise vers la fin du dix-huitième siècle à Paris, lorsqu'on créa un hôpital spécial pour les femmes enceintes affectées de syphilis (Hôpital de Vaugirard).

En 1781, parut un important travail de Doublet intitulé : *Mémoire sur les symptômes et le traitement de la maladie vénérienne dans les enfants nouveau-nés, lu à l'assemblée particulière de la faculté de médecine*. — Mahon fit ensuite paraître l'ouvrage intitulé : *Histoire de la médecine clinique depuis son origine jusqu'à nos jours, et recherches importantes sur l'existence, la nature et la connaissance des maladies syphilitiques dans les femmes enceintes, dans les enfants nouveau-nés et dans les nourrices* (1804).

Mais le travail le plus remarquable, celui qui fait date dans l'histoire de l'hérédo-syphilis, est le célèbre *Traité de la maladie vénérienne chez les nouveau-nés, les femmes enceintes et les nourrices*, de Bertin, en 1810.

Après lui, le nombre des médecins qui s'occupèrent de cette question devint de plus en plus considérable. Citons Ricord, Depaul, Trousseau, Cazeaux, qui la discutèrent à la tribune de l'Académie de médecine, Gubler qui étudia les lésions du foie chez les hérédo-syphilitiques, M. H. Roger qui fit sur l'hérédo-syphilis une série de savantes leçons.

Parmi les médecins français, M. Diday est un de ceux qui ont publié sur la syphilis héréditaire le plus de travaux, tous marqués au coin d'une observation exacte et d'une interprétation ingénieuse et profonde. L'un d'eux : *Traité de la syphilis des nouveau-nés et des enfants à la mamelle*, couronné par la Société de Médecine de Bordeaux, est resté classique depuis 1854.

A ces médecins il faut joindre encore : Desruelles, Cullerier, Charrier, Langlebert, Notta, Gailleton, Violet, Trousseau, Lannelongue, Madier Champvermeil, Mollière, Riocreux, Mireur, etc., en France ; — Casati, Gamberini, Cerasi et Profeta, en Italie ; — Baerensprung, Mayr, Auspitz, Zeissl, Caspary, Forster et Lewin, en Allemagne ; — Macdonald, Hutchinson, Lee, Dunn, en Angleterre ; — Robert Taylor, en Amérique ; — Limas, à Lisbonne ; — Œvre, à Christiania, etc., etc.

Ajoutons à cette liste MM. Ollivier, Ranvier, Cornil, Kobner, Pellizzari et Tafani, Sevestre, Jullien, Parrot, qui fit de nombreuses et importantes recherches sur la syphilis héréditaire, et M. Fournier, qui a publié des Leçons très complètes sur tous les points de la *Syphilis héréditaire tardive* et sur la transmission héréditaire de la syphilis.

BIBLIOGRAPHIE. — ABADIE, *Consid. clin. et thérap. sur la scrof. et la syph. héréd.* (*Un. méd.*, 4 et 11 octobre 1883) ; — ARCHAMBAULT, *Trait. de la syph. inf. héréd.* (*Gaz. des hôp.*, 2 mai 1882) ; — AUBERT, *Syph. héréd. tard.* (*Lyon méd.*, 1880) ; — AUGAGNEUR, *Ét. sur la syph. héréd. tard.* (*Th. Lyon*, 1879).

BARTHÉLEMY, *Syph. tard. lés. du f.* (*Arch. gén. de méd.*, mai et juin 1884) ; — BERNE, *Des manif. oss. préc. et tard. de la syph. héréd.* (*Th. Paris*, 8 février 1884) ; — BRÉBANT, *Syphilis héréd. du père aux enf., sans inf. de la mère.* (*Soc. méd. de Reims*, bull. n° 11.

1873); — JUDSON BURY, *The infl. of hered. syph. in the product. of idiocy or dementia*, (*R. sc. méd.*, t. XXIV).

CAZIN, *Rapp. du rach. et de la syph.* (*Ann. derm. et syph.*, 1883, p. 358); — CHIARI, *Endart. spéc. des art. céréb. chez une pet. fille de quinze mois, att. de syph. héréd.*, (*Ann. de derm. et syph.*, 1882, t. III, p. 774); — S. COUPLAND, *La majorité des mal. qui succomb. à la syph. héréd., succomb. par suite de compl. du côté des reins.* (*Med. Times*, 30 janvier 1880); — CULLERIER, *de la syph. des enfants nouveau-nés et des nourrices.* (*Gaz. méd. de Paris*, p. 883, 1850).

DIDAY et DOYON, *Syph. héréd.* (*Ann. derm. et syph.*, 1882); — DIDAY, *De la syph. par concept.* (*Ann. de derm.*, 1877); *Syph. des nouveau-nés et des enfants à la mam.*) Paris, 1854. — DOWSE, *Nerv. les. in cong. syph.* (*Arch. of derm.*, 1879, vol. V, p. 100); — DREYFOUS, *Mén. chron. chez les enf. et ses rapp. avec la syph. héréd. tard.* (*Revue mens. des mal. de l'enf.*, novembre 1883); — DRYSDALE, *Syph. nurses and inf.* (*Arch. of derm.*, 1879, vol. V, p. 93).

FIERTH, *Die path. und Therapie des hereditares syph.*, Vienne, 1879.

GAILLETON, *Diagn. de la syph. héréd.* (*Lyon méd.*, t. XVI, p. 482); — GIBERT, *Rach. et syph.* (*Gaz. hebd.*, 1883); — GROSSMANN, *Syph. héréd. tard.* (*Méd. chir. centr.*, Wien., 1880).

HAQUET, *Syph. héréd. tard., perte de subst. du v. du pal. et ulc. de l'amyg. g. chez un enf. de dix ans.* (*Bull. méd. du Nord*, avril 1883, et *R. s. m.*, XXIII, 237, et *Giorn. ital. d. m. v.* 1884, 99); — NETTLESHIP, *De la paral. des nerfs cran. dans la syph. cong.* (*Ann. derm. et syph.*, 1881, t. II, p. 628); — HUGHLINGS JACKSON, *Nerv. dis. in her. syph.*, London, 1868; — HUTCHINSON, *Transm. of syph. from parents to offsprung.* (*Arch. of derm.*, 1879, vol. V, p. 99); *Ét. sur cert. mal. de l'œil et de l'or., trad. par* HERMET, 1884; — HUTINEL, *Lés. du test. dans la syph. héréd.* (*Revue mens. de méd. et de chir.*, 1878).

JAMES NEWINS HYDE, *Hered. trasm. of syph.; immunité de cert. mères affect. d'enf. syph.*; (*Arch. of derm.* 1879, vol. V, p. 91; *Giorn. Ital.*, 1878, 244).

KASSOWITZ, *Die Vererbung der syph.*, 1876, Wien; *Ueber Vererbung und Uebertragung der syph.* (*De l'hérédité et de la transmission de la syphilis*). *Jahrb. für Kinderheilkunde*, *Bd* XXI, 1884, *R. s. m.*, XXIV, 574, et *Ann. derm.*, III, 772).

LANGLEBERT, *La syph. dans ses rapp. avec le mariage*, Paris, 1873; — LANNELONGUE, *Sur quelq. cas de syph. tert. cong.* (*Bull. soc. chir.*, 1881); — LEWIN, *Syph. cong.* (*Soc. méd.*, Berlin, 1873).

MACKENSIE, *Cong. syph. of the throat based upon the study of one hundred and fifty cases.* (*Amer. Journ. of med. sc.*, 321, 1880); — MADIER CHAMPVERMEIL, *Des syph. palm. et plant.* (*Th. de Paris*, 1873); — MANDON, *Hist. de la syph. des nouveau-nés.* (*Th. de Paris*, 1854); — MOLLIÈRE, *Syph. héréd. tard.* (*Lyon méd.* XLIX, 157); MÉRICAMP, *Contr. à l'ét. des arthr. syph. tertiaires th.*, Paris, 1882.

NOTTA, *Mém. sur la transm. héréd. de la syph.* (*Arch. de méd.*, 1860).

OLTRAMARE, *De loi de Colles et de la vaccin. antisyph.* (*Lyon méd.*, 1881).

PARINAUD, *Kérat. inters. et syph. héréd.* (*Arch. de méd.*, 83; *Ann. derm.*, 84, p. 419); — PARROT, *Syph. des nouveau-nés.* (*Soc. anat.*, 1873, 5e série, t. VIII, p. 302); — PORACK, *Syph. oss. héréd.; fract. spont. mult.; pseudoparal. des membres supér. liées à ces fract.* (*Rev. sc. méd.* 1878 t. XI, p. 613); — POTAIN, *Leç. sur la syph. cong. du foie; de la rate et des reins.* (*Gaz. des hôp.* 1879, n° 151).

RANKE, *Infection d'une mère par son enfant atteint de syph. hérédit* (Berlin, Klin. Wochens, 1878); — RANVIER, *Syph. cong.; péri-hépat., syph. gom. du foie et décoll. des ép.* (*Gaz. des hôp.*, 1864, p. 457); — ROGER, *Syph. inf.* (*Gaz. des hopit.*, 17 et 31 oct. 1873); — RIOCREUX, *Hérédité paternelle de la syphilis.* (*Th. de Paris*, 1888.)

SIMON, *Sur quelq. rares manif. de la syph. dans le lar. et dans la trach. cong.* (*The Lancet*, 8 avril 1882, 727).

TAYLOR (Frédérick.), *Sur la syph. phlegm.* (*The Lancet*, p. 49, 1, 2, janvier 1877).

VAJDA, *Kann die während der Schwangquisacaus. syph. der Mutter auf das Kind-ubertragen werden ?* (*Syph. acq. pend. la gross*). (*Wien. méd. Woch*; 1880, 30, 31 et 32).

ZEISSL, *Cont. à l'ét. de la syph. héréd.* (*Gaz. méd.*, 1880, p. 308).

APPENDICE

Syphilose du rein. — A l'époque où j'écrivis mon mémoire sur cette question, je ne connaissais pas encore les deux leçons que M. le professeur Jaccoud lui a consacrées dans le 3e volume de sa *Clinique médicale de la Pitié*, publié en 1887. Aussi son nom ne figure-t-il pas, à mon grand regret, dans la leçon de ce volume qui est la reproduction de mon mémoire.

C'est une omission involontaire que je tiens à réparer, d'autant plus que ce célèbre pathologiste est le premier en France, et ailleurs, qui ait appelé l'attention sur cet important sujet. Dès 1864, en effet, il avait observé la néphrite albumineuse spécifique chez deux femmes, tout à fait au début de la période secondaire. Aucune autre cause que la syphilis; guérison par les spécifiques. En 1869, il vit un troisième cas typique de néphrite syphilitique aigue, et il fit ressortir son analogie avec la néphrite scarlatineuse. Plus tard, il fut témoin de syphiloses rénales tardives, et il formula cette proposition capitale que *les reins sont susceptibles d'être frappés à toutes les périodes de la syphilis*, et qu'il est indispensable par conséquent d'examiner l'urine de tous les syphilitiques. — C'est en se fondant sur des faits observés par lui que M. le professeur Jaccoud a tracé, dans ses remarquables *Leçons de clinique médicale*, une esquisse magistrale de la *syphilis précoce* et de la *syphilis tardive* du rein.

Diabète syphilitique. — En voici un cas des plus probants que je résume. Il a été observé par M. le Dr G. Lemonnier, médecin à Flers.

Homme de 49 ans, obèse, un peu alcoolique par profession, rendant quotidiennement 252 gr. de sucre en trois litres d'urine. — Traitement ordinaire inutile, Ce diabétique fut pris d'une consomption pulmonaire avec expectoration abondante, matité dans la partie moyenne du poumon gauche, bruit de pot fêlé, râles sous-crépitants, etc. En même temps, gomme ulcérée du pharynx, ne laissant aucun doute sur l'existence d'une syphilis dont le malade n'avait point parlé et qui remontait à 20 ans : chancre induré, roséole, plaques buccales et anales, etc.

M. Lemonnier prescrivit immédiatement 4 grammes d'iodure et 6 grammes d'onguent napolitain en frictions, chaque jour. Au bout d'une semaine, très grande amélioration à tous égards : 80 grammes de sucre seulement en 24 heures. Au bout d'un mois, *il n'y avait plus trace de sucre*. Guérison complète qui ne s'était pas démentie un an après. (*Ann. de Derm. et de Syph.*, juin 1888.)

TABLE DES MATIÈRES

DISCOURS PRÉLIMINAIRE

Pathologie générale de la syphilis tertiaire.

PREMIÈRE LEÇON

Syphilis tertiaire des organes génito-urinaires.

DEUXIÈME LEÇON

Syphilis tertiaire des organes génito-urinaires (*suite et fin*).
Syphilose parenchymateuse des organes génitaux.

TROISIÈME LEÇON

Affections syphilitiques du système locomoteur.

QUATRIÈME LEÇON

Affections syphilitiques du système locomoteur (*Suite et fin*).

CINQUIÈME LEÇON

Affections syphilitiques de l'appareil respiratoire.

SIXIÈME LEÇON

Affections syphilitiques de l'appareil respiratoire (*Suite et fin*).

SEPTIÈME LEÇON

Syphilis tertiaire du tube digestif.

HUITIÈME LEÇON

Syphilis tertiaire du système circulatoire.

NEUVIÈME LEÇON

Affections syphilitiques du système nerveux

DIXIÈME LEÇON

Affections syphilitiques du système nerveux *(Suite et fin)*.

Syphilis héréditaire ou hérédo-syphilis

ERRATA

Page 310, 12e ligne, *lisez :* albuminurie, *au lieu de :* anasarque.
— 329, 24e — — I. Straus, — J. Straus.
— 332, 20e — — cérébrosyphiloses, *au lieu de :* syphiloses.

TABLE ALPHABÉTIQUE

FIN

Paris. — Imp. E. CAPIOMONT et Cie, rue des Poitevins, 6.

A LA MÊME LIBRAIRIE

BALL (B.). La folie érotique, par B. BALL, professeur à la Faculté ... de Paris. 1888, 1 vol. in-16 de 158 pages.

BARTHÉLEMY (T.). Syphilis et santé publique, ... par T. BARTHÉLEMY, médecin de Saint-Lazare. 1890, 1 vol. ... 350 pages avec 5 planches.

BARTHÉLEMY (T.) et BALZER. Syphilides. 1883, gr. in-8, 160 p. ...

BROUARDEL. Le secret médical. Honoraires, mariage, assurances sur la vie, déclaration de naissance, expertise, témoignage, etc., par P. BROUARDEL, professeur et doyen de la Faculté de médecine de Paris. 1887, 1 vol. in-16 ...

CORLIEU. La prostitution à Paris, par le docteur A. CORLIEU, médecin du dispensaire de salubrité. 1898, 1 vol. in-16.

CORNIL. Leçons sur la syphilis faites à l'hôpital de Lourcine. 1879, 1 vol. in-8, IX-482 p. avec 9 pl. lithographiées et figures ... 10 ...

DUPLAY. Chirurgie des organes génito-urinaires de l'homme et de la femme, par S. DUPLAY, professeur à la Faculté de médecine, ... L. PICQUÉ, L. POISSON, A. POUSSON, Ed. SCHWARTZ et Paul SEGOND ... 1 vol. gr. in-8 de 884 p. avec 221 figures.

FOURNIER (Alf.). Prophylaxie publique de la syphilis. ... 64 pages.

— **Du chancre simple**, gr. in-8, 86 pages.

FOX. Iconographie photographique des maladies de la peau, par G. H. FOX, professeur de clinique dermatologique à New-York. 1882, 1 vol. ... planches photographiées d'après nature et coloriées, cartonné.

GUYON. Leçons cliniques sur les maladies des voies urinaires, professées à l'hôpital Necker, 2*e* *édition*, 1885, 1 vol. gr. in-8 de 1000 ... 46 figures.

— **Leçons cliniques sur les affections chirurgicales de la vessie et de la prostate.** 1888, 1 vol. gr. in-8 de 1100 pages.

HARDY (Alf.). Traité pratique et descriptif des maladies de la peau, par Alfred HARDY, professeur à la Faculté de médecine de Paris ... 1 vol. in-8, avec fig. cartonné.

HOMOLLE (G.) et VIBERT (Ch.). La Syphilis. 1883, 1 vol. ... 346 pages.

JULLIEN (Louis). Traité pratique des maladies vénériennes ... 1886, 1 vol. gr. in-8 de 1260 p. avec 246 figures, cartonné.

LEPILEUR (L.). Prophylaxie de la syphilis. Réglementation de la prostitution à Paris. 1887, in-8, 48 pages.

PEZZER (de). Le microbe de la blennorrhagie. 1886, in-8, 48 p. ...

REUSS (Dr). La prostitution en France et à l'étranger. ... in-8 de 636 pages.

ROHMER (M.). Le sarcocèle syphilitique. 1883, gr. in-8 ...

THOMPSON. Leçons cliniques sur les maladies des voies urinaires, par Sir Henry THOMPSON. Traduites par le docteur Robert JAMIN ... in-8 de 876 pages, avec 148 figures, cartonné.

— **Traité pratique des maladies des voies urinaires**, par Sir Henry THOMPSON, professeur de clinique chirurgicale et chirurgien à University College Hospital, 2*e* *édition*, 1881, 1 vol. in-8 de 1000 p. avec ... figures ... 20 ...

VIBERT. Précis de médecine légale, par le docteur Ch. VIBERT, médecin expert près les Tribunaux de la Seine, avec une introduction par le professeur BROUARDEL. 2*e* *édition*, 1890, 1 vol. in-18 jésus de ... pages, avec ... figures et trois planches en chromotypographie. Cartonné.

Paris. — Imp. E. CAPIOMONT & Cie, rue des Poitevins, 6.

www.ingramcontent.com/pod-product-compliance
Ingram Content Group UK Ltd.
Pitfield, Milton Keynes, MK11 3LW, UK
UKHW020256200726
13857UKWH00001B/1